HAGERS HANDBUCH DER PHARMAZEUTISCHEN PRAXIS

FÜR APOTHEKER · ARZNEIMITTELHERSTELLER ÄRZTE UND MEDIZINALBEAMTE

—— VOLLSTÄNDIGE (VIERTE) NEUAUSGABE ——

BEGONNEN VON W. KERN †

HERAUSGEGEBEN IN GEMEINSCHAFT MIT
H. J. ROTH UND W. SCHMID

VON

P. H. LIST UND L. HÖRHAMMER

SECHSTER BAND
CHEMIKALIEN UND DROGEN
TEIL B: R, S

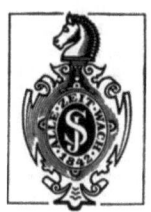

SPRINGER-VERLAG
BERLIN · HEIDELBERG · NEW YORK 1979

Abgeschlossen im Herbst 1978

Hagers Handbuch der pharmazeutischen Praxis: für Apotheker, Arzneimittelhersteller, Ärzte u. Medizinalbeamte /
begonnen von W. Kern. Hrsg. in Gemeinschaft mit H. J. Roth u. W. Schmid von P. H. List u. L. Hörhammer. —
Berlin, Heidelberg, New York: Springer.
NE: Hager, Hermann [Begr.]; List, Paul Heinz [Hrsg.] Bd. 6. Chemikalien und Drogen. Teil B. R, S. — Vollst.
(4.) Neuausg. — 1978.
ISBN 978-3-642-66378-9   ISBN 978-3-642-66377-2 (eBook)
DOI 10.1007/978-3-642-66377-2

Mitarbeiter dieses Bandes

Aurnhammer, Gerold †, Dr. rer. nat., Apotheker, vormals wiss. Assistent am Institut für Pharmazeutische Arzneimittellehre der Universität München

Dengler, Bernd †, Dr. rer. nat., Apotheker u. wiss. Assistent am Institut für Pharmazeutische Arzneimittellehre der Universität München, zuletzt Visiting-Expert for Pharmacognosy on the National Health Science Institute, Department of Medical Sciences, Bangkok/Thailand

Hörhammer, Ludwig †, Dr. phil., Dr. phil. habil., Prof. h. c., Dr. med. h. c., o. ö. Universitätsprofessor für Pharmakognosie, Universität München, Direktor des Instituts für Pharmazeutische Arzneimittellehre

List, Paul Heinz, Dr. rer. nat., o. Professor für Pharmazeutische Chemie insbesondere Pharmazeutische Technologie, Universität Marburg/Lahn, Fachbereich Pharmazie und Lebensmittelchemie, Pharmazeutische Technologie

Mühlenbruch, Brigitte, Dr. rer. nat., Akademischer Oberrat, Universität Bonn, Pharmazeutisches Institut

Rattenberger, Monika, Dr. rer. nat., Apothekerin, vormals Assistentin am Institut für Pharmazeutische Arzneimittellehre der Universität München

Roth, Hannelore, Apothekerin, Bad Honnef, Böckingstraße 4

Roth, Hermann J., Dr. rer. nat., o. Professor für Pharmazie, Universität Bonn, Direktor des Pharmazeutischen Instituts

Schaette, Roland, Dr. rer. nat., Apotheker, vormals wiss. Assistent am Institut für Pharmazeutische Arneimittellehre der Universität München

Schmid, Walter, Dr. med., emer. Professor für Pharmakologie und Toxikologie, Universität Marburg/Lahn

Surborg, Karl-Heinz, Dr. rer. nat., Akademischer Oberrat, Universität Bonn, Pharmazeutisches Institut

1*

Abkürzungen

a) Arzneibücher[1], Ergänzungsbücher[1], Nachschlagewerke u. a., die bei der Erarbeitung des Textes herangezogen wurden

2. AB — DDR = 2. Ausgabe des Arzneibuches der Deutschen Demokratischen Republik 1976

Belg. III = Ph. Belg. = Pharmacopoea Belgica ed. III. 1906

Belg. IV = Phamacopée Belge 4e Edition 1930

Belg. V = Pharmacopée Belge 5e Edition 1962

BP 14 = The British Pharmacopoeia 1914

BP 32 = The British Pharmacopoeia 1932

BP 53 = British Pharmacopoeia 1953

BP 58 = British Pharmacopoeia 1958

BP 58 — Add. 60 = British Pharmacopoeia 1958 — Addendum 1960

BP 63 = British Pharmacopoeia 1963

BP 63 — Add. 64 = British Pharmacopoeia 1963 — Addendum 1964

BP 63 — Add. 66 = British Pharmacopoeia Addendum 1966

BP 68 = British Pharmacopoeia 1968

BP 68 — Add. 71 = British Pharmacopoeia 1968 Addendum 1971

BP 73 = British Pharmacopoeia 1973

BPC 34 = British Pharmaceutical Codex 1934

BPC 49 = British Pharmaceutical Codex 1949

BPC 54 = British Pharmaceutical Codex 1954

BPC 59 = British Pharmaceutical Codex 1959

BPC 63 = British Pharmaceutical Codex 1963

BPC 68 = British Pharmaceutical Codex 1968

BPC 68 — Suppl. = British Pharmaceutical Codex 1968 — Supplementum 1971

BPC 73 = British Pharmaceutical Codex 1973

Brasil. 1 = Farmacopeia dos Estados Unidos do Brasil 1926

Brasil. 2 = Farmacopeia dos Estados Unidos do Brasil 1959

B. Vet. C. 53 = British Veterinary Codex 1953

CF 1908 = Ph. Gall. 08 = Code française = Pharmacopée française 1908

CF Vet. 1908 = Médicaments vétérinaires de la Pharmacopée française

CF 37 = Ph. Gall. 37 = Code française = Pharmacopée française 6e Edition 1937

CF 49 = Ph. Gall. 49 = Code Française = Pharmacopoea Gallica 1949

CF 65 = Ph. Gall. 65 = Code Française = Pharmacopoea Gallica 1965

CF 65 Suppl. = Pharmacopée Française VIII. Edition Supplement 1968

CF 72 = Ph. Gall. 72 = Code Française 9 = Pharmacopoea Gallica 1972

Chil. III = Farmacopea Chilena, Tercera Edición 1941

CsL 2 = Pharmacopoea Bohemoslovenica, Editio secunda

CsL 2 — Add. = Pharmacopoea Bohemoslovenica, Editio secunda Addendum

Croat. II = Pharmacopoea Croatico-Slavonica, ed. II. 1901

DAB 5 = Deutsches Arzneibuch, 5. Ausgabe 1910

DAB 6 = Deutsches Arzneibuch, 6. Ausgabe 1926

DAB 6 — Nachtr. 54 (DDR) = Nachtrag zum DAB 6 aus dem Jahre 1954, DDR

DAB 6 — Nachtr. 59 (DDR) = Nachtrag zum DAB 6 aus dem Jahre 1959, DDR

DAB 6 — 3. Nachtr. (BRD) = 3. Nachtrag zum DAB 6 aus dem Jahre 1957, BRD

DAB 7 — BRD = Deutsches Arzneibuch, 7. Ausgabe, BRD 1968

DAB 7 — 2. Nachtr. (BRD) = 2. Nachtrag zum DAB 7 — aus dem Jahre 1968 (BRD)

DAB 7 — DDR = Deutsches Arzneibuch, 7. Ausgabe, DDR

DAC = Deutscher Arzneimittel-Codex

Dan. 1907 — Pharmacopoea Danica 1907

Dan. VIII = Ph. Dan. 33 = Pharmacopoea Danica (Editio VIII) 1933

Disp. Dan. VIII = Dispensatorium Danicum 1938

Dan. IX = Ph. Dan. 48 = Pharmacopoea Danica 1948, Editio IX

Dan. IX — Add. = Ph. Dan. 48 — Add. = Pharmacopoea Danica 1948 Addendum

---

[1] Da im internationalen Schrifttum häufig mehrere Abkürzungen für Arzneibuch- und Ergänzungsbuchnamen gebräuchlich sind, tauchen diese auch im vorliegenden Werk auf. Sie sind hier aufgeführt.

Disp. Dan. 63 = Dispensatorium Danicum 1963

DGF — Einheitsmethoden = Deutsche Einheitsmethoden zur Untersuchung von Fetten, Fettprodukten und verwandten Stoffen, Deutsche Gesellschaft für Fettwissenschaft, Münster

Egypt. P. 53 = Egyptian Pharmacopoeia 1953

Erg.B. IV = Ergänzungsbuch zum Deutschen Arzneibuch 4. Ausgabe 1916

Erg.B. 6 = Ergänzungsbuch zur 6. Ausgabe des Deutschen Arzneibuches

Eu. P. I-69 = Ph. Europ. = Eu. P. Ed. I/1 = European Pharmacopoeia I 1969

Eu. P. II-71 = Ph. Europ. II = Eu. P. Ed. I/2 = European Pharmacopoeia II 1971

Eu. P. III-75 = Ph. Europ. III = European Pharmacopoeia III 1975

Extra P. 58 = The Extra Pharmacopoeia 1958 (Martindale)

Extra P. 67 = The Extra Pharmacopoeia 1967 (Martindale, 25. Ausg.)

FDA = Food and Drug Administration, Department of Health, Education and Welfare, Washington 25, D.C., USA

Fenn. 37 = Suomen Pharmacopoca Editio sexta 1937

HAB 34 = Deutsches Homöopathisches Arzneibuch 1934

Helv. IV = Ph. Helv. IV = Pharmacopoea Helvetica, ed. IV. 1907

Helv. V = Ph. Helv. V = Pharmacopoea Helvetica 1933, Editio Quinta

Helv. V — Suppl. II = Pharmacopoea Helvetica 1933, Editio Quinta Supplementum secundum

Helv. V — Suppl. III = Pharmacopoea Helvetica 1933, Editio Quinta Supplementum tertium

Helv. VI = Pharmacopoea Helvetica Editio sexta 1972

Hisp. VII = Farmacopea Oficial Española VII, 1905

Hisp. VIII = Farmacopea Oficial Española, octava Edición 1936

Hisp. IX = Farmacopea Oficial Española, novena Edición 1954

HPUS 54 = The Homoeopathic Pharmacopoeia of the United States, 6. Edition Revised 1954

HPUS 64 = The Homoeopathic Pharmacopoeia of the United States, 7. Edition Revised 1964

Hung. III = Ph. Hung. 09 = Pharmacopoea Hungarica ed. III. 1909

Hung. IV = Ph. Hung. 34 = Pharmacopoea Hungarica ed. IV. 1934

Hung. V. = Ph. Hung. 54 = Pharmacopoea Hungarica Editio V. 1954

Hung. VI = Pharmacopoea Hungarica Editio VI. 1967

Ind. P. 55 = The Indian Pharmacopoeia 1955

Ind. P. 66 = The Indian Pharmacopoeia 1966

Ind. P. C. 53 = The Indian Pharmaceutical Codex 1953

Ital. III = Farmacopea Ufficiale del Regno D'Italia ed. III. 1909

Ital. VI = Farmacopea Ufficiale del Regno D'Italia ed. VI 1940

Ital. VII = Farmacopea Ufficiale della Republica Italiana settima Editione 1965

Jap. III = Pharmacopoea of Japan, ed. III. 1907

Jap. 51 = Pharmacopoea Japonica, Editio sexta 1951

Jap. 61 = Pharmacopoea Japonica, Editio septa 1961

Jap. 62 = Pharmacopoea Japonica, Editio septa 1962

Jap. 73 = Pharmacopoea Japonica, Editio septa 1973

Jug. I = Pharmacopoea Jugoslavica 1933

Jug. II = Pharmacopoea Jugoslavica, Editio secunda

Merck Ind. 60 = The Merck Index 1960

Merck Ind. 68 = The Merck Index 1968

Mex. P. 52 = Farmacopea Nacional de los Estados Unidos Mexicanos II.

Ned. IV = Ph. Ned. 05 = Pharmacopoea Nederlandica, ed. IV. 1905

Ned. 5 = Ph. Ned. 26 = Nederlandse Pharmacopee Vijfde Uitgave 1926

Ned. 6 = Ph. Ned. 58 = Nederlandse Pharmacopee Zesde Uitgave 1958

NF I = The National Formulary First Edition 1888

NF VI = The National Formulary Sixth Edition 1936

NF IX = The National Formulary Ninth Edition 1950

NF X = The National Formulary Tenth Edition 1955

NF XI = The National Formulary Eleventh Edition 1960

NF XII = The National Formulary Twelfth Edition 1965

NF XIII = The National Formulary Thirteenth Edition 1970

NF XIV = The National Formulary Fourteenth Edition 1975

NFN = Nordisk Farmakopénaevn

NND 64 (65; 66) = New and Nonofficial Drugs 1964 (65; 66), vor 1958 als NNR = New and Nonofficial Remedies bezeichnet

Nord. 63 = Pharmacopoea Nordica 1963

Norv. IV = Pharmacopoea Norvegica, ed. IV. 1913

Norv. V = Pharmacopoea Norvegica, ed. V. 1939

ÖAB 8 = Pharmacopoea Austriaca ed. VIII 1906

ÖAB 9 = Österreichisches Arzneibuch, 9. Ausgabe

Ph. Europ. = Eu. P. I-69 = Eu. P. Ed. I/1 = European Pharmacopoeia I 1969

Ph. Europ. II = Eu. P. II-71 = Eu. P. Ed. I/2 = European Pharmacopoeia II 1971

Ph. Români 56 = Pharmacopoea Romania 1956
PI.Ed. I/1 oder I/2 = Internationale Pharmakopöe, I. Ausgabe, 1. oder 2. Teil
PI.Ed. I — Suppl. = Internationale Pharmakopöe I. Ausgabe, Supplement
PI.Ed. II = II. Ausgabe der Internationalen Pharmakopöe 1967
Pol. III = Farmacopea Polska III. 1954
Portug. 1876 = Pharmacopea Portugueza 1876
Portug. 35 = Pharmacopeia Portuguesa 1935
Rom. VIII = Farmacopoea Romana Editia A VIII-A supliment 1968
Ross. III = Pharmacopoea Rossica III. 1910
Ross. 34 = Pharmacopoea Rossica 1934
Ross. 8 = Pharmacopoea Rossica 1948, Editio octa
Ross. 8 — Add. 52 = Pharmacopoea Rossica 1948, Addendum 1952
Ross. 9 = Pharmacopoea Rossica 1961, Editio nona
Ross. 10 = Pharmacopoea Rossica 1970

Subs. Pharm. = Subsidia Pharmaceutica, Wissensch. Zentralstelle des Schweizerischen Apothekervereins, Zürich 1957 bis 1967
Svec. IX = Pharmacopoea Svecica Ed. IX. 1908
Svec. 25 = Svenska Farmakopen Ed. X. 1925
Svec. 46 = Svenska Farmakopen Ed. XI. 1946
USD 55 = United States Dispensatory 1955
USD 60 = United States Dispensatory 1960
USP IX = The Pharmacopeia of the USA IX. 1916
USP XI = The Pharmacopeia of the USA XI. 1936
USP XVII (XVI, XV, XIV) = The Pharmacopeia of the USA, XVII. (XVI., XV., XIV.) Revision.
USP XVIII = The Pharmacopeia of the USA Eighteenth Revision 1970
USP XIX = The Pharmacopeia of the USA Ninetheenth Revision 1975

b) Abkürzungen im Text

A. = Äthylalkohol
Abb. = Abbildung(en)
abs. = absolut(e)
A.E. = Antitoxin-Einheit
Ae. = Diäthyläther
aeth. = aetherisch
A.G. = Atomgewicht
akt. = aktiv(e)
allg. = allgemein(e)
AMG = Arzneimittelgesetz vom 16. 5. 1961 für BRD
AMG II = Gesetz zur Neuordnung der Arzneimittelrechte vom 24. 8. 1976 (BRD)
Amp. = Ampulle(n)
anorg. = anorganisch(e)
Anw. = Anwendung(en)
A.P. = Anstaltspackung
ASS = Acetylsalicylsäure
AZ = Acetylzahl
BAN = British Approved Name (anerkannte, britische Kurzbezeichnung)
ber. = berechnet
bes. = besonders, besondere, insbesondere
Beschr. = Beschreibung(en)
bidest. = doppelt destilliert
Bldg. = Bildung(en)
Brit. = Britisch
Bu-Z = Buchner-Zahl
bzgl. = bezüglich
Bzl. = Benzol
Bzn. = Benzin
CAP = Celluloseacetatphthalat
CAS = Celluloseacetatsuccinat
Chlf. = Chloroform
Chr. = Chromatographie
chr. = chromatographisch
CMC = Carboxymethylcellulose
cv = cultivar = Sorte

d = Dichte
d_4^{20} = Dichte bei 20° gemessen und bezogen auf W. von 4°
Darst. = Darstellung(en)
D.A.S. = Deutsche Auslegeschrift
DBP = Deutsches Bundespatent
DCF = Dénomination Commune Française
D.Chr. = DC = Dünnschichtchromatographie
d.chr. = dünnschichtchromatographisch
DCI = Dénomination Commune Internationale proposée
DCI rec. = Dénomination Commune Internationale recommandée
dest. = destillieren, destilliert(e)
DL = dosis letalis
DLm = dosis letalis minima
DMF = Dimethylformamid
DP = Durchschnittspolymerisationsgrad
DRP = Deutsches Reichspatent
d.Th. = der Theorie
d. th. = des theoretischen (z. B. Wertes)
Durchf. = Durchführung(en)
dz = Doppelzentner = 100 kg
ED_{50} = Dosis effectiva, die bei 50% des Versuchskollektivs eine Wrkg. hervorruft
Eig. = Eigenschaften
Einw. = Einwirkungen(en)
EKG = Elektrokardiogramm
entspr. = entspricht
Entw. = Entwicklung(en)
Ep. = Erstarrungspunkt
Erk. = Erkennung
EZ = Esterzahl
FAO = Agriculture Organization (Fachorganisation der Vereinten Nationen)
Farb-VL = Farb-Vergleichslösung

Fbg. = Färbung
FD = Froschdosis
FDA = Food and Drug Administration
fdg. = fädig
F. I. P. = Fédération Internationale Pharmaceutique
Fl. = Flüssigkeiten()
fl. = flüssig(e)
Fllg. = Fällung
Fp. = Schmelzpunkt
g.chr. = gaschromatographisch
Geh. = Gehalt(e)
gesätt. = gesättigt(e)
Gew. = Gewicht(e)
ggf. = gegebenenfalls
Ggw. = Gegenwart
GKID = Gewebekulturinfektionsdosis
Gl. = Gleichung
Gln. = Gleichungen
Go. = Gonorrhoe
ha = Hektar = 100 Ar = $10^4 m^2$
Hb. = Hämoglobin
Herst. = Herstellung
H.I. = Hämolytischer Index
HMF = Hydroxymethylfurfurol
hort. = hortorum
i- = iso
i.c. = intracardial
I.E. = Internationale Einheit
i.m. = intramusculär
inakt. = inaktiv
Inf. = Infusionslösung(en)
INN = International Nonproprietory Name (internationaler Freiname)
IP = isoelektrischer Punkt
i.d. = intraperitoneal
IR = Infrarot (Ultrarot)
i.T. = in der Trockensubstanz
i.v. = intravenös
JZ = Jodzahl
Kaps. = Kapsel(n)
Komm. = Kommentar
Konst. = Konstante(n)
konst. = konstant(e)
konz. = konzentriert(e)
Kp. = Siedepunkt
$Kp._{0,2}$ = Siedepunkt bei 0,2 Torr
krist. = kristallisiert(e)
KW = Kohlenwasserstoff(e)
l.c. = loco citato
L.F. = Flockungseinheit
Lit. = Literatur
LMG = Lebensmittelgesetz
log. = logarithmisch
lösl. = löslich
Lsg. = Lösung(en)
Lsgm. = Lösungsmittel
lt. = laut
m- = meta
m = molar (Konzentrationsangabe)
M. = Methanol
MAK = maximale Arbeitsplatzkonzentration in mg/m^3 (p.p.m)
M.G. = Molekulargewicht
Min. = Minute(n)
Mitt. = Mitteilung(en)

mU = Millieinheit = milliunit
MWG = Massenwirkungsgesetz
n = normal (Konzentrationsangabe)
n- = normal (Isomerieangabe)
Nachw. = Nachweis
NAD = Nicotinsäureamidadenindinucleotid
NADH = hydriertes NAD
NADPH = hydriertes NAD-phosphat
Nd. = Niederschlag
NIH = National Institute of Health
NM = Nährmedium(ien)
o- = ortho
o.a. = oben angegebene
OHZ = Hydroxylzahl
opt. = optisch
opt. akt. = optisch aktiv(e)
org. = organisch(e)
p.a. = pro analysi
PAe. = Petroläther
PAeG = Polyäthylenglykol
Pat. = Patent
P.Chr. = Papierchromatographie
p.chr. = papierchromatographisch
PEG = PAeG = Polyäthylenglykol
PG = Polymerisationsgrad
p. i. = pro injectionem
p. o. = per os
p.p. = pro parte
Po-Z = Polenske-Zahl
prim. = primär(e)
Prod. = Produkt(e)
Prüf. = Prfg. = Prüfung(en)
PVP = Polyvinylpyrrolidon
qual. = qualitativ(e)
quant. = quantitativ(e)
quart. = quartär(e)
rac. = racemisch(e)
RES = reticulo-endotheliales System
r. F. = relative Feuchtigkeit
rg. = reagieren
Rg. = Reagens
RhZ = Rhodanzahl
Rk. = Reaktion(en)
RL = Reagenslösung
R-M-Z = Reichert-Meißl-Zahl
s. = siehe
s.c. = subcutan
s.chr. = säulenchromatographisch
sd. = siedend(e)
s. d. = siehe dort
Sek. = Sekunde(n)
sek. = sekundär
SG = Süßungsgrad
Sir. = Sirup(e)
s. o. = siehe oben
Spez. Gew. = spezifisches Gewicht
ssp. = subspecies
s. S. = siehe Seite
Std. = Stunde(n)
std. = stündig(e)
symm. = symmetrisch(e)
Syn. = Synonym(e)
Synth. = Synthese(n)
synth. = synthetisch(e)
SZ = Säurezahl
T. = Teil(e)

Temp. = Temperatur(en)
tern. = ternär(e)
tert. = tertiär(e)
tgl. = täglich
Tr. = Tropfen
Trbg. = Trübung(en)
TS = Trockensubstanz
U = Umdrehung (z. B. U/min), aber auch
    Unit (Einheit) (z. B. Bd. I, 633)
u. = und; ggf. = unter (z. B. u. Zers.)
U.E. = USP-Einheit(en)
ungesätt. = ungesättigt(e)
unlösl. = unlöslich(e)
Unters. = Untersuchung(en)
USAN = United States Adopted Name
UV = Ultraviolett
vac. = Vakuum
var. = varietas
verd. = verdünnt(e)

Vet. Med. = Veterinärmedizin
Vgl. = Vergleich
vgl. = vergleiche
VM = Verbandmull
Vol. = Volumen, volumina
Vol.T. = Volumenteil(e)
Vork. = Vorkommen
VZ = Verseifungszahl oder Verbandzellstoff
W. = Wasser
WAS = waschaktive Substanz
Wrkg. = Wirkung(en)
W.S. = Wassersäule
wss. = wässerig(e)
Zerf. = Zerfall, Zerfälle
Zers. = Zersetzung(en)
Zersp. = Zersetzungspunkt
zit. = zitiert
ZNS = Zentralnervensystem
ZW = Zellwolle

c) Abkürzungen der Botanikernamen

ABEL = ABEL, CLARKE
ACH. = ACHARIUS, E.
ADAMS = ADAMS, JOH. MICHEL
AELLEN = AELLEN, PAUL
AFZEL. = AFZELIUS, ADAM
J. AG. = AGARDH, JAKOB GEORG
AIT. = AITON, WILLIAM
ALEF. = ALEFELD, FRIEDRICH
ALL. = ALLIONI, CARLO
T. ANDERS. = ANDERSON, THOMAS
ANDR. = ANDREWS, HENRY C.
ARN. = ARNOTT, GEORGE ARNOLD
    WALKER-ARNOTT
ARR. DA CAM. = ARRUDA DA CAMERA
AVE-LALL. = AVE-LALLEMANT J. L. E.
ASCHERS. = ASCHERSON, PAUL
    FRIEDRICH AUGUST
AUB. = AUBLET, JEAN BAPTISTE
    CHRISTOPHORE FUSEE
BAILEY = BAILEY, L. H.
F. M. BAILEY = BAILEY, FREDERIC
    MANSON
BAILL. = BAILLON, HENRI ERNEST
BAK., BAKER = BAKER, JOHN GILBERT
BALF. f. = BALFOUR, ISAAC BAILEY
BART. = BARTALANI, B.
BARB.-RODR. = BARBOSA-RODRIGUES, JOAO
BARTL. = BARTLING, FRIEDRICH
    GOTTLIEB
BAUMG. = BAUMGARTEN, JOH.
    CHRISTIAN GOTTLIEB
BEAUV. = BEAUVAIS, PALISOT DE
    AMBROISE MARIE FRANÇOIS
    JOSEPH, BARON
BECK = BECK, LEWIS, CALEB
BEDD. = BEDDOME, RICHARD H.
BELL. = BELLARDI, CARLO ANTONIO
    LUDOVICO
BENTH. = BENTHAM, GEORGE
BESS. = BESSER, WILLIBALD SWIBERT
    JOSEPH GOTTLIEB VON
BERNH. = BERNHARDI, JOHANN JACOB
BGE. = BUNGE, ALEXANDER VON

BIEB. (M. B.) = MARSCHALL VON BIEBER-
    STEIN, FRIEDR. AUG., FREIHERR
BILLB. = BILLBERG
BIRDW. = BIRDWOOD, G. C. M.
BL. = BLUME, DR. CARL LUDWIG
BLANCO = BLANCO, MANUEL
BOISS. = BOISSIER, EDMUND
BOJ. = BOJER, WENZEL
BONPL. = BONPLAND
BORKH. = BORKHAUSEN, MORITZ BALT.
BRITTON = BRITTON, NATHANIEL LORD
N. E. BR. = BROWN, NICOLAS EDWARD
R. BR. = BROWN, ROBERT
BROWN = BROWN, ADDISON
BROT. = BROTERGO, FELIX DE AVELAR
BUB. = BUBANI, P.
BURK. = BURKILL
BULL. = BULLIARD, PIERRE
BUNGE = BUNGE, A. A. VON
BURCH. = BURCHELL, WILLIAM J.
BURM. = BURMANN, JOHANNES
BURM. f. = BURMANN (filius), NIKOLAUS
    LAURENZ
BURTT DAVY = BURTT DAVY, JOSEPH
CAMB(ESS). = CAMBESSEDES, JACQUES
CAM. = CAMERARIUS, E. G.
CAMUS = CAMUS, E. G.
CARR. = CARRIERE, ELIE ABEL
CAS. = CASAVIELLA, J. RUIZ
CASS. = CASSINI, ALEXANDER HENRI
    GABRIEL, GRAF VON
CATHEL. = CATHELINEAU, H.
CAV. = CAVANILLES, ANTONIO JOSE
CHAM. et SCHLECHTD. = CHAMISSO et
    SCHLECHTENDAHL
A. CHEV. = CHEVALLIER, AUGUSTE J. B.
CHOIS. = CHOISY, JACQUES DENIS
C. B. CL. = CLARKE, C. B.
CLAIRV. = CLAIRVILLE, J. P. DE
CLOS = CLOS, DOMINIQUE
L. E. CODD = CODD, L. E.
COGN. = COGNIAUX, CELESTIN ALFRED
COLEBR. = COLEBROOK, H. TH.

COLLAD. = COLLADON, L. TH. F.
CORREA = CORREA, DA SERRA JOSE FRANCISCO
COSS. = COSSON, ERNEST
COSTE = COSTE, H. J.
COURT. = COURTOIS, RICH. JOS.
CRANTZ = CRANTZ, HEINR. JOHANN NEPOMUK VON
A. CUNN. = CUNNIGHAM, ALLAN
R. CUNN. = CUNNIGHAM, RICHARD
CURT. = CURTIS, WILLIAM
A. DC. = DE CANDOLLE, ALPHONSE
DC. = DE CANDOLLE, AUGUSTIN PYRAMUS
DECNE. = DECAISNE, JOSEPH
DEL. = DELILE, ALIRE RAFFENEAU
DESF. = DESFONTAINES, RENE LOUICHE
DESV. = DESVAUX, AUGUSTIN NICAISE
DIELS = DIELS, F. L. E.
DIETR. = DIETRICH, ALBERT
DODE = DODE, LOUIS ALB.
G. DON = DON, GEORGE
DONN = DONN, JAMES
DRUCE = DRUCE, G. C.
DRUM. = DRUMMOND, JAMES
DRYAND. = DRYANDER, JONAS
DUHAM. = DUHAMEL DU MONCEAU, HENRY LOUIS
DUN(AL). = DUNAL, MICHAEL FELIX
DURCH. = DURCHARTRE, PIERRE ETIENNE
EATON = EATON, AMOS
EHRENB. = EHRENBERG, CHRISTIAN GOTTFRIED
EHRH. = EHRHART, FRIEDRICH
ENDL. = ENDLICHER, STEPHAN LADISLAUS
ENGL. = ENGLER, HEINRICH GUSTAV ADOLF
EXELL = EXELL, ARTHUR WALLIS
E. U. Z. = ECKLON, CHRISTIAN FRIEDRICH und ZEYHER, KARL
FABR. = FABRICIUS, P. C.
FARW. = FARWELL, O. A.
FINGH. = FINGERHUTH, K. A.
FIORI = FIORI, A.
FISCH. = FISCHER, FR. ERNST LUDWIG VON
FORSK. = FORSKAL, P.
FORST. f. = FORSTER, JOHANN GEORG ADAM
J. R. et G. FORST. = FORSTER, JOHANN REINHARD und GEORG
FRANCH. = FRANCHET, ADRIEN R.
FRES(EN). = FRESENIUS, JOH. BAPTIST GEORG WOLFGANG
FR(IES). = FRIES, ELIAS MAGNUS
FRITSCH = FRITSCH, KARL
GAERTN. = GAERTNER, JOSEPH
GAUD. = GAUDIN, JEAN FRANÇOISE GOTTLIEB PHILIPPE
GERM. = GERMAIN DE SAINT-PIERRE, J. N. E.
GILIB. = GILIBERT, JEAN = EMANUEL
GM(EL). = GMELIN (mehrere Botaniker)
GODR. = GODRON, DOMINIQUE ALEXANDRE
GOOD. = GOODEN. = GOODENOUGH, REV. SAMUEL
GRAEBN. = GRAEBNE KARL OTTO ROBERT PETER PAUL
GRAB. = GRABOWSKI, H. E.,
(A.) GR. = GRAY, ASA
GREV. = GREVILLE, R. K.

GRIFF. = GRIFFITH, WILLIAM
GRISEB. = GRISEBACH, HEINRICH RUD. AUG.
GUILL. = GUILLEMIN, ANTOINE
GUERKE = GUERKE, R. L. A. M.
HALLIER = HALLIER, E.
HALL(IER). f. = HALLIER filius
HAMILT. = HAMILTON, W.
HARV. = HARVEY, WILLIAM HENRY
HASSK. = HASSKARL, JUSTUS CARL
HAUSSKN. = HAUSSKNECHT, HEINR. CARL
HAW. = HAWORTH, ADRIAN HARDY
HAYNE = HAYNE, FRIEDR. GOTTLOB
HELDR. = HELDREICH, THEODOR VON
HEMSL. = HEMSLEY, W. BOTTING
HERB. = HERBERT, WILLIAM
HILL = HILL, JOHN
HOCHST. = HOCHSTETTER, CHRISTIAN FRIEDRICH
HOFFM. = HOFFMANN, FRANZ GEORG
HOFFMGG. = HOFFMANNSEGGE, JOHANN CENTURIUS GRAF VON
HOOK. = HOOKER, WILLIAM JACKSON
HOOK. f. = HOOKER (filius), JOSEPH DALTON
HORT. = hortorum = der Gärten, hortulanorum = der Gärtner anstelle eines nicht namentlich genannten Autors
HOUSE = HOUSE, HOMER DOLIVER
HOUTT. = HOUTTUYN, MARTINUS
HUDS. = HUDSON, W.
H. B. K. = HUMBOLDT, BONPLAND und KUNTH
HUMB. = HUMBOLDT, F. M. VON
HUTCH. = HUTCHINSON, J.
IND. KEW. = Index Kewensis
JACQ. = JACQUIN, NICOLAUS JOSEPH BARON VON
JESS. = JESSEN, KARL FRIEDR. WILH.
JUSS. = JUSSIEU, ANTOINE LAURENT DE
KARSCH. = KARSCHMENSKY, VINCENZ FRANZ
KARST. = KARSTEN, GUSTAV KARL WILH. HERM.
KER-GAWL. (K. G.) = KER, JOHN BELLENDEN (JOHN GAWLER)
KLOTZSCH = KLOTZSCH, JOHANN FRIEDR.
(C.) K. KOCH = KOCH, KARL
W. D. J. KOCH = KOCH, WILH. DANIEL
KOIDZUMI = KOIDZUMI, GEN'ICHI
KOST(EL). = KOSTELETZKY, VINCENZ FRANZ
KOSTERM. = KOSTERMANN
KOTSCHY = KOTSCHY, THEODOR
O. KTZE. = KUNTZE, CARL ERNST OTTO
KUNZE = KUNZE, GUSTAV
KURTZ = KURTZ, F.
KURZ = KURZ, WILH. SURPITZ
LABILL. = LABILLADIERE, JACQUE JULIEN HOUTTON
LAC. = LACAITA, C. C.
LALLAVE. = DE LA LLAVE, CANONIGO
LAM. = LAMARCK (LA MARCK), JEAN BAPTISTE ANTOINE PIERRE MONNET
LECOMPTE = LECOMPTE, HINRI
LEDEB. = LEDEBOUR, CARL FRIEDRICH VON
LEERS = LEERS, J. D.

LEIGHTON = LEIGHTON, WILLIAM ALLPORT
LEJ. = LEJEUNE, A. L. S.
LEM. = LEMAIRE, CHARLES
LEMAN = LEMAN, DOMINIQUE SEBASTIEN
LESCH(EN). = LESCHENAULT DE LA TOUR,
    L. TH.
LESS. = LESSING, CHRISTIAN FRIEDRICH
LEV. = LEVEILLE, JOSEPH HENRI und
    AUGUSTE ABEL HECTOR
LEWIN = LEWIN, L.
LEX. = LEXARZA, JUAN MARTINEZ
L'HERIT. = L'HERITIER, DE BRUTELLE
    CHARLES LOUIS
LINDL. = LINDLEY, JOHN
LINGELS. = VON LINGELSHEIM, ALEXANDER
LINK = LINK, HEINRICH FRIEDRICH
L. = LINNÉ, CARL, RITTER VON
L. f. = LINNÉ (filius), CARL VON
LOES. = LOESELIUS, JOHANNES
LOUD. = LOUDON, JOHN CLAUDIUS
LOUR. = LOUREIRO, JUAN
MACBR. = MACBRIDE, J. F.
MAK. = MAKINO, TOMITARO
MANETTI = MANETTI
    a) GUISEPPE
    b) SAVERIO
MARCH. = MARCHAND, L.
M. B. = MARSCHALL VON BIEBERSTEIN
    FRIEDRICH AUGUST, FREIHERR
MART. = MARTIUS, KARL FRIEDRICH
    PHILIPP VON
MAST. = MASTERS, MAXWELL T.
MATSUM. = MATSUMURA, JINZO
MAXIM. = MAXIMOWICZ, KARL JOHANN
MAYR = MAYR, HEINRICH
MEDIK. = MEDIKUS, FRIEDR. CASIMIR
MEEUSE = MEEUSE, A. D. J.
MEISSN. = MEISSNER, KARL FRIEDRICH
MERR. = MERRILL, E. D.
MERT. et KOCH = MERTENS, FRANZ KARL;
    Mitarbeiter von W. KOCH
MEY. = MEYER, ERNST HEINRICH
    FRIEDRICH
C. A. MEY. = MEYER, CARL ANTON
G. F. W. MEY. = MEYER, GEORG FRIEDRICH
    WILHELM
MEY, E. = MEYER, ERNST HEINRICH
    FRIEDRICH
MEZ = MEZ, CARL
MICHX. = MICHAUX, GEORG FRIEDRICH
    WILHELM
MIERS = MIERS, JOHN
MILDBR. = MILDBRAED
MILL. = MILLER, PHILIPP
MIQ. = MIQUEL, FRIEDR. ANTON WILH.
MIRB. = MIRBEL, CHARLES FRANÇOIS, gen.
    BRISSEAU
MOENCH = MOENCH, KONRAD
MOHR = MOHR, D. M. H.
MOLDENKE = MOLDENKE, H. N.
MOL.(INA) = MOLINA, JUAN IGNATIO.
MOORE = MOORE, THOMAS
MOQ. = MOQUIN-TANDON, CHRISTIAN
    HORACE BENEDICT ALFRED
MORIS = MORIS, G. G.
MORTON = MORTON, C. V.

MÜLL. ARG. = MÜLLER, ARGOVIENSIS JEAN
F. V. MUELL. = MUELLER, BARON FERDI-
    NAND JAC. HEINR. VON
MUT.(IS) = MUTIS, JOSE CELESTINO
NAKAI = NAKAI, T.
NAUD. = NAUDIN, CHARLES
NECK. = NECKER, NOEL JOSEPH DE
NEES = NEES, ab ESENBECK
    CHRISTIAN GOTTFR.
NEKR. = NEKRASSOWA, WERA LEONTIEVNA
NUTT. = NUTTAL, THOMAS
NYM. = NYMAN, CARL FREDRIK
OLIV. = OLIVER, DANIEL
OLIVER = OLIVER, GUILLAUME ANTOINE
PALL. = PALLAS, PETER SIMON
PARL. = PARLATORE, FILIPPO
PARM. = PARMENTIER, A.
PARRY = PARRY, W. E.
PAV. = PAVON, J.
PAX. = PAXTON, JOSEPH
PB. = PALISOT DE BEAUVOIS, AMBROISE
    MARIE FRANÇOIS JOSEPH, BARON
PEREIRA = PEREIRA, JONATHAN
PERR. = PERROTET, G. S.
PERS. = PERSOON, CHRISTIAN HENDRICK
PHILLIPS = PHILLIPS, E. P.
PICH. = PICHON
PLANCH. = PLANCHON, JULES EMILE
POHL = POHL, JOHANN BAPTISTE EMANUEL
POIR. = POIRET, JEAN LOUIS MARIE
POUR. = POURRET DE FIGEAC, P. A.
PRANTL = PRANTL, KARL ANTON
PURSH = PURSH, FRIEDR. TRAUGOTT
RADDI = RADDI, GIUSEPPE
RADL. = RADLKOFER, LUDWIG
RAF(IN). = RAFINESQUE-SCHMALTZ, CON-
    STANTIN SAMUEL
RAM. = RAMOND, LOUIS FRANÇOIS
    ELISABETH, BARON DE CARBONNIERE
REG. = REGEL, EDUARD AUGUST VON
REHD. = REHDER, ALFRED
RCHB. f. = REICHENBACH filius, HEINRICH
    GUSTAV
RCHB. = REICHENBACH, HEINZ GOTTL.
    LUDWIG
RENDLE = RENDLE, A. B.
RETZ. = RETZIUS, ANDERS JOHAN
REYN. = REYNIER, A.
A. RICH. = RICHARD, ACHILLES
RIKLI = RIKLI, M. A.
ROEM. = ROEMER, FRIEDR. ADOLPH
ROEM. et SCHULT. (R. et S.) = ROEMER,
    JOH. JAKOB et SCHULTES, JOS. AUGUST
ROSC. = ROSCOE, WILLIAM
ROSE = ROSE, JOSEPH NELSON
ROTH = ROTH, ALBRECHT WILHELM
ROTTB. = ROTTBOEL, C. F.
ROXB. = ROXBURGH, WILLIAM
ROYLE = ROYLE, JOHN FORBES
RUIZ et PAV. = RUIZ-LOPEZ, HIPOLITO;
    PAVON, JOSEPH
RUMPH. = RUMPH(IUS), G. E.
RUPR. = RUPRECHT, FRANZ J.
RYDB. = RYDBERG, P. A.
SABINE = SABINE, J.
ST. HIL. = SAINT-HILAIRE, A. F. C. P. DE

SALISB. = SALISBURY, RICHARD ANTHONY MARKHAM
SANDW. = SANDWITH, N. Y.
SAVI = SAVI, GAETANO
SCHEELE = SCHEELE, G. H. A.
SCHERBIUS = SCHERBIUS, J.
SCHINDL. = SCHINDLER, ANTON K.
SCHINZ = SCHINZ, HANS
SCHLECHT. (SCHLTR.) = SCHLECHTER, R.
SCHLDL. = SCHLECHTENDAL, D. F.
SCHLEICH. = SCHLEICHER, J. C.
FR. SCHMIDT = SCHMIDT, FRANZ
J. SCHM. = SCHMIDT, JOH. ANTON
SCHMITZ = SCHMITZ, J. JOSEPH
SCHNEID. = SCHNEIDER, CAMILLO
SCHOTT = SCHOTT, HEINRICH WILHELM
SCHRAD. = SCHRADER, HEINR. ADOLPH
SCHRANK = SCHRANK, FRANZ PAULA V.
SCHREB. = SCHREBER, JOHANN CHRISTIAN DANIEL VON
SCHULT. = SCHULTES, JOSEPH AUGUST
SCH. BIP. = SCHULTZ, KARL HEINRICH, genannt BIPONTINUS
F. W. SCHULTZ = SCHULTZ, FRIEDR. WILH.
K. SCHUM. = SCHUMANN, KARL MORITZ
SCHW. = SCHWERIN, FRITZ VON
SCHWEINF. = SCHWEINFURTH, GEORG
SCOP. = SCOPOLI, GIOVANNI ANTONIO
SEEM. = SEEMANN, CARL BERTH.
SER. = SERINGE, NICOLAS CHARLES
SIEB. = SIEBOLD, PHIL. FRANZ VON
SIEBER = SIEBER, F. W.
SIBTH. et SMITH = SIBTHORP, JOHN; SMITH, JAMES EDWARD
SIMS = SIMS, JOHN
SMALL = SMALL, JOHN K.
SM. = SMITH, SIR JAMES EDWARD
C. A. SM. = SMITH, C. A.
SOND. = SONDER, W.
SOO = SOO VON BERE, KAROLY
SPACH = SPACH, EDOUARD
SPEGAZ. = SPEGAZZINI, C.
SPRAGUE = SPRAGUE, THOMAS ARCHIBALD
SPRENG. = SPRENGEL, CURT
STACKH. = STACKHOUSE, J.
STANDL. = STANDLEY, P. C.
STAPF = STAPF, O.
STEUD. = STEUDEL, ERNST GOTTLIEB
STEV. = STEVEN, CHRISTIAN

STOKES = STOKES, J.
SW. = SWARTZ, OLOF
SWEET = SWEET, ROBERT
TAUB. = TAUBERT, P.
TAUSCH = TAUSCH, J. F.
TEN. = TENORE, MICHELE
THELL. = THELLUNG, ALBERT
THOMS. = THOMSON, T.
THUNB. = THUNBERG, CARL PETER
TOD. = TODARO, A.
TORR. et GRAY = TORREY, JOHN GRAY, ASA
TURCZ. = TURCZANINOW, NIKOLAI STEPANOVICH
PIT. TOURN. = TOURNEFORTH, JOSEPH PITTON
TREV. = TREVIRANUS, L. CHR.
TRIANA = TRIANA, JOSE
TURRA = TURRA, A.
VATKE = VATKE, GEORGE CARL
VAL. = VALETON, THEODORIC
VELL. = VELLOSO, JOSE MARIANNO DA CONCEICAO
VENT. = VENTENAT, ETIENNE PIERRE
VERDC.(OURT) = VERDCOURT, B.
VILL. = VILLARS, DOMINIQUE
VIS. = VISIANI, ROBERTO DE
W. et K. = WALDSTEIN-WATENBURG, FRANZ DE PAULA ADAM, GRAF VON; KITAIBL, PAUL
WALL. = WALLICH, NATHANAEL
WALLR. = WALLROTH, CARL FRIEDRICH WILHELM
WALT. = WALTER, THOMAS
WANGH. = WANGENHEIM, FRIEDR. ADAM JULIUS VON
WEBB = WEBB, PHILIPP BARKER
WEDD. = WEDDELL, HUGH D'ALGERNON
WENDL. = WENDLAND, JOHANN CHRISTOPH
WIGHT = WIGHT, ROBERT
WILLD. = WILLDENOW, KARL LUDWIG
WILLK. = WILLKOMM, MORITZ
WILS. = WILSON, ERNEST HENRY
WIMM. = WIMMER, C. F. H.
WOOD = WOOD, ALPHONSO
W. et A. = WRIGHT et ARNOTT = WALKER-ARNOTT, GEORGE ARNOLD
C. H. WRIGHT = WRIGHT, CHARLES HENRY
ZUCC. = ZUCCARINI, JOSEPH GERHARD

Literatur für die Drogenmonographien

Die Liste führt die Standard- und Nachschlagewerke auf, die im Text der Drogenmonographien meist nur mit dem Autornamen erwähnt sind.

BAUMGARTEN, G.: Die herzwirksamen Glykoside, Edition Leipzig 1963. — BENIGNI, R., C. CAPRA u. P. E. CATTORINI: Piante medicinali chimica farmacologia e terapia, Milano: Inverni & Della Beffa, Bd. I (1962), Bd. II (1964)[1]. — BERGER, F.: Synonyma-Lexikon der Heil- und Nutzpflanzen, Wien: Österreichischer Apotheker-Verlag 1954/1955. — BERGER, F.: Handbuch der Drogenkunde, Wien: W. Maudrich, Bd. I (1949), Bd. II (1950), Bd. III (1952), Bd. IV (1954), Bd. V (1960), Bd. VI (1964), Bd. VII (1967). — BOIT, H.-G.: Ergebnisse der Alkaloid-Chemie bis 1960, Berlin: Akademie-Verlag 1962. — BRAUN, H.: Heilpflanzen-Lexikon für Ärzte und Apotheker, Stuttgart: Gustav Fischer 1968. — CHOPRA, R. N.,

---

[1] Deutsche Ausgabe in Vorbereitung.

S. L. NAYAR u. J. C. CHOPRA: Glossary of Indian Medicinal Plants, New Delhi: Council of Scientific and Industrial Research 1956. — DRAGENDORFF, G.: Die Heilpflanzen der verschiedenen Völker und Zeiten, Stuttgart: Ferd. Enke 1898; Neudruck für Werner Fritsch Antiquariat München 1967. — FIESER, L. F., u. M. FIESER: Organische Chemie, Weinheim/Bergstr.: Verlag Chemie 1968. — GESSNER, O.: Die Gift- und Arzneipflanzen von Mitteleuropa, Heidelberg: C. Winter Universitätsverlag 1953. — GSTIRNER, F.: Prüfung und Verarbeitung von Arzneidrogen, Bd. I u. II, Berlin/Göttingen/Heidelberg: Springer 1955. — HAERDI, F., J. KERHARO u. J. G. ADAM: Afrikanische Heilpflanzen, Basel: Verlag für Recht u. Gesellschaft 1964. — HARBORNE, J. B.: Comparative Biochemistry of the Flavonoids, London/New York: Academic Press 1967. — HEEGER, E. F.: Handbuch des Arznei- und Gewürzpflanzenanbaus, Berlin: Deutscher Bauernverlag 1956. — HEGI, G.: Illustrierte Flora von Mitteleuropa, München: J. F. Lehmanns Verlag, Bd. I (1935), Bd. II (1939), Bd. III (1912); München: Hanser, Bd. III/1 (1957); Bd. IV/1 (1958); Bd. IV/2 (1961), Bd. IV/3 (1924), Bd. V/1 (1925), Bd. V/2 (1926), Bd. V/3 (1927), Bd. V/4 (1928), Bd. VI/1 (1918), Bd. VI/2 (1929), Bd. VII (1931). — HEGNAUER, R.: Chemotaxonomie der Pflanzen, Basel/Stuttgart: Birkhäuser, Bd. I (1962), Bd. II (1963), Bd. III (1964), Bd. IV (1966), Bd. V (1969). — HESSE, M.: Indolalkaloide, Berlin/Göttingen/Heidelberg: Springer 1964, Ergänzungswerk 1968. — HOFMANN, A.: Die Mutterkornalkaloide, Enke, 1964. — HOPPE, H. A.: Drogenkunde, Hamburg: Cram, de Gruyter u. Co. 1958. — HÖRHAMMER, L.: Teeanalyse, Berlin/Heidelberg/New York: Springer 1970. — KARRER, W.: Konstitution und Vorkommen der organischen Pflanzenstoffe (exclusive Alkaloide), Basel/Stuttgart: Birkhäuser 1958. — KINGSBURY, J. M.: Poisonous Plants of the United States and Canada, Englewood Cliffs: Prentice-Hall 1964. — LEWIN, L.: Gifte und Vergiftungen, Ulm: Haug 1962. — LUCKNER, M.: Prüfung von Drogen, Jena: VEB Gustav Fischer 1966. — OHWI JISABURO: Flora of Japan, Washington DC, Smithsonian Institution 1965. — POLUNIN, O. Pflanzen Europas, München: BLV Verlagsgesellschaft 1971. — SCHINDLER, H., u. H. FRANK: Tiere in Pharmazie und Medizin, Stuttgart: Hippokrates-Verlag 1961. — SCHORMÜLLER, J.: Handbuch der Lebensmittelchemie, Berlin/Heidelberg/New York: Springer, Bd. IV (1969), Bd. VI (1970), Bd. VII (1968). — WAGNER, H.: Rauschgiftdrogen, Berlin/Heidelberg/New York: Springer 1969. — WATT, J. M., u. M. G. BREYER-BRANDWIJK: The Medicinal and Poisonous Plants of Southern and Eastern Africa, Edinburgh/London: E. u. S. Livingstone 1962. — The Wealth of India, New Delhi: Council of Scientific and Indian Research, Vol. III (1952), Vol. IV (1956), Vol. V (1959), Vol. VI (1962), Vol. VII (1966), Vol. VIII (1969). — v. WIESNER, J.: Die Rohstoffe des Pflanzenreiches, Weinheim: J. Cramer, Lieferung 1 (1962), 3 (1964) und 5 (1966). — ZANDER, R.: Handwörterbuch der Pflanzennamen, Stuttgart: Eugen Ulmer 1964. — ZECHMEISTER, L.: Fortschritte der Chemie organischer Naturstoffe, Wien: Springer 1938ff.

Errata

	falsch	richtig
Bd. III, 291; 21. Zeile	Golium	Galium
Bd. III, 721; 5. Zeile v. u.	Carragaheen	Carragheen
Bd. III, 823; 9. Zeile v. u.	s. auch Bd. II, ...	s. auch Bd. I, ...
Bd. IV, 369; 5. Zeile v. u.	Aich-Metall	Eich-Metall
Bd. VII A, 112; letzte Formel	$\sigma_x : \sigma_w = \dfrac{\varrho_w \cdot v_x}{\varrho_x \cdot v_w}$	$\sigma_x : \sigma_w = \dfrac{\varrho_x \cdot v_x}{\varrho_w \cdot v_w}$
	$\sigma_x = \sigma_w \cdot \dfrac{\varrho_w \cdot v_x}{\varrho_x \cdot v_w}$	$\sigma_x = \sigma_w \cdot \dfrac{\varrho_x \cdot v_x}{\varrho_w \cdot v_w}$

Chemikalien und Drogen

(Fortsetzung)

R-11

R-11. MGK 11.

CHO

$C_{13}H_{16}O_2$ M.G. 204,26

2,3,4,5-Bis(2-butenylen)-tetrahydrofurfural.

Herstellung. Durch Erhitzen von Furfuraldehyd mit Butadien und W. unter Druck (U. S. Patent 2.683.151).

Eigenschaften. Flüssigkeit. Kp. = 307°; d_4^{20} = 1.10; Fp. = —80°; n_D^{20} = 1,5254. Praktisch unlösl. in W.

Anwendung. Als Insekten-Abwehrmittel.

88 R

88 R.

S. II, 476 unter 2-(p-tert. Butylphenoxy)-isopropyl-2′-chloräthylsulfit.

R 875

R 875.

S. I, 898 unter D-Moramid.

R 5158

R 5158.

S. IV, 512 unter O,O-Diäthyl-thiophosphorsäure-S-(β-diäthylamino)-äthylester.

Racedrinum

Racedrin.

S. II, 599 unter Ephedrinum hydrochloricum.

Racedrin-Base.

S. II, 597 unter Ephedrinum.

Racefeminum

Racefeminum. Racefemin. Racefemine.

$C_{18}H_{23}NO$ M.G. 269,37

($\pm$)-N-(2-Methyl-phenaethyl)-N-(1-methyl-2-phenoxyaethyl)-amin.

Darstellung. Aus Amphetamin und Phenoxyaceton.

Eigenschaften. Wird bei der Darst. dl-Amphetamin eingesetzt, so erhält man eine gelbe Fl. Kp.$_{\cdot 0,05}$ = 132—135°.

Anwendung. Als Spasmolyticum und Myorelaxans.

Handelsformen. Dismalgina. Dysmalgine. Evalgin.

Racefenicolum

Racefenicolum. Racefenicol. Racephenicol USAN. Raceophenidol.

$C_{12}H_{15}Cl_2NO_5S$ M.G. 356,22

DL-threo-2,2-Dichlor-N-[β-hydroxy-α-(hydroxymethyl)-p-(methyl-sulfonyl)-phenaethyl]-acetamid.

Bemerkung. Die D-(+)-Verbindung ist unter dem Namen „Thiamphenicol" im Handel.

Anwendung. Als antibakterielles Antibioticum.

Handelsform. Dexawin (Winthrop, USA).

Racemethorphanum

Racemethorphanum. Methorphan.

Bemerkung: vgl. I, 804.

Erkennung. 1. Beim Tüpfeln der Substanz mit Ammoniummolybdat-Lsg. erhält man eine Blaufbg., die nach grün umschlägt (Empfindlichkeit: 0,25 µg). — 2. 1 Tr. Substanz-Lsg. wird auf einem Objektträger mit 1 Tr. Styphninsäure-Lsg. versetzt. Dabei kann man die Bldg. von Rosetten, von Plättchen und Nadeln beobachten, wobei man den Objektträger am besten über Nacht stehen läßt (Empfindlichkeit: 1 in 400). — 3. Wird 1 Tr. Substanz-Lsg. auf einem Objektträger mit 1 Tr. Trinitrobenzoesäure-Lsg. versetzt, so beobachtet man die Bldg. von Kristallrosetten (Empfindlichkeit: 1 in 400).

Extraktion. Die Substanz läßt sich mit org. Lsgm. aus wss. alkalischen Lsg. extrahieren.

Papierchromatographie. Papier: Whatman Nr. 1, 14 × 6. Das Papier wird durch Eintauchen in eine 5%ige Lsg. von Natriumdihydrogencitrat imprägniert und 1 Std. bei 25° getrocknet. Aufzutragende Lsg.: 2,5 µl einer 1%igen Lsg. der Substanz in 2 n Salzsäure. Fließmittel: 4,8 g Citronensäure werden in einer Mischung aus 130 ml W. und 870 ml n-Butanol gelöst. Entwicklung: Aufsteigend. Laufzeit: 5 Std. Sichtbarmachung: Jodplatinspray — starke Rk., Bromkresolgrünspray — schwache Rk. Rf = 0,50.

Jodplatinspray: 0,25 g Platinchlorid und 5 g Kaliumjodid werden in W. zu 100 ml gelöst. — Bromkresolgrünspray: 0,5 g Bromkresolgrün werden in A. zu 100 ml gelöst.

Dünnschichtchromatographie. Stationäre Phase: Kieselgel G. Aufzutragende Lösung: 1,0 µl einer 1%igen Lsg. in 2 n Essigsäure. Mobile Phase: Konz. Ammoniaklsg.: M. = 1,5:100. Laufzeit: 30 Min. Sichtbarmachung: Saurer Jodplatinspray. Rf = 0,25. — Saurer Jodplatinspray: 100 ml Jodplatinspray (s. o.) werden mit 2 ml Salzsäure versetzt.

UV-Spektrum. Wird die Substanz in A. vermessen, so erhält man Maxima bei 220—221 nm, 281 nm und 289 nm. Beim Vermessen der Substanz in 0,1 n Schwefelsäure liegt das Maximum bei 227 nm ($E_{1cm}^{1\%}$ = 71).

Anwendung. Als Antitussivum.

Handelsform. Romilar (Roche) (+-Form).

Racemoramidum

Racemoramidum. Racemoramide.

Bemerkung. Vgl. I, 897.

Erkennung. 1. Wird die Substanz auf der Tüpfelplatte mit Goldchlorid-Lsg. versetzt, so entstehen über Nacht ölige Nadeln (Empfindlichkeit: 1 in 1000). — 2. Wird die Substanz auf der Tüpfelplatte mit Picrolonsäure versetzt, so entstehen Rosetten von verzweigten Stäbchen (Empfindlichkeit: 1 in 1000).

Extraktion. Die Substanz läßt sich mit org. Lsgm. aus wss. alkalischen Lsg. extrahieren.

Papierchromatographie. Bedingungen: S. Racemethorphanum, S. 2. Rf = 0,61.

Dünnschichtchromatographie. Bedingungen: S. Racemethorphanum, S. s. o. Rf = 0,70.

UV-Spektrum. Die Substanz zeigt beim Vermessen in 0,1 n-Schwefelsäure Maxima bei 253,5 nm ($E_{1cm}^{1\%}$ = 9,2), 258,5 nm ($E_{1cm}^{1\%}$ = 10) und 264 nm ($E_{1cm}^{1\%}$ = 8,5).

Dosierung. Bis zu 20 mg/Tag. Höchstverschreibungsmenge: 0,2 g.

Handelsform. R 610 (Janssen); Eupharma.

Anwendung. Als starkes Analgeticum.

Racemorphanum

Racemorphanum hydrobromicum.
S. I, 801.

Racephedrinum

Racephedrin.
S. II, 597 unter Ephedrinum.

Racephedrin-hydrochlorid.
S. II, 599 unter Ephedrinum hydrochloricum.

Ractinomycin

Ractinomycin A.

$C_{33}H_{30}N_3O_{14}$ \hfill M.G. 692,62

Antibioticum aus Kulturen von Streptomyces phaeochromogenes.

Eigenschaften. Orangefarbene Nadeln, die sich bei 157—158° braun und bei 205° schwarz färben. $E_{1cm}^{1\%}$ bei 245 nm = 780 (in M.); $E_{1cm}^{1\%}$ bei 440—450 nm = 220 (in M.). Leicht lösl. in Chlf., Aceton, lösl. in Äthylacetat und Butylacetat; mäßig lösl. in M., A., Bzl. und Schwefelkohlenstoff; wenig lösl. in Ae. und Tetrachlorkohlenstoff; praktisch unlösl. in PAe. und W. In wss. Lsg. sieht die Substanz gelb aus; ab pH 6,4—6,6 färbt sich die Lsg. purpur. Oberhalb pH 6,4—6,6 ist die Substanz instabil.

Radio-Nuclide

Radioaktive Isotope, Radio-Nuclide.

S. Bd. I, 483.

Radioaurum (^{198}Au) colloidale. Radiogold (^{198}Au), kolloidal. Radio-aurum (^{198}Au) NFN.

Kolloidales Gold (^{198}Au)

Handelsform. Aurcoloid (Abbott, USA); Aureotrope (Squibb, USA).
S. Bd. I, 530.

Radiocesii chloridum (^{131}Cs). Radiocäsiumchlorid (^{131}Cs). Cesium chloride Cs 131 USAN.

Cäsiumchlorid (^{131}Cs) ^{131}CsCl

S. Bd. I, 526.

Radiocyanocobalaminum (^{60}Co). Radiocyanocobalamin (^{60}Co). Radio-cycobeminum (^{60}Co) NFN.

Vitamin B_{12} mit ^{60}Co

Handelsform: Racobalamin-57: ^{57}Co (Abbott, USA).
S. Bd. I, 540.

Radiomerisoprolum (^{197}Hg). Radiomerisoprol (^{197}Hg). Merisoprol Hg 197 USAN.

$$HO-{}^{197}Hg-CH_2-CH(OH)-CH_3$$

1-(Hydroxy-mercuri-^{197}Hg)-propan-2-ol.

Handelsform. Merprane (Squibb, USA).

Radioselenomethioninum (^{75}Se). Radioselenomethionin (^{75}Se). Selenomethionine Se 75 USAN.

$$H_3C-{}^{75}Se-CH_2-CH_2-CH-COOH$$
$$|$$
$$NH_2$$

2-Amino-4-(methyl-seleno-^{75}Se)-buttersäure.

Handelsform. Sethotope inj. (Squibb, USA).

Radiotolpovidonum (^{131}J). Radiotolpovidon (^{131}J). Radio-tolpovidonum (^{131}J) NFN.
Tolpovidone J 131 USAN.

ω-(p-Jod-benzyl)-2-(2-oxo-pyrrolidin-1-yl)-aethamer (ein Teil des Jod ist ^{131}J).

Handelsform. Raovin (Abbott, USA).
S. Bd. I, 532.

Radium

Radium.

Ra   A.G. 226,03

Vorkommen. Radium ist eines der seltensten Elemente. Sein Anteil an den obersten 16 km der Erdkruste wird auf nur $7 \times 10^{-12}\%$ geschätzt. Man findet es stets in geringen Spuren in Uranmineralien. Radium entsteht durch langsamen radioaktiven Zerfall von Uran, und es geht selbst durch weiteren radioaktiven Zerfall über 13—14 Glieder schließlich in stabiles Blei über. Die Erstarrungsgesteine der festen Erdkruste (Granit, Porphyr, Basalt, Lava usw.) enthalten auf 1000 t Gestein durchschnittlich nur 2—3 mg Radium. Bei der Verwitterung der Erstarrungsgesteine gehen die Radiumverbindungen, ähnlich wie die verwandten Calciumverbindungen, in die Sedimentgesteine, Quellen, Flüsse und Meere über. Die Tonschiefer, Sandsteine und Kalksteine haben daher einen ähnlichen Radiumgeh. wie die Erstarrungsgesteine. Der gesamte Radiumgeh. des Meeres wird auf 20000 t geschätzt. Das radiumreichste und wichtigste Rohmaterial für die Radiumgew. ist die Pechblende, die hauptsächlich in Joachimsthal in der CSSR, im Katangagebiet von Kongo und in Nordkanada vorkommt. Außerdem gibt es noch etwa 30, meist grün oder gelb gefärbte, weniger wichtige Uran- bzw. Radiummineralien.

Darstellung. Die Aufarbeitung der Pechblende und anderer radiumhaltiger Uranerze auf Radium erfolgt in der Weise, daß man das Radium nach Zusatz von Bariumsalz gemeinsam mit dem Barium als schwerlösl. Sulfat ausfällt und anschließend die beiden Elemente durch fraktionierte Kristallisation der Bromide (Radiumbromid ist schwerer lösl. als Bariumbromid) voneinander trennt. Das metallische Radium läßt sich aus den Lsg. seiner Salze elektrolytisch an einer Quecksilberkathode als Amalgam abscheiden und hinterbleibt beim Erhitzen des Amalgams auf 400—700° in einer Wasserstoffatmosphäre als Metall.

Eigenschaften. Weiß-glänzendes, bei 960° schmelzendes und bei 1140° siedendes Metall. Es wird von der Luft angegriffen und zersetzt lebhaft W. Es färbt die nicht leuchtende Flamme intensiv rot.

Anwendung. Die technische Bedeutung des Radiums ist mit der Herst. künstlicher Radionuclide stark zurückgegangen. Früher diente es zur Ausführung von Kernrk., zur Behandlung krebsartiger Geschwülste, gegen Gicht-, Gelenk- und Muskelrheumatismus (Trinkkuren mit sehr stark verd. wss. Lsg. von Radiumsalzen), bei biologischen Versuchen (Hervorrufen von künstlichen Mutationen), für Leuchtzifferblätter an Uhren und Kompassen.

Bemerkung. Zur Radioaktivität s. I, 483.

Radium bromatum. Radiumbromid. Radium bromide.

RaBr₂ M.G. 385,88

Eigenschaften. Farblose Kristalle, die im Dunkeln leuchten und sich bei der Aufbewahrung gelb bis braun färben. d = 5,79, Fp. = 728°. Die Substanz sublimiert bei 900°. Lösl. in W.

Anwendung. Die Substanz wurde als Radioaktivitätsquelle bei der Behandlung von malignen Tumoren verwendet.

Radium chloridum. Radiumchlorid. Radium chloride.

RaCl₂ M.G. 296,96

Eigenschaften. Weißes oder leicht bräunliches Kristallpulver. d = 4,91. Fp. = 1000°. Lösl. in W. Das handelsübliche Salz ist gewöhnlich eine Mischung mit Bariumchlorid.

Anwendung. Siehe Radium.

Raffinose

Raffinose. Melitose. Melitriose. Gossypose.

D-Galactose   D-Glucose   D-Fructose

$C_{18}H_{32}O_{16} \cdot 5H_2O$ M.G. 594,54

wasserfrei M.G. 504,46

1-[6-(α-Galacto-pyranosyl)-α-D-glucopyranose]-β-D-fructofuranosid.

Vorkommen. In der Zuckerrübe, angereichert in der Melasse und im Baumwollsamen.

Eigenschaften. Weißes, krist. Pulver von schwach süßem Geschmack; leicht lösl. in W. (1 + 6), M. (1 + 10) und Pyridin, wenig lösl. in A. Die Substanz reduziert Fehlingsche Lsg. nicht und bildet kein Osazon.

d = 1,465; Fp. = 80°. Die Substanz wird beim Erhitzen bei 100° wasserfrei. Fp. der wasserfreien Substanz = 118−119° u. Zers. $[\alpha]_D^{20} = +104°$ (c = 4 in W.).

Anwendung. Als Zusatz zu Bakteriennährböden, z. B. Grundnährböden nach BARSIEKOW und zur Herst. von Melibiose.

Rafoxanid

Rafoxanid. Rafoxanide.

$C_{19}H_{11}Cl_2J_2NO_3$ M.G. 626,0

3′-Chlor-4′-(p-chlorphenoxy)-3.5-dijodsalicylanilid.

Eigenschaften. Weißes, krist. Pulver, Fp. = 173−177°. Schwer lösl. in M.

Extraktion. Die Substanz läßt sich mit Chlf. aus wss. alkalischen Lsg. extrahieren.

Papierchromatographie. Bedingungen: S. Racemethorphanum, S. 2. Sichtbarmachung: UV-Licht = gelbe Fluoreszenz. Rf = 0,96.

Dünnschichtchromatographie. Bedingungen: S. Racemethorphanum, S. 3. Sichtbarmachung: Kaliumpermanganatspray. Rf = 0,89. — Kaliumpermanganatspray: 1 g Kaliumpermanganat wird in W. zu 100 ml gelöst.

UV-Spektrum. Die Substanz wird in methanolischer Salzsäure vermessen und zeigt ein Maximum bei 285 nm ($E_{1cm}^{1\%}$ = 295).

IR-Spektrum. Die Substanz wird in Nujol vermessen; die Hauptpeaks sind: 1219, 1252, 1485 und 1538.

Anwendung. Als veterinärmedizinisches Anthelminthicum.

Dosierung. Rinder 11,25 mg/kg, Schafe 7,5 mg/kg.

Handelsformen. Flukanide; MK-990.

Rajania

Rajania subsamarata (?, nicht im Index Kew., nach HPUS 64 = Juliana adstringens, Amphyterigium adstringens, Hypoterigium adstringens). Dioscoreaceae — Dioscoreae. Cua(u)-chalala. Cuauchalotl (Nahuatl).

Heimisch in den Bezirken Michoacan, Morelos und Guerrero in Mexiko.

Ein 4 bis 6 m hoher Baum mit 2 bis 7 cm langen, gesägten, breit-verkehrt-eiförmigen, sitzenden Blättern. Frucht 2 bis 5 cm lang, feinflaumig oder kahl.

Cortex Rajaniae.

Inhaltsstoff. Gerbstoff.

Anwendung. In der Homöopathie.

Rajania subsamarata HPUS 64.

Die getrocknete Rinde.

Arzneiform. Urtinktur: Arzneigeh. 1/10. Rajania, grob gepulvert 100 g, dest. W. 200 ml, A. USP (94,9 Vol.-%) 824 ml zur Bereitung von 1000 ml der Tinktur. — Dilutionen: D 2 (2×) mit A. HPUS (88 Vol.-%). — Medikationen: D 2 (2×) und höher. — Triturationen: D 1 (1×) und höher.

Rajania brasiliensis GRISEB. (Dioscorea cinnamomifolia HOOK.).

Anwendung. Die Knolle in Brasilien als Nahrungsmittel.

Randia

Randia dumetorum (RETZ.) LAM., auch L. (?) (R. spinosa BL., Posoqueria dumetorum ROXB., Gardenia spinosa L. f., Ceriscus malabarius GAERTN.). Rubiaceae — Cinchonoideae — Gardenieae.

Heimisch in Abessinien, Indien, Indonesien und Südchina.

Inhaltsstoffe. In den Früchten (Fructus Randiae, Gelaphal, Chelafrüchte, Jelafrüchte) Scopoletin, Saponine mit den Aglykonen Randiasäure A (19-α-Hydroxyursolsäure) und Randiasäure B (19-Dehydroursolsäure) $C_{30}H_{46}O_3$. In den Wurzeln Mannit.

Anwendung. Die Früchte als Emeticum, Antidysentericum sowie zum Fischfang und zum Waschen. Die Wurzel als Spasmolyticum und Expectorans.

Bemerkung. Randia brandis, Indien, und Randia pubescens, R. BR., Paraguay, Peru, werden in gleicher Weise benutzt.

Randia taylorii S. MOORE.

Inhaltsstoffe. Saponine.

Anwendung. Wird in Tanganjika bei Schistosomiasis verwendet.

Randia vestita S. MOORE.

Wirkung. Besitzt eine evtl. auf den Saponingeh. zurückzuführende, deutlich diuretische Wrkg.

Anwendung. Die Wurzel in Tanganjika bei Verdauungsbeschwerden, Gonorrhö und als Laxans. Die Frucht ist ein Fischgift.

Randia uliginosa TORR.

Indien.

Inhaltsstoffe. Nach JAIN [Current Sci. **34**, 505 (1965)] in der Frucht Mannit, Leucoanthocyanidin und (nach Hydrolyse) Oleanolsäure.

Anwendung. Die unreife Frucht bei Diarrhö und Dysenterie.

Randia longiflora LAM. (Gardenia multiflora W., Posoqueria longiflora ROXB.).

Anwendung. In Bengalen die Rinde als Adstringens und gegen Fieber.

Randox

Randox.

S. II, 451 unter 2-Chlor-N,N-diallyl-acetamid.

Raney-Nickel

Raney Nickel Catalyst BP 73. Raneynickel catalyst Jap. 71. Raney's nickel catalyst P. I. Ed. II. Raney-Nickel.

Gehalt. Mindestens 40,0% u. höchstens 50,0% Nickel u. mindestens 50,0% u. höchstens 60,0% Aluminium (BP 73, Jap. 71, PI. Ed. II).

Darstellung. Eine fein gepulverte Legierung aus 30—50% Nickel und 70—50% Aluminium wird in W. aufgeschwämmt. Dann setzt man, ohne zu kühlen, festes Kaliumhydroxid zu, wobei man ein Überschäumen vermeiden sollte (die Rk. verläuft sehr stürmisch). Nach Ende der Zersetzung läßt man noch ca. 1/2 Std. auf dem Wasserbad stehen, dekantiert vom abgesetzten Nickelschwamm ab, wäscht diesen auf dem Filter mit W. u. anschließend mit dem zur Reduktion zu verwendenden Lsgm. Bei zu gründlichem Waschen (bis zur Neutralrk.) tritt ein starker Aktivitätsverlust ein, ebenso bei längerem Aufbewahren unter Lsgm. Relative Desaktivierung, etwa damit keine Carbonylgruppen angegriffen werden, erreicht man z. B. durch Waschen mit 0,1%iger Essigsäure; durch Zugabe kleiner Mengen Triäthylaminchloroplatinat wird dagegen die Aktivität gesteigert. Reste des noch im Katalysator verbliebenen Aluminiums wirken ebenfalls synergetisch.

Eigenschaften. Grauschwarzes Pulver oder kubische Kristalle. Die Substanz verbrennt an der Luft.

Aufbewahrung. Die Substanz muß unter A., Ae., W., Methylcyclohexan oder Dioxan aufbewahrt werden. Bei unsachgemäßer Lagerung verliert die Substanz rasch an Aktivität. Wird sie sorgfältig hergestellt und aufbewahrt, so kann die Aktivität etwa 6 Monate erhalten bleiben.

Anwendung. Als Katalysator für die Hydrierung von org. Verbindungen mit gasförmigem Wasserstoff. Die Hydrierungen können sowohl bei Raumtemp. unter Normaldruck als auch bei erhöhten Temp. im Autoklaven durchgeführt werden. Das Reaktionsgut muß während der H_2-Einleitung ständig durchmischt werden. Die Substanz wird hauptsächlich für Hydrierung von Doppel- und Dreifachbindungen in Olefinen, Acetylenen und Aromaten, von Aldehyden und Ketonen zu Alkoholen, von Nitrilen, Nitroverbindungen, Oximen zu Aminen, zur Dehydrierung von primären und sekundären Alkoholen zu Aldehyden bzw. Ketonen, für Desulfurierungen und als Katalysator in Brennstoffzellen verwendet. Auch zur Hydrierung von fetten Ölen kann die Substanz eingesetzt werden. Gewöhnlich setzt man der zu reduzierenden Substanz 1—10% des Katalysators zu.

Ranimycinum

Ranimycinum. Ranimycin USAN.

Antibioticum aus Kulturen von Streptomyces lincolnensis oder gleiche, auf anderem Wege hergestellte Verbindung.

Anwendung. Als Breitspektrum-Antibioticum.

Handelsform. U-25873 (Upjohn, USA).

Ranunculus

Ranunculus acer L. (R. napellifolius CRANTZ, R. boraeanus JORD.; außerdem laut HPUS 64 auch R. californicus, R. canus, R. delphinifolius, R. dissectus, R. fascicularis). Ranunculaceae — Ranunculoideae — Ranunculeae. Scharfer, Gelber Hahnenfuß. Schmelz-, Schmalz-, Butterblume. Goldranunkel. Goldköpfchen. Blatter-, Brennkraut. Acrid buttercup. Bachelor's button. Burwort. Buttercup. Crowfoot buttercup. Meadow bloom. (Upright) Meadow crowfoot. Tall buttercup. Tall crowfoot. Upright buttercup. Upright crowfoot. Yellow weed. Renoncule âcre. Bassinet. Bassinet d'or. Clair-bassin. Patte de loup. Pied de corbin. Bouton d'or. Piè corvino. Piè di gallo. Bacinella. Tazza.

Heimisch in Europa, Nord- und Mittelasien, Nordafrika, Abessinien, Kapland und Nordamerika, auf Wiesen, an Gräben und in Gebüschen, von der Ebene bis in die alpine Region.

Ausdauernd, 30 bis 100 cm hoch, mit kurzem, verdicktem Wurzelstock und zahlreichen
Seitenwurzeln. Stengel aufrecht, meist stark verzweigt, am Grund hohl, schwach angedrückt
behaart, häufig vielblütig. — Grundständige Laubblätter langgestielt, handförmig fünf- bis
siebenteilig. Abschnitte aus kerbigem Grund dreispaltig und unregelmäßig eingeschnitten
gesägt, zugespitzt, bes. in der Jugend seidig glänzend behaart. Stengelblätter den grundständigen gleichgestaltet, die mittleren bereits einfacher, kürzer gestielt, die obersten sitzend,
bis zum Grund in lineale Abschnitte geteilt. — Blüten 2 bis 2,4 cm im Durchmesser. Blütenstiele stielrund (nicht gefurcht), weichhaarig. Perianthblätter anliegend behaart, eiförmig,
kürzer als die eiförmigen, abgerundeten, glänzendgold- bis blaßgelben, 6 bis 11 mm langen
Honigblätter. Nektarium beschuppt. — Früchte zahlreich, auf kahlem Blütenboden, 2,5 bis
3 mm lang, eiförmig-rundlich, beidseitig gewölbt mit schwach abgesetztem Kiel und sehr
kurzem, fast geradem oder doch wenig gebogenem Schnabel, kahl.

Das frische Kraut schmeckt brennend scharf.

Inhaltsstoffe. Ranunculin $C_{11}H_{16}O_8$, Fp. 141 bis 142°, Protoanemonin (Ranunculol, Anemonol) $C_5H_4O_2$, Kp.$_{1,5}$ 45°, Kp.$_8$ 68°, das sich beim Trocknen sehr rasch zu dem weniger
aktiven Anemonin $C_{10}H_8O_4$, Fp. 158° dimerisiert.

Daneben Isoanemoninsäure $C_{10}H_{10}O_5$, Saponin, Vitamin C, Asparagin, Arginin, Gerbstoff
und Harz. In den Blüten Xanthophyll-epoxid (Eloxanthin) $C_{40}H_{56}O_3$, Fp. 192°, α-Carotin-
epoxid $C_{40}H_{56}O$, Fp. 175°, Zeaxanthin-di-epoxid (Violaxanthin), Flavochrom $C_{40}H_{56}O$, Fp.
189°, Flavoxanthin $C_{40}H_{56}O_3$ und Chrysanthemaxanthin $C_{40}H_{56}O_3$, Fp. 184 bis 185°, Lutein
und Taraxanthin.

Die frischen Wurzeln enthalten mehr Anemonin als die oberirdischen Teile.

Wirkung. Ähnlich wie bei Pulsatilla vulgaris (s. d.). Der Saft der frischen Pflanze ver-
ursacht auf der Haut Rötung, Schwellung, Blasen- und Geschwürsbildung, selbst Gangrän.
Ferner stellen sich starke Entzündungen der Schleimhäute der Nase und der Augen ein.
Eingenommen verursacht der Saft Brennen im Mund, Brechen, Magen- und Leibschmerzen,
Durchfälle, allgemeine Körperschmerzen, konvulsivische Anfälle, Betäubung, Schwindel.
Abnahme der Herzleistung und Dyspnoe. Protoanemonin und Anemonin sind ferner vermizid
und besitzen antibiotische Wirksamkeit. Anemonin wirkt spasmolytisch.
Vergiftungen sind beim Menschen verhältnismäßig selten, am ehesten als „Wiesenderma-
titis" beim Baden (Berührung mit frisch geschnittenem Kraut beim Lagern auf Badewiesen).
Beim Vieh Vergiftungen gewöhnlich nur bei massenhaftem Auftreten der Pflanze im Weide-
gras oder durch Verfüttern hahnenfußreichen Grases in frischem Zustand. Die getrocknete
Pflanze (z. B. im Heu) ist durch die Dimerisation des Protoanemonins praktisch unwirksam
und daher auch in großen Mengen für das Vieh unschädlich.

Anwendung. In der Volksheilkunde als blasenziehendes Mittel, gegen chronische Hautleiden (Warzen), bei Bronchitis, Pleuritis, Gicht und Rheuma. In der Homöopathie bei Hautleiden, Muskel- und Gelenkrheumatismus, Gicht, Neuralgien, Schleimhautentzündungen,
Konjunktivitis und Gonorrhö.

Ranunculus acer HAB 34. Scharfer Hahnenfuß.
Im Mai und Juni oder Oktober gesammeltes, frisches Kraut.

Arzneiform. Essenz nach § 3.

Arzneigehalt. 1/3.

Aufbewahrung. Bis 3. Dez.-Pot. vorsichtig.

Ranunculus acris HPUS 64. Tall Buttercup.
Die ganze, frische Pflanze.

Arzneiform. Urtinktur: Arzneigeh. 1/10. Ranunculus acris, feuchte Masse mit 100 g
Trockensubstanz und 300 ml W. = 400 g, A. USP (94,9 Vol.-%) 730 ml zur Bereitung von
1000 ml der Tinktur. — Dilutionen: D 2 (2×) enthält 1 T. Tinktur, 2 T. dest. W., 7 T. A.;
D 3 (3×) und höher mit A. HPUS (88 Vol.-%). — Medikationen: D 3 (3×) und höher.

Ranunculus bulbosus L. (laut HPUS 64 auch R. tuberosus). Knollen-Hahnenfuß. Knolliger
Hahnenfuß. Knollenranunkel. Bulbous crowfoot. Bulbous buttercup. Renoncule bulbeuse.
Pisse en lit. Pied-de-coq de prés. Pied de corbin. Boutons d'or. Rave de Saint-Antoine. Ranun-
culo selvatico. Lappio. Fangello. Senero salvatico.
Heimisch in fast ganz Europa, im nordwestlichen Asien. In Nordamerika eingeschleppt.
Auf trockenen Wiesen, sonnigen Rainen und Hügeln, an Wegrändern, von der Ebene bis in die
höheren Voralpen. Bes. auf Lehmboden.

Ausdauernd, 20 bis 40 cm hoch, am Grund knollig verdickt, mit kurzem, abgebissenem
Wurzelstock und zahlreichen Seitenwurzeln. Stengel aufrecht, wenig verzweigt, unten abstehend, oben anliegend behaart, gefurcht. — Grundständige Laubblätter langgestielt, dreizählig, mittleres Blättchen langgestielt, alle dreispaltig bis dreiteilig mit unregelmäßig gesägt
gelappten Abschnitten. Untere Stengelblätter den Grundblättern gleichgestaltet, fast sitzend,
mittlere und obere allmählich einfacher geteilt mit schmaleren, fast lanzettlichen Abschnitten,
alle stark behaart bis kahl. — Blüten 2 bis 3 cm im Durchmesser, glänzend goldgelb. Zahlreiche Staub- und Fruchtblätter. Perianthblätter 5, eiförmig, spitz, zottig behaart, zurückgeschlagen. Honigblätter 5, rundlich-eiförmig, glänzend, 6 bis 22 mm lang, am breiten Nagel
mit einer bedeckten Honiggrube, länger als die Perianthblätter. — Früchte auf kugeligem,
borstlichem Fruchtboden, glatt, rund, seitlich flachgedrückt, mit deutlich abgesetztem Rand,
auf den Innenflächen fein vertieft punktiert, mit kurzem, dreieckigem, schwach umgebogenem
Schnabel, nervenlos.
Geschmack brennend scharf.

Inhaltsstoffe. Ranunculin, Protoanemonin, Anemonin und Labenzym. In den Blättern und
Kronblättern 1-Caffeoylglucose.

Wirkung. Außer Reizerscheinungen (s. o.) soll die Droge leichte Schlafneigung und Müdig-
keitsgefühl hervorrufen.

Anwendung. Als blasenziehendes Mittel, bei Gicht, Rheuma, Neuralgien, Grippe, Hautleiden bes. in der Homöopathie, bei Intercostalneuralgien, Pleuritis, Herpes zoster, Hautkrankheiten und Meningitis.

Ranunculus bulbosus HAB 34. Knollenhahnenfuß.
Frische, im Juni gesammelte, blühende Pflanze.

Arzneiform. Essenz nach § 3.

Arzneigehalt. 1/3.

Aufbewahrung. Bis 3. Dez.-Pot. vorsichtig.
Spez. Gew. 0,936; Trockenrückstand etwa 2%.
Nach den Vorschlägen für das neue Deutsche HAB, Heft 7, S. 413 (1961) soll die Urtink-
tur eine Dichte von 0,898 bis 0,904, einen Trockenrückstand von 1,4 bis 2,5% und einen
pH von 4,5 bis 4,8 aufweisen. Außerdem werden einige Prüfungsrk. sowie die Chr. der
Tinktur beschrieben.

Ranunculus bulbosus HPUS 64. Buttercup.

Die ganze, frische Pflanze, während der Blüte geerntet.

Arzneiform. Urtinktur: Arzneigeh. 1/10. Ranunculus bulbosus, feuchte Masse mit 100 g Trockensubstanz und 300 ml W. = 400 g, A. USP (94,9 Vol.-%) 730 ml zur Bereitung von 1 000 ml der Tinktur. — Dilutionen: Wie bei Ranunculus acris. — Medikationen: D 3 (3 ×) und höher.

Ranunculus sceleratus L. (außerdem laut HPUS 64 auch R. palustris, Herba sardra). Gifthahnenfuß. Giftranunkel. Bösewicht. Celery-leaved buttercup. Celery-leaved crowfoot. Cursed crowfoot. Marsh crowfoot. „Water celery". Herbe sardonique. Grenouillette d'eau. Grenouillette des prés. Bassinet des prés. Mort aux vaches. Appio rosso. Sardonia. Ranoncolo di palude.

Heimisch auf der ganzen nördlichen Halbkugel, an sumpfigen, schlammigen Orten, an Gräben und Teichrändern, auch auf Schuttstellen der Ebene und der Bergregionen.

Ein- oder zweijährig, 20 bis 50 cm hoch, mit faseriger Wurzel, aufrecht oder aufsteigend, mit hohlem, wenigstens unten kahlem und gerilltem Stengel. — Laubblätter oberseits glänzend, dunkelgrün, unterseits heller, gestielt, breit bescheidet, dicklich, etwas fleischig, handförmig drei- bis fünfteilig, die unteren mit unregelmäßig eingeschnitten-gelappten, am Grund keiligen Abschnitten, die mittleren und oberen allmählich einfacher und kleiner, die obersten schließlich sitzend, lanzettlich, am Rand schwach gesägt, zuerst schwach behaart, später verkahlend, in seichtem Wasser zuweilen schwimmend. Stengel meist reich verzweigt, vielblütig. — Blüten relativ klein, unscheinbar, 5 bis 10 mm im Durchmesser. Perianthblätter eiförmig, kahl, zurückgeschlagen, bald abfallend, länger als die schwefelgelben, schmaleiförmigen, ganzrandigen Honigblätter. Nektarien offen, mit sehr kurzer Schuppe. Fruchtköpfchen länglich-zylindrisch. — Früchte sehr zahlreich auf gestreckt eiförmigem, schwach behaartem Fruchtboden, rundlich-eiförmig, mit schwach eingebuchtetem Rand, kurz geschnäbelt.
Geschmack scharf.

Herba Ranunculi palustris. „Herba Ranunculi aquatici".

Inhaltsstoffe. Ranunculin, Protoanemonin und Anemonin. SABER et al. [Planta med. (Stuttg.) *16*, 231 (1968)] fanden ferner Cholin, ein unidentifiziertes Alkaloid, ungesättigte Sterine, Pyrogallol, Tannine und Flavonoide. Kohlenhydrate, Glykoside und Lactone in den Früchten; Flavonoide in den Blättern.

Wirkung. Die Pflanze ist sehr giftig. Der Saft verursacht durch den Geh. an Protoanemonin außer Schmerzen und Brennen vermehrte Speichelabsonderung und heftige Entzündung der Zunge. Bei Kühen führt sie zu Speichelfluß, Zittern, Bewußtlosigkeit, plötzlichem Stürzen und zum Tod.

Anwendung. In der Volksmedizin als Hautreizmittel bei Hautkrankheiten (z. B. bei Scabies) und bei Leukodermie. In der Homöopathie ähnlich R. acer v. a. bei Hautleiden, Muskel- und Gelenkschmerzen, sowie bei Grippe.

Ranunculus sceleratus HAB 34. Gifthahnenfuß.

Frisches, im Oktober gesammeltes Kraut.

Arzneiform. Essenz nach § 3.

Arzneigehalt. 1/3.

Aufbewahrung. Bis 3. Dez.-Pot. vorsichtig.

Ranunculus sceleratus HPUS 64. Celery-leaved Buttercup.

Die ganze, frische Pflanze.

Arzneiform. Urtinktur: Arzneigeh. 1/10. Ranunculus sceleratus, feuchte Masse mit 100 g Trockensubstanz und 400 ml W. = 500 g, A. USP (94,9 Vol.-%) 635 ml zur Bereitung von 1 000 ml der Tinktur. — Dilutionen: D 2 (2 ×) enthält 1 T. Tinktur, 3 T. dest. W., 6 T. A.; D 3 (3 ×) und höher mit A. HPUS (88 Vol.-%). — Medikationen: D 3 (3 ×) und höher.

Ranunculus repens L. (laut HPUS 64 auch R. clintonii, R. intermedius, R. lanuginosus, R. prostratus, R. tomentosus). Kriechender Hahnenfuß. Creeping buttercup. Meg-many-feet. Common crowfoot. Creeping crowfoot. Creeping buttercup. Renoncule rampante. Bassinet. Pied de poule. Pied de coq. Piépon. Chasse. Stelletine. Stroscione. Crescione selvatico.

Heimisch in Europa, Kaukasien, Persien, Sibirien, Nordafrika, in Nordamerika adventiv, auf feuchten Wiesen, an Bachufern, Gräben, Teichen, in Wäldern, an Wegrändern, in feuchtem Gebüsch, von der Ebene bis in die alpine Region.

Ausdauernd, 30 bis 40 cm hoch, mit büscheligen, faserigen Wurzeln, am Grund nur wenig verdickt, oberirdische beblätterte Ausläufer treibend. Stengel aufrecht oder aufsteigend, kahl oder behaart, verzweigt, mehrblütig. — Grundständige Laubblätter gestielt, dreizählig. Blättchen sämtlich gestielt, dreispaltig, im Umriß eiförmig, mit unregelmäßig gezähnt-gelappten Abschnitten. Stengelblätter den grundständigen gleichgestaltet, allmählich nach oben einfacher mit schmaleren Abschnitten, die obersten sitzend, handförmig, dreiteilig mit lanzettlichen Abschnitten. — Blüten 2 bis 3 cm im Durchmesser, goldgelb, glänzend, an behaarten und gefurchten Blütenstielen. Perianthblätter 5, eiförmig, behaart, locker anliegend, kürzer als die 5 eiförmigen Honigblätter. — Früchte auf kugeligem, borstlichem Blütenboden, rundlich, seitlich zusammengedrückt, kahl, mit deutlich abgesetztem Rand und breit dreieckigem, kurzem, geradem oder schwach gekrümmtem Schnabel.

Inhaltsstoffe. Wenig Protoanemonin, Anemonol, ein Blausäureglykosid [FALKOWSKI et al.: Chem. Abstr. *74*, 95396 (1971)], Gerbstoff. Nach RUIJGROK [Planta med. (Stuttg.) *11*, 338 (1963)] sehr wenig Ranunculin. DROZD et al. [Chem. Abstr. *71*, 98964 (1969)] isolierten Vitexin und Saponaretin. TSCHESCHE et al. [Chem. Ber. *105*, 290 (1972)] fanden als Vorläufer von Ranunculin die Glykoside Ranuncosid $C_{11}H_{16}O_8$, Fp. 206 bis 208°, und Ranunculosid $C_{22}H_{32}O_{16}$, Fp. 153 bis 154°. Nach H. WAGNER et al. [Tetrahedron L. *1970*, S. 2831] in den Blüten Ranupin, ein Glykosid des 8-Methylgossipetins. Nach KOLESNIK et al. [Chem. Abstr. *59*, 7856 (1963)] soll der Tannin- und Glykosidgeh. während der Blütenperiode am höchsten sein.

Wirkung. R. repens ist wenig giftig. Nur beim Weidevieh wurden Vergiftungserscheinungen beobachtet. Die Symptome waren Aufblähung, Konvulsionen und Durchfall.

Anwendung. In der Homöopathie.

Ranunculus repens HAB 34.

Im Oktober gesammeltes, frisches Kraut.

Arzneiform. Essenz nach § 3.

Arzneigehalt. 1/3.

Aufbewahrung. Bis 3. Dez.-Pot. vorsichtig.

Ranunculus repens HPUS 64. Creeping Buttercup.

Die ganze, frische Pflanze.

Arzneiform. Urtinktur: Arzneigeh. 1/10. Ranunculus repens, feuchte Masse mit 100 g Trockensubstanz und 500 ml W. = 600 g, A. USP (94,9 Vol.-%) 537 ml zur Bereitung von 1 000 ml der Tinktur. — Dilutionen: D 2 (2×) enthält 1 T. Tinktur, 4 T. dest. W., 5 T. A.; D 3 (3×) und höher mit A. HPUS (88 Vol.-%). — Medikationen: D 3 (3×) und höher.

Ranunculus ficaria L. (Ficaria verna HUDS., F. ranunculoides ROTH bzw. MOENCH (?), F. polypetala GILIB., Chelidonium minus). Scharbockskraut. Feigwurz. Mäusebrot. Figwort. Pilewort. Lesser Celandine. Petit bassinet. Pot au beurre. Herbe aux hémorroides. Petite chélidoine. Chelidonio minore. Erbafaga. Favagello.

Heimisch in Europa und Asien, an feuchten, schattigen Stellen, unter Gebüsch, an Bachufern, in Wiesen und Obstgärten, von der Ebene bis in die Voralpen.

Ausdauernd, 5 bis 30 cm hoch. Wurzelstock mit dicken, fleischigen, keulenförmigen Wurzeln. — Grundständige Laubblätter langgestielt, am Grund mit breiter Scheide, herz- bis nierenförmig, am Rand unregelmäßig gekerbt bis gezähnt, samt dem Stiel fleischig-dicklich, fettglänzend, kahl. Stengel meist aufsteigend, einfach oder verzweigt, zuweilen wurzelnd, in den Achseln häufig längliche, weiße Brutknospen tragend, mit mehreren den Grundblättern gleichgestalteten, gestielten Blättern. — Blüten einzeln, endständig, aufrecht, 2 bis 3 cm im Durchmesser, goldgelb. Perianthblätter meist 3, kelchartig, eiförmig, grün, halb so lang wie die 8 bis 12 schmaleiförmigen, goldgelben, fettglänzenden Honigblätter mit ziemlich langer Honigschuppe. Staubblätter gelb. — Früchte (selten ausgebildet) auf dem behaarten Blütenboden fast kugelig, aufgeblasen, ringsum gekielt und behaart.

Geschmack scharf.

Herba Chelidonii minoris. Scharbockskraut. Pilewort.
Pilewort BPC 34.
Das frische Kraut von R. ficaria.

Inhaltsstoffe. Ranunculin, wenig Protoanemonin, Anemonin. Ferner Vitamin C und Saponin. Nach älteren Angaben im getrockneten Kraut 0,02% äth. Öl (?) und Palmitinsäure (?).

Anwendung. Das frische Kraut gegen Hämorrhoiden, in der Volksmedizin bei chronischen Hautleiden und (wegen des Vitamin-C-Geh.) zu „Blutreinigungskuren". In der Homöopathie.

Ranunculus ficaria HAB 34.
Frisches Kraut.

Arzneiform. Essenz nach § 3.

Arzneigehalt. 1/3.

Aufbewahrung. Bis 3. Dez.-Pot. Vorsichtig.

Radix Ficariae (minoris). Scharbockswurzel. Feig(warz)wurzel. Lesser Celandine root. Pilewortroot. Figwortroot. Speenkruid wortel. Racine de ficaire.

Inhaltsstoffe. Anemonin. Nach KOLESNIK et al. [Chem. Abstr. *59*, 7856 (1963)] war der Tanningeh. in der Wurzel am höchsten während der Fruchtreife. In den frischen Knollen nach POURRAT et al. [Chem. Abstr. *72*, 136319 (1970)] bis 2,5% Triterpensaponine mit den Aglykonen Hederagenin und Oleanolsäure.

Anwendung. Als Diureticum. Der Saft der frischen Wurzel in der Volksmedizin gegen Hämorrhoiden.

Ranunculus glacialis L. (Oxygraphis glacialis DALLA TORRE, O. vulgaris FREYN).
Gletscher Hahnenfuß. Glacier crowfoot. Renoncule des glaciers. Caralina. Erba Camozzera.

Heimisch im europäischen Hochgebirge und im arktischen Europa, auf Geröll, Schutthalden, in Felsspalten der alpinen Region, von 2300 bis 4000 m. Nur auf Urgestein und Schiefer.

Ausdauernd, 10 bis 15 cm hoch, mit kurzem, senkrechtem Wurzelstock und langen Seitenwurzeln. Pflanze meist kahl, am Grund mit zerfaserten Blattresten besetzt. Stengel aufrecht oder aufsteigend, dick, ein- bis mehrblütig, an der Verzweigung unregelmäßig gespaltene oder handförmig geteilte Stengelblätter mit lanzettlichen Abschnitten tragend. — Grundständige Laubblätter gestielt, dreizählig. Abschnitte gestielt, drei- bis vielfachspaltig, mit breitkeiligen, stumpfen bis zugespitzten Zipfeln, ziemlich dick und dunkelgrün. — Blüten 12 bis 30 mm im Durchmesser, aufrecht. Perianthblätter meist 5, eiförmig, außen stark dunkelrostbraun behaart, kürzer als die meist 5 breit-nierenförmigen, kurz breit benagelten Honigblätter; diese weiß oder rosarot bis rotviolett, nach der Blüte bleibend. Staubblätter gelb. — Früchtchen auf kugeligem Fruchtboden, kahl, flachgedrückt, fast dreieckig, auf zwei Seiten mit Flügelrand, mit allmählich sich verjüngendem, fast geradem, spitzem Schnabel.

Inhaltsstoffe. Nach RUIJGROK [Planta med. (Stuttg.) *11*, 338 (1963)] Ranunculin.

Anwendung. In der Volksheilkunde als Diaphoreticum und gelegentlich in der Homöopathie.

Ranunculus glacialis HAB 34.
Frisches Kraut.

Arzneiform. Essenz nach § 3.

Arzneigehalt. 1/3.

Aufbewahrung. Bis 3. Dez.-Pot. vorsichtig.

Ranunculus flammula L. Brennender Hahnenfuß. Lesser spearwort. Flammule. Petite douve. Ranunculo delle passere.

Heimisch in Europa und im gemäßigten Asien, an feuchte, schattigen Stellen, an Ufern, in Sümpfen, Mooren, von der Ebene bis in die alpine Region.

Ausdauernd, 20 bis 50 cm hoch, mit kurzem Wurzelstock und faserigen Seitenwurzeln, mit oder ohne Ausläufer. Stengel aufrecht, aufsteigend oder liegend, seltener im Wasser flutend, meist wellig gebogen, einfach oder mehr oder weniger stark verzweigt, im unteren Teil hie und da wurzelnd, kahl. — Grundständige Laubblätter gestielt, herz- bis eiförmig, ganzrandig. Stengelblätter sitzend, lanzettlich bis lineal-lanzettlich, ganzrandig oder entfernt schwach gezähnt, spitz. — Blüten zahlreich, klein, 0,6 bis 2 cm im Durchmesser. Perianthblätter 5, zurückgeschlagen, eiförmig, kahl, kürzer als die breit-eiförmigen, 3 bis 6 mm langen, am kurzen Nagel mit einer kurz bedeckten Honiggrube versehenen, goldgelben, fettigglänzenden Honigblätter. — Früchte auf kahlem, kugeligem Fruchtboden, eiförmig, 1,5 bis 1,8 mm lang, kahl, an den Seiten feinnetzig, ringsum gekielt, mit sehr kurzem Schnäbelchen.

Inhaltsstoffe. Protoanemonin (?). Nach RUIJGROK (l. c.) Ranunculin.

Anwendung. Liefert Herba Flammulae minoris. In der Homöopathie.

Ranunculus flammula HAB 34.

Im Oktober gesammeltes, frisches Kraut.

Arzneiform. Essenz nach § 3.

Arzneigehalt. 1/3.

Aufbewahrung. Bis 3. Dez.-Pot. vorsichtig.

Ranunculus capensis THUNB.

Heimisch in Südafrika.

Inhaltsstoffe. Wahrscheinlich Anemonol.

Anwendung. In der Eingeborenenmedizin gegen Magenkrankheiten, bes. bei starkem Erbrechen. Ferner bei Husten und Erkältungskrankheiten, äußerlich bei Scabies und als Vesicans.

Ranunculus multiflorus FORSK.

Heimisch in Süd- und Ostafrika.

Inhaltsstoffe. Anemonol (?) und im Blatt ein Gummiharz.

Wirkung. Die brennend scharf schmeckende Pflanze wirkt reizend und führt bei Schafen und Schweinen zu Vergiftungen.

Anwendung. Vielseitig in der Eingeborenenmedizin Süd- und Ostafrikas, z. B. innerlich bei Erbrechen, Diarrhö und Dyspepsie, Husten, Erkältungen und Syphilis, äußerlich gegen Krebs, Scabies und Mumps.

Ranunculus japonicus THUNB. Japanischer Hahnenfuß.

Heimisch in Ostasien.

Inhaltsstoff. Protoanemonin.

Anwendung. In der Homöopathie.

Ranunculus arvensis L. (R. echinatus CRANTZ). Ackerhahnenfuß. Hard-iron. Renoncule des champs. Ranunculo dei campi. Signorine salvatiche.

Heimisch in Europa, im gemäßigten Asien, in Nordafrika auf Feldern, auf Schuttplätzen, v. a. in der Ebene auf Lehmböden.

Pflanze einjährig, 20 bis 60 cm hoch, mit faserigem Wurzelstock. Stengel aufrecht, am Grund nicht verdickt, behaart bis fast kahl, ästig, vielblütig. — Grundständige Laubblätter gestielt, am Grund bescheidet, die untersten einfach, spatelförmig, oben grob gezähnt, die folgenden dreiteilig mit schmal-keilförmigen, oben zwei bis fünfspitzigen oder zwei- bis dreizeiligen Abschnitten; untere Stengelblätter gestielt, die oberen sitzend, doppelt dreiteilig mit schmallanzettlichen, ganzrandigen oder mehr oder weniger eingeschnittenen Zipfeln, die obersten einfacher, kahl oder bes. die oberen angedrückt behaart. Blütenstiele dünn behaart, stielrund. — Blüten 4 bis 10 (15) mm im Durchmesser, zitronengelb. Perianthblätter 5 (selten 4), blaß gelbgrün, eiförmig, locker anliegend bis abstehend. Honigblätter verkehrt-eiförmig, am Grund mit breiter Honigtasche. Staubblätter meist 10 bis 13. — Früchte meist 4 bis 8, eiförmig, beidseitig flach, 6 bis 8 mm lang, mit ca. 3 mm langem, nur schwach gekrümmtem Schnabel, in der Regel auf den Flächen körnig-stachelig, an den Rändern mit seitlich abstehenden, 2 bis 3 mm langen Stacheln besetzt.

Inhaltsstoffe. Ranunculin, Protoanemonin, ein Blausäureglykosid (?).

Wirkung. Vergiftungserscheinungen beim Weidevieh mit den Symptomen Aufblähung, Durchfall, Konvulsionen, Fieber und Erregung.

Ranunculus alpestris L. Alpenhahnenfuß. Alpine crowfoot. Renoncule alpestre.

Heimisch in Europa.

Inhaltsstoff. Protoanemonin.

Wirkung. Die Pflanze soll diuretisch, purgierend und erregend wirken.

Raphanus

Raphanus sativus L. var. niger (MILL.) S. KERNER [var. β-nigra DC., R. sativus L. ssp.

niger (MILL.) DC. var. vulgaris DC., R. sativus var. acerrima SCHIMR. et SPENN., R. s. var. rapaceus BOGENH., R. s. var. esculentus THELL., auch METZG.; außerdem laut HPUS 64 R. hortensis, R. nigrum, R. raphanistrum]. Brassicaceae. — Brassiceae. Rettich. Schwarzer Rettich. Echter Rettich. Winterrettich. Radi. Black radish. Radis. Rave. Rábano.

Heimisch in Asien und den Mittelmeergebieten, als Gemüsepflanze weit verbreitet.

Ein- bis zweijährige Pflanze, 50 bis 80 cm und höher. — Untere Blätter leierförmig, fiederschnittig mit großem, geschweift-gekerbtem Endabschnitt und kleineren, länglich eiförmigen, stumpfen, gezähnten Seitenlappen, hellgrün, oft rot gerändert, zerstreut mit angedrückten Borsten besetzt. — Blütentraube locker, durchschnittlich mit 30 Blüten. Blütenstiele 1 bis 2 cm lang, zerstreut borstig. Kelchblätter 6,5 bis 10 mm lang, länglich, spitzlich, kahl oder zerstreut borstig, rot oder grün. Kronblätter 17 bis 22 mm lang, verkehrt-eiförmig, schwach ausgerandet, lang genagelt, violett oder weiß mit dunkleren Adern. Antheren länglich, gelb. Fruchtknoten grün oder rot, unteres Glied $1/2$ mm lang, oberes mit 8 bis 18 Samenanlagen. Griffel 4 mm lang. — Früchte auf kaum verlängerten, aufrecht-abstehenden Stielen aufrecht, zylindrisch, kegelförmig zugespitzt; ihr unteres Glied 1 bis 3 mm lang, verkehrt-kegelförmig, meist samenlos, selten mit 1 bis 2 Samen; oberes Glied 3 bis 9 cm lang, 0,8 bis 1,4 cm breit, eben oder zwischen den Samen nur schwach eingezogen, längs gestreift, innen schwammig und mit ungleichmäßig verteilten Hohlräumen, außen strohig, blaß. Samen hängend, eiförmig, 4 mm lang, 3 mm breit, netzig-grubig, hellbraun mit schwarzem Nabelfleck. — Wurzel stark verdickt, fleischig, sehr saftig, nur mit wenigen, zweizellig angeordneten Wurzelfasern besetzt. Form meist kugelig, von oben nach unten etwas zusammengedrückt oder auch dick, rübenförmig länglich. Außen schwarz oder dunkelgrau, innen weiß mit radiärer Streifung und konzentrischer Ringzeichnung.

Inhaltsstoffe. In der Wurzel 0,002 5% schwefelhaltiges äth. Öl mit Glucobrassicin, Sinapin, Allyl-, Butylsenföl, Raphanol (Raphanolid) $C_{29}H_{58}O_4$, Methylmercaptan und Glucoputranjivin (ein Isopropylisothiocyanat-glucosid). Sekundär entstehen aus Glucobrassicin Indolylacetonitril, Indolylessigsäure, Thiocyanat und Ascorbigen. Ferner antibakteriell wirkendes Raphanin (Sulforaphen, 4-Methyl-sulfinyl-3-butenyl-isothiocyanat) $C_6H_9NOS_2$, Oxydase und Peroxydasen, Rettichol, Vitamin B und C, Phosphorsäure, Fett. In Kraut und Samen Senfölglykoside, in den Samen ferner 30% fettes Öl, Sinigrin, Glucolepidiin (ein Äthyl-isothiocyanatglucosid), Erucasäure, Phytosterine, Triacontan, Sulfate. Im Blatt Vitamin C, n-Butyraldehyd und Isobutyraldehyd. Im unverseifbaren Ölrückstand Phytosterine und Triacontan. OGAWA et al. [Agr. Biol. Chem. (Tokyo) *32*, 484 (1968)] isolierten drei Trypsin-Inhibitoren, die auch weitere Proteinasen in ihrer Aktivität beeinflussen.

Glucobrassicin

Wirkung. Getrockneter Rettich hat durch den Verlust an äth. Öl stark verminderte Wirksamkeit. Der Genuß mehrerer Rettichwurzeln führt zu Miosis, Leibschmerzen, Erbrechen, Verlangsamung der Atmung, Benommenheit, Albuminurie. Eine choleretische Wirksamkeit wird diskutiert. Die aus den Senfölglykosiden enzymatisch freigesetzten Thiocyanate verdrängen möglicherweise Jodionen von den Aufnahmestellen am Schilddrüsenepithel und können dadurch Kropfbildung verursachen [LINDNER: Toxikologie der Lebensmittel, Stuttgart: Thieme 1974]. Das Öl weist antibakterielle und antimykotische Eigenschaften auf.

Anwendung. Frischer Rettich oder Rettichsaft bei Bronchitis, Cholecystopathien, Dyspepsie, Erkrankungen der Leber- und Gallenwege. Radix Raphani in der Volksheilkunde gegen Husten, Obstipation, Gelenkrheuma und als Rubefaciens. In Indien als Stimulans, Diureticum, Antiscorbuticum und gegen Blasensteine. Früher gegen Syphilis, Leberzirrhose, Krebs (v. a. Tumoren im Abdomen), Hämorrhoiden und Harnleiden. In der Homöopathie bei neuralgischen Kopfschmerzen, Schlaflosigkeit, chronischer Diarrhö, Leberleiden, Hysterie, Meteorismus; die Samen in Indien bei Menstruationsbeschwerden, Gonorrhö und Krebs.

Raphanus sativus HAB 34. Schwarzer Rettich.

Frische Wurzel.

Arzneiform. Essenz nach § 3.

Arzneigehalt. 1/3.

Raphanus sativus HPUS 64. Radish.

Frische Wurzel.

Arzneiform. Urtinktur: Arzneigeh. 1/10. Raphanus, feuchte Masse mit 100 g Trockensubstanz und 300 ml W. = 400 g, dest. W. 200 ml, A. USP (94,9 Vol.-%) 537 ml zur Bereitung von 1 000 ml der Tinktur. — Dilutionen: D 2 (2×) enthält 1 T. Tinktur, 4 T. dest. W., 5 T. A.; D 3 (3×) und höher mit A. HPUS (88 Vol.-%). — Medikationen: D 3 (3×) und höher.

Nigraphan (Dr. FRESENIUS, Fabrik pharm. Präparate, Bad Homburg v. d. Höhe) war früher ein getrockneter Auszug aus Schwarzrettichsaft in Form von Plv. und Dragees. Heute enthält 1 Dragee 0,225 g trocken eingedampften Preßsaft aus Raphanus nigra, 0,025 g Acid. dehydrochol. und 0,001 g Diacetyldihydroxyphenylisatin.

Raphabil (SANDOZ u. Co., Nürnberg) war Raphanus sativus niger und Dehydrocholsäure. 1 Dragee entsprach 5 g frischem Rettichsaft und 0,15 g Dehydrocholsäure.

Raphanus sativus L. ssp. niger (MILL.) Dc. var. albus Dc. Gartenrettich. Weißer (Mai)-Rettich. Münchner Bierrettich. Garden radish. Radis. Raifort. Rave. Ravonnet. Radice. Ravanello. Ramolaccio.

Heimisch in Ostasien, heute in vielen Abarten kultiviert.

Wurzel ein- bis zweijährig, dünn (bei Kulturrassen rübenförmig). Stengel 0,2 bis 1 m hoch, gebogen, röhrig, ästig, kahl oder mit breiten, derben Borsten besetzt, oft violett, bes. in den Achseln der Seitenzweige. — Untere Blätter leierförmig-fiederschnittig mit großem, geschweift-gekerbtem Endabschnitt und kleineren, länglich-eiförmigen, stumpfen, gezähnten Seitenlappen, hellgrün, oft rot gerändert, zerstreut mit angedrückten Borsten besetzt. — Blütentraube locker, durchschnittlich mit 30 Blüten. Blütenstiele 1 bis 2 cm lang, zerstreut borstig. Kelchblätter 6,5 bis 10 mm lang, länglich, spitzlich, kahl oder zerstreut borstig, rot oder grün. Kronblätter 17 bis 22 mm lang, verkehrt-eiförmig, schwach ausgerandet, lang genagelt, violett oder weiß mit dunkleren Adern. Antheren länglich, gelb. Fruchtknoten grün oder rot, unteres Glied $1/_2$ mm lang, oberes mit 8 bis 18 Samenanlagen. Griffel 4 mm lang. — Früchte auf kaum verlängerten, aufrecht abstehenden Stielen aufrecht, zylindrisch, kegelförmig zugespitzt; ihr unteres Glied 1 bis 3 mm lang, verkehrt-kegelförmig, meist samenlos, selten mit 1 bis 2 Samen; oberes Glied 3 bis 9 cm lang, 0,8 bis 1,4 cm breit, eben oder zwischen den Samen nur schwach eingezogen, längsgestreift, innen schwammig und mit ungleichmäßig verteilten Hohlräumen, außen strohig, blaß. Samen hängend, eiförmig, 4 mm lang, 3 mm breit, netzig-grubig, hellbraun mit schwarzem Nabelfleck.

Inhaltsstoffe. Im Kraut Senfölglykosid, in der Wurzel ebenfalls schwefelhaltiges äth. Öl aus glykosidischer Bindung mit Methylmercaptan, Raphanol, Diallylsulfid, Senföl, Glucoraphenin (das Glucosid des Sulphoraphens, s. vorige Art) (auch in den Samen?), Butylsulfidcrotonylsenföl (?), Erucasäure und Vitamin C. Nach FUJIWARA et al. [Experientia *28*, 254 (1972)] S-Methyl-L-cysteinsulfoxid, das zu einem Abfall der Cholesterinwerte im Blut und in der Leber führt. In den Blättern nach SMITH [Phytochemistry *9*, 1479 (1970)] Putrescin,

Spermidin und Spermin. In den Samen 0,02% 4-Methylsulfoxidbuten-(3)-yl-cyanid C_6H_9NOS, das Methylisothiocyanatderivat, Glucocapparin $C_8H_{14}NO_9S_2K$, Fp. 208 bis 210°, Glucoputranjivin und Glucolepidiin (s. vorige Art).

Anwendung. Wie schwarzer Rettich.

Raphanus sativus L. var. oleiformis PERS. [var. δ-oleiferus, R. chinensis MILL., R. sativus L. ssp. oleiferus (MILL.), R. sativus L. var. oleiferus (MILL.) Dc.]. Ölrettich. Chinesischer Rettich.

Heimisch in China, in Europa vielfach an Stelle von Raps kultiviert.

Inhaltsstoffe. In den Samen etwa 40 bis 50% schwach trocknendes Öl, Rettichöl, Radish seed oil, Huile de raifort, mit Glyceriden der Stearin-, Öl- und Erucasäure.

Anwendung. Die Samen zur Speiseölgewinnung. Aus dem Ruß des Rettichöles stellen die Chinesen die bekannte „Schwarze Tusche" her.

Bemerkung. Der Anbau als Sommerölpflanze zur Gewinnung von Samen guter Ölqualität hat in Europa keine große Bedeutung. Dagegen hat der Ölrettich während des letzten Jahrzehntes zunehmende Bedeutung im Zwischenfruchtbau, und zwar im Stoppelfruchtbau erlangt. Bei geringen Ansprüchen und großer Anpassung an die sehr wechselnden ökologischen Gegebenheiten ist der Ölrettich als schnellwachsende Nichtleguminose sowohl für den Zwischenfruchtbau zur Erzeugung von zusätzlichem Futter als auch zur Gewinnung von Gründüngung hervorragend geeignet.

Raphanus sativus L. var. sativus [var. α-radicula ssp. radicula (PFRS.) Dc., R. s. var. minor KERNER, R. s. var. hortensis NEILR. subvar. radicula THELL.]. Radies. Radieschen.

Einjährig. Wurzel (mit Hypokotyl) rübenförmig, klein, 3 bis 10 cm lang, nicht scharf. Nur kultiviert.

Inhaltsstoffe. In der Wurzel Raphanol, Anthocyane mit Raphanusin (Pelargonidin-3-diglucosid-5-monoglucosid), Indolyl-3-acetonitril, Raphanusin A (p-Cumarsäureester des Raphanusins) und Raphanusin B (Ferulasäureester des Raphanusins). Sinigrin im Samen. Nach DELJAC et al. [Chem. Abstr. *64*, 7038 (1966)] (−)-Sulforaphen sowie die analogen Glykoside Raphanusin C und D (Cyanidinderivate). Das Vorkommen eines analogen Kaffeesäureesters ist umstritten.

Raphanusin A : R = H
Raphanusin B : R = OCH₃

Anwendung. Früher als Diureticum, Antiscorbuticum, Expectorans und Rubefaciens. Heute wegen der fehlenden Senfölglykoside keine arzneiliche Verwendung.

Raphanus raphanistrum L. (Rapistrum raphanistrum CRANTZ, Raphanus silvestris LAM., Rapistrum arvense ALL., Raphanistrum arvense MERAT, Raphanus arvensis CES. u. FENZL, Raphanistrum silvestre ASCHERS., Raphanistrum raphanistrum KARST., Caulis raphanister KRAUSE, Crucifera raphanistrum KRAUSE). Hederich. Ackerrettich. Wild radish. Ravenelle. Rafanistro. Rapastrello.

Heimisch vielleicht im Mittelmeergebiet, in ganz Europa als Unkraut verbreitet, in Sibirien, Ostasien und Nordamerika eingeschleppt. Häufig auf Äckern, bes. Getreidefeldern, auch in Brachen, an Wegen und Schuttplätzen auf frischen oder mäßig frischen, nährstoffreichen, aber kalkarmen, mäßig sauren, lockeren Sand- oder Lehmböden.

Pflanze einjährig. Wurzel dünn-spindelförmig; Stengel aufrecht, 20 bis 60 cm hoch, stumpfkantig (trocken kantig-gefurcht), geschlängelt, bes. am Grund von pfriemlichen, 0,5 bis 1 mm langen, abwärts gerichteten Borstenhaaren rauh und bläulich bereift, beblättert und ästig. — Laubblätter grasgrün, gestielt oder wenigstens stielartig verschmälert. Grund- und untere Stengelblätter 10 bis 15 cm lang und 4 bis 6 cm breit, mit 3 cm langem Stiel, in der Regel leierförmig-fiederteilig, mit auf jeder Seite etwa 4 bis 5 eiförmigen, stumpfen oder spitzen, ungleichmäßig stumpf gezähnten, nach der Blattspitze allmählich größer werdenden Seitenlappen und sehr großem, am Grund meist etwas gelapptem Endabschnitt, gleich dem Stengel am Blattstiel abstehend-, auf den Flächen angedrückt-borstig. Obere Stengelblätter länglich bis lanzettlich, am Grund stielartig verschmälert, ungeteilt, spitz gezähnt mit knorpel-spitzigen Zähnen, höchstens am Grund etwas eingeschnitten, oft verkahlend. — Blütentraube schon zur Blütezeit locker, mit 15 bis 25 Blüten, später stark verlängert. Blüten oft hängend. Blütenknospen länglich-verkehrt-eiförmig. Blütenstiele zur Zeit der Vollblüte so lang oder etwas länger als der Kelch, gleich diesem mit zerstreuten Borsten besetzt oder kahl. Kelch-blätter aufrecht, schmal elliptisch-lanzettlich, 9 bis 10 mm lang und ungefähr 1,5 mm breit, oft purpurn überlaufen, nur sehr schmal hautrandig, die seitlichen am Grund etwas sack-förmig vorgewölbt. Kronblätter doppelt so lang wie der Kelch, mit schlankem, den Kelch etwas überragendem Nagel und etwas kürzerer, verkehrt eiförmiger, sehr stumpfer bis seicht ausgerandeter, am Grund kurz keilförmig zusammengezogener Platte, weiß, bläulich, violett, purpurn oder gelb, meist dunkler geadert. Fruchtknoten zylindrisch, zweigliedrig, unteres Glied meist steril, 1 bis 1,2 mm lang, oberes mit 5 bis 11 Samenanlagen. Griffel 4 mm lang, Narbe winzig, kopfig. — Fruchtstiele aufrecht abstehend, 1 bis 3 cm lang; Früchte aufrecht, unteres Glied verkehrt-kegelförmig, samenlos (sonst einsamig und kugelig), oberes Glied linealisch, 3,5 bis 10 cm lang, 3,5 bis 4 mm breit, mit 10 bis 14 Längsnerven, mit 2 bis 10 Samenfächern übereinander, hartwandig, mit 1 bis 2 cm langer Spitze, zuletzt weiß-lich, in einsamige Abschnitte zerbrechend. Samen hängend, eiförmig bis kugelig, etwas abgeflacht, 2 bis 3 mm lang, 1,5 bis 2 mm breit, hellbraun mit schwarzem Nabelfleck, netzig grubig, Keimblätter ausgerandet.

Inhaltsstoffe. In den Samen 15 bis 40% fettes Öl, ein schwefelhaltiges, dem Sinalbin ver-wandtes Glykosid, ein Alkaloid, Myrosin, β-Sitosterin. Im Kraut Glucoputranjivin.

Anwendung. Die Pflanze besitzt antibiotische Wirksamkeit. Das Öl in den Balkanländern als Speiseöl. Die toxischen Samen früher als Malariamittel. Das französische Ravisonöl stammt von einer Abart.

Raphanistrum arvense HAB 34.

Vor der Blüte gesammelte, frische Pflanze.

Arzneiform. Essenz nach § 3.

Arzneigehalt. 1/3.

Bemerkung. Als Raphania wurde früher eine Gefäßkrankheit bezeichnet (= Kriebel-krankheit = Ergotismus), welche bisweilen nach dem Genuß von (in Wahrheit mutterkorn-haltigem) Brot auftrat und fälschlich auf mitvermahlene Hederichsamen zurückgeführt wurde.

Raromycinum

Raromycinum. Raromycin.

Antibioticum aus Streptomyces-Kulturen.

Eigenschaften. Hellgelbes, krist. Pulver, das bei 210° sich dunkel färbt. Lösl. in W., M., A., Butanol, Äthylacetat; wenig lösl. in Aceton, Bzl.; praktisch unlösl. in Ae. und PAe.

Anwendung. Die Substanz wurde als Antitumor-Mittel versucht.

Literatur. TANAKA u. a.: J. Antibiotics (Japan) Ser. A, *10*, 189 (1957); Sumiki, Kmezawa, Brit. Pat. 822 226 (1959).

Rauschgelb

Rauschgelb.
S. III, 232.

Rauwolfia

Rauwolfia (Rauvolfia) serpentina (L.) Benth. et Hook. [R. trifoliata (Gaertn.) Baill., R. observa (Miq.) Baill., Ophioxylon serpentinum L., O. trifoliatum Gaertn., O. album Gaertn., O. observum Miq.]. Apocynaceae — Plumerioideae — Rauwolfieae. Schlangenholz. Snakewood. Serpentine. Serpent wood. Java devilpepper. Arbre aux serpents. Segno serpentino.

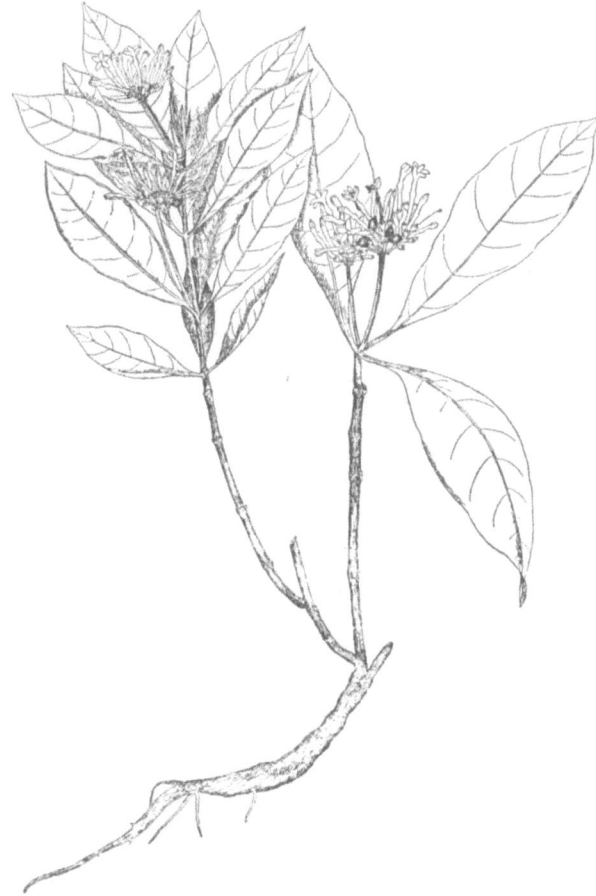

Abb. 1. Rauwolfia serpentina. Blühende Pflanze (nach Rao).

Heimisch in Indien, Pakistan, Ceylon, Birma, Thailand, West-Laos, Cochinchina, Sumatra, Java, Borneo. Die Pflanze gedeiht v. a. an den Hängen des Himalaya bis zu einer Höhe von 1200 m.

Ein 0,3 bis 0,6, selten bis etwa 1 m hoher, staudenartiger, kleiner Strauch mit meist einfachem, nur im unteren Teil verholztem Stamm und einem holzigen Rhizom (Abb. 1). Das Rhizom wächst vertikal und geht äußerlich unmerklich in die ebenfalls verholzte Wurzel über. Die Pflanze ist immergrün. Stamm aufrecht, unverzweigt, mit einer hellen, weißlichen Rinde mit wenig Lentizellen; Zweige kahl. — Blätter einander an den Zweigenden leicht schopfig genähert, in meist drei- bis fünfzähligen Wirteln, auch einzelne und gegenständige Blätter. Die Form ist variabel, länglich elliptisch, länglich eiförmig bis verkehrt eiförmig oder lanzettlich bis länglich lanzettlich, am Ende zugespitzt mit fein auslaufender Spitze bis

stumpf oder sogar abgerundet, an der Basis in den Blattstiel verschmälert; am Rand vielfach
gewellt, häutig dünn, oberseits hellgrün, unterseits sehr viel blasser grün, matt; auch in
trockenem Zustand grün; 7,5 bis 17,5 cm lang und 3,5 bis 6,5 cm breit. Von der Mittelrippe
gehen, je nach Länge des Blattes, 7 bis 15 Seitennerven auf jeder Blatthälfte ab, die sich meist
nicht direkt gegenüberstehen. Die Seitennerven steigen nach der Spitze des Blattes hin
bogenförmig auf. Der Raum zwischen den Seitennerven ist von einem feinen Netzwerk
kleinerer Nerven erfüllt. Blattstiele etwa 0,5 bis 2 cm lang und am Grund oberseits mit
Drüsen besetzt. — Die weißen bis leicht rosa Blüten stehen in vielblütigen, aufrechten, end-
und blattachselständigen Trugdolden von 2,5 bis 5 cm Durchmesser mit einer Hauptachse von
5 bis 13 cm Länge. Die folgenden Verzweigungen von 0,5 bis 1,5 cm Länge sind ebenso wie die
nur wenigen Millimeter langen Blütenstielchen leuchtend rot. Die Brakteen sind sehr klein,
aus dreieckiger Basis pfriemenförmig. Die Einzelblüte ist fünfzählig, bis etwa 2 cm lang, der
kleine Kelch grünlichrot, tief gespalten, so daß er fast frei erscheint, mit gleichseitig dreieckigen bis pfriemförmigen Zipfeln von 1,3 bis 3 mm Länge. Kelchzipfel oft mit 1 oder 2
kleinen Zähnchen beiderseits am Rand in der Nähe ihrer Basis. Die Blumenkrone breitet ihre
Zipfel auf einer schlanken Röhre von 11 bis 16 mm Länge tellerförmig aus. Die Kronzipfel
sind rundlich-eiförmig mit gerundeten Enden, 1,5 bis 3,5 mm lang, kahl und am Rand leicht
wellig. In Knospenlage decken sie sich links. Die Kronröhre ist oberhalb der Mitte, an der
Ansatzstelle der Antheren, etwas erweitert, außen kahl, innen von etwa der Mitte an bis zum
Schlund behaart. Die Röhre ist häufig leicht gebogen. Staubblätter 5, gelb, frei, kurz oberhalb
der Mitte der Kronröhre mit dünnen, sehr kurzen Filamenten angeheftet und in der Röhre
eingeschlossen; Antheren etwa 1,3 mm lang, am oberen Ende spitz, am unteren abgerundet.
Die Pollenfächer öffnen sich durch Längsspalt in ihrer ganzen Länge. Fruchtknoten hellgrün,
von einem kräftigen, becherförmigen, am Rand leicht gebuchteten weißlichen, 0,6 bis 0,8 mm
hohem Diskus umgeben und teilweise von ihm bedeckt, etwa 1,2 mm lang, abgestutzt, abgerundet oder am oberen Ende etwas gewölbt, am Grund stielähnlich verschmälert, aus zwei
am Grund bis etwa zum oberen Rand des Diskus verwachsenen Fruchtblättern. In jedem der
beiden Fächer sind zwei hängende Samenanlagen vorhanden. Der eine fadenförmige, weiße
Griffel ist etwa 8 mm lang und trägt einen kurzen, zylindrischen Narbenkopf, der nach
unten ein häutiges Anhängsel besitzt und oben fransig berandet ist. Narben auf zwei winzigen
Höckerchen. — Es werden zwei bis etwa zur Mitte verwachsene Steinfrüchte gebildet, manchmal kommt aber auch nur eine zur Entwicklung. Früchte umgekehrt herzförmig oder eiförmig,
etwas zusammengedrückt und abgeflacht, etwa 6 mm groß, in reifem Zustand von schmutzig-
purpurner Farbe. Das Mesokarp weich und saftig. Der Embryo in den Samen ist nur schwach
gekrümmt und von gleichförmigem Nährgewebe umgeben. — Wurzel meistens unverzweigt,
manchmal aber auch verzweigt, hart, 20 bis 40 cm lang und 0,5 bis 2,2 cm im Durchmesser,
nach dem unteren Ende hin allmählich dünner werdend, gewunden und gedreht; die Oberfläche ist etwas runzelig, rauh, mit groben Längsmarken. Wurzelrinde gelblich, das Holz
heller, weißlich. Die frische Wurzel hat einen schwachen, etwas scharfen Geruch und einen
sehr bitteren, unangenehmen Geschmack. Der Bruch ist kurz, etwas uneben.

Radix Rauwolfiae. Radix Mustelae. Lignum serpentinum. Rauwolfia-(Serpentina)-
Wurzel. Indische Schlangenwurzel. Marderwurzel. Rauwolfia-(serpentine)-root. Racine de
serpentine.

Rauwolfia serpentina BPC 68, NF XII. Rauwolfiae radix Jap. 61. Rauwolfia CF 65,
Ind. P. C. 53, Ind. P. 66, Brasil. 2.

Die Droge besteht aus den getrockneten Wurzeln, nach NF XII auch begleitet von
Bruchstücken der Rhizome und Stengelbasen. Nach Ind. P. C. soll die Wurzel eine un-
verletzte Rinde haben und von 3 bis 4 Jahre alten Pflanzen stammen.

Handelssorten. Man unterscheidet im indischen Handel 5 Sorten: Bengal, Bihar, Dehra
Dun, Assam und Ceylon. Die Madras-Sorte soll aus den Wurzeln von Rauwolfia canescens
bestehen. Zuweilen kommen die verschiedenen Sorten vermischt in den Handel. Die Sorte
Bihar ist reich an Alkaloiden der Serpentingruppe, Dehra Dun dagegen reich an Ajmalin-
Alkaloiden.

Beschreibung. Die Handelsdroge besteht aus Stücken von etwa 8 bis 15 cm Länge und 0,5
bis 1 cm Dicke, einige Wurzelstücke sind bis zu 40 cm lang und 2 cm dick; rundlich oder
etwas zugespitzt, ziemlich gewunden, selten verzweigt. Nebenwurzeln fehlen im allg. Oberfläche graubraun, stumpf, mit feinen Längsrinnen und wenigen kreisförmigen Wurzelnarben
in vierzeiliger Anordnung, etwas schuppig bei älteren Stücken, von denen die Rinde in kleinen
Stücken abblättert und das fahl gelblichweiße Holz sichtbar wird. Der Bruch ist kurz. Die
angefeuchtete Oberfläche des Querschnitts zeigt ein großes, weißliches, deutlich strahliges,
dichtes und sehr feinporiges Xylem, das etwa $^3/_4$ des Querschnitts ausmacht, und eine schmale,
gelblichbraune Rinde. Die Wurzeln sind geruchlos, bitter und stärkehaltig.

Mikroskopisches Bild. Kork langgestreckt mit etwa 2 bis 7 Bändern von abwechselnd 3 bis 7 Reihen kleiner Zellen und 1 bis 3 Reihen großer Zellen; die Korkzellen in der Aufsicht isodiametrisch, etwa 20 bis 70 µm, die kleinen, zusammengedrückten etwa 5 bis 20 µm, und die großen Zellen etwa 40 bis 75 µm in radialer Richtung. Phelloderm aus wenigen Reihen Parenchym. Phloem schmal, sehr parenchymatisch mit kleinen, zerstreuten Gruppen von Siebzellen; Parenchym mit kleinen Stärkekörnern angefüllt mit Ausnahme zahlreicher Zellen des Phloemparenchyms, die Prismen und Konglomerate aus Calciumoxalatkristallen enthalten. Xylem mit gut sichtbaren Jahresringen und einem dichteren etwa 0,5 mm breitem Kern, der zahlreiche kleine Gefäße enthält; der Rest des sek. Xylems sehr parenchymatisch mit zahlreichen Markstrahlen; Xylemparenchym und Markstrahlen verholzt, mit zahlreichen einfachen Tüpfeln und mit kleinen Stärkekörnern angefüllt; wenige Gefäße in schmalen, unterbrochenen radialen Reihen, etwa 16 bis 35 µm im Durchmesser, mit zahlreichen Hoftüpfeln; wenig Xylemfasern, mit kleinen schräggestellten, länglichen Tüpfeln. Stärke meist rundlich, jedoch wenige Körner mühlsteinartig oder unregelmäßig, 5 bis 20 µm und gelegentlich bis 40 µm im Durchmesser; einige zeigen einen Nabel als einfachen oder radiären Spalt. Phloemfasern fehlen.

Pulver. Das hellgraue bis gelblichbraune Plv. ist gekennzeichnet durch gelbliche Korkteile aus dünnwandigen, abwechselnd schmalen und breiten Zellen; mit Hoftüpfeln versehene gefäßähnliche Tracheiden von etwa 40 bis 50 µm Durchmesser und einem zuweilen gegabelten oder spitz ausgezogenen Ende; Parenchymfetzen mit einfachen Tüpfeln, fast stets Stärke enthaltend; Rindenparenchym aus Zellen mit sehr dünnen, gewellten Wänden, die Calciumoxalatdrusen oder -prismen enthalten; selten gelblicher Inhalt vorhanden; reichlich Stärkekörner, einzelne rundlich von 5 bis 40 µm Durchmesser, teilweise auch zusammengesetzt, oft mit einem y-förmigen oder sternförmigen Spalt versehen.

Verfälschungen. 1. Rauwolfia vomitoria (s. d.).

2. Rauwolfia canescens L. [R. heterophylla WILLD.) ROEM. et SCHULT., R. hirsuta JACQ.]. Die Wurzel ist zylindrisch, nur teilweise schwach gewunden, bis 6 cm lang und 1 bis 36 mm dick, dunkelgraubraun, das Holz heller. Der Kork ist härter, die Wurzel kaum brechbar. Im Mikroskop erkennt man einen nicht geschichteten Kork, in der Rinde reichlich Kristalle sowie Steinzellen und Fasern bis 750 µm, im Holzteil Parenchym in einreihigen Radialreihen. Markstrahlen zwei- bis dreireihig, bis 1,25 mm hoch und 4 bis 7 Zellen breit; Stärke und Kristalle wie bei R. serp.

3. Withania somnifera DUNAL. (s. d.). Makroskopisch:

a) die Withaniawurzeln sind im allg. dünner und heller als die von Rauwolfia. b) Verdickte Wurzelstücke mit dem Narbenkranz der Nebenwurzeln fehlen bei Rauwolfia. c) Die Bruchfläche der Withaniawurzeln ist weiß, die von Rauwolfia dagegen gelblich und durch die breite Rinde (bis $^1/_4$ des Durchmessers breit) gekennzeichnet, die bei Withania höchstens 0,5 mm breit ist. d) Bei Befeuchten der Querschnittsfläche von Withania mit Phloroglucin-Salzsäure fällt auf, daß die verholzten Teile nur außen einen mehr oder weniger geschlossenen Ring bilden, im Innern dagegen nur sehr vereinzelt verholzte Teile vorhanden sind. Bei Rauwolfia ist dagegen der Holzteil strahlig gebaut. e) Die Withania-Droge schmeckt kaum bitter und etwas schleimig, Rauwolfia dagegen stark und anhaltend bitter.

Mikroskopisch: a) Die Withaniawurzeln besitzen nur eine dünne, aus 2 bis 6 Zellagen gebildete Korkschicht. b) Die bei Rauwolfia vorhandenen Kristalle fehlen. c) Die in der Rinde bei Withania in großen Mengen vorhandenen Milchsaftschläuche fehlen bei Rauwolfia, die nur wenige gelbbraunen Inhalt führende Zellen in der Rinde besitzen. d) Der Holzteil von Rauwolfia ist deutlich durch ein Kambium von der Rinde getrennt, das nach innen und außen regelmäßige Zellagen bildet, und daher strahlig gebaut ist. Der Holzteil von Withania führt dagegen im parenchymatischen Holzgewebe nur vereinzelt auf dem Querschnitt verstreute Gefäße und bildet nur bei älteren Wurzeln einen mehr oder weniger geschlossenen Gefäßring.

4. Rauwolfia densiflora BENTH. Auf Grund der unterschiedlichen Inhaltsstoffe ist eine Identifizierung und Erkennung von Verfälschungen durch Chr. möglich (s. unter Inhaltsstoffe).

Inhaltsstoffe. Der Gesamtalkaloidgeh. der trockenen Wurzel beträgt 0,8 bis 1,5%. Formalchemisch lassen sie sich in 3 Hauptgruppen einteilen:

I. Alkaloide vom Ajmalicintyp.
Serpentin $C_{21}H_{20}N_2O_3$, Fp. 156 bis 157° (Zers.), Ajmalicin (δ-Yohimbin, Raubasin, Vincein, Vincain) $C_{21}H_{24}N_2O_3$, Fp. 254 bis 256° (Zers.), Reserpilin $C_{23}H_{28}N_2O_5$, Alkaloid C (11-Methoxy-δ-yohimbin?) $C_{22}H_{26}N_2O_4$, Fp. 240° (Zers.), Serpentinin $C_{42}H_{44}N_4O_6$, Fp. 265 bis 270° (Zers.)

II. Alkaloide vom Sarpagin-Ajmalin-Typ.
Sarpagin (Raupin) $C_{19}H_{22}N_2O_2$, Fp. 340 bis 344° (Zers.), Ajmalin (Neoajmalin, Rauwolfin) $C_{20}H_{26}N_2O_2$, Fp. 205 bis 207°, Isoajmalin (Isorauwolfin), Fp. 264 bis 266°, Rauwolfinin $C_{20}H_{26}N_2O_2$, Fp. 235 bis 236° (Zers.), Tetraphyllicin (Serpinin) $C_{20}H_{24}N_2O$, Fp. 320 bis 322°.

III. Alkaloide vom Yohimbin-Typ.

Yohimbin $C_{21}H_{26}N_2O_3$, Fp. 241 bis 243°, α-Yohimbin (Corynanthidin, Isoyohimbin, Meso-yohimbin, Rauwolscin), Fp. 243 bis 244°, Reserpsäuremethylester $C_{23}H_{30}N_2O_5$, Fp. 244 bis 245°, Deserpidin (Canescin, Raunormin, Recanescin) $C_{32}H_{38}N_2O_8$, Fp. 228 bis 232°, Reserpin (Alkaloid B) $C_{33}H_{40}N_2O_9$, Fp. 277 bis 278° (Zers.), Renoxydin (Reserpoxidin) $C_{33}H_{40}N_2O_{10}$, Fp. 238 bis 241° (Zers.), ein Reserpin-N(b)-oxid, Rescinnamin (Reserpinin) $C_{35}H_{42}N_2O_9$, Fp. 238 bis 239°, Coryanthin (Rauhimbin) $C_{21}H_{26}N_2O_3$, Fp. 225 bis 226°, und Isorauhimbin, Fp. 218 bis 225°.

Rf-Werte, Fluoreszenz und Farbrk. von Rauwolfia-Alkaloiden

Alkaloid	$R_f \cdot 100$					Fluoreszenz	
	A	B	C	D	E	366 nm	254 nm
Quartäre Anhydronium-Basen							
Serpentin	0	0	3	6	27	bl	bl
Alstonin	0	0	3	6	27	bl	bl
Serpentinin	0	0	7	17	76	grbl	grbl
Tertiäre Indol-Basen							
Tetrahydro-serpentin-Typ							
Ajmalicin	82	56	85	95	F[b])	grgr	grbl
Tetrahydroalstonin	79	55	83	93	F	grgr	grbl
Aricin = Heterophyllin	98	82	98	F	F	bror	gebr
Raumitorin	77	41	80	91	F	bror	gebr
Reserpinin = Raubasinin	96	76	94	98	F	gr	gegr
Reserpilin	40	12	38	58	95	gebr	gebr
Isoreserpilin	67	37	72	84	F	gebr	gebr
Yohimbin-Isomere							
Yohimbin	23	10	30	46	75	grgr	grbl
Corynanthin = Rauhimbin	26	12	27	48	78	grgr	grbl
Rauwolscin = α-Yohimbin	46	22	45	65	84	grgr	grbl
Isorauhimbin = 3-Epi-α-yohimbin	10	8	15	30	66	grge	dvi
β-Yohimbin	14	5	15	28	62	grgr	grbl
ψ-Yohimbin	18	8	21	37	67	grge	grge
Reserpin-Typ							
Reserpin	55	28	60	77	F	gr	gegr
Renoxidin[c])	0	0	0	7	58	bl	bl
Deserpidin = Canescin	60	35	72	82	F	grbe[d])	grbl
Rescinnamin	53	26	52	72	F	gr	gegr
Reserpsäuremethylester	7	0	6	15	58	gr	gegr
Seredin	12	0	10	24	60	ge	ge
Sarpagin = Raupin	0	0	0	4	15	br	
Tertiäre Indolin-Basen[e])							
Anhydro-ajmalin-Typ							
Tetraphyllicin = Serpinin	10	8	33	48	75	rot	
Rauvomitin	48	60	97	F	F	rvi	
Ajmalin-Typ							
Ajmalin	5	0	16	45	70	rot	
Iso-ajmalin	3	0	16	45	67	rot	
Vomalidin	46	22	41	61	80	vi	

Abkürzungen: bl = blau, grbl = graublau, gebr = gelbbraun, grgr = grünlichgrau, bror = braunorange, gr = grün, gegr = gelbgrün, grge = grüngelb, grbr = graubraun, br = braun, vi = violett, rvi = rotviolett, dvi = dunkelviolett.

a) Auf Chromatogrammen von Drogenextrakten sind alle Alkaloide mit $R_f < 0{,}25$ nicht getrennt.

b) Substanz läuft mit der Lsgm.-Front.

c) Dargestellt aus Reserpin durch Oxidation mit H_2O_2.

d) Fluoreszenzintensivierung durch Besprühen mit Trichloressigsäure-Chloramin-Rg. und Erhitzen.

e) Farbrk. für Sarpagin mit konz. Salpetersäure, für die tertiären Indolin-Basen mit Perchlorsäure-Eisen(III)-chlorid-Rg.

IV. Indolalkaloide unbekannter Struktur:
Ajmalinin $C_{20}H_{26}N_2O_3$, Fp. 180 bis 181°, Chandrin $C_{25}H_{30}N_2O_8$, Fp. 230 bis 231°, Raugallin, Fp. 185°, das nach POTIER et al. [Chem. Abstr. *59*, 7317 (1963)] mit Ajmalin identisch ist.

Nach Struktur und Eigenschaften lassen sich die Alkaloide in folgende Gruppen einteilen: I. Quartäre Anhydroniumbasen. Diese Stoffe sind gelb gefärbt und stark basisch (Serpentin, Serpentinin).
II. Tertiäre Indolinbasen. Diese Alkaloide sind schwache bis mittelstarke Basen (Ajmalin, Isoajmalin, Rauwolfinin).
III. Tertiäre Indolbasen. Alle tertiären Indolbasen sind farblos und schwach basisch. Zu ihnen gehören die physiologisch wichtigsten Alkaloide wie Reserpin, Deserpidin, Recinnamin usw., sowie die Tetrahydroserpentin-Verbindungen (Ajmalicin, Reserpilin), Yohimbin und die Klasse der Phenolalkaloide vom Sarpagintyp.

Ferner Thebain, Papaverin, Stärke, γ-Sitosterin, Ursolsäure [BOCHAROVA: Chem. Abstr. *66*, 9582 (1967)], β-Sitosterin, α_2-Sitosterin, 2 Alkaloide, Fp. 179 bis 181 und 172 bis 173° [KHALEQUE et al.: Chem. Abstr. *72*, 129421 (1970)], ein Harz, aus dem ein äth. Öl mit Serpoterpin, Kp. 131 bis 132°, erhalten wurde [PILLAY et al.: Chem. Abstr. *54*, 16746 (1960)], sowie Proteine mit Cystin, Histidin, Glycin, Tryptophan und freie Aminosäuren [MADAN: Chem. Abstr. *66*, 8633 (1967)]. Nach älteren Angaben Fettsäuren, ungesättigte Alkohole, Fumarsäure, eine fluoreszierende Substanz und Zucker. SIDDIQUI [Pakistan J. Sci. Ind. Res. *1*, 3 (1968)] isolierte einen Alkaloid-Komplex aus frischer, ungetrockneter Wurzel, Serpajmalin, der blutdrucksenkend ohne zentral depressive Nebenwrkg. ist.

Eine Methode zur p.chr. Trennung von 30 Rauwolfiaalkaloiden, verbunden mit einer fluorometrischen Bestimmung der wichtigsten Hauptalkaloide beschrieben KAISER und POPELAK [Chem. Ber. *92*, 278 (1959)]. Das Papier (Schleicher und Schüll 2043 b mgl) ist mit Formamid imprägniert. Die Lsgm.-Gemische sind mit Formamid gesättigt.

A: Heptan-Methyläthylketon 1:1
B: Heptan-Methyläthylketon 4:1
C: Heptan-Methyläthylketon 2:1, NH_3-Atmosphäre
D: Heptan-Methyläthylketon 1:1, NH_3-Atmosphäre
E: Xylol-Methyläthylketon 1:1, NH_3-Atmosphäre.

Es wird aufsteigend chromatographiert.
Das Sichtbarmachen erfolgt durch Bestrahlen mit UV-Licht (366 nm, 254 nm). Dieses Verfahren eignet sich auch zur Trennung auf Celluloseplatten. (S. Tab. S. 22).

Zur Trennung von Rauwolfia Alkaloiden auf neutralen Kieselgelplatten eignen sich Gemische von Chlf. und A., wobei sich die schwach basischen Alkaloide mit niederen, die stärker basischen mit höheren Alkoholkonzentrationen trennen lassen. Zur schnellen Charakterisierung eines Extraktes ist das Verhältnis Chlf.—96% A. 9:1 am günstigsten. Eine Trennung von Raupin, Ajmalin, Thebain, Yohimbin, Reserpin und Rescinnamin erreicht PETKOVIC mit Äthylacetat, Diäthylamin 58:2. Eine Trennung auf Aluminiumoxidplatten (Sprühmittel Dragendorff-Rg.) beschreibt IKRAN [J. Chromatog. *11*, 260 (1963)]:

Alkaloid	Lösungsmittel	R_f-Wert
1. Serpentin	Chlf.—Aceton (85:15)	0,024
Ajmalin		
Reserpin		0,60
Ajmalicin		0,77
2. Serpentin	Absoluter A.	0,75
Serpentinin		0,86
Ajmalin		0,87
3. Serpentin	Chlf.—A.—Aceton (90:5:5)	0,34
Ajmalin		0,51
Serpentinin		0,73
Reserpin		0,89

PARIS und DILLEMANN verwendeten zur Unterscheidung verschiedener Rauwolfia-Arten eine Mikroelektrophorese auf Papier mit partieller Verdampfung des Lsgm. Elektrolyt: 2 n Ameisensäure; Spannung 10 Volt/cm; Stromstärke 0,5 mA/cm [Ann. pharm. franç. *14*, 505 (1956)]. KANEKO verwendet 1 n Essigsäure bzw. 0,1 n Citronensäure als Elektrolyt bei einer Spannung von 500 Volt/39 cm.

Rauwolfia serpentina zeichnet sich durch die Alkaloide Reserpin, Rescinnamin, Reserpinin, Ajmalicin, Ajmalin und Serpentin aus, während Ajmalicin und Reserpinin in der R. vomitoria fehlen.

Prüfung. Identität: 2 Tr. einer Mischung von 2 T. Salpetersäure und 1 T. W. werden auf den frischen Bruch der Wurzel gegeben; es entsteht eine ausgeprägte rote Fbg. entlang der Markstrahlen, v. a. entlang der Rinde Ind. P. C. 53, Ind. P. 66. NF XII beschreibt eine chr. Identifizierung auf mit Formamid getränktem Papier (Whatman Nr. 1). Laufmittel für Chromatogramm 1: Iso-Octan, Tetrachlorkohlenstoff, Piperidin, t-Butylalkohol 90:60:4:2, Laufmittel 2: Chlf., Isooctan, t-Butylalkohol 75:75:2 (die Kammer soll hier mit Ammoniak gesättigt sein). Sprühmittel: Trichloressigsäure 25 g/100 ml M. Diese beiden Chromatogramme müssen mit denen einer Standardlsg. (1 g Rauw. serp. werden in 5 ml A. 30 Min. bei 55 bis 65° erwärmt) übereinstimmen. Aufgetragen werden 1 µl der Testlsg. (bereitet wie die Standardlsg.) und der Standardlsg., deren Flecke mit je 2 µl einer Formamid-Aceton-Lsg. (30 ml ad 100 ml) getränkt werden. Trocknen bei 90°.

Reinheit. Mindestgeh. an Alkaloiden: Totalalkaloide 1% CF 65, Brasil. 2; 0,8% Ind. P. C, 53, Jap. 61. Alkaloide der Reserpin-Rescinnamin-Gruppe ber. als Reserpin 0,15% BPC 68. Ind. P. 66; 0,1% CF 65. — Max. Aschegeh. 8% Ind. P. 66; 10% Brasil. 2. — Säureunlösl. Asche max. 2% Ind. P. 66. — Trocknungsverlust max. 12% Ind. P. 66. — Fremde org. Beimengungen max. 2% BPC 68, Ind. P. 66, Ind. P. C. 53, Jap. 61; 5% Brasil. 2.

Gehaltsbestimmungen.

A. Gesamtalkaloide. Wegen der bes. großen Unterschiede im Äquivalentgewicht der verschiedenen Rauwolfia-Alkaloide ist eine gravimetrische Bestimmung der acidimetrischen vorzuziehen:

Nach Ind. P. C. 53: 10 g Rauwolfiaplv. werden mit 100 ml einer Mischung von Ae.-Chlf. (3:1) versetzt und 10 ml verd. Ammoniak zugegeben; in kurzen Abständen wird 3 Std. geschüttelt. Dann wird die Mischung mit Ae.-Chlf. in einem Perkolator bis zur völligen Extraktion der Alkaloide ausgezogen. Die vereinigten Perkolate werden nacheinander mit 25, 20, 20 und 15 ml einer n/2 Schwefelsäure ausgeschüttelt. Die vereinigten sauren Lsg. werden filtriert, mit Ammoniak alkalisch gemacht und mit Chlf. quant. ausgeschüttelt. Der Chlf.-Extrakt wird mit 5 ml W. gewaschen, durch Watte in einen gewogenen Kolben filtriert. Nach dem Entfernen des Lsgm. werden 2 ml A. 96% zugegeben und im Exsikkator bis zum konstanten Gewicht getrocknet. Ähnlich CF 65, Jap. 61.

Da bei diesen Methoden jedoch nicht alle blutdruckwirksamen Alkaloide erfaßt werden, schlagen NEUWALD und LOGES folgendes Verfahren vor: Etwa 10 g Rauwolfiaplv. (Sieb V DAB 6) (genau gewogen) werden in einem Jodzahlkolben mit 200 ml 15%iger (G/G) Essigsäure übergossen, 10 Min. stark geschüttelt und unter gelegentlichem Schütteln 8 Std. stehengelassen. 100 ml (50% Einwaage) der Fl. werden dekantiert und durch ein angefeuchtetes hartes Filter in einen Schütteltrichter filtriert. Der Meßzylinder und das Filter werden mit 15%iger Essigsäure nachgewaschen und die vereinigte Essigsäurelsg. unter Umschütteln mit Ammoniak (25% G/G) gegen Lackmus neutralisiert und dann weitere 5 ml Ammoniak zugesetzt. Man schüttelt die alkalisierte Mischung nacheinander mit 50, 30, 20 und 20 ml Chlf. aus, läßt jeweils nach dem Schütteln einige Min. stehen und trennt dann die Schichten unter leichtem Umschwenken. Die vereinigten Chlf.-Extrakte werden in ein weites Becherglas oder in eine Porzellanschale filtriert, auf dem Wasserbad auf etwa $1/_4$ ihres Volumens (etwa 30 ml) eingedampft und in einen Schütteltrichter übergeführt. Das Gefäß wird mit zwei 5-ml-Portionen Ae. nachgewaschen und der Waschäther in den Schütteltrichter gegeben. Die Alkaloidlsg. wird mit 50 ml Ae. versetzt (Trübung oder Fällung ist ohne Belang), mit 20, 20, 15 und 10 ml 0,5 n Schwefelsäure nacheinander ausgeschüttelt und die vereinigten Säureextrakte in einen Schütteltrichter unter Nachwaschen des Filters mit zwei 5-ml-Portionen 0,5 n Schwefelsäure filtriert. Die saure Lsg. wird mit Ammoniak gegen Lackmus neutralisiert und weitere 5 ml Ammoniak zugesetzt. Diese Mischung wird nacheinander mit 20, 20, 15 und 10 ml Chlf. ausgeschüttelt und die Chlf.-Extrakte nacheinander in einen gewogenen Kolben filtriert und das Filter mit zwei 5-ml-Portionen nachgewaschen. Das Chlf. wird auf einem Wasserbad bei normalem Druck oder unter vermindertem Druck abgedampft, 10 ml A. (95% Vol./Vol.) zugesetzt, erneut abgedampft und der Rückstand bei einer 45° nicht übersteigenden Temperatur oder im Vakuumexsikkator bis zur Gewichtskonstanz getrocknet. Der Rückstand entspricht der Hälfte der Einwaage und wird als Gesamtalkaloide gewogen.

B. Bestimmung der Reserpin-Rescinnamin-Alkaloide nach BPC 68. Bei dieser Methode besteht ein klarer Zusammenhang zwischen den gefundenen Alkaloidmengen und dem pharmakologischen Wirkungsgrad einer Droge. Etwa 2,5 g fein gepulverte Droge, genau gewogen, werden mit 10 ml einer 5%igen Lsg. (G/Vol.) von Eisessig in A. (95%) verrieben, unter gelegentlichem Rühren 2 Std. stehengelassen, in einen Soxhlet-Apparat gebracht, 4 Std. mit 90 ml A. (95%) extrahiert und der Extrakt auf 100 ml mit A. (95%) verdünnt. Zu 20 ml dieser Lsg. werden 200 ml einer n/2 H_2SO_4-Lsg. zugefügt, dreimal mit je 25 ml Trichloräthan extrahiert und jeder dieser Extrakte mit den gleichen 50 ml n/2 H_2SO_4 gewaschen. Die Waschwässer werden zurückbehalten und die Extrakte verworfen. Die wss. Lsg. wird mit 20 ml Chlf. extrahiert, anschließend 5mal mit je 15 ml Chlf. Die zurückbehaltenen Waschwässer der ersten Extraktion werden nacheinander mit jedem Chlf.-Extrakt ausgezogen. Jeder Extrakt wird zweimal mit je 10 ml einer 2%igen wss. Lsg. von Natriumbicarbonat (G/Vol.) gewaschen, die Extrakte durch einen Wattepfropfen filtriert und die vereinigten Extrakte mit Chlf. auf 100 ml ergänzt. 20 ml davon werden zur Trockene eingeengt, 10 ml A. (95%) und 2 ml n/2 H$_2$SO$_4$ zugefügt, bis zur Lsg. erwärmt, abgekühlt und 2 ml einer 0,3%igen wss. Natrium-nitritlsg. (G/Vol.) hinzugefügt. Für 30 Min. wird eine Temp. von 55° beibehalten, abgekühlt, 1 ml einer 5%igen (G/Vol.) Lsg. von Sulfaminsäure in W. hinzugegeben, mit A. (95%) auf 20 ml verdünnt und die Extinktion bei 390 nm bei 1 cm Schichtdicke gemessen. Als Blind-versuch dient eine Lsg., die durch Eindampfen weiterer 20 ml und der gleichen Aufarbeitung wie oben hergestellt wird, wobei das Zufügen der Natriumnitritlsg. unterbleibt. Das Verhältnis der Reserpin-Alkaloide wird berechnet durch Vergleichen der Werte mit einer Eichkurve einer Lsg. von Reserpin in A. (95%). Ähnlich NF XII und CF 65.

Die getrennte Bestimmung der Hauptalkaloide erfolgt nach GEORIJEWSKI et al. [Pharmazie (Moskau) *16*, 50 (1967)] mit einer Glaselektrode in Aceton und Acetanhydrid durch potentio-metrische Titration von Reserpin, Ajmalin und Serpentin. Bei der Titration in Aceton wird mit 0,025 m Perchlorsäurelsg. in M. und bei der Titration in Acetanhydrid mit 0,025 m Perchlorsäure in Eisessig gearbeitet. In Aceton werden alle drei Alkaloide als einsäurige Basen titriert, in Acetanhydrid Ajmalin als zweisäurige Base, Serpentin und Reserpin als einsäurige Basen. Die einzelnen Alkaloide können auch nach chr. Trennung (s. unter Inhaltsstoffe) kolori-metrisch oder UV-spektrophotometrisch bestimmt werden.

Aufbewahrung. In gut geschlossenen Gefäßen an einem kühlen, trockenen Platz, vor Insekten geschützt.

Wirkung. Rauwolfia hat 2 therapeutisch wichtige Hauptwirkungen: I. Sedierung; II. Blut-drucksenkung. Die psychopharmakologische Wirkung ist in Bd. II, 371 beschrieben. Hier soll auf die blutdrucksenkenden Eigenschaften der Droge näher eingegangen werden, wenn auch die Sedierung als solche gleichfalls von Bedeutung für die Beeinflussung eines erhöhten Blut-druckes ist. Ob den beiden Hauptwirkungen der gleiche Wirkungsmechanismus zugrunde liegt, muß noch offen bleiben, zumal im Zentralnervensystem auch das Verhalten des 5-Hy-droxytryptamins (Serotonins) in gleicher Weise wie das der sympathischen Überträgerstoffe beeinflußt wird (s. u.).

An der Blutdrucksenkung sind mehrere Alkaloidgruppen mit jeweils verschiedenen An-griffspunkten beteiligt. Es kann unterschieden' werden: 1. eine antisympathicotonische Wir-kung, die den Alkaloiden Reserpin, Rescinnamin und Deserpidin (Canescin) zukommt. Sie beruht auf der Entleerung der zentralen und peripheren Speicher der sympathischen Über-trägerstoffe und Hemmung ihrer Speicherung. Daraus ergibt sich eine Senkung des peri-pheren Gefäßwiderstandes, die als die wesentliche Wirkungskomponente anzusehen ist. Diese Wirkung tritt langsam ein und hält lange an. Als Folge der Herabsetzung des Sympathico-tonus kommt es zu einem Überwiegen des Parasympathicus und damit zu Bradycardie und anderen Symptomen (s. u. Toxizität). 2. Eine vorwiegend α-sympathicolytische Wirkung, die den Alkaloiden Ajmalicin, Raupin, Yohimbin, Corynanthin und Serpentin zu eigen ist. Wie Untersuchungen an Ajmalicin (= Raubasin) gezeigt haben, kann an der blutdrucksenkenden Wirkung, die schnell eintritt und von kurzer Dauer ist, bei dieser Stoffgruppe ferner eine zentral und peripher (durch direkten Angriff an der Gefäßmuskulatur) bedingte Gefäß-erweiterung beteiligt sein. Am gesunden Menschen und am Tier wird dieser Effekt jedoch durch Gegenregulationen verkürzt und sogar aufgehoben, so daß u. U. lediglich eine Erhöhung des Herzminutenvolumens feststellbar ist. Durch gleichzeitige Gabe von Reserpin wird dieser Mechanismus aufgehoben, die Blutdrucksenkung sogar verstärkt und verlängert. — Im Zu-sammenwirken der Stoffe von Gruppe 1 und 2 kann deshalb ein Vorteil für die Verwendung der Gesamtdroge oder eine entsprechende Alkaloidkombination gegenüber Reserpin allein gesehen werden.

Eine 3., dem Ajmalin zukommende, antiarrhythmische (chinidinähnliche) Wirkung am Herzen dürfte bei der Anwendung der Gesamtdroge keine Rolle spielen. Eine Blutdrucksen-kung durch diese Substanz wird erst in hohen Dosen beobachtet.

Die herzwirksame Gruppierung bei Ajmalin stellt die Carbinol-Amin/Aldehyd-Imin Tautomerie dar, da durch Stabilisierung einer dieser Formen die Herzwirksamkeit verringert wird. Nitro-, Nitroso- und Aminoderivate besitzen stärkere antiarrhythmische Wrkg.

Toxikologie. Nebenwirkungen werden durch Überwiegen des Parasympathikus hervor-gerufen, z. B. Miosis, Ptosis der Augenlieder, Sinusbradykardie mit Verlangsamung der atrioventrikulären Reizleitung, Steigerung der Drüsensekretion, Verstopfung der Nase, Diarrhöen. Bei höheren Dosen sind orthostatische Beschwerden, Verschlechterung einer Herz-insuffizienz, Hypothermie, Gewichtszunahme und im Zusammenhang mit gesteigerter Säuresekretion auch Magenulzera möglich. Bei längerer Verordnung manchmal auch Auf-treten von Symptomen des Parkinsonismus, wie Maskengesicht, Rigidität oder Tremor.

Auch Muskelschwäche und -schmerzen, Angstzustände, Angstträume und schwere Depressionen sind bekannt.

Anwendung. In der Medizin als Sedativum und Hypnoticum, zur Blutdrucksenkung, v. a. bei leicht übererregten Hypertonikern. Bei renalem oder endokrinem Hochdruck ist die Therapie jedoch nicht immer erfolgreich. Günstig bei der Rauwolfiaanwendung ist die geringe Toxizität und das rasche Abklingen unvermeidlicher Nebenwrkg. Das Reserpin findet auch in der Psychiatrie Anwendung; bei Angst- und Spannungszuständen sowie Psychosen mit psychomotorischer Hyperaktivität und Aggressivität; Ajmalin dient zur Behandlung von ventrikulären und Vorhofextrasystolen, sowie tachycarden Arrhythmien. In der indischen Volksmedizin gegen Schlangenbisse und Stiche von giftigen Insekten usw. als Fiebermittel, Stärkungsmittel und Purgativum; bei Rheuma, Wassersucht und Lebererkrankungen; als Beruhigungsmittel bei Nerven- und Geisteskrankheiten; als Wurmmittel; zur Verstärkung der Uteruskontraktionen: äußerlich bei Krätze und Hornhauttrübungen; außerdem als Pfeilgift und zum Töten von Fischen.

Dosierung. Zweimal täglich 100 bis 150 mg NF XII (100 bis 200 mg EP 67).

Die Vorschläge für das neue HAB, Heft 7, S. 414 (1961) sehen Rauwolfia serpentina (L.) BENTH. et HOOK. als neue Droge vor.

Verwendet wird die getrocknete Wurzel. Der Gesamtalkaloidgeh. soll mindestens 1,2% betragen. Die Gehaltsbestimmung der Wurzel wird nach NEUWALD und LOGES [Arch. Pharm. (Weinheim) *289*, 226 (1956)] durchgeführt.

Zur Prüf. wird eine P.Chr. der Tinktur nach HÖRHAMMER und RAO [Naturwissenschaften *39*, 553 (1952)] in wassergesättigtem n-Butanol nach der absteigenden Methode durchgeführt. Die Tinktur soll einen Gehalt von 0,12 bis 0,18% Gesamtalkaloiden enthalten.

Powdered Rauwolfia serpentina NF XII.

Ein sehr fein gemahlenes Plv., das wenn nötig durch Mischen mit Lactose oder Stärke oder Rauwolfiaplv. anderer Konzentration auf 0,15 bis 0,20% Alkaloide der Reserpin-Rescinnamin-Gruppe eingestellt wird. Prüfungen und Gehaltsbestimmungen wie bei Radix Rauwolfiae serp.

Raupina, Raupinetten (BOEHRINGER-MANNHEIM GmbH, 68 Mannheim). Zus. 1 Dragee (1 Raupinette) bestand aus 2 mg (1 mg) standardisierter Rauwolfia-Gesamtalkaloide mit 0,2 mg (0,1 mg) Reserpin.

Rauserpol (BIKA GmbH, 7 Stuttgart). Zus. 1 Dragee: Rad. Rauwolfiae serpent. (eingestellt auf einen Gesamtalkaloidgeh. von 2 mg/Dragee) 140 mg. — 1 ml: Extr. Rauwolfiae serpent. (eingestellt auf einen Gesamtalkaloidgeh. von 2 mg/ml) 5 mg, Acid. acet. 0,002 ml, Sorbit 70 mg.

Rautonin, Rautonin forte (HAMELN GmbH, 325 Hameln). Zus. 1 Dragee: 1 bzw. 2 mg Rauwolfia-Gesamtalkaloide.

Rivadescin (SCHAPER und BRÜMMER, 3324 Salzgitter-Ringelheim) Zus. 1 Dragee: Rad. Rauwolfiae serpent. ca. 150 mg standardisiert auf 2,3 mg Gesamtalkaloide.

Ferner Bestandteil vieler Kombinationspräparate.

Anbau. Obwohl die Pflanze nicht sehr anspruchsvoll ist, benötigt sie zur Kultivierung ein günstiges Klima und geeigneten Boden; sie gedeiht v. a. in Gegenden mit feuchtem und warmem Sommer bei Temperaturen von 10 bis 40°; sie verträgt keinen Frost und keine hohen Niederschläge im Winter. Die Pflanze läßt sich am besten auf tonig-lehmigen Böden mit leichtem Humusanteil und einem pH-Wert von 6 bis 7 kultivieren, wird jedoch auch auf Sand- bzw. sandigem Humusboden kultiviert. Versuche auf verwittertem Lavaboden und Vulkanasche hatten ebenfalls Erfolg. Ein besseres Wachstum kann mit einer Düngung von Superphosphat, bei sauren Böden Thomasphosphat oder Kaliumsulfat, Ammoniumsulfat und Chilesalpeter sowie einer Zugabe von Kieselsäure erzielt werden. Die Vermehrung erfolgt durch Samen und, nicht so ertragreich, vegetativ durch Wurzel- sowie Stamm- und Zweigstecklinge; die Stecklinge werden durch Behandeln mit Wuchsstoffen wie β-Indolylessigsäure u. a. zu einer ausreichenden Bewurzelung gebracht. Durch die Behandlung der Pflanze mit Wuchsstoffen wurde neben einer Steigerung des Wurzelertrages auch eine Erhöhung des Alkaloidgeh. um 7 bis 10% erreicht; ebenfalls eine Steigerung des Alkaloidgeh. bewirkt die Polyploidisierung der Pflanzen. Die Ernte erfolgt Ende Oktober, Anfang November. Der Alkaloidgeh. ist nach trockenen, warmen Tagen, und zwar morgens und abends am höchsten. Die Pflanzen sollen bis zu 50 cm lange Hauptwurzeln haben. Die Wurzeln werden luftgetrocknet, da sich sonst leicht Krankheitserreger festsetzen und sich der Alkaloidgeh. verringert, doch darf die Temperatur 60°C nicht überschreiten, da sich dann die Alkaloide zersetzen.

Rauwolfia vomitoria AFZEL. (R. senegambiae Dc., R. congolana WILLD. et DUR., R. stuhlmannii K. SCHUM.). Swizzle-stick tree.

Heimisch im tropischen Afrika. Im Wald und in den Savannen, an Flußläufen, v. a. in Sekundärwäldern.

Ein kleiner Baum von meist 5 bis 6 m Höhe, in Sekundärwald bis 12 m oder auch an offenen Stellen oder an Bachläufen und Flußufern strauchartig ausgebildet. Die hohen Wuchsformen haben 40 bis 45 cm Stammdurchmesser. Die ganze Pflanze ist kahl außer den Infloreszenzen. Die Rinde ist grau, mit wenigen weißen Lentizellen; sie läßt sich, bes. bei dünneren Zweigen, sehr leicht und sauber abschälen. Die Zweige sind im Querschnitt eckig. Das Holz der kleinen Äste ist weich und hat ein kleines Mark, das Stammholz ist verhältnis-

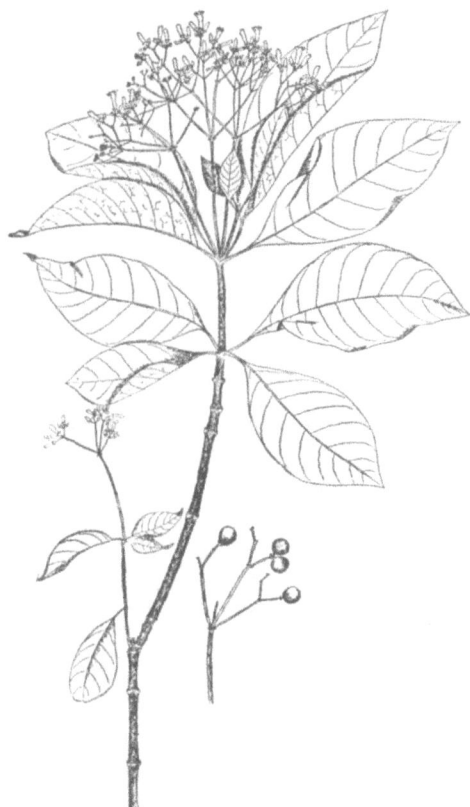

Abb. 2. Rauwolfia vomitoria. Blühender und fruchtender Zweig (nach RAO).

mäßig hart. Soweit ein längerer Schaft ausgebildet ist, ist er gerade und glatt. Die natürliche Verjüngung ist gut, die Pflanze treibt reichlichen Stockausschlag und eine Anzahl Wurzelschößlinge. — Die Blätter stehen zu 3 oder 4 wirtelig, wobei die Vierzahl bevorzugt ist, sei sind in Form und Größe variabel, schmal länglicheiförmig oder lanzettlich bis elliptisch, am Ende mehr oder weniger scharf zugespitzt, an der Basis keilförmig, in den Blattstiel verschmälert, dünn, häutig, auf der Unterseite sehr viel heller grün als auf der Oberseite, 7,5 bis 18 cm lang und 2,5 bis 8 cm breit, mit 10 bis 16 Paar Seitennerven, die leicht bogenförmig gegen Rand und Spitze ansteigen. Die Nerven treten auf der Blattunterseite hervor, sind aber doch im ganzen gesehen nicht sehr deutlich. Blattstiele 0,5 bis 3 cm lang. — Blüten klein, weiß und duftend, in reichblütigen Trugdolden in den Achseln der obersten Blattquirle der Seitenzweige. Blütenstände mehrmals dichotom verzweigt und sehr fein behaart. Hauptachse der Infloreszenz 2 bis 8 cm lang, die folgenden Strahlen sind 1 bis 2,5 cm lang. Blütenstiele zart und klein, 0,5 bis 4 mm lang (Abb. 2). Die Einzelblüten haben einen Kelch mit dreieckigeiförmigen Zipfeln von 0,5 bis etwa 1,5 mm Länge. Die Kronröhre ist im oberen Teil erweitert, unmittelbar an der Öffnung aber wieder etwas zusammengezogen, etwa 7 mm lang, im Schlund

behaart. Die linksdeckenden Blumenkronzipfel sind eiförmig stumpf, 1 bis 1,5 mm lang und etwa 1,5 mm breit, im Knospenzustand gegen die Kronröhre leicht gekrümmt. Antheren sitzend, im oberen, erweiterten Teil der Röhre eingeschlossen, etwa 1 mm lang. Beide Fruchtblätter frei und an ihrer Basis von einem ringförmigen Diskus umgeben; sie enthalten je zwei Samenanlagen. Der Griffel ist 3 bis 4 mm lang und trägt einen verbreiterten Narbenkopf, er ist im unteren Teil kahl. Durch diese Behaarung des Griffels unterscheidet sich R. vomitoria von allen anderen Arten der Gattung. — Steinfrüchte einzeln oder zu zweien und dann auseinanderweichend, eiförmig, leicht zugespitzt, 7 bis 8 mm lang, glatt, bei der Reife rot, je einen einzelnen, abgeplatteten Samen enthaltend. — Hauptwurzeln graubraun, verzweigt und mit dünnen Seitenwurzeln versehen. Alte Wurzeln können einen Durchmesser von 4 cm erreichen. Die Oberfläche der Korkrinde ist unregelmäßig längs gefurcht. Die Rinde ist sehr leicht abzuschälen. Das Holz der Wurzel ist hellgelblich, dunkelt an der Luft etwas nach und nimmt dann eine ganz leicht rötliche Fbg. an. Das Holz ist hart wie das Stammholz.
Die Wurzel ist fast geruchlos, Geschmack bitter.

Radix Rauwolfiae vomitoriae. African Rauwolfia.
Rauwolfia vomitoria BPC 68.
Die getrockneten Wurzeln.

Die Droge ist recht unterschiedlich, da sich noch keine Handelsform herausgebildet hat. Sie ist durchschnittlich viel länger als die serpentina- und canescens-Ware (bis 14 cm und länger), ihre Dicke schwankt zwischen 0,1 und 3,7 cm. Kongo-Droge hat nur eine Länge von 3 bis 4 cm. Die bisher über Hamburg importierte Ware war stets wesentlich größer. Sie besitzt zylindrische Form, ist teilweise schwach gebogen, vereinzelt auch verzweigt. Die Rinde weist Narben der Faserwurzeln auf, mitunter sind auch noch dünne Faserwurzeln vorhanden. Die Farbe der Wurzel ist graubraun, nur an frischer Schnittfläche ist das Holz weißlichgelb. Der Kork ist wie bei der R. serpentina weich, leicht abschabbar und stäubt. An den abgeschabten Stellen ist die Rinde dunkler braun. Außen ist sie unregelmäßig längs gefurcht, zum Teil dünn, ihr Anteil kann weniger als $^1/_{10}$ des Wurzelquerschnittes betragen. Hin und wieder löst sie sich vom Holzteil ab. Das Holz ist sehr hart, konzentrisch geschichtet und weist deutlich sichtbare Poren auf. Die Droge fühlt sich samtartig an wie die der R. serpentina. Sie läßt sich kaum brechen.
Geruchlos, Geschmack bitter.

Mikroskopisches Bild. Der geschichtete Kork enthält bis zu 6 Bänder von Korkzellen, die häufig schuppenförmig ineinander greifen. Sehr zahlreiche Reihen (bis zu 50) großer, fast isodiametrischer Korkzellen lösen sich ab mit 4 Reihen kleiner isodiametrischer Zellen. Die großen Korkzellen sind 30 bis 57 μm breit und verholzt, die kleinen sind schwach verholzt. Das Phelloderm besteht aus großen, langgestreckten Zellen. In der primären Rinde befinden sich ungegliederte Milchröhren und kleine Skhereidengruppen. Außer typischen Steinzellen kommen Fasern und Zwischenformen vor. Die sek. Rinde enthält große Gruppen von Sklereiden, außerdem kristallführende Zellen. Stärke ist nicht so reichlich vorhanden wie bei R. serpentina. Der Holzteil ist charakterisiert durch bes. große Tracheen, die einzeln, seltener zu 2 (3) liegen. Ihre Anordnung ist zerstreut, vereinzelt auch konzentrisch. Ihre Anzahl ist durchweg geringer als bei R. canescens. Sie sind rundlich oder teilweise oval. Ihre Größe schwankt zwischen 36 bis 130 mal 44 bis 132 μm. Sie sind relativ kurz und abgestumpft, haben einfache Durchbrechungen und Hoftüpfel. Parenchym ist reichlich vorhanden, seine Zellen sind getüpfelt und im Querschnitt fast isodiametrisch, im Längsschnitt längsgestreckt. Die Holzfasern sind dickwandig, stark getüpfelt und erreichen Längen bis 900 μm. Die zwei- bis drei- (ein- bis vier-)-reihigen Markstrahlen verlaufen etwas unregelmäßig. Sie sind heterogen und haben 1 bis 3 Kantenzellen nebst Scheidenzellen. Sie werden bis 0,68 mm lang, im Mittel bis 0,43 mm. Die Breite beträgt 2 bis 4 Zellen. Sie sind einfach getüpfelt und enthalten Stärke und Kristalle. Die Stärke ist weniger häufig als bei R. canescens oder gar bei R. serpentina. Ihre Größe schwankt stark, der Durchmesser beträgt 8 bis 38 μm. Die Stärke ist meist einfach, zum Teil mit deutlichem Spalt. Zusammengesetzte Stärke ist weniger häufig als bei R. serpentina und R. canescens. Kristalle sind reichlich vorhanden.

Pulverdroge. Verhältnismäßig wenig Stärke, kleiner als bei R. serpentina. Am häufigsten Holzfasern und bes. weitlumige, großtüpfelige Gefäße. Verholztes Parenchym wenig. Auffällig: ungleichmäßige, relativ weitlumige Steinzellen, seltener Sklerenchymfasern. Wenig Kork, verhältnismäßig viele kleine, häufig auch sehr große Kristalle. Das Plv. ist bräunlichgelb, eigenartig riechend und bitter schmeckend. Vorherrschend sind Bruchstücke von Holzfasern. Sie sind dickwandig, haben ein enges Lumen und große Tüpfel. Meist liegen sie zu Bündeln zusammen, nur vereinzelt findet man einzelne Fasern. Oft sind sie mit Gefäßen und Bruchstücken von Parenchymzellen verbunden. Die Gefäße sind weitlumiger (bis 130 μm) als die Gefäße von R. serpentina und R. canescens. Sie haben große, zahlreiche Tüpfel, die zum Teil ungleichmäßig angeordnet sind. Stärke ist bedeutend weniger als bei R. serpentina und R. canescens vorhanden. Die größten Körner erreichen bis 26 μm im Durchmesser, sonst entspricht sie in der Form der Stärke von R. serpentina. Charakteristisch sind zahlreiche Sklereiden, von denen unregelmäßig geformte Steinzellen häufig sind und meist in Gruppen zusammenliegen. Manchmal findet man sie auch einzeln in Rindenparenchym eingebettet. Zum Unterschied von R. canescens haben die Steinzellen ein größeres, unregelmäßiges Lumen und zahlreiche Tüpfel. Sklerenchymfasern kommen seltener und dann meist nur in Bruchstücken vor. Seltener findet man unverholzte Parenchymzellen. Sie zeigen sehr dünne Wände, die zum Teil kollabiert sind, und enthalten neben Stärke häufig kleine prismatische, in Reihen liegende Calciumoxalat-Kristalle. Bemerkenswert sind ferner zahlreiche große rhombische Kristalle (bis 40 μm im Durchmesser). Kleinere dünnwandige Korkzellen, die nicht immer ausgesprochen tafelförmig und polygonal sind, treten weniger als bei R. serpentina und R. canescens hervor.

Verfälschungen. Der Stamm von R. vomitoria enthält nur unbedeutende Mengen Reserpin; er ist erkenntlich an dem weicheren Kork, den unverholzten Fasern im Perizykel, einem harten Holz mit ausgeprägten Jahresringen, Holzgefäßen, die nur 18 bis 70 μm im Durchmesser betragen und einem zentralen Mark; im Mark und in der Rinde Milchsaftröhren. Die Wurzel von R. caffra SOND.; der Kork ist nicht gestreift und ganz verholzt. Die Wurzeln anderer Rauwolfia-Arten haben kleinere Holzgefäße, mit einem Durchmesser unter 125 μm.

Inhaltsstoffe. Wie R. serp. Ajmalicin, Ajmalin, Ajmalinin, Deserpidin, Isoajmalin, Renoxydin, Rescinnamin, Reserpilin, Reserpin, Sarpagin, Serpentinin, Yohimbin und α-Yohimbin. Ferner die Alkaloide:

I. Vom Ajmalicin-Typ: Isoreserpilin-4-indoxyl $C_{23}H_{28}N_2O_6$, Fp. 251 bis 254°, Isoreserpilin (Elliptin) $C_{23}H_{28}N_2O_5$, Fp. 211 bis 212° (Zers.), Raumitorin $C_{22}H_{26}N_2O_4$, Fp. 138°, Rauvanin $C_{23}H_{28}N_2O_5$, Fp. 129 bis 135° (Zers.), Alstonin $C_{21}H_{20}N_2O_3$, Fp. des Hydrochlorids 286° (Zers.), und Tetrahydroalstonin.

II. Vom Sarpagin-Typ: Rauvomitin $C_{30}H_{34}N_2O_5$, Fp. 115 bis 117°, Vomalidin $C_{21}H_{26}N_2O_3$, Fp. 242 bis 243°, Vomilenin $C_{21}H_{22}N_2O_3$, Fp. 207°; 17-Acetylajmalin, Fp. 153 bis 155° [MUQUET et al.: Chem. Abstr. *69*, 6321 (1968)]; Seredamin, Fp. 322°, Purpelin, Fp. 297°, und Mitoridin [POISSON et al.: Chem. Abstr. *62*, 6532 (1965)].

III. Vom Yohimbin-Typ: Rescidin $C_{34}H_{40}N_2O_9$, Fp. 183 bis 186° (Zers.), Seredin $C_{23}H_{30}$ · N_2O_5, Fp. 291°.

IV. Picrinin $C_{20}H_{22}N_2O_3$, Fp. 223 bis 225° (Zers.), Desacetyldeformoakuammilin $C_{20}H_{22}$ · N_2O_2, Fp. 140°.

RONCHETTI et al. [Phytochemistry *10*, 1385 (1971)] fanden ferner Tetraphyllicin, 17-Acetylajmalin, Sandwicin und Isosandwicin. Ferner Eudesminsäure (3,4,5-Trimethoxybenzoesäure), Fp. 167 bis 170°; 2,6-Dimethoxybenzochinon, Stigmasterin.

Deacetyldeformoakuammilin

Picrinin

Seredin

Rescidin

Vomalidin   Vomilenin   Rauvomitin

Alstonin   Isoreserpilin   Rauvanin

Raumitorin   H₃COOC

Prüfung nach BPC 68: Reserpinähnliche Alkaloide mind. 0,2%. — Säureunlösl. Asche max. 2%. — Fremde org. Bestandteile max. 2%.
Die Gehaltsbestimmung erfolgt wie unter R. serpentina.

Anwendung. In der Volksheilkunde gegen Schlangenbisse. Als Fieber- und Beruhigungsmittel, als drastisches Emeticum und Purgativum; bei Blasen- und Nierenleiden, bei Schwindel und Krankheiten des Verdauungstraktes; als Wurmmittel; gegen Gelbsucht und Gonorrhö; äußerlich bei Augenkrankheiten. Heute wird die Droge hauptsächlich zur Reserpingewinnung und für Rauwolfiapräparate verwendet, da der Reserpingeh. oft viel höher als bei der indischen Droge liegt.

Folia Rauwolfiae.

Inhaltsstoffe. Astragalin (Kämpferol-3-glucosid), Nicotiflorin (Kämpferol-3-rhamnoglucosid) [PARIS et al.: Chem. Abstr. *68*, 9892 (1968)]; die Alkaloide Indolenin $C_{20}H_{22}N_2O_2$, Fp. 140°, Picrinin, Fp. 216°, Vomifolin, Fp. 184°, Rauvoxinin $C_{23}H_{28}N_2O_6$, Fp. 203°, und deren Isomere Rauvoxin, Fp. 210°, Carapanaubin, Fp. 121 bis 123°, und Isocarapanaubin; Geissoschizol, Fp. 218 bis 219°, sowie Aricin $C_{22}H_{26}N_2O_4$, Fp. 190°, Tetrahydroalstonin und Isoreserpilin. Außerdem ein Terpenalkohol Vomifoliol $C_{13}H_{20}O_3$, Fp. 115° [PATEL, POISSON, POUSSET, RAWSON: Chem. Abstr. *61*, 13359 (1964); *62*, 6861 (1965); *70*, 368 (1969); *71*, 348 (1969)].

Anwendung. In kleinen Dosen als Expectorans. Der Milchsaft aus jungen Blättern als Abführmittel und gegen Kolik, sowie als Gegenmittel bei Vergiftungen. Äußerlich gegen Kopfläuse und bei Hautkrankheiten; als Kompressen bei geschwollenen Gliedmaßen.

Geissoschizol CH₂CH₂OH

Rauvoxin

Indolenin

Picrinin

Isocarpanaubin

Carapanaubin

Vomifoliol

Rauvoxinin

Vomifolin

Rauwolfia canescens L. [R. heterophylla (WILLD.) ROEM. et SCHULT., R. tomentosa
MUELL. ARG., R. tomentosa JACQ., R. glabra MUELL. ARG., R. hirsuta JACQ., R. fruticosa
BROWN, R. subpubescens L.]. Trinidad devilpepper.

Heimisch im ganzen tropischen Amerika. Seit längerer Zeit auch in Indien und Burma
und auch in Australien eingeführt und dort verwildert.

Ein ausgebreiteter, ziemlich dichter Strauch mit meist 5, manchmal auch mehr Haupt-
ästen, die sich weiterhin dichotom verzweigen. 1 bis 3 m, gelegentlich bis 4,5 m hoch. Die
Seitenzweige sind grün, mit weißen Lentizellen besetzt und im Querschnitt eckig. Junge
Zweige flaumhaarig. — Die Blätter sind zu 3 bis 5 wirtelig angeordnet. Sie sind innerhalb
desselben Wirtels von auffallend verschiedener Größe, wobei sie höchstens halb so breit wie
lang werden. Die Zahl der Seitennerven und die Länge des mit Drüsen besetzten Blattstieles
nimmt mit der Größe des Blattes zu. Die größten Blätter sind etwa 12 bis 18 cm lang und
4 bis 6 cm breit. Sie haben 16 bis 18 Paar Seitennerven und eine Blattstiellänge von 5 bis
10 mm. Die kleinen Blätter werden nur 6 bis 8 cm lang, die kleinsten bis 4 cm. Die Blätter
sind dünn, häutig, unterseits grün bis graugrün, in der Form elliptisch-lanzettlich, über der
Mitte am breitesten, zugespitzt, die kleinen Blätter aber auch mehr oder weniger stumpf.
Sie sind nach dem Blattstiel hin verschmälert, oberseits meist ganz kahl, unterseits in wechseln-
dem Maße behaart, v. a. entlang der Nerven. Mittelrippe und Seitennerven springen auf der
Blattunterseite etwas vor. Die Netznervatur zwischen den Seitennerven ist nicht sehr deutlich.
Ein Randnerv ist nicht vorhanden. — Die weißlichen bis grünlich-weißen Blüten stehen in
blattachselständigen, meist wenig-blütigen, nur selten vielblütigen Trugdolden mit kurzen,
etwa 8 mm langen, derben Blütenstandsstielen. Blütenstiele sehr kurz, so daß die Blütenstände nur ⅓ bis ½ so lang wie das Tragblatt sind. Blüten 3 bis 7 mm lang. Kelchzipfel
gewöhnlich sehr stumpf, manchmal allerdings auch spitz, aber dann stets ohne verlängerte
Zuspitzung, vielfach außen flaumhaarig oder am Rand gewimpert, etwa halb so lang wie die
Blumenkrone. Blumenkrone dünnhäutig, kurzröhrig, am Grund erweitert, an der Basis außen
etwas flaumhaarig, innen nur im Schlund behaart. Zipfel der Blumenkrone stumpf, erheblich
kürzer als die Röhre, schräg aufrecht, abstehend, links deckend, in Knospenlage kugelförmig

zusammenschließend. Die 5 Staubblätter sind mit kurzen Filamenten in der Erweiterung der Kronröhre angeheftet. Staubbeutel hoch hinauf gespalten, mit kurzer Spitze. Der oberständige Fruchtknoten ist von einem schüsselförmigen, lappig ausgerandeten Diskus umgeben, die beiden Fruchtblätter sind nur am Grund miteinander verwachsen. In jedem Fach des Fruchtknotens 2 hängende Samenanlagen. Der eine fadenförmige Griffel besitzt einen kurzzylindrischen, angeschwollenen Narbenkopf, der nach unten einen schmalen Hautring trägt. — Frucht aus zwei bis zur Spitze miteinander verwachsenen Steinfrüchten mit fleischigem Mesokarp. Die jungen Früchte sind zunächst grün, werden dann rot und in reifem Zustand schwarzpurpurn. Die Samen besitzen einen sehr kleinen, stark gekrümmten Keimling, der in einem gleichförmigen Nährgewebe mit Eiweiß als Reservestoff eingebettet ist. — Wurzel gelbbraun, gewunden und längsgedreht, teilweise etwas höckerig, bis 1 m lang und 3 bis 25 mm im Durchmesser. Der Bruch ist ungleichmäßig. Die Rinde ist sehr bitter und sehr schwer abzuschälen. Das Holz ist gelblich, wird aber am Licht leicht rötlich. Es ist ebenfalls bitter, sehr hart und widerstandsfähig. Rinde und Holz der Wurzeln liefern mit W. einen gelben Auszug. Der in allen Teilen der Pflanze, auch in den Früchten vorhandene weiße, klebrige Milchsaft ist bes. reichlich in den dünneren Seitenzweigen und Blättern vertreten.

Radix Rauwolfiae canescentis.

Die Droge ist im allg. nicht länger als 6 cm und sehr verschieden dick (Durchmesser 0,1 bis 3,6 cm). Sie hat meist zylindrische Form, ist nur teilweise schwach gewunden und auch nur selten spitz zulaufend, hin und wieder verzweigt wie bei R. serpentina. Die graubraune bis braune, 0,5 bis 2 mm dicke Rinde zeigt ebenfalls kleine Narben oder in selteneren Fällen noch dünne Faserwurzeln. Die Schnittflächen sind ockerfarben, frisch geschnitten dagegen ist das Holz weißlich gelb mit einem Stich ins Ockerfarbene. Die Korkschicht splittert weniger ab als bei R. serpentina, auch ist sie härter. Die abgeschabten Stellen sind bräunlich, mitunter mit einem Stich ins Rötliche. Außen ist die Rinde längs schwach gefurcht. Hin und wieder ist sie ganz vom Holzkörper abgelöst. Dieser kann bis zu $^9/_{10}$ des Wurzelquerschnittes ausmachen. Er ist sehr hart, konzentrisch geschichtet, zum Teil etwas strahlig. Im Gegensatz zu R. serpentina fühlt sich die Droge nicht samtartig an und läßt sich kaum brechen. Fast geruchlos, Geschmack bitter.

Mikroskopisches Bild. Die Korkschicht ist breit und besteht aus zahlreichen Zellreihen, die im Gegensatz zu R. serpentina und R. vomitoria nicht geschichtet sind, aber unterbrochen werden von radialen Reihen isodiametrischer Zellen. Die Korkzellen sind 32 bis 68 µm breit und radial bis 24 µm lang. Sie sind verkorkt und verholzt. Auf mehrere Reihen Phellogen folgt das Phelloderm mit großen parenchymatischen Zellen, die zum Teil mit Kristallen angefüllt sind. Das Parenchym wird unterbrochen von ungegliederten Milchröhren und Sklereiden. Diese liegen einzeln oder in größeren Gruppen. Sie bestehen entweder aus typischen Steinzellen oder auch aus Fasern, die bis 750 µm lang sind, aber auch aus Zwischenformen von beiden. Auch die sek. Rinde weist zahlreiche Sklereiden der verschiedensten Formen auf. Das Parenchym hat im Gegensatz zu R. serpentina und R. vomitoria bes. viele Calciumoxalat-Kristalle. Es sind Einzelkristalle, hauptsächlich rhombisch, aber auch von wechselnder Form, sie liegen meist in Reihen. Die sek. Rinde wird von ein- bis fünfreihigen Markstrahlen durchzogen, mit großen dünnwandigen Zellen. Sowohl Periderm wie Markstrahlen als auch Phloemparenchym sind stärkehaltig. Die Stärke ist einfach (6 bis 14 µm im Durchmesser) oder zusammengesetzt. Spalten sind deutlich sichtbar. Auch die sek. Rinde enthält ungegliederte Milchröhren. Die Gefäße des Holzteiles sind zahlreicher als bei R. serpentina und R. vomitoria und weitlumiger als die von R. serpentina. Sie haben einfache Durchbrechungen und Hoftüpfel, sind relativ kurz und abgestumpft. Bes. auffallend sind die sehr großen Holzfasern, die Längen bis zu 1,5 mm erreichen können. Sie sind dickwandig und mit einfachen Hoftüpfeln versehen. Das Parenchym tritt in einreihigen Radialreihen auf. Seine Zellen sind einfach getüpfelt. Die heterogenen Markstrahlen verlaufen zwei- bis drei- (ein- bis fünf-)reihig. Die Markstrahlen sind auffallend hoch (bis 1,25 mm, im Durchschnitt 0,86 mm). Ihre Höhe ist fast doppelt so groß wie die der R. serpentina und R. vomitoria. Auch ihre Breite ist beträchtlich (4 bis 7 Zellen). Ihre Zellen sind einfach getüpfelt und enthalten Stärke, außerdem zahlreiche rhombische Kristalle. Diese sind reihenförmig angeordnet und bis zu 50 µm groß.

Pulverdroge. Das Plv. ist bräunlichgelb, riecht eigenartig und hat einen bitteren Geschmack. Am zahlreichsten Holzfasern und ziemlich weitlumige Gefäße. Verholztes Parenchym in geringerer Menge, selten in größeren Zellgruppen. Charakteristisch: lange, dicke Sklerenchymfasern und vereinzelte Steinzellen. Wenig Korkzellen und relativ wenig Kristalle. In großen Mengen sind Bruchstücke von Holzfasern und Gefäßen vorhanden. Sie liegen meist in Bündeln zusammen. Die Tracheen sind breiter als bei R. serpentina (52 bis 100 µm) und seltener in ganzer Länge erhalten. Wie bei R. serpentina ist reichlich Stärke vorhanden. Sie ist von gleicher Form wie bei R. serpentina und R. vomitoria, nur im Durchschnitt etwas kleiner (4 bis 26 µm) als bei R. serpentina. Zusammengesetzte Stärke ist häufiger als bei dieser. Verholztes Parenchym kommt in geringerer Menge als bei R. serpentina vor. Verholzte parenchymatische Zellgruppen findet man kaum, meist einzelne Zellen. Markstrahlen, zwischen Holzfasern keilförmig eingeschlossen, zeigen deutlich heterogene Form im Gegensatz zu R. serpentina. Auch dünnwandiges unverholztes Parenchym, dessen Zellen oft kollabiert sind, kommt nur selten vor. Die Zellen enthalten Stärkekörner und Calciumoxalat-Kristalle, die häufig reihenförmig angeordnet sind. Auffällig, doch seltener als bei R. vomitoria, sind dagegen leuchtend gelbbraune Sklereiden. Bes. die dickwandigen Sklerenchymfasern sind typisch. Sie sind im allg. häufiger als Steinzellen. Alle Sklereiden zeigen im Gegensatz zu denen von R. vomitoria nur wenig kleine Tüpfel und ein enges Lumen. Die Sklerenchymfasern können bis dreimal so breit wie die Holzfasern werden. Sie sind wie diese zugespitzt und vereinzelt in ziemlicher Länge im Plv. erhalten. Braune Sekretklumpen und Zellen mit braunem, körnigem Inhalt sind häufiger als bei R. serpentina. Ebenso treten häufiger Korkzellgruppen auf. Die Zellen sind in Flächenansicht polygonal, in Längsansicht tafelförmig angeordnet. Prismatische und rhombische Calciumoxalat-Kristalle finden sich häufiger als bei R. serpentina, doch überwiegen auch hier die kleinen Kristalle.

Inhaltsstoffe. Alstonin, Ajmalicin, Ajmalin, Aricin, Corynanthin, Deserpidin, Isoreserpilin, Renoxydin, Reserpilin, Reserpin, Reserpinin, Sarpagin, Serpentin, Yohimbin, α- und β-Yohimbin, Pseudoyohimbin (s. oben). Ferner Canembrin (Raunescin) $C_{22}H_{28}N_2O_3$, Fp. 228 bis 229°, ein 19-Methyl-α-(oder allo-)-yohimbin; Raujemidin, Fp. 144 bis 150°, ein stereoisomeres Reserpin (Ringverknüpfung C/D: cis, Pseudokonfiguration); Isoreserpinin $C_{22}H_{26} \cdot N_2O_4$, Fp. 225 bis 226°, Pseudoreserpin $C_{32}H_{38}N_2O_9$, Fp. 257 bis 258°, und Isoraunescin $C_{31}H_{36}N_2O_8$, Fp. 241 bis 243°. Nach älteren Angaben Chalchupin A und Chalchupin B.

Wirkung. Der Alkaloidextrakt, v. a. das α-Yohimbin, wirkt blutdrucksenkend, jedoch nur bei hohem Blutdruck.

Anwendung. Heute in der pharmazeutischen Industrie zur Gewinnung der Gesamtalkaloide oder einzelner Alkaloide, jedoch ist der Reserpingeh. gering. Der Saft der reifen Früchte als Tinte und zum Färben.

Bemerkung. Weitere Rauwolfia-Arten werden auf denselben Anwendungsgebieten in der Volksmedizin benutzt und können zur Alkaloidgewinnung verwendet werden. — In der Volksmedizin die Wurzelrinde gegen Schlangenbisse, Malaria, als Fiebermittel, Diureticum, Herzmittel; äußerlich gegen Hautkrankheiten und Parasiten, die giftigen Früchte sowie der Milchsaft gegen Hautkrankheiten.

Rauwolfia-Alkaloide

Bemerkung: S. auch II, 371.

Aus den Wurzeln von Rauwolfia serpentina und anderen Rauwolfia-Arten ist eine größere Anzahl von Alkaloiden isoliert worden. Der Gesamtalkaloidgeh. der trockenen Wurzel beträgt durchschnittlich 0,8—1,5%. Ursprünglich wurden die getrockneten und gemahlenen Wurzeln von Rauwolfia serpentina als Droge verwendet. Später extrahierte man die Droge und brachte den Totalextrakt zur Anw. Seit Jahrhunderten wird die Droge in Indien unter den verschiedensten Bezeichnungen gegen alle möglichen Krankheiten vom Schlangenbiß bis zur Cholera verwendet. In neuerer Zeit fand sie als Hypotensivum und Psychosedativum Eingang in die Therapie. Die ersten Publikationen über die Inhaltsstoffe von Rauwolfia serpentina erschienen 1931 von den indischen Chemikern S. SIDDIQUI und R. H. SIDDIQUI und unabhängig davon 1932 von VAN ITALLIE und STEENHAUER. Seither wurde von verschiedenen Arbeitsgruppen eine Vielzahl von Inhaltsstoffen, und zwar nicht nur aus Rauwolfia serpentina, sondern auch aus zahlreichen anderen Rauwolfiaarten, wie z. B. Rauwolfia canescens, Rauwolfia vomitoria, Rauwolfia obscura, Rauwolfia degenerii, Rauwolfia ligustrina, Rauwolfia sandvicensis, Rauwolfia mauiensis und Rauwolfia tetraphylla isoliert. Häufig konnten aus verschiedenen Arten die gleichen Rauwolfia-Alkaloide isoliert werden. So ist z. B. Reserpin mittlerweile in 42 verschiedenen Rauwolfia-Arten gefunden worden. Die Rauwolfiaalkaloide sind aber heute noch nicht völlig aufgeklärt. Manche Strukturen sind noch unbekannt oder unsicher. Oft wurden von verschiedenen Autoren unabhängig die gleichen Alkaloide isoliert und mit verschiedenen Namen belegt, was häufig erst in späteren Arbeiten aufgeklärt werden konnte, so daß sich oft mehrere Namen für ein und denselben Inhaltsstoff eingebürgert haben.

Gewinnung der Rauwolfia-Alkaloide

Zur Gewinnung der Rauwolfia-Totalextrakte sind zahlreiche Verfahren ausgearbeitet worden. Sie lassen sich aber im wesentlichen auf 3 Methoden zurückführen:

1. Die Alkaloidbasen werden mit Alkali, z. B. Ammoniak aus ihren Salzen in Freiheit gesetzt und mit org. Lsgm., wie z. B. Chlf. oder Ae. extrahiert.

2. Die Alkaloidsalze können direkt mit M., A. und verd. Essigsäure aus der gepulverten Droge extrahiert werden. So wird z. B. nach der Pharmacopoeia of India die gepulverte Rauwolfiawurzel mit 90% A. perkoliert. Die alkoholische Lsg. wird zu Extractum Rauwolfiae liquidum und Extractum Rauwolfiae siccum verarbeitet und auf einen bestimmten Gesamtalkaloidgehalt eingestellt.

3. Die Extraktion der befeuchteten Droge mit Bzl. liefert einen speziell mit den schwach basischen Alkaloiden Reserpin und Rescinnamin angereicherten pharmakologisch aktiven Rauwolfiaextrakt.

Aufgrund chr. Methoden ist man heute in der Lage, die Rauwolfia-Alkaloide vollständig getrennt zu isolieren. So erhält man z. B. die Rohkonzentrate der schwachen und mittelstarken Basen durch Extraktion des mit Ammoniak befeuchteten Wurzelpulvers mit Äthylenchlorid oder Ae. und die stark basischen Anhydronium-Alkaloide durch Perkolation der Droge mit M. Eine Abtrennung der Anhydroniumbasen ist aufgrund der verschiedenen Basizität über die schwerlösl. Nitrate oder Perchlorate möglich. Die nicht quartären Basen können durch Gegenstromverteilung und nachfolgendes Chromatographieren oder durch Chromatographieren allein aufgeteilt werden.

Zur Gewinnung von Reserpin sind bisher viele Methoden beschrieben worden. Nach Ciba, Schweizer Patent 313680 (1952), extrahiert man den eingedampften methanolischen Rauwolfiaextrakt mit 15%iger Essigsäure. Die erhaltenen essigsauren Auszüge werden mit Chlf. behandelt, die Chlf.-Lsg. mit W. gewaschen, mit Natriumsulfat getrocknet und im Vak. bis zur Trockne eingedampft.

Der Rückstand wird in Bzl. aufgenommen. Nach Abfiltrieren des Ungelösten dampft man das Filtrat erneut im Vak. bis zur Trockne ein. Dieser Rückstand kann dann aus M. umkrist. werden, wobei das Reserpin in reiner Form erhalten wird.

Zur Gewinnung von Rescinnamin extrahiert man Rauwolfiawurzeln mit 5%iger Essigsäure. Dieser Extrakt wird mit Chlf. behandelt. Danach wird die Chlf.-Schicht mit Natriumcarbonat-Lsg. gewaschen und zur Trockne eingedampft. Den Rückstand löst man erneut in methanolischer Essigsäure und alkalisiert die Lsg. mit Ammoniak. Das auskrist. Reserpin wird abgetrennt. Danach wird die Mutterlauge eingedampft und der Rückstand der Gegenstromverteilung zwischen Methylchlf. und 5%iger wss. Essigsäure unterworfen. Die org. Phase wird eingedampft und das abgeschiedene Rescinnamin aus Bzl. umkrist.

Rescinnamin kann auch durch Umsetzung von Methylreserpat und 3.4.5-Tri-methoxy-cinnamoylchlorid in Gegenwart von Pyridin hergestellt werden.

Anwendung. Von allen Rauwolfia-Alkaloiden wird zweifellos das Reserpin therapeutisch am meisten verwendet. Da aber im Vergleich zu den reinen Reserpin-Präparaten die Kombinationen von Reserpin mit anderen Rauwolfia-Alkaloiden einen weit größeren Anteil am Arzneimittelmarkt haben, sollen hier alle anderen Rauwolfia-Alkaloide mit pharmakodynamischen Wrkg. aufgeführt werden. Schon 1918 erschien von KIRTIKAR und BASU ein Bericht über die therapeutische Verwendung von Rauwolfia serpentina bei Hypertonie. Seither gewann die Pflanze mehr und mehr an Bedeutung, und zwar nicht nur in bezug auf ihre hypotone Wrkg., sondern auch wegen ihres sedativen Effektes. 1933 versuchten CHOPRA und Mitarbeiter den therapeutischen Effekt pharmakologisch zu deuten. Sie arbeiteten dabei mit einem Gemisch von Rauwolfia-Alkaloiden, welches aus gepulverten Wurzeln nach den allgemein üblichen Methoden für Alkaloidextraktionen erhalten wurde. Nach weiteren 20 Jahren gelang es verschiedenen Autoren nach i.v. Injektion von Rauwolfia-Alkaloiden im wesentlichen folgendes festzustellen:

1. Eine Dämpfung der vasoregulierenden Zentren im Hypothalamus
2. Einen peripher gefäßerweiternden Effekt
3. Eine katecholaminsenkende Wrkg. im zentralen Nervensystem, in peripheren sympathischen Nerven und dem Nebennierenmark. Hierdurch wird eine funktionelle chemische Denervierung im Bereich der sympathischen Nerven bewirkt.

Neben den Totalextrakten aus Rauwolfia serpentina zeigen Totalextrakte aus anderen Rauwolfia-Arten, wie z. B. Rauwolfia vomitoria, Rauwolfia heterophylla und Rauwolfia mombassiana ebenfalls pharmakodynamische Wrkg. Obwohl heute durch verschiedene Extraktions- und Isolationsverfahren die Rauwolfia-Alkaloide einzeln zugänglich sind, werden viele Arzneispezialitäten mit Rauwolfia-Totalextrakten als Hypotensiva, insbes. bei essentieller Hypertonie bevorzugt. Der Grund ist in der mannigfaltigen Wrkg. einzelner Alkaloide zu suchen, so daß durch Kombinationen ein besserer therapeutischer Effekt erzielt werden kann.

Die Anwendung der Rauwolfia-Alkaloide ist nicht frei von Nebenwrkg. In 50% der Fälle kommt es zu Symptomen, wie beschleunigte Darmtätigkeit, Bradykardie, Muskelschmerzen, Kopfschmerzen und Depressionen. Gelegentlich wird über verminderte Produktivität im Beruf geklagt. So erwünscht in vielen Fällen die zentrale Beruhigung sein dürfte, so ist doch auf die Gefahr der Depression zu achten, die so schwer sein kann, daß sie psychiatrische Behandlung erfordert. (s. a. S. 25).

Im folgenden werden die Rauwolfia-Alkaloide nach der von E. SCHLITTLER und Mitarbeitern vorgeschlagenen Einteilung nach chemischen Gesichtspunkten aufgeführt. Die Tabelle gibt die Strukturtypen der Rauwolfia-Alkaloide wieder, soweit sie heute bekannt sind.

Bemerkung. Die Angaben und Tabellen stammen z. T. aus ERHART und RUSCHIG, Arzneimittel, Bd. II, Verlag Chemie, 1972.

Struktur-Typen der Rauwolfia-Alkaloide *nach Erhardt/Ruschig*

Typ	Formel	Einzelalkaloide
I Serpentin-(Alstonin-) Typ, Gelb gefärbte, starke Anhydroniumbasen		Serpentin, Serpentinin
II Ajmalin-(Rauwolfin-) Typ, Farblose, mittelstark basische Indolin-Alkaloide		Ajmalin (Rauwolfin), Isoajmalin (Isorauwolfin), Serpinin (Tetraphyllicin), Neoajmalin
III Tetrahydroalstonin-Typ, Schwach basische, tertiäre Indol-Alkaloide		Ajmalicin, Reserpinin, Isoreserpinin, Reserpilin, Isoreserpilin, Aricin
IV Yohimbin-Typ		Yohimbin, Rauhimbin (Corynanthin), Isorauhimbin (3-Epi-α-yohimbin), α-Yohimbin (Rauwolscin)
V Reserpin-Typ		Reserpinsäuremethylester, Reserpin, Iso-Reserpin, Raujemidin, Pseudoreserpin, Raugustin, Rescinnamin, Renoxydin, Reserpin-Derivate

3*

Typ	Formel	Einzelalkaloide
VI Deserpidin-Typ		Deserpidin (Canoscin, Recanescin, Raunarium), Raunescin, Isoraunescin
VII Sarpagin-Typ		Sarpagin (Raupin)

R und R' s. S. 44, 50

Typ I: Anhydroniumbasen.

Dies sind stark basische Alkaloide von tiefgelber Farbe. Sie bilden charakteristische, schwerlösl. Nitrate und Perchlorate. Der Begriff „Anhydroniumbasen" besagt, daß es sich um „wasserärmere" Formen als normale, quartäre Verbindungen handelt. Zu dieser Gruppe gehören Serpentin (Alstonin) und das Serpentinin.

Serpentin.

$C_{21}H_{20}N_2O_3$ M.G. 348,39

Eigenschaften. Gelbe Kristallplättchen oder gelbe Nadelbüschel. Fp. = 158°. Leicht lösl. in M., lösl. in A. und Chlf. $[\alpha]_D^{40} = +188°$ (Wasser); $[\alpha]_D^{25} = 267°$ (wasserfreies A.).

Hydrochlorid: B · HCl · 2 H$_2$O. Fp. = 246—248°. Schwach gelb gefärbte Kristalle, lösl. in W. $[\alpha]_D^{23} = +178°$.

Nitrat: B · HNO$_3$ · 2 H$_2$O. Fp. = 170—172°. Schwach gelbe Kristalle, wenig lösl. in W.

Pikrat: B · C$_6$H$_3$O$_7$N$_3$. Fp. = 261—262°. Rötliche Kristalle.

Anwendung. Die Substanz ist pharmakologisch eingehend untersucht worden. Sie zeigt hypotensive, aber keine sedative und keine adrenolytische oder ganglienblockierende Wrkg. Sie wird in Kombinationen therapeutisch als Hypotensivum verwendet. In reiner Form findet die Substanz keine Anw.

Alstonin. Chlorogenin.

$C_{21}H_{20}N_2O_3$ M.G. 348,39

Alstonin ist ein Stereoisomeres des Serpentins.

Eigenschaften. Gelbe Nadeln, die sich in org. Lsgm. leicht zersetzen. Fp. = > 300°.

Hydrochlorid: B · HCl; Fp. = 278—286°. Farblose Nadeln, $[\alpha]_D^{25}$ = +137° (Wasser); leicht lösl. in W.

Perchlorat: B · HClO$_4$; Fp. = 232—248°. Gelbe Krist., $[\alpha]_D^{20}$ = +152°.
Nitrat: B · HNO$_3$ · $^1/_2$H$_2$O. Fp. = 152—154°. $[\alpha]_D^{21}$ = +164°.
Sulfat: B · H$_2$SO$_4$; Fp. = 246—248°. $[\alpha]_D^{20}$ = +113°.

Serpentinin.

C$_{37}$H$_{38}$N$_4$O$_6$ M.G. 634,74

Eigenschaften. Fp. = 263—265°; Fp. des HCl-Salzes: 260—262°; Fp. des Pikrates: 225—227°.

Anwendung. Die Substanz wirkt ebenfalls blutdrucksenkend ohne adrenolytischen oder ganglienblockierenden Effekt.

Typ II: Indolin-Alkaloide.

Farblose, mittelstark basische, tertiäre Alkaloide. Zu diesem Typ zählen: Ajmalin (Rauwolfin), Isoajmalin (Isorauwolfin), Serpinin (Tetraphyllicin) und Neoajmalin.

Ajmalin.

Bemerkung. Die Substanz wurde benannt nach AJMAL KHAN, Gründer eines Forschungsinstituts in Delhi.

C$_{20}$H$_{26}$N$_2$O$_2$ M.G. 326,42

3-Aethyl-4.13-dihydroxy-12-methyl-1.2.3.4.6.7.12a.-12b.-oktahydro-12H-7a.2.6.-äthanylylidenindolo-[2.3.-α]chinolizin.

Eigenschaften. Tetragonale Prismen. Fp. der wasserhaltigen Base (B · 2H$_2$O) = 158—160°, Fp. der wasserfreien Substanz = 200—202°. Leicht lösl. in Chlf., lösl. in M., A. und Ae. $[\alpha]_D^{20}$ = +144°.

Hydrochlorid: B · HCl · 2H$_2$O, Fp. = 133—134°. $[\alpha]_D^{10}$ = +84°.
Pikrat: B · C$_6$H$_3$O$_7$N$_3$, Fp. = 223°.
Die Substanz gibt mit Salpetersäure eine typische, intensive rote Farbrk. und reduziert Tollens-Reagens.

Anwendung. Die Substanz zeigt im Vgl. zu Rauwolfia-Alkaloidgemischen nur einen schwach hypotensiven Effekt. Sie wirkt nur schwach adrenolytisch. Ihre Haupteigenschaft besteht in einer chinidinartigen Wrkg. Sie führt zu einer Verzögerung der intraventrikulären Erregungsausbreitung, zu einer Überleitungsverlangsamung und zu Herzfrequenzabnahme.
Die elektrische Erregbarkeit des Herzens wird vermindert. Sie soll eine spezifische Wrkg. auf ventrikuläre und Vorhofextrasystolen sowie tachycarde Arrhythmien zeigen. Therapeutisch wird sie als Antihypertonicum und besonders bei Arrhythmien verwendet.

Handelsformen. Arytmal (Giulini); Cardiorythmine (Servier); Gilurytmal (Giulini); Tachmalin (DDR).

Iso-Ajmalin. Iso-Rauwolfin.

Die Substanz ist ein Stereosiomeres des Ajmalins.

Eigenschaften. Fp. = 264—266°. $[\alpha]_D^{35}$ = +72,8°. Salz mit H_2PtCl_6: Fp. = 227—228; unter Zers.

Anwendung. Die Substanz wirkt im Tierversuch blutdrucksenkend.

Serpinin. Tetraphyllicin.

$C_{20}H_{24}N_2O$ M.G. 308,42

Die Substanz wurde aus Rauwolfia serpentina isoliert und nach verschiedenen Struktur-ermittlungen als Dehydrodesoxyajmalin bezeichnet. Fp. = 320—322°.

Neo-Ajmalin.

Die Substanz wurde von S. SIDDIQUI 1939 beschrieben. Ihre Existenz ist allerdings heute fraglich.

Typ III: Schwach basische tertiäre Indolalkaloide.

Die Rauwolfia-Alkaloide vom Typ des Tetrahydroalstonin sind in folgender Tabelle aufgeführt.

Rauwolfia-Alkaloide vom Typ des Tetrahydroalstonin

Substituenten		Name	Synonyma
R	R'		
H	H	Ajmalicin	δ-Yohimbin, Raubasin, Alkaloid F, Alkaloid II, Tetrahydroserpentin
H	—OCH₃	Reserpinin, Isoreserpinin	Raubasinin, Alkaloid C, Alkaloid A, Alkaloid I
—OCH₃	—OCH₃	Reserpilin, Isoreserpilin	
—OCH₃	H	Aricin	

Ajmalicin. δ-Yohimbin. Raubasin. Alkaloid F. Alkaloid II. Tetrahydroserpentin.

Ajmalicin wurde von S. SIDDIQUI und R. H. SIDDIQUI aus Rauwolfia serpentina isoliert. Es ist mit Py-tetrahydroserpentin identisch, das durch Hydrierung von Serpentin mit Platin-oxid in stark alkalischer Lsg. erhalten werden oder durch Hydrierung von Serpentin mit Raney-Nickel in M. hergestellt werden kann. POPELAK und Mitarbeiter isolierten aus Rauwolfia serpentina Alkaloid II, welches später Raubasin genannt wurde. Kurze Zeit später konnten die gleichen Autoren zeigen, daß Alkaloid II bzw. Raubasin ebenfalls mit Py-tetra-hydroserpentin identisch sind. Auch das von HOFMANN ebenfalls aus Rauwolfia serpentina isolierte δ-Yohimbin und das von N. NEUSS und Mitarbeitern isolierte Alkaloid F sind mit Py-tetrahydroserpentin identisch.

$C_{21}H_{24}N_2O_3$ M.G. 352,43

Methyl-19ξ-methyl-16.17-dehydro-18-oxa-3β.15α.20β-yohimban-carboxylat-(16).

Eigenschaften. Prismatische Kristalle. Fp. = 257°. $[\alpha]_D^{20}$ = −60° (Chlf.), −45° (Pyridin), −35° (M.)

Hydrochlorid: B · HCl; Fp. = 280−290°. Kristallblättchen. $[\alpha]_D^{20}$ = −19° (M.); wenig lösl. in W.

Hydrobromid: B · HBr. Fp. = 295−296°; rhombische Kristallplättchen.

Hydrojodid: B · HJ. Fp. = 291−293°. Kristallprismen.

Anwendung. Die Substanz wirkt an Ratten mit experimentellem renalem Hochdruck hypotensiv. Sie zeigt eine ziemlich lange adrenolytische (α-sympatholytische) Wrkg. ähnlich dem Yohimbin. Sie wird therapeutisch in Kombinationen verwendet als α-Sympatholyticum zur Behandlung von arteriellen Durchblutungsstörungen.

Handelsformen. Hydrosarpan (Servier); Ranitol; Rauvasan; Tensyl; Vincain; Vincein.

Literatur. Prod. Pharm. *13*, 170 (1958).

Reserpinin. Alkaloid I. Raubasinin. Alkaloid C. Alkaloid A.

$C_{22}H_{26}O_4N_2$ M.G. 382,44

Eigenschaften. Farblose Kristalle. Fp. = 238−239°. $[\alpha]_D$ = −95° (Pyridin). Die Substanz kann chr. vom Reserpin abgetrennt werden.

Hydrochlorid: Fp. = 244−264°.

Anwendung. Die sympatholytische Wrkg. steigt vom Ajmalicin durch Einführung einer Methoxylgruppe in 10- oder 11-Stellung oder sogar in beiden Stellungen über Reserpinin Aricin bis zum Reserpilin.

Iso-Reserpinin.

Eigenschaften: Fp. = 225−226°; $[\alpha]_D^{20}$ = −5° (Pyridin).

Reserpilin. Reserpiline.

$C_{23}H_{28}N_2O_5$ M.G. 412,47

Methyl-10.11-dimethoxy-19ξ-methyl-16.17-dehydro-18-oxa-3β.15α.20β-yohimban-carb-oxylat-(16).

Eigenschaften. Amorphes Pulver. $[\alpha]_D^{20} = -38°$ (c = 1 in A.); $[\alpha]_D^{20} = -14°$ (c = 1,5 in Pyridin); $[\alpha]_D^{20} = -12°$ (c = 1,7 in Chlf.). Absorptionsmaxima in A.: 229 und 300—304 nm (log ε 4,57; 4,03). Leicht lösl. in A., Aceton, Chlf. und Bzl.

Phosphat: $B_3 \cdot H_3PO_4$: Fp. = 200° unter Zers. Sechseckige Kristallplättchen, leicht lösl. in W., $[\alpha]_D^{20} = -52°$ (W.).

Saures Oxalat: $B \cdot C_2H_2O_4$: Fp. = 244—245° unter Zers. Kristallnadeln, wenig lösl. in A. u. M. $[\alpha]_D^{20} = -34°$ (in 50%igem A.).

Hydrochlorid: Fp. = 205—207°.

Anwendung. Als Antihypertonicum.

Handelsform. Redouline (Roter).

Iso-Reserpilin.

Eigenschaften. Fp. = 211—212°; $[\alpha]_D^{20} = -82°$ (Pyridin).

Aricin.

$C_{22}H_{26}O_4N_2$ M.G. 382,44

Eigenschaften. Fp. = 190° unter Zers. $[\alpha]_D^{20} = -63°$ (Pyridin). Das Alkaloid ist mit aus peruanischer Chinarinde isoliertem Aricin identisch.

Typ IV: Rauwolfia-Alkaloide vom Yohimbintyp.

Dazu gehören Yohimbin, Rauhimbin (Corynanthin), Iso-Rauhimbin (3-Epi-α-yohimbin) und α-Yohimbin (Rauwolscin).

Yohimbinum. Yohimbin. Yohimbine. Quebrachin. Corynine. Johimbina. Johimbin. Methylyohimboat. Aphrodine.

$C_{21}H_{26}N_2O_3$ M.G. 354,43
(+)-2α-Hydroxy-yohimban-1α-carbonsäuremethylester.

Vorkommen. Die Substanz ist das Hauptalkaloid der Rinde von Pausinystalia Yohimbe (Rubiaceae).

Eigenschaften. Farblose oder weiße, seidenglänzende Kristallnadeln, leicht lösl. in A., M., Amylalkohol, Essigäther, Chlf., schwer lösl. in Ae., fast unlösl. in W.; Fp. = 235 bis 237°. $[\alpha]_D^{20} = +55°$ (A.), +11° (Chlf.), +108° (Pyridin). Das freie Yohimbin wird durch Einwrkg. von Luft und Licht bald gelblich. Die Salze sind haltbar, bes. das Hydrochlorid (s. unten). Durch Erhitzen mit Laugen oder Säuren wird die Substanz in Yohimboasäure, $C_{19}H_{24}O_4N_2$ und M. zerlegt.

Erkennung. 1. Die Substanz löst sich in konz. Schwefelsäure ohne Fbg. Nach Zusatz von kleinen Kaliumdichromat-Kristallen oder von Kaliumnitrat entstehen beim Verrühren mit einem Glasstab blaue Streifen in der Fl., die allmählich schmutziggrün werden. Zuletzt wird die ganze Fl. gelblich. — 2. Wird die Lsg. der Substanz in konz. Schwefelsäure mit Vanadinsäure-enthaltender Schwefelsäure (Mandelin's Rg.) versetzt, so färbt sich die Fl. tief indigoblau. — 3. Die Substanz löst sich in Millon's Rg. mit tiefbraunroter Fbg.

Aufbewahrung. Vorsichtig, vor Licht geschützt.

Anwendung. Zur Darst. des Hydrochlorids.

Yohimbinum hydrochloricum ÖAB 9, DAB 7 — DDR. Yohimbinhydrochlorid. Yohimbini hydrochloridum. Yohimbinchlorhydrat. Salzsaures Yohimbin. Yohydrol.

$C_{21}H_{26}N_2O_3 \cdot HCl$ M.G. 390,9

Darstellung. Die gemahlene Yohimberinde wird mit 7%iger Natriumcarbonat-Lsg. angefeuchtet und mit Bzl. oder Ae. extrahiert. Der Extrakt wird mit Oxalsäure-Lsg. versetzt und das org. Lsgm. abdest. Die zurückbleibende oxalsaure, dunkelgelbe, wss. Lsg. enthält die Gesamtalkaloide. Sie wird filtriert und mit Zinkstaub behandelt, wobei die gelbe Farbe verschwindet. Nach Filtration und Alkalizugabe wird erneut in Ae. aufgenommen und aus der ätherischen Lsg. werden die Hydrochloride mit alkoholischer Salzsäure ausgefällt. Die nach dem Abheben des Ae. zurückbleibende harzige Masse wird mit Aceton oder mit Methyläthylketon versetzt und gut verrieben. Es lösen sich die Nebenalkaloide während das reine Yohimbinhydrochlorid als weißes Pulver zurückbleibt (DAB 7 — DDR, Kommentar).

Gehalt. 99,0 bis 101,0%, berechnet auf die bei 105° getrocknete Substanz (DAB 7 — DDR); 99,0 bis 100,4% (ÖAB 9).

Eigenschaften. Weißes oder nahezu weißes, krist. Pulver von nicht wahrnehmbarem Geruch und schwach bitterem Geschmack. Schwer lösl. in W., mäßig lösl. in W. von 100°, schwer lösl. in A., praktisch unlösl. in Ae. und Chlf.

Erkennung. 1. Optische Drehung: $[\alpha]_D^{20} = +98,0$ bis $+100,0°$. Zur Bestimmung werden die Prüf-Lsg. und ein Beobachtungsrohr von 20 cm Länge verwendet (DAB 7 — DDR). — Prüf-Lsg. nach DAB 7 — DDR: 0,5000 g Substanz werden in kohlendioxidfreiem W. zu 50,00 ml gelöst. — $[\alpha]_D^{20} = +99$ bis $+105°$ (c = 1 in W.) (ÖAB 9). — 2. Eutektische Temp. der Mischung mit Dicyandiamid: 189 bis 197° u. Zers. (DAB 7 — DDR, ähnlich ÖAB 9); eutektische Temp. der Mischung mit Salophen: 187° (ÖAB 9). Schmelzintervall (unter dem Mikroskop): 265 bis 280° (u. Zers.) (ÖAB 9). — 3. 5,0 ml Prüf-Lsg. geben nach Zusatz von 5 Tr. 5 n-Salpetersäure und 1,0 ml 0,1 n Silbernitrat-Lsg. einen weißen Nd. (DAB 7 — DDR, ähnlich ÖAB 9). — 4. Versetzt man eine Lsg. von etwa 2 mg Substanz in 1 ml W. mit 5 Tr. Jod-Lsg., so scheidet sich ein Perjodid als dunkelbrauner, krist. Nd. aus (ÖAB 9). — 5. Versetzt man eine unter Erwärmen bereitete Lsg. von etwa 1 mg Substanz in 5 Tr. konz. Essigsäure nach dem Abkühlen mit etwa 1 mg Kaliumdichromat und fügt hierauf 2 ml konz. Schwefelsäure hinzu, so färbt sich die Lsg. tiefviolett. Die Fbg. geht nach einiger Zeit in schmutzigbraun bis olivgrün über (ÖAB 9). — 6. Versetzt man etwa 1 mg Substanz mit 1 ml konz. Schwefelsäure, so entsteht eine farblose Lsg. Fügt man 3 Tr. Eisen-Phosphorsäure hinzu, so färbt sich die Lsg. tiefblau. Versetzt man die Lsg. hierauf mit 10 Tr. Salpeter-Schwefelsäure, so geht die Fbg. allmählich in Olivgrün und schließlich in Gelb über (ÖAB 9). — 7. Beim Tüpfeln der Substanz mit Ammoniummolybdat-Lsg. erhält man eine Blau-Fbg., die langsam nach Grün umschlägt (Empfindlichkeit: 0,025 µg). — 8. Beim Tüpfeln der Substanz mit Ammoniumvanadat-Lsg. erhält man eine Blau-Fbg., die nach Schwachgrün umschlägt (Empfindlichkeit: 0,1 µg). — 9. Versetzt man auf einem Objektträger 1 Tr. Substanz-Lsg. mit 1 Tr. Kaliumcyanid-Lsg., so erhält man Kristall-Rosetten (Empfindlichkeit: 1:1500). — 10. Versetzt man auf einem Objektträger 1 Tr. Substanz-Lsg. mit 1 Tr. Natriumcarbonat-Lsg., so erhält man Kristall-Rosetten (Empfindlichkeit: 1:1500).

Prüfung. 1. Unlösl. Verunreinigungen, Farbe der Lsg.: 5,0 ml Prüf-Lsg. müssen klar und dürfen nicht stärker gefärbt sein als 5,0 ml Farb-VL-Ge 1 (DAB 7 — DDR). — Die für die Bestimmung des optischen Drehungsvermögens bereitete Lsg. (1 + 99) muß klar und farblos oder fast farblos sein (ÖAB 9). — 2. Alkalisch oder sauer rg. Verunreinigungen: Je 10,0 ml Prüf-Lsg. müssen nach Zusatz von 2 Tr. Methylrot-Lsg. rot oder orange bzw. nach Zusatz von 2 Tr. Bromphenolblau-Lsg. blau oder blaugrün gefärbt sein (DAB 7 — DDR, ähnlich ÖAB 9). — 3. Sulfat: In der Lsg. (1 + 99) darf Sulfat nicht nachweisbar sein. Bei der Prüf. ist keine Salzsäure zuzusetzen (ÖAB 9). — 4. Sulfatasche: 1,000 g Substanz wird, wie unter Bestimmung der Sulfatasche angegeben, behandelt. Die Substanz darf höchstens 0,10% Rückstand hinterlassen (DAB 7 — DDR). — 5. Trocknungsverlust: 0,4000 g Substanz werden bei 105° 120 Min. getrocknet. Die Substanz darf höchstens 1,0% Masse verlieren (DAB 7 — DDR, ÖAB 9). — 6. Verbrennungsrückstand: Höchstens 0,2% (ÖAB 9).

UV-Absorptionsspektrum: Die Substanz, in 0,1 n Schwefelsäure vermessen, zeigt Maxima bei 220 nm ($E_{1cm}^{1\%} = 1064$), 272 nm ($E_{1cm}^{1\%} = 208$) etwa 278 nm ($E_{1cm}^{1\%} = 204$) und 287, 5 nm ($E_{1cm}^{1\%} = 153$).

IR-Absorptionsspektrum: Die Substanz, als KBr-Preßling vermessen, zeigt Hauptpeaks bei 1705, 741, 1160 und 1197 oder 1436.

Gehaltsbestimmung. 1. 0,3000 g Substanz werden in einem Erlenmeyerkolben mit aufgesetztem Silicagelrohr in der Mischung aus 40,0 ml wasserfreier Essigsäure und 10,0 ml Quecksilber(II)-acetat-Lsg. unter Erwärmen gelöst. Nach dem Abkühlen auf 20° und Zusatz von 3 Tr. Kristallviolett-Lsg. wird die Lsg. mit 0,1 n Perchlorsäure bis zum Farbumschlag nach Grün titriert (Feinbürette). 1 ml 0,1 n Perchlorsäure entspr. 39,09 mg $C_{21}H_{26}N_2O_3 \cdot HCl$. Der Gehalt wird auf die bei 105° getrocknete Substanz berechnet (DAB 7 — DDR). — 2. 0,1955 g getrocknete Substanz werden in einer Mischung von 1 ml W., 15 ml A. und 5 ml Chlf. unter Erwärmen gelöst. Nach dem Abkühlen fügt man 10 Tr. Phenolphthalein-Lsg. hinzu und titriert hierauf unter kräftigem Umschütteln mit 0,1 n Natriumhydroxid-Lsg. (Feinbürette). Für die angegebene Einwaage müssen 4,95 bis 5,02 ml 0,1 n Natriumhydroxid-Lsg. verbraucht werden, entspr. 99,0 bis 100,4% des theor. Wertes. 1 ml 0,1 n Natriumhydroxid-Lsg. entspr. 39,09 mg $C_{21}H_{26}O_3N_2 \cdot HCl$. 1 g Substanz entspr. 25,58 ml 0,1 n Natriumhydroxid-Lsg. (ÖAB 9).

Aufbewahrung. Vorsichtig, vor Licht geschützt, in gut schließenden Gefäßen (DAB 7 — DDR, ÖAB 9).

Dosierung. Einzelmaximaldosis oral: 0,03 g; s.c. 0,02 g. Tagesmaximaldosis oral: 0,1 g; s.c. 0,06 g (DAB 7 — DDR).
Gebräuchliche Einzeldosis: 0,0025 bis 0,005 g; Einzelmaximaldosis: 0,02 g; Tagesmaximaldosis: 0,06 g (ÖAB 9).

Wirkung und Anwendung. Wirkung und Anwendung der Substanz basieren auf den α-sympathicolytischen Eigenschaften. Bevorzugt tritt eine Lähmung des Nervus splanchnicus und der Nervi hypogastrici ein. Neben einer dadurch bedingten Erweiterung der Gefäße im kleinen Becken, des Darmes, der Nieren, der Haut und der Coronarien beruht die Wrkg. außerdem auf einer Erregung des im Lumbal- bzw. Sakralteil des Rückenmarkes gelegenen Reflex- bzw. Erektionszentrums. Die therapeutische Anwendung umfaßt dementspr. Potenzstörungen, Menstruationsbeschwerden, Hypertonie, Darmatonie, Raynaudsche Krankheit und Basedow-Exophthalmus (DAB 7 — DDR, Kommentar).

Handelsformen. Aphrodine (C. Zimmermann und Co., London); Gynimbine; Menolysin (Kali-Chemie); Parkimbine; Yobinol; Yohydrol (Riedel); Yohimbin-Spiegel (Kali-Chemie).

Yohimbinium chloratum ad usum veterinarium Helv. VI. Yohimbiniumchlorid für tierarzneiliche Zwecke. Chlorure d'yohimbinium pour usage vétérinaire. Cloruto di yohimbinio per uso veterinario.

Gehalt. Mindestens 99,0%, bezogen auf die getrocknete Substanz (Helv. VI).

Eigenschaften. Weißes oder schwachgelbliches, krist., geruchloses Pulver. Lösl. in etwa 70 T. heißem W., 100 T. heißem A. (94%ig) und einer Mischung von 1 T. W. + 1 T. Aceton.

Erkennung. 1. Etwa 0,5 mg Substanz werden in 3 ml Schwefelsäure (95%ig) gelöst und mit 1 Kristall Chloralhydrat auf dem W.-Bad erwärmt. Nach kurzer Zeit entsteht eine rötliche, rasch blau werdende, beständige, auf Zusatz von W. jedoch verschwindende Fbg. (Helv. VI). — 2. 5 ml Stamm-Lsg. geben die Identitäts-Rk. auf Chlorid in Salzen von Stickstoffbasen (Helv. VI). — Stamm-Lsg.: Etwa 0,250 g Substanz, genau gewogen, werden in einem Meßkolben von 25 ml unter Erwärmen auf dem W.-Bad in 19 ml ausgekochtem W. gelöst. Diese Lsg., die klar sein muß und nicht stärker gefärbt sein darf als Farb-Vergl.-Lsg. G 6 dient nach dem Auffüllen mit ausgekochtem W. bis zur Marke und Bestimmung der optischen Drehung als Stamm-Lsg. — 3. Optische Drehung: $[\alpha]_D^{20} = +101,0$ bis $+105,0°$, bestimmt mit der Stamm-Lsg. in einem 2-dm-Rohr.

Prüfung. 1. Unzulässige Alkali- oder Säuremengen: 2 ml Stamm-Lsg. + 1 Tr. Methylrot-Lsg. müssen rot bis orange und 2 ml Stamm-Lsg. + 1 Tr. Bromphenolblau-Lsg. müssen blau bis grünblau gefärbt sein (Helv. VI). — 2. Sulfat: 10 ml Stamm-Lsg. müssen den Anforderungen der Grenz-Rk. auf Sulfat (s. I, 262) genügen (Helv. VI). — 3. Trocknungsverlust: Höchstens 0,5%, bestimmt mit 0,2 g Substanz im Trockenschrank bei 105° (Helv. VI). — 4. Verbrennungsrückstand: Höchstens 0,3% (Helv. VI).

Gehaltsbestimmung. Etwa 0,3 g Substanz, genau gewogen, werden unter leichtem Erwärmen in 100 ml Essigsäure (100%ig) soweit als möglich gelöst. Nach Zugabe von 3 ml Essigsäureanhydrid und 5 ml Quecksilber(II)-acetat-Lsg. wird unter Zusatz von 3 Tr. Kristallviolett-Lsg. mit 0,1 n Perchlorsäure langsam bis zum Farbumschlag von Violett nach Reinblau titriert. 1 ml 0,1 n $HClO_4$ entspr. 39,09 mg $C_{21}H_{27}O_3N_2Cl$ (Helv. VI).

Aufbewahrung. In gut verschlossenen Behältern unter Lichtschutz.

Antimikrobielle Behandlung von Lsg.: Im Autoklaven bei 120°.

Unverträglichkeiten: Alkalisch rg. Stoffe, Bromide, Jodide, Jod (Fllg.).

Offizinelles Präparat: Compressi yohimbinii chlorati 100 mg ad usum veterinarium (Helv. VI).

Corynanthin. Rauhimbin.

$C_{21}H_{26}N_2O_3$ M.G. 354,43

Eigenschaften. Prismatische Kristalle, leicht lösl. in A., lösl. in Chlf., Bzl. und Essigester, unlösl. in W. und PAe. $[\alpha]_D^{19} = -85°$ (Pyridin), $-124°$ (A.). Fp. $= 225-226°$. Die Substanz zeigt im UV Maxima bei 226 nm (log $\varepsilon = 4,56$), 283 nm (log $\varepsilon = 3,87$) und 290 nm (log $\varepsilon = 3,79$).

Hydrochlorid: B·HCl; Fp. $= 285°$. $[\alpha]_D = -64°$ (W.).

Diacetyl-corynanthin. Diacetyl-rauhimbin.

$C_{25}H_{30}N_2O_5$ M.G. 438,53
2-Acetoxy-13-acetylyohimban-1-carbonsäuremethylester.

Anwendung. Gegen neurovegetative Störungen.

Handelsform. Dicorantyl (Roussel).

Iso-Rauhimbin

$C_{21}H_{26}O_3N_2$ M.G. 354,43

Eigenschaften. Fp. $= 225-227°$. $[\alpha]_D = -104°$ (Pyridin), $[\alpha]_{5461}^{20} = -129°$. Zur Reindarst. eignet sich das di(-p-toluyl)-L-weinsaure Salz; in reiner Form ist die Substanz aus den meisten gebräuchlichen Lsgm. zu krist. Das UV-Spektrum ist identisch mit dem des Rauhimbins. Die Substanz zeigt keine blutdrucksenkende Wrkg. und auch sonst allgemein keine biologische Aktivität.

α-Yohimbin. Rauwolscin. Corynanthidin. Isoyohimbin. Mesoyohimbin.

$C_{21}H_{26}N_2O_3$ M.G. 354,43
Methyl-17α-hydroxy-3α.15α.20α-yohimban-carboxylat-(16β).

Vorkommen. Die Substanz ist das Hauptalkaloid der Blätter von Rauwolfia canescens.

Eigenschaften. Fp. = 239—241°. $[\alpha]_D^{20}$ = —15°. Charakteristisch ist die Schwerlöslichkeit des Oxalates.

Handelsform. Rauwolscine (Penick).

Anwendung. Yohimbin, Rauhimbin und α-Yohimbin zeigen adrenolytische und hypotensive Wrkg. Yohimbin und α-Yohimbin sind außerdem in der Lage, die von Reserpin hervorgerufene Emesis zu blockieren.

Typ V: **Reserpin-Typ.**

Die Rauwolfia-Alkaloide vom Reserpin-Typ sind in der folgenden Tabelle zusammengestellt.

Rauwolfia-Alkaloide vom Reserpin-Typ

| Name | Substituenten | |
	R	R′
Reserpsäuremethylester	CH₃	H
Reserpin Isoreserpin Raujemidin	CH₃ CH₃ CH₃	
Pseudoreserpin	H	
Raugustin		H
Rescinnamin	CH₃	

Renoxydin = Reserpin-N-Oxid

Der *Reserpsäuremethylester* $C_{23}H_{30}N_2O_5$, Fp. = 244—245°, wurde von A. HOFMANN aus Rauwolfia serpentina isoliert.

Das *Reserpin* ist das in der Therapie am meisten verwendete Rauwolfia-Alkaloid. Es besitzt die wesentlichen therapeutischen Eigenschaften des Rauwolfiatotalextrakts, s. S. 25 u. II, 371. Auch das *Rescinnamin* konnte aus Rauwolfia serpentina isoliert werden. Es ist mit dem von E. HAACK und Mitarbeitern aufgefundenen Reserpinin identisch. Rescinnamin ist bisher noch in 19 anderen Rauwolfiaarten festgestellt worden. S. II, 375.

Iso-Reserpin und *Raugustin* konnten aus Rauwolfia ligustrina isoliert werden. *Raujemidin*, ein Isomeres des Reserpins, und *Pseudo-Reserpin* wurden in Rauwolfia canescens aufgefunden. Pseudo-Reserpin zeigt schwache reserpinähnliche Wrkg. *Renoxydin* $C_{33}H_{40}N_2O_{10}$, Fp. = 238—241° (Zers.), wurde aus Rauwolfia serpentina, aus Rauwolfia canescens und auch aus Rauwolfia vomitoria isoliert. Es zeigt sedative und hypotensive Eigenschaften.

Reserpinum 2. AB — DDR, Helv. VI, Ned. 6, P. I. Ed. II, Eu. P. III, Jap. 71. Reserpine USP XIX, BP 73, BPC 73.

Bemerkung. S. II, 371. Durch das Inkrafttreten einiger neuer Pharmakopöen sind verschiedene neue Untersuchungsverfahren notwendig geworden.

Gehalt. 98,5 bis 101,0%, ber. auf die bei 105° getrocknete Substanz (2. AB — DDR, Ned. 6); 99,0 bis 101,0%, bezogen auf die getrocknete Substanz (Helv. VI); mindestens 97,0 und höchstens 101,0%, ber. auf die getrocknete Substanz (USP XIX); mindestens 96,0%, bezogen auf die getrocknete Substanz (Jap. 71); mindestens 99,0 und höchstens das Äquivalent von 101,0% Gesamtalkaloide und mindestens 98,0 und höchstens das Äquivalent von 102,0% Reserpin, bezogen auf die getrocknete Substanz (Eu. P. III, USP XIX).

Erkennung. 1. Optische Drehung: $[\alpha]_D^{20} = -113$ bis $-127°$; zur Bestimmung werden die Prüf-Lsg. und ein Beobachtungsrohr von 20 cm Länge verwendet (2. AB — DDR). — Prüf-Lsg. nach 2. AB — DDR: 0,2500 g Substanz werden in Chlf. zu 25,00 ml gelöst. Die Prüf-Lsg. ist unverzüglich für die Prüf. der optischen Drehung zu verwenden. — 2. Die Prüfung wird d.chr. durchgeführt und ist unter weitgehendem Ausschluß von Tageslicht durchzuführen.
Absorptionsschicht: Kieselgel G.
Aufzutragende Lsg.: 0,0100 g Substanz wird in 10,0 ml Chlf. gelöst. 5,0 µl der Lsg. werden als Startfleck a aufgetragen. Aufzutragende Lsg. der Testsubstanz: 0,0100 g Reserpin-Vgl.-Substanz wird in 10,0 ml Chlf. gelöst. 1,00 ml der Lsg. wird mit Chlf. zu 100,0 ml aufgefüllt. 5,0 µl dieser Lsg. werden als Startfleck b aufgetragen.
Laufmittel I: n-Hexan-Methyläthylketon-Methanol (33 + 33 + 33)
Laufmittel II: n-Hexan-Methyläthylketon-Methanol (58 + 34 + 8)
Kammersättigung: jeweils 16 Std.
Laufstrecke: 4 cm (Laufmittel I), 15 cm (Laufmittel II)
Trocknung: Die Dünnschichtplatte wird nach dem ersten Chromatographieren an der Luft aufbewahrt, bis Laufmittel I verdunstet ist und nach dem zweiten Chromatographieren bei 80°. 30 Min. getrocknet.
Detektion: Die Dünnschichtplatte wird im ultravioletten Licht betrachtet.
Auswertung: Der R_f-Wert des kräftig gelbgrün fluoreszierenden Testsubstanzfleckes muß im Bereich von 0,40—0,60 liegen. Das Chromatogramm zeigt über dem Startpunkt a einen kräftig gelbgrün fluoreszierenden Fleck mit dem R_f-Wert des Fleckes der Testsubstanz. Das Chromatogramm ist für die Prüf. auf andere Rauwolfiaalkaloide aufzubewahren. (2. AB — DDR). — 3. 20 mg Substanz werden in 10 ml Chlf. gelöst. 1 ml dieser Lsg. wird mit A. auf 100 ml verd. Diese Lsg. wird sofort im UV-Licht vermessen zwischen 230 und 350 nm in einer 1-cm-Küvette. Die Lsg. zeigt ein Maximum bei 268 nm mit einer Extinktion von etwa 0,55. Im Bereich von 288 bis 295 nm beträgt die Extinktion der Lsg. etwa 0,34 (Eu. P. III). — Die Lichtabsorption im Bereich von 230 bis 250 nm, gemessen an einer 0,002%igen Lsg. der Substanz in 95%igem A. in einer 2-cm-Küvette zeigt ein Maximum bei 268 nm; die Extinktion im Bereich von 288—295 nm beträgt etwa 1,1. Im Bereich von 288—295 nm beträgt die Extinktion der Lsg. etwa 0,68 (BP 73).

Prüfung. 1. Andere Rauwolfiaalkaloide: Das Chromatogramm, das für die Erkennung angefertigt wurde, darf über den Startpunkt a außer dem genannten, kräftig gelbgrün fluoreszierenden Fleck höchstens 4 gelbgrün fluoreszierende Flecken mit R_x-Werten im Bereich von 0,15—1,20 zeigen (2. AB — DDR). — D.Chr. nach Helv. VI: Diese Prüf. ist ebenfalls unter Vermeidung von Lichtzutritt bei den Manipulationen durchzuführen. Auf einer Kieselgel-G-Schicht werden auf 2 Startpunkten a und b aufgetragen:
a: 5 µl einer frisch bereiteten 0,1 Gew./Vol.%-Lsg. in Chlf.
b: 5 µl einer frisch bereiteten 0,1 Gew./Vol.%-Lsg. von Reserpin-Standard Helv. VI als Bezugssubstanz in Chlf.

Die Frontlinie wird 100 mm von der Startlinie entfernt durchgezogen. Als Laufmittel dient eine Mischung von 58 Vol.-T. Heptan + 33,5 Vol.-T. Methyläthylketon + 8,5 Vol.-T. M. Die Chromatogramme werden höchstens 1 Min. bei 100° getrocknet.

Chromatogramm a: Es erscheinen höchstens 4 im UV 365 gelbgrün fluoreszierende Flecke: Bei R_f ca. 0,17 (Dehydroreserpin), R_f ca. 0,5 (Reserpin) und R_f ca. 0,67 (ein schwach fluoreszierendes, durch Lichteinwrkg. gebildetes Zersetzungsprodukt), alle entsprechend den Flecken auf Chromatogramm b. Bei R_f ca. 0,37 kann ein Fleck (Pseudoreserpin) auftreten, der aber nicht größer sein darf als der entsprechende Fleck auf Chromatogramm b. (Helv. VI). — 2. Sulfatasche: Höchstens 0,10% (2. AB — DDR, Eu. P. III, PI. Ed. II, USP XIX, BP 73). — 3. Trocknungsverlust: Höchstens 1,0%, wenn die Substanz 120 Min. bei 105° getrocknet wird (2. AB — DDR, Helv. VI, PI. Ed. II, BP 73); höchstens 0,5%, wenn 0,50 g Substanz 3 Std. bei 60° und einem Druck, der 5 Torr nicht übersteigt, getrocknet werden (Eu. P. III, USP XIX). — 4. Optische Drehung: 0,25 g Substanz werden in Chlf. gelöst und auf 25,0 ml aufgefüllt. Die optische Drehung wird sofort gemessen. Sie soll zwischen —113 und —127° liegen, ber. auf die getrocknete Substanz (Eu. P. III); —113° bis —123°, gemessen an einer 1,0%igen Lsg. der Substanz in Chlf. (PI. Ed. II, BP 73).

Reserpinsäure. Reserpic acid. Reserpinolic acid. Reserpinolsäure.

$C_{22}H_{28}N_2O_5$ M.G. 400,46

Darstellung. Durch kontrollierte alkalische Hydrolyse von Reserpin.

Eigenschaften. Kristalle aus M., Fp. = 241—243°.
Hydrochlorid, $C_{22}H_{28}N_2O_5 \cdot HCl \cdot {}^1/_2 H_2O$: Kristalle, Fp. = 257—259°; $[\alpha]_D^{23} = -81°$.
Methylester, $C_{23}H_{30}N_2O_5$: Nadeln aus M., Fp. = 235 bis 240°; $[\alpha]_D^{25} = -106°$;
Hydrochlorid, Fp. ~ 228°.

Rescinnamine NF XIII. Rescinnaminum. Rescinnamin. Reshinnamin.

$C_{35}H_{42}N_2O_9$ M.G. 634,73

18-O-(3,4,5-Trimethoxy-cinnamoyl)-methylreserpsäure.

Bemerkung. S. II, 375.

Gehalt. Mindestens 95,0% und höchstens 101,0% $C_{35}H_{42}N_2O_9$, ber. auf die bei 60° 3 Std. lang getrocknete Substanz (NF XIII).

Eigenschaften. Weißes oder schwach cremefarbenes, geruchloses, krist. Pulver, das sich am Licht langsam dunkel färbt. Befindet sich die Substanz in Lsg., so tritt die Dunkelfbg. schneller ein. Fp = 238—239°.

Erkennung. 1. Zu etwa 2 ml Eisessig gibt man 4 Tr. der Lsg. II, die man für die Gehaltsbestimmung hergestellt hat, mischt gut und setzt 4 ml einer Lsg. von Vanillin in Salzsäure (1 in 50) zu. Innerhalb von wenigen Min. entwickelt sich eine rosa Fbg.; diese Rosafbg. kann

u. U. erst nach 10—20 Sek. langem Erwärmen auftreten (NF XIII). — 2. Wird die Lsg. der Substanz mit Formaldehyd-Schwefelsäure getüpfelt, so erhält man eine Graugrünfbg. (Empfindlichkeit: 0,1 µg). — 3. Beim Tüpfeln der Substanz mit Ammoniummolybdat-Lsg. erhält man eine Grünlich-Blaufbg. (Empfindlichkeit: 0,1 µg). — 4. Beim Tüpfeln der Substanz mit Ammoniumvanadat-Lsg. erhält man eine Braunfbg. (Empfindlichkeit: 0,5 µg). — 5. Bei der Rk. nach Vitali erhält man eine Rotbraunfbg., die über Gelbbraun nach Braun umschlägt (Empfindlichkeit: 0,25 µg). — 6. Wird die Lsg. der Substanz auf einem Objektträger mit 1 Tr. Natriumcarbonat-Lsg. versetzt, so entwickeln sich große Rosetten oder unregelmäßig geformte Kristalle (Empfindlichkeit: 1 in 200).

IR-Spektrum. Das IR-Spektrum der Substanz, die 3 Std. bei 60° getrocknet wurde, als Kaliumbromid-Preßling vermessen, darf nur Maxima bei den gleichen Wellenlängen zeigen, wie die in gleicher Weise vermessene NF-Standardsubstanz (NF XIII).

UV-Spektrum. 5,0 ml der Lsg. I, die man für die Gehaltsbestimmung herstellt, werden in einem 50-ml-Meßkolben mit Chlf. bis zur Marke aufgefüllt und gemischt. 5,0 ml der Lsg. II, die man ebenfalls für die Gehaltsbestimmung herstellt, werden in einem zweiten 50-ml-Meßkolben mit Chlf. bis zur Marke aufgefüllt und gemischt. 10,0 ml jeder dieser Lsg. werden mit A. zu 25,0 ml verd. und gut gemischt; sodann werden die Absorptionen dieser Lsg. im Bereich von 230 nm bis 350 nm in einem geeigneten Spektrophotometer gemessen, wobei man eine Mischung aus Chlf. und A. (9:16) als Blindlsg. verwendet. Das Absorptionsspektrum der Prüfsubstanz darf dabei Maxima und Minima nur bei den gleichen Wellenlängen zeigen wie die NF-XIII-Standardsubstanz. Die relativen Absorptionen, ber. auf die getrocknete Substanz, im Maximum von etwa 305 nm dürfen nicht mehr als 3% Differenz zeigen (NF XIII).

Spezifische Drehung. Die spez. Drehung der Substanz, die 3 Std. bei 60° getrocknet wurde und in einer Lsg., die 100 mg Substanz in 10 ml Chlf. enthält, gemessen wird, soll —87° bis —97° betragen (NF XIII).

Prüfung. 1. Trocknungsverlust: Höchstens 0,5%, wenn die Substanz 3 Std. bei 60° getrocknet wird (NF XIII). — 2. Sulfatasche: Höchstens 0,1% (NF XIII).

Extraktion. Die Substanz läßt sich mit org. Lsgm. aus wss. alkalischer Lsg. ausschütteln.

Papierchromatographie. Bedingungen: S. Racemethorphanum S. 2. Sichtbarmachung: UV-Licht: blaue Fluoreszenz. Rf = 0,72.

Dünnschichtchromatographie. Bedingungen: S. Racemethorphanum S. 3. Sichtbarmachung: Kaliumpermanganat-Spray (s. Rafoxanid S. 6). Rf = 0,77.

Gehaltsbestimmung. Bemerkung: Die Verdünnungs- und Extraktionsarbeiten sollen schnell durchgeführt werden, ohne daß die Substanzlsg. dem direkten Sonnenlicht ausgesetzt wird.

Standardlsg.: 20,0 mg NF-XIII-Standardsubstanz, die 3 Std. bei 60° sorgfältig getrocknet wurden, werden in einem 50-ml-Meßkolben in 0,5 ml Chlf. gelöst. Die Lsg. wird mit A. bis zur Marke aufgefüllt und gut gemischt (Lsg. I). Die Lsg. wird vor direktem Licht geschützt. Kurz vor Ausführung der Gehaltsbestimmung werden 5,0 ml dieser Lsg. in einen zweiten 50-ml-Meßkolben gefüllt und mit Chlf. bis zum Vol. aufgefüllt.

Prüflösung: 20 mg Substanz, die sorgfältig 3 Std. bei 60° getrocknet wurden, werden genau gewogen, in einem 50-ml-Meßkolben in 0,5 ml Chlf. gelöst, mit A. bis zum Vol. aufgefüllt und gemischt (Lsg. II). Die Lsg. wird ebenfalls vor Licht geschützt aufbewahrt. 5,0 ml dieser Lsg. werden in einen 125-ml-Scheidetrichter pipettiert, mit 50 ml 0,5 n Schwefelsäure versetzt und mit 20 ml Chlf. 2 Min. lang geschüttelt. Die Chlf.-Schicht wird in einen zweiten 125-ml-Scheidetrichter überführt. Die saure Lsg. wird zurückgehalten, sodann werden 50 ml Natriumbicarbonat-Lsg. (1 in 100) in den zweiten Scheidetrichter gegeben und 2 Min. lang sorgfältig geschüttelt. Die Chlf.-Phase wird durch mit Chlf. gewaschene Watte filtriert, in einen 50-ml-Meßkolben, der 5,0 ml A. enthält. Dann werden die schwefelsaure Lsg. und das Natriumbicarbonatwaschw. mit 2 × 10 ml Chlf. extrahiert. Die zwei Extrakte werden in den Meßkolben filtriert, mit Chlf. bis zum Vol. aufgefüllt und gemischt.

Durchführung: Je zweimal 10,0 ml Standard-Lsg. und je zweimal 10,0 ml Prüf-Lsg. werden in jeweils einen 25-ml-Meßkolben gebracht. In jeden Kolben gibt man dann 10,0 ml verd. Salzsäure in A. (5 in 100). In einen der Kolben mit der Standard-Lsg. und in einen der Kolben mit der Prüf-Lsg. gibt man jeweils 1,0 ml einer Lsg. von Natriumnitrit in A. (1 in 500) und dann 10 Tr. Salzsäure. Die verbleibenden zwei Kolben, die jeweils als Blind-Lsg. für die entspr. Lsg. dienen, werden mit 1,0 ml A. und 10 Tr. Salzsäure versetzt. Der Inhalt eines jeden Kolbens wird gut gemischt und 30 Min. stehen gelassen. Dann gibt man in jeden Kolben 1,0 ml einer Lsg. von Ammoniumsulfamat (1 in 40), füllt jeden Kolben mit A. bis zum Vol. auf, mischt und läßt 10 Min. stehen. Sodann wird die Absorption einer jeden Lsg. in 1-cm-Küvetten bei einem Maximum von etwa 390 nm mit einem geeigneten Spektrophotometer gemessen gegen eine Mischung aus Chlf., A. und W. (9:15:1). Die Absorption der Standard-Lsg. wird mit S, die Absorption der Prüf-Lsg. mit A bezeichnet. Die Absorption

der Blind-Lsg. der Standard-Lsg. wird mit S_0 und die Absorption der Blind-Lsg. der Prüf-
Lsg. mit A_0 bezeichnet. Die Gehaltsberechnung erfolgt nach folgender Formel:

$$\text{mg } C_{35}H_{42}N_2O_9 = 20 \cdot \frac{A - A_0}{S - S_0} \quad \text{(NF XIII)}.$$

Aufbewahrung. In gut schließenden, vor Licht geschützten Gefäßen (NF XIII).

Dosierung. Als Anfangsdosis 500 mcg ein- bis zweimal tägl. zwei Wochen lang. Als Er-
haltungsdodis 250 mcg tägl. Gewöhnlicher Dosierungsbereich: 250 mcg bis 2 mg tägl.
(NF XIII).

Anwendung. Als Major-Tranquilizer (Neurolepticum), Antisympathicotonicum und Antihypertensivum.

Handelsformen. Anaprel (Selpharm; Servier); Moderil (Pfizer); Raupyrol (Schweizerhall);
Raurescin (Columbus); Rescaloid (Hässle); Rescamin; Rescidan; Rescin; Rescisan (Pharmacia); Resipal; Tenapin (Hiss).

Reserpin-Derivate

Die interessanten pharmakologischen Eigenschaften des Reserpins führten zu verschiede-
nen Variationen am Reserpinmolekül. Von den Reserpin-Derivaten sollen wegen ihrer therapeutischen Verwendung insbesondere das Syrosingopin, das Methoserpidinum und das Bietaserpin erwähnt werden.
Syrosingopin zeigt gute hypotensive Wrkg., wobei im Vgl. zu Reserpin der sedative
Effekt in den Hintergrund tritt. Die Blutdrucksenkung ist mit der von Reserpin vergleichbar.
Es erzeugt auch eine Bradykardie.
Das Methoserpidin ist ein Isomeres des Reserpins. Es zeigt gute hypotensive Eigenschaften,
senkt den arteriellen Blutdruck und verlangsamt den Herzschlag. Wie Reserpin wirkt es
sensibilisierend gegenüber Adrenalin.

Syrosingopinum NFN. Syrosingopine BAN. Syrosingopin.

$C_{35}H_{42}N_2O_{11}$ M.G. 666,7

18-O-[4-(Aethoxy-carbonyl-oxy)-3,5-dimethoxy-benzoyl]-reserpsäure-methylester.

Eigenschaften. Weißes, krist. lichtempfindliches Pulver. Fp. = 220—225°. Fast unlösl.
in W., wenig lösl. in Ae., lösl. in etwa 4 T. Chlf. und in verd. Essigsäure.

Erkennung. 1. Beim Tüpfeln der Substanz mit Formaldehyd/Schwefelsäure entsteht eine
schwache Braunfbg. (Empfindlichkeit: 1,0 μg). — 2. Beim Tüpfeln der Substanz mit Ammoniummolybdat-Lsg. entsteht eine Blaufbg., die nach Grün umschlägt (Empfindlichkeit:
1,0 μg). — 3. Beim Tüpfeln der Substanz mit Ammoniumvanadat-Lsg. entsteht eine grünliche Braunfbg. (Empfindlichkeit: 1,0 μg). — 4. Bei der Rk. nach VITALI erhält man eine
schwache Gelbfbg., die nach Braun umschlägt (Empfindlichkeit: 1,0 μg).

Extraktion. Die Substanz läßt sich aus wss. alkalischen Lsg. mit org. Lsgm. extrahieren.

UV-Absorptionsspektrum. Die Substanz, in M. vermessen, zeigt Maxima bei 258 nm und
298 nm.

Anwendung. Als Antihypertonikum, mit geringeren zentralen Nebenwirkungen als die
natürlichen Rauwolfia-Präparate.

Dosierung. Bis zu 6 mg tägl.

Handelsformen. Raunova (Zimbaletti, Italien); Singoserp (Ciba, Frankreich); Isotense
(Nicholas); Menatensina; Revelox (Hormonchemie); Siringina.

Bietaserpinum. Bietaserpin.

$C_{39}H_{53}N_3O_9$ M.G. 707,88

1-(2-Diaethylamino-aethyl)-reserpin.

Anwendung. Als Antihypertonicum.

Handelsform. Tensibar (Bitartrat).

Literatur. Thérapie *18*, 1429 (1963); Arzneimittelforschung *14*, 1040 (1964).

Methoserpidinum. Methoserpidin. Methoserpin.

$C_{33}H_{40}N_2O_9$ M. G. 608,70

10-Methoxy-11-desmethoxy-reserpin.

Anwendung. Als Antihypertonicum.

Handelsformen. Decaserpil (Roussel); Decaserpyl (Roussel); Minoran; Methoserpidin „Sandoz"; Decaserpin; Neoserpin; Resertene; Tenserpina „Sigmitalia".

Literatur. Wien. klin. Wschr. *78*, 45 (1966).

Chloroserpidinum. Chloroserpidin.

$C_{32}H_{37}ClN_2O_8$ M.G. 613,12

10-Chlor-desmethoxy-reserpin.

Anwendung. Als Neurolepticum

Handelsform. R 616.

Typ VI: **Deserpidin-Typ.**

Rauwolfia-Alkaloide vom Deserpidin-Typ sind in der folgenden Tabelle genannt.

Rauwolfia-Alkaloide vom Deserpidin-Typ

	Substituenten	
Name	R	R'
Deserpidin (Canescin, Recanescin, Raunormin)	CH$_3$	
Raunescin	H	
Isoraunescin		H

Das *Deserpidin*, C$_{32}$H$_{38}$N$_2$O$_8$, Fp. = 228—232°, konnte aus verschiedenen Rauwolfia-Arten, insbesondere aus Rauwolfia serpentina, isoliert werden. Die Substanz soll die gleichen pharmakodynamischen Eigenschaften wie das Reserpin besitzen. S. II, 375.

Raunescin. Canembin.

C$_{31}$H$_{36}$N$_2$O$_8$ M.G. 564,65

11-Desmethoxy-17-O-desmethyl-reserpin.

Die Substanz konnte aus Rauwolfia canescens, Rauwolfia heterophylla und Rauwolfia ligustrina isoliert werden. Sie hat ähnliche pharmakologische Eigenschaften wie das Deserpidin.

Eigenschaften. Hexagonale Prismen. Fp. = 160—170°. $[\alpha]_D^{25} = -74°$ (Chlf.).
Nitrat: B·HNO$_3$; Fp. = 223—225°. $[\alpha]_D^{25} = -80°$ (5 n Essigsäure).

Handelsform. Raunescine „Penick".

Iso-Raunescin wurde in Rauwolfia ligustrina und Rauwolfia canescens gefunden. Es ist physiologisch inaktiv.

Typ VII. Sarpagin-Typ.

C$_{19}$H$_{22}$N$_2$O$_3$ M.G. 310,38

Bei diesem Typ ist nur das Sarpagin oder Raupin zu nennen. Fp. = 340—344° (Zers.). Raupin zeigt einen bemerkenswerten Antagonismus zu der blutdrucksteigernden Wrkg. von Adrenalin. Es wird in Kombinationspräparaten therapeutisch als Antihypertensivum verwendet.

Indol-Alkaloide unbekannter Struktur

Der Vollständigkeit halber seien hier noch einige Indol-Alkaloide, welche aus Rauwolfia serpentina bzw. Rauwolfia semperflorens isoliert wurden und deren Struktur noch nicht geklärt ist, angeführt. Dazu gehören das Chandrin, das Ajmalinin, das Rauwolfinin und das Semperflorin.

Mediodespidinum. Mediodespidin.

C$_{36}$H$_{47}$NO$_{10}$ M.G. 653,77

Methyl-9α-methoxy-8β-(3,4,5-trimethoxy-benzoyloxy)-2-(3,4-methylendioxy-phenyl)-6aα.10aα.11aβ-perhydro-benzo[b]chinolizin-carboxylat-(10β).

Anwendung. Als Antihypertonicum.

Literatur. Česk. Fysiol. *14*, 318 (1965).

Mepireserpatum. Mepireserpat. Metoserpat.

C$_{24}$H$_{32}$N$_2$O$_5$ M.G. 428,54

Methyl-11.17α.18α-trimethoxy-3β.15α.20α-yohimban-carboxylat-(16β).

Anwendung. Als Neurolepticum.

Handelsformen. Mepiserpato (Inverni und Della Beffa); Pacitran (Ciba).

Literatur. Presse méd. *72,* 999 (1964).

Methiopidinum. Methiopidin.

$C_{33}H_{40}N_2O_8S$ M.G. 624,77

12-Methylmercapto-11-desmethoxy-reserpin.

Anwendung. Als Antihypertonicum.

Handelsform. Methiopidin.

Literatur. Coll. Czech. Chem. Commun. *28,* 3106 (1963).

Rayon

Rayon.

S. VII, 966.

Rayopake

Rayopake.

$C_8H_8JNO_4$ M.G. 309,06

3-Jod-6-methyl-2,4-dioxo-1,2,3,4-tetrahydropyridin-1-essigsäure.

Eigenschaften. Diäthanolaminsalz: Kristalle aus abs. A. Fp. = 194—195°.

Anwendung. Als Röntgenkontrastmittel bei Hysterosalpingo-, Urethro- und Cystographie.

Handelsformen. Kontrastmittel „Roche"; Mediopyrine; Radiopaque; Radyopaque; Viso-rayopaque.

Realgar

Realgar.

S. III, 232 unter Arsenum sulfuratum rubrum.

Recanescinum

Recanescin.

S. II, 375.

Recetan

Recetan. Butidrin. Butydrine. Hydrobutamine. Idrobutamine.

$C_{16}H_{25}NO$ M.G. 247,39

α-(sek.-Butylaminomethyl)-5,6,7,8-tetrahydro-2-naphthalinmethanol.

Eigenschaften. Kristalle, Fp. = 129−130°.

Anwendung. Als Antiarrhythmicum (adrenergischer β-Rezeptorenblocker).

Handelsform. Betabloc.

Reduktinsäure

Reduktinsäure.
S. II, 726 unter Reduktone.

Reduktone

Reduktone.
S. II, 726.

Reichsteins Substanz

Reichsteins „Substanz Fa".
S. 623.

Reichsteins „Substanz H".
S. 623.

Reichsteins „Substanz M".
S. 624.

Reinecke-Salz

Reinecke-Salz.
S. II, 1186 unter Ammoniumreineckat.

Reißblei

Reißblei.
S. III, 687 unter Graphites.

Relaxin

Relaxin.
S. II, 184.

Relomycinum

Relomycinum. Relomycin USAN. Dihydrotylosin.

Antibioticum (basisches, makrocyclisches Lacton) aus Kulturen von Streptomyces hygroscopicus oder gleiche, auf anderem Wege hergestellte Verbindung.

$C_{45}H_{79}NO_{17}$ M.G. 906,08

Handelsform. Relomycin (Ledrele, USA).

Literatur. J. Amer. Med. Ass. *187*, 942 (1964).

Remijia

Remijia ferruginea (ST. HIL.) Dc. (Cinchona ferruginea St. HIL.). Rubiaceae — Chinchonoideae — Cinchoneae.

Heimisch in Südbrasilien.

Cortex Cupreae. Cortex Remigiae. Cuprearinde. Remijarinde. Falsche Chinarinde. Quina da Serra. Quina mineira (de Remijio).

Quina mineira Brail. 1.

Inhaltsstoff. Das Alkaloid Cuprein $C_{19}H_{22}N_2O_2$ (Chinolinderivat), Fp. 198°.

Anwendung. Als Chinarindenersatz.

Remijia purdieana WEDD.

Heimisch in Kolumbien.

Inhaltsstoffe. Die Alkaloide Cinchonin, Cinchonamin, Hydrocinchonin (Cinchotin, Pseudocinchonin, Cinchonifin) $C_{19}H_{24}N_2O$, Fp. 268°, Concusconin $C_{23}H_{26}N_2O_4$, Fp. 144° und 206 bis 208°, Chairamin $C_{22}H_{26}N_2O_4$, Fp. 140° und 233°, Conchairamin $C_{22}H_{26}N_2O_4$, Fp. 108 bis 110° und 120°, Conchairamidin $C_{22}H_{26}N_2O_4$, Fp. 114 bis 115°.

Anwendung. Die Rinde war früher als Cinchonaminrinde bekannt. Liefert ebenfalls Cuprearinde.

Remijia pedunculata FLUECK. auch (KARST.) TRIANA [Cinchona pedunculata KARST., Ladenbergia pedunculata (KARST.) K. SCHUM.].

Heimisch von Peru bis Kolumbien.

Die Rinde ist kupferrot, besteht aus ziemlich kleinen, sehr harten, 3 bis 5 mm dicken Stücken von körnigem und splittrigem Bruch.

Inhaltsstoffe. 2 bis 3% Chinin, Chinidin, Cuprein, Cinchonin, Hydrocinchonin, Hydrochinidin (Hydroconchinin) $C_{20}H_{26}N_2O_2$, Fp. 169°, Hydrochinin $C_{20}H_{26}N_2O_2$, Fp. 173°. Auch im Samen Cuprein.

Anwendung. Liefert ebenfalls Cuprearinde. BPC 63 nennt die Rinde bei den Verfälschungen und Ersatzdrogen von Cinchona. Laut Extra. P. 58 früher als Ersatz für Chinarinde.

Renanolonum

Renanolonum NFN. Renanolon.

$C_{21}H_{32}O_3$ M.G. 332,48
3α-Hydroxy-5β-pregnan-11,20-dion.

Anwendung. Als Progestativum und intravenöses Narcoticum.

Renealmia

Renealmia exaltata L. f. (Alpinia exaltata MEY.). Zingiberaceae — Zingiberoideae — Zingibereae.
Heimisch in Brasilien und Guinea.

Inhaltsstoffe. In den Früchten ein roter Farbstoff. Im frischen Rhizom 0,38% äth. Öl und 0,74% scharf schmeckendes Harz.

Anwendung. Das Rhizom dient als Stomachicum und Carminativum. Nach anderen Angaben wird es bei Hydrops, Rheuma und Keuchhusten angewendet. Auch Blatt und Frucht werden verwendet.

Semen Renealmiae. Renealmiasamen. Pacová.
Pacová Brasil. 1.

Anwendung. Der Samen war im Brasil. 1 offizinell.

Renealmia domingensis AUBL. (Alpinia aromatica JACQ.). Domingo, Guinea.

Anwendung. Der Same dient als Surrogat für Kardamomen.

Renealmia nutans ANDR. (Alpinia nutans [ANDR.] ROSC.) s. Alpinia.

Renin

Renin.
S. II, 188 unter Angiotensin.

Rennin

Rennin.
S. V, 416 unter Lab.

Renytolinum

Renytolinum NFN. Renytolin.

C$_{21}$H$_{16}$N$_2$ M.G. 296,37
α-(Fluoren-9-yliden)-p-toluamidin.

Anwendung. Als Antiphlogisticum und Antiarthriticum.
Handelsform. Paranyline hydrochloride (Merrell, USA).

Repellent

Repellent 790 Merck.
S. II, 938 unter Caprylsäure-diäthylamid.

Reposal

Reposal.

C$_{14}$H$_{18}$N$_2$O$_3$ M.G. 262,30
5-Äthyl-5-bicyclo-(3.2.1)-2-octen-3-ylbarbitursäure.

Eigenschaften. Nadeln aus Isopropanol, Fp. = 213°. pKa = 7,4—7,5.
Anwendung. Als Kurz-Hypnoticum (s. auch II, 190 ff.).
Handelsformen. Reposamal. Reposal „Novo".
Literatur. Arzneimittelforschung *12*, 389 (1962).

Resacetophenon

Resacetophenon. Resacetophenone.

C$_8$H$_8$O$_3$ M.G. 152,14
2',4'-Dihydroxyacetophenon.

Darstellung. Durch Erhitzen von Resorcin, Eisessig und wasserfreiem Zinkchlorid bei 145—150°, oder aus Resorcin, Acetanhydrid und Bortrifluorid.

Eigenschaften. Nadeln oder Blättchen, Fp. 145—147°. Die Substanz wird durch W. langsam zersetzt; lösl. in Pyridin, warmem A. und Eisessig; praktisch unlösl. in Bzl., Ae. und Chlf.

Anwendung. In 10%iger alkohol. Lsg. als Rg. auf Eisen, wobei mit Eisen(III)-Ionen in schwach saurer Lsg. eine Rotfärbung erhalten wird.

Resaldol

Resaldol.

$C_{16}H_{14}O_5$ M.G. 286

Aethylester einer Carbonsäure eines Benzoylresorcins.

Darstellung. Durch Kochen von Fluorescein mit Natronlauge entsteht die Carbonsäure des Benzoylresorcins, die mit A. verestert wird.

Eigenschaften. Schwach gelblich-weißes, krist. Pulver. Fp. = 134—136°. Geruch- und geschmacklos, schwer lösl. in W. (1 in 480), leicht lösl. in A. und Chlf. und in verd. Alkalilaugen und Alkalicarbonat-Lsg. mit gelber Farbe. Aus den alkalischen Lsg. wird es durch Säuren wieder ausgefällt. Die wss. Lsg. der Substanz fluoresziert grün.

Erkennung. 1. Die alkoholische Lsg. der Substanz (0,1 g + 5 ml) wird durch 1 Tr. verd. Eisen(III)-chlorid-Lsg. (1 + 24) kirschrot gefärbt. — 2. Die Lsg. von 0,5 g Substanz in 5 ml konz. Schwefelsäure ist gelb, beim Erwärmen färbt sie sich orangegelb. Wird die erwärmte Lsg. der Substanz in konz. Schwefelsäure mit W. verd. und mit Natronlauge gesättigt, so fluoresziert sie stark.

Prüfung. 1. Sulfate: 1 g Substanz wird mit 20 ml W. geschüttelt. Das Filtrat darf Lackmuspapier nicht verändern und darf durch Bariumnitrat-Lsg. nicht getrübt werden. — 2. Chloride: 1 g Substanz wird mit 20 ml W. geschüttelt und mit Silbernitrat-Lsg. versetzt. Dabei darf sich die Lsg. nicht verändern. — 3. Verbrennungsrückstand: höchstens 0,1%.

Anwendung. Die Substanz wurde gegen Enteritis und Diarrhöen eingesetzt.

Handelsform. Resaldol (Bayer).

Resazurin

Resazurin. Resazoin.

$C_{12}H_7NO_4$ M.G. 229,18

7-Hydroxy-3H-phenoxazin-3-on-10-oxid.

Bemerkung. S. II, 1026.

Eigenschaften. Dunkelrote, kleine Kristalle mit grünlichem Glanz, unlösl. in W. und Ae., schwer lösl. in A. und Eisessig, lösl. in verd. Alkalihydroxid-Lsg.

Anwendung. Als Indikator (0,1 g Substanz werden in 20 ml 0,1 n Natronlauge gelöst und mit W. zu 500 ml aufgefüllt). Umschlagsbereich: pH 3,8 (orange) bis pH 6,5 (dunkelviolett). Als Rg. auf Hyposulfite und zur Beurteilung des Reinheitsgrades der Milch.

Resazurin-Natrium Helv. VI. Resazurinnatrium Nord. 63. Resazurin sodium USP XIX, Jap. 71, P. I. Ed. II.

$C_{12}H_6NNaO_4$ M.G. 251,17

Eigenschaften. Braunrotes, krist. Pulver, lösl. mit kräftiger violetter Farbe in W.; schwach salzartiger Geschmack. Die Substanz ist hygroskopisch. Die wss. Lsg. zeigt eine basische Rk. 1 T. Substanz löst sich in 80 T. W. und in 2500 T. konz. A.

Erkennung. 1. Lichtabsorption: Die Lsg. der Substanz in 0,1 n-Natronlauge zeigt ein Maximum bei 602 $\pm$ 5 nm ($E_{1\%}^{1cm}$ = etwa 1100) (Nord. 63). — 2. 0,10 g Substanz, 0,20 g wasserfreies Natriumacetat und 1 ml Essigsäureanhydrid werden 5 Min. im Wasserbad erwärmt. Nach Zusatz von 20 ml W. und Erhitzen bis zum Sieden entsteht ein krist. Nd. von Acetylresazurin, der nach dem Waschen mit W. und Trocknen bei 105° einen Fp. von 210 bis 216° zeigt (Nord. 63). — 3. 0,2 g Substanz werden geglüht. Nach dem Abkühlen wird der Glührückstand mit 3 ml warmem W. ausgezogen; die Lsg. wird nach dem Abkühlen filtriert. 2 ml des Filtrates geben die Identitätsrk. auf Natrium (Nord. 63). — 4. 1 Tr. der Lsg. von etwa 0,001 g Substanz in 2 Tr. Natronlauge und 10 ml W. wird auf Filtrierpapier gebracht. Es entsteht ein blauer Fleck. Wird dieser Fleck Schwefeldioxiddämpfen ausgesetzt, so nimmt er eine rote Farbe an, die wieder nach Blau umschlägt, wenn der Fleck Bromdämpfen ausgesetzt wird. Schwefeldioxiddampf läßt sich herstellen, indem 2 ml Natriumpyrosulfit-Lsg. und 2 ml Schwefelsäure im Rg.-Glas schwach erwärmt werden (Nord. 63).

Prüfung. Trocknungsverlust: 0,200 g Substanz werden bei 105° getrocknet. Der Rückstand soll 0,0300 g betragen (etwa 15%) (Nord. 63).

Aufbewahrung. In gut schließenden Gefäßen.

Anwendung. Als Reagens: Hydrogensulfide und andere Verbindungen, die Thiogruppen enthalten, entfärben die Lsg. von Resazurin-Natrium, wobei Dihydroresorufin entsteht. Wird die entfärbte Lsg. in Ggw. von Luft geschüttelt, so entsteht allmählich eine Rosafärbung infolge Bldg. von Resorufin (USP XIX).

Reseda

Reseda luteola L. (R. crispata LINK, R. pseudovirens HAMPE, Arkopoda luteola RAF., Luteola tinctoria WEBB u. BERTH.). Resedaceae — Resedeae. Reseda. Färberreseda. Färberginster. Wau. Färberwau. Gelbe Resede. Gelbkraut. Waude. (Dyer's) weld. Dyer's rocket. Wild woad. Gaude des teinturiers. Herbe jaune. Herbe des juifs. Erba Gialla. Guadone. Ciondella.

Heimisch in Mittel- und Südeuropa, ursprünglich nur in den Mittelmeergebieten und in Westasien, gelegentlich in Südafrika. Ziemlich verbreitet auf Kies- und Sandböden der Fluß- und Seeufer, an Wegrändern, auf Mauern, Äckern, Weiden und Schuttplätzen. Meist aus ehemaligen Kulturen verwildert.

Zweijährig, 50 bis 150 cm hoch, kahl. Wurzel spindelförmig, lang, gelblich. Stengel steif aufrecht, verzweigt, mit aufrechten Ästen. Laubblätter alle gleichgestaltet, linealisch, mit verschmälertem Grund sitzend, höchstens die unteren kurz gestielt, ungeteilt, ganzrandig, flach oder bes. die unteren krauswellig, stumpf oder kurz stachelspitzig. Blüten in rutenförmig verlängerten, dichten, vielblütigen Trauben, fast sitzend. Kelchblätter 4, eiförmig, bleibend, 3 mm lang. Kronblätter 4, hellgelb, das oberste mit 4 bis 5, die seitlichen mit 3 gleichmäßigen Zipfeln. Staubblätter 20 bis 30. Fruchtknoten aus 3 Fruchtblättern verwachsen, oben offen. Kapsel aufrecht, 4 mm hoch, fast kugelig, kurz gestielt, offen, gegen den Grund verschmälert, stumpf sechskantig. Spitzen der Fruchtblätter gegeneinander geneigt. Samen zahlreich, 0,8 bis 1 mm lang, nierenförmig, glatt, glänzendbraun.

Herba Resedae luteolae. Herba Luteolae. Gelb-, Harn-, Färber-, Hexen-, Streichkraut. Färber-Wau. Färberreseda. Dyer's weed. Gaude. Gualda.

Stengel verzweigt, mit gleichgestalteten, lineallanzettlichen, auf verschmälertem Grund sitzenden Blättern. Blüten auf sehr kurzen Stielen in rutenförmig verlängerten, dichten, vielblütigen Trauben. Kelchblätter vier, Blumenkronblätter 4, hellgelb, Staubblätter 20 bis 30, Fruchtknoten oberständig, einfächerig, aus drei verwachsenen, aber an der Spitze voneinander freien Karpellen mit drei sehr kurzen Griffeln bestehend.
Geschmack bitter, Geruch nach Meerrettich.

Inhaltsstoffe. Luteolin $C_{15}H_{10}O_6$, Fp. 330 bis 331° (in allen Teilen mit Ausnahme der Wurzel, bes. in den oberen, blühenden Ästen), Spuren von Apigenin (4,5,7-Trihydroxy-flavon) $C_{15}H_{10}O_5$, Fp. 348 bis 350°, und Phenyläthylsenföl, Senfölglykosid. Ferner Iso-rhamnetin und Kämpferol-3-glucosid-7-rhamnosid, Luteolosid (Luteolin-7-glucosid) $C_{21}H_{20}O_{11}$, Fp. 274 bis 276°, und Glucoluteolosid. Nach JACQUIN-DUBREUIL [C. R. Acad. Sci. (Paris) *264*, 149 (1967)] in den Stengeln und Blättern ein Luteolinglucosid und ein Flavonmonoglucosid, Fp. 247 bis 248°. Das Aglykon könnte Apigenin oder eines seiner Derivate sein; nach GEIGER und KRUMBEIN [Chem. Abstr. *80*, 93 136 (1974)] Luteolin-3′-glucosid und Luteolin-3,7′-diglucosid. In den Wurzeln Gluconasturtiin, Fp. 163°, in den grünen Teilen und Samen Glucobarbarin, das sich spontan bei der fermentativen Hydrolyse zu Barbarin (5-Phenyl-2-oxazolidinthion) umwandelt. In den Samen ferner bis zu 30% fettes Öl.

Gluconasturtiin   Barbarin

LARSEN [Chem. Abstr. *69*, 57 419 (1968)] isolierte aus den Samen N^6-Trimethyl-L-lysin-betain.

Anwendung. Das Kraut früher zum Gelbfärben (Schüttgelb), heute zum Teil noch in der Seidenfärberei. In Afrika als Diaphoreticum, Diureticum und Anthelminticum. Die Samen früher zur Firnisfabrikation.

Reseda lutea L. (R. orthostyla KOCH.). Gelber Wau. Faux réséda. Guaderella cruciata.

Heimisch im Mittelmeergebiet, in West- und Mitteleuropa, in Eurasien, häufig an Wegen, Schuttplätzen, Dämmen, Steinbrüchen, auf sommerwarmen, nährstoff- und basenreichen Lehm- und Steinböden.

Zwei- bis mehrjährig, 30 bis 60 cm hoch, kahl. Stengel aufrecht oder aufsteigend, un-verzweigt oder oft ausgebreitet ästig. Laubblätter flügelig-gestielt, dreilappig, die unteren nur mit einem größeren, spatenförmigen Mittellappen und 2 kleineren Seitenlappen am Spreitengrund, die oberen mit je einem weiteren Zipfel an der Außenseite der Seitenlappen und mit je 1 bis 3 Fiederzipfeln an dem Mittellappen, am Rand kurz knorpelzähnig. Blüten-traube breit, anfangs kurz, später verlängert. Blütenstiele 4 bis 6 mm lang. Kelchblätter 6, länglich, bis zur Fruchtreife erhalten bleibend. Kronblätter 6, grünlichgelb, mit gewimpertem, schmalem Nagel und dreispaltiger Platte; Staubblätter zahlreich, mit keuligen, warzigen Staubfäden. Kapsel auf dem verlängerten Fruchtstiel aufrecht abstehend, länglich eiförmig, stumpf, dreikantig, oben offen. Samen eiförmig, glänzend, glatt, schwarzbraun, mit gelblichem Nabelwulst.

Inhaltsstoffe. Luteolin, Apigenin, Luteolin-3′-glucosid und Luteolin-7,3′-diglucosid [GEIGER und KRUMBEIN: Z. Naturforsch. *28*, 773 (1973)]. In den Blüten 1,2 bis 1,7%, in den Blättern bis zu 0,8% Luteolosid, Rhodoxanthin in den Blättern. Ferner Glucotropaeolin, Fp. 188 bis 189°.

$$C_6H_5-CH_2-C-S-C_6H_{11}O_5$$
$$\overset{\|}{\underset{N-O-SO_3H}{}}$$

Glucotropaeolin

Nach PLOUVIER [Chem. Abstr. *64*, 6955, 18 027 (1966); *73*, 73 808 (1970)] Isorhamnetin und Isorhamnetin-7-rhamnosid-3-glucosid (Luteosid). RZADKOWSKA-BODALSKA und BODALSKI [Chem. Abstr. *63*, 7346 (1965); *64*, 11 300 (1966)] fanden in den Blüten Kämpferol-3-glucosid-7-rhamnosid, Fp. 245 bis 247°, Isorhamnetin-7-rhamnosid-3-glucosid, Fp. 225 bis 227°, und Spuren von Quercetin-7-mono-α-L-rhamnosid-3-β-D-glucosid, Fp. 183 bis 185° [Diss. Pharm. Pharmacol. *21*, 169 (1969)].

Anwendung. Wie R. luteola.

Reseda odorata L. Gartenreseda. Wohlriechende Reseda. Mignonette. Reseda odorante. Herbe d'amour. Miglionet. Amorino.

Heimisch in Süd- und Nordafrika (Cyrenaika). In Europa kultiviert. An den natürlichen Standorten in Felsspalten und an grasigen Abhängen. Beliebte Gartenpflanze.

Pflanze einjährig bis ausdauernd, 15 bis 60 cm hoch. Laubblätter ungeteilt, länglich, selten die oberen dreispaltig. Blüten grünlich oder grünlichgelb. Blütenstiele doppelt so lang wie der Kelch. Kelchblätter 6, spatelförmig, kaum vergrößert, zuletzt hängend, sechskantig, bis 1,5 cm lang. Samen nierenförmig, matt, querrunzelig, 1,8 cm lang. Das Kraut riecht kräftig nach flüchtigen Schwefelverbindungen.

Inhaltsstoffe. Luteosid. Äth. Öl mit Myrosin und einem Senfölglykosid, ferner Salicylsäure, Rhodanid und Glucocapparin, Fp. 208 bis 210°, Quercetin, Kämpferol und Isorhamnetin.

$$CH_3-N=C \Big\langle {}^{S-C_6H_{11}O_5}_{OSO_3K}$$

Glucocapparin

In den Blüten Wachs und 0,002% festes äth. Öl, Resedablütenöl, mit Caprylsäure und Farnesol, in der Wurzel 0,014 bis 0,035% äth. Öl, Resedawurzelöl, mit Phenyläthylsenföl. Ferner in der Wurzel Gluconasturtiin. In den Samen 3-(3-Carboxy-4-hydroxy-phenyl)-alanin. Nach SØRENSEN et al. [Phytochemistry *9*, 865 (1970); *12*, 1713 (1973)] 2-Hydroxybenzyl-methanamin, 2-(α-L-Rhamnopyranosyloxy)-benzylmethanamin und in den Blüten 4-(β-D-Galaktopyranosyloxy)-4-isobutylglutaminsäure. In rot gefärbten Teilen Rhodoxanthin. Nach YASH PAL ABROL [Chem. Abstr. *67*, 10769 (1967)] in den Sämlingen freie HCN.

Anwendung. Das äth. Blütenöl in der Parfümerieindustrie. Wss. Blattextrakte wirken bakteriostatisch. Früher als Bandwurmmittel. Das Kraut und der Saft früher als Resolvens verwendet.

Resibufogenin

Resibufogenin.
S. III, 529.

Resina Draconis

Verschiedene Harze von dunkel- bis rubinroter Farbe werden trotz unterschiedlicher botanischer Herkunft als Drachenblut oder Resina Draconis bezeichnet. Die wichtigste Stammpflanze ist

Daemonor(h)ops draco (WILLD.) B. (Calamus rotang var. draco L., Calamus draco WILLD.). Arecaceae — Lepidocaryoideae — Calameae. Drachenblutpalme.

Eine in Indien, auf den Molukken, Sumatra und Borneo in sumpfigen Wäldern wachsende, zu den Rotangs gehörende Klimmpflanze, die mit sehr langem, glattem, tauartigem Stengel von geringer Dicke und den stachelbesetzten Blättern hoch in die Bäume zu klettern vermögen.

Resina Draconis. Sanguis Draconis (asiaticus). Gummi sanguis Draconis. Ostindisches Drachenblut. Palmendrachenblut. Türkenblut. Blutharz. Rotangharz. Indisches Drachenblut. Dragon's blood. Sumatra Dragon's blood. Sang dragon. Sangue de dragao. Sangre de drago. Resina de drago.

Resina Draconis Erg. B. 6, Hisp. IX. Dragon's Blood BPC 34.

Es entsteht während der Reife der Früchte im Fruchtfleisch und tritt zwischen den Schuppen der Panzerbeeren aus. Die anfallenden Harztropfen, Resina Draconis in granis, Drachenblut in Tränen genannt, gelten als beste Sorte. Die Früchte werden mit heißem

Wasserdampf behandelt und das dabei austretende Harz zu Kuchen geknetet, oder die Früchte werden gleich über freiem Feuer erhitzt und das Harz in ausgehöhlte Bambusstangen gegossen. Man erhält dann Stangen von 30 cm Länge und 1,5 bis 2 cm Dicke (Sanguis Draconis in baculis). Die von Harz durchtränkten Fruchtstände knetet man zusammen und verkauft sie als eine minderwertige Sorte. In einigen Gegenden Indiens sammelt man die freiwillig austretenden Harztropfen und knetet sie zu Kugeln von 2 bis 4 cm Durchmesser zusammen. Auf Sumatra läßt man die Früchte an den Stämmen, bis das ausfließende Harz trocken und spröde ist, und schüttelt dann die Früchte in Säcken, wobei das Harz abbröckelt. Das Harz wird geschmolzen und geformt.

Beschreibung. Die Ganzdroge besteht aus den glänzenden, tief dunkelroten, viereckigen, kantigen, brotförmigen Kuchen oder rundlichen Ballen und nur mehr selten aus den 1 bis 3 cm dicken, etwa 20 bis 30 cm langen, in Palmblätter eingehüllten und mit Bast umschnürten, harten, zylindrischen oder etwas flachgedrückten, beiderseits zugespitzten Stangen. Sie sind außen dunkelrotbraun, leicht zerbrechlich, in Splittern durchscheinend, auf dem Bruch zinnoberrot und glänzend. Auf Papier ergibt das Harz einen blutroten Strich.

Die Schnittdroge ist gekennzeichnet durch die dunkelrotbraunen, auf dem Bruch roten und glänzenden, durchscheinenden Splitterchen.

Geschmack kratzend, etwas süßlich. Die spröde Masse knirscht im Mund wie Sand.

Die rote Pulverdroge ist gekennzeichnet durch rötliche bis gelbliche Splitter ohne Kristallstruktur, durch vereinzelte Blattgewebefetzen, Spiralgefäße und Epidermiszellen.

Nach Hisp. IX ist das Harz in Blätter der Palme Licuala spinosa eingehüllt, deren Nervatur, ins Harz eingedrückt, deutlich zu erkennen ist.

Verfälschung. Der Stangenform ist vielfach Resina Pini beigemischt. Weitere Verfälschungen: Eisenoxid, Bolus, Kunstharz, rotes Sandelholz, Gummi, Kolophonium und Dammar.

Bestandteile. 57% rotes Esterharz (Dracoresin), das der Benzoesäureester und Benzoylessigsäureester eines Harzalkohols, des Dracoresinotannols, sein soll, 13,6% Dracoresen $C_{20}H_{44}O_2$, 2,5% Dracoalban $C_{20}H_{40}O_4$, 0,3% in Ae. unlösl. Harz, 0,03% Phlobaphen, Nordin $C_{46}H_{46}N_4O_4$, Fp. 292° (s. u.), Farbstoffe Dracorubin $C_{32}H_{24}O_5$, Dracocarmin $C_{31}H_{26}O_5$ und Dracorhadin $C_{17}H_{14}O_3$, Fp. 168 bis 170°.

Prüfung. Identität. (Unterscheidung von Afrikanischem Drachenblut.) 10 g gepulvertes Drachenblut werden mit 50 ml Ae. unter Erwärmen ausgezogen, bis auf 30 ml abgedampft und dann in 50 ml abs. A. gegossen; innerhalb einer Std. entsteht ein weißer Nd. von Dracoalban, das in den anderen Drachenblutsorten fehlt.

Löslichkeit. Drachenblut erweicht in heißem W., löst sich in Isopropylalkohol, Chlf., Eisessig, Bzl. und Schwefelkohlenstoff, hinterläßt aber bis 20% Verunreinigungen (Holz, Sand, Schuppenteile der Früchte usw.). In Ae. ist das Harz wenig, in PAe. und Terpentinöl nicht lösl.

Reinheit. Nach Extraktion mit A. dürfen höchstens 18,5% pflanzliche Reste wie Fruchtschalen, Holz zurückbleiben (Hisp. IX). — Maximaler Aschegeh. 5% Erg.B. 6; 8,5% Hisp. IX.

Aufbewahrung. In verschlossenen Behältern.

Anwendung. Früher bei Diarrhö und gegen Dysenterie; als Adstringens in Zahnplv. Als färbender Bestandteil zu Pflastermischungen und Zahnkitt; zur Herstellung von Lack und Holzbeizen. In Europa wird die Droge praktisch kaum mehr gebraucht. Die Geigenbauer verwenden das Harz zur Herstellung hochwertiger Lacke und Farben. Eine interessante Verwendung findet das Harz zur Herstellung eines Reagenspapieres, das mit dem Reinharz getränkt ist, des Dracorubinpapieres. Dieses dient zur raschen Unterscheidung von Lsgm., bes. von Bzl. und Bzn. Bzl. färbt sich mit dem Papier intensiv rot (rasch), während Bzn. ungefärbt bleibt oder schwach bräunlich wird. Außerdem dient es zum Färben von Polituren und Lacken, von rotem photographischem Pigmentpapier und als Ätzgrund bei der amerikanischen Zinkätzung. Die lichtbeständigen Teerfarbstoffe haben das Drachenblut in der Lackindustrie vollständig verdrängt.

Dosierung. Mittlerer Gehalt: Als Färbemittel 5% (zu Zahnplv.), Erg.B. 6.

Bemerkungen. Als weitere Stammpflanzen aus der Familie der Arecaceae dienen vereinzelt: Daemonorops didymophyllus BECC., D. micra(ca)nthus BECC. und D. propinquus BECC. im Malaiischen Archipel, D. draconcellus BECC., D. mattanensis und D. motleyi auf Borneo, D. draco, D. ruber und D. accedens BL. auf Java und Sumatra.

Weitere, als Drogenlieferanten nicht gesicherte Palmen: Daemonorops scipionum, D. niger (WILLD.) BL. (Calamus niger WILLD.) und D. rotang.

Weitere Drachenblutdrogen stammen von Dracaena und Croton Arten:

Dracaena draco L. (Dracaena ombet KOTSCHY et PEYR., Dracaena boerhavii TEN.). Liliaceae — Dracaenoideae. Drachenblutbaum. Dragonnier. Dragone. Drago.

Heimisch auf den Kanarischen Inseln. Heute auch dort nur noch in wenigen Exemplaren anzutreffen.

Das Harz der Rinde lieferte früher Sanguis Draconis canariensis, Kanarisches (afrikanisches) Drachenblut.

Dracaena cinnabari BALF.

Liefert socotrinisches Drachenblut, Socotra-Drachenblut. Es bildet bis 1,25 cm lange Tränen von tiefroter Farbe, die häufig rot bestäubt erscheinen.

In abs. A. lösen sich 90,5% mit blutroter Farbe. Asche 3,45%. Harzzahl 81,2 bis 87,4. Gesamt-Verseifungszahl 92,4 bis 95,4.

Bemerkungen. Dracaena schizantha BAK. liefert Nubisches Drachenblut. — Stammpflanzen, die Liliaceendrachenblut liefern (früher in lacrimis gehandelt), sind: Dracaena rubra NORONHA (Cordyline rubra HUEGEL), Dracaena australis (Cordyline australis HOOK. f.) aus Australien, Dracaena ombet KOTSCHY aus Äthiopien und Ägypten, Dracaena boerhavi TEN. aus den Mittelmeerländern.

In Süd- und Ostafrika finden die Dracaena-Arten D. fragrans GAWL. und D. steudtneri ENGL. Verwendung gegen Magenbeschwerden, Blähungen und rheumatische Erkrankungen. In Westindien und Südamerika wird Drachenblut von Pterocarpus draco L., Fabaceae, gewonnen.

Croton draco SCHLECHTEND. Euphorbiaceae.

Liefert Sanguis draconis (Mexikanisches Drachenblut, Guayabillo, Illorasangre).

Inhaltsstoffe. Aus „Sangue de Drago", nach HEGNAUER wohl aus Croton drago, wurde der rote Farbstoff Nordin gewonnen.

Nordin

Bemerkung. Drachenblut liefern ferner folgende Crotonarten: Croton salutaris CASAR., C. paulinianus MÜLL. ARG., beide Brasilien, C. gossypifolium H.B.K., Venezuela, Kolumbien (die Rinde enthält 1% äth. Öl mit Dipenten, Cineol, Fenchon); C. hibiscifolius KTH., Neu-Granada, C. erythraeum, C. polycarpum, Zentral- und Südamerika, und C. occidentalis, Ecuador.

Resistomycin

Resistomycin.
S. I, 1136 unter Kanamycin.

Resocyanin

Resocyanin.
S. V, 849 unter 4-Methylumbelliferon.

Resodec

Resodec.

Resodec ist ein polycarbocyclisches Kationenaustauscher-Harz. Fast inertes, nicht resorbierbares Pulver.

Anwendung. Zur Entfernung überschüssiger Natrium-Ionen aus dem Intestinaltrakt, zur Restriktion der Natriumresorption.

Resorantelum

Resorantelum. Resorantel.

$C_{13}H_{10}BrNO_3$ M.G. 308,1

4'-Brom-2,6-dihydroxybenzanilid.

Eigenschaften. Weißes Pulver; Fp. = 229—230°. Unlösl. in W., lösl. in M.

Erkennung. 1. Wird die Substanz auf der Tüpfelplatte mit Ammoniumvanadat-Lsg. versetzt, so färbt sie sich braun (Empfindlichkeit: 0,5 µg). — 2. Bei der Rk. nach Vitali erhält man eine starke Gelbfbg., die nach orange-braun umschlägt (Empfindlichkeit: 0,1 µg).

Extraktion. Die Substanz kann mit Chlf. aus wss. alkalischen Lsg. extrahiert werden.

Papierchromatographie. Bedingungen: S. Racemethorphanum, S. 2. Sichtbarmachung: UV-Licht — schwach grüne Fluoreszenz. Rf = 0,94.

Dünnschichtchromatographie. Bedingungen: S. Racemethorphanum, S. 3. Sichtbarmachung: Saurer Jodplatinspray (S. Racemethorphanum, S. 3). Rf = 0,85.

Anwendung. Als Veterinärmedizinisches Anthelminthicum (Taeniacid).

Dosierung. Rinder und Schafe erhalten etwa 70 mg/kg Körpergew.

Handelsformen. Hoe 296 V (Hoechst, BRD). Terenol.

Resorcinum

Resorcinum 2. AB — DDR, Ausg., Ross. 9, Jap. 71. Resorcin DAB 7 — BRD, Eu. P. I-69. Resorcinolum ÖAB 9, Helv. VI, Nord. 63. Resorcinol USP XIX, BP 73, BPC 73, CF 9, P. I. Ed. II, Ned. 6.

$C_6H_6O_2$ M.G. 110,1

1,3-Dihydroxy-benzol.

Bemerkung. Die Substanz ist in der Eu. P. I-69, PI. Ed. II u. in der Ned. 6 als Rg. aufgeführt; alle übrigen, genannten Pharmakopöen enthalten die Substanz als Monographie.

Darstellung. 1. Die Substanz wird hauptsächlich durch Ätzalkalischmelze des Natriumsalzes der m-Benzoldisulfonsäure hergestellt. m-Benzoldisulfonsäure entsteht beim Erhitzen von Bzl. bzw. von Benzolsulfonsäure mit rauchender Schwefelsäure. Beim Lösen der Schmelze in Salzsäure bildet sich aus II Resorcin, das man mit Ae. aus der wss. Lsg. extrahiert. Das nach dem Abtrennen des Ae. zurückbleibende, rohe Resorcin kann durch vac.-Destillation oder durch Umkristallisieren aus Bzl. gereinigt werden.

2. Die Substanz kann auch durch saure Hydrolyse von m-Phenylendiamin bzw. von m-Aminophenol gewonnen werden.

3. Die Substanz fällt zusammen mit anderen, zweiwertigen Phenolen bei der Tieftemperaturschwelung der Steinkohle und bei der Kohlehydrierung an.

Gehalt. Mindestens 99,0% $C_6H_6O_2$, ber. auf die getrocknete Substanz (DAB 7 — BRD); 99,0—102,0% (2. AB — DDR); 99,5—100,5%, bezogen auf die getrocknete Substanz (Helv. VI); mindestens 99,0%, ber. auf die getrocknete Substanz (Jap. 71); mindestens 99,0 u. höchstens 100,5%, ber. auf die getrocknete Substanz (USP XIX); mindestens 99,0% (BP. 73); mindestens 99,5% (Ross. 9); ca. 100% (Nord. 63).

Eigenschaften. Farblose bis fast farblose Kristalle oder weißes Kristallpulver, Geruch schwach wahrnehmbar, Geschmack süß, bitter und schwach brennend. Die Substanz färbt sich an Licht und Luft und in Berührung mit Eisen allmählich rot bis rosa. Sehr leicht lösl. in W. u. 90%igen A., leicht lösl. in Ae. u. Glycerin, schwer lösl. in Chlf., Amylalkohol, Bzl., Bzn. und Schwefelkohlenstoff. Fp. = 109 bis 111° (DAB 7 — BRD); 104 bis 111° (2. AB — DDR); 108 bis 112° (ÖAB 9); 109 bis 121° (Jap. 71); 109 bis 111° (Eu. P. I, BP 73, USP XIX); 109 bis 112° (Helv. VI); 109 bis 113° (Nord. 63). d_4^{15} = 1,272. Kp. = 281°.

Erkennung. 1. In 2,0 ml Prüf-Lsg. werden 0,10 g Salzsäure gelöst. Nach dem Unterschichten mit 5,0 ml konz. Schwefelsäure entsteht bei schwachem Erwärmen der Schwefelsäureschicht etwas unterhalb der Berührungszone eine violettrote Fbg., die bei weiterem Erhitzen auf die gesamte Schwefelsäure übergeht (DAB 7 — BRD). Prüf-Lsg. nach DAB 7 — BRD: 5,0 g Substanz werden zu 100 ml gelöst. — 2. 1,0 ml Prüf-Lsg. zeigt nach Zusatz von 10,0 ml W. u. 1 Tr. Eisen(III)-chlorid-Lsg. (10,0 g/100,0 ml) eine blauviolette Fbg., die nach Zusatz von 2,0 ml 6 n Ammoniak-Lsg. in eine braungelbe umschlägt (2. AB — DDR, Jap. 71, Ross. 9, ÖAB 9, BP 73). Prüf-Lsg. nach 2. AB — DDR: 1,500 g Substanz werden in kohlendioxidfreiem W. zu 30,0 ml gelöst. — 3. 1,0 ml Prüf-Lsg. wird mit 2,0 ml 3 n Natronlauge sowie 2 Tr. Chlf. versetzt und erhitzt. Die Lsg. zeigt eine kräftig-rote Fbg., die nach Zusatz von 2.5 ml 5n Essigsäure in eine gelbe umschlägt (2. AB — DDR, Jap. 71. ähnlich Helv. VI, USP XIX, BP 73, ÖAB 9). — 4. Eine Lsg. der Substanz gibt mit Bromwasser einen gelblichweißen, krist. Nd. (ÖAB 9, ähnlich Nord. 63). — 5. Das IR-Spektrum der Substanz, als Kaliumbromid Preßling vermessen, zeigt nur Maxima bei den gleichen Wellenlängen wie die USP-Standardsubstanz, die in gleicher Weise vermessen wurde. Sollten Differenzen auftreten, so werden sowohl die Prüfsubstanz als auch die Standardsubstanz in wasserfreiem A. gelöst, die Lsg. bis zur Trockne eingedampft und die Prüf. mit den Rückständen wiederholt (USP XIX). — 6. Identifizierung nach Kofler: Schmelzintervall (unter dem Mikroskop) der stabilen Modifikation: 109—111°, der instabilen Modifikation: 106—108°. Eutektische Temp. der Mischung mit Benzil: 68°. Lichtbrechungsvermögen der Schmelze: n_D = 1,5502 bei 124—125° (ÖAB 9).

Prüfung. 1. Aussehen der Lsg.: 5,0 ml Prüflsg. müssen klar und farblos sein (DAB 7 — BRD, 2. AB — DDR, ÖAB 9, Ross. 9). — 2. Alkalisch oder sauer reagierende Verunreinigungen: Je 5,0 ml Prüflsg. dürfen nach Zusatz von 0,05 ml Methylorange-Lsg. II höchstens 0,25 ml 0,01 n Salzsäure bis zum Umschlag nach Rot und höchstens 0,25 ml 0,01 n Natronlauge bis zum Umschlag nach Gelb verbrauchen (DAB 7 — BRD, 2. AB — DDR, Jap. 71, ähnlich Ross. 9). — 3. Farbe der Lsg.: Die Lsg. (1 + 9) darf nicht stärker gefärbt sein als eine Mischung von 0,10 ml Eisen-Farbstandard (s. I, 707), 0,20 Kobalt-Farbstandard (s. I, 730), 0,10 ml Kupfer-Farbstandard (s. I, 731) und 9,60 ml 1%iger Salzsäure (ÖAB 9). — 4. Reaktion: pH = 4,4—5,4, bestimmt mit 1 T. Stammlsg. + 9 T. W. (Helv. VI). — Stammlsg. nach Helv. VI: 5,0 g Substanz werden in 5 ml W. gelöst. — 5. Schwermetallionen: 12,0 ml Prüflsg. werden nach I, 254, auf Schwermetallionen geprüft. (DAB 7 — BRD). — 6. Chloridionen: In 10,0 ml Prüflsg. dürfen nach I, 257, Chloridionen nicht nachweisbar sein (DAB 7 — BRD). — 7. Sulfationen: In 10,0 ml Prüflsg. dürfen nach I, 263, Sulfationen nicht nachweisbar sein

(DAB 7 — BRD). — 8. Brenzcatechin: 10,0 ml Prüflsg. dürfen nach Zusatz von 0,10 ml 6 n Essigsäure durch 0,50 ml Blei(II)-acetat-Lsg. I nicht getrübt werden (DAB 7 — BRD, 2. AB — DDR, Jap. 71, Helv. VI, USP XIX, Ross. 9, BP 73, ÖAB 9). — 9. Brenzcatechin/ Hydrochinon/Pyrrogallol: 2,00 ml Prüflsg. dürfen nach Zusatz von 3 Tr. 0,1 n Silbernitrat-Lsg. höchstens eine Fbg. aber keine stärkere graue Trbg. als die nachstehend beschriebene Vgl.-Probe zeigen (höchstens 0,13%, ber. als Brenzcatechin). Vgl.-Probe: 0,0320 g Brenz-catechin werden in W. zu 500,0 ml gelöst. 2,00 ml der Lsg. werden mit 3 Tr. 0,1 n Silbernitrat-Lsg. versetzt (2. AB — DDR). — 10. Phenol: 2,00 ml Prüflsg. werden zum Sieden erhitzt. Der Geruch des Phenols darf nicht wahrnehmbar sein (2. AB — DDR, Jap. 71, Helv. VI, USP XIX, BP 73, ÖAB 9). — 11. Trocknungsverlust: Höchstens 1,0% (DAB 7 — BRD, Helv. VI, USP XIX, ÖAB 9). Höchstens 0,5% (Jap. 71). — 12. Sulfatasche: Höchstens 0,1% (DAB 7 — BRD, 2. AB — DDR, Jap. 71, Helv. VI, BP 73, Ross. 9, ÖAB 9). Höchstens 0,05% (USP XIX).

Gehaltsbestimmung. 1. 0,50 g Substanz, genau gewogen, werden zu 250,0 ml gelöst. 25,00 ml dieser Lsg. werden in einem 300 ml-JZ-Kolben mit 1,0 g gepulvertem Kaliumbromid, 50,00 ml 0,1 n Kaliumbromat-Lsg., 15,0 ml Chlf. und 15,0 ml 6 n Salzsäure versetzt. Der Kolben wird sofort verschlossen, gut durchgeschüttelt und 15 Min. lang unter gelegentlichem Schütteln unter Lichtausschluß stehen gelassen. Nach Zusatz von 10,0 ml Kaliumjodid-Lsg. wird der Kolben sofort wieder verschlossen. Nach 5 Min. wird mit 0,1 n Natriumthiosulfat-Lsg. unter Zusatz von Stärke-Lsg. zurücktitriert.

1 ml 0,1 n Kaliumbromat-Lsg. entspr. 1,835 mg $C_6H_6O_2$ (DAB 7 — BRD).

2. 0,7 g Substanz werden in W. zu 500 ml gelöst. 50 ml dieser Lsg. werden in einen JZ-Kolben gebracht, mit 25 ml W. verd. und mit 50 ml 0,1 n Brom-Lsg. und 20 ml verd. Salz-säure versetzt. Der Kolben wird verschlossen, geschüttelt und 5 Min. im Dunkeln stehen gelassen. Dann setzt man 2 g Kaliumjodid und 5 ml Tetrachlorkohlenstoff zu und titriert sofort unter Schütteln mit 0,1 n Natriumthiosulfat-Lsg., bis die Rosafbg. der org. Phase verschwunden ist.

1 ml 0,1 n Brom-Lsg. entspr. 0,001835 g $C_6H_6O_2$ (BP 73).

3. Alkoholische Salpetersäure: 75 ml A. werden in einem 100-ml-Meßkolben vorsichtig mit 15 ml Salpetersäure versetzt, gekühlt und mit A. zum Vol. aufgefüllt.

Alkoholische Natriumnitrit-Lsg.: 50 mg Natriumnitrit werden in 50 ml W. in einem 100-ml-Meßkolben gelöst und mit A. bis zum Vol. aufgefüllt.

Alkoholische 1-Nitroso-2-naphthol-Lsg.: 100 mg 1-Nitroso-2-naphthol werden in 100 ml A. gelöst, gut geschüttelt und durch Glaswolle filtriert.

Standard-Lsg.: Etwa 32 mg USP-Resorcin-Standardsubstanz, die sorgfältig über Kieselgel 4 Std. getrocknet und dann genau gewogen wurden, werden in einem 50-ml-Meßkolben in 25 ml M. gelöst und mit W. bis zum Vol. aufgefüllt. 10 ml dieser Lsg. werden in einem zweiten 100-ml-Meßkolben in 50 ml W. pipettiert und mit W. bis zum Vol. verdünnt.

Prüf-Lsg.: Etwa 32 mg Substanz, genau gewogen, werden in einem 50-ml-Meßkolben in 25 ml M. gelöst und mit W. bis zum Vol. verd. 10 ml dieser Lsg. werden in einen zweiten 100-ml-Meßkolben pipettiert, in dem 50 ml W. sich befinden, und mit W. bis zum Vol. verd.

Durchführung: In je einen 10-ml-Meßkolben gibt man 1,0 ml Standard-Lsg., 1,0 ml Prüf-Lsg. und 1,0 ml W. (Blind-Lsg.). Dann gibt man in jeden Kolben 1,0 ml alkoholische 1-Nitroso-2-naphthol-Lsg., 1,0 ml alkoholische Natriumnitrit-Lsg. und 1,0 ml alkoholische Salpeter-säure. Die Kolbeninhalte werden gut umgeschüttelt und 15 Min. bei 50° erwärmt. Dann wird in einem Eisbad auf Raumtemp. abgekühlt und mit A. jeweils bis zum Vol. aufgefüllt und gut gemischt. Anschließend bestimmt man die Absorptionen dieser Lsg. in 1-cm-Küvetten in einem geeigneten Spektrophotometer bei einem Absorptionsmaximum von etwa 542 nm. Der Geh. wird nach folgender Formel ber.:

$$mg\ C_6H_6O_2 = 0,5 \times C(A_U/A_S)$$

C = Konzentration in µg pro ml der USP Resorcin-Standardsubstanz in der Standard-Lsg.
A_U = Absorption der Prüf-Lsg.
A_S = Absorption der Standard-Lsg. (USP XIX).

Aufbewahrung. Vor Licht geschützt, in dicht schließenden Gefäßen.

Unverträglichkeiten. Aminophenazon, Chininiumsalze, Chloralhydrat, Campher, Menthol, β-Naphthol, Phenazon, Phenol, Salol (Erweichung oder Verflüssigung); Eisen(III)-salze, Hypochlorite, Derivate der salpetrigen Säure (Verfärbung); Salicylsäure, Silbernitrat (Fäl-lung); Oxidationsmittel (Helv. VI).

Anwendung. Resorcin wirkt etwas schwächer antiseptisch als Phenol (Phenolkoeffizient 0,3—0,4), ist aber besser verträglich. In starker Konzentration wirkt es an der Haut langsam und schmerzlos ätzend und keratolytisch. Resorcin kann, auf Schleimhäute und Wunden appliziert, zu resorptiven Vergiftungen, vor allem bei Kindern, führen. Durch Einführung eines Alkylrestes kann die desinfizierende Wrkg. wesentlich verstärkt werden (Hexylresorcin: Phenolkoeffizient 50—90). Resorcin wird äußerlich meist als Salbe bei Akne, Psoriasis, Ekzemen und anderen Hauterkrankungen angewandt.

Auch in der Veterinärmedizin wird Resorcin äußerlich angewandt. Als Zusatz zum Futter dient es zur Behandlung der Bienen.

Bei der Herst. von Farbstoffen, als Ausgangsmaterial für Sprengstoffe und andere org. Verbindungen, in der Färberei und Druckerei, in der Photographie; Kondensation mit Aldehyden ergibt synth. Gerbstoffe, bzw. Kunstharze, als Rg. u. a. auf Invertzucker (Fiehe's Reagens).

Resorcinum sublimatum purissimum subtilissime pulveratum.

Es handelt sich um ein sehr reines u. sehr fein gepulvertes Resorcin, das bes. zur Herst. von Salben sehr gut geeignet ist.

Phenoresorcin

Es handelt sich um ein zusammengeschmolzenes Gemisch von 2 T. Phenol u. 1 T. Resorcin. Lösl. in 2 T. W.

Resorcinol

Als Resorcinol wurde früher ein bei etwa 110° zusammengeschmolzenes Gemisch aus gleichen T. Jodoform u. Resorcin bezeichnet. Es war ein amorphes, braunes Pulver.

Resorcin-Eucalyptol

Ein in A. lösl. weißes Pulver. Die wss. Lsg. dieser Substanz wurde zu Inhalationen empfohlen.

Resorcin-Salol

Ein Gemenge von Resorcin mit Salol. Es wurde innerlich in Dosen von 0,2—0,6 g bei Darmentzündungen, Diarrhöe, Dysenterie, Typhus u. Rheumatismus empfohlen.

Lubisan

Lubisan ist Resorcinmonobutylätherdiäthylcarbamat.

Die gelbe, etwas ölige Fl. von schwachem Geruch wurde früher als Wurmmittel, insbes. gegen Oxyuren eingesetzt.

Resorcinblau.

S. V, 426 unter Lackmoid.

Resorcin yellow Eu. P. III. Akmegelb G. Chrysoin. Goldgelb. Colour Index No. 14270. Schultz No. 186.

Bemerkung. S. II, 32 unter Chrysoin.

Eigenschaften. Gelborange gefärbtes oder bräunliches, feines Pulver, schwer lösl. in W., praktisch unlösl. in A., Ae. und Chlf. Die Substanz ist auch als Salz mit $2^{1}/_{2}$ Mol Kristallw. bekannt: Braune, blättchenförmige Kristalle, schwer lösl. in kaltem W. (1 + 206 bei 23°), leicht lösl. in siedendem W. (1 + 5). In wss. Lsg. bei pH 5 zeigt die Substanz ein Absorptionsmaximum bei etwa 400 nm ($E_{1cm}^{1\%}$ = mindestens 500) (Eu. P. III).

Dünnschichtchromatographie. Stationäre Phase: Cellulose. Aufzutragende Lsg.: 10 µl einer 0,035%igen Lsg. der Substanz in einer Mischung gleicher Teile M. und W. Mobile Phase: 50 Vol.-T. n-Propanol, 10 Vol.-T. Äthylacetat und 40 Vol.-T. W. Laufstrecke: 10 cm. Rf = 0,9.

Anwendung. Als Indikator in 0,1%iger wss. Lsg. Umschlagsbereich: pH 11,0 (gelb) bis pH 12,9 (orange).

Resorcinphthalein.

S. II, 1005 unter Fluoresceinum

Resorcinol monoacetate NF XIV. Resorcinmonoacetat. Monoacetylresorcin. Acetyl-resorcinol. Resorcinacetat.

$C_8H_8O_3$ M.G. 152,15
3-Hydroxyphenyl-acetat.

Darstellung. Durch Einwrkg. von Essigsäureanhydrid oder Acetylchlorid in ber. Menge auf Resorcin.

Eigenschaften. Angenehm riechende, dickfl., honiggelbe Masse von brennendem Geschmack. Kp. = etwa 283° u. Zers. Die gesätt. Lsg. der Substanz reagiert sauer gegen Lackmus. Lösl. in A. und in den meisten org. Lsgm., wenig lösl. in W.; d = 1,203 bis 1,207 (NF XIV).

Erkennung. 1. 3 Tr. Substanz werden mit etwa 300 mg Phthalsäureanhydrid und etwa 50 mg Zinkchlorid geschmolzen. Ein kleiner T. der Schmelze wird in 10 ml Natriumhydroxid-Lsg. gelöst; dabei entsteht eine intensive gelbgrüne Fluoreszenz, die typisch ist für Fluorescein (NF XIV). — 2. 500 µl Substanz werden in 3 ml A. gelöst, mit 3 Tr. Schwefelsäure versetzt und zum Sieden erhitzt. Dabei entsteht Äthylacetat, das an seinem Geruch zu erkennen ist (NF XIV).

Prüfung. 1. Saure Verunreinigungen: Eine Lsg. von 10 ml Substanz in 20 ml Bzl. wird mit 100 ml W. geschüttelt. Die Mischung darf zur Neutralisation nicht mehr als 500 µl 0,1 n Natriumhydroxid-Lsg. verbrauchen, wobei Methylorange als Indikator verwendet wird (NF XIV). — 2. Trocknungsverlust: Wird die Substanz 1 Std. lang auf einem Dampfbad getrocknet, darf sie nicht mehr als 2,5% ihres Gew. verlieren (NF XIV). — 3. Sulfatasche: Höchstens 0,1% (NF XIV).

Anwendung. Als Keratolyticum und Antiseborrhoicum. Die Substanz wurde ferner rein oder in Aceton gelöst gegen Bartflechte und andere Haarkrankheiten verwendet sowie als Zusatz zu Haarwässern und gegen Insektenstiche und Frostbeulen in Kollodium gelöst. Die Wrkg. soll länger anhaltend und milder sein als die des Resorcins, weil aus Resorcinolmono-acetat durch Hydrolyse langsam Resorcin freigesetzt wird.

Handelsform. Euresol (Knoll).

Resorcylsäuren. Dihydroxybenzoesäuren.

$C_6H_3(OH)_2COOH$ M.G. 154,12

Man unterscheidet α-Resorcylsäure (= 3,5-Dihydroxybenzoesäure), β-R (= 2,4-D.) und γ-R. (= 2,6 D.). Von diesen ist die β-Resorcylsäure die technisch wichtigste.

β-Resorcylsäure. 2,4-Dihydroxybenzoesäure. β-Resorcylic acid.

Darstellung. Aus Resorcin und Kaliumhydrogencarbonat durch Erhitzen in W. oder Glycerin und Hindurchleiten von Kohlendioxid.

Eigenschaften. Farbl. Nadeln; Fp. = 213°; lösl. in heißem W., A., Ae., Olivenöl, Alkalien und 25%iger Schwefelsäure.

Die Substanz decarboxyliert leicht. Aus W. entstehen wasserhaltige Kristalle, die bei 100° wasserfrei werden.

Anwendung. Zur Synth. von Farbstoffen, Arzneimitteln, kosmetischer Präparate und Photochemikalien. Als Tüpfelrg. auf Eisen.

Retinoesäure

Retinoesäure. Retinsäure. Vitamin A-Säure. Retinoic acid. Tretinoin.

$C_{20}H_{28}O_2$ M.G. 300,42

all-trans-3,7-Dimethyl-9-(2,6,6-trimethyl-1-cyclo-hexenyl)-2,4,6,8-nonatetraensäure.

Darstellung. Durch Oxidation von Vitamin A-Aldehyd.

Eigenschaften. all-trans-Form: Kristalle aus A.; Fp. = 180—182°. Absorptionsmax. in M.: 351 nm (ε = 45000).
9,10-cis-Form: Gelbe Nadeln aus A.; Fp. = 189—190°. Absorptionsmax. in M.: 343 nm (ε = 36500).

Anwendung. Innerlich und äußerlich bei Keratosen verschiedener Genese und bei Akne.

Handelsform. Airol (Roche).

Retinolum

Retinolum.
S. II, 622 unter Vitamin A.

Retinoli acetas Jap. 71. Retinyl acetate Eu. P. III. Retinolacetat. Retinylacetat. Vitamin A-Acetat. Retinolum acetatum. Retinolum aceticum.

Bemerkung. S. II, 633.
Die Substanz ist in der Jap. 71 als Monographie, in der Eu. P. III als Rg. enthalten.

Gehalt. Bei der Substanz handelt es sich um synth. Retinolacetat oder synth. Retinolacetat, das mit gebundenen Ölen gemischt ist. Sie enthält mindestens 2500000 Vitamin A Einheiten/g. Sie kann mit einem geeigneten Antioxidans gemischt sein. Der Geh. soll mindestens 95% u. höchstens 105% der deklarierten Einheiten betragen (Jap. 71).

Eigenschaften. Schwach gelbes oder gelbrotes, krist. Pulver oder gelbe, ölige Fl. von charakteristischem Geruch, der nicht ranzig ist. Sollte die ölige Substanz teilweise durchkristallisiert sein, so kann die Kristallisation durch Erwärmen auf 60° rückgängig gemacht werden. Die Substanz ist luft- und lichtempfindlich.

Erkennung. 1. Die Substanz wird in Chlf. gelöst, und zwar in der Weise, daß man eine Lsg. erhält, die 30 Vitamin-A-Einheiten pro ml enthält. 1 ml dieser Lsg. wird mit 3 ml Antimontrichlorid-Lsg. versetzt. Die Farbe der Lsg. wechselt allmählich nach Blau (Jap. 71).

Dünnschichtchromatographie. Stationäre Phase: Silicagel G. Aufzutragende Lsg.: 2 µl einer Lsg. der Substanz in Cyclohexan, die etwa 5 internationale Einheiten pro Mikroliter enthält. Mobile Phase: 80 Vol.-T. Cyclohexan + 20 Vol.-T. Ae. Laufstrecke: 15 cm. Sichtbarmachung: Nach dem Trocknen wird die Platte mit Antimontrichlorid-Lsg. angesprüht. Rf = 0,45 (Eu. P. III).

Aufbewahrung. In gut gefüllten, lichtgeschützten, dicht schließenden Gefäßen oder in lichtgeschützten, dichten Gefäßen, in denen die Luft durch Stickstoff ersetzt wurde, an einem kühlen Ort.

Dosierung. Tägl. 5 000 — 50000 Vitamin-A-Einheiten (Jap. 71).

Handelsformen. A-Norman; Arcavit A; Ariovit (Roche); Arovit (Roche); Nio-A-Let (Nion)

Retinolum palmitinicum 2. AB — DDR. Retinoli palmitas Jap. 71. Retinyl palmitate Eu. P. III. Retinolpalmitat. Vitamin A-palmitat.

$C_{36}H_{60}O_2$ M.G. 524,9

all-trans-3,7-Dimethyl-9-(2,6,6-trimethyl-1-cyclohexenyl)-2,4,6,8-nonatetraenylhexadekanoat.

Bemerkung. S. II, 634.

Die Substanz ist im 2. AB — DDR u. in der Jap. 71 als Monographie, in der Eu. P. III als Rg. aufgenommen.

Gehalt. Geh. an Retinol [$C_{20}H_{30}O$ (286,5)]: 85,0—105,0% der in I.E. je g angegebenen Menge, jedoch mindestens 1 Million I.E. je g. Die Substanz kann einen oder mehrere Stabilisatoren enthalten (2. AB — DDR).

Bei der Substanz handelt es sich um synth. Retinolpalmitat oder synth. Retinolpalmitat gemischt mit gebundenen Ölen. Sie enthält mindestens 1500000 Vitamin A E. pro g. Wenn nötig, kann ein geeignetes Antioxidans zugesetzt werden. Die Substanz enthält mindestens 95% u. höchstens 105% der deklarierten E. (Jap. 71).

Eigenschaften. Gelbe oder orangegelbe Fl. bzw. gelbe oder orangegelbe, weiche Masse von schwach wahrnehmbarem Geruch, der nicht ranzig ist und höchstens schwach wahrnehmbarem Geschmack. Die Substanz erstarrt bei Kälte; mischbar mit org. Lsgm., empfindlich gegen Luft und Licht.

Erkennung. 1. 1 Tr. Substanz wird in 10,0 ml äthanolfreiem Chlf. gelöst; 1,0 ml dieser Lsg. wird mit 9,0 ml äthanolfreiem Chlf. versetzt. 1,0 ml dieser Lsg. zeigt nach Zusatz von 4,0 ml Antimon(III)-chlorid-Lsg. sofort eine blaue Fbg. (2. AB — DDR, ähnlich Jap. 71). — 2. Säurezahl: Höchstens 2. Zur Bestimmung wird 1,000 g Substanz in 25,0 ml der Mischung gleicher Vol. A. und Ae. gelöst (2. AB — DDR).

Dünnschichtchromatographie. Stationäre Phase: Silicagel G. Aufzutragende Lsg.: 2 µl einer Lsg. der Substanz in Cyclohexan, die etwa 5 I.E. pro Mikroliter enthält. Mobile Phase: 80 Vol.-T. Cyclohexan und 20 Vol.-T. Ae. Laufstrecke: 15 cm. Sichtbarmachung: Nach dem Trocknen wird die Chromatographieplatte mit Antimontrichlorid-Lsg. angesprüht. Rf = 0,7 (Eu. P. III).

Gehaltsbestimmung. Die Bestimmung ist möglichst innerhalb von 4 Std. unter Verwendung von Glasgeräten mit Normschliffen und unter weitgehendem Ausschluß von Luftsauerstoff und Licht durchzuführen.

0,100 g Substanz wird in einem 100-ml-Rundkolben mit 30,0 ml äthanolischer 1 n Kalilauge versetzt. Die Mischung wird auf dem Wasserbad unter Rückflußkühlung und Einleiten von sauerstofffreiem Stickstoff in den Luftraum über der Mischung 30 Min. im Sieden gehalten. Nach Zusatz von 30,0 ml W. und Abkühlen auf 20°C wird die Mischung in einem 250-ml-Scheidetrichter viermal mit je 30,0 ml PAe. ausgeschüttelt. Die vereinigten PAe.-Auszüge werden mehrmals mit je 50 ml W. gewaschen, bis die Waschfl. nach Zusatz von 1 Tr. Phenolphthalein-Lsg. keine rote Fbg. mehr zeigt. Die gewaschene PAe.-Lsg. wird mit PAe. zu 200,0 ml aufgefüllt. 20,00 ml dieser Lsg. werden in einem Wasserbad von 60°C unter Einleiten von sauerstofffreiem Stickstoff in den Luftraum über der Lsg. auf einen Rest von 3—5 ml destilliert. Der Rest des Lsgm. wird ohne Erwärmen unter weiterem Einleiten von sauerstofffreiem Stickstoff entfernt. Der Rückstand wird sofort in 20,00 ml Isopropanol gelöst. Die Lsg. wird auf 20°C abgekühlt und ggf. mit Isopropanol so verdünnt, daß sie bei 325 nm ± 0,5 nm eine Extinktion im Bereich von 0,40—0,80 zeigt. Das entspr. einer Konzentration von 7—15 I.E. pro ml. Die Extinktion dieser Lsg. wird bei 310 nm ± 0,5 nm, 325 nm ± 0,5 nm und 334 nm ± 0,5 nm gemessen.

Berechnung:

$$\text{I.E. Retinol je Gramm Substanz} = \frac{1\,830 \cdot E_{325korr}}{a}$$

a = Gramm Substanz je 100 ml Lsg.

$E_{325korr} = 6{,}815 \cdot E_{325} - 2{,}555 \cdot E_{310} - 4{,}260 \cdot E_{334}$

E_{310} = Extinktion der Lsg. bei 310 nm $\pm$ 0,5 nm

E_{325} = Extinktion der Lsg. bei 325 nm $\pm$ 0,5 nm

E_{334} = Extinktion der Lsg. bei 334 nm $\pm$ 0,5 nm

Wenn E_{325} kleiner als $\dfrac{E_{325korr}}{0{,}97}$ und größer als $\dfrac{E_{325korr}}{1{,}03}$ ist, wird nach folgender Formel berechnet:

$$\text{I.E. Retinol je Gramm Substanz} = \frac{1\,830 \cdot E_{325}}{a} \qquad \text{(2. AB — DDR)}$$

Aufbewahrung. Vorsichtig! In Gefäßen, die mit einem indifferenten Gas gefüllt sind. Vor Licht geschützt. Kühl. Die Substanz ist mindestens in Abständen von 1 Jahr zu prüfen (2. AB — DDR). — In gut gefüllten, lichtgeschützten, dichtschließenden Behältern oder in lichtgeschützten, dichtschließenden Behältern, in denen die Luft durch Stickstoff ersetzt ist an einem kühlen Ort (Jap. 71).

Dosierung. Einzelmaximaldose: oral 300 000 I.E. Tagesmaximaldosis: oral 300 000 I.E. Eine I.E. entspr. der spezifischen Wirksamkeit von 0,000 3 mg Retinol oder 0,000 549 mg Retinolpalmitat (2. AB — DDR). — Tagesdosis: 5 000—50 000 Vitamin-A-Einheiten (Jap. 71.)

Anwendung. Außer bei Vitamin-A-Defizit bei Hyperkeratosen verschiedener Genese sowie bei Akne. Cave Überdosierung!

Handelsformen. Aquasynth A (US. Vitamins); Ariovit-Ampuller; Arovit-Ampullen (Roche); Avitum capsules (Ives-Cameron); Avogina; Axer-Alfa; Dumovit A; Myvax; Neo-Vogan; Ro-A-Vit (Roavit); Vogan-Neu (Merck, Bayer).

Retinyl propionate Eu. P. III. Retinolum propionatum. Retinolpropionat. Vitamin A-propionat.

$C_{23}H_{34}O_2$ M.G. 342,5

Bemerkung. Die Substanz ist in der Eu. P. III als Rg. aufgeführt.

Eigenschaften. Gelbe, ölige Fl. mit einem kaum wahrnehmbaren, charakteristischen Geruch; mischbar mit org. Lsgm.

Dünnschichtchromatographie. Stationäre Phase: Silicagel G. Aufzutragende Lsg.: 2 µl einer Lsg. der Substanz in Cyclohexan, die etwa 5 I.E. pro Mikroliter enthält. Mobile Phase: 80 Vol.-T. Cyclohexan und 20 Vol.-T. Ae. Laufstrecke: 15 cm. Sichtbarmachung: Nach dem Trocknen wird die Platte mit Antimontrichlorid-Lsg. angesprüht. Rf = 0,55 (Eu. P. III).

Rhamnetin

Rhamnetin. β-Rhamnocitrin.

$C_{16}H_{12}O_7$ M.G. 316,26
Quercetin-7-methyläther.

Vorkommen. Rhamnetin ist das Aglucon von Xanthorhamnin aus den Früchten von Rhammus cathartica (Rhamnaceae).

Eigenschaften. Gelbe Nadeln aus Aceton + M.; Fp. = 292—294°. Absorptionsmax. in A.: 371 und 256 nm (log ε 4,41 und 4,40). Lösl. in heißem Phenol; wenig lösl. in heißem W., heißem A., heißem Eisessig und heißem Aceton; leicht lösl. in verd. Alkalilaugen mit intensiver gelber Farbe.

Anwendung. Die Substanz wurde zum Färben von Wolle und Baumwolle verwendet.

Rhamnol

Rhamnol.
S. VI B, 420 unter Sitosterin.

Rhamnose

L.(+)-**Rhamnose.** Isodulcit. L-Mannomethylose. L-Rhamnopyranose.

$C_6H_{12}O_5 \cdot H_2O$ M.G. 182,18
                                                              wasserfrei M.G. 164,16

Vorkommen. Die Substanz kommt frei in den Blättern und Blüten von Rhus Toxicodendron L. (Anacardiaceen) vor und findet sich in vielen natürlichen Glykosiden (z. B. in Xanthorhamnin, Quercitrin, Strophanthin, Solanin, Hesperidin, Naringin und in verschiedenen Anthocyanen).

Eigenschaften. α-Form: Farbl., durchsichtige, zuerst süß, dann bitter schmeckende Kristalle, leicht lösl. in W., lösl. in A. d_4^{20} = 1,470 8; Fp. = 93—94°. Mutarotation: wasserfreie Substanz (Endwert): $[\alpha]_D^{20}$ = +8,9° (c = 4 in W.).
β-Form: Das Monohydrat bildet nadelförmige Kristalle, die hygroskopisch sind und an der Luft in die α-Form übergehen. Fp. (wasserfrei) = 123—125°.

Anwendung. Als Rg. auf Aceton und als Reaktionskörper für Barsiekow- und Bitter-Nährböden.

Rhamnus

Rhamnus frangula L. (Frangula alnus MILL., F. vulgaris RCHB., F. frangula KARST., F. pentaphylla GILIB.). Rhamnaceae — Rhamneae. Faulbaum. Glatter Wegdorn. Brechwegdorn. Spill-, Amselbaum. Pulver-, Zwecken-, Zapfen-, Grindholz. Buckthorn. Frangule. Bourdaine. Frangola.

Heimisch in Europa, Nordwestasien und Nordafrika. Verbreitet und stellenweise häufig auf stark feuchten bis sehr trockenen Unterlagen aller Art von der Ebene bis in die untere Bergstufe in lichten Laub- und Nadelwäldern, Gebüschen, Hecken, an Wasserläufen, in Baumheiden, auf Mooren, in Buschweiden.

Wehrloser, 1 bis 3 m hoher Strauch, selten bis 7 m hoher, schmächtiger Baum mit glatter Rinde, schlanken, wechselständigen, fast glatten Ästen und waagrecht abstehenden, an den Astenden gehäuften, locker bis mäßig dicht beblätterten Zweigen. — Rinde in der Jugend grün, an der Sonnenseite oder ringsum dunkel überlaufen, später graubraun mit langen, quergestellten, grauweißen Lentizellen. Laubknospen behaart, ohne Knospenschuppen. — Laubblätter dünn, jung weich, später steiflich, breit elliptisch bis verkehrt-eiförmig, durchschnittlich 3,5 cm lang und 5 cm breit, doch oft kleiner, in den Blattstiel verjüngt, vorn spitz oder mehr oder weniger zugespitzt, seltener stumpf oder gestutzt, meist ganzrandig und leicht gewellt, sehr selten ringsum undeutlich oder gegen die Spitze zu etwas deutlich gezähnt, mit 7 bis 9 am Rand in scharfem Bogen zum nächstvorderen Nerven verlaufenden Seiten-nerven, auf der Unterseite auf den Nerven, wenigstens in der Jugend, behaart. — Blüten in zwei- bis zehnblütigen, blattachselständigen Trugdolden, auf ein- bis dreimal (bis 12 mm) so langen Stielen, trichterförmig, 3 bis 4 mm lang, fünfzählig, grünlichweiß, anfangs behaart. Kelchblätter 3 mm lang, länglich-dreieckig, spitz, fast oder ebenso lang wie die Kelchröhre. Kronblätter etwas kleiner als die Kelchblätter, aufrecht oder wie die Staubblätter schief aufgerichtet, genagelt, weißlich, die Staubblätter umhüllend. Staubblätter dicht vor den Kronblättern stehend, etwas kürzer als diese, mit großen Staubbeuteln und kurzen Staub-fäden. Griffel ungestielt, mit kopfiger Narbe. — Frucht eine kugelige, anfangs grüne, später rote, zur Reife schwarzviolette, etwa 8 mm breite, zwei- bis dreisamige Steinfrucht. Samen breit, flach, dreieckig linsenförmig, 5 mm lang und 2 mm dick, mit langer, sehr schmaler Furche.

Inhaltsstoffe. TSCHESCHE et al. [Tetrahedron L. *1968*, S. 2993] isolierten aus den frischen Blättern das Alkaloid Frangufolin $C_{31}H_{42}N_4O_4$, Fp. 244° (Formel s. u.). Die im Juni gesam-melten Blätter enthalten nach BEZANGER-BEAUQUESNE [Ann. pharm. franç. *20*, 443 (1962); Pharm. Acta Helv. *38*, 894 (1963)] 2% Anthracenderivate, davon nur sehr wenig reduzierte Anthracene. Der Gehalt an freien und gebundenen Anthrachinonen ist schwankend.

Cortex Frangulae. Cortex Rhamni frangulae. Cortex Avorni. Cortex Alni nigrae. Faul-baumrinde. Gelbholz-, Pulverholzrinde. Frangula bark. Buckthorn bark. Black alder bark. Dog wood. Ecorce de Bourdaine. Ecorce de frangule. Ecorce d'aune noir. Corteccia di frangola. Frangola. Corteza de frangula. Corteza de arracláu. Casca de amieiro. Amieiro preto. Rhamnusbast. Vuilboombast.

Cortex Frangulae DAB 7 — DDR, Helv. VI, ÖAB 9, Nord. 63, Ross. 9, CsL 2. Cortex Rhamni frangulae Fenn. 37, Pol. III. Frangulae cortex Ph. Europ., Hisp. IX, Hung. VI, Jug. III, Belg. V. Rhamni Frangulae cortex Ned. 6. Frangula BPC 49, Chil. III. Faulbaum-rinde DAB 7 — BRD. Frangola Ital. VIII. Bourdaine CF 73. Amieiro preto Brasil. 1. Ferner offizinell in Rom. VII, NF VI und Portug. 35.

DAB 7 — BRD, DAB 7 — DDR, ÖAB 9, BPC 49, Nord. 63 und Ned 6 fordern min-destens 1 Jahr gelagerte Droge. Ross. 9, Hisp. IX, Hung. VI, Pol. III, Jug. II und Chil. III fordern mindestens 1 Jahr gelagerte oder 1 Std. (2 Std.) bei 100° erhitzte Droge.

Gewinnung. Im Mai und Juni wird die leicht in größeren Stücken abschälbare Rinde der Äste und Stämme jüngerer Sträucher gesammelt. Nach NIHOUL-GHENNE [J. Pharm. Belgique *13*, 44/57 (1958)] wird die gehaltreichste Droge, bezogen auf den Gehalt an Anthranolen, die als die wirksamsten der Anthracenderivate angesehen werden (s. auch Wirkung), vor dem Blühen zur Zeit der größten Blattoberfläche oder zur Zeit des vollen Blätterstandes gewonnen. Die Untersuchungen ergaben außerdem, daß die Stammrinde stets gehaltvoller ist als die Astrinde. Die Rinde wird getrocknet und vor Gebrauch 1 Jahr gelagert, da sie in frischem oder nicht abgelagertem Zustand brechenerregend wirkt (s. auch Wirkung). Einstündiges Erhitzen der Rinde bei 100° unter Luftzutritt soll die einjährige Lagerung ersetzen können. Gleichzeitig wird die Droge dadurch stabilisiert.

Nach SCHULTZ [Pharmazie *5*, 501 (1950)] kann die Stabilisierung der Droge auch auf folgende Arten durchgeführt werden: Die fein zerschnittene Droge wird $^1/_4$ Std. in siedendes Xylol gebracht und anschließend bei 40° getrocknet. Die Fermente werden auch durch 20 Min. langes Kochen in W., durch 50%igen A. oder durch 0,1 n und stärkere Salzsäure abgetötet.

Zur Unterscheidung von frischer und gelagerter Droge können folgende Prüfungen durch-geführt werden: 1. In einem Reagenzglas werden etwa 0,05 g Cortex Frangulae mit ungefähr 5 ml 5%igem Ammoniak übergossen und geschüttelt, bis die Fl. nach 1 bis 2 Min. deutlich gefärbt erscheint. Der Extrakt fluoresziert im Licht der Analysenquarzlampe kräftig hellgrün, wenn die Rinde frisch ist, hingegen stumpfbraunviolett, wenn es sich um abgelagerte Rinde handelt. 2. Etwa 0,02 g Cortex Frangulae werden mit einigen Tr. A. betupft, in einem Reagenz-glas mit dest. W. übergossen und 1 bis 2 Min. gut durchgeschüttelt. Der entstandene Extrakt wird nach Dekantieren in ein anderes Reagenzglas bis zur Farblosigkeit verdünnt. Auf Zusatz von wenigen Tr. 5%igen Ammoniaks bildet sich schon bei frisch getrockneter Rinde ein gelb-grüner, bei abgelagerter ein rotbrauner Ring, der bei schräger Blickrichtung deutlich sichtbar ist.

Beschreibung. Die Droge besteht aus Röhren, Doppelröhren oder flachen Stücken von verschiedener Länge und höchstens 2 mm Dicke. Außenseite glänzend bis matt, glatt bis zartrissig, nicht borkig, braunrot bis graubraun mit zahlreichen, quergestreckten, weißlichen Lentizellen. Bei vorsichtigem Abkratzen wird rotgefärbtes Gewebe sichtbar. Die meist deutlich längsgestreifte Innenseite ist orangegelb bis bräunlich. Bruch gelb bis gelblichbraun, unregelmäßig, außen körnig, innen kurz- und feinfaserig.

Geruch eigenartig, Geschmack schleimig-süßlich und etwas bitter.

Die Schnittdroge besteht aus flachen oder nach innen gebogenen Stücken.

Mikroskopisches Bild (Abb. 3). Die Rinde wird nach außen von zahlreichen (bis 30) Lagen dünnwandiger, tafelförmiger, von braun bis karminrotem Inhalt erfüllter Korkzellen, einem wenig deutlichen Phellogen und 1 oder 2 Lagen farbloser, dünnwandiger Phellodermzellen begrenzt. Es folgen nach innen 3 bis 10, meist 3 bis 6 Lagen tangential gestreckter

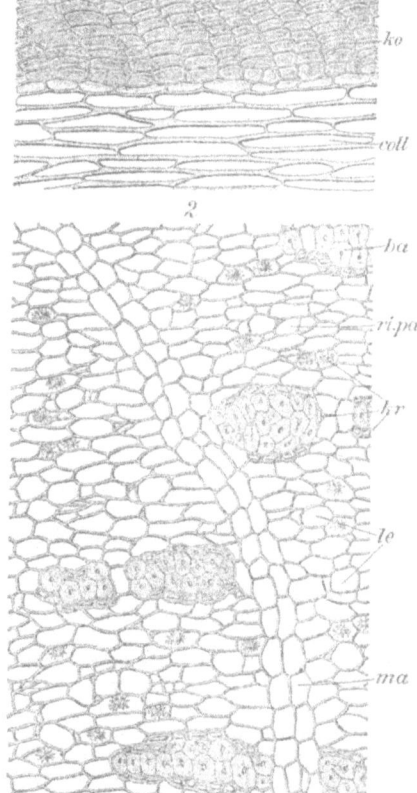

Abb. 3. Cortex Frangulae. Querschnitt. *ko* Korkgewebe; *coll* Collenchym der primären Rinde. (Zwischen dem oberen und dem unteren Teil (*2*) der Abb. ist der größte Teil der primären Rinde und der äußere Teil der sekundären Rinde in der Zeichnung weggelassen worden.) *2* Innerer Teil der sekundären Rinde. *ba* Bastfaserbündel, von Kristallkammerfasern (*kr*) umgeben; *ri.pa* Parenchym der sekundären Rinde; *kr* Kristalle (Calciumoxalatdrusen, Einzelkristalle in Kristallkammerfasern); *le* Siebgewebe; *ma* Markstrahl. **²²⁵/₁**. (GILG).

Kollenchymzellen mit farblosen und getüpfelten Wänden, hierauf ein Parenchym, das aus dünnwandigen, getüpfelten, rechteckigen bis rundlich-ovalen Zellen besteht, die nesterweise bis 18 µm große Calciumoxalatdrusen enthalten. Im Perizykel liegen einzeln oder in Gruppen zu 3 bis 6 unverholzte Fasern mit verdickten, deutlich geschichteten, getüpfelten Wänden, die im Querschnitt oft tangential zusammengedrückt oder unregelmäßig gestaltet erscheinen; Steinzellen fehlen. Die sek. Rinde enthält gelblich gefärbte, verholzte, englumige, getüpfelte, im Querschnitt polygonale bis rechteckige Fasern, die zu kleineren Gruppen oder zu tangentialen, bisweilen von den Markstrahlen durchbrochenen Reihen vereinigt sind. Die Faserbündel sind von Zellreihen mit prismatischen Calciumoxalatkristallen umgeben. Parenchymzellen, die bis 10 µm große Calciumoxalatdrusen enthalten, sind häufig in axialen Reihen angeordnet. Die zahlreichen Markstrahlen sind nach außen geschlängelt, nicht verbreitert, 1 oder 2, mitunter bis 3 Zellen breit und 10 bis 40 (selten mehr) Zellen hoch. Diese erscheinen im Querschnitt radial gestreckt bis quadratisch, ihre Wände sind teilweise verdickt, ihr Zellinhalt ist stark gelb gefärbt. Auch die Parenchymzellen der primären und sek. Rinde führen einen gelblichen Inhalt und wenige, kleine (bis 6 µm), einfache Stärkekörner.

Pulverdroge ('Abb. 4). Zahlreiche, braunrote Korkfragmente meist in Flächenansicht, deren Inhalt in Chloralhydratlsg. rot ausläuft; Kollenchym- und Parenchymfragmente mit grünlich-gelbem, körnigem Inhalt, kleinkörniger Stärke und einzelnen Calciumoxalatdrusen; Bruchstücke der sek. Rinde mit 1 oder 2 Zellen breiten Markstrahlen; einzelne oder zu Bündeln vereinigte, teilweise von Kristallzellreihen umgebene Fasern; frei liegende Calciumoxalatdrusen oder deren Bruchstücke, Calciumoxalateinzelkristalle und vereinzelte, sehr kleine, niemals zusammengesetzte Stärkekörner; Steinzellen fehlen.

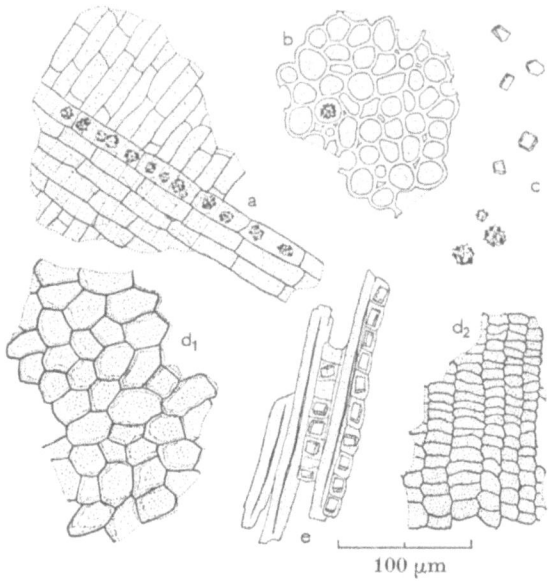

Abb. 4. Pulver von Cortex Frangulae. *a* Drusenzellreihe im Markstrahlgewebe (radial); *b* Parenchym der primären Rinde; *c* Einzelkristalle und Drusen aus Calciumoxalat; *d₁* Kork in Aufsicht; *d₂* von der Seite. *e* Kristallzellreihen an Bastfasern. (Nach W.)

Verfälschungen. Mit den Rinden von: 1. Rhamnus catharticus L., Kreuzdorn. Sie ist glänzend rotbraun, Lentizellen sind spärlich vorhanden. Sie bildet viel kürzere Stücke als Cortex Frangulae. Der Bruch läßt lange, gelbe Fasern erkennen. Zwischen den Bastfasergruppen liegen sklerotisierte Markstrahlzellen (weitere Merkmale s. d.). 2. Rhamnus purshianus Dc. Besitzt Steinzellen (weitere Merkmale s. d.). 3. Oreoherzogia fallax (BOISS.) VENT, Rhamnaceae. Die junge Rinde ist nach POETHKE und BEHRENDT (Beiträge zur Biochemie und Physiologie von Naturstoffen, VEB Gustav Fischer Verlag Jena, 1964) graubraun wie die von Rhamnus frangula und besitzt ziemlich viele hellgraue, quergestellte Lentizellen. Die ältere Rinde ist grau bis dunkelbraun, rissig, rauh und teilweise borkig. Die Bruchstellen zeigen zahlreiche starke Fasern. Die Innenseite ist je nach Alter gelb, gelbgrün oder gelbbraun gefärbt. Mikroskopisch sind nach DAB 7 — BRD stark erweiterte Markstrahlen und wenige kleine Steinzellgruppen zu erkennen. Chromatographisch kann die Rinde durch die Anwesenheit des Flavonolglykosides Xanthorhamnin und des Aglykons Rhamnetin erkannt werden (s. Oreoherzogia). 4. Prunus padus L., Rosaceae, Traubenkirsche. Sie riecht frisch nach bitteren Mandeln, besitzt rundliche, grüngelbe oder gelbgraue Korkwarzen, hat einen feinfaserigen Bruch mit weißen Bastfasern und enthält Idioblasten sowie große rhomboedrische Kristalle. 5. Prunus mahaleb L., Rosaceae, Felsenkirsche, Steinweichsel, Weichselrohr. Sie enthält ebenfalls Idioblasten und außerordentlich große Oxalatdrusen. 6. Alnus glutinosa (L.) GAERTN. Betulaceae, Schwarzerle. Sie ist braun und glatt. Beim Schälen zeigt sie keine rote, sondern nur eine gelbbraune Farbe. Mit Eisen-III-chlorid wird der Auszug schwarz. Die Lentizellen sind spärlich, punktförmig. Der Bruch ist nicht faserig. Die Rinde hat einen aus Fasern und Steinzellen gebildeten, „gemischten sklerotischen Ring", besitzt außerdem einzelne Steinzellen. Die zwischen den Steinzellen liegenden Markstrahlzellen sklerotisieren. 7. Alnus incana (L.) MOENCH, Betulaceae, Grauerle. Im Aussehen ähnlich wie die Rinde von Alnus glutinosa, jedoch mit einem nur aus Steinzellen bestehendem Ring; außerdem einzelne Steinzellen. 8. Corylus avellana L., Betulaceae, Haselnuß. Sie enthält einen mechanischen Ring, der aus Bastfasern und Steinzellen besteht. Die Rinden 4. bis 8. geben keine Bornträgerrk., sie enthalten v. a. Gerbstoffe.

Inhaltsstoffe. Anthracenderivate, die in reduzierter Form als Anthranol- bzw. Anthron-verbindungen, in oxydierter Form als Anthrachinonverbindungen auftreten, sowohl frei wie auch glykosidisch gebunden. In der offizinellen Droge fand AUTERHOFF [Arzneimittel-Forsch. *3*, 137 (1953)] einen 20- bis 33%igen Anthranolanteil, im einzelnen 0,1% freie Anthrachinone, 0,13% freie Anthranole, 2,3% Anthrachinonglykoside, 1,26% Anthranolglykoside, also ins-gesamt 3,8% Anthrachinonderivate. In der frischen oder frisch stabilisierten Droge liegen nur die reduzierten glykosidischen Anthracenderivate vor, nach MÜHLEMANN und TATRAI [Pharm. Acta Helv. *42*, 717 (1967)] bes. als Dihydrodianthronverbindungen (oft auch einfach als Dianthronverbindungen bezeichnet), die während der Lagerung oxydiert und hydrolysiert werden. SCHENK et al. [Arch. Pharm. (Weinheim) *295*, 625 (1962)] konnten neben Polysaccha-riden eine Peroxydase nachweisen, die Anthrone bzw. Anthranole in Gegenwart von H_2O_2 zu Anthrachinonen oxydiert. Glykosidisch gebundene Anthrone werden von der Peroxydase erst nach Hydrolyse durch in der Rinde vorhandene Glykosidasen angegriffen.

Hauptglykoside: Glucofrangulin A (Frangulaemodin-rhamnoglucosid) $C_{27}H_{30}O_{14}$, Gluco-frangulin B, Frangulin A (Frangulosid, Frangulaemodinrhamnosid, Cascarin) $C_{21}H_{20}O_9$, Fp. 228° und Frangulin B, $C_{21}H_{20}O_9$, Fp. 196°. MÜHLEMANN und WERNLI [Pharm. Acta Helv. *40*, 534 (1965)] sowie WAGNER und HÖRHAMMER [Z. Naturforsch. *24b*, 1408 (1969)] stellten für Glucofrangulin A folgende Formel auf: 1,6,8-Trihydroxy-3-methylanthrachinon-6-O-α-L-rhamnopyranosid-8-O-β-D-glucopyranosid. Nach KOVALEV und KOLESNIKOV [Chem. Abstr. *68*, 9285 (1968)] kommt Glucofrangulin die Struktur 1,8-Dihydroxy-3-methylanthrachinon-6-[α-L-rhamnopyranosyl-4-β-D-glucopyranosid] zu. Frangulin A besitzt die Struktur eines 1,6,8-Trihydroxy-3-methylanthrachinon-6-O-rhamnosids. Frangulin B und dessen Glucosid Glucofrangulin B besitzen nach WAGNER und DEMUTH [Tetrahedron L. *1972*, S. 5013] in 6-Stellung nicht Rhamnose, sondern Apiose.

(In der frischen Droge liegt Glucofrangulin zum überwiegenden Teil in Form der genuinen, reduzierten Glykoside vor. Ein den Sennosiden analoges Dianthron-Derivat (I) wandelt sich beim Lagern über Glucofrangulinanthron als Zwischenstufe in Glucofrangulin um.)

I

Ferner entstehen durch Zuckerabspaltung Frangulin und freie Aglykone. Weitere Anthra-chinonglykoside wurden d.chr. von HÖRHAMMER et al. [Pharm. Ztg. *108*, 259 (1963); Dtsch. Apoth. Ztg *107*, 563 (1967)] auf Kieselgel-G-Merck mit dem Fließmittel Äthylacetat/M./W. 100:16,5:13,5 nachgewiesen. Dieses System eignet sich bes. zur Unterscheidung von anderen Rhamnusarten sowie zur Erkennung einer in galenischen Präparaten verwendeten Anthra-chinondroge (vgl. Rhamnus purshianus, Rheum, Aloe und Oreoherzogia) (s. Tab. S. 76).

Ferner an freien Anthrachinonen Emodin (Frangulaemodin, Rheumemodin, Rhamno-xanthin, Frangulinsäure) (1,6,8-Trihydroxy-3-methylanthrachinon) $C_{15}H_{10}O_5$, Fp. 256 bis 257°, Chrysophanol (Chrysophansäure) (1,8-Dihydroxy-3-methylanthrachinon) $C_{15}H_{10}O_4$, Fp. 196°, und Physcion (Rheochrysidin) (1,8-Dihydroxy-3-methyl-6-methoxyanthrachinon) $C_{16}H_{12}O_5$, Fp. 207°.

Zum p.chr. Nachweis dieses Aglykongemisches schlagen LOTH et al. [Arch. Pharm. (Wein-heim) *295*, 847 (1962)] folgendes System vor: 1. Bzl., wodurch sich nach 6 bis 8 Min. Emodin

Emodin   : R_1 = OH , R_2 = CH_3
Chrysophanol : R_1 = H   , R_2 = CH_3
Physcion   : R_1 = OCH_3, R_2 = CH_3

von Crysophanol und Physcion trennt. Das getrocknete Chromatogramm wird 2. in Pentan
chromatographiert, wobei sich Emodin nicht, Chrysophanol und Physcion nach 20 bis 30 Min.
getrennt haben. Die entsprechenden Anthrone verhalten sich ebenso. Sie zeigen nach Besprühen mit Kali- oder Natronlauge eine unbeständige Gelbfbg., während sich die Anthra-

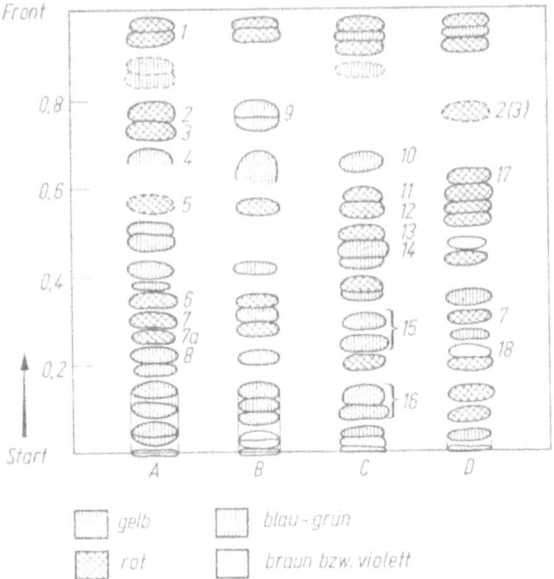

Schema der Dünnschichtchromatogramme von Rhamnus-Drogen im UV-Licht betrachtet
bei 366 nm

A = Methanolischer Auszug von gelagerter Cortex Frangulae
B = Methanolischer Auszug von frischer Cortex Frangulae
C = Methanolischer Auszug von Cortex Cascarae sagradae
D = Methanolischer Auszug von Cortex Oreoherzogiae

Droge	Fleck-Nr.	Bezeichnung	Farbe im UV-Licht
Cortex	1	Aglukone	rot
Frangulae	2	Frangulin B	hellrot
	3	Frangulin A	hellrot
	4	1,8-Dihydroxy-2-acetyl-naphthalin	gelbbraun
	5	Emodin-8-0-glucosid (Emodinglucosid B)	rot
	6	Glucofrangulin B	rot
	7	Glucofrangulin A	rot
	7a	Emodin-1-O- od. (8-0-)diglucosid (DEMUTH, Diss. München 1973)	
	8	Glykosid von 4	blaugrün
	9	Frangularosid	—
Cortex Cascarae	10	11-Desoxyaloin	braun—gelb
sagradae	11	Chrysophanolmonoglucosid	orangerot
	12	Rheumemodin-monoglucosid	rot
	13	Aloeemodin-monoglucosid	orangerot
	14	Aloin	braun—gelb
	15	Cascaroside C u. D	gelb
	16	Cascaroside A u. B	hellgrün—gelb
Cortex	17	Physcionmonoglucosid	rot
Oreoherzogiae			
	18	Xanthorhamnin	braunviolett—gelb

chinone rot färben. D.chr. lassen sich die Anthrachinone nach HÖRHAMMER et al. (s. o.) auf Kieselgel-G-Schichten mit dem Fließmittel Isopropyläther nachweisen. Folgende R_f-Werte werden erhalten: Chrysophanol 0,75; Physcion 0,55; Emodin 0,45; Aloe-Emodin 0,25. FAUST-MANN [Dtsch. Apoth. Ztg. *102*, 1505 (1962)] stellte spektrophotometrisch in getrockneter Rinde Emodinanthronrhamnosid und Emodinanthron fest. — LEMLI [Llyodia *28*, 63 (1965)] und KINGET [Pharm. Tijdschr. Belgie *40*, 189 (1963)] wiesen eine Anzahl von Anthron-verbindungen nach: Emodindianthron, Emodindianthronrhamnosid und -bisrhamnosid, das Heterodianthron Palmidin C, das sich aus Emodin- und Chrysophanolanthron zusammen-setzt, Palmidin-C-monorhamnosid, Aloe-emodindianthron Palmidin B, das Heterodianthron von Aloeemodin, und Chrysophanol und Aloeemodinemodindianthron (Palmidin A).

Chemisch werden die Anthrachinone bzw. die Anthrone und Anthranole nach Oxydation mit Laugen unter Rotfbg. nachgewiesen. Diese sog. Bornträger-Rk. ist die Grundlage der meisten Gehaltsbestimmungen und vieler Identitätsprüfungen für anthracenhaltige Drogen (s. Gehaltsbestimmungen). Anthron- bzw. Anthranolverbindungen sind nach SCHENK et al. [Arch. Pharm. (Weinheim) *290*, 292 (1957)] im alkalischen Milieu sehr instabil und werden zu Anthrachinonen oxydiert. Dianthrone neigen nach KINGET [Planta med. (Stuttg.) *14*, 460 (1966)] stark zur Polymerisation. Die reduzierten Anthracenderivate geben mit Nitroso-dimethylanilin eine blaue Farbrk.

Ferner gewannen PAILER et al. [Mh. Chem. *89*, 540 (1958)] aus dem Wasserdampfdestillat 1,8-Dihydro-2-acetylnaphthalin, das wahrscheinlich auch als Glykosid in der Droge vorkommt. Es ist nach HÖRHAMMER et al. [Dtsch. Apoth. Ztg *107*, 563 (1967)] d.chr. mit dem Fließmittel Äthylacetat/M./W. 100:16,5:13,5 als gelbbrauner Fleck nachweisbar und liegt zwischen Frangulin und dem Emodin-8-O-glucosid. TSCHESCHE et al. [Chem. Ber. *100*, 3937 (1967)] konnten 6 Alkaloide, die in äußerst geringer Menge vorliegen, nachweisen: das Peptid-alkaloid Frangulanin $C_{28}H_{44}N_4O_4$, Fp. 275 bis 276° (zu 0,0002% enthalten);

$$(CH_3)_2\,Ile \rightarrow 3\,Hyle \rightarrow Leu \rightarrow NH-CH=CH-$$

$(CH_3)_2\,Ile$ = N,N - Dimethylisoleucin
Hyle = β - Hydroxyleucin
Leu = Leucin

Frangulanin

ferner [Tetrahedron L. *1968*, S. 2993] Franganin $C_{28}H_{44}N_4O_4$, Fp. 248° (zu 0,00005% enthal-ten).

Franganin : R = C_3H_7
Frangufolin : R = C_6H_5

Weitere, zum Teil nicht gesicherte Inhaltsstoffe, auch nach älteren Angaben: Nach CUCU und TARPO [Pharmazie *17*, 364 (1962)] eine Substanz A (gelbe Kristalle) $C_{17}H_{16}O_4$, Fp. 99°, die phenolische Hydroxylgruppen an einem kondensierten aromatischen Kern trägt und als 1,8-Dihydroxy-2-acetylnaphthalin identifiziert wurde. Sie stellt wahrscheinlich ein Um-wandlungsprodukt der Anthrachinone dar. Ferner flüchtige, riechende Substanzen, Bitter-stoff (nach HOPPE wahrscheinlich unreines Frangulin), Saponin (?), Arachinsäure (Eicosan-säure) $C_{20}H_{40}O_2$, Fp. 75,3°, Rhamnol (ein Sitosterin) $C_{29}H_{50}O$, Zucker, eine als Rhamnocerin bezeichnete Substanz, ein Ferment Rhamninase, das Glucofrangulin spaltet. Weiterhin Gerb-stoffe (teilweise bis zu 12% angegeben). BENZINGER [Sci. Pharm. *32*, 146 (1964)] hat eingehende Untersuchungen unter Verwendung zahlreicher gerbstoffhaltiger und freier Vergleichsproben durchgeführt. Er fand weder Gallotannine noch Catechingerbstoffe.

Prüfung. Identität. ÖAB 9: Etwa 0,5 g gepulverte Faulbaumrinde werden mit 3 ml verd. Salzsäure erhitzt und nach dem Abkühlen mit 10 ml Bzl. geschüttelt. Werden 5 ml der fil-trierten Bzl.-Lsg. mit 2,5 ml Ammoniak gut durchgeschüttelt, so färbt sich die wss. Schicht rot. Analog DAB 7 — DDR, Helv. VI, Ph. Europ., Jug. III, und CF 73. — DAB 7 — BRD: die Innenseite der Rinde wird beim Betupfen mit 6 n Ammoniaklsg. rot gefärbt. — DAB 7 —

BRD: 50 mg gepulverte Droge werden mit 1,0 ml M. 1 Min. lang im Reagenzglas geschüttelt. 0,05 ml des Filtrates werden tropfenweise auf Filterpapier aufgetragen. Nach dem Trocknen soll der Fleckendurchmesser höchstens 2 cm betragen. Nach dem Besprühen mit 4-Nitrosodimethylanilinlsg. darf keine blauviolette Fbg. auftreten (größere Mengen von Anthronderivaten). — Ross. 9: 0,5 g gepulverte Droge werden mit alkoholischer Natronlauge einige Min. gekocht und filtriert. Das kalte Filtrat wird mit verd. Salzsäure angesäuert und mit 10 ml Ae. versetzt. Die Ae.-Schicht färbt sich gelb (Chrysophanin). Schüttelt man 5 ml des Ae.-Auszuges mit 5 ml Ammoniak, so färbt sich der Ammoniak kirschrot (Emodin). Analog Jug. III. — Fraktionierte Mikrosublimation bei 200—220° gibt orange Nadeln, die sich mit Lauge dunkelrot färben, Jug. III.

D.chr. prüfen lassen Ph. Europ., CF 73, DAB 7 — DDR. Ph. Europ.: Auf eine Kieselgel G Platte werden aufgetragen: Als Testlsg. 0,5 g Droge mit 5 ml 70%igem A. ausgezogen (Verwendung innerhalb 30 Min.), als Vergleichslsg. Aloin (20 mg in 10 ml A.); aufzutragende Menge 10 µl. Laufmittel: Äthylacetat, M., W. 100:17:13. Sprühmittel: 1. Eine frisch bereitete Lsg. von Nitrosodimethylanilin in Pyridin (0,1%): Es dürfen keine graublauen Flecke erscheinen (Anthrone). 2. Eine 5%ige Lsg. von KOH in A. (50%ig); nach dem Besprühen wird 15 Min. auf 100° erwärmt. Das Aloin erscheint bei R_f 0,4 bis 0,5 als rotbrauner Fleck. Das Chromatogramm der Testlsg. zeigt mehrere rote Flecke, hauptsächlich Glucofrangulin (R_f 0,25 bis 0,35); bei R_f 0,1 bis 0,15 darf kein roter Fleck vorhanden sein. Analog CF 73.

Reinheit. Auf dem Chromatogramm dürfen im UV-Licht (365 nm) keine Flecken mit intensiver gelber oder blauer Fluoreszenz sichtbar sein (andere Rhamnusarten), Ph. Europ., CF 73, DAB 7 — DDR. DAB 7 — BRD: Die Rinde von Oreoherzogia fallax (BOISS.) VENT (Rhamnus fallax BOISS.) darf nicht vorhanden sein. Diese ist gekennzeichnet durch grob- und langfaserigen Bruch sowie durch stark erweiterte Markstrahlen und wenige, kleine Steinzellgruppen. Analog Helv. VI. — 1,0 gepulverte Droge wird mit 20 ml M. unter Rückfluß 10 Min. lang erhitzt. 1,0 ml des Filtrates wird zusammen mit je 5 bis 10 mg Borsäure und Oxalsäure eingedampft und der Rückstand mit 10 ml Ae. extrahiert. Die filtrierte Ae.-Lsg. darf im Tageslicht nicht grün fluoreszieren. Beim Befeuchten des Plv. mit Natriumhypochlorit färben sich die Teilchen intensiv braunrot, dürfen jedoch keine gelbe bis gelbbraune Farbe annehmen. Helv. VI. Rinden anderer Stammpflanzen, die mit Vanillin-Salzsäure eine Rotfbg. geben, dürfen nicht vorhanden sein.

Mindestgeh. an Anthracenderivaten: 2,5% ÖAB 9, Hung. V; 2% Helv. VI, davon max. 30% Anthranolderivate, beide ber. als 1,8-Dihydroxyanthrachinon; 3% ber. als Emodin, Belg. V; 3,5% ber. als 1,8-Dihydroxyanthrachinon, CsL 2; 4,5% DAB 7 — BRD, Jug. III (ber. als 1,8-Dihydroxyanthrachinonmonoglucosid); 5,5 bis 7,5% DAB 7 — DDR [ber. als Dihydroxyanthrachinonmonoglucosid ($C_{20}H_{18}O_9$)]; 6% Ross. 9 (ber. als Oxymethylanthrachinon); 6% Hydroxyanthracender., ber. als W.-freies Glucofrangulin, Ph. Europ., CF 73. — In verd. A. lösl. Extraktstoffe mind. 20% Ross. 9, Hung. VI. — Max. Aschegeh. 5% ÖAB 9, Ross. 9, Jug. III, CsL 2; 6% Belg. V, Hung. VI; 7% Pol. III; 8% DAB 7 — BRD, Hisp. IX, Portug. 35, Nord. 63, Ned. 6, Hung. V; 10% Ital. VII, Chil. III, Brasil. 1. — Sulfatasche max. 6% Ph. Europ., CF 73; 8% Helv. VI. — Säureunlösl. Asche max. 0,6% Ross. 9, CsL 2; 1% Hung. VI; 2% NF VI, Belg. V; 4% Hung. V. — Max. Feuchtigkeitsgeh. 12% Hung. VI; 15% Ross. 9; 18% CsL 2. — Org. Beimengungen max. 0,5%, Ross. 9. — Mineralische Beimengungen 0,5% Ross. 9. — Unschädliche Beimengungen max. 1% DAB 7 — DDR. — Rindenstücke mit Resten des Holzes max. 1%, mit Flechten bedeckt max. 2% Ross. 9. — Fremde Beimengungen max. 1% Ph. Europ., CF 73; 2% Belg. V, Hung. VI.

Gehaltsbestimmungen. Die chemischen Wertbestimmungen der Droge haben sich als nicht ganz unproblematisch gezeigt. Eine Gesamterfassung aller Anthracenderivate, ohne Unterscheidung der reduzierten und oxydierten Formen sowie der Glykoside und Aglykone, wie sie nach älteren Methoden durchgeführt wird, entspricht nicht der tatsächlichen Wirksamkeit der Droge. Da die Hauptwirkung den Glykosiden, bes. aber den reduzierten Verbindungen (vgl. Wirkung) zugeschrieben wird, ist eine getrennte Bestimmung zumindest von Glykosiden und Aglykonen notwendig. DAB 7 — BRD und DAB 7 — DDR lassen den Gesamtglykosidgehalt bestimmen. Helv. VI und ÖAB 9 trennen dagegen in eine Bestimmung der Anthrachinonverbindungen und in eine der Anthron- bzw. Anthranolderivate, jeweils einschließlich der Aglykone. Hierzu stellen MÜHLEMANN und TATRAI [Pharm. Acta Helv. 42, 717 (1967)] fest, daß die Ergebnisse einer Bestimmung der reduzierten Derivate beträchtliche Schwankungen aufweisen und höchstens eine Aussage über die Größenordnung dieser Verbindungen im Verhältnis zum Gesamtanthracengehalt erlauben. Es treten nämlich während der Extraktion und im Verlauf der weiteren Arbeitsgänge oxydative Veränderungen der reduzierten Verbindungen auf. So konnte z. B. JACOB (Diss. Universität Bern, 1954) eindeutig nachweisen, daß die Oxydation von Emodinanthron zum Anthrachinon im alkalischen Milieu nicht streng quant. verläuft, da Substanzen mit anderen spektralen Absorptionskurven entstehen.

Die Gehaltsbestimmungen werden hauptsächlich kolorimetrisch bzw. spektralphotometrisch, basierend auf der Bornträger-Rk., ausgeführt. Ein gravimetrisches Verfahren

wurde von FISCHER und BUCHEGGER [Pharm. Zentralh. *89*, 261 (1950)] (s. Rhizoma Rhei)
ausgearbeitet und von VOGT [Pharm. Ztg. *87*, 852 (1951); *88*, 297 (1952)] für Cortex Frangulae
abgeändert.

DAB 7 — BRD: 50 mg gepulverte Droge, genau gewogen, werden mit 7,5 ml Essigsäure
15 Min. lang unter Rückfluß zum Sieden erhitzt. Nach dem Erkalten werden durch den
Kühler 30 ml Ae. hinzugegeben; das Gemisch wird weitere 15 Min. lang zum Sieden erhitzt.
Die Lsg. wird durch einen kleinen Wattebausch in einen 300-ml-Scheidetrichter filtriert. Mit
10 ml Ae. wird nachgewaschen; Rückstand und Wattebausch werden ein zweites Mal mit
30 ml Ae. 10 Min. lang zum Sieden erhitzt. Die nach dem Filtrieren durch einen neuen Wattebausch vereinigten Ae.-Essigsäure-Lsg. werden mit 25 ml 6 n Natronlauge und 25 ml ammoniakalischer Natronlauge unterschichtet und unter Kühlen mit fließendem W. vorsichtig umgeschwenkt. Die rote, wss. Phase wird nach 5 Min. von der Ae.-Schicht getrennt und der Ae.
noch zweimal mit je 20 ml ammoniakalischer Natronlauge ausgeschüttelt, wobei man jeweils
5 Min. lang absetzen läßt. Die vereinigten alkalischen Lsg. werden in einem 100-ml-Meß-
kolben mit der ammoniakalischen Natronlauge aufgefüllt. Man gießt die Lsg. in einen 200-ml-
Jodzahlkolben, verbindet mit einem Rückflußkühler und erhitzt 30 Min. lang auf dem Wasserbad. Dann läßt man 30 Min. lang erkalten, stellt mit 6 n Ammoniaklsg. auf das ursprüngliche
Gewicht ein und mißt die Extinktion der nichtfiltrierten, klaren, roten Lsg. bei 525 nm in
1-cm-Küvetten gegen W. Die Extinktion muß, ber. auf 50,0 mg Droge, mindestens 0,685
betragen, entsprechend einem Mindestgeh. von 4,5% Gesamtanthraglykosiden, ber. als
1,8-Dihydroxy-anthrachinonglucosid. Analog Jug. III und DAB 7 — DDR; statt der Angabe
einer bestimmten Extinktion wird die Herstellung einer Vergleichsprobe verlangt und eine
Formel zur Berechnung des Gehaltes angegeben: Vergleichsprobe: 0,250 g 1,8-Dihydroxy-
anthrachinon werden unter Erwärmen in Essigsäure zu 50,00 ml gelöst. 2,00 ml Lsg. werden
mit Natronlauge-Ammoniak zu 100,00 ml aufgefüllt. Nach 15 Min. wird die Extinktion dieser
Lsg. in einer Schichtdicke von 1 cm bei 525 nm gegen Natronlauge-Ammoniak gemessen.
Berechnung: % Anthracenderivate, ber. als Dihydroxyanthrachinon-monoglucosid und auf
die bei 105° getrocknete Substanz

$$= \frac{E_1 \cdot 16,7}{Ew.(100 - a) \cdot E_2}$$

E_1 = Extinktion der Lsg.; E_2 = Extinktion der Vergleichsprobe; a = Trocknungsverlust in
Masseprozent; Ew = Einwaage der Substanz in Gramm.

1. Anthrachinonderivate: Ca. 0,10 g Plv. (genau gewogen) werden in einem Rundkolben
100 ml mit 6 ml Essigsäure 98% 15 Min. am Rückflußkühler zum schwachen Sieden erhitzt.
Nach dem Erkalten werden durch den Kühler 30 ml Ae. zugesetzt; dann wird nochmals
15 Min. erwärmt. Die erkaltete Mischung wird durch Watte in einen Scheidetrichter 250 ml
filtriert und der Rundkolben 2mal mit je 5 ml Ae. nachgewaschen. Watte und Rückstand
werden mit 2 ml Essigsäure 98% + 30 ml Ae. nochmals 10 Min. am Rückflußkühler gekocht.
Nach dem Erkalten wird erneut durch Watte filtriert und der Kolben 3mal mit je 5 ml Ae.
nachgewaschen. Die vereinigten essigsauren Ae.-Auszüge werden zuerst vorsichtig unter
Kühlung mit 15 ml Natriumhydroxid 30% und dann 3mal mit je 25 ml einer Mischung
von 82 Vol.-T. Natriumhydroxid 7% + 18 Vol.-T. Ammoniak 25% (Laugengemisch) ausgeschüttelt. Die vereinigten wss. Auszüge werden in einem Meßkolben 250 ml sofort mit dem
Laugengemisch bis zur Marke aufgefüllt. Wenn nötig, wird filtriert, wobei die ersten 20 ml
des Filtrates verworfen werden. 30 Min. nach dem Auffüllen wird die Extinktion dieser Lsg.,
die auch für die Prüfung 2 dient, beim Maximum 530 ($\pm$2) nm gemessen (Schichtdicke 1 cm;
Kompensationsflüssigkeit W.).

% Anthrachinonderivate, ber., als 1,8-Dihydroxyanthrachinon $= \dfrac{E_1 \cdot 0,491}{p}$

E_1 = Extinktion

p = Einwaage in g

2. Anthrachinon- und Anthranolderivate: 50,0 g der bei 1 erhaltenen Lsg. werden 2 Std.
im Wasserbad am Rückflußkühler erwärmt. Nach dem Erkalten wird die Lsg. mit Ammoniak
25% auf das ursprüngliche Gewicht ergänzt und die Extinktion beim Maximum 530 ($\pm$2) nm
gemessen (Schichtdicke 1 cm; Kompensationsflüssigkeit W.).

% Anthrachinon- und Anthranolderivate, als 1,8-Dihydroxyanthrachinon ber. $= \dfrac{E_2 \cdot 0,491}{p}$

E_2 = Extinktion

p = Einwaage in g

3. Anthranolderivate: Der Gehalt, ber. als 1,8-Dihydroxyanthrachinon, ergibt sich aus
der Differenz der Werte von 2 und 1.
Analog ÖAB 9.

Nach VOGT: Gesamtemodine. 500 bis 800 mg gepulverte Frangularinde werden in einem 100-ml-Erlenmeyerkolben mit 10 ml M., 3 Tr. 2 n Schwefelsäure und 10 bis 12 Tr. Perhydrol versetzt und das Gemisch 10 Min. auf dem Wasserbad am Rückflußkühler zu lebhaftem Sieden erhitzt. Dann wird das M. bis auf 1 bis 2 ml abdestilliert, und nach Zufügen von 25 ml Chlf. die Droge unter häufigem Umschwenken des Kolbens 30 Min. auf dem siedenden Wasserbad — abermals am Rückflußkühler — extrahiert. Nach dem Abkühlen wird die Chlf.-Lsg. durch Watte in einen Scheidetrichter dekantiert und einmal mit wenigen ml Chlf. nachgespült. Der Drogenrückstand im Kolben wird mit 20 ml Chlf. und 2 Tr. 2 n Schwefelsäure nochmals in der gleichen Weise extrahiert und die Fl. zu dem ersten Auszug im Scheidetrichter hinzugegeben. In diesem wird sie mit 50 ml einer 10%igen Natriumhydrogensulfitlsg. 15 Min. geschüttelt, dann die Chlf.-Phase in einen zweiten Scheidetrichter abgelassen und darin 10 Min. mit 40 ml einer frisch bereiteten 10%igen Ammoniumcarbonatlsg. (bes. gereinigtes Salz) ausgeschüttelt. Nach Abtrennung der Chlf.-Schicht wird diese mit 3 bis 4 g trockenem Natriumsulfat sorgfältig getrocknet, abfiltrierrt, das Natriumsulfat mit Chlf. nachgewaschen, bis das Lsgm. farblos bleibt, und die vereinigten Filtrate über eine Säule von fein gepulvertem Calciumhydroxid geleitet (Lumen der Röhre 16 mm, 6 bis 8 g Calciumhydroxid, mit Chlf. zu einem Brei angerieben und eingefüllt). Durch Anschließen an ein Vakuum wird die Durchlaufgeschwindigkeit beschleunigt, nach Ablaufen der Fl. die Säule trocken gesaugt, die rot gefärbten Anteile in einen 200-ml-Erlenmeyerkolben gebracht und — unter Nachspülen des Adsorptionsrohres — mit 12,5%iger Salzsäure gelöst. Man kann der Chlf.-Lsg. die Emodine auch durch 5 bis 10 Min. andauerndes Schütteln mit einer entsprechenden Menge Calciumhydroxid im Scheidetrichter entziehen, das Chlf. abtrennen und den gesamten Rückstand zur weiteren Verarbeitung in Salzsäure lösen. Das abfiltrierte Chlf. hinterläßt nach dem Abdunsten wechselnde Mengen Verunreinigungen. Unterbleibt die Behandlung mit Calciumhydroxid, so erscheinen diese Verunreinigungen schließlich zusammen mit den extrahierten Emodinen am Schluß der Bestimmung, wodurch die Werte zu hoch ausfallen. Die Lsg. wird dann in einen Scheidetrichter gefüllt und ihr durch mehrmaliges Ausschütteln mit Chlf. (Kolben mit Chlf. nachspülen!) die Emodine entzogen (bis die wss.-salzsaure Phase farblos bleibt). Die vereinigten Chlf.-Anteile werden mit gekörntem Calciumchlorid getrocknet, abfiltriert, das Trocknungsmittel nachgewaschen und die Filtrate in einem tarierten Kolben bei 70° zur Trockne eingedampft und die Emodine gewogen. Die freien Emodine werden nach FISCHER und BUCHEGGER (s. Radix Rhei) ohne Vorbehandlung mit Schwefelsäure-superoxid gewonnen. Die Differenz zu dem Wert der Gesamtemodine ergibt die gebundenen Emodine.

Ph. Europ.: 0,250 g, genau gewogen, werden am Wasserbad mit 25 ml M. (70%) 15 Min. erwärmt; nach dem Abkühlen wird mit M. auf das ursprüngliche Gew. aufgefüllt und filtriert. Zu 5 ml des Filtrats werden 0,1 ml HCl gegeben und 3mal mit je 20 ml Ae. ausgeschüttelt, die Ae.-Phasen 2mal mit je 15 ml W. gewaschen. Die wss. Phasen und die Waschw. werden in einem 100-ml-Meßkolben mit W. auf 100 ml aufgefüllt. 40 ml davon werden mit einer 5%igen Natriumkarbonatlsg. (etwa 0,5 ml) neutralisiert. Nach Zugabe von 20 ml einer 20%igen Eisen-III-chloridlsg. wird 20 Min. am Wasserbad erwärmt, dann 2 ml HCl zugegeben und weitere 20 Min. unter Umschütteln erwärmt. Dann wird 3mal mit je 25 ml Ae. ausgeschüttelt, die Ae.-Phasen 2mal mit je 15 ml W. gewaschen, die Ae.-Phasen in einem 100-ml-Meßkolben mit Ae. aufgefüllt. 20,0 ml davon werden zur Trockne eingedampft und der Rückstand in 10 ml 1 n Natriumhydroxid gelöst, wobei wenn nötig durch einen Glasfilter filtriert wird.

Vergleichslsg.: 0,100 g Dihydroxyanthrachinon werden in 250,0 ml Ae. gelöst, 5,0 ml davon auf 100,0 ml mit Ae. verdünnt, 5,0 ml dieser Lsg. zur Trockne eingedampft und in 10,0 ml 1 n Natriumhydroxid gelöst.

Die beiden Lsg. werden bei 520 nm in 1-cm-Küvetten gegen W. gemessen. 1 mg Dihydroxyanthrachinon entspricht 2,402 mg W.-freiem Glucofrangulin.

Ein Schnellverfahren zur Best. der Anthrachinonder. geben AUTERHOFF et al. [Dtsch. Apoth. Ztg *112*, 1533 (1972)].

Aufbewahrung. Vor Licht geschützt, in gut schließenden Behältnissen. DAB 7 — DDR: Die Substanz ist vor ihrer Verwendung mindestens 1 Jahr zu lagern. Die Substanz ist nach 24 Monaten und in der Folge in jährlichen Abständen zu prüfen. — Geschützt vor Licht und Feuchtigkeit Ph. Europ.

Wirkung. Mild abführend durch den Gehalt an Anthracenderivaten, die die Peristaltik und die Schleimsekretion des Dickdarms reflektorisch erregen; schwächste der Anthrachinondrogen. Die laxierende Wrkg. der Droge wird bes. den glykosidisch gebundenen reduzierten Formen der Anthracene, aber auch den Anthrachinonglykosiden zugeschrieben. Die freien Anthrachinone, nicht aber die freien Anthranole sind nach SCHULTZ [Pharmazie *5*, 501 (1950)] fast wirkungslos. Mit zunehmender Oxydation der Anthracenderivate und Glykosidspaltung läßt die Abführwrkg. nach. In galenischen Präparaten kann bei Lagerung die laxierende Wrkg. durch enzymatische Hydrolyse des Glucofrangulins zu Frangulin und Frangulaemodin weitgehend gemindert werden. Die in der Droge enthaltenen Anthraglykoside werden nach Erreichen des Dickdarms von den Darmbakterien, zu einem geringen Teil auch von Fermenten der Dickdarmschleimhaut hydrolysiert. Die freigesetzten Emodine werden — ebenfalls bakteriell — in kleinen Mengen zur Anthronform reduziert. Diese ist wohl die eigentliche Wirkform und erregt die Entleerungsbewegungen und die Sekretion des Dickdarms; gleichzeitig wird die Rückresorption von W. gehemmt. Stärkere Reizwrkg. fehlen meist. Bei langer Anwendung kann es infolge verringerter Resorption von Kalium zur Hypokaliaemie kommen. Die brechenerregende Wrkg. der frischen Rinde beruht v. a. auf Glykosiden, deren Emodine noch reduziert sind. Die Frangulawirkstoffe sind im sauren Mageninhalt unlösl., sie lösen sich erst — unter Mitwrkg. der für ihre Abführwrkg. unerläßlichen Galle — im alkalischen Darmsaft und werden nur z. T., und zwar im Dünndarm, resorbiert und (für die Senna-Wirkstoffe ist dies sichergestellt) teilweise in den Dickdarm, den Ort ihrer Wirksamkeit, teilweise durch die Nieren ausgeschieden. Die nach 6 bis 8 Std. direkt und indirekt in den Dickdarm gelangenden wirkenden Emodinkörper erregen schon in geringer Dosis — wahrscheinlich durch Einwirkung auf die Schleimhaut — reflektorisch die Peristaltik des Dick- und Enddarmes, wobei diese Wrkg. (für Senna-Wirkstoffe ermittelt) noch durch Verminderung bzw. Aufhebung der Wasserresorption aus dem Dickdarm und der dadurch bedingten verstärkten Füllung und Wandspannung des Darmes wesentlich unterstützt wird. Außerdem wird die gerade bei chronischer Obstipation gesteigerte Antiperistaltik gehemmt und der Defäkationsmechanismus gefördert. Auf die Anthranolglykoside, bes. Frangularosid, wird die brechenerregende Wrkg. der frischen Rinde zurückgeführt, die allerdings in Untersuchungen mit therapeutischen Dosen bei dem größten Teil der Versuchspersonen nicht festgestellt werden konnte. Nach FLÜCK, MÜHLEMANN und TATRAI [Pharm. Acta Helv. *42*, 717 (1967)] handelt es sich lediglich um eine Dosierungsfrage. Nach GESSNER kann die Einnahme frischer Rinde zu Übelkeit, Erbrechen, heftigen Kolikschmerzen und blutigen Diarrhöen führen.

Anwendung. Als zuverlässiges, dickdarmwirksames Abführmittel, bes. bei chronischer Obstipation; in mäßigen Dosen auch während der Schwangerschaft zulässig (Species gynaecologicae MARTIN). Die Droge wird als Abtreibungsmittel mißbraucht.

Dosierung. Gebräuchliche Einzeldosis 0,5 bis 3,0 g, gebräuchliche Einzeldosis als Abkochung 1 g auf 1 Teetasse, ÖAB 9.

Bemerkung. Nach Ross. 9 darf zur Herstellung von Liquidextrakten auch die Rinde von Rhamnus imeretinus BOOTH ex KIRCHN. verwendet werden.

Frangula HAB 34. Faulbaum.
Die frische Rinde.

Arzneiform. Zur Essenz nach § 3.

Arzneigehalt. 1/3.

Pulvis Rhamni frangulae.
Frangola polvere Ital. VII.

Beschreibung und Prüfung s. Cortex Frangulae.

Pulvis laxans vegetabilis RF.

Fructus Rhamni catharticae pulv.		
Cortex Frangulae pulv.	ãã	20 g
Fructus Foeniculi pulv.	ad	50 g

Species anglicae. Englischer Tee.

Cortex Frangulae		75 g
Fructus Carvi		
Cortex Aurantii fructus	ãã	12,5 g

Species aperientes. Bromtee.

Cortex Frangulae		40 g
Folia Sennae		
Flores Acaciae		
Flores Tiliae		
Lignum Sassafras	ãã	15 g

Species Frangulae corticis. Hämorrhoidal-Tee. Schwedischer Tee.

Cortex Frangulae gr. pulv.		200 g
Saccharum album pulv.		
Natrium sulfuricum pulv.		
Natrium bicarbonicum pulv.		
Fructus Carvi rec. pulv.	āā	25 g
Aqua destillata		50 g

Man trocknet bei gelinder Wärme und treibt durch ein feines Teesieb. 1 Eßlöffel auf 1 Tasse kochendes W.

Species gynaecologicae MARTIN. MARTINscher Tee. Form. Berolin. Ergänzb. F. M. GERM.

Cortex Frangulae conc.		
Folia Sennae conc.		
Herba Millefolii conc.		
Rhizoma Graminis conc.	āā	25 g

Species laxantes KNEIPP. KNEIPPs Blutreinigungstee.

Cortex Frangulae		
Flores Sambuci		
Folia Sambuci		
Radix Ebuli		
Lignum Santali		
Viscum album	āā	10 g
Flores Acaciae		
Folia Fragariae		
Folia Urticae	āā	5 g
Summitates Juniperi		2,5 g

Berliner Universal-Frauentee enthielt Cortex Frangulae, Rhizoma Graminis, Herba Millefolii, Folia Sennae und Herba Asperulae (Unters.-Amt Berlin).

Feigol, ein Abführmittel, bestand aus 60 T. Extractum Frangulae et Caricae, je 19 T. Sirupus Sennae comp. und Sirupus Menthae pip. und 2 T. Elixir aromaticum.

Frangol war ein angenehm schmeckender Fluidextrakt aus Faulbaumrinde.

STAHLS Jungblut von STAHL in Berlin enthielt Cortex Frangulae, Radix Althaeae, Radix Liquiritiae, Flores Stoechados, Baccae Juniperi, Lichen islandicus, Flores Lavandulae, Flores Malvae, Flores Sambuci, Flores Acaciae, Flores Millefolii, Fructus Foeniculi, Fructus Anisi, Fructus Coriandri, Folia Farfarae, Folia Sennae, Lignum Guajaci, Herba Serpylli, Herba Asperulae, Herba Violae tricoloris, Herba Veronicae, Herba Absinthii, Folia Juglandis, Rhizoma Calami.

Fructus (Baccae) Frangulae. Fructus Rhamni frangulae.

Faulbaumfrüchte. Faulbaumbeeren. Buckthorn fruits. Baies de bourdaine.

Die getrockneten Früchte sind blauschwarz, mehr oder weniger kreiselartig, etwa 4 bis 6,5, meist 5 mm groß. Sie sind wie die von Rhamnus catharticus sehr stark geschrumpft und grobrunzelig. Zwischen den Fruchtknotenfächern zeigen sich deutliche Einschnürungen. Am Grund der Frucht sind teilweise Stiel und Kelchrest erhalten, der Kelch liegt im Gegensatz zu Rhamnus catharticus der Frucht fest an.

Im Querschnitt sieht man 3, selten 2 Steinkerne, deren jeder einem Fruchtfach entspricht. Der Steinkern liegt nicht im Fruchtfach, sondern er ist der innere Teil der Fachwand; der äußere Teil ist Fruchtfleisch. Der Hohlraum innerhalb des Fruchtfaches ist innerhalb der Steinschale. Der graubraune Same ist bis 5 mm lang, eiförmig, dreikantig, mit zwei flachen, inneren Seiten und einer äußeren, breit gewölbten, in deren Mitte eine tiefe Furche (Raphe) verläuft. Sind nur 2 Samen vorhanden, dann ist jeder der beiden Samen zweikantig und die Innenfläche kaffeebohnenartig flach.

Mikroskopisches Bild. Querschnitt. Die von einer dünnen Kutikula bedeckten Epidermiszellen besitzen verdickte Außen- und Innenwände und schmale Radialwände. Auf die einschichtige Epidermis folgt ein drei- bis vierschichtiges chlorophyllhaltiges Kollenchym, das allmählich in das parenchymatische, aus rundlichen, dünnwandigen Zellen bestehende Gewebe des Fruchtfleisches übergeht, das einzelne großlumige, runde Exkretzellen enthält. Außerdem finden sich Oxalatdrusen verstreut über die ganze Breite des Fruchtfleisches, bes. aber in der Umgebung von Leitbündeln. Das Endokarp besteht aus einer einreihigen Schicht kleinlumiger Zellen, die je einen Oxalatkristall enthalten. Es folgen 3 bis 4 Reihen getüpfelter, miteinander durch Verzahnung verbundener Steinzellen, daran anschließend eine drei- bis vierschichtige Sklerenchymfaserschicht. Die innere Epidermis besteht aus großlumigen, zartwandigen, radial gestreckten Zellen. Darauf folgt eine einreihige, stark getüpfelte Steinzellschicht der Samenschale und eine Schicht teilweise kollabierter Zellen mit gelbem Farbstoff, die an den Schmalseiten des Samens aus kleinen Steinzellen bestehende Kappen bildet, die die meist dort verlaufenden Gefäßbündel umschließen. 2 weitere Reihen besonders kleinlumiger Zellen trennen die Samenschale vom Endosperm, dessen polygonale Zellen Öltropfen und Eiweiß enthalten. Der langgestreckte, schmale Embryo ist von einer kleinzelligen regelmäßigen Epidermis umgeben. Die zartwandigen Zellen des Embryos enthalten ebenfalls Öl und Eiweiß.

Inhaltsstoffe. Die Anthrachinonderivate Rhamnocathartin (nach KARRER evtl. identisch mit Glucofrangulin), Frangulin, Emodin-Anthranol und Jesterin, das bei Hydrolyse mit 12%iger Salzsäure Emodinanthranol, eine Hexose und eine Pentose liefert. Nach LEMLI [Lloydia *28*, 63 (1965)] Chrysophanol, Aloeemodin, Aloeemodindianthron, Palmidin B (das Heterodianthron des Aloeemodins und Chrysophanols) und Saponin, das bei der Reife verschwindet. In den Samen Amygdalin, Robinin (Flavonolglykosid) und Kämpferol, Helicin (Glykosid des Salicylaldehyds) und Gerbstoff. Nach SHNAIDMAN et al. [Chem. Abstr. *65*, 4263 (1966)] neben Steroiden und Carotinoiden 20 mg/100 g Tocopherole (α-, γ- und δ-Tocopherol).

Wirkung. Die getrockneten, reifen sowie unreifen Beeren wurden in verschiedenen Versuchsreihen, die BERGER ausführlich beschreibt, auf ihre abführende Wrkg. geprüft. Die gepulverten reifen Früchte riefen drastische Durchfälle teilweise mit tödlicher Folge bei den Versuchstieren hervor. Dekokte der reifen Früchte wirkten in entsprechenden Dosen stark abführend. Dekokte unreifer Beeren waren wesentlich geringer wirksam. Ein aus gleichen Teilen von Faulbaumfrüchten und Pfefferminzblättern bereiteter Tee erwies sich beim Menschen als ein sehr brauchbares und gutes Abführmittel, bes. bei Kranken, die einer ständigen milden Anregung ihrer Darmtätigkeit bedürfen.

Rhamnus purshianus (purshiana) Dc. [Frangula purshiana COOPER, Rhamnus alnifolia PURSH). Amerikanischer Faulbaum. Amerikanischer Kreuzdorn. Cascara.

Heimisch an der pazifischen Küste Nordamerikas, im nördlichen Kalifornien, auch kultiviert, in den amerikanischen Staaten Washington, Idaho und Oregon, in Britisch-Kolumbien bis Montana. Kultiviert in Britisch-Ostafrika und Kenia. Vorwiegend an Flußufern und in Nadelwäldern.

Strauch oder 6 bis 18 m hoher Baum mit in der Jugend graufilzig behaarten Zweigen. Laubblätter breit lang-eiförmig mit meist größter Breite über der Mitte, gegen den Grund abgerundet oder selten in den Blattstiel verschmälert, etwa 5 bis 17 cm lang und 3 bis 7,5 cm breit, an Langtrieben bis 17 cm lang und 3 bis 7,5 cm breit, mit 8 bis 18 mm langem Stiel, an der Spitze abgestumpft oder kurz zugespitzt mit etwa 21 bis 16 schräg zum Hauptnerven verlaufenden, wenig hervortretenden Seitennerven, am Rand reich klein gezähnt, in der Jugend filzig behaart, später dunkelgrün, auch im Herbst nicht lederartig. Blüten in blattachselständigen, reichblütigen Trauben. Achsenbecher grün. Kelchblätter größer als die Kronblätter, beide weiß, Fruchtknoten länger als der Griffel, dreifächerig. Frucht schwarzpurpurn, mehr oder weniger kreiselförmig. Samen eiförmig, schwarz, glänzend, auf der Außenseite gewölbt, auf der Innenseite mit einer erhabenen Längslinie.

Cortex Rhamni purshiani (purshianae). Cortex Rhamni americanae. Cortex Cascarae sagradae. Amerikanische Faulbaumrinde. Amerikanische Kreuzdornrinde. Sagradarinde. Purshianabark. Sagradabark. Sacred bark. Chittem bark. Bitter bark. Yellow bark. Chittem. Dogwood. Coffeeberry. Bear-berry. Écorce sacrée. Kaskara sagrada.

Cortex Rhamni purshiani Helv. V. Cortex Rhamni purshianae Ph. Europ., Erg.B. 6, Ned. 5, Nord. 63. Rhamni purshianae Cortex Belg. V, Hisp. IX, Jug. I. Cascara sagrada Pl. Ed. I/1, USP XIX, Ital. VIII, Brasil 2, Jap. 62. Cascara BP 68, BPC 63, CF 73. Ferner offizinell in Ross. 34, Fenn. 37, Portug. 35, Egypt. P. 53 und Mex. P. 52.

Erg.B. 6, BP 68, BPC 63, USP XIX, Ned. 5, Nord. 63, Brasil. 2, Jap. 62 und Portug. 35 fordern mindestens 1 Jahr gelagerte Droge. Helv. V, Hisp. IX, Pl. Ed. I/1 fordern mindestens 1 Jahr gelagerte oder 1 Std. bei 100° erhitzte Droge.

Gewinnung. Einsammelzeit April bis Juli, sobald wie möglich nach der Regenperiode, da dann die Bäume den größten Saftreichtum haben und die Rinde sich am leichtesten abheben läßt. Vor dem Fällen der Bäume werden Einschnitte in Abständen von 2 bis 4 Zoll rings um den Stamm gemacht, und dann die Rinde bis etwa einen Fuß über der Erde abgeschält. Die Äste werden in gleicher Weise geschält. Man trocknet im Schatten, um eine möglichst hellgelbe Farbe zu erzielen. Das Sammeln von Wildbeständen hat heute an Bedeutung verloren, da durch das jährliche Fällen der Bäume bei einer Jahresproduktion von 700 000 kg etwa 150 000 Bäume zu fällen sind. Heute wird der Bedarf fast ausschließlich durch Kulturen gedeckt.

Beschreibung. Rindenstücke röhrenförmig, rinnenförmig oder fast flach, normalerweise 1 bis 5 mm dick, in Länge und Breite sehr unterschiedlich. Außenseite mit fast glatter Korkschicht bedeckt und mit in Querrichtung gestreckten Lentizellen, braun oder dunkel purpurbraun, häufig aber grau bis grauweiß durch anhaftende Flechten, bes. aus den Familien der Graphidaceae, Lecanoraceae, Thelotremaceae, Arthoniaceae und aus der Unterklasse Pyrenocarpeae. Innenseite gelb bis rötlichbraun bis beinahe schwarz, längsgestreift mit schwach ausgeprägten Querstreifen. Bruch im äußeren Teil kurz und körnig; im inneren Teil etwas faserig. Der glatte Querschnitt zeigt eine schmale purpurfarbene Korkschicht, gelblichgraue Außenrinde mit dunkleren, durchscheinenden Steinzellgruppen und ein bräunlichgelbes Phloem mit quer verlaufenden, leicht wellenförmig gebogenen Markstrahlen.

Geruch charakteristisch; Geschmack unangenehm, nachhaltig und bitter. Beim Kauen der Rinde wird der Speichel gelb gefärbt.

Mikroskopisches Bild (Abb. 5). Dünne Korkschicht aus mehreren Lagen abgeflachter, dünnwandiger, prismatischer Zellen mit gelblichbrauner amorpher Masse als Inhalt. Außenrinde aus wenigen Lagen Kollenchymzellen und mehreren Lagen runder oder ovaler Parenchymzellen. Im Perizykel gelegentlich kleine, farblose Bastfaserbündel. Breite Innenrinde aus

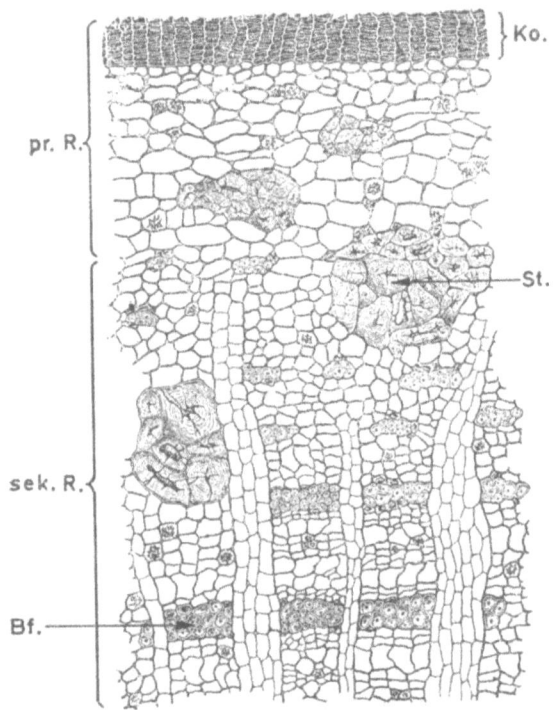

Abb. 5. Cortex Rhamni purshiani. Querschnitt. *Ko* Kork; *pr.R.* primäre Rinde; *sek.R.* sekundäre Rinde; *St.* Steinzellen; *Bf.* Bastfasern. (Nach MOELLER).

tangential gestreckten Siebröhrengruppen wechselnd mit Parenchymgewebe, das jeweils kleine Bastfasergruppen umschließt. Siebröhren mit vielen Siebplatten. Geleitzellen fehlen. In der Außenrinde und vereinzelt auch im Phloemparenchym eiförmige, tangential sich ausbreitende Gruppen aus ungefähr 40 bis 200 oder sogar bis 2000 Steinzellen. Markstrahlen 1 bis 5 Zellen breit. Die die Steinzellgruppen und Bastfasern umgebenden Parenchymscheiden vielfach mit Calciumoxalatprismen in ihren Zellen; viele Zellen des übrigen Parenchymgewebes, bes. in der Außenrinde, mit Calciumoxalatdrusen; andere enthalten kleine, ungefähr 6 µm dicke Stärkekörner und eine gelbgefärbte Substanz.

Pulverdroge (Abb. 6). Schwach gelblichbraun bis trüb gelblichorange. Bastfasergruppen, die bis 30 Einzelfasern enthalten, umgeben von unvollständigen Kristallzellreihen, die einzelnen Fasern zwischen 8 und 15 µm dick; eiförmige Steinzellgruppen, begleitet von Kristallzellreihen mit Calciumoxalatprismen; Calciumoxalatdrusen im Parenchymgewebe bis 25 µm, gelegentlich sogar bis 45 µm groß; Stärkekörner nicht sehr zahlreich, ungefähr 6 µm groß

Reichlich Bruchstücke aus Rindengewebe, von Markstrahlen durchschnitten; gelegentlich Bruchstücke aus Kork.

Verfälschungen. Mit den Rinden von 1. Rhamnus californica ESCHSCH. (s. u.). — 2. Rhamnus crocea NUTT. Aufguß dunkelgelb. — Nach USD 60 außerdem mit der Rinde von 3. Rhamnus alnifolius L'HERIT. Selten. — Nach BPC 68 ferner mit den Rinden von 4. Rhamnus catharticus L. (s. u.). — 5. Rhamnus frangula L. Die Verfälschung mit Faulbaumrinde läßt sich auf Zusatz von Natriumhypochlorit erkennen: Der Zellinhalt der Markstrahlen von Cascararinde wird gelb gefärbt, während er bei Frangularinde eine rote Farbe annimmt.

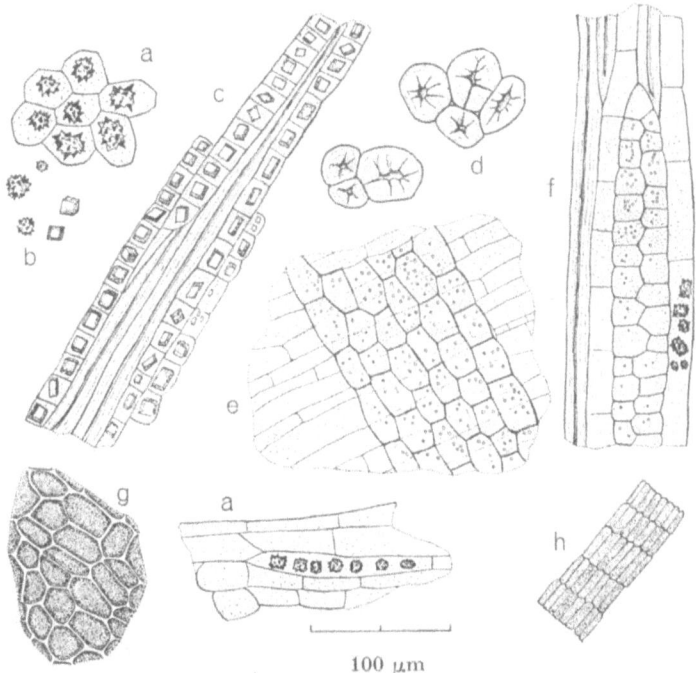

100 µm

Abb. 6 Pulver von Cortex Rhamni purshiani. *a* Calciumoxalatdrusen im Parenchymgewebe. *b* frei liegende Calciumoxalatdrusen und Einzelkristalle. *c* Bastfasern mit Kristallzellreihen. *d* Steinzellen. *e* Markstrahl in radialer Ansicht. *f* Markstrahl in tangentialer Ansicht. *g* Kork von der Fläche. *h* Kork von der Seite. (Nach W.)

Inhaltsstoffe. Etwa 1,4 bis 4% Anthracenderivate (als Emodin ber.). Nur ein sehr kleiner Teil liegt in freier Form (etwa 0,03%), der größte Teil in Form von stabilen C- oder hydrolysierbaren O-Glykosiden vor. Die Aglykonfraktion besteht etwa zur Hälfte aus Anthranolen bzw. Anthronen. Die Glykoside liegen auch in der Droge, im Gegensatz zu Cortex Frangulae, größtenteils noch in reduzierter Form als Anthranol- oder Anthronglykoside vor. Mit Hilfe einer chr. Bestimmungsmethode fand KINGET [Lloydia *31*, 17 (1968)] in getrockneter Rinde 0,7% freie Aglykone, 1% O-Glykoside (einschließlich Dianthronderivate), 3,06% C-Glykoside und 0,18% Dianthronderivate (als Aloeemodin bestimmt). Ein frisches Drogenmuster enthielt 0,17% freie Aglykone, 0,77% O-Glykoside (einschließlich Dianthronderivate), 0,62% C-Glykoside und 0,67% Dianthronderivate (als Aloeemodin bestimmt). Nach älteren Angaben sind enthalten: 2 bis 3% Gerbstoff, Linol-, Myristin- und Syringasäure, Rhamnol (Cinchol, Cupreol, Quebrachol) $C_{29}H_{50}O$, Fp. 141°, 2% Fett, Bitterstoff, flüchtiges Öl, Zucker und Enzyme. Außerdem Methylhydrocotoin (2,4,6-Trimethoxy-benzophenon) $C_{16}H_{16}O_4$, Fp. 113 bis 115°, Rhamnosterol (?) und Purshianin (verunreinigtes Frangulin?), Fp. 237°. Ein weiteres stark abführendes Anthracenderivat, Casanthranol $C_{33}H_{42}O_{18} \cdot 2H_2O$, wird von LEE und BERGER [Chem. Abstr. *45*, 9083 (1951)] beschrieben. Die Autoren wiesen im Molekül je 1 Mol Aloeemodinanthranol, Glucose, Methyltetrahydroxyvaleriansäurelacton und einen Hexitolrest nach. Von SCHINDLER [Pharm. Acta Helv. *21*, 189 (1946)] wird 1,6,8-Trihydroxy-3-methyl-9-glucosyl-anthrachinon beschrieben. Nach GIBSON und SCHWARTING [J. Amer. chem. Soc. *37*, 306 (1948)] soll Isoemodin vorhanden sein.

Nachgewiesen wurden: wenig Aloin (Barbaloin bzw. 10-Glucopyranosyl-1,8-dihydroxy-3-hydroxymethylanthron) $C_{21}H_{22}O_9$, Fp. 142 bis 145°, hauptsächlich dessen Glykoside Cascarosid A und B; wenig Chrysaloin (11-Desoxyaloin), hauptsächlich dessen Glykoside Cascarosid C und D; verschiedene Glykoside von Emodin, Emodinoxanthron, von Aloe-

HO O
CH₃
OH
HO O

Isoemodin

Emodin und von Chrysophanol. In geringer Menge die freien Aglykone Emodin, Chrysophanol, Aloe-emodin. Hörhammer et al. [Naturwissenschaften, 51, 310 (1964)] isolierten Aloeemodin-8-monoglucosid, Fp. 236 bis 237°, Chrysophanol-1- oder -8-monoglucosid, Fp. 240 bis 242°, Rheumemodin-1- oder -8-monoglucosid, Fp. 189 bis 190°. Nach Wagner und Demuth [Z. Naturforsch. 29, 444 (1974)] sind die von Fairbairn et al. [J. Pharm. Pharmacol. 15, 292 T (1963)] isolierten Cascaroside A und B [Glykoside der optischen Isomeren (+)-Barbaloin (= A) und (−)-Barbaloin (= B)] 8-O-(β-D-Glucopyranosyl)-aloine.

Abbauprodukte der Cascaroside
(nach Fairbairn)

Cascarosid A $\xrightarrow{H^+}$ (+)-Aloin ⎫
⎬ ox. Spaltung → Aloe-emodin
Cascarosid B $\xrightarrow{H^+}$ (−)-Aloin ⎭

Cascarosid C $\xrightarrow{H^+}$ (+)-Desoxy-aloin ⎫
⎬ ox. Spaltung → Desoxy-aloe-emodin
Cascarosid D $\xrightarrow{H^+}$ (−)-Desoxy-aloin ⎭

Während die Cascaroside fast geschmacklos sind, sind Barbaloin und Chrysaloin extrem bitter. Für die brechenerregende Wrkg. wurde ein toxisches Albuminoid, Rhamnustoxin, verantwortlich gemacht. Kinget [Planta med. (Stuttg.) 14, 460 (1966); 15, 233 (1967)] konnte 6 Dianthronaglykone isolieren, die sehr rasch polymerisieren und leicht oxydabel sind: Chrysophanoldianthron, Palmidin C (Heterodianthron des Chrysophanols und Emodins), Palmidin B (Heterodianthron des Chrysophanols und Aloeemodins), Palmidin A (Heterodianthron des Aloeemodins und Emodins), weiter Emodindianthron sowie α- und β-Aloe-emodindianthrone, deren chemischer Unterschied noch nicht geklärt ist. Evtl. besteht eine Isomerie wie bei Sennidin A und B. Zur chr. Erkennung der Cascara-Droge selbst sowie in galenischen Zubereitungen eignet sich neben der P.Chr. (Kinget, l. c.) auch [Hörhammer et al.: Pharm. Ztg. (Frankfurt) 108, 259 (1963)] die D.Chr. auf Kieselgel-G (Äthylacetat/M./W. 100:16,5:13,5). Bei der Betrachtung des unbesprühten Chromatogramms im UV-Licht sind neben einer Anzahl gelber und blauer bzw. grüner Flecke bes. zwei braune allmählich gelbwerdende Flecke im R_f-Bereich von 0,6 (Chrysaloin) und 0,45 (Aloin) zu erkennen (vgl. Chromatogrammschema wie Rhamnus frangula). Für die Identifizierung der Aglykone sind nach Gyanchandani [J. pharm. Sci. 58, 197 (1969)] Kieselgel-G-Platten und Benzol-Äthylformiat-Ameisensäure (15:5:1) bes. geeignet. Nach Betts und Fairbairn [Planta med. (Stuttg.) 12, 64 (1964)] werden die freien Anthrachinone in den Blättern gebildet, von dort in die Rinde transportiert und dort v. a. als C-Glykoside abgelagert. Diese C-Glykoside sind wiederum in ganz jungen Blättern und Knospen nachweisbar.

Prüfung. Identität. Helv. V: Schüttelt man 10 g Sagradarinde (VI) während ¹/₂ Min. mit 10 ml Ae., fügt zu der abgetrennten gelb gefärbten Ätherlsg. 10 ml verd. Ammoniak und schüttelt um, so muß sich der Ammoniak wenigstens hellkirschrot färben (Frangulaemodin). Kocht man dann den Plv.-Rückstand, nachdem man den Ae. abgeblasen hat, mit 10 ml verd. Natronlauge einmal auf, säuert die tiefrot gefärbte Fl. mit verd. Salzsäure an, schüttelt 10 ml der gelb gefärbten filtrierten Lsg. nach dem Erkalten mit 10 ml Ae. aus und diesen mit 10 ml verd. Ammoniak, so muß sich der Ammoniak kräftig orangerot färben (Anthraglucoside). Analog Erg.B. 6. — Helv. V: Die Mikrosublimation gibt zunächst ein farbloses, dann ein gelbliches Sublimat, das sich in Alkalien mit hellkirschroter Farbe löst. Analog Erg.B. 6. — Ph. Europ.: 100 mg gepulverte Droge werden mit 50 ml W. 15 Min. am Wasserbad erwärmt, abkühlen gelassen und filtriert. 10 ml des Filtrates und 20 ml HCl werden nach 15minütigem Erwärmen abkühlen gelassen und mit Ae. extrahiert. Die Ae.-Phase wird mit Ammoniak geschüttelt, wobei sich die wss. Phase purpurrot färbt (O-Glykoside). Die wss. Phase der ersten Ausschüttelung wird mit 5 g Eisen-III-chlorid 30 Min. am Wasserbad erwärmt, mit 15 ml Chlf. extrahiert, die Chlf. mit 10 ml W. gewaschen. Wird das Chlf. mit 5 ml Ammoniak versetzt, färbt sich die wss. Phase rot (C-Glykoside). Analog CF 73.

D.Chr. nach Ph. Europ. und CF 73 auf Kieselgel G: Testlsg.: 0,5 g werden mit 5 ml A. erhitzt, die Lsg. innerhalb $^1/_2$ Std. verwendet. Vergleichslsg.: 20 mg Barbaloin werden in 10 ml A. (70%) gelöst. Aufzutragende Menge: 10 µl. Laufmittel: Äthylacetat, M., W. 100 zu 17:13, Sprühreagens: 1. Nitrosodimethylanilin in Pyridin (1%). Es dürfen keine graublauen Zonen erscheinen (Anthrone). 2. 5%ige, alkoholische KOH-Lsg.; nach dem Erwärmen auf 100 bis 105° über 15 Min. zeigt die Vergleichslsg. einen rotbraunen Fleck (R$_f$ 0,4 bis 0,5) von Barbaloin; die Testlsg. im mittleren R$_f$-Bereich 3 schwache rotbraune Zonen, 1 starke im oberen Drittel und eine schwache im unteren Drittel, im UV$_{360}$ zeigen sich ober- und unterhalb der Referenzsubstanz einige Zonen mit gelbbrauner Fluoreszenz (Cascaroside). Blau fluoreszierende Zonen dürfen nicht vorhanden sein (andere Rhamnusarten). Zwischen den Zonen des Aloins und der Cascaroside darf kein rotoranger Fleck erscheinen (Rhamnus frangula).

BP 68: 0,1 g gepulverte Droge werden mit 5 ml verd. Schwefelsäure mindestens 2 Min. gekocht. Es wird heiß filtriert und das Filtrat nach dem Erkalten vorsichtig mit der gleichen Menge Bzn. geschüttelt. Die Benzinschicht wird abgetrennt und mit der Hälfte seines Volumens mit verd. Ammoniak geschüttelt. Die Ammoniakschicht färbt sich rosa bis kirschrot. Analog USP XIX.

Reinheit. Wasserlösl. Extraktstoffe mind. 23% PI. Ed. I/1, BP 68, Belg. V, Ital. VII, Brasil 2. — Anthracenderivate, ber. als Barbaloin, mind. 4% Belg. V; Hydroxyanthracenderivate, ber. als Cascarosid A, mind. 8%, davon mind. 60% Cascarosid A, Ph. Europ., CF 73. — Max. Aschegeh. 6% Erg.B. 6., PI. Ed. I/1, BP 68, Ital. VII, Brasil. 2, Jug. I, Jap. 62; 7% Helv. V, Hisp. IX, Belg. V, Fenn. 37; 8% Nord. 63, Portug. 35; 8,7% Ross. 34; 10% Ned. 5. — Säureunlösl. Asche max. 2% Belg. V. — Sulfatasche max. 6% Ph. Europ., CF 73. — Fremde org. Substanzen max. 1% BP 68; Ph. Europ., CF 73; 4% PI. Ed. I/1. USP XIX, Brasil. 2, Jap. 62. — Fremde Pflanzenteile max. 4% Belg. V.

Die Gehaltsbestimmung von Cortex Rhamni purshiani bietet die gleichen Probleme, wie sie bei Cortex Frangulae erwähnt werden (s. d.). Es können die Verfahren angewendet werden, die bei Faulbaumrinde und Rhabarberrinde aufgeführt sind.

Gehaltsbestimmung. Ph. Europ. läßt Aloine und Cascaroside getrennt bestimmen, da die Cascaroside therapeutisch günstiger und weniger bitter sind als die Aloine.

Zur Bestimmung wird die Droge mit siedendem W. extrahiert und ein aliquoter Teil des Extraktes nach vorsichtigem Ansäuern mit Tetrachlorkohlenstoff ausgeschüttelt. Die „Tetrachlorkohlenstoff-Phase" wird verworfen und die wss. Phase mit Äthylacetat ausgeschüttelt. Die „Äthylacetat-Phase" wird zur Aloin-Bestimmung, die dazu gehörige „Wss. Phase" zur Cascarosid-Bestimmung verwendet. Zur Aloin-Bestimmung wird das Äthylacetat abgezogen und der Rückstand nach Zusatz von wenig M. in W. aufgenommen. Ein aliquoter Teil dieser Lsg. wird nach Zusatz von Eisen(III)-chlorid und Salzsäure vier Std. am Rückfluß erhitzt. Anschließend extrahiert man mit Tetrachlorkohlenstoff, bringt einen Teil davon zur Trockne, nimmt den Rückstand mit n NaOH auf und mißt die Extinktion bei 500 nm. Zur Cascarosid-Bestimmung wird ein aliquoter Teil der „Wss. Phase" mit Eisen(III)-chlorid und Salzsäure versetzt und wie bei der Aloin-Bestimmung behandelt.

Die spektrophotometrischen Messungen werden bezogen auf eine Lsg. von Dantron in n NaOH, deren Absorptionsmaximum bei 505 nm liegt und damit fast mit der Wellenlänge der Messung bei 500 nm zusammenfällt.

Zur quant. Abtrennung der Cascaroside von den Aloinen (Barbaloin und Chrysaloin) sowie O-Glykosiden der Anthrachinone von freien Anthrachinonen und zu ihrer quant. Bestimmung schlagen FAIRBAIRN und SIMIC [J. Pharm. Pharmacol. *16*, 450 (1964)] folgendes System vor: Extraktion der Droge mit 70%igem M. Nach Zugabe von W. wird mit Tetrachlorkohlenstoff ausgeschüttelt, diese Phase eingeengt und der Rückstand in wassergesättigtem Äthylacetat aufgenommen. Sie enthält Aloin, die wäßrigmethanolische Phase die Cascaroside. Beide Lsg. enthalten auch die O-Glykoside, die jeweils in verschiedenen Arbeitsgängen abgetrennt werden. Aloin, Cascaroside und O-Glykoside werden schließlich spektrophotometrisch bei 500 nm getrennt als Aloeemodin bestimmt. Eine Modifikation dieser Bestimmung hat KINGET [Lloydia *31*, 17 (1968)] ausgearbeitet. Sie erlaubt die quant. Erfassung der freien Anthrachinon-Aglykone, der O-Glykoside (einschließlich der Dianthronderivate), der C-Glykoside sowie der Dianthrone. Diese müssen p.chr. von den übrigen Anthracenderivaten abgetrennt werden. Die Bestimmung wird bei allen Derivaten photometrisch bei 510 nm durchgeführt, wozu die Dianthrone mit Eisen-III-chloridlsg. zu Anthrachinonen oxydiert werden. — Bestimmung der O- und C-Heteroside nach LEMLI: Man wiegt ungefähr 1 g gepulverte Droge genau in einen 100-ml-Meßkolben und fügt 80 ml 70%iges M. zu, läßt über

Nacht stehen und füllt nach Umschütteln auf 100 ml auf. Nach dem Filtrieren werden 10 ml
des Filtrates auf 100 ml mit W. verdünnt. Man bringt 10 ml dieser Verdünnung in einen
100-ml-Rundkolben mit Normschliff und erhitzt nach Zugabe von 1 g $FeCl_3$ 30 Min. im
siedenden Wasserbad am Rückfluß. Nach Zusatz von 6 ml konz. HCl wird weitere 4 Std.
erhitzt. Nach dem Erkalten wird dreimal mit je 15 ml Chlf. ausgeschüttelt, welches jedesmal
zuvor zum Spülen des Kolbens verwendet wird. Die vereinigten Chlf.-Lsg. werden mit 10 ml
W. gewaschen und mit Chlf. auf 50 ml gebracht. Man gibt etwas getrocknetes Na_2SO_4 hinzu
und dampft 20 ml der überstehenden Lsg. ein. Der Rückstand wird in 10 ml 1 n KOH gelöst,
und die Extinktion sofort oder nach Filtrieren durch eine Glasnutsche bei einer Wellenlänge
von 500 nm gemessen. 1 mg 1,8-Dihydroxyanthrachinon = 1,81 mg Barbaloin. — Da die
einzelnen Fraktionen, bes. bei der Bestimmung nach Ph. Europ., nur unvollkommen getrennt
werden können, schlagen AUTERHOFF et al. eine modifizierte Gesamtanthracenbestimmung
vor [Dtsch. Apoth. Ztg *113*, 519 (1973)].

Biologische Wertbestimmungen werden meistens an der Maus durchgeführt (s. Rheum,
Prüfung).

Aufbewahrung. Vor Licht und Feuchtigkeit geschützt; nach Jap. 62 kühl und trocken.

Wirkung. Abführend (s. dazu S. 80); in frischem Zustand brechenerregend. Pharmakologisch läßt sich die Abführwrkg. an der Maus ermitteln (s. Rheum), die erforderlichen Dosen
liegen aber im Vergleich zu anderen Anthrachinondrogen relativ hoch. Der Mensch ist gegen
Cascarapräparate etwa einhundertdreißigmal empfindlicher als die Maus.

Anwendung. Als Abführmittel wie Faulbaumrinde, auch bei Obstipation in der Gravidität,
bei Fettleibigkeit und Verdauungsschwäche.

Dosierung. Mittlere Einzelgabe als Einnahme 1,0 g (10,0 g Abkochung 10%), Erg.B. 6.

Cascara sagrada HAB 34.

Getrocknete Rinde.

Arzneiform. Tinktur nach § 4 durch Perkolation mit 60%igem Weingeist.
Spez. Gew. 0,904 bis 0,906. Trockenrückstand 3,2 bis 3,9%.

Arzneigehalt. 1/10.

Rhamnus purshiana HPUS 64. Cascara.

Die Rinde, mindestens 2 Jahre alt.

Arzneiform. Urtinktur: Arzneigeh. 1/10. Rhamnus purshiana, grob gepulvert 100 g, dest.
W. 400 ml, A. USP (94,9 Vol.-%) 635 ml zur Bereitung von 1000 ml der Tinktur. — Dilutionen: D 2 (2×) enthält 1 T. Tinktur, 3 T. dest. W., 6 T. A.; D 3 (3×) und höher mit A. HPUS
(88 Vol.-%). — Medikationen: D 3 (3×) und höher. — Triturationen: D 1 (1×) und höher.

Pulvis Cascarae sagradae. Pulvis Rhamni purshianae. Cascarae Pulvis. Cascara sagrada-
Pulver. Powdered Cascara.

Pulvis Cascarae sagradae PI Ed. I/1. Powdered Cascara BP 68, BPC 68. Cascara
sagrada polvere Ital. VII. Pó de Cáscara sagrada Brasil. 2.

Beschreibung und Prüfung. S. Cortex Rhamni purshiani.

Peristaltin (Ges. f. Chem. Industr., Basel) war ein Gemisch von Glykosiden der Sagradarinde.

Eigenschaften. Feines gelbes Plv., geruchlos; leicht lösl. in W. und verd. A., schwer lösl.
in abs. A.

Anwendung. Als Abführmittel, auch subkutan. Es kam in keimfreier Lsg. in Ampullen
und in Tabletten (zu 0,05 g) in den Handel. Dosis für Erwachsene 2 bis 3, für Kinder $^1/_2$ bis
2 Tabletten täglich.

Cascara DIEFENBACH war ein nach einem geschützten Verfahren gewonnener Sagrada-
Extrakt.

Cascara BARBER von Apotheker BARBER in Wien. Pastillen aus Extr. Cascarae sagradae.

Darman-Abführtabletten enthielten pro dosi 0,17 g Extr. Cascarae sagradae und 0,03 g
Phenolphthalein.

Gastrin, Kräutermagenplv. von Apotheker A. KURTZWIG in Berlin NW., bestand aus
Leberkraut, Kreuzwurzel 20, Sagrada, Lindkraut 10, Leinkraut 40.

Gastrin-Magentabletten bestanden aus Lindenkohle, Magnesiumcarbonat und Sagradarinde zu gleichen Teilen.

Pararegulin, eine emulsionsartige Mischung aus Paraffinum liquidum und 10% Extract. Cascarae sagradae kam in Gelatinekapseln mit je 3 g in den Handel und wurde als reizloses, mechanisch die Faeces auflockerndes Abführmittel angewandt.

Regulin-Granulat [Chem. Fabrik Helfenberg, 4049 Wevelinghoven) besteht aus 1,2% Extr. Cortex Frangulae, 0,4% Extr. Cascarae sagradae examarat. und 80% Quellstoffen. — Früher war Regulin ein getrocknetes Gemisch von zerschnittenem Agar-Agar mit 25% Extr. Cascarae sagradae.

Reebs Sagradapillen der Storchen-Apotheke in Straßburg i. E. enthielten pro dosi 0,1 g Extr. Cascarae sagradae.

Sagarahpillen waren mit Zucker und Silber überzogene Pillen, deren Hauptbestandteile Extr. Cascarae sagradae, Extr. Rhei und Podophyllin bildeten.

Sagradabohnen von C. Stephan, Dresden, waren mit Kakaomasse überzogene Dragees, die je 0,5 g Sagrada-Extrakt enthielten.

Leisners Tabletten gegen Verdauungsstörungen bestanden im wesentlichen aus gepulverter Cascara sagrada-Rinde (Zernik). Nach dem Unters.-Amt Berlin enthielten sie Cortex Frangulae und Extr. Cascarae sagradae.

Salrado compound der To-Kalin-Ges. in Paris, als Tonicum empfohlen, bestand aus Extract. Cascarae sagradae, Extr. Gentianae, Coffeinum citricum, Lithium citricum und Natrium bicarbonicum.

Vixol des Vixol Syndicate London gegen asthmatische Leiden enthielt Salpeter und Extrakt aus Lobeliakraut und Cascara sagrada (Aufrecht). Nach Korbert enthielt Vixol auch Atropin.

Ferner ist Sagradaextrakt in verschiedenen Spezialitäten enthalten.

Rhamnus catharticus (cathartica) L. (Rhamnus spino Gilib., Spina cervina Black.,

Cervispina cathartica Moench; außerdem laut HPUS 64 Frangula caroliniana, F. fragilis, Sarcomphalus carolinianus). Kreuz-, Stech-, Weg-, Purgierweg-, Hirsch-, Hexendorn. Färbebaum. Feldbeerbaum. Sersch. Buckthorn. Common buckthorn. Purging buckthorn. Hartsthorn. Waythorn. Bourquépine. Nerprun. Ramno catartico. Espinheiro. Espino cerval. Arraclán.

Heimisch in Europa, Asien und Nordafrika. Häufig Unterholz bildend, an Waldrändern und Hecken, gern auf Kalk wachsend.

Meist bis 3 m hoher, vielgestaltiger Strauch, selten bis 8 m hoher, meist krummständiger Baum mit unregelmäßiger, lockerer Krone, oder auch niederliegender, kleinwüchsiger, knorrig verworrenästiger Strauch. Äste meist sparrig abstehend, selten aufrecht. Zweige mehr oder weniger deutlich gegenständig, glänzend, kahl oder sehr selten behaart, in einen Dorn auslaufend oder dornenlos, jung rund mit heller Epidermis und zerstreuten, ziemlich großen Lentizellen, später mit kleinen, querrunzeligen Rissen. Rinde zuletzt feinrissig, schwärzlich. — Blattknospen anliegend, kahl, mit stumpfspitzigen, leicht gekielten, gewimperten, braunschwarzen Knospenschuppen. Laubblätter gegenständig, in der Form sehr veränderlich, kreisrundlich bis elliptisch, stumpf, in einen langen Stiel zusammengezogen oder aber eiförmig bis schwach herzförmig, zugespitzt, mit breit keilförmigem Grund, 3 bis 13 cm lang, 1 bis 3,5 cm breit, mit 3 bis 4 stark gebogenen Nervenpaaren, kahl oder bisweilen meist auf der Unterseite, selten beidseitig auf der Spreite und auf den Nerven kurz weichhaarig, am Rand mit feinen bis kerbigen, selten groben, stumpfen Zähnen, anfangs dünn und weich, später mehr oder weniger versteifend, bisweilen derb, lebhaft grün; Laubblattstiele einhalb- bis zweidrittelmal so lang wie die Laubblätter und zwei- bis viermal so lang wie die pfriemlichen, fast borstenförmigen, einfädigen Nebenblätter. — Blüten in blattachselständigen Trugdolden, unscheinbar, undeutlich zweigeschlechtig (mit den verkümmerten Resten des anderen Geschlechtes), vierzählig, gestielt, angenehm duftend. Kelchblätter 2 bis 3 mm lang, dreieckig-lanzettlich, spitz, etwa so lang wie der Achsenbecher, zuletzt zurückgeschlagen. Kronblätter oft mehr als doppelt so lang wie die Kelchblätter, lineal-lanzettlich, in den männlichen Blüten dicht hinter den wenig längeren Staubblättern stehend. — Frucht kugelig, 6 bis 8 mm breit (erbsengroß), bitter, anfangs grün, zur Reife schwarz, selten gelb. Samen 5 mm lang, dreikantig, mit schmalem, nur an den Enden etwas auseinandertretendem und dort knorpelig umrandetem Spalt, im Querschnitt hufeisenförmig, mit zentraler Höhle. — Keimblätter oberirdisch, groß.

Fructus Rhamni cathartici (catharticae). Baccae (Drupae) domesticae. Baccae (Fructus) Spinae cervinae. Kreuzdornbeeren. Wegdornbeeren. Gelb-, Amsel-, Purgierbeeren. Buckthorn berries. Common buckthorn fruits. Fruits de nerprun purgatif. Frutos de espinheiro. Bayas de arraclán.

Fructus Rhamni catharticae Erg.B. 6, Ross. 9, Pol. III. Rhamni catharticae Fructus Hisp. IX. Belg. IV.

Die reifen Beeren werden Ende September und Anfang Oktober gesammelt und getrocknet. Beeren kugelig, fast schwarz, glänzend, stark runzelig eingefallen, 5 bis 8 mm groß. Sie enthalten 4 Fruchtfächer mit je einem bräunlichen, hartschaligen Samen, der verkehrt eiförmig, gekielt und auf der breiten Rückenfläche tief gefurcht ist.

Geschmack süßlich, hinterher bitter und etwas scharf. Beim Kauen färbt sich der Speichel grünlich gelb.

Die Schnittdroge besteht aus den ganzen, stark geschrumpften, schwarzen Früchten und größeren Fruchtfleischstücken mit den kantigen Samen.

Mikroskopisches Bild. Querschnitt. Die Epidermiszellen des Perikarps sind meist tangential gestreckt und mit einer Kutikula bedeckt, die deutliche Kutinrk. gibt. Die Zellwände, v. a. die nach außen und innen gelegenen, sind stark verdickt. Auf die einschichtige Epidermis folgen 1 bis 3, meist 2 Reihen kollenchymatischer, langgestreckter Zellen mit größerem Lumen als das der Epidermiszellen. Sie enthalten Chlorophyll, außerdem hier und da Oxalatkristalle. Die nun folgenden Zellen bilden Übergänge von Kollenchym- zu Parenchymzellen. Dicht unter dem kollenchymatischen Gewebe ziehen kleine, kollaterale Gefäßbündel entlang. Die breite, das Fruchtfleisch bildende Parenchymschicht besteht aus ganz verschieden großen, radial gestreckten, zartwandigen Zellen, die eng aneinander grenzen und ab und zu von verhältnismäßig großen Interzellularen durchsetzt sind. Sie enthalten Chlorophyll, kleine Kristallsplitter und einzelne Drusen aus Calciumoxalat. Innerhalb des Parenchyms befinden sich zahlreiche große, sackartige, oder auch kleinere, mehr rundliche Sekretzellen, die meist zu vielen traubenförmig zusammenliegen, mit dunkelbraunem Inhalt, der durch Eisenchlorid schwarzbraun gefärbt wird. Die äußerste Schicht des Endokarps besteht aus sehr kleinen, gewölbten, je einen Calciumoxalatkristall enthaltenden Zellen. Es folgen 1 bis 2 Lagen verhältnismäßig kleiner, durch wellige Verzahnungen miteinander verbundener, dickwandiger Steinzellen, die reichlich getüpfelt sind. Als weiteres Festigungsgewebe schließen sich 3 bis 4 Lagen tangential gestreckter Sklerenchymfasern an. Die innere Epidermis des Endokarps wird von einer Schicht großlumiger, isodiametrischer, zartwandiger Zellen gebildet, die mit dunkelviolettem bis braunem Inhalt gefüllt sind. Die Oberhaut der Testa besteht aus einer Schicht mächtiger, getüpfelter Steinzellen, die in der Furche des Samens in zwei keulenförmig verdickte Leisten endet. Es folgt darauf eine Lage kollabierter Parenchymzellen, deren Lumen nur selten zu erkennen ist. Sie sind vom Endosperm durch eine epidermisartige, kleinzellige Schicht meist längsgestreckter Zellen mit verdickten und in der Aufsicht getüpfelten Membranen getrennt. Das Endosperm besteht aus meist polygonalen, eng aneinanderschließenden, derbwandigen Zellen. Sudanfbg. zeigt reichliche Öltropfen und bei Behandlung mit Jod-Jodkalilsg. Eiweiß. Stärke konnte in ihnen nicht nachgewiesen werden. Im Endosperm eingebettet liegt der sichelförmig gekrümmte Embryo. Seine Epidermis besteht aus schmalen, radial gestreckten Zellen mit sehr dünnen Seitenwänden, etwas stärkeren, leicht vorgewölbten Außenwänden und deutlicher Kutikula. Seine meristematischen Zellen sind sehr viel zartwandiger und etwas kleiner als die des Endosperms; sie sind rund, sehr gleichförmig und mit deutlichen Interzellularen durchsetzt. Sie enthalten wie das Endosperm als Reservestoffe Öl und Eiweiß, aber keine Stärke. In der Furche der Samen befindet sich über den beiden keulenförmigen Enden der Steinzellen das Gefäßbündel der Raphe, eingebettet in ein parenchymatisches Gewebe mit braunem Inhalt, das von einer Steinzellenschicht umgeben ist. Im Flächenschnitt zeigt die Epidermis des Fruchtfleisches sehr große, oft zu zweit nahe beieinanderliegende Spaltöffnungen, die von 4 bis 5 Nebenzellen umgeben sind.

Pulverdroge. Das blauschwarze Plv. ist gekennzeichnet durch Gruppen tafelförmiger, stark verdickter Steinzellen, die von kleinen, Oxalateinzelkristalle führenden Zellen überlagert sind, und durch dickwandige Sklerenchymfasern aus dem Mesokarp, durch große, dünnwandige Endokarpzellen mit gelbem Inhalt, durch dickwandige, stark getüpfelte, gekrümmte Steinzellen aus der Samenschalenepidermis und durch große Sekretzellen aus dem Mesokarp. Die Endospermzellen enthalten fettes Öl und Aleuronkörner.

Verfälschungen. Mit den Früchten von 1. Rhamnus frangula L. (s. d.), 2. Ligustrum vulgare L., Oleaceae. Sie sind längliche, zweifächerige Beeren mit je ein- bis zwei Samen und rotviolettem Fruchtfleisch.

Inhaltsstoffe. Etwa 2% glykosidische Anthracenderivate, die nach kolorimetrischen Untersuchungen nur in den Steinkernen (Samen) lokalisiert sein sollen. Den höchsten Gehalt erreichen die Beeren in der 13. Woche nach der Blüte (etwa im August), also noch im unreifen Zustand. Im einzelnen wurden gefunden: Rhamnocathartin (nach KARRER evtl. identisch mit Glucofrangulin), das nach Hydrolyse Emodin und 2 Zucker liefert; Shesterin (bei BERGER als Jesterin bezeichnet), ein Glykosid des Emodinanthranols, Fp. 229 bis 234°, das nach Hydrolyse neben dem Aglykon eine Hexose und eine Pentose liefert; Rhamnonigrin, das beim Kochen mit Kalilauge Emodin ergibt; Frangulin, freies Emodin und Emodinanthranol; ferner die Flavonole Quercetin (7-Methylquercetin), Kämpferol sowie Rhamnocitrin (7-Methylkämpferol) $C_{16}H_{12}O_6$, Fp. 221 bis 222°, Rhamnolutin (?) $C_{15}H_{10}O_6$ und Rhamnochrysin (?) $C_{13}H_{12}O_7$. Weiterhin Glucose, Galaktose, Rhamnose, Pentose, Pektin, Bernsteinsäure, frei und als saures Calciumsalz, Harz, Enzyme und Vitamin C. Saponin nur in den unreifen Früchten. In den Samen fettes Öl mit etwa 27% Öl-, 32% Linol-, 22% Linolen- und Isolinolensäure.

Über die Mikrosublimation reifer und unreifer Beeren berichtet BERGER (s. d.) ausführlich. Die Sublimate geben eine nur schwache bis zweifelhafte Bornträger-Rk. Die unreifen Früchte erleiden durch Trocknung bei 40° und bes. bei 60° erhebliche Glykosidverluste. Reife Früchte sind dagegen kaum empfindlich.

Prüfung. Identität. Ross. 9: 1 g Droge werden einige Min. mit 10 ml 10%iger alkoholischer Natronlauge gekocht und filtriert. Nach dem Abkühlen wird verd. Salzsäure bis zur schwachsauren Rk. zugesetzt und die Lsg. mit 10 ml Ae. geschüttelt. Die Ae.-Phase färbt sich gelb (Chrysophanol). 5 ml der Ae.-Phase werden mit den gleichen Vol. Ammoniaklsg. versetzt, wobei sich diese kirschrot färbt (Emodin), während die Gelbfbg. des Ae. unverändert bleibt.

Reinheit. Max. Aschegeh. 3% Erg.B. 6, Hisp. IX; 4% Ross. 9, Pol. III. — Max. Feuchtigkeitsgeh. 14% Ross. 9, Pol. III. — Unreife Früchte max. 4% Ross. 9. — Andere Früchte max. 2% Ross. 9. — Mineralische Bestandteile max. 0,5% Ross. 9.

Aufbewahrung. Vor Licht und Feuchtigkeit geschützt.

Wirkung. Abführend (s. S. 80). Nach USD 60 außerdem brechreizerregend und Leibschmerzen verursachend. Etwa 20 unreife Früchte sollen heftiges Erbrechen, Diarrhöen und Nierenreizung bewirken.

Anwendung. Als mildes Abführmittel. In der Volksheilkunde außerdem als Diureticum und Blutreinigungsmittel. Auch als Abführmittel für Hunde. Zur Herstellung von Saftgrün (Blasengrün, Succus viridis) und Schüttgelb. Saftgrün hatte früher eine große Bedeutung in der Malerei, in der Baumwoll-, Papier- und Lederfärberei. Es liefert mit Alkalien einen gelben, mit Säuren einen roten Farbstoff.

Dosierung. Einzeldosis 3,0 bis 5,0 g. — Mittlere Einzelgabe als Einnahme 2,0 g, Erg.B. 6.; 0,6 bis 1,2 g, USD 60.

Rhamnus catharticus HPUS 64. Purging Buckthorn.

Die reifen Beeren.

Arzneiform. Urtinktur: Arzneigeh. 1/10. Rhamnus catharticus, feuchte Masse mit 100 g Trockensubstanz und 400 ml W. = 500 g, A. USP (94,9 Vol.-%) 635 ml zur Bereitung von 1000 ml der Tinktur. — Dilutionen: D 2 (2×) enthält 1 T. Tinktur, 3 T. dest. W., 6 T. A.; D 3 (3×) und höher mit A. HPUS (88 Vol.-%). — Medikationen: D 3 (3×) und höher.

Fructus Rhamni cathartici (catharticae) recentes. Frische Kreuzdornbeeren. Fruit de nerprun.

Fructus Rhamni catharticae recentes Erg.B. 6. Buckthorn BPC 34. Nerprun CF 65. Die reifen Früchte werden Ende September und Anfang Oktober gesammelt.

Die frischen Kreuzdornbeeren sind fast schwarz, kugelförmig, ungefähr 1 cm dick, der Stiel trägt oben eine etwa 3 mm breite, runde, flache Kelchscheibe. Die Hüllschicht der Steinfrucht ist dunkelviolett, die Fleischschicht grünlich; die vier Hartschichten sind pergamentartig und umschließen je einen Samen. Außen kennzeichnen 4 deutliche, an der Spitze sich rechtwinkelig kreuzende Furchen die 4 Fachwände. Die Steinkerne sind verkehrt-eiförmig, mit gewölbtem Rücken. Der ausgepreßte Saft der Früchte wird durch Alkalien grünlichgelb, durch Säuren rot gefärbt.

Mikroskopisches Bild. Querschnitt. Epidermiszellen der Fruchtwand mit stark kutinisierten Außenwänden, darunter ein mehrschichtiges Kollenchym mit Chlorophyll und Oxalatdrusen, im Mesokarp kollaterale Gefäßbündel, vereinzelte oder in Gruppen angeordnete, große Sekretzellen und mehrere Hartschichten aus tafelförmigen Steinzellen und dickwandigen Sklerenchymfasern. Die innere Epidermis besteht aus großen, dünnwandigen Zellen mit gelbem Inhalt. Die Samenschalenepidermis ist aus dickwandigen, stark getüpfelten, gekrümmten Steinzellen gebildet.

Verfälschungen und Inhaltsstoffe s. Fructus Rhamni cathartici.

Prüfung. Keine Angaben.

Anwendung. Zur Herstellung von Kreuzdornsirup und anderen Galenica. In der Tiermedizin als starkes Abführmittel. In der Homöopathie.

Dosierung. Mittlere Einzelgabe als Einnahme 3,0 g Erg.B. 6.

Rhamnus cathartica HAB 34.

Frische, reife Früchte.

Arzneiform. Zur Essenz nach § 1.

Arzneigehalt. 1/2.

Fructus Rhamni cathartici immaturi, unreife Kreuzdornbeeren, werden als Gelbbeeren gehandelt.

Cortex Rhamni cathartici (catharticae). Cortex Spinae cervinae. Kreuzdornrinde. Buckthorn bark. Écorce de nerprun. Casca de espinheiro. Corteza de arraclán.

Rindenstücke der Äste und Zweige glänzend, rot- oder gelbbraun, mit wenig quergestellten, kleinen Lentizellen. Die gelbrote bis gelbgrüne Innenseite färbt sich nach Betupfen mit kalter Lauge rot. Diese Farbrk. ist auf dem faserigen Bruch deutlich sichtbar. Ältere Rinden zeigen teilweise Borkenbildung.
Geschmack widerlich und bitter.

Mikroskopisches Bild. Periderm aus dünnwandigen Zellen, bei älteren Rinden borkig, primäre Bastfasern in dichten Bündeln, von Kammerfasern mit einzelnen Kristallen umgeben. Markstrahlen ein- bis zweireihig, zwischen Faserbündeln sklerotisiert, in den Baststrahlen von Kammerfasern umgebene Faserbündel, sonst Kristalldrusen, bes. reichlich in der primären Rinde. Keine Steinzellen, keine Schleimzellen. Anthrachinone im Mikrosublimat in amorphen Massen und Kristallen.

Inhaltsstoffe. 2 bis 2,5% Anthrachinonglykoside: Rhamnicosid (Emodinprimverosid), wahrscheinlich Frangulin und die Aglykone Emodin, Isoemodin und Chrysophanol (s. Cortex Frangulae). Ferner Flavone und sog. Saftgrün (Blasengrün, Succus viridis, s. Fructus Rhamni cathartici).
BERGER (s. d.) gibt eine fraktionierte Mikrosublimation zur Prüfung an.

Anwendung. Als Laxans in der Volksmedizin. Die pharmakologische Untersuchung an Albinoratten zeigte eine fünffach geringere Wrkg. der Kreuzdornrinde als die der Frangularinde. Früher zur Gewinnung von „Saftgrün".

Rhamnus japonica MAXIM. und Rhamnus davuricus (dahurica) PALL. var. nipponica MAK.

Heimisch in Japan.

Inhaltsstoffe. In der Rinde β-Sorinin (β-Sorigenin-5-primverosid) $C_{23}H_{26}O_{13}$, α-Sorinin (α-Sorigenin-5-primverosid) $C_{24}H_{28}O_{14}$, Fp. 159°, sowie β-Sorigenin $C_{12}H_8O_4$, Fp. 237 bis 240°.

α - Sorigenin : R = OCH₃
β - Sorigenin : R = H

Rhamni Japonicae fructus Jap. 62.

Die Früchte sollen ein Jahr vor Gebrauch gesammelt werden.
Früchte rundlich, saftig, schwarzbraun, mit einem Durchmesser von etwa 5 mm. Oft tragen sie einen etwa 1 cm langen Stiel. Sie sind mit groben Runzeln und oft mit der runden Narbe des Kelches versehen. Das Perikarp enthält wasserlösl. braunfärbende Substanzen. Das Endokarp ist schwarzbraun und umhüllt 2 bis 3 etwa eiförmige, braune Samen, die auf einer

Seite flach und auf der anderen rund sowie längsgefurcht sind. Der Samenmantel ist dünn. Das Endosperm ist gelblich weiß, die Kotyledonen gelbbraun.

Geruchlos, Geschmack süß und leicht scharf.

Inhaltsstoffe. Nach BODALSKI et al. [Chem. Abstr. *62*, 9452 (1965)] 1% freie und glykosidische Anthrachinone sowie 0,4% freie und glykosidische Anthranole. Rhamnus davuricus enthält in den Früchten Chrysarobin [Chrysophansäureanthron) $C_{15}H_{12}O_3$ und Emodinanthron.

Prüfung. Nach Jap. 62. Identität: 0,1 g gepulverte Droge wird in einem Tiegel im Sandbad 5 Min. bei 220° erhitzt und mit einem feuchten Filtrierpapier bedeckt. Gibt man auf das Filterpapier 1 Tr. Kalilauge, so entsteht eine hellrote Fbg. Zu 0,1 g gepulverten Früchten wird 1 ml A. gegeben und vorsichtig 3 Min. im Wasserbad erwärmt. Nach dem Abkühlen werden etwas Magnesiumplv. und 1 bis 2 Tr. Salzsäure hinzugefügt und auf dem Wasserbad leicht erwärmt. Nach 2 bis 3 Min. entsteht eine hellrote Farbe (Flavonoide). — Max. Aschegeh. 4%.

Anwendung. Als Laxans.

Dosierung. Durchschnittlich 5 g täglich als Dekokt, Jap. 62.

Rhamnus wigthii WR. et ARN.

Heimisch in Vorderindien, auf Ceylon.

Cortex Rhamni wigthii.

Röhren oder röhrenförmig gekrümmte Stücke, 2 bis 3 mm dick, außen schmutzigbraun, mit zahlreichen Korkleisten. Jüngere Stücke aschgrau. Innenseite schokoladenbraun bis fast schwarz, Bruch kurz, innen faserig.

Geschmack adstringierend bitter, hinterläßt einen süßlichen Nachgeschmack im Gaumen.

Der Querschnitt färbt sich mit Kalilauge intensiv rot, mit Eisenchlorid schmutzig grün. Bau ähnlich wie bei Rhamnus purshiana.

Inhaltsstoffe. Anscheinend denen von Rhamnus frangula ähnlich.

Rhamnus alaternus L. Immergrüner Kreuzdorn.

Heimisch im Mittelmeergebiet.

Formenreicher, bis 5 m hoher Strauch. Zweige in der Jugend meist behaart und olivgrün, später braunrot. Laubblätter sehr veränderlich, bald völlig ganzrandig, bald leicht oder scharf gesägt, stachelspitzig, immergrün, derb, drei- bis fünfnervig, oberseits glänzend grün, unterseits bleiern, später häufig bronzefarben, kahl oder verkahlend, bis 5 cm lang. Blüten grünlichgelb, meist fünfzählig, vieleckig zweihäusig, in mehrblütigen, büscheligen Trugdolden. Früchte länglich, eiförmig, rundlich, erst rot, später schwarz.

Inhaltsstoffe. In Wurzel, Blatt und Rinde Emodin; in der Rinde 3,4,5,7-Tetrahydroxy-2-methylanthrachinon. In den Früchten 0,7% Anthrachinone (frei und glykosidisch) sowie 0,27% Anthranole [BODALSKI et al.: Chem. Abstr. *62*, 9452 (1965)]. FAUGERAS und PARIS [Ann. pharm. franç. *20*, 217 (1962)] fanden in Blättern, Früchten und Rinde Xanthorhamnin (ein Dirhamnogalaktosid des 7-Methylkämpferols), Fp. 183°, und ein Heterosid, das bei Hydrolyse Rhamnose, Galaktose und ein Aglykon liefert.

Rhamnus sectipetalis MART.

Heimisch in verschiedenen Gegenden Brasiliens.

Kleiner Baum oder Strauch.

Inhaltsstoffe. Nach WASICKY und HOEHNE [Sci. Pharm. (Wien) *21*, 136 (1953)] in den frischen Pflanzenteilen wie Rinde, Holz und Blätter Anthranole, die während des Trocknens zu Anthrachinonen oxydiert werden. Mit Alter und Dicke der Rinde nimmt der Oxyanthracengehalt zu.

Wirkung. Biologische Versuche an Mäusen zeigten eine abführende Wrkg. der Rinde.

Rhamnus california ESCHSCH. (nach Index Kew identisch mit Rhamnus humboldtiana ROEM. et SCHULT.).

Heimisch in Mexiko.

Wirkung. Die Früchte sollen eine dem Curare ähnliche Wrkg. haben.

Anwendung. Die Rinde wird von USD 60 und BPC 68 als Verfälschung bzw. Ersatz von Cascara sagrada genannt.

Rhamnus utilis Decne.

China.

Inhaltsstoffe. In der Pflanze Rutin, die Rinde soll ferner Cocain enthalten. In Früchten 2% Anthrachinone (frei und glykosidisch) sowie 0,66% freie und glykosidische Anthranole [Bo-dalski et al.: Chem. Abstr. *62*, 9452 (1965)].

Anwendung. Die Pflanze liefert zusammen mit Rhamnus chlorophorus, China, Chinesisch-Grün, einen direkt färbenden, grünen Baumwoll- und Seidenfarbstoff.

Mehrere Rhamnusarten liefern Früchte, die — als Gelbbeeren bezeichnet — zum Färben verwendet werden:

Rhamnus infectorius(infectoria) L. Färberdorn.

Heimisch in den Mittelmeerländern, bes. in Kleinasien.

Inhaltsstoffe. In den Früchten 0,5% Anthrachinone, 0,3% Anthranole [Bodalski et al., l. c.], ferner Rhamnazin $C_{17}H_{14}O_7$, Fp. 214 bis 218°, und Xanthorhamnin (7-Methylquercetin-3-rhamnosid) mit antiinflammatorischer Wrkg. [Chem. Abstr. *70*, 244 (1969)].

Anwendung. Liefert die im Handel als italienische, französische, levantinische, spanische, syrische und türkische geführten Gelbbeeren.

Rhamnus saxatilis Jacq.

Heimisch in den Mittelmeerländern und im Balkangebiet.

Anwendung. Ist zusammen mit Rhamnus catharticus L. (s. d.) die Stammpflanze der ungarischen Gelbbeeren.

Rhamnus oleoides L.

Heimisch in den Mittelmeerländern, bes. in Kleinasien.

Anwendung. Liefert die persischen Gelbbeeren oder Avignonkörner. Nach anderen Angaben stammen sie von Rhamnus infectorius L.

Rhamnus graecus Boiss. et Reut.

Liefert griechische Gelbbeeren.

Bemerkungen. Die botanische Abstammung ist bei den einzelnen Provenienzen nicht immer ganz sicher. Die besten Qualitäten kommen aus der Türkei und dem Iran.
Rhamnus holstii Engl., Rhamnus prinoides L'Herit. und Rhamnus zeyheri Sond. werden in Süd- und Ostafrika medizinisch verwendet.

Rhaponticum

Rhaponticum carthamoides (Willd.) Iljin [Leuzea carthamoides Dc.]. Asteraceae.

Rhizoma cum Radicibus Leuzeae Ross. 9.

Die Droge besteht aus den nach der Fruchtreife gesammelten, von anhängender Erde gereinigten und getrockneten Rhizomen mit Wurzeln. Es kommen ganze oder geschnittene Rhizomstücke] mit zahlreichen, dünnverzweigten Adventivwurzeln vor, gelegentlich auch alte Stengelteile mit einem an den Enden sichtbaren zerrissenen Mark.
Die Rhizome sind verholzt, ungleichmäßig gerunzelt an der Außenseite und rauh im Bruch. Kultivierte Pflanzen besitzen vielköpfige, verzweigte, senkrecht wachsende, bis 6 cm dicke und 35 cm lange Rhizome; wilde Pflanzen haben waagrecht laufende, etwas gebogene, zylindrische, mehr oder weniger einheitlich verdickte, bis 1,8 cm dicke und 15 cm lange Rhizome. Die Wurzeln sind elastisch und fein gerillt. Die Außenseite der Rhizome und Wurzeln ist braun bis schwarz, im Bruch fahlgelb; Wurzeln mit kleinen Stellen ohne Rindenteil kommen häufig vor.
Geruch schwach eigenartig. Geschmack süßlich, harzig.

Mikroskopisches Bild. Der Rhizomquerschnitt zeigt eine zwei- bis dreizellige Korkschicht. Es folgt eine schmale Zone primärer Rinde mit vereinzelten Gruppen von Steinzellen. Hinter der Endodermis liegen in einer Reihe angeordnet große Sekretbehälter mit hell-orange gefärbtem Inhalt. Außerdem befindet sich hier ein Ring von einzeln kollateralen Leitbündeln. Im Phloem dieser Bündel zeigen sich kleine Sekretbehälter, im Xylem sehr viele Holzfasern. Kleinere Sekretbehälter sind in einer Reihe an der Randzone des umfangreichen Marks angeordnet. Im Längsschnitt treten in der Endodermis deutliche Caspary-Streifen hervor. Der Inhalt der gut abgesetzten langzelligen Sekretbehälter ist nicht immer zu sehen. Kaum sichtbare kleine Sekretbehälter zeigen sich manchmal im Phloem. Die Markstrahlen sind breit. Der ganze Zentralzylinder ist ausgefüllt von Holzfasern mit stark verdickten Zellwänden, mitunter eingelagert in Gruppen von Gefäßen. Ein Großteil des Parenchyms der Rhizome und Wurzeln führt Inulin; Calciumoxalatdrusen sind selten.

Inhaltsstoffe. Nach VERESKOVSKII et al. [Chem. Abstr. *80,* 130507 (1974)] in der dreijährigen Pflanze 0,45% Flavonole, 0,37% Catechine, 0,71% Phenolcarbonsäuren, Chlorogensäure, Sterine und Glucose, Galaktose, Mannose, Arabinose, Xylose, Inulin.

Prüfung nach Ross. 9. Identität. Mit Jodlsg. tritt weder am Querschnitt noch im Plv. eine Blaufbg. auf (Abwesenheit von Stärke). Eine 20%ige alkoholische Lsg. von α-Naphthol und Schwefelsäure färbt Schnitte oder das Plv. violett; nimmt man anstelle von α-Naphthol Resorcin, so tritt Rotfbg. auf, mit Thymol eine blaßrosa bis Karmesinrot-Fbg. (Kohlenhydrate). — Mit Sudan-III-Lsg. färbt sich der Inhalt der Sekretbehälter orangerot.

Reinheit. Max. Aschegeh. 9%. — Max. Feuchtigkeitsgeh. 13%. — Extraktgeh. mind. 12%. — Rhizomstücke mit nicht entfernten Stengelrückständen unter 2 cm Länge max. 5%. — Fremde Beimengungen max. 1%. — Mineralische Beimengungen max. 4%.

Wirkung. Der Auszug aus dreijährigen oder älteren Wurzeln zeigt eine Stimulation des ZNS sowie eine mäßig hypotensive Wrkg.
Über die pharmakologischen Eigenschaften der Fluidextrakte aus Wurzeln und Wurzelstöcken berichten MELNIKOWA et al. [Aptetschnoje djelo VII, 2: 33/4 (1958)].

Anwendung. In der UdSSR ein Auszug der Wurzel („Saian") zur Nervenstärkung. Als Tonicum, stärkendes Mittel bei Übermüdung und Erschöpfungszuständen [JANKULOW et al.: Pharmazie *19,* 345 (1964)].

Aufbewahrung. In verschlossenen Behältern.

Rhaponticum scariosum LAM. (Rh. heleniifolium GREN., Centaurea rhaponticum L., C. helenifolia, ARCANGELI, Serratula rhaponticum DC.). Alpen-Scharte. Flecken-, Rübendistel. Rhapontique.

In den Alpen heimische, 30 bis 100 cm hohe Pflanze mit sehr großen, unterseits graufilzigen, zugespitzten Blättern, bis 60 cm lang, 15 cm breit. Kugelige Hülle; rosenrote bis purpurne Blüten an sehr großen Köpfen. Die randständigen Blüten nicht strahlend.
Anwendung. Die Wurzel als Ersatz für Radix Rhei.

Rheum

Die Gattung Rheum (Polygonaceae — Polygonoideae — Rumiceae) umfaßt nach LOSINA-LOSINSKAJA (1936) 49 Spezies, die in sieben Sectiones eingeteilt werden. Die pharmazeutisch erwähnenswerten Arten finden sich in den Sectiones Palmata A. Los. (Rh. palmatum L., Rh. officinale BAILL.) und Rhapontica A. Los. (Rh. rhabarbarum L. u. a.). Sie sind in Asien von Sibirien bis zum Himalaya und bis nach Palästina verbreitet. Rheum-Arten lassen sich schwer bestimmen, da nur wenige differenzierende Merkmale vorhanden sind. Über wichtige Merkmale wie z. B. die Blattgröße ist oft wenig bekannt. Hinzu kommt eine starke Bastardierungsbereitschaft, wie besonders SCHRATZ und SCHNELLE [Planta med. (Stuttg.) *12,* 448 (1964); Ber. d. Deutsch. Bot. Ges. *77,* 161 (1964)] auf Grund langjähriger Versuche und Beobachtungen zeigen konnten. Die Untersuchungen der Autoren (s. o.) sowie von SCHRATZ [Planta med. (Stuttg.) *8,* 301 (1960)] haben u. a. ergeben, daß für die Existenz einiger als Species deklarierter Rheumarten, wie z. B. Rh. rhaponticum L. und Rh. rhabarbarum L., keine Belege in botanischen Gärten gefunden werden konnten, so daß Verwechslungen und Irrtümer im Handel sowie bei Verwendung oder auch Ausschluß dieser Drogen für pharmazeutische Zwecke (vgl. Arzneibuchwaren) wohl häufig auftreten.

Vergleichende Studien in den natürlichen Verbreitungsgebieten waren den Autoren allerdings bisher nicht möglich gewesen, weshalb diese Aussagen nur auf das kultivierte Pflanzenmaterial zutreffen.

Im Hinblick auf die Drogengewinnung von Rheum sind außerdem Experimente von SCHRATZ und WITT [Dtsch. Apoth. Ztg 106, 1437 (1966)] beachtenswert, die beweisen, daß Hybridisierung zwischen Arten verschiedener Sektionen möglich ist. Hierbei führt die Bastardierung von Eltern mit verschiedenen chemischen Komplexen zu deren Summierung in den Hybriden. Bekanntgewordene sog. Verfälschungen von Rheum-palmatum-Droge mit Rhapontikrhabarber konnten darauf zurückgeführt werden. Die Autoren (1966) haben gezeigt, daß durch künstliche und spontane Hybridisierung von rhaponticinfreien Arten der Sectio Palmata mit Arten der Sectio Rhapontica bzw. Ribesiformis Bastarde entstehen können, die sowohl palmaten Formen im Habitus sehr ähnlich sind als auch die Fähigkeit besitzen, neben dem vollwertigen Anthrachinongehalt Rhaponticin zu bilden. Die Bestimmung der Rheum-Arten gründet sich im wesentlichen auf die Blattform, gelegentlich werden auch die Haarformen berücksichtigt. SCHNELLE und SCHRATZ [Planta med. (Stuttg.) 12, 448 (1964)] fanden in diesem Merkmal eine geeignete Differenzierungsmöglichkeit einiger Rheum-Arten. Sie stützt sich auf das Vorkommen toter Haare auf den Tragorganen der Pflanzen, wozu die Ochreen, die Blätter und die Infloreszenzhauptachsen mitsamt ihren Partialfloreszenzachsen zählen. Die einzelligen Haare mit mehr oder weniger dünnen, nicht sehr auffällig verstärkten Wänden unterscheiden sich zunächst durch ihr Längen-Breiten-Verhältnis. 2 Formen treten auf: a) mehr flache, höchstens ebenso hohe wie breite und dann etwa halbkugelig aufgewölbte Haarformen (Papillenhaare), b) mehr lange als breite Haarformen (Schlauchhaare). Charakteristische Unterschiede bieten zudem die Strukturen der Haaroberflächen. In den folgenden Artbeschreibungen wurden diese Angaben aufgenommen.

Rheum palmatum L. [var. palmatum Medizinalrhabarber; tanguticum (MAXIM.) TSCHIRCH, Kronrhabarber, Rh. laciniatum PRNN.]. Handlappiger Rhabarber.

Heimisch im Hochgebirge Nordwest- und Nordchinas sowie Osttibets, in Höhenlagen von 3000 bis 4000 m, bes. in den chinesischen Provinzen Szetschuan, Kansu, Shensi, meist wildwachsend, teilweise von den Einheimischen kultiviert. Auch in Europa kultiviert, wobei es sich nach HEEGER [Hdb. des Arzneigewürzpflanzenanbaus, (1956)] wahrscheinlich um Werkkulturen handelt, die Nachkommen eines vom Kuku-Nor (Kansu) stammenden Saatgutes sind.

Eine Pflanze, die hinsichtlich der Blattform stark variiert, weshalb der Zusatz sensu latiore (s. l.) zum Artnamen von SCHRATZ [Pharmazie 11, 138 (1956)] empfohlen wird. Ausdauernde, große, kräftige Staude. Stengel bis über 1,5 m hoch. Blätter rundlich-herzförmig, handförmig gelappt, oberseits etwas rauh oder glatt, drei- bis fünfnervig, mit länglich eiförmigen bis lanzettlichen, spitzen, ungeteilten bis eingeschnittenen gezähnten oder fiederspaltigen Lappen. Blattstiele fast stielrund. Hochblätter der Blütenstände laubartig. Blütenstand eine hohe beblätterte Rispe, straff aufrecht. Die Blüte besteht aus schmalen weißen (nach HEEGER, s. o., aus dunkelpurpurnen) Perigonblättern, die nach SCHRATZ et al. [Pharmazie 20, 387 (1965)] bei der reifen Blüte weit nach hinten zurückgeschlagen werden, wodurch Staubblätter und Narbe für die Windbefruchtung frei werden. Die Früchte sind rotbraun bis braun, oval, kantig, dreiflügelig, etwa 10,2 mm lang und 7,8 mm breit. Das Wurzelsystem besteht aus einer Rübe, die nach einigen Jahren 10 bis 15 cm im Durchmesser beträgt und armdicke Seitenwurzeln besitzt. Die Pflanzen erreichen ein Alter von 20 bis 30 Jahren. Sie bilden in den ersten drei bis vier Jahren lediglich eine Grundrosette. Dann aber entwickelt sich ein bis über 2 m hoher Blühtrieb.

Rheum officinale BAILL. Sectio Palmata. Südchinesischer Rhabarber. Kanton Rhabarber.

Heimisch im westlichen China und Burma.

Ähnlich dem Gartenrhabarber, jedoch größer. Mit Infloreszenz bis 2,75 m hoch werdend (Sproß etwa 25 cm lang), winterfest und ausdauernd. Große, fleischig-gestielte unterwärts behaarte Blätter bis 125 cm lang: Blattspreite 30 bis 90 cm breit, rund bis oval mit herz-förmiger, fast geöhrter Basis, drei- bis siebenfach gelappt, mittlerer Lappen nicht stark hervorspringend. Umriß der Lappen grob und unregelmäßig gezähnt. Rispiger Blütenstand nickend, mit kleinen grünlichen Blüten. Perigonblätter dicht zusammenstehend, meist sich gegenseitig ein wenig überdeckend. Nach SCHRATZ et al. [Pharmazie 20, 387 (1965)] bisher die einzige Rheumart mit Insektenbestäubung, vorwiegend durch Bienen.

Die beiden Arten sind die in den Arzneibüchern genannten Stammpflanzen des chinesischen Rhabarbers. Ital. VII nennt zusätzlich Rheum undulatum L. (s. R. rhabarbarum L.), Pol. III und Jap. 61 zählen noch R. tanguticum MAXIM. dazu. Einige Pharmacopöen lassen außerdem die Hybriden oder auch andere Arten ohne nähere Angaben, teilweise mit gewissen Einschränkungen, zu. Nach SCHRATZ [Dtsch. Apoth. Ztg. 106, 485 (1966)] ist die Zulassung anderer nicht bezeichneter Arten bedenklich, da es nach seinen Untersuchungen eine Reihe anthrachinonarmer sowie rhapontizinhaltiger Rheumarten gibt. Somit ist auch die Einschränkung, daß Rh. rhaponticum L. oder auch Rh. rhabarbarum L. nicht enthalten sein dürfen, unvollständig, zumal der Autor bisher keinen echten Vertreter der beiden Species finden konnte.

Radix Rhei. Rhizoma Rhei. Radix Rhei sinensis. Radix Rhabarbari. Rhabarbarum verum. Rheum. Rhabarber. Rhabarberwurzel. Chinesischer (echter, edler) Rhabarber. Rhubarb. Chinese (China) Rhuharb. Indien Rhubarb. Rhubarb root. Racine de rhubarbe. Rhubarbe. Rabarbarot. Rabarbaro. Raiz de ruibarbo. Ruibarbo.

Radix Rhei DAB 7 — DDR, ÖAB 9, Ned. 6, Belg. V, Ross. 9, ČsL 2, Helv. VI. Rhizoma Rhei Dan. IX, Svec. 46, Norv. V, Pol. III, Rom. VIII. Rhei Rhizoma Hung. VI, Hisp. IX, Jap. 61. Rhabarber DAB 7 — BRD. Rhubarb BP 68, BPC 68, NF XI. Rhubarbe CF 73. Rabarbaro Ital. VII. Ruibarba Brasil. 2, Chil. III. Außerdem offizinell in Fenn. 37, Mex. P. 52 und Portug. 35.

Morphologisch gesehen, ist die Droge eine Rübe mit fleischigen Nebenwurzeln; die Bezeichnung Rhizoma Rhei ist also sachlich unzutreffend.

Als Droge fordern DAB 7 — BRD: die getrockneten, unterirdischen Organe von Rheum-Arten, besonders der Sammelart Rh. palmatum, nicht von Rh. rhaponticum und Rh. rhabarbarum L. (Rh. undulatum L.); BP 68, BPC 68: Rheum palmatum L. und möglicherweise andere Rheum-Arten und Hybride; nicht jedoch Rheum rhaponticum L. Die Droge muß getrocknet und im wesentlichen von der Rinde befreit sein. Die meisten Arzneibücher nennen als Stammpflanze Rheum palmatum L. und Rh. officinale BAILL.: DAB 7 — DDR, Helv. VI (einschließlich deren Hybride), Belg. V, Chil. III, Hung. VI, Rom. VIII, Jap. 61.

Gewinnung. Die aus China stammenden Handelswaren werden hauptsächlich von wildwachsenden kurz vor der Blüte stehenden Pflanzen gesammelt, bes. um den Kukunorsee, dem Quellgebiet des Hoangho, sowie in den Provinzen Shensi und Szetschuan am oberen Kiang. Die 4 bis 7 Jahre alten Wurzeln werden ausgegraben, der Länge nach gespalten, von den äußersten Schichten wie Kork und Außenrinde befreit und zum Trocknen auf Schnüre gezogen. Die Droge wird entweder in der Sonne, über Feuer, im Ofen oder auf heißen Steinen getrocknet. In den Hafenorten und an den Stapelplätzen wird eine Nachschälung und Sortierung des Rhabarbers vorgenommen.

Kultivierung insbesondere von Rheum palmatum ist über die ganze Welt verbreitet. HEEGER (s. o.) bringt eine ausführliche Zusammenfassung der Möglichkeiten und Ausführungen des Anbaus und der Ernte, hauptsächlich in Deutschland. KARMAZIN et al. [Herba Hungarica, 5, 131 (1966)] erhielten aus Samen von Rheum palmatum L., Rh. officinale BAILL. und Rh. emodi WALL. durch natürliche Düngung in den beiden ersten Vegetationsjahren mit Natriumsuperphosphat-, Kalisalz- und Ammoniumsulfatdünger im 3. Jahr Pflanzen, die überwiegend im 3. Jahr Blüten entwickelten und Wurzeln mit einem Anthrachinongehalt von durchschnittlich 6,15% (ber. als 1,8-Dihydroxy-anthrachinon) am Ende des 3. Jahres lieferten.

Handelssorten, deren Namen nichts über ihre Herkunft aussagen. Die bekanntesten sind folgende: An der Luft getrockneter Rhabarber aus China: Shensi-Rhabarber, der als beste Sorte gilt, obwohl er nicht die gehaltreichste ist: Stücke rundlich bis walzenförmig oder flach, schwer, im Bruch meist rot marmoriert, körnig, mit deutlichen Maserkreisen. Beim Kauen zwischen den Zähnen knirschend, Geschmack schwach aromatisch bitter. Asche 19,4%, alkoholischer Extrakt 10,70%, wäßriger Extrakt 25,7%. — Kanton-Rhabarber: Er ist in der Form der Shensi-Sorte gleich, aber etwas heller, mehr gelb. Die wesentlich leichteren Stücke lassen die charakteristische Zeichnung auf der Außenseite kaum erkennen. Die mehr braun brechende Wurzel knirscht beim Kauen weniger zwischen den Zähnen. Der Geschmack ist schwach brenzlich, kaum bitter. Asche 7,9%, alkoholischer Extrakt 36,5%, wss. Extrakt 18,8%. — Europäische kultivierte Wurzeln aus verschiedenen Ländern. Es sind meist dünnere

Wurzeln oder Wurzeln mehrjähriger Wurzelgeophyten von dunkelbrauner Farbe. Die Bezeichnungen „1/1-mundiert" usw. beziehen sich auf den Grad der Schälung. Die 1/1-mundierte Ware ist von den dunkel gefärbten Außenpartien völlig befreit, was bei 3/4- und 1/2-mundierter Ware weniger der Fall ist. Die Stücke werden in Europa z. T. nachgeschält.

Beschreibung. Die Wurzeldrogen von Rheum palmatum und Rh. officinale lassen sich nach SCHRATZ [Dtsch. Apoth. Ztg. *106*, 485 (1966)] anatomisch nicht unterscheiden. Sie kommen meist als geschälte, entweder runzelige und bräunlichgraue bis rötlichschwarze oder glatte und gelbliche bis rötlichbraune Stücke, zuweilen gelblich bestäubt, in den Handel. In der Form sind sie kurz rübenförmig, fast kugelig, zylindrisch oder flach. Das letztere ist der Fall, wenn das Wurzelstück gespalten wurde. Sie sind an den Kanten oft durch Feilen oder Raspeln mehr oder weniger abgerundet, oft mit einem unregelmäßigen Loch versehen, an dem sie zum Trocknen aufgereiht waren. Die Stücke sind bis 10 cm lang, seltener länger, 5 bis 8 cm breit oder dick. Sie müssen ziemlich schwer sein und dürfen, besonders im Innern, keine schlechten, dunklen oder schwarzen Stellen erkennen lassen. Der Querbruch ist rötlich oder rötlichgelb, körnig oder bröckelig.

Der Querschnitt läßt außerdem ein unregelmäßig dickes, zum Teil abgerissenes, braunschwarzes Gewebe erkennen, auf das eine schmale, schwammige, rötlichgelbe Schicht folgt. Es schließt sich eine hellere, mehr oder weniger gebuchtete Zone an, die von dunkleren, schmalen, wellig verlaufenden Streifen radial durchzogen wird. Im Zentrum ist ein schwammiges, rötlichgelbes Gewebe mit einzelnen dunklen Punkten zu erkennen. In dickeren Wurzeln können darüber hinaus in sich strahlig angeordnete Gewebeteile, die sog. Masern, vorhanden sein (Abb. 7). Diese sternförmigen Masern sind leptozentrische Leitbündel mit kambialer Zuwachszone.

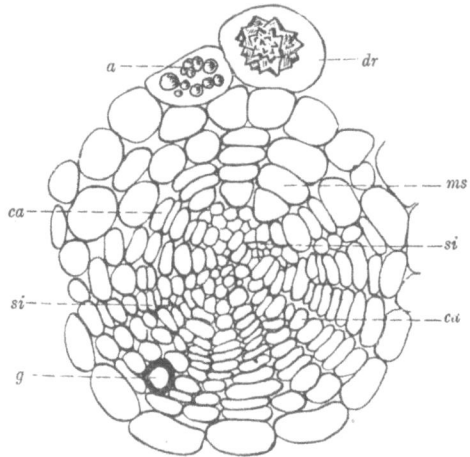

Abb. 7. Radix Rhei. Junge Maseranlage im Querschnitt. *si* Siebteil. *g* Gefäß. *ca* Kambium. *ms* Markstrahl. *a* Stärke. *dr* Calciumoxalatdruse. Vergr. ~ 240× (KARSTEN).

Mikroskopisches Bild. Querschnitt. Ein aus etwa 20 Lagen tafelförmiger Zellen bestehender Kork mit deutlich verdickten, hellbraunen Zellwänden und rotbraunem Zellinhalt schließt an ein Phellogen mit 2 oder 3 Lagen dünnwandiger Zellen, 6 bis 10 Lagen Phellodermzellen und 6 bis 8 Lagen rundlicher Rindenparenchymzellen mit verdickten, bräunlichen Zellwänden; es folgt dünnwandiges Rindenparenchym mit Schleimlücken. Die durch strahligen Bau gekennzeichnete Zone von Rinde und Holz besteht überwiegend aus dünnwandigen, rundlichen bis polygonalen, reichlich Stärke oder Calciumoxalatdrusen führenden Parenchymzellen. Das Kambium liegt in einem dunkleren Ring von 3 oder 4, selten bis 6 Lagen dünnwandiger Zellen. Die in den äußeren Teilen des Siebteils meist obliterierten Siebröhren sind in Kambiumnähe als hellere Zellkomplexe mit etwas verdickten Wänden zu erkennen. Im Holzteil finden sich einzelne oder in Gruppen von 2 bis 5 angeordnete, unverholzte Gefäße mit einem Durchmesser von 20 bis 175 μm, meist 20 bis 100 μm; ihre Wände sind meist netzleisten-, seltener ring-, schrauben- oder leiterförmig verdickt. Die zahlreichen Markstrahlen sind 1 bis 4, meist 2 oder 3 Zellen breit und 5 bis 30, meist 5 bis 15 Zellen hoch; sie enthalten die in der Droge vorkommenden Anthrachinonderivate; auf Zusatz von 3 n-Kalilauge färbt sich der gelbe bis rotbraune Zellinhalt leuchtend rot. Im Mark bes. älterer Wurzeln liegen zahlreiche anormal gebaute Leitbündel. Ihr annähernd kreisförmiges Kambium bildet nach innen parenchymatisches Gewebe mit eingestreuten Siebröhrengruppen, nach außen Gefäße, die sich bisweilen auf einer Seite häufen. Von der Mitte dieser Bündel erstrecken sich radial mit gelbem Farbstoff gefüllte Zellreihen, sog. abnorme Markstrahlen. Diese markständigen Bündel stellen die Masern der Rhabarberwurzel dar, die allerdings in kultivierten Wurzeln fehlen. Die Stärkekörner der Droge sind rundlich, 2 bis 35 μm, meist 10 bis 20 μm groß, einfach oder aus 2 bis 4 Teilkörnern zusammengesetzt und oft mit einer Kernspalte versehen. Die Calciumoxalatdrusen sind 60 bis 120 μm, mitunter bis 200 μm groß. Sklerenchymatische Elemente fehlen. Bei der geschälten Droge fehlen die äußeren Gewebeteile der Wurzel.

   Pulverdroge (Abb. 8). Fragmente von dünnwandigem, reichlich stärke- und calciumoxalatführendem Parenchymgewebe; Markstrahlelemente mit gelbem bis rotbraunem Inhalt; Fragmente weiter, unverholzter Gefäße; große Calciumoxalatdrusen und deren Bruchstücke und einfache oder 2- bis 4fach zusammengesetzte, bis 35 μm große Stärkekörner. Die Oxymethylanthrachinone kann man histochemisch nachweisen, indem man die Schnitte mit alkoholischer Kalilauge befeuchtet. Es entsteht eine diffuse Rotfärbung, die Markstrahlen färben sich tiefrot. Durch Mikrosublimation erhält man bei 150 bis 170° gelbe Nadeln, die sich in Kalilauge mit blutroter Farbe lösen (Chrysophanol, Aloeemodin u. a. Anthraderivate).

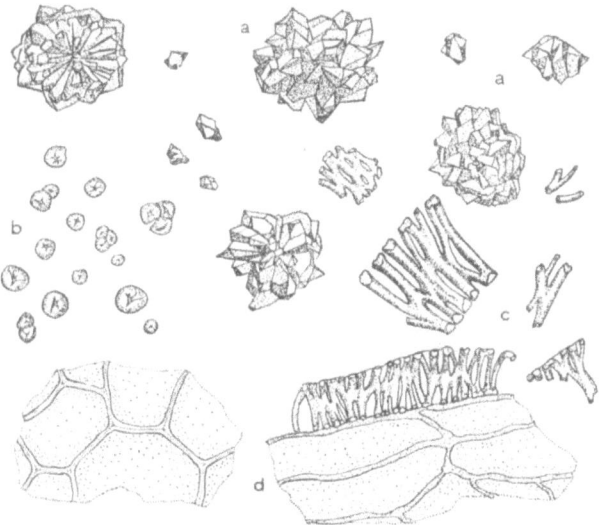

Abb. 8. **Pulver** von Radix Rhei. *a* Drusen aus Calciumoxalat (bis über 100 μm) und deren Bruchstücke. *b* Stärke (10—17 μm). *c* Netzgefäßbruchstücke. *d* Parenchymzellreste (nach WEBER).

   Verfälschung. Mit Wurzeln anderer Rheumarten, die arm an Anthracenderivaten sind und meist auch Rhaponticin (Glucosid eines Stilbenderivates) enthalten, das schwache oestrogene, aber keine abführende Wirkung besitzt (Nachweis s. unter Inhaltsstoffe und Prüfung). Als fremde Substanzen, die unter das Pulver gemahlen sein sollen, werden außerdem genannt: gelber Bolus und Ocker, beide durch die Aschenbestimmung zu ermitteln; Gummi: mit dem Pulver geschütteltes W. macht dieses schleimig; Stärkemehl (Mais), durch das Mikroskop zu ermitteln; Curcuma unter dem Mikroskop an den gelbgefärbten Klumpen aus verkleisterten Stärkekörnern zu erkennen (Chem. Nachweis von Curcuma s. unter Prüfung).

   Inhaltsstoffe. Durchschnittlich 3 bis 5% Anthracenderivate (als Aglykone berechnet). Die Gesamtheit der Anthraglykoside wird als „Rheopurgarin" bezeichnet. Die Anthracene liegen in reduzierter Form als Anthranol- bzw. Anthron- und Dihydrodianthronverbindungen (auch als Dianthrone bezeichnet) sowie in oxydierter Form als Anthrachinone (s. u.) vor. Bei Rheum palmatum beträgt der Anteil reduzierter Verbindungen im Wurzelsystem etwa 50 bis 60%, in jugendlichen Blattorganen ist er dagegen sehr viel niedriger. Junges Gewebe enthält zudem reichlicher freie als gebundene Formen. Der Sproß unterscheidet sich von der Wurzel durch das Fehlen von Rhein. Der Gehalt nimmt von der Spitze der Rübe mit etwa 0,5% bis zur Basis um das Mehrfache (z. B. auf 4%) zu. Diese Unterschiede sind histologisch bedingt, da die Anthraderivate in der Kambialzone und in den Markstrahlen lokalisiert sind. Mit dieser Tatsache findet auch die lange bekannte Beobachtung ihre Erklärung, daß nämlich jene Rhabarberdroge besonders wirksam ist, auf deren Querschnitt sich ein zusätzliches Leitsystem mit zusätzlichem Markstrahl- und Kambialgewebe in Form der „Sternchen" zeigt. Der

Gesamtgehalt weist in unseren Gegenden im jahreszeitlichen Verlauf zwei Maxima auf, ein etwas größeres zur Zeit der Blüte (Mai—Juni) und ein etwas kleineres im Dezember. Die Anthracenderivate sind in der frischen Droge fast vollständig glykosidisch gebunden. Während der Lagerung tritt allmähliche Glykosidspaltung und Oxydation der reduzierten Anthracenderivate ein. Einige Handelssorten wurden auf ihren Gehalt an freien und gebundenen Anthrachinonen untersucht:

Anthrachinone

Rhabarbersorte	Gebunden %	frei %	total %
Chinesischer Rhabarber			
„Shensi" flach	3.75	0.60	4.35
rund	3.00	1.50	4.50
„Canton" flach	2.60	0.55	3.15
rund	2.35	0.65	3.00
„Chinesisch" flach	3.05	0.80	
rund	3.15	0.60	
„Hong-Kong" flach	4.00	0.50	
„Shanghai" rund	1.60	1.45	
Europäischer Rhabarber			
Österreichischer flach	2.00	1.25	
rund	1.50	0.90	

Enthalten sind nach älteren Angaben Isoemodin (Rharbarberon) 3,5,8-Tri-hydroxy-2-methylanthrachinon $C_{15}H_{10}O_5$, Fp. 212°, Alizarin sowie Chrysaron (HESSE, 1896). Beide Verbindungen sind wohl identisch mit Aloeemodin. Ferner wurden genannt: ein amorphes Harz mit abführender Wirkung, das bei der Hydrolyse Rhein, Chrysophanol u. a. Substanzen liefert, fettes Öl, etwa 15% Stärke, Pektine, Zucker, Kaffeesäure, Phytosterin, Calciumoxalat, Verosterol (?), Gummi, Spuren von äth. Öl, Rheosmin (Hydroxycuminaldehyd (?), Tritisporin (?) $C_{15}H_{10}O_7$, Fp. 260 bis 262°. Folgende Anthra-Aglykone treten auf: Emodin [Rheumemodin, Frangulaemodin, Rhamnoxanthin, Frangulinsäure, Farbstoff (Gerbers)]: 1,8,6-Trihydroxy-3-methylanthrachinon $C_{15}H_{10}O_5$, Fp. 256 bis 257°, Aloeemodin: 1,8-Dihydroxy-3-hydroxymethylanthrachinon $C_{15}H_{10}O_5$, Fp. 223 bis 224°, Chrysophanol (Chrysophansäure): 1,8-Dihydroxy-3-methyl-anthrachinon $C_{15}H_{10}O_4$, Fp. 193°, Rhein (Cassiasäure, Dirhein): 1,8-Dihydroxy-3-carboxyanthrachinon $C_{15}H_8O_6$, Fp. 321 bis 322°, Physcion (Rheochrysidin): 1,8-Dihydroxy-6-methoxy-3-methylanthrachinon $C_{16}H_{12}O_5$, Fp. 207°.

Rhein

HÖRHAMMER et al. [Dtsch. Apoth. Ztg 99, 1043 (1959)] sowie WAGNER et al. [Z. f. Naturforsch. 18b, 89 (1963)] isolierten Physcion-1- oder -8-mono-β-D-glucosid (Rheochrysidin), Fp. 235°, Emodin-1- oder -8-mono-β-D-glucosid, Fp. 189 bis 190°, und Rhein-8-monoglucosid, Fp. 226 bis 227°, Aloeemodin-8-mono-β-D-glucosid, Fp. 236 bis 237°, Chrysophanol-1-mono-β-D-glucosid (Chrysophanein), Fp. 240 bis 242°, sowie Diglykoside von Chrysophanol, Aloeemodin und Rhein. ROMANOVA et al. [Chem. Abstr. 62, 5497 (1964); 65, 9241 (1966)] isolierten aus Rh. palmatum Glucoemodin, ein Emodin-6-glucosid, Glucorhein, Fp. 260 bis 262°, ein Rheinglucosid sowie das Chrysophanolglucosid Chrysophenein. LEMLI et al. [Pharm. Weekblad 98, 655 (1963); 99, 589 und 613 (1964)] sowie [Planta med. (Stuttg.) 12, 107 (1964)] isolierten aus der frischen Wurzel die Heterodianthrone Sennidin C, Heterodianthron des Aloeemodins und Rheins,

Rheidin A,   Heterodianthron des Rheumemodins und Rheins,
Rheidin B,   Heterodianthron des Chrysophanols und Rheins,
Rheidin C,   Heterodianthron des Physcions und Rheins,
Palmidin A,   Heterodianthron des Aloeemodins und Rheumemodins,
Palmidin B,   Heterodianthron des Aloeemodins und Chrysophanols,
Palmidin C,   Heterodianthron des Rheumemodins und Chrysophanols,
Palmidin D,   Heterodianthron des Chrysophanols und Physcions?

Die Palmidin-Glykoside werden von den Autoren als Palmoside bezeichnet. In Handelsdroge (Rh. palmatum L.) fanden DEQUEKER et al. [Planta med. (Stuttg.) *12*, 51 (1964)] 0,18% Sennidin A und B, die Dihydrodianthrone des Rheins [A = (+)-Form, B = intramolekular kompensierte Mesoform] und 0,09% Sennidin C. Die Glykoside Sennosid A, B, C, D wurden von ZWAVING [Planta med. (Stuttg.) *4*, 476 (1965); *21*, 255 (1972)] in einer Konzentration von 0,4 bis 1,4% nachgewiesen.

Sennosid-A (Aglykon : Sennidin A)
Sennosid-B (Aglykon : Sennidin B)

OSHIO et al. [Chem. Pharm. Bull. *22*, 823 (1974)] isolierten noch die stereoisomeren Sennoside E und F, die Oxalate der Sennoside A und B.

Nach OKABE et al. [Chem. Pharm. Bull. *21*, 1254 (1973)] ferner 1,8-Dihydroxy-3-[O-β-D-glucopyranosylmethyl]-aloeemodin, 1-O-β-D-Glucopyranosylemodin und 1- und 8-O-β-D-Glucopyranosylchrysophanol; nach MURAKAMI et al. [Tetrahedron L. *1972*, S. 2965] 4-Hydroxy-phenyl-butanon-(2)-β-D-glucosid $C_{16}H_{22}O_7$, Fp. 110 bis 112°, und 3,5,4'-Trihydroxy-stilben-4'-mono-β-D-glucopyranosid $C_{20}H_{22}O_8$, Fp. 235 bis 238°.

Der Rhabarbergerbstoff wurde von FRIEDRICH und HÖHLE [Arch. Pharm. (Weinheim) *299*, 857 (1966)] eingehend untersucht. Die Autoren trennten ihn d.chr. in mindestens 12 Fraktionen auf und isolierten daraus Glucogallin (1-Galloyl-β-glucose) $C_{13}H_{16}O_{10}$, Fp. 202 bis 203° (bereits in älterer Literatur angegeben) sowie (+)-Catechin $C_{15}H_{14}O_6$ und ein Polyphenol, Tetrarin, bei dem es sich wesentlich um (−)-Epicatechingallat $C_{22}H_{18}O_{10}$, Fp. 253° handelt. Im Stengel sind organische Säuren wie Äpfelsäure, Oxalsäure enthalten. Zum chromatographischen Nachweis der Anthrachinonaglykone eignet sich das von SCHRATZ und VETHACKE [Planta med. (Stuttg.) *6*, 44 (1964)] vorgeschlagene Fließmittel PAe. (Fp. 40°), Toluol, Xylol, M. (4:1:1:1), für Schleicher und Schüll-Papier 2045b Gl. Folgende R_f-Werte werden angegeben: Chrysophanol 0,96; Physcion 0,93; Rheumemodin 0,49; Aloeemodin 0,27; Rhein 0,04. Als Sprühreagentien werden u. a. 3%ige NaOH-Lsg., ein Gemisch von Piperidin und Benzol (1:1) oder wss. ges. Borax-Lsg. verwendet. Letztere ist besonders für die Unterscheidung von Chrysophanol (Tageslicht goldgelb, UV-Licht rosa) und Physcion (Tageslicht dunkelgelb, UV-Licht blaßrosa) von Nutzen (s. auch Inhaltsstoffe von Rhamnus). Für die D.Chr. auf Kieselgel-G-Merck schlagen SCHNELLE und SCHRATZ [Planta med. (Stuttg.) *14*, 194 (1966)] folgendes Fließmittel vor: Petrolbenzin „Merck" (Kp. 50 bis 75°), Toluol, Dioxan, M. (8:2:2:2). Die R_f-Werte betragen: Rhein 0,02, Aloeemodin 0,34, Emodin 0,39, Physcion 0,62, Chrysophanol 0,67. Zur eindeutigen Identifizierung des Rheins läßt sich dessen R_f-Wert auf Zusatz von 6 Tr. Essigsäureanhydrid zu 140 ml des angegebenen Fließmittels auf einen Wert von 0,12 anheben. Dabei ist die Trennung der übrigen 4 Aglykone weniger gut. — Die Anthrachinonglykoside können p.chr. nach WAGNER et al. [Dtsch. Apoth.-Ztg *102*, 1278 (1962)] im System n-Propanol, Äthylacetat, W. 4:3:3 aufsteigend auf Papier von Schleicher und Schüll 2043b Gl getrennt werden. Es kommen besonders die Diglykoside zur Auftrennung. Die R_f-Bereiche werden wie folgt angegeben:

	R_f-Bereich
1 Aglykone	0,95—1,0
2 Monoglucoside von Rheum-Emodin, Physcion und Chrysophanol	0,90—0,95
3 Aloe-Emodin-Monoglucosid	0,80
4 Rhein-Aglucon	0,65—0,70
5 Chrysophanol-Diglykosid	0,55—0,60
6 Aloe-Emodin-Diglykosid	0,45—0,50
7 Rhein-Monoglucosid	0,35—0,40
8 Rhein-Diglykosid	0,15—0,20

Sämtliche Anthrachinone zeigen im UV-Licht nach dem Besprühen mit 1%iger methanolischer Magnesiumacetatlsg. eine ziegelrote Fluoreszenz. Im Tageslicht unterscheiden sich die
Aglykone von den Glykosiden durch ihre violette Fbg. Zwischen den Anthrachinonen erscheinen
im oberen und unteren R_f-Bereich eine Reihe von türkis fluoreszierenden Flecken, bei denen
es sich sehr wahrscheinlich um Anthranole handelt. Mit Hilfe der D. Chr. nach HÖRHAMMER
et al. [Pharm. Ztg. (Frankfurt) *108*, 259 (1963)] im System Äthylacetat, M., W. (100:16,5:13,5)
auf Kieselgel-G-Schichten können speziell die Monoglykoside nachgewiesen werden. Im R_f-
Bereich von 0,45 bis 0,60 liegen Physcion- und Chrysophanolglucosid, praktisch einen Fleck
bildend, über Rheumemodin, das gut von Aloeemodin getrennt ist. Es folgen mit abnehmenden
R_f-Werten Rhein und Rheinmonoglucosid. Unterhalb der Front liegen die Aglykone. Alle
Substanzen zeigen im UV-Licht eine rote Farbe (s. Chromatogrammschema auf Seite 76,
unter Rhamnus). Die Anthrachinone werden chemisch durch die sog. Bornträger-Reaktion
nachgewiesen, wobei sie in wss. Lauge eine rote Farbe geben. Glykoside müssen zuvor hydrolysiert und die reduzierten Anthracenderivate oxydiert werden. Die Bornträger-Reaktion ist
die Grundlage vieler Gehaltsbestimmungen und der meisten Identitätsprüfungen in den
Arzneibüchern (s. Prüfung). Nach KINGET [Pharm. Tijdschr. Belgie *40*, 185 und 189 (1963)]
können einige Anthrone und die entsprechenden Anthrachinone nebeneinander p.chr. nachgewiesen werden: Mobile Phase: Cyclohexan, Octanol, Pentanol 90:9:1, die mit der statio-
nären Phase im Verhältnis 10:1 bis zur Sättigung gemischt wird. Stationäre Phase, die zum
Imprägnieren des Papiers dient: Formamid, Dimethylformamid, Aceton 4:16:80; Anwendung
von Schleicher- und Schüll-Papier 2043b Mgl.

Anthrachinone und Anthrone	R_f-Wert
Palmidin D (?)	0,94
Chrysophanolanthron	0,94
Physcionanthron	0,94
Chrysophanol	0,84
Physcion	0,84
Palmidin C	0,60
Emodin	0,53
Palmidin B	0,42
Aloeemodin	0,26
Emodinanthron	0,22
Palmidin A	0,15
Aloeemodinanthron	0,08

Eine Trennung von Dianthronglykosiden und Anthrachinonglykosiden gelang ZWAVING
[J. Chromatog. *35*, 562 (1968)] auf Sephadex LH-20 mit 70%igem M. Weitere chromatographische Trennmöglichkeiten der Anthraderivate sind unter Prüfung (s. u.) zu finden.

Prüfung. Identität. 10 ml W. + 3 Tr. verdünnte Natronlauge mit 10 g Rhabarberpulver
gekocht, geben nach dem Erkalten ein rotbraunes Filtrat, das, mit verdünnter Salzsäure
übersättigt und dann mit 10 ml Ae. ausgeschüttelt, diesen gelb färbt. Schüttelt man diese
äth. Lsg. mit 5 ml verdünntem Ammoniak, so färbt sich letzteres kirschrot (Emodin), und der
Ae. bleibt gelb (Chrysophansäure); Dan. VII, Hisp. IX, Ital. VII. BP 68 läßt mit Schwefelsäure kochen, das heiße Filtrat sodann mit Bzl. und dieses anschließend mit verdünntem
Ammoniak ausschütteln. Nach DAB 7 – BRD durch Mikrosublimation. Gepulverte Droge
gibt bei der Mikrosublimation (150° bis 170°) ein gelbes, kristallines Sublimat, das sich in 6 n
Kalilauge mit roter Farbe löst. Analog ÖAB 9 (Sublimation zwischen 140 und 160°), Dan.
VIII, Ross. 9. – Helv. VI läßt auf Anthrachinone prüfen wie bei Cortex Frangulae.
CF 73: 0,10 g Plv. werden mit 5 ml n H_2SO_4 2 Min. gekocht und heiß filtriert. Wird mit
einem gleichen Vol. Bzl. geschüttelt, färbt sich dieses gelb. Die Bzl.-Schicht wird mit einigen
ml verd. Ammoniak geschüttelt; die wss. Schicht färbt sich rosa bis kirschrot (Emodin), das
Bzl. bleibt schwächer gelb gefärbt, wird aber durch Schütteln mit 1 n NaOH-Lsg. ganz entfärbt (Anthracenderivate). Nach DAB 7 – DDR dünnschichtchromatographisch (zugleich
Prüfung auf Rhaponticin). Adsorptionsschicht: Kieselgel G. – Aufzutragende Lsg.: 0,200 g
gepulverte Substanz werden mit 2,0 ml M. versetzt. Die Mischung wird zum Sieden erhitzt
und nach dem Erkalten filtriert. 18 bis 20 µl des Filtrats werden senkrecht zur Laufrichtung
als 13 bis 15 mm lange Linie, deren Breite 5 mm nicht überschreiten soll, auf die Startlinie a
aufgetragen. – Aufzutragende Lsg. der Testsubstanz: 0,0050 g Rhaponticin werden in
10,0 ml M. gelöst, 18 bis 20 µl der Lsg. wie oben auf die Startlinie b aufgetragen. – Laufmittel:
Chlf. M. 40:10, Laufstrecke 10 bis 12 cm. – Trocknung: Die Dünnschichtplatte wird bei 20°
aufbewahrt, bis das Laufmittel verdunstet ist. – Sichtbarmachung: Die Dünnschichtplatte
wird mit äthanolischer 2 n Kalilauge besprüht und im Tageslicht sowie im ultravioletten Licht

der Wellenlänge von 360 nm (Filter UG 2) betrachtet. — Auswertung: Der R_f-Wert des gelb-grün oder bläulichgrün fluoreszierenden Rhaponticins muß im Bereich von 0,10 bis 0,30 liegen. Das Chromatogramm zeigt im Tageslicht über der Startlinie a zwei rote Flecke. Weitere Flecke sind vorhanden.

Es dürfen bei offizineller Droge im UV-Licht a) von 360 nm (Filter UG 2) kein gelbgrüner fluoreszierender Fleck mit dem R_f-Wert der Testsubstanz Rhaponticin über der Startlinie a bzw. b) keine blauviolette Flecke bei R_f 0,5 und 0,8 (Rhaponticin und Rhapontigenin) sichtbar sein. Analog CF 73.

Reinheit. Mindestgeh. an Anthracenderivaten, berechnet als 1,8-Dihydroxyanthrachinon-glucosid ($C_{20}H_{18}O_9$ Mol.-Gew. 402,4), 5,5 bis 9,0% DAB 7 — DDR, 4,5% DAB 7 — BRD; ber. als 1,8-Dihydroxyanthrachinon ($C_{14}H_8O_4$ Mol.-Gew. 240,3) 3,5% CsL 2, 3% Hung. VI, ÖAB 9 (davon max. 50% Anthranolderivate), 2,5% Helv. VI (davon max. $^1/_3$ Anthranolderivate); ber. als Hydroxymethylanthrachinon, 4,23 bis 6,56% Hisp. IX (frei und gebunden), 3,4% Ross. 9; Freies Anthrachinon 1%, Gesamtanthrachinon 2,5% Portug. 35, ber. als Rhein 4% Belg. V. — Mindestgeh. an Extraktstoffen, in verd. (45 bis 50%) A. lösl. 35% BP 68, Belg. V; 33% Ross. 9; 30% NF XI, Hisp. IX, Chil. III, Jap. 61; 25% Dan. VIII; in W. lösl. 25% Hung. VI. — Max. Aschegeh. 8% Ross. 9; 10% CsL 2; 12% ÖAB 9, Ned. 6, Pol. III, Hung. VI; 13% Belg. V, Dan. VIII, Svec. 46, Norv. V, Ital. VII, Hisp. IX, Brasil. 2, Chil. III, Jap. 61; 18% DAB 7 — BRD. — Sulfatasche max. 15% Helv. VI. — Max. Geh. an säureunlösl. Asche 0,5% Fenn. 37, Dan. VIII, Chil. III; 1% DAB 7 — DDR, ÖAB 9, BP 68, Ned. 6, Belg. V, Hisp. IX, Ross. 9, Pol. III, Hung. VI. — Max. Feuchtigkeitsgeh. 8% Belg. V; 10% Pol. III, Hung. VI, CsL 2; 12% Ross. 9.

Fremde organische bzw. unschädliche Beimengungen max. 0,5% Ross. 9; 1% DAB 7 — DDR (500,0 g Substanz sind zu untersuchen), BP 68. — Stücke, die ein Sieb mit 3 mm Maschenweite passieren, max. 5%, Ross. 9. — Wurzeln und Wurzelstücke mit schwarzem Bruch max. 3% Ross. 9. Auf Verfälschung mit Radix Curcumae lassen prüfen Hisp. IX, Chil. III, CsL 2, Hung. VI. Etwa 0,1 g Rhabarberplv. bringt man auf ein Stückchen Filtrier-papier und tropft etwa 6 bis 8 Tr. Ae. (und Chlf.) darauf. Nach dem Verdunsten des Ae. betupft man die gefärbte Stelle auf der Rückseite des Papiers mit 1 Tr. einer kaltgesättigten Lsg. von Borsäure in Salzsäure und läßt das Papier wieder trocknen. Bei Gegenwart von Curcuma ist das Papier dann an der mit der Borsäurelsg. getränkten Stelle rot gefärbt, und die Rotfbg. geht beim Betupfen mit Ammoniakflüssigkeit in Blau über. 1% Curcuma ist sicher nachweisbar.

Auf Verfälschung mit R. rhaponticum bzw. rhaponticinhaltige Rheumwurzeln lassen prüfen: DAB 7 — BRD, DAB 7 — DDR (s. o.), Helv. VI, ÖAB 9, BP 68, CF 73 (s. o.), Belg. V, Dan. VIII, Svec. 46, Norv. V, Hisp. IX, Brasil. 2, Ross. 9, CsL 2, Hung. VI, Jap. 61: im UV-Licht blaufluoreszierende Teilchen der Schnittdroge werden herausgesucht und über ein mit Wasser gut angefeuchtetes, nicht fluoreszierendes Filtrierpapier geführt. Es dürfen auf dem Papier keine im UV-Licht blau fluoreszierenden Linien auftreten. 0,10 g gepulverte Droge werden auf Filterpapier gebracht und mit einigem T. W. angefeuchtet. Es darf keine im UV-Licht blau fluoreszierende Zone auftreten. 0,5 gepulverte Rhabarberwurzel werden mit 5 ml verd. A. geschüttelt; ein mit der Lsg. getränkter Filtrierpapierstreifen darf im gefilterten ultravioletten Licht keine Fluoreszenz zeigen. Helv. VI (Prfg. auf Rh. rhaponticum und Rh. rhabarbarum): Einige mg gepulverte Droge werden auf einem Objektträger mit 1 bis 2 Tr. Phosphormolybdänschwefelsäure gemischt und gegen einen weißen Untergrund betrachtet. Das Reagens darf sich innerhalb 1 Min. nicht ausgesprochen blau färben; ganz vereinzelte blaue Punkte dürfen jedoch auftreten. Verfälschung mit rhaponticinhaltigem Rhabarber ist papierchromatographisch nach WAGNER et al. [Dtsch. Apoth. Ztg. 102, 1278 (1962)] [bereits für die Anthrachinondiglykoside (s. o.) beschrieben] sofort nachweisbar. Rhaponticin ist an dem blauviolett fluoreszierenden Fleck im R_f-Bereich von 0,70 bis 0,80 zu erkennen. Für den Schnellnachweis empfehlen die Autoren die Verwendung eines Rund-filters (Ederol-Rundfilter Nr. 208, $\varnothing$ 14,5 cm, Fa. J. C. Binzer, Hatzfeld/Eder) mit dem gleichen Fließmittel und einer kürzeren Trennzeit (1 bis 1,5 Std., s. auch Prüfung). MATTIOLI [Chem. Abstr. 67, 3838 (1967)] schlägt zur Prüfung auf Rhaponticumdroge Whatmanpapier Nr. 1 und Butanol—A.—W. (5:4:5) vor. SCHRATZ und WITT [Dtsch. Apoth Ztg 106, 1437 (1966)] identifizierten Rhaponticin-haltige Droge auf Kieselgelplatten mit Diisopropyl-äther—M.—Butanol (13:3,5:3,5). R_f des Rhaponticins 0,45.

Bemerkung. Der chromatographische Nachweis von Istizin in Rheumextrakten erfolgt nach WAGNER et al. [Dtsch. Apoth. Ztg 108, 633 (1968)] zweckmäßig auf Polyamidplatten im System M.—Bzl. (8:2). Istizin liegt mit einem R_f von 0,53 über Chrysophanol, R_f 0,47.

Quantitative Bestimmungen. Die unterschiedliche Wirksamkeit der Anthracenderivate erfordert Gehaltsbestimmungen, die prinzipiell die reduzierten, oxydierten, freien und glyko-sidisch gebundenen Verbindungen getrennt erfassen. Da die Ansichten, welcher Stoffgruppe *die Hauptwirkung* zuzuschreiben sei, nicht ganz einheitlich sind, außerdem die Bestimmung der reduzierten Anthracenderivate durch nicht streng quant. Oxydationsverlauf zum Anthrachinon nach MÜHLEMANN und TATRAIY [Pharm. Acta Helv. *42*, 717 (1967)] schwankende Ergebnisse liefert, sind auch die Bestimmungsverfahren entsprechend verschieden. Einige Autoren (bzw. Arzneibücher) lassen nur den Gehalt der Glykoside, andere den der Gesamtanthrachinone und der Gesamtanthranole getrennt ermitteln. Nach älteren Methoden wird nur der Gesamtanthracengehalt festgestellt. FAIRBAIRN und LOU halten die rheinartigen Glykoside, die also eine COOH-Gruppe besitzen, für die Hauptwirkstoffe und bestimmen deren Geh. getrennt von den übrigen Anthracenderivaten; ZWAVING (l. c.) bestimmt die am stärksten wirksamen Sennoside nach säulenchr. Abtrennung spektrophotometrisch bei 345 nm, die daneben vorliegenden Rheindiglykoside bei 420 nm. — In erster Linie werden spektrophotometrische bzw. kolorimetrische Verfahren, die größtenteils auf der Bornträgerreaktion beruhen, vorgeschlagen, außerdem gravimetrische. Chromatographisch-densitometrische Verfahren wurden bisher nur bei Dianthronderivaten angewendet (s. Inhaltsstoffe). Durch biologische Wertbestimmung an Tieren (s. u.) lassen sich die genannten Schwierigkeiten umgehen, da die direkte Abführwirkung am Stuhlgang der Tiere bzw. an der Kotkonsistenz pharmakologisch geprüft werden kann.

Spektrophotometrische Verfahren. Bestimmungsmethode mit Eisessig nach AUTERHOFF und SACHDEV [Dtsch. Apoth. Ztg *102*, 921 (1962)] und nach DAB 7 — DDR: 0,0500 g gepulverte Substanz werden in einem 100 ml Rundkolben mit Normschliff mit 7,50 ml Essigsäure versetzt. Die Mischung wird unter Rückflußkühlung 15 Min. im Sieden gehalten. Nach dem Erkalten wird die Mischung durch den Kühler mit 30,0 ml Ae. versetzt und auf dem Wasserbad weitere 15 Min. im Sieden gehalten. Nach dem Erkalten wird die Mischung durch den Kühler mit 30,0 ml Ae. versetzt und auf dem Wasserbad weitere 15 Min. im Sieden gehalten. Nach dem Abkühlen auf 20° wird der Inhalt des Rundkolbens durch Watte in einen 300 ml Scheidetrichter filtriert. Der Rundkolben wird zweimal mit je 5,0 ml Ae. gewaschen und der Ae. gleichfalls in den Scheidetrichter filtriert. Die Watte wird zusammen mit den ungelösten Anteilen der Substanz in den Rundkolben gegeben und mit 30,0 ml Ae. versetzt. Die Mischung wird auf dem Wasserbad unter Rückflußkühlung 10 Min. im Sieden gehalten und nach dem Abkühlen auf 20° durch einen neuen Wattebausch in den Scheidetrichter filtriert. Der Rundkolben wird zweimal mit je 5,0 ml Ae. gewaschen und der Ae. gleichfalls in den Scheidetrichter filtriert.

Die vereinigten Ae.-Essigsäure-Auszüge werden vorsichtig mit 25,0 ml 6 n Natronlauge und 25,0 ml Natronlauge-Ammoniak unterschichtet. Beide Flüssigkeitsschichten werden vorsichtig gemischt. Dabei wird der Scheidetrichter unter fließendem W. gekühlt. Nach dem Erkalten wird die Mischung 5 Min. stehengelassen und anschließend die wss. Schicht in einen 100-ml Meßkolben abgelassen. Das Ausschütteln der äth. Lsg. wird zweimal mit je 20,0 ml Natronlauge-Ammoniak wiederholt, die Mischung jeweils 5 Min. stehengelassen und anschließend die wss. Schicht abgetrennt. Die vereinigten Auszüge werden mit Natronlauge-Ammoniak zu 100,00 ml aufgefüllt. 50,00 bis 60,00 g dieser Lsg. werden in einem gewogenen 100 ml Rundkolben mit Normschliff unter Rückflußkühlung auf dem Wasserbad 15 Min. erhitzt. Danach wird die Lsg. schnell auf 20° abgekühlt und mit 6 n Ammoniaklsg. auf die ursprüngliche Masse ergänzt. Nach 30 Min. wird die Extinktion dieser Lsg. in einer Schichtdicke von 1 cm bei der Wellenlänge von 525 nm gegen Natronlauge-Ammoniak gemessen. Vergleichsprobe: 0,0250 g 1,8-Dihydroxyanthrachinon werden unter Erwärmen in Essigsäure zu 50,00 ml gelöst, 2,00 ml Lsg. werden mit Natronlauge-Ammoniak zu 100,00 ml aufgefüllt. Nach 15 Min. wird die Extinktion dieser Lsg. in einer Schichtdicke von 1 cm bei der Wellenlänge von 525 nm gegen Natronlauge-Ammoniak gemessen.

Berechnung: % Anthracenderivate, berechnet als Dihydroxyanthrachinonmonoglucosid und auf die bei 105° getrocknete Substanz

$$\frac{E_1 \cdot 16{,}7}{EW \cdot (100 - a) \cdot E_2}$$

E_1 = Extinktion der Lsg.
E_2 = Extinktion der Vergleichsprobe
a = Trocknungsverlust in Masseprozent
EW = Einwaage der Substanz in Gramm

Analog DAB 7 — BRD: Eine Vergleichsprobe wird nicht vorgeschrieben. Die Extinktion muß, berechnet auf 50,0 mg Droge, mindestens 0,685 betragen, entsprechend einem Mindestgeh. von 4,5% Gesamtanthraglykosiden, berechnet als 1,8-Dihydroxyanthrachinonglucosid.

Auch in DAB 7 — DDR ist also eine die Gesamtheit der Anthraglykoside erfassende Konventionsmethode vorgeschrieben. Hierbei werden die Inhaltsstoffe der Droge im sauren Milieu extrahiert und gleichzeitig hydrolysiert; der Ätherzusatz dient zur Löslichkeitsverbesserung. Anschließend werden die Aglyka mit Lauge ausgeschüttelt und die hydrierten Derivate beim Erhitzen der alkalischen Lsg. durch den Sauerstoff der Luft zu Anthrachinonen oxidiert. Die auf der Bornträger-Reaktion beruhende Rotfärbung wird photometrisch gemessen. Wie bei jeder Konventionsmethode ist die Arbeitsvorschrift genau einzuhalten; die sehr niedrig bemessene Einwaage wurde gewählt, um den Lösungsmittelverbrauch klein zu halten. Ähnliche Gehaltsbestimmungen: Belg. V, CsL 2.

Getrennte Bestimmung der Anthrachinon- und Anthranolderivate (Aglykone).

Nach ÖAB 9:

Gehalt an Anthrachinonderivaten: 0,1000 g fein gepulverte Rhabarberwurzel wird in einem 100 ml fassenden Rundkolben mit 6 ml konz. Essigsäure 15 Min. lang unter Rückfluß-kühlung zum schwachen Sieden erhitzt. Nach dem Erkalten setzt man durch den Kühler 30 ml peroxydfreien Ae. zu und erhitzt noch 15 Min. lang. Die Mischung wird durch Watte in einen 250 ml fassenden Scheidetrichter filtriert; der Kolben wird zweimal mit je 5 ml peroxydfreiem Ae. nachgewaschen. Die Watte bringt man in den Kolben zurück und erhitzt sie zusammen mit dem Rückstand noch 10 Min. lang mit einer Mischung von 2 ml konz. Essigsäure und 30 ml peroxidfreiem Ae. Man filtriert wieder durch Watte und wäscht dann Kolben und Filter dreimal mit je 5 ml peroxidfreiem Ae. nach. Die vereinigten Ae.-Essigsäure-Auszüge versetzt man vorsichtig und unter Kühlung mit 15 ml konz. Natriumhydroxidlsg. und fügt sodann 25 ml einer Mischung von 82 Vol.-T. verd. Natriumhydroxidlsg. und 18 Vol.-T. konz. Ammoniak hinzu, schüttelt kräftig durch und bringt die wss. Lsg. in einen 250 ml fassenden Meßkolben. Das Ausschütteln wird noch zweimal mit je 25 ml der Natriumhydroxid-Ammoniak-Mischung wiederholt. Die in dem Meßkolben gesammelten alkalischen Lsg. werden mit der Natriumhydroxyd-Ammoniak-Mischung bis zur Marke aufgefüllt. Die Lsg. wird, wenn nötig, filtriert wobei man die ersten 20 ml des Filtrates verwirft. 30 Min. nach dem Ausschütteln bestimmt man die Extinktion der Lsg. in einem geeigneten Spektrophoto-meter bei einer Wellenlänge von 530 nm und einer Schichtdicke von 1 cm, wobei man W. als Vergleichslsg. verwendet. Der Geh. der Rhabarberwurzel an Anthrachinonderivaten, berechnet als 1,8-Dihydroxyanthrachinon, ergibt sich nach der Formel:

$$\% \text{ Anthrachinonderivate} = \frac{E \cdot 0{,}491}{g}$$

E = abgelesene Extinktion
g = Einwaage an Rhabarberwurzel in g

Gesamtgeh. an Anthrachinon- und Anthranolderivaten: 50,0 g der, wenn nötig, filtrierten Lsg. werden in einem Erlenmeyerkolben austariert und 2 Std. lang im Wasserbad unter Rückflußkühlung erhitzt. Nach dem Erkalten wird mit konz. Ammoniak auf das ursprüng-liche Gew. ergänzt und gut durchgemischt. Man bestimmt die Extinktion der Lsg. wieder bei einer Wellenlänge von 530 nm. Der Gesamtgeh. der Rhabarberwurzel an Anthrachinon- und Anthranolderivaten, berechnet als 1,8-Dihydroxyanthrachinon, ergibt sich nach obiger Formel. Der Geh. der Rhabarberwurzel an Anthranolderivaten, berechnet als 1,8-Dihydroxy-anthrachinon, ergibt sich aus der Differenz der beiden Werte.

Analog Helv. VI (s. Frang. S. 78).

Von LEMLI stammt eine Methode zur Erfassung von Anthraderivaten, die als Anthra-chinone photometrisch bestimmt werden. Sie eignet sich für Rheumdrogen und -zubereitungen, wurde aber auch an Mustern von Sennesblättern in 5 verschiedenen Ländern experimentell nachgeprüft; sie gibt sehr konstante Werte mit einem Fehler von ± 3 bis 4%.

Bestimmung des Heterosidgehaltes. 0,150 g fein gepulverte Droge wird in einen Rund-kolben von 100 ml eingewogen und mit 30 ml W. versetzt. Man mischt gut, wiegt den Kolben und erhitzt 15 Min. im siedenden Wasserbad unter Rückfluß. Nach dem Erkalten wiegt man wieder und ergänzt W. auf das ursprüngliche Gew. Man zentrifugiert und bringt 20 ml des Überstandes in einen Scheidetrichter und schüttelt nach Zusatz von 1 Tr. HCl zweimal mit 15 ml $CHCl_3$ aus. Die $CHCl_3$-Extrakte werden verworfen. Man zentrifugiert die Wasser-schicht und bringt 10 ml in einen 100 ml Rundkolben mit Normschliff. Das pH der Lsg. wird mit einer 5%igen $NaHCO_3$-Lsg. auf 7 bis 8 gebracht (ungefähr 0,2 ml). Nach Zusatz von 20 ml 10%iger $FeCl_3$-Lsg. wird 20 Min. am Rückfluß erhitzt. Danach wird 1 ml konz. HCl zugefügt. Unter Umschwenken, bis der Nd. gelöst ist, wird weitere 20 Min. erhitzt. Nach dem Erkalten wird die Mischung in einen Scheidetrichter gegeben und dreimal mit je 25 ml Ae. ausgeschüttelt; mit dem frischen Ae. wird jedesmal vorher der Kolben ausgespült. Die ver-einigten Ätherauszüge werden zweimal mit je 15 ml W. gewaschen und mit Ae. zu 100,0 ml angefüllt. Von dieser Lsg. werden 10 ml auf dem Wasserbad zur Trockne eingedampft; der Rückstand wird in 10 ml 1 n KOH gelöst. Die Extinktion der Lsg. wird sofort, oder, falls eine Trübung entsteht, nach Filtration durch eine Glasnutsche bei einer Wellenlänge von 500 nm in einer Schichtdicke von 1 cm gemessen. Die Vergleichsprobe wird bereitet durch Auflösen von 100 mg 1,8-Dihydroxyanthrachinon in 250,0 ml Ae. 5 ml dieser Lsg. werden auf 100,0 ml verdünnt. Man dampft 5 ml dieser Lsg. auf dem Wasserbad ein, und der Rückstand wird in 10 ml 1 n KOH gelöst. Die Extinktion wird bei 500 nm gemessen.

Bestimmung des Gesamtgeh. an Anthrachinonen. Man kann die Aglykone mitbestimmen und die Ausführung wird etwas einfacher: 100 mg fein gepulverte Droge werden in einen Rundkolben von 100 ml eingewogen und mit 20 ml W. versetzt. Man mischt gut, wiegt den

Kolben und erhitzt 15 Min. im siedenden Wasserbad. Nach dem Erkalten wiegt man wieder und ergänzt mit W. auf das ursprüngliche Gew. Man zentrifugiert, bringt 10 ml des Überstandes in einen 100 ml Rundkolben und gibt 20 ml 10%ige FeCl$_3$-Lsg. zu und verfährt wie oben beschrieben. Ein kolorimetrisches Verfahren mit getrennten Bestimmungen der freien Anthrachinone, der oxydierten und der reduzierten Anthracenglykoside und Einzelbestimmungen des Rheins, der Gruppe Chrysophanol/Physcion und der Emodingruppe beschreibt FLORET [Dtsch. Apoth. Ztg 100, 945 (1960)]. Auf die Schwierigkeiten und Fehlerquellen solcher Verfahren hat AUTERHOFF [Dtsch. Apoth. Ztg 102, 921 (1962); Arch. Pharm. (Weinheim) 295, 850 (1962)] hingewiesen. Nachstehend wird das Verfahren von FLORET wiedergegeben:

I. Freie Anthrachinone

a) aus nicht stabilisierter Droge (Anwesenheit freier Anthrachinone): 100 mg der getrockneten und fein gepulverten Droge werden in einen trockenen 100 ml Rundkolben genau gewogen und mit 30 ml W.-freiem Bzl. über freier Flamme am Rückflußkühler etwa 2 Std. lang erwärmt. Stark gelb gefärbtes Bzl. ist zwischendurch durch einen Wattebausch in einen 250 ml Scheidetrichter abzufiltrieren und durch eine frische Menge des Lsg.-Mittels zu ersetzen, wobei Drogenrückstände auf dem Wattebausch mit diesem in das Kölbchen gebracht werden. Dieser Vorgang wird sich kaum mehr als einmal wiederholen.

b) aus stabilisierter Droge: Obwohl das Auftreten freier Anthrachinone in mit A. stabilisierter Frischdroge kaum zu erwarten ist, würde eine Kontrollbestimmung wie unter a) verlaufen.

Fermentabtötung. Von einem frischen Rhabarberrhizom werden entsprechende Teile abgetrennt, zerkleinert und in einem Porzellanmörser mit 70%igem A. übergossen, so daß alle Teile davon bedeckt sind. Die Verdunstungszeit des A. im Trockenschrank bei mäßiger Wärme genügt zur Abtötung der Fermente in der Droge. Nach dem Trocknen der behandelten Rhizomstückchen können diese in demselben Porzellanmörser sorgfältig und fein gepulvert werden, wobei die durch den A. an der Mörserwand entstandenen gelbbraunen Rückstände restlos mitverrieben werden. Die Extraktion der stabilisierten Droge kann jetzt mit handelsüblichem Bzl. erfolgen.

II. Glykosidisch gebundene Anthrachinone.

100 mg der getrockneten und fein gepulverten Droge werden in ein 100-ml-Rundkölbchen genau gewogen und mit 20 ml einer 0,5%igen HCl $^1/_4$ Std. am Rückflußkühler gekocht. Dem Hydrolysat werden noch warm durch den Kühler 30 ml Bzl. zugegeben und einige Min. geschüttelt. Die gelbgrüngefärbte Bzl.-Schicht wird durch einen Wattebausch in einen 200-ml-Scheidetrichter abdekantiert, die salzsaure Phase erneut mit 20 ml des Lsg.-Mittels versetzt und am Rückflußkühler nochmals kurz auf Siedetemperatur gebracht. Nach wiederholtem Umschütteln gibt man den gesamten Kolbeninhalt durch denselben Wattebausch noch warm in den Scheidetrichter. Mit wenig Bzl. werden Trichter und Watte reingespült. Letztere kommt dann mit dem Drogenrückstand in das Kölbchen zurück, um noch etwa $^1/_2$ Std. über kleiner Flamme mit einer Mischung aus 15 ml M. und 15 ml Bzl. behandelt zu werden. Der entstandene bräunliche Extrakt wird in ein Porzellanschälchen filtriert und bis eben zur Trockne eingedampft. Den Rückstand nimmt man mit 10 bis 20 ml Bzl. auf und vereinigt die gelblich gefärbte Lsg. mit dem Inhalt des Scheidetrichters. Durch Ablassen der salzsauren Phase erfolgt die Trennung der beiden Schichten. Die Bzl.-Lsg. kann mit wenig Na-sulf. sicc. von geringen Schmutzrückständen aus der wss. Phase befreit werden. a) Nun erfolgt die Ausschüttelung des klaren anthrachinonhaltigen Bzls. mit 30 ml einer 5- bis 10%igen NaHCO$_3$-Lsg. Dieser Vorgang wiederholt sich mit 10 oder 20 ml noch ein- bis zweimal, bis die Bicarbonatlsg. farblos bleibt. Nach starkem, erst vorsichtigem Ansäuern mit konz. HCl in einem zweiten Scheidetrichter wird das von den übrigen Anthrachinonen abgetrennte Rhein in Bzl. zurückgeschüttelt. Es folgt eine kurze Ausschüttelung des rheinhaltigen Bzls. mit 30 ml einer 5% NaOH, die mit 30 ml noch einmal wiederholt wird. Die rotgefärbte und klare Lauge wird in einem 100-ml-Meßkölbchen bis zum Strich aufgefüllt und mit dem Eppendorf-Photometer bei Filter Cd 509 nm und einer Schichtdicke der Küvette von 10 mm nach 5 Min. gemessen. — Zur Ox. vorhandener Anthranole wird das Kölbchen 15 bis 30 Min. im heißen Wasserbad erhitzt, danach auf normale Zimmertemperatur gebracht und die im Farbton dunkler gewordene alkal. Lsg. erneut gemessen. Aus dem Extinktionsunterschied errechnet sich der Geh. an Rheinanthranol.

b) Während obiger Oxydation kann die mit Bicarbonat behandelte Bzl.-Lsg. der übrigen Anthrachinonbestandteile schon in einem Meßkölbchen bis zum Strich aufgefüllt und bei Filter H$_8$ 436 nm gemessen werden. Anschließend erfolgen eine Laugenausschüttelung beschriebener Art und eine $^1/_2$stündige Oxydation in der Hitze. Die tiefrot gefärbte Lsg. wird abgekühlt und mit konz. HCl stark angesäuert. Die Zurückschüttelung geschieht mit demselben Bzl., in dem sich die Anthrachinone vor der Oxydation befanden. Vor der zweiten Bzl.-Messung wird man gegebenenfalls die Lsg. noch einmal mit Na-sulf. sicc. behandeln, wodurch die zur Extinktion erforderliche Klarheit der Lsg. erreicht wird. Aus dem Extinktionsunterschied errechnet sich wiederum der Anthranol-Geh. dieser Verbindungen.

III. Die Einzelbestimmung der Anthrachinone. Sie gliedert sich zunächst in Hydrolyse und Abtrennung des Rheins analog II und IIa beschrieben. Daran schließt sich eine zwei- bis dreimalige kurze Ausschüttelung der in Bzl. verbliebenen Anthrachinonanteile mit jeweils 20 bis 30 ml 5%iger Natronlauge an. Die im Scheidetrichter vereinigte rote alkal. Lsg. wird mit konz. HCl auf einen pH-Wert von 11 gebracht. Dann wird der Inhalt des Scheidetrichters drei- bis viermal mit je 30 ml frischem Bzl. durchgeschüttelt, bis sich die oben befindliche Bzl.-Schicht nicht mehr gelb färbt. Die noch violett-rot erscheinende, alkal. Phase wird in einen zweiten Scheidetrichter abgelassen. In der Bzl.-Phase liegt nach diesem Vorgang alles Chrysophanol vor, daneben — soweit vorhanden — Physcion. Durch Eindampfen der gelben Lsg. wird diese auf 100 ml gebracht und kann so bei Filter H_8 436 nm gemessen werden. Durch weiteres starkes Ansäuern der Lsg. von pH 11 und ihre mehrmalige Ausschüttelung wiederum mit Bzl., lassen sich die beiden Emodin-Anteile in das Lösungsmittel überführen. Nach dem Auffüllen auf 100 ml erfolgt eine Messung mit dem gleichen Filter wie bei Chrysophanol. Zur Ermittlung des Anthranolgeh. müssen die beiden Bzl.-Lsg. wieder mit 5%iger NaOH ausgeschüttelt und wie unter IIb weiterbehandelt werden. — Gravimetrisches Verfahren nach FISCHER und BUCHEGGER mit Anwendung der Adsorptionschromatographie zur Reinigung der Anthrachinone: Die fein gepulverte Droge wird zwecks Spaltung der Glykoside und Oxydation der Anthranole mit Schwefelsäure und Perhydrol in M. behandelt, der Auszug fast eingedampft, und aus dem Rückstand werden die Emodine mit Chlf. extrahiert. Dieses wird nach dem Neutralisieren mit Bicarbonat und Trocknen mit Natriumsulfat zur Reinigung über eine Säule von Bisulfit, Kieselgur und Ammoncarbonat (Säule I) gegossen und hernach an Calciumhydroxyd (Säule II) adsorbiert. Dieses wird mit A. ausgewaschen, um Unreinheiten zu entfernen, worauf das tiefrot gefärbte Calciumhydroxyd in wss. Salzsäure gelöst wird und dieser Lösung die Emodine mit Chlf. entzogen werden. Dieses hinterläßt beim Verdunsten die reinen Emodine.

Die freien Emodine werden aus der Droge durch bloße Chlf.-Extraktion ohne Vorbehandlung mit Schwefelsäure-Perhydrol gewonnen. Die Differenz zu dem·Wert der Gesamtemodine ergibt die gebundenen Emodine. Behandelt man jedoch die Droge mit Schwefelsäure allein, so erhält man bei der Chlf.-Extraktion die Summe der freien und gebundenen Emodine. Die Anthranole ergeben sich aus der Differenz der Gesamtemodine und der soeben genannten Summe.

Die Bestimmung kann auch kolorimetrisch ausgeführt werden, indem der gereinigte Rückstand in einer Mischung von 5%iger Natronlauge und 2%igem Ammoniak aufgenommen wird und im Vergleich mit Istizin oder Chrysophanol die Emodine gemessen wird.

Eine Einzelbestimmung von Anthra-Agluconen und Anthra-Monoglucosiden in Radix Rhei stammt von GSTIRNER und FLACH [Arch. Pharm. (Weinheim) *302*, 1 (1969)]: Es wird ein d.chr. Verfahren zur Bestimmung von Anthraverbindungen angegeben, nach dem ein methanolisches Perkolat der Droge auf Kieselgel-Platten mit verschiedenen Fließmitteln chromatographiert wird und die isolierten Anthraverbindungen durch ihre Gelbfärbung spektralphotometrisch bestimmt werden. Es gelang, folgende Anthraverbindungen einzeln zu bestimmen: Aloeemodin, Rheumemodin, Rhein, Physcion, Chrysophanol, Aloeemodinmonoglucosid, Rheumemodinmonoglucosid, Rheinmonoglucosid und als Gemisch Physcion- und Chrysophanolmonoglucosid. Fließmittel: Für Aloeemodin, Rheumemodin und Rhein: Toluol, Methylenchlorid, Essigsäure 6:3:1. Für Physcion und Chrysophanol: Hexan, Toluol 2:1. Für Aloeemodin-, Rheumemodin-, Physcion- und Chrysophanolmonoglucosid: Äthylmethylketon, Aceton, W. 10:2:1.

Biologische Wertbestimmungen werden meistens an Mäusen vorgenommen; es sind auch Katzen, Hunde und Ratten geeignet. Die Methode von FÜHNER (cit. b. BERGER) verwendet weiße Mäuse. Weiße Mäuse im Gewicht von 15 bis 20 g bekommen, nachdem sie 18 Std. gehungert haben, am Vormittag des Versuchstages das Abführmittel in Form von Pillen vorgesetzt. Nach den Vorschlägen FÜHNERS wird zur Herstellung von 40 bis 50 Pillen die in Betracht kommende Drogenmenge mit 1 g Zuckerpulver zerrieben, dazu 1 bis 2 g einer Mischung von 0,1 g Saccharin und 5 g Hafermehl zugesetzt, das Ganze mit 4 bis 5 g Hafermehl vermengt und mit einer Lsg. von 0,5 g trockenem Hühnereiweiß in 10 ml W. zu einer weichen Masse angestoßen. Sobald die Pillen aufgefressen sind, erhalten die Tiere normale Nahrung. Die Abführwirkung tritt auffallend rasch ein, spätestens im Laufe des Nachmittags. Während der Kot normalerweise zusammengeballt ist und nicht an der Unterlage festklebt, hat er bei leichter Abführwrkg. eine schmierige, bei stärkerer eine breiige oder dünnflüssige Beschaffenheit. Es gelangen in mehreren Parallelversuchen steigende Dosen der zu prüfenden Substanz zur Verfütterung, und es wird jene Menge als Titer notiert, die noch gerade eine breiige Stuhlentleerung bewirkt. Jede Versuchsreihe wird an mehreren Tieren (etwa 3) ausgeführt, die einzeln unter Glasglocken auf lackierte Steingutteller oder weißlackierte Hartholzplatten gesetzt werden, um die Harn- und Kotentleerung gut verfolgen zu können. Gute Rhabarberdroge ist noch in Mengen von 5 bis 10 mg wirksam, während von Rhapontikplv. selbst Mengen von 20 mg unwirksam sind. Da die Empfindlichkeit der Mäuse Abführmitteln gegenüber von Temperaturschwankungen, sicher auch von anderen Faktoren beeinflußt wird, ist eine Kontrolle mit einem Vergleichspräparat z. B. 1,8-Dihydroxyanthrachinon unerläßlich.

Aufbewahrung. Vor Licht und Insektenfraß geschützt in gut schließenden Behältnissen.

Wirkung. Mildes Laxans, das nach 6 bis 10 Std. einen breiigen Stuhl hervorruft und selten von leichten Kolikschmerzen begleitet wird (s. auch bei Anw.). Die Aglykone oral gegeben, wirken auch in hohen Dosen nur schwach abführend, sind am isolierten Darm jedoch voll wirksam. Die in der Droge enthaltenen Anthraglykoside erreichen zum Teil direkt den Dickdarm, zum Teil werden sie nach Resorption im Dünndarm wieder in den Dickdarm ausgeschieden. Dort setzen Fermente der Darmwand und der Dickdarmbakterien die Aglykone frei. Diese werden, sofern sie als Anthrachinone vorliegen, bakteriell zu Anthranolen reduziert und damit erst wirksam. Sie setzen die Wasserresorption herab. Die Anthrone und Anthranole bewirken eine Absonderung schleimiger Sekrete durch die Wand des Dickdarms, wodurch die vorhandene Konsistenz des Darminhaltes verringert wird. Daneben wird durch Reizung der Darmschleimhaut reflektorisch die Peristaltik verstärkt, was zur Folge hat, daß der Dickdarm schneller entleert wird und eine stärkere Eindickung des Kotes infolge der verkürzten Verweildauer nicht erfolgen kann. Nach innerlicher Verabreichung nicht glykosidisch gebundener Anthrone und Anthranolderivate wurden starke Reizungen insbesondere der Schleimhäute des Magens und des Dünndarms beobachtet, die z. T. mit Erbrechen und kolikartigen Beschwerden verbunden waren. Die glykosidisch gebundenen Verbindungen rufen dagegen keine Reizerscheinungen hervor. Bei der Applikation einzelner Anthracenderivate wirkten Anthronverbindungen stärker abführend als Anthrachinonverbindungen. Bei der gleichzeitigen Applikation mehrerer Anthracenderivate bzw. bei der Kombination mehrerer Anthracendrogen konnte im Tierversuch eine Potenzierung der laxierenden Wrkg. der Einzelbestandteile nachgewiesen werden. Eine Therapie mit Reinsubstanzen hat sich deshalb auf dem Gebiet der Anthracenverbindungen bisher nicht durchsetzen können. Ein Teil der resorbierten Anthrachinone wird, an Schwefelsäure und Glucuronsäure gekoppelt, mit dem Harn ausgeschieden und kann ihn gelb oder bei alkalischer Reaktion rötlich färben. Darüber hinaus wurde eine Sekretion (z. B. von Chrysophansäure) in der Milch stillender Frauen beobachtet. Größere Mengen von Anthracendrogen sollen daher von stillenden Müttern nicht eingenommen werden. Die Gerbstoffe besitzen einen antagonistischen Einfluß, der sich bei kleiner Dosierung durch leicht stopfende Wrkg. bemerkbar macht. Rhein, Emodin und Aloeemodin wirken antibiotisch. Nach CHIUNGHUA CHEN et al. [Chem. Abstr. *60*, 16214 (1964); *65*, 17572 (1966)] wird Staphylococcus aureus in der Atmung stark gehemmt; Rhein und Emodin hemmen ferner das Wachstum des Mamma- und Ehrlich-Ascites-Carcinoms bei Mäusen.

Anwendung. Als mildes, dickdarmwirksames Abführmittel; bes. geeignet für die Kinderpraxis sowie bei schlechtem Allgemeinzustand. Bei chronischer Obstipation soll Rheum jahrelang wirksam sein, soll aber nur befristet gegeben werden, da bei langem Gebrauch Störungen im Mineralhaushalt, bes. Kaliummangel, auftreten können. Chrysophanol geht in die Milch stillender Frauen über und macht sie leicht abführend. Auch bei Leber-, Milz- und Gallenleiden, bes. Gallensteinleiden, bei Gelbsucht und Hämorrhoidalbeschwerden wird die Droge verwendet. In kleinen Dosen von 0,05 bis 0,5 g als Stomachicum und Bittermittel bei Magen- und Darmkatarrh. Die abführende Wrkg. unterstützt man in Pillen durch Sapo medicatus, in Aufgüssen, bei deren Bereitung nur ein Durchseihen oder höchstens ein ganz gelindes Auspressen stattfinden darf, durch Natriumsulfat, Tartarus natronatus, seltener durch Mineralsäuren, da diese Umsetzungen hervorrufen. Schwermetallsalze oder Alaun vertragen sich nicht mit Rhabarberzubereitungen. Pulvermischungen mit Rhabarber sind am besten in Gläsern abzugeben. Zur Verbesserung des Geschmacks können Zusätze von Cardamomen, Zimt, Ingwer und Pfefferminzölzucker dienen.

Dosierung. 0,1 bis 0,3 g der gepulverten Droge als Stomachicum mehrmals täglich, nach ÖAB 9 gebräuchliche Einzeldosis als Stomachicum 0,2 g. 1 bis 4 g als Abführmittel; nach ÖAB 9 gebräuchliche Einzeldosis als Laxans 1 g. Für ein Infusum 5 g ad 100 g.

Rhei Pulvis. Rhei rhizoma pulveratum. Gepulverter Rhabarber. Powdered Rhubarb. Rhei rhizoma pulveratum Jap. 61. Powdered Rhubarb BP 68, BPC 68.

Ein braunes Plv. von charakteristischem Geruch und ziemlich bitterem und adstringierendem Geschmack. Beim Kauen färbt sich der Speichel gelb. Unter dem Mikroskop sind vor allem Stärkekörner, Calciumoxalatrosetten auffallend.

Prüfung. Fasern, Steinzellen oder verholzte parenchymatische Zellen dürfen nicht vorhanden sein, Jap. 61. Japanischer Rhabarber (identifizierbar durch den Nachweis von Rhaponticin) darf nicht vorhanden sein. Jap. 61. — Max. Aschegeh. max. 13%, Jap. 61. — In verd. A. lösl. Extraktgeh. mind. 30% Jap. 61. — Nach BP 68 müssen die Anforderungen an Rhubarb BP erfüllt sein.

Anwendung. Zu galenischen Präparaten.

Aufbewahrung. Vor Licht geschützt, in gut verschlossenen Gefäßen.

Dosierung. Einzeldosis 0,5 bis 1 g. Tagesdosis 1 bis 3 g.

Rheum HAB 34. Rhabarber.

Bis in die Nähe des Kambiums abgeschälter Wurzelstock. Die Rhabarberwurzel muß den im DAB 6 gestellten Anforderungen entsprechen.

Arzneiform. 10 T. gepulverter Rhabarber werden mit 2,5 T. Kaliumcarbonat und 2,5 T. W. zu einem dicken Brei geknetet und dieser mit 60%igem A. zu 100 T. Tinktur perkoliert. Trockenrückstand 3,5 bis 5,0%. 2. und 3. Dez.-Pot. mit 60%igem, höhere Verdünnung mit 45%igem A.

Nach den Vorschlägen für das neue Deutsche HAB, Heft 1 (1955) und Heft 8 (1963) soll Rheum übernommen werden. Es bestehen noch keine näheren Angaben.

Rheum e radice recente HAB 34.

Frische Wurzel von Rheum officinale BAILLON und Rh. palmatum L.

Arzneiform. Essenz nach § 3.

Arzneigehalt. 1/3.

Rheum HPUS 64. Rhubarb.

Arzneiform: a) Urtinktur: Arzneigeh. 1/10. Rheum, mäßig grob gepulvert 100 g, dest. W. 400 ml, A. USP (94,9 Vol.-%) 635 ml zur Bereitung von 1000 ml der Tinktur. b) Dil.: D 2 (2×) enthält 1 T. Tinkt., 3 T. dest. W., 6 T. A.; D 3 (3×) und höher mit A. HPUS (88 Vol.-%). c) Medikationen: D 3 (3×) und höher. d) Triturationen: D 1 (1×) und höher.

Species Moldau (F. M. GERM.)

Rhizoma Rhei	3,00
Cort. Chinae callisayae	20,0

Pulvis Rhei compositus. Gregory's Powder. Compound Rhubarb Powder. Rhubarb Powder, Compound.

Rhabarb Powder Compound BPC 68.

Zu bereiten aus:

Schwerem Magnesiumcarbonat	325 g
Leichtem Magnesiumcarbonat	325 g
gepulverter Rhabarberwurzel	250 g
gepulverter Zingiberwurzel	100 g
Dosierung.	0,5 bis 5 g.

Magnetisierte Rhabarberpillen von KARL POHL in Berlin enthielten im wesentlichen Rhabarberextrakt, Jalapenplv. und Jalapenharz (JUCKENACK und GRIEBEL).

Dr. RAYS Darm- und Leberpillen enthielten: Leptandrin 0,01 g, graues Walnußrindenextrakt 0,03, Rhabarberextrakt 0,04, Aloeextrakt 0,06, medizinische Seife 0,02; sie waren mit Silber überzogen.

Sirup depuratif VINCENT war Rhabarbersirup mit 8,5% Kaliumjodid.

Stomoxygen enthielt nach MANNICH und KROLL etwa 6% Magnesiumsuperoxid, 20% Natriumbicarbonat, Rhabarber, Enzian, Milchzucker und etwas Stärke.

Tonnola-Zehrkur gegen Korpulenz bestand nach Angaben des Fabrikanten aus: Natr. chlorat. 7%, Pepsin 5%, Saccharum 6%, Natr. sulf. 13%, Magnes. sulf. 7%, Rad. Liquir. 7%, Rhiz. Rhei 5%, Fruct. Cardamom. 8%, Gewürzplv. 3%, Fruct. Foeniculi 10%, Anis 8%, Fol. Sennae 13%, Ferr. sacchar. 8%. Es konnten nachgewiesen werden: Rohrzucker, Natriumsulfat, Magnesiumsulfat, Natriumchlorid, Eisen (in wasserlösl. Form), Süßholzwurzel und Sennesblätter (Untersuchungsamt Berlin).

Goldhammer Pillen (AUGSBERGER, chem. Pharm. Präparate Nürnberg) enthielten früher Rhiz. Rhei.

Zahlreiche Spezialitäten enthalten neben anderen Substanzen Radix Rhei.

Rheum rhaponticum L. (R. sibiricum PALLAS). Rhapontikrhabarber. Sibirischer, Österreichischer Rhabarber.

Heimisch in Südsibirien vom Kaspischen Meer bis in den Bergen von Tarbagatai und Alatau und zum Altai und weiter östlich bis Nordchina. Soll auch in Bulgarien (Rilagebirge)

und Thrazien gefunden worden sein. Wird seit Beginn des 17. Jahrhunderts in Europa kultiviert, jetzt vielfach als Zierpflanze. Nach SCHRATZ [Dtsch. Apoth. Ztg *106*, 485 (1966)] als
reine Art nicht mehr im Kultivierungsgebiet erhalten, da alle vom Autor untersuchten
Individuen sich bei näherer Prüfung als Angehörige eines Hybridschwarmes erwiesen. Auf
Grund einer umfassenden Bearbeitung der Gattung Rheum und Studien authentischer
Herbarbelege kam LOSINA-LOSINSKAJA [Flora UdSSR, vol. 5 (1936), zit v. SCHRATZ, s. o.]
zu dem Schluß, die Art Rheum rhaponticum nicht aufrechtzuerhalten.

Ausdauernde Staude. Stengel meist 1,2 bis 1,5 m hoch. Untere Blätter rundlich eiförmig,
am Rande etwas wellig, mit unterseits gefurchten Stielen; obere Blätter länglich-eiförmig,
kurz gestielt. Blattstiel halbzylindrisch, oberseits glatt, unterseits gefurcht, Blattspreite
rundlich-eiförmig, am Grunde tief herzförmig, ganzrandig-wellig. Blütenstand nur unterwärts
beblättert, obere Hochblätter klein, die Blüten nicht verdeckend. Blütenhülle grünlich.
Fruchtstiele unterhalb der Mitte gegliedert, kürzer als die eiförmigen, beiderseits ausgerandeten Nüsse.

Inhaltsstoffe. Im Kraut Dihydroxyglutaminsäure. In Blüten und Blättern nach HÖR-
HAMMER und MÜLLER [Arch. Pharm. (Weinheim) *287*, 126 (1954)] Rutin; nach BLUNDSTONE
[Phytochemistry *6*, 1449 (1967)] außerdem Quercitrin, Isoquercitrin sowie Cyanidin-3-
glucosid und -3-rutinosid.

Radix rhapontici. Radix (Rhizoma) Rhei rhapontici. Radix Rhei nostratis (sibirici,
pontici, austriaca). Rhaponti rhabarber(wurzel). Falscher (pontischer, österreichischer,
französischer) Rhabarber. Rhapontic root. Racine de rhapontic. Rhabarbe de France
(d'Autriche). Rhapontic. Rhapontico. Rhizoma de rhapontico. Früher offizinell in CF 37
als Rhapontic sowie in der mexikanischen Pharmakopöe als Rhapontico mit den zusätz-
lichen Arten R. emodi, R. undulatum u. a.

BERGER gibt folgende Beschreibung einer Handelsware: Die im Handel befindliche Radix
Rhapontici mundata kommt fast ausschließlich in Form von keulenförmigen oder zylindrischen
Stücken, oft leicht gekrümmt, in den Handel. Die außen bräunlich- oder dunkelgelben,
innen blaßgelblichen Stücke zeigen auf dem Querschnitt zahlreiche, bis fast zum Zentrum
reichende, bräunlich-rötliche Linien, die Markstrahlen. Oft ist das Zentrum markig oder hohl.
Maserstrahlenkreise fehlen. Das zwischen den meist einreihigen Markstrahlen liegende Gewebe
führt Stärke und Oxalatdrusen. In dem innerhalb des Kambiums liegenden Gefäßteil finden
sich zerstreut Gefäße. Die Droge riecht schwach rhabarberartig und schmeckt etwas bitter.
Sie knirscht beim Kauen zwischen den Zähnen und färbt den Speichel gelb.

Inhaltsstoffe von als Rad. rhapontici bezeichneten Handelsdrogen. Bis zu 5,5% Rhaponticin $C_{21}H_{24}O_9$, Fp. 236 bis 237° (Zers.), Glucosid des Stilbenderivverates Rhapontigenin
$C_{15}H_{14}O_4$, Fp. 186 bis 187°.

Rhapontigenin : R = H
Rhaponticin   : R = Glu

Anhydrorhapontigenin $C_{15}H_{12}O_3$, Isorhapontigenin $C_{15}H_{12}O_3$, Chrysophanol. Nach BANKS
et al. [Chem. Abstr. *76*, 83550 (1972)] 3,3′,5-Trihydroxy-4′-methoxystilben-3-β-D-gluco-
pyranosid, nach CSUPOR [Arch. Pharm. (Weinheim) *303*, 681 (1970)] Desoxyrhaponticin;
nach BLUNDSTONE [Phytochemistry *9*, 1677 (1970)] 1 Glucose-Ester der Ferula-, Sinapin- und
p-Cumarsäure. Nach älteren Angaben Isoemodin, Chrysaron, Chrysaronmethyläther, Gluco-
chrysaron $C_{21}H_{20}O_{10}$, Emodinmethyläther, Chrysorhapontin (= Tetrahydrodioxydimethyl-
anthrachinon), Chrysopontin (= Tetrahydromethoxydioxy-methylanthrachinon), Gallussäure, Rhapontsäure $C_{17}H_{16}O_6$ (oder $C_{21}H_{30}O_7$).
    Eine quantitative Bestimmung des Rhaponticins geben NEUHOFF und AUTERHOFF
[Dtsch. Apoth. Ztg *94*, 541 (1954)]. Vanillin gibt wie viele andere Aldehyde mit Rhaponticin
in schwefelsaurer Lsg. eine intensive Fbg., deren Extinktion gemessen wird. — CSUPOR [Arch.
Pharm. (Weinheim) *304*, 32 (1971)] trennt Rhaponticin und Desoxyrhaponticin d.chr. auf
Kieselgel im Laufmittel Dichlormethan—A. 8:2 ab, eluiert beide Flecken und mißt die
Extinktion bei 306 und 325 nm. Durch Einsetzen der Werte in Formeln kann der Gehalt von
Desoxyrhaponticin und Rhaponticin erhalten werden.

Wirkung. Rhaponticinhaltige Rheumdroge wirkt ebenfalls, doch meist zwei- bis dreimal weniger abführend, wie Rad. Rhei. Durch Rhaponticingeh. oestrogen wirksam.

Anwendung. Früher wie Rad. Rhei, jedoch häufiger als diese, obwohl sie für weniger wertvoll angesehen wurde.

Phytoestrol (MÜLLER: Chem. Pharm. Fabrik, Göppingen) enthält Rhaponticin.

Rheum rhabarbarum L. (R. undulatum L., R. franzerbachii MUENTER), Sectio Rhapontica.

Speiserhabarber. Wellblattrhabarber. Krauser Rhabarber. Gemeines Rhabarber. Nach SCHNELLE und SCHRATZ [Planta med. (Stuttg.) *14*, 194 (1966)] sind die meisten unter dieser Artbereicherung gezogenen Pflanzen Bastarde.

Heimisch in Nordwestchina, Südostsibirien, der Mongolei, Turkestan. In Europa besonders in Österreich und Rumänien kultiviert, als Gemüse-, Arznei- und Zierpflanze.

Ausdauernde Staude. Stengel meist etwa 1,5 m hoch. Untere Blätter eiförmig, stets länger als breit, am Rande stark wellig, mit unterseits nicht gefurchten Stielen. Blütenstand nur unterwärts beblättert, obere Hochblätter klein, die Blüten nicht verdeckend. Blütenhülle grünlich. Fruchtstiele nahe am Grunde gegliedert, so lang wie die Frucht. Nüsse eiförmig, nach oben hin schmäler, beiderseits ausgerandet oder an der Spitze abgerundet.

HOPPE nennt 4 Varietäten: var. latifolium, longifolium, rotundifolium und crispum.

Bemerkung. Die Blattstiele werden in Europa gerne in verschiedenen Zubereitungen gekocht und wegen des angenehm säuerlichen Geschmackes gegessen. Enthalten sind neben viel Äpfel-, auch Essig-, Bernstein-, Milch-, Oxal-, Citronen- und Fumar(?)säure, Calcium- und Magnesiumoxalat. Die Blätter enthalten 1 bis 1,5% Anthrachinonglykoside und Frangulaemodinanthron. Durch Genuß von rohem Rhabarber kommen bes. bei Kindern immer wieder Intoxikationen vor, wenn diese größeren Mengen roher und unreifer Rhabarberstengel essen. Es kann dann zum schweren Nierenversagen führen, was neben der Oxalsäure auf die in den Pflanzen enthaltenen Anthrachinone zurückgeführt wird. Durch Oxalsäure kommt es zu einer Fällung von Calciumionen zu unlösl. Oxalaten mit nachfolgender Tubulus-Schädigung. Die toxische Dosis der Oxalsäure liegt für Erwachsene zwischen 1 bis 5 g. Der Gehalt des Rhabarbers an Oxalat schwankt zwischen 0,3 bis 0,7%. Bei Kleinkindern kann der Genuß selbst weniger Rhabarberstengel schon nephrotoxisch wirken!

Radix (Rhizoma) Rhei japonici. Japanese Rhubarb.
Rhei Japonici Rhizoma, Jap. 62.

Beschreibung nach Jap. 62: Kurzes zylindrisches, aufgerichtetes Rhizom und dicke zylindrische Wurzel, längs oder quer gespalten, meist in Scheiben geschnitten. Scheiben unregelmäßig, 3 bis 10 cm im Durchmesser, 0,5 bis 3 cm dick, gewöhnlich ohne Mark. Daneben einige dünne zylindrische Stücke, 1 bis 3 cm im Durchmesser, 5 bis 8 cm lang, manchmal mit einem Loch im Mittelteil, teilweise längs gespalten. Gelbbrauner Querschnitt, in der Nähe des Kambiums braun. Xylem drei- bis viermal dicker als die Rinde. Mark des Rhizoms groß, oft perforiert, das der Wurzel sehr klein. Die seitliche Oberfläche der Stücke ist braun mit feinen Runzeln, am Rhizom unregelmäßig eingebuchtet. Wurzel mit zahlreichen Längsrunzeln und großen, deutlichen, horizontalen Lentizellen. Parenchym fest, Bruch rauh, aber nicht faserig. Unter der Lupe zeigt der Querschnitt rotbraune Partien von Korkschichten, in der Nähe des Kambiums besitzt er eine hell- bis dunkel graubraune Farbe. Dünne braune Linien führen vom Innern zur Rinde. Der Geruch ist charakteristisch, der Geschmack bitter und zusammenziehend.

Mikroskopisches Bild. Außen einige Korkschichten. Rinde und größerer Teil des Xylems bestehen aus parenchymatischen Zellen mit Stärke, braunen Farbstoffen und Calciumoxalatdrusen. Die Gefäße sind radial ausgerichtet.

Pulverdroge. Graugelb bis graugelbbraun. Stärke, braune Farbstoffe, Calciumoxalatdrusen, Fragmente von dünnwandigem Parenchym und Netzgefäße, andere sklerenchymatische Zellen fehlen.

Inhaltsstoffe. Chrysophanol, Rheumemodin, außerdem nach SCHNELLE und SCHRATZ [Planta med. (Stuttg.) *14*, 194 (1966)] Physcion und Rhaponticin. SCHULTZ und MAYER [Arzneimittel-Forsch. *6*, 334 (1956)] isolierten das 1- oder 8-Monoglucosid des Rheumemodins.

Prüfung nach Jap. 62. Identität: 1. Kleine Stücke auf Filtrier-Papier mit Natronlauge befeuchten: Das Papier wird rot gefärbt (Anthrachinonderivate). 2. Das Mikrosublimat löst sich in Natronlauge mit roter Farbe. 3. 0,2 g der gepulverten Droge werden mit 10 ml verd. A. 15 Min. am Rückfluß gekocht, abgekühlt und filtriert. 3 ml des Filtrates werden in ein Becherglas von 3 cm Durchmesser und 3 cm Höhe gegeben und ein Streifen Filtrierpapier von 2 cm Breite so hineingehängt, daß er den Boden berührt. Man läßt ihn 1 Std. die Lösung aufziehen und dann trocknen. Im UV-Licht ist eine hellbraune Fluoreszenz im unteren Teil des Streifens zu sehen, die auf Zugabe von 1 Tr. Natronlauge gelbgrün wird (Rhaponticin).

Reinheit. Max. Aschegeh. 10%. — Mindestgeh. an Extraktstoffen, die in verd. A. lösl. sind, 25%.

Mikroskopisch zu erkennende fremde Bestandteile, die nicht vorhanden sein dürfen: Sklerenchymfasern, Steinzellen und verholztes Parenchym.

Anwendung. Vor allem in Japan medizinisch verwendet.

Dosierung. Einzeldurchschnittsdosis 0,5 bis 3 g. Tagesdurchschnittsdosis 1 bis 6 g.

Rheum webbianum ROYLE.

Heimisch in 3000 bis 4500 m Höhe des zentralen und westlichen Himalayas von Nepal bis Kaschmir.

Rheum emodi WAL.

Heimisch in 3500 bis 4000 m Höhe im Himalaya, in Nepal und Sikim.

1,5 bis 1,8 m hohes, kräftiges Kraut mit dicken Wurzeln und starkem grün-braun gestreiftem Blütenschaft. Die grundständigen, fünf- bis siebennervigen Blätter sind rund bis breit eiförmig, bis zu 60 cm im Durchmesser mit herzförmigem Blattgrund. Die Blattunterseite ist papillös. Die 0,6 bis 0,9 m hohe, beblätterte und feinbehaarte Rispe trägt aufrechte, gerade Zweige. Die im Durchmesser 3 mm großen Blüten sind ebenso wie die 13 mm langen, eiförmig-länglichen Früchte purpurn gefärbt. Diese besitzen eine herzförmige Basis, gekerbte Spitze und Flügel, welche schmäler sind als die Samen. R. webbianum: Die Höhe des Krautes variiert zwischen 0,3 bis 1,8 m. Der Stengel trägt zahlreiche 10 bis 60 cm breite, gestielte, rund-herzförmige oder nierenförmige Blätter mit 5 bis 7 Nerven, glatter oder papillöser Oberfläche und fast runder Blattspitze. Die achsel- oder endständigen Rispen sind völlig unbehaart. Im Vergleich mit R. emodi sind die Blüten wesentlich kleiner und blaßgelb gefärbt. Die runden oder länglichen, 8 mm breiten Früchte sind an beiden Enden gekerbt und tragen häutige Flügel, welche breiter sind als die Samen.

Diese beiden sowie andere nahe verwandte Rheumarten, die in Indien, Pakistan und Nepal beheimatet sind, liefern

Rheum Indicum. Rheum. Rhubarb. Indian Rhubarb. Himalayan Rhubarb. Rheum Ind. P.C. 53. Rheum Ind. P. 66. Indian Rhubarb NF XI.

Die getrockneten Rhizom- und Wurzelstücke riechen angenehm und schmecken zusammenziehend bitter.

Feste, zylindrische, tonnenförmige, konische oder plankonvexe Stücke von 2 bis 20 cm Länge und 1,5 bis 8 cm Durchmesser, unregelmäßig längsgerunzelt oder gefurcht. Manche Rhizomstücke besitzen Querrunzeln oder Ringe. Äußerlich dunkelbraun bis rotbraun oder gelblich- bis rötlichbraun, besonders dort, wo der Kork abgeschabt ist. Der Bruch ist uneben und körnig, matt orange bis gelblichbraun, oft mit sichtbarem Kambiumring.

Mikroskopisches Bild. Der Querschnitt zeigt von außen nach innen eine 10 bis 12 Zellreihen breite Korkzone, ein Parenchym, dessen Zellen Stärke, Gerbstoff und große Oxalatdrusen enthalten. Darauf folgt ein breites, aus Siebzellen und Parenchym bestehendes Phloem, das von zahlreichen Markstrahlen durchzogen wird. Es enthält ebenfalls Stärke, Oxalatdrusen und Gerbstoffe. Ein welliges Kambium trennt das Phloem von dem breiten Xylem. Dieses besteht aus Holzfasergruppen, geschlängelt verlaufenden Markstrahlen und -stärke, kristall- und gerbstoffhaltigem Parenchym, in das die Gefäße und Holzfasern eingebettet sind. Die Gefäße sind isoliert oder in Gruppen vorhanden. Die Markstrahlen sind 1 bis 4 Zellreihen breit.

Pulverdroge. Dunkelgelbbraun, mit Calciumoxalatdrusen, zahlreichen runden oder eckigen, einzelnen oder zwei- bis vierteiligen Stärkekörnern, wenig verholzten Spiralgefäßen und Markstrahlzellen, die eine amorphe, gelbe bis braune, in verdünntem Ammoniak mit rosa bis roter Farbe lösliche Substanz enthalten.

Inhaltsstoffe. Nach Ind. P. C. 53 Anthrachinone, darunter Emodin; 0,3 bis 0,4% Chrysophanol; 3,2 bis 3,5% abführende Säuren, 2,2 bis 3,3% org. Säuren; 2 bis 2,6% alkohollösliches Harz, 4,8 bis 6,5% Schleim. Ferner in R. emodi Rhaponticin.

Prüfung. Identität. 1. Rotfärbung auf Zusatz von alkalischen Lösungen NF XI, Ind. P. 66. 2. 0,1 g gepulverte Droge werden in 10 ml einer 1%igen Kaliumhydroxidlsg. gekocht. Nach dem Abkühlen wird filtriert, das Filtrat mit Salzsäure angesäuert und mit 10 ml Ae. geschüttelt. Die gelbe Ae.-Phase wird mit 5 ml verd. Ammoniak geschüttelt. Die wss. Lsg. färbt sich rot (Emodin), während die äth. gelb bleibt (Chrysophanol), NF XI, Ind. P. 66, Ind. P. C. 53. — Säureunlösliche Asche max. 1% Ind. P. 66, Ind. P. C. 53 (Asche 4,9 bis 9,3% Ind. P. C. 53). — Fremde Bestandteile max. 1% Ind. P. C. 66; 2% Ind. P. C. 53. — In verdünntem A. lösl. Extraktstoffe mind. 35% Ind. P. C. 53; 30% NF XI. — Feuchtigkeit 6,06 bis 7,9% Ind. P. C. 53.

Aufbewahrung. Trocken und vor Licht geschützt.

Anwendung. Als Abführmittel, nicht jedoch bei chronischer Verstopfung. Nach Ind. P. C. 53 tritt nach der laxierenden Wrkg. eine adstringierende ein.

Dosierung. 0,2 bis 1 g als Durchschnittsdosis.

Einige weitere Rheum-Arten verschiedener Sektionen untersuchten SCHNELLE und SCHRATZ [Planta med. (Stuttg.) *14*, 194 (1966)] chromatographisch auf ihren Anthrachinon- und Rhaponticingeh. mit folgendem Ergebnis (s. Tab.):

	Rhein	Aloe-emodin	Emodin	Physcion	Chryso-phanol	Rhaponti-cin
Sectio Ribesidormia						
R. cordatum A. Los.	+ +	+	+ +	+	+	+
R. ribes L.	—	—	+	+	+	+
Sectio Rhapontica						
R. wittrockii LUNDSTR.	+	+	+	+	+	+
R. kialense FRANCH.	—	—	+	+	+	+
R. alkicum A. Los.	—	—	+	+	+	+
Sectio spiciformia						
R. reticulatum A. Los.	—	—	+	+	+	+
Sectio Nobilia						
R. alexandrae BATAL.	—	—	+	+	+	—

Rheum tartaricum.

Heimisch in der UdSSR.

Inhaltsstoffe. NURGALIEVA et al. [Chem. Abstr. *65*, 20508 (1966); *67*, 2807, 10769 (1967); *71*, 10257 (1969)] untersuchten Blätter und Samen. Sie fanden: In Samen 1% Chrysophanein (Chrysophanolglucosid), 1% Emodinglucosid (Glucoemodin), 0,2% Chrysophanol, 0,3% Emodin; weiterhin Cyanin und Chrysanthemin, Catechin, Epicatechin und Epicatechingallat. Im Blatt 0,05% Chrysophanein, 0,2% Glucoemodin, 0,1% Chrysophanol, 0,03% Emodin; weiterhin Cyanin und Chrysanthemin; Spuren obiger Catechine. In Samen, Wurzeln und Blättern ferner organische Säuren, Glucose, Fructose, Rohrzucker, Laktose und Melibiose. In der Wurzel sind nach TARASKINA und CHUMBALOV [Chem. Abstr. *59*, 9084 (1963)] etwa 2% Anthrachinonderivate: 0,87% Frangulaemodin, 0,43% Chrysophanol, 0,27% Physcion, ferner Spuren von Anthranolen, Glucofrangulin (?), Chrysophanein und Physcionglucosid.

Anwendung. Die Wurzel als Abführdroge.

Rhinantus

Rhinantus minor (EHRH.) L. (Rhinantus crista-galli L., Alectorolophus parviflorus WALLR., A. minor (L.) WIMM. et GRAB., Fistularia crista-galli WETTST.). Scrophulariaceae — Rhinanthoideae — Rhinantheae. Kleiner Klappertopf.

Heimisch in ganz Europa mit Ausnahme des südlichen Teiles der Pyrenäen- und Apenninenhalbinsel. Häufig auf Wiesen, nassen Waldtriften, an Wegrändern; von der Talsohle bis in die Alpenregion.

Einjährig, 5 bis 50 cm hoch. Stengel aufrecht, mit oder ohne schwarze Strichelung, schwach zweizeilig behaart, einfach oder ästig. Stengelblätter eilanzettlich bis schmallanzettlich, kerbsägig. Tragblätter mit Ausnahme der untersten, den Stengelblättern gleichgestalteten dreieckig, spitz, ziemlich gleichmäßig gezähnt mit dreieckigen Zähnen, dunkelgrün. Kelch kahl. Blumenkrone 1,5 cm lang, hellgelb, mit gerader Röhre und durch die der Oberlippe nicht anliegende Unterlippe etwas geöffnetem Schlund; Zahn der Oberlippe sehr klein, meist weißlich. Samen häutig berandet.

Inhaltsstoffe. Aucubin (Aucubosid, Rhinanthin) $C_{15}H_{22}O_9$, Fp. 182 bis 183° (Zers.), Chlorogen- und Kaffeesäure.

Anwendung. Als Herba Cristae galli, Ackerrodelkraut. In der Homöopathie.

Rhinantus major EHRH. non L. [Fistularia major EHRH., auch WETTST., Rhinantus serotinus (SCHÖNHEIT) OBORNY, Alectorolophus major (EHRH.) RCHB., Rhinantus crista-galli β L., Alectorolophus glaber BECK nec ALL., Rhinantus alectorolophus]. Großer Klappertopf.

Heimisch in Europa.

Die Pflanze liefert ebenfalls Herba Cristae galli, enthält Aucubin und wird in der Homöopathie verwendet.

Rhinantus alectorolophus POLL. (Rhinantus crista-galli γ L., Rhinantus villosus PERS., Rhinantus hirsutus LAM., Alectorolophus hirsutus ALL., Rhinantus baccalis). Zottiger Klappertopf.

Inhaltsstoff. Enthält 1,1% Aucubin, bezogen auf die frische Pflanze.

Anwendung. Als Insektengift.

Bemerkung. Rhinantus-Arten sind Halbschmarotzer; sie waren früher bekannt als Ursache des sogenannten blauen Brotes, das gesundheitsschädlich wirkte (s. auch unter Melampyrum).

Rhinoceros

Rhinoceros unicornis L. Klasse Mammalia — Ordnung Perissodactyla — Familie Rhinocerotidae. Panzernashorn.

Die Panzernashörner (Gattung Rhinoceros) sind 2,10 bis 4,20 m lang, 1,10 bis 2,00 m hoch, 1500 bis 2000 kg schwer und besitzen einen Schwanz von 60 bis 70 cm Länge. Das männliche Tier etwas kleiner und leichter. Fußspuren erwachsener Männchen vorne 26 bis 27 cm, hinten 23,5 bis 24,5 cm, erwachsener Weibchen vorn 28 bis 29 cm, hinten 26 bis 28 cm. Nur ein Horn. Haut nackt, nicht sehr dick, gut mit Gefäßen versehen, durch Falten in große Flächen eingeteilt; auf einzelnen Hautplatten Beulen, die wie Nieten auf einem Schiffsrumpf aussehen. Nur wenige Stellen behaart (Schwanzquaste, Ohrspitzenbüschel, beim Neugeborenen auch ein heller Haarpinsel an der Basis des äußeren Ohrrandes). 3 Zehen an jedem Fuß, von ziemlich großen Nagelplatten bedeckt; dazwischen massiges Polstergewebe, das sich beim Heben des Fußes stark vorwölbt. Oberlippe endet in starkem Finger. Zwei Schneidezähne im Unterkiefer schleifen gegen Zahnplatten und dienen als messerscharfe Waffen. Bei Rhinoceros unicornis läuft die Schulterfalte im Bogen über das Schulterblatt aus.

Rhinoceros bicornis L.

liefern

Rhinocerotis Cornu. Rhinoceroshorn. Rhinoceros Horn. Rhinocerotis Cornu Jap. 62.

Das Horn von Rh. unicornis L., Unicorn, und Rh. bicornis L., Bicorn.

1. Unicorn: Kegelförmig, leicht gekrümmt, mit stumpfer Spitze, 20 bis 30 cm lang, die Basis horizontal vergrößert, ungefähr 15 cm Durchmesser; äußerlich schwarzbraun bis rotbraun, glänzend; der Länge nach gespalten, Bruch längsfaserig; leichter Geruch nach Leim, fast geschmacklos. 2. Bicorn: Dünner und länger als 1., mit scharfer Spitze, äußerlich hellbraun.

Mikroskopisches Bild. Der Querschnitt zeigt ein Gewebe aus durchsichtigen Sphäroiden, 500 bis 1000 µm im Durchmesser, mit kleinem Loch in der Mitte; der Raum zwischen den Sphäroiden ist mit brauner Masse gefüllt. Die Sphäroide von Bicorn sind 200 bis 400 µm im

Durchmesser, der Raum dazwischen mit hellbrauner bis brauner Masse gefüllt. Sie sind nicht von einer Schutzschicht umgeben wie richtige Haare. Sie kleben dicht beieinander, haben im einzelnen einen schichtigen Bau und gleichen damit weder den Haaren noch dem Horn eines Wiederkäuers, sondern eher dem Hufhorn.

Verfälschung. Nach Jap. 62 das Horn von Bos bubalis L., dessen Querschnitt aber keine konzentrischen, tiefbraunen und hellbraunen Ringe zeigt.

Bestandteil. Das Horn ist durchgehend aus Keratin und nicht wie ein Rinderhorn mit einem knochigen Kern versehen.

Anwendung. Der Aberglaube läßt Chinesen und andere asiatische Völker das gepulverte Horn als Aphrodisiacum verwenden. Kunstvoll geschnitzte Nashornbecher früher an Fürstenhöfen in Indien und im Fernen Osten, um Getränke auf etwaigen Giftinhalt zu prüfen.

Dosierung. Gebräuchliche Tagesdosis 0,3 bis 0,5 g, Jap. 62.

Rhizophora

Rhizophora mangle L. (Rh. racemosa G. MEYER). Rhizophoraceae — Rhizophoreae. Mangrovebaum. Gemeiner Manglebaum. Wurzel-, Leuchter-, Stelzen-, Austernbaum.

Typischer, weit ins Meerwasser vordringender, in Südamerika und dem atlantischen Afrika lebender Vertreter der Rhizophoraceae. Darunter versteht man mittelgroße Bäume und Sträucher mit meist gegenständigen, lederartigen und ganzrandigen Laubblättern und hinfälligen Nebenblättern, mit kleinen bis mittelgroßen, zu Büscheln oder Trugdolden vereinigten, strahligen, meist zwittrigen Blüten und mit kapsel-, nuß- oder beerenartigen Halbfrüchten. Verschiedene Arten nehmen einen Anteil an der Zusammensetzung der oft ausgedehnten, edaphisch durch das Meerwasser bedingten „Mangrove- oder Wasserwälder" an den flachen Küsten (bes. an den großen Flußmündungen, in Lagunen und Buchten) der Tropen, und sind zufolge ihrer merkwürdigen Anpassungserscheinungen sehr bekannt. Auffällige, bogige Stelzenwurzeln, die aus den unteren Teilen der Stämme hervorgehen, von den Ästen zum Wasserspiegel sich herabsenkende Stützwurzeln; knie- oder spargelförmige, als „Pneumatophoren" aus dem weichen, blauschwarzen Schlammboden vertikal in die Luft hinausragende Wurzeln; Keimung der Samen an der Mutterpflanze (Viviparie), 60 bis 70 cm langer, gegen die Wurzelspitze keulig-verdickter, harter, 2 bis 3 cm dicker Keimling, der nach seiner Loslösung vom Baum senkrecht in den Boden fällt und sich dort rasch und leicht bewurzelt; Verbreitung dieser Keimlinge durch das Meerwasser; xerophiler Bau der Laubblätter mit dicker Kutikula; große Schleimzellen; dünnwandiges Wassergewebe.

Cortex Rhizophorae. Mangrovenrinde. Manglerinde. Mangrove bark.

Inhaltsstoffe. Durchschnittlich 30 bis 40% Catechingerbstoff, mit dem Alter des Baumes zunehmend, Gummi, Farbstoff (auch in den Blättern).

Anwendung. Adstringens, gegen Fieber, als Gerbmaterial, zur Gewinnung des Mangrovenrindengerbstoffes. Färbemittel zum Rot-, Braun- und Schwarzfärben. Frucht eßbar. Wurzeln wie die Rinde verwendet. Das sehr dauerhafte Holz als Manga robeira oder Mangue sapateira im Handel.

Rhizophora mucronata LAM. (Rh. mangle ROXB., non L.).
Heimisch im südlichen Asien, Indonesien, Ostafrika.

Inhaltsstoffe. In der Rinde 4 bis 48% Tannin vom Pyrogalloltyp, ein roter Farbstoff. Im Holz 4,4% Harz und 63,4% Cellulose.

Anwendung. Gerbmaterial. Früher außerdem gegen Diarrhö, Dysenterie und Hämaturie. Frucht eßbar, gibt durch Gärung einen leichten Wein. Das dauerhafte Holz wird technisch verwendet.

Rhizophora conjugata L.
Ostafrika, tropisches Asien.

Liefert gleichfalls Gerbrinde.

8*

Rhodamin

Rhodamine B.
S. I, 234.

Rhodan

Rhodanammonium. Ammoniumthiocyanat. Ammonium rhodanatum. Ammonium-rhodanid. Ammoniumsulfocyanid.

NH_4SCN M.G. 76,12

Eigenschaften. Farbl. Kristalle, sehr leicht lösl. in W. (1 + 0,6 bei 20°) und A., leicht lösl. in fl. Schwefeldioxid, lösl. in Methylacetat. Fp. = 149°. Zersetzungspunkt 170° unter Entw. von Schwefelkohlenstoff, Schwefelwasserstoff und Ammoniak.

Anwendung. Zur Herst. von Kaliumcyanid, Kaliumferrocyanid, Guanidin, Thioharnstoff und Kunstharzen; als Katalysator bei der Herst. von Wasserstoffperoxid, als Rostschutzmittel; in der Textildruckerei, in der Photographie zum Fixieren, für Kältemischungen (133 T. Rhodanammonium + 100 T. W. = −18 °C). Zur maßanalytischen Bestimmung von Cu, Ag, Hg und Cl sowie zum Nachweis von Eisen(III)-salzen.

Aufbewahrung. Gut verschlossen, kühl und vor Licht geschützt.

Rhodannatrium.
S. VI A, 133 unter Natrium rhodanatum.

Rhodanquecksilber.
S. V, 140 unter Hydrargyrum rhodanatum.

Rhodinol

Rhodinol. α-Citronellol.

$C_{10}H_{20}O$ M.G. 156,26

Darstellung. Aus Geranium-Öl.

Eigenschaften. Ölige Fl., die nach Rosen riecht. d_4^{20} = 0,8549. $Kp._{12}$ = 114−115°. n_D^{20} = 1,4556. $[\alpha]_D^{20}$ = −2,88°. Absorptionsmax.: 186−189 nm (ε = 9000). Sehr wenig lösl. in W., mischbar mit A. und Ae.

Anwendung. In der Parfümherstellung. Das Handelsprodukt ist gewöhnlich L- und DL-Citronellol mit Geraniol, aus Geraniumöl gewonnen.

Rhodium

Rhodium.

Rh   Atom-Gew. 102,91

Vorkommen. Rhodium gehört zu den seltensten Elementen und kommt in manchen Platinerzen als Begleitsubstanz vor.

Eigenschaften. Silberweißes, hartes, duktiles Metall, dessen Glanz gegen äußere Einflüsse beständig ist; wird an der Luft bei 600° nur langsam oxydiert, bei 800° am stärksten, bei > 1000° nicht mehr. Praktisch unlösl. in W., Königsw. (in feiner Pulverform in Königsw. lösl.) und Alkalilaugen; wird angegriffen von heißer, konz. Schwefelsäure, Bromwasserstoffsäure und Natriumhypochlorit. $d_4^{20} = 12,4$; Fp. = etwa 1966°; Kp. = > 2500°.

Anwendung. In Legierung mit Platin für korrosionsfeste Überzüge, zur Herst. von Spiegeln, die in schwefelwasserstoffhaltiger Luft ihren Glanz nicht verlieren. In Form von Rhodiumschwamm als Kontaktsubstanz, in Form einer Platin-Rhodium-Legierung als Katalysator.

Rhodiumtrichlorid. Rhodiumchlorid. Rhodiumchloride.

$RhCl_3$ M.G. 209,28

Eigenschaften. Rotes Plv., unlösl. in W., lösl. in Alkalihydroxiden oder Cyanid-Lsg. Fp. = 450° (Zers.). Die Substanz kann auch als wasserlösl. Hydrat mit unterschiedlichen Mengen W. erhalten werden. Sie bildet außerdem, ähnlich wie die Chloride der anderen Platin-Gruppe-Metalle, Doppelsalze mit Alkalichloriden.

Anwendung. Als Katalysator bei Reduktionen, Polymerisationen, Isomerisierungen und anderen synth. Rk.

Rhodizonsäure

Rhodizonsäure, Dinatriumsalz. Natrium rhodizonicum. Cyclohexen-dioltetron, Dinatriumsalz. Dihydroxy-dichinoyl, Dinatriumsalz.

$C_6Na_2O_6$ M.G. 214,05

Eigenschaften. Grünschwarzes Pulver, lösl. in W. mit gelbbrauner Farbe, schwer lösl. in A.

Anwendung. Als Mikro-Rg. auf Ba, Pb und Sr, als Indikator bei der maßanalytischen Bestimmung von Sulfaten. S. Bd. I, 234.

Literatur. Organ. Reagenzien für die anorgan. Analyse, 2. Aufl., 1961, E. Merck A.G., Darmstadt, Verlag Chemie GmbH., Weinheim (Bergstraße).

Rhododendron

Die Gattung Rhododendron kommt hauptsächlich im südostasiatischen Raum vor und umfaßt etwa 500 bis 1000 Arten und mehrere Tausend natürliche und künstliche Bastarde und Zuchtformen, von denen zahlreiche Vertreter in den gemäßigten Klimaten als Ziersträucher kultiviert werden.

Rhododendron chrysanthum PALL. (Rh. officinale SALISB., Rh. flavum PALL. non G. DON., Rh. aureum GEORG). Ericaceae — Rhododendroideae — Rhododendreae. Goldgelbe Alpenrose. Gelbe Schneerose. Sibirische Gichtrose. Sibirische Schneerose. Kaschkar. Sibirischer Rhododendron. Golden-, Yellow flowered rhododendron. Rosebay. Yellow snow rose. Rose de Sibérie.

Heimisch in alpinen und subalpinen Regionen Nordostasiens, vom Altaigebirge bis Kamtschatka. Bei uns in Gärten als Zierstrauch.

Immergrüner, 20 bis 60 cm hoher Strauch mit wechselständigen, lederartigen, ganzrandigen Blättern. Blüten weit glockig zu 5 bis 10 am Ende der Zweige schirmartig gehäuft. 5 gelbe Blütenblätter, breit eiförmig, am Grund gestreift, 2,2 bis 3,5 cm lang. Staubblätter 10; Narbe des langen Griffels fünflappig. Frucht eine 1 bis 5 cm lange, zylindrische Kapsel. Blütezeit Juni bis Juli.

Herba (Folia) Rhododendri chrysanthi. Folia, Herba, Stipites Chrysanthi.

Zweige holzig, 2 bis 3 cm dick, mit dunkelbrauner, glatter Rinde, an den Enden mit kleinen schuppenförmigen Blättchen dachziegelartig besetzt. Die Blätter sind 2,5 bis 9 cm lang, 1,5 bis 3 cm breit, lederartig, mit leicht nach unten gebogenem Rand und 8 bis 15 mm langem Stiel. Blattoberseite blaugrün glänzend, Blattunterseite rostbraun, kahl, mit dunklem, feinem Adernetz und stark vortretendem Mittelnerv.

Die rhabarberähnlich riechenden Blätter schmecken bitter, scharf herb und wirken narkotisch.

Verwechslungen. Mit den Blättern von Rhododendron maximum (Blätter viel größer, oberseits mit erhabenem Adernetz, unterseits feinfilzig, blaß-rostbraun, geruchlos), mit Rh. ponticum L. (Blätter unterseits grün, geruchlos), Rh. ferrugineum L. (Blätter kleiner, unterseits nicht netzartig, sondern getüpfelt) und Rh. hirsutum L. (Blätter kleiner, beiderseits grün, am Rand gewimpert), sind bekannt, aber leicht zu erkennen.

Inhaltsstoffe. Acetylandromedol (Andromedotoxin) $C_{22}H_{36}O_7$, identisch mit Asebotoxin, Rhodotoxin, Grayanotoxin I, G I; das bitter schmeckende Glykosid Rhododendrin (Betulosid) $C_{16}H_{24}O_7$, Fp. 190°, und dessen Aglykon Rhododendrol (Betuligenol) $C_{10}H_{14}O_2$, Fp. 81,5°, Gerbstoffe, Spuren äth. Öl.

Wirkung. Starke Aufgüsse wirken berauschend, erzeugen Fieber, Brennen im Schlund, Erbrechen, Durchfall, Gliederschmerzen, Hautjucken. Acetylandromedol senkt den systolischen und diastolischen Blutdruck und zeigt positiv inotrope Herzwrkg. Die toxische Wrkg. ist vielschichtig und ähnelt in mancher Hinsicht der des Veratrins, des Aconitins oder des Atropins.

Anwendung. In der Volksmedizin als Diureticum, Diaphoreticum, gegen Gicht und Rheuma.

Rhododendron HAB 34. Goldgelbe Alpenrose.

Getrocknete Zweige.

Arzneiform. Tinktur nach § 4 mit 90%igem Weingeist. Trockenrückstand 3,0 bis 5,0%.

Arzneigehalt. 1/10.

Nach den Vorschlägen für das neue Deutsche HAB, Heft 7, S. 418 (1961) dienen die getrockneten, beblätterten Zweige als Stammpflanze für Rhododendron. Zur Urtinktur nach § 4 mit 86%igem Weingeist. Dort wird auch über eine annähernde p.chr. Gehaltsbestimmung von Acetylandromedol berichtet.

Rhododendron chrysanthemum HPUS 64. Golden flowered Rhododendron.

Die getrockneten Blätter und Blütenknospen, wenn diese voll entwickelt, aber noch nicht geöffnet sind.

Arzneiform. Urtinktur: Arzneigehalt 1/10. Rhododendron, grob gepulvert 100 g, dest. W. 200 ml, A. USP (94,9 Vol.-%) 824 ml zur Bereitung von 1000 ml der Tinktur. — Dilutionen: D 2 (2×) und höher mit A. HPUS (88 Vol.-%). — Medikationen: D 2 (2×) und höher. — Triturationen: D 1 (1×) und höher.

Eine Methode zur Gehaltsbestimmung von Acetylandromedol beschreiben ZYMALKOWSKI et al. [Planta med. (Stuttg.) *17*, 8 (1969)].

Rhododendron campylocarpum HOOK.

Heimisch im Himalaya.

Inhaltsstoffe. Quercetin-3-arabinosid, Quercetin-3-galaktosid, Gossypetin, Dihydroquercetin, ein Toxin. In den Blüten ein Quercetagetinglykosid.

Anwendung. Die getrockneten Blätter dienen nach den Vorschlägen für das neue Deutsche HAB, Heft 7, S. 418 (1961) als Stammpflanze für Rhododendron.

Rhododendron ferrugineum L. (Chamaerhododendron ferrugineum BUBANI). Rostfarbene Alpenrose. Rusty-leaved Alpenrose. Laurier rose des alpes. Rhododendron ferrugineux. Rosa della alpi.

Allgemeine Verbreitung: Alpenkette von den Seealpen bis Niederösterreich bis 2800 m, Pyrenäen von 1150 bis 2700 m, Apennin bis Toskana, Illyrien (südkroatische Gebirge). In den Karpaten fehlend. Südwestjura, selten im Alpenvorland.

Bis über 1 m (selten bis 2 m) hoher, buschiger Strauch mit kräftigen, elastischen, graubraun berindeten Zweigen. — Laubblätter wintergrün, lederig, eiförmig oder elliptisch-lanzettlich, etwa 1 cm breit und 2 (5) cm lang, in einen kurzen Stiel verschmälert, ganzrandig, unterseits mit Mittelnerv. — Blütenstand doldentraubig, bis zwanzigblütig (meist sechs- bis zehnblütig), endständig. Blüten schief aufrecht, gestielt; Stiel etwa so lang wie die Blüten, gelbhöckerig. Kelchzipfel undeutlich, klein, etwa 1,5 mm lang, stumpf breiteiförmig, grün, langbewimpert. Krone dunkelrot, selten weiß, trichterförmig-glockig, außen mit vereinzelten gelblichen Drüsenschuppen, innen kurz-weißhaarig, ohne Drüsenschuppen, 1,5 cm lang, fünflappig; Kronzipfel eiförmig stumpf, so lang wie die Kronröhre. Staubblätter 10, ungleich lang, etwa $^2/_3$ der Kronlänge erreichend, unten dicht weißhaarig, oben kahl; Antheren 1,2 mm lang, an der Spitze mit 2 runden Löchern aufspringend. Fruchtknoten eiförmig, fünffächerig; Griffel etwas kürzer als die längsten Staubblätter. Narbe verbreitert, mit 5 Papillenhöckern. — Fruchtkapsel scheidewandspaltig. Samen spindelförmig, etwa 1 mm lang, hellbraun.

Folia Rhododendri ferruginei. Folia Rhododendri fusci. Rostfarbene Alpenrosenblätter.

Die an den Zweigen gehäuften, wintergrünen, derb-lederartigen Blätter sind von eiförmiger bis elliptisch-lanzettlicher Form, durchschnittlich 0,5 bis 1 cm breit und 1,5 bis 3,5 cm lang, in einen kurzen, durchschnittlich 5 mm langen Stiel verschmälert. Die ganzrandigen Blätter sind am Rand umgerollt, oberseits dunkelgrün, kahl und glänzend, unterseits mit rundlichen Drüsenschuppen vollständig besetzt, zuerst gelbgrün, später rostbraun, mit hervortretendem dickem, gelblichem Mittelnerv.

Geruch kampferartig.

Inhaltsstoffe. Arbutin (Ericolin), Acetylandromedol, Ursolsäure, Citronensäure, Rhododendrin, äth. Öl und Gerbstoff. Nach FOKINA et al. [Chem. Abstr. 75, 115849 (1971)] die Triterpene Campanulin, Friedelin, epi-Friedelin und α- und β-Amyrin. Der Blütenhonig enthält das toxische Acetylandromedol.

Anwendung. In der Volksmedizin als Diureticum, Hidroticum, Sedativum, bei Steinbeschwerden, bei gichtartigen und rheumatischen Erkrankungen. Als Gerbmaterial.

Rhododendron ferrugineum HAB 34.

Getrocknete Blätter.

Arzneiform. Urtinktur nach § 4 mit 90%igem Weingeist.

Arzneigehalt. 1/10.

Rhododendron hirsutum L. Behaarte (rauhblättrige) Alpenrose. Almenrausch. Hairy Alpenrose. Rosage cilié. Rhododendron hérissé. Brirre(t). Rosa della Alpi. Rhododendro hirsuto.

Allgemeine Verbreitung: östlicher Teil der Alpenkette (ältere Angaben aus dem Jura und aus den Savoyeralpen sind falsch), Hohe Tatra, Illyrische Gebirge (in einer Form mit etwas breiteren, gegen den Stiel schärfer abgesetzten Laubblättern). Kalkliebender Bewohner lichter Wald- und Knieholzbestände, Blockreviere, steiniger, bodenarmer Hänge, in höheren Lagen meist auf geschützten Felsgesimsen, oft größere Herden bildend; im ganzen viel zerstreuter und spärlicher als Rh. ferrugineum. In den Bayerischen, Österreichischen und Schweizer Alpen vorzugsweise in der Nadelstufe zwischen 1200 und 2000 m verbreitet.

Bis 1 m hoher, buschiger, vielästiger Strauch mit bogig aufstrebenden, grauberindeten Zweigen. — Laubblätter rundlich-eiförmig, lederig, wintergrün, oberseits glänzend hellgrün, unterseits matt, am Rand schwach umgebogen, regelmäßig seicht gekerbt, von langen, steifen, weißen Borstenhaaren bewimpert, sonst kahl, im Mittel etwa 2 cm lang und 0,8 bis 1,2 cm breit; kurz gestielt; Blattunterseite mit zahlreichen zerstreuten, Oberseite mit vereinzelten, erst bleichgelben, später braunen Drüsenschuppen besetzt; Nervatur wenig hervortretend. — Blütenstand doldentraubig, endständig, drei- bis zehnblütig. Blütenstiele schlank, eineinhalb- bis zweimal so lang wie die Blüten, schuppig-höckerig. Kelchzipfel 5, lanzettlich, spitz, lang bewimpert, 0,4 cm lang. Krone schief aufrecht, trichterförmig-glockig, intensiv hellrosa, selten weiß, etwa 1,3 cm lang, außen mit zahlreichen, gelblichen Drüsenschuppen, innen kurz-weißhaarig, Kronzipfel 5, so lang wie die Kronröhre, rundlich-verkehrt-eiförmig, stumpf. Staubblätter 10, ungleich lang, am Grund abstehend weißhaarig, oben kahl; Antheren an der Spitze mit 2 runden Löchern sich öffnend. Fruchtknoten eiförmig, beschuppt, fünffächerig; Griffel etwas kürzer als die längsten Staubblätter; Narbe verbreitert, flach, mit 5 Papillenhöckern. — Fruchtkapsel fünfklappig aufspringend, scheidewandspaltig. Samen hellbraun, kommaförmig, kaum 1 mm lang.

Inhaltsstoffe. Gerbstoff, Rhododendrin, Arbutin, äth. Öl.

Anwendung. Die Blätter, Folia Rh. hirsuti, wie die von Rh. ferrugineum.

Rhododendron ponticum L. Pontische Alpenrose.

Heimisch in den südwestsibirischen Gebirgen, in Kleinasien, Kaukasus. In Deutschland angepflanzt.

Inhaltsstoffe. Acetylandromedol (G I), Arbutin, Rhododendrin, (+)-Catechin, (−)-Epicatechin, (+)-Gallocatechin, etwas Kaffeesäure und Chlorogensäure, 5 bis 12% Gerbstoffe, Malvidin-3,5-diglucosid (Malvin). Nach ZYMALKOWSKI et al. [Arch. Pharm. (Weinheim) *303*, 243, 249 (1970); *304*, 753 (1971)] im Blatt Ursolsäure, Uvaol, Fp. 228 bis 230°, Simiarenol und die Andromedolditerpene I und II, Andromedol (G III) und $\varDelta^{10(18)}$-Acetylandromedenol (G IV), wobei in frischen Blättern neben Acetylandromedol nur noch $\varDelta^{10(18)}$-Acetylandromedenol enthalten ist, während in getrockneten Blättern weitere Abbauprodukte, Acetylandromedienole, gefunden werden. Nach KELLER et al. [Pharmazie *25*, 621 (1970)] ferner Friedelin, α-Amyrin, β-Sitosterin. Nach HARBORNE et al. [Phytochemistry *10*, 2727 (1971)] Gossypetin, Myricetin, Azaleatin.

Die Chr. von Acetylandromedol und ähnlichen Substanzen beschreiben ZYMALKOWSKI et al. [Planta med. (Stuttg.) *17*, 8 (1969)]: Kieselgel, Chlf.—M. (9:1); Sichtbarmachung mit Antimontrichlorid, R_f des Acetylandromedols 0,37. Es werden 8 weitere Flecken sichtbar. — Durch präparative Dickschichtchr. kann dabei Acetylandromedol aus Rh.-Extrakten gewonnen werden. Es läßt sich kolorimetrisch durch den Antimontrichlorid-Farbkomplex (Maximum bei 507 nm) quant. bestimmen.

Wirkung. G I und ‘G IV führen an Katzen zu Blutdrucksenkung und Bradycardie, G IV jedoch erst in höherer Konzentration; G III, ein Abbauprodukt, wirkt an Ratten ebenso stark wie G I.

Anwendung. Als Insektizid. Die Blätter auch zur Gewinnung von Acetylandromedol. Blüten und Blätter wirken narkotisch. Als blutdrucksenkendes Mittel.

Bemerkung. Der Nektar enthält gleichfalls Acetylandromedol und ist daher toxisch.

Rauwoplant (W. Schwabe, 75 Karlsruhe 41). Zus. 1 Kapsel: Extr. Rhododendri (= 0,15 mg Andromedotoxin), Extr. Rauwolfiae (= 0,25 mg Gesamtalkaloide), Extr. Ol. europ. 5 mg, Extr. Crataegi e fol. et e fruct. 20 mg.

Rhododendron luteum SWEET (Rhododendron flavum HOFFM. G. DON., Azalea pontica L.). Gelbe Alpenrose.

Heimisch in Kleinasien, Kaukasus, den Julischen Alpen.

Inhaltsstoffe. In den Blättern Azaleatin (Quercetin-5-methyläther), Quercetin, Avicularin, Hyperin, Myricitrin, Ursolsäure und ein Toxin; kein Rhododendrin. 7 bis 14,5% Gerbstoffe. Taraxerol, Scopoletin, Hyperosid, Arbutin, Kämpferol, Myricetin, Ferulasäure und Feruloylchinasäure [KOMISSARENKO et al.: Chem. Abstr. *72*, 39765 (1970)].

Wirkung. LISEVITSKAYA et al. [Chem. Abstr. *70*, 45961 (1969)] schreiben der Flavonoidfraktion eine im Tierversuch festgestellte Senkung des Cholesterinspiegels in Blut und Leber zu. MAKAROW et al. [Österr. Apoth. Ztg. *23*, 24 (1969)] fanden an Hunden und Katzen mit 0,005 bis 0,01 g/kg eines Polyphenolkomplexes eine Erhöhung des Blutdrucks.

Rhododendron hunnewellianum REHD. et WILS.

Heimisch in China.

Die Pflanze hat eine starke insektizide Wrkg., bes. auf Hispa armigera. Es erscheint möglich, die Droge in großem Maß als Insektenvertilgungsmittel zu verwenden.

Rhododendron maximum L. Great Laurel.

Heimisch in Nordamerika.

Inhaltsstoffe. Acetylandromedol, (+)-Betuligenol [(+)-4-(p-Hydroxyphenyl)-butan-2-ol], Ursolsäure, Arbutin und Rhododendrol.
Die Blätter kommen unter Folia Rhododendri chrysanthemi vor.

Bemerkung. Die meisten Rhododendronarten enthalten Acetylandromedol, verschiedene phenolische Glykoside wie Arbutin, Rhododendrin, Flavonole wie Quercetin, Azaleatin, Myricetin, deren Glykoside, v. a. Rhamnoside und Galaktoside, Catechine und Triterpenoide wie Ursolsäure und ähnliche Säuren. Auf Grund des Acetylandromedolgeh. wirken diese Arten toxisch.
Der Blütenhonig verschiedener Rhododendronarten ist giftig auf Grund ihres Gehalts an Acetylandromedol, z. B. Rh. thomsonii HOOK. f., Rh. niveum HOOK. f., Rh. fulvum BALF. f. ex DIELS, Rh. macabearum WATT ex BALF., Rh. prattii FRANCH. und Rh. sinogrande BALF. f. et W. W. SM.

Rhodomycinum

Rhodomycinum. Rhodomycin.

Antibioticum aus Kulturen von Streptomyces purpurascens oder gleiche, auf anderem Wege hergestellte Verbindung.
Es sind Rhodomycin A und Rhodomycin B bekannt.

Rhodomycin A.

$C_{36}H_{48}N_2O_{12}$ M.G. 700,80

Die Substanz zerfällt bei vorsichtiger saurer Hydrolyse in 1 Mol β-Rhodomycinon und 2 Mol Rhodosamin.
Rhodomycin A-Dihydrochlorid: $C_{36}H_{48}N_2O_{12} \cdot 2\,HCl$
Rote Prismen aus A. + Isopropanol; Fp. = 205°. Leicht lösl. in W. und niedrigen Alkoholen; wenig lösl. in Bzl., Chlf.; praktisch unlösl. in Ae. und PAe.

Rhodomycin B.

$C_{28}H_{31}NO_9$ M.G. 525,57

Die Substanz zerfällt bei milder saurer Hydrolyse in 1 Mol β-Rhodomycinon und 1 Mol Rhodosamin. Das Hydrochlorid besteht aus roten Kristall-Prismen; Fp. = 180°; leicht lösl. in niederen Alkoholen; wenig lösl. in W. und Aceton; praktisch unlösl. in Chlf. und Bzl.

Anwendung. Als Cytostaticum und gegen grampositive Erreger.

Handelsform. Rhodomycin (Bayer).

Rhodoxanthinum

Rhodoxanthinum. Rhodoxanthin.

$C_{40}H_{50}O_2$ M.G. 562,80

Bemerkung. S. Bd. II, 38.

Vorkommen. Das Carotenoid-Pigment Rhodoxanthin ist in der Natur weit verbreitet, kommt aber immer nur in sehr kleinen Mengen vor, so z. B. im Arillus von Taxus baccata (Taxaceae) und in den Federn verschiedener Vögel, wie z. B. Phoenicircus nigricollis.

Eigenschaften. Rosetten von tief purpurfarbenen, lanzettenartigen Kristallen aus Bzl. + M. (1:4). Fp. = 219°. Absorptionsmax.: 546, 510, 482 nm in Chlf. Leicht lösl. in Pyridin, Bzl. und Chlf.; wenig lösl. in A. und M.; praktisch unlösl. in Bzl., Hexan und PAe.

Rhodulinorange

Rhodulinorange N. Acridinorange. Acridinorange 2 G.

$C_{17}H_{19}N_3 \cdot HCl \cdot ZnCl_2$ M.G. 438,11
3,6-Bis-(dimethylamino)-acridin-hydrochlorid (Chlorzink-Doppelsalz).

Eigenschaften. Orangefarbenes Pulver, leicht lösl. in W. mit orangegelber Farbe und grüner Fluoreszenz, A., Aceton und heißem Bzl., lösl. in verd. Säuren. Fp. der Base = 180—181°.

Anwendung. In der Färberei und in der Mikroskopie.

Rhus

Rhus toxicodendron L. [Rhus quercifolia STEUD. (?), Toxicodendron pubescens MILL., Toxicodendron toxicodendron (L.) BRITT., Toxicodendron quercifolium GREENE, außerdem laut HPUS 64 auch Rhus radicans, R. humile, R. pubescens, R. verrucosa, Vitis canadensis]. Anacardiaceae — Rhoideae. (Echter) Gift-Sumach. Giftbaum. Giftiger Efeu. Wurzel-Sumach. Epright sumach. (Eastern) Poison oak. Joy tree. Poison ivy. Poison ash. Poison vine. Poison sumach. Mercury vine. Three-leaved ivy. Trailing sumach. Arbre à poison. Sumac vénéneux. Arbre a la gale.

Heimisch in Nordamerika, von Virginien bis Georgia und Nordwest-Carolina, nach anderen Angaben auch in Nordostasien. Besiedelt trockene Standorte. Vielfach in Botanischen und Apotheker-Gärten, seltener in Anlagen gepflanzt, bisweilen an alten Mauern und steinigen Hängen verwildert und stellenweise eingebürgert.

Bis 1 m hoher Strauch mit aufsteigenden oder niederliegenden, kletternden und wurzelnden Ästen und unterirdischen Ausläufern. Zweige anfangs grün, weichhaarig, später braun, verkahlend. Lenticellen an den zweijährigen Zweigen zahlreich. Blattnarben die Knospen nur wenig umfassend. — Laubblätter dreizählig mit 8 bis 14 cm langem Stiel, das mittlere, etwas größere lang gestielt, die seitenständigen kurz gestielt oder sitzend; Blättchen zart, 8 bis 15 cm lang, 5 bis 10 cm breit, länglich, zugespitzt oder stumpf, ganzrandig oder in der Mitte grob gesägt, buchtig gezähnt oder weitläufig gekerbt, oberseits dunkelgrün, zerstreut behaart, unterseits heller grün, reichlich behaart. Die unter spitzem Winkel abgehenden Seitennerven treten wie der Hauptnerv unterseits stärker hervor, steigen bogenartig auf und verbinden sich gegen den Rand zu. — Blüten zweihäusig, selten zwitterig, in blattachselständigen, reichbehaarten Rispen, gestielt. Kronblätter weißlich grün, mit rötlichem Herzen. — Frucht fast kugelig, etwa 6 bis 8 mm im Durchmesser, kahl gelb oder gelblichweiß, zehnfurchig.

Folia Toxicodendri. Folia Rhois toxicodendri. Herba Rhois toxicodendri. Herba Rhois radicantis. Giftsumachblätter. Giftbaumblätter. Giftiger Efeu. Poison oak leaves. Feuilles de sumac vénéneux (de vinaigrier). Folhas de sumaque. Hojas de zumaque.

Folia Toxicodendri Erg.B. 6.

Die nach der Blütezeit gesammelten, gut getrockneten Blätter.

Beim Einsammeln der Blätter ist große Vorsicht geboten, da schon leise Berührung mit den Blättern und anderen Teilen der Pflanze unangenehme Hautentzündungen, bösartige und langwierige Ausschläge hervorruft. Man muß deshalb die Hände durch weit hinaufreichende Handschuhe schützen. Auch das vorherige Waschen der nicht bekleideten Körperteile mit einer Lsg. von Kaliumbicarbonat (1:100) soll die Wrkg. der Blätter auf die Haut verhüten.

Die Ganzdroge besteht aus den langgestielten, dreizähligen Blättern.

Die Schnittdroge ist gekennzeichnet durch die bräunlichen bis braungrünen, zerbrechlichen, dünnen, durchscheinenden Blattstückchen mit heller, unterseits hervorragender Nervatur und durch glatte, rundliche Blattstielstückchen.
Giftsumachblätter sind geruchsfrei und schmecken herb und scharf.

Mikroskopisches Bild. Wellige, polygonale Epidermis, unterseits mit Spaltöffnungen, oberseits fehlend, sechs- bis achtzellige, starkwandige, glatte Gliederhaare; keulenförmige Etagendrüsenhaare mit ein- bis mehrzelligem Stiel und ein- bis zweizelligem etagenförmigem Köpfchen; Palisadenschicht einreihig, vereinzelt einfache Calciumoxalatkristalle enthaltend; im Schwammparenchym große Calciumoxalatdrusen. Milchsaftschläuche mit braunem Inhalt begleiten die Nerven. Im braungrünen Plv. Gliederhaare, Drüsenhaare, Blattquerschnittsbruchstücke mit Calciumoxalatkristallen bzw. -drusen und Bruchstücke von Milchröhren.

Verfälschungen und Verwechslungen. Die ähnlichen, jedoch mit ungestielten Blättchen versehenen Blätter von Ptelea trifoliata L., in Nordamerika heimisch, als Zierpflanze gezogen. Die Blätter dreiteilig, fein gekerbt, unterseits filzig und nur gegen die Basis sehr verschmälert. Die einfachen Haare sind einzellig, nicht gegliedert, sehr dickwandig, die Kutikula ist warzig, die Drüsenhaare sind größer, ungestielt, keulig-kugelig, finden sich auf beiden Seiten in geringer Anzahl. Im Inneren keine Milchsaftgänge, aber unter der oberen Epidermis und im Kollenchym der Mittelrinde zahlreiche Öldrüsen, deren deckende Epidermiszellen eine rundliche, gut sichtbare Gruppe von 4 bis 8 konzentrisch geordneten Zellen bilden. Die gleichen zahlreichen Kristalldrusen wie bei Rhus. — Die Blätter von Cissus quinquefolia PURSH (Ampelopsis quinquefolia ROEM. et SCHULT., Ampelopsis hederacea MICHX.), die Blätter fünfzählig gefingert, während die von Rhus toxicodendron dreiteilig zusammengesetzt sind. — Ferner wurden die Blätter von Rhus coriaria L., Rhus typhina L., Cotinus coggyria SLOP. (Rhus cotinus L.) und Rhus copallina L. beobachtet.

Inhaltsstoffe. Nach älteren Angaben eine giftige glykosidische Gummi- oder Wachsart, die bei Hydrolyse in Gallussäure, Fisetin und Rhamnose zerfällt, äth. Öl und Harz. Im weißen, an der Luft schnell dunkelnden Milchsaft sog. Urushiol (früher als Toxicodendronsäure, Toxicodendrol oder Toxicodendrin bezeichnet), „Rhusgift", bestehend aus Brenzcatechinderivaten mit gesättigten C_{15}- und mono-, di- und triolefinischen Seitenketten. Das Monoolefin aus Rhus toxicodendron, Urushenol (3-[8-Pentadecenyl]-brenzcatechin) erzeugt Rhus-Dermatitis. Die Blätter sollen etwa 3,3%, die Zweige 1,6%, die unreifen Früchte 3,6% enthalten. Ferner die Flavonderivate Myricetin, Quercetin, Kämpferol und Fisetin $C_{15}H_{10}O_6$, Fp. 330° (Zers.), bis 25% Gerbstoff, Gallusgerbsäure (Rhussäure), Gallussäuremethylester, Rhamnose.

Fisetin

In den Beeren Heneicosandicarbonsäure $C_{23}H_{44}O_4$, Fp. 127,5°. In der Fruchtwand Myristin- und Palmitinsäure als Hauptfettsäuren. Im Samenöl überwiegen mengenmäßig Öl- und Linolsäure.

Prüfung. Max. Aschegeh. 8% Erg.B. 6. — Fremde Beimengungen: Nach Erg.B. 6 dürfen extrahierte Blatt-, Zweig- und Blattstielreste und Blätter anderer Rhus-Arten nicht vorhanden sein.

Aufbewahrung. Vorsichtig Erg.B. 6. In dichtschließenden Gefäßen, nicht über ein Jahr.

Wirkung. „Rhusgift" hat bereits in sehr geringer Menge (wenige μg genügen) eine sehr starke örtliche Reizwrkg., die sich nach Aufbringen des Rhusgiftes auf die Haut sehr schnell entwickelt und sich als eine mit Rötung, Schwellung, pustel- und bläschenförmigem Ausschlag, Fieber, Schmerzen, v. a. aber mit stärkstem bis unerträglichem Juckreiz verbundene Dermatitis äußert, bes. an empfindlichen dünnen Hautstellen.
Vergiftungen kommen meist dadurch zustande, daß von Menschen, denen die Gefährlichkeit des Strauches nicht bekannt ist, beim Abpflücken von Blättern oder Zweigen, aber auch schon beim kräftigen Berühren (Reiben, Quetschen) die Milchsaftgefäße geöffnet werden, und so das Rhusgift auf die Haut gelangt. Die Rhusdermatitis ist sehr hartnäckig, sie kann wochen-, selbst monatelang anhalten; sie klingt nur langsam und unter Hinterlassung einer Dauerschädigung des Gewebes in Form einer bleibenden Überempfindlichkeit (Pathobiose) ab. Die Hauterscheinungen können (bei inzwischen äußerlich scheinbar normalem Verhalten der Haut) selbst nach Jahren in Gestalt von Nachschüben an den erstmals betroffenen Hautstellen wieder auftreten. Wenn das Rhusgift auf das Gesicht und dort in die Nähe der Schleimhäute

gelangt, so kann die Wrkg. u. U. auch auf die Schleimhäute, bes. der Augen, Nase und Mundhöhle übergehen, wodurch die Beschwerden des Betroffenen ganz erheblich vermehrt werden. Gerät das Gift unmittelbar oder z. B. durch Verwischen in die Augen, so sind schwerste Entzündungen der Binde- und Hornhaut, selbst mit vorübergehender oder auch bleibender Aufhebung des Sehvermögens infolge Hornhauttrübung zu befürchten. Nach oraler Aufnahme des Rhusgiftes (hierbei handelt es sich meist um medizinale Vergiftungen infolge Überdosierung der homöopathischen Rhus-toxicodendron-Arzneien) kommt es zu heftiger örtlicher Reizwrkg. in Mund, Rachen und Magendarmkanal, es stellen sich Übelkeit, Erbrechen und schwere, mit heftigen Koliken und blutigen Diarrhöen einhergehende Gastroenteritis ein, außerdem treten resorptive Vergiftungserscheinungen Schwindel, Benommenheit, aber auch Aufregungszustände sowie auch auf diesem Wege (bei vorhandener Idiosynkrasie bereits durch Rhus toxicodendron D_6 bis D_4) die oben beschriebenen Hauterscheinungen ein. Als Ausscheidungsorgane werden die Nieren von der Rhusgiftwrkg. betroffen, was sich in Hämaturie, Zunahme, nach höheren Dosen auch Abnahme der Diurese, u. U. in Nephritis äußert. Tiere gehen nach Aufnahme der Blätter des Gift-Sumachs zugrunde. Bei Vergiftungen infolge oraler Aufnahme des Rhusgiftes ist für möglichst schnelle Entfernung bzw. Unschädlichmachung des Giftes zu sorgen, z. B. Magenspülungen mit $KMnO_4$ oder Tierkohleaufschwemmung, Zufuhr von Tierkohle oral, möglichst auch intraduodenal, symptomatisch gegen die Reizwrkg. Mucilaginosa, speziell gegen Diarrhöen Uzara und Adstringentien, gegen Nierenschädigungen reichlich Flüssigkeitszufuhr (osmotische Diuretica) und bei etwaigen Kollapszuständen Atemanaleptica, u. U. auch Herz- und Gefäßmittel.

Anwendung. Früher als Narcoticum, heute in der allopathischen Heilkunde nicht mehr angewandt. In der Homöopathie v. a. bei rheumatischen und neuralgischen Affektionen, bes. bei Muskel- und Gelenkrheuma, Neuritiden, als „Nervinum" bei Aufregungszuständen und speziell bei mit bes. starkem Juckreiz einhergehenden Hautleiden. Auch bei allen Infektionskrankheiten, Malaria, Ekzemen, Kopfschmerzen, rheumatischen Zahnschmerzen, skrophulösen und rheumatischen Augenentzündungen, Herzhypertrophie, Herzschwäche und Kollaps, bei typhösen Krankheiten, Nasenbluten, Grippekatarrhen, Pneumonie, gastrischem Fieber, Sommerdurchfällen, Herbstruhr, Harn- und Blasenstörungen sowie Pruritis vaginae. Nach HARTWELL [Lloydia *30*, 400 (1967)] gegen Carcinom und Warzen.

Dosierung. Größte Einzelgabe 0,05 g, größte Tagesgabe 0,15 g. Mittlere Einzelgabe als Einnahme 0,03 g (10 g Aufguß, 0,3%). Erg.B. 6.

Rhus toxicodendron HAB 34.

Frische Blätter.

Arzneiform. Essenz nach § 2.

Arzneigehalt. 1/2.

Aufbewahrung. Bis 3. Dez. Pot. vorsichtig.
Die Vorschläge für das neue Deutsche HAB, Heft 7, S. 421 (1961) nennen als Stammpflanzen Rhus toxicodendron L. und Rhus radicans L. Neben verschiedenen Rk. der Tinktur wird eine p.chr. Untersuchung beschrieben.

Rhus radicans L. [Rhus toxicodendron L. var. radicans auct. plur., Toxicodendron vulgare MILL., Toxicodendron radicans (L.) O. KTZE.]. Rankender Sumach. Kletternder Giftsumach. Poison ivy.

Heimisch in Nordamerika, von Kanada, New York und Neu-England südlich bis in die Gebirge und westlich bis zum Mississippi. Seit altersher kultiviert.

Ein dem R. toxicodendron ähnlicher Strauch, aber Äste stets mit Luftwurzeln kletternd und schlingend. Zweige höchstens anfangs behaart. Laubblättchen dünn, beiderseits mehr oder weniger hellgrün, nur unterseits auf den Nerven leicht behaart, ganzrandig oder mehr oder weniger gezähnt, breit- oder rhombisch-eiförmig, bis über 15 cm lang und 11 cm breit. Stiel 2 bis 8 cm lang. Frucht im Durchmesser 5 bis 6 mm.

Inhaltsstoffe. Ähnlich wie R. toxicodendron, hier jedoch das Urushiol vollständig bekannt. Es besteht aus einer Mischung der Phenole I, II, III und V.

In den Früchten 30% Fett mit Myristin-, Palmitin-, Stearin-, Olein- und Linolensäure.

Wirkung. Nach älteren Angaben soll die Wrkg. verschieden von R. toxicodendron sein, aber ebenso stark.

Anwendung. Als Fiebermittel. In den USA die Blätter in der Homöopathie, bei uns die Wurzelrinde. Nach HARTWELL [Lloydia, *30*, 400 (1967)] in den USA (Georgia) ein Decoct gegen Carcinome.

I   R = (CH$_2$)$_4$—CH$_3$
II R = (CH$_2$)$_7$—CH=CH—(CH$_2$)$_5$—CH$_3$
III R = (CH$_2$)$_7$—CH=CH—CH$_2$—CH=CH—(CH$_2$)$_2$—CH$_3$
IV R = (CH$_2$)$_7$—CH=CH—CH$_2$—CH=CH—CH=CH—CH$_3$
V   R = (CH$_2$)$_7$—CH=CH—CH$_2$—CH=CH—CH$_2$—CH=CH$_2$

Rhus toxicodendron HPUS 64. Poison Ivy.

Die frischen Blätter.

Arzneiform. Urtinktur: Arzneigeh. 1/10. Rhus Toxicodendron, feuchte Masse mit 100 g Trockensubstanz und 200 ml W. = 300 g, A. USP (94,9 Vol.-%) 824 ml zur Bereitung von 1000 ml der Tinktur. — Dilutionen: D 2 (2×) enthält 1 T. Tinktur, 2 T. dest. W., 7 T. A.; D 3 (3×) und höher mit A. HPUS (88 Vol.-%). — Medikationen: D 2 (2×) und höher.

Rhus radicans HAB 34.

Frische Wurzelrinde.

Arzneiform. Essenz nach § 3.

Arzneigehalt. 1/3.

Aufbewahrung. Bis 3. Dez. Pot. vorsichtig.

Rhus aromatica AIT. (Rhus canadensis MARSH. non MILL., Rhus suaveolens AIT.,

Schmaltzia aromatica SMALL., außerdem laut HPUS 64 Betula triphylla, Lobadium aromaticum, Turpinia glabra, Turpinia pubescens). Gewürzsumach. Duftender Sumach, Stinkbusch, Wohlriechender Sumach. Sweet Sumach. Fragrant Sumach. Sumac odorant. Sommaco aromatico.

Heimisch in Nordamerika, von Alabama bis Maryland. Im mittleren Europa wohl nicht ganz winterhart.

Duftender, 1 bis 2,4 m hoher Strauch mit kahlen, rotbraunen, einjährigen Zweigen und kleinen, bis 10 cm langen, dreizähligen Laubblättern. Blättchen anfangs beiderseits behaart, später oberseits verkahlend, unterseits zuletzt nur noch auf den Nerven behaart. Blüten in 1 bis 1,5 cm langen, scheinährigen Blütenständen, gelbgrün, oftmals vor der vollen Entwicklung der Laubblätter blühend. Frucht kugelig, gelbrot, behaart.

Inhaltsstoffe. Nach BUZIASHVIH et al. [Chem. Abstr. *80*, 118203 (1974)] in den Blättern Gallotannine, Gallussäure und -methylester, Myricetin-3-α-L-rhamnofuranosid, Quercetin- und Kämpferol-3-β-D-glucopyranosid, Myricetin, Quercetin und Kämpferol. Nach ZAPROMETOV [Chem. Abstr. *71*, 69 (1969)] (+)-Gallocatechin. In den Früchten viel Citronen- und Äpfelsäure.

Cortex Rhois aromaticae Radicis. Cortex Rhois aromaticae, Gewürzsumach(wurzel)rinde.

Stinkbuschwurzelrinde. (Süße) Sumach(wurzel)rinde. Sweet (Fragrant) Sumach bark. Rhus Aromatic Bark. Rus aromatico. Corteza de sumac dulce.

Cortex Rhois aromaticae Radicis Erg.B. 6.

Die getrocknete Wurzelrinde.

Die Ganzdroge besteht aus außen graubraunen bis dunkelbraunen, innen weißlichen oder fleischrot gefärbten, 2 bis 3 mm dicken, eingerollten Stückchen. Der Querschnitt läßt bei Lupenbetrachtung deutlich große, gelbliche Ölräume erkennen. Der Bruch ist körnig, nicht faserig. Die Rindenstücke sind an den Bruchstellen fast immer mit stecknadelkopfgroßen, braunen, ausgetretenen Sekretmassen bedeckt. Die Schnittdroge ist gekennzeichnet durch die weißlich-grauen, auf der Außenseite graubraunen, meist eingerollten Rindenstückchen, die an den Bruchstellen und auf der Innenseite häufig mit braunen Sekretmassen bedeckt sind.

Gewürzsumachrinde riecht angenehm und schmeckt bitterlich zusammenziehend, wenig würzig.

Pulver. Die hellgraubraune bis rötlichgelbe Pulverdroge ist gekennzeichnet durch stark verdickte, teilweise in Gruppen gelagerte und mitunter einen braunen Inhalt führende Steinzellen der primären Rinde, durch Parenchymgewebestücke, deren Zellen Calciumoxalatdrusen und reichlich Stärke enthalten, durch zahlreiche, je nach der Feinheit des Plv. mehr oder weniger gut erhalten gebliebene langgestreckte schizogene Ölbehälter oder deren Bruchstücke, durch sehr viele gelbe Öltropfen und durch Korkfetzen aus unverdickten, dünnwandigen Zellen. Vereinzelt finden sich größere Bruchstücke mit den in der primären Rinde an der Grenze zur Korkschicht in einer Reihe angeordneten Gruppen von Steinzellen, Gewebestückchen mit einreihigen Markstrahlen und Bruchstücke zusammengefallener Siebröhren. Fasern fehlen.

Gelegentlich wird auch Zweigrinde verwendet, die ähnliche Merkmale wie die Wurzelrinde aufweist. Daneben treten an der Ganz- und Schnittdroge hier auch querlaufende Lentizellen auf.

Inhaltsstoffe. Nach älteren Angaben fettes Öl, Harz, Wachs und Gallussäure. Ferner 0,07% äth. Öl und 21,76% Gerbstoffe.

Anwendung. Vor allem als Tinktur gegen Bettnässen, Durchfall, Nieren- und Blasenerkrankungen, Menorrhagie, Gebärmutterblutungen, ferner bei Dysenterie (Gerbstoff) und als Diureticum (äth. Öl). Nach anderen Angaben auch bei Diabetes (?).

Dosierung. Kinder 2- bis 3mal täglich 5 bis 20 Tr. je nach Alter, längere Zeit hindurch. Mittlere Einzelgabe als Einnahme 1 g Erg.B. 6.

Rhus aromatica HAB 34.

Frische Wurzelrinde.

Arzneiform. Essenz nach § 3.

Arzneigehalt. 1/3.

Rhus aromatica HPUS 64. Fragrant Sumach.

Die frische Wurzelrinde.

Arzneiform. Urtinktur: Arzneigeh. 1/10. Rhus aromatica, feuchte Masse mit 100 g Trockensubstanz und 233 ml W. = 333 g, dest. W. 100 ml, A. USP (94,9 Vol.-%) 700 ml zur Bereitung von 1000 ml der Tinktur. — Dilutionen D 2 (2×) enthält 1 T. Tinktur, 2 T. dest. W., 7 T. A.; D 3 (3×) und höher mit A. HPUS (88 Vol.-%). — Medikationen: D 3 (3×) und höher.

Rhus coriaria L. Gerbersumach. Sizilianischer Sumach. Syrian Sumac.

Heimisch im Mittelmeergebiet, westlich bis zu den Kanarischen Inseln, östlich bis Persien und Afghanistan. Der Strauch wird in Mitteleuropa selten gezogen, da er nicht winterhart ist und häufig bis zum Erdboden zurückfriert. R. coriaria gehört zu den charakteristischen Gewächsen der mediterranen Macchie und bedeckt z. B. in Griechenland oft meilenweit trockene Kalkgelände.

3 m hoher Strauch mit fein und dicht behaarten, gelbgrauen Zweigen. Laubblätter bis etwa 18 cm lang, 9- bis 15zählig gefiedert; Fiederblättchen an gegen die Spitze zu oft geflügelter Blattspindel sitzend, eiförmig oder eilänglich, die unteren fast rundlich, selten über 6 cm lang, stumpflich, grob kerbig gezähnt, oberseits spärlich weichhaarig, unterseits heller und reichlich weichhaarig. Blüten in end- und seitenständigen, bis 25 cm langen dicht behaarten, schmalen, dichten, rispigen Blütenständen auf sehr kurzen Stielen. Kelch dicht behaart. Kronblätter eiförmig-länglich, stumpf, doppelt so lang wie der Kelch, bewimpert, grünlich, Frucht etwa 4 bis 6 mm im Durchmesser, kugelig, dicht rot, einfach und drüsig behaart.

Inhaltsstoffe. Nach älteren Angaben in den Blättern und jungen Trieben Dextrose, in den Blättern freie, veresterte und glykosidisch gebundene Gallussäure, 23 bis 35% Sumachgerbstoff (Gallotannin). Nach Sissi et al. [Planta med. (Stuttg.) *14*, 222 (1966); *21*, 67 (1972)] Isoquercitrin und Myricitrin, nach Säurehydrolyse Myricetin, Quercetin und Kämpferol zusammen mit m-Digallussäure, Äthyl- und Methylgallat und Ellagsäure. Nach Buziashvili et al. [Chem. Abstr. *74*, 50528 (1971)] ferner Avicularin, Quercetin-3-rhamnosid und Astragalin.

Anwendung. Die Laubblätter und jungen Triebe als „Gambuzzo" getrocknet und gepulvert ein geschätztes Gerbmaterial. Die getrockneten Laubblätter allein als „Sizilianischer" oder

„Italienischer Sumach" als Gerb- und Färbemittel zur Herstellung des Saffian- und Corduanleders. In der Praxis werden meist 3 Sorten unterschieden: Feiner Sumach (I. Qualität), feine Rippen und grobgemahlene Blattstiele, grobe Rippen und Stiele. Die letztgenannte Sorte kommt für den Handel nicht in Betracht. Man unterscheidet Sorten „Masculino" (mit 25 bis 35% Gerbstoff) und „Feminella" (mit weniger als 25%). Die hinsichtlich ihres chemischen Inhaltes nicht sicher bekannten Früchte werden zur Verbesserung von Essig und als Gewürz verwendet. Auch Verfälschungen des echten Pfeffers mit Rhus coriaria sind bekannt geworden. Laubblätter und Früchte sollen bei Blut- und Schleimfluß sowie bei Gallenfieber heilsam sein (noch in der portugiesischen Pharmakognosie offizinell), können aber auch schwere Vergiftungserscheinungen hervorrufen. Da die Pflanze Rebläuse vertreiben soll, wird sie in verseuchten Weinbergen angepflanzt. Laubblätter und Zweige finden ferner zum Schwarzfärben, die Rinde zum Gelbfärben, Wurzeln und Früchte zum Rotfärben Verwendung. Die Laubblätter werden ihres aromatischen Duftes wegen bisweilen dem Tabak beigemischt.

Bemerkung. Unter Sumach im weiteren Sinne des Wortes versteht man in der Apotheke eine Handelsware, die sich aus den getrockneten und gemahlenen Laubblättern mehrerer Rhus- und Coriaria-Arten zusammensetzt, die meist auch Bruchstücke von Blattstielen und Zweigen enthält und ein graugrünes, schwach riechendes, zusammenziehendes Plv. darstellt. Die wertvollste Sorte wird von Rhus coriaria gewonnen. Das Gerben geschieht nach der französischen, italienischen oder türkischen Methode. Bei der ersteren werden die „Blößen" in einer Reihe von Sumachfarben gar gemacht, bei der zweiten werden sie in einer schwachen Sumachfarbe angegerbt und mit einer starken Sumachbrühe fertig gemacht, bei der türkischen Methode endlich wird jedes Fell in einen mit Sumachbrühe gefüllten Sack gebracht und starkem Druck ausgesetzt; die Operation muß mehrfach wiederholt werden. Auch zum Färben und vegetabilischen Nachfärben von Chromleder wird der Sumach verwendet. Als Ersatz von Eichen- oder Fichtenrinde kommt er nicht in Betracht.

Rhus glabra L. (Rhus elegans Aɪᴛ., R. canadensis Mɪʟʟ., außerdem laut HPUS 64 Rhus carolinense, R. virginicum). Glatter Sumach. Kahler Sumach. Scharlachsumach. Smooth Sumach. Common, Pennsylvania, White, Upland Sumach.

Heimisch in Nordamerika, nördlich von Neu-Schottland bis Britisch-Columbia, südlich von Florida bis Arizona. Liebt Waldränder und trockene, sonnige Hügel. Wegen seiner stark festigenden Wurzeltätigkeit zur Anpflanzung an Bahndämmen.

Strauch oder bis 6 m hoher Baum. Ähnlich R. typhina (s. u.), aber einjährige Zweige kahl oder fast kahl, meist bereift und rot überlaufen. Fiederblättchen etwas breiter und gröber, zuweilen auch undeutlich gesägt, unterseits meist ganz kahl, färben sich im Spätherbst glänzend rot; Blütenstand größer, mehr oder weniger kurz und feinhaarig. Frucht fast kugelig rund, rot, dicht mit purpurroten Haaren bedeckt, einsamig; erhält ihre rote Farbe bis tief in den Winter hinein. Die Rinde des Stammes und der Äste ist außen hellgrau, oft mit rötlichem Schimmer, innen rotbraun, auf dem Bruch völlig glatt, da weder Bastfasern noch Steinzellen vorhanden sind, dagegen Sekretbehälter mit weißem Milchsaft, der an der Luft braun wird. Außenrinde sehr leicht von der glatten Innenrinde loslösbar.

Inhaltsstoffe. In den Blättern Fisetin und Dihydrofisetin (Fustin), 27% Gerbstoff und Gallussäuremethylester. Die auf der Pflanze erzeugten Gallen enthalten bis 62% Gerbstoff.

Anwendung. Die gerbstoffreichen Laubblätter bilden zusammen mit den Laubblättern von R. typhina den als „Nordamerikanischer Sumach" bezeichneten Handelsartikel, der als schwarzes Färbungsmittel, Gurgelwasser und zum Parfümieren von Tabak verwendet wird. Mit den Gallen wird in Amerika Leder gegerbt. Außerdem die Rinde und Blätter in der Homöopathie. Der Saft nach Hᴀʀᴛᴡᴇʟʟ [Lloydia *30*, 400 (1967)] gegen Warzen.

Fructus Rhus glabrae. Sumach Berries.
Rhus BPC 34.

Inhaltsstoffe. Nach älteren Angaben in den Samen 10% Eiweiß und 8,7 bis 12% fettes Öl. In den Früchten Calciummalat (aber keine Äpfelsäure), Weinsäure (?), Tannin, Bitterstoff, org. Säuren, cholesterinartiger Alkohol.

Anwendung. Hauptsächlich als Dekokt 1:200 oder Fluidextrakt 1:1 gemischt mit Glyzerin und W. als Gurgelmittel, bes. in Verbindung mit Kaliumchlorat.

Rhus glabra HAB 34.
Frische Rinde.
Arzneiform. Essenz nach § 3. A

Arzneigehalt. 1/3.

Aufbewahrung. Bis 3. Dez. Pot. vorsichtig.

Rhus glabra HPUS 64. Smooth Sumach.

Die frische Rinde und Blätter.

Arzneiform. Urtinktur: Arzneigeh. 1/10. Rhus glabra, feuchte Masse mit 100 g Trockensubstanz und 200 ml W. = 300 g, dest. W. 200 ml, A. USP (94,9 Vol.-%) 635 ml zur Bereitung
von 1000 ml der Tinktur. — Dilutionen: D 2 (2×) enthält 1 T. Tinktur, 3 T. dest. W., 6 T.
A.; D 3 (3×) und höher mit A. HPUS (88 Vol.-%). — Medikationen: D 3 (3×) und höher.

Rhus copallina L. Zwergsumach. Kopal-Sumach.

Heimisch in Nordamerika. Liebt trockene, steinige oder felsige Hänge. Die meist als
Strauch gezogene Art scheint in Mitteleuropa winterhart zu sein. Eine größere Verbreitung
hat sie aber nicht gefunden, obwohl sie durch den dunkelgrünen, im Spätherbst braunrot ver-
färbenden Glanz der Laubblätter als Ziergehölz geeignet ist.

Strauch oder bis 10 m hoher Baum mit Wurzelausläufern und anfangs dicht braunfilzigen,
verkahlenden, jungen Zweigen. Laubblätter bis 30 cm lang, auf breitgeflügeltem Stiel, 9- bis
21zählig gefiedert; Blattspindel behaart; Fiederblättchen lanzettlich, bis 9 cm lang, ganzrandig oder ungleich entfernt gezähnt, oberseits tief- und glänzendgrün, an den Nerven behaart,
unterseits hellgelblichgrün, locker, weichhaarig. Blüten in breit pyramidenförmigen, bis über
20 cm langen behaarten Rispen. Frucht etwa 4 mm im Durchmesser, kurz drüsenhaarig,
karminrot, früh abfallend.

Inhaltsstoffe. In getrockneten Blättern 27,05 bis 36,68% Gerbstoff. Im Samen 13,8% Eiweiß und 10,1% fettes Öl. In den Früchten Calciumoxalat (?).

Anwendung. Die gerbstoffreichen Laubblätter bilden einen Teil des als ,,Amerikanischer
Sumach" gehandelten Gerbmittels; auch zum Parfümieren von Tabak. Die Wurzeln färben
rot und werden gegen Syphilis gebraucht. Das Samenöl gegen Hämorrhoiden, der frische Saft
gegen Warzen und Ausschlag. Soll auch Harzbalsam geliefert haben.

Rhus typhina L. (R. hista SUDW., R. viridiflora POIR.). Amerikanischer Sumach. Essig-
baum. Essigsumach. Hirschkolbenbaum. Bucks'horn. Staghorn Sumach. Vinaigrier. Hirsch-
kolbensumach.

Heimisch im westlichen Nordamerika, nördlich bis Neubraunschweig, Süd-Ontario,
Minnesota, südlich bis Mississippi, Mittel-Alabama und Nord-Georgia. Gern auf guten Böden,
bes. an Flußufern und in Sümpfen, aber auch auf trockenen, steinigen Unterlagen. Die Art
ist in Mitteleuropa vollkommen winterhart und wird vielfach als vorzüglicher Schmuck in
Anlagen und Gärten gepflanzt. Im Herbst nimmt das Laub eine dem Weinlaub ähnliche rote
Verfärbung an. Die weitkriechenden, mit ihrem braunen Filz an ein im Bast stehendes Hirsch-
geweih erinnernden Schößlinge und Wurzelausläufer sind außerordentlich widerstandsfähig
und verhelfen der Pflanze zu häufigem Verwildern.

Locker verästelter Strauch oder bis 12 m hoher, sparrig verzweigter Baum mit unterirdischen Ausläufern. Stamm mit grauer, rissiger Borke. Junge Zweige, Äste und Schößlinge
dicht weichzottig braunrot behaart, selten verkahlend, ältere Zweige glänzend. Knospen von
einer hufeisenförmigen Blattnarbe umgeben. Laubblätter bis 50 cm lang, elf- bis einund-
dreißigzählig gefiedert, gestielt; Blättchen bis 12 cm lang, sitzend, länglich-lanzettlich, vorne
zugespitzt, grobgesägt, oberseits mattglänzend dunkel- oder sattgrün, verkahlend, unterseits
von weichen Haaren blaugrau oder weißlich, zuletzt (mit Ausnahme der Nerven) verkahlend
und blaugrün. Blüten zweihäusig, fast sitzend, in dichten, endständigen, pyramidenförmigen,
mit schmallinealen Deckblättchen versehenen, dicht behaarten, bis 15 cm langen Blütenständen. Kelchblätter dicht behaart. Kronblätter der männlichen Blüten gelblichgrün, die
der weiblichen Blüten rot. Nüßchen rundlich, 4 mm lang, stark purpurrotfilzig, in dichtem,
kolbenartigem, rotem Fruchtstand.

Inhaltsstoffe. Die Blätter enthalten etwa 25% Gerbstoff, Gallotannine (s. bei R. coriaria),
ferner Myricetin, Quercetin und Kämpferol sowie Mesoinosit. Nach älteren Angaben Gerbstoff
auch in der Rinde und in Gallen auf den Blättern. Die Früchte, Fructus Rhois typhinae, enthalten nach FISCHER [Pharmazie *15*, 83 (1960)] Äpfelsäure, Gallussäure, Calciummalat, etwa
14% Gallotanningerbstoffe, überwiegend in den Fruchthaaren freie Gallussäure, Ellagsäure,

0,66% Anthocyane, Daucosterin $C_{35}H_{60}O_6$, Fp. 305° (Zers.), in den Fruchthüllen 8,6 bis 15,4% Fett, in den Samen 1,1 bis 6,2% Fett mit Palmitin-, Stearin-, Arachin-, Behensäure, Oxyfettsäuren, Ölsäure, Elaidin-, Linol- und Linolensäure.

Anwendung. Die Blätter liefern ebenfalls wie die von R. glabra und R. copallina „Amerikanischen Sumach". Mitunter auch Verfälschung von Folia Rhois toxicodendri. Die Früchte in Nordamerika zur Bereitung eines Essigs. Nach HARTWELL [Lloydia *30*, 71 (1967)] Blätter und Früchte gegen Carcinome, Saft gegen Warzen. Das dunkelgelbe bis orangerote Holz zu feinen Schreinerarbeiten.

Rhus pentaphylla DESF.

Südeuropa, Nordafrika.

Liefert algerischen Sumach; Holz, Rinde und Wurzeln einen Gerbextrakt.

Rhus vernix L. (Rhus venenata DC.). Giftsumach. Giftesche. Alant. Dog wood. Poison ash. Poison elder. Elder (sumach) tree oder wood. Varnish tree. Varnish (Swamp) sumach.

Heimisch in Nordamerika, von Nord-Neu-England bis Nord-Georgia und Alabama, westlich bis Nord-Minnesota, Arkansas und West-Louisiana. Besiedelt sumpfige Orte. In Europa selten gepflanzt und wahrscheinlich weniger winterhart. Die Art wird häufig mit R. vernicefera verwechselt und ist sehr giftig.

Strauch oder bis 6 m hoher Baum, ähnlich R. vernicifera, aber Borke glatt. Die Rinde des Stammes und der Zweige ist außen hellgrau, innen gelblichgrün und längsstreifig, junge Rinden mit zahlreichen quergestellten Lentizellen. Der Bruch fast glatt durch das Fehlen von Bastfasern und Steinzellgruppen. Viele große Sekretbehälter in der Mittelrinde mit einem an der Luft schnell schwarzwerdenden, süßen Milchsaft. Zweige mehr oder weniger überhängend, kahl, rot oder orangebraun, zuletzt grau. Laubblätter wechselständig, langgestielt, bis 40 cm lang, sieben- bis dreizehnzählig gefiedert; Blättchen sitzend, eirundlanzettlich zugespitzt, unterseits hellgelbgrün, bis 10 cm lang, ganzrandig oder etwas ausgeschweift, beiderseits kahl, unterseits netzaderig. Blüten in schmalen, meist über 10 cm langen, lockeren Blütenständen. Frucht etwa 4 mm im Durchmesser, lange hängen bleibend. Der Baum zeichnet sich durch eine prächtige rote Herbstfbg. aus.

Inhaltsstoffe. Nach älteren Angaben Gummi, schleimartige Stoffe, Harz und ein Enzym. Im Milchsaft Urushiole, in den Samen 16,2% Eiweiß und 9,2% fettes Öl. Die Pflanze liefert einen giftigen, schwarzen Milchsaft.

Wirkung. Wirkt auf der Haut blasenziehend, auch die Ausdünstung des Baumes verursacht Schwellungen und Entzündungen der Haut.

Anwendung. Milchsaft als Ersatz für echten japanischen Lack und zu Salben und Firnissen. Die Frucht (Shih-Chuyu) bei Verdauungsstörungen. In der Homöopathie die frischen Blätter und die Rinde. Ein Dekokt nach HARTWELL [Lloydia *30*, 400 (1967)] gegen Carcinom.

Rhus venenata HAB 34.

Gleiche Teile frische Rinde und frische Blätter.

Arzneiform. Essenz nach § 3.

Arzneigehalt. 1/3.

Aufbewahrung. Bis 3. Dez. Pot. vorsichtig.

Rhus venenata HPUS 64. Poison Sumach.

Die frischen Stengel und Blätter von Rhus venenata = nach HPUS 64 R. vernix = R. vernicifera.

Arzneiform. Urtinktur: Arzneigeh. 1/10. Rhus venenata, feuchte Masse mit 100 g Trockensubstanz und 200 ml W. = 300 g, A. USP (94,9 Vol.-%) 824 ml zur Bereitung von 1000 ml der Tinktur. — Dilutionen D 2 (2×) und höher mit A. HPUS (88 Vol.-%). — Medikationen: D 3 (3×) und höher.

Rhus vernicifera DC. (Rhus vernix THUNB., R. juglandifolia DON.). Firnisbaum. Lacksumach(baum). Japanlackbaum. Chinesischer Lackbaum.

Heimisch in Japan. Dort sowohl wie in China und auch in Mitteleuropa häufiger gezogen und hier vollständig winterhart.

Strauch oder bis 10 m hoher Baum mit rissiger Rinde und kahlen, meist leicht bereiften Zweigen. Die Rinde ist grau, rauh. Laubblätter bis 60 cm lang. 7- bis 13zählig gefiedert; Blättchen bis 16 cm lang und 7 cm breit, sitzend, eiförmig-länglich, zugespitzt, ganzrandig, oberseits glänzend, kahl, unterseits meist nur am Hauptnerven behaart. Blüten zwittrig oder zweihäusig, in wenig behaarten Rispen. Frucht etwa 10 mm im Durchmesser, glatt, grünlichgelb.

Inhaltsstoffe. Im giftigen Milchsaft Hydrourushiol $C_{21}H_{36}O_2$, Fp. 58 bis 60°, Urushiol, aus den Phenolen I bis IV bestehend (s. bei R. radicans), Eicosandisäure (Octadecandicarbonsäure) $C_{20}H_{38}O_4$, Fp. 125 bis 126°, und Laccol, Proteine und Gummi. Im Gummi nach YOSHIAKI et al. [Chem. Abstr. *63*, 834 (1965)] Galaktose, Xylose, Arabinose und Rhamnose, in dem japanischen Lackbaum daneben noch Galakturonsäure und Glucuronsäure. YOSHIAKI [Chem. Abstr. *65*, 18239 (1963)] fand 1 → 3 verknüpfte 6-O-D-Galakturonosyl-D-galaktose. Die Proteine Laccase und Stellacyanin sollen beim Trocknen des Lackes eine Rolle spielen und nach BLUMBERG [Biochem. Biophys. Res. Commun. *15*, 277 (1964)] Kupfer enthalten. Stellacyanin oder blaues R. vernicifera-Protein besteht nach PEISACH et al. [J. Biol. Chem. *242*, 2847 (1967)] aus 20% Kohlenhydraten, 20% Hexosamin und der Rest ist eine Polypeptid-Matrize aus 108 Aminosäuresequenzen, in die ein einzelnes Cu-Atom eingebettet ist.

Hydrourushiol

Im Kernholz ca. 0,1% Fisetin und Fustin, in den Blättern Fustin, Quercetin, Luteolosid und Kämpferol. Das Fett aus der Fruchtwand, Japanwachs, besteht aus 77% Glyceriden der Palmitinsäure, 5% der Stearin- und Arachinsäure, etwa 12% der Ölsäure, ca. 1% der Linolsäure und etwa 6% von Dicarbonsäuren, wie z. B. Phellogensäure (Eicosandicarbonsäure) $C_{22}H_{42}O_4$, Fp. 124 bis 126°.

Wirkung. Der Milchsaft ist die Ursache der „Lackkrankheit" der Ostasiaten, die sich in stark juckenden Rhus-Dermatitiden äußert; wird bei empfindlichen Personen sogar noch bei alten Lackarbeiten beobachtet. Auch die Ausdünstung des Baumes soll Hautausschlag bedingen.

Anwendung. Der Latex als Ausgangsstoff für den von den Japanern „ki-urushi" genannten Japanischen Lack, der nach dem Eintrocknen bei erhöhter Temp. und in feuchter Luft höchstglänzend, hart und widerstandsfähig gegen Erwärmen und Lsgm. wird. Aus den Samen wird Pflanzenwachs ähnlich dem Japantalg ausgeschmolzen.

Gewinnung des Lackes. Wenn die Bäume ungefähr einen Durchmesser von 12 cm erreicht haben, werden sie in Abständen bis zu einem Alter von 50 bis 60 Jahren angezapft; das Anzapfen erfolgt am besten im Hochsommer, da der Saft im Frühjahr sehr wäßrig ist, im Herbst dick und langsam ausblutet, in mehreren parallelen Einschnitten in die Rinde des Stammes und der Seitenäste. Der ausblutende Saft wird in Muscheln, Bambusrohren oder anderen Gefäßen gesammelt. Er ist zunächst weißlich, dunkelt aber bald an der Luft. Der Saft blutet ungefähr eine Woche aus, wenn man immer wieder durch einen erneuten Rindenschnitt vergrößert wird. Nach 7 Jahren Pause wird wieder dieselbe Stelle geöffnet. Der Firnis wird zu den berühmten japanischen Lackarbeiten verwendet und erhärtet nur in Dampfatmosphäre.

Rhus vernix HAB 34.

Gleiche Teile frische Blätter und frische Rinde.

Arzneiform. Essenz nach § 3.

Arzneigehalt. 1/3.

Rhus succedanea L. (R. acuminata Dc.). Talgsumach. Wachssumach. Japanischer Sumach.

Japanese vegetable. Wax tree. Arbre à Cire blanche vegetable du Japon.

Heimisch in China, Japan, in Nordindien auch kultiviert.

Inhaltsstoffe. Im Latex Laccol $C_{23}H_{36}O_2$, eine gelbe Fl., und Laccase. In den Blättern Rhoifolin (Apigenin-7-neohesperidosid) und nach MATSUDA [Chem. Pharm. Bull. (Tokyo) *14*, 877 (1966)] Corilagin $C_{27}H_{22}O_{18}$, Fp. 204 bis 205° (Zers.), das bei Hydrolyse Gallus- und

Ellagsäure liefert. In der Rinde ca. 10% Gerbstoff. Im Kernholz Fisetin, Fustin und Sulphuretin. Nach HILLIS et INOUE [Phytochemistry *5*, 483 (1966)] außerdem im Kernholz Garbanzol (3,7,4'-Trihydroxyflavon), Gallus- und Ellagsäure, in kleinen Mengen auch Fisetin-7-glucosid. In der Steinfrucht nach CHEN et al. [Phytochemistry *13*, 276 (1974); *13*, 1571 (1974); *13*, 1617 (1974)] die Biflavone Hinoki- und Amentoflavon (je etwa 0,25%), Rhusflavanon (6,8''-Naringeninylapigenin), Fp. 236 bis 238°, und Agathisflavon, Fp. > 300°. Daneben in der Fruchtwand Japanwachs, Cera japonica, Japantalg, Sumachwachs, Cire de Japon aus ca. 77% Palmitinsäureglyceriden. 50% der Fettsäuren des Öles der Samen sind nach BEDI und ATAL [Planta med. (Stuttg.) *20*, 181 (1971)] Linol-, 18% Öl-, 30% gesättigte und 1% Linolensäure.

Anwendung. Japanwachs zu Kerzen, Möbelpolituren oder für die Lederherstellung. Der Latex ist ebenfalls Grundstoff für natürlichen Lack. Die Galläpfel, Kakrasinge, ferner Dushtapuchattu und Karkata-sringi genannt, als Tonikum, Expectorans, bei Asthma, Fieber u. a. Nach HARTWELL [Lloydia *30*, 71 (1967)] in Schweineschmalz, Pudern oder Klistieren in Indien gegen abdominale Tumoren.

Rhus silvestris SIEB. et ZUCC.

Heimisch in Ostasien.

Inhaltsstoffe. In den Blättern nach MATSUDA [Chem. Pharm. Bull. (Tokyo) *14*, 877 (1966)] Corilagin und Rhoifolin.

Anwendung. Liefert ebenfalls Japanlack und Pflanzenwachs.

Rhus orientalis (GREENE) SCHNEID. (Rhus toxicodendron L. var. hispida ENGL.).

Heimisch in Ostasien (Japan).

Anwendung. Liefert Tsuta-Urushi-Lack mit Laccol, der dem Japanlack ähnlich ist.

Rhus javanica L. und andere Species liefern Gallae (s. d.).

Rhus chinensis MILL. [R. osbeckii (DC). STEUD. ex SCHNEID., R. semialata var. osveckii DC.]. Gallensumach.

Heimisch in Ostasien, bes. China, Japan, Formosa, nördliches und nordwestliches Indien, an trockenen, felsigen Orten.

Die Art ist in Mitteleuropa winterhart.

Bis 10 m hoher Baum mit anfangs rostig behaarten, später verkahlenden, glänzenden rotbraunen Zweigen und bis 40 cm langen, drei- bis fünfzählig gefiederten Laubblättern; Blattspindel deutlich geflügelt; Fiederblättchen eiförmig zugespitzt, grobgesägt, oberseits tiefgrün, auf den Nerven mehr oder weniger behaart, unterseits grau, papillös, reichlich behaart, mit vortretenden Nerven. Blüten in großen bis 40 cm langen Blütenständen, gelbgrau. Frucht kugelig, etwa 7 mm Durchmesser, gelbrot, drüsig behaart. Im Herbst färbt sich das Laub schön rot.

Inhaltsstoffe. In den Blättern nach MATSUDA [Chem. Pharm. Bull. (Tokyo) *14*, 877 (1966)] Myricitrin, Myricetin und Quercitrin. In den Früchten ein gelber Farbstoff und Balsam.

Anwendung. Liefert ebenfalls Gallae (s. IV, 1090ff.).

Bemerkung. Weitere tanninenthaltende Rhus-Arten Süd- und Ostafrikas werden in der Eingeborenenmedizin auf verschiedene Weise arzneilich verwendet (WATT and BREYER-BRANDWIJK).

Rhus trilobata zeigt Aktivität gegen Nasopharynx-Carcinom [PETTIT et al.: Lloydia *37*, 539 (1974)].

Ribaminolum

Ribaminolum. Ribaminol USAN.

Verbindung aus Ribonucleinsäure und 2-Diäthylamino-äthan-1-ol.

Ribes

Ribes rubrum. Saxifragaceae — Ribesioideae. Rote Johannisbeere.

HEGI unterscheidet 2 Arten, die häufig verwechselt werden: Ribes rubrum L. (s. u.) und

Ribes spicatum ROBS. (R. rubrum L. p. p., R. rubrum L. emend. JANCZ., SCHNEID., ENGL., R. Schlechtendalii LANGE). Nach ZANDER — ENCKE — BUCHHEIM Ribes spicatum ROBS. emend. WILM. [Ribes rubrum L. p. p., R. vulgare LAM., p. p., R. rubrum ssp. rubrum (L.) O. SCHWARZ]. Wilde rote Johannisbeere. Nordische Johannisbeere.

Heimisch in Schottland, Skandinavien, Finnland, im nördlichen Mittel- und Osteuropa, in anderen Rassen in Sibirien und der Mandschurei. In feuchten Wäldern, in Schluchten und an Bächen.

1 bis 2 m hoher, unbewehrter Strauch mit verkahlenden Ästen. Laubblätter drei- bis schwach fünflappig, am Grund gestutzt oder sehr schwach herzförmig mit weiter Bucht, groß, mit breiten, stumpflichen, an den Seiten mehr oder weniger konvexen Lappen, doppelt kerbzähnig, unterseits in der Jugend meist kurz flaumig, später weitgehend verkahlend, mit ähnlich langem Stiel wie R. rubrum. Blüten grünlich, bei der im Gebiet auftretenden Rasse in hängenden vielblütigen Trauben. Blütenröhre schüsselförmig vertieft, ohne Ringwulst auf der Innenseite, die Kelchzipfel breit verkehrt-eiförmig, kahl, etwa dreimal so lang wie die gestutzten Kronblätter. Staubblätter wenig länger als die Kronblätter; Konnektiv auf der Innenseite schmal, weshalb sich die Antherenhälften fast berühren. Fruchtknoten mit leicht konvexer Spitze, scharf von dem unteren Teil des zylindrischen Griffels abgesetzt, außen glatt und kahl. Beeren rot, selten rosa oder farblos, genießbar.

Ribes rubrum L. (R. vulgare LAM. nom. illeg., R. sativum SYME, R. sylvestre SYME, R. domesticum JANCZ.). Nach ZANDER — ENCKE — BUCHHEIM R. sylvestre (LAM.) MERT. et W. D. J. KOCH [R. rubrum auct. non L., R. sativum (RCHB.) SYME, R. rubrum ssp. vulgare DOMIN]. Rote (Garten-) Johannisbeere. Red currant. Groseillier commun. Groseillier à grappes. Groseillier rouge. Raisin de mare. Castillier. Gadellier. Raisinet. Ribes rosso. Groselhas.

Heimisch in Westeuropa, bes. in Frankreich, Belgien, England; in Asien und dem nördlichen Amerika. In nassen Eschen- und Erlenwäldern, an Gräben und in Gebüschen. In Europa und in vielen außereuropäischen Staaten kultiviert.

1 bis 2 m hoher, stacheloser Strauch mit anfangs spärlich behaarten Ästen. Laubblätter drei- bis schwach fünflappig, am Grund herzförmig mit spitzer Bucht, groß, 3 bis 8 cm breit, mit stumpflichen, an den Seiten meist etwas konvexen Lappen, doppelt kerbzähnig, auf den Nerven meist etwas behaart, sonst weitgehend verkahlend. Blattstiel länger als die halbe Spreite. Blüten grünlich, in hängenden, vielblütigen Trauben, Blütenröhre flach, innen mit fünfeckigem Ringwulst, die Kelchzipfel breit-verkehrt-eiförmig, kahl, rund, dreimal länger als die gestutzten oder ausgerandeten Kronblätter; Konnektiv breit, die Antherenfächer deutlich getrennt. Fruchtknoten durch den Diskusring an der Spitze schwach konkav, vom Griffel scharf abgesetzt, außen glatt und kahl. Beeren rot, bei Gartenformen auch rosa oder weißlich; der pentagonale Diskus ist auf der reifen Frucht meist noch zu erkennen.

Fructus Ribis (rubri). Baccae Ribium (Riberiorum rubrorum). Ribia (Ribesia) rubra. Rote Johannisbeere(n). Ribisel. Currant berries. Gooseberries. Groseilles. Fruit du Groseillier.

Groseille CF 65.

Die reifen Beeren.

Die Frucht ist eine von den getrockneten Kelchresten der Blüte gekrönte rote Beerenfrucht, entstanden aus dem mit der Kelchröhre verwachsenen Fruchtknoten. CF 65 gestattet auch die selteneren, gelblichweißen Beeren. Sie ist kugelig, einfächerig, 4 bis 8 mm dick, glatt, glänzend, rot, sehr saftig und von 10 durchscheinenden weißen Längsadern (Gefäßbündeln) durchzogen. Die bis 8 an zwei wandständigen Samenleisten durch 4 bis 5 mm lange Nabelstränge befestigten, 4 bis 5 mm langen, 3 bis 4 mm breiten, braunen, harten Samen sind von einer gallertartigen, durchsichtigen Hülle umgeben (der äußeren Testa) und in einem saftigen, zartzelligen, fast breiartigen, die ganze Frucht erfüllenden Fleisch eingebettet. Der sehr kleine Embryo liegt an der Basis des großen Endosperms.

Geschmack säuerlich süß.

Mikroskopisches Bild. Die Oberhautzellen sind polygonal, ungleichmäßig verdickt, oft abgeteilt, getüpfelt. Spaltöffnungen sind zahlreich. Das Mesokarp ist ein großzelliges bis 500 µm messendes, lückiges, an der Peripherie kollenchymatisch verdicktes und von Leitbündeln durchzogenes Parenchym, das viele Kristalldrusen enthält. Das Endokarp besteht aus faserartig gestreckten, sklerotisierten Zellen, die gruppenweise gleichgerichtet sind, wodurch ein parkettartiges Aussehen entsteht (Unterschied von den Stachelbeeren). Die Zellen sind bis 0,5 mm lang, sehr stark verdickt und getüpfelt. Die Samenoberhaut ist als Schleimschicht ausgebildet, ihre Zellen sind dünnwandig, oft über 500 µm hoch und 100 µm breit. Unter ihr liegt eine Parenchymschicht und eine einfache Kristallschicht aus einseitig (innen) verdickten Zellen, die je einen großen Oxalatkristall enthalten. In der Flächenansicht sind die Kristallzellen polygonal, sehr stark verdickt und dunkelbraun. Die innere Oberhaut der Samenschale besteht aus gestreckten Zellen mit braunem Inhalt. Mit der Samenhaut ist das Nährgewebe verwachsen. Es besteht aus einem 10 µm dicken Streifen kollabierter Zellen, dem Perisperm, und aus einer breiten Aleuronschicht, dem Endosperm, dessen Zellen innen oft knotig verdickt sind.

Inhaltsstoffe. Wenig Äpfelsäure, viel Citronensäure; Oxalsäure, Weinsäure, Ameisen-, Essig-, Bernsteinsäure, Spuren Salicyl- und Borsäure. Vitamine A, B$_1$, B$_2$, B$_6$, C, β-Carotin, an Elementen v. a. K, Ca, Mg, Fe, Cu, P, S. Etwa 6,5% Zucker (fast ausschließlich Invertzucker, keine Saccharose). Spuren von Methylsalicylat, Pektine, Protopektin, Proteine, Fett. Ferner Cyanin, Cyanidin-3-xylosylrutinosid und Cyanidin-3-glucosylrutinosid. In den Samen etwa 17% fettes trocknendes Öl. Nach SAGI [Chem. Abstr. *70,* 79 (1969)] in den Samen Indolessigsäure. VIEITEZ et al. [Chem. Abstr. *64,* 20200 (1966)] isolierten aus Holzabschnitten von R. rubrum p-Hydroxybenzoesäure, einen Wachstumsregulator.

Anwendung. Zur Herstellung von Fruchtsirup für medizinische Zwecke. Zu Marmeladen, Säften, Beerenwein, usw. Der Saft als kühlendes und durstlöschendes Getränk bei fieberhaften Krankheiten. Nach BANIC [Zbl. Bakt. I Abt. *199,* 525 (1966)] wirkt der frische Saft schwarzer bzw. roter Johannisbeeren viruzid.

Ribes nigrum L. (R. olidum MOENCH). Schwarze Johannisbeere. Ahlbeere. Gichtbeere. Black Currant. Groseillier noir. Cassis.

Heimisch im europäisch-asiatischen Waldgebiet, von Nordwestfrankreich und den Britischen Inseln (nicht in Irland und Nordschottland) bis in die Mandschurei, bis Lappland, Armenien, und bis zum Himalaya. In Kanada und Australien. In Mittel- und Osteuropa zuweilen noch wildwachsend, in feuchten Gebüschen oder in humösen Laub- und Auenwäldern. In Gärten und feldmäßig kultiviert.

Kräftiger, bis 2 m hoher, wehrloser, widerlich riechender Strauch mit in der Jugend behaarten Zweigen. Laubblätter drei- bis fünflappig, am Grund mehr oder weniger herzförmig, groß, mit spitzen oder stumpflichen, grob doppeltgesägten Lappen, oberseits verkahlend, auf der Unterseite mehr oder weniger behaart und mit gelblichen Harzdrüsen besetzt. Blüten grünlich, in hängenden, meist vielblütigen Trauben. Tragblätter kürzer als der Blütenstiel, lanzettlich, behaart. Blütenstiele dicht unter dem Fruchtknoten gegliedert, mit 2 Vorblättern. Blütenröhre glockig, die Kelchzipfel länglich, zurückgeschlagen, etwa doppelt so lang wie die länglichen Kronblätter. Fruchtknoten an der Spitze etwas gewölbt, scharf vom Griffel abgesetzt, außen etwas behaart und drüsig punktiert. Beeren kugelig, drüsig punktiert.

Fructus Ribis nigri. Ribia nigra. Schwarze Johannisbeeren. Ahlbeeren. Gichtbeeren. Black currants. Groseilles noires.

Black Currant BPC 68.

Die frischen, reifen Früchte mit den Stielen und Fruchtspindeln.

Die Früchte sind größer als bei Ribes rubrum, 7 bis 15 mm im Durchmesser, außen glänzend, bläulichschwarz; die Oberfläche ist drüsig behaart. Im gelblichgrünen, durchscheinenden Fruchtfleisch sind zahlreiche flache, eiförmige, 2,5 mm lange, 1,25 mm breite und 1 mm dicke, an beiden Enden gepunktete Samen eingeschlossen. Die Beeren tragen die getrockneten Reste des verwelkten Kelchs, dünne, bis zu 10 mm lange Stiele, die an einer verschieden langen Fruchtspindel sitzen.

Geruch stark und charakteristisch, Geschmack angenehm säuerlich.

Mikroskopisches Bild. Gelbe, scheibenförmige, runde oder breit-elliptische Epikarpdrüsen mit einem Durchmesser von 140 bis 240 µm. Jede Drüse besteht aus einer Zellschicht, die im Zentrum des Epikarps mit einem kurzen Stiel befestigt ist. Einzellige, stumpfe, dünnwandige Kelchhaare, die 10 bis 14 µm weit und etwa 350 µm lang sind.

Inhaltsstoffe. 0,1 bis 0,3 mg/100 g Vitamin C, Vitamin A, Carotin, Vitamin B₁, B₂, Nikotin-
säure, Vitamin C₂-Euler (Vitamin J = Antipneumoniefaktor), etwa 3,5% Citronensäure,
Äpfelsäure und andere Fruchtsäuren, Ameisen-, Essigsäure, Pektin, Saccharose, fettes Öl,
6 bis 8% Invertzucker, Quercetin, Isoquercitrin, Delphinidin-3-glucosid, Cyanidin-3-rutinosid,
Delphinidin-3-rutinosid [REICHEL und REICHWALD: Naturwissenschaften *47*, 41 (1960)].
Ferner Proteine und Mineralsalze, Spuren von Eisen und Mangan. Nach CASOLI et al. [Chem.
Abstr. *68*, 112165 (1968)] Delphinidin-3-diglucosid, wahrscheinlich acyliert mit o-Cumarsäure,
Delphinidin-monoglucosid und Cyanidin-3-diglucosid, acyliert mit o-Cumarsäure, und
Cyanidinmonoglucosid. MORTON [Chem. Abstr. *70*, 36540 (1969)] fand in dem Saft schwarzer
Johannisbeeren Anthocyaninglucoside, Kämpferol, Quercitrin, Myricetin und Rutin; ferner
Zimtsäurederivate. Nach ANDERSSON und v. SYDOW [Acta chem. scand. *18*, 1105 (1964)]
bestehen die höher siedenden flüchtigen Bestandteile der schwarzen Johannisbeere (R. nigra
L. var. BRÖDTORP) aus Myrcen, cis-β-Ocimen, trans-β-Ocimen, Limonen, β-Phellandren,
Terpinen, Terpinolen, p-Cymol, α- und β-Pinen 25,9% Δ³-Caren, Camphen, Citronellol,
α-Terpineol, Terpinenol-(4), p-Cymenol-(4), Citronellylacetat, 11,6% Caryophyllen, Humulen,
Benzaldehyd, Methylbenzoat, Äthylbenzoat, Methylsalicylat, cis-Hex-3-en-1-ol und Oct-1-en-
3-ol; die niedrigsiedenden Anteile des äth. Öles bestehen aus Methanol, Äthanol, Propanol,
2-Methylpropanol, Butanol, 3-Methylbutanol, Pentanol, Hexanol, 2-Butanol, 2-Pentanol,
2-Methyl-3-buten-2-ol, 3-Methyl-2-buten-1-ol, 1-Penten-3-ol, Acetaldehyd, Aceton, 2-Buta-
non, Methyl-, Äthyl-, Butylacetat, Äthylbutyrat, 1,8-Cineol und Styrol; 2-Methylbutanol,
Pentanal und 2,3-Butandion wurden nicht mit Sicherheit identifiziert. Ferner nach NURSTEN
et al. [Chem. Abstr. *70*, 82 (1969)] α-Terpinen, p-Methylisopropenylbenzol, 2-Hexenal, cis-
und trans-Hex-2-en-1-ol und Methyl-n-hexanoat. Nach LATRASSE [Chem. Abstr. *71*, 266
(1970)] außerdem Linalool, Geraniol, Formaldehyd, Butyraldehyd, Butylformiat, Äthyl-
valerianat und iso-Amylbutyrat. Nach SAGI [Chem. Abstr. *70*, 79 (1969)] Indolessigsäure in
den Samen. In den Knospen die Diterpensäure Hardwickisäure.

Wirkung. Auf dem Gehalt an Cyanidin-3-β-rutinosid und Delphinidin-3-β-rutinosid beruht
die Vitamin-P-Wirksamkeit der schwarzen Johannisbeeren. Nach BANIC (l. c.) wirkt auch der
frische Saft der schwarzen Johannisbeere viruzid.

Anwendung. Medizinisch bei Keuchhusten, als bekanntes Hausmittel bei Erkältungskrankheiten und Magenschmerzen in Form von Sirup und Gelee. Als Gurgelmittel bei Entzündungen der Mundhöhle, Angina und ähnlichen Erkrankungen. Getrocknet als Diureticum
in Teemischungen. Zur Bereitung von alkoholfreiem Fruchtsaft, Beerenwein, Marmelade und
in der Likörindustrie.

Folia Ribis nigri. Schwarze Johannisbeerblätter. Ahlbeerblätter. Gichtbeerblätter.
Cassistee. Black currant leaves. Feuilles de cassis.
Folia Ribis nigri Erg.B. 6.
Die während oder kurz nach der Blüte gesammelten und getrockneten Laubblätter.

Die Ganzdroge besteht aus den 3 bis 7 cm langen, 4 bis 8 cm breiten, langgestielten, drei-
bis fünflappigen, am Grund herzförmigen, am Rand grob doppelt gesägten Laubblättern, die
meist zur Oberseite hin eingefaltet oder eingerollt sind und dadurch vielfach nur die Unterseite mit den Netznerven und zahlreichen kleinen Drüsen zeigen. Die Blattoberseite ist verkahlend, die Unterseite mehr oder weniger behaart.
Die Schnittdroge ist gekennzeichnet durch die etwas gerunzelten Blattstückchen, die auf
der hellgraugrünen Unterseite die schwarzbehaarten Haupt- und Seitennerven und deren
Verzweigungen als großmaschiges Adernetz und die gelblichglänzenden Drüsenköpfchen als
dichte Punktierung erkennen lassen. Auf der dunkelgrünen Oberseite treten die Nerven als
Einsenkungen und die auf der Unterseite befindlichen Drüsen als schwachpapillöse Erhöhun-
gen der Blattfläche in Erscheinung. Einzelne Blattrandstückchen zeigen die grobgesägten,
spitzen Blattrandzähne. Infolge der Einfaltung und Einrollung der Ganzdroge beim Trocknen
finden sich in der Schnittdroge vielfach mehrschichtig übereinanderliegende oder knäuelig
eingerollte Blattstücke. Lange, gelblichgrüne, oberseits rinnige Blattstielreste kommen
häufig vor.
Schwarze Johannisbeerblätter sind geruch- und geschmacklos.

Pulver. Die graugrüne Pulverdroge besteht hauptsächlich aus Blattbruchstückchen in
Flächenansicht, die welligbuchtige Epidermiszellen und zahlreiche Oxalatdrusen in den
Mesophyllzellen zeigen. Das bifaziale Mesophyll ist aus einer Palisadenschicht und einem aus
flachen Zellen bestehenden Schwammparenchym aufgebaut. In zahlreichen Palisadenzellen
findet sich je eine Oxalatdruse. Kennzeichnend sind die Epidermisbruchstücke der Blattunterseite, die neben den zahlreichen Spaltöffnungen 150 bis 250 μm große, gelbe, runde Öldrüsen und auf den Nerven meist einzellige, häufig gebogene, spitze, derbwandige Deckhaare
mit körnigrauher Kutikula besitzen. Die obere Epidermis hat kleinere Zellen und keine

Spaltöffnungen. An Querschnittsbruchstücken ist die Form der Drüsenköpfchen — ein kurzer Stiel und eine tellerförmig ausgebreitete, einfache Zellschicht, deren Kutikula durch das Sekret kugelig emporgehoben ist — zu erkennen. Zahlreiche Faserbruchstücke aus den Blattnerven und Blattstielen kommen vor.

Inhaltsstoffe. Vitamin C (den höchsten Gehalt besitzen früh reifende Sorten), Rutin, Emulsin, Chinasäure, Zucker. In jungen Blättern Spuren von Blausäure. Nach MARCZAL [Chem. Abstr. *60*, 8350 (1964)] in den Blättern 8,5% hydrolisierbare Tannine. Nach GOSPODINOVA und TEVEKELEV [Chem. Abstr. *66*, 26580 (1967)] 14,17% Proteine und 0,46% Flavonoide. ANDERSSON et al. [J. Sci. Food Agric. *14*, 834 (1963)] gewannen aus den frischen Blättern 0,02% äth. Öl mit α-Pinen, Myrcen, 6,3% Octen-1-ol-(3), 19,2% Caren-(3), 6% Geraniol, 16,8% Caryophyllen, p- und m-Cymol, 3,3% Limonen, β-Ocimen, β-Phellandren, 1-Methyl-4-isopropylbenzol, 3,6% Linalool, Terpinenol-(4), Methylsalicylat, Citronellylacetat und 2% Humulen.

Prüfung. Max. Aschegeh. 10% Erg.B. 6.

Anwendung. In der Volksmedizin als Diureticum, Diaphoreticum, bes. bei Wassersucht, Gicht und Rheuma, bei schmerzhaftem Harnzwang, Diarrhöen, Koliken, Migräne. Ferner bei Keuch- und Krampfhusten. Äußerlich zur Wundbehandlung. Bestandteil zahlreicher Hausteemischungen. Heute nur noch geringe Bedeutung.

Dosierung. Mittlere Einzelgabe als Einnahme (zu 1 Tasse Aufguß) 1,5 g, Erg.B. 6.

Gemmae Ribis nigri.

Inhaltsstoffe. Etwa 0,75% äth. Öl von blaßgrüner Farbe mit Sabinen, Phenol und β-Naphthol; nach FRIDMANN et al. [Chem. Abstr. *75*, 75083 (1971)] Geraniol, Linalool, β-Myrcen, Limonen, α- und β-Pinen, Terpineol, Caryophyllen und Δ³-Caren, α- und β-Phellandren, Camphen, Styrol und p-Cymol.

Anwendung. Als Aromaticum.

Ribes uva-crispa L. (R. grossularia L., Grossularia uvacrispa (L.) MILL., Ribes rectinatum L.). Stachelbeere. Goose berry. Groseillier des haies. Groseillier vert. Grosseillier epineux a marquerau. Gresalei. Uvaspina.

Heimisch in fast ganz Europa, bis Marokko, im Kaukasus und in Sibirien, nach Osten bis in die Mandschurei, in Nord-Westafrika. An Waldrändern, Zäunen, Wegen, in Auen und Schluchtwäldern, z. T. aus Kulturen verwildert.

Mittelgroßer, 60 bis 150 cm hoher, buschiger Strauch mit graubraunen Ästen. Laubblätter an Kurztrieben bis in den Achseln von einfachen oder zwei- bis dreispitzigen Stacheln (Emergenzen). Blattspreiten drei- bis fünflappig, am Grund gestutzt, abgerundet oder schwach herzförmig, mit mehr oder weniger stark gekerbten Lappen, unterseits meist etwas behaart. Blattstiel fast so lang wie die Spreite oder länger. Blüten grünlich, zu 1 bis 3 in blattachselständigen Büscheln. Blütenstiel kurz, am Grund gegliedert, mit 1 bis 2 schmalen, oft fehlenden Vorblättern und einem breiten, scheidenartigen, behaarten Tragblatt. Blütenröhre tief glockig, die länglichen Kelchzipfel zwei- bis dreimal so lang wie die verkehrt eiförmigen Kronblätter. Griffel borstig behaart, nicht spreizend. Frucht eine große, eiförmige oder eirundliche, hängende, grüne oder gelbe, häufig mehr oder weniger rot oder violett überlaufene, glatte, behaarte oder drüsenborstige Beere.

Inhaltsstoffe. Äpfel-, Oxal-, Citronen-, Wein-, Ameisen- und Essigsäure, China- und Shikimisäure. In unreifen Früchten Glyoxylsäure. Ferner Proteine, Fett, Vitamin A, B_1 und C, Mineralsalze (bes. K, Ca, Mg, Mn, Fe, Cu, P), Pektin, Protopektin, Gerbstoffe, Gummi. Cyanidin-3-rutinosid und Cyanidin-3-glucosid. Nach AGAPOVA et al. [Chem. Abstr. *71*, 57682 (1969)] Pentosane, bis zu 1,5% Stärke, 9% Zucker (davon 8% Monosaccharide und 0,7% Saccharose). In den Samen bis zu 20% fettes Öl und nach SAGI [Chem. Abstr. *70*, 11233 (1969)] Indol-3-essigsäure.

Anwendung. Die Beeren werden als frisches Obst, zu Kompott, zu Saft, Beerwein usw. verwendet.

Ribes americanum MILL. (R. pensylvanum LAM., R. floridum L'HERIT.).

Heimisch in Nordamerika.

Die Früchte werden teils wie die von R. rubrum, teils wie die von R. nigrum gebraucht.

Ribes cereum Dougl. (R. inebrians Spach.).
Heimisch in Nordamerika.

Die Beeren wirken emetisch und berauschend.

Ribitolum

Ribitol. Adonit. Ribitolum

$$
\begin{array}{c}
CH_2OH \\
| \\
H-C-OH \\
| \\
H-C-OH \\
| \\
H-C-OH \\
| \\
CH_2OH
\end{array}
$$

$C_5H_{12}O_5$ M.G. 152,15

Vorkommen. Das Pentit Ribitol kommt vor in Adonis vernalis L.

Eigenschaften. Farbl. Kristalle, sehr leicht lösl. in W., leicht lösl. in heißem A., praktisch unlösl. in Ae. Die Substanz ist optisch inaktiv. Fp. = 102°.

Aufbewahrung. Gut verschlossen.

Anwendung. Als Zusatz zu Bakteriennährböden.

Riboflavinum

Riboflavinum Eu. P. I—69, Helv. VI, Jap. 71, Ned. 6, 2. AB — DDR, P. I. Ed. II. Riboflavin USP XIX. Riboflavine BP 73, BPC 73, CF 9.

Bemerkung. Die Substanz ist in II, 677 ausführlich beschrieben. Durch die Aufnahme in verschiedene neue Pharmakopöen, müssen einige neue Prüfvorschriften berücksichtigt werden.

Gehalt. Mindestens 98,0 u. höchstens 102,0% ber. auf die getrocknete Substanz (Eu. P. I, 2. AB — DDR, Helv. VI, PI. Ed. II, USP XIX, BP 73). Mindestens 98% u. nicht mehr als 1,5% Wasser (Ned. 6). Mindestens 98,0% ber. auf die getrocknete Substanz (Jap. 71).

Prüfung. 1. pH-Wert: Der pH-Wert einer gesätt. Lsg. muß zwischen 5,5 und 7,2 liegen (Eu. P. I.). — 2. Extinktion: Die für die Geh.-bestimmung (s. u.) hergestellte Lsg. wird mit dem gleichen Vol. W. verd. Die Lsg. zeigt 4 Absorptionsmaxima bei etwa 223 nm, 267 nm, 375 nm und 444 nm. Das Verhältnis der Extinktionen der Maxima bei 375 nm und 267 nm muß zwischen 0,31 und 0,33 und das Verhältnis der Extinktionen der Maxima bei 444 nm u. 267 nm muß zwischen 0,36 und 0,39 liegen (Eu. P. I). — 3. Lumiflavin: 0,0250 g Substanz werden nach Zusatz von 10,0 ml äthanolfreiem Chlf. unter Lichtschutz 3 Min. geschüttelt. Das Filtrat darf keine stärkere Fbg. als 5,0 ml Farb-VL Ge 2 zeigen (2. AB — DDR). — 25 mg Substanz werden mit 10 ml äthanolfreiem Chlf. 5 Min. lang geschüttelt. Anschließend wird filtriert. Das Filtrat darf nicht stärker gefärbt sein als die Farbvgl.-Lsg. G_6 (Eu. P. I). — Vor Durchführung der Prüf. wird alkoholfreies Chlf. nach folgender Methode hergestellt: 20 ml Chlf. werden vorsichtig aber sorgfältig mit 20 ml W. drei Min. lang geschüttelt. Die Chlf.-Schicht wird abgetrennt und zweimal mit je 20 ml W. gewaschen. Dann wird das Chlf. durch ein trockenes Papierfilter filtriert und 5 Min. mit 5 g pulverisiertem, wasserfreiem Natriumsulfat gut geschüttelt. Die Mischung läßt man 2 Std. stehen und dekantiert oder filtriert das klare Chlf. ab. 25 mg Substanz werden mit 10 ml dieses alkoholfreien Chlf. 5 Min. geschüttelt und filtriert. Die Absorption des Filtrates wird in einem geeigneten Spektrophotometer in 1-cm-Küvette bei einer Wellenlänge von 440 nm gemessen, wobei alkoholfreies Chlf. als Kompensationsfl. dient. Die Absorption darf höchstens 0,025 betragen (USP XIX). — 4. Sulfatasche: Höchstens 0,20% (2. AB — DDR); höchstens 0,1%, bestimmt mit 0,1 g Substanz (Eu. P. I).

Gehaltsbestimmung. Die Geh.-bestimmung muß unter Ausschluß von direkter Lichteinwrkg. durchgeführt werden.

1. Etwa 75,0 mg Substanz, genau gewogen, werden mit einer Mischung von 150 ml W. und 2 ml Eisessig versetzt und im Wasserbad unter häufigem Schütteln erwärmt, bis die Substanz gelöst ist. Nach dem Abkühlen wird mit W. zu 1000,0 ml verd. 10,0 ml dieser Lsg. werden mit 3,5 ml einer 0,1 m Lsg. von Natriumacetat versetzt und mit W. zu 50,0 ml verd. Die Extinktion wird beim Absorptionsmaximum von etwa 444 nm in einer Schichtdicke von 1 cm gemessen. Der Geh. an $C_{17}H_{20}N_4O_6$ wird mit Hilfe der spezifischen Extinktion $E_{1cm}^{1\%} = 323$ ber. (Eu. P. I).

2. 0,0500 g Substanz werden in der Mischung aus 2,00 ml Essigsäure und 200 ml W. unter Erhitzen im Wasserbad gelöst. Die Lsg. wird mit 700 ml W. versetzt und nach dem Erkalten mit W. zu 1000,0 ml aufgefüllt. 20,00 ml der Lsg. werden nach Zusatz von 7,00 ml Natriumacetat-Lsg. (1,36 g/100,0 ml) mit W. zu 100,00 ml aufgefüllt. Die Extinktion dieser Lsg. wird bei 444 nm $\pm$ 2 nm im Maximum gegen die Blindprobe gemessen.

Vgl.-Probe: 0,0500 Riboflavin-Standard werden, wie vorstehend angegeben, behandelt.

Berechnung:

$$\% \text{ Riboflavin, ber. auf die bei } 105° \text{ getrocknete Substanz} = \frac{200 \cdot E_1 \cdot Ew_2 (100 - b)}{E_2 \cdot Ew_1 (100 - a)}$$

E_1 = Extinktion der Lsg.

E_2 = Extinktion der Vgl.-Probe

Ew_1 = Einwaage der Substanz in Gramm

Ew_2 = Einwaage des Riboflavin-Standards in Gramm

a = Trocknungsverlust der Substanz in Masseprozent

b = deklarierter Trocknungsverlust des Riboflavin-Standards in Masseprozent (2. AB — DDR).

3. Etwa 50 mg Substanz werden genau gewogen und in einem 1000-ml-Meßkolben in etwa 50 ml W. gelöst. Dann setzt man 5 ml Essigsäure hinzu und füllt mit W. auf etwa 800 ml auf. Man erhitzt auf einem Dampfbad, vor Licht geschützt, unter gelegentlichem Umschütteln, bis die Substanz gelöst ist. Dann wird auf etwa 25° abgekühlt, mit W. bis zum Vol. aufgefüllt und gemischt. Diese Lsg. wird schrittweise mit W. verd., bis die Empfindlichkeitsgrenze des zu verwendenden Fluorometers erreicht ist. In gleicher Weise wird eine Standard-Lsg. hergestellt, die pro ml eine genau gewogene Menge Riboflavin-USP-Standardsubstanz enthält und die der oben hergestellten Riboflavin-Lsg. entspricht. In einem geeigneten Fluorometer wird bei etwa 530 nm die Intensität der Fluoreszenz dieser Lsg. gemessen. Anschließend setzt man dieser Lsg. etwa 10 mg Natriumhydrosulfit ($Na_2S_2O_4$) zu, rührt bis zur Lsg. um und mißt sofort wiederum die Fluoreszenz. Die Differenz zwischen den 2 abgelesenen Werten stellt die Intensität der Fluoreszenz der Standardsubstanz dar.

In gleicher Weise wird die Intensität der Fluoreszenz der oben hergestellten Riboflavin-Lsg. bei etwa 530 nm vor und nach dem Zusatz von Natriumhydrosulfit gemessen.

$$\mu\text{g } C_{17}H_{20}N_4O_6 \text{ pro ml Riboflavin-Lsg.} = C(I_U/I_S)$$

C = Konzentration USP Riboflavin-Standardsubstanz in µg/ml

I_U = Korrigierter Fluoreszenzwert der Riboflavin-Lsg.

I_S = Korrigierter Fluoreszenzwert der Standardlsg. (USP XIX)

Handelsformen. Austrovit B_2; B-Deugyl (Roussel); Beduona; Betaflavina; Betavitam; B_2-Rivitin; Flavaxin (Winthrop); Flavene; Flavitol (Lannacher Heilmittel); IDO-B_2; Lactobene; Nivo (Barry); Ovoflavin; Pharmaflavine; Ribibca; Ribocrisina; Riboderm (Meyer); Ribovel (Vitamins); Ribovin; Vitaflavine; Vitamin G; Vitaplex B_2; Vitapur B_2; Vitasan B_2; Wandervit B_2 (Wander); Witamina B_2.

Riboflavinum phosphoricum Natrium 2. AB — DDR. Riboflavini phosphas natricus Jap. 71. Riboflavine phosphate, sodium salt BPC 73. Riboflavinphosphat-Natrium. Riboflavin sodium phosphate. Riboflavine 5'-phosphate sodium.

Bemerkung. S. II, 682.

Gehalt. 73,0—77,0% $C_{17}H_{20}N_4O_6$, ber. auf die bei 105° getrocknete Substanz (2. AB — DDR); mindestens 92% $C_{17}H_{20}N_4NaO_9P$ ber. auf die getrocknete Substanz (Jap. 71); mindestens 73,0 u. höchstens 79,0% ber. auf die getrocknete Substanz (BPC 73).

Eigenschaften. Gelbes oder orangegelbes, mikrokrist. Pulver, Geruch höchstens schwach wahrnehmbar, Geschmack bitter. Die Substanz ist hygroskopisch. Lösl. in 20 T. W. bei 20°, sehr schwer lösl. in A., unlösl. in Ae. und Chlf. Wird die Substanz dem Licht ausgesetzt, so tritt Zers. auf.

Erkennung. 1. Die mit konz. Salzsäure befeuchtete Substanz färbt beim Erhitzen am Platindraht die nichtleuchtende Flamme kräftig und anhaltend gelb (2. AB — DDR). — 2. 0,5 g Substanz werden mit 10 ml Salpetersäure versetzt und auf einem Wasserbad zur Trockne eingedampft. Der Rückstand wird geglüht, bis sämtlicher Kohlenstoff verschwunden ist. Dieser Rückstand wird in 5 ml W. gelöst, die Lsg. wird filtriert. Das Filtrat gibt die charakteristischen Rk. auf Natrium und auf Phosphate (BPC 73, Jap. 71). — 3. 0,001—0,002 g Substanz werden in 100 ml W. gelöst. 10 ml der Lsg. zeigen im ultravioletten Licht eine kräftige gelbgrüne Fluoreszenz, die nach Zusatz von 1,0 ml 3 n-Salzsäure nahezu verschwindet (2. AB — DDR). — 4. 0,050 g Substanz werden in einem Porzellantiegel mit 0,100 g der Mischung aus gleichen T. Kaliumnitrat und wasserfreiem Natriumcarbonat gemischt, vorsichtig erhitzt und 5 Min. geglüht. Nach dem Erkalten wird der Rückstand in 5,0 ml 5 n-Salpetersäure gelöst. Nach Zusatz von 2,0 ml Ammoniummolybdat-Lsg. (10,0 g/100,0 ml) wird die Lsg. zum Sieden erhitzt. Es entsteht ein gelber, krist. Nd. (2. AB — DDR). — 5. 1 ml einer 0,01%igen Lsg. der Substanz in W. wird mit 1 ml 1 n Natronlauge versetzt und 30 Min. lang mit UV-Licht bestrahlt. Anschließend setzt man soviel Essigsäure zu, daß die Lsg. sauer gegen blaues Lackmuspapier reagiert, und schüttelt die Mischung mit 2 ml Chlf. Die Chlf.-Schicht zeigt eine gelbe Fluoreszenz (BPC 73, ähnl. Jap. 71). — 6. 0,1 g Substanz wird nötigenfalls unter Erwärmen in 1 ml 5 n Salzsäure gelöst und mit 10 ml 96%igem A. versetzt. Die Mischung wird in einem Eisbad gekühlt, bis Kristallisation einsetzt. Die Kristalle werden auf einem Glassintertiegel abgesaugt, mit Ae. gewaschen und getrocknet. Sie sollen einen Fp. von etwa 200° zeigen (BPC 73). — 7. Das UV-Absorptionsspektrum der Substanz in Phosphatpuffer-Lsg. pH 7,0 (1 : 100000) zeigt Absorptionsmaxima bei 265 bis 267 nm, 372 bis 374 nm und 444 bis 446 nm (Jap. 71). — 8. Optische Drehung: $[\alpha]_D^{20} = +38°$ bis 43°, wobei 0,3 g Substanz, ber. auf die wasserfreie Substanz, in 20 ml 5 n Salzsäure gelöst werden (Jap. 71); $[\alpha]_D^{20} = +38°$ bis $+42°$, gemessen an einer 1,5%igen Lsg. der getrockneten Substanz in 5 n Salzsäure (BPC 73).

Prüfung. 1. Unlösliche Verunreinigungen: 0,100 g Substanz muß sich in 10,0 ml W. lösen. Die Lsg. muß bei der Betrachtung im Gegenlicht klar sein (2. AB — DDR). — 2. Farbe der Lösung. 0,20 g Substanz werden in 10 ml W. gelöst. Die Lsg. muß klar sein und soll gelb bis orangegelb gefärbt sein (Jap. 71). — 3. Reaktion: 0,100 g Substanz wird in 10,0 ml kohlendioxidfreiem W. gelöst. Die Lsg. muß einen pH-Wert im Bereich von 5,0—6,5 zeigen (2. AB — DDR). — Der pH-Wert einer 2,0%igen Lsg. der Substanz in W. soll 4,0—6,3 sein (BPC 73). — Der pH-Wert einer 0,2%igen Lsg. der Substanz in W. soll 4,0—6,5 sein (Jap. 71). — 4. Phosphationen: 0,0100 g Substanz wird in einem 25-ml-Meßkolben in 10,0 ml W. gelöst. Die Lsg. wird mit 5,0 ml Kupfer(II)-acetat-Lsg., 0,70 ml Ammoniummolybdat-Lsg. (10,0 g/100,0 ml), 1,00 ml Metol-Lsg. sowie 1,0 ml der Mischung aus 1,00 ml 6 n Perchlorsäure und 29,0 ml W. versetzt und anschließend mit W. zu 25,00 ml aufgefüllt. Diese Lsg. wird 5 Min. nach Zusatz der Perchlorsäure-W.-Mischung bei 865 nm gegen W. gemessen. Die Extinktion darf höchstens 0,60 betragen. (2. AB — DDR). — Höchstens 0,5%, ber. als H_3PO_4, ber. auf die getrocknete Substanz. Die Bestimmung wird nach folgender Methode ausgeführt: Etwa 0,02 g Substanz, genau gewogen, werden in 15 ml W. gelöst und 2,5 ml Ammoniummolybdat/Schwefelsäure-Lsg. gelöst und mit 1 ml 1-Amino-2-naphthol-4-sulfonsäure-Lsg. versetzt. Man verdünnt auf 25 ml mit W. und mischt. Dann läßt man 50 Min. stehen und filtriert die Lsg. durch einen Glasfiltertiegel. Die Extinktion dieser Lsg. wird in einer 1-cm-Küvette bei 740 nm gemessen und mit der Extinktion einer Lsg. verglichen, die in gleicher Weise behandelt wurde und die 5 ml Phosphorsäure-Standard-Lsg. anstelle der Prüf-Lsg. enthält. Als Kompensations-Lsg. wird eine Lsg. verwendet, die anstelle der Prüf-Lsg. 5 ml W. enthält und sonst in gleicher Weise behandelt wurde. Aus den gemessenen Extinktionen wird der Geh. an freiem Phosphat als H_3PO_4 ber. (BPC 73). — 5. Freie Phosphorsäure: Etwa 0,4 g Substanz werden genau gewogen und in W. zu 100 ml gelöst. Diese Lsg. wird als Prüf-Lsg. verwendet. Dann werden jeweils 5 ml Prüf-Lsg., 5 ml Phosphorsäure-Standard-Lsg. und 5 ml W. in je einen 25-ml-Meßkolben pipettiert. In jeden Kolben gibt man 2,5 ml Ammoniummolybdat-Schwefelsäure und 1 ml 1-Amino-2-naphthol-4-sulfonsäure-Lsg., mischt gut und füllt mit W. zu 25 ml auf. Man läßt die Kolben 30 Min. bei 20° ± 1° stehen und mißt dann in einem geeigneten Spektrophotometer bei 740 nm die Absorptionen, die man mit A_1, A_2 und A_3 bezeichnet, wobei W. als Kompensations-Lsg. verwendet wird. Der Geh. an freier Phosphorsäure, der nicht mehr als 1,5% betragen soll, wird nach folgender Formel ber.:

$$\% \ H_3PO_4 = \frac{A_1 - A_3}{A_2 - A_3} \cdot \frac{1}{W} \cdot 257,8$$

W = mg Einwaage Prüfsubstanz ber. auf die getrocknete Substanz (Jap. 71). — 6. Lumiflavin: 0,0250 g Substanz werden nach Zusatz von 10,0 ml äthanolfreiem Chlf. unter Lichtschutz 3 Min. geschüttelt. Das Filtrat darf keine stärkere Fbg. als 5,0 ml Farb-VL Ge 2 zeigen (2. AB — DDR). — 0,035 g Substanz werden mit 10 ml alkoholfreiem Chlf. 5 Min. lang geschüttelt und filtriert. Die Farbe des Filtrates darf nicht intensiver sein als die einer Lsg., die man herstellt durch Verdünnen von 3,0 ml 0,1 n Kaliumdichromat-Lsg. mit W. auf 1000 ml (BP 73). — 7. Trocknungsverlust: 0,4000 g Substanz werden 3 Std. bei 105° getrocknet. Die Substanz darf höchstens 10,0% an Masse verlieren (2. AB — DDR). — 4,0—10,0%, wenn die Substanz 5 Std. bei 100° über Phosphorpentoxid im vac. getrocknet wird (BPC 73). — 25 ml der Mischung aus M. für die Karl-Fischer-Methode und Äthylenglykol für die Karl-Fischer-Methode im Verhältnis 1:1 werden in einem trockenen Titrationskolben mit Karl-Fischer-Lsg. bis zum Endpunkt titriert. Etwa 0,1 g Substanz werden genau gewogen, schnell in den Kolben gebracht und mit einer bestimmten Menge Karl-Fischer-Lsg. versetzt. Es wird 10 Min. gemischt, dann wird die Titration durchgeführt. Der W.-Geh. darf höchstens 10,0% betragen (Jap. 71).

Gehaltsbestimmung. Alle 3 Pharmacopoen lassen eine spektrophotometrische Geh.-bestimmung durchführen.

0,1000 g Substanz wird mit W. zu 500,0 ml gelöst. 10,00 ml der Lsg. werden in einem 100-ml-Meßkolben mit 20,0 ml W., 1,00 ml Essigsäure und tropfenweise mit Kaliumpermanganat-Lsg. (5,0 g/100,0 ml) versetzt, bis die rotviolette Fbg. 60 Sek. bestehen bleibt. Danach wird die Lsg. tropfenweise mit konz. Wasserstoffperoxid-Lsg. versetzt, bis die rotviolette Fbg. verschwindet und mit Wasser zu 100,00 ml aufgefüllt. Die Extinktion dieser Lsg. wird bei 445 nm $\pm$ 2 nm im Maximum gegen W. gemessen. — Vergleichsprobe: 0,0350 g Riboflavin-Standard werden in W. zu 500,0 ml gelöst. 20,00 ml der Lsg. werden in einem 100-ml-Meß-kolben mit 1,00 ml Essigsäure versetzt und mit W. zu 100,00 ml aufgefüllt. Die Extinktion dieser Lsg. wird bei 445 nm $\pm$ 2 nm im Maximum gegen W. gemessen.

Berechnung:

$$\text{\% Riboflavin, ber. auf die bei 105° getrocknete Substanz} = \frac{200 \cdot E_1 \cdot Ew_2(100 - b)}{E_2 \cdot Ew_1(100 - a)}$$

E_1 = Extinktion der Lsg.
E_2 = Extinktion der Vgl.-Probe
Ew_1 = Einwaage der Substanz in g
Ew_2 = Einwaage des Riboflavinstandards in g
a = Trocknungsverlust der Substanz in Masseprozent
b = deklarierter Trocknungsverlust des Riboflavin-Standards in Masseprozent (2. AB — DDR, ähnlich BPC. 73 und Jap. 71)

Aufbewahrung. In gut schließenden Gefäßen, vor Licht geschützt.

Anwendung. Die Substanz ist die lösl. Verbindung des Riboflavins, die zur Herst. von Injektionslsg. verwendet wird. Sie hat die gleichen Wrkg. wie Riboflavin. 1,4 g der Substanz sind etwa 1 g Riboflavin äquivalent.

Ribonuclease

Ribonuclease. RNase.

$C_{587}H_{909}N_{171}O_{197}S_{12}$ M.G. 13683

Die Ribonuclease ist ein Polypeptid und besteht aus einer durch 4 Disulfidbrücken intramolekular vernetzten Kette mit 124 Gliedern aus 17 verschiedenen Aminosäuren. Sie wurde 1920 von Jones entdeckt und 1940 aus Rinderpankreas erstmals in krist. Form dargestellt. Es handelt sich um ein Enzym, das Ribonucleinsäuren, nicht aber Desoxyribonucleinsäuren in Mono- u. Polynucleotide spaltet. Die Ribonuclease vereinigt dabei Nucleotidyltransferase- und Phosphodiesterase-Aktivität in sich.

Eigenschaften. Weiße oder farblose Kristalle, $[\alpha]_D^{25}$ pro mg N = —0,47° (c = 5 in W.) Der isoelektrische Punkt liegt bei etwa pH 8,0. Die Substanz ist leicht lösl. in W. Die wss. Lsg. der krist. Substanz sind sehr stabil bei Temp. unterhalb von 20°. Die größte Stabilität liegt zwischen pH 2 und 4,5. Die optimale Temp. zur Zersetzung von Hefe-Ribonucleinsäure liegt bei 65°, der optimale pH-Wert ist 7,7. Magnesiumionen in Konzentrationen, wie z. B. 0,0005 m, wirken hemmend. Die Substanz wird durch Trichloressigsäure gefällt und diffundiert nicht durch Kollodium bzw. Cellophan.

Anwendung. Die Substanz wird als externes Antiphlogisticum und Analgeticum empfohlen.

Ribonucleinsäuren

Ribonucleinsäuren. Ribonucleic acids. RNS. RNA.

Die Ribonucleinsäuren sind Polynucleotide, die im Zellplasma und im Nucleolus des Zellkerns integriert sind. Sie bestehen aus Phosphorsäure, Ribose, Cytosin, Uracil, Adenin und Guanin. Der Riboseanteil beträgt etwa 48%. Die Ribonucleinsäuren sind in pflanzlichen und tierischen Zellen, bes. im embryonalen Gewebe verbreitet, sind leicht aus Hefezellen gewinnbar und spielen bei der Weitergabe der genetischen Information im Rahmen der Protein-Biosynthese eine wichtige Rolle. In der Primärstruktur ist die Ribonucleinsäure ähnlich aufgebaut wie die Desoxyribonucleinsäure. Von dieser unterscheidet sie sich jedoch durch niedrigeren Polymerisationsgrad, durch den Ersatz des Zuckers Desoxyribose durch Ribose, der Pyrimidinbase Thymin durch Uracil und vor allem dadurch, daß sie üblicherweise nicht in der charakteristischen Doppelstrangstruktur vorliegt — außer evtl. in Viren, in denen RNA die sonst der DNA zukommende Rolle der genetischen Informationsübertragung übernimmt. Biogenetisch entsteht RNA durch Polykondensation von Ribonucleotiden, die ihrerseits aus Purinen und Pyrimidinen einerseits und Ribose-5-phosphat andererseits hervorgehen. Die Ribonucleotide stellen zugleich die Vorstufen zu den Desoxyribonucleotiden dar, die unter Reduktase-Einwrkg. entstehen und als Monomere der DNA fungieren.

Man unterscheidet nach ihren Funktionen im wesentlichen drei Ribonucleinsäuren: Ribosomale Ribonucleinsäure (r-RNA), Messenger-Ribonucleinsäure (m-RNA) und Transfer-Ribonucleinsäure (t-RNA). Die r-RNA liegt in den Ribosomen an Proteine gebunden vor. Über ihre Struktur und Funktion ist weniger bekannt als über die der anderen beiden Ribonucleinsäuren. Die m-RNA ist ebenfalls hochmolekular und stellt in ihrer Nucleotidsequenz einen „Abklatsch" der Desoxyribonucleinsäure dar. Die Bildung der m-RNA aus einzelnen Ribonucleotiden an der Matrix der DNA verläuft unter Einwrkg. spezifischer Polymerasen.

Der eigentliche Ort der Eiweißbiosynthese ist das Ribosom. An dieses heftet sich die m-RNA an. Damit die zu Proteinen zu verknüpfenden Aminosäuren nicht wahllos, sondern dem im genetischen Code festgelegten Schema folgend miteinander kombinieren, benötigen sie ein Vehikel, das diesen Code lesen kann. Die Übersetzung aus der Sprache der m-RNA-Sequenz in die der Aminosäure-Sequenz nennt man Translation und das Transportmedium ist die Transfer-Ribonucleinsäure, die aufgrund ihrer Löslichkeit im Cytoplasma früher auch als s-RNA (soluble RNA) bezeichnet wurde. Diese ist relativ niedermolekular mit M.G. von 25000—30000. Da in Eiweißstoffen 20 verschiedene Aminosäuren vorkommen, muß es auch mindestens 20 verschiedene t-RNA geben. Aufgrund methodischer Verbesserungen in der Sequenzanalyse von Nucleinsäuren kennt man heute bereits von zahlreichen t-RNA die genaue Nucleotidsequenz und weiß auch, welche 3 aufeinanderfolgenden Nucleotide als sog. Anticodon für welche Aminosäure eindeutig sind. Die t-RNA Moleküle enthalten jedoch nicht nur die 4 bekannten Nucleotidbasen, sondern auch seltene, wie Pseudouracil, Methylguanin, Methylinosin usw. Mit Hilfe spezifischer Synthetasen vereinigen sich die t-RNA außerhalb des Ribosoms mit ihren Aminosäuren, wobei noch weitgehend ungeklärt ist, woran z. B. eine Phe-t-RNA die richtige Aminosäure aus dem Ensemble der 20 erkennt. Wenn nun das Ribosom aus der m-RNA Kette weiterwandert und eines der für Phenylalanin (Phe) charakteristischen Kodons liest, dann wird sich eine der Phe-t-RNA mit ihrem entsprechenden Anticodon komplementär an das Codon der m-RNA anlagern. Das von der t-RNA mitgebrachte Phenylalaninmolekül wird daraufhin enzymatisch mit dem schon vorliegenden Peptidstrang verbunden, worauf die entladene t-RNA das Ribosom wieder verläßt.

Anwendung. Ribonucleinsäure wurde i.v. verabreicht zur Stimulierung der Blutbildung und der Erythrocytenreifung. Der therapeutische Wert ist jedoch umstritten. Oral verabreicht soll die Substanz bei der Behandlung geistiger Minderentwicklung und zur Verbesserung des

Gedächtnisses bei Patienten mit arteriosklerotischer Demenz erfolgreich eingesetzt worden sein.

Dosierung. Tägl. 200 mg i.v., bzw. 3 g oral.

Riboprinum

Riboprinum. Riboprine USAN. Riboprin.

$C_{15}H_{21}N_5O_4$ M.G. 335,37
N-(3-Methyl-but-2-en-yl)-adenosin.

Anwendung. Als antimetabolisches Cytostaticum.

Ribose

D(—)-Ribose.

$C_5H_{10}O_5$ M.G. 150,13

Vorkommen. Die Substanz ist wichtiger Bestandteil der in allen tierischen und pflanzlichen Zellen vorkommenden Nucleinsäuren. Im Blut findet sie sich in Kombination mit Harnsäure. Ferner ist sie in der Co-Zymase, dem Co-Enzym II und dem sog. Co-Enzymfaktor (Diaphorase) enthalten. Der zugehörige Alkohol (Ribit) ist ein Bestandteil des Riboflavins (Vitamin B_2).

Eigenschaften. Farbl., hygroskopische Kristalle, lösl. in W., schwer lösl. in 95%igem A., Fp. = 95°; $[\alpha]_D^{24} = -21,5°$ (c = 4 in W.). Endwert nach 5 Std.: $[\alpha]_D^{24} = -23,7°$. Phenylosazon: Fp. = 163—164°.

Aufbewahrung. Gut verschlossen, vor Feuchtigkeit geschützt.

D-Ribose-5-phosphorsäure. D-Ribose-5-phosphoric Acid. D-Ribofuranose-5-phosphorsäure. D-Ribose-5-phosphat.

$C_5H_{11}O_8P$ M.G. 230,12

Eigenschaften. Die Substanz wurde als Bariumsalz, $BaC_5H_9O_8P \cdot 5^1/_2 H_2O$, isoliert: Hexagonale Plättchen aus W. Wenig lösl. in kaltem W. Die Substanz reduziert Fehlingsche Lsg.
Ribose-5-phosphat und Ribose-3-phosphat können durch die Orcin-Pentose-Rk. unterschieden werden.

Ribosido-adenin

9-[D-Ribosido]-adenin.
S. VI A, 277 unter Nucleinsäuren, Adenosin.

Ribulose

D-Ribulose. D-erythro-Pentulose. D-Adonose. D-erythro-2-Ketopentose.

$$
\begin{array}{c}
CH_2OH \\
| \\
C=O \\
| \\
H-C-OH \\
| \\
H-C-OH \\
| \\
CH_2OH
\end{array}
$$

$C_5H_{10}O_5$ M.G. 150,13

Vorkommen. Die Substanz ist eine Schlüsselverbindung im Calvin-Cyclus der Photosynthese; sie kommt in freier Form in Algen, Zuckerrübenblättern und Gerstenkeimblättern vor; auch manche Bakterien sind zur Bldg. von Ribulose befähigt.

Darstellung. Durch Zers. von 2-Keto-D-gluconsäure oder aus D-Arabinose.

Eigenschaften. Farbl. bis hellgelber, süßlich schmeckender Sirup, in W. leicht lösl. $[\alpha]_D^{21}$ = $+16°$ (W.).

Ricin

Ricin.
Toxisches Protein aus Ricinus communis (Euphorbiaceae).

Eigenschaften. Nur teilweise gereinigtes Ricin hat starke hämagglutinierende und proteolytische Aktivität und ist stark toxisch. Durch Reinigung durch Chromatographie und Kristallisation aus kalter 0,005 M Phosphat-Puffer-Lsg., pH 6,5, erhält man krist. Ricin D als einheitliche Substanz. Ricin D (M. G. etwa $600 \cdot 10^4$) hat keine hämagglutinierende, proteolytische oder unspezifische Protein-Koagulations-Aktivität.

Anwendung. Als potentielles chemisches Kampfgift; Ricin ist ein Protoplasma-Gift, das am wirksamsten ist, wenn es i.v. oder in feinen Partikeln inhaliert gegeben wird.
Die letale Dosis beträgt nur 12 µg/kg Körpergew. bei Mäusen. Mit noch geringeren Dosen kann das Wachstum von experimentellen Tumoren unterdrückt werden.

Ricinin

Ricinin. Ricidin. Ricinine. Ricidine.

$$
\begin{array}{c}
CH_3 \\
\end{array}
$$

$C_8H_8N_2O_2$ M.G. 164,16
1,2-Dihydro-4-methoxy-1-methyl-2-oxonicotinonitril.

Vorkommen. Im Samen und in den Blättern von Ricinus communis (Euphorbiaceae).

Eigenschaften. Prismen oder Nadeln aus A.; Fp. = 201,5°. Die Substanz sublimiert bei 170—180° unterhalb 20 mm Druck. Wenig lösl. in W., A., Chlf. und Ae. Neutral gegen Lackmus; bildet mit Säuren keine Salze.

Toxizität. Ingestion verursacht Nausea, haemorrhagische Gastroenteritis, Convulsionen, Koma, Kollaps, Atemnot und Tod.

Ricinolsäure

Ricinolsäure. Acidum ricinolicum. Ricinusölsäure. Ricinoleic acid.

$$H_3C-(CH_2)_5-CH(OH)-CH_2-CH=CH-(CH_2)_7-COOH$$

$C_{18}H_{34}O_3$ M.G. 298,46

11-Hydroxy-heptadecen-(8)-carbonsäure-(1).

Vorkommen. Im Samen von Ricinus communis L., Euphorbiaceen, in Glyceriden zu etwa 80%.

Eigenschaften. Gelbliche, viskose Fl., praktisch unlösl. in W., lösl. in A., Aceton, Ae. und Chlf. $d_{15}^{15} = 0,940$; Fp. = 5,5°; $Kp._9 = 230-235°$; $[\alpha]_D^{20} = +6,7°$; $n_D^{20} = 1,473$; Jodzahl = 88,5.

Aufbewahrung. Gut verschlossen.

Anwendung. Die Substanz gilt als das abführend wirkende Prinzip des Ricinusöls. — Als Schwefelsäureester im sog. Türkischrotöl in der Färberei, als Zusatz zu Schmierölen und zur Herst. oberflächenaktiver Netzmittel, als Ausgangsprodukt zur Herstellung von 10-Undecylensäure. Zur Herst. von Seifen und Antikonzeptionscremes.

Ricinus

Ricinus communis L. (R. inermis JACQ., R. lividus JACQ., R. speciosus BURM., R. spectabilis BLUME, R. viridis WILLD., Croton spinosus L.; ferner laut HPUS Ricinus africanus, R. europaeus, R. laevis). Euphorbiaceae — Euphorbioideae — Acalypheae. Wunderbaum. Läusebaum. Hundsbaum. Christuspalme. Castor (oil) plant. Common oil nut tree. Ricin. Ricino. Fico d'inferno.

Als Heimat wird das tropische Afrika angesehen, doch kann die Art auch in Ostindien ursprünglich sein. Heute wird Rizinus in den Tropen, Subtropen und der gemäßigten Zone kultiviert, v. a. in Süd- und Mittelamerika, Indien und der UdSSR.

1 bis 4 m hohes, meist buschiges Kraut (nördlich der Alpen einjährig, im Mittelmeergebiet auch als Strauch ausdauernd, in den Tropen und Subtropen bis 13 m hoher Baum). Wurzel stark verzweigt. Stengel starr aufrecht, grün oder bräunlichrot, kahl, oft blau bereift. — Laubblätter spiralig gestellt, exzentrisch schildförmig angeheftet, langgestielt (Stiel am Grund und an der Spitze Drüsen tragend), bis 1 m breit, in 5 bis 11 eiffliche oder lanzettliche, gezähnte Lappen handförmig geteilt. — Blütenstand fast rispig, endständig oder meist durch übergipfelnde Seitensprosse scheinbar seitenständig, unterwärts die büschelig gehäuften männlichen, oben die gestielten weiblichen Blüten tragend. Männliche Blüten mit (drei- bis) fünflappigem Perianth und zahlreichen, stark verzweigten Staubblättern mit bis zu 1000 gesonderten, pollenschleudernden Staubbeuteln. Weibliche Blüten mit fünfzähligem, hinfälligem Perianth und dreifächerigem Fruchtknoten; dieser mit kurzem Griffel und 3 roten, zweispaltigen Narben. — Fruchtkapsel kugelig, bei der Reife in zweiklappige Fächer aufspringend, glatt oder weichstachelig. Samen länglich eirund bis fast oval, ein wenig flach gedrückt.

Inhaltsstoffe. In den Blättern Gallus-, Ellag-, Ferula-, Shikimi-, p-Cumarsäure, Corilagin, 0,2% Rutin, Quercitrin, Isoquercitrin. In den Stengeln 0,51% Sapogeninacetate. In den Wurzeln Tridec-1-en-penta-3,5,7,9,11-in und trans-Dehydromatricariaester sowie β-Sitosterin.

Anwendung. Die Samen und Wurzeln in Indien als Antirheumaticum. Die Blätter in Europa und Afrika als Galaktagogum, in Indien als Emmenagogum. Blätter und Wurzeln bei Hautaffektionen. Die Fasern in der Papierfabrikation. Die Staude als Futter für die Erie-Seidenraupe (Bombyx cynthia, Attaeus ricini). In Südamerika wird sie mit Erfolg gegen die Moskitos um die Häuser gepflanzt; in Indien hält sie die Termiten fern.

Semen Ricini. Semen Cataputiae majoris. Semen Palmae Christi. Rizinus-, Wunderbaum-, Castorsamen. Purgier- oder Brechkörner. Schafläuse. Römische oder Indische Bohnen. Höllenbohnen. Castor-oil seed. Castor bean. Semence (graine) de ricin. Graine de Castor, de Mexique. Ricino. Girasole. Higuerilla. Mamona.

Ricine Semen Ital. VI, Ind. P. C. 53. Ricin CF 65.

Die geschälten, reifen Samen.

Anbau. Die in der Kultur anspruchsvolle Pflanze verlangt einen gut durchlässigen, fruchtbaren, phosphorsäure-, kali- und kalkreichen Boden, viel Feuchtigkeit und Wärme. Man läßt die Samen in lauwarmem W. aufquellen und bringt sie bei Beginn der Regenzeit in die Erde. Die Früchte werden vor dem Aufspringen geerntet. Durch unregelmäßiges Ausreifen der Samen wird die Ernte sehr erschwert. Man ist daher in den Plantagen zu Mischkulturen übergegangen, indem man die noch nicht ganz reifen Fruchtstände einige Tage auf Haufen liegen läßt und sie dann zur Trocknung ausbreitet, wobei die Kapseln entweder von selbst aufspringen oder gedroschen werden.

Die großen Rizinussamen werden als indische Ware bezeichnet, während die kleineren Samen als italienische oder französische Samen gehandelt werden.

Beschreibung. Die Samen sind je nach dem Habitus der Stammpflanze und nach der Rasse sehr unterschiedlich. Man findet Samen zwischen 9 und 22 mm Länge, 6 bis 15 mm Breite und 5 bis 9 mm Dicke. Die Durchschnittsware ist 12 mm lang, 8 mm breit und 6 mm dick. Die auf der Rücken- und Bauchseite abgeplatteten Samen sind im Umriß oval oder eilänglich und besitzen eine schildförmig-wulstige bis 3 mm starke Karunkula. Die Oberfläche ist glatt und glänzend, die Farbe kann von reinweiß alle Schattierungen über gelbbraun und rötlichbraun bis schwarzbraun sein. In den meisten Fällen sind sie gesprenkelt, gefleckt oder marmoriert. Die hellfarbige Karunkula ist oft abgefallen und zeigt die Mikropyle, daneben den wenig auffallenden Nabel. Die sehr dünne, spröde Samenschale läßt sich leicht von dem weichen Kern trennen. Das Endosperm ist rein weiß, sehr fettreich und klafft in der Mitte gewöhnlich auseinander. In diesem der gerade Embryo mit seinen flach ausgebreiteten, den breiteren Seiten des Samens parallel laufenden Kotyledonen. Im Endosperm und Embryo Aleuronkörner, die einen (seltener 2) wohl ausgebildeten Eiweißkristall und eine oder wenige Globoide haben.

Die geruchlosen Samen besitzen einen öligen, milden, später kratzenden Geschmack.

Mikroskopisches Bild. Die wichtigsten Kennzeichen sind die polygonalen, gepunkteten Epidermiszellen, unter ihnen einige mit braunem Inhalt; die Palisadenschicht der Samenschale aus braunen, gepunkteten, sklerenchymartigen Zellen, große Aleuronkörner des Endosperms, rund bis oval, bis 20 μm Durchmesser.

Verfälschungen. Die Samen des Handels werden oft mit Steinen und schwarzen, zerbrochenen, geschälten und unreifen Samen verfälscht. Verwechslungen mit den giftigen Samen anderer Euphorbiaceen (Croton tiglium, Jatropha curca) sind möglich.

Inhaltsstoffe. 43 bis zu 70% fettes Öl mit 68,2% Triricinolein, während der Samenentwicklung Palmitin-, und Ölsäure, später nur Linol-, Stearin- und Ricinolsäure. Eiweißkörper vorwiegend aus Globulinen, bes. Edestin, wenig Albumin, Nucleoalbumin und Glykoprotein bestehend. Glutamin, Glutaminsäure, L-(+)-Norleucin (im Hydrolysat), L-(+)-Arginin (im Eiweiß bis 16,6%), Glykokoll, Agmatin $C_5H_{14}N_4$, 1,16 μg/g Riboflavin, 13,0 μg/g Nicotinsäure, 1,6 bis 2,4% 9,10-Dioxystearinsäure, Spuren von Squalen und Harnsäure, 2,5% Zucker (Saccharose und Invertzucker), Phosphate, Gummi, Bitterstoff, Harz, Bernsteinsäure, Lecithin; das stark giftige Toxalbumin Ricin (etwa 3%), nach WALDSCHMIDT-LEITZ et al. [Hoppe Seyler's Z. physiol. Chem. *350*, 503 (1969); *351* 990 (1970)] bestehend aus 2 Komponenten, einem Toxin M.G. 46 000 und einem Hämagglutinin M.G. 87 000; in allen Organen das ebenfalls

Ricinin

giftige Ricinin $C_8H_8N_2O_2$, Fp. 210°. Ferner proteolytische und lipolytische Enzyme (Ricinus-lipase), sowie Labferment. Außerdem im Preßkuchen 1,8% eines Allergens CB-1A, ein poly-saccharidhaltiges Protein. JAFFE et al. [Chem. Abstr. *64*, 6944 (1966)] isolierten ein toxisches hämagglutinierendes Lipoglycoprotein; es enthielt u. a. Fucose, Mannose, Xylose und einen Aminozucker.

Prüfung. Mindestgeh. an fettem Öl 45%. — Fremde org. Beimengungen max. 2% Ind. P. C. 53.

Gehaltsbestimmung nach Ind. P. C. 53: 10 g der gepulverten Droge werden kontinuierlich bis zur völligen Erschöpfung mit Ae. extrahiert. Nach dem Entfernen des Ae. wird das Öl bei 100° bis zum konstanten Gewicht getrocknet.

Wirkung. Die Samen sind durch ihren Gehalt an Ricin sehr giftig. Ricin gehört zu den toxischsten Eiweißkörpern überhaupt. Es genügen zu einer tödlichen Vergiftung 0,179 g Rizinussamen pro kg Körpergewicht, für einen erwachsenen Menschen von 75 kg demnach 13,4 g Samen oder 0,03 g Ricin innerlich bzw. subkutan. Die Folgen einer Rizinusvergiftung sind Nausea, Vomitus, Koliken, blutige Stühle, Tenesmen, Kopfweh, kleiner frequenter Puls, kalter Schweiß, Ikterus, Krämpfe, Anurie, hämorrhagische Gastroenteritis, zahlreiche Ulcera am Magen und Dünndarm, entstanden durch Gefäßverstopfung infolge der Ricin-Blutagglu-tination und folgender Selbstverdauung, diffuse Nephritis, hämorrhagische Infiltration der Mesenterialdrüsen Manche Tiere vertragen erheblich größere Mengen, so sind z. B. Pferde und Hühner ziemlich immun gegen Ricin. Eine Immunisierung kann erreicht werden durch wiederholte Injektion subletaler Dosen. Gegenmittel bei Vergiftungen sind Magenspülungen, salinische Abführmittel, Aufrechterhalten des Flüssigkeits- und Elektrolytgleichgewichts.

Nach FUCHS und FALKENSAMMER führt eine mehrstündige Verdauung von Ricin mit Pepsin zu einer Minderung der agglutinierenden Wrkg., während die Toxizität erhalten bleibt. Eine einstündige Verdauung mit Pankreatin ist ohne Einfluß auf die Toxizität, ver-nichtet aber die Agglutinationswrkg. Pepsin und Pankreatin bleiben auch auf Zugabe oberhalb des optimalen pH-Wertes wirksam. Die agglutinierende Wrkg. wird durch Säure und Alkali nachteilig beeinflußt. Die Empfindlichkeit der Agglutinations-Rk. ist von der Gattung der roten Blutkörperchen abhängig, denn es kann z. B. Menschenblut noch in einer Verdünnung von 1:2 Millionen, Hund- oder Ziegenblut von 1:4 Millionen und Meerschweinchenblut in einer Verdünnung von 1:10 Millionen agglutiniert werden.

Beim Kaltpressen der Samen gewinnt man das giftstofffreie Ricinusöl. Seine abführende Wrkg. kommt dadurch zustande, daß das Glycerid im Dünndarm durch Lipasen gespalten wird. Die freie Ricinolsäure wird zur Seife, und die Rizinolseife bewirkt durch Reizung der Schleimhaut, Flüssigkeitsvermehrung, eine vermehrte Peristaltik. Der unverseifte Teil des Öles unterstützt rein mechanisch die Abführwrkg., indem er die Darmwand schlüpfrig macht. Infolge Resorption kann die Wrkg. auf den Dünndarm beschränkt bleiben.

Anwendung. Die Samen werden wegen ihrer Giftigkeit medizinisch nicht verwendet, sie dienen v. a. zur Gewinnung des Ricinusöles. Das Öl bei akuter Obstipation, auch bei entzünd-lichen Veränderungen im Darm anwendbar. Bei chronischer Obstipation nicht geeignet, da ein zu langer Gebrauch zu Dyspepsie und Appetitlosigkeit führen kann. Nach LAASS [Pharma-zie *28*, 10 (1973)] das Öl für die Behandlung akuter oraler Vergiftungen mit org. Lsgm. Der Preßkuchen dient als Düngemittel, zuweilen als Brennmaterial und zur Gewinnung von Lipase. Wegen der Giftigkeit kann er nicht als Viehfutter verwendet werden, man kann ihn sogar als Ratten- oder Mäusegift benützen. Durch Ausziehen mit 10%iger Kochsalzlsg. kann man das Ricin weitgehend entfernen. In der Homöopathie. In der Farbindustrie als Bindemittel, Klebe-mittel, für Füllstoffe und plastische Massen.

Ricinus communis HAB 34. Wunderbaum.

Reife Samen.

Arzneiform. Tinktur nach § 4 durch Mazeration mit 90%igem Weingeist, 2. und 3. Dez.-Pot. mit 90%igem, 4. Dez.-Pot. mit 60%igem, höhere Verdünnungen mit 45%igem Weingeist. Trockenrückstand 3,98 bis 4,65%.

Arzneigehalt. 1/10.

Aufbewahrung. Bis 3. Dez.-Pot vorsichtig.

Ricinus communis HPUS 64. Castor Oil Plant.

Die getrockneten, reifen Samen.

Arzneiform. Urtinktur: Arzneigeh. 1/10. Ricinus communis, grob gepulvert 100 g, A. USP (94,9 Vol.-%) q.s. zur Bereitung von 1000 ml der Tinktur. — Dilutionen: D 2 (2 ×) und höher mit A. HPUS (58 Vol.-%). — Medikationen: D 1 (1 ×) und höher.

Rifamycinum

Rifamycine. Rifomycine.

Rifamycin B: $R_1 = -OCH_2COOH$; $R_2 = -OH$

Rifamycin O: $R_1 = \begin{array}{c} O-C=O \\ | \\ O-CH_2 \end{array}$; $R_2 = =O$

Rifamycin S: $R_1 = =O$; $R_2 = =O$

Rifamycin SV: $R_1 = -OH$; $R_2 = -OH$

Rifamycin X: $R_1 = =\overset{\oplus}{N} = \overset{\ominus}{N}$; $R_2 = =O$

Rifamycine sind Antibiotica aus Kulturen von Streptomyces mediterranei oder gleiche, auf anderem Wege hergestellte, Verbindungen. Die einzelnen Substanzen sind durch einen oder mehrere Buchstaben gekennzeichnet.

Die Rifamycine A, B, C, D und E wurden aus natürlichem Material isoliert; die Rifamycine O, S und SV sind Derivate vom Rifamycin D. Rifamycin AG gehört zu einer weiteren Serie von Derivaten des Rifamycin O und ist ein Kondensationsprodukt mit Aminoguanidin.

Rifamycin X ($C_{37}H_{45}N_3O_{11}$, M.G. 707,79) wird erhalten durch Oxidation des Kondensationsproduktes von Rifamycin O und Trimethylammonium-aceto-hydrazidchlorid. Gelbe Kristalle, praktisch unlösl. in W., lösl. in M., A., Aethylacetat und Bzl. $[\alpha]_D^{20} = +491,8°$ (c = 0,981% in Dioxan).

Rifamycin B läßt sich leichter aus den Kulturen isolieren als die Rifamycine A, C, D und E, die man auch als Rifamycinkomplex bezeichnet.
Rifamycin B s. S. 149.

Rifamycin B-Diäthylamid (Rifamid) ist das Diäthylamidderivat von Rifamycin B und soll größere antibakterielle Aktivität als Rifamycin SV besitzen.

Der *Rifamycinkomplex* ist ein braunes, amorphes Pulver, fast unlösl. in W. unterhalb pH 7, lösl. in etwa 50 T. W. bei pH 9—10 zu einer dunkelroten Lsg., lösl. in den gebräuchlichen org. Lsg. Die Substanz ist in wss. Lsg. instabil.

Rifamycin O ($C_{39}H_{47}NO_{14}$, M.G. 753,8) erhält man durch Oxidation von Rifamycin B. Es wird in saurer Lsg. zu Rifamycin S hydrolysiert. Gelbe Kristalle aus M.; Fp. = 300°. $[\alpha]_{589}^{20} = +71,5°$ (c = 1,0 in Dioxan). Praktisch unlösl. in verd. Säuren u. W., lösl. in Aceton, M., A.; unlösl. in Ae.

Rifamycin S ($C_{37}H_{45}NO_{12}$, M.G. 695,8) ist ein dunkelgelbes, krist. Pulver, schwer lösl. in W. und PAe., lösl. in A., Aceton, Äthylacetat und M. Die Substanz löst sich in alkalischer Lsg. langsam unter Rotviolettfbg. Das Natriumsalz besteht aus dunkelviolett gefärbten Kristallen. Mikrobiologisch ist es stärker aktiv als die anderen Rifamycine.
Unter Rifamycin ohne nähere Spezifizierung versteht man ein Gemisch verschiedener Rifamycine, vor allem Rifamycin B.
Die Rifamycine werden angewendet gegen grampositive Erreger und Mykobakterien.

Literatur: Chemotherapia (1963); Experientia 20, 336/339/344 (1964).

Übersicht.

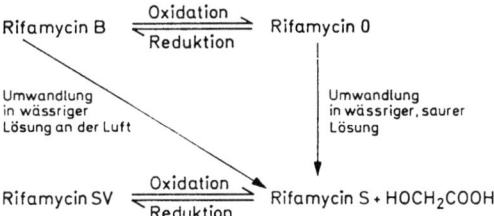

Rifamidum. Rifamide USAN. Rifamid.

$C_{43}H_{58}N_2O_{13}$ M.G. 810,9
Rifamycin B-N,N-diäthylamid.

5.6.9.17.19.21-Hexahydroxy-23-methoxy-2.4.12.16.18.20.22-heptamethyl-2.7-(epoxy-pentadeca-1.11.13-trienimino)-naphtho[2.1-b]furan-1.11(2H)-dion-21-acetat-9-O-essig-säurediäthylamid.

Eigenschaften. Orange-gelbes, krist. Pulver, von bitterem Geschmack, geruchlos, das bei 140° erweicht und bei 170°vollständig schmilzt u. Zers. Lösl. in M. und wss. alkalischen Lsg.

Erkennung. 1. Wird die Substanz auf der Tüpfelplatte mit Ammoniummolybdat-Lsg. versetzt, so entsteht eine Orangebraun-Fbg. (Empfindlichkeit: 0,1 μg). — 2. Beim Tüpfeln der Substanz mit Ammoniumvanadat-Lsg. erhält man eine Dunkelbraun-Fbg. (Empfindlichkeit: 1,0 μg). — 3. Bei der Rk. nach VITALI entsteht eine hellbraune Fbg., die über gelbbraun nach orangebraun umschlägt (Empfindlichkeit: 1,0 μg).

Extraktion. Die Substanz kann mit Chlf. aus wss. Lsg. extrahiert werden.

UV-Spektrum. Die Substanz zeigt, in Phosphatpuffer-Lsg. (pH 7,38) vermessen, Maxima bei 220 nm ($E_{1cm}^{1\%} = 528$) und 302 nm ($E_{1cm}^{1\%} = 256$).

Papierchromatographie. Bedingungen: S. Racemethorphanum, S. 2. Sichtbarmachung: Die Substanz ist als gelber Fleck sichtbar und zeigt unter dem UV-Licht eine orangefarbene Fluoreszenz. Rf = 0,96.

Dünnschichtchromatographie. Bedingungen: S. Racemethorphanum, S. 3. Sichtbarmachung: Kaliumpermanganatspray. Rf = 0,86. Kaliumpermanganatspray: S. Rafoxanid, S. 6.

Anwendung. Als Antibioticum gegen grampositive Erreger und Mykobakterien.

Dosierung. Bis 600 mg tgl. durch i.m. Injektion.

Handelsformen. Rifocin M (Lepetit, Natriumsalz); Rifamide (Pitman-Moore, USA).

Metabolismus. Oral verabreichte Substanz wird schlecht resorbiert. Nach einer i.m. Injektion von 150 mg der Substanz erhält man nach 30—60 Min. eine Plasmakonzentration von 0,1—0,2 mg/100 ml; die Halbwertszeit der Substanz beträgt 1—2 Std. Eine 150 mg-Dosis bewirkteine Urinkonzentration von 1—2 mg/100 ml. Etwa 80% der verabreichten Dosis werden mit der Galle ausgeschieden, wo bis zu 160 mg/100 ml nach Verabreichung von 150 mg Substanz vorkommen können.

Literatur. Arzneimittelforschg. *15*, 800—804 (1965).

Rifampin USP XIX. Rifampicinum. Rifampicin. Rifamycin AMP. Rifaldazin.

$C_{43}H_{58}N_4O_{12}$ M.G. 823,0
3⟨[(4-Methyl-piperazin-1-yl)-imino]-methyl⟩-rifamycin SV.

Gehalt. Mindestens 90,0% $C_{43}H_{58}N_4O_{12}$, berechnet auf die getrocknete Substanz (USP XIX).

Darstellung. Rifampicin ist ein halbsynth. Antibioticum, das aus Rifamycin SV, fermentativ gewonnen aus Streptomyces mediterranei, dargestellt wird.

Eigenschaften. Rotbraunes, krist. Pulver. Fp. = 183—185° (Zers.). Schwerlösl. in W. und Aceton, lösl. in Chlf., M. und Äthylacetat.

Erkennung. 1. Wird die Substanz mit Ammoniummolybdat-Lsg. getüpfelt, so entsteht eine Orangebraun-Fbg., die langsam nach blau umschlägt (Empfindlichkeit: 0,1 µg). — 2. Wird die Substanz mit Ammoniumvanadat-Lsg. getüpfelt, so entsteht eine Orangebraun-Fbg. (Empfindlichkeit: 1,0 µg). — 3. Bei der Prüf. nach Vitali erhält man eine Orange-Fbg., die über orangebraun nach rotbraun umschlägt (Empfindlichkeit: 1,0 µg).

Extraktion. Die Substanz und ihr Desacetyl-Metabolit lassen sich mit Chlf. aus dem Harn ausschütteln.

Papierchromatographie. Bedingungen: S. Racemethorphanum, S. 2. Sichtbarmachung: Die Substanz ist als roter Fleck sichtbar und zeigt im UV-Licht eine dunkelrote Fluoreszenz. Rf = 0,66.

Dünnschichtchromatographie. Bedingungen: S. Racemethorphanum, S. 3. Sichtbarmachung: Die Substanz ist als rotbrauner Fleck sichtbar und zeigt beim Besprühen mit Kaliumpermanganatspray (s. Rafoxanid, S. 6) eine positive Rk. Rf = 0,97.

UV-Spektrum. Wird die Substanz in Phosphatpuffer-Lsg. (pH 7,38) vermessen, so zeigt sie Maxima bei 237 nm ($E_{1cm}^{1\%}$ = 400), 255 nm ($E_{1cm}^{1\%}$ = 390) und 334 nm ($E_{1cm}^{1\%}$ = 328).

Gehaltsbestimmung. Die Substanz läßt sich in Ggw. von 8-Formyl- und 8-Formyl-6,9-dioxo-Derivaten spektrophotometrisch bestimmen.

Metabolismus. Die oral verabreichte Substanz wird gut resorbiert. Maximale Blutkonzentrationen erhält man zwischen 1 und 4 Stunden nach oraler Gabe. Die Beziehungen zwischen diesen Konzentrationen und der Dosierung ist nicht linear; Dosen von 100 und 300 mg zeigen Konzentrationen von 94 bzw. 568 µg/100 ml. Therapeutische Konzentrationen bleiben bis zu 8 Std. im Blut; höhere Dosierungen bleiben bis zu 24 Std. nach Verabreichung im Blut. Die Substanz diffundiert in alle Zellgewebe und Körperflüssigkeiten. Etwa 80% werden an Serumalbumin gebunden. Man vermutet, daß nur die nicht proteingebundene Fraktion eine antibakterielle Wrkg. entfaltet.

Der Hauptmetabolit ist das desacetylierte Rifampicin, das vermutlich in der Leber gebildet wird; dieser Metabolit hat ebenfalls antibakterielle Eigenschaften.

96 Std. nach oraler Verabreichung von 300 mg ^{14}C-markierter Substanz findet man 47% der Dosis im Harn und 47% in der Faeces wieder. Nach 24 Std. findet man 21% der Dosis im Harn, davon sind 30% Rifampicin und der Rest Metaboliten. Innerhalb von 24 Std. findet man 43% der Dosis in der Galle.

Aufbewahrung. In gut schließenden Gefäßen, vor Licht und Wärme geschützt.

Anwendung. Die Substanz ist ein starker Hemmstoff der DNS-gesteuerten RNS-Synth. in Bakterien. Sie ist insbesondere gegen Tuberkulosebakterien wirksam und in der Wrkg.-Intensität mit INH vergleichbar. Sie soll, wie die anderen Tuberkulostatica, nur in Kombinationen verwendet werden, z. B. mit INH und Ethambutol.

Handelsformen. Rifa. Rifadin. Rifaldacine. Rifaldin. Rifoldin. Riforal. Rimactan (Ciba).

Literatur. Chemotherapia (Basel) 11, 285 (1966).

Dosierung. Bis 900 mg täglich.

Rifamycin B. Rifomycin B.

$C_{39}H_{49}NO_{14}$ M.G. 755,8

10.18.20-Trihydroxy-24-methoxy-22-acetoxy-1.12.dioxo-2.13.17.19.21.23-hexamethyl-13.14.15.16.25.26-hexadehydro-1.2-dihydro-2.8-epoxypenta-decanoimino-naphtho[2.1-b]furanyl-(10)-oxy-essigsäure.

Eigenschaften. Gelbe Kristallnadeln, sehr wenig lösl. in W., lösl. in A., Aceton, M. und Chlf. Die Substanz ist in trockenem Zustand einige Monate bei Raumtemp. stabil. Die wss. Lsg. der Substanz sind bei neutralem pH stabil.

Handelsform. Nancimycin.

Literatur. Antibiot. Ann. 1959/60, 262ff.; J. Antibiot. (A) 20, 238 (1967).

Rifamycin SV. Rifomycin SV. Rifamicine SV. Rifocin.

$C_{37}H_{47}NO_{12}$ M.G. 697,8

5.6.9.17.19.21.-Hexahydroxy-23-methoxy-2.4.12.16.18.20.22-heptamethyl-2.7-(epoxy-pentadeca-1.11.13-trienimino)-naphtho[2.1-b]furan-1.11.(2H)-dion-21-acetat.

Darstellung. Die Substanz wird durch Reduktion von Rifamycin S erhalten.

Eigenschaften. Dunkelgelbe bis gelborange gefärbte Kristalle. Fp. = 300°. $[\alpha]_D^{20} = -4°$ (c = 1,0 in M.). Die Substanz ist eine starke einbasische Säure, die Natrium-, Kalium-, Magnesium- und Calciumsalze bildet. Fast unlösl. in W., sehr gut lösl. in A., Aceton, Äthylacetat und M.; lösl. in Ae. und Lsg. von Alkalibicarbonaten. Das Natriumsalz der Substanz löst sich in 20 T. W., die anderen Metallsalze sind jedoch in W. unlösl. Die freie Säure ist bei Raumtemp. an der Luft instabil. Sie wandelt sich langsam in Rifamycin S um. Das Natriumsalz färbt sich an der Luft dunkel und sollte unter Stickstoff aufbewahrt werden. Wss. Lsg. des Natriumsalzes, die mit Natriumascorbat als Antioxidans versetzt wurden, sind in einer Stickstoffatmosphäre mindestens 60 Tage bei 37° voll wirksam.

UV-Spektrum. Wird die Substanz bei pH 7,3 in Phosphatpuffer-Lsg. vermessen, so erhält man Maxima bei 223 nm ($E_{1cm}^{1\%} = 586$), 314 nm ($E_{1cm}^{1\%} = 322$) und 445 nm ($E_{1cm}^{1\%} = 204$).

Anwendung. Die Substanz wird bei der Behandlung von Infektionen mit grampositiven Erregern und in der Behandlung von Tuberkulose eingesetzt. Sie wird aus dem Gastro-Intestinaltrakt nicht restlos resorbiert. Nach s.c. oder i.m. Injektion erhält man innerhalb von 1–2 Std. eine maximale Serumkonzentration. Nach einer Dosis von 250 mg erhält man z. B. nach 1–2 Std. eine Serumkonzentration von 0,5–4 µg. Die Substanz wird hauptsächlich mit der Galle ausgeschieden, im Harn erscheinen nur kleine Mengen.

Dosierung. Gewöhnlich werden 250 mg zwei- bis dreimal tägl. durch i.m. Injektion verabreicht. Zur Inhalation werden 250 mg in 25 ml Inhalationsfl. gelöst; diese Lsg. wird in 3 Dosen geteilt und über 3 Tage verabreicht. Zur lokalen Applikation wird das Verbandsmaterial mit 250 mg Substanz, in 25 ml gelöst, befeuchtet.

Handelsformen. Rifocine (Lepetit); Rifocyn (Lepetit); Chibro-Rifamycin.

Literatur. Prod. Pharm. 18, 405 (1963); Dt. med. Wschr. 92, 2217 (1967); Arzneimittelforschg. 15, 951 bis 1002 (1965).

Rimantadinum

Rimantadinum. Rimantadin.

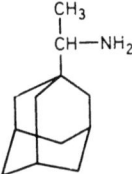

$C_{12}H_{21}N$ M.G. 179,3
(1-Adamantyl-aethyl)-amin.

Eigenschaften. (Hydrochlorid) Weißes, krist. Pulver; Fp. = höher als 300°. 1 T. Substanz löst sich in 17 T. W., in 20 T. A. und in 6 T. Chlf.

Erkennung. 1. Wird 1 Tr. Substanz-Lsg. auf einem Objektträger mit 1 Tr. Picrolonsäure versetzt, so bilden sich kleine Kristallrosetten (Empfindlichkeit: 1 in 1 000). — 2. Wird 1 Tr. Substanz-Lsg. auf einem Objektträger mit Platinjodid-Lsg. versetzt, so entstehen stäbchen- oder blättchenförmige Kristalle (Empfindlichkeit: 1 in 1 000).

Papierchromatographie. Bedingungen: S. Racemethorphanum, S. 2. Sichtbarmachung: Jodplatinspray (S. Racemethorphanum, S. 2). Rf = 0,67.

Dünnschichtchromatographie. Bedingungen: S. Racemethorphanum, S. 3. Sichtbarmachung: Saurer Jodplatinspray (s. Racemethorphanum, S. 3). Rf = 0,57.

Anwendung. Als Virostaticum.

Handelsform. Rimantadine HCl: Hydrochlorid (Dupont, USA).

Dosierung. Bis 400 mg tgl.

Rimocidin

Rimocidin.

Antibioticum aus Kulturen von Streptomyces rimosus.

Eigenschaften. Die Substanz enthält basische und saure Gruppen. Zers.-Punkt: oberhalb 110°. $[\alpha]_D^{25} = +116°$ (c = 1 in Pyridin). Absorptionsmax. in 80% M.: 279, 291, 304, 318 nm.

Schwer lösl. in W., Aceton und niederen Alkoholen. Durch Behandeln mit NaOH in M. erhält man ein krist. Natrium-Salz.

Anwendung. Als Antibioticum und Antimykoticum gegen Trichophyton gypseum u. a.

Ristocetinum

Ristocetinum.
S. I, 1041.

Ritodrinum

Ritodrinum. Ritodrine SV. Ritodrin.

$C_{17}H_{21}NO_3$ M.G. 287,4
2-(p-Hydroxy-phenaethyl-amino)-1-(p-hydroxyphenyl)-propanol.

Eigenschaften. Weißes, krist. Pulver, lösl. in Chlf. und verd. Essigsäure.

Erkennung. 1. Die Substanz gibt beim Tüpfeln mit Marquis-Rg. eine gelbbraune Fbg. (Empfindlichkeit: 0,5 μg). — 2. Die Substanz gibt beim Tüpfeln mit Ammoniummolybdat-Lsg. eine Blaufbg. (Empfindlichkeit: 0,1 μg). — 3. Die Substanz gibt beim Tüpfeln mit Ammoniumvanadat-Lsg. eine Grünfbg. (Empfindlichkeit: 0,1 μg). — 4. Die Substanz gibt bei der Prüf. nach Vitali eine schwache Gelbfbg., die nach orange umschlägt (Empfindlichkeit: 0,1 μg). — 5. Wird 1 Tr. der Substanz-Lsg. auf einem Objektträger mit 1 Tr. Goldbromid-Lsg. versetzt, so entstehen kleine Kristallplättchen (Empfindlichkeit: 1 in 200).

Extraktion. Die Substanz läßt sich mit Chlf. aus wss. alkalischen Lsg. extrahieren.

Papierchromatographie. Bedingungen: S. Racemethorphanum, S. 2. Sichtbarmachung: UV-Licht, Joddämpfe. Rf = 0,60.

Dünnschichtchromatographie. Bedingungen: S. Racemethorphanum, S. 3. Sichtbarmachung: Saurer Jodplatinspray (s. Racemethorphanum, S. 3). Rf. = 0,73.

UV-Spektrum. Das UV-Spektrum des Hydrochlorids der Substanz in 0,1 n Schwefelsäure vermessen, zeigt Maxima bei 223 nm ($E_{1cm}^{1\%}$ = 523) und 275 nm ($E_{1cm}^{1\%}$ = 87) sowie ein Minimum bei 243 nm.

Anwendung. Als Uterus-Relaxans.

Dosierung. Bis zu 40 mg täglich.

Handelsform. DU-21220. Prempar (Philips-Duphar, Niederlande).

Rivanol

Rivanol.
S. II, 16 unter Aethacridinum lacticum.

Rivea

Rivea corymbosa (L.) HALL. f. [Turbinia corymbosa (L.) RAF., Ipomoea burmanni CHOISY, I. sidaefolia (H. B. K.) CHOISY]. Convolvulaceae. Trichterwinde. Zauberwinde. Pfeilkraut.

Morning glory. Yerba de las serpientes. Flor de la virgen oder la señorita. Manto. Pascua. Piule.

Heimisch in Mexiko.

Eine Windenpflanze mit herz- bis pfeilförmigen Blättern, dünnen Stengeln, violetten, trichterförmigen Blüten und schwarzen, runden Samen.

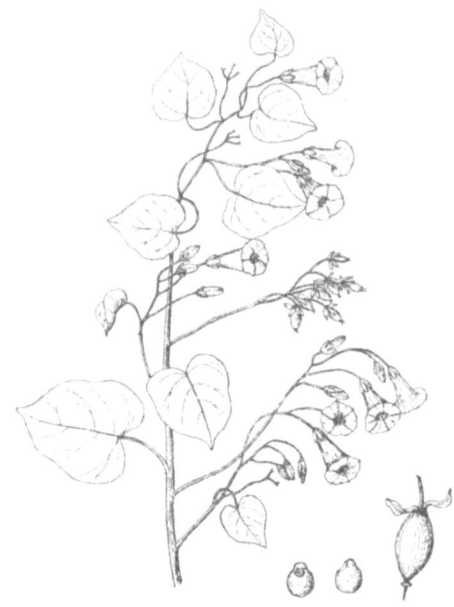

Abb. 9. Rivea corymbosa — violettblühende Trichterwinde mit Frucht und Samen. (I. Bohm)

Inhaltsstoffe. In den Samen, Ololiuqui genannt, 0,056% Alkaloide, darunter 18,3% (+)-Lysergsäureamid (Ergin), 33,7% (+)-Isolysergsäureamid (Isoergin), Penniclavin, 6,9% Chanoclavin, 2,7% Elymoclavin, 3,7% Ergometrin, 3,3% Ergometrinin, Lysergol, Tryptophan. Daneben Turbicoryn $C_{27}H_{46}O_{11}$, Fp. 244 bis 245°, das bei Hydrolyse Turbicorytin $C_{21}H_{36}O_{6}$, Fp. 151 bis 153°, und Glucose liefert. Dehydrogenierung von Turbicoryn gibt nach PEREZAMADOR [Tetrahedron (London) *20*, 2999 (1964)] Phenanthren und 1,7-Dimethylphenanthren, das Aglykon liefert bei der Dehydrogenierung Phenanthren. Ein ähnliches Glucosid mit stark zentralstimulierender Wrkg. beschrieben auch COOK und KEELAND (1962). Ihr Glucosid, $C_{28}H_{46}O_{12}$, wird durch Emulsin in Glucose und ein Aglykon $C_{22}H_{36}O_{7}$ gespalten; nach vorläufigen Ergebnissen stellt das Aglykon ein hydrogeniertes Pyranonaphthalin mit 4 Hydroxylgruppen und 3 Ätherbrücken dar. Ferner nach JIMENEZ [Tetrahedron (London) *23*, 2557 (1967)] Corymbosin mit dem Aglykon Corymbositin.

OH

—CH(OH)CH(OH)CH₂OH ⎫
                     ⎬ Glucose
—CH₂OH   ⎭

CH₂OH   Corymbosin

Lysergsäurederivate auch in Blättern (0,016 bis 0,027%) und Stengeln (0,010 bis 0,012%), nicht aber in den Wurzeln.

Wirkung. Die Samen von Rivea gehören wie Lophophora und Psilocybe zu den mexikanischen Zauberdrogen; sie werden wie auch die Samen von Ipomoea violacea als Ololiuqui bezeichnet. Ololiuqui erzeugt Rauschzustände von einigen Stunden mit Halluzinationen, in höheren Dosen Bewußtseinstrübungen; es wirkt ähnlich wie Scopolamin narcotisch, zeigt jedoch keine Nachwrkg. Die Berauschten sind in einem der Hypnose ähnlichen Zustand und können auf Suggestionen ansprechen. (Wrkg. der einzelnen (+)-Lysergsäurederivate s. d. oder bei Secale).

Anwendung. Die Samen in Mexiko in Form eines fermentierten Agavegetränkes (Piule) als Rauschmittel und Narcoticum.

Rizolipasum

Rizolipasum. Rizolipase.

Lipase aus Rhizopus arrhizus var. Delemar.

Anwendung. Als Verdauungsenzym.

Robinia

Robinia pseudacacia L. (außerdem laut HPUS 64 Pseudacacia odorata MOENCH, Robinia fragilis). Fabaceae — Faboideae — Astragaleae. Weiße (falsche) Akazie. Silberregen. Scheinakazie. Robinie. Locust (tree). False Acacia. Black false oder yellow Locust. Robinier. Faux acacia. Robinia. Acacia. Cascia Magyarga. Akász.

Heimisch im östlichen Nordamerika, in Europa und Südafrika vielfach als Zierbaum.

Meist unter 20, selten bis 25 m hoher Baum, mit schwacher, höchstens 15 m langer Pfahlwurzel und meist längeren, oberflächlichen, reichlich Knöllchen und Wurzelbrut hervorbringenden Seitenwurzeln. — Stamm sich meist frühzeitig verzweigend, bis 0,5 m (bis 1,2 m) dick, mit ziemlich dick werdender, hellgrauer bis dunkelbrauner, tief längsrissiger Borke. Äste und Zweige glatt, meist sparrig hin- und hergebogen, eine mehr oder weniger ausgebreitete, rundliche, lockere Krone bildend. Achselknospen und Beiknospen eingesenkt, ohne andere Knospendecke. Einjährige Zweige grün bis rotbraun, mehr oder weniger kantig, anfangs kurz angedrückt behaart, ebenso wie die Laubblätter rasch verkahlend und ohne Drüsen. — Laubblätter etwa 20 bis 30 (bis 35) cm lang, bald völlig kahl; Blättchen meist zu 9 bis 21 (an den Keimpflanzen und oft auch an den blühenden Kurztrieben nur zu 3 oder 5), mit 1 bis 4 mm langen Stielen und je 1 kleinen, pfriemlichen, meist bald abfallenden, selten mehr oder weniger verdornenden oder blattähnlich werdenden Stipell, meist elliptisch, bis eiförmig, etwa 2 bis 6 cm lang und 1 bis 3 cm breit, meist beiderseits abgerundet, dünn, mit 7 bis 9 Paar netzig verbundener Seitennerven, oberseits frischgrün, unterseits bleich graugrün, im Herbst nicht oder erst beim Laubfall vergilbend. Nebenblätter großenteils, namentlich im unteren Teil der Krone, zu derben, geraden oder mehr oder weniger gekrümmten, 1 bis über 2 cm langen, glänzend rotbraunen bis karminroten Dornen auswachsend, die nicht verdornenden bald abfallend. — An den Kurztrieben entwickeln sich rotbraun, aus 15 bis 25 Blüten zusammengesetzt. Anfangs sind die etwa 2 cm langen, weißlich-gelben Blüten aufgerichtet, später hängen sie herab; Blütezeit Mai bis Juni. — Hülsen kurz gestielt, etwa 5 cm bis über 10 cm lang und 1 bis gegen 2 cm breit, ganz flach, gerade oder etwas gekrümmt, kurz bespitzt, pergamentartig-lederig, mit schmal geflügelter Rückennaht, kahl und glatt, reif lederbraun bis purpurn, oft marmoriert, einfächerig, meist vier- bis zehnsamig, zwischen den Samen manchmal etwas eingezogen, erst im Winter aufspringend. Samen schmal nierenförmig, etwa 6 bis 7 mm lang und 3 bis 4 mm breit, olivgrün oder braun und mehr oder weniger gefleckt, glatt, sehr hart.

Inhaltsstoffe. Das Holz enthält Xanthon (gelber Farbstoff) in glykosidischer Bindung, ca. 2% Robinetin $C_{15}H_{10}O_7$, Fp. 324 bis 334°, Leucorobinitinidin (7,3',4',5'-Tetrahydroxyflavan-3,4-diol), ca. 5,3% Dihydrorobinetin $C_{15}H_{12}O_7$, Fp. 226 bis 228°. Die Substanz hemmt das Wachstum holzzerstörender Pilze.

Dihydrorobinetin

KUBOTA und HASE [Nippon Kagaku Zasshi *87*, 1206 (1966)] isolierten aus dem Hartholz Liquiritigenin, Butein, Butin, 2,4-Dihydroxy-benzoesäure, deren Methylester sowie 2',4',2,3,4-Pentahydroxychalkon und 2',4',4'-Trihydroxychalkon, Fp. 200 bis 202°. In Spuren wurden gefunden [ZIEGLER: Chem. Abstr. *58*, 1721 (1963)] Folsäure und „Crithidia-Faktor". Die

Samen enthalten in geringen Mengen Robin und Phasin sowie bis 13,3% stark trocknendes fettes Öl mit 25% Öl-, 53% Linol- und 12% Linolensäure im Säureanteil. AKRAMOVA et al. [Chem. Abstr. *70*, 75080 (1969)] isolierten daraus ferner 4,6% Palmitinsäure, 3,3% Arachinsäure, 2,35% Stearinsäure und Spuren Behen- sowie Lignocerinsäure. Ferner wurde aus der Pflanze ein Phytohaemagglutinin isoliert [BOURRILLON und FONT: Biochim. biophysica Acta (Amsterdam) *154*, 28 (1968)].

Cortex Robiniae pseudacaciae. Robinienrinde. Schotendornrinde. Falsche Akazienrinde. Locust tree bark.

Die junge Rinde ist zunächst glatt, graubraun bis schwarzbraun gefärbt, außen schwach längsstreifig, 1 bis 2 mm dick und mit kleinen, etwa 1 mm langen, gelbbraunen, warzen- bis leistenförmigen Lentizellen besetzt. Die Rinde mehrjähriger Äste wird schließlich unregelmäßig längs- oder netzaderig-rissig, färbt sich dann mehr rotbraun, und die nunmehr gebildete, anfangs papierartig dünne Borke läßt sich leicht ablösen; die darunter liegende Schicht ist grün gefärbt (Chlorophyll). Die Innenseite der abgezogenen Rinde ist mit gelblichweißem, zähem Bast bedeckt.

Geruch und Geschmack angenehm, süßlich.

Mikroskopisches Bild. Im Querschnitt beobachtet man unter der dünnen Kutikula und Epidermis eine 5 bis 6 Zellreihen starke Korkschicht, deren 4. und 6. Lage sich frühzeitig zum Phellogen (Kork-Kambium) entwickelt. Nach innen folgt eine mächtige Schicht des Rindenparenchyms, in das umfangreiche Bastbündel eingelagert sind; in den Lücken zwischen den primären Bastfastersträngen bildet sich ein kleiner, Steinzellen enthaltender, geschlossener Sklerenchymring als typische Eigenheit der Robiniarinde. Dieser Sklerenchymring wird schon im dritten Jahr gesprengt. Die sek. Rinde besteht aus regelmäßig konzentrisch geschichteten Faserbündeln und aus wenigen, breiten und in ihrer Mitte Siebröhren enthaltenden Bastparenchymlagen, die eine deutliche Schichtung aufweisen. Die hier durch das Phellogen gebildeten Korkschichten, die von der Wasserzufuhr abgeschnitten meistens vertrocknen, bilden später zusammen mit den Korklagen die sog. Borke.

Inhaltsstoffe. Etwa 1,6% Robin (Toxalbumin), Phasin (Toxalbumin), Syringin (Glykosid), 2 bis 7% Pyrocatechingerbstoff, Harz, Phytosterine, Albumin mit viel Tryptophan und Lysin.

Wirkung. Robin und Phasin sind sehr giftig. Beide Substanzen sind wie andere Toxalbumine echte Antigene und wirken agglutinierend auf rote Blutkörperchen und gewebszerstörend, durch Erhitzen geht die Toxizität des Robins verloren. Auch natürliche Immunität gegen diese Antigene ist möglich.

Vergiftungserscheinungen. Innerhalb einer Stunde Erbrechen, Schlafsucht, Mydriasis, krampfhafte Zuckungen. Bei Pferden treten Erregungszustände, dann Apathie und zeitweise krampfhafte Zuckungen auf.

Anwendung. In der Homöopathie bei Hyperacidität, Ulcus ventriculi et duodeni und Obstipation.

Robinia Pseudacacia HAB 34. Akazie.

Frische Rinde der jungen Zweige.

Arzneiform. Essenz nach § 3.

Arzneigehalt. 1/3.

Nach den Vorschlägen für das neue Deutsche HAB, Heft 7, S. 424 (1961) soll die Urtinktur eine Dichte von 0,899 bis 0,908, einen Trockenrückstand von 2 bis 2,5% und ein pH von etwa 4,7 aufweisen. Außerdem werden einige Prüfungsrk. sowie die Chr. der Tinktur beschrieben.

Robinia pseudacacia HPUS 64. Locust.

Die frische Rinde der jungen Zweige oder der Wurzel.

Arzneiform. Urtinktur: Arzneigeh. 1/10. Robinia, feuchte Masse mit 100 g Trockensubstanz und 185 ml W. = 285 g, A. USP (94,9 Vol.-%) 840 ml zur Bereitung von 1000 ml der Tinktur. — Dilutionen: D 2 (2×) und höher mit A. HPUS (88 Vol.-%). — Medikationen D 2 (2×) und höher.

Folia Robiniae pseudacaciae. Robinienblätter. Falsche Akazienblätter.

Inhaltsstoffe. Indican, Asparagin, etwa 0,01% äth. Öl, Acacetin $C_{16}H_{12}O_5$, Fp. 258 bis 260° (5,7-Dihydroxy-4′-methoxyflavon), Acacetin-triosid (Acacetin-7-xylosidorhamnoglucosid), Fp. 262 bis 263°, und Acaciin, nach WAGNER et al. [Chem. Ber. *102*, 1145 (1969)] identisch mit Linarin (Acacetin-7-β-rutinosid), Fp. 275 bis 276°. KUBOTA und HASE [Chem. Abstr. *66*, 104872 (1967)] fanden ferner Apigenin-7-rhamnoxylosid, Fp. 257 bis 258°, und Apigenin-7-triosid, Fp. 196 bis 200°, mit den Zuckern Rhamnose, Xylose und Glucose. Herzglykoside (s. bei Flores).

Anwendung. Als Aromaticum, Insektizid. Das Blatt soll ferner emetisch und antibakteriell wirken. Es gilt in China als giftig.

Flores Robiniae pseudacaciae. Flores Acaciae robiniae.

Blüten 15 bis 20 mm lang, stark duftend, kurz gestielt. Kelch weit, glockig, hellgrün, schwach behaart, mit kurzen, stumpfen Zähnen, die oberen mehr oder weniger verbunden. Blumenkronblätter blendend weiß, selten etwas rosa überlaufen. Fahnenplatte fast kreisrund, oft etwas ausgerandet, in der Mitte mit einem grünlichen Fleck. Schiffchen breit, stumpf. Alle Staubblätter sind verbunden, das oberste ist nur am Grund von den anderen getrennt. Griffel nach aufwärts gekrümmt, oben mit Bürstenhaaren versehen.

Geruch angenehm, jasminartig.

Verwechslung. Mit den Blüten von Laburnum (s. d.), die das giftige Cytisin enthalten.

Inhaltsstoffe. Indol, Robinin $C_{33}H_{40}O_{19}$, Fp. 195 bis 197° und 249 bis 250°, Acaciin, Kämpferol (Robigenin), Acacetin, sowie äth. Öl mit Anthranilsäuremethylester, Farnesol, Nerol (Piperonal, Heliotropin), Benzylalkohol, Linalool, α-Terpineol, u. a. stark duftende Substanzen. Fettes Öl mit $C_{16:0}$ und $C_{18:2}$ als Hauptfettsäuren und 25% KW, $C_{17}H_{36}$ bis $C_{33}H_{68}$; β-Sitosterin. MAKSYUTINA und LITVINENKO [Chem. Abstr. *68*, 49983 (1968); *71*, 13325 (1969)] untersuchten Robinin; es ist demnach ein Gemisch aus 4 Isomeren, 3-O-β-D-Galaktofuranosyl-6-β-L-rhamnofuranoside von: Kämpferol-7-α-L-rhamnofuranosid (α-Neorobinin), Kämpferol-7-β-L-rhamnofuranosid (β-Neorobinin), Kämpferol-7-α-L-rhamnopyranosid (α-Isorobinin) und Kämpferol-7-β-L-rhamnopyranosid (β-Isorobinin).

Nach BARATOVA [Chem. Abstr. *74*, 41008 (1971)] Herzglykoside.

Wirkung. Nach BARATOVA (l. c.) besitzen die Herzglykoside 2000 bzw. 1429 Froscheinheiten/g; an Mäusen rufen sie einen Anstieg der Harnsekretion hervor.

Anwendung. Aromaticum, Gewürz. Zur Herstellung aromatischer Wässer, z. B. des Sorbetts. Nerol wird in der Parfümerieindustrie verwendet; sowie in der organ. Synthese. Ungeziefermittel. Früher auch zum Gelbfärben von Seide, Wolle und Papier.

Robinia amara LOUR.

Die Wurzel wird in China als Tonicum, Ginseng-Ersatz empfohlen. Bei Lepra, Durchfall, Dysenterie verwendet.

Robinin

Robinin.

$C_{33}H_{40}O_{19}$ M.G. 740,68

Vorkommen. In den Blüten von Robinia pseudoacacia (Leguminosae).

Eigenschaften. Strohgelbe Nadeln aus A.; Fp. = 249—250°. Lösl. in heißem W. und heißem A.; praktisch unlösl. in Ae.

Roccella

Roccella tinctoria Dc. (Lichen roccella L.). Färberflechte. Angolaflechte. Azoren, Canaren und Capverdische Inseln; **Roccella fuciformis** (L.) Dc. bzw. ACH., Ostindien, Ceylon, Mozambique; **Roccella phycopsis** ACH. Ascolichenes -- Roccellales — Roccellaceae.

Inhaltsstoffe. Erythrinsäure (Erythrin, Lecanorsäureerythritester) $C_{20}H_{22}O_{10}$, Fp. 146 bis 148°; Lecanorsäure (Lecanorin, α-Orsellinsäure, Parmelialsäure) $C_{16}H_{14}O_7$, Fp. 165 bis 167° bzw. 175 bis 176°; Osellinsäure (Baustein verschiedener Flechtensäuren) $C_8H_8O_4$, Fp. 176° (Zers.); Parellsäure (Psoromsäure, Squamarsäure, Sulcatsäure) $C_{18}H_{14}O_8$, Fp. 263 bis 265° (Zers.); Roccellsäure (Roccellin) $C_{17}H_{32}O_4$, Fp. 130 bis 132°; ferner Lichenin (Flechtenstärke) $(C_6H_{10}O_5)_x$ und Picroroccellin $C_{20}H_{22}N_2O_4$, Fp. 190 bis 220°.

Lacca Musci. Lacca musica. Lacca coerulea. Lackmus. Litmus. Turnsole. Tournesol.

Gewinnung. Lackmus wird fast ausschließlich in Holland hergestellt. Die Flechten werden gemahlen, mit W. unter Zusatz von Kalk, Pottasche und Harn oder Ammoniumcarbonatlsg. verrührt und der Gärung überlassen. Dabei färbt sich die Masse braun, dann rot, violett und schließlich nach etwa 3 Wochen blau. Der Brei wird dann durch ein Sieb gerührt, mit Kreide und Gips versetzt, in kleine Würfel geformt und getrocknet. Dunkelblaue, würfelförmige, erdige Masse, leicht zerreiblich. Beim Erhitzen wird Ammoniak entwickelt.

Bestandteile. Lackmus ist keine genuine Flechtenverbindung, sondern ein unter Mitwrkg. von Ammoniak aus depsidhaltigen Flechten künstlich gewonnener Farbstoff. Nach WUSSO [Planta med. (Stuttg.) *8*, 432 (1960)] hat das Chromophor des Lackmus eine 7-Oxy-2-phenoxazonstruktur und ist eine Mischung aus Phenoxazon- und Phenoxazinderivaten.

Anwendung. Indikator in der Labortechnik. In früheren Zeiten zur Blaufbg. von Textilien. Heute noch zum Färben von Wein, Zuckerwaren, Likören, eingemachten Früchten, Käse usw. In der Kosmetik zur Fbg. von Schminken. In der Papierfärberei. Zur Herstellung von Waschblau.

Azolitminum. Azolitmin.

Früher wurde der färbende Bestandteil des Lackmus so genannt.

Das Handelspräparat ist keine einheitliche chemische Verbindung. Schwärzlich-violette Lamellen, leicht lösl. in W., unlösl. in A. und Ae. Die wss. Lsg. wird durch Säuren rot gefärbt, durch Alkalien blau.

Anwendung. Als Indikator in der Maßanalyse.

Azolitminlösung. Zur Herstellung der Lsg. wird fein gepulverter Lackmus mit kaltem W. ausgezogen und der Auszug mit Sand eingedampft. Während des Eindampfens setzt man so viel Salzsäure hinzu, daß die Fl. nach dem Entweichen der Kohlensäure stark rot gefärbt erscheint. Das so erhaltene braune Plv. wäscht man auf dem Filter mit heißem, dann mit kaltem W. aus und trocknet wieder. Dieses Plv. übergießt man von neuem auf dem Filter mit W. und einigen Tr. Ammoniakfl., wobei sich der Farbstoff löst. Das Filtrat wird mit einigen Tr. Schwefelsäure angesäuert und dann wieder neutralisiert. Die Empfindlichkeit wird noch erhöht, wenn man das störende Erythrolitmin vorher durch Ausziehen mit heißem A. entfernt.

Bemerkung. Viele weitere Flechten liefern den Farbstoff, v. a. folgende Arten:

Lecanora tartarea FRIES, Schweden, Norwegen und Schottland; Lecanora atra (HUDS.) ACH., Lecanora rupicola (L.) ZAHLBR.; Lecanora sordida. Lecanorales-Lecanoraceae. Inhaltsstoffe. Gyrophorsäure $C_{24}H_{20}O_{10}$, Fp. 220° (Zers.), Atranorsäure $C_{19}H_{18}O_8$, Fp. 190° bzw. 195 bis 197°; Usninsäure $C_{18}H_{16}O_7$; Roccellsäure und Thiophansäure. — Pertusaria communis (Dc.) KOERB. bzw. FRIES. Lecanorales — Pertusariaceae, Rhön, Pyrenäen, häufig auf Baumrinden, mit Salazinsäure (Saxatilsäure, Parmatsäure) $C_{18}H_{12}O_{10}$, Fp. 260° (Zers.). — Ochrolechia pallescens (L.) MASS. und Ochrolechia parella (L.) MASS. Lecanorales — Lecanoraceae, Küsten Indiens und Ceylons, mit Variolarsäure (Ochrolechiasäure) $C_{16}H_{10}O_7$, Fp. 296° (Zers.), aber keine Lecanorsäure. — Roccella fuciformis (L.) Dc. bzw. ACH., Roccella pernensis, Roccella tinctoria Dc., Roccella arnoldi WAINIO, ferner Variolaria-Arten. — Roccella montagnei BELL. Roccellaceae, Indien und Mozambique. Inhaltsstoffe. β-Carotin, 0,8 bis 2,3% Roccellsäure, 0,2 bis 0,6% Orcinol, 1,2 bis 5,3% Erythrin, 1 bis 3,5% Erythritol, 1% Lecanorsäure, Montagnetol $C_{13}H_{20}O_7$, Fp. 156° bzw. 135 bis 136° (soll ein Erythritylorsellinat sein), Oxyroccellsäure und Isolichenin.

Orseille. Orchilla. Persio. Cudbear. Pourpre française. Archyl. Oricello. Vemelho.

Gewinnung. Die gereinigten und zerkleinerten Flechten werden mit W. mit oder ohne Zusatz von Kalk oder Soda durchgearbeitet und aufgekocht. Die Fl. wird durch ein Sieb abgegossen, mit Ammoniak versetzt und in offenen Gefäßen gelinde erwärmt. Der Farbstoff scheidet sich allmählich als Nd. ab, der gesammelt wird und als Teig (Orseille en pâte) in den Handel kommt. Persio oder Cudbear wird durch Trocknen des Teiges und Pulvern erhalten.

Orseilleextrakt oder -carmin ist der bei gelinder Wärme eingedickte Teig. Französischer Purpur ist der Kalklack der Orseille, der aus der ammoniakalischen Lsg. durch Fällen mit Calciumchloridlsg. erhalten wird.

Bestandteile: Der färbende Bestandteil ist das Orcein, das aus dem in den Flechten enthaltenen Orcin $C_6H_3(CH_3)(OH)_2$ [1, 3, 5] durch Einwrkg. von Luft bei Gegenwart von Ammoniak entsteht. Das Orcein ist ein braunes kristallinisches Plv., unlösl. in W. und Ae., lösl. in A., Aceton, Essigsäure. Mit Metallsalzen gibt es rote Farblacke. Färbt im alkalischen Bereich rotviolett bis blau, im sauren rot-orange bis blauviolett.

Anwendung. Zum Färben von Seide und Wolle, mit oder ohne Beize. Die Farben sind schön violett und bläulichrot, aber sehr unecht. Orcin wird als Rg. zum Nachweis von Pentosen, Lignin, Diastasen usw. benutzt. Auch als Färbemittel für Sirupe und Elixiere.

Rochellesalz

Rochellesalz.
S. II, 1057 unter Kalium-Natrium tartaricum.

Rötel

Rötel.
S. II, 1262 unter Bolus rubra.

Rofluranum

Rofluranum NFN. Roflurane USAN. Rofluran.

$C_3H_4BrF_3O$ M.G. 192,97
(2-Brom-1,1,2-trifluor-äthyl)-methyl-äther.

Anwendung. Als Inhalationsanaestheticum.
Handelsform. Roflurane (Dow Chem., USA).

Rohdea

Rohdea (Rhodea) japonica ROTH et KUNTH. Liliaceae — Convallarieae.
Heimisch in Ostasien, bes. Japan.

Inhaltsstoffe. In den frischen Blättern, Wurzeln und Samen 0,008% Rohdexin A (Sarmentogenin-L-rhamnosid) $C_{29}H_{44}O_9 \cdot H_2O$, Fp. 265° (DL 0,10 mg/kg Katze), Rohdexin B (Oleandrigenin-rhamnosid), Fp. 262°, und 0,03% Rohdexin C (Rohdexin-B-glucosid), Fp. 275° (Zers.); ferner Saponine, die nach Hydrolyse Rohdeasapogenin $C_{27}H_{44}O_4$, Fp. 293 bis 295°, und Isorohdeasapogenin liefern. Nach MITSUHASHI et al. [Chem. Pharm. Bull. *19*, 282 (1971)] in den oberirdischen Teilen Rohdexin D (Oleandrigenin-glucosyl-glucosid) (s. S. 158).
    In den Blättern nach KOMISSARENKO et al. [Chem. Abstr. *80*, 118197 (1974)] Scopoletin und Umbelliferon, Kämpferol, Quercetin, Astragalin und Isoquercitrin.

Wirkung. Die Pflanze besitzt Herzwirksamkeit, ähnlich dem Digitoxin, doch setzt die Wrkg. rascher ein.

Rhodea-sapogenin

Rhamnose—O

Rhodexin A

Glucose-Rhamnose—O

Rhodexin B

Rhodexin C

Roletamidum

Roletamidum. Roletamide USAN. Roletamid.

$C_{13}H_{19}NO_4$ M.G. 289,34
3',4',5'-Trimethoxy-3-(3-pyrrolin-1-yl)-acrylophenon.

Anwendung. Als Hypnoticum.

Rolicyprinum

Rolicyprinum. Rolicyprine USAN. Rolicyprin. Rolicypram.

$C_{14}H_{16}N_2O_2$ M.G. 244,3
(+)-5-Oxo-N-(trans-2-phenyl-cyclopropyl)-L-pyrrolidin-2-carboxamid.

Eigenschaften. Weißes, krist. Pulver. Fp. = 144—149°. $[\alpha]_D^{25}$ = +104,28° (in Dimethylformamid). 1 T. Substanz, löst sich in 50 T. W.; lösl. in Chlf.

Erkennung. 1. Beim Tüpfeln der Substanz mit Schwefelsäure entsteht eine schwache
Gelbfbg. (Empfindlichkeit: 1,0 µg). — 2. Beim Tüpfeln der Substanz mit Formaldehyd/
Schwefelsäure entsteht eine Rotfbg., die allmählich nach braun umschlägt (Empfindlichkeit:

0,1 µg). — 3. Beim Tüpfeln der Substanz mit Ammoniummolybdat-Lsg. entsteht eine Grau-blaufbg. (Empfindlichkeit: 1,0 µg). — 4. Bei der Rk. nach Vitali erhält man eine schwache Gelbfbg., die sich nicht verändert (Empfindlichkeit: 1,0 µg).

Extraktion. Die Substanz läßt sich mit Chlf. aus sauren, wss. Lsg. bei pH 2,0 extrahieren.

Papierchromatographie. Bedingungen: S. Racemethorphanum, S. 2. Sichtbarmachung: UV-Licht, Joddämpfe, Rf = 0,81.

Dünnschichtchromatographie. Bedingungen: S. Racemethorphanum, S. 3. Sichtbar-machung: Saurer Jodplatinspray (s. Racemethorphanum, S. 3). Rf = 0,67.

UV-Spektrum. Wird die Substanz in M. vermessen, so zeigt das Spektrum Maxima bei 219 nm, 260 nm, 266 nm und 273 nm.

Gehaltsbestimmung. Die Substanz wird mit Hilfe von Rattenleberhomogenat, das ein ent-sprechendes Enzym enthält, in einen Monoaminoxidasehemmer verwandelt. Die Aktivität wird dann mit Serotonin als Substrat bestimmt.

Metabolismus. Die Substanz wird zu Tranylcypromin und Pyrrolidoncarbonsäure um-gewandelt. Dieser Abbau ist erforderlich, bevor die Substanz irgendeine Monoaminoxidase-hemmaktivität zeigt.

Anwendung. Als Antidepressivum.

Handelsform. Cypromin (Lakeside, USA; Schering).

Rolitetracyclinum

Rolitetracyclinum Jap. 71. Rolitetracycline NF XIV. Rolitetracyclin. Pyrrolidino-methyl-tetracyclin.

$C_{27}H_{33}N_3O_8$ M.G. 527,6

4-Dimethylamino-1,4,4a,5,5a,6,11,12a-octahydro-3,6,10,12,12a-pentahydroxy-6-methyl-1,11-dioxo-N-(pyrrolidin-1-yl-methyl)-naphthacen-2-carboxamid.

Gehalt. Die Substanz hat eine Wirksamkeit von mindestens 900 µg pro mg ber. auf die wasserfreie Sustanz (NF XIV).

Eigenschaften. Hellgelbes, krist. Pulver mit charakteristischem, modrigem, aminartigem Geruch. Fp. = etwa 163°. Lösl. in W. und in Aceton, schwer lösl. in wasserfreiem A., sehr schwer lösl. in Ae. Die Substanz zeigt amphoteres Verhalten. Ihre Löslichkeit ist besser als die des Tetracyclins und des Tetracyclinhydrochlorids.

Erkennung. 1. Beim Tüpfeln der Substanz mit Formaldehyd-Schwefelsäure erhält man eine kräftige Orangefbg. (Empfindlichkeit 0,25 µg). — 2. Beim Tüpfeln der Substanz mit Ammoniummolybdat-Lsg. erhält man eine dunkle Purpurfbg. (Empfindlichkeit 0,25 µg). — 3. Beim Tüpfeln der Substanz mit Ammoniumvanadat-Lsg. erhält man eine Purpurfbg., die über Rot nach Orange umschlägt (Empfindlichkeit 0,25 µg). — 4. Beim Tüpfeln der Substanz mit Schwefelsäure erhält man eine Purpurfarbe, die nach Gelb umschlägt. — 5. Bei der Rk. nach Vitali erhält man eine Gelbfbg., die allmählich nach Braun umschlägt (Empfindlichkeit 1,0 µg). — 6. Wird 1 Tr. Substanz-Lsg. auf einem Objektträger mit 1 Tr. Quecksilber(II)-chlorid-Lsg. versetzt, so erhält man dichte Kristall-Rosetten (Empfindlichkeit 1 in 1 000).

Extraktion. Die Substanz läßt sich mit org. Lsgm. aus wss.-alkalischer Lsg. ausschütteln.

Dünnschichtchromatographie-Bedingungen. S. Racemethorphanum, S. 3. Sichtbar-machung: UV-Licht — orangefarbene Fluoreszenz. Rf = 0,05.

Aufbewahrung. In gut schließenden Gefäßen.

Anwendung. Die Substanz ist ein Breitspektrum-Antibiotikum, das bei Infektionskrank-heiten eingesetzt wird, die durch Organismen hervorgerufen werden, die gegen Tetracycline empfindlich sind, und zwar dann, wenn eine hohe Anfangsblutkonzentration erforderlich ist oder wenn orale Verabreichung nicht möglich ist. Die Substanz wird als tiefe i.m. oder langsame i.v. Injektion verabreicht, und zwar meistens in Form der Rolitetracyclintartrats.

Die Substanz wird aus dem Gastro-Intestinaltrakt nicht resorbiert. Nach der Injektion werden etwa 45—50% an Serumproteine gebunden. 1—2 Std. nach einer Dosis von 250 mg i.v. kann man Serumkonzentrationen von 2—10 µg pro ml beobachten, nach einer ähnlichen i.m. Dosis 1—3,5 µg pro ml, etwa 40—60% einer i.m. Dosis und 50—60% einer i.v. Dosis werden mit dem Harn und kleine Anteile mit den Fäces ausgeschieden.

Evtl. Vorsichtsmaßnahmen sind die gleichen wie bei Tetracyclin.

Dosierung. Üblicher Dosierungsbereich i.m. 150—350 mg alle 12 Std.; i.v. Infusion: 350 bis 700 mg alle 12 Std. (NF XIV). Übliche Dosis: Tägl. 0,3—0,6 g i.m.; tägl. 0,5—1 g i.v. (Jap. 71).

Handelsformen. Anergomycil (C.N.N., ital.); Bristacin (Bristol); Farmaciclina Edusan-Tetramin-Inj.; Depoweryna; Depoverin (poln.); Hostacyclin-PRM (Hoechst); Metilbiotico; Neotetrex (Bristol); Pyrrolidin-Methyltetracyclin (Lepetit); Reverin (Hoechst, Pfizer); Syntetrin (Bristol); Syntodecin (Bristol, Astra); Tetrafarmed-Wirkstoff; Tetralidina; Tetralonga-intramusc. Tetran (Chinoin); Tetra-Pirrolidin; Tetrin; Transcycline (Somédia); Velacycline (Squibb).

Rolitetracycline for injection NF XIV. Rolitetracyclin zur Injektion.

Gehalt. Mindestens 90,0% u. höchstens 115,0% $C_{27}H_{33}N_3O_8$.

Bemerkung. Rolitetracyclin zur Injektion ist eine sterile, trockene Mischung, die den deklarierten Geh. an Rolitetracyclin u. eine oder mehrere geeignete Puffersubstanzen enthält. Sie ist für den i.m. Gebrauch bestimmt u. enthält zusätzlich eins oder mehrere geeignete Lokalanaesthetica.

Alle übrigen Forderungen an die Substanz entsprechen denen, die unter Rolitetracyclinum genannt wurden.

Handelsformen. Die üblichen Handelsformen enthalten 150, 350 oder 700 mg Rolitetracyclin.

Rolitetracyclin-chloramphenicol-succinat.

$$\left[C_{27}H_{34}N_3O_8\right]^{\oplus} \cdot O_2N-\langle\ \rangle-\underset{\underset{NH-OC-CHCl_2}{|}}{CH}-\overset{\overset{OH}{|}}{CH}-CH_2-OOC-CH_2-CH_2-COOH$$

$C_{42}H_{49}Cl_2N_5O_{16}$　　　　　　　　　　　　　　　　　M.G. 950,79

Handelsformen. Clorociclin; Crovicina; Darwicielina; Difmecil; Flavodor; Ilacielin; Pirrolidin CAF; Proterciclina (Pro-Ter, Mailand); Tetrafenicol (Domus, ital.); Wasserciclina.

Rolitetracyclini nitras Jap. 71. Rolitetracyclinnitrat. Rolitetracycline nitrate. Pyrrolidinomethyltetracyclinnitrat.

$C_{27}H_{33}N_3O_8 \cdot HNO_3 \cdot 1^1/_2 H_2O$　　　　　　　　　　M.G. 617,62

Eigenschaften. Gelbes, krist. Pulver.

Dosierung. Täglich 0,3—0,6 g i.m.; täglich: 0,5—1 g i.v.

Handelsformen. Bristacin-A (Bristol); Syntetrex; Tetrex PMT (Bristol); Tetrim (Bristol); Tetriv (Bristol).

Rollinia

Rollinia exalbida MART. Annonaceae — Annoneae.

Heimisch in Brasilien (Espirito Santo).

Inhaltsstoff. Die Samen enthalten etwa 40% fettes Öl (Annonazeenöl).

Anwendung. Die Samen in der brasilianischen Volksheilkunde·als Adstringens.

Rollinia salicifolia SCHLECHTEND.

Anwendung. Die Rinde in Paraguay und Brasilien als Adstringens.

Rolodinum

Rolodinum. Rolodine USAN. Rolodin.

$C_{14}H_{14}N_4$　　　　　　　　　　　　　　　　　　　　M.G. 238,29
4-(Benzyl-amino)-2-methyl-7H-pyrrolo[2,3-d]pyrimidin.

Anwendung. Als Muskelrelaxans.

Handelsform. Rolodine (Burroughs Wellcome, USA).

Ronidazolum

Ronidazolum. Ronidazole USAN. Ronidazol. Ridzol.

$C_6H_8N_4O_4$　　　　　　　　　　　　　　　　　　　M.G. 200,16
Carbaminsäure-[(1-methyl-5-nitro-imidazol-2-yl)-methyl]-ester.

Eigenschaften. Schwach gelbe Kristalle; Fp. = 167—169°. Löslichkeit in W. bei pH 6,5 etwa 2,9 mg/ml bei Raumtemp. Besser lösl. in sauren Lsg.; instabil in alkal. Lsg. pKa = 1,2. Leicht lösl. in Aceton; lösl. in anderen organ. Lsgm.

Anwendung. Als Chemotherapeuticum gegen Protozoeninfektionen.

Rosa

Rosa gallica L. (R. provincialis AIT., R. rubra LAM., R. rubra multiplex BAUH. DUHAM., R. pumila JACQ.). Rosaceae — Rosoideae — Roseae. Essigrose. Rote, französische oder gallische Rose. Samtrose. Red Rose. French Rose. Rose rouge. Rosa domestica. Rosa mistica. Rosa rossa. Rosa serpeggiante. Rosa frances. Rosa colorada, de grana, vermelha. Rosa encarnada.

Heimisch in Südeuropa (von der Provence und Sizilien bis zu den Balkanländern und der Ukraine), nördlich bis Mittelfrankreich (in Belgien und Großbritannien wie auch in Tunis wohl nur verwildert), Mitteldeutschland, Polen, Galizien, Mittel- und Südrußland; westliches Transkaukasien, Armenien, Kleinasien. In lichten Laubgehölzen, an Weg- und Waldrändern, in sonnigen Magerwiesen, an Rainen; bes. auf Kalk. Sehr zerstreut im südlichen und mittleren Teil des Gebiets, am Südfuß der Alpen bis in ca. 1 300 m Höhe, nördlich der Alpen auf die colline Stufe beschränkt. In zahlreichen Formen und Bastarden (Stammpflanze der meisten orientalischen Gartenrosen) seit altersher kultiviert und zuweilen verwildert.

Unterirdische Stämme weithin kriechend, oberirdische 0,5 bis 1,3 m hoch, aufrecht, rutenförmig, mehr oder weniger verzweigt. Stacheln sehr ungleich, z. T. stark (4 bis 6 mm lang, Ansatzfläche 1 bis 3 mm), gekrümmt, gebogen oder gerade, z. T. kurz nadelförmig bis borstenförmig, meist sehr dicht stehend und oft in eine Drüse endend. Blütentragende Zweige meist dick drüsenborstig. — Laubblätter z. T. wintergrün, größtenteils fünf- (drei-) zählig. Nebenblätter weit mit dem Blattstiel verbunden, mehr oder weniger drüsig gesägt. Blättchen länglich-elliptisch bis fast kreisrund, etwa 2 bis 6 cm lang und 1,5 bis 3 cm breit, am Grund herzförmig ausgerandet oder abgerundet, vorn abgerundet oder kurz zugespitzt, stumpf oder scharf gesägt, lederig starr, oberseits glänzend dunkelgrün, kahl, unterseits sehr blaß, oft fast weißlich, kahl oder leicht anliegend behaart, mit scharf vortretendem Adernetz (6 bis 10 Paar größere Fiedernerven). Zähne breit, fast kerbig, doch mit aufgesetztem Spitzchen, meist einfach, doch häufig am Rand mit mehreren, feinen, sitzenden Drüsen, seltener deutlich gesägt. — Blüten meist einzeln, selten zu 2 oder 3. Hochblätter kurz. Blütenstiele 2 bis 3 cm lang, dicht drüsig, die Stieldrüsen und Drüsenborsten nicht selten mit nadelförmigen Stacheln untermischt. Äußere Kelchblätter mit zahlreichen linealisch-lanzettlichen Fiedern, postfloral ausgebreitet oder zurückgeschlagen. Kelchbecher kugelig, birnförmig oder länglichoval, meist dicht mit Stieldrüsen und Drüsenborsten bekleidet. Kronblätter 2 oder über 3 cm lang und fast ebenso breit, stark ausgerandet, samtig, hellrot bis dunkelpurpurn. Griffel über dem Diskus ein wolliges, seltener kahles Köpfchen bildend. — Scheinfrucht kugelig oder birnenförmig, oft fast kreiselförmig, etwa 1 bis 1,5 cm lang, lederig, wenig fleischig, braunrot.

Rosa centifolia L. (R. pallida). Hundertblättrige Rose. Zentifolie. Kohlrose. Provencerose.
Zentifolienrose. Centifolie-rose. Hundredleaved rose. Great province rose. Cabbage Rose. Pale Rose. Provence Rose. Rose pâle. Rose à cent feuilles. Rose anémone. Rose de Provence. Rosa centofoglie. Rosa doppia. Rosa anemone. Rosa centifolia. Rosa de cien hojas. Rosa común. Rosa aromática.

Kulturform der vorigen. Seit dem Altertum im Orient und seit dem frühen Mittelalter auch in Mitteleuropa allgemein kultiviert, jetzt in den meisten Gegenden nur noch in Bauerngärten oder auf Friedhöfen. In wärmeren Gegenden auch verwildert, so in Franken. Von den zahllosen Gartenformen dieser früher als Königin der Rosen hochgerühmten Pflanze seien als die auffallendsten die kleinblütigen Pomponrosen (var. minor hort.) und die wohl als ursprüngliche Monstrositäten zu deutenden Moosrosen genannt (var. muscosa AIT.).

Höher und weniger weit kriechend als R. gallica. Stacheln stärker, ungleich. Blättchen dünner. Blüten meist nickend, rosa, in der Kultur stets dicht gefüllt und die Blättchen zusammenschließend. Kelchblätter länger und schmaler als bei R. gallica. Früchte eiförmig.

Flores Rosae. Flores Rosae rubrae, incarnatae, pallidae, domesticae. Flores Rosae
gallicae. Flores Rosarum (rubrarum). Flores Rosarum incarnatae. Flos Rosae. Rosa rossa. Rosae (rubrae) flos. Rosae petalum. Rosae Gallicae Petala. Petala rosae (rubrae, centifoliae, gallicae). Rosenblüten. Rosenblütenblätter. Zentifolienrosenblüten. Red (Cabbage) Rose petals. Fleur(s) de rose rouge, pâle. Rose(s) rouge(s), pale(s). Fiore di rosa. Flor de rosa roja. Petales de rosa. Capullo de rosa.

Flores Rosae Erg.B. 6. Flos Rosae Helv. V. Rosae flos Belg. IV. Rosae Rubrae Petala Ital. VII. Rosae petala Hisp. IX. Rosae rubrae flos Hisp. IX. Rose pâle CF 65. Rose rouge CF 73. Red-rose petal BPC 49. Petalae Rosae Ned. 5. Ferner in Portug. 35 und im mexikanischen Arzneibuch offizinell.

Nach Erg.B. 6 die vor dem völligen Aufblühen gesammelten und sorgfältig getrockneten Kronblätter von Rosa gallica und Rosa centifolia. Nach Helv. V die vor dem völligen Aufblühen gesammelten, getrockneten Kronblätter von Rosa gallica und deren Varietäten sowie von Rosa centifolia. Nach Belg. IV und BPC 49 die Blumenblätter von Rosa gallica. Rosae petala Hisp. IX sind die vor der vollständigen Entfaltung der Blüte gesammelten und schonend getrockneten Blumenblätter von Rosa centifolia. Rosae rubraeflos Hisp. IX sind die unter Lichtschutz getrockneten Blütenknospen von Rosa gallica. Rose pâle CF 65 sind die frischen Blumenblätter von Rosa centifolia. Rose rouge CF 65 sind die getrockneten Blumenblätter von Rosa gallica. Rosae Rubrae Petala Ital. VII sind Blumenblätter von Rosa gallica.

Die Ganzdroge besteht aus den im Juni vor dem völligen Entfalten von gefüllten oder halbgefüllten, kultivierten Pflanzen gesammelten, rasch im Schatten getrockneten Kronblättern. 8 T. frische Blütenblätter geben 1 T. trockene. Sie werden beim Trocknen etwas mißfarbig. Die Petalen von R. gallica sind verkehrt eiförmig oder breit herzförmig, kurz genagelt, hellrotviolett bis dunkelpurpurn, am Grund gelborange, samtartig, die von Rosa centifolia mehr queroval oder herzförmig, rosa und vielfach noch zu einem dichten Kegel zusammengerollt.

Die Schnittdroge ist gekennzeichnet durch die rosenroten Kronblattstückchen. Geruch angenehm honigartig, Geschmack etwas herb, süßlich zusammenziehend.

Mikroskopisches Bild. Die Epidermiszellen auf der Innenseite geradwandig und zu stumpf kegelförmigen Papillen vorgewölbt, auf der Außenseite sehr stark wellig-buchtig und mit einer gekräuselten Kutikula versehen. In dem lockeren Mittelgewebe Stärkekörner und Calciumoxalat in Form monokliner Säulen und Drusen.

Pulver. Die rotgelbe Pulverdroge ist gekennzeichnet durch Bruchstücke der Kronblätter.

Inhaltsstoffe. Nach älteren Angaben „Quercitinsäure" und Farbstoff. In frischen Blüten 0,2% äth. Öl, Oleum Rosae (s. VII B, 23), mit Geraniol, (−)-Citronellol, Nerol, (−)-Linalool, Eugenol, Geraniolaldehyd, Citral u. a. Ferner 10 bis 24% Gerbstoff, Gallus-, Äpfel- und Weinsäure, Quercitrin, Cyanin (Shisonin A), Lipide, Wachs, Pektine, Zucker und Harz. Im Pollen der Blüten von Rosa gallica nach ZOLOTOVICH und SECENSKA [Chem. Abstr. *60*, 4459 (1964)] 1,67% Carotine.

Prüfung. Gerbstoffgeh. mind. 15% (bezogen auf getrocknete Droge) CF 73. — Max. Aschegeh. 4% Erg.B. 6. Die Gerbstoffe werden nach der Hautpulvermethode bestimmt.

Aufbewahrung. Vor Licht geschützt in gut schließenden Behältern über Kalk.

Anwendung. Als Adstringens bei Durchfall, Ruhr, Lungenkatarrhen, Phthisis, Hydrops u.a. Zur Verschönerung und Geruchsverbesserung von Teemischungen. Zu Mund-, Augen- und Gurgelwässern. Bestandteil zahlreicher galenischer Präparate. Zu Räucherplv. und -tees. In der Parfümerieindustrie. In der Homöopathie.

Dosierung. Mittlere Einzelgabe als Einnahme 1,0 g (zu 1 Tasse Aufguß); mittlerer Gehalt als Waschw. 1% (als Aufguß), Erg.B. 6.

Rosa HAB 34. Gartenrose.

Frische Blumenblätter von Rosa centifolia L.

Arzneiform. Essenz nach § 3.

Arzneigehalt. 1/3.

Bemerkung. Versuche von PARIS et al. [Ann. pharm. franç. *25*, 453 (1967)] über Lyophilisation von Rosenblättern führten zu einer wenig duftenden Droge mit geringerem Gerbstoffgeh. Eine sehr gute Droge wird durch Lufttrocknung bei 18 bis 20°C erhalten. Trocknung bei 37°C führt zu Verlusten an äth. Öl und Gerbstoffen.

Rosa damascena MILL. [R. calendarum BORKH., R. bifera PERS., R. centifolia bifera POIR., R. menstrua ANDR., R. gallica var. damascena (MILL.) VOSS]. Damascener- oder Portlandrose.

Früher auch Monatsrose. Damask rose. Portland rose. Rose de Damas. Rose de tous les mois. Rosa damascena.

Ebenfalls Kulturform von Rosa gallica L., bes. im Orient angebaut. Die Gegend von Karlovo in Bulgarien ist heute noch das Hauptanbaugebiet.

Kräftiger als R. gallica, mit stärker gebogenen, zusammengedrückten, oft roten, meist ziemlich gleichartigen Stacheln. Blättchen länglich eiförmig, einfach gesägt, drüsenlos, unterseits oft behaart. Blüten meist zu mehreren und gefüllt, verschieden gefärbt.

Verwendet wird hauptsächlich die Form R. damascena MILL. forma trigintipetala DIECK, Ölrose.

Bes. in Bulgarien angebaut.

Sie ist 1,5 bis 1,8 m hoch, blüht im Mai, bisweilen ein zweites Mal im November, doch ist nur die erste Blüte von Bedeutung. Blüten halbgefüllt, bei voller Entfaltung bis 5 cm im Durchmesser, in der Knospe dunkelrosa, fast rot, allmählich beim Erblühen blasser werdend. Diese Varietät ist reicher an Öl als die in Bulgarien gleichfalls angebaute, ein stearoptenreicheres Öl liefernde weiße Varietät Rosa alba L., die hauptsächlich zur Abgrenzung der einzelnen Felder dient.

Inhaltsstoffe. V. a. äth. Öl, Oleum Rosae (s. VII B, 23), dessen Bildung bis zur Vollblüte ansteigt und in gepflückten Blütenblättern bei Bestrahlung mit UV-Licht (bis zu 25%) oder in sauerstoffarmem Milieu noch weiter ansteigt.

11*

Im Wachs der Petalen nach EL-SAKAA [Egypt. Pharm. Bull. *42*, 561 (1960)] n-Eicosan, nach WOLLRAB [Collect. czeckoslov. chem. Gommun. *34*, 867 (1969)] freie C_{14-32} und veresterte C_{16-30}, gesättigte, primäre, unverzweigte Alkohole, freie C_{14-30} und veresterte C_{14-28}, gesättigte, unverzweigte Fettsäuren und freie C_{20-33}, gesättigte, unverzweigte, sek. Alkohole (v. a. 9-Hentriacontanol); nach WOLLRAB [Phytochemistry *8*, 623 (1969)] Nonacosan-7-ol und -10-ol. STOYANOVA-IVANOVA und HADJIEVA [Phytochemistry *8*, 1549 (1969); *10*, 2525 (1971); Chem. Abstr. *81*, 35567 (1974)] fanden im Wachs eine homologe Reihe von aliphatischen Ketonen von C_{17} bis C_{35}, Ketone mit gerader und ungerader Anzahl von C-Atomen, mit geraden Ketten und Methylgruppen als Seitenketten, konjugierte Alkadiene von C_{11} bis C_{33} und γ-Laktone. Ferner nach ZOLOTOVICH und DECHEVA [Chem. Abstr. *68*, 75745 (1968)] in Petalen, Rezeptakeln, grünen Blättern, Stengeln, Wurzeln und Früchten Quercetin, Kämpferol und Cyanidin, nach FRANCIS und ALLCOCK [Phytochemistry *8*, 1339 (1969)] Geraniol-β-D-glucosid und andere Monoterpen-β-D-glucoside. Im Pollen nach ZOLOTOVICH und SECENSKA [Chem. Abstr. *60*, 4459 (1964)] 0,76% Carotin und freie Glutamin- und Asparaginsäure, im Pollen der Varietät R. alba 2,08% Carotin und freie basische Aminosäuren. Im Wachs aus den Rosenknospen, Gemmae rosae, rose buds, nach STOYANOVA-IVANOVA und MLADENOVA [Chem. Abstr. *68*, 36761 (1968); *69*, 49802 (1968)] Paraffine, Olefine, eine Carbonylverbindung, Ester, Alkohole und ein Lacton mit einem C_5-Ring. Die Fettsäuren setzen sich aus C_{10} bis C_{26} gesättigten (die geradzahligen, bes. C_{16} und C_{18}, dominieren) und C_{16} bis C_{26} ungesättigten, geradzahligen Säuren (C_{16} und C_{18} dominieren) zusammen.

Anwendung. In zahlreichen Ländern, in Bulgarien v. a. die Form trigintipetala DIECK, zur Ölgewinnung.

Bemerkung. Nach POPOV werden die Blätter durch ein Schadinsekt Tortrix bergmanniana fast völlig ausgenagt.

Rosa canina

Rosa canina L., R. canina ssp. canina [ssp. vulgaris (MERT. et W. D. J. KOCH) GAMS] und ssp. dumetorum (THUILL.) PARMENT. (R. dumetorum THUILL., R. corymbifera BORKH., R. communis ROUY ssp. canina ROUY). Hundsrose. Hagerose. Hagebutte. (Gemeine) Heckenrose. Hagebuttenstrauch. Dog rose. Wild Dog Rose. Wild Brier. Hip Rose. Eglantier. Rose des haies. Grattecul. Cynorrhodon. Rosa di macchia. Rosa (canina o) silvatica. Escaramujo. Agabanzo. Rosa silvestre. Galabardera. Monjolinos. Zarza rosa. Rosa de cañ. Silva macha.

Heimisch in fast ganz Europa bis zu den Orkneyinseln, Südskandinavien (in Norwegen bis zum Söndfjord 68°13′ nördl. Breite, in Schweden bis zum Mälarsee), Åland, Südfinnland und Oesel; außerdem in Nordafrika, West- und Nordasien. In Laubniederwäldern, an Waldrändern, in Hecken, auf mageren Weiden usw. allgemein verbreitet und fast überall in der collinen und montanen Stufe die häufigste Rose (auf den Nordseeinseln nur ganz vereinzelt, reichlicher nur auf Juist). Nur selten über 1300 m.

Meist kräftiger, etwa $1^1/_2$ bis mehrere m hoher Strauch mit überhängenden Ästen. Stacheln meist reichlich vorhanden, gleichartig, mäßig groß, schwach bis stark gekrümmt, selten gerade, mit etwa 3 bis 10 (bis 14) mm langer und etwa 2 bis 3 mm breiter Ansatzfläche. — Laubblätter fünf- und siebenzählig gefiedert, ziemlich dünn, frischgrün oder mehr oder weniger bläulichgrün, kahl oder seidig behaart, meist ganz drüsenlos. Nebenblätter an den Laubblättern der unfruchtbaren Zweige meist schmal, an den oberen Laubblättern der Blütenzweige verbreitert, meist stark entwickelt und mehr oder weniger drüsig gewimpert. Blättchen eiförmig bis elliptisch, etwa 1,25 bis 3,5 cm lang und 1 bis 2,25 cm breit, stumpf oder häufiger mehr oder weniger zugespitzt, mit einfachen oder zusammengesetzten, meist scharfen, vorwärts gestreckten Zähnen. — Blüten einzeln oder in mehrblütigen Doldenrispen. Hochblätter lanzettlich, oft mit laubigem Anhängsel. Blütenstiele 0,5 bis 2 cm lang, meist so lang bis dreimal so lang wie der Kelchbecher, selten kürzer oder noch länger, drüsenlos, selten mit Stieldrüsen. Kelchbecher kugelig bis länglich oval. Kelchblätter auf dem Rücken drüsenlos oder mit Stieldrüsen, am Rand drüsig gewimpert, postfloral zurückgeschlagen, frühzeitig abfallend; die äußeren mit mehr oder weniger zahlreichen lanzettlichen bis linealisch lanzettlichen, selten linealischen bis fädlichen Fiedern. Kronblätter etwa 2 bis 2,5 cm lang, hellrosa, selten weiß. Griffel frei, ein die Mündung des Kelchbechers verschließendes, kahles bis mehr oder weniger dicht behaartes Narbenköpfchen bildend. Diskus breit. Griffelkanal eng. — Scheinfrucht eiförmig bis kugelig, etwa 1,5 cm groß, glatt, scharlachrot, fleischig.

Inhaltsstoffe. Nach POURRAT [Chem. Abstr. *66*, 7767 (1967)] in der Wurzel 1,5% Catechin-, 1,5% Pyrogalloltannine und 0,52% Triterpene; nach KOLODZIEJSKI und LUCZKIEWICZ [Chem. Abstr. *65*, 9341 (1966)] auch in den Blättern 10 bis 26% Pyrogallol- und Pyrocatechintannine und gebundene Ellagsäure. Nach PORTYANKO und KOSTINA [Chem. Abstr. *68*, 102536 (1968)] in verschiedenen Pflanzenteilen, hauptsächlich in den Blättern, Jod. Nach TYIHAK et al. [Chem. Abstr. *74*, 57266 (1971)] sind basische Proteine (Histone) mit Antitumorwrkg. enthalten.

Anwendung. Die Rinde bei Rabies, die Blüten als Purgans und bei Blutfluß. Liefert die Hagebutten, Fructus Cynosbati (s. u.), Semen Cynosbati (s. u.) und Radix Cynosbati.

Rosa canina HAB 34.

Frische Blumenblätter.

Arzneiform. Essenz nach § 3.

Arzneigehalt. 1/3.

Fructus Cynosbati. Cynosbati fructus. Fructus Rosae (caninae). Pseudofructus Rosae. Fructus Cynorrhoidi. Cynosbatum. Cynosbata. Hagebutten. Hagebuttenfrüchte. Hetscherln. Hainbutten. Hisp. Dog Rose fruits. Sweet briar fruit. Cynorrhodon. (Frutto del) Cinorrodo. Frutos de escaramujo.

Fructus Cynosbati cum Semine und sine Semine Erg.B. 6. Fructus Cynosbati DAB 7 — DDR, Svec. 46. Pseudofructus Rosae Helv. VI. Cynosbati Fructus Hung. VI. Fructus Rosae Pol. III. Cynosbatum Norv. V.

Fructus Cynosbati sine Semine Erg.B. 6 sind die nach Halbierung in der Längsrichtung von den Nüßchen befreiten und getrockneten Scheinfrüchte von Rosa canina. Fructus Cynosbati cum Semine Erg.B. 6 sind die getrockneten, reifen Scheinfrüchte von Rosa canina. Analog Hung. V. Nach DAB 7 — DDR reife, getrocknete Sammelfrüchte verschiedener Arten der Gattung Rosa (Rosaceae); durch die Größenangaben werden lediglich Sammelfrüchte von Rosa rugosa THUNB. ausgeschlossen. Nach Svec. 46 die Fruchtknoten mit Kernen von Rosa-Arten. Nach Pol. III die bei 40° getrockneten Früchte von Rosa canina, Rosa cinnamomea und Rosa gallica. Nach Helv. VI der reife, getrocknete Achsenbecher samt den darin sitzenden Früchten von geeigneten Arten der Gattung Rosa, bes. von Rosa canina und Rosa pendulina. Nach Norv. V die halbierte, getrocknete Scheinfrucht von Rosa-Arten.

Die fälschlich „Fructus Cynosbati" genannte Hagebutte ist nicht die Frucht, sondern die fleischig gewordene Blütenachse, welche die eigentlichen steinharten, einsamigen Schließfrüchte in sich birgt. „Semen Cynosbati" ist nicht der Same, sondern die eigentliche Frucht der Hundsrose, welche den eineiigen Samen beherbergt.

Die Ganzdroge besteht aus der fleischigweichen, eiförmigen, außen glänzenden, dunkelbis hellrotbraunen, stark eingefallenen und gerunzelten, innen krugförmig vertieften und von Haaren ausgekleideten, etwa 2 cm langen und 1,5 cm breiten Blütenachse, die steinharte, einsamige Nüßchen umschließt. Diese sind gelbbraun, im Umriß spitzeiförmig, an den seitlichen Berührungsstellen abgeplattet, drei- oder mehrkantig, bis 5 mm lang und etwa 3 mm dick.

Die Schnittdroge besteht aus den auf der Außenseite glatten, auf der Innenseite mit langen, seidig glänzenden Haaren besetzten, schwarz- bis hellroten, braunen, stark gerunzelten und leicht eingerollten, fleischigen Stückchen der Fruchtbecher, denen vielfach die eigentlichen Früchte, die hellgelben, kantigen Nüßchen anhaften, die sehr zahlreich einzeln auftreten.

Geruch etwas säuerlich. Geschmack süßlich sauer.

Mikroskopisches Bild. Blütenboden: Die Epidermiszellen der Außenseite haben verdickte Seiten- und Außenwände und sind von einer dicken Kutikula überspannt. Sie liegen in kleinen Gruppen zusammen, die voneinander durch stark verdickte Wände getrennt sind. Die äußeren Parenchymzellen sind dickwandig und kleinlumig, die inneren dünnwandig und großlumig. Einzelne Zellen, insbesondere die in der Nähe der inneren Epidermis, enthalten Drusen oder Einzelkristalle. Die Epidermiszellen der Innenseite sind klein und haben dünne Wände. Zahlreiche zugespitzte, dickwandige, einzellige Haare sind vorhanden. Frucht: Die Zellen der äußeren Epidermis der Fruchtwand sind in der Aufsicht vieleckig, isodiametrisch bis langgestreckt und im Querschnitt mehr oder weniger rechteckig. Sie haben glatte Wände und sind von einer mäßig verdickten Kutikula überspannt. Die Haare sind lang, am oberen Ende scharf zugespitzt oder leicht abgerundet und besitzen ein enges Lumen. Ihre Wand ist stark verdickt. Die Spaltöffnungen haben bohnenförmige Schließzellen und sind von drei bis fünf Nebenzellen umgeben. Die unter der Epidermis liegenden drei bis fünf Zellagen bestehen aus runden bis ovalen, mehr oder weniger großlumigen Zellen mit mäßig verdickten Wänden. Die sich anschließenden reich getüpfelten Steinzellen sind entweder rundlich oder langgestreckt und bilden eine dicke Schicht. Einzelne Zellen, insbesondere die in der Nähe der Innenseite, enthalten Einzelkristalle oder Drusen. Die innerste Schicht der Fruchtwand besteht aus mehreren Lagen tangential gestreckter Zellen. Diese schieben sich an zwei Seiten der Frucht zwischen die Steinzellen und reichen dort fast bis zur oberen Epidermis.

Pulver. Die rotbraune Pulverdroge ist gekennzeichnet durch die zahlreichen einzelligen, dickwandigen, scharf zugespitzten und am Grund verschmälerten, bis 2000 μm langen und 30 bis 45 μm breiten Haare von der inneren Epidermis der Scheinfrucht, durch stark verdickte bis faserförmige Zellen der äußeren Epidermis der Früchtchen, durch Fruchtfleischzellen der Fruchtbecher mit Carotin in Form von wetzstein- bis nadelförmigen Gebilden oder amorphen Körnchen und durch Bruchstücke der ungleichmäßig dickwandigen Zellen der äußeren Epidermis der Scheinfrucht, die häufig durch dünne Wände in Tochterzellen geteilt sind.

Inhaltsstoffe. In den getrockneten Hagebutten 0,038% orangefarbener, äth. Aldehyd, ein Stearopten abscheidendes Öl, ca. 11% Pektine, 10 bis 13,7% Invertzucker, 0,6 bis 2,4% Saccharose, 11,6 bis 15,6% Gesamtzucker, als Invertzucker berechnet, 1,7 bis 2,6% fettes Öl, 3% Äpfel- und Citronensäure, 2 bis 2,7% Gerbstoffe, Spuren von Vanillin, in den Zellwänden reichlich Pentosane, in der Asche CaO und nach DAVYDOV [Chem. Abstr. *59*, 6908 (1963)] Eisen und Mangan. V. a. aber 2,55 bis 6,18 mg/100g Vitamin A, 80 μg/100g freies und 20 μg/100g als Cocarboxylase gebundenes Vitamin B_1, 7 μg/100g Vitamin B_2 (Flavin), etwa 1700 mg/100g Vitamin C, 330 bis 340 μg/100g PP-Faktor (Nikotinsäureamid), 1000 Dam-Einheiten/100 g Vitamin K und Vitamin P (Permeabilitäts-Vitamin) in nicht bekannter Menge. Daneben nach MAKHAMADZHANOV [Chem. Abstr. *67*, 18550 (1967)] Tocopherole. An Carotinoiden (ca. 6 mg/100g Gesamtcarotingeh.) Lycopin, β-Carotin, Rubixanthin $C_{40}H_{56}O$, Fp. 160°, Zeaxanthin, Xantophyll und Taraxanthin $C_{40}H_{56}O_2$. Daneben Betulin (Betulinol, Trochol) $C_{30}H_{50}O_2$, Fp. 251 bis 252°.

Betulin

Ferner Kämpferol-3-(p-cumaroylglucosid) und nach ÖISETH et al. [Pharm. Acta Helv. *32*, 109 (1957)] Isoquercitrin, Kämpferol-3-glucosid und zwei weitere Flavone mit Quercetin bzw. Kämpferol als Aglykone. Daneben nach MILBORROW [Planta med. (Stuttg.) *15*, 93 (1967)] (+)-Abscisin [(+)-Dermin]. Nach TOSATTO [Chem. Abstr. *69*, 45990 (1968)] 2,5% reines Öl aus dem Fruchtwachs mit 3,63% Palmitin-, 2,43% Stearin-, 19,33% Olein-, 54,75% Linol- und 19,85% Linolensäure. Nach GOLOVKINA et al. [Chem. Abstr. *73*, 45757 (1970)] die Leucoanthocyanine Leucopäonidin, Leucorosinidin, Catechin, Epicatechin und Gallocatechin, die die Oxidation von Vit. C verhindern, wobei Leucorosinidin auch die Dehydroascorbinsäure vor Zersetzung schützt. Der Gehalt an Vitaminen ist in starkem Maß von der Sorte, dem Standort, dem Klima, der Erntezeit und v. a. einer sachgemäßen Trocknung abhängig. Höchstgeh. bis zum Beginn der Vollreife, später absinkend.

Prüfung. Identität. Die Prfg. wird d.chr. auf Kieselgel G durchgeführt, DAB 7 — DDR. Aufzutragende Lsg.: 1,00 g gepulverte Droge wird mit 5,00 ml Chlf. versetzt, die Mischung 60 Sek. im Sieden gehalten und nach dem Abkühlen filtriert. 48 bis 50 μl des Filtrats werden senkrecht zur Laufrichtung als 13 bis 15 mm lange Linie, deren Breite 5 mm nicht überschreiten soll, auf den Startfleck a aufgetragen. — Aufzutragende Lsg. der Testsubstanz: 0,0050 g β-Carotin werden in 20,00 ml Chlf. gelöst, 9 bis 11 μl der Lsg. auf den Startfleck b aufgetragen. Lsgm.-Gemisch: 70,0 ml n-Hexan + 30,0 ml Bzl. Laufstrecke: 10 bis 12 cm. — Sichtbarmachung: Die Dünnschichtplatte wird unmittelbar nach dem Trocknen in einem Heißluftstrom im sichtbaren Licht betrachtet. — Auswertung: Der Rf-Wert des gelb gefärbten Testsubstanzflecks muß im Bereich von 0,60 bis 0,75 liegen. Das Chromatogramm zeigt über der Startlinie a einen gelb gefärbten Fleck mit einem R_x-Wert von 1,00 sowie zwei orange gefärbte Flecken mit R_x-Werten im Bereich von 0,10 bis 0,25 bzw. 0,70 bis 0,85.

Reinheit. Mindestgeh. an Vitamin C 1% Pol. III, Norv. V, Svec. 46; 0,35% Helv. VI; 0,3% DAB 7 — DDR; 0,25% Hung. VI. — Wss. Extraktgeh. mind. 50% Hung. VI. — Max. Aschegeh. 4% (Droge cum semine) Erg.B. 6, Pol. III; 5% Erg.B. 6, Pol. III (Droge sine semine); 6% Svec. 46; 7% Hung. VI, Norv. V. — Säureunlösl. Asche max. 0,5% Hung. VI. —

Sulfatasche max. 5% Helv. VI. — Max. Feuchtigkeitsgeh. 5% Norv. V; 14% Hung. VI; 15% Pol. III. — Fremde Beimengungen 0,5% Hung. VI; 1% DAB 7 — DDR. — Andere Pflanzenteile max. 5% Hung. VI. — Nach Helv. VI darf der Anteil an Früchten in der zerkleinerten Droge, bestimmt mit 5 g, max. 55% betragen. — Mißfarbene Früchte und Fruchtfleisch max. 8% Hung. VI. Früchte, deren Oberfläche unter der Lupe ausgesprochen matt erscheint, dürfen höchstens ganz vereinzelt vorkommen (gekochte Früchte), Helv. VI.

Gehaltsbestimmung von Vitamin C (s. auch Vitamin C, Band II, S. 723). Nach Helv. VI: 1,00 g grob gepulverte Hagebutten (IV) werden in einem Erlenmeyerkolben von 250 ml Inhalt mit 100 ml kochendem W. übergossen und sofort mit 2 ml 12%iger Essigsäure versetzt. Unmittelbar darauf wird ein Trichter in den Kolbenhals gesetzt und die Mischung unter zeitweiligem Umschwenken 10 Min. lang gekocht. Dann wird rasch auf Zimmertemp. abgekühlt. Nach Zufügen von 5 ml Stärkelsg. und 10 ml verd. Schwefelsäure wird mit 0,1 n Jod titriert (Mikrobürette), bis die beim Farbumschlag auftretende bläuliche oder grünlichviolette Farbe 30 Sek. bestehen bleibt. 1 ml 0,1 n J = 0,0088 g $C_6H_8O_6$. Norv. V. — Svec. 46 läßt die Hagebutten mit 3%iger heißer Metaphosphorsäure extrahieren und in der Mikrobürette das Filtrat mit einer (mit 0,01 n Natriumthiosulfat, n-HCl und KJ; Stärke als Indikator) eingestellten 2,6-Dichlorphenolindophenol-Lsg. titrieren. — Pol. III schreibt eine direkte jodometrische Bestimmung vor. Nach Zusatz von Kaliumjodidlsg., Stärkelsg. und Salzsäure wird mit 0,004 n Kaliumjodatlsg. titriert. 1 ml 0,004 n Kaliumjodat entspricht 0,000532 g Ascorbinsäure. — Nach DAB 7 — DDR eine spektrophotometrische Bestimmung: 0,500 g frisch gepulverte Droge werden in einem 100-ml-Rundkolben mit 50,00 ml Oxalsäurelsg. (2,00 g/100,0 ml) übergossen. Die Mischung wird unter Rückflußkühlung zum Sieden erhitzt und 10 Min. im Sieden gehalten. Sie wird danach unter fließendem W. abgekühlt und 10 Min. bei 1700 bis 2300 g zentrifugiert. Der Überstand wird durch ein Papierfilter filtriert. 2,00 ml des Filtrates werden in einem 50-ml-Erlenmeyerkolben mit eingeschliffenem Stopfen mit 0,500 ml Dichlorphenolindophenollsg. (0,200 g/100,0 ml) und nach 60 Sek. mit 0,500 ml Thioharnstofflsg. sowie 1,000 ml Dinitrophenylhydrazinlsg. versetzt. Die Mischung wird umgeschwenkt und 75 Min bei 50°C und anschließend 5 Min. im Eisbad aufbewahrt. Sie wird danach im Eisbad innerhalb von 90 bis 120 Sek. tropfenweise mit 4,00 ml einer Mischung aus 50,00 ml Schwefelsäure und 12,00 ml W. versetzt. Die Extinktion der Lsg. wird nach 30 Min. bei einer Wellenlänge von 525 nm in einer Schichtdicke von 1 cm gegen eine in gleicher Weise behandelte Probe gemessen, zu der die Dinitrophenylhydrazin-Lsg. jedoch erst unmittelbar vor der Messung zugesetzt wurde. Vergleichsprobe: 0,0400 g Ascorbinsäure werden in Oxalsäurelsg. (2,00 g/100,0 ml) zu 100,00 ml gelöst. 5,00 ml dieser Lsg. werden mit Oxalsäurelsg. auf 100,00 ml verdünnt. 2,00 ml dieser Lsg. werden wie vorstehend angegeben behandelt.

Berechnung: % Ascorbinsäure und Dehydroascorbinsäure, ber. als Ascorbinsäure und auf die bei 105°C getrocknete Droge

$$= \frac{10 \cdot E_1}{Ew(100 - a) \cdot E_2}$$

E_1 = Extinktion der Lsg.; E_2 = Extinktion der Vergleichsprobe; Ew = Einwaage der Droge in Gramm; a = Trocknungsverlust in Masseprozent. Ähnlich Hung. VI.

Aufbewahrung. Vor Licht geschützt.

Wirkung. Hagebuttenzubereitungen sind v. a. durch den Vitamin-C-Gehalt wirksam. Daneben besitzen die Hagebutten wegen ihres Pektin- und Säuregeh. eine mild laxierende Wrkg., auch geringen diuretischen Effekt.

Anwendung. Mildes Adstringens bei Darm-Katarrhen. Diureticum. Bei Nieren-, Blasen- und Gallensteinen. Als Keuchhusten- und auch als Wurmmittel. Frische Hagebutten werden zu Süßmost, Marmelade usw. verarbeitet. Das Öl aus den Früchten nach Tosatto [Chem. Abstr. 69, 4321 (1968)] in der Hautkosmetik.

Dosierung. Mittlere Einzelgabe als Einnahme 2,5 g (zu 1 Tasse Aufguß), Erg.B. 6. Bestandteil einiger Arzneispezialitäten.

Semen Cynosbati. Semen Cynorrhodi. Hagebuttenkerne. Hagebuttennüßchen. Hagebuttensamen. Kernlestee. Hip seeds. Wild dog seeds. Semences oder graines de Cynorrhodon. Pépins de Rosier sauvage. Semences d'Eglantine. Rozenbottelpitjes. Semillas de escaramujo. Semen Cynosbati Erg.B. 6.

Die Ganzdroge besteht aus den als Samen bezeichneten harten, hellgelben, im Umriß etwa eiförmigen, an den seitlichen Berührungsstellen abgeplatteten, 3 bis 4 mm langen und etwa 2 mm breiten Früchtchen (Nüßchen).

Die Schnittdroge ist durch die ganzen Samen gekennzeichnet.

Pulver. Die gelblichweiße Pulverdroge ist gekennzeichnet durch die 300 bis 400 μm dicken Fruchtschalenstücke, die aus fast farblosen, stark verdickten, nach innen zu faserförmigen Zellen bestehen, durch vieleckige, 30 bis 75 μm große Epidermiszellen der Samenschale, die von schmalen, braunen Zellen gekreuzt werden, und durch Nährgewebezellen.

Inhaltsstoffe. 0,2 bis 0,3% äth. Öl, 8 bis 10% fettes Öl mit 54% Linol-, 32% Linolen-, Isoölsäure und ca. 66 mg/100g α- und β-Tocopherol (Vitamin E). Ferner Lecithin, Capronsäure, Spuren von Vanillin und Ascorbinsäure, Gerbstoffe, Schleimstoffe, Gummi, Zucker und Dextrin, Pentosane, Bernstein-, Äpfel- und Spuren von Weinsäure, 2,3% Mineralstoffe und 11,4% Proteine.

Prüfung. Max. Aschegeh. 3% Erg.B. 6.

Anwendung. Als Diureticum, bei Cholelithiasis, bei Hydrops sowie bei Grieß- und Steinleiden der Nieren und Blase, ferner bei Gicht, Rheuma und Ichias. Als Tee-Ersatz.

Dosierung. Mittlere Einzelgabe als Einnahme 2,0 g (zu 1 Tasse Aufguß), Erg.B. 6. Kernles-Tee von GARMS in Leipzig bestand aus Hagebuttensamen.

Bemerkung. Die Droge darf nicht ausgekocht sein (Rückstände bei der Marmeladenfabrikation).

Rosa rugosa THUNB. (R. ferox LAWR. non BIEB., R. regeliana LIND. et ANDRÉ, R. kamtschatica RED. auch VENT.). Kartoffel-, Runzel- oder Kamtschatka-Rose. Hamanusu-Rose.

Heimisch in Ostasien von Nordchina bis Kamtschatka, Sachalin und Japan. In Mitteleuropa nach 1860 eingeführt; jetzt in vielen Formen als dekorativer, winterharter Zierstrauch, der Hagebutten wegen häufig in Gärten gezogen und selten verwildernd.

Kräftiger, 1 bis 1,5, selten bis 2 m hoher, buschiger Strauch. Stacheln reichlich. Laubblätter am Grund oder auf der ganzen Fläche behaart. Nebenblätter kleingesägt, die oberen stark verbreitert, mit dreieckigen, spitzen, etwas divergierenden Öhrchen. Blattstiel filzig behaart, Blättchen zu 5 bis 9, meist von mittlerer Größe, breit, dick, auffallend runzelig, oberseits kahl, dunkelgrün, mehr oder weniger glänzend, unterseits graugrün, behaart und öfter drüsig. Blütenstand mehrblütig. Blütenstiele kurz, von den breiten Hochblättern bedeckt, kahl oder filzig behaart oder stieldrüsig und drüsenborstig. Kelchbecher kahl, nackt; Kelchblätter mit blattartig verbreitertem Anhängsel. Kronblätter ziemlich groß, dunkelrosa, nicht selten weiß. Scheinfrucht groß, kugelig flachgedrückt, fleischig, weich, scharlachrot, von den aufrechten Kelchblättern gekrönt.

Inhaltsstoffe. Äth. Öl, Hamanusöl, nach SAKAI et al. [Chem. Abstr. *58*, 8326 (1963)] mit Phenyläthylalkohol, Linalool, Citronellol, Benzylalkohol, Nonylalkohol, Phenyläthylacetat, p-Menthen-(1), Heptylalkohol, Benzylformiat, Nonyl-aldehyd, Benzaldehyd, Nonalacton, Eugenol, Phenylessigsäure und Benzoesäure. Die selben Autoren [Miltitzer Ber. 1965/66] fanden Citronellyl-, Neryl-, Geranylacetat, Rosenoxid und Methyleugenol. In den Petalen Päonidin, Päonidin-3-glucosid und das 3,5-Diglucosid (Päonin), Spuren von Cyanidin. Im Blatt Isoquercitrin.

Fructus Cynosbati. Hypanthium Rosae. Cynosbatum. Hagebutten. Rugosa Hagebutten. Hypanthium Rosae Dan. 48.

Der aus den kaum vollreifen Hagebutten von Rosa rugosa THUNB. gewonnene, fleischige Unterbecher, der nach dem Schneiden oder groben Zerquetschen getrocknet worden ist. Kleinfrüchte dürfen in der Droge nur in geringer Menge vorhanden sein.

Inhaltsstoffe. Bis zu 100 mg/100g Vitamin C. Nach SHNAIDMAN und KUSHCHINSKAYA [Chem. Abstr. *62*, 15069 (1969)] in frischen Früchten Quercetin, Isoquercitrin und Tilirosid. Im Kernöl nach RUTKOWSKI et al. [Chem. Abstr. *63*, 11883 (1965)] 17,6% Palmitin-, 5,2% Öl-, 44,5% Linol-, 32,0% Linolensäure und 0,7% andere ungesättigte Verbindungen. Nach RETEZEANU [Chem. Abstr. *76*, 834994 und *77*, 58790 (1972)] β-Carotin, 4 weitere Carotinoide und 2 Flavone, aber kein Quercetin. An Säuren wurden gefunden: Glutamin-, Asparagin-, Glucon-, Shikimi-, Malon-, Citronensäure.

Prüfung. Identität. Im Hagebuttenplv. unter dem Mikroskop vereinzelt ganze Zellgewebsstücke und einzelne einzellige, 5 bis 10 μm dicke, gekrümmte, dickwandige und spitz zulaufende, 150 bis 200 μm lange Haare (zerkleinerte Fruchtbecherstückchen), Dan. 48. — Nach BERNSEN [Dtsch. Apoth.-Ztg *102*, 685 (1962)] läßt sich in gepulverten Hagebutten die Herkunft durch den Bau der Epidermiszellen nachweisen. Als Präparierfl. Glycerin/Weingeist 1:1.

Reinheit. Nach Dan. 48: Mindestgeh. an Ascorbinsäure 3%. — Max. Aschegeh. 7%. — Salzsäure- (2 n) unlösl. Asche max. 0,5%. — Max. Feuchtigkeitsgeh. 5%.

Quantitative Bestimmung. Direkte jodometrische Titration der Ascorbinsäure wie Helv. VI (s. Fructus Cynosbati von R. canina).

Anwendung. Wie Hagebutten von R. canina. Durch die bes. großen Scheinfrüchte für Kulturen geeignet.

Rosa majalis J. Herrm. (R. cinnamomea L.). Zimmet-Rose. Zimtrose. Mairose. Cinnamon Rose. Rose canelle.

Heimisch von Westsibirien bis Fennoskandia (bis 70° nördlicher Breite allg. verbreitet), Oesel, Estland, Ingrien, Litauen, Ostpreußen, Südpolen, Donau- und Oberrheingebiet, Wallis, Kaukasusländer bis Armenien. In Auengehölzen der Alpenflüsse, vielleicht auch in einigen Mittelgebirgen wild, sonst jedoch im Gebiet meist nur aus früherer Kultur verwildert, aber stellenweise an Burghügeln usw. völlig eingebürgert.

Niedriger, selten über 1,5 m hoher Strauch mit rutenförmigen, dünnen, glänzend braunroten Ästen. Stacheln schwach, leicht gekrümmt, an den Blütenzweigen oft fehlend, unter den Laubblättern häufig gepaart; an den unteren Teilen des Stammes und der Zweige neben kräftigeren oft sehr zahlreiche, dicht stehende, nadelförmige oder borstliche, gerade oder leicht gebogene Stacheln. — Laubblätter vorherrschend sieben- (fünf-) zählig gefiedert, dünn, frisch oder bläulich grün, bei der Entfaltung und bes. im Herbst gerötet. Nebenblätter der blütentragenden Zweige meist ziemlich breit, flach, mit divergierenden, am Rand drüsenlosen oder zerstreut drüsigen, unterseits behaarten Öhrchen. Blattstiel flaumig behaart. Blättchen länglich elliptisch bis eiförmig, etwa 2 bis 3 (1,5 bis 4,5) cm lang und etwa halb so breit, einander meist genähert, mit einfachen, breiten, drüsenlosen Zähnen, oberseits frisch bis bläulichgrün, kahl bis ziemlich dicht anliegend kurzhaarig, unterseits blaß graugrün, mehr oder weniger dicht anliegend behaart, drüsenlos. Hochblätter groß, die etwa 1 cm langen, drüsenlosen Blütenstiele umhüllend. — Blüten einzeln oder zu mehreren. Kelchbecher kugelig, nackt. Kelchblätter meist alle ungeteilt (selten die äußeren mit einzelnen, kleinen Fiedern), postfloral sich aufrichtend, bis zur Fruchtreife bleibend. Kronblätter 2,5 bis 3 cm lang, karminrot. Griffel ein großes, wolligbehaartes Narbenköpfchen bildend. — Scheinfrucht etwa 1 cm groß, kugelig, oft etwas scheibenförmig zusammengedrückt, drüsenlos, frühreif, rot, wenig fleischig.

Fructus Rosae. Fructus Cynosbati. Hagebutten. Sweet briar fruit. Rosehips.
Fructus Rosae Ross. 9.

Die reifen und getrockneten Früchte von Rosa majalis (R. cinnamomea L.); daneben aber auch von Rosa acicularis Lindl. (R. carelica Fries), Rosa davurica Pall., Rosa beggeriana Schrenk, Rosa fedtschenkoana Regel und andere Rosa-Arten.

Inhaltsstoffe. Vitamin-C-Gehalt ähnlich wie bei R. canina. Nach Shnaidman und Kushchinskaya [Chem. Abstr. *61*, 8126 (1964)] im unverseifbaren Rückstand des Samenkernöls α- und δ-Tocopherol. Nach denselben Autoren [Chem. Abstr. *62*, 15069 (1965)] Quercetin, Kämpferol, Isoquercitrin, Tilirosid sowie (—)-Epigallocatechin, (—)-Gallocatechin, (—)-Epicatechin, (—)-Epigallolcatechingallat und (—)-Epicatechingallat. Ferner Lycopin und nach Golovkina und Novotel'nov [Chem. Abstr. *66*, 92383 (1967)] Leucopäonidin, Leucorosinidin sowie Leucorosinidin-p-cumarat, (+)-Catechin.

Prüfung. Reinheit. Nach Ross. 9: Für die Ganzdroge: Mindestgeh. an Vitamin C 1,0%. — Max. Aschegeh. 3%. — Max. Feuchtigkeitsgeh. 14%. — Andere Pflanzenteile max. 1%. — Schwärzliche und durch Schädlingsbefall verdorbene Früchte max. 1%. — Org. Beimengungen max. 0,5%. — Mineralische Beimengungen max. 0,5%.
Für die Schnittdroge: Nach Ross. 9: Mindestgeh. an (—)-Ascorbinsäure 2%. — Max. Aschegeh. 3%. — Max. Feuchtigkeitsgeh. 13%. — Unzureichend von Haaren und Nüßchen gereinigte Fruchtteile max. 5%. — Nüßchen, Haare, Fruchtstiele und ganze Früchte max. 0,5%. — Schwärzliche oder durch Schädlingsbefall verdorbene Fruchtteile max. 1%. — Org. Beimengungen max. 0,5%. Mineralische Beimengungen max. 0,5%.
Für die Pulverdroge: Nach Ross. 9: Mindestgeh. an (—)-Ascorbinsäure 1,6%. — Max. Aschegeh. 3%. — Max. Feuchtigkeitsgeh. 8%. — Bestandteile, die nicht durch ein Sieb von 2 mm Maschenweite fallen, max. 2%.
Gehaltsbestimmung nach Ross. 9. 20 g ganze Hagebutten oder 10 g gereinigtes Hagebuttenfleisch aus einer feingemahlenen Durchschnittsprobe der Früchte werden quant. in einen Porzellanmörser gebracht und mit etwa 5 g Glasplv. gründlich zerrieben, wobei man nach und nach 300 ml dest. W. hinzufügt. Die Droge wird 10 Min. mazeriert, dann umgerührt und abzentrifugiert *oder* filtriert. Zu 1 ml des erhaltenen Extraktes fügt man in einem 100-ml-Erlenmeyerkolben 1 ml 2%ige Salzsäure und 13 ml W. und titriert aus einer Mikrobürette

mit 0,001 n 2,6-Dichlorphenolindophenol, bis die Lsg. eine 0,5 bis 1 Min. andauernde Rosafbg. zeigt. Die Titration sollte nicht länger als 2 Min. dauern. 1 ml 0,001 n 2,6-Dichlorphenol-indophenol-Lsg. entspricht 0,088 mg Ascorbinsäure. Der Gehalt in den ganzen Früchten sollte nicht weniger als 1%, im Fruchtfleisch nicht weniger als 1,8% betragen. Ist der abzentrifugierte Niederschlag oder das Filtrat stark gefärbt oder ist der Vitamin-C-Gehalt zu hoch (d. h. Verbrauch an 2,6-Dichlorphenolindophenol-Lsg. mehr als 2 ml), was man durch eine Probetitration feststellt, so wird vor der Titration auf die Hälfte oder weniger mit W. verdünnt.

Anwendung. Wie Hagebutten von R. canina L.

Rosa multiflora THUNB. (R. polyantha SIEB. et ZUCC. non hort.). Büschelrose.

Heimisch in Japan, China, Korea und Luzon.

Bis 2 m hoch kletternder Strauch mit verkahlenden, sommergrünen oder halb wintergrünen Laubblättern, gefransten Nebenblättern und meist weißen, selten roten Blüten in reichblütigen, pyramidalen Rispen.

Inhaltsstoffe. Im Blatt Kämpferol-3-glucosid. Nach ZAPROMETOV [Chem. Abstr. *71*, 69 (1969)] außerdem noch (+)-Catechin und nach TAKAHASHI et al. [Chem. pharm. Bull. (Tokyo) *17*, 2223 (1969)] in der Wurzel ein Triterpenoid, Fp. 266 bis 267° (identisch mit 2α,18α-Dihydroxyursolsäure).

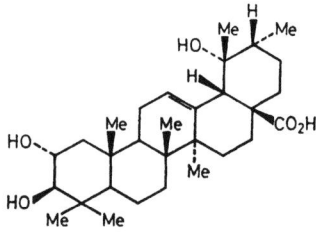

Triterpenoid der Wurzel

Rosae Fructus. Rosenfrüchte. Rose fruit.
Rosae Fructus Jap. 62.

Die Frucht oder das Pseudokarp von Rosa multiflora THUNB. oder verwandter Arten. Pseudokarp sphärisch, elliptisch oder rund, 5 bis 9,5 mm lang, 3,5 bis 8 mm im Durchmesser; Außenseite des Receptaculums rot bis dunkelbraun, glatt und glänzend; oft mit ca. 1 cm langem Blütenstandsstiel an der Basis und fünfzipfeligem Kelch an der Spitze; Innenseite des Receptaculums von silberweißen Haaren bedeckt, 5 bis 10 reife Nüßchen enthaltend; Nuß unregelmäßig eckig, eiförmig, ungefähr 4 mm lang und 2 mm im Durchmesser, unten abgerundet, oben leicht zugespitzt, außen mit rotbraunen Flecken.

Geruchlos oder säuerlich riechend; das Receptaculum schmeckt süßsauer, die Nuß zuerst schleimig, später zusammenziehend und bitter.

Pulver. Gräuliches, gelbbraunes Plv. mit sehr dickwandigen Haaren von 23 bis 40 µm im Durchmesser, Fragmenten von Epidermis und Hypodermis mit braunen Gerbstoffeinlagerungen, dünnwandigem Grundgewebe mit gräulichbraunem Inhalt, Gefäßbündeln, von Tracheiden begleitet, und Calciumoxalat in Einzel- oder Zwillingskristallen oder in Drusen (Bestandteile des Receptaculums). Daneben Fragmente von Sklerenchym, Fasergruppen und Gefäßbündeln, braunem Gerbstoff und schleimenthaltender Epidermis (Bestandteile des Pericarps). Bruchstücke des polygonalen Endospermgewebes mit Aleuronkörnern und fettem Öl, Kotyledonen mit diesem Gewebe und Calciumoxalatkristallen; die äußeren Epidermiszellen scheinbar polygonal und an der Oberfläche reich an Tannin, ferner Bruchstücke der inneren Epidermis mit länglichen Zellen, die gewellte Wände haben (Bestandteile der Samen).

Inhaltsstoff. In den Samen 8% fettes Öl.

Prüfung. Identität. Nach Jap. 62: 0,5 g pulverisierte Droge werden mit 10 ml A. 2 Min. lang vorsichtig gekocht, abgekühlt und filtriert. In 2 ml des Filtrates werden dann etwas Magnesiumplv. und 2 bis 3 Tr. Salzsäure hinzugefügt. Es entwickelt sich eine schwachrote Fbg. (Flavon).

Reinheit. Max. Aschegeh. 6% Jap. 62.

Anwendung. Im japanischen Arzneibuch offizinell.

Dosierung. Gebräuchliche Tagesdosis 2 bis 5 g (Dekokt), Jap. 62.

Bemerkungen. Rosa fargesii, R. rubiginosa L. (R. eglanteria L.p.p.), Weinrose, schottische Zaunrose und R. haemathodes sind ebenfalls Kultursorten. Rosa rubiginosa enthält neben β-Carotin auch p-Carotin, Rubixanthin, Lycopin, Zeaxanthin, Taraxanthin, Vitamin B_2, 0,1% o-Vanillin; der äth. Ölgeh. im Blatt ist höher als in den Blüten.
Rosa laevigata MICHX., China. Die Scheinfrüchte werden bei Ruhr verwendet.

Rosanilinum

Rosanilin.

$C_{20}H_{21}N_3O$　　　　　　　　　　　　　　　M.G. 319,41
4,4′,4″-Triamino-3-methyl-triphenyl-carbinol.

Eigenschaften. Bräunlichrote Kristalle, sehr schwer lösl. in W. (etwa 1 + 3300 bei 20°), praktisch unlösl. in Ae., wenig lösl. in A., lösl. in Säuren, leicht lösl. in Pyridin (etwa 1 + 2,5). Fp. = 186° u. Zers.

Aufbewahrung. Gut verschlossen und vor Licht geschützt.

Anwendung. Zur Herst. anderer Farbstoffe, zum Färben histologischer Präparate.

Rosanilinium chloratum 2. AB — DDR. Rosaniliniumchlorid.

Bemerkung. S. II, 10, IV, 1061.

Die Substanz besteht aus 4′.4″-Diamino-3-methylfuxonimoniumchlorid [$C_{20}H_{20}ClN_3$ (337,9)] oder vorwiegend aus 4′.4″-Diamino-3-methylfuxonimoniumchlorid und enthält dann außerdem 4′.4″-Diaminofuxonimoniumchlorid [$C_{19}H_{18}ClN_3$ (323,8)] (2. AB — DDR).

Eigenschaften. Dunkelgrüne, metallisch glänzende Kristalle oder dunkelgrünes, krist. Pulver; Geruch höchstens schwach wahrnehmbar. Schwer lösl. in W., lösl. in A.

Erkennung. 1. Lichtabsorption: 0,0250 g getrocknete Substanz werden in W. zu 1000,0 ml gelöst. 10,00 ml der Lsg. werden mit Phosphatpuffer Nr. 4 zu 100,00 ml aufgefüllt. Diese Lsg. wird gegen Phosphatpuffer Nr. 4 gemessen. Sie zeigt bei 547 nm ± 2 nm ein Absorptionsmaximum. Extinktion: Mindestens 0,430 bei 547 ± 2 nm (2. AB — DDR). — 2. 10,0 ml Prüf-Lsg. geben nach Zusatz von 3,0 ml 6 n Natronlauge einen roten Nd. (2. AB — DDR). — Prüf.-Lsg.: 0,100 g Substanz wird in 100,0 ml W. gelöst. — 3. 10,0 ml Prüf-Lsg. werden mit 0,50 g Zinkstaub und 10,0 ml 6 n Ammoniak-Lsg. versetzt. Die Mischung wird bis zur Entfbg. geschüttelt und anschließend filtriert. 1 Tr. des Filtrats wird 3 Tr in Salzsäure und daneben-einander auf ein Stück Filtrierpapier gegeben. Die Berührungszone der Flecke zeigt eine rote Fbg. (2. AB — DDR). — 4. Die Mischung von 2. wird filtriert. 5,0 ml des klaren Filtrates geben nach Zusatz von 3,0 ml 5 n Salpetersäure und 1,0 ml 0,1 n Silbernitrat-Lsg. einen Nd., der sich nach Zusatz von 3,0 ml 6 n Ammoniak-Lsg. löst. (2. AB — DDR).

Prüfung. 1. Unlösl. Verunreinigungen: 0,5000 g Substanz werden in einem 100-ml-Rundkolben mit 50,0 ml A. versetzt. Die Mischung wird im Wasserbad unter Rückflußkühlung 15 Min. im Sieden gehalten und anschließend durch einen bei 105 °C bis zur Massekonstanz getrockneten Glasfiltertiegel G 4 filtriert. Der Rückstand wird mit A. gewaschen, bis die *Waschfl.* farblos ist und bei 105 °C bis zur Massekonstanz getrocknet ist. Die Substanz darf höchstens 0,50% Rückstand hinterlassen (2. AB — DDR). — 2. Arsenionen: 0,100 g Sub-

stanz wird in einem Porzellantiegel mit 0,25 g wasserfreiem Natriumcarbonat und 0,25 g
Kaliumnitrat versetzt. Die Mischung wird vorsichtig erhitzt und anschließend 10 Min. geglüht. Nach dem Erkalten wird der Rückstand in einer Mischung aus 15,0 ml W. und 15,0 ml
konz. Salzsäure gelöst. Die Lsg. wird wie unter Prüf. auf Arsenionen angegeben behandelt.
Das Quecksilberbromidpapier darf keine stärkere Fbg. als das der nachstehend beschriebenen
Vergleichsprobe zeigen (höchstens 0,001% As^{3+}/As^{5+}) (2. AB — DDR). — Vergleichsprobe:
0,25 g wasserfreies Natriumcarbonat und 0,25 g Kaliumnitrat werden in einer Mischung aus
5,0 ml W. und 15,0 ml konz. Salzsäure gelöst. Die Lsg. wird nach Zusatz von 10,0 ml Arsen-
VL, wie unter Prüfung auf Arsenionen angegeben, behandelt (2. AB — DDR). — 3. Eisen-
ionen: 0,400 g Substanz werden in einem Porzellantiegel vorsichtig erhitzt und anschließend
geglüht. Nach dem Erkalten wird der Rückstand mit 2,0 ml konz. Salpetersäure versetzt und
die Mischung zur Trockne eingedampft. Dieser Rückstand wird in 10,0 ml 6n-Salzsäure
gelöst. 1,00 ml der Lsg. wird mit 9,0 ml W. versetzt. 2,50 ml dieser Lsg. dürfen nach Zusatz
von 7,5 ml W. bei der Prüf. auf Eisenionen keine stärkere Fbg. als die Vergleichsprobe zeigen
(höchstens 0,1% Fe^{2+}/Fe^{3+}) (2. AB — DDR). — 4. Schwermetallionen: 5,0 ml der Lsg.
von 3. werden mit 6n-Salzsäure zu 200,0 ml aufgefüllt. 5,0 ml dieser Lsg. werden mit 5,0 ml
6n-Ammoniaklsg., 2,00 ml 5n-Essigsäure und 1,00 ml frisch bereiteter Ascorbinsäure-Lsg.
(5,0 g/100,0 ml) versetzt. Die Lsg. wird zu 2,0 ml Schwefelwasserstoff-Lsg. gegeben u. geschüttelt. Nach 10 Min. darf diese Lsg. keine stärkere Fbg. und ggf. keine stärkere Trbg. als
die nachstehend beschriebene Vgl.-Probe zeigen (höchstens 0,2%, ber. als Pb^{2+}). — Vergleichsprobe: 5,0 ml 6n-Salzsäure, 5,0 ml 6n-Ammoniak-Lsg., 0,100 ml konz. Blei-VL, 2,00 ml
5n-Essigsäure und 1,00 ml frisch bereitete Ascorbinsäure-Lsg. (5,0 g/100,0 ml) werden gemischt. Die Lsg. wird zu 2,0 ml Schwefelwasserstoff-Lsg. gegeben, geschüttelt und 10 Min.
stehen gelassen (2. AB — DDR). — 5. Sulfatasche: Höchstens 1,00% (2. AB — DDR). —
6. Trocknungsverlust: Höchstens 16,0%, wenn 0,3000 g Substanz bei 105° getrocknet werden
(2. AB — DDR).

Aufbewahrung. Vor Licht geschützt.

Rosanilinum sulfuricum. Rosanilinsulfat. Schwefelsaures Rosanilin.

$C_{30}H_{38}N_6 \cdot H_2SO_4$ M.G. 700,87

Eigenschaften. Glänzende, grüne Kristalle, praktisch unlösl. in Ae., schwer lösl. in W.,
etwas leichter löslich in A.

Anwendung. Wegen der geringen Farbechtheit ist die Verwendung von Fuchsinen stark
zurückgegangen.

Roses Metall

Roses Metall.
S. III, 455 unter Bismutum.

Rosmarinus

Rosmarinus officinalis L. (Salcia rosmarinus SCHLEIDEN, SPENN.). Lamiaceae — Ros-
marinoideae. Rosmarin. Kranzenkraut. Rosemary. Rosmarin. Romarin. Ramerino. Rosmarino.

Heimisch im ganzen Mittelmeergebiet, auch in England kultiviert.

Unterarten und Formen: var. genuina, Mittelmeergebiet, Kanarische Inseln, Azoren;
forma erecta, gleiche Gebiete; forma humilis, bes. Italien; forma albiflora, bes. Italien; var.
rigida, Südfrankreich, Italien, Spanien; var. angustifolia, Südfrankreich, Italien, Korsika;
var. latifolia, Südfrankreich, Italien; var. pubescens, Tripolis.

Immergrüner, etwa 1 bis 2 m hoher Kleinstrauch mit mehr oder weniger aufsteigenden
oder aufrechten, dicht verzweigten, von grauer, sich ablösender Borke bekleideten Ästen.
Junge Zweige stumpf vierkantig, flaumig behaart, in den Achseln der kreuzweise gegenständigen Laubblätter mit z. T. Blüten tragenden Kurztrieben (Abb. 10). Ganze Sprosse
harzig aromatisch riechend. — Laubblätter erikoid, sehr kurz gestielt, etwa 1,5 bis 3,5 cm

lang und 1,5 bis 3 mm breit, mit ganzem, umgerolltem Rand und kurzer Spitze, oberseits glatt, bleich- bis dunkelgrün, nur mit vereinzelten, sehr kleinen Sternhaaren, unter der dicken Epidermis mit einschichtigem Wassergewebe, unterseits von dichten, kleinen Sternhaaren graufilzig. — Blüten in fünf- bis zehnblütigen an den Kurztrieben endständigen Scheintrauben; jede mit einem 1 bis 2 mm langen, dicht graufilzigen Tragblatt und mit etwa doppelt so langem Stiel, etwa 1 cm lang. Kelch glockig, zweilippig, bräunlichgrün, graufilzig, mit abstehender, kurz dreispitziger Oberlippe und zweispaltiger Unterlippe, etwa acht- bis zwölfnervig, mit kahlem Schlund. Krone blauviolett (selten weiß), außen schwach flaumig, mit aus dem Kelch etwas vorragender Röhre ohne Saftdecke, zweilippig; Oberlippe etwas zurückgebogen, tief ausgerandet; Unterlippe etwas länger, mit großem, konkavem, gezähneltem, fast gestieltem, herabgeschlagenem Mittellappen und kleinen, vorgestreckten Seitenlappen. Staubblätter 2 (die hinteren fehlend), aufsteigend, viel länger als die Oberlippe, unter der Mitte der Fäden mit einem kleinen Zahn, mit herabgekrümmten, einfächerigen Staubbeuteln. Fruchtknoten tief vierlappig, mit hoch inseriertem, langem, vorn in 2 sehr ungleiche Narbenäste geteiltem Griffel. — Nüßchen verkehrt eiförmig, 1,5 bis 2 mm lang, glatt, mit rundlicher, etwa $^1/_3$ der Länge einnehmender, von einer als Elaiosom wirkenden Pseudostrophiole bedeckter Ansatzfläche.

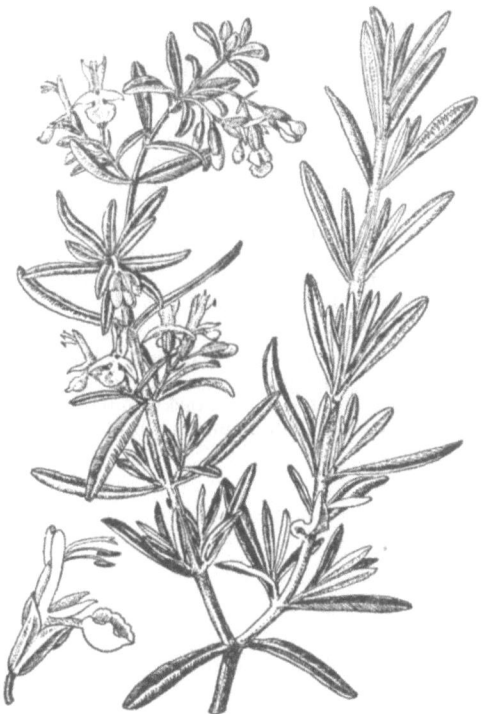

Abb. 10. Rosmarinus officinalis. Blühender Zweig und Einzelblüte (DUNZINGER).

Folia Rosmarini. Folia Anthos. Folia (Herba) Roris marini. Rosmarinblätter. Kranzenkraut. Rosmary leaves. Herbe (Feuille) de romarin. Foglia di rosmarino. Rosmarino. Folhas de alecrim. Hojas de romero.

Folia Rosmarini Erg.B. 6, DAB 7 — DDR. Folium Rosmarini Helv. V. Rosmarini folium Belg. IV, Hisp. IX, Jug. II. Rosmarini folia Ital. VI. Rosmarin CF 65. Ferner in Fenn. 37 und Portug. 35 offizinell.

Nach den meisten Arzneibüchern besteht die Droge aus den getrockneten Laubblättern, nach CF 65 und Portug. 35 aus den blühenden Zweigspitzen, die frisch und getrocknet verwendet werden.

Die Blätter fast sitzend, bis 3,5 cm lang, bis 4 mm breit, linealisch, stumpf, steif lederig, ganzrandig, am Rand umgerollt. Die Unterseite ist nur als schmaler Streifen sichtbar, ist weiß- oder graufilzig, zeigt eine stark hervortretende Mittelrippe, die Oberseite ist glänzend hellgrün, runzelig, mit vertiefter Mittelrippe (Abb. 11).

Geruch campherartig würzig, Geschmack bitter aromatisch.

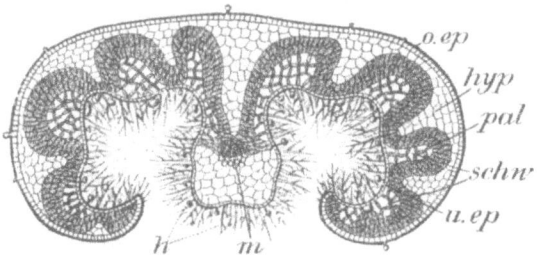

Abb. 11. Rosmarinus officinalis, Querschnitt durch das Blatt. *o.ep* obere Epidermis; *hyp* Hypodermis; *pal* Palisadenparenchym; *schw* Schwammparenchym; *f.ep* Epidermis der Blattunterseite; *m* Mittelrippe; *h* Haare. (Vergr. 40fach.) (GILG).

Mikroskopisches Bild. Spaltöffnungen nur unterseits in großer Zahl; Kutikula auf beiden Seiten sehr stark ausgebildet. Unter der oberen Epidermis ein ein- bis zweireihiges, großzelliges, kollenchymatisch verdicktes Gewebe, von dem Vorsprünge zu den Gefäßbündeln gehen, darunter 2 bis 3 Reihen, stellenweise bis an die obere Epidermis reichende Palisaden und dann ein viel schmaleres lockeres Schwammparenchym. Die Blattunterseite trägt monopodial verästelte, leicht kollabierende, 300 µm lange und an der Basis 30 µm breite Gliederhaare, deren Wände glatt, nur dünn, und deren Endzellen kurz und scharf zulaufend sind (charakteristisch, s. Abb. 12); zwei-, selten vierzellige Köpfchenhaare mit ein- oder zweizelligem Stiel; Drüsenhaare mit meist achtzelligem Kopf.

Pulver. Stücke der dickwandigen oberen Epidermis, ohne Spaltöffnungen; Stücke der unteren Epidermis, mit reichlich Spaltöffnungen. Blattquerschnittsfragmente mit einer einbis stellenweise zweireihigen Schicht farbloser, starkwandiger Hypodermzellen; Stücke des Mesophyllgewebes mit 2 bis 3 Reihen Palisadenzellen und einem viel schwächeren lockeren

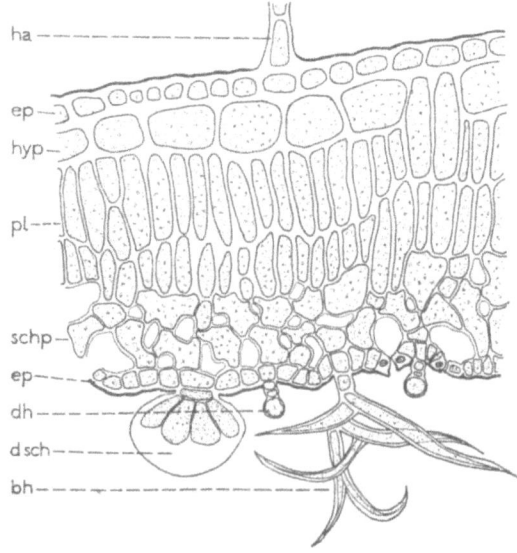

Abb. 12. Folia Rosmarini. Querschnitt durch die Spreite. *ha* abgebrochenes Haar. *ep* Epidermis; *hyp* Hypodermis; *pl* Palisadenparenchym; *schp* Schwammparenchym; *dh* Drüsenhaare; *dsch* Drüsenschuppe; *bh* Büschelhaar. Vergr. ~ 200 ×. (Nach KARSTEN).

Schwammgewebe. Haarbildungen: verästelte, teilweise kollabierte Gliederhaare (Büschelhaare) mit glatten, dünnen Wänden und kurzer, scharf zulaufender Endzelle (reichlicher bei jungen Blättern, bei alten Blättern nur noch auf der Unterseite), Labiatendrüsenschuppen, das Köpfchen meist achtzellig; Köpfchenhaare mit ein- bis zweizelligem Stiel und ein- bis zwei-, selten vierzelligem Köpfchen. Vereinzelt Fasern aus dem Faserbelag des Mittelnerven.

Verwechslungen und Verfälschungen. Ledum palustre L., Ericaceae, Sumpfporst, lieferte früher Folia Rosmarini silvestris; Blätter breiter, auf der Unterseite mit einem aus langen, einfachen Haaren bestehenden braunen Filz. — Andromeda polifolia L., Ericaceae, Lavendelheide. Blätter stachelspitzig, auf der Unterseite mit einem bläulichweißen Wachsüberzug versehen. — Teucrium montanum L., Lamiaceae. Rand der Blätter wenig umgerollt. Unterseits lange, einfache, schlängelige Haare, dazwischen Öldrüsen. — Taxus baccata L., Taxaceae. Blätter beiderseits kahl. — Santolina rosmarinifolia L. und S. chamaecyparissus L. (S. incana LAM., S. tomentosa PERS.), Asteraceae, beide von Triest aus in den Handel gekommen. Die Blätter der ersten lineal, am Rand höckerig, zuweilen auch ganzrandig, flach kahl, etwa 2,5 cm lang; die Blätter der letzten lineal-vierseitig, vierreihig gezähnt mit stumpfen, bald ganz kurzen, bald längeren Zähnen und dann fast fiederspaltig, dicklich, von dickwandigen, einfachen Haaren graufilzig.

Inhaltsstoffe. 1,58% aromatische Verbindungen [DAMJANIC et al.: Chem. Abstr. *79*, 129065 (1973)]. 1 bis 2,5% äth. Öl mit Campher, Borneol, Bornylacetat, α- und β-Pinen, 1,8-Cineol, Rosmarinsäure (Labiatensäure, Labiatengerbstoff), Saponin, Carnosinsäure, aus der bei der Aufarbeitung das Pikrosalvin (Carnosol) und das Rosmaricin entstehen.

Rosmarinsäure   Carnosinsäure

An Flavonen wurden gefunden: Luteolin, Apigenin [LITVINENKO et al.: Planta med. (Stuttg.) *18*, 243 (1970)], Diosmetin, 6-Methoxyluteolin-7-glucosid und -7-methyläther, Genkwanin, Eriodyctiol, 5-Hydroxy-7-4'-dimethoxyflavon, Hispidulin [MICHEL: Diss. Würzburg 1968], 6-Methoxygenkwanin [BRIESKORN et al.: Chem. Abstr. *71*, 11 (1969)]. An Triterpenalkoholen fanden BRIESKORN et al. [Arch. Pharm. (Weinheim) *299*, 663 (1966)] α- und β-Amyrin, Betulin, β-Sitosterin und epi-α-Amyrin; an Triterpensäuren [Pharmazie *25*, 488 (1970)] 19α-Hydroxyursol-, 2β-Hydroxyoleanol- und 3β-Hydroxyurea-12,20(30)-dien-17-onsäure sowie 1,05% Oleanol- und 2,8 bis 4,1% Ursolsäure; im Blattwachs [Phytochemistry *9*, 1633 (1970)] 84% n-Alkane, Mono-, Di- und Trimethylalkane, Alkene sowie Pristan, Squalen, Humulen und Caryophyllen. PAQUOT et al. [Pharm. Ztg. (Frankfurt) *109*, 1690 (1964)] isolierten ein Phenol $C_{17}H_{23}O_4$. SENDRA et al. [Chem. Abstr. *71*, 64113 (1969)] fanden Apigenin- und Luteolin-7-glucosid, ein Flavonheterosid und Germanicolacetat. Nach älteren Angaben geringe Mengen Nicotinsäure bzw. Nicotinsäureamid.

Prüfung. Mindestgeh. an äth. Öl 1% Erg.B. 6; 1,0 bis 1,5 ml auf 100 g der bei 105° getrockneten Droge, DAB 7 — DDR, Jug. II. — Max. Aschegeh. 7% Erg.B. 6, Helv. V, Hisp. IX, Fenn. 37; 8% Jug. II. — Max. Feuchtigkeitsgeh. 10% Jug. II. — Andere Pflanzenteile max. 5% Jug. II. — Unschädliche Beimengungen max. 2% DAB 7 — DDR. — Verfärbte Bestandteile max. 5% DAB 7 — DDR.

Gehaltsbestimmung nach DAB 7 — DDR: 5,00 g Substanz werden in einem 250-ml-Kurzhalsrundkolben mit 75,0 ml W. versetzt und 45 Min. destilliert.

Berechnung. Milliliter äth. Öl, ber. auf 100 g der bei 105°C getrockneten Substanz

$$= \frac{a \cdot 10000}{Ew \cdot (100 - b)}$$

a   = Volumen des äth. Öles in Milliliter;
b   = Trocknungsverlust in Masseprozent;
Ew = Einwaage der Substanz in Gramm.

Aufbewahrung. Vor Licht geschützt.

Wirkung. In Dosen von 5, 10 und 20 mg/kg erniedrigt Rosmaricin den arteriellen Blutdruck der narkotisierten Katze; am Menschen führen große Mengen Rosmarin (z. B. zu Abtreibungszwecken) zu tiefem Koma, zu klonisch-tonischen Krämpfen, Abschwächung, dann Steigerung der Patellarreflexe, Abschwächung der Pupillenreflexe, außerdem zu Erbrechen, gastroenteritischen Symptomen, Gebärmutterblutungen, Leukozytose, Nierenreizung (Albuminurie), in schweren Fällen unter Lungenödem zum Tode. Die starke antioxidative Wrkg. des Rosmarins wird auf den Gehalt an „Labiatensäure" und Flavonen zurückgeführt.

Anwendung. Als Cholereticum, Stomachicum, Spasmolyticum, Carminativum, Aromaticum und als Gewürz. Als Emmenagogum und mißbräuchlich als Abortivum. Zu Bädern. Stimulierendes Nervinum. Zur Gewinnung des äth. Öles (s. VII B, 23). In der Homöopathie bei Menstruationsstörungen, Nervenmittel im Klimakterium. In der Volksheilkunde zu Umschlägen bei schlecht heilenden Wunden, Ekzemen u. a. Als Insektenvernichtungsmittel. In der Likörindustrie bei der Bereitung des Benediktiners, Goldwassers u. a. Zu Mottenschutzmitteln.

Dosierung. Mittlere Einzelgabe als Einnahme 1,5 g (zu 1 Tasse Aufguß); mittlerer Gehalt als Waschung (Aufguß) 1% Erg.B. 6. Mittlere Einzeldosis 1 g, Jug. II.

Rosmarinus officinalis HAB 34. Rosmarin.

Getrocknete Blätter.

Arzneiform. Tinktur nach § 4 mit 90%igem Weingeist. Spez. Gew. 0,838 bis 0,842; Trockenrückstand 2,0 bis 2,7%.

Arzneigehalt. 1/10.
Bestandteil von Alcoolatum vulnerarium CF 1908 (s. Lavandula).

Flores Rosmarini. Flores Anthos. Rosmarinblüten.

Sie enthalten bis zu 1,5% äth. Öl und werden zu Hautreizmitteln verwendet.

Bemerkung. Für die Öldestillation werden außerdem ausgewertet: Rosmarinus laxiflorus, R. lavendulaceus, R. tournefortii. Diese drei Arten kommen bes. in Nordafrika (Algerien) vor, Rosmarinus laxiflorus auch in Spanien.

Rosolsäure

Rosolsäure. Acidum rosolicum. Phenylrot. Aurin.

$C_{20}H_{16}O_3$ M.G. 304,35
4',4''-Dihydroxy-3-methyl-fuchson.

Eigenschaften. Rotbraune, grünglänzende Stücke oder ziegelrotes Pulver, prakt. unlösl. in W., Bzl. und Schwefelkohlenstoff, leicht lösl. in kaltem A., sehr leicht lösl. in heißem A. und verd. Alkalilaugen, wenig lösl. in Ae. und Chloroform, ziemlich leicht lösl. in Eisessig. Die Substanz zersetzt sich > 270°.

Anwendung. Die Substanz wird in der Färberei kaum noch verwendet; Ausgangsprodukt für die Herst. von Farbstoffen. Als Indikator in der Acidimetrie. Farbumschlag im pH-Bereich 6,9 (orange) bis 8,0 (violettrot); verwendet wird die 0,5%ige Lsg. in A.

Rotenonum

Rotenon. Rotenone. Derrin. Tubatoxin. Rotenonum.

$C_{23}H_{22}O_6$ M.G. 394,43

(—)-2-Isopropenyl-8,9-dimethoxy-6-oxo-1,2,6,6a,12,12a-hexahydrofuro[2,3-h][1]benzo-pyrano-[3,4-6][1]benzopyran.

Bemerkung. Die Substanz ist das wirksame Prinzip des getrockneten Wurzelstockes und der Wurzel von Derris elliptica Bentham, Derris malaccensis Prain und anderer Derris-Arten (Leguminosae), die mindestens 3% der Substanz enthalten. (S. auch II, 459 u. IV, 490).

Eigenschaften. Die Substanz ist in 2 Formen bekannt: 1. Farblose Kristalle, praktisch unlösl. in W., leicht lösl. in Chlf. (1 + 2), lösl. in Aceton und Bzl., schwer lösl. in Tetrachlor-kohlenstoff (1 + 260), M. (1 + 400) und A. (1 + 400). Fp. = 183°; $[\alpha]_D^{20} = -132°$ (c = 0,125 in A.). — 2. Höherschmelzende Modifikation: Sie entsteht aus der ersteren durch Verreiben oder durch Erhitzen auf 100—175°. Fp. = etwa 181°. Die Substanz verbindet sich molekular mit Essigsäure, Chloressigsäure und einigen anderen Säuren. Wird die Substanz Licht und Luft ausgesetzt, so zersetzt sie sich. Die farblosen Lsg. der Substanz in org. Lsgm. werden allmählich gelb, orange oder tiefrot, wenn sie dem Licht ausgesetzt sind. Es finden Oxi-dationsprozesse statt. Dabei können krist. Nd. aus Dehydrorotenon und Rotenonon ent-stehen.

Extraktion. Die Substanz läßt sich mit org. Lsgm. aus wss. sauren Lsg. extrahieren.

UV-Spektrum. Wird die Substanz in 0,1 n-Schwefelsäure vermessen, so zeigt sie Maxima bei 235 nm ($E_{1cm}^{1\%} = 480$) und 292 nm ($E_{1cm}^{1\%} = 550$).

Anwendung. Als Fischgift und insektizides Mittel, besonders gegen die Dasselfliege.

Rotoxaminum

Rotoxaminum. Rotoxamin. Rotoxamine. Levocarbinoxaminum NFN.

$C_{16}H_{19}ClN_2O$ M.G. 290,80

(—)-2-[p-Chlor-α-(2-dimethylaminoäthoxy)-benzyl]-pyridin.

Anwendung. Als Antihistaminicum.

Dosierung. 2—4 mg.

Handelsform. Twiston: Tartrat (McNeil, USA).

Rotoxamine tartrate NF XIV. Rotoxamintartrat.

$C_{16}H_{19}ClN_2O \cdot C_4H_6O_6$ M.G. 440,88

(—)-2-[p-Chlor-α-(2-dimethylaminoäthoxy)-benzyl]-pyridintartrat (1:1).

Gehalt. Mindestens 98,0% und höchstens 100,5% $C_{16}H_{19}ClN_2O \cdot C_4H_6O_6$ (NF XIV).

Eigenschaften. Weißes oder cremefarbenes, geruchloses, krist. Pulver, leicht lösl. in W., lösl. in M., praktisch unlösl. in Chlf. und in Ae., Fp. = 137—143°.

IR-Spektrum. Die Substanz wird sorgfältig getrocknet und in einer Mineralöldispersion gemessen. Das Spektrum darf nur Maxima bei den gleichen Wellenlängen zeigen wie die NF XIV-Standardsubstanz, die in gleicher Weise vermessen wurde (NF XIV).

UV-Spektrum. Die Substanz wird in M. gelöst (1 in 20000). Das UV-Absorptionsspektrum darf nur Maxima und Minima bei den gleichen Wellenlängen zeigen wie die NF XIV-Standardsubstanz, die in gleicher Weise vermessen wurde. Die sich entsprechenden Absorptionen, ber. auf die getrocknete Substanz, dürfen im Maximum von etwa 260 nm nicht mehr als 3,0% voneinander differieren (NF XIV).

Spezifische Drehung. Es wird eine Lsg. der Substanz in M. vermessen, die 200 mg getrocknete Substanz in 10 ml M. enthält. α = +36 bis +39° (NF XIV).

Prüfung. 1. Trocknungsverlust: Höchstens 0,5%, wenn die Substanz 1 Std. bei 105° getrocknet wird (NF XIV). — 2. Sulfatasche: Höchstens 0,1% (NF XIV).

Gehaltsbestimmung. Etwa 400 mg der Substanz, die zuvor sorgfältig getrocknet wurde, werden genau gewogen und in 50 ml Eisessig gelöst. Dieser Lsg. setzt man 1 Tr. Kristallviolett-Lsg. zu und titriert mit 0,1 n Perchlorsäure bis zum smaragdgrünen Endpunkt. In gleicher Weise wird eine Blindtitration durchgeführt. 1 ml 0,1 n Perchlorsäure entspr. 22,04 mg $C_{16}H_{19}ClN_2O \cdot C_4H_6O_6$.

Anwendung. Als Antihistaminicum.

Dosierung. 2—4mal tägl. 2 mg. Üblicher Dosierungsbereich: 2—4 mg (NF XIV).

Handelsform. Twiston (McNeil).

Rotsalz

Rotsalz.
S. VI A, 58 unter Natrium aceticum.

Rottlerin

Rottlerin.
S. I, 912.

Roxarsonum

Roxarsonum. Roxarsone USAN. Roxarson.

$C_6H_6AsNO_6$ M.G. 263,03

4-Hydroxy-3-nitro-benzol-1-arsonsäure.

Eigenschaften. Büschel von schwach gelben Kristall-Nadeln oder rhomboedrische Plättchen aus W. Beim Erhitzen verpufft und verbrennt die Substanz. Schwer lösl. in kaltem W.; lösl. in etwa 30 T. kochendem W.; leicht lösl. in M., A., Essigsäure, Aceton und Alkalien; wenig lösl. in verd. Mineralsäuren; unlösl. in Ae. und Äthylacetat. Die Substanz bildet ein mono-, di- und tri-Natrium-Salz.

Anwendung. Als veterinärmedizinisches Wachstumsstimulans und bei enteritischen Infektionen; früher zur Herstellung von Arsphenaminen und als Rg. auf Zirkonium.

Handelsformen. Ren-O-sal; Ristat.

Roxoperonum

Roxoperonum. Roxoperon.

$C_{19}H_{23}FN_2O_3$ M.G. 346,40

8-[3-(p-Fluor-benzoyl)-propyl]-2-methyl-2,8-diaza-spiro[4,5]decan-1,3-dion.

Anwendung. Als Neurolepticum.

Rubeanic Acid

Rubeanic Acid.
S. I, 234 unter Rubeanwasserstoff.

Rubeanwasserstoff

Rubeanwasserstoff.
S. I, 234.

Rubia

Rubia tinctorum L. (R. tinctoria SALISB.). Rubiaceae — Rubioideae — Rubieae. Färberröte. Krapp. Grapp. Rötel. Madder. Garance (des teinturiers). Robbia.

Heimisch in Süd- und Südosteuropa, in den Mittelmeergebieten, Kleinasien und im Kaukasus, bis nach China und Japan, zum Malaiischen Archipel, im westlichen Nordamerika, in Mexiko und Südamerika. Früher zur Gewinnung des Farbstoffes in riesigen Mengen angebaut, jetzt nur noch in manchen Gegenden Mitteleuropas verwildert vorkommend.

Ausdauernd, 50 bis 80 cm hoch. Wurzelstock stielrund, gegliedert, rot, keine Ausläufer treibend. Stengel klimmend oder aufrecht, im Herbst bis zum Grund absterbend, geflügelt-vierkantig, an den Kanten von nach rückwärts gerichteten Stachelzähnchen rauh, oder auch glatt, kahl. Laubblätter vier- bis sechsquirlig, kurz gestielt, oval oder eilanzettlich bis lanzettlich, spitz, einnervig, am Rand und unterseits am Mittelnerv durch kleine Stachelchen rauh, zuerst dünn, später pergamentartig steif, matt hellgrün. Blüten in lockeren end- und blattachselständigen, beblätterten, armblütigen Trugdolden. Blumenkrone bis fast zum Grund vierspaltig, honiggelb, mit eiförmigen, anfangs aufrechten, später abstehenden Zipfeln, 2 mm breit. Griffel keulenförmig. Fruchtknoten kahl. Frucht eine erbsengroße, rotbraune, glatte Steinbeere.

Radix Rubiae. Radix (Rhizoma) Rubiae tinctorum. Radix Alizari. Krapp-, Grapp-, Färberwurzel. Madder root. Racine de garance.

Die fast immer aus Kulturen stammende Wurzel wird nach dem Waschen in Öfen (Krappdarren) getrocknet. Für medizinische Zwecke werden nur dünne Rhizome und Wurzeln genommen, während für Färberzwecke verschiedene Wurzeln Verwendung fanden. Man spricht von „unberaubtem" und „beraubtem" Krapp. Während die „unberaubte" Ware die einfach getrocknete Sorte darstellt, ist die „beraubte" Ware durch Dreschen von der Oberhaut und den Wurzelfasern befreit. Die dabei abfallenden Fasern usw. nennt man Krappmull. Drogen für den pharmazeutischen Handel bestehen aus dem Wurzelstock. Der getrocknete Wurzelstock ist 3 bis 6 mm dick, walzenförmig, außen braun, innen rot gefärbt und läßt sich leicht durchbrechen; Bruch glatt und kurz. An der Oberfläche ist der Wurzelstock mit einer dünnen, leicht abblätternden Korkschicht bedeckt, darunter eine schmale, dunkelrote oder schwarzbraune Rinde. Der Holzkörper ist ziegelrot und durch zahlreiche Gefäße porös. Eine radiale Streifung ist nicht zu sehen, doch lassen dickere Wurzeln zuweilen 1 bis 2 Jahresringe erkennen. Während die Wurzeln marklos sind, haben die Ausläufer ein deutlich dunkelrotes, bisweilen ausgehöhltes Mark. Das frische Rhizom ist innen stark gelb gefärbt, erst beim Trocknen entsteht die rote Farbe der Droge.

Geschmack süßlich, später etwas bitter und herb.

Mikroskopisches Bild. Die Rinde besteht aus tangential gestreckten, stärkereichen Parenchymzellen mit reichlich Farbstoff, der sich mit Kalilauge violett färbt. Einzelne Zellen führen Raphidenbündel. Das Holz zeigt keine deutlichen Markstrahlen und besteht hauptsächlich aus verhältnismäßig dünnwandigem Holzparenchym, aus Ersatzfasern und aus einzelnen oder höchstens zu zweit zusammenliegenden Gefäßen. Das Holz ist arm an Farbstoff.

Inhaltsstoffe. 2 bis 3,5% Di- und Trioxyanthrachinonglykoside, als Hauptbestandteil Alizarin (1,2-Dihydroxyanthrachinon) $C_{14}H_8O_4$, Fp. 289 bis 290°, das an Primverose (6-β-D-Xylosido-D-glucose) glykosidisch gebunden ist = Ruberythrinsäure (Rubiansäure, Alizarin-2β-primverosid, Rubian) $C_{25}H_{26}O_{13}$, Fp. 258 bis 261°. Ferner Pseudopurpurin (Purpurin-3-carbonsäure) $C_{15}H_8O_7$, Fp. 222 bis 224° (Zers.), Galiosin (Pseudopurpurinprimverosid) $C_{26}H_{26} \cdot O_{16}$, über 100° Zers., Alizarin-1-monomethyläther $C_{15}H_{10}O_4$, Fp. 178 bis 179°, Rubiadin $C_{15}H_{10}O_4$, Fp. 290 und 297°, Rubiadin-3-glucosid $C_{21}H_{20}O_9$, Fp. 270 bis 271°, und Rubiadin-

Ruberythrinsäure

Pseudopurpurin : R_1 = OH ; R_2 = COOH; R_3, R_4 = OH
Galiosin   : R_1 = O-Glu-Xylose ; R_2, R_4 = OH; R_3 = COOH
Rubiadin   : R_1, R_3 = OH ; R_2 = CH_3 ; R_4 = H
Munjistin   : R_1, R_3 = OH ; R_2 = COOH ; R_4 = H

$H_3CCOOCH_2$ O-β-Glucose
Asperulosid

primverosid, nach BERG et al. [Pharmazie *29*, 478 (1974)] Christofin (1,4-Dihydroxy-2-äthoxymethylanthrachinon) $C_{17}H_{14}O_5$, Fp. 176 bis 178°. In der getrockneten Wurzel außerdem Purpuroxanthin (Xanthopurpurin, 2,4-Dihydroxyanthrachinon) $C_{14}H_8O_4$, Fp. 270°, das durch CO_2-Abspaltung aus Munjistin (2,4-Dihydroxyanthrachinon-3-carbonsäure, Purpuroxanthin-carbonsäure) $C_{15}H_8O_6$, Fp. 231°, gebildet wird. Beim Trocknen der Krappwurzel wird wahrscheinlich Purpurin-3-carbonsäure decarboxyliert unter Bildung von Purpurin (1,2,4-Trihydroxyanthrachinon) $C_{14}H_8O_5$, Fp. 263°. Nach MURTI et al. [Indian J. Chem. *8*, 779 [1970)] Lucidin-3-primverosid. Ferner org. Säuren wie Wein-, Citronen-, Äpfelsäure, 3 bis 8% Saccharose, etwa 15% Gesamtzucker, Gerbstoffe, Pektine, Eiweiß, Spuren fettes Öl, Bornen, 3,8 bis 6,7% Mineralbestandteile; das Enzym Erythrozym. Nach BLAZEK und STARY [Ceskoslov. farm. *16*, 389, 520 (1967)] enthalten alle Pflanzenteile Farbstoffe, aber der Gehalt an Farbstoff ist am höchsten in der Wurzel (bis 1,6%), bzw. in der Wurzelrinde, dies schließt ein Schälen der Wurzel aus. Als richtige Sammelzeit geben sie den Frühling bis zur Blütezeit der Pflanze an. FORMANEK [Chem. Abstr. *74*, 115823 (1971)] fand den höchsten Anthrachinongeh. während der Blütezeit und als beste Trocknungstemp. der Wurzel 20 bis 25°. Alle Teile der Pflanze enthalten Asperulosid (Rubichlorsäure, Rubiadin-3-glucosid) $C_{18}H_{22}O_{11}$, Fp. 131 bis 132°, und Chlorogensäure.

Gesamtfarbstoffgehalt der Pflanzenteile in Prozent im Verlauf von drei Vegetationsjahren

| Pflanzenteil | Pflanze | | | | | | | | |
| | blühend | | | fruchttragend | | | | | |
	1*	2	3	1	2	3	1	2	3
Unterirdischer Teil	1,6	1,6	0,9	1,2	1,1	1,2	1,1	1,2	1,0
Stengel	0,1	0,1	0,1	0,3	0,1	0,2	0,6	0,2	0,1
Blatt	0,1	0,1	0,1	0,2	0,1	0,3	0,4	0,1	0.1
Blüte	0,3	0,3	0,2	—	—	—	—	—	—
Frucht	—	—	—	0,1	0,1	0,1	0,2	0,2	0,2

* = Jahr

Prüfung. Identität. 25 g Drogenplv. geben bei der Sublimation etwa folgendes Bild: Fraktion 150: Anflug aus feinen Nädelchen; 180: Sublimat (+) aus kleinen geraden Nadeln; mit Kalilauge schwache Lila-Fbg.; 210: Gelbbraunes Sublimat (+) aus geraden, oft sternartig gruppierten Nadeln, mit Kalilauge lila, dann blau; 240: Gelbbraunes Sublimat (++) aus kräftigen, geraden oder gebogenen Nadeln, auch sternförmige Gruppierungen, mit Kalilauge lila; 270: gelbbraunes Sublimat (+++) aus Nadeln, manchmal fiederartig, mit Kalilauge bräunlich; 300: Braunes Sublimat (+) oft körnig, meist o. B. Die Mikrosublimation ist hier charakteristischer als die nasse Rk., die wie folgt ausgeführt werden kann: Etwa 50 mg Drogenplv. werden mit 2 ml Ae. eine halbe Min. geschüttelt, Klärung durch Schütteln mit einigen Tr. W. und Dekantieren. Man erhält einen gelben äth. Auszug, der beim Schütteln mit einem Tr. Natronlauge und 5 Tr. W. eine lila gefärbte wss. Schicht gibt.

Wirkung. Als Hauptglykosid wurde früher Ruberythrinsäure angesehen, heute dagegen wird dem Galiosin die Hauptrolle bei der Rubiawrkg. zugesprochen. Die Rubiaglykoside bzw. die aus ihnen abgespaltenen Di- und Trihydroxyanthrachinone werden bei innerlicher Zufuhr resorbiert und durch die Nieren wieder ausgeschieden, sie erteilen dem Harn eine rosarote Farbe und sollen eine spezifische Wrkg. auf das Nierenbecken und die ableitenden Harnwege ausüben, und zwar sollen sie entzündungswidrig, den Tonus der glatten Muskulatur herabsetzend, also spasmolytisch wirken, andererseits aber auch die Peristaltik des Ureters fördern können. Eine früher behauptete, stark säuernde Wrkg. der Rubiawirkstoffe auf den Harn besteht nicht, bei vorher alkalischer Rk. läßt sich durch orale Rubiagaben niemals eine Säuerung des Harnes erzielen. Auch müssen die Reagensglasversuche, mit denen die steinauflösende Wrkg. von Krappharn auch bei Oxalatsteinen bewiesen werden sollte, als sehr zweifelhaft angesehen werden. Lediglich bei Calciumphosphatsteinen liegt eine Steinauflösung im Bereich der Möglichkeit, im Tierversuch gelang es, durch Rubiagaben die künstlich zu bewirkende Calciumeinbildung zu hemmen oder zu verhindern. Die Rubiawirkstoffe haben nicht die spezifisch abführende Wrkg. der verwandten Trihydroxymethyl-anthrachinone = Emodine, Alizarin beispielsweise ist ganz ohne laxierende Wrkg., Purpurin führt erst in größeren Dosen ab. Nach anderen Angaben soll der durch die Ruberythrinsäure sauer gemachte Harn einen Teil der Harnsteine angreifen und damit die. Vorbedingungen für deren Zerfall geben. Eine effektive Steinlösung konnte nicht beobachtet werden. Durch die tonisierende Wrkg. der Krappwurzel auf die Uretermuskulatur soll der Abgang von Steinen erleichtert werden.

Anwendung. Bei Blasen- und Nierenkrankheiten und bei Blasen- und Nierensteinen, in Galenika und Spezialpräparaten. Als Diureticum bei arthritischen Beschwerden, bei Leberschäden und Milzleiden. Bei Darmtuberkulose als Antidiarrhoicum. Als Tonicum. Bei Wunden und Geschwüren. Die Wurzel früher bei Rachitis. In der Homöopathie bei Nephrolithiasis, Urolithiasis, zur unterstützenden Behandlung bei Rachitis, Knochenbrüchen, Tuberkulose, Anämie, Amenorrhö und Milzbeschwerden. Anwendung in der Kosmetik für Schminken und Zahnpasten. Technisch in der Färberei, in Kleinasien zur Teppichfärberei. Zur Darstellung von Krapplack und Alizarin. Heute wird Alizarin synthetisch dargestellt, hat jedoch nicht den leuchtend roten Farbton der natürlichen Ware. Purpurin dient als Rg. und zur Darstellung von Säure- und Chromfarbstoffen.

Rubia tinctorum HAB 34. Krapp.

Getrocknete Wurzel.

Arzneiform. Tinktur nach § 4 mit 60%igem Weingeist. Spez. Gew. 0,906 bis 0,911. Trockenrückstand 2,0 bis 4,5%.

Arzneigehalt. 1/10.
Die Vorschläge für das neue Deutsche HAB, Heft 7, S. 426 (1961) verwenden den getrockneten Wurzelstock, Dichte 0,905 bis 0,915, Trockenrückstand 3,5 bis 5%. Neben verschiedenen Identitätsrk. der Tinktur wird eine p.chr. Untersuchung beschrieben.

Rubia cordifolia L. (R. cordata THUNBG., R. munjista ROXB.). Ostindischer Krapp.

Heimisch in Indien, Nepal, China, Japan und im tropischen Afrika.

Die krautige Schlingpflanze mit den breitherzförmigen Laubblättern wird in Indien kultiviert und die rote Wurzel als ostindische Krappwurzel, „Munjeet" oder „Munjert", gehandelt.
Inhaltsstoffe. Purpurin, Purpuringlykosid, Pseudopurpurin, Purpuroxanthin und Munjistin, Oxalsäure (?). Nach MURTI et al. [Phytochemistry *11*, 1524 (1972)] freies Alizarin und als Glykosid. Im Gegensatz zu R. tinctorum enthält die Pflanze kein Asperulosid und kein Lucidin.

Wirkung. Die Wurzel wirkt bakteriostatisch gegen Staphylococcus aureus, aber nicht gegen Escherichia coli.

Anwendung. Die Wurzel gegen Rheuma, Gelbsucht und Menstruationsleiden, in der Eingeborenenmedizin Afrikas gegen Lepra, als Antispasticum bei Koliken, bei Halsweh und Brustleiden. In Afrika und bes. in Indien als Färbemittel.
Ind. P. C. nennt die Wurzel von R. cordifolia bei den Ersatzdrogen und Verfälschungen von Chirata, dem Kraut von Swertia chirata BUCH.-HAM. Sie sind an ihrer roten Farbe zu erkennen.

Rubia sikkimensis KURZ.

Heimisch in Indien, im Himalayagebiet.

Inhaltsstoffe. Munjistin, Purpurin und Purpuroxanthin.

Anwendung. Die Wurzel wird wie die von R. cordifolia als ostindischer Krapp gehandelt und ebenfalls zum Gelbfärben verwendet.

Rubia peregrina L. (R. anglia HUDS., R. lucida L.). Levantinischer Krapp.

Heimisch in den Mittelmeergebieten, im Orient.

Pflanze Ausläufer treibend. Stengel überwinternd. Laubblätter sitzend, einnervig. Krone grünlichgelb, mit geschwänzten Zipfeln. Beerenfrüchte runzelig.

Inhaltsstoffe. Alizarin, Purpurin, Galiosin. Die Pflanze wurde ebenfalls zur Gewinnung des Krapp herangezogen.

Anwendung. Wie Rubia tinctorum bei Steinleiden.

Rubia petiolaris Dc.

Heimisch in Afrika.

Anwendung. Wurzelstock bei Nierenleiden und Dysenterie, die Wurzel dient als Körperpuder.

Rubia iberica.

Inhaltsstoffe. Nach MURTI et al. [Indian J. Chem. *10*, 246 (1972)] in der Wurzel Alizarin, Nordamnacanthal, Lucidin, Ruberythrinsäure und Lucidin-3-primverosid. Kein Asperulosid.

Anwendung. Der Saft aus frischen Wurzeln volksmedizinisch gegen Nierensteine.

Rubidium

Rubidium.

Rb   A.G. 85,48

Vorkommen. Das Alkalimetall kommt in geringen Mengen in Begleitung anderer Alkalimineralien vor, z. B. bis etwa 1% in Lepidolith. Es findet sich außerdem in den Kalisalzlagern als Begleiter des Kaliums im Carnallit, $MgCl_2 \cdot KCl \cdot 6 H_2O$, der etwa 0,025% Rubidium als Rubidiumchlorid enthält.

Darstellung. Aus der bei der Verarbeitung des Carnallits sich ergebenden Mutterlauge kann das Rubidium als schwerlösl. Aluminium-Rubidiumsulfat (Rubidiumalaun, $AlRb(SO_4)_2 \cdot 12 H_2O$) abgeschieden werden. Aus diesem werden dann die übrigen Rubidiumsalze dargestellt. Das reine Metall wird zweckmäßig nicht durch Elektrolyse, sondern auf chemischem Wege durch Reduktion des Hydroxids mit Magnesium im Wasserstoffstrom bzw. Calcium im Vac. oder bes. vorteilhaft durch Erhitzen des Dichromats mit Zirkon im Hochvac. auf etwa 500° dargestellt.

Eigenschaften. Silberweißes, auf frischer Schnittfläche glänzendes, weiches Metall. Reaktionsfähiger als die leichteren Alkalimetalle. Das Metall oxidiert sich an der Luft unter Bldg. einer graublauen Oxidschicht (Oxidgemisch von Rb_2O, Rb_2O_2, RbO_2), reagiert lebhaft mit A., Halogenen, Säuren und W. Schon an feuchter Luft kann Entzündung eintreten. $d_4^{20} = 1,53$; Fp. $= 39°$; Kp. $= 696°$; $n_D^{20} = 0,131$. Das Metall ist lösl. in fl. Ammoniak, praktisch unlösl. in Kohlenwasserstoffen.

Aufbewahrung. Unter fl. Paraffin, Bzn., Petroleum oder anderen sauerstofffreien Fl.

Anwendung. In Vakuumröhren und photoelektrischen Zellen, zur Herst. von Rubidiumsalzen, als Rg. zur Herst. von Zeolit-Katalysatoren.

Rubidium-Aluminium sulfuricum. Rubidium-Aluminiumsulfat. Aluminium-Rubidiumsulfat.

$AlRb(SO_4)_2 \cdot 12 H_2O$ M.G. 520,78

wasserfrei M.G. 304,59

Eigenschaften. Farbl. Kristalle, wenig lösl. in kaltem (etwa 1 + 77 bei 0°), leicht lösl. in siedendem W. (etwa 1 + 2,4). d = 1,89; Fp. $= 99°$.

Anwendung. Zur Herst. vieler Rubidiumsalze.

Rubidium bromatum. Rubidiumbromid.

RdBr   M.G. 165,40

Eigenschaften. Weißes, krist. Pulver, sehr leicht lösl. in kaltem W. (1 + 1) und siedendem W. (1 + 0,5), praktisch unlösl. in A. d = 3,35; Fp. $= 682°$; Kp. $=$ etwa 1350°; $n_D^{20} = 1,553$. Die wss. Lsg. der Substanz reagiert neutral gegen Lackmus.

Aufbewahrung. Gut verschlossen, vor Feuchtigkeit geschützt.

Rubidium carbonicum. Rubidiumcarbonat.

Rb_2CO_3 M.G. 230,97

Eigenschaften. Weißes, zerfließliches Pulver, sehr leicht lösl. in W. (1 + 0,22 bei 20°), schwer lösl. in A. (etwa 1 + 135 bei 20°); d = 3,47; Fp. $= 837°$.

Aufbewahrung. Gut verschlossen, vor Feuchtigkeit geschützt.

Rubidium chloratum. Rubidiumchlorid.

RbCl   M.G. 120,94

Eigenschaften. Weißes, krist. Pulver, leicht lösl. in W. (etwa 1 + 1,1 bei 20°), sehr schwer lösl. in A. (1 + 1250 bei 25°) und M. d = 2,76; Fp. = 717°; Kp. = etwa 1390°; n_D^{20} = 1,493. Die wss. Lsg. (1 + 19) reagiert neutral gegen Lackmus.

Aufbewahrung. Gut verschlossen, vor Feuchtigkeit geschützt.

Anwendung. Die Substanz wurde als Mittel gegen Vorhofflimmern vorgeschlagen.

Rubidium chromicum. Rubidiumchromat.

Rb_2CrO_4 M.G. 286,97

Eigenschaften. Gelbe, rhombische Kristalle, leicht lösl. in W. mit schwach alkalischer Rk.

Rubidium jodatum Erg.B. 6. Rubidiumjodid.

RbJ   M.G. 212,4

Darstellung. Durch Erhitzen von Rubidiumalaun in wss. Lsg. mit Calciumhydroxid und Kaliumjodid und Eindampfen der filtrierten Lsg. zur Kristallisation.

Eigenschaften. Weiße, kubische Kristalle, sehr leicht lösl. in W. (1 + 0,7 bei 17°), lösl. in A. Die Substanz ist licht- und luftempfindlich. Die wss. Lsg. reagiert praktisch neutral. d = 3,55; Fp. = etwa 641°; Kp. = etwa 1304°; n_D^{20} = 1,647.

Erkennung. 1. Beim Erhitzen am Platindraht soll die Substanz die Flamme violett mit schwach rötlichem Schein und höchstens vorübergehend gelb färben (Erg.B. 6). — 2. Die wss. Lsg. der Substanz (1 + 19) verändert Lackmuspapier nicht. Setzt man zu dieser Lsg. je einige Tr. Salzsäure und Chloramin-Lsg. und schüttelt dann mit Chlf., so färbt sich dieses violett (Erg.B. 6).

Prüfung. 1. Natrium: Die Substanz darf die Flamme höchstens vorübergehend gelb färben. — 2. Schwermetalle: Die wss. Lsg. (1 + 19) darf durch 3 Tr. Natriumsulfid-Lsg. nicht verändert werden (Erg.B. 6). — 3. Sulfat: Die wss. Lsg. (1 + 19) darf durch Bariumnitrat-Lsg. nicht verändert werden (Erg.B. 6) . — 4. Aluminium: Die wss. Lsg. (1 + 19) darf durch Ammoniak-Fl. nicht verändert werden. — 5. Calcium: Die wss. Lsg. (1 + 19) darf nach Zusatz von Ammoniak-Fl. durch Ammoniumoxalat-Lsg. nicht verändert werden. — 6. Jodat: Die mit ausgekochtem und wieder erkaltetem W. frisch bereitete Lsg. (1 + 19) darf sich nach Zusatz von je einigen Tr. Stärke-Lsg. und verd. Schwefelsäure nicht sofort blau färben (Erg.B. 6). — 7. Alkalicarbonate: Die zerriebene Substanz darf mit W. angefeuchtetes Lackmuspapier nicht sofort bläuen (Erg.B. 6). — 8. Thiosulfat: Zu einer Lsg. von 0,2 g Substanz in 8 ml Ammoniak-Fl. gibt man unter Umschütteln 10,2 ml 0,1 n Silbernitrat-Lsg. und schüttelt das Gemisch etwa 1 Min. lang kräftig durch. Das klare Filtrat darf sich nach dem Übersättigen mit Salpetersäure nicht dunkel färben (Erg.B. 6). — 9. Chloride, Bromide: Das zur Prüf. auf Thiosulfat hergestellte Filtrat darf innerhalb von 5 Min. keine stärkere Trbg. zeigen als eine Mischung aus 0,6 ml 0,01 n Salzsäure, 8 ml W. und 1 ml Salpetersäure nach Zusatz von 1 ml 0,1 n Silbernitrat-Lsg. innerhalb der gleichen Zeit zeigt (Erg.B. 6).

Aufbewahrung. Gut verschlossen, vor Licht und Luft geschützt.

Anwendung. Die Substanz wurde früher wie Kaliumjodid angewendet, gegenüber dem es aber keine Vorzüge hat.

Rubidium nitricum. Rubidiumnitrat.

$RbNO_3$ M.G. 147,49

Eigenschaften. Farbl., hygroskopische, rhombische Kristalle, leicht lösl. in kaltem W. (etwa 1 + 5 bei 0°), sehr leicht lösl. in siedendem W. (1 + 0,22), lösl. in M. d = 3,13; Fp. = 316°; Kp. = 851°; n_D^{20} = 1,52.

Aufbewahrung. Gut verschlossen, vor Feuchtigkeit geschützt.

Rubidiumoxide.

Es sind 4 Rubidiumoxide bekannt.

Rb_2O M.G. 186,96

Eigenschaften. Hellgelbe, oktaedrische, durchsichtige Kristalle, lösl. in W. d = 3,72. Die Substanz zersetzt sich bei etwa 400°.

Rb_2O_2 M.G. 202,96

Eigenschaften. Gelbe, kubische Kristalle. d = 3,65.

Rb_2O_3 M.G. 218,96

Eigenschaften. Schwarzes Pulver. d = 3,53.

Rb_2O_4 M.G. 234,96

Eigenschaften. Dunkelorangefarbenes, krist. Pulver, lösl. in W. unter Bldg. von H_2O_2 und RbOH. d = 3,05; Fp. = etwa 412°.

Rubidium oxydatum hydricum. Rubidiumhydroxyd.
RbOH   M.G. 102,49

Eigenschaften. Weiße, zerfließliche, rhombische Kristalle, die aus der Luft leicht Feuchtigkeit und Kohlendioxid aufnehmen, sehr leicht lösl. in W., lösl. in A. Die Substanz reagiert stärker basisch als Kaliumhydroxyd. d = 3,2; Fp. = etwa 300°.

Aufbewahrung. Gut verschlossen, vor Feuchtigkeit geschützt.

Anwendung. In der Glasindustrie zur Erzeugung hochschmelzender Gläser.

Rubidium sulfuricum. Rubidiumsulfat.
Rb_2SO_4 M.G. 267,03

Eigenschaften. Farbl., rhombische Kristalle, leicht lösl. in W. (etwa 1 + 3 bei 0°, etwa 1 + 2 bei 20°, etwa 1 + 1,2 bei 100°), praktisch unlösl. in A. d = 3,61; Fp. = etwa 1070°; Kp. = 1981°; n_D^{20} = 1,51.

Anwendung. Als Glaszusatz für Fernsehröhren, als Einkristall, in der Optoelektronik, als Promotor bei Katalysatoren, in der Medizin als Antiepilepticum (selten).

Rubin S

Rubin S. Fuchsin S. Säurefuchsin. Anilinrot.

Bemerkung. Die Substanz besteht hauptsächlich aus sauren Salzen der Pararosanilin- und der Rosanilin-di- und -tri-sulfonsäuren.

Eigenschaften. Metallisch rötlich-grün glänzende Körner oder krist. Pulver, leicht lösl. in W. mit blauroter Farbe, praktisch unlösl. in A.

Anwendung. Zur Leberfunktionsprüf. [s. H. SCHAEFER, Leberfunktionsprüfungen, Stuttgart: Wissenschaftliche Verlagsgesellschaft 1951]. Früher zum Färben und Drucken von Wolle und Seide; zum Färben von Stroh, Federn u. a. Wenig wasch- und lichtecht. In der mikroskopischen Technik zur Bakterienfbg. und als Rg. auf Aldehyde (s. R. D. BARNARD, Chem. Zbl. *100*, I. 418, 1929].

Rubixanthinum

Rubixanthin.

Bemerkung. S. Bd. II, 38.

$C_{40}H_{56}O$ M.G. 552,85

Vorkommen. Das Carotenoid ist mit Cryptoxanthin isomer und wurde isoliert aus: Rosa rubiginosa (Rosaceae) und den Blüten von Tagetes patula (Compositae); es wurde auch in anderen Rosa-Arten gefunden.

Eigenschaften. Tiefrote Nadeln mit metallischem Glanz aus Bzl. + M. Orangefarbene Kristalle aus Bzl. + PAe. Fp. = 160°. Absorptionsmax. in Chlf.: 509, 474, 439 nm. Lösl. in Bzl. und Chlf.; schwer lösl. in PAe. und A.

Anwendung. S. Bd. II, 38. Die Substanz hat keine Vitamin-A-Aktivität.

Rubus

Rubus idaeus L. (R. framboesianus Lamk., R. rosaefolius Sm., R. idaeus spinosus Bauhm. Duham.). Rosaceae — Rosoideae — Rubeae. Himbeere. Raspberry. Framboisier. Frambosa. Rovo ideo. L'Ampone.

Heimisch in Europa, im gemäßigten Asien und Nordamerika. In Waldschlägen, Gebüschen, in trockenen Gegenden mehr im Bergland. V. a. auf nitratreichen Böden.

Sommergrüner Strauch mit an den Wurzeln entspringenden Adventivsprossen. Schößlinge im ersten Jahr unverzweigt, aufrecht, 1 bis 2 m hoch, stielrund, kahl, spärlich behaart oder dünn filzig, schwach bereift bis fast unbereift, im Gebiet drüsenlos, mehr oder weniger reichlich mit gleichförmigen, geraden oder schwach gebogenen, pfriemlichen Stacheln besetzt, die aus älteren Pflanzen hervorgegangenen Schößlinge zuweilen stachellos. — Laubblätter dreizählig oder fünf- (selten sieben-) zählig gefiedert, die Blättchen eiförmig bis lanzettlich, das endständige manchmal herzeiförmig, alle scharf einfach oder doppelt gesägt, oberseits kahl, unterseits weißfilzig. Blattstiel oberseits seicht rinnig. Nebenblätter fädlich. Laubblätter der blühenden Kurztriebe meist nur dreizählig oder auch einfach und mehr oder weniger dreilappig. — Blüten zwittrig, unscheinbar, meist nickend, fünfzählig, in armblütigen, an den Kurztrieben blattachsel- und endständigen Zymen. Kelchblätter länglich eiförmig, lang zugespitzt, nach dem Abblühen zurückgeschlagen, außen dünn-, innen dicht filzig behaart. Kronblätter schmal verkehrt eiförmig oder spatelig, aufrecht, weiß, kahl. Staubblätter aufrecht, die Stylodien nicht überragend. Sammelfrucht kugelig oder eiförmig, fingerhutförmig ausgehöhlt, aus zahlreichen Fruchtblättern bestehend, rot, selten gelb oder weißlich, sternhaarig flaumig, sich leicht vom kegelförmigen Fruchtblattträger ablösend, wohlschmeckend.

Folia (Herba) Rubi idaei. Himbeerblätter. Raspberry leaves. Feuilles de framboise. Folia Rubi idaei Erg.B. 6. Raspberry leaf BPC 49.

Die getrockneten, im Frühjahr und Sommer gesammelten Blätter.

Die Schnittdroge ist gekennzeichnet durch die Blattstückchen, die auf der dunkel- bis braungrünen Oberseite schwach behaart sind, auf der Unterseite einen dichten, silbergrauen Haarfilz und die fiederige Nervatur zeigen und infolge der dichten Behaarung klumpig zusammenhaften, durch einzelne Blatteile mit dem scharf gesägten Blattrand und durch große, grüne oder rötlich angelaufene Blattstiel- und einzelne Stengelstücke.

Geschmack etwas herb und bitter.

Pulver. Die graugrüne Pulverdroge ist gekennzeichnet durch Blattstückchen, die auf der Unterseite sehr zahlreiche, einzellige, vielfach gewundene und ineinander verflochtene, peitschenförmige Haare tragen und auf der Oberseite, bes. über den Nerven starre, spitzige, einzellige Haare besitzen, die über der getüpfelten Basis abgebogen, im oberen Teil oft bis zum Schwinden des Lumens verdickt und mit sich kreuzenden Linien gestreift sind, und durch einzelne Drüsenhaare mit zweizelligem Stiel und vielzelligen Köpfchen. Die Epidermisfetzen zeigen auf beiden Seiten vieleckige Zellen und auf der Unterseite Spaltöffnungen. Querschnittsbruchstückchen lassen ein ein- bis zweireihiges Palisadenparenchym mit großen Oxalatdrusen in größeren Zellen, die meist nahe der Epidermis liegen, und ein Schwammparenchym aus 3 bis 4 Lagen rundlicher Zellen erkennen.

Inhaltsstoffe. Nach Marczal [Herba Hungarica II, 359 (1963)] hydrolysierbarer Gerbstoff mit Gallus- und Ellagsäure (frei und gebunden), ferner Bernsteinsäure, Milchsäure, Vitamin C, nach Fejer et al. [Chem. Abstr. *73*, 106273 (1970)] ist der Gehalt höher als in den Früchten; Flavone.

Prüfung. Max. Aschegeh. 8% Erg.B. 6.

Anwendung. Zu „Blutreinigungs"-, Haus- und Frühstücksteemischungen. In der Volksheilkunde gegen Durchfall, Ruhr, innere Blutungen, Geschwüre und chronische Hautkrankheiten. Nach Extra P. 67 wirken die Blätter entspannend auf die Muskulatur des Uterus und der Eingeweide und werden bei Menstruationsstörungen, zur Geburtserleichterung und als adstringierendes Gurgelmittel verwendet.

Dosierung. Mittlere Einzelgabe als Einnahme 1,5 g (zu 1 Tasse Aufguß), Erg.B. 6. Species germanica. Deutscher Kräutertee. Erg.B. 6: 500 T. Himbeerblätter, 450 T. Erdbeerblätter, 50 T. Waldmeisterkraut.

Fructus Rubi idaei. Baccae Rubi idaei. Himbeeren. Raspberries. Raspberry fruits. Framboises. Fruit du framboisier. Lampone.

Fructus Rubi idaei Ross. 9. Fructus Rubi idaei recens Helv. V, Pol. III. Rubi idaei fructus recens Jug. II. Rubus idaeus NF VI. Framboise CF 65.

Die vom Fruchtboden abgelöste Sammelfrucht, die frisch, reif und lebhaft rot gefärbt sein soll. Nach Ross. 9 werden die Früchte getrocknet. NF VI läßt auch Früchte von R. strigosus MICHX. zu. Bevorzugt werden die aromatischen Waldhimbeeren. Die in Europa gezüchteten Himbeersorten gehören zur Unterart idaeus (L.) (R. idaeus ssp. vulgatus ARRH.), während in den USA und Kanada meist Abkömmlinge der Unterart strigosus (MICHX.) FOCKE (R. strigosus MICHX.) angebaut werden.

Hohle, glockenförmige, mattrote, bis 1,5 cm hohe Scheinbeeren, die einzelnen Steinfrüchte mit hartem, länglichem, netzgrubigem Endokarp und dicken, fleischigem Mesokarp. Dieses mit rotem Zellsaft. Die Samen eiweißlos.

Geruch angenehm aromatisch.

Der Querschnitt zeigt das Fruchtfleisch im inneren Teil stark sklerosiert, die mehrschichtige Samenschale ist mit dem Nährgewebe verwachsen. Die mit Spaltöffnungen versehene Oberhaut besteht aus polygonalen Zellen und trägt auf den freien Flächen der Frucht zahlreiche, bis 0,7 mm lange, bandartige, einzellige, meist dünnwandige, schlaffe, vielfach gekrümmte Haare, zwischen denen sich auch einzelne steife, dickwandige Haare (ähnlich denen der Erdbeeren) finden. Fruchtfleisch außen kollenchymatisch, nach innen zu aus einem lückigen Parenchym bestehend, in welchem zerstreut Kristalldrusen zu sehen sind; größtenteils aus radial gestreckten, dünnwandigen Zellen, an die sich nach innen wieder einige Lagen isodiametrischer Zellen anschließen. Steinschale höckerig, aus zwei rechtwinkelig gekreuzten Schichten stark verdickter poröser Fasern, deren innere longitudinal, deren äußere transversal verläuft. Samenschale aus drei Schichten. Griffel am Grund verbreitet und behaart, auf der Oberfläche gestreift. Epidermis kleinzellig. In Begleitung der Leitbündel finden sich Oxalatdrusen. Als charakteristische Merkmale für den Nachweis der Himbeere dienen die schon mit freiem Auge erkennbaren Steinkerne (schlanker als die der Brombeere) und Griffel mit verbreiteter haariger Basis (Unterschied von Erdbeergriffel) sowie die Epidermisteilchen mit den gewundenen Haaren. Länge der Mesokarpzellen 20 bis 40 µm. Breite 15 bis 40 µm.

Inhaltsstoffe. 1,5 bis 2% org. Säuren, davon 97% Citronen-, Äpfel-, Ferula- und Kaffeesäure, etwa 7% Zucker (Lävulose, Dextrose), etwa 0,62% Gerbstoff, etwa 1,45% Pektin. PALLUY et al. [Chem. Abstr. *59*, 15117 (1963)] fanden im Himbeeröl Ameisen-, Essig-, Capron-, Capryl-, Propion-, Butter- und Isobutter-, Valerian- und Isovalerian-, Hexen-2- und -3-säure, sowie Äthylacetat, BOHNSACK [Chem. Abstr. *67*, 120116 (1967)] Diäthylsuccinat, Hexen-3-yl-acetat, Cinnamylalkohol, Farnesol, p-Cresol, p-Äthylphenol, Furfural, 5-Methylfurfural, p-Hydroxy-phenyläthylalkohol und ein teilweise verestertes Maltol. Ferner Äthanol, Isoamylalkohol, cis-Hexen(3)-ol-(1), β-Phenyläthylalkohol, Benzaldehyd, Acetoin (Acetylmethylcarbinol), Diacetyl, β-Ionon, Benzoe-, Oxybenzoe-, Succin-, o-Phthal-, Salicyl-, α-Furancarbonsäure, Geraniol, 3-Methyl-2-buten-1-ol, 1-Penten-3-ol, 1-Pentanol, trans-2-Buten-1-ol, 1-Butanol, 3-Methyl-3-buten-1-ol, Menthon, Protocatechin, Cumarin, p-Oxyphenylbutanon, nach WINTER et al. [Helv. Chim. Acta *54*, 1891 (1971)] Dihydro-β-ionon, Epoxy-β-ionon, Damascenon, Theaspiran und 2-Hexen-4-olid. Cyanin (Cyanidin-3,5-diglucosid), Cyanidin-3-glucosid, -3-sophorosid und -3-rutinosid, Cyanidin-3-glucosylrutinosid und Pelargonidin-3,2-glucosylrutinosid, Cyanidin-5-monoglykosid und Pelargonidin-3,5-diglykosid, nach RYAN et al. [Phytochemistry *10*, 1675 (1971)] Quercetin- und Kämpferol-3-β-glucuronid; Mn (1,6 bis 1,8 mg in 100 ml Saft). In den Samen 14,5 bis 24% fettes Öl mit Linol-, Linolen-, Öl- und Isolinolensäure, Phytosterin und Carotin. Vitamin A, Vitamin C (30 mg/100g Frischgew.) und Vitamine des B-Komplexes. Die frischen Früchte liefern 67 bis 78%, Kultursorten bis 90% Saft.

Prüfung. Nach Ross. 9: Max. Aschegeh. 3,5%. — In 10%iger Salzsäure unlösl. Asche max. 0,5%. — Feuchtigkeitsgeh. max. 15%. — Zerdrückte Stücke, die durch ein 2-mm-Maschensieb gehen, max. 3%. — Zusammengeklumpte Früchte mit über 2 cm Durchmesser max. 4%. — Früchte mit Stielen und Blütenböden max. 2%, andere Teile (Blätter, Zweigspitzen usw.) max. 0,5%, schwarzgewordene Beeren max. 8%. — Org. Beimengungen einschließlich anderer eßbarer Beeren max. 0,5%. — Anorg. Beimengungen max. 0,5%.

Aufbewahrung. In gut verschlossenen Behältern. Da Himbeeren leicht von Schädlingen befallen werden, dem Himbeerkäfer Byturus tomentosus FABR., dessen Larve die Himbeermade ist, soll ein Gefäß mit 3 mit Chlf. imprägnierten Baumwolläppchen in den Behälter gegeben werden, Ross. 9.

Anwendung. Frische Himbeeren v. a. zur Gewinnung des Sirupus Rubi idaei; aus den Preßrückständen wird Himbeerwasser gewonnen. Als Diaphoreticum, zur Herstellung von Erfrischungsgetränken, Obstsaft, Marmeladen usw. Getrocknete Himbeeren gelegentlich als Zusatz zu Teemischungen. (S. auch VII B, 32).

Rubus fruticosus L. Brombeere. Kratzbeere. Bramble.

Unter diesem Namen werden die schwach behaarten Arten und Bastarde der Untergattung Eubatus FOCKE, Sectio Moriferi zusammengefaßt.

Die Sektion Moriferi bewohnt mit sehr zahlreichen Arten die Westpaläarktis und das gemäßigte Nordamerika. Nach Osten reicht ihr Areal nur wenig über Europa hinaus; im Kaukasus und dem Pontischen Gebirge sind noch mehrere Arten vertreten, in Persien wenige. Auch in Europa sind die Arten höchst ungleichmäßig verteilt; am meisten in Frankreich, auf den Britischen Inseln, im westlichen und nördlichen Mitteleuropa sowie Südskandinavien. In den Mittelmeerländern bis auf einige wenige und sehr weit verbreitete Arten (R. canescens, R. ulmifolius, im Osten auch R. sanguineus) nur in den niederschlagsreichen Gebirgen.

Sommergrüner oder häufig halb immergrüner bis immergrüner Strauch mit bogigen, gewöhnlich an der Spitze einwurzelnden, im zweiten Jahr blühenden und dann meist absterbenden, bereiften oder unbereiften Schößlingen. Stacheln gleichartig bis stark ungleich, kantenständig oder über die Flächen des Schößlings zerstreut. Die primäre Rinde bleibt erhalten. Schößlingsblätter hand- oder fußförmig drei- bis fünfzählig, gelegentlich bis siebenzählig, beiderseits grün oder unten grau- bis weißfilzig, das unterste Blättchenpaar meist kurz gestielt. Nebenblätter schmal linealisch oder fädlich, bleibend. Blüten bei unseren Arten zwittrig, in meist reichblütigen, rispigen, gestreckten oder gestauchten Infloreszenzen, nicht nickend. Kelchblätter außen meist graufilzig. Kronblätter so lang wie die Kelchblätter oder meist länger. Staubblätter nach dem Verblühen zusammenneigend. Sammelfrucht glänzend schwarz, unbereift, die Steinfrüchtchen bei der Reife miteinander und mit dem saftig werdenden Fruchtblattträger verbunden bleibend. Im amerikanischen Gartenbau unterscheidet man v. a. zwei Arten: 1. die aufrechten Brombeeren, deren Schößlinge aufrecht oder hochbogig sind (blackberry), 2. Schößlinge niederliegend oder gelegentlich kletternd, meist stumpfkantig; niederliegende Brombeeren (dewberry). In Europa sind nur von Rubus laciniatus, procerus und ulmifolius Fruchtsorten im Handel.

Folia Rubi fruticosi. Brombeer-, Kratzbeer-, Bohmbeerblätter. Brumble leaves. Blackberry leaves. Feuilles de ronce noire. Foglia di rovo. Folhas de amora. Hojas de zarzamora.

Folia Rubi fruticosi Erg.B. 6. Folium Rubi fruticosi Helv. V.

Die getrockneten, während der Blütezeit gesammelten Blätter.

Die Ganzdroge besteht hauptsächlich aus den Blättern, gelegentlich auch aus Blättern, Stengeln und Blüten. Die drei- bis fünfzähligen Blätter tragen ein langgestieltes Endblättchen und kurzgestielte Seitenblättchen. Einzelblätter eiförmig, bis 7 cm lang, oberseits dunkelgrün und wenig behaart, unterseits hellgrün und weißfilzig behaart oder beiderseits grün und feinbehaart. Am Rand sind sie scharf und ungleichmäßig gesägt, mit fiederiger Nervatur; Mittelrippe und Blattstiel mit unterseits meist zahlreichen zurückgebogenen Stacheln. Gelegentlich und vereinzelt sind auch mit Stacheln besetzte Stengelteile und gelblichweiße Blüten vorhanden. Die Form und Behaarung der Einzelblätter sind sehr verschieden.

Geschmack scharf, zusammenziehend.

Die Schnittdroge ist gekennzeichnet durch die weichen, viereckigen Blattstückchen, die vielfach auf der hellgrünen Unterseite an dem Mittelnerv feine, weißlichgelbe Stacheln tragen und auf der tiefgrünen Oberseite sehr spärlich, auf der Unterseite dicht bis filzig behaart sind, durch Blattstiel- und sehr vereinzelte Sproßteile mit kräftigen, leicht zurückgebogenen Stacheln und durch vereinzelte Blüten und Teile davon.

Pulver. Die graugrüne Pulverdroge ist gekennzeichnet durch Blattstückchen, die auf der Oberseite bes. über den Nerven große, dickwandige, einzellige Borstenhaare tragen, die am Grund getüpfelt sind, oft nur im unteren Teil ein Lumen erkennen lassen und deren Wand durch sich kreuzende Linien gestreift ist, durch Blattstückchen, die auf der Unterseite zwei- bis siebenstrahlige Büschelhaare zeigen, deren einzellige, verschieden lange, stark verdickte Haare nur an der Basis ein Lumen erkennen lassen, und durch Drüsenhaare mit mehrzelligem Stiel und mehrzelligem Köpfchen. Die Epidermisfetzen zeigen oberseits schwach wellige, getüpfelte Zellen, unterseits dünnwandige, wellige Zellen mit Spaltöffnungen. In den Mesophyllzellen, v. a. in dem einreihigen Palisadenparenchym, finden sich einzelne große Oxalatdrusen. Die Stacheltrümmer zeigen Sklerenchymfasern.

Inhaltsstoffe. Äpfel-, Bernstein-, Oxal-, Milchsäure als Salze, hydrolysierbarer Gerbstoff, Inosit, Vitamin C, Hydrochinon, Arbutin. GANGULY [Phytochemistry *11*, 2893 (1972)] isolierte aus der ganzen Pflanze Sitosterin, Stigmasterin, β-Amyrin, Ursol- und 2-Hydroxyursolsäure.

Prüfung. Max. Aschegeh. 8% Erg.B. 6. — Blätter von Rubus idaeus dürfen nicht enthalten sein, Helv. V, Erg.B. 6.

Aufbewahrung. Vor Licht geschützt, Helv. V.

Anwendung. Als Adstringens und Antidiarrhoicum, zu Gurgelwässern und Waschungen bei Hautausschlägen. Zu Haus- und Frühstücksteemischungen werden die Blätter z. T. einer Fermentation unterworfen und dienen dann als Ersatz für chinesischen Tee.

Dosierung. Mittlere Einzelgabe als Einnahme 1,5 g (zu 1 Tasse Aufguß), Erg.B. 6.

Fructus Rubi fruticosi. Brombeeren.

Rubi mora Ital. VI von Rubus ulmifolius SCHOTT, Mittelmeerbrombeere.

Inhaltsstoffe. L(−)-Äpfelsäure, Schleimsäure, Isocitronen- und Malonsäure, Cyanidin-3-glucosid (Chrysanthemin), Fp. 205° (Zers.), Cyanidin-3-rutinosid, ferner ein Cyanidinmonoglucosid, mit o-Cumarsäure acyliert, und ein Malvidinbiosid [CASOLI: Chem. Abstr. *68*, 10806 (1968)], Bernstein-, Oxal-, Milchsäure, Gummi, Pektin, Dextrose, Lävulose, etwas Saccharose, Vitamin A, C und Vitamine des B-Komplexes. In den Samen 14% Fett.

Anwendung. In frischem Zustand als Obst, zu Säften, Marmeladen und Obstweinen.

Radix Rubi fruticosi. Brombeerwurzel. Blackberry root.

Rubus NF V.

Die getrocknete Rinde der Rhizome und Wurzeln. Längliche, rauhe Bänder von 3 bis 6 mm Durchmesser, die Rinde 1 bis 2 mm dick. Die äußere Oberfläche tief rotbraun oder dunkel graubraun, manchmal schuppig; die Innenseite gelb oder hellbraun, gerade gestreift; Bruch rauh und leicht splitternd.

Ohne Geruch, Geschmack adstringierend und bitter.

Inhaltsstoffe. Gerbstoff, Bitterstoff, Gallussäure, äth. Öl, 0,8% Villosin, ein Saponin.

Anwendung. In der Volksheilkunde ähnlich wie die Blätter v. a. gegen Diarrhö.

Rubus occidentalis L. Schwarze Himbeere. Black Raspberry.

Heimisch im östlichen und mittleren Nordamerika.

Bis 2 m hoher Strauch mit bogigen, kahlen, bläulich grünen, später oft rot überlaufenen, dicht weiß bereiften Schößlingen. Laubblätter drei- oder fußförmig fünfzählig, oberseits dunkelgrün, unterseits dicht weißfilzig; die Blättchen plötzlich zugespitzt. Blütenstand mit nur schwach gebogenen oder geraden, seitlich kaum zusammengedrückten Stacheln. Kronblätter etwas kürzer als die Kelchblätter, aufrecht, sich nicht mit den Rändern deckend. Fruchtblattträger etwa so hoch wie breit. Sammelfrucht schwarzpurpurn.

Anwendung. Die getrocknete Frucht und die Wurzel gegen Dysenterie. Die Früchte als Obst und als leichtes Laxans.

Rubus rosaefolius SMITH.

Heimisch in Brasilien.

Liefert Fructus Rubi rosaefolii (Frambosa Brasil 1).

Rubus chamaemonus L. Moltebeere. Schellbeere. Kranich-, Torfbeere. Cloudberry.

Heimisch im subarktischen Gebiet von Europa, Asien und Nordamerika. Auf Hoch- und Zwischenmooren, Heiden.

Zweihäusig. Grundachse ausdauernd, weithin kriechend, unterirdisch, einjährige, aufrechte, sämtlich blühende Stengel treibend. Diese sind unverzweigt, 2 bis 30 cm hoch, kurz behaart und stieldrüsig, stachellos, sie tragen unterwärts schuppige, eiförmige Niederblätter, darüber 1 bis 4 langgestielte, seicht drei- bis siebenlappige, im Umriß nierenförmige, am Rand gekerbt gesägte Laubblätter. Nebenblätter des untersten Laubblattes frei, spitz eiförmig, die übrigen zu Fransen rückgebildet bis fast fehlend. Blüten ansehnlich, aufrecht, fünf- oder vierzählig, einzeln endständig. Kelchblätter länglich eiförmig, spitz, auch an der Frucht aufrecht oder höchstens waagrecht abstehend, wie der Blütenstiel dicht feinhaarig und drüsig. Kronblätter verkehrt eiförmig, ausgebreitet, weiß, behaart, vor dem Abfallen zurückgeschlagen. Staubblätter die Stylodien überragend, an den weiblichen Pflanzen ohne Staubbeutel. Sammelfrucht kugelig, groß, fingerhutförmig ausgehöhlt, aus etwa 20 Steinfrüchtchen bestehend, anfangs hellrot, später orangerot bis gelbbraun, mit angenehm säuerlichem und aromatischem Geschmack, sich bei der Reife vom Fruchtblattträger ablösend.

Anwendung. Die Beeren in Skandinavien als Obst; gegen Hydrops und Skorbut. Die Blätter bei Blasenerkrankungen.

Rubus caesius L. Kratzbeere. Taubeere. Ackerbeere. Auen-Brombeere. Dewberry. Ronce bleuâtre. Rovodal fior bianco.

Heimisch in fast ganz Europa und Westasien.

Niedriger, im Herbst frühzeitig entlaubter Strauch mit bogig niederliegenden, selten kletternden, sich im Herbst reichlich verzweigenden, stielrunden, bereiften, kahlen oder selten kurzhaarigen, spärlich oder dicht mit schwächlichen geraden oder sichelförmig gebogenen, unter sich fast gleichartigen Stacheln und oft auch mit kurzen Stieldrüsen besetzt. Keine wurzelbürtigen Erneuerungssprosse. — Laubblätter dreizählig, die Blättchen breit eiförmig bis rauten- oder verkehrt eiförmig, das mittlere lang gestielt und am Grund abgerundet oder seicht herzförmig, die paarigen sehr kurz gestielt oder sitzend, manchmal unsymmetrisch zweilappig, alle grob und ungleich gesägt, beiderseits dünn behaart und grün. Nebenblätter der Schößlinge breit lanzettlich, die der blühenden Kurztriebe schmal lanzettlich bis lineallanzettlich, aber stets in der Mitte am breitesten und an beiden Enden verschmälert. — Blüten zwittrig, ansehnlich, fünfzählig, in kurzen und flachgipfeligen, oft fast ebensträußigen Rispen. Blütenstiele meist lang und dünn, filzig behaart und häufig Drüsenhaare und Stacheln tragend. Kelchblätter dreieckig lanzettlich, nach dem Abblühen und auch an der reifen Frucht aufrecht, außen grün, kurz behaart, oft auch stieldrüsig, selten stachelborstig, innen filzig. Kronblätter breit eiförmig bis fast kreisrund, sehr kurz genagelt, ausgebreitet, weiß, kahl. Staubblätter spreizend, etwa die Höhe der Stylodien erreichend. Fruchtblätter und Fruchtblattträger kahl. Sammelfrucht mehr oder weniger kugelig, leicht an die einzelnen Steinfrüchtchen zerfallend, schwarz, bläulich bereift, kahl, saftreich, säuerlich, aber nicht sehr schmackhaft.

Anwendung. Die Frucht wie Rubus fruticosus. Die Blätter als Diaphoreticum und zu Gurgelwässern.

Rubus coreanus MIQ.

Heimisch in China, Korea.

Die Früchte werden als Tonicum verwendet.

Rubus ursinus CHAM. und SCHLECHTEND. var. loganobaccus BAILEY. Loganbeere.

Eine Kreuzung zwischen der kalifornischen, wildwachsenden Brombeere und der Himbeere. In der Wuchsform ähnelt sie der rankenden Brombeere und wird an Spalieren gezogen. Die Beere wird im Juli reif, ist rot, sehr groß und von starkem Aroma.

Verwendung. Hauptsächlich im Fruchthandel als Dosenware aus Kalifornien und Australien.

Rudbeckia

Rudbeckia hirta L. (R. gracilis NUTT., R. serotina NUTT., R. strigosa NUTT.). Asteraceae — Asteroideae — Heliantheae. Rauhhaariger Sonnenhut. Yellow daisy. Black-eyed susan.

Allgemein verbreitet in Nordamerika vom südlichen Kanada bis Nord-Mexiko, westlich der Rocky Mountains jedoch selten, in Europa kultiviert, eingeschleppt und nicht selten verwildert.

Pflanze zweijährig (v. a. in Kultur auch einjährig) oder ausdauernd (kurzlebig), 10 bis 50 (100) cm hoch. Stengel aufrecht, abstehend rauhhaarig, locker beblättert, wenig verzweigt. — Laubblätter alle ungeteilt, auf beiden Seiten lang rauhhaarig, grob gezähnt, fein gesägt oder ganzrandig, mehr oder weniger deutlich dreinervig, die seitlichen Nerven etwas schwächer als der mittlere; grundständige Blätter breit elliptisch bis lanzettlich, lang gestielt; Stengelblätter eiförmig, eilanzettlich oder länglich spatelig bis fast linealisch, die unteren gestielt, die mittleren stielartig verschmälert, obere sitzend. — Köpfchen ziemlich groß, etwa 4 bis 6 cm breit, einzeln am Ende des Stengels oder außerdem an wenigen Seitenästen, meist lang gestielt. Hüllblätter zwei- bis dreireihig, wenig verschieden lang, abstehend oder zurückgebogen, lineal lanzettlich, etwa 10 bis 15 mm und 2 bis 3 mm breit, krautig, beiderseits abstehend rauhhaarig. Köpfchenboden (und Scheibe) halbkugelig bis kegelförmig gewölbt, mit lineal-lanzettlichen, spitzen, oben (und oft auch am Rand) behaarten Spreublättern, diese etwa so lang wie die Röhrenblüten. Randblüten mit orangegelber, am Grund zuweilen purpurner Zunge, diese unterseits kurz anliegend behaart. Scheibenblüten röhrig, sehr zahlreich, dunkel purpurn bis braunschwarz, Griffelanhängsel verlängert, spitz. Achänen vierkantig. Pappus fehlend.

Inhaltsstoffe. Nach THOMPSON et al. [Science *177*, 528 (1972)] am Grund der Blütenblätter 6,7-Dimethoxy-3',4',5-trihydroxyflavon-3-O-glucosid, Patulitrin und Quercetagetin, die durch ihre UV-Absorption zur Orientierung für Insekten dienen.

Anwendung. In der Homöopathie.

Rudbeckia hirta HAB 34.

Frisches, blühendes Kraut.

Arzneiform. Essenz nach § 3.

Arzneigehalt. 1/3.

Rudbeckia laciniata L. Schlitzblätteriger Sonnenhut.

Soll geringe Mengen Alkaloide enthalten und wird in Nordamerika als Giftpflanze angesehen. Beliebte Zierpflanze in Nordamerika und Europa.

Ruelene

Ruelene. Crufomat.

$C_{12}H_{19}ClNO_3P$ M.G. 291,71

O-(4-tert.-Butyl-2-chlorphenyl)-N.O-dimethylphosphoramidat.

Eigenschaften. Kristalle aus PAe.; Fp. = 60—60,5°. Die Substanz ist relativ stabil in wss. Dispersion bei pH 7 oder darunter.

Anwendung. Als Parasitizid und veterinärmedizinisches Anthelminticum.

Handelsformen. Dowco 132; Montrel.

Rufigallol

Rufigallol. Rufigallussäure. Rufigallic acid.

$C_{14}H_8O_8$ M.C. 304,20

1,2,3,5,6,7-Hexahydroxyanthrachinon.

Darstellung. Durch Einwrkg. von Schwefelsäure auf Gallussäure.

Eigenschaften. Rote Nadeln, die nicht schmelzen, sondern beim Erhitzen unter teilweiser Zers. sublimieren. Praktisch unlösl. in W.; leicht lösl. in Aceton; schwer lösl. in A., Ae. mit gelber Farbe; lösl. in Alkalihydroxid-Lsg. mit violetter Farbe, wobei recht bald Żers. durch Oxidation eintritt.

Anwendung. Für Farbreaktionen mit Zirkonium und Hafnium.

Rufocromomycinum

Rufocromomycinum NFN. Rufocromomycin BAN, DCF. Streptonigrin.

$C_{25}H_{22}N_4O_8$ M.G. 506,48

5-Amino-6-(7-amino-5,8-dihydro-6-methoxy-5,8-dioxo-2-chinolyl)-4-(2-hydroxy-3,4-di-methoxy-phenyl)-3-methylpicolinsäure.

Antibioticum aus Kulturen von Streptomyces rufochromogenus oder gleiche, auf anderem Wege hergestellte Verbindung.

Anwendung. Als antineoplastisch wirksames Antibioticum.

Handelsform. Rufocromomycine (Specia, Frankreich).

Rumex

Rumex crispus L. (Lapathum crispum MOENCH). Polygonaceae — Polygonoideae — Rumiceae. Krauser Ampfer. Yellow, Curdled-, Narrow-, Sour dock. Garden patience. Patience frisée. Pira de verraco. Pira de puerco.

Heimisch in fast ganz Europa (fehlt im Norden), in Nordasien, Nordamerika, Mexiko und Chile. Häufig auf Sumpfwiesen, Ackerland, Schutt, an Wegrändern, Teichen, Wassergräben und Flußufern.

Ausdauernd, 50 bis 100 cm hoch. Wurzelstock möhrenartig, fast holzig. Stengel aufrecht, kräftig, oft rot überlaufen, locker beblättert, einfach oder ästig, wie die ganze Pflanze papillentragend, zuletzt kahl. — Laubblätter derb, dicklich, am Rand in der Regel wellig kraus oder kleinwellig-gekerbt, die grundständigen länglich bis länglich-lanzettlich, stumpf oder spitz, am Grund verschmälert, abgerundet, gestutzt oder etwas herzförmig, mäßig lang gestielt, die stengelständigen lanzettlich, spitz, kürzer gestielt, die obersten lineal. Blattstiele oberseits flach. — Blüten zwittrig oder weiblich, in zu gedrungenen blattlosen, fast aufrecht ästigen Scheintrauben zusammengestellten Scheinwirteln. Glieder zwischen den Quirlen anfangs sichtbar, später durch die Früchte verdeckt. Innere Perianthblätter rundlich-herzförmig, ganzrandig oder nach dem Grund zu etwas gekerbt, stumpf, netzaderig, grün, wenig länger als breit (3,5 bis 5 mm lang). Alle oder nur einzelne Perianthblätter Schwielen tragend; letztere meist ungleich groß, Stiele zart, unter der Mitte gegliedert, bis $2^1/_2$mal länger als die Früchte. — Nüsse beidendig spitz, 2,5 bis 3 mm lang.

Rumex obtusifolius L. (Lapathum obtusifolium MOENCH, L. obtusatum MONTAD., Rumex acutus WALLR., R. silvestris WALLR.). Stumpfblätteriger Ampfer. Broadleaved dock. Bitter dock. Patience sauvage.

Heimisch in Süd- und Mitteleuropa, Nordasien, Nordafrika, in Nordamerika eingeschleppt. Auf Wiesen, an Wegrändern, Gräben, in feuchten Gebüschen, Laubwäldern.

Ausdauernd, 50 bis 120 cm hoch. Wurzelstock ästig, mehrköpfig. Stengel aufrecht, einfach oder ästig, oft papillös-behaart, kahl werdend, gefurcht, zuweilen blutrot überlaufen. Äste aufrecht, aufsteigend. — Untere Laubblätter groß, flach, langgestielt, breitelliptisch bis eiförmig, an der Spitze stumpf, abgerundet, am Grund abgerundet bis herzförmig, mittlere herzförmig-länglich, stumpf, kürzer gestielt, die obersten länglich-lanzettlich, zugespitzt, am Grund verschmälert, alle ganzrandig oder etwas wellig-ausgeschweift, zuweilen alle mit Papillen bedeckt, später kahl und glatt werdend. — Blüten zwittrig, in zu gedrungenen, unterwärts durchblätterten, aufrechtästigen Scheintrauben zusammengestellten Scheinquirlen. Diese reichblütig, die unteren voneinander entfernt und beblättert, die oberen genähert, blattlos. Blüten ziemlich lang gestielt. Blütenstiel dünn, etwas unter der Mitte gegliedert. Innere Perigonblätter länglich-dreieckig, in eine stumpfe, ganzrandige Spitze vorgezogen, deutlich länger als breit, netzaderig, am Rand nach dem Grund zu auf jeder Seite 2 bis 5 pfriemliche Zähne tragend, selten fast ganzrandig, meist alle Schwielen tragend. — Fruchtstiele schlank, biegsam, meist länger als das Perianth. Nüsse ziemlich klein, spitz, am Grund zusammengezogen, 2 bis 2,5 mm lang.

Diese beiden und andere Rumex-Arten liefern.

Radix Lapathi (acuti). Radix Oxylapathi. Ampfer-, Grind-, Ampfergrind-, Mengel-, Zitterwurzel. Grindwurz. Mengelwurz. Yellow dock root. Bitter dock root. Rumex root. Racine de patience.

Die getrockneten, im Spätsommer oder Herbst gesammelten, ganzen oder auch in Längshälften und Längsviertel geschnittenen Wurzeln. Die Droge von Rumex crispus L. zeigt meist 9 bis 14 cm lange, 1 bis 2 cm dicke, längsgespaltene, gedrehte, dicht querrunzelige, außen rotbraune, innen weißlichgelbe oder gelbbraune Stücke von hartem, kurzem, aber etwas faserigem Bruch. Bei Rumex obtusifolius L. ist die Wurzel außen dunkler, besitzt reichlicher dünne Äste nahe dem Kopf und mehr Nebenwurzeln.
Geruch schwach, Geschmack bitter, adstringierend.
Lupenbild. Querschnitt gelblich oder gelbbraun, mit Kalilauge purpurrot. Kork dunkelbraun, Rinde ziemlich dick, strahlig, durch eine dunklere Kambiumzone von dem deutlich strahligen, dichten, fast hornartigen, gelblichen Holzkörper getrennt. Mark nicht immer vorhanden.

Mikroskopisches Bild. Die Wurzel ist von einem im Perizykel entstandenen Kork bedeckt; die primäre Rinde ist abgeworfen, die sek. wird von ein- bis mehrreihigen Markstrahlen durchzogen und besteht aus einem z. T. Stärke, z. T. gelbe Inhaltsmassen, z. T. Oxalatdrusen enthaltenden, ziemlich große Interzellularen bildenden Parenchym, in das einzeln oder in kleinen Gruppen liegende axialstreckte, dickwandige und verholzte, oft bizarr geformte, oft fast faserartige Steinzellen eingestreut sind. Der Holzkörper besteht bei jungen Wurzeln vorwiegend aus dünnwandigem Parenchym, das, wie Tangentialschnitte zeigen, vorwiegend den Holzstrahlen angehört, und die Gefäße liegen in diesem selten einzeln, meist zu Gruppen vereint oder in Radialreihen. Die jungen Gefäße älterer Wurzeln sind von Gruppen mäßig verdickter Fasern begleitet, in noch älteren Wurzeln sind die Fasergruppen und die Gefäße unter dem Kambium zu einem nur durch das dünnwandige Gewebe der Markstrahlen unterbrochenen Holzzylinder vereint. Die im Querschnitt mehrreihigen Markstrahlen zeigen im Tangentialschnitt große Höhe. In den Hauptwurzeln wird das Zentrum durch ein dem Rindengewebe gleichendes Mark eingenommen, das den dünneren Nebenwurzeln fehlt. Die Stärkekörner sind stets einfach, oval, im größten Durchmesser bis 25 μm. Die Gefäße sind Hoftüpfelgefäße mit einfacher Perforation der Querwände.

Inhaltsstoffe. In R. crispus und R. obtusifolius Chrysophansäure $C_{15}H_{10}O_4$, Fp. 193 bis 196°, Emodin $C_{15}H_{10}O_5$, Fp. 254 bis 256°, Physcion (Emodin-monomethyläther) $C_{16}H_{12}O_5$, Fp. 203 bis 207°, Oxymethylanthrachinon, Aloe-emodin, Rheochrysin, Lapathinsäure $C_{20}H_{18}$ $\cdot O_{11}$, Fp. 228 bis 229°, Eisen, Calciumoxalat. In R. crispus 3 bis 6% Tannin, Quercitrin, Chrysophanonanthron, ein zu den Anthocyanen gehörendes Pigment, Vitamin C, Vitamin B_1, verschiedene Zucker, Stärke, ein Phytosterin, harzige Bestandteile, Palmitin-, Stearin- und Erucasäure, Oxalsäure, äth. Öl. Nach BAGRII [Chem. Abstr. *64*, 8547 (1966)] Chrysophanein (Chrysophansäureglucosid). KHAN [Chem. Abstr. *59*, 7850 (1963)] isolierte aus den Wurzeln 1,8-Dihydroxy-3-methyl-9-anthron, Fp. 206 bis 208°. In R. obtusifolius Tannin (in den

Wurzeln 12 bis 20%, in den Blättern 3 bis 5%). In Blättern und Wurzeln Nepodin (2-Acetyl-3-methyl-1,8-naphthalendiol, Musizin), Fp. 164 bis 165°, in frischen Blättern dessen 8-Glucosid, $C_{19}H_{22}O_8$, Fp. 203 bis 204°. In den Wurzeln das chemisch verwandte Lapodin.

Nepodin = Musizin   : R_1 =   H   , R_2 =   H
Nepodin - 8 - glucosid : R_1 = Glucosyl, R_2 =   H
Neposid   : R_1 =   H   , R_2 = Glucosyl

In den Blättern α-Picolin C_6H_7N, Kp. 129°. Ferner Calcium- und Magnesiummaleat und Calciumacetat. ELKEIY et al. [J. Pharm. Sci. U.A.R. *5*, 197 (1964)] fanden in den Blättern von ägyptischen Pflanzen Rutin, Quercetin, Quercitrin, Hyperosid und Avicularin und andere nicht identifizierte Quercetinglykoside. Im Zuckeranteil Rhamnose, Glucose und Galaktose. In den Wurzeln Quercetin und Spuren von Rutin. Nach BRAZDOVA et al. [Sci. Pharm. (Wien) *35*, 116 (1967)] enthalten beide Rumex-Arten auch geringe Mengen von reduzierten Anthrachinonen. Nach RADA et al. [Chem. Abstr. *68*, 19582 (1968)] haben reduzierte Anthracenderivate in Wurzeln, die als Laxantia verwendet werden, unerwünschte Nebenwrkg., wie Brechen und Krämpfe.

Wirkung. R. crispus kann Dermatitis und Magenbeschwerden verursachen und führt bei Schafen und Pferden zu Vergiftungen. Größere Dosen rufen Erbrechen hervor. Extrakte aus den Samen und dem Kraut wirken antibakteriell.

Anwendung. Bei Hautleiden und als Adstringens bei Diarrhö, als Laxans, Spasmolyticum, früher bei Anämie, gegen Skorbut und als Blutreinigungsmittel. In der Homöopathie bei Kopfschmerzen, Unterleibsleiden und Erkältungskrankheiten. In Indien bei Laryngitis, in China als fiebersenkendes Mittel.
Die Wurzeln von R. crispus werden auch als Radix Rhei monachorum (Mönchsrhabarber) gehandelt (s. R. alpinus).

Rumex HAB 34. Ampfer.
Frische, im Frühling gegrabene Wurzel von Rumex crispus L.

Arzneiform. Essenz nach § 1.

Arzneigehalt. 1/2.

In den Vorschlägen für das neue Deutsche HAB, Heft 7, S. 429 (1961) ist eine Bereitung der Urtinktur nach § 2 vorgesehen, außerdem wird eine Dichte von 0,938 bis 0,946, ein Trockenrückstand von 2,7 bis 3,5% und ein pH von 4,8 verlangt. Ferner werden verschiedene Prüfungsrk. sowie die Chr. eines Ätherextraktes der Tinktur beschrieben.

Rumex crispus HPUS 64. Yellow Dock.
Die frische Wurzel.

Arzneiform. Urtinktur; Arzneigeh. 1/10. Rumex crispus, feuchte Masse mit 100 g Trockensubstanz und 200 ml W. = 300 g, dest. W. 200 ml, A. USP (94,9 Vol.-%) 635 ml zur Bereitung von 1000 ml der Tinktur. — Dilutionen: D 2 (2×) enthält 1 T. Tinktur, 3 T. dest. W., 6 T. A.; D 3 (3×) und höher mit A. HPUS (88 Vol.-%). — Medikationen: D 3 (3×) und höher.

Lapathum acutum HAB 34.
Frische, im Herbst gesammelte Wurzeln von Rumex obtusifolius L.

Arzneiform. Essenz nach § 3.

Arzneigehalt. 1/3.

Fructus Rumicis. Ampferfrüchte. Lattichtee.

Neben Rumex crispus L. und R. obtusifolius L. liefern auch andere Rumexarten die Droge.
Die Früchte sind kleine, schwarzbraune, dreikantige Nüßchen, die oben und unten spitz zulaufen und etwa 2 bis 3 mm lang sind. An ihrem oberen Ende sind noch die vertrockneten

Griffel und Narben zu erkennen. Die Nüßchen werden von den drei inneren Perianthblättern eng umschlossen, die zur Zeit der Fruchtreife zu 3 bis 5 mm langen, rundlich herzförmigen, stumpfen Blättchen mit auffälligem Adernetz herangewachsen sind. Ihre Ränder ragen in ausgewachsenem Zustand noch ein Stück über die Nuß hinaus und legen sich zu je zweien aneinander. Die inneren Perianthblätter sind ganzrandig, nur am Grund zuweilen etwas gezähnelt. Sie tragen entweder alle oder nur z. T. auf ihrer Außenseite eine große, knollenartige Wucherung, die sogenannte Schwiele, die sich schon durch ihre hellere, sehr gelbliche Fbg. von den an der Droge dunkelbraunen Blättchen abhebt. Die drei viel kleineren Perianthblätter des äußeren Wirtels bleiben ebenfalls bis zur Fruchtreife erhalten und legen sich den basalen Rändern der inneren Perianthblätter dicht an. Auch ein Stück des Stieles fällt mit dem Nüßchen ab, er ist unten etwas erweitert, da sich etwa unter der Mitte des Blütenstieles eine vorgebildete Abbruchstelle befindet.

Geschmack ziemlich herb.

Inhaltsstoffe. 5% Catechingerbstoffe, Schleim, Eiweiß und Stärke.

Anwendung. Als Antidiarrhoicum, bes. in der Kindertherapie. Als Teeinfus bei Krämpfen. Reife Früchte führten bei Futtermangel zu Vergiftungen bei Kühen.

Rumex acetosa L. (Lapathum acetosa Scop., L. pratense Lam.). Großer Sauerampfer.

Wiesenampfer. Sorrel. Field sorrel. Common sorrel. Oseille commune. Oseille sauvage. Oseille` des prés. Grand oseille. Surelle. Surette. Vinette. Acetosa. Saleggiola.

Heimisch in fast ganz Europa, im gemäßigten Asien, in Nordamerika, Chile und Südafrika. Auf Wiesen, Grasplätzen, Brachäckern, in Gebüschen und an Bächen. Es sind zahlreiche Unterarten bekannt.

Ausdauernd, 30 bis 100 cm hoch. Wurzelstock ästig, mehrköpfig, mit langen Fasern. Stengel aufrecht, gestreift, beblättert, kahl oder wie die ganze Pflanze papillös flaumig. — Laubblätter pfeilförmig, dicklich, etwas fleischig, mit undeutlichen Nerven, sauer schmeckend, meist 2 bis 3 cm breit, die unteren lang gestielt, elliptisch länglich, am Grund herz-, spieß- oder pfeilförmig, mit meist nach abwärts gerichteten Spießecken, ganzrandig, gewöhnlich stumpf, die oberen allmählich kürzer gestielt, spitz, pfeilförmig, mit stengelumfassenden Spießecken. Tuten durchsichtig, fransig zerschlitzt oder gezähnt. — Blütenstand verlängert, ästig, blattlos, mit ziemlich steif aufrechten, meist einfachen, selten nochmals verzweigten Ästen. Blüten gestielt, zweihäusig, zu Scheinquirlen vereinigt. Perianthblätter blaßgrün, nur am Rand oder ganz rot werdend, die äußeren zurückgeschlagen, dem gegliederten Blütenstiel anliegend. — Fruchtklappen herzeiförmig, stumpf, ganzrandig, netzaderig, am Grund mit einer kleinen, rundlichen oder fast viereckigen Schwiele, (2) 4 bis 5 mm lang. Nuß braunschwarz am Grund mit einem hellen Flecken, glänzend, 1,8 bis 2,2 mm lang.

Herba Rumicis acetosae. Herba Acetosae pratensis. Sauerampferkraut.

Inhaltsstoffe. Primäres Kaliumoxalat, freie Oxalsäure (s. u.), 7 bis 15% Tannin, Vitamin C, ferner Quercitrin und Vitexin. Protocatechusäure, geringe Mengen von Ferula- und p-Cumarsäure, wasserlösl. Kieselsäure. In den unterirdischen Organen Chrysophansäure, Emodin, Rhein, Nepodin und Nepodin-ähnliche Verbindungen und 15 bis 22% Tannin. Nach Bagri [Chem. Abstr. *64*, 8547 (1966)] Chrysophanein.

Wirkung. Der relativ hohe Gehalt an primärem Kaliumoxalat führt, v. a. bei Kindern, bei sehr reichlichem Genuß der Pflanze zu ausgeprägter Oxalatvergiftung: Entzug von Calciumionen aus dem Blut und Abscheidung von Calciumoxalat in den Nierentubuli. Bes. beim Weidevieh wurden Vergiftungen beobachtet, bei denen es zu Atmungs- und Herzstörungen und Diarrhö kam. Beim Menschen treten Reizerscheinungen im Magendarmkanal auf, die sich in Erbrechen und starken Diarrhöen äußern. In schweren Fällen kann es als Folge der Calciumionenabnahme zu einer bedrohlichen Herabsetzung der Herzleistung und zu Kreislaufschwäche kommen, ferner zu Bewußtlosigkeit und Muskelkrämpfen. Immer tritt eine Nierenschädigung mit Abnahme der Diurese auf, vereinzelt kamen Todesfälle infolge von Anurie und anschließender Urämie vor. Zur Behandlung der Vergiftung v. a. sofortige Gabe von Calcium neben Magenspülung, Darmentleerung. Ferner reichliche Flüssigkeitszufuhr, osmotische Diuretica zur Steigerung der Diurese und besseren Ausscheidung der Oxalate oder sofortige Dauerinfusion mit 5%iger Dextrose-Lsg. (ca. 2 Liter/24 Stunden) zur Anregung der Diurese und Verhinderung des Ausfällung von Calciumoxalat in den Harnkanälchen.

Anwendung. In der Volksheilkunde bei Askariden, zu Frühjahrskuren, als Blutreinigungsmittel, Depurativum und Diureticum, Stomachicum, Antiskorbuticum und Antidiarrhoicum, äußerlich auch bei Hautleiden. In der Homöopathie die frische Wurzel gegen Hauterkrankungen, Krämpfe, Hämorrhagien, Halsschmerzen und Oesophagitis. Die jungen Blätter als Gemüse.

Radix Rumicis acetosae wird in der Volksheilkunde gegen Hautleiden verwendet. In der Homöopathie.

Rumex acetosa HAB 34.

Im Juni gesammelte, frische Wurzel.

Arzneiform. Essenz nach § 3.

Arzneigehalt. 1/3.

Rumex acetosa HPUS 64. Sorrel.

Die frischen Blätter.

Arzneiform. Urtinktur: Arzneigeh. 1/10. Rumex acetosa, feuchte Masse mit 100 g Trockensubstanz und 233 ml W. = 333 g, dest. W. 167 ml, A. USP (94,9 Vol.-%) 635 ml zur Bereitung von 1 000 ml der Tinktur. — Dilutionen: D 2 (2 ×) enthält 1 T. Tinktur, 3 T. dest. W., 6 T. A.; D 3 (3 ×) und höher mit A. HPUS (88 Vol.-%). — Medikationen: D 3 (3 ×) und höher.

Fructus Rumicis acetosae.

Inhaltsstoffe. 5% Gerbstoffe, fettes Öl und Vitamin C, nach VOLKHONSKAYA [Chem. Abstr. *63*, 8727 (1965)] Hyperin und Quercetin.

Anwendung. Sie werden als Volksheilmittel bei Hautleiden, Durchfall und Ruhr verwendet.

Rumex acetosella L. (R. infestus SALISB.). Kleiner (Sauer-) Ampfer. Field-, sheep's sorrel. Petite oseille. Oseille de brebis. Vinette sauvage. Acetosella.

Heimisch in Europa. Fast kosmopolitisch. Verbreitet auf Brachfeldern, trockenen Wiesen, an Rainen, Bahndämmen, auf Ödland und feuchten Triften. V. a. auf kalkarmem Boden und Gestein.

Ausdauernd, 5 bis 15 cm hoch. Wurzelstock spindelförmig, ein- bis mehrköpfig. Wurzeln Adventivknospen treibend. Stengel aufrecht oder aufsteigend, kahl, gestreift, einfach oder verzweigt, beblättert, wie die Blätter nicht selten rötlich überlaufen. — Laubblätter sehr verschieden gestaltet, spießförmig, lanzettlich bis lineal, einfach oder handförmig vielteilig, mit waagrecht abstehenden oder bogig nach vorn gerichteten, in der Regel ganzrandigen Spießecken, die unteren lang gestielt und stets größer, die obersten sitzend. Blatt-Tuten in eine lanzettliche, zuletzt fransig zerschlitzte Spitze endigend. — Blüten zweihäusig oder vielehig, in zu einfachen oder verzweigten, blattlosen, lockeren, unterbrochenen Scheintrauben zusammengestellten Scheinquirlen, Blütenstiele kurz, zart, ungegliedert. Alle Perianthblätter schwielenlos, oft papillös, ca. 1,5 mm lang, die äußeren angedrückt, viel kürzer und schmäler als die inneren. Innere Perianthblätter zur Fruchtzeit elliptisch oder eirund, fast spitz, ganzrandig, häutig, erhaben-nervig, so lang wie die 1 bis 1,5 mm lange Frucht.

Inhaltsstoffe. Primäres Kaliumoxalat, Calciumoxalat, Oxalsäure, Weinsäure, Vitamin C und Anthrachinone. In den unterirdischen Organen Chrysophansäure, Emodin und 8 bis 14% Tannin je nach Jahreszeit. Wenig Hyperin und Rutin im Kraut.

Anwendung. Wie Rumex acetosa. Nur in der Volksmedizin. In kleinen Mengen als Gemüsepflanze verwendbar. Die Pflanze erzeugt in größeren Mengen beim Vieh durch Oxalsäurevergiftung Durchfälle und Magenbeschwerden.

Rumex alpinus L. (Acetosa alpina MOENCH, Lapathum alpinum LAM.). Alpenampfer. Mönchs-Rhabarber. Monk's rubarb. Patience des Alpes. Rhubarbe des moines. Lampé pappe. Rhapontique des moines. Rabarboro alpino.

Heimisch in den Gebirgen Mittel- und Südeuropas bis Kleinasiens, auf gedüngtem Boden, fetten Wiesen und Weideplätzen von ca. 1 500 bis über 2 500 m, an Bächen bis in die Täler hinab.

Ausdauernd, bis 2 m hoch. Wurzelstock dick, waagrecht-kriechend, derb, mehrköpfig, mit schwarzen, borstenförmigen Fasern (Überreste der Ochrea) und mit quergeringelten Blattnarben besetzt, verlängerte, dickliche, gelbliche Wurzelfasern tragend. Stengel aufrechtästig, kräftig, tief gefurcht, spärlich flaumig, zuletzt verkahlend. — Grundständige Laubblätter sehr groß (bis 50 cm lang und bis 20 cm breit), lang gestielt (Blattstiel 10 bis 20 cm lang, stumpf, kantig-grief), rundlich-herzeiförmig, fast so breit wie lang, stumpf oder kurz zugespitzt, am Grund abgerundet oder herzförmig, am Rand etwas wellig, zuweilen klein gekerbt, die stengelständigen eilanzettlich, kurz gestielt, in den Blattstiel rasch verschmälert, die oberen gestielt; alle mit großer, weißlicher Scheide. — Blüten zwittrig oder die unteren meist weiblich, in zusammengesetzten, länglichen, dichten, großen, stark rispig-verzweigten Scheintrauben angeordneten, blattlosen oder im unteren Teile spärlich beblätterten Scheinquirlen. — Äußere Perianthblätter länglich, zuletzt abstehend. Innere Perianthblätter zur Fruchtzeit herz-eiförmig, fast häutig, weitnetzig geadert, breit dreieckig-eiförmig, 4 bis 6 mm lang und 4 mm breit, ganzrandig oder undeutlich gezähnelt, schwielenlos, grünlich. — Fruchtstiele unter der Frucht kreiselförmig verbreitert, zur Reifezeit gegliedert.

Radix Rhei monachorum. Radix Rhabarbari monachorum. Rhizoma Rumicis alpini. Mönchsrhabarber. Falscher Rhabarber. Alpenampferwurzel.

Die Droge ist im Lauf der Zeit fast ganz aus dem Handel verschwunden. Das Rhizom ist mehrköpfig, mit schwarzen, borstenförmigen Fasern und durch Blattnarben quergeringelt, 3 bis 4 cm dick, 20 bis 30 cm lang mit dunkelbrauner Oberfläche und zitronengelbem Mark. *Inhaltsstoffe.* 0,5 bis 1,5% freie, ca. 1% glykosidisch gebundene Anthrachinone, Chryso-phansäure, Chrysophanein (Chrysophansäuremonoglucosid) $C_{21}H_{20}O_5$, Fp. 248 bis 249°, Emodin, Physcion und Rheochrysin (Physcionmonoglucosid) $C_{22}H_{22}O_{10}$, Fp. 204°, Emodin-glykoside, ein dem Neposid (1-β-Glucosid des Nepodins) ähnliches Glucosid, 2 bis 10% Gerb-stoff (im Kraut 4,5 bis 13%). Spuren äth. Öl, Saccharose, Fett, Fe, freie Oxalsäure, Calcium-oxalat. BAGRII [Chem. Abstr. *60*, 5891 (1964)] isolierte aus den unterirdischen Teilen ein Glykosid $C_{20}H_{25}O_8$, Fp. 206 bis 207° (Aglykon Fp. 162 bis 163°; Zucker: Glucose). Der Anthra-chinongeh. der Wurzel ist im Frühjahr (April) sowie in den Monaten August bis November am höchsten. Angebauter Alpenampfer liefert nur 1,4 bis 2,9% Emodine bzw. Emodin-glykoside. ADAM et al. [Chem. Abstr. *65*, 3667 (1966)] isolierten aus den unterirdischen Organen eine dem Chrysarobin ähnliche Substanz mit 70 bis 75% Anthracenderivaten, die zu 15 bis 20% aus Anthronen und Anthranolen bestehen. Nach ADAM et al. [Chem. Abstr. *63*, 2849 (1965)] enthalten die Rhizome und Wurzeln fünf- bis zehnmal mehr Anthracenderivate als die oberirdischen Organe. Die beste Trocknungstemperatur liegt bei 20 bis 25°.

Anwendung. Als Laxans, Ersatz für Radix Rhei, auch als Gemüse- und Salatpflanze.

Rumex patientia L. (R. olympicus BOISS., Lapathum hortense MOENCH). Garten- oder Gemüseampfer. Englischer Spinat. Patience dock. Patience. Epinardseille. Parille. Patience des moines. Epinard immortel.

Heimisch ursprünglich in Südosteuropa und Westasien, in Mitteleuropa gelegentlich in Gärten kultiviert, daraus verwildert.

Ausdauernd, 90 bis 200 cm hoch. Stengel kräftig (bis über fingerdick), hoch aufgerichtet, stark gefurcht, meist rot angelaufen, aufrecht-ästig. Laubblätter dünn, fast flach, am Rand wellig, aber nicht kraus, die unteren flach länglich-elliptisch, zugespitzt, gestielt, am Grund abgerundet oder etwas schief herzförmig, die oberen lanzettlich, an beiden Enden verschmä-lert. Blattstiel oberseits rinnig. Blütenstand nur am Grund beblättert, Wirtel einander ziemlich genähert. Innere Perianthblätter rundlich-herzförmig, ganzrandig oder etwas gekerbt, 5 bis 7 mm lang und breit, rosarot, alle schwielenlos oder nur ein einziges Parianthblatt eine Schwiele tragend. Fruchtstiele unter der Mitte gegliedert. Nüsse 3,5 bis 4,5 mm lang.

Liefert nicht nur Radix Rhei monachorum (Radix Patientiae, Radix Lapathi hortensis), sondern auch Radix Lapathi acuti.

Inhaltsstoffe. Chrysophansäure, Physcion, Saccharose, Pflanzenfette, 14 bis 17% Tannin und Spuren äth. Öl (?). BONEV und YANKOV [Chem. Abstr. *58*, 752 (1963)] fanden in den Blättern Serin und Glycin, Glutaminsäure und Threonin, Arginin, Lysin und Histidin, in kleineren Mengen Alanin, Asparaginsäure, Methionin und Valin. RADA und STARHOVA [Phar-mazie *22*, 521 (1967)] fanden 1,43 bis 2,15% Gesamtanthrachinonderivate in den Wurzeln, und zwar ist der Anthrachinongeh. im Frühling höher als im Herbst. Oxydierte Derivate sind häufiger als reduzierte. Sie fanden [Chem. Abstr. *67*, 84796 (1967)] 0,28% Anthrachinone, 0,04% freie Anthranole, 0,23% saure Aglykone, 1,12% gebundene neutrale Aglykone und 0,43% glykosidierte gebundene Anthranole.

Wirkung. Nach Genuß von R. patientia erkrankten verschiedene Personen an Durchfall, Erbrechen, ferner an Albuminurie, was vielleicht auf Zersetzungsprodukte von Pflanzen-eiweiß, nicht aber auf den Oxalatgeh. der Pflanze zurückzuführen ist.

Anwendung. In der Homöopathie.

Rumex Patientia HAB 34.

Getrocknete Wurzel.

Arzneiform. Tinktur nach § 4 mit 60%igem Weingeist.

Arzneigehalt. 1/10.

Rumex aquaticus L. (R. latifolius MEY., R. hippolapathum FRIES nec HUDS., Lapathum aquaticum L.). Wasserampfer.

Heimisch in Europa, Nordasien, Syrien, im arktischen Nordamerika, an Ufern.

Ausdauernd, 90 bis 175 cm hoch, Wurzelstock dick, derbästig. Stengel ziemlich steif, aufrecht-ästig, gerillt. Grundständige Laubblätter sehr groß (bis 50 cm), breit länglich-eiförmig, spitz oder stumpflich, lang gestielt (Stiel rinnig), am Grund tief herzförmig und abgerundet, am Rand flach oder etwas wellig, zuweilen etwas ungleich gekerbt, die oberen länglich bis lanzettlich, stumpflich, kurz gestielt, in den Blattstiel verschmälert, die obersten ungestielt, sitzend, alle frischgrün, unterseits etwas heller. Blüten zwittrig oder vielehig-einhäusig (die weiblichen mit verkümmerten Staubblättern), in zu einer verzweigten, vielfach rispig-zusammengesetzten, fast blattlosen Scheintraube zusammengestellten Scheinquirlen. Äußere Perianthblätter abstehend, die inneren zur Fruchtzeit herzeiförmig, häutig, netzaderig, ganzrandig, etwas angeschweift oder sogar schwach gezähnelt, schwielenlos. Nüsse an beiden Enden spitz, scharfkantig, glänzend, 3 bis 4 mm lang. Fruchtstiele zart, nach der Spitze zu kegelförmig verbreitert, nicht gegliedert.

Liefert

Radix Britannicae. Wasserampferwurzel.

Inhaltsstoffe. In den unterirdischen Organen Chrysophansäure, Nepodin und -ähnliche Verbindungen.

Anwendung. Die Wurzel wird als Adstringens, gegen Hautflechten, Skorbut, Ruhr und Diarrhö verwendet, die jungen Blätter als Gemüse.

Rumex hydrolapathum HUDS. (R. acutus WAHLENB., R. aquaticus POLL., R. maximus GMEL. nec. L., Lapathum giganteum OPIZ). Flußampfer. Wasserampfer. Sumpfriesenampfer.

Grande patience des eaux. Parelle des marais. Heimisch in Süd- und Mitteleuropa, an Ufern, Gräben, Teichen und in Sümpfen.

Ausdauernd, stattlich, bis 2,5 m hoch. Wurzelstock mehrköpfig, rübenförmig, schwärzlich, fleischig, mit dicken, verlängerten Fasern besetzt. Stengel kräftig, aufrecht-ästig, kantig, meist purpurbraun. — Grundständige Laubblätter lang gestielt, sehr groß (bis 1 m lang), länglich-elliptisch, lang zugespitzt, nach dem Grund zu verschmälert, fast lederig, flach oder am Rand etwas wellig, die stengelständigen schmaler, lanzettlich, am Rand schwach wellig-ausgeschweift, die obersten linealisch. — Blüten zwittrig und weiblich, in zu gedrungenen, dicken, blattlosen Scheintrauben angeordneten Scheinwirteln; letztere voneinander getrennt. Blütenstiele unter der Mitte gegliedert. Äußere Perianthblätter nicht abstehend, die inneren dreieckig-rautenförmig, groß, fast doppelt so lang wie breit, meist ganzrandig, stumpf, erhaben netzig-aderig, in der Regel kahl, alle eine große längliche Schwiele tragend, an der Spitze zur Fruchtzeit klaffend. — Nüsse beiderseits zugespitzt, scharf dreikantig, 3,5 bis 4 mm lang, meist frei.

Lieferte früher

Radix Rumicis aquatici.

Inhaltsstoffe. Quercitrin, Protein, Fett, Stärke, 1,37% Anthrachinonderivate und äth. Öl, Tannin (21,3% im Juni, 11,5% im September).

Anwendung. Die in Scheiben geschnittene Ware wird zweckmäßig im Schatten getrocknet. Sie dient als Antidiarrhoicum und Rhabarberersatz. Die Wurzelstöcke wiegen bis zu 20 kg. Im Blatt, Herba Rumicis aquatici (Herba Hydrolapathi), 1%, in den Früchten 14,5% Tannin.

Rumex hymenosepalus TORR. Gerberampfer. Tanner's dock. Red dock. Wild Rhubarb.

Wild pie plant. Canaigre.

Heimisch in den südlichen Vereinigten Staaten, Texas, Californien und Mexiko; in Indien kultiviert. Auf sandigem Boden, in Flußtälern.

Krautige, perennierende Pflanze mit kräftigen, aufrechten, bis zu 1 m hohen Stengeln und ziemlich breiten, sukkulenten Blättern und typischen Ampferblüten und -früchten. Charakteristisch sind die den Dahlien ähnlichen Wurzelknollen, die zu 3 bis 12 wie die Kartoffelknollen in Büscheln vorkommen.

Radix Rumicis hymenosepalis. Canaigrewurzel. Raiz del Indio.

Die rotbraunen bis schwarzen Knollen sind lang und dünn oder kurz und dick und wiegen bis zu 5 kg. Die beste Erntezeit ist im Juni.

Inhaltsstoffe. In den getrockneten, in Scheiben geschnittenen Wurzelknollen 1,2% Chrysophansäure und 0,3% Physcion, 8 bis 12% Zucker, 25 bis 40% Stärke und 30 bis 35% Tannin. In frischen Canaigreknollen nimmt der Tanningeh. mit dem Alter der Knollen ständig zu, von 3 bis 4% in jungen Knollen bis zu 35%. Auch Stengel und Blätter enthalten geringe Mengen Tannin, BUCHHALTER [J. pharm. Sci. *58*, 904 (1969)] isolierte aus den getrockneten Knollen Emodin. In den Wurzeln monomere Leucocyanidine, Leucodelphinidine und Leucopelargonidine und Polymere dieser Flavan-3,4-diole; die Fraktion der polymeren Leukoanthocyane besitzt tumorwachstumshemmende Eigenschaften.

Anwendung. Die Pflanze wird als wertvolles Gerbmaterial angebaut.

Rumex nepalensis SPRENG. (R. andreaeanus MAK.).
Heimisch in Indien und Südafrika.

Inhaltsstoffe. In den unterirdischen Organen Chrysophansäure, Emodin, Rhein, Nepodin und 12% Tannin. Auch im Blatt und Stengel Emodin.

Anwendung. Der Wurzelstock dient als Purgans, Adstringens sowie als Rhabarberersatz. Ein konzentriertes Dekokt der Blätter gilt als wirksam gegen Bilharziosis.

Rumex abyssinicus JACQ.
Heimisch in Abessinien.

Inhaltsstoffe. Im Rhizom Chrysophansäure, 15% Tannin, Saponin.

Anwendung. In Abessinien wird das Rhizom als Purgans und als Bandwurmmittel verwendet, in Tanganjika gegen Husten.

Rumex vesicarius L.
Heimisch in Ost- und Westindien, Afrika.

Inhaltsstoffe. In Wurzeln und Samen Emodin und Chrysophanol.

Anwendung. Wurzel, Kraut und Frucht werden als Adstringens und bei Diarrhöen verwendet.

Rumex scutatus L. (Acetosa scutata MILL., Lapathum scutatum LAM., L. alpestre SCOP.). Schild-Ampfer. Römischer (Sauer) Ampfer. Römischer, Französischer Spinat. Oseille ronde. Patience écusson. Erba pan a vin.
Heimisch in den Gebirgen Süd- und Mitteleuropas und Südwestasiens, auf Geröllhalden, sonnigen, steinigen Abhängen, an Wegen und Mauern, gern auf Kalk.

Ausdauernd, 10 bis 50 cm hoch, im unteren Teil zuweilen fast strauchig. Wurzelstock verlängert, spindelförmig, verholzend, vielköpfig, rasig, oft mit verlängerten, im Geröll kriechenden Köpfen. Stengel aufrecht, einfach oder wenig ästig, nicht selten hin- und hergebogen, gestreift, zerbrechlich, wie die ganze Pflanze bereift-seegrün oder grün. — Laubblätter lang gestielt, am Grund spießförmig, dreieckig, rundlich herzförmig oder fast geigenförmig, kahl, bläulich bereift oder grün, ganzrandig, zuweilen gefleckt, die grund- und stengelständigen etwa so breit wie lang. Spießecken meist waagrecht abstehend, gleich der Blattspitze abgerundet oder spitz. Tuten ganzrandig. — Blüten vielehig, zu wenigblütigen Scheinquirlen vereinigt; diese bilden lockere, blattlose, verlängerte, aufrecht abstehende Scheintrauben. Blütenstiele dünn, über oder unter der Mitte gegliedert, kürzer als die Fruchtklappen. Äußere Perianthblätter den inneren angedrückt, fast rundlich-herzförmig, ganzrandig, stumpf, häutig, netzaderig, ohne Schwiele, so lang wie breit, zuweilen rot überlaufen. — Nußbraun glänzend, scharfkantig.
Liefert

Herba Acetosae romanae.

Inhaltsstoffe. 0,2% gebundene Anthrachinone (in den Wurzeln nur Spuren), 4,5% Gerbstoff, Rutin, Protocatechusäure, 0,34% wasserlösl. Kieselsäure.

Anwendung. Wie R. acetosa. Auch als Gemüse- und Salatpflanze.

Rumex lanceolatus Thunb.
Heimisch in Afrika.

Inhaltsstoffe. Im Rhizom Chrysophansäure, Emodin, 6,7% Tannin und wenig äth. Öl.

Anwendung. Die Pflanze wirkt leicht abführend und wird in Afrika medizinisch verwendet.

Rumex madarensis Lowe.

Anwendung. In Portugal als Diureticum, in Afrika bei Entzündungen der Augen.

Rumex confertus Willd.
Heimisch in Rußland und Westasien.

Inhaltsstoffe. In den unterirdischen Organen Chrysophansäure, Emodin, Nepodin und Neposid, Epicatechin und dessen Gallussäureester. Catechine, Leucoanthocyane (v. a. Leucocyanidine in den Wurzeln). In den Wurzeln 13 bis 14% Tannin, ferner Oxalate und äth. Öl. In den Blättern 2 bis 4% Tannin, im Kraut Hyperin und Rutin. Bagrii [Chem. Abstr. *64*, 8547 (1966)] isolierte Chrysophanein.

Rumex conglomeratus Murr. (R. glomeratus Schreb., R. undulatus Schrank, R. dubius Retz., R. virgatus Haenke, R. nemolapathum Ehrh.). Knäuelblütiger Ampfer. Clustered (smaller green) dock. Lapazio.
Heimisch in Europa, Westasien, Nordafrika und Nordamerika, an Ufern, in feuchtem Gebüsch und auf Schutt.

Ausdauernd, 30 bis 70 cm hoch, Wurzelstock spindelförmig, ästig, Stengel aufrecht, gerade oder hin- und hergebogen, gerillt, oft rot überlaufen, einfach oder abstehend ästig. — Grundständige Laubblätter länglich-eiförmig oder herzförmig-länglich, stumpf oder spitz, am Grund abgerundet oder herzförmig, selten schwach geöhrt, die mittleren und oberen eilanzettlich, nach oben allmählich kleiner werdend, zugespitzt und kürzer gestielt, die obersten lineal, alle am Rand etwas wellig oder klein gekerbt. — Blüten zwittrig, in zu unterbrochenen, fast bis zur Spitze beblätterten Scheintrauben angeordneten Scheinquirlen. Blütenstiele etwas unter der Mitte gegliedert; das unterste Glied $^3/_4$ bis 1 mm lang. Innere Perianthblätter zur Fruchtzeit schmal-länglich oder länglich-eirund, stumpf, bis doppelt so lang wie breit, ganzrandig oder selten etwas gezähnelt, meist alle Perianthblätter mit einer hellgelben, großen, länglichen oder halbkugeligen Schwiele. — Fruchtstiele kurz, auch an den längsten das obere Glied kaum so lang wie das Fruchtperianth. Nüsse scharfkantig, oben spitz, am Grund abgerundet, schwarzbraun.

Inhaltsstoffe. 7,5 bis 10% Tannin, in den Wurzeln Chrysophansäure und Emodin, in den Samen Emodin, Fe. Wenig Hyperin und Rutin im Kraut.

Anwendung. Lieferte früher ebenfalls Radix Lapathi. Die Samen wurden gegen Malaria verordnet.

Bemerkung. Ferner enthalten Anthrachinonderivate Rumex altissimus Wood, R. arifolius All., R. britannicus L., R. dentatus L., R. giganteus Ait., R. sanguineus L. und R. triangulivalvis Rech.

Ruscus

Ruscus aculeatus L. Liliaceae — Asparagoideae — Asparageae. Stechender Mäusedorn. Dornmyrte. Myrtendorn. Butcher's broan. (Knee)holly. Fragon. Houx-frelon. Petit houx. Bruscolo. Pungi-topo. Spruneggio. Mirto silvestre.
Heimisch im atlantischen und Südeuropa, v. a. im Mittelmeergebiet, in Vorderasien bis Persien, in Nordafrika. In Gebüschen, Wäldern, an trockenen, steinigen Abhängen.

Ausdauernder, immergrüner, 20 bis 80 cm hoher Halbstrauch. Stengel aufrecht, holzig, reichlich verzweigt. Schuppenartige Blätter (morphologisch die eigentlichen Laubblätter!) klein, braunhäutig, dreieckig bis lanzettlich. Phyllokladien zweizeilig angeordnet, länglich starr, deutlich nervig, bis etwa 2,5 cm lang, in eine scharfe, stechende Spitze verschmälert. Blüten klein, auf der Oberseite (wenig unter der Mitte) der Phyllokladien eingefügt, einzeln oder zu wenigen büschelig gehäuft, in der Achsel eines kleinen, derben, häutigen, stachelspitzigen, grünen, einnervigen Hochblattes. Perigon grünlich-weiß, klein (bis 2 mm breit), die inneren Perigonblätter viel kleiner.

Rhizoma (Radix) Rusci. Rhizome de petit-houx. Fragon épineux.

Petit-Houx CF 49.

Der Wurzelstock ist zylindrisch, blaßbräunlich, innen weiß, 7 bis 8 mm dick, lang, knollig gegliedert durch deutlich hervortretende, gefranste, genäherte Ringe. Oberseits mit rundlichen Stengelnarben, unterseits und seitlich mit vielen, holzigen, vielfach verschlungenen Adventivwurzeln von 2 bis 3 mm Dicke, und ringsherum mit kleinen Niederblattschuppen.

Der Querschnitt zeigt eine dünne, vom Kork bedeckte Rinde und einen ziemlich großen, durch eine Kernscheide nach außen begrenzten Holzteil aus zahlreichen, zerstreut im Parenchym gelegenen Gefäßbündeln. Die Wurzeln sind etwa 2 mm dick, fein längsrunzelig, sie haben eine ziemlich dicke, helle Rinde, einen blaßgelben Holzring und ein sehr enges Mark. Im Parenchym keine Stärke, einzelne Zellen mit einem Bündel nadelförmiger Calciumoxalatkristalle.

Geschmack zuerst süßlich, dann widerlich und scharf.

Inhaltsstoffe. Ruscogenin $C_{27}H_{42}O_4$, Fp. 205 bis 210°, und Neoruscogenin, die in der Pflanze als Glykoside vorliegen: Ruscin [β-D-Glu-1 → 3-α-L-Rh-1 → 2-α-L-Ar-1 → 1-Ruscogenin], R_6 [L-Rh-1 → 2-L-Ar-1 → 1-Ruscogenin], R_9 [L-Ar-1 → 1-Ruscogenin], Ruscosid [β-D-Glu-1 → 3-α-L-Rh-1 → 2-α-L-Ar-1 → 1-$\Delta^{5,25(27)}$-Furostadien 1β,3β,22α,26-tetraol-26 → 1-β-D-Glu] und Desglucoruscosid [BOMBARDELLI et al.: Fitoterapia *18*, 3 (1972); Chem. Abstr. *78*, 30161 (1973)].

Neo-Ruscogenin   Ruscogenin

Ferner Glykolsäure, Spuren äth. Öl, Saponin, 3,6% Saccharose und Harz. Nach EL SOHLY et al. [Am. Pharm. Assoc. (Chicago) *22*, 1974)] Euparon (2,5-Diacetyl-6-hydroxybenzofuran), ein Fettsäure- und Steringemisch und Chrysophansäure.

Wirkung. Nach CHEVILLARD et al. [Chem. Abstr. *62*, 13732 (1965)] wirkt R. aculeatus entzündungshemmend und greift an den peripheren Gefäßen an. Da es venöse Stauungen reduziert und gleichzeitig lokalen Schädigungen der Gefäßwände vorbeugt, eignet es sich zur Thromboses-Prophylaxe. Die therapeutische Dosis des alkoholischen Ruscusauszuges liegt für den Menschen weit unter den subtoxischen Dosen im Tierversuch, es konnte keine Unverträglichkeit festgestellt werden. Die gefäßverengende Wrkg. war weit stärker als die von Hamamelis- und Aesculus-Extrakten. Eine Herabsetzung der Kapillarpermeabilität trat u. a. bei gleichzeitiger Gabe von Bioflavonoiden auf [MÜLLER: Dtsch. Apoth. Ztg *113*, 1370 (1973)]. Bei pharmakologischen Untersuchungen zur diuretischen Wrkg. führten größere Dosen zu Erbrechen und Durchfall.

Anwendung. Zur Behandlung von Venen- und Kapillarinsuffizienz bei Krampfadern, Ulcus cruris, Hämorrhoiden, Thrombophlebitis, venösen Stauungen. In der Volksmedizin als Diureticum und Diaphoreticum. Als Verfälschung von Radix Senegae. Nach HARTWELL bei Prostata-Tumoren.

Fabroven (ARZNEIMITTEL FABRE GmbH, 69 Mannheim). Kapseln und Tropfen enthalten Ruscus aculeatus und Hesperidin-methyl-chalcon.

Maudor Hämorrhoidalzäpfchen VERTRIEPHAR GmbH, 665 Homburg (Saar). 1 Zäpfchen: Extr. Rhiz. Rusci aculeati spiss. (1:4) 0,1 g.

Ruscus hypoglossum L. (R. hypophyllum L. var. hypoglossum BAK., R. alexandrium MOTTE). Zungen-Mäusedorn.

Heimisch in Südeuropa, Vorderasien, Nordafrika und Madeira in Wäldern und Gebüschen.

Ausdauernder, immergrüner, 30 bis 40 cm hoher Halbstrauch. Stengel meist wenig oder gar nicht verzweigt. Schuppenartige Blätter lanzettlich, bis 0,5 cm breit. Phyllokladien länglich lanzettlich bis elliptisch, beiderseits zugespitzt, ohne Stachelspitze, lederig, 4 bis 9 cm lang, fiederig bogennervig, die unteren gegenständig oder quirlig, die oberen zweizeilig angeordnet. Blüten gestielt, zu 3 bis 5 in der Achsel eines derben, lederartigen, grünen, länglichen, spitzen Hochblattes. Perigon grünlichweiß, 3 mm lang. Beeren kugelig, scharlachrot, 8 mm dick. Samen hellbraun, 5 bis 8 mm dick.

Inhaltsstoffe. Aus den Phyllokladien isolierten BEDOUR und FAYEZ [Planta med. (Stuttg.) *12*, 228 (1964)] Ruscogenin. PANOVA et al. [Planta med. (Stuttg.) *26*, 90 (1974)] fanden in Wurzeln und Rhizomen Ruscogenin, Neoruscogenin, ein weiteres unbenanntes Steroidsapogenin, Fp. 213 bis 215°, und Sitosterin, Stigmasterin, Kampesterin.

Anwendung. Früher als Herba Bonifacii gegen Halskrankheiten. Die Blätter wurden früher als „Laurus alexandrina" verwendet als Emmenagogum, bei Harnbeschwerden usw. Die Wurzel wurde bei Leiden der Blase und Gebärmutter empfohlen. Die Samen als Kaffee-Ersatz. Gegen Hämorrhoiden. In der Volksmedizin Ägyptens.

Ruscus hypophyllum L.

Heimisch in Südeuropa.

Inhaltsstoffe. In Blättern und Wurzeln Tigogenin [PKHEIDZE et al.: Chem. Abstr. *75*, 115868 (1971)].

Anwendung. Die Blätter werden ebenfalls als „Laurus alexandrina" wie R. hypoglossum verwendet.

Ruscus hyrcanus G. WORON.

Inhaltsstoffe. ISKENDEROV [Chem. Abstr. *67*, 79648 (1967)] isolierte aus den Wurzeln und Rhizomen 0,48% Ruscogenin. Ferner [Chem. Abstr. *68*, 16780, 94482 (1968); *70*, 26400 (1969); *75*, 115876 (1971)] bei 2,3% Gesamt-Saponinen Ruscosid A, $C_{51}H_{82}O_{22}$, Fp. 208 bis 210°, Ruscosid B, $C_{56}H_{90}O_{26}$, Fp. 202 bis 204°, ein Pentosid von Ruscogenin, mit Glucose, Galaktose, Arabinose und 2 Molekülen Rhamnose im Zuckeranteil. Bei Ruscosid A fehlt die Arabinose.

Wirkung. Die Saponine sollen nach ISKENDEROV (l. c.) Arteriosklerose verhindern und den Cholesterinspiegel bei arteriosklerosekranken Ratten erniedrigen.

Anwendung. Ruscogenin läßt sich aus der Wurzel gut isolieren. Es ist ein Ausgangsprodukt von Steroid-Hormonsynthesen.

Russula

Russula emetica FRIES (Agaricus emeticus SCHAEFFER). Basidiomycetes — Agaricinales — Russulaceae. Speiteufel. Giftiger Täubling. Speitäubling. Acrid agaric.

Kommt in den Wäldern Europas, namentlich Mitteleuropas, an feuchten Stellen zuweilen häufig, sowie in Asien (Indien), Australien und Nordamerika vor.

Ein sehr giftiger Pilz mit fleischigem, bis 13 cm breitem Hut, der anfangs glockig, später flach, tellerartig ausgebreitet ist und zuerst einen glatten, dann gefurchten Rand hat. Oberhaut abziehbar. Farbe nach Standort hellrosa oder dunkelrot, später ockergelb, allmählich verbleichend, weiß werdend. Lamellen breit, entfernt stehend, reinweiß. Stiel 4 bis 5 cm hoch, 1 bis 1,5 cm dick, schwach keulig, zartrunzelig, kahl, schwammig, weiß mit rötlichem Anflug. Fleisch weiß, locker. Geschmack scharf brennend.

Inhaltsstoffe. Muscarin, Cholin, Mannit, fettes Ö. Nach älteren Angaben ein dem Muscaridin ähnlicher Stoff mit Atropinwrkg., sowie ein chemisch unerforschtes Zellgift. YONEZAWA et al. [Chem. Abstr. *70*, 26399 (1969)] isolierten aus dem verseiften Fett 66% gesättigte, 33% ungesättigte Fettsäuren (v. a. C_{18}-Säuren) und 22,23-Dihydroergosterin. Nach BREGANT et al. [Chem. Abstr. *17*, 84602 (1970)] die Pigmente Russularhodin A, B und C.

Giftwirkung. Der Pilz erzeugt heftiges Erbrechen, Durchfall, lang anhaltende Magenschmerzen, Schwindel und Kollaps und soll — was LEWIN bezweifelt, vereinzelt den Tod bewirkt haben. Angeblich sollen empfindliche Personen schon durch den Geruch des frischen Pilzes Brechreiz und Erbrechen bekommen. Bei mit Russula Vergifteten soll das Vergiftungsbild der akuten Phosphorvergiftung sehr ähnlich sein. Auffallend erscheint die starke Beteiligung der Leber. Die Gallenbildung leidet. Es kommt zu reichlicher Ausscheidung von Leucin und Tyrosin und dem typischen Bild der akuten Verfettung der Leber.

Der leberschädigende Bestandteil, der auch die festgestellte Kapillarvergiftung bewirkt, ruft ähnliche Vergiftungserscheinungen wie das Lorchelgift hervor, insbesondere mit Ikterus einhergehende degenerative Verfettung der Leber. Im Harn erscheint neben den Aminosäuren (s.o.) noch Milchsäure, wofür die verminderten Oxydationsreaktionen des Organismus verantwortlich gemacht wurde. Wer den Pilz ohne Kenntnis der Giftgefahr verzehrt, bekommt nach etwa 15 Minuten allgemeine Schwäche, Angstgefühl, Schwindel, Gliederschwäche, Erbrechen mit Schmerzen, Schweiße, Ohnmacht. Der Puls wird schwach, der Leib gebläht und gespannt. Die Schmerzen im Leib können tagelang anhalten. Milderung durch Trinken von kaltem Wasser.

Behandlung der Vergiftung. Wie bei der Vergiftung mit Amanita phalloides. Bei Vorhandensein deutlicher Muscarinsymptome gibt man Atropin.

Prophylaxe. Trotz der Angabe, daß der Speitäubling durch Abkochen und sorgfältiges Entfernen des Abkochwassers entgiftet werden könne, muß vor dem Genuß dieses Pilzes auch nach entsprechender Vorbehandlung gewarnt werden. Darüber hinaus sollten nur wirklich gute Pilzkenner wegen der großen Gefahr der Verwechslungen (schwere Unterscheidbarkeit schon der typischen Formen, kompliziert noch durch die vielen Abweichungen vom Typus der einzelnen Arten!) eßbare Täublinge sammeln und genießen.

Anwendung. In der Homöopathie, ähnlich wie Amanita muscaria.

Agaricus emeticus HAB 34.

Frischer Pilz.

Arzneiform. Essenz nach § 3.

Arzneigehalt. 1/3.

Aufbewahrung. Bis 3. Dez.-Pot. vorsichtig.

Agaricus emeticus HPUS 64. Emetic Mushroom.

Der frische Pilz.

Arzneiform. Urtinktur: Arzneigeh. 1/10. Agaricus emeticus, feuchte Masse mit 100 g Trockensubstanz und 567 ml W. = 667 g, A. USP (94,9 Vol.-%) 468 ml zur Bereitung von 1 000 ml der Tinktur. — Dilutionen: D 2 (2×) enthält 1 T. Tinktur, 4 T. dest. W. und 5 T. A.; D 3 (3×) und höher mit A. HPUS (88 Vol.-%). — Medikationen: D 3 (3×) und höher.

Bemerkung. Nach GESSNER gelten noch folgende Arten als giftig: Russula sanguinea FRIES, Blutroter Täubling, Russula fragilis PERS., Gebrechlicher Täubling, Russula drimeia CKE., Feuriger Täubling, Russula rubra Dc., Weißstieliger Täubling, Russula elegans BRES., Goldblätteriger Täubling, Russula veternosa RRIES, Blasigfleischiger Täubling, Russula badia FRIES, Heimtückischer Täubling.

Als ungenießbar werden die wahrscheinlich auch giftigen folgenden Arten bezeichnet: Russula sardonia FRIES, Tränender Violett-Täubling, Russula foetens PERS., Stink-Täubling, Russula fellea FRIES, Galliger Täubling, Russula densifolia SECR., Dichtblätteriger Schwarz-Täubling.

Suspekt sind: Russula ochroleuca PERS., Gelbweißer Ocker-Täubling, der neuerdings auch als eßbar bezeichnet wird, Russula cyanoxantha SCHAEFFER, Grünvioletter Täubling, Russula nauseosa FRIES, Schwindel-Täubling, Russula queletii FRIES, Stachelbeer-Täubling.

Eßbar dagegen sind: Russula vesca FRIES, Speise-Täubling, Russula alutacea PERS., die grünen Russula-Arten wie Russula virescens SCHAEFFER, Grünschuppiger Täubling, und Russula aeruginea LINDBL., Grasgrüner Birken-Täubling, doch ist hier wieder die Gefahr der Verwechslung mit dem Grünlichen Knollenblätterpilz, Amanita phalloides, gegeben.

Ruta

Ruta graveolens L. var. vulgaris WILLK. [sp. hortensis (MILL.) GAMS, R. hortensis MILL., außerdem laut HPUS 64 R. latifolia, R. montana, R. sativa, R. vulgaris]. Rutaceae — Rutoideae — Ruteae. Gartenraute. Kreuzraute. Weinraute. Edelraute. Bitter herb. Countryman's treacle. Gardenrue. Rue des jardins. Ruta Sudab. Ruda común.

Heimisch auf dem Balkan, im Mittelmeergebiet und in Indien, bevorzugt auf trockenen warmen Felshängen und auf Felsschutt. Im übrigen Europa, Nord- und Südafrika und den USA als Arzneipflanze kultiviert.

Kräftige Staude (Abb. 13) mit holziger Wurzel und schiefem, ästigem Erdstock, zuweilen fast halbstrauchig. Sprosse kahl, bleichgrün, mehr oder weniger dicht mit punktförmig durchscheinenden bis warzig vortretenden Öldrüsen von herbaromatischem Geruch besetzt. Stengel starr aufrecht, 30 bis 50 cm hoch, meist nur am Grund und im Blütenstand verzweigt, stielrund, unten mehr oder weniger verholzend, etwa 9 bis 12 Laubblätter in $^3/_8$ Stellung tragend. — Laubblätter etwa 4 bis 11 cm lang und 3 bis 7 cm breit, unpaarig gefiedert, mit 1 bis 3 fiederspaltigen Fiedern, mit sehr fein gekerbten oder gesägten Endabschnitten, etwas fleischig, bläulichgrün, mit nur unterseits deutlichen Mittelnerven. — Blütenstand trugdoldig, aus in wicklige Äste ausgehenden Dichasien mit ungeteilten und dreispaltigen Hochblättern zusammengesetzt. Endblüten fünfzählig, Seitenblüten vierzählig. Kelchblätter eiförmig lanzettlich, kurz verbunden, bei der Fruchtreife abfallend. Kronblätter spatelig, 6 bis 7 mm lang, löffelförmig ausgehöhlt, kapuzenförmig eingekrümmt, am Rand wenig gezähnelt, lebhaft grünlichgelb, drüsig punktiert. Staubblätter doppelt so viel wie Kronblätter, mit dünnen, außen an dem kugelförmigen Diskus inserierten Filamenten und länglichen, sich mit Längsrissen nach innen öffnenden Antheren. Fruchtblätter 4 oder 5, mit eingesenkten Drüsen, einen gelappten Fruchtknoten mit kurzem Griffel bildend. — Frucht eine fachspaltige, vielsamige Kapsel. Samen kantig, mit brauner, grobhöckeriger Schale;

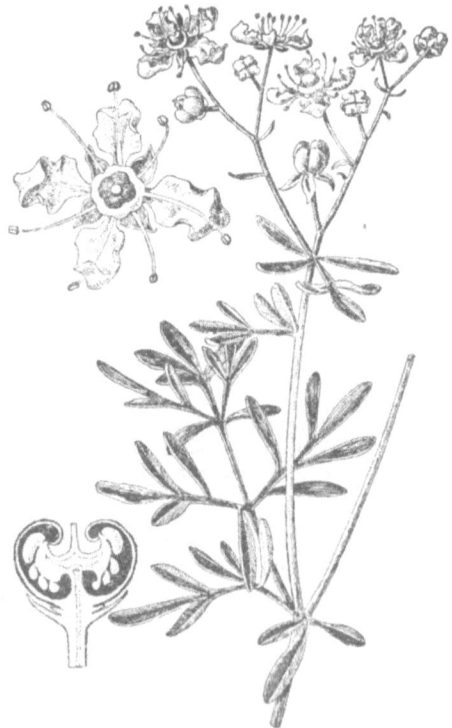

Abb. 13. Ruta graveolens: Blühender Sproß und Einzelblüte (nach DUNZINGER).

Nährgewebe mit leicht gekrümmtem Embryo. Die ganze Pflanze besitzt durchscheinende, warzig hervortretende Öldrüsen.

Geruch der ganzen Pflanze stark aromatisch.

Inhaltsstoffe. In der Wurzel die Cumarinderivate Chalepensin, Fp. 85 bis 86°, Gravelliferon-methyläther, Fp. 70 bis 72°, 3-(1',1'-Dimethylallyl)-herniarin, Fp. 126 bis 128°, Rutamarin, Rutamarinalkohol, Rutacultin, Marmesin, Marmesinin, Gravelliferon [3-(1',1'-Dimethyl-allyl)-6-(3',3'-dimethylallyl)-umbelliferon], Fp. 166 bis 168°, Daphnoretin und Daphnoretin-methyläther, 3-(1',1'-Dimethylallyl)-daphnetindimethyläther $C_{16}H_{18}O_4$, 8-Methoxygravelli-feron $C_{20}H_{24}O_4$, 3-(1',1'-Dimethylallyl)-8-(3',3'-dimethylallyl)-xanthyletin $C_{24}H_{28}O_3$ und 1-(4',4'-Dimethylhexen-5'-yl)-3,4-methylendioxybenzol $C_{15}H_{20}O_2$ [REISCH et al.: Tetrahedron L. *1968*, S. 4395; *1970*, S. 4305; Experientia *24*, 992 (1968); Phytochemistry *11*, 1529 (1972)], Xanthyletin $C_{14}H_{12}O_3$, Fp. 130 bis 132°, (—)-Byak-Angelicin $C_{17}H_{18}O_7$, Fp. 124 bis 126° [REISCH et al.: Planta med. (Stuttg.) *17*, 116 (1969)], ein δ-lactonhaltiger Stoff $C_{18}H_{22}O_4$, Fp. 103 bis 105°; ein [6-(Buten)-(1)-on-(3)-yl]-umbelliferonmethyläther (isomer zu Taiwanin C, s. u.) [REISCH et al.: Pharmazie *20*, 456 (1965)] und andere Derivate; ferner Bergapten, Psoralen, Pangelin, Isopimpinellin, Xanthotoxin [nach NOVAK et al.: Acta Pharm. Hung. *37*, 225 (1967), nur im Kraut], ein unverzweigtes, aliphatisches Keton, Fp. 62 bis 64° [REISCH, l. c.], Erythrobutan-2,3-diol; die Lignanderivate Savinin (Hibalacton) $C_{20}H_{16}O_6$, Fp. 145,5 bis 147° [REISCH et al.: Pharmazie *22*, 220 (1967)] und Taiwanin C [LIN et al.: Tetrahedron L. *1967*, S. 849] als Hauptalkaloide Dictamnin und γ-Fagarin [SCHNEIDER: Planta med. (Stuttg.) *13*, 425 (1965)]. Außerdem Acridonalkaloide vom Strukturtyp I, wie Rutacridon, die chlor-haltigen Verbindungen Gravacridonchlorin [R = —C(CH_2OH)CH_3Cl] und Gravacridonol-chlorin [R = —C(CH_2OH)_2Cl], Gravacridondiol und dessen Monomethyläther [REISCH et al.: Phytochemistry *11*, 2121, 2359 (1972); Experientia *27*, 1005 (1971)]. Äth. Öl mit anderer Zusammensetzung als das der oberirdischen Teile (abhängig von Licht); die Hauptbestand-teile sind Geijeren $C_{12}H_{18}$ und das mengenmäßig weit überwiegende Pregeijeren [TATTJE et al.: Pharm. Weekbl. *107*, 261 (1972) und KUBECZKA: Phytochemistry *13*, 2017 (1974)]. In den Samen etwa 37% fettes Öl mit Palmitin-, Stearin-, Öl-, Linol- und Linolensäure im Fett-säureanteil.

Folia Rutae. Folia (Herba) Rutae (hortensis, graveolentis, sativae, vulgaris). Rauten-, Gartenrauten-, Weinrauten-, Edelrautenblätter. Rautenkraut. Gartenrautenkraut. Rue leaves. Herbe de rue. Yerba de ruda. Arruda.

Folia Rutae Erg.B. 6. Herba Rutae Helv. V. Rue BPC 34, CF 49. Arruda Brasil. 1.

Nach Erg. B. 6 die vor der Blüte gesammelten und getrockneten Laubblätter Nach Helv. V das zur Blütezeit gesammelte, getrocknete Kraut. Nach CF 49 die frische, blühende Pflanze. Nach Untersuchungen von SCHNEIDER [Arzneimittel-Forsch. *14*, 435 (1964)] stellt das vor dem Aufblühen gesammelte Kraut die wertvollste Droge dar.

Die Ganzdroge besteht aus den stark eingeschrumpften, im Umriß fast dreieckigen, bis 10 cm langen, bis 6 cm breiten, doppelt bis dreifach fiederteiligen Blättern. Die spatel- oder verkehrt-eiförmigen, 6 bis 12 mm langen Fiederlappen sind vorne meist abgerundet oder ausgerandet, ganzrandig oder fein gekerbt, oberseits sattgrün und runzelig, unterseits hell-graugrün und, im durchfallenden Licht betrachtet, drüsig punktiert.

Die Schnittdroge ist gekennzeichnet durch die grünen, spröden, stark nach unten ein-gerollten, spateligen Fiederlappen, die auf der Oberseite fein runzelig und auf der Unterseite drüsig punktiert sind.

Geruch eigenartig würzig. Geschmack würzig bitterlich.

Mikroskopisches Bild. Spaltöffnungen in der Oberseite nur spärlich, in der Unterseite zahlreich. Das Mesophyll oberseits ein lückiges zweireihiges Palisadenparenchym, darunter ein lockeres Schwammparenchym, vereinzelte Zellen mit Calciumoxalatdrusen. Im oberen und unteren Blattgewebe ziemlich reichlich große schizolysigene Sekretbehälter mit je 4 Deckelzellen in der darüberliegenden Epidermis. Keine Haarbildungen.

Pulver. Die hellgrüne Pulverdroge besteht hauptsächlich aus Blattbruchstückchen, in Flächenansicht mit wellig gebogenen Epidermiszellen und runden Ölbehältern, die aus dem

Mesophyll durchscheinen und über denen 4 kleinere, sogenannte Deckelzellen liegen. Spalt-öffnungen reichlich auf der Unterseite. Querschnittsbruchstückchen lassen oberseits ein lückiges, zweireihiges Palisadenparenchym und darunter ein sehr lockeres, sternzelliges Schwammparenchym erkennen. In einzelnen Mesophyllzellen Calciumoxalatdrusen.

Inhaltsstoffe. 0,2 bis 0,7% äth. Öl (im frischen Kraut 0,06 bis 0,09%) mit Methylketonen und deren Carbinolen bzw. Carbinylacetaten, 2-Nonyl-, 2-Decyl- und 2-Undecylalkohol und deren Ester mit Essig-, Propion-, Isobutter-, Methylbutter- und Isovaleriansäure [Tattje: Pharm. Weekbl. *105*, 1241 (1970)]. Rutin, die Cumarine Bergapten, Isoimperatorin, Psoralen und Xanthotoxin, 0,9% Rutarin, Fp. 143 bis 144°, das β-D-Glucopyranosid des Rutaretins [(−)-6,7-Dihydro-7-(1-hydroxy-1-methyläthyl)-9-hydroxy-furo-(2,3,g)-cumarin $C_{14}H_{14}O_5$, Fp. 192 bis 193°] [Schneider et al.: Arch. Pharm. (Weinheim) 300, 73 (1967)], Rutamarin, Fp. 107 bis 108°, Gravelliferon, Daphnoretin $C_{19}H_{12}O_7$, Fp. 256 bis 258°, und Daphnoretin-methyläther [Reisch et al.: Planta med. (Stuttg.) *16*, 372 (1968)]. Bis zu 1,4% Alkaloide mit Chinolingerüst; Skimmianin $C_{14}H_{13}NO_4$, Fp. 176 bis 177°, Kokusaginin $C_{14}H_{13}NO_4$, Fp. 169°, γ-Fagarin $C_{13}H_{11}NO_3$, Fp. 142 bis 143°, Dictamnin $C_{12}H_9NO_2$, Fp. 132 bis 133°, Graveolin $C_{17}H_{13}NO_3$, Fp. 185 bis 186°, sowie dessen langsamer schmelzende Modifikation, das Rutamin, Fp. 187 bis 207° [Schneider et al.: Arch. Pharm. (Weinheim) *300*, 953 (1967)], Graveolinin $C_{17}H_{13}NO_3$, Fp. 115 bis 116°. Nach Reisch et al. [Pharmazie 23, 519 (1968); 24, 699 (1969)] Rutalinium, Ribalinium, Ribalinidin, Fp. 255 bis 258°, und N-Methylplatydesminium, nach Szendrei et al. [Chem. Abstr. 71, 64052 (1969)] Isopropyldihydroxyfurochinolin; nach Novak et al. [Planta med. (Stuttg.) *15*, 132 (1967)] Arborinin (1-Hydroxy-2,3-dimethoxy-N-Methyl-acridon $C_{16}H_{15}NO_4$ im Gegensatz zur Wurzel: Lichteinfluß). Ferner 2-[4-(3,4-Methy-lendioxyphenyl)-butyl]-4-chinolon, Fp. 224° [Reisch et al.: Naturwissenschaften *54*, 517 (1967)], Rutacridon, Fp. 161 bis 162°, und Graveolensäure $C_{14}H_{16}O_6$, Fp. 194° [Reich et al.: Chem. Abstr. 66, 10729 (1967) und 68, 3883 (1968)], Pholiosidin, Emodinsäure, Harz, Bitter-stoff, Gerbstoff, Äpfelsäure und Vitamin C.

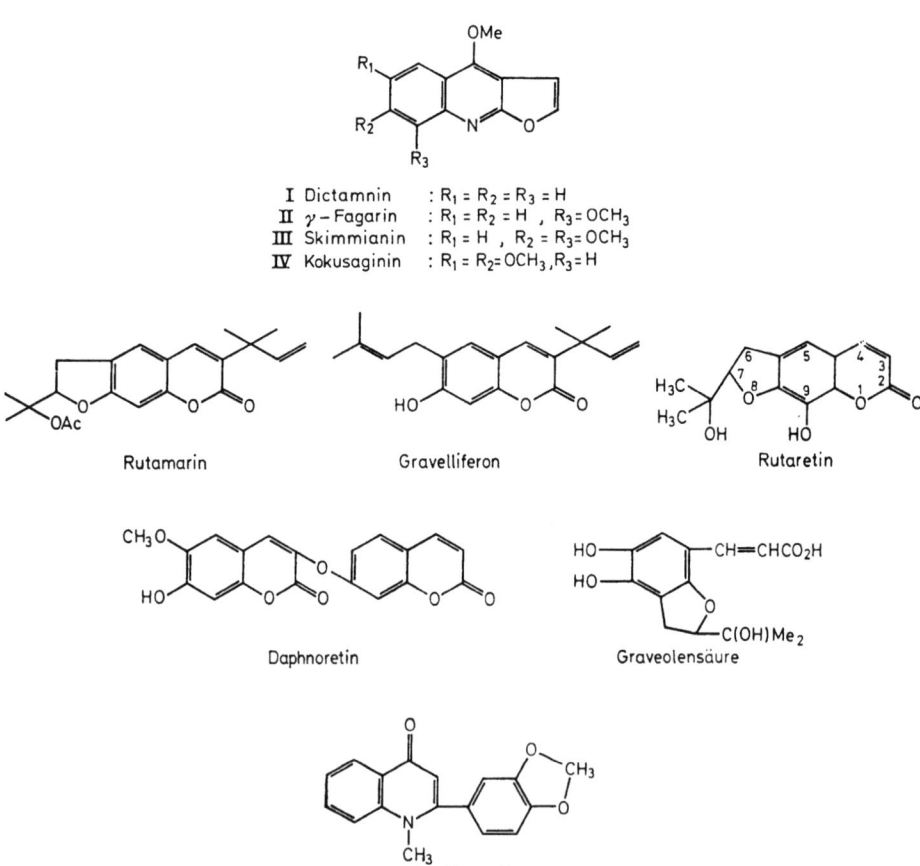

I Dictamnin : $R_1 = R_2 = R_3 = H$
II γ−Fagarin : $R_1 = R_2 = H$, $R_3 = OCH_3$
III Skimmianin : $R_1 = H$, $R_2 = R_3 = OCH_3$
IV Kokusaginin : $R_1 = R_2 = OCH_3$, $R_3 = H$

Rutamarin

Gravelliferon

Rutaretin

Daphnoretin

Graveolensäure

Graveolin

Zur Trennung der isolierten Alkaloide beschrieben BORKOWSKI und MASIAKOWSKI [Planta med. (Stuttg.) *13*, 48 (1965)] ein p.chr. Verfahren. Die Trennung erfolgt auf mit Aceton-Formamid (4:1) imprägniertem Whatman-1-Papier-Streifen im Laufmittel Tetrachlor-kohlenstoff-PAe. (9:1) formamidgesättigt, wobei mit der Mobilphase in einer gut gesättigten Kammer absteigend entwickelt wird. Zur Sichtbarmachung wird im UV-Licht betrachtet:

Verbindung	R$_f$	Fluoreszenz
Kokusaginin	0,82	violett, schnell hell werdend
Skimmianin	0,72	hellblau
Rutamin	0,22	hellblau

Außerdem dient Besprühen mit Dragendorff-Rg. zur Detektion, wobei anschließend zur Entfernung des Formamids bei 110° getrocknet wird, um beständige Flecken zu erhalten. SCHNEIDER [Planta med. (Stuttg.) *13*, 425 (1965)] beschrieb eine d.chr., quant. Bestimmungsmethode von Skimmianin und γ-Fagarin, die auf der Fluoreszenzfähigkeit beider Substanzen beruht. LUCKNER beschrieb ein p.chr. Verfahren zur Charakterisierung der Droge, das auf dem Nachweis von Flavonen beruht. Die Chr. der Furocumarine kann auf Kieselgel-G-Platten im Laufmittel Toluol-Äthylformiat-Ameisensäure (5:4:1) erfolgen. Zur Sichtbarmachung wird mit Millons Rg. besprüht.

Prüfung. Mindestgeh. an äth. Öl 0,2% Erg.B. 6. — Max. Aschegeh. 9% Helv. V; 10% Erg.B. 6.

Aufbewahrung. Separandum, Helv. V; vor Licht geschützt.

Wirkung. Der Gesamtalkaloidextrakt zeigt abortive und spasmolytische Wrkg. Am stärksten wirkt Arborinin; Skimmianin, γ-Fagarin und Graveolinin jedoch nur schwach. Skimmianin verstärkt nach NIESCHULZ und SCHNEIDER [Naturwissenschaften *52*, 394 (1965)] beim Meerschweinchen den Adrenalineffekt und — nur in niedriger Dosierung — die Uteruskontraktion. Der Gesamtalkaloidextrakt schwächt den Adrenalineffekt ab. NOVAK et al. [Planta med. (Stuttg.) *13*, 226 (1965)] führen die spasmolytische Wrkg. der Droge hauptsächlich auf die Cumarinderivate zurück. Einzelne Fraktionen verhindern außerdem die Vermehrung von DNS-Viren. In frischem, feuchtem Zustand wirkt Ruta graveolens blasenziehend auf der Haut, v. a. bei Sonnenbestrahlung, und erzeugt bei oraler Zufuhr Anschwellen der Zunge, Speichelfluß und Gastroenteritis. Die photodynamische Wrkg. beruht auf den Furocumarinen, v. a. dem Psoralen und kann zur Ursache einer Lichtdermatitis werden.

Anwendung. Hidroticum, als krampfstillendes und nervenberuhigendes Mittel, bei Hysterie und Epilepsie. In der Volksmedizin als Hautreizmittel, Gurgelmittel, Stomachicum-Carminativum, Antispasmodicum, Diaphoreticum, Anthelminticum, v. a. als Emmenagogum und Abortivum. In Polen auch als Cholereticum und Aphrodisiacum; in Südafrika in Form einer Abkochung als fiebersenkendes Mittel bei Typhus und Scharlach. In der Homöopathie bei Sensibilitäts- und Motilitätsstörungen, bei Decubitus, Intertrigo, Rheuma, Gicht, Neuralgie, Menorrhagie und Abortus imminens.

Dosierung. Mittlere Einzelgabe als Einnahme 0,5 g, max. Tagesdosis 1,0 g, Erg.B. 6.

Ruta HAB 34. Weinraute.

Frisches, vor Beginn der Blüte gesammeltes Kraut.

Arzneiform. Essenz nach § 3.

Arzneigehalt. 1/3.

In den Vorschlägen für das neue Deutsche HAB, Heft 7, S. 430 (1961) wird für die Urtinktur eine Dichte von 0,895 bis 0,907, ein Trockenrückstand von 2,5 bis 4,5% und ein pH von 4,3 verlangt. Der Gehalt an äth. Öl soll mind. 0,045% betragen. Außerdem werden einige Prüfungsrk., die Chr. und eine Gehaltsbestimmung des äth. Öls der Tinktur beschrieben.

Ruta graveolens HPUS 64. Rue.

Die ganze, frische Pflanze.

Arzneiform. Urtinktur: Arzneigeh. 1/10. Ruta graveolens, feuchte Masse mit 100 g Trocken-substanz und 300 ml W. = 400 g, A. USP (94,9%) 730 ml zur Bereitung von 1 000 ml der Tinktur. — Dilutionen: D 2 (2×) enthält 1 T. Tinktur, 2 T. dest. W., 7 T. A.; D 3 (3×) und höher mit A. HPUS (88 Vol.-%). — Medikationen: D 3 (3×) und höher.
Bestandteil von Alcoolatum vulnerarium CF 1908 (s. Lavandula).

Ruta chalepensis L.

Heimisch in Zentralamerika.

Inhaltsstoffe. Die Furocumarine Chalepensin $C_{16}H_{14}O_3$, Fp. 89 bis 90°, Chalepin $C_{19}H_{22}O_4$, Fp. 118°, und Chalepinacetat $C_{20}H_{24}O_5$, Fp. 104 bis 105° [BROOKER et al.: Lloydia *30*, 73 (1967)], Rutin, Rutamarin, Kokusaginin und Skimmianin [GONZALEZ: Chem. Abstr. *80*, 130487 (1974)], äth. Öl mit Nonanon-(2), Undecanon-(2). In den Früchten Xanthotoxin.

Anwendung. Wie Ruta graveolens. In der Volksmedizin als Tee gegen Masern, Scharlach, Kopfweh und Herzbeschwerden.

Bemerkung. Ruta angustifolia, Nordafrika, Ruta montana MILL., Sommerraute, und Ruta bracteosa Dc. Winterraute, Algerien, werden auf äth. Öl ausgewertet. Ruta montana wirkt ebenso wie R. angustifolia als Emmenagogum und abortiv.

Rutamycinum

Rutamycinum. Rutamycin USAN.

Antibioticum aus Kulturen von Streptomyces rutgersensis oder gleiche, auf anderem Wege hergestellte Verbindung.

Handelsform. Rutamycin (Lilly, USA).

Literatur. J. Amer. Med. Ass. *183*, 1029 (1963).

Ruthenium

Ruthenium.

Ru   A.G. 101,1

Vorkommen. Das Metall kommt in sehr geringen Mengen als Begleiter des Platins und als sehr seltenes Mineral Laurit, RuS_2, vor.

Eigenschaften. Graues oder silberweißes, glänzendes, sehr hartes, sprödes, leicht pulverisier-bares Metall, das von Königsw., Schwefel-, Salz-, Fluß- und Phosphorsäure bei Temperaturen < 100° nicht gelöst wird. Von Chlor- und Bromw. bei Raumtemp. nur schwer, von schmel-zendem Kaliumhydroxid und Natriumperoxid leicht angegriffen. d_4^{20} = 12,2; Fp. = etwa 2 500°; Kp. = etwa 4 150°. Das Metall oxidiert sich in der Kälte nicht; beim Glühen von gepulverter Substanz an der Luft < 700° entstehen keine definierten Oxide, zwischen 700° und 1 000° bildet sich RuO_2.

Anwendung. Meist in Form von Legierungen mit Platin oder anderen Platinmetallen für Füllfederhalterspitzen und Schmuckgegenstände, zu keramischen Farben.

Rutheniumrot Eu. P. I. — 69. Ruthenium red BP 73, BPC 73. Rutheniumrood Ned. 6.

$Ru_2(OH)_2Cl_4 \cdot 7\,NH_3 \cdot 3\,H_2O$ M.G. 551,3

Ammoniakhaltiges Rutheniumoxichlorid.

Bemerkung. Die Substanz ist in allen genannten Pharmakopöen als Rg. enthalten.

Eigenschaften. Bräunlich-rotes Pulver, das sich in W. vollständig löst zu einer hell-karme-sinfarbenen Lsg.; lösl. in Bleiacetat-Lsg.

Anwendung. Als Rg. In der Mikroskopie als Rg. auf Pektin, Gummi und Bakterien.

Rutheniumrot-Lösung. Lsg. von 80 mg Rutheniumrot in 100 ml Blei(II)-acetat-Lsg. (s. I, 758.)

Rutheniumtetroxid. Ruthenium(VIII)-oxid.

RuO_4 M.G. 165,10

Eigenschaften. Gelbes, krist., flüchtiges Pulver von unangenehmem Geruch, wenig lösl. in W. u. Zers., lösl. in Alkalilaugen. Sublimiert bei etwa 100° und kann bei dieser Temperatur explodieren, aber auch schon bei Raumtemperatur ohne ersichtlichen Anlaß. d = 3,29; Fp. = etwa 27°.

Hinweis. Wegen den hochexplosiven Eigenschaften soll die Substanz nur unmittelbar vor ihrer Verwendung hergestellt werden!

Anwendung. Als Oxidationsmittel.

Rutheniumtrichlorid. Ruthenium(III)-chlorid.

$RuCl_3$ M.G. 207,47

Eigenschaften. Braungelbes, krist., hygroskopisches Pulver, das sich > 500° zersetzt; lösl. in W. und A. d = 3,11.

Aufbewahrung. Gut verschlossen, vor Feuchtigkeit geschützt.

Rutinum

Rutinum.
S. II, 714.

Ryania

Ryania speciosa Vahl. Flacourtiaceae — Casearieae.
Heimisch im tropischen Amerika.

Ein 2 bis 10 m hoher Baum mit radialsymmetrischen Zweigen und einer pyramidenförmigen Krone; die kleinen Zweige sind fein behaart; die sternförmigen Haare mit vielen Segmenten, zusammengepreßt. Früchte rötlich.

Inhaltsstoff. Im Stamm- und Wurzelholz 0,16 bis 0,2% Ryanodin $C_{25}H_{35}NO_9$, Fp. 219 bis 220°, ein Ester der Pyrrol-α-carbonsäure mit dem Alkohol Ryanodol [Wiesner: Chem.-Abstr. *69*, 77557 (1968)].

Ryanodin

Wirkung. Die Droge wirkt insektizid; das reine Alkaloid besitzt eine 700fach stärkere Wrkg. Es wirkt sowohl als Fraß- als auch als Kontaktgift; Kumulation tritt nicht auf. Ryanondin bewirkt laut Wassermann [Arzneimittel-Forsch. *17*, 543 (1967)] eine irreversible Konstraktur quergestreifter Muskeln schon in niederen Konzentrationen. Lähmung der Atemmuskulatur oder des Herzmuskels sind dann die Todesursache. Die Präparate aus pulverisiertem Stammholz, z. B. Ryanex, sind gegen höhere Tiere kaum toxischer als Rotenon.

Anwendung. Als Insektizid.

Ryanodin

Ryanodin. Ryanex. Ryanicide. Ryauodine.

$C_{25}H_{35}NO_9$ M.G. 493,54

Vorkommen. Wirkstoff aus den Wurzeln und Stengeln der Ryania speciosa Vahl (Flacourtiaceen).

Eigenschaften. Kristalle, lösl. in W. mit neutraler Rk., A., Aceton, Ae., Chlf., praktisch unlösl. in Bzl. und PAe. Fp. = 219—220° bzw. 228—229° u. Zers. $[\alpha]_D^{25} = +26°$ (c = 1 in M.). $E_{1cm}^{1\%}$ in W. bei 268,5 nm = 352.

Anwendung. Als Insektizid in Handelspräparaten (speziell zur Bekämpfung des Apfelwicklers). Sowohl Kontakt- als auch Fraßgift.

Literatur. J. Amer. Chem. Soc. *70*, 3086 (1948).

Sabbatia

Sabbatia angularis Pursh (Chironia angularis L.). Gentianaceae — Gentianeae. American centaury. Bitter bloom.

Heimisch in Nordamerika.

Ein typischer Vertreter der Familie der Gentianaceae; einjährige oder perennierende Kräuter, mit ungeteilten, nebenblattlosen, gegenständigen Blättern. Blüten meist aktinomorph und zwittrig, oft groß und prächtig gefärbt, einzeln oder in cymösen Blütenständen. Kelch vier- bis zwölfzipfelig oder nicht verwachsen; Krone sympetal, vier- bis zwölfzipfelig. Staubblätter ebenso viele wie Kronblätter (oder weniger), auf der Krone inseriert: Fruchtknoten meist einfächerig mit zwei parietalen Plazenten mit vielen Samenanlagen (mit 1 Integument), Kapselfrüchte. Samen mit Endosperm.

Inhaltsstoffe. Gentiopikrin (Mesogentiogeninglucosid, Sabbatin, Sabatiin) $C_{16}H_{20}O_9$, Fp. 191° und 122°. Nach älteren Angaben Erythrocentaurin (Bitterstoff).

Anwendung. Als Herba sabbatiae angularis ähnlich wie Centaurium minus Moench (s. d.) als Amarum, Stomachicum, Tonicum und Febrifugum verwendet. In der Homöopathie.

Sabbatia angularis HAB 34.

Getrocknete, blühende Pflanze.

Arzeneiform. Tinktur nach § 4 mit 60%igem Weingeist.

Arzneigehalt. 1/10.

Sab(b)atia elliottii Steud. Quinine flower.

Heimisch in den USA.

Inhaltsstoff. Gentiopikrin.

Anwendung. Wie Sabbatia angularis, auch gegen Malaria verwendet; als Chininersatz. Liefert Herba Sabbatiae elliottii, Quinine flowers.

Saccharase

Saccharase. Invertase. Sucrase.

Vorkommen. Die Substanz kommt in allen höheren Pflanzen, vielen niederen Pilzen und Bakterien als Ferment vor (Carbohydrase), bei dem es sich dem chemischen Charakter nach um ein Polysaccharid-Proteid zu handeln scheint, dessen prosthetische Gruppe wahrscheinlich Kohlenhydrat-Struktur besitzt.

Herstellung. Nach speziellen Verfahren u. a. aus untergärigen Bierhefen oder frischer Bäckerhefe.

Eigenschaften. Die im Handel befindlichen Präparate stellen standardisierte, teilweise gereinigte, meist Stabilisatoren (Zucker, Glycerin, Tartrat) enthaltende Invertasen dar: Klare, schwach gelbliche, ölige Fl. von hefeartigem Geruch. pH = etwa 5 (Wrkg.-Optimum); die Substanz verliert oberhalb von 70° an Wirksamkeit. Der Wrkgs.-Wert der Invertase-Präparate kann u. a. nach *Weidenhagen* gemessen werden (s. Chemiker-Ztg. *1934*, 185).

Aufbewahrung. Gut verschlossen und kühl, vor Sonnenlicht geschützt.

Anwendung. In der Technik zum Weichhalten von Süßwaren (Marzipan, Pralinen, Fondants, Cremefüllungen). Zur Herst. von geschmacksreinem Invertzucker.

Handelsformen. Invertase (Bayer — BRD); Invertin (Merck — BRD); Melobonit (Naarden).

Literatur. AMMON, R., DIRSCHERL, W.: Fermente, Hormone, Vitamine und die Beziehungen dieser Wirkstoffe zueinander, Bd. I Fermente, Stuttgart: Thieme 1959.

Saccharinum

Bemerkung. S. auch VII B, 425 ff.

Saccharinum Helv. VI. Saccharin BP 73. Saccharine. Saccarina. Glusidum. Gluside. Garantose. Benzosulfimidum. Benzosulphimidum. Saccharimidum.

$C_7H_5O_3NS$ M.G. 183,2

o-Sulfobenzoesäureimid.

Gehalt. Mindestens 98,0 und höchstens 101,5%, bezogen auf die getrocknete Substanz (Helv. VI); mindestens 98,0%, ber. auf die getrocknete Substanz (BP 73).

Darstellung. Durch Behandeln von Toluol (I) mit Chlorsulfonsäure entstehen o- und p-Toluolsulfochlorid (II), die mit Ammoniakgas zu o- bzw. p-Toluolsulfamid (III) umgesetzt werden. Die feste p-Verbindung dient zur Herst. von Na-Sulfamidochlorid. Die fl. o-Verbindung wird mit KMNO$_4$ oxidiert; die entstehende o-Sulfamidobenzoesäure (IV) geht spontan unter H$_2$O-Austritt in o-Benzoesäuresulfimid (Saccharin) über, das durch Umkrist. aus H$_2$O rein erhalten wird (Helv. VI-Komm.).

Eigenschaften. Farblose Kristalle oder weißes, krist. Pulver, geruchlos und von intensiv süßem Geschmack. Fp. = 226—230°, lösl. in ca. 400 T. kaltem, 25 T. siedendem W., 30 T. 94%igem A. und 95 T. Ae., leicht lösl. in Alkalien. Der Geruch ist schwach aromatisch. Der pH-Wert der kaltgesätt., wss. Lsg. ist etwa 2,0. Gepufferte Lsg. der Substanz (pH = 7,0—8,0) sind noch nach 1stündigem Erhitzen unterhalb 150° beständig. d = 0,828.

Erkennung. 10 mg Substanz + 10 mg Resorcin + 5 Tr. Schwefelsäure (95%ig) werden erhitzt, bis die Mischung über gelbrot braun geworden ist. Nach dem Erkalten wird sie in 10 ml W. gelöst und die Lsg. mit Natriumhydroxyd (7%ig) alkalisch gemacht. Es erscheint eine intensive grüne Fluoreszenz (Helv. VI, ähnl. BP 73). — 2. 0,1 g Substanz werden in 5 ml 10%iger Natronlauge gelöst und zur Trockne eingedampft. Der Rückstand wird über kleiner Flamme vorsichtig erhitzt, bis kein Ammoniak mehr entwickelt wird. Man läßt abkühlen, löst in 20 ml W., neutralisiert die Lsg. mit verd. Salzsäure und filtriert. Auf Zugabe 1 Tr. Eisen(III)-chlorid-Lsg. entsteht eine violette Fbg. (BP 73). — 3. Eine gesätt. Lsg. der Substanz reagiert sauer gegen Lackmus (BP 73).

Prüfung. 1. Eigenschaften der Lsg.: 1 ml Stammlsg. + 1 000 ml W. müssen noch deutlich süß schmecken (Helv. VI). — Stammlsg.: 4,0 g Substanz werden in 6 ml W. + 14 ml Natrium-acetat-Lsg. gelöst. Diese Lsg., die klar und farblos sein muß, dient nach dem Verdünnen mit W. auf 40 ml als Stammlsg. — 2. Reaktion der Lsg.: Eine kalt gesätt. Lsg. der Substanz rötet blaues Lackmuspapier (Helv. VI). — 3. Ammonium: In 5 ml Stammlsg. dürfen Ammonium-Ionen nicht nachweisbar sein (Helv. VI). — 0,5 g Substanz werden mit 1 g Magnesiumoxid und 10 ml W. gemischt und erwärmt. Dabei eventuell entstehende Dämpfe dürfen angefeuch-tetes rotes Lackmuspapier nicht verfärben (BP 73). — 4. Schwermetalle: In 10 ml Stammlsg. dürfen Schwermetalle nicht nachweisbar sein (Helv. VI, ähnlich BP 73). — 5. Arsen: Höchstens 2 ppm (BP 73). — 6. Blei: Höchstens 10 ppm (BP 73). — 7. Sulfat: In 10 ml Stammlsg. dürfen Sulfat-Ionen nicht nachweisbar sein (Helv. VI). — 8. Salicylsäure: 2 ml Stammlsg. geben mit 1 Tr. Eisen(III)-chlorid-Lsg. eine rötlichbraune Fbg. Die Lsg. darf weder violett noch dunkler braun werden als 2 ml folgender Mischung: 3,5 ml Natriumacetat-Lsg. + 6,5 ml W. + 1 Tr. Eisen(III)-chlorid-Lsg. (Helv. VI). — 9. 4-Sulfaminobenzoesäure: 6 ml Stammlsg. + 5 Tr. Essigsäure 12%ig müssen nach 24 Std. noch klar sein (Helv. VI). — 10. Fremde Verunreinigungen: Auf einer Kieselgel-GF$_{254}$-Schicht werden auf 3 Startpunkten a—c auf-getragen:

    a: 1 μl einer 5 Gew./Vol.-% Lsg. in Aceton
    b: 5 μl derselben Lsg.
    c: 1 μl einer 5 Gew./Vol.-% Lsg. von Saccharin als Bezugssubstanz in Aceton

Die Frontlinie wird 120 mm von der Startlinie entfernt durchgezogen. Als Laufmittel dient eine frisch bereitete Mischung von 35 Vol.-T. A. 94%ig + 15 Vol.-T. Chlf. + 2 Vol.-T. Ammoniak 25%ig. Es wird sofort in der nicht klimatisierten Kammer chromatographiert. Die Chromatogramme werden 10 Min. im Trockenschrank bei 110° getrocknet.

Chromatogramme a und b: Im UV 254 erscheint je 1 Fleck, entsprechend dem Fleck auf dem Chromatogramm c. Weitere Flecken dürfen nicht sichtbar sein (Benzoesäure, p-Phenetol-carbamid).

Nun wird mit Schwefelsäure 95% besprüht und 20 Min. im Trockenschrank bei 150° erhitzt.

Chromatogramme a und b: Es dürfen keine dunklen, tiefer als der Saccharinfleck gelegenen Flecke auftreten (Natriumcyclamat) (Helv. VI). — Prüf. nach BP 73: Die Prüf. wird eben-falls d.chr. durchgeführt. Stationäre Phase: Kieselgel G. Mobile Phase: 100 Vol.-T. Chlf., 50 Vol.-T. M. und 11,5 Vol.-T. Ammoniak. Aufzutragende Lsg.: 1. 2 μl einer 0,5%igen Lsg. der Substanz in einer Mischung aus 4 Vol.-T. M. und 1 Vol.-T. Aceton. Eine 0,005%ige Lsg. von 4-Sulfamoylbenzoesäure-BP-73-Standardsubstanz in dem gleichen Lsgm. 3. Eine 0,005%ige Lsg. von Toluol-2-sulfonamid-BP-73-Standardsubstanz in dem gleichen Lsgm.

Nach dem Entwickeln wird die Chromatographieplatte in einem warmen Luftstrom ge-trocknet, 5 Min. bei 105° erhitzt und die noch heiße Platte mit Natriumhypochlorit-Lsg., die so mit W. verd. wird, daß sie etwa 0,5% verfügbares Chlor enthält, besprüht. Dann wird in einem kalten Luftstrom getrocknet, bis die besprühte Fläche auf der Platte unterhalb der Auftragungslinie eine fein blaue Fbg. annimmt, wenn sie mit 1 Tr. einer Mischung, die man durch Auflösen von 0,5% Kaliumjodid in Stärke-Lsg., die 1% Eisessig enthält, betupft wird. Man sollte es vermeiden, die Platte längere Zeit dem kalten Luftstrom auszusetzen. Dann soll die Platte mit der gleichen Mischung besprüht werden. Die Flecke auf dem Chromatogramm der Lsg. 2 und 3 sollen in allen korrespondierenden Flecke auf dem Chromatogramm der Lsg. 1 (BP 73). — 11. Trocknungsverlust: Höchstens 1,0%, bestimmt mit 0,5 g Substanz im Trockenschrank bei 105° (Helv. VI, BP 73). — 12. Verbrennungsrückstand: Höchstens 0,1% bestimmt mit 0,5 g Substanz (Helv. VI). — 13. Sulfatasche: Höchstens 0,2% (BP 73).

UV-Absorptionsspektrum. Die Substanz, in 0,01 n Natriumhydroxyd-Lsg. vermessen, zeigt Maxima bei 234,5 nm ($E_{1cm}^{1\%} = 351$) und 268 nm ($E_{1cm}^{1\%} = 89$), sowie eine Inflexion bei 284 nm.

Gehaltsbestimmung. Helv. VI und BP 73 lassen eine Stickstoffbestimmung nach KJELDAHL durchführen. 1 ml 0,1 n Salzsäure entspricht 18,32 mg $C_7H_5O_3NS$.

Aufbewahrung. In gut verschlossenen Gefäßen.

Dosierung. Einzeldosis p.o. 10—60 mg (Helv. VI).

Anwendung. Als kohlenhydratfreier Süßstoff für Diabetiker und als Geschmackskorrigens in Emulsionen, Mundwässern usw.

Metabolismus. Die Substanz wird schnell vom Gastrointestinaltrakt resorbiert und unverändert ausgeschieden, hauptsächlich mit dem Harn innerhalb von 24 Std.

Handelsformen. Bayer-Süßstoff; Saccharin (Heyden, BRD); Sachillen usw.

Saccharin Calcium NF XIV.

$C_{14}H_8CaN_2O_6S_2 \cdot 3^1/_2 H_2O$ 　　　　　　　　　　　　　　　M.G. 467,48

2-Sulfo-benzoesäure-imid, Calcium-Salz.

Gehalt. Mindestens 98,0 und höchstens 101,0%, ber. auf die wasserfreie Substanz (NF XIV).

Eigenschaften. Weiße Kristalle oder weißes, krist. Pulver. Die Substanz ist entweder geruchlos oder hat einen schwachen, aromatischen Geruch sowie einen intensiven Geschmack, sogar in stark verd. Lsg. Die Substanz ist in verd. Lsg. etwa 300mal süßer als Saccharose; leicht lösl. in W.

Erkennung. 1. Etwa 100 mg Substanz werden in 5 ml Natriumhydroxyd-Lsg. (1 in 20) gelöst. Die Lsg. wird zur Trockne eingedampft, der Rückstand vorsichtig über kleiner Flamme erhitzt, bis kein Ammoniak mehr entwickelt wird. Der Rückstand wird abgekühlt und in 20 ml W. gelöst. Die Lsg. wird mit verd. Salzsäure neutralisiert und filtriert. Nach Zusatz von 1 Tr. Eisen(III)-chlorid-Lsg. zum Filtrat entsteht eine violette Fbg. (NF XIV). — 2. 20 mg Substanz werden mit 40 mg Resorcin gemischt. Dann setzt man 10 Tr. Schwefelsäure zu und erhitzt die Mischung auf einem Ölbad etwa 3 Min. auf 200°. Dann läßt man abkühlen, setzt 10 ml W. und einen Überschuß an Natronlauge zu. Dabei entwickelt sich eine grüne Fluoreszenz (NF XIV). — 3. Eine Lsg. der Substanz in W. (1 in 10) zeigt die charakteristischen Rk. auf Calcium (NF XIV). — 4. 10 ml einer Lsg. der Substanz in W. (1 in 10) werden mit 1 ml Salzsäure versetzt. Dabei entsteht ein krist. Nd. von Saccharin. Der Nd. wird gut mit kaltem W. gewaschen u. 2 Std. bei 105° getrocknet. Er schmilzt zwischen 226 und 230° (NF XIV).

Prüfung. 1. Wassergehalt: Der W.-Geh. der Substanz soll zwischen 3,0 und 15,0% liegen (NF XIV). — 2. Benzoat und Salicylat: 10 ml einer Lsg. der Substanz in W. (1 in 20) werden vorsichtig mit 5 Tr. Essigsäure angesäuert. Nach Zusatz von 3 Tr. Eisen(III)-chlorid-Lsg. darf kein Nd. und keine violette Fbg. entstehen (NF XIV). — 3. Arsen: Höchstens 0,0003% (NF XIV). — 4. Selen: Höchstens 0,003% (NF XIV). — 5. Schwermetalle: 4 g Substanz werden in 46 ml W. gelöst. Dieser Lsg. werden 4 ml verd. Salzsäure (1 in 12) zugesetzt. Man mischt und reibt die innere Wand des Gefäßes mit einem Glasstab, bis Kristallisation einsetzt. Dann läßt man die Lsg. 1 Std. lang stehen, filtriert durch ein trockenes Filter, verwirft die ersten 10 ml Filtrat und verwendet 25 ml des Filtrates zum Nachweis auf Schwermetalle. Der Geh. darf höchstens 0,001% betragen (NF XIV). — 6. Leicht verkohlende Substanzen: 200 mg Substanz werden in 5 ml Schwefelsäure gelöst und 10 Min. bei einer Temp. von 48—50° gehalten. Dabei darf sich die Lsg. nicht intensiver färben als folgende Vgl.-Lsg.: 0,1 T. Kobaltchlorid-Lsg., 0,4 T. Eisen(III)-chlorid-Lsg., 0,1 T. Kupfersulfat-Lsg. und 4,4 T. W. (NF XIV).

Gehaltsbestimmung. Etwa 500 mg Substanz werden genau gewogen und unter Zusatz von 10 ml W. in einen Scheidetrichter überführt. Man versetzt mit 2 ml verd. Salzsäure und extrahiert den Nd. zuerst mit 30 ml, dann 5mal mit je 20 ml einer Mischung aus 9 Vol.-T. Chlf. und 1 Vol.-T. A. Die vereinigten Extrakte werden auf einem Wasserbad zur Trockne eingedampft. Der Rückstand wird in 40 ml A. gelöst, mit 40 ml W. versetzt, gemischt und nach Zusatz von Phenolphthalein mit 0,1 n Natriumhydroxyd-Lsg. titriert. In gleicher Weise wird eine Blindtitration durchgeführt mit einer Mischung aus 40 ml A. und 40 ml W. 1 ml 0,1 n Natriumhydroxyd entspricht 20,22 mg $C_{14}H_8CaN_2O_6S_2$ (NF XIV).

Anwendung. Als Süßstoff.

Saccharinum Natrium 2. AB — DDR. Saccharin-Natrium DAB 7 — BRD. Saccharini Natrium ÖAB 9. Saccharinum natricum Helv. VI, Jap. 71. Saccharin Sodium BP 73, NF XIV. Saccharinum solubile Ross. 9. Saccharinnatrium Nord. 63. Saccharoidum natricum Ned. 6. Saccharine sodique. Saccarina sodica.

$C_7H_4O_3NSNa \cdot 2H_2O$ M.G. 241,2

(wasserfrei) M.G. 205,2

o-Sulfobenzoesäureimid, Natrium-Salz.

Gehalt. Mindestens 98,0%, ber. auf die getrocknete Substanz (DAB 7 — BRD, BP 73, Jap. 71); 99—101,0%, ber. auf die bei 120° getrocknete Substanz (2. AB — DDR); 98,0 bis 101,5%, bez. auf die getr. Substanz (Helv. VI); 98,5—101,5% (ÖAB 9); 82,5—95,0% (Nord. 63); mindestens 84,5 und höchstens 86,2% (Ned. 6); mindestens 98,0 und höchstens 101,0%, ber. auf die getrocknete Substanz (NF XIV).

Darstellung. Durch Umsetzen von Saccharin mit Natriumcarbonat und anschließendem Eindampfen der Lsg. im vac. bis zur Kristallisation.

Eigenschaften. Farblose, an trockener Luft verwitternde Kristalle oder weißes, krist. Pulver von intensiv süßem und brennendem Geschmack und nicht wahrnehmbarem Geruch, leicht lösl. in W., lösl. in 90%igem A., praktisch unlösl. in Ae. und Chlf. Die Substanz verwittert leicht an trockener Luft. Die Süßkraft ist etwa 500mal größer als die des Rohrzuckers.

Erkennung. 1. Die mit 6 n Salzsäure befeuchtete Substanz färbt beim Erhitzen die nicht leuchtende Flamme intensiv und anhaltend gelb (DAB 7 — BRD, 2. AB — DDR, Helv. VI, u. a.). — 2. 5,0 ml Prüf-Lsg. geben auf Zusatz von 2,0 ml 3 n Salzsäure einen weißen Nd. von Saccharin, das nach dem Waschen mit W. und Trocknen bei 105° zwischen 226° und 230° schmilzt (DAB 7 — BRD, ähnlich 2. AB — DDR, Helv. VI, ÖAB 9 u. a.). — Prüf-Lsg. nach DAB 7 — BRD: 3,00 g Substanz werden zu 60,0 ml gelöst. — 3. 0,20 g Substanz werden mit 1,0 ml 3 n Natronlauge zur Trockne eingedampft. Der Rückstand wird vorsichtig geschmolzen. Dabei darf die Temp. der Schmelze 320° nicht überschreiten. Die Schmelze wird nach dem Erkalten in 3—5 ml warmem W. gelöst. Nach dem Erkalten wird filtriert, das Filtrat mit 3 n Schwefelsäure angesäuert und mit Ae. ausgeschüttelt. Der nach dem Verdunsten des Ae. hinterbleibende Rückstand wird in wenig W. gelöst. Die Lsg. gibt mit 0,10 ml Eisen(III)-chlorid-Lsg. IV eine violette Fbg. (DAB 7 — BRD). — 4. 0,020 g Substanz werden mit 0,040 g Resorcin und 10 Tr. konz. Schwefelsäure versetzt. Die Mischung wird über einer kleinen Flamme erwärmt, bis sie eine dunkelgrüne oder dunkelbraune Fbg. zeigt. Nach dem Erkalten und Zusatz von 10,0 ml W. sowie 10,0 ml 6 n Natronlauge zeigt die Mischung eine kräftig grüne Fluoreszenz (2. AB — DDR, ähnlich Helv. VI, ähnlich ÖAB 9 u. a.). — 5. Erhitzt man die Substanz zum Schmelzen, so zers. sie sich unter Entwicklung basisch reagierender Dämpfe (ÖAB 9). — 6. Löst man den Verbrennungsrückstand von etwa 0,5 Substanz unter Erwärmen in W., so gibt ein Teil der filtrierten Lsg. mit Bariumchlorid-Lsg. einen weißen, feinkrist. Nd., der in Salzsäure unlösl. ist (ÖAB 9). — 7. Der Rest der für die vorhergehende Prüf. bereiteten filtrierten Lsg. gibt beim Erhitzen mit 4 ml Kaliumantimonat-Lsg. einen weißen, krist. Nd. (ÖAB 9). — 8. Identifizierung des Saccharins nach Kofler: Isolierung durch Mikrosublimation bei 190—210°. Schmelzintervall (unter dem Mikroskop): 226—228°. Eutektische Temp. der Mischung mit Salophen: 165° (ÖAB 9). — 9. 0,2 mg Substanz werden mit 1 ml konz. Essigsäure oder 1 ml Essigsäureanhydrid 5 Min. zum Sieden erhitzt. Nach dem Abkühlen und Zusatz von 10 ml W. entsteht ein weißer, krist. Nd. von N-Acetylsaccharin. Nach mehrfachem Auswaschen mit W. und Umkristallisieren aus 10 ml A. schmelzen die bei 105° getrockneten Kristalle bei 199 bis 203° (Nord. 63).

Prüfung. 1. Sauer oder alkalisch reagierende Verunreinigungen: Je 1,0 ml Prüflsg. darf auf Zusatz von 0,05 ml Methylrot-Lsg. II orange, aber nicht rot, und auf Zusatz von 0,05 ml Bromthymolblau-Lsg. nicht blau gefärbt werden (DAB 7 — BRD, ähnlich 2. AB — DDR u. a.). — 10 ml der Lsg. (1 + 9) werden nach Zusatz von 5,00 ml 0,01 n Salzsäure aufgekocht. Nach dem Abkühlen versetzt man mit 2 Tr. Phenolphthalein-Lsg. und titriert hierauf mit 0,01 n Natriumhydroxyd-Lsg. zurück. Es dürfen nicht weniger als 4,50 ml und nicht mehr als 5,50 ml verbraucht werden (ÖAB 9). — 2. Schwermetall-Ionen: In 12,0 ml Prüflsg. dürfen Schwermetall-Ionen nach I, 254 nicht nachweisbar sein (DAB 7 — BRD, ähnlich Helv. VI, ÖAB 9 u. a.). — 3. Ammonium-Ionen: In 5,0 ml Prüflsg. dürfen Ammonium-Ionen nach I, 241 nicht nachweisbar sein (DAB 7 — BRD, ähnlich 2. AB — DDR, ÖAB 9, Helv. VI u. a.). — 4. Chlorid-Ionen: 4,00 ml Prüflsg. werden nach I, 257 auf Chlorid-Ionen geprüft. Die mit Salpetersäure versetzte Untersuchungslsg. wird unter öfterem Umschütteln 15 Min. lang stehen gelassen. Vom Nd. wird abfiltriert und das Filtrat unter Nachwaschen des Filters zu 11,0 ml ergänzt. Erst dann erfolgt der Zusatz der 0,1 n Silbernitrat-Lsg. (DAB 7 — BRD). —

5. Carbonat-Ionen: 0,50 g Substanz werden mit 1,0 ml 3 n Essigsäure erhitzt. Beim Einleiten der entstehenden Dämpfe in Bariumhydroxyd-Lsg. darf keine Trbg. entstehen (DAB 7 — BRD). — 6. Benzoesäure-4-Sulfonamid: 10,0 ml Prüflsg. dürfen sich nach Zusatz von 0,15 ml Essigsäure innerhalb einer Std. nicht trüben (DAB 7 — BRD, ähnlich 2. AB — DDR, Helv. VI, ÖAB 9 u. a.). — 7. Salicylsäure, Benzoesäure: 10,0 ml Prüflsg. dürfen sich nach Zusatz von 0,15 ml Essigsäure und 0,50 ml Eisen(III)-chlorid-Lsg. IV nicht violett färben. und keine gelbe oder blaurote Fllg. geben (DAB 7 — BRD, ähnlich ÖAB 9, Helv. VI u. a.). — 8. Fremde Verunreinigungen: Die Prüf. wird, wie bei Saccharinum beschrieben, d.chr. durchgeführt mit der Abweichung, daß auf die Startpunkte a und b aufgetragen werden:

a: 1 µl einer 5 Gew.-Vol.%-Lsg. des bei der Prüf. auf Erkennung Nr. 2 erhaltenen Nd. in Aceton,

b: 5 µl derselben Lsg. (Helv. VI).

9. Arsen: Höchstens 2 ppm (BP 73). — 10. Blei: Höchstens 10 ppm (BP 73). — 11. Selen: Höchstens 0,003% (NF XIV). — 12. Leicht verkohlende Substanzen: 200 mg Substanz werden in 5 ml Schwefelsäure gelöst und 10 Min. bei einer Temp. von 48—50° gehalten. Dabei darf sich die Lsg. nicht stärker färben als folgende Vgl.-Lsg.: 0,1 T. Kobaltchlorid-Lsg., 0,4 T. Eisen(III)-chlorid-Lsg., 0,1 T. Kupfersulfat-Lsg. und 4,4 T. W. (NF XIV, ähnlich Jap. 71). — 13. Verhalten gegen Schwefelsäure: 0,50 g Substanz werden nach Bd. I, 239, auf Verhalten gegen Schwefelsäure geprüft. Die Lsg. darf nicht stärker gefärbt sein als 5,0 ml einer Mischung von 0,20 ml Eisen(III)-chlorid-Lsg. III, 0,20 ml Kobalt(II)-chlorid-Lsg., 0,20 ml Kupfer(II)-sulfat-Lsg. und 24,4 ml 1%ige Salzsäure (DAB 7 — BRD). — 14. Trocknungsverlust: 0,200 00 g Substanz werden bei 120° 4 Std. getrocknet. Die Substanz darf höchstens 15,0% Masse verlieren (2. AB — DDR, ähnlich DAB 7 — BRD, Helv. VI, ÖAB 9 u. a.). — Mindestens 12,0% und höchstens 16,0%, wenn die Substanz bei 105° bis zum konst. Gew. getrocknet wird (BP 73).

Gehaltsbestimmung. 1. 0,20 g Substanz, genau gewogen, werden in 5,0 ml Essigsäure unter schwachem Erwärmen gelöst. Die Lsg. wird mit 25,0 ml Bzl. versetzt und nach dem Erkalten und Zusatz von 0,15 ml 1-Naphtholbenzein-Lsg. mit 0,1 n Perchlorsäure bis zum Umschlag nach Grün titriert. 1 ml 0,1 n Perchlorsäure entspricht 18,22 mg $C_7H_4NO_3S^-$ oder, ber. auf die Substanz, 20,52 mg $C_7H_4NNaO_3$ (DAB 7 — BRD, ähnlich 2. AB — DDR, ÖAB 9). — 2. Nach Helv. VI wird eine Bestimmung des Stickstoffs nach KJELDAHL durchgeführt. 1 ml 0,1 n Salzsäure entspricht 20,52 mg $C_7H_4O_3NSNa$. — 3. BP 73 läßt ebenfalls eine Kjeldahlbestimmung durchführen; die Titration erfolgt mit 0,1 n Schwefelsäure. — 4. Etwa 0,2 g Substanz, genau gewogen, werden in einem großen Tiegel mit 1 g Ammoniumchlorid und 2 ml W. versetzt. Man dampft vorsichtig zur Trockne ein und glüht das Ganze. Der Rückstand wird mit W. gelöst und mit 0,1 n Silbernitrat-Lsg. bis zur Orangegelbfbg. titriert unter Verwendung von Kaliumchromat-Lsg. als Indikator. 1 ml 0,1 n Silbernitrat-Lsg. entspricht 0,205 2 g wasserfreier Substanz (Ross. 9, ähnlich Nord. 63). — 5. Etwa 500 mg Substanz werden in einem Scheidetrichter in 10 ml W. gelöst. Man versetzt mit 2 ml verd. Salzsäure und extrahiert den Nd. mit 30 ml und dann mit 5×20 ml eines Lsgm. aus 9 Vol.-T. Chlf. und 1 Vol.-T. A. Die kombinierten Extrakte werden auf einem Dampfbad zur Trockne eingedampft. Der Rückstand in 40 ml A. gelöst, mit 40 ml W. gemischt und unter Zusatz von Phenolphthalein-Lsg. mit 0,1 n Natronlauge titriert. In gleicher Weise wird eine Blind-Titration unter Verwendung einer Mischung aus 40 ml A. und 40 ml W. durchgeführt. 1 ml 0,1 n Natronlauge entspricht 20,52 mg $C_7H_4NNaO_3S$ (NF XIV, ähnlich Jap. 71).

Aufbewahrung. In gut schließenden Gefäßen.

Anwendung. Als Süßstoff, speziell bei Zuständen, bei denen Zucker vermieden werden soll, wie Diabetes, Fettsucht. Die Substanz wird im Darm resorbiert und größtenteils unverändert mit dem Harn ausgeschieden. Der Süßungsgrad ist konzentrationsabhängig und wächst mit der Verdünnung stark an. Bei den gebräuchlichen Konz. (entsprechend einer 2—10%igen Rohrzuckerlsg.) liegt er zwischen 560 und 190.

Handelsformen. Saccharinetten; Saccharin solubile; Sukrinetten (Heyden) u. a.

Saccharose

Saccharose

S. VII B, 554.

Saccharum

Saccharum officinarum L. Poaceae — Andropogonoideae — Andropogoneae. Zuckerrohr. ·Sugar Cane. Canne à sucre. Canna da zucchero.

Heimisch im tropischen Asien. In allen tropischen und subtropischen Ländern, auch in Ägypten kultiviert. Die Hauptanbaugebiete sind Kuba, Haiti, Jamaika, Brasilien, Java und die Philippinen.

Beschreibung. Ährchen in Trauben, diese in großen, reich behaarten, ausgebreiteten, hängenden Rispen. Ährchen in Paaren mit einer weiblichen und einer männlichen Blüte, meist das eine gestielt, das andere sitzend. Spelze dünnhäutig. Stärkekörner einfach, rundlich. Der Halm ist zylindrisch und besteht aus mehreren Knoten und Internodien.

Anbau. In der Kultur wählt man eine Varietät, die das Vermögen zu blühen fast vollständig verloren hat und sich leicht durch Stecklinge vermehren läßt. Die erste Ernte nach dem Vermehren ist als „plant crop" bekannt, die folgenden Ernten als „ratoon". Der Ertrag an Rohr und Zucker erhöht sich durch hohe Temperatur, viel Sonnenbestrahlung, Bewässerung und Düngung mit N, P, K und Ca. Eine hohe Stickstoffdüngung, v. a. kurz vor der Ernte, ruft jedoch eine Abnahme der Konzentration an Zucker im Saft hervor.

Inhaltsstoffe. Im Mark ca. 20% Zucker, der in den Blättern gebildet wird; Fumar-, Oxal-, Malon-, Zitronen-, Aconit-, Bernstein-, Mesaconit- und Chlorogensäure, Stärke, Kieselsäure in Form von Phytolithen. In der roten Varietät Delphinidinmonomethyläther. Im Wachs 50% polymere Aldehyde, 25 bis 27% Alkohole, 7 bis 8% Säuren, alle mit einer Kettenlänge von hauptsächlich C_{28}, und 8 bis 9% Paraffine mit einer Kettenlänge von C_{27}. Nach BRYCE et al. [Tetrahedron (London) *23*, 1283 (1967)] die Triterpene Arundoin (Fernenol-Methyläther) und Sawamilletin (Taraxerolmethyläther); ferner nach DESHMANE et al. [Tetrahedron (London) *27*, 1109 (1971)] Taraxerol, β-Amyrin, Betulin, Isosawamilletin (β-Amyrin-methyläther), Cylindrin (Isoarborinol-methyläther), 24-Methyl- und 24-Äthyllophenol, Ikshusterol (Stigmast-5-en-3β,7α-diol), Epiikshusterol und Stigmastan-3β,5α,6β-triol. Nach der Verseifung fanden SCHUBERT et al. v. a. Palmitin- und Stearinsäure, Ölsäure, Ceryl- und Myricylalkohol; im unverseifbaren Anteil Phytosterine (7,1 bis 8,8%), wie Stigmasterin, Sitosterin, Campesterin; Carotinoide. In der Melasse ein Polysaccharid (aus Hexosen und Pentosen) mit zytostatischer Wrkg. [SUGAYAMA et al.; Chem. Abstr. *64*, 7978 (1966)]. Im Blatt 0,012% Vitamin C. Ferner nach WILLIAMS und HARBORNE [Phytochemistry *13*, 1141 (1974)] die Kaliumbisulfatsalze von Tricin-7-glucosid, -7-diglucosid und -neohesperidosid, weiterhin Tricin-5-glucosid. In einigen Hybriden fanden sie noch Isoorientinderivate und zwei Vitexin-C-glykoside.

Anwendung. Zur Rohrzucker-(Kolonialzucker-)gewinnung; Zuckerrohr ist eine der ertragreichsten Pflanzen zur Umwandlung von Sonnenenergie in Kohlenhydrate. Das Wachs wird als Ausgangsmaterial zur Gewinnung von Steroidhormonen vorgeschlagen. Ferner wird es bei der Herstellung von Schuh- und Fußbodenpflegemitteln, Möbelpolituren, Isoliermitteln u. a. verwendet. Das daneben anfallende Fett für kosmetische Zwecke. In der Volksheilkunde Süd- und Ostafrikas die Wurzel als Emolliens, Stimulans und Diureticum; die Pflanze gegen Wunden und Lungenerkrankungen.

Saccharum

S. VII B, 532.

Saccharum amylaceum

S. VII B, 532 u. Glucose.

Saccharum lactis

S. VII B, 539 u. Lactose.

Säuregelb D

Säuregelb D.

S. I, 237 u. Tropäolin 00.

Safranin

Safranine T Ross. 9. Safranine BP 73. Safranin O NF XIV. Safranin T. Tolusafranin.

$$C_{20}H_{19}ClN_4 \cdot C_{21}H_{21}ClN_4 \qquad\qquad 350,85 + 364,88$$

Gemisch von 10-Phenyl-3,6-diamino-2,7-dimethylphenaziniumchlorid und 10-o-Tolyl-3,6-diamino-2,7-dimethyl-phenaziniumchlorid.

Bemerkung. Die Substanz ist in den genannten Pharmakopoen als Rg. enthalten.

Eigenschaften. Dunkelrotes bis rotbraunes Pulver, lösl. in W. mit roter Farbe, in A. rot mit gelbroter Fluoreszenz. 1 g Substanz löst sich in 50 ml 70%igem A. Die Substanz ist stark giftig.

Erkennung. 1. 10 ml einer 0,5%igen Lsg. der Substanz werden mit 5 ml Salzsäure versetzt. Dabei entsteht eine bläulich-violette Lsg. (NF XIV, BP 73). — 2. 10 ml einer 0,5%igen Lsg. der Substanz werden mit 5 ml Natriumhydroxyd-Lsg. (1 in 5) versetzt. Dabei entsteht ein bräunlich-roter Nd. (NF XIV, BP 73). — 3. 100 mg Substanz werden mit 5 ml Schwefelsäure versetzt. Dabei entsteht eine Lsg., die sich beim Verdünnen blau und schließlich rot färbt (NF XIV, BP 73).

UV-Absorption. 50 mg Substanz werden in 250 ml 50%igem A. gelöst. 3 ml dieser Lsg. werden auf 250 ml mit 50%igem A. verd. Von dieser Lsg. wird in 1-cm-Küvetten mit einem geeigneten Spektralphotometer die Absorption bestimmt. Das Absorptionsmaximum liegt im Bereich von 530 bis 533 nm. Das Verhältnis $(P - 15)/(P + 15)$ liegt zwischen 1,10 und 1,32, wobei P die Wellenlänge der maximalen Absorption bedeutet (NF XIV).

Anwendung. Als Farbstoff zum Kattundruck, zum Färben von tannierter Baumwolle und Seide, zum Nachweis unterirdischer Flußläufe. In der Mikroskopie zur Brucellenfbg., als Redox-Indikator; $E_{01/2}$ bei pH 7 = −0,29 Volt; $r_H = 4$ (rot) bis 7,5 (farblos). Als Rg. zum Nachweis von Nitriten.

Literatur. Siehe „Org. Rg. für die anorgan. Analyse", 2. Aufl., 1961, E. Merck AG, Darmstadt, Verlag Chemie GmbH, Weinheim (Bergstraße).

Safranine solution BP 73.

Es wird eine gesätt. Lsg. von Safranin T in 70%igem A. verwendet.

Safrol

Safrol. Safrole.

$$C_{10}H_{10}O_2 \qquad\qquad M.G.\ 162,18$$

3,4-Methylendioxy-1-allyl-benzol.

Vorkommen. Die Substanz kommt zu etwa 80% im ätherischen Öl von Sassafras officinale Nees (Lauraceae) vor.

Eigenschaften. Farblose Fl. von safranartigem Geruch, praktisch unlösl. in W., leicht lösl. in A., mischbar mit Chlf. und Ae. $d_4^{20} = 1,10$. Kp. $= 235,9°$, $n_D^{20} = 1,5383$.

Aufbewahrung. Gut verschlossen, vor Licht und Luft geschützt.

Anwendung. Die Substanz wurde medizinisch wie Sassafrasöl gebraucht, in der Parfümerie, zur Denaturierung von Fetten, in der Seifenindustrie, zur Herst. von Heliotropin; ferner dient die Substanz als Lockstoff für Insekten.

Sagittaria

Sagittaria sagittifolia L. (S. sagittaefolia L., S. aquatica LAM., S. major SCOP.).

Alismataceae. Pfeilkraut. Flèche d'eau. Erba saelta. Occhio d'asino.

Heimisch in Europa und Asien, auf schlammigen Böden, in Seebuchten und Schilf-beständen, nicht im Gebirge.

20 bis 100 cm hoch, sehr veränderlich. Blätter grundständig, die unteren flutend, riemen-förmig, 3 bis 6 mm breit, parallelnervig, linealisch, sitzend, die folgenden schwimmend, mit ovaler oder etwas pfeilförmiger Blattfläche, die älteren in der Regel aufgerichtet, langgestielt, verschieden breit, mit länglichen oder lanzettlichen dreieckigen, selten linealischen spitzen, bis 10 cm langen Pfeillappen. Tragblätter der Blüten meist kurz dreieckig, hautrandig, Blüten ansehnlich, bis 2 cm im Durchmesser. Blütenstiele der männlichen Blüten meist mehr als doppelt so lang wie die der weiblichen. Kelchblätter breit-eiförmig bis rundlich, vielnervig. Blumenblätter viel größer, halbkreisrund, genagelt, zart, vergänglich, am Grund mit purpur-rotem Fleck. Früchtchen zahlreich, schief verkehrt-eiförmig, an der Spitze kurz geschnäbelt, auf dem Rücken und auf der Bauchseite geflügelt, von der Seite her stark zusammengedrückt. Die Pflanze überwintert durch etwa walnußgroße Knollen, die sich im Herbst an der Spitze von oft verlängerten Ausläufern bilden. Im Frühjahr treibt die Knolle entweder wiederum einen Ausläufer oder geht sofort dicht über ihrer Spitze zur Blattbildung über.

Inhaltsstoffe. In den Samen Glucose, Fructose, Saccharose, Raffinose und Stachyose, im Rhizom die gleichen Zucker neben viel Stärke und zwei Ketosen Sp_1 und Sp_2. In den Blättern Flavonoide und 0,1% Kautschuk, Hentriacontanon und Sitosterin. Blätter und unterir-dische Organe liefern bittere und schwach hämolysierende Extrakte.

Wirkung. Blätter (Radix und Herba Sagittariae) wirken adstringierend und wundheilend.

Anwendung. In der Homöopathie.

Sagittaria sagittifolia HAB 34.

Frischer Wurzelstock.

Arzneiform. Essenz nach § 3.

Arzneigehalt. 1/3.

Sagittaria sagittifolia L. f. sinensis.

In China angebaut.

Inhaltsstoffe. In den getrockneten Knollen 55,3% Stärke, 0,67% reduzierende und 5,54% nichtreduzierende Zucker (Saccharose und vermutlich auch Raffinose).

Anwendung. Die stärkereichen Knollen werden in China als Genußmittel auf den Markt gebracht.

Salacetamidum

Salacetamidum NFN. Salacetamide DCF. Salacetamid. Acetsalicylamide.

$$CO-NH-OC-CH_3$$

$C_9H_9NO_3$ M.G. 179,18

N-Acetyl-salicylamid.

Anwendung. Als Antipyreticum, Antineuralgicum und Antirheumaticum.

Handelsformen. Actylamide. Arthrisin. Causerin. Ethrisin. Nacemide. Rixamone.

Salacia

Salacia senegalensis (LAM.) DC. (Hippocratea senegalensis LAM., Salacia angustifolia Sc. ELLIOT, S. chlorantha OLIV., S. dalsielii HUTCH. et M. B. Moss, S. demensei DE WILD., S. doeringii LOES., S. euryoides HUTCH. et M. B. Moss., S. johannis-albrechti LOES. et WINKL., S. macrocarpa WELW. ex OLIV., S. oblongifolia OLIV., S. oliveriana LOES.). Hippocrateaceae.

In Dickichten des tropischen afrikanischen Hügellandes wachsender, großer, verholzter Baumschlinger. Wurzel- und Stammrinde leuchtend gelborange.

Inhaltsstoff. Gerbstoffe.

Anwendung. Das Wurzelrindenplv. bei den Eingeborenen als Wundheilmittel, auf infizierte Wunden aufgestreut. Ein Wurzelabsud gegen Malaria.

Salacia fulminensis PEYR.

Heimisch in Brasilien.

Inhaltsstoffe. In den frischen Samen 0,08% Bitterstoffe und 21,1% fettes Öl, 48,7% W., 5,7% Asche. In den Blättern wurde Dulcit nachgewiesen. In frischen Fruchtschalen 0,82% Gerbstoffe.

Anwendung. Die Samen werden in Brasilien arzneilich verwendet. Das süße Fruchtfleisch wird dort gegessen.

Salacia krausii HARV.

Anwendung. Wird in Afrika von den Eingeborenen medizinisch verwendet.

Salacia prinoides DC.

Heimisch in Indien.

Inhaltsstoffe. In der Wurzelrinde 1,9% Dulcit, 2% Kautschuk, Mangiferin, 6,2% kondensierte Gerbstoffe und 1,3-Diketo-derivate des Friedelans $C_{30}H_{48}O_3$, darunter 25,26-Oxido-friedel-1,3-dion (I); ferner Substanz R, $C_{30}H_{46}O_3$, Fp. 300° [ROGERS et al.: Tetrahedron L. *1974*, S. 63]. Nach TEWARI et al. [Curr. Sci. *40*, 601 (1971); Chem. Abstr. *80*, 133647 (1974)] Friedel-1-en-3-on, 7α-Hydroxyfriedelan-1,3-dion, 1,3-Dioxofriedelan-24-al, Friedelan-1,3-dion und Spuren von Friedelin.

I

Anwendung. Früher bei der Behandlung von Diabetes.

Salamandra

Salamandra salamandra L. (S. maculosa LAUR., S. maculata LAUR.). Klasse Amphibia — Ordnung Urodela oder Caudata — Familie Salamandridae. Feuer-, Erd-, Alpensalamander. Regenmännchen. Salamander. Salamandre.

Heimisch in Mittel- und Südeuropa. In den Alpen, in Mittel- und Süddeutschland. Typischer Bewohner des Hügel- und Berglandes, bevorzugt feuchte, schattige Wälder, Schluchten und Täler. Ausgesprochenes Dämmerungs- und Nachttier.

Plumper, gedrungener Körper mit breitem Kopf, fast drehrundem Schwanz und eigentümlicher Frbg.: lackschwarze Haut mit zitronen-, gold- oder orangegelben Flecken, 15 bis 18 g schwer. In der Ohrgegend zwei große Drüsenpakete, ebenso entlang der Rückenmitte bis zum Schwanzende zahlreiche Drüsenporen, sog. Giftdrüsen. Über den ganzen Körper verteilt zahlreiche Schleimdrüsen, die als Schutz gegen Austrocknung dienen und die Haut schlüpfrig und glatt erhalten. Die Giftdrüsen enthalten ein dickflüssiges, körniges, sauer reagierendes Sekret.

Gewinnung. Nach SCHÖPF wird den betäubten und äußerlich abgetrockneten Tieren das Gift mit an die Wasserstrahlpumpe angeschlossenen Glasröhren entzogen. Das rahmartige Rohgift erstarrt zu einer zähen Masse, die zu einem dünnen Brei wird, wenn sie 10 bis 14 Tage mit Pepsin-Salzsäure bei 37° behandelt wird. Man verdünnt mit W., äthert die Lsg. aus und macht mit Ammoniak alkalisch, wobei zuerst das Samandarin und dann die Nebenalkaloide auskristallisieren. Aus etwa 950 Feuersalamandern erhält man 295 g Rohgift und daraus etwa 12 g Samandarin-Rohbase, die etwa 5 g Alkaloidsalze ergibt.

Bestandteile. Sterinalkaloide: 60 bis 70% Samandarin (Hauptalkaloid) $C_{19}H_{31}NO_2$, Fp. 187 bis 188°; die Nebenalkaloide Samandaron $C_{19}H_{29}NO_2$, Fp. 191 bis 192°, Samandaridin $C_{21}H_{31}$ · NO_3, Fp. 289 bis 290°, Cycloneosamandion $C_{19}H_{29}NO_2$, Fp. 118 bis 119°. Nach HABERMEHL et al. [Chem. Ber. *98*, 3001 (1965); *99*, 1439 (1966) u. Toxicon *7*, 163 (1969)] Cycloneosamandaridin $C_{21}H_{31}NO_3$, Fp. 282°, Samandenon $C_{22}H_{33}NO_3$, Fp. 189 bis 191°, und Samandinin.

Samandaron

Cycloneosamandaridin

Samandenon

Samandinin

Pr-iso = isopropyl

Formeln nach HABERMEHL (l. c.)

Ferner nach demselben Autor [Naturwissenschaften *53*, 123 (1966)] O-Acetylsamandarin $C_{21}H_{33}NO_3$, Fp. 159°, Alkaloid C, Fp. 197°, und amorphes Alkaloid D. Daneben das Isonitril Amylcarbylamin, biogene Amine wie Tryptamin und Serotonin, proteinartige Stoffe, die eine lokale Reizung, Agglutination und Hämolyse verursachen, und ein dem Cholesterin ähnliches Sterin. In neuerer Zeit wurden in der Haut verschiedene Pigmente gefunden. D-Lactoflavin (Vitamin B₂) und Isoxanthopterin bedingen mit wenig farbwirksamen Lipochromen die gelbe Warnfarbe, daneben Guanin, in das das Lactoflavin wahrscheinlich eingeschlossen ist.

Wirkung. Beim Menschen ruft das Sekret, auf Schleimhäute gebracht, mehr oder minder heftige Entzündungen hervor. Bei Warm- und Kaltblütlern treten nach subkutaner Applikation starke Erregung des Nervensystems, bes. des Rückenmarks, tetanische Krämpfe und Konvulsionen, Herabsetzung der Atmung und bei stärkeren Dosen nach wenigen Minuten Exitus ein. Perorale Gaben bewirken intermittierende Konvulsionen, Erbrechen, Krämpfe, Lähmungen und schließlich Exitus. Reines Samandarin ist ein stark wirkendes, zentralangreifendes (Medulla oblongata) Krampfgift. Bei geringer Dosierung wirkt es dagegen analeptisch, blutdrucksteigernd und lokalanaesthesierend. Beim Menschen kann es wegen unerwünschter Nebenwrkg. (Hyperämie, Infiltrate) nicht verwendet werden. Die motorischen Nerven werden nicht beeinflußt, ebenso tritt keine Herzschädigung ein.

Anwendung. In der Homöopathie, jedoch nur sehr selten, da es den Krampfgiften Pikrotoxin und Strychnin sehr ähnelt.

Salamandra maculata HAB 34.
Das Sekret aus den Hautdrüsen.

Arzneiform. Verreibung nach § 8.

Salazodinum

Salazodinum. Salazodin. Salazosulfapyridazin.

$C_{18}H_{15}N_5O_6S$ M.G. 429,41

5-⟨p-[(6-Methoxy-pyridazin-3-yl)-sulfamoyl]-phenylazo⟩-salicylsäure.

Anwendung. Als schwer resorbierbares Sulfonamid bei Darminfektionen (s. auch II, 519 ff.).

Salazosulfadimidinum

Salazosulfadimidinum. Salazosulfadimidin. Salazosulphadimidine BAN. Salicyl-azosulfa-dimidin. Salicylazosulfamethazin.

$C_{19}H_{17}N_5O_5S$ M.G. 427,45

4'-(4,6-Dimethyl-pyrimidin-2-yl-sulfamoyl)-4-hydroxy-azobenzol-3-carbonsäure.

Eigenschaften. Braune Kristalle; Fp. = 207°.

Anwendung. Als schwer resorbierbares Sulfonamid, hauptsächlich bei ulzerativer Colitis (s. auch II, 519 ff.).

Handelsformen. Azudimidine (Pharmacia); Azudimine (Pharmacia); Lutazol (Roussel); Ophthazol (Lab. Franc. Chimiothér.).

Salazosulfamidum

Salazosulfamidum. Salazosulfamid. Salazosulfamide DCF. Salazo-sulfanilamidum NFN.

$C_{13}H_{11}N_3O_5S$ M.G. 321,31

4-Hydroxy-4'-sulfamoyl-azobenzol-3-carbonsäure.

Eigenschaften. Orangefarbenes Pulver, wenig lösl. in W. Fp. des Kaliumsalzes = 220°. Das Kaliumsalz wird für Tabletten verwendet, das wasserlösl. Lithiumsalz für Lsg.
Acetat: Gelbes Pulver, das sich bei 154—155° zersetzt, lösl. in Alkalien, A. und Aceton, wenig lösl. in Ae. und Bzl., praktisch unlösl. in W.

Anwendung. Als schwer resorbierbares Sulfonamid bei Darminfektionen (s. auch II, 519ff.).

Handelsformen. Azosulfamid Nr. 33; Chromo-Sulfol; Jodosil rosso; Lutazol; Nalazosulfamide; Ophtazol: Li-Salz (Lab. Française de Chimiothérapie, Frankreich); Salosept.

Salazo-sulfathiazolum

Salazo-sulfathiazolum NFN. Salazosulfathiazol. Salicylazosulfathiazol.

$C_{16}H_{12}N_4O_5S_2$ M.G. 404,43

4-Hydroxy-4'-(thiazol-2-yl-sulfamoyl)-azobenzol-3-carbonsäure.

Anwendung. Als schwer resorbierbares Sulfonamid bei Darminfektionen (s. auch II, 519 ff.).
Handelsformen. Benzothiazol. Reutan. Salazothiazol.

Salbutamol

Salbutamol BP 73. Salbutamolum. Albuterol.

$C_{13}H_{21}NO_3$ M.G. 239,3

2-tert. Butylamino-1-[4-hydroxy-3-(hydroxymethyl)-phenyl]-aethanol.

Gehalt. Mindestens 98,0 und höchstens 101,0%, ber. auf die getrocknete Substanz (BP 73).

Eigenschaften. Weißes oder fast weißes, krist. Pulver, geruchlos und fast geschmacklos, lösl. in 70 T. W. und in 25 T. 95%igem A., wenig lösl. in Ae. Fp. = etwa 156°.

Erkennung. 1. Das IR-Absorptionsspektrum der Substanz zeigt nur Maxima bei den gleichen Wellenlängen wie die BP-73-Standardsubstanz. Die relativen Intensitäten müssen sich entsprechen (BP 73). — 2. Lichtabsorption: Im Bereich von 230—350 nm zeigt eine 0,004%ige Lsg. der Substanz in 0,1 n Salzsäure in einer 2-cm-Küvette ein Maximum bei 276 nm. Die Extinktion bei 276 nm beträgt etwa 0,56 (BP 73). — 3. 10 mg Substanz werden in 50 ml einer 2%igen Lsg. von Borax in W. gelöst. Diese Lsg. wird versetzt mit 1 ml einer 3%igen Lsg. von 4-Aminophenazon, 10 ml einer 2%igen Lsg. von Kaliumferricyanid und 10 ml Chlf. Man schüttelt und läßt zum Absetzen stehen. Dabei entwickelt die Chlf.-Schicht eine orangerote Fbg. (BP 73). — 4. 2 ml einer 1%igen Lsg. der Substanz in W. werden mit 2 Tr. Eisen(III)-chlorid-Lsg. versetzt. Es entsteht eine rötlich-orange Fbg., die auf Zusatz von Natriumhydrogencarbonat-Lsg. sich nicht verändert (BP 73). — 5. Beim Tüpfeln der Substanz mit Schwefelsäure entsteht eine Gelbfbg. (Empfindlichkeit: 1,0 μg). — 6. Beim Tüpfeln der Substanz mit Formaldehyd-Schwefelsäure entsteht eine schwache Gelbfbg. (Empfindlichkeit: 1,0 μg). — 7. Beim Tüpfeln der Substanz mit Ammoniummolybdat-Lsg. entsteht eine Grünfbg., die nach Gelb umschlägt (Empfindlichkeit: 0,1 μg). — 8. Beim Tüpfeln der Substanz mit Ammoniumvanadat-Lsg. entsteht eine Blaufbg., die nach Braun umschlägt (Empfindlichkeit: 0,1 μg). — 9. Wird 1 Tr. der Substanz-Lsg. auf einem Objektträger mit 1 Tr. Goldbromid-Lsg. versetzt, so bilden sich irregulare Plättchen (Empfindlichkeit: 1 in 100).

Papierchromatographie. Papier: Whatman Nr. 1, 14 × 6, wird durch Eintauchen in eine 5%ige Lsg. von Natriumdihydrogencitrat und anschließendem 1std. Trocknen bei 25° imprägniert. Prüf-Lsg.: 2,5 μl einer 1%igen Lsg. Fließmittel: 4,8 g Citronensäure werden in einer Mischung aus 130 ml W. und 870 ml n-Butanol gelöst. Entwicklung: aufsteigend. Laufzeit: 5 Std. Detektion: UV-Licht oder durch Besprühen mit Kaliumpermanganat-Lsg. $R_f = 0,28$.

Dünnschichtchromatographie. Stationäre Phase: Kieselgel G. Prüflsg.: 1,0 μl einer 1%igen Lsg. Mobile Phase: Ammoniak: M. = 1,5:100. Laufzeit: 30 Min. Detektion: Durch Besprühen mit Kaliumpermanganat-Lsg. $R_f = 0,60$.

Prüfung. 1. Bor: Höchstens 50 ppm, wenn die Prüf. nach folgender Methode durchgeführt wird: 50 mg Substanz werden mit 5 ml einer 3%igen Lsg. von äquimolaren Mengen wasserfreiem Natriumcarbonat und Kaliumcarbonat in W. gelöst. Die Lsg. wird auf einem Wasserbad zur Trockne eingedampft und bei 120° getrocknet. Der Rückstand wird schnell verascht, abgekühlt und mit 0,5 ml W. und 3,0 ml einer frisch bereiteten 0,125%igen Lsg. von Curcumin in Eisessig versetzt. Man erwärmt vorsichtig bis zur vollständigen Lsg., läßt abkühlen und versetzt mit 3,0 ml einer Mischung, die man aus 5 ml Eisessig und 5 ml Schwefelsäure herstellt. Man mischt gut und läßt 30 Min. stehen. Dann füllt man mit 95%igem A. auf 100 ml auf, filtriert und bestimmt in dem Filtrat die Extinktion in einer 1-cm-Küvette bei einem Maximum von etwa 555 nm. Der Borgeh. wird mit Hilfe einer Eichkurve ermittelt, die man aufstellt, indem man die gleiche Best. mit verschiedenen Mengen Borsäure-Lsg. durchführt (BP 73). — 2. Verwandte Verbindungen: Die Bestimmung wird d.chr. durchgeführt. Stationäre Phase: Kieselgel G. Mobile Phase: Eine Mischung aus 4 Vol.-T. Ammoniak, 16 Vol.-T. W., 30 Vol.-T. Isopropyl-A. und 50 Vol.-T. Äthylacetat. Aufzutragende Lsg.: 1. 10 μl einer 2,0%igen Lsg. der Substanz in M. 2. 10 μl 0,01%ige Lsg. von 1-(4-Hydroxy-3-methylphenyl)-2-(t-butylamino)-äthanol-BP-73-Standardsubstanz. Nach dem Entwickeln läßt man die Chromatographieplatte an der Luft stehen, bis der Geruch der mobilen Phase verschwunden ist, stellt sie wenige Min. in eine mit Diäthylamin gesätt. Atmosphäre und besprüht anschließend mit diazotierter Nitroanilin-Lsg. Jeder Fleck auf dem Chromatogramm der Lsg. 1, mit Ausnahme des Hauptfleckes, darf nicht intensiver sein als der entsprechende Fleck der Lsg. 2 (BP 73). — 3. Trocknungsverlust: Höchstens 0,5%, wenn die Substanz bei 50° und 5 mm Quecksilber bis zum konst. Gew. getrocknet wird (BP 73). — 4. Sulfatasche: Höchstens 0,1% (BP 73).

Gehaltsbestimmung. Es wird eine wasserfreie Titration mit 0,1 n Perchlorsäure durchgeführt, wobei 0,4 g Substanz als Einwaage verwendet werden. 1 ml 0,1 n Perchlorsäure entspricht 0,023 93 g $C_{13}H_{21}NO_3$ (BP 73).

Aufbewahrung. In gut schließenden Gefäßen, vor Licht geschützt.

Anwendung. Als Bronchodilatans (sympathische β-Rezeptoren erregend).

Dosierung. Bis zu 16 mg tägl.

Metabolisierung. Die oral oder durch Inhalation verabreichte Substanz wird schnell resorbiert und im Harn hauptsächlich in einer konjugierten Form ausgeschieden. Etwa 80% einer Tritium-markierten Dosis, die oral, i.v. oder als Aerosol verabreicht wurde, wird innerhalb von 3 Tagen mit dem Harn ausgeschieden. Der höchste Blutspiegel der Substanz und ihrer Metaboliten ist 5,1—11,7 μg/100 ml 2$^{1}/_2$ bis 3 Std. nach einer oralen Dosis von 4—8 mg.

Handelsformen. Ventolin (Allen & Hanburys, England); Sultanol; Aerolin.

Salbutamol Sulphate BP 73. Salbutamolsulfat. Salbutamolum sulfuricum.

$C_{13}H_{21}NO_3 \cdot {}^1/_2 H_2SO_4$ M.G. 288,4

2-tert. Butylamino-1-[4-hydroxy-3-(hydroxy-methyl)-phenyl]-aethanolhemisulfat.

Gehalt. Mindestens 98,0 u. höchstens 101,0%, ber. auf die getrocknete Substanz (BP 73).

Eigenschaften. Weißes oder fast weißes Pulver, geruchlos, von schwach bitterem Geschmack. Lösl. in 4 T. W., wenig lösl. in 95%igem A., Chlf. und Ae. (BP 73).

Erkennung. 1. Das IR-Spektrum der Substanz darf nur Maxima bei den Wellenlängen zeigen, wie die BP-73-Standardsubstanz; die relativen Intensitäten sollen sich entsprechen (BP 73). — 2. Die Lichtabsorption im Bereich von 230—350 nm, gemessen an einer 0,004%igen Lsg. der Substanz in 0,1 n Salzsäure in einer 2-cm-Küvette, darf nur ein Maximum bei 276 nm zeigen; die Extinktion bei 276 nm muß etwa 0,46 betragen (BP 73). — 3. S. Salbutamol 3. (BP 73). — 4. S. Salbutamol 4. (BP 73). — 5. Die Substanz gibt die charakteristischen Rk. auf Sulfat (BP 73).

Prüfung. 1. Bor: s. Salbutamol (BP 73). — 2. Fremde Substanzen: Die Prüf. wird, wie unter Salbutamol beschrieben, durchgeführt, wobei jeweils 10 µl einer 2,0%igen Lsg. der Substanz in W. und einer 0,01%igen Lsg. von 1-(4-Hydroxy-3-methylphenyl)-2-(t-butyl-amino)-äthanol-Standardsubstanz in W. auf die Chromatographieplatte aufgetragen werden. Jeder Fleck auf dem Chromatogramm der Lsg. 1, mit Ausnahme des Hauptfleckes, darf nicht intensiver sein als der entsprechende Fleck auf dem Chromatogramm der Lsg. 2 (BP 73). — 3. Trocknungsverlust: Höchstens 0,5%, wenn die Substanz bei 100° und 5 mm Quecksilber bis zum konst. Gew. getrocknet wird (BP 73). — 4. Sulfatasche: höchstens 0,1% (BP 73).

Gehaltsbestimmung. Es wird eine wasserfreie Titration durchgeführt unter Verwendung von 0,9 g Substanz und Solvent-blue-19-Lsg. als Indikator. 1 ml 0,1 n Perchlorsäure entspricht 0,057 67 g $C_{13}H_{21}NO_3 \cdot {}^1/_2 H_2SO_4$ (BP 73).

Aufbewahrung. In gut schließenden Gefäßen, vor Licht geschützt.

Anwendung. Als β-Sympathikomimetikum und Bronchodilator.

Dosierung. Eine Menge, die etwa 6—16 mg Salbutamol äquivalent ist, tägl. auf mehrere Dosen verteilt (BP 73).

Salcolexum

Salcolexum. Salcolex USAN.

$[C_{12}H_{19}NO_4]_2 \cdot MgSO_4 \cdot 4 H_2O$ M.G. 675,00

Verbindung aus Cholin-salicylat und Magnesiumsulfat (2:1), Tetrahydrat.

Anwendung. Als Analgeticum, Antirheumaticum und Antipyreticum.

Saletamidum

Saletamidum. Saletamid. Salethamide.

$C_{13}H_{20}N_2O_2$ M.G. 236,31

N-(2-Diaethylamino-aethyl)-salicylamid.

Anwendung. Als Analgeticum.

Handelsform. MA-593 (Miles Labs, USA).

Salicain

Salicain.

S. II, 291.

Salicil

Salicil.

$C_{14}H_{10}O_4$ M.G. 242,22

2,2'-Dihydroxybenzil.

Herstellung. Durch Erhitzen von 2,2'-Dimethoxybenzil in Nitrobenzol in Gegenwart von Aluminiumchlorid.

Eigenschaften. Gelbliche Nadeln. Fp. = 154—155°. Die Schmelze der Substanz zeigt eine tiefgelbe Fbg., die beim Abkühlen verblaßt. Lösl. in A. und Bzl., sehr wenig lösl. in W. und in wss. Lsg. von Natriumbicarbonat, leicht lösl. in verd. wss. Lsg. von Natriumcarbonat und Natriumhydroxyd.

Anwendung. Als Konservierungsmittel. Es wurde außerdem versucht, die Substanz als Antisepticum einzusetzen.

Salicinum

Salicinum. Salicin. Salicoside.

$C_{13}H_{18}O_7$ M.G. 286,27

o-Hydroxymethyl-phenol-β-D-glucosid.

Vorkommen. Glykosid aus der Rinde von Viburnum prunifolium (Caprifoliaceae) und verschiedener Salix- und Populusarten (Salicaceae).

Darstellung. Man kocht 3 T. zerkleinerte Weidenrinde dreimal mit W. aus, verdampft die Auszüge bis auf 9 T. und erwärmt den konz. Auszug 24 Std. unter öfterem Umrühren mit 1 T. geschlämmter Bleiglätte. Alsdann filtriert man, entbleit das Filtrat durch Einleiten von Schwefelwasserstoff, filtriert wiederum und verdampft das Filtrat zum Sirup. Das in der Kälte sich ausscheidende Salicin wird gesammelt und durch Umkristallisieren aus siedendem W. gereinigt.

Eigenschaften. Weißes, krist., geruchloses, bitter schmeckendes Pulver, lösl. in kaltem W. (etwa 1 + 28), Pyridin und Eisessig, leicht lösl. in heißem W. (1 + 3), wenig lösl. in A. (1 + 90), praktisch unlösl. in Ae. und Chlf. Fp. = 201°; $[\alpha]_D^{20} = -65,2°$ (c = 5 in W.).

Anwendung. Die Substanz wurde früher als Antirheumatikum und Analgetikum wie die Salicylate gebraucht, in einer Dosierung von 0,6 bis 2 g; jedoch ist sie nur schwach wirksam.

Technisch wurde die Substanz für Nährböden in der Bakteriologie und als Standardsubstanz für die Bestimmung der β-Glukosidase verwendet. In der Tiermedizin wurde die Substanz als bitteres Stomachicum an Hunden angewendet. Die Substanz wird durch den Harn ausgeschieden, zum Teil unverändert, zum Teil als Saligenin, Salicylaldehyd und Salicylsäure.

Salicin-Blauschwarz

Salicin-Blauschwarz AE.

S. IV, 799 u. Eriochromblauschwarz.

Salicornia

Salicornia herbacea L. (S. europaea herbacea L., S. virginia L., S. europaea L., S. annua SM., S. acetaria PALL., S. perennis MILL.). Chenopodiaceae — Salicornieae. Glasschmalz. Marsh samphire. Glass wort. Salicorne.

Heimisch in Europa, Afrika, Asien, Amerika, bes. am Meeresstrand, auf kahlen Watträndern, auch im Binnenland an Salzstellen.

Ein- oder zweijährig, 5 bis 30 (45) cm hoch, vollständig kahl, glasig-fleischig, dunkel- oder hellgrün bis gelblich oder schmutzig purpurrot. Wurzel fast holzig, gerade oder schief hinabsteigend, zuweilen gedreht. — Stengel aufrecht, aufsteigend oder niederliegend, deutlich gegliedert, an den Knoten eingeschnürt (die Glieder ineinander gelenkt, jedes unten dünner, oben dicker, walzlich, etwas zusammengedrückt), meist vom Grund an mehrfach verzweigt. Äste kreuzständig, am Grund oft verholzend, selten einfach, fleischig, scheinbar ganz blattlos (Stengelglieder nur eine häutige Scheide, jedoch keine ausgebildeten Blätter tragend. Die Scheide entspricht 2 Blättern). — Blüten zwittrig, ohne Vorblätter, meist zu 3 in den Achseln der scheidenförmigen Tragblätter, am Grund etwas verwachsen und in Vertiefungen der Stengelglieder eingesenkt, zu kurzen und dünngestielten, das Ende der Äste bildenden (zapfenförmigen) Scheinähren vereinigt. Mittelblüte höher stehend als die beiden seitlichen. Blütenhülle ungeteilt, sackförmig, zur Fruchtzeit schwammig, oberwärts schwach quergeflügelt, die Frucht einschließend, nur durch einen kleinen Spalt sich öffnend, aus welchem Griffel und Staubblätter herausragen. Staubblätter anfangs verbogen, 1 oder 2 Staubbeutel bespitzt. Fruchtknoten eine zweihüllige Samenanlage einschließend. Narben 2, fast federig. Fruchtwand zuletzt aufgelöst. — Same aufrecht, 1 bis 1,25 mm lang. Samenschale häutig, eine Falte zwischen dem Keimling bildend, mit Hakenhaaren bekleidet. Keimling hufeisenförmig, gekrümmt, zusammengefaltet. Nährgewebe fast ganz fehlend.

Inhaltsstoffe. Im Saft der Pflanze viele Mineralsalze, in der Asche ca. 75% Natriumchlorid, 10% Kalium, 5% Magnesium, 3% Calcium, Kieselsäure, Jod, Brom, Alkalioxalate. BORKOWSKI und DROST [Pharmazie 20, 390 (1965)] isolierten 0,01% Alkaloide, darunter 2 tertiäre Basen Saliherbin $C_9H_{21}N_5O_4$, Fp. 261 bis 262° (Pikrat), und Salicornin $C_5H_{11}NO_2$, Fp. 210 bis 211° (Pikrat), sowie das Alkaloid C, Fp. 117° (Pikrat), und Alkaloid D, Fp. 178 bis 180°.

Anwendung. Das Kraut früher als Antiscorbuticum und Diureticum.

Salicylaldehyd

Salicylaldehyd DAB 7 — BRD, Nord. 63, ÖAB 9, Helv. VI, 2. AB — DDR. Salicylaldehyde NF XIV, BP 73.

$C_7H_6O_2$ M.G. 122,1

2-Hydroxybenzaldehyd.

Bemerkung. Die Substanz ist in den genannten Pharmakopöen als Rg. enthalten.

Vorkommen. Die Substanz findet sich im ätherischen Öl von Spireaearten, z. B. Spirea ulmaria.

Darstellung. Früher durch Oxidation von Salicylalkohol. Jetzt durch Erhitzen von Phenolnatrium und Chlf. mit Natriumhydroxyd. Die Natriumverbindung des Salicylaldehyds wird durch verd. Schwefelsäure zerlegt und der Aldehyd über die Natriumbisulfitverbindung gereinigt.

Eigenschaften. Klare, farbl. bis schwach gelbliche, ölige Fl. von bittermandelähnlichem Geruch. Mischbar mit 96%igem A. und Ae., wenig lösl. in W., leicht lösl. in Bzl. Kp. = 195 bis 198°. d^{20} = 1,164 bis 1,68. n_D^{20} = 1,572 bis 1,574. Fp. = 1,6°. Die Substanz ist brennbar.

Prüfung. 1. Aussehen der Lsg.: a) 1,00 ml Substanz muß sich in 15,0 ml einer Mischung aus gleichen T. W. und 3 n Natronlauge klar lösen (DAB 7 — BRD). b) Die Lsg. von 0,50 ml Substanz in 4,50 ml 96%igem A. darf nicht stärker gefärbt sein als das gleiche Vol. einer Mischung aus 0,40 ml Eisen(III)-chlorid-Lsg., 0,10 ml Kobalt(II)-chlorid-Lsg. und 49,5 ml 1%iger Salzsäure (DAB 7 — BRD). — 2. Eignung als Rg. auf Fuselöl. Die Mischung von 0,15 ml Substanz mit 0,50 ml konz. Schwefelsäure muß hellorange sein, darf aber nicht dunkelbraun gefärbt sein. Auf Zusatz von 5,0 ml 96%igem A. muß die Lsg. fast farbl. werden (DAB 7 — BRD). — 3. Eignungsprüf. mit Aceton: Die Mischung von 2,0 ml Substanz mit 5,0 ml konz. Salzsäure wird zum Sieden erhitzt. Nach 1 Min. werden 0,50 ml Chlf. zugesetzt. Das Gemisch darf sich höchstens schwach orangerosa färben. Nach Zusatz von 0,10 ml einer Verdünnung von 1,00 ml Aceton mit W. zu 100 ml muß innerhalb 10 Min. eine deutliche Farbvertiefung nach Rot auftreten (DAB 7 — BRD). — 4. Erhitzt man eine Lsg. von 1 Tr. Substanz in 2 ml konz. Essigsäure eine Min. lang im Wasserbad und fügt hierauf 10 Tr. konz. Schwefelsäure hinzu, so darf sich die Mischung nur schwach gelblich, nicht aber rötlich färben (ÖAB 9). — 5. Verbrennungsrückstand: Höchstens 0,1% (ÖAB 9).

Gehaltsbestimmung. Gaschromatographisch (NF XIV).

Aufbewahrung. Vor Licht geschützt, in dicht schließenden, möglichst vollständig gefüllten Gefäßen.

Anwendung. In der Parfümerie, zur Cumarinsynthese, als Rg. auf Fuselöl in A. und als Rg. auf Nickel, zum Nachweis der Ketonranzigkeit, früher als Desinfiziens und Antiseptikum sowie als Diuretikum. Die Substanz stört leicht die Verdauung und wirkt in größeren Gaben giftig.

Salicylaldoxim

Salicylaldoxim.

S. I, 235.

Salicylal-isonicotinoyl-hydrazin

Salicylal-isonicotinoyl-hydrazin.

S. V, 182 u. o-Hydroxybenzal-isonicotinoyl-hydrazin,

Salicylamidum

Salicylamidum

S. II, 1020.

Salicylanilidum

Salicylanilidum.

S. II, 1022.

15*

Salicylgelb

Salicylgelb. Alizaringelb GGW. Metachromgelb. Alizaringelb GG.

$C_{13}H_8N_3NaO_5$ M.G. 309,21

[3'-Nitrobenzol]-⟨1' azo 5⟩-salicylsäure, Natriumsalz.

Eigenschaften. Hellgelbes bis bräunlichgelbes Pulver, lösl. in W. und A. Fp. der freien Säure = 237° unter Zers.

Anwendung. Als Indikator in 0,1%iger wss. Lösung für den Umschlagsbereich pH 10,0 (hellgelb) bis pH 12,1 (bräunlich-gelb). Zur Herst. der Stammlösung nach MICHAELIS löst man 0,05 g Substanz in 50 ml W. und 50 ml A. Die Substanz dient außerdem zur Herst. von Nährböden.

Salicyl-(hydroxymercuri-methoxypropyl)-amid-O-essigsäure

Salicyl-(3-hydroxymercuri-2-methoxypropyl)-amid-O-essigsäure, Natrium-Salz

S. V, 151 u. Mersalylum,

Salicylsäure

Salicylsäure

S. II, 1009 u. Acidum salicylicum.

Salicylhydroxamsäure. Salicylhydroxamic acid.

$C_7H_7NO_3$ M.G. 153,13

Herstellung. Durch Einwirken einer alkalischen Lsg. von Hydroxylamin auf das Natrium-salz von Methylsalicylat in wss. Lsg.

Eigenschaften. Nadeln aus Essigsäure. Fp. = 168° (bei langsamem Erhitzen); Fp. = 176 bis 178° (bei schnellem Erhitzen).

Das *Natriumsalz* der Substanz, $C_7H_6NNaO_3$, bildet Kristallplättchen, die in W. leicht lösl. sind. Der pH-Wert einer 0,1 n Lsg. beträgt 7,7.

Anwendung. Als Antimykoticum. Die Substanz wurde ferner als Tuberkulostaticum ver-suchsweise eingesetzt.

4-Salicyloylmorpholin. 4-Salicyloylmorpholine. Salicyl morpholide.

$C_{11}H_{13}NO_3$ M.G. 207,22

Eigenschaften. Krist. Substanz. Fp. = 175°. Löslichkeit: 0,41 g lösen sich in 100 ml W.; 3,3 g lösen sich in 100 ml A.; 0,22 g lösen sich in 100 ml Ae. Der pH-Wert einer gesätt. wss. Lsg. beträgt 6,2.

Anwendung. Die Substanz wurde versuchsweise als Choleretikum eingesetzt.

Salicylsäure-N-acetyl-p-aminophenylester.

S. Acetylparaminosalolum, II, 1015.

Salicylsäure-äthylester.

S. Aethylium salicylicum II, 1013.

Salicylsäure-isoamylester.

S. Amylium salicylicum, II, 1013.

Salicylsäure-methylester.

S. Methylium salicylicum, II, 1012.

Salicylsäure-phenylester.

S. Phenylium salicylicum, II, 1014.

Salicylsäure-sulfonsäure-(5)

S. II, 1030 u. Acidum sulfosalicylicum.

Salicylsalicylsäure.

S. II, 1018 u. Acidum salicylosalicylicum.

Saligeninum

Saligeninum. Saligenin. Salicylalkohol. Saligenol.

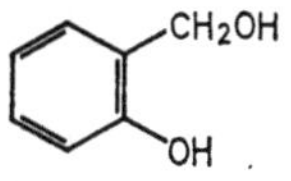

$C_7H_8O_2$ M.G. 124,13

2-Hydroxybenzylalkohol.

Darstellung. 50 T. Salicinum werden mit 200 T. W. übergossen und mit 3 T. Emulsin versetzt. Nach 12stündigem Stehen ist der größte T. des Saligenins auskrist. Das in Lsg. gebliebene Saligenin gewinnt man durch Ausschütteln mit Ae. (Salicin ist in Ae. unlösl.). Zur Reinigung krist. man das Saligenin aus heißem Bzl. um.

Synthetisch erhält man die Substanz nach LEDERER durch Kondensation von Phenol und Formaldehyd in alkalischer Lsg.

Eigenschaften. Farblose, rhombische Kristalle von fadem, schwach süßlichem Geschmack, lösl. in W. (1 + 15 bei 22°), leicht lösl. in A., Ae. und Chlf., wenig lösl. in Bzl. (1 + 50). d = 1,16, Fp. = 87°.

Anwendung. Die Substanz wurde innerlich wie Salicylsäure gebraucht und auch als Lokalanästheticum empfohlen.

Handelsformen. Diathesin. Salicain.

Salinazidum

Salinazidum

S. V, 182 u. o-Hydroxybenzal-isonicotinoyl-hydrazin.

Salix

Salix alba L. (S. aurea SALISB.). Salicaceae. Silberweide. White willow. Saule blanc, argente ou commun. Salice bianco. Salcio da pertiche. Salicastro.

Einschließlich Salix alba L. ssp. vitellina (L.) STOKES. Dotterweide.

Heimisch in Nordamerika, Europa, Nordasien. Sehr häufig an Ufern (bes. von großen Flüssen), an Wegen, feuchten Wiesenrändern, in Weinbergen, auf Dünen (Graue Düne); von der Ebene bis in die Voralpentäler.

Strauch oder bis 30 m hoher Baum, mit vorwiegend längsrissiger, bräunlich-grauer Borke. Zweige hellbraun bis dunkelschmutzigbraun, dotter- oder orangegelb, (an alten Bäumen) lang hängend und dünn, nicht brüchig. Junge Triebe dünn bis dicht seidig-behaart. — Laubblätter länglich-lanzettlich bis lanzettlich, fünf- bis sechsmal länger als breit [6 bis 10 (13) cm lang und 1 bis 1,5 (3,5) cm breit], an beiden Enden spitz und gleichmäßig zugespitzt, am Rand fein gesägt, in der Jugend beiderseits mehr oder weniger dicht glänzend seidenhaarig, später oberseits dunkelgrün (selten beiderseits dicht seidenhaarig oder auch unterseits fast kahl). Mittel- und Seitennerven auf beiden Seiten deutlich hervortretend. Nebenblätter wenig entwickelt oder fehlend, schmal-lanzettlich, spitz, gesägt. — Kätzchen mit den Blättern zugleich hervorbrechend, schlank, länglich-walzlich, gestielt; männliche Kätzchen aufrecht oder leicht bogig-gekrümmt, 1,4 bis 6,5 cm lang und 1 cm dick, dichtblütig, mit dicht weißgrau behaarter Achse. Männliche Blüten mit einfarbigen, gelben, häutigen, geaderten, bes. am Grund stark behaarten Tragblättern, mit einer vorderen und einer hinteren Honigdrüse und gewöhnlich mit 2 (selten 3) freien Staubblättern. Staubfäden etwa doppelt so lang wie die Tragblätter, unten weißgrau behaart. Staubbeutel oval, gelb. Weibliche Kätzchen bis 4,5 cm lang und 0,7 cm dick, am Grund locker blütig. Weibliche Blüten mit nur 1 (hinterer) Drüse. Tragblätter vor der Fruchtreife abfallend. Fruchtknoten sehr kurz gestielt, kahl, aus ovalem Grund kegelförmig, stumpf. Griffel kurz, gewöhnlich geteilt. Narben geteilt oder ausgerandet, etwas abstehend.

Inhaltsstoffe. In Rinde, Blatt und weiblichen Blüten Salicin (o-Hydroxybenzylalkohol-β-D-glucosid) $C_{13}H_{18}O_7$, Fp. 199 bis 202°. In der Rinde nach DYTKOWSKA [Farm. Polsca 22, 33 (1966)] 0,106% Salicin; weiterhin Fragilin, Triandrin, 3 bis 10% Catechingerbstoffe, Cyanidin-3-glucosid. Formeln und weitere Inhaltsstoffe s. unter Cortex Salicis. Im Holz nach KOVAC und RENDOS [Chem. Abstr. 67, 97624 (1967)] diverse Hemicellulosen mit Xylose, Mannose, Glucose, Galaktose, Arabinose und Rhamnose. Nach HRIVNAK u. KARACSONYI [Chem. Abstr. 72, 44041 (1970) u. 67, 108888 (1967)] ferner ein 4-O-Methylglucuronoxylan sowie ein Glucomannan (β-D-Glucopyranose + β-D-Mannopyranose 1:1,6). Im Blatt nach THIEME [Tetrahedron L. 1968, S. 2301] Albosid (Rhamnazin-3-β-D-glucosid) $C_{23}H_{24}O_{12}$, Fp. 178 bis 180°.

Anwendung. Die Rinde als Cortex Salicis (s. u.) volksmedizinisch, auch in der Homöopathie

Salix alba HAB 34.

Frische Rinde.

Arzneiform. Essenz nach § 3.

Arzneigehalt. 1/3.

Salix purpurea L. (S. monandra ARD., S. fissa WAHLENB.; ferner laut HPUS 64 Salix helix, S. lambertiana). Purpurweide. Korb- oder Krebs-Weide. Purple osier. Purple willow. Osier rouge. Saule pourpre. Verdiau. Salcio rosso. Salcio da Vimini. Vimini. Vetrice rossa. Salicello. Salcio porporino. Sares ross.

Heimisch in Europa und Asien.

0,9 bis 5 m hoher, aufrechter Strauch (selten baumartig, bis 10 m hoch). Zweige dünn, biegsam, zäh, kahl, glänzend, gelblich oder rot überlaufen, innere Rinde im Sommer zitronengelb. Knospen dicht anliegend, stumpf, gewöhnlich glänzend rot (selten schwärzlich), meist kahl. — Laubblätter verkehrt-lanzettlich bis lineallanzettlich, drei- bis achtmal so lang wie breit [(1,4) 5 bis 11 cm lang und (2,5) 6 bis 22 mm breit], Stiel bis 0,5 cm lang, nach unten lang, nach oben kurz verschmälert, in der oberen Hälfte am breitesten und hier mehr oder weniger deutlich gesägt, in der unteren Hälfte stets ganzrandig, in der Jugend mehr oder weniger wollig, später kahl (oder nur selten unterseits seidenhaarig), oberseits gewöhnlich dunkelgrün (zuweilen etwas bläulichgrün), wenig glänzend, unterseits grün oder blaugrün, matt, oft mehr oder weniger gegenständig, beim Trocknen schwarz werdend. Seitennerven 22 bis 30, unterseits nicht hervortretend. Adernetz dichtmaschig, wenig (erst beim Trocknen deutlicher) bemerkbar. Nebenblätter in der Regel fehlend. — Kätzchen vor dem Laub erscheinend, sitzend, oft gegenständig, dichtblütig, walzlich, 1,5 bis 48 mm lang und 7 bis 10 mm dick, oft mehr oder weniger (bes. während der Blüte) gekrümmt. Tragblätter oberwärts dunkelrot bis schwarz, ziemlich dicht behaart. Drüse 1, kurz-eiförmig, Staubblätter 2, aber die Staubfäden in der Regel der ganzen Länge nach bis zu den Staubbeuteln miteinander verwachsen, daher scheinbar nur 1 Staubblatt. Staubbeutel anfänglich purpurrot (selten gelb), nach dem Verstäuben schwärzlich. Fruchtknoten kurz, sitzend oder fast sitzend, eiförmig, stumpf, angedrückt weißfilzig. Drüse $^1/_3$ so lang wie der Fruchtknoten. Griffel fehlend oder äußerst kurz. Narben klein, zuweilen ausgerandet, gelb oder auch rötlich.

Inhaltsstoffe. Die Phenolglykoside Salicin und Populin, die diastereomeren Glykoside Grandidentatin (A) und Purpurein (B) (Hydroxycyclohexyl-2-O-p-cumaroyl-β-D-glucopyranosid) $C_{21}H_{28}O_9$, Fp. 112 bis 113°.

Salicortin

(A)

(B)

R = Cumaroyl

Nach THIEME [Pharmazie *19*, 725 (1964)] weiterhin Salireposid (Gentisinalkohol-2-β-D-[6-benzoyl]-glucopyranosid) und Salicortin, Fp. 141 bis 142°; nach THIEME [Naturwissenschaften *50*, 477 (1963)] Fragilin, Fp. 177 bis 179°, ein 6-Acetylsalicin, Triandrin, ein 3-(4-Hydroxyphenyl)-2-propen-1-ol-1β-D-glucopyranosid, Fp. 177 bis 179° [Pharmazie *20*, 570 (1965)]. Nach BRIDLE et al. [Phytochemistry *12*, 1103 (1973)] ein Anthocyanin, das aus Glucose, Fructose und einem wahrscheinlich dimeren, vorläufig Purpurinidin genannten Aglykon besteht. In frischer Rinde nach PEARL et al. [Phytochemistry *9*, 1277 (1970)] Salicyloylsalicin und -2-benzoat, Naringenin, Isoquercitrin, (+)-Catechin, Cyanidin-3-glucosid, Delphinidin-3-glucosid. In junger Rinde als Hauptflavonoid Isosalipurosid (Chalkononaringenin-2'-glucosid); in alter Rinde daneben nach HÄNSEL et al. [Pharm. Acta Helv. *35*, 27 (1960)] zwei diastereomere Naringenin-5-β-D-glucoside, Salipurosid ($\pm$ Form) und Helichrysin A [(−)-Naringenin-5-β-D-glucosid]. Im Blatt nach KOMPANTSEV [Chem. Abstr. *70*, 75088 (1969)] Quercetin, Quercimeritrin, Luteolin, Luteolin-7-glucosid und 2 weitere Flavonoide; nach JARRET und WILLIAMS [Phytochemistry *6*, 1585 (1967)] geringe Mengen Naringenin-7-glucosid und Eriodictyol-7-glucosid. Ferner Aureusin, Prurin. Weitere Inhaltsstoffe s. unter Cortex Salicis.

Anwendung. Die Rinde als Cortex Salicis (s. dort), volksmedizinisch und in der Homöopathie.

Salix purpurea HAB 34.

Frische Rinde von S. purpurea L.

Arzneiform. Essenz nach § 3.

Arzneigehalt. 1/3.

Salix purpurea HPUS 64. Purple Willow.

Die frische Rinde.

Arzneiform. Urtinktur: Arzneigeh. 1/10. Salix purpurea, feuchte Masse mit 100 g Trocken-substanz und 233 ml W. = 333 g, dest. W. 267 ml, A. USP (94,9 Vol.-%) 537 ml zur Bereitung von 1000 ml der Tinktur. — Dilutionen; D 2 (2×) enthält 1 T. Tinktur, 4 T. destilliertes W., 5 T. A.; D 3 (3×) und höher mit A. HPUS (88 Vol.-%). — Medikationen: D 3 (3×) und höher.

Salix nigra MARSH. (außerdem laut HPUS 64 Salix ambigua, S. falcata, S. purshiana, S. ligustrina). Schwarze Weide. Black willow.

Inhaltsstoffe. Picein (Piceosid) $C_{14}H_{18}O_7$, ein p-Hydroxyacetophenonglucosid (s. S. 233).

Anwendung. In der Homöopathie.

Salix nigra HAB 34.

Frische Rinde von Salix nigra MARSH.

Arzneiform. Essenz nach § 3.

Arzneigehalt. 1/3.

Salix nigra HPUS 64. Black Willow.

Die frische Rinde.

Arzneiform. Urtinktur: Arzneigeh. 1/10. Salix nigra, feuchte Masse mit 100 g Trocken-substanz und 300 ml W. = 400 g dest. W. 200 ml, A. USP (94,9 Vol.-%) 537 ml zur Bereitung von 1000 ml der Tinktur. — Dilutionen: D 2 (2×) enthält 1 T. Tinktur, 4 T. dest. W., 5 T. A.; D 3 (3×) und höher mit A. HPUS (88 Vol.-%). — Medikationen: D 3 (3×) und höher.

Salix caprea L. Palm-, Salweide. Goat Willow.

Inhaltsstoffe. In der Rinde Salicin, Salicortin, Triandrin, Grandidentatin. In der Rinde 8 bis 13% Gerbstoffe, im Blatt 3 bis 14%. Im Blatt keine Salicinderivate, viel Leucoantho-cyane, Luteolin-7-glucosid, Chrysoeriol-7-arabinogalaktosid (Salicapren). In männlichen Kätzchen Diosmetin, Isorhamnetin und 2-Diosmetin-7-diglykoside (Capreosid und Salicapren-osid); angeblich Alkaloide nachgewiesen.

Wirkung. Die männlichen Blüten zeigen hypotensive Wrkg. und positive Wrkg. bei Arrhythmie und funktioneller Tachycardie [Planta med. (Stuttg.) *20*, 375 (1972)].

Folgende weitere Salix-Arten liefern neben den oben aufgeführten Pflanzen Cortex Salicis (nach BINNS et al. [Phytochemistry 7, 1577 (1968)]).

Salix aurita L. (S. spathulata WILLD., S. rugosa SER., S. paludosa LINK, S. heterophylla HOST). Ohr-Weide. Salbeiweide. Saule a oreillettes. Petit marceau. — Salix fragilis L. (S. pendula SER., S. decipiens HOFFM., S. fragilior HOST, S. persicifolia SCHLEICH.). Bruch-Weide. Knack-, Glas-, Spröck-Weide. Crack willow. Saule fragile. Salcio fragile. — S. rubra HUDS. (S. purpurea, S. viminalis). — S. pentandra L., Lorbeerweide. — S. triandra L. emend. SER. (S. amygdalina L. emend. FRIES). Mandelweide. — S. viminalis L. Korb-, Hanfweide; und viele weitere Salix-Arten.

Cortex Salicis. Weidenrinde. Willow bark. Écorce de saule. Corteza de mimbrera. Casca de salgueiro.

Cortex Salicis DAB 7 — DDR, Erg.B. 6. Salix BPC 34.

Die im ersten Frühjahr von zwei- bis dreijährigen Zweigen gesammelte, rasch getrocknete Rinde. Rinnen-, band- oder röhrenförmige, biegsame, zähe, 1 bis 2 mm dicke, bis 1 m lange und bis 3 cm und mehr breite Stücke. Ist die Epidermis erhalten, was bei der Handelsware meist der Fall ist, so sind die Rinden außen nahezu glatt, etwas glänzend; wo Kork vorhanden, sind sie mehr oder weniger längsrunzelig, z. T. längsrissig, bräunlichgrau oder grünlichgelb. Innenseite glatt, bräunlich (zimtbraun) bis blaßgelb oder fast weiß, je nach der Weidenart; Bruch zähe und blätterig-grobfaserig durch die vielen Fasern.

Geruch schwach aromatisch, Geschmack bitter, herb.

Mikroskopisches Bild. Die Wände der Epidermiszellen mit sehr dicken und glatten Außen-wänden. Die Korkzellen nach außen stärker verdickt, nur wenige aus der Epidermis hervorgegangene Reihen. Darunter die im Querschnitt tangential gestreckten Zellen des Phello derms. Die primäre Rinde zeigt eine Schicht kleinzelligen Kollenchyms und darauf eine breite Lage großzelligen Rindenparenchyms mit großen Interzellularen, im Zellinhalt große Calciumoxalatdrusen, Stärke, Gerbstoff oder auch Chlorophyll. Hieran angrenzend die pri mären Bastfaserbündel. Die Markstrahlen einreihig, nach außen wenig erweitert; die Rinden strahlen aus abwechselnden glänzenden, tangentialen Reihen von mehr oder weniger quadra tischen Bastfasergruppen (Hartbast, die Fasern etwa 0,6 mm lang, sehr dünn und sehr stark verdickt), von Kristallkammerfasern mit klinorhombischen Einzelkristallen dicht umgeben, und aus Brücken von Parenchymgewebe (Weichbast). Im Parenchymgewebe der ganzen Rinde Oxalatdrusen. Steinzellen fehlen bei Salix purpurea und vielen anderen Arten; bei anderen, z. B. Salix alba und S. fragilis, treten diese in kleinen Gruppen in der primären Rinde auf.

Inhaltsstoffe. Gerbstoffe und Phenolglykoside. Der Gehalt an Gerbstoffen (v. a. Catechin gerbstoffe) liegt in Abhängigkeit von der Salixart und der Jahreszeit zwischen 8 und 20%. THIEME gibt folgende Prozentangaben für Ende Mai gesammelte Drogenmuster: Salix alba L. 13,9%, Salix aurita L. 16,4%, Salix caprea L. 16,7%, Salix cinerea L. 11,3%, Salix fragilis L. 8,7%, Salix pentandra L. 13,7%, Salix purpurea L. 11,4%, Salix repens L. 9,5%, Salix triandra L. 20,5%, Salix viminalis L. 13,5%. Den höchsten Glykosidgeh. fand THIEME [Phar mazie 20, 688 (1965)] (jeweils abends) in den Monaten Februar und März, den niedrigsten Gehalt im August und Oktober. Die Phenolglykoside sind in den verschiedenen Stamm pflanzen unterschiedlich zusammengesetzt. Nur Salicin ist wohl stets nachweisbar, stellt jedoch nie das Hauptglykosid dar. Es entsteht bei der Isolierung z. T. auch aus dem Salicyl salicinderivat Salicortin. Den höchsten Glykosidgeh. und auch den höchsten Gehalt an Salicinderivaten weist die Rinde von Salix purpurea auf, die Ende Februar neben 1,6% Salicin fast 8% Salicortin enthält und allein zur Gewinnung der Droge herangezogen werden sollte. Die z. Z. im Handel häufig befindliche Rinde der Korbweide (Salix viminalis) enthält dagegen neben dem phenolischen Hauptglykosid Triandrin (7%) nur 0,1 bis 0,5% Salicin. Nach DYTKOWSKA [Farm. Polska 22, 33 (1966)] beträgt der Salicingeh. der Rinde von Salix caprea L. 0,106%, von Salix fragilis L. 0,233% und von Salix aurita L. 0,287%.

Nachstehend Formeln und Tabelle über den Glykosidgeh. verschiedener Salixarten nach THIEME [Planta med. (Stuttg.) 4, 433 (1965)].

Salicin

Fragilin

Salidrosid

Vimalin

Triandrin

Picein

Populin

Salireposid

Grandidentatin

Tabelle 1. Glykosidspektren und Glykosidgehalt der Rinden (Februar—März)

Salix-Art	Salidrosid	Salicin	Picein	Triandrin	Salicortin	Fragilin	Vimalin	Salireposid	Grandidentatin	Glucosid R_F 0,74	Gesamtglyk.-Gehalt (% ber. auf Tr.-gew.)
S. alba	O	+	O	+	+ +	O	O	O	±	±	2,7
S. aurita	O	+	O	+	+	O	±	O	O	O	0,7
S. caprea	⊙	+	O	+ + +	±	O	+	O	O	O	4,2
S. cinerea	O	+	+ +	+ +	O	O	O	O	+	O	3,3
S. fragilis	O	+	O	+	O	+	O	O	+	+ + +	4,9
S. myrsinifolia	O	+	+ + + +	+ +	+	O	O	O	O	O	6,9
S. pentandra	O	+	O	+	+	O	O	O	+	+	2,5
S. purpurea	O	+ +	O	O	+ + + + +	O	O	+ +	+	O	11,1
S. repens	O	+	O	O	+ + +	O	O	+ +	±	O	4,8
S. triandra	+ +	±	O	O	O	O	O	±	±	O	1,6
S. viminalis	O	±	O	+ + + + +	±	O	(+)	O	±	O	6,8

O = nicht nachweisbar   + + = Gehalt 1—2%   + + + + = Gehalt 2—4%
± = Gehalt unter 0,1%   + + + = Gehalt 2—4%   + + + + + = Gehalt über 6%
+ = Gehalt 0,1—1%

Die Chromatographie der Salicaceenglykoside beschreiben AUDETTE et al. [J. Chromatog. 25, 367 (1966)]. Silicagel G-Platten: Äthylacetat—Xylol—Ameisensäure—W. (33:1:2:2); Äthylacetat—Butanon—Ameisensäure—W. (15:3:1:1); Polyamid-Cellulose-Platten: Äthylacetat—Eisessig—W. (23:1:1). Für g.chr. Untersuchungen eignet sich nach BOLAN et al. [J. Chromatog. 36, 22 (1968)] in der Regel Cyclohexandimethanol auf Chromosorb G. Die Glykoside werden zuerst silyliert.

Prüfung. Max. Aschegeh. 8% Erg. B. 6.

Quantitative Bestimmung der Phenolglykoside. Eine ältere polarimetrische Salicinbestimmung findet sich bei BERGER, ist jedoch nicht spezifisch. THIEME [Pharmazie 19, 535 (1964)] beschreibt ein chromatographisch-photometrisches Verfahren. Nach p.- oder d. chr. Abtrennung wird mit Millon's Rg. ein Farbkomplex gebildet. Für Salirepsid ist 1-Diazo-2-chloro-4-nitrobenzol (stabilisiert durch HCl-Natriumacetat) besser geeignet. Nach REPAS und NIKOLIN [Jupac-Symposium Chem. Nat. Prod., London 1968] ist für Salicin Oxidation mit Salpetersäure und Kupplung mit Barbitursäure für quant. Bestimmungen vorteilhaft. PRUM et al. [Chem. Abstr. 75, 137503 (1971)] lösen den getrockneten wss. Extrakt in Acetatpuffer (pH 5,2), inkubieren mit Schneckenenzym (β-Glucosidase) und behandeln mit NaOH — $ZnSO_4$; das Salicin wird mit p-Nitroanilin diazotiert und kolorimetrisch bestimmt.

STEINEGGER et al. [Pharm. Acta Helv. 47, 133 und 222 (1972)] beschreiben eine d.chr. Auftrennung von Salicin und Populin sowie deren Metaboliten (Laufmittel Äthylacetat, Isopropanol, W. 65:24:11; Bzl., Dioxan, Eisessig 72:20:40 auf Kieselgel G) sowie die quant. Bestimmung sowohl direkt (λ_{max} von Salicin 213 nm, $E_{1cm}^{1\%}$ in A. 284 nm) als auch nach Rk. kolorimetrisch mit Trinder's Rg. (Eisen-III-chlorid; λ_{max} von Salicylsäure und Salicylursäure 525 nm).

Wirkung. Auf Grund des Gehalts an Salicin und verwandten Glykosiden wirkt die Droge ähnlich wie Salicylsäure, zu der das Genin im Körper oxidativ verändert wird. Weitere Abbauprodukte im Körper sind: Saligenin, Salicylursäure, Gentisinsäure, Salicylglucuronid. Demnach wirkt Cortex Salicis antipyretisch, analgetisch-antirheumatisch, desinfizierend, antiseptisch; örtlich reizend und schweißhemmend. Die Resorption des Salicins beträgt ~ 86% und ergibt einen über mehrere Std. konstanten Salicylatspiegel im Plasma.

Anwendung. Früher als Adstringens und bei rheumatischen, neuralgischen und fiebrigen grippeartigen Erkrankungen, bei Malaria, seit der synthetischen Darstellung von Salicylsäurepräparaten nicht mehr von Bedeutung. Anwendung in der Homöopathie und in der Volksheilkunde bei Gicht, Rheuma, zu Umschlägen, bei Wunden und Geschwüren, als Antisepticum bei Blasenentzündungen, Magen- und Darmkatarrhen. Technisch als Gerbmaterial (Abfallprodukt der Korbflechtereien).

Dosierung. Mittlere Einzelgabe als Einnahme 1,0 g, Erg.B. 6.

Tabelle 2. Vorkommen von Phenolglykosiden in Blättern von Salix-Arten

nach BINNS et al. [Phytochemistry 7, 1577 (1968)]

Species	Salicin	Salicortin	Salidrosid	Fragilin	Tremuloidin	Vimalin	Triandrin	Grandidentatin	Populin	Picein	Salireposid
Salix alba var. Cardinalis	+	+	+	+	±	+	±	+	−	−	−
S. americana	+	+	+	−	−	±	−	±	−	−	−
S. babylonica var. Farndon Weeping	⊕	+	+	+	+	+	+	±	−	−	−
S. callicarpaea	+	+	+	+	+	+	±	±	∔	−	−
S. calodendron	+	+	+	+	−	+	±	±	−	−	−
S. caprea var. *lanata*	+	+	+	−	−	±	−	−	−	−	−
S. cinerea	+	+	+	−	−	+	±	−	−	−	−
S. daphnoides var. *acutifolia*	⊕	+	+	−	−	−	+	±	+	−	−
S. decipiens	+	∔	+	+	−	+	+	∔	∔	−	−
S. fragilis	⊕	⊕	+	⊕	⊕	±	±	±	⊕	−	−
S. × geminata	∔	∔	+	−	+	±	+	+	±	−	−
S. incana	⊕	+	+	+	+	±	+	−	+	+	−
S. nigricans	⊕	+	+	+	+	−	−	−	−	−	−
S. pentandra var. Lumley	⊕	⊕	+	+	+	+	±	+	±	−	−
S. phylicifolia	+	+	+	+	−	−	−	±	−	−	−
S. purpurea var. Goldstones	⊕	⊕	+	+	⊕	+	+	+	⊕	−	−
S. × rubra	+	+	+	+	+	−	−	+	+	−	−
S. triandra var. Black Maul	+	+	⊕	+	+	±	+	±	−	−	−
S. viminalis	+	+	+	+	−	±	+	±	−	−	−

+ positives, ± unsicheres Vorkommen; ⊕ Inhaltsstoff schon früher isoliert.

Folia Salicis. Weidenblätter. Willow leaves.

Inhaltsstoffe. Die Blätter enthalten Flavonolglykoside (meist Quercetinderivate oder Luteolinglykoside), Ester verschiedener Hydroxyzimtsäuren. Salicinderivate (vornehmlich Salicin, Fragilin und Salicortin) wurden in S. nigricans, S. pentandra, S. fragilis, S. repens, S. purpurea, S. myrsinifolia SAL., S. calodendron, S. baysfordiana und S. daphnoides gefunden. In der letzten Art wurden hohe Leucoanthocyanidinkonzentrationen gefunden (meist Leucocyanidin und Leucodelphinidin) [JAGGI u. HASLAM: Phytochemistry 8, 635 (1969)], ebenfalls in folgenden Arten — sie enthalten keine Salicinderivate — S. caprea, S. cinerea, S. aurita, S. alba, S. viminalis, S. caerulia, S. phylicifolia. Nach BINNS et al. [Phytochemistry 7, 1577 (1968)] jedoch sollen Phenolglykoside und Leucoanthocyanidine in allen untersuchten Salixblättern vorkommen (Leucoanthocyanidin jedoch nicht in S. nigricans), ferner in mehreren Arten Pipecolinsäure (S. calodendron, S. caprea, S. cinerea, S. decipiens, S. nigricans, S. triandra, S. viminalis) oder 5-Hydroxy-pipecolinsäure (S. alba, S. fragilis). Nach THIEME [Pharmazie 20, 688 (1965)] fällt der Glykosidgeh. nach Erreichen des Maximums Ende Mai (nachts) bis zum Herbst ständig ab.

Anwendung. Selten als Volksheilmittel bei Fieber und Rheuma.

Salix babylonica L. und Salix mucrinata L.

Im Orient und in Afrika werden Blatt und Rinde wie Cortex Salicis verwendet.

Erwähnt seien die Inhaltsstoffe zweier phytochemisch gründlich untersuchter Salix-Arten:

Salix viminalis L.

Inhaltsstoffe. In der Rinde nach THIEME [Naturwissenschaften 51, 217 (1964)] 7% Triandrin, Salicortin, 0,13% Salicin und 0,15% Vimalin [3-(4-Methoxyphenyl)-2-propen-1-ol-1-β-D-glucopyranosid = Methyltriandrin], Fp. 143 bis 144°. Nach SKRIGAN et al. [Chem. Abstr. 74, 100764 (1971)] Vanillin, Syringaldehyd, Syringa-, Vanillin-, p-Hydroxybenzoe-, p-Cumar-, Kaffee-, Ferula- und Salicylsäure, Salicylalkohol, Pyrocatechin, Cyanidin- und Delphinidin-

3-glucosid. Im Blatt 6,5%, in der Rinde 8 bis 12% Gerbstoff; keine Phenolglucoside. Im Splintholz Citronensäure. Im Xylem nach LENTON et al. [Nature (Lond.) *220*, 86 (1968)] Abscisinsäure. Nach VAZQUEZ et al. [Phytochemistry *7*, 161 (1968)] im Holz p-Hydroxy-benzoe-, Protocatechu-, zwei Hydroxyzimtsäuren und Catechin; im Hydrolysat daneben Syringa-, Vanillin- und p-Cumarsäure.

Salix triandra L.

In der Rinde Salicin, Salireposid; nach THIEME [Naturwissenschaften *50*, 571 (1963); *51*, 360 (1964)] Salidrosid $C_{14}H_{20}O_7$, Fp. 159 bis 160°, ein 2-(4-Hydroxyphenyl)-äthanol-1-β-D-glucopyranosid und Triandrin; ferner Rutin, Quercetin, Glucose, 7,5% Gerbstoffe; im Hydrolysat Arabinose, Xylose und Rhamnose.

Salmefamolum

Salmefamolum. Salmefamol BAN.

$C_{19}H_{25}NO_4$ M.G. 331,41

1-[4-Hydroxy-3-(hydroxy-methyl)-phenyl]-2-(4-methoxy-α-methyl-phenaethylamino)-aethanol.

Anwendung. Als Bronchodilatator.

Salmiak

Salmiak.
S. Ammonium chloratum, III, 42.

Salmiakgeist.
S. Liquor Ammonii caustici, III, 37.

Salolum

Salolum.
S. II, 1014 u. Phenylium salicylicum.

Salpeter

Salpeter.
S. Kalium nitricum, V, 376.

Salpetersäure

Salpetersäure.
S. II, 981 unter Acidum nitricum.

Salpetersäure, bleifreie Eu.P. II-71.

Bemerkung. Es handelt sich um Salpetersäure, die zusätzlich folgender Prüf. entsprechen muß:

Blei: 10 ml Substanz werden mit 10 ml W. verd. Nach Alkalisieren mit bleifreier Ammoniak-Lsg. wird die Lsg. mit 1 ml bleifreier Kaliumcyanid-Lsg. versetzt und mit W. zu 50 ml verd. Nach Zusatz von 2 Tr. Natriumsulfid-Lsg. darf sich die Lsg. nicht dunkler färben als eine Vgl.-Lsg. ohne Zusatz von Natriumsulfid-Lsg. (Eu.P. II).

Anwendung. Als Reagens zur allgemeinen Grenzprüf. auf Blei in Zuckern.

Salpetersäure, konzentrierte

S. II, 983.

Salpetersäure, rauchende.

S. II, 984 unter Acidum nitricum fumans.

Salpetersäure, verdünnte.

S. II, 984 unter Acidum nitricum dilutum.

Salpetersäure-glycerinester

S. Nitroglycerin, IV, 1153, VI A, 249.

Salpetrigsäure

Salpetrigsäure-äthylester.

S. II, 1138 u. Aethylium nitrosum.

Salpetrigsäure-isoamylester.

S. Amylium nitrosum, II, 1168.

Salsola

Salsola kali L. Chenopodiaceae — Salsoleae.

BERGER nennt die Varitäten
S. kali L. var. angustifolia FENZL (S. kali L. var. pseudotragus BECK, S. tragus RCHB. non L.); S. kali L. var. glabra FORSK. [S. kali L. var. tragus (L.) MOQ., S. tragus L. non RCHB.]. Gemeines Salzkraut. Kali-Salzkraut. Kali-Kraut. Glasschmalz. Saltwort. Glasswort. Soude. Salsovie. Kali. Soda. Sorb.

Heimisch an den Meeresküsten Europas, bes. der Nord- und Ostsee, an den Küsten des Atlantischen Ozeans und des Mittelmeeres, im gemäßigten Asien, auf den Sanddünen und Sandböden der Meeresküsten und des Binnenlandes.

Einjähriges, 10 bis 100 cm hohes, graugrünes oder gelbliches, kahles oder borstiges Kraut. Stengel mit ausgespreizt abstehenden oder aufsteigenden Ästen. Laubblätter linealpfriemlich, flach bis stielrund, stechend stachelspitzig, am Grund verbreitert und hautrandig, die unteren gegenständig, als Tragblätter breiter und kürzer werdend. Blüten zwittrig, zu 1 bis 3 blattwinkelständig, am Ende der Zweige meist gedrängt stehend, selten mehr oder weniger kurze Ähren bildend. Vorblätter 2, länger als die Blüten, starr, eirund-dreieckig, mit langem und hellem Dorn bespitzt, stechend. Blütenhüllblätter 5 (selten 4), bis zum Grund getrennt, eiförmig, zugespitzt, untereinander ungleich breit und zuweilen auch ungleich lang, die Frucht einschließend, auf dem Rücken mit Höckern oder mit breitem, niederem Saum oder fächerartigem, geädertem Flügel; der Teil unter dem Flügel gestreift, derbhäutig, mitunter verhärtend und mit den Vorblättern verwachsen; die Zipfel vor den Flügeln häutig und zerknittert oder starr und mit stark rippenartigem Mittelnerv oder 4 davon mehr oder weniger knitterig und der fünfte niedergedrückt, mit starker Mittelrippe. Narbe länger als der Griffel. Same horizontal, selten vertikal.

Herba Tragi. Salzkraut.

Inhaltsstoffe. Die Tetrahydroisochinolinalkaloide Salsolin $C_{11}H_{15}NO_2$, Fp. 215 bis 216° [(+)-Form], 224 bis 225° [(±)-Form], und Salsolidin $C_{12}H_{17}NO_2$, Fp. 47 bis 48° und 71 bis 73° [(−)-Form], 53° [(±)-Form], die als racemisches Gemisch vorliegen. Ferner Spuren eines Alkaloides mit der Formel $C_{10}H_{11}NO$, fettes Öl mit Linolen-, Öl-, Arachidon-, Palmitin- und Stearinsäure, ferner Glucose, Arabinose, Fructose und Rhamnose, Eicosanol und β-Sitosterin; nach KARAWYA et al. [Phytochemistry *11*, 441 (1972)] Methylcarbamat; 2 Betain-ähnliche Amine, Triacetonamin, Oxalsäure, Natriumoxalat, Proteine. In der Asche etwa 20% Kalium, 18% Calcium, 3% Magnesium, 1,5% Aluminium, 1,5% Eisen, 6% Phosphat, 6% Sulfat, 40% Carbonat, 2% Chlorid.

Salsolin

BERNATH und OGNYANOV [Chem. Abstr. *58*, 2651 (1963)] isolierten aus den unterirdischen Organen von fast reifen Pflanzen Spuren von basischen Substanzen. Ein Glycerid gab nach Verseifung nur Linol- und Oleinsäure (im Verhältnis 2 : 1).

Wirkung. Salsolin ähnelt in seiner Wrkg. auf die Gefäße dem Papaverin, in seiner Wrkg. auf die glatte Muskulatur des Uterus dem Hydrastinin. Nach KRYLOV et al. [Chem. Abstr. *61*, 16 671 (1964)] wirken Salsolin und bes. Salsolidin gefäßerweiternd. Bei höheren Dosen kommt es zu einer starken Abnahme des Blutdrucks. Beide regen die Atmung an, aber bei höheren Dosen treten nach 10 bis 15 Min. Herzrhythmusstörungen auf. Bei Kombination mit Adrenalin wird eine adrenolytische Wrkg. beobachtet, mit Papaverin eine Steigerung der gefäßerweiternden Wrkg. des Papaverins.

Anwendung. Das Kraut als Anthelminticum, Purgans und Diureticum. Die Pflanze diente früher zur Kalium- und Pottaschegewinnung und wegen des hohen Alkaligeh. zur Glasherstellung. Die Pflanze war wahrscheinlich das Uschnân der persisch-arabischen Ärzte. In Holländisch-Ost-Indien wurde die Pflanze als Anthelminticum verwendet. Salsolin als blutdrucksenkendes Mittel. Die junge Pflanze ist eine gute Futterpflanze, nur die reife Pflanze soll für das Vieh schädlich sein.

Salsola soda L. Soda-Salzkraut.

Heimisch in Südeuropa (nordwärts bis Ungarn) und im gemäßigten Asien.

Herba Salsolae.

Inhaltsstoff. Etwa 0,2% (+)-Salsolin (?).

Anwendung. Die Pflanze diente früher zur Sodagewinnung.

Salsola aphylla L. (Caroxylon salsola THUNB.).

Heimisch in Südafrika.

Anwendung. Die Pflanze wurde auf Grund ihres Alkaligeh. früher zur Seifenherstellung verwendet und hat große Bedeutung als Futterpflanze.

Salsola richteri KAR.

Inhaltsstoffe. 0,32% (+)- und (±)-Salsolin und (−)- und (±)-Salsolidin und deren verschiedene Derivate. Ferner Spuren eines Alkaloids „Salsamin".

Salsola crassa M.B.

Heimisch in Mitteleuropa, Mittelasien und Nordafrika.

Anwendung. Diente früher zur Sodagewinnung; auch als Gemüse.

Salsola tamariscifolia (L.) Lag.

Heimisch in den Steppen Südspaniens.

Liefert Semen Cinae hispanicae, den spanischen Wurmsamen.

Salsolidinum

Salsolidinum Hydrochloricum Ross. 9. Salsolidini Hydrochloridum. Salsolidine Hydrochloride. Salsolidinhydrochlorid.

$C_{12}H_{17}O_2N \cdot HCl \cdot 2H_2O$ M.G. 279,77

6,7-Dimethoxy-1-methyl-1.2.3.4-tetrahydroisochinolin-hydrochlorid.

Gehalt. Mindestens 99,0%, ber. auf die getrocknete Substanz (Ross. 9).

Eigenschaften. Rein weißes oder weißes, mit einem gelblichen Schimmer, feines, krist. Pulver, geruchlos, leicht lösl. in W., lösl. in A., wenig lösl. in Chlf.

Erkennung. 1. 0,1 g Substanz wird in 2 ml W. gelöst und mit 1 ml konz. Salpetersäure versetzt. Dabei entsteht eine dunkle Orangefbg., die beim Stehen nach Blutrot umschlägt (Ross. 9). — 2. 0,05 g Substanz werden in 1 ml W. gelöst und mit 6—7 ml gesätt. Bromwasser versetzt. Dabei entsteht ein voluminöser, gelber Nd., der beim Stehenlassen eine rote Fbg. annimmt (Ross. 9). — 3. 0,02 g Substanz werden in 2 ml W. gelöst, mit verd. Salpetersäure angesäuert und mit wenigen Tr. Silbernitrat-Lsg. versetzt. Dabei entsteht ein weißer Nd., der in Ammoniak lösl. ist (Ross. 9).

Prüfung. 1. Aussehen der Lsg.: Eine Lsg. von 0,2 g Substanz in 4 ml W. soll transparent, farblos oder leicht gelb gefärbt sein. (Ross. 9). — 2. Saure Verunreinigungen: Die Lsg. von 1. wird mit 1 Tr. Methylrot-Lsg. versetzt. Dabei muß eine Rotfbg. auftreten, die nach Gelb umschlägt bei Zusatz von höchstens 0,2 ml 0,05 n Natriumhydroxyd-Lsg. (Ross. 9). — 3. 0,1 g Substanz wird in 2 ml konz. Schwefelsäure gelöst. Man kühlt in Eiswasser. Die Fbg. der erhaltenen Lsg. darf nicht intensiver sein als folgende Vgl.-Lsg.: 2 ml Standardlsg. A und 1 ml Standardlsg. B werden gemischt und mit W. auf 5 ml verd. (Ross. 9). — Standardlsg. A: 0,100 g Kaliumdichromat, das bei 100—105° bis zum konst. Gew. getrocknet wurde, wird in W. zu 500 ml gelöst. — Standardlsg. B: 2,975 g Kupfersulfat und 1,5 ml verd. Salzsäure werden mit W. zu 500 ml gelöst. — 4. Trocknungsverlust: Mindestens 10,0 und höchstens 13,5%, wenn 0,5 g Substanz bei 100—105° bis zum konst. Gew. getrocknet wurden (Ross. 9). — 5. Sulfatasche: Höchstens 0,15% (Ross. 9). — 6. Schwermetalle: Höchstens 0,001% (Ross. 9).

Gehaltsbestimmung. Etwa 0,5 g Substanz werden genau gewogen, in 20 ml W. gelöst und mit 10 ml verd. Salpetersäure versetzt. Nach Zusatz von 25 ml 0,1 n Silbernitrat-Lsg. wird gemischt und heftig geschüttelt, damit der Nd. nicht koaguliert. Der Überschuß an Silbernitrat-Lsg. wird mit 0,1 n Ammoniumrhodanid-Lsg. gegen Eisen(III)-ammoniumsulfat-Lsg. als Indikator zurücktitriert. 1 ml 0,1 n Silbernitrat-Lsg. entspricht 0,024 37 g wasserfreier Substanz (Ross. 9).

Aufbewahrung. Vorsichtig, in gut schließenden Gefäßen, an einem trockenen Ort, vor Licht geschützt (Ross. 9).

Anwendung. Es handelt sich um ein Alkaloid mit gefäßerweiternder Wrkg., das als Vasodilator angewendet wird.

Dosierung. Größte Einzeldosis: 0,1 g, größte Tagesdosis: 0,3 g (Ross. 9).

Handelsform. Salsolidin (UdSSR).

Salsolinum

Salsoline. Salsolin. Salsolinum.

$C_{11}H_{15}NO_2$ M.G. 193,24

1-Methyl-7-methoxy-1.2.3.4-tetrahydroisochinolin-6-ol.

Vorkommen. Alkaloid aus Salsola richteri (Chenopodiaceae).

Eigenschaften. Kristalle aus A. Fp. = 221°. $[\alpha]_D^{20} = +34{,}5°$ (c = 1 in 0,1 n HCl). Lösl. in Chlf. und heißem A., wenig lösl. in W., Bzl. und fast unlösl. in Ae. und PAe., lösl. in verd. Natronlauge.

Hydrochlorid, $C_{11}H_{15}NO_2 \cdot HCl \cdot 1^1/_4 H_2O$: Nadeln aus A., Zers.-Temp.: 141—152°. $[\alpha]_D^{20} = +34{,}5°$ (c = 1 in W.), lösl. in W. und heißem A., sehr wenig lösl. in Aceton und Chlf.

Anwendung. Als blutdrucksenkendes Mittel.

Salsolinum Hydrochloricum Ross. 9. Salsolini Hydrochloridum. Salsoline Hydrochloride. Salsolinhydrochlorid.

$C_{11}H_{15}O_2N \cdot HCl \cdot H_2O$ M.G. 247,73

1-Methyl-7-methoxy-1.2.3.4-tetrahydroisochinolin-6-ol-hydrochlorid.

Gehalt. Mindestens 98,5%, ber. auf die getrocknete Substanz (Ross. 9).

Eigenschaften. Weißes oder schwach gelblichweißes, krist. Pulver, lösl. in W. Fp. = 197 bis 203°. $[\alpha]_D^{20} = +34{,}5°$ (c = 1 in W.).

Erkennung. 1. 0,02 g Substanz werden in 2 ml W. gelöst und tropfenweise mit 1 ml Brom-wasser versetzt. Dabei entsteht ein hellroter Nd., der sich zuerst wieder auflöst, bei weiterem Zusatz von Bromwasser aber wieder ausfällt (Ross. 9). — 2. 0,02 g Substanz werden in 2 ml W. gelöst und mit 3 Tr. Eisen(III)-chlorid-Lsg. versetzt. Dabei entsteht eine blaue Fbg. (Ross. 9). — 3. 0,02 g Substanz werden in 2 ml W. gelöst. Man säuert mit verd. Salpetersäure an und setzt wenige Tr. Silbernitrat-Lsg. zu. Dabei entsteht ein weißer Nd., der sich in Am-moniak-Lsg. wieder löst (Ross. 9).

Prüfung. 1. Aussehen der Lsg.: Eine Lsg. von 0,2 g Substanz in 4 ml W. soll transparent, farblos oder ganz schwach gelb gefärbt sein (Ross. 9). — 2. Saure Verunreinigungen: Wird die Lsg. von 1. mit 1 Tr. Methylrot-Lsg. versetzt, so muß eine rote Fbg. auftreten, die nach Gelb umschlagen sollte bei Zusatz von höchstens 0,2 ml 0,05 n Natriumhydroxyd-Lsg. (Ross. 9). — 3. 0,1 g Substanz werden in 2 ml konz. Schwefelsäure gelöst. Man kühlt vorsichtig in Eiswasser. Dabei darf keine bemerkenswerte Fbg. auftreten (Ross. 9). — 4. Trocknungsverlust: Höchstens 7,5%, wenn 0,5 g Substanz bei 100—105° bis zum konst. Gew. getrocknet werden (Ross. 9). — 5. Sulfatasche: Höchstens 0,1% (Ross. 9). — 6. Schwermetalle: Höchstens 0,001% (Ross. 9).

Gehaltsbestimmung. Etwa 0,5 g Substanz werden genau gewogen und in 20 ml W. gelöst. Man setzt mit 10 ml verd. Salpetersäure, 25 ml 0,1 n Silbernitrat-Lsg. und schüttelt heftig damit der entstehende Nd. nicht koaguliert. Der Überschuß an Silbernitrat-Lsg. wird mit 0,1 n Ammoniumrhodanid-Lsg. gegen Eisen(III)-ammoniumsulfat-Lsg. als Indikator zurück-titriert. 1 ml 0,1 n Silbernitrat-Lsg. entspricht 0,022 97 g wasserfreier Substanz (Ross. 9).

Aufbewahrung. Vorsichtig, in gut schließenden, orange gefärbten Glasgefäßen.

Dosierung. Höchste Einzeldosis 0,1 g, höchste Tagesdosis 0,3 g (Ross. 9).

Anwendung. Es handelt sich um ein Alkaloid mit blutdrucksenkender Wrkg., das als Antihypertensivum angewendet wird.

Handelsform. Salsolin (UdSSR).

Saluzid

Saluzid. Saluside. Saluzide. Saliuzid. Opiniazid. Carhoxyverazid.

$C_{16}H_{15}N_3O_5$ M.G. 329,30

6-(Isonicotinoylhydrazonomethyl)-2.3-dimethoxy-benzoesäure.

Anwendung. Als Tuberkulostaticum.

Salvarsane

Salvarsane

S. III, 233 u. Arsenorganische Verbindungen.

Salverinum

Salverinum. Salverin.

$C_{19}H_{21}N_2O_2$ M.G. 312,40

o-(2-Diaethylamino-aethoxy)-benzanilid.

Eigenschaften. Hydrochlorid: Farbl. Kristalle; Fp. = 173°.

Anwendung. Als Spasmolyticum.

Handelsformen. Montamed (Montavit, Österreich; Mischpräparat); Ajucin simplex; Ajuvac; Biospal.

Salvia

Salvia ist mit gegen 500 Arten die größte und zugleich durch ihre Blüteneinrichtung die am vollkommensten an Fremdbestäubung angepaßte Gattung. Bes. reich an Salbeiarten sind die Tropen und Subtropen beider Hemisphären; doch besitzt auch das Mittelmeergebiet noch zahlreiche Arten, von denen sich nur wenige auch weiter über Mitteleuropa ausgebreitet haben, die meisten zudem nur unter menschlichem Einfluß.

Salvia officinalis L. (S. chromatica et papillosa HOFFMGG., S. grandiflora TEN., S. major et minor GMEL.). Lamiaceae — Stachyoideae — Salvieae. Salbei. Königs-, Garten-, Edel-Salbei. Scharlei. Sachsedenkraut. Gardensage. Shop-sage. Sauge officinale. Salvia maggiore. Erba sacra. Salva. Szalwia. Schalwoja. Shalfièi. Orvosizsàlya. Salvia real. Sâlima. Heimisch in den Mittelmeergebieten, bes. in den adriatischen Küstengebieten, in Dalmatien, auf den Adriainseln (Veglia, Cherso), in Italien, Kreta, Spanien und Rußland. Das Vorkommen in Griechenland ist zweifelhaft. In mitteleuropäischen Ländern und Nordamerika wird die Pflanze teilweise kultiviert.

Die Pflanze (Abb. 14) ist halbstrauchig, mit niederliegenden oder aufsteigenden, meist stark verzweigten, von abschuppender, graubrauner Borke bedeckten Ästen. Sprosse mattgrün, mehr oder minder dicht spinnwebig-filzig behaart, balsamisch duftend. Stengel aufsteigend oder aufrecht, 20 bis 70 cm hoch, derb, fast stielrund, unten oft violett, meist ziemlich dicht weißwollig, in den Blattachseln gewöhnlich kleine Kurztriebe tragend. — Laubblätter wenigstens z. T. wintergrün, derb, mit 1 bis 5 cm langem Stiel und länglich-eiförmiger bis schmal-elliptischer, 2 bis 9 cm langer und $^1/_2$ bis 5 cm breiter Spreite, ringsum sehr fein gekerbt bis fast ganzrandig, anfangs dicht-graufilzig, später bes. oberseits verkahlend. — Blüten in ein- bis dreiblütigen Halbquirlen in den Achseln eiförmiger, bald abfallender Hochblätter, Trauben bildend. Korolle blau-violett, selten weiß, Oberlippe fast helmartig abgerundet und fast ausgerundet, Mittellappen der Unterlippe gespreizt zweilappig. Nur die zwei unteren Antheren fruchtbar, mit nur einer Antherenhälfte und breitem, hebelartig wirkendem Konnektiv.

3 Subspecies werden unterschieden: Die ssp. lavandulifolia (VAHL) GAMS (S. hispanorum LAG., S. officinalis var. hispanica BOISS. et var. hispanorum BENTH., f. salicifolia ALEF., f. angustifolia FIORI et PAOL.). Blattspreiten länglich-lanzettlich bis lineal, meist unter 3 cm lang und höchstens 1 cm breit, mind. unterseits weißfilzig. Blüten kurz gestielt bis fast sitzend, nur etwa 2 cm lang, in unterbrochenen (f. spicata WILLK. et LANGE) oder mehr oder weniger dichten Scheinähren. Nur in Süd-, Mittel- und Ostspanien (in Granada bis 2000 m Höhe) und in den französischen Pyrenäen. Liefert spanisches Salbeiöl.

Die ssp. minor (GMEL.) GAMS [S. officinalis L. s. str., f. tenuior (DESF.) ALEF., S. tenuior DESF., S. lavandulaefolia HEGETSCHW. non VAHL]. Blattspreiten meist etwas kürzer gestielt, etwa 4 bis 7 cm lang und 1 bis 2 cm breit, schwächer behaart, am Grund zuweilen [f. auriculata (MILL.) VIS.] mit einem Paar kleiner Fiederblättchen („Kreuzsalbei"). Blüten länger gestielt als bei voriger Unterart, ca. 2 bis $2^1/_2$ cm lang. Heimisch angeblich in Nord-, Ost- und

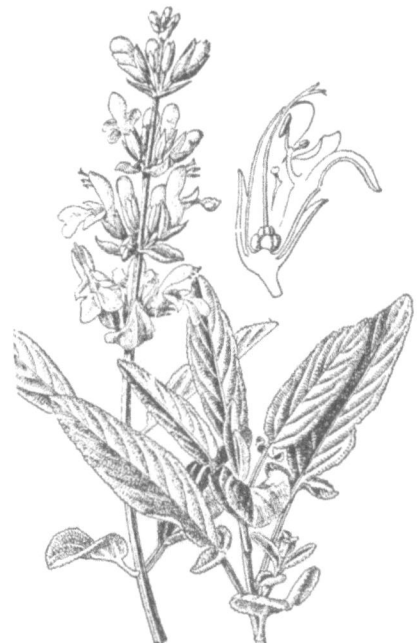

Abb. 14. Salvia officinalis. Blühende Pflanze und Einzelblüte (nach DUNZINGER).

Mittelspanien (in Südfrankreich wohl eingebürgert), in den Küstengebieten der Adria bis Istrien, ganz vereinzelt auch in Südost-Serbien und in Mazedonien. Hierher gehören wohl alle in den Südalpen eingebürgerten Pflanzen und die meisten der in Österreich und Norddeutschland kultivierten Formen.

Die ssp. major (Gars.) Gams (S. tomentosa Mill., S. grandiflora Etling, S. officinalis f. latifolia Alef.). In allen Teilen größer als die vorigen. Blattspreiten ca. 5 bis 10 cm lang und 2 bis 5 cm breit, beiderseits kurz filzig, am Grund meist mehr oder weniger herzförmig, nie mit Öhrchen. Blüten ca. 3 bis 3,5 cm lang, kurz, aber deutlich gestielt, in meist ziemlich dichten Scheinähren. Wild auf der Krim, in Kleinasien, Cypern und Nordsyrien, vielleicht erst durch die Kreuzzüge nach Mitteleuropa gekommen, aber in Süddeutschland und der Nordschweiz jetzt häufiger kultiviert als die vorige Unterart.

Folia Salviae. Herba Salviae (hortensis, majoris, virtutis, minoris). Folia Herbae saccae. Salbeiblätter. Garden Sage leaves. Feuilles de sauge. Foglia de sauge. Foglia di salvia. Salwei. Salieblad.

Folia Salviae 2. AB — DDR. Folium Salviae Helv. VI, ÖAB 9, Norv. V, Fenn. 37, Ross. 9, CsL 2, Pol. III. Herba Salviae Dan. IX. Salviae Folium Ital. VI, Ned. 6, Hung. VI, Jug. III. Salbeiblätter DAB 7 — BRD. Sage BPC 34. Sauge CF 49. Ferner offizinell in Portug. 35 und Rom. VIII. DAB 7 — DDR läßt nur die Subspecies minor und officinalis zu, Jug. II ausdrücklich auch Subspecies lavandulifolia. Dalmatinische Droge besteht aus den Subspecies minor und major.

Die getrockneten, entweder von wildwachsenden oder kultivierten Pflanzen zur Blütezeit gesammelten Blätter.

Blätter gestielt, länglich, lanzettförmig oder eiförmig, bis 10 cm lang, bis 4 cm breit, spitz oder stumpf, mit gleichmäßig fein gekerbtem Rand, am Grund in den Blattstiel verschmälert, abgerundet oder schwach herzförmig, nicht selten geöhrt (die Umrißform ist aber sehr variabel). Spreite kleinaderig-runzlig, zwischen den Maschen des sehr verzweigten, engmaschigen Blattnetzes nach oben gewölbt. Ober- und Unterseite gleichmäßig weiß- oder graufilzig. Bei jungen Blättern ist das hervorstehende Adernetz behaart, alte Blätter sind fast kahl. Farbe der Blätter je nach Standort grünlich bis silbergrau.

Geschmack aromatisch, zugleich bitter und zusammenziehend.

Mikroskopisches Bild (Abb. 15). Epidermiszellen der Oberseite geradlinig-polygonal, ziemlich dickwandig, die der Unterseite gewellt oder buchtig und dünnwandig. Spaltöffnungen auf beiden Seiten, unterseits reichlicher, hoch emporgehoben. Zwei bis drei, selten eine Reihe Palisadenzellen, die ganz allmählich in das lockere Schwammgewebe übergehen; die stärkeren Gefäßbündel beiderseits von Kollenchymkeilen begleitet. Haarbildungen: Drüsenhaare mit zwei- oder vierzelligem Stiel und kleinem einzelligem, selten mehrzelligem Köpfchen oder kurzem einzelligem Stiel und größerem, ein-, meist zweizelligem Köpfchen; braune scheibige Drüsenschuppen („Labiaten"-Drüsenschuppen) ohne deutliche Stielzellen, Köpfchen aus acht Rand- und vier Innenzellen, Zellen oft bis auf Reste gelöst; ferner verschieden lange, zwei- bis fünfzellige, spitze, meist dünne, nur in der untersten Zelle sehr starkwandige, englumige, luftführende, charakteristisch peitschenförmige Haare, an den Septierungsstellen schwach angeschwollen. Selten ein- bis zweizellige Haare mit ziemlich dünner Wand. Blattbruchstücke mit 2 bis 3, selten einer Reihe Palisadenzellen, darunter ein nur wenige Zellreihen breites lockeres Schwammparenchym.

Verfälschungen. Die Blätter von Salvia triloba L. fil. (s. d.), die der offizinellen Droge sehr ähnlich sind: Hohmann [Dtsch. Apoth. Ztg. *110*, 1095 (1970)] vergleicht die beiden Sorten: Das Durchmustern der Droge mit bloßem Auge als Voruntersuchung kann häufig schon einen Hinweis geben, ob eine Verfälschung mit S. triloba vorliegt. Dabei sollte bes. die stärkere Behaarung bei S. triloba beachtet werden. Allerdings ist zu berücksichtigen, daß die Blätter sowohl von S. officinalis als auch von S. triloba in Behaarung, Gestalt und dergl. variieren können. Die Blätter von S. officinalis sind meist nur im jungen Zustand auf Blattober- und Blattunterseite dicht weißfilzig, mit zunehmendem Alter beginnen sie v. a. auf der Oberseite mehr oder weniger zu verkahlen, wodurch bes. die Oberseite eine olivgrüne bis grünlichgraue Farbe zeigt. Im Gegensatz hierzu sind die Blätter von S. triloba häufig auf beiden Seiten weißfilzig. Weiterhin ist bei S. officinalis auf der Blattoberseite eine stark eingesenkte, auf der Blattunterseite eine hervortretende netzförmige Nervatur im allg. deutlich erkennbar, während diese bei S. triloba durch den Haarfilz meist verdeckt bleibt. Die Behaarung von S. triloba verdeckt schließlich auch die wellige Kerbung des Blattrandes meist völlig, so daß die Blätter praktisch ganzrandig erscheinen. Bes. an den Gliederhaaren sind auf Querschnittsbildern sichere Unterscheidungsmerkmale festzustellen: Auf beiden Blattseiten zeigen sich bei S. officinalis peitschenförmig gewundene bis ca. 1000 µm lange und etwa 8 bis 10 (20) µm gleichmäßig breite Haare, an deren verkürzten Basalzellen das Lumen meist kaum zu erkennen ist. Im Gegensatz dazu ist bei S. triloba im allg. recht deutlich zu erkennen, daß hier die Haare der Blattoberseite starr von der Blattfläche abstehen. Außerdem sind diese Haare etwas kürzer (ca. 500 μm lang), aber meist kräftiger und durch ein größeres Lumen an der Basis deutlich breiter (ca. 40 μm an der Basis, ca. 30 μm zur Spitze hin). Auf der Blattunterseite sind die Haare wie bei S. officinalis peitschenförmig gewunden; starr abstehende Haare, die auf den Blättern von S. officinalis niemals vorkommen, dürfen demnach auf Blattquer-

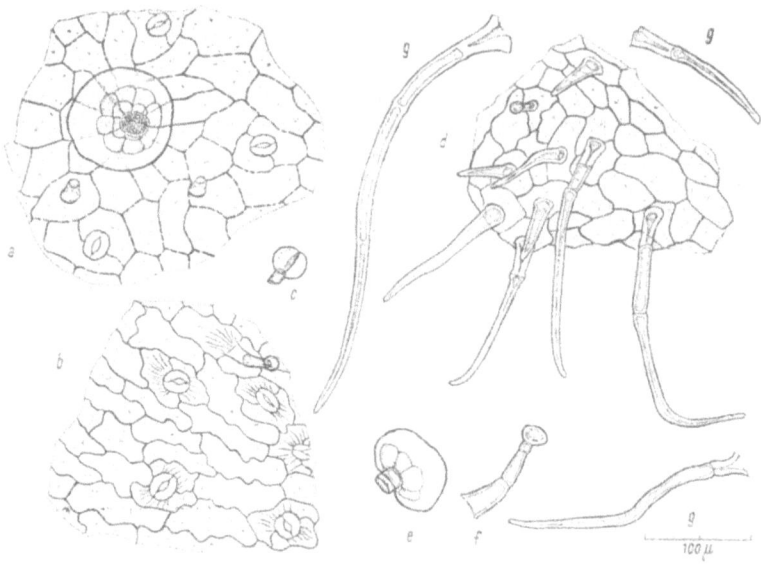

Abb. 15. Pulver von Folia Salviae. *a* Blattoberseite mit Drüsenschuppe, Spaltöffnungen und den Stielzellen zweier Köpfchenhaare. *b* Epidermis der Blattunterseite mit Kutikularfaltung. *c* abgerissenes, kleines Köpfchenhaar (Drüsenhaar). *d* ein- und mehrgliedrige Haare auf Epidermisfetzen. *e* Drüsenschuppe von der Seite. *f* langgestieltes Drüsenhaar. *g* Haare mit stark verdickter Sockelzelle. (Nach W.)

schnitten der echten Droge nicht zu finden sein. Dies ist ein sicheres und sehr brauchbares Merkmal. Es sei ferner auf die ca. 0,5 bis 1 cm langen, meist bräunlich verfärbten, behaarten Blütenkelche hingewiesen, die man bei genauem Durchmustern der Probe vereinzelt antreffen kann. Sie bilden an sich ein relativ leicht erkennbares Unterscheidungsmerkmal aus: Bei Betrachtung mit einer nicht zu schwachen Lupe (etwa zehnfache Vergrößerung) beobachtet man bei S. officinalis in den Einsenkungen zwischen den hervortretenden „Rippen" der Kelche ungestielte Drüsen. Bei S. triloba sind diese Drüsen stets lang gestielt. Die Kelche von S. triloba erscheinen durch diese gestielten Drüsen dichter behaart als diejenigen von S. officinalis. — Salvia triloba unterscheidet sich auch durch die Zusammensetzung des äth. Öls. Die Blätter besitzen nur etwa den 10. Teil des Thujongeh. und dagegen das Vier- bis Fünffache des Cineolgeh. von Salvia officinalis. Durch Bestimmung des Cineolgeh. kann die Verfälschung erkannt werden. Die unterschiedlichen Quantitäten lassen sich auch d.chr. nachweisen (beide Methoden s. Inhaltsstoffe).

Als Verfälschung gilt auch Salvia officinalis L. ssp. lavandulifolia GAMS (s. o.), die nach BRIESKORN und DALFERT [Dtsch. Apoth. Ztg. *104*, 388 (1964)] frei von dem Bitterstoff Pikrosalvin ist (Nachweis s. Inhaltsstoffe), deren äth. Öl eine andere Zusammensetzung als die des offizinellen Öles hat sowie frei von Thujon ist. Weitere Salvia- und Phlomis-Arten, die mikroskopisch an breitkegelförmigen und Sternhaaren zu erkennen sind, sowie sonstige Lamiaceen: bes. Salvia sclarea (s. u.) und Salvia pratensis L. (s. u.) mit schwach behaarten Blättern, stark abweichender Blattform und grob gezähntem Blattrand; Salvia nemorosa L. (s. u.) mit feinflaumigen geruchlosen Blättern ohne Drüsenhaare.

Inhaltsstoffe. 0,5 bis 2,5% äth. Öl, das in zahlreichen Drüsenhaaren und Scheibendrüsen enthalten ist. Die Menge dieser Drüsenhaare ist bei einem an sonnigen Plätzen gewachsenen Salbei doppelt so groß wie bei einer Schattenpflanze, obwohl letztere eine vergrößerte Blattfläche aufweist. Trotzdem enthält das Blatt der Schattenpflanze mehr Öl. Das Maximum wird nach dem Verblühen erreicht. Nach TUCAKOV [Ann. pharm. franç. *10*, 428 (1952); ref. Sci. Pharm. (Wien) *21*, 198 (1953)] enthält jugoslawische Droge in den Blättern von blühenden Pflanzen 0,64%, von den nicht blühenden 2,5% äth. Öl, in den Blüten 1,1% bis 2,41%, in den Stengeln 0,2%. Das äth. Öl enthält etwa 50% (−)-Thujon und 15% Cineol sowie Campher. Mit der Entwicklung der Blätter steigt die Monoterpenmenge absolut an, hauptsächlich infolge der Zunahme der Campher- und Thujonmenge [RASMUSSEN et al.; Sci. Pharm. (Wien) *39*, 159 (1971)]. Ein Bitterstoff Pikrosalvin (Carnosol), nach BRIESKORN und FUCHS [Pharmazie *17*, 637 (1962)] ein Diterpen-O-diphenollacton, zu 0,35%. An Stelle von Pikrosalvin isolierte LINDE [Helv. chim. Acta *47*, 1234 (1964)]. Ferner sind enthalten folgende Triterpensäuren: α- und β-Ursolsäure, α- und β-Oleanolsäure, Ursolsäureestolide (in älteren Blättern) sowie Uvaol (?), Germanicol (Isolupeol) $C_{30}H_{50}O$, β-Sitosterin und β-Carotin. Außerdem ein Paraffin $C_{35}H_{70}$, n-Triacontan, 5 bis 6% Harz, nach WALTER [Pharmazie *13*, 647 (1958)] Eiweiß und Phenolkörper. Ferner Chlorogen-, Äpfel-, Kaffeesäure, Rosmarinsäure, Fumarsäure (Artefakt?), 2 bis 8% Gerbstoffe [nach MURKO et al., Planta med. (Stuttg.) *25*, 295 (1974) kondensierte Catechine], Klebesubstanz, Saponin, Ferula- und p-Cumarsäure, gummiähnliche Stoffe, 0,5% Nicotinsäureamid, etwas Glutamin und Asparagin, wenig Vitamin B und Vitamin C, Stärke, Wachs, Zucker und Oxalat. Nach BRIESKORN et al. [Arch. Pharm. (Weinheim) *304*, 557 (1971)] die Flavone Genkwanin, 6-Methoxy-genkwanin, Luteolin, 6-Methoxyluteolin und dessen -7-methyläther und Hispidulin. Die Droge enthält außerdem einen östrogenen Bestandteil. Pikrosalvin und Thujon sind in der ssp. lavandulifolia (VAHL) GAMS nicht enthalten.

Carnosolsäure   Pikrosalvin

Zur Unterscheidung von Salvia triloba kann der Cineolgeh. des äth. Öles mit Hilfe der Resorcinmethode bestimmt werden. Sie beruht darauf, daß Cineol mit Resorcin ein in überschüssiger konzentrierter Resorcinlsg. lösl. Additionsprodukt liefert. Die Untersuchung wird folgendermaßen ausgeführt: 10 ml Öl werden mit 20 ml 50%iger Resorcinlsg. vermischt und die — evtl. nach Zusatz von festem Cineolresorcin — entstandene Kristallmasse zu einem gleichförmigen Brei verrührt. Sodann wird scharf abgesaugt und zur Entfernung der letzten Ölspuren zwischen Filtrierpapier abgepreßt. Der Preßkuchen wird in einem Becherglas unter vorsichtigem Erwärmen mit Kalilauge zersetzt und die Fl. schließlich quant. mit Hilfe eines langen Trichters in ein Cassiakölbchen gebracht. Nach dem Auffüllen wird das Volumen des abgeschiedenen Cineols abgelesen und durch Multiplikation mit 10 der Gehalt in Volumenprozenten festgestellt. Nach SCHILCHER [Dtsch. Apoth. Ztg. *106*, 231 (1966)] läßt sich durch d.chr. Vergleich mit offizineller Droge die Identität bzw. eine Verfälschung mit Triloba-Droge wie folgt feststellen: Zur Auftrennung wird das durch Wasserdampfdestillation gewonnene äth. Öl zunächst mit Chlf. 1:10 verdünnt und in Mengen von 0,005 bis 0,015 ml auf Kieselgel-G-Platten aufgetragen. Zweckmäßigerweise trägt man mind. 2 verschiedene Konzentrationen auf. Als Testsubstanzen Cineol und Thujon (α- und β-Thujon). Fließmittel Bzl., 5% Äthylacetat. Zur Sichtbarmachung der aufgetrennten Komponenten wird zunächst diejenige Plattenhälfte, die Cineol als Testsubstanz trägt, mit einer gesättigten Antimontrichloridlsg. in Chlf. besprüht und 3 bis 5 Min. bei 120°C erhitzt. Salvia triloba L. ist an dem sehr kräftigen Cineolfleck, der je nach dem Erhitzungsgrad eine orange bzw. graugrüne oder graue Farbe zeigt, zu erkennen. Zum Nachweis von α- und β-Thujon wird die besprühte Hälfte dicht abgedeckt und die Platte genau 1 Min. lang in eine mit Joddampf gesättigte, geschlossene Glaskammer gestellt. Sollte das Gefäß nicht mit Joddampf gesättigt sein, so verlängert sich die Verweildauer auf rund 2 Min. Das überschüssige Jod läßt man 8 Min. lang an der Luft abdunsten. Nach Besprühen mit einer frisch zubereiteten 0,2%igen wss. Stärkelsg. reagieren die meisten org. Verbindungen als tiefblau gefärbte Flecken, ausgenommen Cineol. Salvia officinalis (ssp. minor und major) ist an dem kräftigen α-Thujonfleck und dem etwa um die Hälfte schwächeren β-Thujonfleck zu erkennen. Bei Salvia triloba L. sind α- und β-Thujon nur schwach zu erkennen.

Prüfung. Identität nach 2. AB — DDR. Adsorptionsschicht: Kieselgel G. Aufzutragende Lösung: 0,100 ml des äth. Öles (durch die Gehaltsbestimmung gewonnen und über Natriumsulfat getrocknet) wird in Chlf. zu 5,00 ml gelöst. 9 bis 10 µl der Lsg. werden auf den Startpunkt *a* aufgetragen. — Aufzutragende Lsg. der Testsubstanz: 0,100 ml 1,8-Cineol wird in 40,0 ml Chlf. gelöst. 10 bis 12 µl der Lsg. werden auf den Startpunkt *b* aufgetragen. — Lsgm.-Gemisch: 95,0 ml Bzl. und 5,00 ml Äthylacetat werden gemischt. Die Mischung wird als Laufmittel verwendet. — Laufstrecke: 10 bis 12 cm. — Trocknung: Die Dünnschichtplatte wird bei 20°C aufbewahrt, bis das Laufmittel verdunstet ist. — Reagens: Antimon(III)-chloridlsg. — Sichtbarmachung: Die Dünnschichtplatte wird mit 8 bis 10 ml Rg. besprüht und in einem Trockenschrank bei 120°C 10 Min. erhitzt. — Auswertung: Nach dem Erkalten wird das Chromatogramm unverzüglich im ultravioletten Licht der Wellenlänge von 360 nm (Filter UG 2) betrachtet und beurteilt. Der Rf-Wert des Testsubstanzfleckes muß im Bereich von 0,30 bis 0,40 liegen. Das Chromatogramm zeigt über dem Startpunkt *a* einen Fleck mit dem Rf-Wert des Fleckes der Testsubstanz und einen Fleck mit einem Rx-Wert im Bereich von 1,30 bis 1,45. Außerdem können die in der Tabelle aufgeführten Flecke sowie andere Flecke sichtbar sein. Das Chromatogramm muß der Forderung der Prüfung nach *b* (= andere Salviaarten, s. u.) entsprechen.

Tabelle 3

Nr.	R_x-Wert	Farbe im ultravioletten Licht der Wellenlänge von 360 nm (Filter UG 2)
7	2,20 bis 2,70	hellviolett
6	1,40 bis 1,60	hell
5	1,30 bis 1,45	grünlichgrau
4	1,20	rötlich bis violett
3 (= Test)	1,00	hellbräunlich
2	0,77	rötlich
1	0,57	hell

Nach DAB 7 — BRD, 2. Nachtrag.
D.Chr. mit Kieselgel G oder Kieselgel GF_{254} in Methylenchlorid bei Kammersättigung zweimal über 10 cm. Aufzutragende Mengen: 15 µl einer Lsg. aus 0,5 ml des mit 0,2 ml Xylol destillierten äth. Öles + 5,0 ml Toluol; 15 µl der Vergleichslsg. A (10 µl Thujon + 1 ml Toluol) bzw. B (10 µl 1,8-Cineol + 1 ml Toluol). Detektion: Besprühen mit Anisaldehyd-Lsg. und 5 bis 10 Min. lang unter Beobachtung auf 100 bis 105° erhitzen.
Auswertung. Im Tageslicht sind auf dem Chromatogramm eine Reihe meist rötlichvioletter Zonen erkennbar, die im UV-Licht (365 nm) fluoreszieren.
Im UV-Licht (365 nm) zeigt die im mittleren Bereich des Chromatogramms von Untersuchungs- und Vergleichslösung liegende Zone des Thujons eine deutlich erkennbare ziegelrote Fluoreszenz. (In der Fluoreszenzstärke und der Zonengröße sollen die Zonen des Thujons von Untersuchungslösung und Vergleichslösung annähernd übereinstimmen.) Etwas tiefer liegt im Chromatogramm der Untersuchungslösung eine rotviolett fluoreszierende Zone (Epoxydehydrocaryophyllen). Das 1,8-Cineol liegt darunter und zeigt eine graublaue Fluoreszenz.
Im unteren Bereich des Chromatogramms der Untersuchungslösung liegt die im Tageslicht graugrünliche, im UV-Licht (365 nm) rotbraun fluoreszierende Zone des Borneols. Der entsprechende Ester zeigt etwa die gleichen Farben und liegt etwas höher als die Zone des Thujons.
Reinheit. Mindestgeh. an äth. Öl 1,5% DAB 7-BRD (thujonreich), ÖAB 9, Ned. 6, Ital. VI, Pol. III, Hung. VI, Jug. III; 1,4% Helv. VI (1,1% bei pulverisierter Droge); 1,2% CsL 2; 1% Ross. 9; 1 bis 1,5% 2. AB — DDR. — Wss. Extraktgeh. mind. 23% Hung. VI. — Gerbstoffgeh. 0,4 bis 0,6% (als Pyrogallol $C_6H_4O_3$ Mol. Gew. 126,1 ber.) 2. AB — DDR. — Max. Feuchtigkeitsgeh. 8% DAB 7 — BRD; 12% Jug. III; 14% Ross. 9, Hung. VI. — Max. Aschegeh. 8% ÖAB 9, Norv. V, Ital. VI, Jug. III; 10% NF VI, CsL 2; 11% Fenn. 37; 12% Dan. IX, Ross. 9, Pol. III, Hung. VI. — Sulfatasche max. 18% Helv. VI; 12% DAB 7 — BRD. — Säureunlösl. Asche max. 1% NF VI, Dan. IX, CsL 2; 2% Hung. VI. — Fremde anorg. Beimengungen max. 0,5% Ross. 9; fremde org. Substanz max. 0,5% Ross. 9; 1% CsL 2; 3% DAB 7 — BRD und ÖAB 9 (Stengelanteile), Jug. III (Stengel- u. andere Pflanzenteile); 5% Ross. 9 (schwarze und braune Blätter), CsL 2 (verfärbte Blätter), Hung. VI (andere Pflanzenteile); 10% 2. AB — DDR (Stengelteile), Ross. 9 (andere Pflanzenteile von Salvia). — Unschädliche Beimengungen max. 1% 2. AB — DDR. — Für Ganzdroge: Durch 3 mm Maschennetz siebbar max. 3%; für Schnittdroge: Stücke größer als 8 mm max. 5%; durch Maschennetz von 1 mm siebbar max. 10%, Ross. 9. — Andere Salvia-Arten: Auf dem Chromatogramm von *a* (s. Identitätsprüfung) darf über dem Startpunkt *a* der Fleck mit dem

R_f-Wert des Fleckes der Testsubstanz nicht größer als der Testsubstanzfleck sein. 2. AB — DDR. — BRIESKORN und BIECHELE [Dtsch. Apoth. Ztg. *111*, 141 (1971)] beschreiben eine D.Chr. zur Unterscheidung von S. officinalis und S. triloba auf Grund des bei S. officinalis fehlenden Salvigenins: Laufmittel: Chlf., M. 97:3, Sprührg.: 1%ige äthanolische Eisen(III)-chloridlsg. färbt Salvigenin braun. — Jug. III läßt auf Abwesenheit von S. sclarea (Blätter mit doppelt gezähntem Rand und anderem Geruch), S. silvestris (doppelt gezähnt, auf der Oberseite kahl, unten behaart) und S. pratensis (grob gezähnt, behaarte Blattstiele) prüfen.

Die Bestimmung des äth. Ölgeh. wird wie in den allgemeinen Vorschriften angegeben durchgeführt, mit 10,0 grob zerschnittener Droge, ÖAB 9; mit 10,0 ganzer oder pulverisierter Droge, Destillationsdauer 2 Std., Helv. VI; mit 15,0 grob gepulverter Droge (Sieb 4) DAB 7 — BRD; mit 20,0 Droge in 300 ml W., Destillationsdauer 90 Min., 2. AB — DDR. — Bestimmung des Gerbstoffgeh.: Nach 2. AB — DDR mit 3,0 gepulverter Substanz, wie unter Gehaltsbestimmung von Gerbstoffdrogen angegeben. Nach ÖAB 9: 2,00 g mittelfein gepulverte (V) Salbeiblätter werden in einem Becherglas mit 50 ml W. zum Sieden erhitzt und anschließend auf dem Wasserbad 1 Std. lang unter häufigem Umrühren extrahiert. Nach dem Absetzen der Drogenteilchen filtriert man die noch heiße Lsg. durch Watte in einen 100 ml fassenden Meßkolben. Die im Becherglas verbliebenen Drogenteilchen werden nochmals in gleicher Weise mit 50 ml W. 30 Min. lang extrahiert; die noch heiße Lsg. filtriert man durch dieselbe Watte in den Meßkolben. Nach dem Nachwaschen und Abkühlen wird bis zur Marke aufgefüllt. 4,00 ml des Drogenauszugs versetzt man in einem Reagenzglas mit 3,00 ml Natriumacetatlsg. zur Gerbstoffbestimmung und 0,60 ml Bleiacetatlsg. zur Gerbstoffbestimmung, schüttelt gut durch, erwärmt 3 Min. lang im Wasserbad und läßt dann zum Absetzen des Nd. 30 Min. lang stehen. Die überstehende Fl. wird durch ein trockenes, glattes Filter von 5 cm Durchmesser filtriert. Versetzt man 2,00 ml des Filtrates mit 0,10 ml der Bleiacetatlsg. und erwärmt wieder 3 Min. lang im Wasserbad, so muß innerhalb von 5 Min. noch eine deutliche Trbg. auftreten.

Aufbewahrung. Vor Licht geschützt, in gut schließenden Behältnissen. Nach 2. AB — DDR darf die gepulverte Substanz höchstens 24 Std. aufbewahrt werden.

Wirkung. Salbei besitzt eine klinisch und experimentell erwiesene Hemmung der Schweiß-sekretion. Eine durch Pilocarpin hervorgerufene Hyperhidrosis wird beinahe völlig aufgehoben. Dabei scheint eine Hemmung an den peripheren Nervenenden der Schweißdrüsen einzutreten. Das Wirkprinzip ist bisher unbekannt. Innerlich und äußerlich wirkt Salbei durch den Synergismus von äth. Öl und Gerbstoff schwach bakterizid und adstringierend. Der Extrakt ist gegen Tbc-Bazillen wirksam. In seltenen Fällen wurde beim Gurgeln mit Infusum Salviae Stomatitis und Ödem des Gaumenzäpfchens beobachtet. Das äth. Öl hat auch spasmolytische Eigenschaften. Weiterhin besitzt Salbei eine menstruationsfördernde, eine milchsekretionshemmende, sowie in geringem Maße eine den Blutzuckerspiegel senkende Wrkg.

Anwendung. Als schweißhemmendes Mittel in Form eines kalt zu trinkenden Tees, bei Rekonvaleszenten, Lungenkranken, in der Pubertät und in den Wechseljahren. Bei Mundschleimhautaffektionen von Kindern lokal als Aufguß mit oder ohne Rosenhonig. Ebenfalls als Aufguß bei übelriechenden Unterschenkelgeschwüren. Innerlich gegen entzündliche und katarrhalische Erkrankungen des Magendarmkanals, gegen Leberschwellung und Gallenstauung, als Carminativum. In der Volksmedizin zur Erleichterung des Abstillens. Die russische Volksmedizin läßt Salbei innerlich gegen Erkrankungen der Luftwege wie Husten und Halsentzündungen gebraucht. Früher als blutstillendes und harntreibendes Mittel. In der Homöopathie wird die aus frischem Blatt bereitete Essenz (D 2) innerlich u. a. bei Hyperhidrosis, Kitzelhusten der Tuberkulösen, bei klimakterischen Beschwerden, ferner bei „weicher, erschlaffter Haut mit schwacher Zirkulation und kalten Extremitäten" angewendet. Ferner als Gewürz und in der Kosmetik.

Dosierung. Gebräuchliche Einzeldosis als Aufguß 1,5 g auf 1 Teetasse. Zur Mundspülung 2,5 g auf 100 ml W. als Aufguß. Mittlere Einzeldosis 0,5 g.

Salvia officinalis HAB 34. Salbei.

Frische Blätter.

Arzneiform. Essenz nach § 3.

Arzneigehalt. 1/3.

Aufbewahrung. Höchstens 18 Monate. Plv. höchstens 24 Std. 2. AB — DDR.

Salvia officinalis HPUS 64. Sage.

Die frischen Blätter.

Arzneiform. Urtinktur: Arzneigeh. 1/10. Salvia officinalis, feuchte Masse mit 100 g Trockensubstanz und 233 ml W. = 333 g, dest. W. 167 ml, A. USP (94,9 Vol.-%) 635 ml zur Bereitung von 1 000 ml der Tinktur. — Dilutionen: D 2 (2×) enthält 1 T. Tinktur, 3 T. dest. W., 6 T. A.; D 3 (3×) und höher mit A. HPUS (88 Vol.-%). — Medikationen: D 3 (3×) und höher.

Species ad Gargarisma (Ross. II).

Foliorum Salviae
Florum Malvae silvestris
Florum Sambuci　　　　ãã　　　10,0

Species ad Gargarisma (Erg.B. 6): Je 200 T. Eichenrinde und Tormentillwurzel und 200 T. Salbeiblätter und Kamillenblüten

Sweatosan (Brunnengräber, Chem. Fabrik und Co. GmbH, 24 Lübeck) 1 Dragee enthält: Extr. Salviae 80 mg, Acid camphoric. 80 mg, Calcium lacticum 80 mg.

Salvysat (Bürger Ysatfabrik GmbH, 3388 Bad Harzburg). Frischpflanzensaft aus Folia Salviae.

Bestandteil von Alcoolatum vulnerarium CF 1908 und Species aromaticum Helv. V (s. Lavandula).

Im Handel sind zahlreiche Kombinationspräparate, die Extrakte (Fluidextrakte) aus Salvia officinalis L. enthalten.

Die Wurzeln, **Radix Salviae,** und die Blüten, **Flores Salviae,** werden in den Mittelmeergebieten als Volksheilmittel verwendet.

Sie enthalten 7-Acetoxyroyleanon $C_{22}H_{30}O_5$, Fp. 195 bis 198°, 6,7-Dehydroroyleanon und Royleanon.

R = H₂ : Royleanon
R = H₂ : Δ⁶·⁷ : Dehydroroyleanon
R = H.OH : 7-Hydroxyroyleanon
(= Horminon)
R = H.OAc : 7-Acetoxyroyleanon

Semen Salviae.

Die Samen enthalten nach BRIESKORN und GROSSEKETTLER [Arch. Pharm. (Weinheim) *297*, 456 (1964)] 25% fettes, trocknendes Öl mit 16,8% Linolensäureglyceriden. Im unverseifbaren Anteil wurden 0,16% α-Amyrin, 0,1% β-Amyrin, 33% Phytosterine (v. a. β-Sitosterine), ein Trihydroxytriterpen und Sitosterin-D-glucosid gefunden. Ein Glykoproteid und 3% eines kristallisierbaren Globulins isolierten BRIESKORN und GLASZ [Pharmazie *6*, 382 (1965); Arch. Pharm. (Weinheim) *299*, 67 (1966)]. Das Globulin unterscheidet sich im Aufbau von den bisher untersuchten pflanzlichen Globulinen durch das Vorkommen von α-Aminobuttersäure, einen hohen Gehalt an Alanin sowie durch die Gegenwart von Isoleucin bei Abwesenheit von Leucin. Nach BRIESKORN und GLASZ [Naturwissenschaften *51*, 216 (1964)] ferner Hydroxylysin.

Anbau. Die Anlage der Kulturen im ersten Jahr erfolgt entweder durch Pflanzung, der eine Vorkultur vorausgeht, oder auch durch Direktsaat ins Freiland. Soll der Salbei in Gebieten mit kälteren Wintern mehrere Jahre lang genutzt werden, so wird im ersten zweckmäßigerweise keine Ernte oder nur ein zeitiger Triebspitzenschnitt genommen, um ein Auswintern zu verhüten. Verschiedentlich wird bei entsprechend engerem Standraum eine einjährige Nutzung vorgezogen. Bei Freilandsaat kann im ersten Jahr bei einer Ernte von Hand auch im Abstand von 30 bis 40 cm je eine Pflanze unbeschädigt stehen gelassen werden. In wärmeren Gebieten sind solche Verfahren im allg. nicht notwendig. Am besten sind für die Salbeikultur kalkhaltige Lehmböden geeignet.

Über den Verlauf der Nährstoffaufnahme konnten in der Literatur keine Anhaltspunkte gefunden werden. Die Erträge an Salbeikraut (trocken) schwanken zwischen 20 und 40 dz/ha, die Samenerträge zwischen 2 und 6 dz/ha. Den höchsten Gehalt an äth. Öl dürfte der Salbei vor bzw. während der Blüte aufweisen (TORRES 1954, BORKOWSKI und REZLER 1955, zit. nach BORKOWSKI 1957). Die Ernte zur Drogengewinnung sollte daher nicht mehr nach dem Beginn' der Blüte vorgenommen werden. Dieser Faktor ist bes. beim ersten Schnitt in mehrjährigen Beständen zu beachten. Die Erntetermine in den Anbau- und Sammelländern sind nachstehend vermerkt:

	I. Ernte	II. Ernte
Jugoslawien und Albanien	Mai	September
Polen	Mai/Juni	August/September
Deutschland	Mai/Juni	August/September

Düngung. Im einjährigen und im mehrjährigen Anbau reagiert der Salbei auf die Stickstoffdüngung am stärksten. Die Stickstoff-Phosphor-Kombination brachte den höchsten Ertrag. Bei der praktischen Anwendung der Düngung sind Kali und Phosphorsäure sowie 50% des Stickstoffes vor der Saat bzw. Pflanzung zu verabfolgen, der restliche Stickstoff als Kopfdüngung. Als Nährstoffabgaben können z. Z. für mittlere Niederschlags- und Temperaturverhältnisse je ha empfohlen werden: N 80 kg, P_2O_5 50 kg, K_2O 80 kg. Eine Korrektur auf Grund weiterer Versuche ist durchaus möglich. Für die Schwarzerdeböden der UdSSR halten JZKOWA und KONDRATENKO (1954) 200 bis 300 dz Stalldung, 30 bis 40 kg N, 50 bis 70 kg P_2O_5 und 40 bis 60 kg K_2O für die günstigste Düngung. Unter Berücksichtigung des Stalldunganteiles kann eine gewisse Übereinstimmung mit obiger Empfehlung erkannt werden.

Schadinsekten. Auf Blättern und Blüten wurde Chloridea peltigera festgestellt.

Salvia triloba L. (Salvia auriculata MILL.).

Heimisch in Griechenland auf den Kykladen, in Spanien und in der Türkei, auf Kreta; auf Gras wie auf Felsgelände wachsend.

Halbstrauchige Pflanze, angedrückt graufilzig, im Gegensatz zu Salvia officinalis oben drüsig behaart, mehr oder minder reichlich verzweigt. Die Blätter sind angedrückt filzig, oberseits dünner, unterseits dicht filzig, aus zugestutzter Basis länglich oder lanzettlich, am Grund meistens mit einem öhrchenförmigen Läppchen versehen, leicht runzelig, gekerbt. Kelch drüsig behaart, leicht zweilippig, mit kurz dreieckigen Zähnen. Blumenkrone violett. Die var. subhastata LIEBD. besitzt 4 bis 6 cm lange und 2,5 bis 3 cm breite Blätter und hat eine hellgrüne Farbe. Die oberen Blätter sind dreieckig, spießförmig.

Geruch der Droge bedeutend würziger, Geschmack bitterer als bei S. officinalis.

Mikroskopisches Bild. Siehe S. officinalis, Verfälschungen.

Folia Salviae trilobae kommen als Verfälschung von Salviae officinalis (s. d.) in den Handel. Sie können wiederum verfälscht sein mit den Blättern von Sunla canelida (L.) CASS., die oberseits grau- oder weißfilzig, unterseits schneeweiß, länglich oder breit eiförmig und gestielt sind, die oberen Blätter lanzettlich oder länglich, kurz gestielt oder auf verschmälertem Grund sitzend.

Inhaltsstoffe. Ca. 3% äth. Öl, das sich v. a. durch den hohen Cineolgeh. ($\sim 62\%$) und den geringen Thujongeh. ($\sim 5\%$) von dem aus Salvia off. unterscheidet. Geruch an Eukalyptusöl erinnernd. Außerdem geringe Mengen Caryophyllen und ($-$)-Campher [BRIESKORN u. DALFERTH: Dtsch. Apoth. Ztg. *104*, 1308 (1969)]. Nach ABDEL-MONEIM et al. [Phytochemistry *6*, 1035 (1967)] 7,45% Ursolsäure, 0,52% Oleanolsäure, Betulinsäure. Ferner der Bitterstoff Pikrosalvin (s. Salvia officinalis), β-Sitosterin. Nach ULUBELEN [Jupac. Int. Symp. Chem. Nat. Prod., London (1968)] ferner Carnesol sowie Salvigenin, 5-Hydroxy-6,7,4'-trimethoxy-flavon $C_{18}H_{16}O_6$, Fp. 188°.

Anwendung. Wie Folia Salviae. Die Pflanze liefert griechisches Salbeiöl.

Salvia sclarea L. (Sclarea vulgaris MILL., S. bracteata SIMS non RUSSELL, S. simsiana ROEM. et SCHULT.). Muskatellerkraut. Muskatellersalbei. Römischer Salbei. Scharlach. Mutterscharlach. Scharleye. Clary-sage. Clary-wort. Sclarée. Orvale. Toute bonne. Sclarea. Scarlea. Scarelggia. Erba moscadella. Erba San Giovanni. Scandorona. Trippa di dama. Gallitrica.

Heimisch in den Mittelmeerländern, bes. Südfrankreich und Nordafrika, auch in Böhmen, Ungarn und der Ukraine, bis Persien; an trockenen, warmen Felshängen. In Mitteleuropa kultiviert.

Zweijährige Halbrosettenstaude. Sprosse locker bis ziemlich dicht mit krausen Gliederhaaren und (bes. oben) Stieldrüsen besetzt, kräftig harzig balsamisch riechend. Stengel meist steif aufrecht, ca. 30 bis 110 cm hoch und bis 1 cm dick, derb, meist nur mit kleinen Kurztrieben in den Blattachseln, im Blütenstand oft stärker rispig verzweigt. — Laubblätter im ersten Jahr alle zu einer grundständigen Rosette vereinigt, im folgenden größtenteils stengelständig, mit ca. 2 bis 7 cm langem, gleich dem Stengel abstehend kraus behaartem Blattstiel und eiförmiger bis herz-eiförmiger, 7 bis 18 cm langer und 3 bis 13 cm breiter, abgerundeter oder kurz zugespitzter, unregelmäßig gekerbter oder ausgefressen gezähnelter, netzig-runzeliger, beiderseits locker graufilziger oder oberseits mehr oder minder verkahlender, dicht mit sitzenden Drüsen bedeckter Spreite. Hochblätter sitzend, eiherzförmig, mit scharf abgesetzter Spitze, die unteren krautig, viel länger als die Blüten, die oberen mehr oder weniger häutig, etwa so lang wie die Blüten, meist mehr oder weniger lebhaft weinrot bis lila gefärbt, nur am

Rand und auf den Nerven der Unterseite behaart. — Blüten ca. 2 bis 2,5 cm lang, an 2 bis 3 mm langen, zottigen Stielen in vier- bis sechsblütigen, vorblattlosen Scheinquirlen; diese zu 15 bis 40 cm langen, lockeren bis ziemlich dichten, oft mehr oder weniger rispig verzweigten Scheintrauben vereinigt. Kelch glockig, etwa 1 cm lang, mit 5 starken und 8 schwächeren Nerven, zerstreut borstig behaart; die Oberlippe aus einem sehr kleinen, spitzen Mittelzahn und 2 lanzettlichen, borstig bis fast stechend begrannten Seitenzähnen gebildet, die Unterlippe aus 2 ähnlichen, 5 bis 7 mm langen, durch eine tiefe, breite Bucht getrennten Zähnen. Krone zwei- bis dreimal so lang wie der Kelch, hell-lila bis rosa, an der Unterlippe mehr oder weniger gelblich, nur auf der Mittellinie der Oberlippe kurz behaart, mit gerader, eine Saftdecke in Form einer langgewimperten Schuppe aufweisender, den Kelch nur wenig überragender Röhre, leicht sichelförmiger, 11 bis 13 mm langer, nur wenig ausgerandeter Oberlippe und nur etwa 8 mm längerer, ausgebreiteter Unterlippe mit zugespitzten Seitenlappen und nach vorn verbreitertem, fein gezähneltem Mittellappen. Staubblätter mit nur etwa 2 mm langen Filamenten und über 1 cm langen Konnektiven, die Oberschenkel mit 4 mm langen Pollensäcken, die nur 2 mm langen Unterschenkel als fast rechteckige, durch stark vortretende Klebkörper miteinander verbundene Löffel ausgebildet. Unterer Narbenast nur wenig länger als der obere. — Nüßchen eiförmig, stumpf dreikantig, etwa 2 mm lang, glatt, einfarbig kastanienbraun oder dunkler marmoriert, bei Benetzung verschleimend.

Herba (Folia) Salviae sclareae. Muskatellersalbei. Herba Gallitrichi (Hormini sativi). Römischer Salbei. Scharlachkraut.

Das zur Blütezeit gesammelte Kraut.

Geruch aromatisch; Geschmack gewürzhaft bitter.

Mikroskopisches Bild. Spaltöffnungen auf Ober- und Unterseite, unterseits reichlicher. Charakteristische Haarbildungen; drei- bis neunzellige, dünnwandige Gliederhaare, die oberen Zellen mit Kutikularwärzchen, die Zellen gleich lang, die Endzelle spitz zulaufend; ein- bis zweizellige, dünnwandige Stachelhaare mit Kutikularwärzchen; einzellige, kleine Drüsenköpfchen mit kurzem, einzelligem Stiel; nur unterseits sehr große, achtteilige Drüsenschuppen. Im Mesophyll zwei Reihen Palisaden, darunter drei bis vier Reihen lockeres Schwammgewebe.

Inhaltsstoffe. 0,2 bis 0,5% äth. Öl (Muskatellersalbeiöl) mit ca. 25 bis 50%, nach anderen Angaben 68 bis 85% teils freiem, teils an Essigsäure gebundenem (—)-Linalool, α- und β-Pinen, β-Phellandren, Citronellol, Limonen, n-Pentanol, 3-Octanol, Furfurol, Terpinolen, Benzaldehyd, Δ^3-Caren, n-Nonanal, Cineol, p-Cymen, Cadinen, Caryophyllen, β-Ocimen, cis- und trans-Alloocimen, γ-Terpinen, Essig-, Propion-, Butter- und Valeriansäureester [CHORBADZHIEV et al.: Chem. Abstr. *78*, 128344 (1973)]; ein bizyklisches Diterpen, Sclareol (Bitterstoff), 2 saure pentazyklische Triterpene, β-Sitosterin, Ursol- und Oleanolsäure, sowie Gerbstoff. In den Samen [GUSAKOVA et al.: Khim Prir. Soedin *4*, 315 (1968)] fettes Öl mit Glyceriden der Capryl- (0,92%), Palmitin- (7,05%), Stearin- (2,82%), Ölsäure (21,71%), Linol- (16,82%), Linolen- (50,66%), Arachin-, Behen-, Lignocerin- und Cerotinsäure.

Sclareol

Anwendung. Zu Mund- und Gurgelwässern. Bei Blähungen und Schwellungen. In der Volksheilkunde. Von den Ärzten des Altertums wurde es als Kropfmittel verwendet. Das Kraut wurde in Form des Preßsaftes, welcher in größeren Mengen berauschend wirkt, oder als Schnupfplv. gegen Kopfschmerzen und Epilepsie verwendet, sowie als Antisepticum, als Zusatz zu Bädern bei Uterusleiden (im Elsaß daher heute noch als „Mutterscharlach" bezeichnet), in Form alkoholischer Essenzen gegen Blähungen und Magenleiden, die frischen Blätter gebacken gegen Nierenleiden. Die Blätter zuweilen als Verfälschung von Folia Digitalis purpurea. In den Mittelmeerländern zum Aromatisieren verschiedener Weinsorten (z. B. bei der Herstellung von Wermutweinen). Zusatz bei der Bierfabrikation. Zur Gewinnung des äth. Öles. Früher als Zusatz zum Wein, um ihm Muskatellergeschmack zu verleihen.

Salvia pratensis L. (Sclarea pratensis MILL.). Wiesen-Salbei. Wilder Salbei. Toute bonne ou sauge des prés. Orvale. Bonhomme.

Allgemeine Verbreitung: Südeuropa von Mittelspanien durch Frankreich, Italien (südlich bis zu den Abruzzen) und die Balkanländer bis zum Kaukasus, nördlich bis Belgien (in Südengland wohl nur eingeschleppt), Mittel- und Norddeutschland, Polen und Mittelrußland bis ins obere Wolgagebiet. In Trockenwiesen, Steppen- und Heidewiesen, auf Kalk auch in etwas feuchteren und stärker gedüngten Wiesen, auf Felsen, in den meisten Gegenden von Süd- und Mitteleuropa ziemlich verbreitet und in vielen gemein, doch in manchen erst in neuerer Zeit mit Grasmischungen eingeführt und dann oft nur in Kunstwiesen, an Straßenrändern, Bahn- und Flußdämmen, Steinbrüchen, Ackerrändern usw. Auf Kalk viel häufiger als auf kalkarmer Unterlage.

Halbrosettenstaude mit ausdauernder, stark verholzender bis zu 50 (80) cm langer Pfahl- wurzel. Sprosse trüb dunkelgrün, locker abstehend (nie eigentlich filzig) behaart, oft mehr oder weniger verkahlend, nur wenig riechend. Stengel etwa 30 bis 50 (20 bis 60) cm hoch, aufrecht oder aufsteigend, nicht oder nur im Blütenstand ästig, ziemlich kräftig, vierkantig, gerillt, hohl, locker mit abstehenden Gliederhaaren besetzt, im Blütenstand mehr oder weniger flaumig, unten oft verkahlend. — Laubblätter mit Ausnahme von 1 bis 3 Paar rasch an Größe und Stiellänge abnehmenden Stengelblättern zu einer grundständigen Rosette vereinigt, mit ca. 3 bis 7 cm langem, oft fast zottig behaartem Stiel und eiförmiger bis länglich lanzettlicher, 6 bis 12 (bis 17) cm langer und 2 bis 4 (bis 7) cm breiter, am Grund mehr oder weniger herz- förmiger, gestutzter oder keilförmiger, ringsum mehr oder weniger zugespitzter, ringsum unregel- mäßig gekerbter bis ausgefressener und oft doppelt gezähnter (sehr selten fiederlappiger), von derben, unterseits stark vortretenden Netznerven runzeliger, beiderseits bes. auf den Nerven kurz behaarter, oberseits mehr oder weniger verkahlender Spreite. — Blüten meist ca. 2 bis 2,5 (bis gegen 3, die weiblichen nur bis 1,5) cm lang, kurz gestielt, in vier- bis achtblütigen, mit kleinen, eiförmigen, krautigen, nur an den untersten etwa kelchlangen Hochblättern versehenen Scheinquirlen; diese zu etwa 6 bis 12 übereinander zu 10 bis 30 cm langen, oft verzweigten Scheinähren vereinigt. Kelch glockig, etwa 8 bis 11 (an den weiblichen Blüten nur 6 bis 7) mm lang, mit 13 stark vortretenden Nerven, am Rücken oft violett, mehr oder weniger dicht mit abstehenden Haaren (zuweilen auch mit Drüsenhaaren) besetzt; Oberlippe 2,5 mm lang, mit 3 sehr kleinen, zusammenneigenden, unbegrannten Zähnen, Unterlippe deutlich länger, mit lanzettlichen, etwas tiefer geteilten Zähnen. Krone meist dunkel-blau- violett, nicht selten auch weiß, schmutzigrot oder mehr oder weniger weißbunt, schwach flaumig behaart, in den Zwitterblüten mit den Kelch etwas überragender, vorn stark er- weiterter Röhre ohne Haarring, meist stark sichelförmiger, seitlich abgeflachter, kurz zwei- lappiger Oberlippe und kürzerer Unterlippe mit 3 herabgeschlagenen, rundlichen oder eckigen Lappen; in den weiblichen Blüten viel kleiner, mit den Kelch kaum überragender Röhre und schwächer gekrümmter Oberlippe. Staubblätter mit etwa 2 mm langen, über die Gelenke kurz verlängerten Filamenten, etwa 8 mm langen Konnektivoberschenkeln mit 3 mm langen Pollensäcken und etwa 2,5 mm langen Unterschenkeln mit rechteckigen, durch scharf ab- gesetzte Klebkörper verbundenen Löffeln, in den weiblichen Blüten weit unter der Oberlippe vorragend, mit etwas ungleichen Narbenschenkeln. — Nüßchen eiförmig, etwa 2 mm lang, glatt, schwarzbraun, feucht verschleimend.

Inhaltsstoffe. Nur Spuren von äth. Öl, 0,4% Ursolsäure, 0,2% Kaffeesäure, kein Pikro- salvin. Die Wurzeln enthalten Saccharose, Raffinose, Stachyose, Verbascose, Ajugose und ein Saccharosepentagalaktosid. Ferner Acetohydroxyroyleanon und Hydroxyroyleanon.

Anwendung. Herba (Folia) Salviae pratensis (Herba Horminii pratensis) ähnlich wie Folia Salviae officinalis. Die Samen sehr selten gegen Augenleiden.

Salvia nemorosa L. (S. sylvestris Jacq.). Hainsalbei.

Heimisch in den Mittelmeerländern und Südrußland.

Ausdauernde Hochstaude mit kurzem, schiefem Erdstock. Sprosse angedrückt flaumig- filzig behaart, ohne abstehende und Drüsenhaare. Geruch ähnlich dem der schwarzen Johannis- beeren. Stengel aus aufsteigendem Grund aufrecht, etwa 20 bis 50 cm hoch, mit zahlreichen etwa 3 bis 7 cm langen Internodien, in den Blattachseln mit kleinen Kurztrieben, oben oft stärker verzweigt, grauflaumig, unten meist bald völlig kahl, oft mehr oder weniger rot- violett. — Laubblätter meist alle stengelständig, in etwa 5 bis 7 Paaren, alle mit eiförmig lanzettlicher, ca. 4 bis 8 cm langer und 1 bis 2,5 cm breiter, kurz zugespitzter, am Grund schwach herzförmiger, abgerundeter oder kurz vorgezogener, fein und regelmäßig gekerbter, dicht netzigrunzeliger, oberseits kahler, trübgrüner, unterseits grauflaumiger, mehr oder weniger verkahlender Spreite. Hochblätter eiförmig, etwa 0,5 bis 1 cm lang, kurz und scharf zugespitzt, ganzrandig, meist lebhaft violett. — Blüten 8 bis 13 cm lang, in nur zwei- bis vier- blütigen Scheinquirlen. Kelch glockig, 6 bis 7 mm lang, schwach flaumig, mit violetten, aufwärts gekrümmten Lippen. Krone blaulila mit ziemlich stark herabgeschlagener Oberlippe und herabgeschlagener, dreilappiger Unterlippe.

Inhaltsstoffe. In den Wurzeln 7-Acetoxyroyleanon; Royleanon, Nemoron und Desacetyl- nemoron [Romanova et al.: Chem. Abstr. 74, 121372 (1971); 77, 58847 (1972)].

Anwendung. Die Blattdroge ist selten im Handel und findet ähnliche Verwendung wie Folia Salviae officinalis.

Salvia brachydon V_AND_.

Heimisch in Dalmatien.

Untersuchungen des äth. Öles von S_REPEL_ [Acta pharm. Jug. 7, 2: 81/4 (1957)] ergaben eine beträchtliche Abweichung von den Inhaltsstoffen des offizinellen Salbeis.

Salvia hispanicà L.

Heimisch in den Mittelmeergebieten und in Mexiko.

Inhaltsstoffe. Die Früchte enthalten in der Epidermis der Fruchtschale Schleim, etwa 28 bis 36% fettes Öl (Chiasaatöl) mit etwa 40% Linolensäureglycerid, 47% Linolsäure-, 0,7% Ölsäure-, 0,1% Myristinsäure-, 5% Palmitinsäure-, 3% Stearinsäureglycerid. Nach H_EGNAUER_ enthält das Öl 50 bis 70% Linolensäure.

Anwendung. Das Öl wird wie Leinöl verwendet. Die Früchte werden wie die ebenfalls schleimhaltigen Früchte von S. columbaria B_ENTH_., S. chia R. et P. und S. urticifolia L., aus Mexiko, als Chiasamen gehandelt.

Salvia plebeia R.BR.

Heimisch in Indien und China.

Inhaltsstoffe. In den Samen ein schwach trocknendes fettes Öl mit Stearin-, Öl-, Linol- und Linolensäure. Nach Y_ANG_ et al. [Chem. Abstr. 77, 161935 (1972)] Homoplantaginin (Hispidin-7-glucosid), Hispidulin, Nepitrin (Eupafolin-7-glucosid) und Eupafolin (Nepetin).

Wirkung. Nach Y_ANG_ et al. (l. c.) haben Hispidulin und Eupafolin cytotoxische Wrkg. gegen menschliches Nasopharynx-Carcinom.

Anwendung. Die Krautdroge gilt als Adstringens und Vermifugum.

Salvia carnosa D_OUGL_.

Heimisch in Nordamerika.

Inhaltsstoffe. Die Blätter enthalten ca. 3,4% bakterizid wirkendes, äth. Öl mit Pikrosalvin (Carnosol).

Salvia coccinea L. auch J_USS_. (?) (S. rosea V_AHL_, S. glaucescens P_OHL_, Horminum coccineum M_OENCH_).

Heimisch in Amerika, eingeführt in Afrika.

Inhaltsstoffe. Die Pflanze enthält in Blüten und Blättern Salvianin, ein Pelargonidin-3-[6(caffeoylglucosido)]-5-glucosid (Acyl-anthocyan), sowie Chlorogensäure (?).

Anwendung. Bei Lumbago, bei Lungentuberkulose. Giftpflanze für Weidevieh.

Salvia divinorum E_PLING_ und J_ATIVA_.

Heimisch in Mexiko.

Nach T_YLER_ [Lloydia 29, 288 (1966)] wahrscheinlich identisch mit der halluzinogenen Droge „Pipilzintzintli" der indianischen Ureinwohner. Noch heute werden die frischen Blätter von den Einheimischen als Ersatz für psilocybinhaltige Pilze zu Getränken mit halluzinogener Wrkg. verwendet. Die Wrkg. ist schwächer und von kürzerer Dauer als die der Pilze. Das wirksame Prinzip konnte wegen seiner Instabilität noch nicht isoliert werden.

Salvia mellifera G_REENE_ [Ramona stachioides (B_ENTH_.) B_RIQ_.].

Heimisch in Südkalifornien.

Herba Romanae.

Inhaltsstoffe. Das äth. Öl enthält Campher, Dipenten, Cineol, β-Pinen, Camphen und \-Pinen.

Anwendung. Die Pflanze wird zur Gewinnung von Campher verwendet.

Salvia miltiorhiza B_UNGE_.

Heimisch in China.

Inhaltsstoffe. Orange bis rote chinoide Pigmente, Kryptotanshinon $C_{19}H_{20}O_3$ (III), Tanshinon-I, $C_{18}H_{12}O_3$ (I), Tanshinon-II-A, $C_{19}H_{18}O_3$ (II), Tanshinon-II-B (Diterpen), Methyltanshinonat und Hydroxy-tanshinon sowie Salviol, ein Diterpen. KAKISAWA et al. [Tetrahedron L. *1969*, S. 301; J. Chem. Soc. D, *1971*, S. 541] isolierten Isotanshinon-I, Isotanshinon-II und Isokryptotanshinon (IV bis VI).

Anwendung. Liefert eine Wurzeldroge „Tan-Shen" oder „Tanshin", die bei Koliken empfohlen wird.

I   II   III

IV   V   VI

Salvia africana coerulea L.

In Afrika ähnlich Salvia officinalis verwendet, auch bei Diarrhö, Koliken, Flatulenz, Gebärmutterleiden und in der Veterinärmedizin.

Bemerkungen. Salvia africana lutea L., S. chamdaeagna BERG, S. repens BURCH., S. sisymbrifolia SKAN und weitere in Afrika heimische Salbei-Arten werden ähnlich verwendet. — Salvia mexicana, Salvia de Bolita sind die Zweige und Blütenstände von Buddleia perfoliata H.B.K., Buddlejaceae.

Salzsäure

Salzsäure.
S. II, 957 unter Acidum hydrochloricum.

Salzsäure, bleifreie, Eu.P. II-71.

Bemerkung. Es handelt sich um Salzsäure, die zusätzlich folgender Prüf. entsprechen muß:
Blei: 20 ml Substanz werden in einem Kolben einige Min. lang zum Sieden erhitzt. Nach dem Erkalten werden 10 ml W. hinzugefügt. Die Mischung wird mit bleifreier Ammoniak-Lsg. alkalisch gemacht, mit 1 ml bleifreier Kaliumcyanid-Lsg. versetzt und mit W. zu 50 ml verd. Nach Zusatz von 2 Tr. Natriumsulfid-Lsg. darf sich die Lsg. nicht dunkler färben als eine Vgl.-Lsg. ohne Zusatz von Natriumsulfid-Lsg. (Eu.P. II).

Verwendung. Als Reagens zur allgemeinen Grenzprüf. auf Blei in Zuckern.

Salzsäure, konzentrierte.
S. II, 959.

Salzsäure, verdünnte.
S. II, 959.

Samadera

Samadera indica GAERTN. (Niota pentapetala LAM., Witmannia elliptica VAHL). Simarubaceae.

Ein kleiner Baum mit blaßgelber Rinde, in feuchten, tropischen Regionen wie Vorderindien, auf Java, Ceylon, zahlreichen südostasiatischen und ozeanischen Inseln heimisch.

Inhaltsstoffe. Nach WINTERSTEINER et al. [J. Org. Chemistry *30*, 2847 (1965)] Lupenon und 18α-Oleanan-19α-ol-3-on (I).

Samaderin B

I

In den Samen Samaderin $C_{29}H_{34}O_{11}$, Fp. 225°, Samaderosid B, Fp. 301 bis 303°, und nach ZYLBER et al. [Bull. Soc. Chim. France *1963*, S. 1322] Samaderin C, $C_{19}H_{24}O_7$, Fp. 265 bis 268°, Samaderosid A, Fp. 275 bis 276°, und Samaderol $C_{19}H_{20}O_5$ (Samaderacin A); ferner 33% goldgelbes, bitterschmeckendes, fettes Öl, Samaderafett. In Samen und Rinde ein quassiinähnlicher Bitterstoff. In der Rinde nach ZYLBER et al. [Bull. Soc. Chim. France *1962*, S. 1715] Taraxeron, Fp. 237°, Stigmastanon, Fp. 157 bis 159°, und Stigmasterin, daneben 2,6-Dimethoxybenzochinon, Samaderin A, $C_{18}H_{18}O_6$, Fp. 255 bis 258°, Samaderin B, $C_{19}H_{22}O_7$, Fp. 235 bis 240°, 3,4-Dihydrosamaderin B, Samaderin C und D. Ferner ein roter Farbstoff.

Wirkung. Bei Kaltblütern verursacht Samaderin Lähmung der willkürlichen Muskeln, die von Atembeschleunigung begleitet ist; auch bei Warmblütern entstehen Lähmungssymptome und systolischer Herzstillstand.

Anwendung. Alle Teile der Pflanze als Tonicum und Stomachicum. Das Öl der Samen bei Rheuma, das Blatt äußerlich bei Wundrose.

Bemerkung. Die Rinde wurde zur Verfälschung von Cortex Angosturae verwendet.

Sambucus

Sambucus nigra L. (S. vulgaris LAM., S. medullina GILIB., S. arborescens GILIB.; außerdem laut HPUS 64 S. acinis albis, S. laciniatis foliis, S. maderensis). Caprifoliaceae — Sambuceae. Holunder. Schwarzer Holunder. (Deutscher) Flieder. Holder. Holler. Elder. European elder. Common (European) elder. Boure tree. Sureau. Seu. Sus. Arbre de Judas. Sambuco. Zambuco. Sauco. Sabugueiro.

Heimisch in fast ganz Europa, im nördlichen Jütland und landeinwärts in Südschweden nur noch zerstreut. Im Osten bis zum westlichen Livland, Kurland und zum südlichen Litauen, in Weißrußland und in der Ukraine bis zum Dnjepr (teilweise auch darüber hinaus), in den Randgebieten des Schwarzen Meeres, von dort östlich bis ans Kaspische Meer; an der Küste des Marmara-Meeres und des Ägäischen Meeres, der Südspitze Italiens und im südlichen Spanien und Portugal teilweise fehlend. Einzelne zerstreute Fundorte im östlichen Mediterrangebiet und im Atlasgebiet. Allgemein verbreitet in feuchten Wäldern, auf Waldlichtungen, an Ufern, in Hecken und Gebüschen, an Straßen- und Wegrändern, bes. häufig in Siedlungsnähe, auf frischen, nährstoffreichen, humosen, tiefgründigen, sandigen oder reinen Ton- und Lehmböden, auch Rohaueböden. Oft kultiviert oder als Kultur-Relikt. Von der Ebene bis in mittlere Gebirgslagen, im Wallis und in Bayern bis 1580 m, in Tirol bis 1400 m, in Graubünden bis 1480 m.

Flachwurzelnder, bis 7 m (11,5 m) hoher, nicht selten baumartiger Strauch, Borke des älteren Stamms tief rissig, hellbraun, an den jungen Zweigen glatt, grau, mit warzigen Lentizellen, mit weichem, weißem Mark. Holz hart, gelblich. Die jüngsten Blätter und Blüten tragenden Zweige oft noch mehr oder weniger krautig und grün. — Laubblätter lange vor den Blüten erscheinend, 10 bis 30 cm lang, unpaarig gefiedert mit 2, selten 1 oder 3 Fiederjochen, stielartig verdickter, oberseits rinniger Blattspindel und mehr oder weniger langem Stielabschnitt, an der Basis durch eine gamophylle Leiste mit dem gegenüberstehenden Wirtelblatt verbunden und jederseits eine pfriemliche oder keulige stipelartige Drüse tragend, oberseits mattgrün, unterseits hell blaugrün, beim Austreiben bes. unterseits behaart, später nur spärlich an den Nerven, den Fiederstielen und der Blattspindel. Fiedern eiförmig-elliptisch, 6 bis 10 cm lang, 3 bis 4 cm breit, am Grund in einen kurzen Stiel verschmälert, die Seitenfiedern etwas asymmetrisch, lang zugespitzt, gesägt, dünn. Infloreszenzen endständig an Langtrieben, in der Regel aus 5 Astwirteln aufgebaute, reichblütige, flache, bis 15 cm breite Schirmrispen, an denen die beiden unteren Astpaare meist dicht übereinander stehen. Verzweigungen dichasial bis monochasial endigend. Brakteen meist weniger als 1 cm lang, eiförmig lanzettlich, leicht abfallend. — Knospen gedrungen, breit eiförmig, spitz, mit mehreren Wirteln von Knospenschuppen, sehr früh austreibend, braun. Knospenschuppen wirtelweise an der Basis miteinander verbunden, am Rand bewimpert, innen mit mehrzelligen keuligen Drüsenhaaren besetzt, niederblattartig, äußerste kurz breit dreieckig mit kurzer Spitze, die folgenden länglicher bis eiförmig. Blüten fünfzählig. Kelchzipfel dreieckig-eiförmig, spitz, weniger als 1 mm lang, unbehaart. Blumenkrone radförmig, 6 bis 9 mm breit, tief fünfspaltig, mit elliptischen abgerundeten Zipfeln, weiß bis gelblichweiß. Staubblätter ebenso lang wie die Kronblätter, mit gelben Antheren. Narbe dreilappig, fast sitzend. Fruchtknoten unterständig, kugeligeiförmig, drei-(fünf-)fächerig. Fruchtstand überhängend, seine Äste zur Zeit der Reife purpurn bis violett gefärbt (selten grün bleibend). Frucht eine beerenartige, drei-(fünf-)kernige, kugelrunde bis ovale, 5 bis 6 mm dicke, schwarzviolett glänzende Steinfrucht mit blutrotem Saft. Stein eiförmig elliptisch, 3 bis 4 mm lang, 2 mm breit, mit einem spitzen und einem stumpfen Ende, auf der einen Seite gewölbt, auf der anderen abgeflacht, runzelig, bräunlich. Geriebene Blätter riechen unangenehm. Blüten mit starkem, charakteristischem Duft.

Flores Sambuci (nigrae). Sambucus e floribus. Flos Sambuci. Sambuci flos. Holunder-, Aalhorn-, „Flieder-", Holder-, Hollerblüten. Kailken-, Hütschelblumen. Fliedertee. Elder flowers. Fleurs de sureau. Fiore di sambuco. Sabugueiro. Flor de sabugueiro. Flores de sauco.

Flores Sambuci 2. AB — DDR. Flos Sambuci ÖAB 9, Helv. VI, Svec. 46, Norv. V, Pol. III, CsL 2, Ross. 8. Sambuci Flos Ned. 6, Jug. II, Belg. IV, Hung. VI. Holunderblüten DAB 7 — BRD. Sambucus BPC 49. Sauco Chil. III. Sabugueiro Brasil. 1. Brasil. 1 nennt als Stammpflanze Sambucus australis CHAM. et SCHLECHTEND. Außerdem offizinell in Dan. VIII, Rom. VIII, Portug. 35 und im mexikanischen Arzneibuch (als Stammpflanze dort Sambucus mexicana PRESLEY).

Die getrockneten Blüten, nach 2. AB — DDR die zu Beginn der Blütezeit gesammelten, getrockneten Blütenstände.

Gewinnung. Holunderblüten werden zu Beginn der Blüte bei heiterem Wetter von den abgeschnittenen Trugdolden gepflückt und rasch getrocknet (30°). Wenn die Blüten soweit trocken sind, daß sie bei gelindem Reiben von ihren Stielen abfallen, werden sie durch ein Drahtsieb gerieben und dadurch von den Blütenstielen getrennt.

Beschreibung. Die Blütenstände sind lang gestielt, etwa 10 bis 14 cm breit und stark verzweigt. Die Blüten stehen annähernd in einer Ebene. Sie sind radiär gebaut, unterschiedlich lang gestielt und bestehend aus je 5 Kelchblättern, Kronblättern und Staubblättern sowie 3 Fruchtblättern. Die Blütenstandsachsen und Blütenstiele sind bis etwa 2 mm dick, grünlich bis bräunlich-grün, längsgefurcht und enthalten ein großes Markgewebe. Geruch charakteristisch, Geschmack schleimig, süßlich, später kratzend.

Mikroskopisches Bild. Blütenstandsachse und Blütenstiel. Die Kutikula ist dünn und stark gefaltet. Die Epidermiszellen haben gerade Seitenwände. Unter der Epidermis befinden sich mehrere Lagen dickwandiger, isodiametrischer Zellen, an die sich einige Lagen großlumiger Parenchymzellen anschließen. Der Siebteil wird in seiner Außenseite durch eine Schicht dickwandiger, großlumiger Faserzellen abgeschlossen. Der Holzteil wird nach außen durch mehrere Reihen dickwandiger, englumiger Faserzellen begrenzt. Das Markgewebe wird aus großlumigen Parenchymzellen gebildet, zwischen denen sich kleine Interzellularräume befinden. Die Kelchblattzipfel besitzen eine aus kleinen, mit geraden bis schwach welligen Seitenwänden versehene Epidermis mit deutlich streifiger Kutikula. Die Kelchblattzipfel lassen in ihrer äußeren Epidermis große, rundliche, etwa 43 µm lange und 50 µm breite, anomocytische

Spaltöffnungen erkennen; ebenso wie am Fruchtknoten befinden sich an den Kelchblatt-zipfeln, bes. am Rand, spärliche, einzellige, relativ dickwandige, bis etwa 120 μm lange, am Grund etwa 50 μm breite, mehr oder weniger zugespitzte, mit wellig streifiger Kutikula ver-sehene Deckhaare, selten Drüsenhaare mit zwei- bis vierzelligem Stiel und mehrzelligem (meist fünfzelligem), ovalem Köpfchen. Die Epidermiszellen der Kronlappen sind auf der Außenseite stark wellig-buchtig; sie besitzen auf der Innenseite geradlinige bis schwach wellige Seitenwände; sie sind beiderseits von feinstreifiger Kutikula bedeckt; auf der Außen-seite finden sich außerdem Spaltöffnungen, die etwas größer sind als die der Kelchblattzipfel. Das Mesophyll besteht aus 5 oder 6 Lagen dünnwandiger, kurzarmiger Zellen mit Inter-zellularen; jeder Kronblattzipfel ist von 3 am Grund bogig verbundenen, am oberen Ende nur wenig verzweigten Leitbündeln durchzogen. Die Epidermiszellen des Staubblattes sind von zartstreifiger Kutikula bedeckt und haben mehr oder weniger langgestreckte, gerade bis schwach wellige Zellwände; die Endotheciumzellen sind mit bügelförmigen Wandverdickungen versehen. Die etwa 20 μm großen, kugeligen bis abgerundet-dreikantigen, gelben Pollen besitzen 3 schlitzförmige Keimsporen; ihre Exine läßt bei starker Vergrößerung ein feines Maschennetz erkennen. Der Fruchtknoten besitzt eine aus kleinen, mit geraden bis schwach welligen Seitenwänden versehene Epidermis mit deutlich streifiger Kutikula. In jedem der 3 Fächer enthält der Fruchtknoten eine hängende Samenanlage; die Fruchtknotenwand besteht aus mehr oder weniger dünnwandigen, rundlichen bis länglichen Zellen. In allen Blütenteilen finden sich zerstreut kleine Kristallsandzellen.

Pulver. Das bräunlichgelbe Plv. enthält Bruchstücke der mit mehr oder weniger wellig-buchtiger Epidermis versehenen Kronlappen mit feinstreifiger Kutikula und großen, rund-lichen Spaltöffnungen der Außenseite; Fragmente des Fruchtknotens und der Kelchzipfel mit polygonalen bis welligen Epidermiszellen und deutlich wellig-streifiger Kutikula, mit spärlichen einzelligen, derbwandigen Deckhaaren und Drüsenhaaren; Fragmente des Endothe-ciums mit bügelförmigen Wandverdickungen; abgerundet dreikantige, mit 3 Keimschlitzen versehene, etwa 20 μm große Pollen sowie die mehr oder weniger stark papillösen Narben-fragmente; zerstreut vorkommende Kristallsandzellen.

Verfälschungen. 1. Blüten anderer Sambucus-Arten: a) Sambucus ebulus L. (s. d.), b) Sam-bucus racemosa L. (s. d.), c) Sambucus canadensis L. (s. d.); 2. Blütenköpfchen von Achillea millefolium L., Schafgarbe, als Asteraceenblüten leicht zu erkennen (s. d.); 3. Blüten von Filipendula ulmaria (L.) MAXIM. (Spiraea ulmaria L.), Rosaceae, Mädesüß. Staubblätter zahlreicher, 5 bis 9 getrennte Fruchtblätter (s. d.); 4. Geschälte Hirse.

Inhaltsstoffe. Bis 0,32% eines halbfesten äth. Öls, nach älteren Angaben mit einem Terpen $C_{10}H_{16}$, ferner mit 66% freien Fettsäuren (gesättigte Fettsäuren von C_9 bis C_{18} und Linol-, Linolen-, Öl-, Palmitoleinsäure und hauptsächlich Palmitinsäure) und 7,2% Paraffinkohlen-wasserstoffen (n-Alkane mit ungerader C-Zahl sind vorherrschend), darunter Heneicosan (32%) und Tricosan $C_{23}H_{48}$ (26%). Nach anderen Angaben nur 0,0037% äth. Öl in frischen Blüten bzw. 0,025% in getrockneten. Spuren von Sambunigrin[L(+)-Mandelsäurenitril-D-gluco-sid] $C_{14}H_{17}NO_6$, Fp. 151 bis 152°, Sambucin, Rutin, Quercetin, Isoquercitrin, Chlorogen- (nur während der Blüte) und Kaffeesäure, die β-Glucoside der Kaffee- und Ferulasäure, Tyrosin. Daneben noch isomere Ester der Kaffeesäure mit Glucose, Äthylamin, Isobutylamin und Isoamylamin. Ferner Valerian-, Essigsäure, äpfelsaures Calcium, Cholin, Gerbstoff, Saponin, Harz, Zucker, Schleim und den Emulsin-Enzymkomplex. Im PAe.-Extrakt die Triterpene α- und β-Amyrin, Cycloartenol, 24-Methylcycloartenol und Lupeol, die Sterine Cholesterin, Campesterin, Stigmasterin und Sitosterin, im Acetonextrakt Triterpensäuren und Sterin-glycoside.

Sambunigrin

Prüfung. Identität nach 2. AB — DDR. Die Prfg. wird d.chr. durchgeführt. — Ad-sorptionsschicht: Kieselgel G. — Aufzutragende Lsg.: 0,20 g gepulverte Substanz werden mit 5,0 ml M. versetzt. Die Mischung wird 60 Sek. im Sieden gehalten, auf 20°C abgekühlt und filtriert. 18 bis 20 μl des Filtrats werden senkrecht zur Laufrichtung als 13 bis 15 mm lange Linie, deren Breite 5 mm nicht überschreiten soll, auf die Startlinie *a* aufgetragen. Aufzutragende Lsg. der Testsubstanz: 0,0050 g Rutosid werden in 20,0 ml M. gelöst. 9 bis 10 μl der Lsg. werden senkrecht zur Laufrichtung als 13 bis 15 mm lange Linie, deren Breite 5 mm nicht überschreiten soll, auf die Startlinie *b* aufgetragen. — Lsgm.-Gemisch: Äthylacetat, Ameisensäure, W. (80:10:10). Die Mischung wird als Laufmittel verwendet. — Laufstrecke: 10 bis 12 cm. — Trocknung: Die Dünnschichtplatte wird bei 20°C aufbewahrt, bis der Geruch des Äthylacetats nicht mehr wahrnehmbar ist. — Rg.: 15,0 ml Borsäurelsg. und 5,0 ml Oxalsäurelsg. (10,0 g/100,0 ml) werden gemischt. — Sichtbarmachung: Die Dünnschichtplatte wird mit dem Rg. besprüht und in einem Trockenschrank bei 120°C 15 Min. erhitzt. Nach dem Erkalten wird das Chromatogramm im UV-Licht bei 360 nm (Filter UG 2) betrachtet. — Auswertung: Der Rf-Wert des gelbgrün fluoreszierenden Testsubstanzflecks muß im Bereich von 0,10 bis 0,30 liegen. Das Chromatogramm zeigt über der Startlinie a einen gelbgrün floreszierenden Fleck mit dem Rf-Wert des Flecks der Testsubstanz sowie einen gelbgrün floreszierenden Fleck mit einem Rx-Wert im Bereich von 1,90 bis 2,30. Weitere Flecke sind vorhanden.

Reinheit. Max. Aschegeh. 8% Pol. III, Norv. V, Svec. 46, Chil. III; 8,8 bis 9,4% Ross. 8; 9% DAB 7 — BRD, ÖAB 9, Jug. II; 10% Dan. VIII, Hung. VI, CsL 2; 12% Helv. VI. — Säureunlösl. Asche max. 1,5% Hung. VI; 2% CsL 2. — Max. Feuchtigkeitsgeh. 8% Jug. II; 11% Pol. III; 12% Hung. VI; 14% CsL 2. — Wss. Extraktgeh. mind. 30% Hung. VI. — Blütenstandsachsen und Blütenstiele max. 3% ÖAB 9; 5% Hung. VI; 10% DAB 7 — BRD, 2. AB — DDR (mit einem Durchmesser von mehr als 2 mm), Jug. II, CsL 2. — Blüten mit verfärbten Kronblättern max. 8% CsL 2; 10% Jug. II, Hung. VI; 20% 2. AB — DDR. — Org. Beimengungen max. 1% CsL 2. — Teile, die durch ein Sieb IV gehen, max. 8% CsL 2. — Helv. VI und Hung. VI lassen auf Bestandteile von S. ebulus und Jug. II auf solche von S. ebulus, S. racemosa und Filipendula ulmaria prüfen.

Aufbewahrung. Vor Licht und Feuchtigkeit geschützt, in gut schließenden Behältnissen. Nicht länger als 1 Jahr, Jug. II. Bei einer relativen Luftfeuchtigkeit < 0,05%, Ned. 6. Höchstens 3 Jahre 2. AB — DDR.

Wirkung. Flores Sambuci, als Infus, „Fliedertee", in reichlicher Menge und in möglichst heißem Zustand getrunken, gelten als schweißtreibendes Mittel. Ob und inwieweit das äth. Öl und etwa auch das Flavonglykosid Eldrin unmittelbar anregend auf die Schweißsekretion wirken, ist fraglich; die Hauptwrkg. dürfte dem mit dem Tee in größerer Menge heiß zugeführtem W. zukommen. Das äth. Öl hat aber abgesehen von seiner umstrittenen, unmittelbar schweißtreibenden Wrkg. dadurch Bedeutung, daß es das heiße W. durch die Schleimstoffe bekömmlicher macht und dadurch erst die Zufuhr der nötigen großen und heißen Wassermenge ermöglicht. — Das Blausäureglykosid Sambunigrin bzw. die aus ihm durch Hydrolyse freiwerdende Blausäure spielen wegen der geringen Menge praktisch keine Rolle bei der Wrkg. der Flores Sambuci, dagegen soll das Flavonglykosid neben seiner fraglichen schweißtreibenden Wrkg. durch seine allgemeinen Flavonwrkg. günstig wirken. Es soll die Empfindlichkeit der das Schwitzen regulierenden Zentren erhöhen, so daß bereits mittlere Wärmereize zu einer erheblichen schweißtreibenden Wrkg. führen. Äußerlich rufen frische Blüten Hautreizung hervor.

Anwendung. Als Diaphoreticum, bes. bei Erkältungskrankheiten und anderen subfebrilen Zuständen; das Infus auch als Diureticum und Gurgelw. bzw. Mundspülfl. (bei Angina, Pharyngitis und Stomatitis). Als Adjuvans und Geschmackskorrigens in den Spec. laxantes und Bestandteil zahlreicher Teemischungen, bes. von Blutreinigungstees, die gegen chronische Hautausschläge getrunken werden. Äußerlich bei Schwellungen und Entzündungen, in Kräuterkissen. In der Volksheilkunde sehr beliebt. In der Küche zu „Hollerkücheln" und „Hollersekt".

Dosierung. Als Infus (5 bis 15:200) oder 2 Teel. auf eine Tasse 10 Min. ziehen lassen, 1 bis 2 Tassen warm, bis 5 Tassen täglich. Mittlere Einzeldosis 1,5 g, Jug. II. Gebräuchliche Einzeldosis als Infus oder Dekokt auf 1 Teetasse 1,0 g DAB 7 — BRD; 1,5 ÖAB 9; Einzeldosis 1 bis 2 g Hung. VI. — Tagesdosis 3 bis 6 g, Hung. VI.

Sambucus e floribus HAB 34.

Frische Blüten.

Arzneiform. Essenz nach § 3.

Arzneigehalt. 1/3.

Spec. laxantes DAB 6. St. Germain Tee.

Fol. Sennae 32, Flor. Sambuci 20, Fruct. Foenic. 10, Fruct. Anisi 10, Kal. tartar. 5, Ac. tartar. 3, Aqua 13 Teile

Species diaphoreticae Erg.B. 6. Schweißtreibender Tee.

Weidenrinde	200 Teile
Holunderblüten	200 T.
Lindenblüten	200 T.
Birkenblätter	200 T.
Spierblüten	100 T.
Kamillen	50 T.
Jaborandiblätter	50 T.

werden grob zerschnitten und gemischt.

Species diaphoreticae (F. M. Germ.).

Flores Sambuci
Flores Tiliae
Flores Verbasci   ää   20 g

Stuttgarter Wassersuchttee. Species diureticae KREVER.

Flores Sambuci   10 g
Fructus Carvi
Fructus Juniperi   ää   ·   3 g
Bulbus Scillae
Fructus Petroselini ää   2 g
mit ¹/₃ l W. aufkochen, nach ¹/₄ Std. durchseihen, im Lauf eines Tages trinken.

Außerdem Bestandteil zahlreicher Teemischungen, ein Extrakt der Blüten in verschiedenen Spezialitäten.

Folia Sambuci. Holunder-, Holler-, Holder-, Aalhorn-, Fliederblätter. Elder leaves. Feuilles de sureau.

Die fast geruchlosen Blätter schmecken scharf zusammenziehend.

Mikroskopisches Bild. Die Epidermiszellen der Oberseite polyedrisch, dünnwandig, mit welliger Kutikula, Spaltöffnungen fehlen, kurze, einzellige, dünnwandige Haare mit stumpfem oder spitzem Ende und fein gestrichelter Kutikula (bes. an den Nerven sichtbar), sowie charakteristische Hautdrüsen aus einem kurzen oder langen, mehrzelligen Stiel und einem aus zahlreichen neben- und übereinander angeordneten Zellen zusammengesetzten, eiförmigen oder keulenförmigen Köpfchen bestehend. Epidermiszellen der Unterseite tief wellig buchtig, die Radialwände rosenkranzförmig verdickt, Kutikula grobwellig, Spaltöffnungen zahlreich, groß. Unter der Oberseite eine Reihe von Palisadenzellen. Im Schwammparenchym einzeln oder in kleineren Gruppen zusammenliegende Zellen mit Calciumoxalat in Kristallsandform, zuweilen statt des Sands oktaedrische Kristalle.

Inhaltsstoffe. Geringe Mengen eines Coniin-ähnlichen Alkaloids Sambucin, 0,11% Sambunigrin, Blätteraldehyd [Hexen-2-al-(1)], Glykolaldehyd und 0,015% Provitamin A im frischen Blatt. Ferner Cholin, Gerbstoff, Harz, Emulsin, Invertin, Zucker, Kaliumnitrat und Oxalat. Daneben 0,9 bis 1,1% Vitamin C bis zur Blütezeit, dann rasch bis zum halben Gehalt abnehmend. Nach ALI et al. [Egypt. J. pharm. Sci. *13*, 255 (1972)] α-Amyrin, Campesterin, β-Sitosterin und Stigmasterin, Stearin-, Öl-, Linolsäure und 2 unidentifizierte Säuren.

Wirkung. Wegen ihres Gehaltes an Blausäureglykosid bezeichnet HEGI die Laubblätter als giftig. Während des Krieges wurden Holunderblätter getrocknet als „Frühstückstee" verwendet, auch ist bisher nichts darüber bekannt geworden, daß die Verwendung der getrockneten Holunderblätter irgendwelche unerwünschten Begleiterscheinungen ausgelöst haben, so daß anzunehmen ist, daß durch den Trocknungsprozeß die wirksamen Stoffe genügend zerstört werden. Blütenextrakte besitzen i.v. verabreicht vasodilatorische Wrkg., gefolgt von Blutdruckabfall.

Anwendung. Diureticum und Diaphoreticum. In der Volksheilkunde bei Wassersucht. In der Homöopathie wird die aus gleichen T. frischer Blätter und Blüten bereitete Essenz („Sambucus nigra", D 3 bis D 2) bei akuten rheumatischen Muskel- und Gelenkaffektionen, bei Tracheitis, Pharyngitis, allgemein bei Fieber, ferner bei Strangurie und Blutwallungen, D 2 auch bei Hyperhidrosis, D 6 bei Säuglingsschnupfen, angewendet.

Sambucus nigra HAB 34. Holunder. Deutscher Flieder.

Gleiche T. frische Blätter und Blüten.

Arzneiform. Essenz nach § 3.

Arzneigehalt. 1/3.

In den Vorschlägen für das neue Deutsche HAB, Heft 7 S. 437 (1961) wird der Titel „Sambucus" vorgeschlagen und gleiche T. Blätter und Blütenstände verwendet. Dichte 0,909 bis 0,915; Trockenrückstand etwa 2%; pH 5,4.

Sambucus nigra HPUS 64. European Elder.

Die frischen Blätter und Blüten.

Arzneiform. Urtinktur: Arzneigeh. 1/10. Sambucus nigra, feuchte Masse mit 100 g Trockensubstanz und 233 ml W. = 333 g, dest. W. 267 ml, A. USP (94,9 Vol.-%) 537 ml zur Bereitung von 1 000 ml der Tinktur. — Dilutionen: D 2 (2×) enthält 1 T. Tinktur, 4 T. dest. W., 5 T. A. D 3 (3×) und höher mit A. HPUS (88 Vol.-%). — Medikationen: D 3 (3×) und höher.

Fructus Sambuci (nigrae). Baccae (Drupae, Grana) Sambuci (nigrae). Grana Actes. Holunder-, Holler-, Holder-, Aalhorn-, Fliederbeeren. Fliedertee. Elder fruits. Baies de sureau. Frutto di sambuco. Frutos de sauco. Frutos de sabugueiro.

Fructus Sambuci recens. Frische Holunderfrucht. Baie fraiche de sureau. Frutto fresco di sambuco.

Die frische, reife Beere.

Fructus Sambuci recens Helv. V.

Die reifen Früchte werden entweder frisch oder getrocknet verwendet.

Frucht getrocknet eine runzelige Steinbeere mit meist drei vom steinharten Endokarp umhüllten Samen. Das Fruchtfleisch purpurrot, frisch sehr saftig. Steinkerne runzelig.

Holunderbeeren besitzen einen eigenartigen Geruch und einen süßlich-säuerlichen Geschmack.

Mikroskopisches Bild. Die Steinkerne enthalten unter einem dünnen Parenchym stark verdickte, kurze, radial gestreckte, vielfach ineinander verschobene und miteinander verzapfte Steinzellen und unter denselben zwei Faserschichten, deren Zellen an den Enden abgerundet, spitz oder knorrig gegabelt sind. Im Samen ein ziemlich großes Endosperm, das den geraden Embryo umschließt.

Geschmack süß-säuerlich.

Inhaltsstoffe. Rutin, Isoquercitrin, Sambucin (Cyanidin-3-rhamno-glucosid, vielleicht mit Keracyanin identisch?), die 2 Anthocyanglykoside Cyanidin-3-glucosid (Chrysanthemin) und Cyanidin-3-sambubiosid. Daneben Cyanidin-3-sambubiosid-5-glucosid. Der Zucker Sambubiose ist ein 2-β-Xylosid der Glucose. Ferner 15,6% Citronen-, 1,9% Äpfelsäure, nach älteren Angaben neben Citronensäure, Aminosäuren, China-, Shikimi und Chlorogen-, Valerian-, Essig- und Gerbsäure, Bitterstoff, Pektin, Tyrosin, etwa 3% Gerbstoff, Zucker, Pentosan und Spuren von äth. Öl. Daneben 0,01 bis 0,049% Vitamin A und C (bes. reichlich in Fruchthülle und Samen), Vitamin C_2 (Vitamin J) und im Fruchtsaft der Vitamin-B-Komplex mit 0,3 bis 1,1 mg/l Thiamin (B_1), 0,6 bis 0,7 mg/l Riboflavin (B_2), 4,3 bis 6,6 mg/l Nicotinsäure und -amid, 0,9 bis 1,8 mg/l Vitamin B_6, Inositol, 2,1 bis 2,4 mg/l Panthotensäure, 0,06 bis 0,1 mg/l Folsäure und 0,007 bis 0,009 mg/l Biotin. Im Samen Bitterstoff, Sambunigrin und 35,8% fettes, fast so schnell wie Leinöl trocknendes Öl mit 0,22% Capryl-, 0,12% Capron-, Undecylen-, Lauren-, Myristin-, 7,8% Palmitin-, 0,86% Palmitolein-, 2,1% Stearin-, 14,14% Öl-, 38,5% Linol- und 36,25% Linolensäure im Fettsäureanteil [GIGIENOVA et al.: Chem. Abstr. *71*, 51471 (1969)]. Außerdem fanden sie noch Behen-, Arachidin- und 2% Caprifolonsäure (11-Hydroxy-9,15,16-trioxooctadecansäure) [Chem. Abstr. *77*, 45492 (1972)].

Wirkung. Vergiftungen. Durch die unreifen (grünen) Beeren wäre Blausäurevergiftung möglich, scheint aber bisher nicht beschrieben worden zu sein; die reifen Beeren sind ungiftig. Frische, rohe Holunderbeeren sollten nicht verwendet werden, da sie Magenschmerzen, Erbrechen und Schüttelfrost verursachen können. Unreife Früchte, die z. B. bei ungleich ausgereiften Dolden des grünstengeligen Holunders mitverarbeitet werden, sind ebenfalls gefährlich, ebenso die Samen von reifen und unreifen Früchten. Auch der aus Holundersaft hergestellte Süßmost kann gesundheitliche Störungen hervorrufen.

Anwendung. In der Volksmedizin die reifen Beeren bei Neuralgien und Ischias. Der frisch ausgepreßte Saft der Holunderbeeren wird von EPSTEIN als Spezificum gegen genuine Neuralgie verwendet, die er nach seinen Angaben dauernd zu heilen vermochte. Zusatz von 20% A. ruft schnellere und stärkere Wrkg. hervor. Das aus dem Holundersaft hergestellte Roob Sambuci ist in vielen Ländern offizinell und wird in großen Dosen als Purgans, als harn- und schweißtreibendes Mittel verwendet. Frische Früchte zur Bereitung von Säften und Marmeladen. Getrocknete Früchte als Laxans, Diureticum und Diaphoreticum. Bei Erkältungskrankheiten. Nach Helv. V zur Herstellung von Succus Sambuci inspissatus Nach HARTWELL [Lloydia *31*, 71 (1968)] wie die Blätter gegen spitze Kondylome, Warzen und Karzinome.

Cortex Sambuci. Holunder-, Holler-, Holder-, Aalhornrinde. Elder bark. Ecorce de sureau.

Die im Frühling von den Zweigen geschälte und durch Schaben vom Kork befreite Rinde.

Die Rinde des Stamms und der älteren Äste ist grau, stark rissig und darf nicht zur Arzneibereitung benutzt werden. Rinde der jungen Zweige zäh, bandartig faserig, außen grau oder bräunlichgrau, ziemlich glatt, reichlich mit hellgrauen Lentizellen bedeckt. Außen mit dünner, silbrig glänzender Korkschicht, Mittelrinde mit vielen dunkelgrünen Parenchymzellen, *innen grünlichgelb*. Vom Holz leicht ablösbar, sehr weich und biegsam.

Geruchlos, Geschmack etwas bitter, scharf.

Mikroskopisches Bild. Die primäre Rinde mit Kollenchym, Bündeln primärer Fasern und Schläuchen mit rotbraunem Inhalt. In der in der Handelsware meist nur vorhandenen sek. Rinde die Bastfasern der Rindenstrahlen in kleinen, schmalen, vorherrschend tangential gestreckten Gruppen. Bastfasern dünn, stark verdickt, etwa 0,8 mm lang, geradläufig, nahezu gleich dick und in eine kurze, stumpfe Spitze endigend. Mit den Bastfasergruppen abwechselnd breitere Lagen von Weichbast. Dessen Parenchym kleinzellig, Zellen häufig mit Kristallsand, Markstrahlen bis vierreihig, aus kurzen und breiten Zellen zusammengesetzt, die viel Kristallsand führen.

Inhaltsstoffe. In der frischen Rinde das Alkaloid Sambucin. Daneben Sambunigrin, Cholin, Saponin (?), α- und β-Amyrin, Betulin, Oleanolsäure, β-Sitosterin und Cerylalkohol. Ferner Gerbstoff, Harz, etwas äth. Öl mit Terpen, Valeriansäure und Schleim. HUNECK und SNATZKE [Chem. Ber. *98*, 120 (1965)] isolierten Ursolsäuremethylester und n-Heptacosan.

Wirkung. Die frische, grüne Rinde wirkt emetisch und diuretisch, die innere, noch grüne Rinde älterer Zweige wirkt emetisch und (vermutlich durch das Harz) abführend, die getrocknete Rinde ist dagegen fast wirkungslos.

Vergiftungen. Nach Aufnahme der frischen Rinde ist Brechdurchfall beobachtet worden. Größere Gaben von Cortex Sambuci sollen Erbrechen, Diarrhö und Polyurie hervorrufen können.

Anwendung. Früher offizinell, heute nur noch in der Homöopathie gebräuchlich als Essenz u. a. gegen Erbrechen bei Ileus. In der Volksheilkunde als Laxans, Diureticum, Antirheumaticum und Antiarthriticum, gegen Wassersucht und akute Neuritis.

Sambucus e cortice HAB 34.

Frische Rinde der jungen Zweige.

Arzneiform. Essenz nach § 2.

Arzneigehalt. 1/2.

Radix Sambuci. Holunder-, Hollerwurzel.

Selten im Handel.

Mehrere Dezimeter lang, 0,5 bis 1,5 cm dick, im Querschnitt eine schmale, grüne Rinde und ein zitronengelber, poröser Holzkörper, in dem die weiten Gefäße schon mit freiem Auge sichtbar sind. Außenrinde gelbbraun bis grau gefärbt, längsrunzelig. Häufig Abbruchstellen von Verzweigungen und kleine, kreisförmige Narben der Wurzelfasern. An manchen Stellen das Periderm in Schuppen oder Platten abblätternd, nur in seltenen Fällen fehlt es überhaupt.

Inhaltsstoff. „Weichharz".

Anwendung. Die Wurzel wird ebenso wie die Wurzelrinde in der Volksmedizin als Laxans und als harntreibendes Mittel bei den verschiedensten Harnbeschwerden, wie Harndrang mit geringem Harnabgang, bei Nieren- und Blasenaffektionen, bei Wassersucht, Muskel- und Gelenkrheumatismus sowie bei Ödemen verwendet. Holunderwurzeln sind auch ein beliebter Zusatz zu „Blutreinigungstees".

Medulla Sambuci, Holundermark, wird in der Mikroskopiertechnik verwendet.

Fungus Sambuci, Holunderschwamm, Judenohr.

Der an lebenden Stämmen von Sambucus nigra wachsende Schwamm Auricularia (Hirneola) auricula-judae (L.) WETTST. (A. sambucina MART., Exidia auricula judae FRIES, Tremella auricula L.), Auriculariaceae. Judasohr.

Enthält Mycose und bassorinartige Substanz und wurde äußerlich wegen seines stark wasserhaltenden Gewebes bei Augenentzündungen verwendet.

Sambucus ebulus L. (Sambucus humilis MILL., Ebulum humile GARCKE). Zwergholunder.

Attich. Eppich. Dwarfelder. Dane wort. Petit sureau. Hièble. Yèble. Gèble. Yoltes.

Heimisch fast in ganz Süd-, Mittel- und Westeuropa, im nordwestlichen Schottland und im Nordosten der Niederlande fehlend, in Mitteleuropa nördlich bis etwa zum 51° n. Br., ostwärts bis etwa 31° bis 33° ö. L., in den Randgebieten des Schwarzen Meeres, und von dort weiter östlich bis zum Kaspischen Meer, in den Randgebieten Kleinasiens, im westlichen Syrien und Libanon und am Nordrand des Atlas. Kleinere Areale im nördlichen Iran und in Kaschmir. Ziemlich häufig in Staudenfluren der Waldschläge, auf feuchten Waldblößen, an Straßen- und Wegrändern, bes. an Waldwegen, an Schuttstellen, in Auen, auf grund- oder sickerfrischen, nährstoff- und basenreichen, meist kalkhaltigen, mäßig sauren bis milden, mehr oder weniger humosen, tiefgründigen, steinigen oder reinen Ton- und Lehmböden, sommerwärmeliebend, Stickstoffzeiger. Von der Ebene bis in mittlere Gebirgslagen (Voralpen) v. a. auf Kalk und Lehm.

Staude mit tief im Boden kriechendem Rhizom. Rhizomäste fingerdick, meist mehrere Dezimeter lang, bleichgelb, oft rötlich angelaufen, mit Niederblattwirteln besetzt, an den Knoten sproßbürtige Wurzeln tragend, schnellwüchsig, 0,5 bis 2 m hohe oberirdische Sprosse treibend. — Niederblätter schuppenförmig, ihre Basen an den untersten Wirteln lang manschettenartig miteinander verwachsen, mit breit eiförmig-zugespitzten, gezähnten freien Enden, die oberen Wirtel mit kürzerer gemeinsamer Basis und stärker gestrecktem freiem Teil, der wenige kräftige Zähne und an der Spitze ein mehr oder minder weit entwickeltes, gefiedertes Spreitenrudiment trägt, allmählich zu den Laubblättern überleitend. Oberirdische Sprosse mit steif aufrechter, bis über 1,5 cm dicker, stark gefurchter, kahler oder zerstreut behaarter, mit kleinen Warzen bedeckter Sproßachse, mit weißem Mark, im vegetativen Bereich meist unverzweigt. — Laubblätter bis 22 cm lang und 16 cm breit, einfach (selten doppelt) unpaarig gefiedert, mit 4 bis 8 Fiederjochen und stielartiger, geriefter, schwach flaumhaariger oder kahler Blattspindel. Fiedern 5 bis 15 cm lang und 1,4 bis 2,5 (3,5) cm breit, elliptisch lanzettlich, am Grund ungleich in den kurzen Fiederstiel zusammenlaufend, zugespitzt, scharfgesägt, kahl oder unterseits flaumig behaart. Am Grund der Fiederstiele häufig noch Zwischenfiedern, welche als pfriemliche oder keulige Drüsen oder mehr oder weniger laubig und fiederartig entwickelt sind. Blätter eines Wirtels am Grund quer über den Knoten hinweg miteinander verbunden und dort auf jeder Seite des Knotens 2 oder mehr stipelartige Anhänge in Form 12 bis 24 mm langer, eirund- bis eirund-lanzettlicher, spitzer, gesägter Fiedern, selten auch kleiner pfriemlicher Zipfel tragend. Laubblätter im Infloreszenzbereich bei abnehmender Fiederzahl kleiner werdend und zu den Brakteen überleitend. — Infloreszenz endständig, eine reichblütige abgeflachte Schirmrispe bildend, häufig noch mit 1 oder 2 tiefer stehenden, aus den Achseln von Laubblättern entspringenden, kräftigen, gleichfalls Blüten erzeugenden Rispen, im unteren Infloreszenzbereich laubig, meist einfach mit rudimentären mehr oder weniger drüsigen Seitenfiedern, im oberen Infloreszenzbereich brakteos, 1 bis 8 mm lang, lanzettlich bis pfriemlich, bisweilen noch mit einzelnen Seitenzipfeln, hinfällig. Blüten fünfzählig. Kelchzipfel etwa 0,5 mm lang, breit-dreieckig, spitz, grün, Blumenkrone 6 bis 8 mm breit, radförmig. Kronzipfel in der Knospe valvat, eiförmig-lanzettlich mit anfangs eingekrümmten, später zurückgeschlagenen Spitzen, weiß bis rosa. Staubblätter etwa so lang wie die Kronzipfel, aufgerichtet, Antheren anfangs rot, später braunrot. Narbe dreilappig, fast sitzend. Fruchtknoten eirund drei- bis vierfächerig. — Fruchtstand aufgerichtet mit zur Reifezeit meist violett oder purpurn gefärbten Ästen. Frucht eine beerenartige, drei- bis vierkernige, 6 mm dicke, kugelrunde, an der Spitze etwas genabelte, schwarz glänzende Steinfrucht. Steine eirund, fast dreiseitig. —

Blüten nach bitteren Mandeln duftend; ganze Pflanze von widerlichem krautigem Geruch. Die ganze Pflanze gilt als giftig!

Fructus Ebuli. Fructus Ebuli siccati oder nigri. Attich-, Zwergholunderbeeren. Eppichbeeren. Ackerholderbeeren. Baies d'hièble.

Geruch unangenehm, an Butter- und Valeriansäure erinnernd.

Inhaltsstoffe. Etwa 0,075% äth. Öl, Bitterstoff, Spuren eines Blausäureglykosids, Gerbstoff, das Anthocyan Sambucyanin, Baldriansäure, Emulsin. In den Samen fettes Öl. Ferner nach ORTEGA und LOPEZ-DOLARA [Chem. Abstr. 67, 18 561 (1967)] ein für die Blutgruppe 0 spezifisches Agglutinin.

Wirkung. Dem „Bitterstoff" müssen die nach großen Gaben aller Teile der Pflanze, hauptsächlich bei Kindern nach Verzehren der schwarzen Beeren beobachteten, z. T. auch tödlich verlaufenen Vergiftungen zugeschrieben werden. Vergiftungserscheinungen: Schmerzen im Mund (Schleimhautreizung?), Erbrechen, Leibschmerzen, blutige Diarrhöen, Kopfschmerzen, Schwindel, Bewußtlosigkeit, Cyanose, Mydriasis. Die diuretische Wrkg. der Wurzel dürfte auf dem Saponin der Wurzelrinde beruhen.

Anwendung. Frische, reife Beeren bes. in der Homöopathie, auch zur Bereitung eines Mittels gegen Husten. Getrocknete Früchte als Laxans, Diureticum und Diaphoreticum. Technisch früher zur blauschwarzen Fbg. von Garnen und Leder, heute in Rumänien nur noch zum Färben von Wein. Zur Darstellung des Sambucyanins, das als Indikator benutzt wird. Zu KNEIPPschen Teemischungen.

Sambucus ebulus HAB 34. Attich.

Frische, reife Beeren.

Arzneiform. Essenz nach § 1.

Arzneygehalt. 1/2.

Radix Ebuli. Radix Sambuci ebuli. Zwergholunder-, Attich-, Eppich-, Erdhollerwurzel. Radix Ebuli Erg.B. 6.

Die getrocknete, im Frühjahr oder Spätherbst gesammelte Wurzel.

Wurzeln 10 bis 15 mm dick, graugelblich, ästig, hin- und hergebogen, zylindrisch, grob längsrunzelig, lang.

Die Schnittdroge ist gekennzeichnet durch die gelblichbraunen Wurzelstückchen mit groblängsrunzeliger Oberfläche, die an den Querschnittsflächen eine bis 1 mm dicke Rinde, die mitunter abgefallen ist, und einen für die Droge charakteristischen, sehr porösen Holzkörper zeigen, an dem zahlreiche, weite Gefäße und radiale Markstrahlen deutlich hervortreten. Das dunkelbraune Mark ist in den meisten Fällen vertrocknet und die Stücke sind in der Mitte hohl.

Geschmack herb und bitter.

Mikroskopisches Bild. Eine dünne Korklage aus weitlumigen, zartwandigen Zellen. In den jüngeren Zellen ist noch ein T. der primären Rinde erhalten, die aber keinen kollenchymatischen Charakter zeigt. In der Nähe der primären Bastfaserbündel, manchmal vereinzelt an der Außenseite angelagert, finden sich weite Milchsaftschläuche mit braunem Inhalt. Den primären Faserbündeln schließen sich nach innen mehr oder weniger umfangreiche Faserbündel an, so daß die Rinde am Querschnitt bei schwacher Vergrößerung undeutlich gefeldert erscheint. Die Bastfasern sind breit und haben ein weites Lumen. Die Siebröhren zeigen treppenförmig angeordnete Siebplatten. In älteren Wurzeln sind die äußeren Rindenteile samt den Milchsaftgängen durch Borkenbildung abgestoßen. Das Rindenparenchym mit Einschluß der Markstrahlen ist dicht mit Stärke erfüllt, meist von eckiger Gestalt, einfach, bis 10 µm groß. Selten sind zusammengesetzte Körner zu sehen. Den Bastfaserbündeln angelagert und diese in Längsreihen begleitend finden sich Kristallsandzellen. Das Holz zeigt keine Jahresringe. Es enthält zahlreiche weitlumige Gefäße, in Gruppen vereinigt, welche die bis zu 4 Zellreihen breiten Markstrahlen zur Seite drängen. Bedingt durch den geschlängelten Verlauf der Markstrahlen ist der strahlige Bau des Holzes weniger deutlich. Die Holzfasern sind breit, wenig verdickt, am Querschnitt von den spärlich eingestreuten Holzparenchymfasern kaum zu unterscheiden. Die Gefäßwände sind mit behöften Tüpfeln dicht besetzt. Die Querwände sind vollkommen durchbrochen bis auf einen dicken Ring. In dem vertrockneten Parenchym des Marks sind die Milchsaftschläuche an ihrem braunen Inhalt noch deutlich erkennbar.

Pulver. Die hellbraune Pulverdroge ist gekennzeichnet durch die breiten Bastfasern, durch Bruchstücke der weiten Milchsaftschläuche mit braunem Inhalt, durch zahlreiche weitlumige, meist in Gruppen vereinigte Gefäße mit anhaftenden Markstrahlzellen, durch kleine rundliche, vieleckig abgeplattete Stärkekörner und durch Oxalatsandzellen.

Verfälschungen und Verwechslungen. Es sind schon mehrmals Vergiftungsfälle beschrieben worden, bei denen unter Radix Ebuli in allen Fällen Radix Belladonnae nachgewiesen werden konnte. Die Unterscheidungsmerkmale sind folgende:

	Belladonna	Attich
Stärke	Reichlich vorhanden, rundlich bis seitlich abgeplattet, einfach oder aus 2 bis 3 zusammengesetzt, 20 bis 25 µm groß	Reichlich vorhanden, eckig, meist einfach, bis 10 µm groß
Rinde	Sklerenchymatische Elemente fehlen	Auf dem Querschnitt zahlreiche in konzentrischen Kreisen angeordnete, den Markstrahlen benachbarte Bastfasergruppen.
Mark	Sekretbehälter fehlen	Ziemlich viele Sekretbehälter vorhanden (mitunter auch fehlend)
Holz	Gruppen großer Treppengefäße	Zahlreiche sehr weite Tüpfelgefäße

Inhaltsstoffe. Neben Spuren äth. Öls, einem cyanogenen Glykosid und Harz sind noch Gerbstoff, Saponin, Baldriansäure, ein Bitterstoff, Stigmast-4-en-3,6-dion $C_{29}H_{46}O_2$, Fp. 170 bis 172°, und Saccharose enthalten. Ferner nach DOMAGALINA und ZAREBA [Chem. Abstr. *67*, 102 680 (1967)] α-Amyrin und β-Sitosterin.

Prüfung. Max. Aschegeh. 6% Erg.B. 6.

Anwendung. Als mildes Diureticum, Diaphoreticum, Laxans. Kneippmittel bei Wassersucht. In der Volksmedizin als Purgans und Emeticum.

Dosierung. Mittlere Einzelgabe als Einnahme 2,5 g (zu 1 Tasse Abkochung), Erg.B. 6.

Folia Ebuli. Attichblätter. Zwergholunderblätter.

Epidermiszellen der Oberhaut in der Fläche polygonal begrenzt, mit derben, z. T. getüpfelten Seitenwänden, die der Unterseite wellig buchtig, mit großen elliptischen Spaltöffnungen. Beiderseits eine deutliche Kutikularstreifung. Im Mesophyll Kristalle. Haare verschieden lang, einzellig, etwas verdickt, von kegelförmiger Gestalt, mit kutikularer Längsstreifung. Drüsenhaare mit einem mehrzelligen, gekrümmten Stiel und mehrzelligen, eiförmigen Köpfchen mit braunem Inhalt.

Inhaltsstoffe. In den Blättern ist nach älteren Analysen ein cyanogenes Glykosid, wie in den Blättern von Sambucus nigra, vorhanden (nach anderen Autoren fehlt dieses); ferner Emulsin, Bitterstoff, Saccharose bis 2,4% neben 2,6% reduzierenden Zuckern und Spuren äth. Öl (0,0763%) mit Palmitinsäure und einem noch unbestimmten Alkohol.

Anwendung. Die Blätter wurden in der Volksmedizin bei Erkältungskrankheiten als harn- und schweißtreibendes Mittel verwendet, haben heute aber an Bedeutung verloren. Größere Mengen sollen mitunter Erbrechen verursachen.

Sambucus canadensis L. (Außerdem laut HPUS 64 S. glauca, S. humilis). Kanadischer Holunder. American, Black, Canadian, Common oder Sweet elder. Elder. Elder blooms. Sureau du Canada.

Heimisch in Nordamerika von Kanada bis Karolina, bei uns häufig angepflanzt.

Blätter drei- bis fünfjochig gefiedert, Abschnitte länglich-oval, stark zugespitzt, fein gesägt, kahl, die unteren oft wieder dreizählig zerschnitten. Blüten in schlaffen, fünfästigen Doldenrispen.

Inhaltsstoffe. In den Blüten Rutin, im Samen 10,6% Eiweiß, 20,1% fettes Öl mit ungesättigten Fettsäuren. Äth. Öl, Harz, Schleim. Tannin. In der Rinde Baldriansäure. In jungen Schößlingen fanden ROSENDAHL u. NIELSEN [Phytochemistry *13*, 517 (1974)] das Iridoid Morronisid (im April 0,1%, im Mai 0,05%).

Morronisid

Anwendung. Die Blüten in Amerika wie die von Sambucus nigra. Die Früchte als Laxans, die Rinde als Diureticum.

Sambucus canadensis HAB 34.

Frische Blätter und Blüten zu gleichen Teilen.

Arzneiform. Essenz nach § 3.

Arzneigehalt. 1/3.

Sambucus canadensis HPUS 64. Elder.

Die frischen Blüten.

Arzneiform. Urtinktur: Arzneigeh. 1/10. Sambucus canadensis, feuchte Masse mit 100 g Trockensubstanz und 233 ml W. = 333 g, dest. W. 267 ml, A. USP (94,9 Vol.-%) 537 ml zur Bereitung von 1000 ml der Tinktur. — Dilutionen und Medikationen: S. Sambusus nigra.

Sambucus racemosa L. (S. praecox BERNH., S. sylvestris BUBANI). Roter oder wilder Holunder. Trauben-, Hirsch-, Bergholunder. Traubenflieder. Hirschholler. Katelbeerstrauch. Sureau à grappes. Sambuco montano. Sambuco di montagna. Sambuco racemosa. Sambuco corallino.

Heimisch im nördlichen Südeuropa und Mitteleuropa. Im westlichen Mitteleuropa selten und in Westfrankreich, Südwestengland und Irland fehlend. Auch im pannonischen Tiefland selten. Nahe verwandte, neuerdings meist als eigene Arten angesehene Sippen vom Ural über Mittel- und Ostsibirien bis Sachalin und Japan, sowie in Nordamerika. In Europa außerhalb des ursprünglichen Verbreitungsgebiets vielfach verwildert (Norddeutschland, Niederlande, Dänemark, Schweden, Südfinnland), angepflanzt bis Åsen in Nord-Tröndelag. In Bergwäldern, selten in der Ebene. In schattigen Wäldern, auf Waldlichtungen und älteren Kahlschlägen, in Schluchtwäldern, v. a. in der montanen Buchenstufe häufig, auf frischen, nährstoffreichen, meist kalkarmen, steinigen oder reinen mittelgründigen Lehmböden. Stickstoffanzeiger. Von der Ebene bis in die Krummholzregion der Gebirge verbreitet.

Ästiger, 1,5 bis 4 m hoher Strauch, selten baumartig. Verzweigungssystem in zwei- bis mehrjährige Langtriebe und (meist einjährige) krautige Kurztriebe gegliedert. Ältere Äste mit brauner Rinde (Fbg. oft ins Violette spielend) und elliptischen, warzenförmigen Lentizellen; mit zimtbraunem Mark. — Laubblätter 10 bis 25 cm lang, unpaarig gefiedert, mit 2, selten 1 oder 3 Fiederjochen, stielartig verdickter, oberseits rinniger Rhachis und langem Stielabschnitt; Fiedern 5 bis 8 cm lang, 2 bis 3,5 cm breit, lanzettlich, am Grund in einen kurzen Stiel verschmälert, lang zugespitzt, scharf gesägt, kahl oder unterseits etwas flaumig, hellgrün. Blattwirtel an der Basis mit einer quer über den Knoten verlaufenden gamophyllen Leiste, an der auf jeder Seite des Wirtels 2 stipelartige, schmal lanzettliche Blättchen oder gedrungene hufeisenförmig verdickte Drüsenzipfel sitzen. — Infloreszenzen endständig an Kurztrieben, ei- oder kegelförmig, reichblütig, rispenartig, etwa 7 cm lang, an der Basis 5 cm breit, zugleich mit den Laubblättern erscheinend. Tragblätter nur am untersten Astwirtel deutlich erkennbar, dort oft laubig, gefiedert, Achsen oft kurzdrüsig. Blüten fünfzählig, Kelchzipfel dreieckig-eiförmig, weniger als 0,5 mm lang; Blumenkrone radförmig, 4 mm breit, tief fünfspaltig mit eiförmig zugespitzten, sehr bald zurückgeschlagenen Zipfeln, grünlichgelb, leicht abfallend. Staubblätter etwas kürzer als die Kronzipfel, mit gelben Antheren. Knospen eiförmig, bespitzt, mit mehreren Wirteln von Knospenschuppen, braunrot. Knospenschuppen wirtelweise an der Basis miteinander verbunden, niederblattartig, am Rand gewimpert, innen mit mehrzelligen, keuligen Drüsenhaaren besetzt, äußerste kurz, breit-dreieckig mit kurzer Spitze, die folgenden länglicher bis eiförmig mit breiter Basis und mehr oder weniger deutlich erkennbarem gefiedertem Spreitenrudiment. Übergangsblätter mit schuppenförmig verbreitertem, bei der Entfaltung sich mehr oder minder stielartig streckendem, am Grund von 2 eiförmigen (stipelartigen) Blättchen flankiertem Basalteil und mehr oder weniger rückgebildeter gefiederter Spreite. — Fruchtstand aufgerichtet; Frucht eine beerenartige drei-(fünf-)kernige, kugelige, 4 bis 5 mm dicke, scharlachrote Steinfrucht, mit 2,5 mm langen, 1,5 mm breiten, etwas zusammengedrückt-eiförmigen, dreikantigen Steinen mit einer breiten, gewölbten und zwei schmalen, flachen Seiten, gelbbraun, querrunzelig.

Inhaltsstoffe. In der Rinde der Zweige und Wurzeln Cholin und ein unbekanntes Alkaloid; ferner nach HUNECK und SNATZKE [Phytochemistry *4*, 777 (1965)] Betulin, Betulinsäure, α-Amyrin, β-Sitosterin, Cerylalkohol und n-Nonacosan. Nach BOROVKOV et al. [Chem. Abstr. *66*, 10486 (1967)] Ursolsäure.

Anwendung. Die Rinde wie auch die Wurzelrinde als Diureticum, Diaphoreticum und Laxans.

Fructus Sambuci racemosae. Rote oder wilde Holunderbeeren. Bergholunder. Hirschholunder. Hirschholler. Roter Holler. Katelbeeren.

Inhaltsstoffe. Nicht nur im Samen (ca. 30%), sondern auch im Fruchtfleisch 0,6 bis 2% Öl, das durch Carotin (60 mg in 100 g Öl) intensiv gelb gefärbt ist. Die Früchte enthalten noch Vitamin C (0,02 bis 0,065 mg%) und fast ebensoviel Vitamin B_1 (Aneurin). Das Fruchtfleischöl enthält hauptsächlich Ölsäure, ferner Palmitin-, Arachin-, Linol- und Oxysäure, Phytosterin und eine Säure noch unbekannter Zusammensetzung. Ferner 8,3% Invertzucker, 9,4% Rohprotein, 2,8% Pektin, ca. 3% Gerbstoffe und Inosit. SCHEERER gibt in seiner Arbeit folgende Zusammensetzung der Früchte an: W. 80,9%, Gesamtzucker 2,8% (Glucose 2,27%, Fructose 0,52%), Äpfelsäure 1,15%, Gerbsäure 3%, Stickstoffsubstanz 2,5%, Rohfaser 11,7%, Asche 0,65%, Phosphorsäure 0,13%. Das Samenöl gehört zu den schnelltrocknenden Ölen und ist geruchlos. (JZ = 177,4; SZ = 29; VZ = 188,5). Die Samen enthalten einen toxischen, harzartigen Stoff. Er geht zwar in das fette Öl über, läßt sich aber abtrennen.

Anwendung. Das Fruchtfleischöl kann zu Speisezwecken verwendet werden, während man das Samenöl, das auf Grund eines toxischen, harzartigen Stoffs Erbrechen und Abführen hervorruft, technisch als Bindemittel für Anstrichfarben und in der Seifenindustrie benutzt. In der Volksmedizin in Form der Abkochung bei Fieber, Harnverhaltung, Blasenkrampf und Erkältungskrankheiten. Der Beerensaft wirkt diaphoretisch. Das Fruchtfleisch zu Marmeladen. Die Beeren früher im Volk als Brech- und Abführmittel gebraucht. Die emetische, vielleicht auch die abführende Wrkg. dürfte dem Reizstoff der Samen zukommen.

Bemerkung. Die Früchte gelten als giftig!

Sancyclinum

Sancyclinum. Sancycline USAN. Sancyclin. Norcycline.

$C_{21}H_{22}N_2O_7$ M.G. 414,40

4-Dimethylamino-1,4,4a,5,5a,6,11,12a-octahydro-3,10,12,12a-tetrahydroxy-1,11-dioxo-naphthacen-2-carboxamid.

Eigenschaften. Hydrochlorid: $C_{21}H_{22}N_2O_7 \cdot HCl \cdot {}^1/_2 H_2O$: Farblose Krist. aus A., die sich bei 215—220° zersetzen. Die Substanz zeigt, in M./0,01 n HCl vermessen, Absorptions-maxima bei 267 und 347 nm ($\varepsilon = 19300$; $\varepsilon = 15500$), in 0,1 n H_2SO_4 vermessen, Maxima bei 217, 268 und 343 nm ($\varepsilon = 13400$; $\varepsilon = 19000$; $\varepsilon = 14600$).

Anwendung. Als Antibioticum (s. auch I, 1090 ff.).

Handelsform. Bonomycine (Pfizer, USA).

Sanguinaria

Sanguinaria canadensis L. (S. acaulis MICHX., außerdem laut HPUS 64 S. grandiflora, S. minor, S. vernalis). Papaveraceae — Papaveroideae — Chelidonieae. Kanadische Blut-wurzel. Blood root. Indian paint. Pauson. Puccoon. Red puccoon. Red root. Tetterwort. Turmeric. Sanguinaire du Canada.

Heimisch im atlantischen Nordamerika, von Kanada bis Florida und Mexiko; in lichten Wäldern.

Staude (Abb. 16) mit kriechendem Rhizom, dem jährlich ein siebenlappiges, handförmiges Blatt und ein einblütiger, kahler Schaft mit großer, weißer Blüte entspringt. Blatt oberseits blaßgrün bereift, unterseits weißgrün mit violetten Netznerven. Kronblätter 8 bis 12, Kelch-blätter 2, Staubblätter zahlreich. Frucht eine längliche, zweiklappige, vielsamige Kapsel. Die Pflanze führt einen rötlichen Milchsaft.

Inhaltsstoffe. Nach SLAVIK [Pharm. Zentralh. *108*, 267 (1969)] in den Blättern 0,08% Alkaloide: Sanguinarin, Chelerythrin, Chelirubin, Protopin, Allocryptopin, Stylopin, Canadin (Tetrahydroberberin), Coptisin, Berberin und einige weitere Basen. Die Samen enthalten etwa 0,1% Alkaloide und 28% fettes Öl.

Rhizoma (Radix) Sanguinariae canadensis. Kanadische Blutwurzel. Blood root. Sangui-naria root. Red puccoon. Tetterwort. Red root. Red Indian paint. Racine de sanguinaire. Sanguinaria BPC 34, NF XI.

Das im Herbst gesammelte, schnell getrocknete Rhizom. Im Handel in deutlich geringelten, runzeligen, bis 10 cm langen, bis 12 und mehr mm dicken, außen tief rotbraunen Stücken, die häufig Reste der zahlreichen kurzen, dünnen, spröden Wurzeln oder deren Ansatzstellen zeigen. Die Stücke sind oft sehr geschrumpft, gedreht und ungleich zusammengedrückt. Die dunklen, faserartigen, spröden Wurzeln der Unterseite des Wurzelstocks sind in der Handels-ware meist entfernt, sie brechen leicht ab und hinterlassen unscheinbare, etwas erhabene Narben. Bruch kurz, Querschnitt wachsartig, weißlich und von zahlreichen zerstreuten, kleinen roten Flecken, den durchschnittenen Milchsaftgefäßen, getüpfelt.
Geruch schwach, Geschmack bitter, scharf und anhaltend.

Mikroskopisches Bild. Im Querschnitt erkennt man neben dem großen Zentralzylinder eine verhältnismäßig schmale, primäre Rinde, die aus großlumigen Parenchymzellen besteht und nach außen von einer schwach verkorkten Epidermis (häufig aber schon abgeschärft) und nach innen von einer meist deutlich sichtbaren Endodermis begrenzt wird. Die im Gewebe enthaltenen Stärkekörner treten vielfach in Zweier-, Dreier- oder Vierer-Paketen auf, sind rundlich und mit einem dreiteiligen Spalt versehen. Festigungsgewebe fehlen der primären Rinde. Milchsaftzellen treten auch gehäuft in der Endodermis auf und sind an den rotbraun gefärbten Sekretklumpen leicht zu erkennen. Der Zentralzylinder enthält in dem großlumigen parenchymatischen Gewebe bis zu 30, nahe der Endodermis gelegene, kollaterale Leitbündel. Das Mark besteht aus großlumigen, rundlichen, prall mit Stärke gefüllten Parenchymzellen.

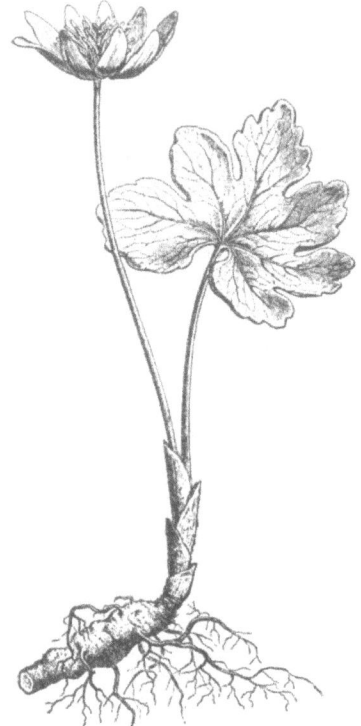

Abb. 16. Sanguinaria canadensis. Blühende Pflanze (nach BAILLON).

Verfälschung. Mit dem Rhizom von Chamaelirium carolinianum WILLD. Dieses ist in der Gestalt ähnlich, jedoch grün und weißlich geringelt. Im Innern zeigt es zerstreute Gefäß-bündel und keine Sekretzellen.

Inhaltsstoffe. Im Rhizom etwa 4 bis 7%, in der Wurzel etwa 1,8% Alkaloide (sie finden sich auch in Chelidonium majus L.): Chelerythrin (Toddalin, Alkaloid P 61) $C_{12}H_{18}NO_4OH$, Fp. 282 bis 283° (Ae.), 207 bis 208° (A.); Sanguinarin (Pseudochelerythrin) $C_{20}H_{14}NO_4OH$, Fp. 266 bis 267° (Ae.), 210 bis 211° (C + A); Oxysanguinarin $C_{20}H_{13}NO_5$, Fp. 360 bis 361°; Berberin $C_{20}H_{18}NO_4^{\oplus}$, Fp. 144° oder 205° (Hydr.); Protopin (Macleyin, Fumarin) $C_{20}H_{19}NO_5$, Fp. 207°; Coptisin $C_{19}H_{14}NO_4^{\ominus}$; α- und β-Allocryptopin (β- und γ-Homochelidonin, α-Fagarin) $C_{21}H_{23}NO_5$, Fp. 160° (α-Form), 170°, (β-Form, $^1/_2H_2O$); Sanguirubin $C_{23}H_{20}NO_5OH$, Fp. 252 bis 253° (Ae.), 224 bis 225° (A.); Sanguilutin $C_{23}H_{24}NO_5OH$, Fp. 253 bis 254° (Ae.), 211 bis 212° (C + A); Chelilutin $C_{23}H_{24}NO_5OH$, Fp. 229 bis 230° (Ae.), 202 bis 203° (C + A); Cheli-rubin $C_{20}H_{18}NO_5OH$, Fp. 257 bis 258° oder 212 bis 213° (Ae.), 230 bis 231° (C + A). Ferner nach TIN-WA et al. [Lloydia *33*, 267 (1970); J. Pharm. Sci. *61*, 1846 (1972)] Sanguidimerin (Alkaloid SC-2) $C_{43}H_{32}N_2O_9$ [(+)-1,3-Bis-(11-dihydrosanguinarinyl)aceton], Fp. 174°.

Ferner Äpfelsäure, Citronensäure, Stärke und Harz.

Prüfung. Wurzelstücke max. 5%, NF XI. — Fremde org. Beimengungen außer Wurzeln max. 2%, NF XI.

Gehaltsbestimmung. Die Wertbestimmung nach KATZ (THOMS Hdb. d. prakt. u. wiss. Pharmazie) wird folgendermaßen ausgeführt: Man schüttelt 10 g Plv. mit 100 g eines Chlf.-Ae.-Gemischs durch, gibt 10 g 10%ige Natronlauge zu, extrahiert unter Schütteln $^1/_2$ Std. lang, gießt das org. Solvens ab, entwässert es durch Zusatz von etwas Gipsplv., filtriert und stellt das Gewicht des so gewonnenen aliquoten Teils des Auszugs fest. Dieser wird im Scheide-trichter dreimal mit je 5 ml 0,1 n Salzsäure und dreimal mit je 5 ml W. ausgeschüttelt. Aus

Oxysanguinarin   Berberin   Chelerythrin   R₁ = R₂ = CH₃

Chelerythrin $R_1 = R_2 = CH_3$
Sanguinarin $R_1 + R_2 = CH_2$

Protopin   Coptisin

Allocryptopin

den vereinigten wss. Lsg. werden mit Kaliumquecksilberjodid (Meyer's Rg.) die Alkaloide gefällt, das Gemisch mit W. auf 100 ml gebracht, und in einem aliquoten Teil des Filtrats wird der Säureüberschuß durch Titration mit 0,1 n Kalilauge und Phenolphthalein als Indikator ermittelt. Der Berechnung wird das mittlere Molekulargewicht des Alkaloidgemischs, 353, zugrunde gelegt. Verwendet man a g Chlf.-Ae.-Filtrat und b ml Filtrat vom Alkaloidnd. und waren n ml 0,1 n Kalilauge zur Sättigung erforderlich, hatte endlich die Salzsäure den Faktor Fs, die Kalilauge den Faktor Fk, so ist der Prozentgeh. der Droge an Alkaloidgemisch

$$x = \frac{35 \cdot 3(15 \cdot Fs \cdot b - 100 \cdot n \cdot Fk)}{a \cdot b}$$

Nach dieser Methode sollen über 4% gefunden werden. Die gravimetrische Methode nach HOMERBERG und BERLINGER wird folgendermaßen durchgeführt: Ein auf dem Wasserbad zur Trockne gebrachtes Gemisch von 2 g Drogenplv., 2 g Calciumoxid und 7 g W. wird nach dem Zerreiben im Perkolator mit einer Mischung gleicher Teile Ae. und Bzl. erschöpfend extrahiert, das Perkolat mit 5%iger Citronensäurelsg. erschöpfend ausgeschüttelt, die wss. Schicht mit Natronlauge alkalisiert und mit Bzl. mehrmals ausgeschüttelt, die Bzl.-Ausschüttelung zur Trockne gebracht, der fast weiße und kristalline Rückstand gewogen. Auch nach dieser Methode sollen Gehalte von etwa 4% gefunden werden.

Aufbewahrung. Vorsichtig.

Wirkung. Die Alkaloidfraktion wirkt ähnlich der von Chelidonium majus. Sanguinarin ruft bei Warmblütlern Andeutung von Narkose, Erregung motorischer Zentren durch strychninartige Wrkg., Durchfälle, Salivation und sensible Lähmung hervor. Pharmakologische Untersuchungen des Sanguinarins an Tieren ergaben, daß das Alkaloid die Aktivität der Acetylcholinesterase herabsetzt und die Empfindlichkeit gegenüber Acetylcholin erhöht. Ferner bewirkt das Alkaloid eine Erhöhung des Tonus der glatten Muskulatur des Darms und der Gebärmutter. Die DL 50 bei intravenöser Injektion beträgt bei weißen Mäusen 19,4 mg/kg. — Chelerythrin bewirkt Lähmung von Motorik und Atmung, Muskelstarre, Erregung der sensiblen Nervenenden. Es reizt, wie der Milchsaft der Pflanze, Schleimhäute, Wunden und auch die gesunde Haut bis zur Blasenbildung. Chelerythrin und Sanguinarin besitzen keine Mitosegiftwrkg., verstärken aber die Colchicinwrkg., wahrscheinlich durch die Fähigkeit, die Zellatmung zu

hemmen. Sie haben beide Antitumorwrkg. gegen Sarcoma 37. Allocryptopin wirkt wie Chelidonin. Es verursacht Analgesie, Sopor ohne Reflexherabsetzung, Erregung motorischer Zentren,
Reflexsteigerung, schließlich Rückenmarkslähmung, Pulsverlangsamung und Lähmung der
sensiblen Nervenendigungen. Die Wurzel wirkt entzündungserregend, färbt beim Menschen
den Speichel rot und erzeugt in großen Dosen vorübergehende Paralyse, Erbrechen, Durchfall,
Leibschmerzen und Kollaps.

Gegenmittel. Magenspülung. Bei erfolgtem Erbrechen gibt man warme Milch. Gegen
drohenden Kollaps Kreislaufmittel.

Anwendung. Heute selten. Früher innerlich als Expectorans, bei chronischer Bronchitis,
als Diureticum, Emmenagogum, Tonicum, Stimulans, Diaphoreticum und bei Verdauungsstörungen. In großen Dosen (z. B. in Form von Abkochungen oder Plv.) wie Ipecacuanha als
Emeticum. Äußerlich in Form von Plv. gegen Flechten. Früher auch bei Hautkrebs volksmedizinisch. In der Tiermedizin bei Pferden und Rindern zu 3 bis 5 g als Fiebermittel. Der
Extrakt enthält ein gegen Tuberkulose-Bakterien aktives Phytonzid. Heute nur noch in der
Homöopathie bei Migräne und klimakterische Hyperämie zum Kopf und bei rheuma-
tischen Kopfschmerzen und Kopfschmerzen zur Zeit der Menses, bei vasomotorischen Wal-
lungen bei Polypenbildung, speziell im Uterus und in der Nase, bei rechtsseitiger Armneural-
gie, Ischias und Frigidität. Auch bei Erkrankungen der Atmungsorgane wie Pneumonie,
Lungenkatarrh, Rhinitis, Krampfhusten, Laryngitis, membranösem Krupp und beginnender
Phthisis, bei Rheumatismus der Gelenke und Muskeln, namentlich der Schulter und des
Nackens, Omarthritis, Schmerzen in den Fußsohlen und Gicht.

Dosierung. Innerlich 0,03 bis 0,3 g, als Emeticum in Abkochung und Plv. 0,4 bis 0,8 g.

Sanguinaria HAB 34. Kanadische Blutwurzel.

Getrockneter Wurzelstock mit daranhängenden Wurzeln.

Arzneiform. Tinktur nach § 4 mit 60%igem Weingeist.

Arzneigehalt. 1/10.

Spez. Gewicht 0,900 bis 0,905. Trockenrückstand 1,5 bis 3,0%. Alkaloidgeh. (acidimetrisch
bestimmt) 0,28 bis 0,40%.
Die Vorschläge für das neue Deutsche HAB, Heft 9, S. 526 (1964) sehen eine Prfg., sowie
die Chr. der Tinktur vor. Sanguinaria soll mindestens 4% Gesamtalkaloide enthalten. Dichte
0,900 bis 0,905. Trockenrückstand 2,2 bis 2,8%; pH etwa 4,5 bis 5.

Sanguinaria canadensis HPUS 64. Blood Root.

Die frische Wurzel.

Arzneiform. Urtinktur: Arzneigeh. 1/10. Sanguinaria, feuchte Masse mit 100 g Trockensubstanz und 300 ml W. = 400 g, dest. W. 100 ml, A. USP (94,9 Vol.-%) 635 ml zur Bereitung
von 1000 ml der Tinktur. — Dilutionen: D 2 (2×) enthält 1 T. Tinktur, 3 T. dest. W., 6 T. A.;
D 3 (3×) und höher mit A. HPUS (88 Vol.-%). — Medikationen: D 3 (3×) und höher.

Flores Sanguinariae.

Werden in Nordamerika in Teemischungen verwendet.

Sanguinarin

Sanguinarin. Sanguinarine. Pseudochelerythrin.

C$_{20}$H$_{15}$NO$_5$ M.G. 349,33

Bemerkung. S. auch III, 837.

Vorkommen. Alkaloid aus Sanguinaria canadendis und anderen Papaveraceae.

Eigenschaften. Kristalle aus Ae., Zers.-Temp. = 266°. Fp. der aus Chlf. + A. umkrist. Substanz = 210—211°, lösl. in A., Chlf., Aceton und Äthylacetat. Die freie Base ist farblos, aber ihre quartären Salze sind rötlich.

Anwendung. Als Bactericid. Ferner zur experimentellen Erzeugung von Glaukomen bei Laboratoriumstieren.

Sanguisorba

Sanguisorba officinalis L. (S. maior GILIB., Pimpinella officinalis GILIB., Poterium officinale BENTH. et HOOK.). Rosaceae — Rosoideae — Sanguisorbeae. Großer Wiesenknopf. Große Bibernelle. Gartenbibernelle. Blutknopf. Becherblume. Blut-, Sperber-, Ruhrkraut. Burnet. Grande Pimprenelle. Sorbastrella.

Heimisch in den nördlichen gemäßigten Zonen Europas, im gemäßigten Asien und in Nordamerika, auf mäßig feuchten Mager- und Frischwiesen.

Halbrosettenstaude mit kräftiger, dunkelbrauner, dicke Fasern treibender Wurzel und meist kurzem, mehr oder weniger ästigem Erdstock. Stengel meist einzeln, etwa 30 bis 90 cm hoch, aufrecht, oben gabelästig, gerillt, hohl, gleich den Laubblättern völlig kahl, etwas glänzend, mit am Grund sehr verkürzten, darüber sehr verlängerten Internodien, meist nur 3 oder 4 an Größe und Fiederzahl rasch abnehmende Stengelblätter tragend. — Laubblätter mit Ausnahme der obigen eine grundständige Rosette bildend, mit dem etwa die halbe Länge einnehmenden Stiel etwa 20 bis 40 cm lang, mit häutigen, fast der ganzen Länge nach angewachsenen Nebenblättern und 7 bis 15 (die Stengelblätter mit 3 bis 11) Fiederblättchen; letztere mit meist je einem kleinen, linealen, hinfälligen Nebenblättchen (Stipellum), $^1/_2$ bis 1,5 cm langem Stielchen und länglich eiförmiger bis elliptischer, am Grund herzförmiger oder gestutzter, vorn meist abgerundeter, 1,5 bis 5,5 cm langer und 1 bis 2,5 ($^3/_4$ bis 3,5) cm breiter, jederseits ca. 12 bis 20 grobe, meist scharf bespitzte Zähne tragender, ziemlich starrer, oberseits dunkelgrüner, etwas glänzender, unterseits bleichgrüner, matter Spreite mit unterseits stark hervortretenden Netznerven. — Blütenköpfe zu 1 bis 5, an langen, aufrechten Stielen, eiförmig bis kurzwalzlich, ca. 1 bis 2 cm lang und $^3/_4$ bis 1 cm dick, aus ca. 5 bis 10 von oben nach unten sich entfaltenden, meist durchwegs zwittrigen Blüten gebildet. Kelch mit 4 dunkelbraunroten Zipfeln. Staubblätter 4, mit steif abstehenden, die Kelchzipfel nicht oder kaum überragenden, roten Filamenten und kleinen, gelben Antheren. Ringförmiges Nektarium vorhanden. Fruchtblatt 1, in dem erhärtenden, glatten, vierkantigen, schmal geflügelten Fruchtkelch eingeschlossen; Griffel 1, kurz, mit mäßig lange Papillen tragender Narbe.

Herba Sanguisorbae. Wiesenknopfkraut.

Inhaltsstoffe. Etwa 2,5 bis 4% Sanguisorbin (s. u.), Gerbstoff, Bitterstoff, Zucker, Vitamin C (in der frischen Pflanze). In den Blüten nach AZOVTSEV et al. [Chem. Abstr. *63*, 921 (1965); *71*, 10264 (1969)] Cyanidin-3-glucosid, Cyanidin-3,5-diglucosid, ein weiteres Anthocyanin. Im Kraut Flavonolglykoside. Als Aglykone wurden Quercetin und Kämpferol identifiziert. Weiterhin (+)-Gallocatechin und (+)-Catechin.

Anwendung. Früher gegen Katarrhe, Blutungen, Durchfall und Ruhr angewandt, jetzt nur noch als Volksmittel in Gebrauch. Der frisch gepreßte Saft wie auch Abkochungen der „Wurzel" werden vom Volk bei Lungentuberkulose getrunken. Die Blätter können als Frühjahrsgemüse und Salat zubereitet werden, sind aber infolge ihrer Zähigkeit wenig beliebt. Anwendung auch in der Homöopathie.

Sanguisorba officinalis HAB 34.

Frisches, blühendes Kraut.

Arzneiform. Essenz nach § 3.

Arzneigehalt. 1/3.

Radix Pimpinellae italicae. Radix Sanguisorbae majoris. Falsche, italienische oder rote Bibernellwurzel.

Rhizoma et Radix Sanguisorbae Ross. 9.

Die im Herbst gesammelten, gewaschenen, getrockneten Rhizome und Wurzeln.

Ganze oder verschieden geformte Stücke von Rhizomen mit Adventivwurzeln und einzelne Stücke der großen Wurzeln. Rhizome horizontal, dick, verholzt. Wurzeln glatt, selten längsgerunzelt, bis 20 cm lang. Rhizom und Wurzel an der Außenseite dunkelbraun, fast schwarz, im Bruch gelblich gelb oder bräunlich gelb.

Geruchlos, Geschmack adstringierend.

Unter der Lupe zeigen Rhizom und Wurzel eine radiale Struktur, ohne Gefäßbündel. Geschnittenes Rohmaterial besteht aus verschieden geformten, 1 bis 8 mm langen Rhizom- und Wurzelstöcken.

Mikroskopisches Bild. Querschnitt. Auf der Außenseite dunkelbrauner Kork. Keine Gefäßbündel, jedoch zahlreiche schmale Markstrahlen in einer einzigen Reihe. Rindenteil groß, aus runden Parenchymzellen mit zahlreichen Interzellularen bestehend. Er wird vom Holzteil durch einen gut ausgebildeten Kambiumring getrennt. Im Holzteil sind die Fasern in kleinen Gruppen in der Nähe von Gefäßen angeordnet oder bilden einen zusammenhängenden Ring nahe dem Kambium. Ein großer Teil des Rhizoms ist von Mark ausgefüllt, das, teilweise zerrissen, einen Hohlraum bildet. Stärkekörner klein, 5 bis 7 µm im Durchmesser, einzeln, selten im Verband. Im Parenchym oft große Drusen. Die Wurzeln unterscheiden sich vom Rhizom durch die Abwesenheit des Marks und durch die gewellten Markstrahlen.

Inhaltsstoffe. Bis zu 17% Gerbsäuren, (+)-Catechin, (+)-Gallocatechin, 0,9% Zucker, Sanguisorbin, Fp. 269 bis 272°, Sanguisorbigenin (Triterpen, Fp. 273 bis 275°, identisch mit Tomentosolsäure = 19-Dehydroursolsäure) [KONDO et al.: Chem. Abstr. *61*, 3152 (1964) sowie WADA et al.: Chem. Abstr. *61*, 4403 (1964)]; nach BUKHAROV et al. [Chem. Abstr. *74*, 121340 (1971)] Sanguisorbin A (nach Hydrolyse L-Arabinose + Genin), Fp. 272 bis 274°, Sanguisorbin B (nach Hydrolyse L-Arabinose + Ursolsäure), Fp. 266 bis 267°, und Sanguisorbin E (nach Hydrolyse D-Glucose, L-Arabinose, Ursolsäure).

Sanguisorbigenin

Sanguisorbin ist nach KUSUMOTO et al. [Chem. Abstr. *70*, 97119 (1969)] Sanguisorbigenin 3-L-arabinosid. Ein weiteres Saponin, Waremokonin, Fp. 204 bis 205°, ist als Sanguisorbigenin-3-L-arabinosid mit acetylierter Glucose, an die Säuregruppe verknüpft, beschrieben. YOSIOKA et al. [Chem. pharm. Bull. *19*, 1700 (1971)] identifizierten noch die Triterpene Ziyu-glykosid I (Pomolsäure-3-L-arabino-28-D-glucosid) und II (Pomolsäure-3-L-arabinosid).

Prüfung. Identität. Eine wss. Abkochung (1:10) des Rhizoms und der Wurzeln gibt mit einer ammoniakalischen Eisen-Alaunlsg. eine intensiv blauschwarze Fbg. (Tannine).

Reinheit. Gerbstoffgeh. mind. 14%. — Max. Aschegeh. 12%. — Max. Feuchtigkeitsgeh. 13%. — Stücke, die durch ein 2-mm-Maschensieb fallen, max. 5%. — Rhizome mit im Bruch braun oder schwarz gefärbten Wurzeln max. 10%. — Für Schnittdroge: Stücke, nicht über 8 mm lang, max. 10%; Stücke, die durch ein 1-mm-Maschensieb fallen, max. 15%. — Org. Beimengungen max. 1%. — Mineralische Beimengungen max. 1%.

Anwendung. Bei Hämorrhoiden, Durchfall, Dysmenorrhö, Lungenkatarrh. Als Adstringens.

Bemerkung. Der Gerbstoff läßt sich am ergiebigsten durch Extraktion mit 35%igem A. anreichern [VLASOVA: Chem. Abstr. *60*, 795 (1964)].

Sanguisorba minor SCOP. [Poterium sanguisorba L., Pimpinella minor (SCOP.) LAM.].

Kleiner Wiesenknopf. (Wilder) Bibernell. Pimpernelle. Gartenpimpernelle. Salad burnet. Bibinella.

Heimisch in Europa und Asien.

Inhaltsstoffe. Gerbstoff und ein Flavon.

Anwendung. Das Kraut wie Herba Sanguisorbae. Als Suppenkraut, auch zu Salaten. Früher als Herba Pimpinellae italicae minoris zu Wein und Bibernellbranntweinen. Die Wurzel, Radix Pimpinellae italicae minoris, Radix Sanguisorbae pratensis, gleichfalls wie die Wurzel von S. officinalis.

Sanicula

Sanicula europaea L. (Sanicula officinalis GOUAN., S. vulgaris KOCH, Caucalis sanicula CRANTZ, ROTH, Astrantia diapensia SCOP.). Apiaceae — Saniculoideae — Saniculeae. Sanikel. Wald-Sanikel. Wund-Sanikel. Schärnikel. Sauniegel. Saunickel. Waldklette. Waldknecke. Bruchkraut. Wood sanicle. Sanicle. Sanicle commun. Sanicle mâle. Sanicola. Sannicola diapensia.

Heimisch in Europa, Kleinasien, Syrien, dem Kaukasus, in Persien, Nordafrika, in den Gebirgen des tropischen Afrika (in Kamerun bis 2500 m), am Kap, in Süd-, Zentral- und Ostasien, ebenso auf den Sundainseln in etwas abweichender Form. Verbreitet durch das ganze Gebiet auf beschatteten Humusböden, bes. in Laub- und Mischwäldern (selten auch in Fichtenwäldern), in Schluchten, in Gesträuch, selten in Auen, von der Ebene bis in die Voralpen.

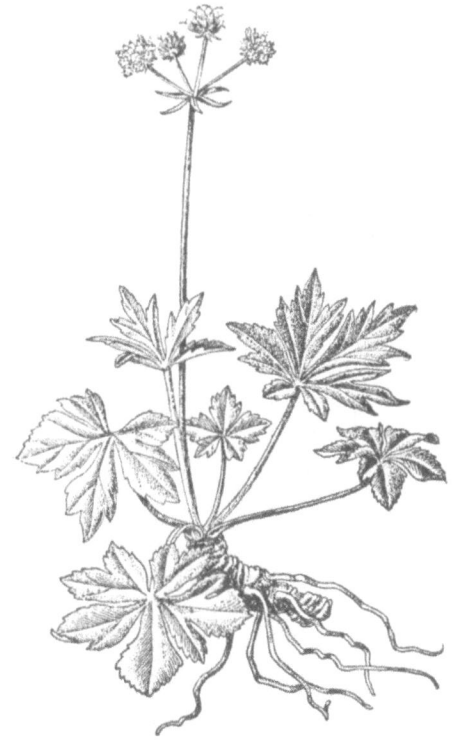

Abb. 17. Sanicula europaea.
Blühende Pflanze (DUNZINGER).

Pflanze (Abb. 17) ausdauernd, kahl (mit Ausnahme des Blattrands und der Frucht), etwa 20 bis 40 (50) cm hoch. Grundachse fest, waagrecht, kurz, abgebissen, mit dicklichen Fasern besetzt, am Hals von Blattstielresten schuppig, im Alter mehrköpfig, Stengel meist einzeln (selten zu 2 bis 3), in der Regel schaftartig, aufrecht. — Grundblätter mehr oder weniger lang gestielt, ihre Spreite im Umriß kreisrundlich herzförmig, etwa 4 bis 6 cm lang, 6 bis 10 cm breit, handförmig drei- bis fünfteilig. Mittelabschnitt fast bis zum Grund frei und mehr vorgezogen als die übrigen, die Seitenabschnitte (bis fünfteilige Laubblätter) paarweise etwa bis $1/_3$ ihrer Höhe verwachsen; alle Abschnitte breit keilig-verkehrt-eiförmig, stumpf oder mehr oder weniger zugespitzt, an der Spitze mehr oder weniger dreilappig und außerdem gegen die Spitze zu ungleichmäßig gesägt-gekerbt, gegen den Grund zu seicht gesägt. Die Zähne laufen sämtlich in eine pfriemliche Borste aus. Stengel- und Hochblätter sind (wenn vorhanden) den Grundblättern ähnlich, aber meist weniger geteilt; die oberen sitzend. — Gesamtblütenstand endständig, zunächst mehr- (meist drei- bis fünf-)strahlig trugdoldig, mit einer endständigen Dolde, die Äste ihrerseits ein- bis zweimal gabelig (dichasial) verzweigt oder selten sogleich in ein verlängertes Monochasium übergehend. Hüllblätter der einzelnen

Kopfdolden 4 bis 6 (8), zuletzt zurückgeschlagen, linealisch, zugespitzt oder stumpf, kürzer
als die Dolden. Männliche Blüten 6 (3) bis 8 (12), gestielt, Kelchblätter linealisch-pfriemlich,
frei, etwa 1 mm lang. Kronblätter weißlich oder rötlich, breit verkehrt-dreieckig oder verkehrt-eiförmig, mit eingeschlagenem, schmaldreieckigem, an der Spitze stumpflichem und
schwach-gekerbtem Läppchen, etwa 1,5 mm lang. Zwitterblüten einzeln oder zu mehreren,
sehr kurz gestielt, Kelchblätter sehr schmal und spitz, etwa 1 mm lang. Griffel spiralförmig
zurückgebogen, mehrmals länger als die Kelchblätter. — Frucht fast kugelig oder eiförmig
kugelig, 4 bis 5 mm lang, allseitig mit hakigen, undeutlich reihenweise angeordneten, am
Grund zusammengedrückt verbreiterten Stacheln besetzt. Teilfrüchte auf dem Rücken stark
gewölbt, an der schmalen Fuge fast flach. Kleine Ölstriemen zahlreich vorhanden.

Inhaltsstoffe. In der frischen, blühenden Pflanze 0,114% Ascorbinsäure, in der getrock-
neten 0,017% Ascorbinsäure, Malein-, Citronen-, Malon- und Oxalsäure. In der Herba-
Droge (s. u.) nach älteren Angaben Kaffeesäure, Gerb-Bitterstoff, Harz und äth. Öl. HILLER
et al. [Pharmazie *22*, 718 (1967)] fanden in allen Pflanzenteilen (im Rhizom 1,2%) 0,6 bis 1,2%
Chlorogensäure, 1,1 bis 3,1% (in der Blüte 3,1%) Rosmarinsäure (jedoch nicht Kaffeesäure)
[Pharmazie *20*, 574 (1965) u. *22*, 220 (1967)], ubigenitäre aliphatische Säuren, neben weniger
Glucose und Fructose reichlich Saccharose (Wurzeln: 23%, Rhizom 14%, Blatt 13%) [Phar-
mazie *21*, 59 (1966)]. Weiterhin Saponine [Pharmazie *21*, 182, 245 (1966); *23*, 376 (1968);
24, 119, 578 (1969) u. *25*, 790 (1970)], davon am meisten in den im Frühjahr gesammelten
Blättern (H.I. 20000), auch (6,6 bis 11%) in Rhizomen (H.I. 13000), weniger in Stengeln und
Wurzeln, in Früchten nur 0,6 bis 1,2%. Der Saponingeh. schwankt stark, abhängig vom Standort der Pflanze. Das Saponingemisch besteht nach HILLER et al. aus den isomeren Haupt-
komponenten *A* und *B* (Estersaponine) sowie zwei Saponinen in geringer Konzentration (*C*
und *D*; unveresterte Saponine). Nach Abtrennung der Saponine *A* und *B* ließ sich feststellen,
daß *A* Glucose und Arabinose, *B* nur Glucose bei gleichem Genin enthält. Saniculagenin *A*
ist ein Diester des 3β-, 15α-, 16α-, 28-Tetrahydroxy-Δ^{12}-oleanen; Saniculagenin *B* ist der
isomere Diester. Saniculagenin *C* ist 16-Desoxybarringtogenol *C*, Fp. 284 bis 288°. In sehr
geringer Menge aufgefundene Saniculagenine *E* und *F* sind Estergenine des R_1-Barringenols,
wobei beim Saniculagenin *F* Dimethylacrylsäure als Esterkomponente vorliegt.

R_1 und R_2 =-COCH$_3$ und —COCH=C(CH$_3$)$_2$

Saniculagenin A und B

I   R = H   = Saniculagenin C
II R = OH = Saniculagenin D

Nach CONSTANTINESCU [Pharmazie *23*, 34 (1968)] ferner Allantoin C$_4$H$_6$N$_4$O$_3$.

Allantoin

Folia (Herba) Saniculae. Herba Diapensiae. Sanikelkraut. Bruchkraut. European
Sanicle wort. Herbe de sanicle. Herbe de St. Laurent.

Die zur Blütezeit gesammelten und gut getrockneten Wurzelblätter. Nach BERGER heute
stets von Cardamine enneaphyllos CRANTZ abstammend.

Wurzelblätter 4 bis 6 cm lang und 6 bis 10 cm breit, dunkelgrün, im Umriß nieren- oder
rundlich herzförmig, handförmig drei- bis fünfteilig, langgestielt. Die einzelnen Abschnitte
breitkeilig bis verkehrt-eiförmig, an der Spitze dreilappig und ungleichmäßig gesägt-gekerbt,
gegen den Grund zu leicht gesägt. Jeder Zahn endet in eine pfriemliche Borste. Stengelblätter
im Aussehen den grundständigen Blättern ähnlich, jedoch kürzer gestielt, manchmal sitzend.

Mikroskopisches Bild. Die obere Epidermis des dorsiventral gestellten Blatts ist durchschnittlich 28 μm hoch, die untere 30 μm. Die Epidermiszellen sind mehr oder weniger tangen-

tial gestreckt und über den Nerven verdickt. Das Mesophyll bildet 2 Reihen von Palisaden, wobei die der oberen Schicht etwa zweimal so lang wie breit sind, die der unteren mehr oder weniger quadratisch oder sehr schwach gestreckt. Der zweite Teil des Mesophylls besteht aus Schwammgewebe, die Zellen sind rundlich oval bis länglich gestreckt mit großen Interzellularen. Im Palisadengewebe finden sich zerstreut 15 bis 22 µm große Calciumoxalatdrusen. Die Spaltöffnungen liegen auf der gleichen Höhe wie die Epidermiszellen. Das Gefäßbündel ist von Parenchym umgeben. Die Scheide des eigentlichen Gefäßbündels ist kollenchymartig verdickt. Das Stützkollenchym ist bes. oberseits ausgebildet, wo es einen stark gewölbten Kiel besitzt. Ein größerer Sekretkanal verläuft unterseits des Gefäßbündels im Parenchym, ein zweiter, kleinerer, über den Gefäßen.

Verfälschung. Mit den Blättern von Cardamine enneaphyllos (L.) CRANTZ. Nach BERGER ist diese Crucifere im Drogenhandel die übliche Stammpflanze für Folia (Herba) Saniculae, bes. auch für Radix Saniculae geworden.

Prüfung. Bestimmung des hämolytischen Index nach HILLER et al. [Pharmazie *20*, 574 (1965)]. 1. Blut: Sämtliche Prfg. erfolgen mit defibriniertem Rinderblut. Hierzu wird das frische Blut in einem sterilisierten Jodzahlkolben aufgefangen und 15 bis 30 Min. kräftig mit Glasperlen geschüttelt. Das auf diese Weise defibrinierte Blut dient nunmehr für etwa 10 Tage als Untersuchungsfl., Aufbewahrungstemp. 0 bis 10°. Man verdünnt zur Herstellung der Blutkörperchenaufschwemmung 2 ml Blut mit Phosphatpufferlsg. auf 100 ml. Diese Lsg. wird täglich frisch bereitet. — 2. Standard: Für die Bestimmungen verwendet man ein Saponinum album Merck mit einem H.I. von 11500. — 3. Bereitung der Drogenauszüge: Zur Untersuchung nimmt man sorgfältig gereinigtes und bei 50° getrocknetes Pflanzenmaterial und zerkleinert in einer elektrischen Schlagmühle. Als Extraktionsmittel dient 45%iger A. Zur Entfernung evtl. störender Fettsubstanzen werden sowohl die Früchte als auch die unterirdischen Pflanzenteile einer halbstündigen Vorextraktion mit P.Ae. im Soxhlet-Apparat unterworfen. Die für eine Bestimmung verwendete Drogenmenge beträgt je nach Höhe des zu erwartenden H.I. 0,1 bis 1,0 g. Die Drogen werden mit je 25 ml 45%igem A. im Wasserbad 1 bzw. 2 Std. (Wurzeln, Rhizome) bei 74 bis 85° extrahiert. Nach anschließender Filtration wird unter vermindertem Druck bis zur Trockne eingeengt. Der Rückstand wird mit Phosphatpufferlsg. nach RUNGE aufgenommen, die Lsg. auf 25 oder 50 ml aufgefüllt und damit der Vorversuch angesetzt. — 4. Vorversuch: Die Verdünnung des Drogenauszugs erfolgt im Vor- und Hauptversuch in geometrischer Reihe. Es werden 4 Reagenzgläser angesetzt, deren Konzentration $^1/_1$, $^1/_2$, $^1/_4$ und $^1/_8$ der ursprünglichen Konzentration des Pflanzenauszugs entspricht. In die Reagenzgläser 2 bis 4 gibt man je 1 ml Pufferlsg., danach in die Reagenzgläser 1 und 2 je 1 ml Drogenauszug. Der Inhalt des Reagenzglases 2 wird durchmischt und von dieser Lsg. 1 ml in das nächste übertragen, usw. Die am Schluß übrig bleibenden 1 ml Lsg. verwirft man. Nach Zugabe von je 1 ml Blutkörperchenaufschwemmung zu jeder Probe werden die Reagenzgläser unter Vermeidung von Schaumbildung sorgfältig umgeschwenkt. Nach 3 bis 4 Std. ist die Hämolyse allgemein so weit fortgeschritten, daß der Konzentrationsbereich, in dem der H.I. liegt, deutlich zu erkennen ist. Nunmehr wird das Reagenzglas ermittelt, das gerade noch totale Hämolyse zeigt. Weist z. B. nur Reagenzglas 1 totale Hämolyse auf, so kann der Drogenauszug unverdünnt für den Hauptversuch genommen werden, bei Nr. 2 verdünnt man mit Pufferlsg. auf das doppelte, bei Nr. 3 auf das vierfache, bei Nr. 4 auf das achtfache Volumen. — 5. Hauptversuch: Die Reihe für den Hauptversuch besteht aus 5 bis 8 Reagenzgläsern. In die Reagenzgläser ab Nr. 2 pipettiert man je 1 ml Pufferlsg. Vom Drogenauszug bzw. seiner Verdünnung gibt man in Reagenzglas Nr. 1 1 ml und in Nr. 2 5 ml. Nach gutem Durchmischen werden davon 5 ml in das nächste Reagenzglas übertragen usw. und die zuletzt übrig bleibenden 5 ml verworfen. Parallel dazu ist eine Verdünnungsreihe mit Standard-Saponinlsg. anzulegen. Bei dieser Reihe sind stets 7 Reagenzgläser aufzustellen. In die Reagenzgläser beider Reihen gibt man je 1 ml Blutkörperchenaufschwemmung, schwenkt nach etwa 15 Min. vorsichtig um und läßt die Reihen bei Zimmertemp. 15 bis 20 Std. stehen. Danach erfolgt eine Kontrollablesung und ein erneutes Umschwenken. Nach 24 Std. wird das Reagenzglas festgestellt, in welchem gerade totale Hämolyse eingetreten ist. Dessen Konzentration wird zur Berechnung des H.I. gemäß der oben erwähnten Begriffsbestimmung eingesetzt.

Wirkung. Den Saponinen werden antimikrobielle und antifungale Eigenschaften zugeschrieben [HILLER et al.: Pharmazie *22*, 715 (1967)]. Unter 40 überprüften Mikroorganismen konnten Corynebacterium diphtheriae Typ gravis durch Blattsaponin im Wachstum gehemmt werden, ebenso Mycoplasma mycoides. Gegenüber Pilzen traten ausgesprochene Hemmwirkungen auf. Als empfindlich erwiesen sich in der Regel Candida albicans und die Sprosspilze. Allantoin beschleunigt den Heilungs- und Epithelisierungsprozeß, fördert die Bildung von gesundem Granulationsgewebe.

Anwendung. Zur Behandlung von Hauterkrankungen und Magengeschwüren. Seit dem Mittelalter als Wundmittel, bei Geschwülsten, Mundfäule, Halsgeschwüren, Eiterungen, Ekzemen, Furunkeln, Magen- und Darmgeschwüren, Schleimhautentzündungen und bei

Nebenhöhlenkatarrh in Form von Nasenspülungen. In der Volksmedizin außer bei Lungen-blutungen auch gegen Hämorrhagien anderer Organe. Die Droge wirkt auf Grund des Saponin-geh. als Expectorans bei Bronchitis, bei Schwindsucht und als Diureticum. Man verwendet eine Messerspitze des gepulverten Krauts zwei- bis dreimal täglich.

Sanicula europaea HAB 34.

Frisches, blühendes Kraut.

Arzneiform. Zur Essenz nach § 3.

Arzneigehalt. 1/3.

Radix Saniculae. Radix Diapensiae. Sanikelwurzel. Heildoldenwurzel.

Wurzelstock kurz, mehrköpfig, schwarzbraun, bis 1 cm dick, mit zahlreichen langen Faserwurzeln.

Inhaltsstoffe. Wie oben beschrieben.

Anwendung. Wie die Herba-Droge.

Bemerkung. Im Handel ist nach BERGER die Wurzel von Cardamine enneaphyllos (L.) CRANTZ (s. d.).

Sanicula marylandica L.

Heimisch in Nordamerika.

Inhaltsstoffe. In Blatt, Stengel und Wurzel Saponine.

Anwendung. Das Rhizom, das nach Petersilie riecht, in Amerika (Black Snow root) gegen Schlangenbiß und andere Krankheiten.

Bemerkung. Sanicula canadensis wird wie Sanicula europaea verwendet.

Sansevieria

Sansevieria hyacinthoides (L.) DRUCE [S. zeylanica (L.) WILLD.]. Agavaceae. Bogenhanf.

Heimisch in Afrika und Asien (in Indien und auf Ceylon).

Inhaltsstoffe. Im frischen Blattsaft Ester, in den getrockneten Blättern eine noch nicht näher bestimmte Substanz, in Rhizomen und Wurzeln ein Alkaloid, ein saures und ein neu-trales Harz, eine wachsartige Substanz und Zucker.

Anwendung. Die Wurzel bei Erkältungen und Husten; sie ist eßbar.

Sansevieria aethiopica THUNB.

Heimisch in Ostafrika.

Anwendung. Die Wurzeln gegen Leibschmerzen, Diarrhö und Hämorrhoiden.

Sansevieria angustifolia.

Der Blattextrakt zeigt hämolytische Wrkg.

Sansevieria guineensis (L.) WILLD. (S. thyrsiflora THUNB.).

Inhaltsstoff. Die Pflanze enthält 4 bis 58 mg/100 g Ascorbinsäure.

Anwendung. Die Blätter gegen Ohren- und Zahnschmerzen, die Wurzel gegen Hämorrhoiden und Eingeweidewürmer.

Sansevieria kirkii BAK.

Heimisch in Tanganjika.

Inhaltsstoffe. Geringe Mengen an herzwirksamen Substanzen mit schwacher digitalisähn-licher Wrkg.

Anwendung. In Afrika wird die pulverisierte Wurzel auf schlecht heilende Wunden (z. B. vom Sandfloh stammend) gegeben und außerdem als Purgans verwendet.

Bemerkungen. Die Sansevieria-Arten sind wichtige Faserpflanzen.

Nach GONZALEZ et al. [Tetrahedron *28*, 5, 1289 (1972) und Chem. Abstr. *77*, 48 713 (1972)] enthält Sansevieria trifasciata PRAIN die Spirostan-Sapogenine (25 S)-Ruscogenin, Sansevierigenin und Abamagenin [(20 S, 22 S, 25 R)- oder (20 S, 22 R, 25 S)-23ξ-Dichlormethyl-spirost-5-en-1β-3β,3β-diol] und stellt eine neue Quelle für Steroid-Sapogenine dar.

Santalolum

Santalolum. Santalol. Arheol.

α - und β - Santalol

$C_{15}H_{24}O$ M.G. 220

Bemerkung. Das aus dem Sandelöl gewonnene Santalol besteht aus einem Gemisch von 2 isomeren Sesquiterpenalkoholen, α- und β-Santalol.

Gewinnung. Durch fraktionierte Destillation aus dem vorher zur Verseifung der Ester und zur Bindung der freien Säuren mit Lauge erhitzten Sandelöl.

Reines Santalol erhält man auf folgende Weise: Das Sandelöl wird mit der gleichen Gew.-Menge Phthalsäureanhydrid und Bzl. 1 Std. lang auf dem Wasserbad auf etwa 80° erhitzt. Dadurch wird der saure Phthalsäureester des Santalols gebildet, der beim Schütteln der erhaltenen Mischung mit Natriumcarbonat-Lsg. als Natriumsalz gelöst wird. Die wss. Lsg. wird zur Reinigung dreimal mit Ae. ausgeschüttelt und dann mit verd. Schwefelsäure im Überschuß versetzt, wodurch der saure Phthalsäuresantalylester wieder abgeschieden wird. Der Ester wird dann mit alkoholischer Kalilauge verseift, durch W. abgeschieden und durch Waschen mit W. von A. und Ätzkali befreit.

Eigenschaften. Farbloses, dickfl. Öl von sandelölähnlichem Geruch. d = 0,973 bis 0,982 (15°); $[\alpha]_D = -14°$ bis $-24°$. $n_D^{20} = 1,504$ bis 1,509. Die Substanz ist bei 20° lösl. in 3 bis 4 Vol.-T. A.

Anwendung. Als Harnantisepticum.

Handelsform. Gonorol.

Santalylsalicylat. Santalyl salicylate. Santyl. Santalolsalicylat.

$C_{22}H_{28}O_3$ M.G. 340,44

Eigenschaften. Gelbliche, ölige Fl. von balsamischem Geruch und Geschmack. d = 1,07. $Kp._{20} = 126,6°$. Unlösl. in W., leicht lösl. in A. und Ae.

Anwendung. Als Harnantisepticum.

Santalum

Santalum album L. Santalaceae — Santaleae. Sandel(holz)baum.

Heimisch in den Gebirgen Ostindiens, auf Ceylon, auf dem malaiischen Archipel und den Philippinen, an trockenen, sonnigen Standorten. Selten in Wäldern, sowohl wildwachsend als auch kultiviert.

18*

Der reichbelaubte, immergrüne, fast während des ganzen Jahres blühende Sandelbaum ist klein, nur 10 bis 12 m hoch bei einem Umfang von 1 bis 1,5 m. Rinde glatt. Zweige herabhängend, die jungen klebrig. Blätter gegenüberstehend, ohne Stipeln, 1,5 bis 2 cm lang, oval bis lanzettlich, zugespitzt oder abgerundet, ganzrandig, unterseits matt, Blattstiel 0,5 cm lang. Die geruchlosen Blüten sind klein, zahlreich, kurz gestielt, in kleinen aufrechten, rispenartigen Cymen. Ein Kelch fehlt. Das anfangs unterständige, dann durch Erweiterung des Diskus oberständige, glockenförmige, glatte, anfangs strohgelbe, dann tiefpurpurrote, in der Farbe sehr wechselnde Perianth ist ca. 4 bis 5 mm lang, mit 4 (bis 5) dreieckigen Zipfeln versehen, mit denen 4 petaloide Schüppchen, fleischige, rundliche, lappige Drüsen, die nicht als Staminodien, sondern als Diskuslappen aufzufassen sind, alternieren. Die den Zipfeln gegenüberstehenden 4 kurzen Stamina sind der Kronröhre am Schlund eingefügt. An ihrem Grund steht ein Büschel langer einfacher Haare, die mit der Spitze häufig den Antheren anhaften. Das mit Zentralplazenta versehene, in der Knospe freie, später vom Diskus mehr und mehr umschlossene Ovar ist halbunterständig und enthält 3 bis 4 hängende integumentfreie Ovula. Griffel fädig. Die Drupa ist rund, schwarz, erbsengroß, mit dem Perianthrest bekrönt. Sie schließt einen aus den Plazenten ausgegliederten Samen mit langer Radicula und reichlichem Endosperm ein. Schon vor der Befruchtung der Keimzelle und dann auch nachher verlängert sich der Embryosack und tritt einerseits aus der Mikropyle heraus in die Fruchtknotenhöhle und dann in die Griffelröhre, wo die Keimzelle durch den Pollenschlauch befruchtet wird, andererseits in den Knospenkern und bis tief in die Plazenta hinein — ein für die Santalaceen sehr charakteristisches Verhalten.

Die Pflanze ist ein Halbparasit.

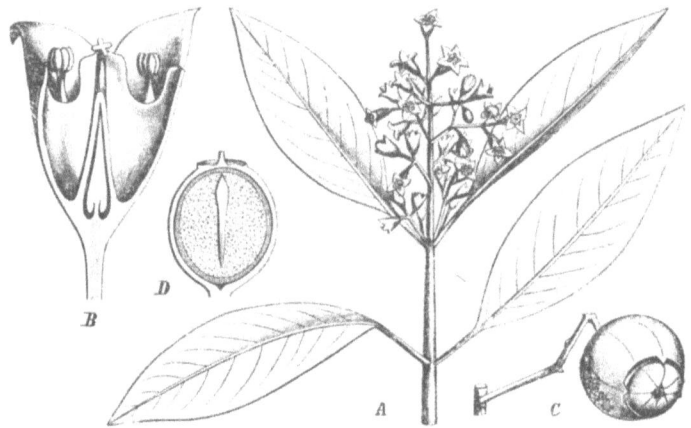

Abb. 18. Santalum album. Zweig, Blüte und Frucht.

Lignum Santalicum album (citrinum). Lignum Santali albi (citrini). Santalum album. Weißes (gelbes) Sandelholz. Gelbsandelholz. Ambraholz. Citrinholz. Santalholz. Bombay-, Makasser-Sandelholz. White Sandal wood. Sandal wood. Santal citrin. Bois de santal. Sandalo lenho. Leño de sandalo.

Lignum Santali albi Erg.B. 6. Santalum album NF VI. Santal citrin CF 49. Sãndalo citrino Brasil. 1.

Die Anzucht der Pflanzungen erfolgt aus Samen, die mit Paprikasorten gemischt ausgesät werden. Der schnellwüchsige Paprika bietet den jungen Pflänzchen den notwendigen Schatten. Da Santalum album sehr langsam wächst, ist eine Nutzung kaum vor 20 Jahren möglich. Den größten Ertrag werfen 27- bis 30jährige Kulturen ab. Die Bäume werden dann ausgerodet, von Rinde und Splint befreit und in Scheiter von etwa 1 m Länge geschnitten. Es ist nicht mehr wie früher üblich, das weiße, fast geruchlose Splintholz unter der Bezeichnung Lignum Santali album, das etwas gelbliche, sehr ölreiche, fettig anzufühlende Kernholz unter der Bezeichnung Lignum Santali citrinum zu handeln. Das Holz von S. album aus Ostindien wird als ostindisches Sandelholz, das aus den indo-malaiischen Gebieten wird als Makassar Holz bezeichnet. Die Sortierung des Holzes erfolgt auf den Stapelplätzen nach der Güte und dem Zerkleinerungsgrad, wobei man sich nach der 1899 eingeführten Klassifizierung in 18 Verkaufssorten richtet, die bestes Stammholz sowie Abfälle und Sägemehl umfaßt.

Die Ganzdroge besteht aus hellgelben, gegen den Splint hin dunkleren, schweren, dichten und doch leicht spaltbaren Holzstücken. Bei Lupenbetrachtung zeigt der gelbliche Querschnitt hellere und dunklere, sehr dicht, fein und ziemlich gleichmäßig weißlich punktierte, konzentrische Scheinringe und sehr nahe nebeneinander verlaufende, feine Markstrahlen.

Die Schnittdroge ist gekennzeichnet durch hellgelbe bis rötlichweiße, faserige Holzstückchen.

Weißes Sandelholz riecht angenehm, fast rosenartig, bes. beim Schaben, Reiben oder Erwärmen, und schmeckt kräftig aromatisch und schwach bitter.

Die hellbraune Pulverdroge ist gekennzeichnet durch Bruchstücke der sehr langen, oft hin- und hergebogenen oder knorrigen, stumpfen bis lang-zugespitzten, dickwandigen, mitunter von Markstrahlen überlagerten Holzfasern mit zahlreichen Hoftüpfeln. Kristallkammerfasern mit Einzelkristallen von Calciumoxalat, kurzgliedrige, dickwandige, dicht behöft getüpfelte Gefäße und bis 4 Reihen breite, 3 bis 20, meist 7 bis 12 Zellreihen hohe Markstrahlen, deren Zellen dickwandig und stark radial gestreckt sind, treten weniger häufig in Erscheinung.

Inhaltsstoffe. 3 bis 6% schwer flüchtiges äth. Öl mit 91 bis 98% α-Santalol $C_{15}H_{24}O$, Kp.$_{10}$ 159 bis 160°, Kp.$_{0,06}$ 106°, und β-Santalol, Kp.$_{10}$ 168 bis 169°, Kp.$_{0,06}$ 112°, Santen C_9H_{14}, Kp. 139 bis 142°, α-Santalen $C_{15}H_{24}$, Kp.$_9$ 118 bis 120°, und β-Santalen, Kp. 125 bis 127°, Isovaleraldehyd $C_5H_{10}O$, Kp. 92,5°, den Kohlenwasserstoffen $C_{11}H_{18}$ und $C_{11}H_{19}$ (Nortricyclosantalen ?), Santenol, Teresantanol $C_{10}H_{15}OH$, Fp. 112 bis 114°, Nortricycloeksantalal $C_{10}H_{15}CHO$, Santalal $C_{14}H_{21}CHO$, L-Santenon (π-Norcampher) $C_9H_{14}O$, Fp. 48 bis 52°, Santalon $C_{11}H_{16}O$, ein weiteres Keton $C_{11}H_{16}O$ (isomer mit Santalon?), Teresantalsäure $C_{10}H_{14}O_2$ Fp. 157°, frei und verestert, β- und γ-Santalsäure $C_{15}H_{22}O_2$, Borneol (frei und verestert), Phenole, Laktone und noch nicht untersuchte Säuren. KRETSCHMAR et al. [Tetrahedron

α - Santalol

β - Santalol

Santenon

Santen

L(-) - Oxyprolin (b)

L(-) - Oxyprolin

Teresantalsäure

α - Santalen

β - Santalen

Santalbinsäure

1, 37 (1970)] isolierten einen tetracyclischen Äther, 11-Methyl-7-oxa-tetracyclododecan. Nach KARAWYA [Chem. Abstr. *62*, 10288 (1965)] Santalylacetat und Kohlenwasserstoffe. Außerdem 5 bis 8% Harz und Gerbstoff. RAMAIAH et al. [Chem. Abstr. *62*, 12159 (1965)] fand freies Alanin, Arginin, Asparaginsäure, Cystein, Glutaminsäure, Histidin, Leucin, iso-Leucin, Lysin, Methionin, Ornithin, Phenylalanin, Prolin, Hydroxyprolin, Serin, Threonin, Valin und α-Aminobuttersäure, Brenztraubensäure und α-Ketoglutarsäure. In den Blättern Prolin, L-(−)-Oxyprolin $C_5H_9NO_3$, Fp. ca. 270° (Zers.), L-(−)-Oxyprolin (b) (1-Allo-oxyprolin), Fp. 238 bis 241° bzw. 243 bis 244°, (vielleicht die cis-Verbindung); im

Blätterwachs 44% Palmiton [Hentriacontanon-(16), Äthalon] $C_{31}H_{62}O$, Fp. 82 bis 83,7°, 10-Hydroxypalmiton $C_{31}H_{62}O_2$, Fp. 96 bis 97°, Octacosanol-(1) $C_{28}H_{58}O$, Fp. 83,2 bis 83,4°, Triacontanol-(1) $C_{30}H_{62}O$, Fp. 86,3 bis 86,5°, und im Samenöl Santalbinsäure (Ximeninsäure) $C_{18}H_{30}O_2$, Fp. 38 bis 40°. Nach PARTHASARATHI et al. [Chem. Abstr. *59*, 1961 (1963)] Ascorbinsäure in den Blättern.

Nach RADHAKRISHNAN [Ind. J. Chem. *2*, 88 (1963)] 56% 1-Allohydroxyprolin im Pericarp der Frucht. Nach SINGH et al. [Ind. J. Chem. *2*, 82 (1964)] in den Früchten Betulinsäure $C_{30}H_{48}O_3$, Fp. 316 bis 318°, Octadec-11-en-9-yn-säure, Fp. 39°, Palmitin-, Öl- und Linolsäure, β-Sitosterin, Glucose, Fructose, Saccharose und Lysin, Serin, Asparagin, Prolin und Alanin.

Prüfung. Mindestgeh. an äth. Öl 0,25% Erg.B. 6. — Mindestgeh. an flüchtigem, ätherlösl. Extrakt (= äth. Öl) 3,5% NF VI. — Max. Aschegeh. 3% Erg.B. 6; 8% Brasil. 1. — Fremde Beimengungen (Pflanzenteile) max. 1% NF VI.

Das Öl wird zur Wertbestimmung des Holzes nach BRIGGS mit Ae. extrahiert. Nach Verdunstung des Ae. wird der Rückstand in 35 ml Glycerin aufgenommen und einer Vakuumdestillation unterworfen, bis 25 ml übergegangen sind. Das Destillat wird mit 25 ml W. verdünnt und mit Chlf. ausgeschüttelt. Der Verdünnungsrückstand des Chlf. wird gewogen.

Wirkung. Das Öl des Sandelholzes erzeugt bei Menschen nach innerlicher Aufnahme Hautausschläge, Magen- und Darmstörungen u. a.

Anwendung. Hauptsächlich zur Gewinnung des äth. Öls. In Indien werden 70% der gesamten Sandelholzerzeugung zu diesem Zweck verarbeitet. Früher bei Gonorrhö, Hautkrankheiten und als Diaphoreticum. In der Homöopathie. In China als Stomachicum empfohlen. Ferner als Räuchermittel und zur Herstellung von Möbeln und Schnitzereien. Das Harz wird in der Parfümerie als Fixateur benutzt.

Dosierung. Mittlere Einzelgabe als Einnahme 5,0 g, Erg.B. 6.

Santalum album HAB 34.

Getrocknetes Holz.

Arzneiform. Tinktur nach § 4 mit 90%igem Weingeist.

Arzneigehalt. 1/10.

Santalum myrtifolium ROXB. (S. album L. α myrtifolium Dc., Syrium myrtifolium ROXB.).

Heimisch in Vorderindien, an der Coromandelküste und auf Java.

Die kleinere Varietät von S. album hat lanzettliche Blätter und purpurrote Blüten mit gelben, keilförmigen Drüsen.

Anwendung. Liefert ebenfalls Sandelholz und äth. Öl.

Santalum spicatum Dc. [S. cygnorum MIQ., Fusanus spicata R. BR., Eucarya spicata (R.BR.) SPRAGUE et SUMMERH.].

Heimisch in Süd- und Westaustralien, Neukaledonien und Afrika.

Inhaltsstoffe. Im Holz etwa 2,5 bis 5,5% äth. Öl (Oleum Santali spicati) mit etwa 80% α- und β-Santalol, Bisabolen, Farnesol und einem sek. Sesquiterpenalkohol. Nach anderen Angaben enthält das Westaustralische Sandelholzöl über 90% Sesquiterpenalkohole, die mit Santalol identisch sind und auch als Fusanole bezeichnet werden.

Anwendung. Liefert Westaustralisches Sandelholz, Swan River, Sandal Wood.

Santalum lanceolatum R. BR.

Heimisch in Westaustralien.

Inhaltsstoffe. Im Holz 2,5 bis 5% äth. Öl mit (−)-Lanceol $C_{15}H_{24}O$, Kp.$_{17}$ 175 bis 176°.

Lanceol

Santalum persicarium F. v. Müll. [Fusanus persicarius (F. v. Müll.) Benth., Eucarya murrayana T. L. Mitchell].
Heimisch in Westaustralien.

Beide Arten liefern ebenfalls West-Australisches Sandelholz.

Santalum acuminatum (R. Br.) Dc. [S. preissianum Miq., Fusanus acuminatus R. Br., Eucarya acuminata (R. Br.) Sprague et Summerh.].
Heimisch in Südaustralien.

Inhaltsstoffe. Im Holz 5% äth. Öl mit Nerolidol. Im Samenöl Santalbinsäure. Nach Gunstone und Subbarao [Chem. Abstr. *64*, 20 195 (1966)] im Samenöl fettes Öl mit Olein-, Linolen- und Stearinsäure.

Anwendung. Liefert Süd-Australisches Sandelholz.

Santalum cunninghamii Hook. f. [Mida salicifolia A. Cunn., Fusanus cunninghamii (Hook. f.) Hieron.].
Heimisch in Neuseeland.

Liefert Neuseeländisches Sandelholz.

Santalum austro-caledonicum Vieillard.
Neukaledonien und Neue Hebriden.

Inhaltsstoffe. Im Holz äth. Öl mit über 90% Santalol.
Liefert Neukaledonisches Sandelholz (Emmanjoholz).

Santalum insulare Bert.
Heimisch auf Tahiti und den Marquesa-Inseln.

Liefert Tahiti-Sandelholz und äth. Öl.

Weitere Santalum-Arten, die verwendet werden, sind:
Santalum freycinetianum Gaud., Tahiti. Sandwich-Inseln, S. pyrularium A. Gray., Sandwich-Inseln, S. paniculatum Hook. et Arn., Hawaii, liefern Hawaiisches Sandelholz mit äth. Öl. — S. yasi Seem., Fidschiinseln, liefert Fidschi-Sandelholz mit 6,5% äth. Öl. — S. hornei Seem., Neuseeland, Queensland, liefert ebenfalls Sandelholz.

Bemerkungen. Lignum Santalinum rubrum stammt von Pterocarpus santalinus L. f. (s. Pterocarpus). Edward et al. [Planta med. (Stuttg.) *23*, 113 (1973)] stellten in Stamm und Blättern von Santalum ellipticum und anderen Santalum-Arten eine blutdrucksenkende Substanz fest.
Amyris balsamifera L. liefert sog. westindisches Sandelholzöl (S. Amyris).

Santolina

Santolina chamaecyparissus L. (S. incana Lam., S. tomentosa Pers., S. cupressiformis Lam., S. dentata Moench). Asteraceae — Asteroideae — Anthemideae. Heiligenkraut. Zypressenkraut. Comment Lavender. Cotton. Petit Cyprès.
Heimisch im westlichen Mittelmeergebiet, östlich bis Dalmatien, vielfach auf Friedhöfen, an Weinbergrändern, in Steingärten usw. gezogen und mehrfach daraus verwildert.

Immergrüner, buschiger, stark würzig duftender Halbstrauch mit brüchigen, dicht vierzeilig beblätterten Zweigen. Laubblätter sehr klein, schmal lineal, 2 bis 3 mm breit, etwas fleischig, stumpf, vielpaarig fiederig eingeschnitten, graufilzig, selten mehr oder weniger grün. Köpfe etwa 1 cm breit, fast halbkugelig, lang gestielt, homogam, ohne Zungenblüten, gelb. Kronröhre zusammengedrückt und etwas geflügelt, am Grund mit einem einseitigen Anhängsel. Frucht kahl.

Inhaltsstoffe. In den Wurzeln nach Bohlmann und Zdero [Chem. Ber. *101*, 2062 (1968)] die cis- und trans-Isomeren von 2-[4-(5-Formyl-2-thienyl)but-3-yn-1-enyl]-furan und die entsprechenden Acetate und der Hauptinhaltsstoff 2-[4-(2-Thienyl)-but-3-yn-1-enyl]-furan.

Flores Santolinae. Flores Abrotani montani (femini, foemini). Heiligenkrautblüten.

Inhaltsstoffe. Nach THOMAS et al. [Tetrahedron L. *1964*, S. 3775] etwa 0,86% äth. Öl mit α-Thujen, α- und β-Pinen, β-Phellandren, Myrcen, Limonen, p-Cymol, ar-Curcumen, Aceton, Crypton, Phellandral, Menth-1-en-4-ol und α-Terpineol; ferner ein Kohlenwasserstoff $C_{10}H_{16}$. ADZET et al. [Plant. med. Phytother. *7*, 279 (1973); Chem. Abstr. *80*, 45642 (1974)] fanden die Flavonoide Patuletin (6-Methoxyquercetin) und Luteolin, ferner Kaffee-, Vanillinsäure, o- und p-Cumarsäure und Catechingerbstoffe neben Spuren von freiem Catechin.

Anwendung. Als Vermifugum.

Folia Abrotani montani. Heiligenkrautblätter. Zypressenkrautblätter. Früher auch Herba Santolinae, Abrotanum femininum oder Abrotanum foeminum.

Inhaltsstoffe. Nach THOMAS et al. (s. o.) äth. Öl mit 65% Artemisiaketon (3,5,6-Trimethyl-1,5-heptadien-4-on), 8% Myrcen, α-Pinen. Außer Artemisiaketon nach ZALKOW et al. [J. org. Chemistry *29*, 2786 (1964)] zwei weitere Ketone (15 bzw. 10% des Öls), aber keine Verbindung, die mit den Strukturformeln von α- und β-Santolinenon der älteren Literatur übereinstimmt. Ferner ein Alkaloid mit einem Gehalt von mehr als 0,01% bezogen auf getrocknetes Material.

Anwendung. Als Vermifugum bei Eingeweidewürmern, Spasmolyticum, Stomachicum gegen Gelbsucht. Heute nur noch wegen des starken Geruchs als Mottenmittel.

Bemerkung. Früher wurde in der Literatur angegeben, daß die Blätter von Santolina chamaecyparissus L. und S. rosmarinifolia L. als Fälschungsmittel für Folia Rosmarini verwendet wurden, jedoch dürften sie nur als Surrogat für Folia Rosmarini anzusehen sein.

Santoninsäure

Santoninsäure. Santonic acid.

$C_{15}H_{20}O_4$ M.G. 264,33

8-Hydroxy-2-oxo-1,10-dimethyl-2,5,6,7,8,10-hexahydro-naphthalin-[α-propionsäure]-(7).

Bemerkung. S. auch I, 929.

Herstellung. Aus Santonin durch Einwrkg. von heißen, konz., wss. Basen, vornehmlich Kaliumhydroxyd.

Eigenschaften. Weiße Kristalle, schwer lösl. in kaltem W. und Ae., wenig lösl. in siedendem W., leicht lösl. in A. und Chlf. Die Substanz zerfällt bei etwa 120° in W. und Santonin. $[\alpha]_D^{22,5}$ = −26,59° (c = 2 in 80 Vol.%igem A.).

Aufbewahrung. Gut verschlossen und vor Licht geschützt.

Anwendung. Die Substanz wurde als Anthelminticum in Form des Natriumsalzes angewendet.

Santoninum

Santoninum

S. I, 927.

Santonsäure

Santonsäure.

$C_{15}H_{20}O_4$ M.G. 264,33

Bemerkung. S. auch I, 929.

Es handelt sich um ein Isomeres der Santoninsäure.

Eigenschaften. Weiße Kristalle, schwer lösl. in W. (1 + 180 bei 17°), lösl. in Schwefelkohlenstoff, leicht lösl. in A., Ae., Eisessig und Chlf. $d_4^{26,5} = 1,251$. Fp. = 172°. Kp.$_{15}$ = 285°. $[\alpha]_D^{20} = -74°$ (c = 1,3 in 50%igem A.).

Aufbewahrung. Gut verschlossen, vor Licht geschützt.

Literatur. J. Amer. Chem. Soc. *70*, 4216 (1948).

Sapindus

Sapindus saponaria L. Sapindaceae — Sapindoideae — Sapindeae. Seifenbaum.

Heimisch in Südamerika und auf den Antillen, kultiviert in Algerien sowie in Süd- und Ostasien.

Der Baum erreicht etwa die Größe eines mittleren Apfelbaumes und soll jährlich etwa 100 kg Früchte liefern.

Fructus (Nuculae) Saponariae. Seifennüsse. Seifenbeeren. Soap nuts.

Frucht eine Spaltfrucht von der Größe und Form einer Kirsche, frisch grün, später gelblich bis bräunlich. Fruchtschale durch Schrumpfung außen runzelig, innen glatt, mit pergamentartigem Endokarp. Fruchtfleisch dunkel, klebrig, mit 1 bis 2 runden, glatten, glänzenden, schwarzen Samen. Samenschale ziemlich stark, sehr hart.

Geschmack erst süßlich, dann stark bitter.

Inhaltsstoffe. Etwa 8 bis 20% Saponin (im Hydrolysat wurde Laktose nachgewiesen), etwa 10% fettes Öl, n-Buttersäure, ein Triterpen Hederagenin (Hederidin, Kalosapogenin, Melanthigenin) $C_{30}H_{48}O_4$, Fp. 332 bis 334° (Zers.).

Hederagenin

Anwendung. Die Früchte sollen eßbar sein und medizinisch als Expectorans, bei Bleichsucht, Koliken, Meteorismen und Erkrankungen der Harnorgane verwendet werden können. Insekten und Fische werden getötet. Die Wurzel bei Indianern als Adstringens und Tonicum, auch als Fischgift. In der Industrie. Die Samen zur Darstellung von Saponin und zur Herstellung verschiedener Waschmittel und Kopfwässer. Das fette Öl medizinisch und zur Seifenfabrikation. Die Samen in Südamerika auch zu Rosenkranzperlen.

Bemerkung. Wurzel und Samen giftig.

Sapindus rarak Dc.

Heimisch im südlichen Asien und früheren Niederländisch-Indien.

Inhaltsstoffe. In der Fruchtschale etwa 13,5% Saponin (im Hydrolysat: Hederagenin, Fructose, Arabinose und Rhamnose). In den Früchten große Mengen von Kaliummonophosphat und Calciumoxalat. In den Kernen etwa 26% nichttrocknendes, gelbes, fettes Öl mit etwa 80% Öl-, 15% Palmitin- und 4% Stearinsäure im Fettsäureanteil.

Anwendung. Gegen Insekten und als Fischgift.

Sapindus trifoliatus L. (nach DRAGENDORFF S. laurifolius VAHL, S. saponaria BURM., S. emarginatus VAHL, Dittelasma rarak HOOK.).

Heimisch in Vorderindien und auf Ceylon, kultiviert in anderen tropischen Ländern.

Inhaltsstoffe. In den Früchten 4 bis 5% Saponin, in den Fruchtkernen 30 bis 45% Seifenbaumfett, Oleum Sapindi. Row et al. [Ind. J. Chem. *4*, 149 (1966)] isolierten aus der Fruchtschale ein Saponingemisch, hydrolysierbar zu Hederagenin, Glucose, D-Xylose und L-Rhamnose. Nach MAITI [Experientia *24*, 1091 (1968)] ferner Oleanolsäure und Sapindussäure (3ξ, 23α-Oxidoolean-12-en-28-carbonsäure).

Anwendung. Wurzel als Expectorans, gegen Ischias und Rheuma. Same als Tonicum, bei Hautkrankheiten und gegen Schlangenbisse.

Sapium

Sapium sebiferum (L.) ROXB. [Excoec. sebiferum MÜLL., Stillingia sebifera (L.) MICHX., Croton sebiferum L.]. Euphorbiaceae — Euphorbioideae — Hippomaneae. Chinesischer Talgbaum. Chinese tallow tree.

Heimisch in Hinterindien, China, Hainan, Formosa, in anderen Tropenländern kultiviert.

Inhaltsstoffe. In der Wurzelrinde 0,1% Phloracetophenon-2,4-dimethyläther (Brevifolin). In frischen Blättern neben 0,3 bis 0,4% Isoquercitrin, Gallus-, Ellag-, Shikimisäure und Corilagin, Lipide und Lipoproteine [HIRAYAMA: J. Biochemistry Japan *57*, 581 (1965)]. Ferner nach HUI et al. [Phytochemistry *8*, 331 (1969)] Friedelin $C_{30}H_{50}O$, ein höherer aliphatischer Alkohol, β-Sitosterin, Ellagsäure und im Stamm Moretenon $C_{30}H_{48}O$, Moretenol $C_{30}H_{50}O$, Stigmasterin und β-Sitosterin, Ellagsäure. Ferner ein Fruchtwandfett (Oleum Sapii sebiferi), „Chinesischer Talg", mit 60 bis 70% Palmitinsäure, Dipalmitoolein und wahrscheinlich auch Distearoolein.

Anwendung. Die Blätter als Adstringens und zum Schwarzfärben von Seide. Das Fruchtwandfett zur Herstellung von Kerzen, v. a. für kultische Zwecke und als Zusatz in der Seifenindustrie.

Semen Sapii sebiferi. Talgbaumsamen. Talgsamen.

Die Samen sind mit einer ziemlich harten Schicht eines weißen, talgartigen Fetts überzogen.

Inhaltsstoffe. „Stillingiaöl", Oleum Stillingiae, nach SPRECHER et al. [Biochemistry *4*, 1856 (1965)] mit optisch aktivem Fett aus Tetraester-Triglyceriden. Bei diesen vollständig hydrierten Verbindungen ist eine primäre und die sek. Hydroxylgruppe des Glycerins mit Stearinsäure verestert, die andere primäre mit 8-Hydroxyoctansäure, deren ω-Hydroxylgruppe mit Decansäure verestert ist. Linol- und Linolensäure sind die Hauptfettsäure. Die 8-C-Hydroxysäure ist 8-Hydroxy-5,6-octa-diensäure, der 10-C-Teil des Fetts 2,4-Decadiensäure. Nach CHRISTIE [Biochim. Biophys. Acta *187*, 1 (1969)] neben 76,9% Triglyceriden 23,1% Estolide. Ferner Proteine.

Anwendung. Aus den Samen wird ein Mehl für Nahrungszwecke hergestellt. Der talgartige Samenüberzug kommt als „Pi-Yu" in den Handel. Das Öl zu Einreibungen.

Bemerkungen. Afrikanische Sapium-Arten wie Sapium bussei PAX und Sapium ellipticum PAX finden in der Volksmedizin Verwendung gegen die Hakenwurmkrankheit, madige Wunden, entzündete Augen und verschiedene Schmerzen. Ein Wurzelabsud der zweiten Art nach HAERDI gegen Malaria. Sapium madagascariense PRAIN ist ein Bestandteil des afrikanischen Pfeilgiftes. Der Rauch der brennenden Blätter führt zu Blindheit, der Milchsaft verursacht auf der Haut Bläschen. Die südamerikanischen Sapium-Arten vom Amazonas und aus Peru liefern Kautschuk, den sog. Caucho-Blanco (s. Hevea brasiliensis). In den Blättern von Sapium japonicum fanden OHIGASHI et al. [Chem. Abstr. *77*, 137370 (1972)] antifungisch wirkendes Methyl-8-hydroxy-5,6-octadienoat.

Sapo

Sapo

S. VII B, 330.

Saponaria

Saponaria officinalis L. (Saponaria nervosa GILIB., S. vulgaris PALL., Lychnis officinalis SCOP., L. saponaria JESS., Silena saponaria FRIES, Bootia nervosa GILIB., B. vulgaris NECK.). Caryophyllaceae — Sileniodeae — Diantheae. Gemeines Seifenkraut. Waschkraut. Soapwort. Hedge pink. Saponaire savonnière. Saponaria. Saponella.

Heimisch in Vorderasien, Zentralasien und in fast ganz Europa, häufig kultiviert und aus den Kulturen leicht verwildernd, durch die weit kriechenden Ausläufer ein schwer auszurottendes Unkraut. An Uferstellen, Böschungen, Auwäldern, Hecken, Zäunen, Dämmen und Schutthalden.

Ausdauernd, 30 bis 70 cm hoch. Grundachse sehr stark verzweigt, walzlich, bis fingerdick, ausläuferartig, weithin kriechend, fruchtbare und unfruchtbare Sprosse treibend. Stengel aufrecht oder aufsteigend, feinflaumig, einfach oder oben etwas ästig. — Laubblätter elliptisch bis länglich-lanzettlich, an beiden Enden verschmälert, spitz, dreinervig, fast kahl, am Rand rauh. — Blüten etwas wohlriechend, in end- und blattwinkelständigen, großen und ziemlich dichten Büscheln. Kelch zylindrisch röhrig, 18 bis 20 mm lang, blaßgrün, zerstreut behaart, mit 5 ungleichen, kurzen Zähnen. Kronblätter blaßrosa bis ganz weiß, 3,5 bis 4 cm lang. Platte keilig verkehrt-eiförmig, ca. 1,5 cm lang, vorn gestutzt oder etwas ausgerandet, am Grund mit zerschlitztem Krönchen. Fruchtknoten länglich, fast walzenförmig, mit 2 fadenförmigen Griffeln. — Kapsel einfächerig, so lang wie der Kelch, bei der Reife mit 4 oder 5 etwas ungleichen Zähnen sich öffnend. Samen zahlreich, schwärzlich, kugelig nierenförmig, wenig zusammengedrückt, 1,8 mm im Durchmesser.

Radix Saponariae rubrae. Radix Saponariae. Saponaria. Rote Seifenwurzel. Seifenkrautwurzel. Waschwurzel. Soapwort root. Soap root. Racine de saponaire. Raiz de saponaria roja.

Radix Saponariae DAB 6, DAB 7 — DDR, Pol. III. Saponariae radix Jug. II, Hisp. IX. Saponaire CF 49. Ferner offizinell in Portug. 35 und Roum. P.

Getrocknete Wurzeln, Wurzelstöcke und Ausläufer. (Nach Roum. P. auch von Gypsophila paniculata).

Morphologie. Wurzeln bis etwa 6 mm dick, braunrot und längsrunzelig. Der Querschnitt ist innen gelb und läßt außen eine schmale helle Zone erkennen. Querbruch glatt. Wurzelstöcke braunrot, meist vielköpfig, bis etwa 20 mm dick und etwa 40 mm lang. Sie tragen außer den Wurzeln Reste des Stengels sowie einzelne Ausläufer und Ausläuferknospen. Die Reste des Stengels sind meist hohl und haben eine graubraune, leicht abblätternde Außenschicht. Die Ausläufer sind etwa 5 mm dick, gelblichbraun, längsfurchig und haben an den knotig verdickten Stellen schuppenförmige Blätter. Einzelne Knospen sind vorhanden. Die Substanz kann in zerkleinerter Form vorliegen.

Anatomie. Wurzel und Wurzelstock. Der Kork besteht aus zahlreichen Lagen dünnwandiger Zellen mit braunem Inhalt. Unterhalb des Korks befinden sich einige Lagen kollenchymatisch verdickter Zellen. Die Rinde besteht im äußeren Teil aus großen, rundlichen, dünnwandigen Zellen. Gegen das Kambium hin werden die Zellen kleiner, sind radial angeordnet und schließen lückenlos aneinander. Die Parenchymzellen des Holzkörpers haben mehr oder weniger verholzte Wände und sind im inneren Teil größer als in den äußeren Schichten. Die Gefäße sind verholzt, etwa 15 bis 60 μm dick und haben netzartig oder spiralig verdickte Wände. Sie liegen im Zentrum verstreut und sind in der Nähe der Rinde zu mehr oder weniger deutlichen, radialen Reihen geordnet. Im Parenchym von Rinde und Holzkörper befinden sich Zellen, die Drusen mit einem Durchmesser von etwa 30 bis 100 μm oder Kristallsand enthalten. Ausläufer: Der Kork besteht aus wenigen Lagen von Zellen. Unterhalb des Korks befinden sich mehrere Lagen kollenchymatisch verdickter, tangential gestreckter Zellen. Die Parenchymzellen der Rinde sind dünnwandig und werden gegen den Holzkörper hin kleiner. Die Parenchymzellen des Holzkörpers haben verholzte Wände und sind im zentralen Teil größer als in den äußeren Schichten. Einzelne Zellen enthalten Drusen.

Die gepulverte Substanz ist hellbräunlich bis rötlichbraun. Sie ist gekennzeichnet durch Korkfetzen, Parenchymzellen mit Drusen oder Kristallsand und Bruchstücke der Gefäße.

Geruch ist wahrnehmbar, Geschmack süßlich, kratzend. Vorwiegend in den Parenchymzellen der Rinde finden sich Schollen von Saponin, die in A., Ae. oder Chlf. unlösl. sind und sich durch Jodlsg. goldgelb färben; in W. sind sie lösl. Der Querschnitt färbt sich in Jodlsg. gelbbraun. In Phloroglucin-Salzsäure färben sich die Gefäße der Wurzel sowie die Gefäße und verholzten Fasern des Stengels rot.

Verfälschungen. Nach Hisp. IX Cortex Solani dulcamari (ohne breiten Bastfaserring in der Rinde) und Wurzeln von Gypsophila-Arten und anderer Caryophyllaceen (grauer, bräunlicher, gelber Kork).

Inhaltsstoffe. Etwa 2,5 bis 5% Saponine: Nach älteren Angaben Saporubin, Saponarin, Sapotoxin ($C_{18}H_{28}O_{10}$)$_4$, Saporubinsäure; nach BUKHAROV et al. [Chem. Abstr. *71*, 3620 (1969) und *72*, 79404 (1970)] Saponarosid $C_{35}H_{54}O_9 \cdot H_2O$, Fp. 220 bis 222° (Gypsogensäure, Fp. 337 bis 338°, $+3 \rightarrow 1\beta$-D-Xylose), sowie ein zweites Glykosid, das nach Hydrolyse Hypsogenin und D-Glucose, D-Galaktose, D-Xylose, D-Fucose, L-Rhamnose und L-Arabinose liefert. Nach CHIRVA et al. [Chem. Abstr. *75*, 1340 (1971); *71*, 10281 (1969) und *72*, 13007 (1970)] 4 glykosidische Saponine, die als Aglykon Gypsogenin (Gipsofulasapogenin, Albasapogenin) $C_{30}H_{46}O_4$, Fp. 274 bis 276°, enthalten, darunter Saponasid D, Fp. 241 bis 244°, Saponasid A, Fp. 132 bis 134°, sowie Saponasid B und C. KUBOTA et al. [Tetrahedron L. *1969*, S. 771] fanden nach Hydrolyse eines Extrakts Quillajasäure, Fp. 258 bis 265° (Zers.). Ferner das Kohlenhydrat Lactosin und reduzierende Zucker.

Saponasid D

$$\beta\text{-D-Glr } 1 \rightarrow 3 \text{ Gypsogenin } 28 \leftarrow 1 \text{ D-Gl} \begin{array}{l} 6 \leftarrow 1 \text{ D-Gl} \\ 3 \leftarrow 1 \beta\text{-D-Gl.} \end{array}$$

Saponasid A

Der Saponingeh. ist am höchsten vor Beginn der Blüte.

Prüfung. Reinheit. Fremde org. Beimengungen: Stengelstücke von Solanum dulcamara und Wurzelstücke anderer Caryophyllaceen dürfen nicht vorhanden sein, DAB 6. — Unschädliche Beimengungen max. 1%. — Stengelteile max. 2%, DAB 7 — DDR. — Andere Pflanzenteile max. 1% Jug. II. — Max. Aschegeh. 5% DAB 7 — DDR, Pol. III; 10% Jug. II. — Max. Feuchtigkeitsgeh. 11% Pol. III. — Schaumzahl etwa 3 000 Jug. II; H. I. 1 200 bis 1 800 DAB 7 — DDR (ber. auf die Saponinstandardsubstanz und auf die bei 105° getrocknete Substanz); 1 000 Hisp. IX.

Wertbestimmung. 0,2500 g gepulverte Substanz werden in einem 200-ml-Erlenmeyerkolben mit 100,0 ml isotonischem Phosphat-Puffer versetzt. Die Mischung wird 30 Min. im Wasserbad erhitzt und nach dem Erkalten filtriert. Das Filtrat wird mit W. zu 100,00 ml aufgefüllt und als Prüflsg., wie unter „Wertbestimmung von Saponindrogen" angegeben, behandelt.

Aufbewahrung. Vor Licht geschützt, in gut verschlossenen Gefäßen, Hisp. IX.

Wirkung. Die Saponaria-Saponine gehören zu den stark wirksamen Saponinen. Diese werden in der älteren Literatur auch als Sapotoxine bezeichnet. Sie sind allgemeine, „unspezifische" Zellgifte. An roten Blutkörperchen erzeugen sie in vitro und in vivo Haemolyse. Am und im Organismus wirken sie gewebsreizend. So führen sie bei direktem Kontakt im Mund zu Speichelfluß und zu Kratzen im Hals, am Auge zu Conjunctivitis, auch zu schweren Hornhautschädigungen, die mit Narbenbildung (Leukom) enden können, ferner in den Bronchien zu Schleimsekretion und Husten, im Magendarmkanal zu gastro-enteritischen Symptomen. Bei Fischen wird das Kiemenepithel zerstört (Saponinhaltige Drogen als Fischfangmittel). — Bei subcutaner und intramuskulärer Injektion kommt es an den Injektionsstellen zu schwerer Gewebsschädigung, die schmerzhaft ist und zur Gewebsnekrose führen kann. Während Saponine im allgemeinen vom Magendarmkanal aus nur schlecht resorbiert werden, kann es bei parenteraler Applikation zu Vergiftungserscheinungen kommen. Sie äußern sich in Übelkeit, Erbrechen, Schüttelfrost, Augenflimmern, Ohrensausen; in schweren Fällen tritt Somnolenz ein, die sich bis zu Bewußtlosigkeit und Koma steigern kann, ferner Kreislaufkollaps. Bei intravenöser Applikation ist die Erhöhung des Serumkaliumspiegels, die durch das bei der Haemolyse freigesetzte Kalium zustandekommt, besonders bedrohlich.

In geeigneten Konzentrationen eingenommen führen Saponine durch Erregung sensibler Nervenenden im Magen über einen Reflexbogen zu einer vagal bedingten Steigerung der Sekretion der Drüsen im Bereich des Bronchialtrakts und können deswegen als Expektorantien verwendet werden. Nach ZUBROD et al. [Cancer Chemotherapy Rept. *50*, 349 (1966)] wirken die Saponine in vitro cytostatisch gegen Walker-Carcinom, doch ist die Toxizität für eine praktische Anwendung zu hoch.

Anwendung. Als Expectorans bei Bronchitis und Laryngo-Pharyngitis. Wirkt schleimlösend, harn-, schweißtreibend und laxierend. Bei Hautkrankheiten, Skrophulose, Syphilis, Rheumatismus, Gicht, Leber- und Gallenkrankheiten. Als Zusatz zu Zahnplv. an Stelle von Cortex Quillajae. In der Homöopathie bei Erkältungskrankheiten und bei bestimmten Depressionen, sowie bei „Stechen über den Augenhöhlen". Technisch zur Herstellung von Fleckenwasser und Reinigungsmitteln.

Saponaria HAB 34.

Die getrocknete Wurzel.

Arzneiform. Tinktur nach § 4 mit 90%igem Weingeist.

Arzneigehalt. 1/10.

Herba Saponariae. Seifenkraut. Herbe de saponaire.

Da die Ware in den meisten Fällen im Sommer vor der Blütezeit geschnitten wird, sind Blütenteile nur selten in der Droge zu finden. Charakteristisch ist die schwarzblaue Fbg., welche der Inhalt der Blattepidermis annimmt, wenn man kleine Blattstückchen in etwas Jodtinktur einlegt. Sie sind nach einigen Minuten unter dem Deckglas mit A. wegwaschbar. Die Fbg. wird durch Saponarin bedingt.

Inhaltsstoffe. Außer Saponin, Saporubrin und Saporubrinsäure das Flavon-C-glykosid Saponarin $C_{21}H_{20}O_{12} \cdot 2H_2O$, Fp. 231 bis 232°, ein Vitexin-7-glucosid, das bei Ratten Diurese hervorruft.

Anwendung. Heute von untergeordneter Bedeutung als Expectorans, bei Hautleiden, als Diureticum, Depurativum, als Detergens und als Emulgiermittel. Früher gegen Tumoren.

Bemerkung. Radix Saponariae albae oder levanticae, weiße Seifenwurzel, stammt nicht von Saponaria officinalis, sondern von einer nicht sicher bestimmten Gypsophila-Art (s. u. Gypsophila).

Saponinum

Saponinum. Saponin.

Bemerkung. Unter Saponinen versteht man eine Gruppe von im allgemeinen pflanzlichen Glykosiden, die in W. kolloidale, seifenartige Lsg. bilden. Das Saponin des Handels wird meist aus der Quillaiarinde gewonnen.

Darstellung. 1. Gepulverte Seifenwurzel oder deren trockener wss. Extrakt wird mit heißem A. ausgezogen. Die heiße Lsg. wird filtriert. Aus dieser scheidet sich beim Erkalten das Saponin pulverförmig ab. Zur Reinigung fällt man die wss. Lsg. des Saponins mit Bariumhydroxyd. Der Nd. ist in überschüssigem Bariumhydroxyd unlösl., in reinem W. lösl. Man fällt aus der wss. Lsg. das Barium durch Einleiten von Kohlendioxid und fällt dann aus dem durch Eindunsten konz. Filtrat das Saponin durch Zusatz von A. — Ae. — 2. Quillaiarinde wird 3 bis 4mal mit W. ausgekocht. Der Extrakt wird zur Trockne eingedampft und wiederum mit 80%igem A. am Rückflußkühler ausgekocht. Das aus diesen Auszügen beim Erkalten ausgeschiedene Rohsaponin wird sofort in siedendem A. gelöst und durch Erkaltenlassen wieder abgeschieden, bis es völlig weiß ist.

Eigenschaften. Weißes, scharf schmeckendes und unangenehm riechendes, in W. leicht lösl. Pulver, dessen wss. Lsg. beim Schütteln stark schäumt. Die Substanz reizt heftig zum

Niesen. Schwer lösl. in kaltem A., leichter in heißem A., unlösl. in Ae. Die wss. Lsg. der Substanz emulgiert fette Öle. In konz. Schwefelsäure löst sich die Substanz mit gelblicher Farbe. Die Lsg. wird allmählich rot.

Erkennung. 1. Verreibt man etwas Substanz auf einem Uhrglas mit 2 Tr. Essigsäureanhydrid und 1 Tr. Schwefelsäure, so tritt eine hellrote Fbg. auf.

Anwendung. Als Schaumbildner in Feuerlöschern, für Detergentien in der Textilindustrie, für Feinwaschmittel, als Emulgator für Fette und Öle.

Saraca

Saraca indica L. (Ionesia asoca Roxb.). Fabaceae — Caesalpinoideae — Amherstieae.

Heimisch in Indien, im Dschungel von Nord- und Süd-Kanara und in Indonesien, kultiviert in ganz Indien.

Bei Saraca indica handelt es sich um einen kleinen, weit ausladenden Baum mit glatter, bräunlicher Rinde und immergrünen Blättern. Blätter gegenständig, 6 bis 12, elliptisch, 7,5 bis 22,5 cm lang, unbehaart und lederartig. Blüten in dichtem Blütenstand (Corymbus, Ebenstrauß), 7,5 bis 10 cm breit. Blütenstiele 6 bis 12 mm lang mit gefärbten, länglich spatelförmigen, stengelumfassenden Vorblättern. Kelchröhre 1,2 cm lang, Kelchspitze 6 bis 8 mm lang. Blumenblätter keine. Vollständig ausgebildete Staubblätter 7 bis 8, etwa 2,5 cm lang und scharlachrot gefärbt. Schoten 10 bis 25 cm lang und 5 cm breit, flach, mit 4 bis 8 Samen.

Cortex Saracae. Saracarinde. Ashoka. Asoka.

Ashoka Ind. P. 66. Asoka Ind. P.C. 53.

Die getrocknete Stammrinde.

Makroskopisches Bild. Die Rinde ist längsrunzelig, hart und faserig. Die Innenseite ist hellbraun, beim Trocknen wird sie rötlichbraun.

Geschmack bitter.

Mikroskopisches Bild. Das Periderm besteht aus Phellogen und Phelloderm. Das Phelloderm ist groß und enthält Kristallprismen, Steinzellenpakete oder Steinzellreihen. Es gibt 3 verschiedene Formen von Steinzellen: längliche, rechteckige und isodiametrische. Der sek. Siebteil besteht aus Parenchym, Siebröhren mit Begleitzellen und Bastfasern in Dreiergruppen. Die Bastfasern können Calciumoxalatprismen enthalten.

· *Inhaltsstoffe.* Ziemlich große Mengen Tannin und Catechin, eine geringe Menge äth. Öl und eine org. eisenhaltige Substanz (Hämatoxylin). Nach Sen [Curr. Sci. (India) *32*, 502 (1963)] ein Ketosterin, Fp. 25°, eine Glykosidfraktion, ein Saponin ($C_{10}H_{21}O_{14}$) und eine org. Calciumverbindung ($C_6H_{10}O_5Ca$).

Prüfung. Nach Ind. P. 66. Max. Aschegeh. 11%. — Fremde org. Beimengungen max. 2% Ind. P. 66, Ind. P. 53. — Wasserlösl. Extrakt mind. 11,4% Ind. P. 66. — A.(90%ig)-lösl. Extrakt mind. 15,5%, Ind. P. 66.

Wirkung. Stimulierende Wrkg. auf das Endometrium und das Ovarium, auch auf die Uterusmuskulatur. Die Kontraktionen werden verlängert, ohne daß eine Dauerkontraktion erzeugt wird, wie dies bei Secale cornutum der Fall ist. Auch blutstillende und adstringierende Wrkg. ist vorhanden.

Anwendung. Als Adstringens und Uterussedativum. Überall bei Uterushämorrhagien, wo Secale cornutum indiziert ist, wie z. B. Menorrhagie, Methrorrhagie, Nachgeburtsblutungen usw.

Dosierung. Fluidextrakt 1:1, in Dosen von 4 bis 8 ml (60 bis 120 Min.), Ind. P.C. 53, Extra P. 67

Sarcin

Sarcin.

S. Hypoxanthin, V, 219.

Sarcocephalus

Sarcocephalus sambucinus (WINTERBOTT) K. SCHUM. (Sarcocephalus esculentus AFZEL., Cephaline esc. THONN.). Rubiaceae — Cinchonoideae — Naudeeae. Doundake. Guinea Peach. African Peach. Njimo.

Cortex Sarcocephali. Sarcocephalusrinde. Doundake-Rinde. Dundaki.

Inhaltsstoffe. In der bitteren Rinde nach älteren Angaben ein Alkaloid Dundakin, zwei stickstoffhaltige Resinoide und ein fluoreszierender Stoff.

Wirkung. Die Rinde soll Katalepsie, Atem- und Herzstörungen hervorrufen.

Anwendung. Ersatz für Chinarinde, als Tonicum und Febrifugum, als Adstringens. Von den Eingeborenen zu Pfeilgiften.

Lignum Njimo. Doundakéholz.

Inhaltsstoffe. In den Wurzeln nach SILVA et al. [Chem. Abstr. 62, 9458 (1965)] ein Indolalkaloid; daneben 7-Hydroxycumarin, β-Sitosterin und Pyrocatechu-Tannine.

Anwendung. Als Tonicum, Stomachicum, Antipyreticum, Emmenagogum und Stimulans.

Sarcocephalus diderrichi. Westafrikanisches Boxholz.

Inhaltsstoffe. Neben einem Alkaloid 3,5% Bornesit (Mesoinosit-1-methyläther) $C_7H_{14}O_6$, Fp. 200 bis 230°, und β-Sitosterin (als Palmitat).

Wirkung. Das darin vorkommende Alkaloid führt infolge Resorption bei Arbeitern zu Erbrechen, Reizung der Schleimhäute, Kopfschmerzen, Schwindel, Ohnmacht, Atembeschwerden und evtl. nach Wochen zum Tod.

Anwendung. Das Holz liefert Material zur Herstellung von Weberschiffchen.

Sarcolobus

Sarcolobus spanoghei MIQ. (Sarcolobus narcoticus SPANOGHE). Asclepiadaceae. Heimisch auf Java.

Inhaltsstoffe. Die innere Rinde enthält ein Harz, conduranginähnliches Glykosid, Sarcolobid, das ausgesprochen curareartige oder coniinartige Wrkg. besitzt.

Anwendung. Zum Vergiften von Raubtieren.
Der Giftstoff der inneren Rinde ist unter dem Namen „Wali Kambing" bekannt.

Bemerkung. Sarcolobus globosus WALLR. besitzt dieselben Inhaltsstoffe wie Sarcolobus spanoghei und wird ebenso verwendet.

Sarcolysinum

Sarcolysinum.

S. Bd. II, 748 unter Melphalan.

Sarcolysini Hydrochloridum P. I. Ed. II. Sarcolysinum Ross. 9. Sarcolysinhydrochlorid. Sarcolysin Hydrochloride. Sarkolysinhydrochlorid. Merfalanhydrochlorid. Merphalanhydrochlorid. Racemelfalanhydrochlorid. Merophanhydrochlorid.

$$Cl-CH_2-CH_2 \diagdown \atop Cl-CH_2-CH_2 \diagup N-\bigcirc-CH_2-CH-COOH \cdot HCl \atop NH_2$$

$C_{13}H_{18}O_2N_2Cl_2 \cdot HCl$ M.G. 341,68
(±)-3-{p-[Bis-(2-chloräthyl)-amino]-phenyl}-alaninhydrochlorid.

Bemerkung. S. auch II, 748.

Gehalt. Mindestens 99,0% (Ross. 9); mindestens 99,0%. ber. auf die bei 105° bis zum konst. Gew. getrocknete Substanz (P. I. Ed. Il).

Herstellung. S. II, 748.

Eigenschaften. Weißes oder fast weißes Pulver, lösl. in 1,5 T. W. bei leichtem Erwärmen, lösl. in M. und in verd. Lsg. von Alkalihydroxyden und Säuren, praktisch unlösl. in Chlf und Ae.

Erkennung. 1. 0,05 g Substanz werden in 4 ml A. gelöst und mit 0,5 ml Ninhydrin-Lsg. versetzt. Man erwärmt auf einem siedenden Wasserbad. Dabei entsteht eine violette Fbg. (Ross. 9, P. I. Ed. II.). — 2. 0,05 g Substanz werden mit 5 ml W. 3 Min. geschüttelt und filtriert. Das Filtrat wird mit 0,5 ml verd. Salpetersäure und 0,5 ml Silbernitrat-Lsg. versetzt. Dabei bildet sich ein weißer Nd., der in Ammoniak lösl. ist (Ross. 9, P. I. Ed. II).

Prüfung. 1. Sulfat: 0,12 g Substanz werden mit 12 ml W. 5 Min. geschüttelt und filtriert. In 10 ml des Filtrates dürfen höchstens 0,1% Sulfat nachweisbar sein (Ross. 9, ähnlich P. I. Ed. II). — 2. Schwermetalle: Höchstens 0,001% (Ross. 9, P. I. Ed. II.). — 3. Trocknungsverlust: Höchstens 6,0%, wenn die Substanz bei 105° bis zum konst. Gew. getrocknet wird (P. I. Ed. II). — 4. Sulfatasche: Höchstens 0,4% (Ross. 9, P. I. Ed. II).

Gehaltsbestimmung. Etwa 0,2 g Substanz werden genau gewogen und in einem 250-ml-Erlenmeyerkolben mit 25 ml 0,1 n Silbernitrat-Lsg. versetzt. Man erhitzt am Rückflußkühler auf einem Drahtnetz 30 Min., wobei man auf ein gleichmäßiges Sieden achten sollte. Der Rk.-Kolben sollte vor direkter Lichteinwirkung geschützt werden. Anschließend spült man den Rückflußkühler mit W. aus, gibt noch 100 ml W. in den Erlenmeyerkolben sowie 10 ml verd. Salpetersäure und titriert den Überschuß an Silbernitrat-Lsg. mit 0,1 n Ammonium-rhodanid-Lsg. gegen Eisen(III)-ammonsulfat-Lsg. als Indikator zurück. In gleicher Weise wird ein Blindversuch durchgeführt. 1 ml 0,1 n Silbernitrat-Lsg. entspricht 0,01139 g Substanz (Ross. 9, P. I. Ed. II).

Aufbewahrung. Vorsichtig, in gut verschlossenen, dunklen Gläsern an einem trockenen, kühlen Ort.

Anwendung. Als alkylierendes Zytostaticum s. II, 749.

Bemerkung. Beim Arbeiten mit der Substanz sollte man vorsichtig verfahren, damit Haut und Schleimhaut mit der Substanz nicht in Berührung kommen, da anderenfalls Irritationen auftreten können.

Literatur. Biochem. und Pharmacol. *13*, 589, (1964).

Sarcostemma

Sarcostemma viminale (L.) R. Br. (Euphorbia viminalis L., Cynanchum aphyllum L., C. viminale L., Asclepias acida Roxb.). Asclepiadaceae — Asclepiadoideae — Asclepiadeae. Heimisch in Indien und Afrika.

Blattloser Wüstenstrauch mit fleischigen Ästen. Ähnlich wie bei den Orchideen bleibt der Blütenstaub in Tetraden, Tetrademassen oder wachsartigen Pollinien vereinigt und wird mit Hilfe von Klebkörpern (Translatoren) an den blütenbesuchenden Insekten befestigt.

Inhaltsstoffe. Die Triterpene β-Amyrin, Friedelin und ein Triterpen Viminalol $C_{30}H_{50}O$, das als Acetat in der Pflanze vorliegt. Schaub et al. [Helv. chim. Acta *51*, 738 (1968); *52*, 1086 (1969)] isolierten aus den Stengeln neben phenolischen Stoffen und Spuren von Cardenoliden etwa 2% eines Gemisches von Esterglykosiden, die sich hauptsächlich von 3 Pregnanderivaten ableiten, von Sarcostin $C_{21}H_{34}O_6$, Fp. 170 und 266 bis 267°, Desacetylmetaplexigenin, Fp. 218 bis 223°, und Viminolon. Säurehydrolyse ergab die Zucker D-Cymarose, D-Digitoxose, Lilacinobiose, D-Oleandrose und Viminose (ein Disaccharid aus D-Thevetose und D-Digitoxose) und die Aglykone Metaplexigenin (Genin F) $C_{23}H_{34}O_7$, Fp. 268 bis 275°; Mono-O-acetyl-mono-O-benzoyl-sarcostin (Genin J) $C_{30}H_{40}O_8$, Fp. 146 bis 152°, 12,20-Di-O-benzoyl-sarcostin (Genin K) $C_{35}H_{42}O_8$, amorph, 12-O-Benzoyl-desacetyl-metaplexigenin (Genin G) $C_{28}H_{36}O_7$, Fp. 268 bis 275°, und Di-O-benzoyl-viminolon (Genin H) $C_{35}H_{40}O_9$, amorph. Nach alkalischer Hydrolyse des Aglykongemisches erhielten sie neben Sarcostin und Desacetylmetaplexigenin in kleinen Mengen Lineolon, Fp. 233 bis 239°. Estersäuren sind hauptsächlich Benzoesäure und Essigsäure. Ferner nach Abisch et al. [Helv. chim. Acta *42*, 1014 (1959)] die Pregnanderivate 3,20-Di-O-benzoyl-utendin und 3,20-Di-O-benzoyl-sarcostin.

Anwendung. In der afrikanischen Volksheilkunde weit verbreitet als Emeticum bei Sodbrennen. Der Milchsaft wird lokal bei Krampfadergeschwüren, Abschürfungen und Wunden, gegen Pocken, sowie bei Uterusblutungen angewendet. In Ostafrika wird der Latex als Fischgift und als Galaktagogum verwendet, er kann zu Allergien führen. Die Pflanze soll anfangs giftig, später eßbar sein. Der Milchsaft soll in Indien als Ersatz für Kuhmilch Verwendung finden.

Lineolon

Viminolon
Bz = Benzoyl

Sarcostin R = R′ = R″ = H
Genin J R = Ac , R′ = Benzoyl
oder umgekehrt, R″ = H
Genin K R = R′ = Benzoyl,
R″ = H

Desacetylmetaplexigenin R = H
Metaplexigenin R = Ac
12 - O - Benzoyl - desacetylmetaplexigenin (Genin G) : R = Benzoyl

Di - O - benzoylviminolon
(= Genin H)

Bemerkung. Beim Weidevieh wirkt die Pflanze in großen Mengen toxisch und führt zu unsicherem Gang, Zittern, Schwäche, beschleunigtem Puls, zu Krämpfen und Lähmungen.

Sarcostemma australe R. Br.

Heimisch in Australien.

Inhaltsstoffe. Asclepiadaceenbitterstoff, bestehend aus saponinartigen Esterglykosiden mit Sarcostin als Desacylaglykon. Als Estersäure wurde Benzoesäure und Zimtsäure und als Zucker D-Glucose nachgewiesen. Daneben wurden in der Pflanze noch α-Amyrin und β-Amyrin nach Verseifung gefunden. Nach älteren Angaben ein Sapogenin, Sarcostogenin $C_{21}H_{34}O_6$.

Anwendung. Der Milchsaft wird gegen Pocken und zur Wundbehandlung verwendet. Die Pflanze gilt als tödliches Gift für Vieh.

Sarcostemma glaucum Humb. et Bonpl. (Asclepias cynanchoides W.).

Heimisch in Kolumbien.

Anwendung. Die Wurzel wird im Ursprungsland wie Ipecacuanha gebraucht.

Sarkosin

Sarkosin. Sarcosine. Methylglykokoll. Methylglycin.

$$H_3C-NH-CH_2-COOH$$

$C_3H_7NO_2$ M.G. 89,09
Methylaminoessigsäure.

Vorkommen. Die Substanz kommt in den Organen von Echinodermen (z. B. Seesterne, Seeigel) vor. Sie ist ein Bestandteil der Muskeln und Abbauprodukt des Kreatinins.

Darstellung. Aus Coffein durch Zers. in Gegenwart von Bariumhydroxyd oder aus Formaldehyd, Natriumcyanid und Methylamin.

Eigenschaften. Farblose, zerfließliche, schwach süß schmeckende säulenförmige Kristalle, leicht lösl. in W. (1 + 1,4 bei 20°), wenig lösl. in A., praktisch unlösl. in Ae. Fp. = 212° unter Zers.

Hydrochlorid. Farblose Nadeln, leicht lösl. in W., schwer lösl. in A. und Ae. Fp. = 171° unter Zers.

Aufbewahrung. Gut verschlossen, vor Feuchtigkeit geschützt.

Anwendung. Zur Herst. von Netz-, Wasch- und Dispergiermitteln sowie als Zahnpastenzusatz.

Sarkosin-anhydrid.

S. 1,4-Dimethyl-2,5-dioxo-piperazin, IV, 649.

Sarracenia

Sarracenia purpurea L. (außerdem laut HPUS 64 Sarazina gibbosa, Sarracenia gronovii, S. heterophylla, S. leucophylla). Sarraceniaceae. Sarracenie. Schlauchpflanze. Pitcher plant. Fly trap. Eves cup. Huntmans cup. Water cup. Side saddle flower. Side saddle plant.

Heimisch im atlantischen Nordamerika, von Kanada bis Minnesota und Florida sowie in Neufundland. In Sümpfen. Perennierende Insektivore. Wurzelstock unverzweigt, etwa 10 cm lang, kleinfingerdick, mit fadenförmigen Wurzeln besetzt. Zweierlei Blätter; die Herbstblätter den Winter überdauernd, schuppenförmig, rötlich oder grünlich, bis 4 cm lang; die übrigen Blätter schlauch- oder krugförmig, 5 bis 20 cm lang, die Röhre oben zusammengezogen, auf dem Rücken bauchig erweitert, auf der Bauchseite mit 2 flügelartigen Längsleisten. Öffnung der krugförmigen Blätter nach oben gerichtet, die Mündung umgelegt, halbkranzförmig und mit vielen Drüsen besetzt, die ein fleischverdauendes Sekret enthalten. Blüten auf langen, einblütigen Schäften, nickend, mit 3 kleinen Deckblättern, 3 Kelchblättern und 3 rundlich-eiförmigen, kugelig gerillten Blumenblättern. Kelch und Krone innen bald purpurn, bald grünlich. Fruchtkapsel fast kugelig, fünffächerig, flachspaltig, mit dicken Warzen besetzt, vielsamig.

Radix Sarraceniae purpureae. Sarraceniawurzel. Sarracenienwurzel.

Die Handelsware besteht aus den Rhizomen, die von den Blattresten und den Wurzeln teilweise befreit sind. Rhizomstücke 8 bis 10 cm lang, hellbraun, durch das Trocknen längsfurchig. Die Blattnarben umlaufen etwa $^3/_4$ des Rhizomumfanges und folgen dicht aufeinander an den bis über 5 mm dicken Stellen des Rhizoms, an den dazwischen liegenden, meist nur etwa 3 mm dicken Teilen des Rhizoms in größeren Abständen von 3 bis 10 mm. Bruchfläche uneben.
Geruchlos.

Inhaltsstoffe. Nach älteren Untersuchungen soll das veratrinähnliche Alkaloid Sarracenin enthalten sein; ferner Sarraceniasäure, Gerbstoffe, Harz, ein Farbstoff und 1,49% Acrylsäure.

Anwendung. Früher als Stimulans, Tonicum, gegen Dysenterie, als Diureticum, Diaphoreticum und als Heilmittel gegen Blattern; ihr Wert scheint sehr zweifelhaft zu sein.

Folia Sarraceniae purpureae.

Über 20 cm lange Blätter mit rundlichem, oben ausgerandetem, unten herzförmigem, auf der Oberseite mit abwärtsgerichteten steifen Haaren besetztem Deckel und bauchig erweitertem, auf der Bauchseite geflügeltem Schlauch. Schneidet man den Schlauch auf, so erkennt man, daß die innere Schlauchwandung 3 Zonen aufweist, nämlich am Rand und unter dem Deckel die etwa 1 cm breite, etwas dunklere Gleitzone, die infolge des Fehlens von Haaren und der Konstruktion der Epidermiszellen Insekten keinen Halt bieten, so daß diese in den Schlauch hinabrutschen bzw. stürzen. Ferner eine breite, den ganzen bauchigen Teil einnehmende hellere, ebenfalls kahle Drüsenzone, und endlich die den untersten engen Teil des Schlauches einnehmende, dunkle, abwärts gerichtete Haare tragende Reusenzone. In diesem engen Teil des Blattes finden sich immer Insektenleichen.

Mikroskopisches Bild. Die äußere Epidermis des Deckels sowie der Schläuche entspricht dem anatomischen Bau eines Blattes und besteht aus derbwandigen, wellig begrenzten Zellen, besitzt Spaltöffnungen ohne Nebenzellen und in beträchlicher Menge Drüsen. Außerdem finden sich (selten) konische, kurze, dickwandige Haare mit schwach warziger Kutikula. Die innere Epidermis ist fast gleich gebaut, nur finden sich reichlich kräftige, nach abwärts gerichtete, bis 1 mm lange Haare, die etwa 30 parallele, die ganze Länge des Haares durchlaufende kräftige Falten aufweist. Die Gleitzone besteht aus kleinen, in Flächenansicht geradlinig-polygonalen Zellen mit Drüsen, aber ohne Haare. Die Reusenzone hat eine Epidermis aus kleinen, schmalen, derbwandigen, geradlinig-polygonalen Zellen ohne Drüsen und ohne Spaltöffnungen, besitzt aber reichlich bis 2 mm lange, einzellige, spitze, schmale und dickwandige Haare mit meist braunem Inhalt. Auch in den Epidermiszellen findet sich ein hellbrauner Inhalt. Das Mesophyll ist aus dünnwandigen, flacharmigen Zellen gebildet. Calciumoxalat fehlt in jeder Form.

Inhaltsstoffe. Wie Radix Sarraceniae, nur 0,12% Acrylsäure.

Anwendung. Wie Radix Sarraceniae.

Beide Drogen, Folia wie Radix, sind heute völlig obsolet.

Sarracenia purpurea HAB 34.
Frische Pflanze.

Arzneiform. Essenz nach § 3.

Arzneigehalt. 1/3.

Sarracenia purpurea HPUS 64. Pitcher Plant.
Die frische Pflanze einschließlich der Wurzel.

Arzneiform. Urtinktur: Arzneigeh. 1/10. Sarracenia, feuchte Masse mit 100 g Trockensubstanz und 300 ml W. = 400 g, dest. W. 100 ml, A. USP (94,9 Vol.-%) 635 ml zur Bereitung von 1000 ml der Tinktur. -- Dilutionen: D 2 (2×) enthält 1 T. Tinktur, 3 T. dest. W., 6 T. A.; D 3 (3×) und höher mit A. HPUS (88 Vol.-%). — Medikationen: D 3 (3×) und höher.

Sasa

Sasa albomarginata, Sasa veitchii (CARR.) REHD. (Bambusa veitchii) und **Sasa senanensis.** Bamboo grass.

In Japan und China heimische Vertreter der Poaceae — Bambusoideae — Arundinarieae.

Inhaltsstoffe. Aus dem Heißwasserextrakt erhielten SUGAYAMA et al. [Chem. Abstr. *65*, 6131 (1966)] ein Polysaccharid mit Xylose, Arabinose und Galaktose im Verhältnis 1 : 1 : 1. SUZUKI et al. [Chem. pharm. Bull. (Tokyo) *16*, 2032 (1968)] isolierten 2 Hemicellulosen, bestehend aus Xylose, Arabinose und Glucose bzw. Xylose, Arabinose, Glucose, Galaktose und geringen Mengen Uronsäuren.

Wirkung. Die als Bamfolin bezeichneten, aus Blättern gewonnenen Polysaccharidfraktionen wirken nach obigen Autoren gegen Ehrlich's Karzinom und Sarkom-180 der Mäuse. YAOI [Arzneimittel-Forsch. *18*, 493 (1968)] stellte fest, daß bei mit Bamfolin gefütterten Mäusen implantierte Ehrlich-Ascites-Tumorzellen sich anfangs zwar entwickelten, doch war nach 3 Wochen kein Tumor mehr zu beobachten. Bamfolin wurde demnach als Karzinostaticum angesehen. Es hat sich aber am Menschen nicht bewährt.

19*

Sassafras

Sassafras albidum (Nutt.) Nees [S. variifolium O. Ktze. var. albidum (Nutt.) Fern.
mit der Varietät var. molle (Raf.) Fern., S. officinale Nees et Eberm., Laurus sassafras L.,
Sassafras sassafras (L.) Karst., Persea sassafras Spreng.]. Lauraceae — Lauroideae —
Cinnamomeae. Saxifrax. Ague tree. Cinnamon wood. Saloop.

Heimisch im atlantischen Nordamerika von Kanada bis Florida und bis zum nördlichen
Mexiko.

Bis 30 m hoher, sommergrüner Baum. Die Rinde des Stammes und der dicken Äste ist
rauh, tief gefurcht und gräulich, die der äußeren Äste und Zweige grün. Die wechselständigen
Blätter sind gestielt und variieren sehr in Größe und Form, selbst am gleichen Baum. Manche
sind ungeteilt eiförmig, andere tief zwei- oder dreilappig. Blüten vor den Blättern erscheinend,
zweihäusig, klein, gelblich, schlaffe Doldentrauben bildend. Frucht eine ovale, erbsengroße
Steinfrucht, in reifem Zustand tiefblau, in der becherförmig verbreiterten Achse sitzend
(Abb. 19).

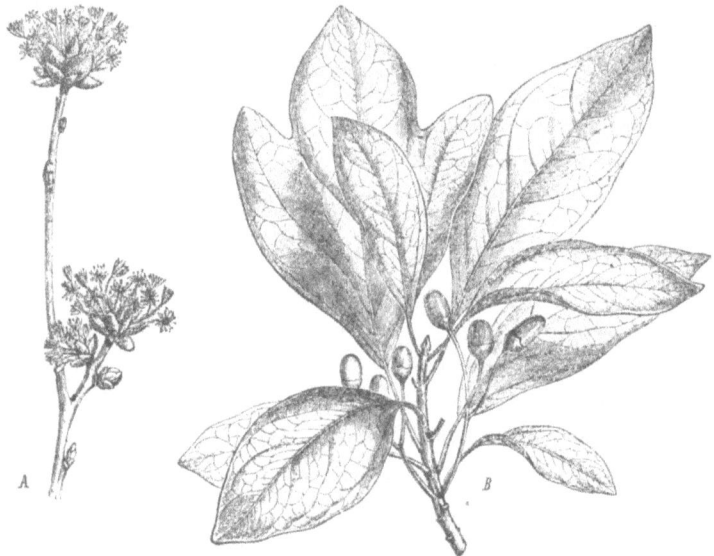

Abb. 19. Sassafras albidum. *A* Blütenzweig der männlichen Pflanze. *B* Zweig der weiblichen Pflanze mit reifen Früchten. (Nach Berg und Schmidt.)

Lignum (Radix) Sassafras. Lignum floridum. Lignum pavanum. Sassafrasholz. Sassa-
fraswurzel. Sassafraswurzelholz. (Indisches) Fenchelholz. Pavanne. Sassafras root. Bois de
Sassafras. Sarrafráz. Leno de sassafras.

Lignum Sassafras DAB 6 (Wurzelholz von S. officinale). Sassafrasholz ÖAB 8 (Wurzelholz mit Rinde).

Die im Herbst ausgegrabenen starken, bis 20 cm dicken, ästigen, knorrigen und holzigen
Wurzeln, mit oder ohne Rinde, im Großhandel in zylindrischen Stücken, im Kleinhandel
geraspelt geschnitten oder in kleine Würfel zersägt.

Das Holz ist leicht, weich, etwas schwammig, glänzend, gut spaltbar, grobfaserig, rötlich
oder blaßbräunlich. Deutliche Jahresringe, das Frühjahrsholz auffallend porös; Markstrahlen
sehr fein, radial, genähert, rötlich.

Geruch aromatisch, fenchelartig, Geschmack aromatisch süßlich, etwas adstringierend.

Mikroskopisches Bild. Querschnitt. Frühjahrsholz und Herbstholz deutlich unterschieden,
das erste mit bis 160 μm im Durchmesser großen Gefäßen, die oft zu Gruppen vereinigt sind,
mit behöft getüpfelten Wänden, oft mit Thyllen mit rötlich braunem Inhalt, im Herbstholz

der Querschnitt etwa nur ein Viertel so groß. Ferner reichlich schwach verdickte Holzfasern, diese 10 bis 35 μm dick, mit spärlichen Spaltentüpfeln. Sie enthalten, ebenso wie das dünnwandige, getüpfelte Holzparenchym und die Markstrahlen, reichlich Stärke, deren Körner einzeln sind oder aus bis 4 Teilkörnern bestehen. Die Einzelkörner messen bis 24 μm, die zusammengesetzten bis 48 μm. Markstrahlen 1 bis 4, meist 2 Zellreihen breit, bis 30 Zellen hoch. In den Markstrahlen und im Parenchym Ölzellen von der Größe kleinerer Gefäße mit gelblichem Inhalt.

Verfälschungen. Holz und Rinde des Stammes. Das Holz ist an den Jahresringen zu erkennen, hat Mark und höchstens drei Zellen breite Markstrahlen, die Stammrinde hat Steinzellen und primäre Fasern, beide besitzen nur schwachen Geruch und Geschmack. Der Nachweis von schmalen Tracheiden und Hoftüpfeln weist auf Koniferenholz hin. Zu den Substitutionen des Sassafrasholzes zählen das Holz von Atherosperma moschatum LABILL. (Australisches Sassafrasholz), Doryphora sassafras ENDL. (Neukaledonisches Sassafrasholz) und Mespilodaphne sassafras MEISTER (Brasilianisches Sassafrasholz). Diese Drogen führen den Namen Sassafras wegen ihres sassafrasähnlichen Geruchs, den sie wohl einem Gehalt an Safrol verdanken. Ferner das Holz von Nesodaphne obtusifolia MÜLL. Über Beimengungen von Miscantheca-Arten (Miscantheca dukei SAMPAIO, M. anacardioides BENTH.) und Ocotea-Arten wurde berichtet. Ocotea sassafras MEZ ist die Stammpflanze von Can(n)ela sassafrás Brasil. 1 (s. dort). Sassafrasnüsse sind die jetzt obsoleten Pichurimbohnen von Nectandra spec.

Inhaltsstoffe. Etwa 1 bis 2% äth. Öl, Oleum Sassafras, Sassafrasöl, Fenchelholzöl, Sassafras oil, Essence de sassafras, mit ca. 80% Safrol (Shikimol) $C_{10}H_{10}O_2$, Fp. 8°, Kp. 234,5°, als Hauptbestandteil, ferner Safren, ca. 10% α-Pinen, Phellandren, ca. 6% D-Campher, Eugenol und Sesquiterpenen. Daneben Gerbstoffe und ein Abbauprodukt der Tanninsäure, das Gerbstoffrot „Sassafrid", ferner Harz, Wachs, Schleim und Zucker. HÖKE u. HÄNSEL [Arch. Pharm. (Weinheim) *305*, 33 (1972)] isolierten D-(+)-Sesamin (I), β-Sitosterin, Piperonylacrolein, (+)-2,3-Dihydroxy-1-[3,4-methylendioxyphenyl]-propan (Racemat: Safrolglykol) $C_{10} \cdot H_{12}O_4$, Fp. 79 bis 80°, und Desmethoxy-Aschantin (II) $C_{21}H_{22}O_6$, Fp. 75°.

I $R_1 + R_2 = -OCH_2-$; $R_3 = H$
II $R_1 = R_2 = -OCH_3$; $R_3 = H$

Die Blätter enthalten ebenfalls äth. Öl mit Citral und D-Phellandren. — In den Samen 60% fettes Öl mit Öl- und Linolsäure. Nach EARLE et al. [Chem. Abstr. *54*, 25895 (1960)] im Öl als Hauptbestandteile Caprin-, Laurin- und Capronsäure.

Safrol

Aufbewahrung. In Blechgefäßen. Beim Zerschneiden darf das Holz nicht angefeuchtet werden, da beim nachherigen Trocknen Geruch und Geschmack leiden.

Wirkung. In größeren Gaben wirkt das Holz bzw. das äth. Öl giftig. Es ist ein starkes Nierengift und führt zu Kollapszuständen. Safrol erzeugt bei Ratten Lebertumoren. Nach LEWIN bewirkt das Öl beim Menschen Absinken der Körpertemperatur, Bewußtlosigkeit, schnellen Puls, lang anhaltende Mattigkeit, jedoch keinen tödlichen Ausgang. Hautausschläge können auftreten. Safrol erzeugt bei Fröschen Narkose mit Reflexherabsetzung, bei Katzen und Kaninchen ähnliche Symptome und Tod durch Atemlähmung. Die subakute Vergiftung ruft allgemeinen körperlichen Verfall hervor und nach einiger Zeit den Tod. Bei der Sektion findet man Verfettung von Leber und Nieren.

Auf Anordnung der Food and Drug Administration (USA) ist das Safrol seit einiger Zeit wegen erwiesener schwach kanzerogener Wrkg. zum Aromatisieren von Lebensmitteln nicht mehr zugelassen. Gegen die Verwendung eines aus der Wurzelrinde des Sassafrasbaumes gewonnenen alkoholischen Extraktes als Aromatisierungsmittel, aus dem durch Verdünnen mit W. die öligen Anteile entfernt wurden und der kein Safrol enthält, bestehen keine Bedenken.

Anwendung. In der Volksheilkunde der Indianer Amerikas früher als Blutreinigungsmittel, ferner als Kaumittel und zur Bereitung erfrischender Getränke. Später in Verbindung mit anderen Hölzern wie Lignum Guajaci als Antisyphiliticum und bei Hautleiden. Heute in Europa auf Grund seiner diuretischen und schweißtreibenden Eigenschaften als „Blutreinigungsmittel", bei hartnäckigen Hautausschlägen, Katarrhen, Rheuma und Syphilis. Zur Gewinnung des äth. Öls.

Dosierung. Als Aufguß 50 g Droge auf 1 Liter W.

Cortex (radicis) Sassafras. Sassafrasrinde. Fenchelholzrinde. Sassafras bark. Écorce de sassafras. Corteccia di sassafrasso.

Cortex Sassafras Helv. V. Cortex Sassafras Radicis Erg.B. 6. Sassafras BPC 49, NF XI.

Helv. V schreibt die geschälte und getrocknete, Erg.B. 6 die getrocknete Wurzelrinde von S. officinale vor; nach BPC 49 die getrocknete, innere Wurzelrinde, nach NF XI die getrocknete Wurzelrinde von S. albidum.

Wurzelrindenstücke flach, röhrenförmig, oder mannigfach gebogen, bis 1 cm lang, meist 2 bis 5 mm dick, leicht, korkartig weich, sehr zerbrechlich, orangerot bis hellrotbraun, Oberfläche dort, wo der Kork noch vorhanden, höckerig, runzelig, rissig, weißlichgrau oder graubraun mit dunkleren Flächen. Innenseite dunkelrotbraun und ziemlich glatt. Bruch der leicht zerbrechlichen Rinde kurz, feinfaserig und uneben.

Die Schnittdroge ist gekennzeichnet durch hellrote bis rotbraune Rindenstückchen mit einer feingekörnelten, höckerig runzeligen Oberfläche mit dunkleren Flecken und dunkelbrauner, fast glatter Innenseite.

Geruch stark aromatisch, fenchelartig, Geschmack süßlich, etwas zusammenziehend.

Pulverdroge. Rotbraun. Gekennzeichnet durch einzelne oder in Gruppen liegende, spindelförmige, kurze, 125 bis 420 µm lange und 35 bis 45 µm breite Bastfasern, durch zahlreiche große, verkorkte Ölzellen und durch Rindenparenchymfetzen mit 12 bis 15 µm großen, bisweilen zusammengesetzten Stärkekörnern und braunen Gerbstoffmassen. Vereinzelt finden sich Bruchstücke tiefbrauner Korkzellen und 1 bis 3 Zellen breiter Markstrahlen.

Verfälschungen. Nach Erg.B. 6 dürfen Rinden mit faserigem Bruch, kampferartigem Geruch und marmoriertem Querbruch (Miscantheca-, Ocotea- und Monimiaceen-Arten) mit wesentlich höherem Gehalt an äth. Öl (8 bis 11%) mit viel Apiol nicht verwendet werden.

Inhaltsstoffe. Etwa 6 bis 9% äth. Öl, Oleum Sassafras, daneben 6% Gerbstoffe, Gerbstoffrot Sassafrid, etwas Harz, ein Fett Sassafrasit, Wachs, Schleim, Eiweiß, Stärke, Lignin, Salze und ein Polysaccharid, das aus Galaktose, Xylose, Rhamnose, Arabinose und ω-Desoxy-Zucker besteht.

Prüfung. Identität. Befeuchtet man die Droge mit einer Lsg. von Vanillin in Alkohol und setzt dann konzentrierte Schwefelsäure zu, so färbt sich der Inhalt aller Zellen rot bis rotviolett. — Mindestgeh. an äth. Öl 3% BPC 49, Extra P. 67; 4% NF XI, USD 60 (ml/g), Erg.B. 6. — Max. Aschegeh. 4% Erg.B. 6. — Säureunlösl. Asche max. 5% BPC 49, NF XI, USD 60. — Fremde org. Beimengungen (Holz, Kork oder andere Beimengungen) 4% NF XI, USD 60.

Aufbewahrung. Kühl und trocken, BPC 49.

Anwendung. Als Diureticum, Blutreinigungs- und schweißtreibendes Mittel, als Aromaticum und Carminativum. Ferner gegen Asthma, Rheuma und Gicht. Früher gegen Syphilis. In der Homöopathie.

Dosierung. Mittlere Einzelgabe als Einnahme 1,0 g, Erg.B. 6; 10 g zur Bereitung eines Infuses, USD 60.

Sassafras HAB 34.

Getrocknete Wurzelrinde.

Arzneiform. Tinktur nach § 4 mit 90%igem Weingeist.

Arzneigehalt. 1/10.

Sassafras HPUS 64. Sassafras Bark.

Die getrocknete Wurzelrinde.

Arzneiform. Urtinktur: Arzneigeh. 1/10. Sassafras grob gepulvert 100 g, dest. W. 200 ml, A. USD (94,9 Vol.-%) 824 ml zur Bereitung von 1 000 ml der Tinktur. — Dilutionen: D 2 (2 ×) und höher mit A. HPUS (88 Vol.-%). — Medikationen: D 2 (2 ×) und höher. — Triturationen: D 1 (1 ×) und höher.

Species pectorales RICHTER. Halle'scher Brustreinigungstee.

Lignum Sassafras		150 g
Herba Basilici		
Herba Betonicae		
Herba Hyssopii		
Herba Veronicae		
Folia Melissae	āā	100 g
Radix Liquiritiae		
Rhizoma Polypodii		
Rhizoma Chinae	āā	75 g
Cortex Citri		50 g
Cortex Cinnamomi		30 g
Fructus Amomi		
Fructus Anisi		
Fructus Foeniculi	āā	15 g

Sassafras medulla NF V. (Sassafras pith).

Das Mark der Äste von S. albidum.

Zylindrische, oft gebogene, zusammengerollte, sehr leichte, 2 bis 10 cm lange Stücke von 2 bis 5 mm Durchmesser. Sie sind außen weißlich, oft mit anhaftenden Holzfragmenten. Geruch sassafrasähnlich, Geschmack schleimig.

Anwendung. S. medulla wurde auf Grund seines unschädlichen, mucilaginösen Charakters für die Bereitung von Collyria viel verwendet.

Sassolin

Sassolin.

S. Acidum boricum, II, 933.

Satureja

Satureja hortensis L. (Satureja viminea BURM. non L., Clinopodium hortense O. KTZE., Thymus cunila E. H. L. KRAUSE). Lamiaceae — Stachyoideae — Saturejeae. (Sommer-) Bohnenkraut. Pfefferkraut. Weinkraut. Kölle. Gartenhysop. Gartenquendel. Sommersaturei. Savory. Sariette. Savourée. Sadrée. Poivrette. Perretta. Sentibon. Santo(u)reggia. Savoreggia. Cunilia. Coniella.

Heimisch in Mittel-, Süd- und Südosteuropa, bes. in Deutschland, Italien, Frankreich, Spanien, den Balkanländern und in Kleinasien; in Westasien bis Sibirien. Vielfach kultiviert und aus Kulturen verwildert (z. B. in Ostindien, in Kapland, in Nordamerika und Argentinien). Ursprünglich wahrscheinlich nur in Ländern um das Schwarze und das östl. Mittelmeer. Im Mittelmeergebiet an felsigen Hängen, in Mitteleuropa häufig als Gartenflüchtling auf Bahndämmen, Äckern und Friedhöfen.

Einjährig, selten überwinternd einjährig, mit stark verzweigter Wurzel. Sprosse von kurzen Gliederhaaren und zahlreichen großen Drüsenschuppen flaumig bis fast kahl, dunkelgrün, meist lebhaft violett überlaufen, stark aromatisch. Stengel 10 bis 35 cm hoch, an allen Knoten mit aufrechten, meist wiederum buschig verzweigten Ästen, am Grund oft recht kräftig und verholzend. — Laubblätter gegenständig, schmal, spatelig bis lineal-lanzettlich, 1 bis 4 cm lang und 2 bis 5 mm breit, ganzrandig, am Rand fein bewimpert, meist stumpf, ohne deutlich abgesetzten Stiel und ohne deutliche Seitennerven. — Blüten sehr kurz, aber deutlich gestielt, 4 bis 6 mm lang, in armblütigen, sitzenden oder kurz gestielten Cymen in den Achseln der oberen Laubblätter, lockere bis ziemlich dichte, meist deutlich einseitswendige Scheinähren bildend. Kelch glockig, mit 10 kaum vortretenden Nerven, flaumig, grün oder violett; Zähne lanzettlich zugespitzt, 1,5 bis 2 mm lang, so lang oder wenig länger als die Röhre. Krone lila, rosa oder weiß, fein flaumig, die Kelchzähne nur wenig überragend, mit sehr kurzer, vorn erweiterter Röhre, weniger als 1 mm langer, seicht ausgerandeter Oberlippe und 2 mm langer Unterlippe mit 3 abgerundeten Lappen. Staubblätter aus der Krone kaum vorragend, mit länglichen, kahlen, spreizenden Pollensäcken. Griffel mit völlig gleichartigen Narbenästen. — Nüßchen eiförmig, graugrün bis dunkelbraun, glatt.

Herba (Folia) Saturejae. Herba Cunilae sativae. Sommer-Bohnenkraut. Pfefferkraut. Wurstkraut. Käsekraut. Küchenkraut. Savory wort. Herbe de sarriette. Segurelha. Yerba de satureja. Ajedrea.

Herba Saturejae Erg.B. 6. Sariette (Sarriette) CF 49 (die frischen, blühenden Zweige).

Die Droge ist gekennzeichnet durch ganze, kleine, schmallanzettlich eingerollte Blättchen oder Blattstückchen mit drüsiger Punktierung und dem allein hervortretenden Mittelnerv, durch rundliche, rauhhaarige Stengelstücke und durch hellbraune, meist noch zu 4 zusammenstehende, kleine, eiförmige Nüßchen.

Geruch angenehm gewürzhaft, thymianartig; Geschmack scharf würzig.

Mikroskopisches Bild. Zwei- bis dreizellige, meist gekrümmte, gedrungene, dickwandige und körnelig granulierte Haare von Stengelstückchen, deren Endzelle oft kurz und nur wenig spitz, bei zweizelligen Haaren länger als die Basalzelle und häufig angeschwollen ist. Sehr lange, vier- und mehrzellige, aus breiter Basis allmählich zugespitzte Gliederhaare mit glatter, gestreifter oder warziger, ziemlich derber Wand; ein- und zweizellige, breit kegelförmige Blattrandhaare; große, 120 µm breite Labiatendrüsen und kleine Drüsenhaare mit ein- oder · zweizelligen Köpfchen. Epidermisfetzen zeigen unregelmäßig buchtige, deutlich getüpfelte Zellen und Spaltöffnungen, an ihrer Breitseite an den beiden ungleich ausgebildeten Nebenzellen aufgehängt. Mesophyllbruchstücke lassen einen aequifazialen Blattbau erkennen.

Verfälschung. Mit Herba Saturejae montanae (s. d.).

Inhaltsstoffe. Etwa 0,3 bis 2% äth. Öl mit etwa 30% Carvacrol, etwa 20 bis 30% p-Cymol, α-Thujen, α-Pinen, β-Myrcen, α- und β-Terpinen, p-Cymen, β-Caryophyllen, γ-Cadinen, Calacoren sowie Spuren von Camphen, β-Pinen, Sabinen, Limonen, β-Phellandren, Thymol, Nerol, Geraniol, Terpinen-4-ol und Campher [Krotova et al.: Chem. Abstr. 72, 136 287 (1970)]. Am Beginn der Wachstumsperiode und am Ende der Blütezeit ist der Gehalt an Carvacrol am höchsten; der p-Cymolgeh. steigt während der Fruchtbildung und der Blütezeit an [Thieme et al.: Pharmazie 27, 324 (1972)]. Ferner Dipenten, ein weiteres Phenol und ein Terpen, 0,14% Ursolsäure, 0,06% Oleanolsäure, β-Sitosterin, 4 bis 8,5% Gerbstoff, Schleim und Harz. In den Samen Eiweiß, Zucker, Öl mit 4% gesättigte Säuren, 12% Öl-, 18% Linol- und 62% Linolensäure. Nach Felklova [Pharmazie 13, 148 (1958)] erreicht der Gehalt an äth. Öl während der Vegetationszeit zweimal ein Maximum, zu Beginn des stärksten, vegetativen Wachstums und kurz vor dem Aufblühen. Zur Zeit der Ausbildung der Blütenknospen ist der äth. Ölgeh. minimal.

Prüfung. Mindestgeh. an äth. Öl 0,4%, Erg.B. 6. — Max. Aschegeh. 12%, Erg.B. 6.

Wirkung. Durch den Gerbstoffgeh. wirkt die Droge adstringierend; der Cymol- und Carvacrolgeh. des äth. Öles bedingt eine milde, antiseptische Wrkg. des Krautes. Für die antidiarrhoische Wrkg. ist außer dem äth. Öl (insbesondere dem Carvacrol) der Gerbstoff verantwortlich. Das äth. Öl von Satureja gehört zur Gruppe der äth. Öle, die zunächst zentralerregend, dann lähmend wirken. Nach arzneilicher, innerer Verwendung kam es zu Hautausschlägen.

Anwendung. Als Antidiarrhoicum, Stomachicum, Carminativum, Expectorans, bei Gastroenteritiden, Verdauungsstörungen, Erbrechen, Nieren- und Leberleiden, Gallenbeschwerden, als Anthelminticum, bei Diabetikern gegen das Durstgefühl (4,2 g Herba-Droge = 3 Teelöffel zur Teebereitung). Ferner als Stimulans, Nervinum, Diaphoreticum und Emmenagogum. Zu Kräuterbädern. Als Küchengewürz, für Gewürzextrakte und in der Wurstfabrikation. In der Parfümindustrie.

Bestandteil von Alcoolatum vulnerarium CF 1908 (s. Lavandula).

Dosierung. Mittlere Einzelgabe als Einnahme 1,5 g (zu 1 Tasse Aufguß), mittlerer Gehalt als Mundspülung 5% (als Aufguß), Erg.B. 6.

Satureja montana L. [Micromeria montana et pygmaea Rchb., Clinopodium montanum O. Ktze., S. juliana Pall. non L. (?)]. Bergbohnenkraut. Winterbohnenkraut. Karstbohnenkraut. Karst-Saturei. Winter savory. Santoreggia.

Heimisch hauptsächlich auf den Kalkfelsen des Mittelmeergebietes (Algerien, Portugal, Spanien, Südfrankreich, Nord- und Mittelitalien bis zur Ukraine, Südrußland und zum Kaukasus). In Mitteleuropa und in Argentinien kultiviert.

Sehr ästiger, 10 bis 40 cm hoher Halbstrauch oder Zwergstrauch mit kräftiger Pfahlwurzel und aufsteigenden bis aufrechten, stumpf vierkantigen bis fast stielrunden, stark verholzenden Ästen mit sich ablösender, hellbrauner, seidigschimmernder Borke. Sprosse fast kahl, bleichgrün, oben oft violett, locker mit sehr kurzen, mehrzelligen Kegelhaaren und sehr zahlreichen und großen, in die Epidermis eingesenkten Drüsenschuppen besetzt, wie die vorige Art riechend. Stengelinternodien so lang oder kürzer als die Laubblätter, meist fast stielrund. — Laubblätter lineal-lanzettlich, 1 bis 3 cm lang und 2 bis 4 mm breit, flach, diejenigen der in den meisten Blattachseln sitzenden Kurztriebe höchstens halb so groß, oft eingerollt, alle über der Mitte am breitesten, ganzrandig, scharf zugespitzt, ohne deutlich abgesetzten Stiel und ohne vortretende Seitennerven, etwas lederig und glänzend, am Rand unterwärts gewimpert. — Blüten 7 bis 11 mm lang, deutlich gestielt, mit lanzettlichen, meist etwa bis zur Kelchmitte reichenden Vorblättern, in lockeren, drei- bis siebenblütigen, stets deutlich gestielten und die Laubblätter meist etwas überragenden, zu langen, etwas einseitswendigen Rispen vereinigten Cymen. Kelch kurz röhrig trichterförmig, mit 3 bis 4 cm langer, undeutlich zehnnerviger, außen fast kahler, im Schlund ziemlich lang behaarter Röhre und meist nur halb so langen, pfriemlichen Zähnen, die unteren meist etwas länger als die oberen. Krone weiß, rosa oder violett, mit den Kelch deutlich überragender, vorn stark erweiterter Röhre, rundlicher, flacher Oberlippe und wenig längerer Unterlippe mit meist etwas gezähnelten Mittellappen, am Gaumen etwas behaart. Staubblätter unter der Oberlippe liegend, kahl, mit vorn verschmelzenden, fast rechtwinklig spreizenden Pollensäcken. — Nüßchen rundlich-eiförmig, hellbraun, sehr fein punktiert.

Satureja montana gliedert sich in mehrere Varietäten, von denen die wichtigsten sind: 1. Satureja montana L. var. communis Vis. (s. Abb. 20) (var. typica Pospichal, Satureja hyssopifolia Bertol.). Sprosse kräftiger, bis 40 cm hoch, feinflaumig, daher graugrün. Laubblätter lineal-lanzettlich, beiderseits drüsig punktiert. Blumenkrone weiß. Nach Berger verbreitetste Rasse. — 2. Satureja montana L. var. variegata (Host) Vis. (S. variegata Host, Micromeria variegata Rchb., M. montana Rchb.). Blattform sowie Wuchs und Behaa-

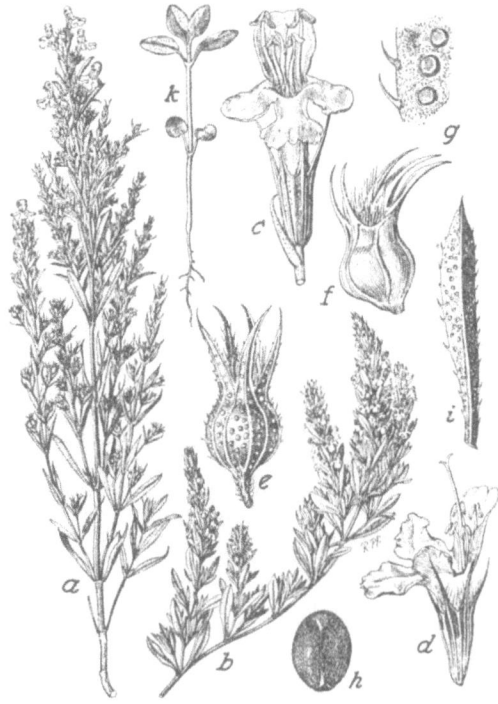

Abb. 20. Satureja montana L. var. communis *Vis.* a Blütenspross. c Blüte. e und f Kelch. g Blattrand vergrößert. h Nüsschen. k Keimpflanze. — var. subspicata *Vis.* b Blütenspross. d Blüte. i Laubblatt vergrößert.

rung wie bei der vorigen Varietät, die Blütenstände jedoch lockerer, die Blumenkrone hell violett bis lila. — 3. Satureja montana L. var. subspicata (BARTL. ex VIS.). [S. subspicata BARTL. ex VIS., Micromeria pygmaea (SIEB. ex VIS.) RCHB. Satureja illyrica HOST., S. pygmaea SIEB. ex VIS. bzw. SIEB. apud KOCH, S. montana var. illyrica BENTH.]. Stengel vierkantig, kahl oder nur auf zwei Streifen behaart. Laubblätter lineal lanzettlich, nur unterseits drüsig punktiert, nicht oder sehr schwach gewimpert. Satureja subspicata VIS. wird vielleicht besser als eigene Art betrachtet.

Die mikroskopischen Merkmale decken sich mit denen von Satureja hortensis weitgehend; die geringen Differenzen in der Länge der Haare, in der Anzahl der Drüsen usw. reichen nicht aus, um die beiden Arten mit Sicherheit mikroskopisch zu trennen.

Inhaltsstoffe. 0,5 bis 2,3% äth. Öl mit 35 bis 40% Carvacrol, 6,4% Thymol, α- und β-Pinen, Limonen, Cineol, p-Cymol, Borneol, α-Terpineol, Phenol, p-Cymen und Terpen, Carvon und Perillaalkohol („Dihydrocuminalkohol"), Menthadien-1,8(9)-ol-(7) $C_{10}H_{16}O$, Kp.$_5$ 94 bis 96°.

Der Carvacrolgeh. zeigt hier nur 1 Maximum zu Beginn der Wachstumsperiode. Nach TABACIK-WLOTZKA et al. [Phytochemistry **9**, 1129 (1970)] Polyisoprene, Triterpenoide (Ursan- und Oleanreihe) und Carvacrol-Thymochinon. Daneben 1,6% Ursolsäure. Je nach Herkunft der Droge gibt es verschiedene Ausbeuten: italienische Ware ergab 0,69% äth. Öl mit 28% Carvacrol, 14% Dipenten, 27% p-Cymen; dalmatische Ware 1,64% äth. Öl mit 68,7% Carvacrol.

Anwendung. Als Gewürzkraut. In Frankreich zur Gewinnung des äth. Öles.

Satureja intricata LANGE [S. montana L. var. prostrata BOISS., S. obovata LAG. var. intricata (LANGE)].

Heimisch in Spanien, wird als Saborilla bezeichnet und oft als besondere Thymianart angesehen.

Inhaltsstoffe. Etwa 0,3% äth. Öl mit etwa 35% Carvacrol und Thymol.

Satureja calamintha (L.) SCHEELE (S. officinalis MOENCH, S. vulgaris ROUY non FRITSCH, S. nepeta (L.) SCHEELE, Melissa calamintha et nepeta L., Thymus calamintha SCOP., Calamintha montana LAM., C. officinalis MOENCH, C. silvatica BRIQ., C. menthaefolia HOST et nepeta SAVI, Clinopodium calamintha O. KTZE.]. Echte (gewöhnliche) Bergminze. Bergmelisse. Waldquendel. Calamint. Calament. Beaume sauvage. Calaminto. Calamenta. Nepetella.

Heimisch im Mittelmeergebiet und im atlantischen Europa, verwildert in Nordamerika. In lichten Laubgehölzen, an felsigen Südhängen.

Ausdauerndes, in manchen Formen fast halbstrauchiges Kraut mit kurzem Erdstock und ziemlich langen, dünnen, ästigen Bodenausläufern. Sprosse meist trübgrün, oft violett überlaufen, zottig behaart bis fast kahl, mit meist nur mikroskopisch erkennbaren Drüsenschuppen, melissenähnlich duftend. Stengel aufsteigend bis aufrecht, 25 bis 60 cm hoch und 1 bis 3 mm dick, meist mehr oder weniger ästig, höchstens am Grund etwas verholzend, mit 3 bis 6 cm langen Internodien. — Laubblätter mit $1/2$ bis 1 cm langem Stiel und eiförmiger bis breit elliptischer, 1,5 bis 4 cm langer und 1 bis 3 cm breiter, meist beiderseits locker behaarter Spreite, die oberen rasch kleiner werdend. — Blüten 1 bis 1,5 cm lang, kurz bis ziemlich lang gestielt, in lockeren, meist deutlich gestielten, fünf- bis zwanzigblütigen, etwas einseitswendigen Cymen mit pfriemlichen bis lanzettlichen, meist nicht bis zu den Kelchen reichenden Vorblättern. Kelch röhrig, meist 5 bis 8 mm lang, mit 11 oder 13 stark vortretenden Nerven, meist innen und außen behaart, deutlich zweilippig. Krone lila, mit gerader, allmählich erweiterter, den Kelch überragender Röhre, kurzer, gerader, zweilappiger Oberlippe und etwas längerer, dreilappiger, am Schlund behaarter Unterlippe mit rundlichem, oft etwas gezähneltem Mittellappen. Staubbeutel unter der Oberlippe liegend, mit wenig spreizenden, rundlichen Pollensäcken. Hinterer Narbenast deutlich kürzer als der vordere. — Nüßchen birnenförmig, etwa $1^1/_4$ mm lang, hellbraun, glatt.

Inhaltsstoffe. Äth. Öl mit Pulegon, Menthon und Isomenthon. Im Kraut 0,15% Kaffeesäure und ihre Depside.

Anwendung. Liefert Herba Calaminthae und äth. Öl.

Satureja thymbra L. (Micromeria thymbra KOST, Thymus tragoriganum L., Th. graveolens SIBTH., Th. thymbra L.).

Heimisch im östlichen Mittelmeergebiet (Sardinien und Spanien).

Stark verzweigter Halbstrauch.

Inhaltsstoffe. Äth. Öl mit α-Pinen, Cymol, Dipenten und Bornylacetat.

Anwendung. Das Kraut, Herba Thymbrae graecae, als Gewürz, Stimulans und Desinfiziens.

Satureja cuneifolia TEN. mit der Varietät S. spicata VIS.

Heimisch in Dalmatien (Umgebung von Triest).

Inhaltsstoffe. Thymianähnlich riechendes äth. Öl mit Carvacrol und Thymol.

Anwendung. Ähnlich wie S. hortensis und als Spasmolyticum.

Satureja eugenioides (GRISEB.) LOES.

Heimisch in Argentinien.

Anwendung. In Argentinien als Stimulans und Aphrodisiacum.

Satureja gilliesii (GRAH.) BRIQ. (Gardoquia gilliesii GRAH.). Oreganillo.

Heimisch in Chile.

Kleiner Strauch mit leicht gefärbten Zweigen, die bei den jungen Pflanzen mit Flaum bedeckt sind. Die Zweige gänzlich bedeckt mit kleinen, linearen, länglichen und stumpfen Blättern, deren Ränder etwas gekrümmt, ledern und glatt sind. An der Basis der Blätter sitzen Büschel von 4 bis 6 Blüten.

Anwendung. Als Stimulans und als Ersatz von Origanum.

Bemerkung. Das äth. Öl von Satureja taurica besitzt eine starke antibiotische Wirksamkeit gegen Staphylococcus aureus, Mycobakterium tuberculosis, Candida albicans und Escherichia coli. Ähnlich das äth. Öl von Satureja spicigera (C. KOCH) BOISS.

Sauerstoff

Sauerstoff

S. VI A, 367 u. Oxygenium

Saururus

Saururus cernuus L. Saururaceae. Eidechsenschwanz.

Heimisch in den Sümpfen von Nordamerika.

Inhaltsstoffe. Palmitinsäure, Methylpalmitat, Globulol, Eugenol, D-Bisabolen, α-Curcumen, Humulen, Caryophyllen, Bornylacetat, Borneol, Linalool, p-Cymen, (+)-Limonen, β- und α-Pinen, 1-Docosanol, D-Farnesen [CHAUBAL et al.: Amer. Pharm. Assoc. (Chicago) 53 (1974)].

Anwendung. Die Wurzel, auch als „schwarze Sarsaparilla" bezeichnet, bei Pleuritis und in der Homöopathie.

Saururus cernuus HAB 34.

Frische Wurzel.

Arzneiform. Essenz nach § 3.

Arzneigehalt. 1/3.

Saururus lucidus DON. (nach DRAGENDORFF vielleicht nur eine var. der vorigen Art).

Heimisch in Südamerika.

Anwendung. Die Wurzel als scharfes Aromaticum, äußerlich bei Geschwülsten.

Saussurea

Saussurea lappa (Decne.) C. B. Clarke [Aplotaxis (Haplotaxis) lappa (Decne.) Dc., A. auriculata (Wall.) Dc., Aucklandia costus Falc.]. Asteraceae — Asteroideae — Cardueae. Heimisch in Indien (v. a. Kaschmir). Pakistan und China; an feuchten, schattigen Stellen, bes. unter Birken und Zwergweiden, in der Höhe von 2500 bis 4000 m.

Hohes, perennierendes Kraut mit unverzweigtem, aufrechtem, 1,2 bis 2 m hohem Stengel. Blätter hautartig und unregelmäßig gezähnt; Basalblätter sehr groß, 0,6 bis 1,2 m lang, dreieckig, mit einem langen, lappig-gefiederten Stiel. Stengelblätter kleiner, gestielt oder ungestielt, mit 2 den halben Stengel umfassenden Lappen an der Basis. Blütenkopf ungestielt, fest, rund und 2,5 bis 3,8 cm im Durchmesser; 2 bis 5 bilden achselständige oder endständige Gruppen. Deckblätter umgeben in großer Zahl die Blütenköpfe; sie sind länglich eiförmig, fest, länglich-zugespitzt, zurückgebogen und unbehaart. Blütenkronen 2 cm lang, röhrenförmig, dunkel blau-purpurartig oder fast schwarz. Staubblätter frei; Pappushaare 1,7 cm lang, braun, federförmig. Frucht eine Achäne, bis zu 8 mm lang, zusammengedrückt, gewölbt, mit einer schmalen Spitze und einer Rippe auf jeder Seite.

Radix Saussureae. Radix Costus. Indische Costuswurzel. Cost(us). Kut. Pa(t)chak. Kur. Kushtha. Kashmira.

Saussurea Ind. P.C. 53, Ind. P. 66.

Die Wurzeln werden gegraben, in 6 bis 10 cm lange Stücke geschnitten und nach bestimmten, kunstvollen Methoden in den Wäldern getrocknet.

Wurzelstücke matt rostrot oder schwarzbraun, dick, leicht, kräftig, gerade, 2,5 bis 7,5 cm lang und 2,5 bis 3,7 cm breit, mit kurzen, warzenähnlichen Protuberanzen. Eine gut geschnittene Fläche zeigt drei Regionen: Der äußere, dünne, ringförmige Teil enthält Perizykel und Epiblem; der mittlere Holzkörper, von hellerer Farbe, zeigt feine, radiale Streifen; im Inneren liegt der Zentralzylinder. Bruch kurz und hornartig.

Geruch aromatisch, stark und süß; Geschmack etwas bitter.

Mikroskopisches Bild. Radiale Reihen von Holzstrahlen, 1 bis 3 Zellreihen stark, vom Perizykel nach innen bis in den Zentralzylinder. Radiale Strahlenbündel sind durch Grundgewebe voneinander getrennt, das aus kleinen runden und dünnwandigen Zellen besteht. Innerhalb dieses Gewebes zahlreiche lysigene Hohlräume. Hohlräume und Zellen des Grundgewebes, der Rhizodermis und des Phloems enthalten gelbliche und orangerote Harze und Öltropfen. Dünne Kambiumzonen verlaufen zu beiden Seiten der Holzstrahlen. Im Epiblem sind einige kleine Hohlräume. Im Tangentialschnitt haben die Holzgefäße spiral- und netzartige Verdickungen, die Grundgewebszellen rechteckige. Stärke ist nicht vorhanden.

Pulverdroge. Dunkelbraun oder rostfarben. Unregelmäßige Bruchstücke von dünnwandigen Parenchymzellen mit gelben, braunen oder orangeroten Ölkügelchen und Harz, daneben Bruchstücke von Holzgefäßen mit Spiral- und Netzverdickungen.

Dehydrocostuslacton

Saussurealacton

Costunolid

Dihydrocostunolid

Verfälschungen. Laut Ind. P.C. 53 mit den Wurzeln von Salvia lanata ROXB. oder Ligularia (Lamiaceae) und einigen minderen Sorten von Aconitum-Wurzeln, was aber leicht mikroskopisch festzustellen ist.

Inhaltsstoffe. 4 bis 7% äth. Öl mit Myrcen, p-Cymen, Linalool, β-Elemen, Caryophyllen und dessen Monooxid, Humulen, Cedren, D-α-Jonon $C_{13}H_{20}O$, Kp.$_{1,9}$ 86 bis 87°, D-β-Jonon, Kp.$_{10}$ 127 bis 129°, cis-Dihydrojonon $C_{13}H_{22}O$, Naphthalin, Cedrol, Costol, Aplotaxen (n-Heptadeca-1,8,11,14-tetraen) und einer Mischung von Lactonen (Costuslacton, Dehydrocostuslacton $C_{15}H_8O_2$, Fp. 60,5°, Dihydrocostuslacton, Saussurealacton, Costunolid $C_{15}H_{20}O_2$, Fp. 106 bis 107°, Dihydrocostunelid in Spuren), von denen laut PAUL et al. [Perfumery Essent. Oil Record *51*, 115 (1960)] nur Dehydrocostuslacton und Costunolid genuine Verbindungen sind, während die übrigen (50%) temperaturbedingte Umwandlungsprodukte darstellen.

KULKARNI et al. [Chem. Abstr. *55*, 15535 (1961)] isolierten das Lacton 12-Methoxydihydrocostunolid. Ferner ein Diterpenalkohol $C_{20}H_{34}O$, β-Sitosterin, Friedelin, Stigmasterin, Ölsäure und das Alkaloid Saussurin, das angeblich ein bei der Isolierung entstandenes Artefakt ist. JAIN und BANKS [Canad. J. Chem. *46*, 2325 (1968)] fanden 22-Dihydrostigmasterin. Nach älteren Angaben enthält das äth. Öl der Costuswurzel noch Camphen, α-Phellandren, einen Alkohol $C_{10}H_{18}O$, x- und β-Costen und Costussäure. Daneben wurden Inulin, 18% fettes Öl, Tannin, Bitterstoff, 6% Harz, Kaliumnitrat und Zucker nachgewiesen. NAMBOODIRIPAD et al. [Curr. Sci. *37*, 550 (1968)] isolierten aus den Blättern Taraxasterin $C_{30}H_{50}O$, Fp. 222°.

Prüfung. Mindestgeh. an äth. Öl 1,6% Ind. P.C. 53. — Fremde org. Beimengungen max. 2% Ind. P.C. 53, Ind. P. 66.

Wirkung. Die Wurzel besitzt antiseptische und desinfizierende Wrkg., sie setzt den Tonus der willkürlichen Muskulatur herab, ist ein Kreislaufstimulans (blutdrucksteigernd), ein Aromaticum und Carminativum, wirkt expektorierend und diuretisch. Das Alkaloid Saussurin hemmt vagale Zentren in der Medulla oblongata und lähmt die glatte Muskulatur des Bronchial- und Gastrointestinaltrakts. Sie bewirkt eine kleine, aber andauernde Steigerung des Blutdrucks und vergrößert Kontraktionskraft und Amplitude der Herzventrikelmuskulatur. Bronchialasthma, bes. das des vagotonischen Typs, kann bemerkenswert unter Kontrolle gehalten, nicht aber geheilt werden. Auch bei permanentem Schluckauf kann die Droge sehr nützlich sein.

Anwendung. In Indien und Ostasien als Diureticum, Emmenagogum, Anthelminticum und Aphrodisiacum verwendet; ferner in Indien gegen (Abdominal-) Tumoren, in der Volksmedizin Chinas gegen Krebs. In Indien als Schutz gegen Mottenfraß und zur Reinigung von Wasserquellen, in China zu Räucherzwecken. In der Parfümerieindustrie als Fixateur.

Saussurea pulchella FISCH. (Heterotrichum pulchellum FISCH., Serratula pulchella SIMS, Theodorea pulchella CASS.).

Heimisch ursprünglich in Sibirien.

Pflanze mit dunkelvioletten, doldentraubigen Köpfen.

Inhaltsstoffe. AGAFONOWA et al. [Chem. Abstr. *65*, 3681 (1966)] fanden in Stengeln und Blättern das Sesquiterpenlacton Saurin $C_{15}H_{18}O_5 \cdot \frac{1}{2}H_2O$, Fp. 87 bis 88°, das nach KUSHNIR et al. [Khim.-Farm. Zh. *2*, 21 (1968)] Struktur 1a oder 1b besitzt.

$$\left[\begin{array}{ll} Ia & R_1 = COC(:CH_2)CH_2OH, \quad R_2 = H \\ Ib & R_1 = H, \quad R_2 = COC(:CH_2)CH_2OH \end{array} \right]$$

Anwendung. In der Volksmedizin als fiebersenkendes, blutstillendes und antirheumatisches Mittel. Saurin zeigt in vitro antimikrobielle Wrkg.

Saussurea arenaria MAX.

Nördliche Hemisphäre.

Anwendung. Die Wurzel wird als Ersatz für Ginseng empfohlen. S. bei Panax Ginseng.

Saussurea amara Dc. (Serratula amara L., Theodorea amara Cass.).
Heimisch in Europa und Sibirien.

Anwendung. Früher als Antisyphiliticum.

Sawdust

Sawdust, purified NF XIV. Sägemehl, gereinigtes. Holzmehl, gereinigtes.

Bemerkung. Die Substanz ist in der NF XIV als Rg. enthalten.

Darstellung. Sägemehl wird in einem Perkolator zuerst mit Natriumhydroxyd-Lsg. (1 in 100) und dann mit verd. Salzsäure (1 in 100) extrahiert, bis das saure Perkolat mit Queck-silber-Kaliumjodid-Lsg. oder mit Jod-Lsg. keinen positiven Nachweis auf Alkaloide gibt. Dann wäscht man mit W. so lange, bis die Substanz frei von Säure und löslichen Salzen ist und trocknet (NF XIV).

Prüfung. Alkaloide: 5 g Substanz werden in einem Erlenmeyerkolben mit 50 ml einer Mischung aus 2 Vol.-T. Ae. und 1 Vol.-T. Chlf. und 10 ml Ammoniak 2 Std. lang geschüttelt. 20 ml der klaren Ae.-Chlf.-Lsg. werden abdekantiert und zur Trockne eingedampft. Der Rückstand wird in 2 ml verd. Salzsäure (1 in 12) gelöst und in 2 Portionen geteilt. 1 Teil wird mit Quecksilber-Kaliumjodid-Lsg. versetzt, der andere Teil mit Jod-Lsg. Dabei darf bei beiden keine Trbg. entstehen (NF XIV).

Anwendung. Als Reagens.

Saxifraga

Saxifraga granulata L. Saxifragaceae — Saxifragoideae — Saxifrageae. Körniger Stein-brech. Knöllchen-Steinbrech. Hundsrebe. Heilkraut. Meadow Saxifrage. Casse-pierre. Rompe-pierre. Herbe à la gravelle.

Heimisch in Europa auf mäßig feuchten und trockenen, sonnigen Wiesen, auf Hügeln, an Waldrändern und Mauern.

Ausdauernd. Stengel aufrecht, einfach oder gelegentlich ästig, 20 bis 50 cm hoch, wie die Laubblätter klebrig-drüsig behaart. — Grundblätter rosettig gedrängt, nierenförmig, tief gekerbt, die Spreite 7 bis 25 mm lang und 12 bis 40 mm breit, der Stiel eineinhalb- bis fünfmal so lang wie die Spreite, in den Achseln mit zahlreichen rundlichen Brutzwiebeln; diese bestehen aus fleischigen Niederblättern, die von häutigen Niederblättern eingehüllt werden. Stengel-blätter wenige (2 bis 6), keilförmig, in den Grund verschmälert, nach oben in die Tragblätter übergehend, ohne Brutzwiebeln. — Blütenstand eine meist lockere Trugdolde. Blütenstiele meist kürzer als die Blüte. Kelchzipfel 5, länglich-eiförmig, aufrecht, 3 bis 5 mm lang. Kron-blätter 5, länglich verkehrt-eiförmig, 10 bis 17 mm lang, weiß. Staubblätter halb so lang wie die Kronblätter. Fruchtknoten fast ganz in die breit verkehrt-eiförmige Blütenröhre ein-gesenkt. Kapsel fast kugelig, bis 7 mm lang, mit aufrechten Stylodien und Kelchzipfeln. — Samen länglich-eiförmig, 0,4 bis 0,5 mm lang, fein warzig, schwarzbraun.

Herba Saxifragae (granulatae). Körniger Steinbrech.

Inhaltsstoffe. Gerbstoffe und — nach Hoppe — Bitterstoffe. Nach Kull [Phytochemistry 7, 783 (1968)] in den Samen 0,20% Sedoheptulose, Glucose, Fructose, Saccharose und Raffinose. Auch die Blätter enthalten Sedoheptulose. Jay und Lebreton [Bull. Soc. bot. France, S. 125 (1965)] fanden in den Blättern Leukodelphinidin, Leukocyanidin und deren Methylderivate, Myricetin, Quercetin, Kämpferol in Spuren und Ellagsäure.

Anwendung. In der Homöopathie. Die Droge wurde im Mittelalter gegen Steinleiden, als leber-, nieren- und blasenreinigendes Mittel gebraucht. In der heutigen Volksmedizin wird die Droge ganz ähnlich wie damals bei Grieß- und Steinleiden der Niere und der Blase verwendet, doch ist die Wrkg. sehr unsicher.

Dosierung. 3 Teelöffel (= 3,5 g) in Form eines heißen Aufgusses.

Saxifraga HAB 34.

Frische, blühende Pflanze.

Arzneiform. Essenz nach § 1.

Arzneigehalt. 1/2.

Saxifraga ligulata BELL.

Heimisch in Südeuropa (Südwestalpen, Apennin, Sizilien, Sardinien und Katalonien), Asien und im Himalaya.

Inhaltsstoffe. Tannin und Gallussäure. JAIN und GUPTA [J. Indian chem. Soc. *39*, 559 (1962)] isolierten aus den Wurzeln Bergenin $C_{14}H_{18}O_{10}$ (I, II) (Bergenit, Corylopsin), Fp. 237 bis 238°, ferner das Catechin (+)-Afzelechin $C_{15}H_{14}O_5$.

JAY und LEBRETON (l. c.) fanden in den Blättern Leukodelphinidin, Leukocyanidin und deren Methylderivate in Spuren, Quercetin und Kämpferol.

Anwendung. Wurzel äußerlich bei Furunkeln und Augenentzündungen.

Saxifraga bronchialis L.

Heimisch in Sibirien und Nordamerika.

Inhaltsstoffe. JAY und LEBRETON (l. c.) fanden in den Blättern der Varietät S. bronchialis var. cherlerioides Leukodelphinidin, Spuren von Leukocyanidin und Ellagsäure.

Anwendung. Bei Hals- und Rippenfellentzündung.

Saxifraga stolonifera MEERB.

Heimisch in Japan.

Inhaltsstoffe. Äth. Öl mit α-Pinen, Camphen, 1,4-Cineol, Limonen, Linalool, Borneol, Citronellol, Dodecanal, Geraniol, Bornyl-, Linalyl-, α-Terpinyl-, Geranylacetat, β-Elemen, α-Cedren, Calamenen, Capryl-, Caprin-, Laurin-, Myristin-, Pentadecan-, Palmitin-, Stearin-, Olein- und Linolsäure, Phenol, o-, p- und m-Kresol und C_{17-32} n- und iso-Alkane. Ferner in den Blättern Saxifragin (Quercetin-5-β-D-glucosid) $C_{21}H_{20}O_{12} \cdot H_2O$, Fp. 264°, und Quercitrin [MORITA et al.: Chem. Pharm. Bull. 7, 1487 (1974)].

Anwendung. In der japanischen Volksmedizin äußerlich bei Brandwunden, Erfrierungen, innerlich bei Keuchhusten.

Scabiosa

Scabiosa columbaria L. (Asterocephalus columbaria WALLR.). Dipsacaceae — Dipsaceae.

Gemeines Krätzkraut. Berg-Grindkraut. Tauben-Skabiose. Scabious. Scabieuse. Bonnet bleu. Scabiosa rustia.

Heimisch in ganz Europa (außer den arktischen Gebieten und Irland, in Österreich selten, nördlich bis Südskandinavien); Nordwestafrika; Pontus, Kaukasus und Transkaukasien. Nahestehende Formen in Afrika (vom Nilgebiet durch Abessinien bis zum Kapland; in Abessinien bis 3 600 m, am Kilimandscharo bis 4 800 m. Häufig auf trockenen Wiesen, Grasplätzen, an buschigen, sonnigen Stellen, Waldrändern, Bahndämmen, felsigen Abhängen, auf trockenen Flachmooren; von der Ebene bis in die Voralpen (in Bayern bis 1 500 m, im Engadin bis 1 600 m) ziemlich verbreitet. In der nordwestdeutschen Ebene selten, in Ostfriesland und in den höheren Alpentälern ganz fehlend.

Zwei- bis mehrjährig, (10) 20 bis 80 cm hoch. Wurzel spindelförmig, einen blühenden Stengel und daneben oft sitzende Blattrosetten treibend. Stengel aufrecht, mehr oder weniger kraus-weichhaarig bis fast kahl, unter oder über der Mitte in ein- oder wenigköpfige Äste geteilt, selten einfach. Blätter mehr oder weniger kraushaarig bis fast kahl; die untersten leierförmig-fiederlappig mit großem, eiförmigem, ringsum gekerbtem Endabschnitt, die folgenden allmählich tiefer geteilt, einfach bis dreifach fiederspaltig oder -teilig. Köpfchenstiele weich angedrückt krausflaumig. Köpfchen 1,5 bis 3,5 cm breit, 70 bis 80 Blüten enthaltend. Hüllblätter lanzettlich bis lineallanzettlich, flaumig, kürzer oder so lang wie die Blüten. Blüten anfangs rötlich, später bläulichlila, sehr selten weiß; die randständigen größer *und strahlend.* Früchte 3 mm lang, tief achtfurchig, behaart. Saum des Außenkelches 1,5 mm breit. Kelchborsten zwei- bis viermal so lang oder fehlend, nicht gekielt.

Herba Scabiosae minoris. Herba Scabiosae columbariae oder montanae. Bergskabiosenkraut.

Inhaltsstoffe. In den Blättern Scabiosin (Scabiosid), das nach Lys mit dem von ihm gefundenen Cephalarosid identisch sein soll.

Anwendung. Blatt, Blüte und Wurzel gegen Scabies, Flechten und Hautkrankheiten; innerlich bei Phthisis. Die Wurzel wird bei Koliken, gegen Sterilität und Geschlechtskrankheiten sowie gegen Augenentzündungen verwendet. Nach Hartwell [Lloydia *32*, 71 (1969)] bei Kondylomen und eiternden Karzinomen. Die Blüte färbt blau.

Scarlet Red

Scarlet Red.

S. II, 7 u. Bistolazonaphtholum rubrum.

Schädlingsbekämpfungsmittel

Schädlingsbekämpfungsmittel

S. II, 420.

Scharlach

Scharlach Biebrich.

S. Bistolazonaphtholum rubrum, II, 7.

Scharlach S 3 R. Scharlach LR. Ponceau 3 R. Ponceau 4 R.

$C_{19}H_{16}N_2Na_2O_7S_2$ M.G. 494,47

Pseudocumol-⟨5 azo 1⟩-[naphthol-(2)-disulfonsäure-(3,6)], Dinatriumsalz.

Eigenschaften. Dunkelrotes Pulver, lösl. in W. mit kirschroter Farbe, schwer lösl. in A.

Anwendung. Zum Färben von Wolle in saurem Bade sowie von Buntpapieren und Tapeten. Die Substanz färbt auch amidierte Baumwolle, zur Färbung von Nahrungsmitteln nur unter Beachtung der gesetzlichen Vorschriften der einzelnen Länder zugelassen.

Scheelea

Scheelea martiana Burret (Attalea excelsa Mart.). Arecaceae — Cocosoideae — Attaleeae.

Heimisch im Äquatorialbrasilien.

Die Arecaceae (Palmen), die eigentlichen Holzpflanzen unter den Monokotyledonen, sind meist große, unverzweigte, langlebige Bäume, die jedoch zuweilen nach der ersten Blüten- und Fruchttracht absterben (bei endständigem Blütenstand). Die Blätter stehen schopfig gehäuft am Ende der Stämme, sind groß, steif und lederig und meist fiederförmig oder hand- förmig (fächerförmig) geteilt (nachträglich gespalten). Die Blüten stehen in großen, meist achselständigen, in der Jugend von einer Scheide (Spatha) umhüllten Blütenständen; sie sind zwittrig oder meist durch Reduktion eingeschlechtig und in den meisten Fällen regelmäßig gebaut. Die Früchte sind Beeren, Steinfrüchte oder Nüsse. Sie enthalten Samen mit gut ent- wickeltem Endosperm und kleinem Embryo.

Inhaltsstoffe. Die Kerne enthalten etwa 75% weiches, weißes Fett, dem Kokosfett ähnlich, die Kernrinde etwa 53 bis 56%. Das Fett (Urikurinußöl, Urikurifett, Ouricoury Kernel Oil) enthält etwa 57% flüssige und etwa 43% feste Glyceride mit Capron-, Capryl-, Caprin-, 45,8% Laurin-, Myristin-, Palmitin-, Öl- und wenig Stearin- und Linolsäure. Bei der trockenen Destillation der Holzteile der Früchte erhielt man Pyrogallol-1,3-dimethyläther, Fp. 55 bis 56°, und 5-Methylpyrogallol-1,3-dimethyläther, Fp. 40,5°, Kp. 265°.

Anwendung. Das Fett, das in Europa meist zusammen mit Palmkernen oder Kopra ver- arbeitet wird, ist ein gutes Speisefett.
Uricuriwachs (Ouricuriwachs, Ouricouri wax), das auf der Unterseite der Blätter aus- geschiedene Wachs.

Inhaltsstoffe. Raffiniertes Wachs enthält etwa 59% Myristin-Cerotin-Ester, etwa 10,4% freie Wachssäure, etwa 11,6% verseifbares Harz, etwa 17% Kohlenwasserstoffe, etwa 2% mineralische Bestandteile. Fp.: raffiniertes Wachs 79 bis 80°, rohes Wachs 82 bis 83°.

Anwendung. Für Bohnermassen, Hochglanz-Schuhputzmittel, Farbbandmassen, Kohle- papier usw. Als Ersatz für Carnaubawachs und Candelillawachs bes. in den USA gebraucht. Das Kernfett der Palme Syagrus coronata BECC. wird ebenfalls als Urikurifett bezeichnet.

Scheelea butyracea.

Heimisch auf den Antillen (auf San Domingo kultiviert) und in Brasilien.

Anwendung. Das Fruchtfett (Cuescofett) ist ein gutes Speisefett, wird aber leicht ranzig.

Scheeles Grün

Scheeles Grün.

S. Cuprum arsenicosum, III, 228.

Scheelit

Scheelit. Calciumwolframat. Calcium wolframicum. Orthowolframsaures Calcium. Calcium tungstate (VI).

CaWO$_4$ M.G. 288,0

Vorkommen und Herstellung. Die Substanz kommt in der Natur als Mineral vor. Sie läßt sich herstellen durch Erhitzen von stöchiometrischen Mengen von Calciumoxid oder Calcium- carbonat mit Wolframsäure.

Eigenschaften. Weiße, feine, schwere Kristalle, praktisch unlösl. in W. und verd. Säuren. Die Substanz zers. sich in konz. Mineralsäuren. d = 6,06.

Anwendung. Zur Herst. von Leuchtfarben, Röntgenverstärkerfolien und Röntgenschirmen und zur Gewinnung von Wolfram, sehr kleine Kristalle werden außerdem verwendet zur Injektion in maligne Tumore.

Schieferöle

Schieferöle und Derivate.

Schieferöle. Durch Schwelen von bitumenreichen Schiefern lassen sich Öle gewinnen, die pharmazeutische und auch technische Verwendung finden. Ölschiefer sind weltweit verbreitet. Sie wurden in verschiedenen geologischen Zeitaltern gebildet. Schwefelreiche Qualitäten, denen bes. therapeutische Bedeutung zukommt, finden sich in Tirol, der Schweiz, Oberitalien, Süddeutschland und Südfrankreich. Andere Vorkommen liegen z.B. in Estland, der Mandschurei und Südamerika. Der org. Anteil dieser bituminösen Gesteine stammt aus Meeres- oder Süßwassersedimenten tierischen und pflanzlichen Ursprungs. Die schwefelarmen Ölschiefer wurden und werden häufig zur Gewinnung von Energie oder technischer Destillate herangezogen (Schottland, USA, Südafrika).

Über Ölschiefer und ähnliches Gestein (Gagat) wurde bereits im Altertum von PLINIUS, DIOSKURIDES und GALENIUS berichtet. MESUE (10. Jahrhundert) beschreibt die Gewinnung eines Schwelproduktes für med. Zwecke. Spätestens im 16. Jahrhundert (MATTHIOLI, 1536) findet man urkundliche Hinweise auf das „Dirschenöl", welches durch Schwelen des Tiroler Schiefers gewonnen wurde (SEDLACEK, S.: Bl. f. Gesch. d. Technik *1*, 73 (Wien, 1932); v. FALSER, H.: Dtsch. Apoth. Ztg. *101*, 1211 (1961)].

Herstellung. Aus hochschwefelhaltigen Schiefern gewinnt man ein rohes Öl mit einem Schwefelgeh. von 10 bis 15% durch Schwelen des Gesteins bei Temp. von unterhalb 500°. Es enthält einen beträchtlichen Anteil schwefelhaltiger Verbindungen neben anderen schwefelfreien Aromaten und Aliphaten.

Frühere Untersuchungen bewiesen die Anwesenheit verschiedener Thiophenkörper [SCHEIBLER, H.: Ber. dtsch. chem. Ges. *48*, 1815 (1915)]. Im Laufe neuerer Forschungen konnten eine Vielzahl von Thionaphthenabkömmlingen, ferner Thioäther und schwefelfreie Verbindungen identifiziert werden. [PAILER, M., u. a.: Mh. Chem. *98*, 1477 (1967)]. Außerdem finden sich im Rohöl noch geringe Mengen von z. T. schwefelhaltigen Stickstoffbasen und phenolischer Verbindungen.

Raffiniertes Schieferöl (Ichthyol-Gesellschaft Cordes, Hermanni & Co., Hamburg): Unsulfuriertes und gereinigtes Schieferöl mit hohem Schwefelgeh. (ca. 11%). Als Substanz nicht im Handel, sondern nur Bestandteil von Präparaten.

Thiosept-Öl (Odolwerke, Wien): Ebenfalls als Substanz nicht im Handel.

Anwendung. In Badezusätzen, Emulsionen und Salben bei Hautkrankheiten und Durchblutungsstörungen der Haut. In Vaginalglobuli bei Frauenkrankheiten.

Schieferölsulfonate

Durch Sulfurierung von Schieferschwelöl werden Sulfosäuren erhalten, die neutralisiert, vorwiegend therapeutische Verwendung finden.

An dieser Stelle sei vermerkt, daß man in der älteren Literatur häufig die Schieferölsulfonate bzw. Ichthyol den Teeren zugeordnet findet. Diese Einteilung ist aus verschiedenen Gründen unrichtig und irreführend. Die Stoffe unterscheiden sich in physikalischer und chemischer Hinsicht beträchtlich und grundsätzlich. Die Schieferölsulfonate sind Salze von Sulfosäuren, also stark polare Verbindungen, wasserlösl., oberflächenaktiv und lösungsvermittelnd. Die Pharmakopoequalitäten enthalten einen hohen Anteil von sulfurierten Thioaromaten und sind frei von Stickstoffbasen. Das umzusetzende Schieferöl wird bei relativ niedrigen Temp. gewonnen, wird vor der Sulfonierung auch noch einer Destillation unterzogen und erhält einen charakteristischen niedermolekularen Anteil von Schwefelverbindungen, so daß insgesamt ein hoher Schwefelgeh. vorliegt.

Dagegen handelt es sich bei den üblichen Teeren um praktisch unpolare, nicht wasserlösl. Produkte. Sie sind relativ schwefelarm, reich an Phenolkörpern und Stickstoffverbindungen. Zu ihnen zählen die Hochtemperaturteere, u. a. Steinkohlen- und Holzteer. Sie haben eine andere Zusammensetzung und andere Siedekurven als Schieferöle, sowohl aus verfahrenstechnischen Gründen als auch wegen der verschiedenartigen festen Rohstoffe. Im Gegensatz zu den Schieferölsulfonaten sind die Teere keine Salze von irgendwelchen Säuren und ihnen fehlen die oberflächenaktiven Eigenschaften.

Herstellung. Ein dem DAB 7 — BRD entsprechendes Sulfonat, das Ichthyol (Ichthyol-Gesellschaft), wird aus schwefelreichem Schieferöl hergestellt. Das rohe Öl unterwirft man — wie oben bereits beschrieben — einer Destillation, sulfuriert mit Schwefelsäure und neutralisiert anschließend mit Ammoniak (SCHRÖTER, R.: 1882, DRP 35216). Nicht sulfurierbare Teile des eingesetzten Öles, sogen. Sulfone werden bei der Aufarbeitung des Sulfonates zum größten Teil abgetrennt. Nur ein kleiner Anteil dieses Öles verbleibt auf Grund der lösungsvermittelnden Eigenschaft des Schieferölsulfonates in dem Pharmakopoepräparat.

Eigenschaften und Erkennung. Viskose, braunschwarze, neutrale Fl. von charakteristischem, durchdringendem Geruch. Das Präparat ist lösl. in W. (z. T. kolloidal), Glycerin, Dimethylsulfoxid, teilweise lösl. in A., Ae., Dimethylformamid, mischbar mit Fetten und Vaseline, bei Zugabe von Säuren treten Nd. auf. Erwärmen in Alkali führt zur Freisetzung von Ammoniak. Beim Glühen des Eindampfrückstandes dieses Versuches bildet sich aus den Thioaromaten (Sulfidschwefel) Alkalisulfid, das nach Säurezusatz Schwefelwasserstoff entwickelt.

Dem Sulfidschwefel, in Form des aromatisch gebundenen Schwefels, werden bes. wertvolle therapeutische Eigenschaften zugeschrieben, während die den Sulfonatschwefel enthaltende Sulfogruppe primär für die Wasserlöslichkeit des Produktes verantwortlich ist. Die beschränkte Löslichkeit in A. und Ae. beruht auch darauf, daß von der Fabrikation her mehr oder weniger Ammoniumsulfat anwesend ist.

Bestimmung. 1. Trockenrückstand: Die bei der Herst. anfallenden wss. Sulfonat-Lsg. werden aus Gründen der praktischen Anwendung zu Präparaten mit einem Trockenrückstand von etwa 53% eingeengt. Den Trockenrückstand errechnet man durch Best. des Gew.-Verlustes bei etwas über 100°, wozu noch mit W. oder Sand zwecks besserer Verteilung, d. h. Oberflächenvergrößerung und damit Erleichterung der Verdunstung vermischt werden kann. — 2. Asche: Die Bestimmung des Glührückstandes erfolgt mit oder ohne Zusatz von Schwefelsäure. — 3. Gesamtammoniak: Man kann den Ammoniak nach dem Prinzip des Kjeldahl-Aufschlusses direkt erfassen bzw. mittels nicht flüchtiger Basen abdestillieren oder nach der Formolmethode in der nach Natriumchloridzugabe geklärten Untersuchungs-Lsg. unter Zusatz von Formaldehyd mit Alkali titrieren, wobei sich Hexamethylentetramin bildet. — 4. Gesamtschwefel: Durch verschiedene Arten von Oxidationsschmelzen wird der org. gebundene Schwefel in Sulfat überführt, das mit Bariumchlorid gravimetrisch bestimmt wird. Die Verbrennung in der Sauerstoffatmosphäre nach SCHÖNIGER gestattet schließlich die Titrimetrie des Sulfates bzw. Schwefels. — 5. Sulfatschwefel: Durch Zugabe von Casein- oder Eiweiß-Lsg. oder Schwermetallchloriden werden aus der verd. Untersuchungs-Lsg. kolloidale und sonstige störende Stoffe ausgeflockt. Aus dem Filtrat wird durch Hinzufügen von Bariumchlorid-Lsg. das Sulfat direkt gefällt. — 6. Sulfonat- und Sulfidschwefel: Den für die Qualität des Präparates interessierenden Geh. an Sulfidschwefel ermittelt man aus dem Gesamt-Schwefel abzüglich der Summe von Sulfat- und Sulfonatschwefel. Letzterer ist aus der ihm äquivalenten Menge Ammoniak (Sulfonatammoniak) zu errechnen.

Wirkung. Die Wrkg. von Ichthyol sind vielgestaltig. Unter den chemisch-physikalischen Eigenschaften sind von Bedeutung eine Herabsetzung der Oberflächenspannung sowie eine Lösungsvermittlung. Beides führt zu einer Verstärkung der Wrkg. zahlreicher in Kombination mit Ichthyol angewandter Stoffe. Von den med. bedeutsamen Eigenschaften seien erwähnt: eine antibakterielle Wrkg. (speziell gegen die üblichen Eitererreger), eine Steigerung der Durchblutung und der Phagozytose, eine Hemmung von Entzündungserscheinungen sowie der Talgdrüsensekretion.

Aus diesem Wirkungsspektrum ergeben sich zahlreiche Anwendungsgebiete: In der Dermatologie (Entzündungen, Infektionen, Ekzeme, Akne und Seborrhoe), in der Gynäkologie (Adnexitis, Parametritis, Kolpitis, Pelvipathie), in der Urologie (Prostatitis, Urethritis, vegetatives Urogenitalsyndrom) sowie bei verschiedenen rheumatisch und degenerativ bedingten Erkrankungen des Bewegungsapparates.

Anwendung. In Substanz u. in Lsg., Emulsionen, Suspensionen (Schüttelmixturen), Salben, Cremes, Pasten, Pudern, Seifen, Badezusätzen, Haar- und Hautwaschmitteln sowie Aerosolen bei Hautkrankheiten, in Vaginalkugeln, -Zäpfchen, -Tabletten, -Lsg., -Emulsionen u. Rektalzäpfchen bei Frauenkrankheiten. Äußerlich in Salben, Cremes, Gelen und Badezusätzen, in Suppositorien bei Schmerzen, Verletzungen und Entzündungserscheinungen des Enddarms

Unverträglichkeiten. Alkalien führen zur Freisetzung von Ammoniak. Säuren, hohe Elektrolytkonzentrationen und kationenaktive Substanzen können Fllg. verursachen. Die oberflächenaktiven Eigenschaften und der Salzcharakter der Substanz können gelegentlich die Stabilität von Emulsionen und Suspensionen störend beeinflussen.

Ammoniumbituminosulfonat DAB 7 — BRD. Ammonium sulfobituminosum 2. AB — DDR, Helv. VI, ÖAB 9. Ichthammol Nord. 63, BPC 73, NF XIV. Sulfobituminosum Ammonicum Ned. 6. Ammonium bituminosulfonicum. Ammoniumsulfobituminat. Sulfobituminate d'ammonium. Solfobituminato di ammonio. Ammonium Ichthosulphonate. Sulfobituminose-ammonium. Ichthyolammonium. Ichthyolum Ross. 9. Ichthyol.

Bemerkung. Durch trockene Destillation bituminöser Schiefer gewonnenes, mit Schwefel-säure sulfuriertes und mit Ammoniak neutralisiertes Teeröl.

Gehalt. Trockenrückstand: 50,0 bis 56,0% (DAB 7 — BRD). 50,0 bis 60,0% (2. AB bis DDR). 50,0 bis 55,0% (ÖAB 9, Ned. 6). Mindestens 50% (Helv. VI, NF XIV, BPC 73), mindestens 54% (Ross. 9).

Gesamtammoniak: 2,5 bis 3,5%   (DAB 7 — BRD)

        mindestens 2,5%   (ÖAB 9, NF XIV)

        1,2 bis 4,2%   (Helv. VI, Ned. 6)

Gesamtschwefel: 9,0 bis 11,0%   (DAB 7 — BRD, ÖAB 9)

        mindestens 7,5%   (2. AB — DDR)

        mindestens 7,25%   (Helv. VI, Ned. 6)

        mindestens 5,5%   (Nord. 63)

        mindestens 10,5%   (BPC 73)

        mindestens 10,0%   (NF XIV)

Sulfatschwefel: 1,2 bis 1,5%   (DAB 7 — BRD)

        höchstens 25% des Gesamtschwefels (2. AB — DDR, BPC 73)

        höchstens 1,5%   (ÖAB 9)

        höchstens 1,7%   (Helv. VI).

        höchstens 1/3 des Gesamtschwefels (Nord. 63)

Sulfidschwefel: Mindestens 5,0%   (DAB 7 — BRD, ÖAB 9)

        mindestens 4,0%   (Helv. VI, Ned. 6)

        mindestens 2,7%   (Nord. 63).

Eigenschaften. Teerartige, in dünner Schicht braune, in dicker Schicht schwarze Fl. von charakteristischem Geruch, mischbar mit W., Glycerin, Fetten und Vaseline, teilweise lösl. in 90%igem A. und Ae. oder Benzin, nicht mischbar mit wasserhaltiger Cetylsalbe, fetten Ölen und fl. Paraffin.

Erkennung. 1. Die Prüf-Lsg. gibt nach Zusatz von 6 n Salzsäure einen dunklen, harzartigen Nd. (DAB 7 — BRD). — Prüf-Lsg. nach DAB 7 — BRD: 1,50 g Substanz werden zu 15,0 ml gelöst. — 2. Beim Erwärmen der Prüf-Lsg. mit 3 n Natronlauge entwickelt sich Ammoniak (DAB 7 — BRD, ähnlich 2. AB — DDR, ÖAB 9 u. a.). — 3. Nach dem Eindampfen der Lsg. von 2. und schwachem Glühen des Rückstandes entsteht auf Zusatz von 3 n Salzsäure der Geruch von Schwefelwasserstoff (DAB 7 — BRD, ähnlich 2. AB — DDR, Helv. VI, ÖAB 9 u. a.). — 4. 1,0 ml Prüf-Lsg. wird mit 10,0 ml Aceton versetzt. Die Mischung zeigt eine schwache Fbg. (2. AB — DDR). — Prüf-Lsg. nach 2. AB — DDR: 1,50 g Substanz werden in W. zu 15,0 ml gelöst.

Prüfung. 1. Alkalisch oder sauer reagierende Verunreinigungen: Je 10,0 ml des mit Natriumchlorid behandelten Filtrates, das man erhält, wenn man den Gesamtammoniakgeh. bestimmt, dürfen nach Zusatz von 0,05 ml Methylrot-Lsg. II höchstens 0,20 ml 0,02 n Salzsäure bis zum Umschlag nach Rot und höchstens 0,20 ml 0,02 n Natronlauge bis zum Umschlag nach Gelb verbrauchen (DAB 7 — BRD, Helv. VI, ÖAB 9 u. a.). — Die Prüf-Lsg. darf blaues Lackmuspapier nicht rot und rotes Lackmuspapier nicht blau färben (2. AB — DDR). — 2. Asche: Höchstens 0,2% (DAB 7 — BRD, ÖAB 9). — Höchstens 0,1% (Helv. VI). — Höchstens 0,5% (NF XIV). — Höchstens 0,30% (2. AB — DDR). — 3. Dichte: 1,110 bis 1,160 (Helv. VI). — 4. Eigenschaften der Lsg.: Die Lsg. von 0,5 g Substanz in 10 ml Chlf. und 5 ml abs. A. muß klar sein oder darf höchstens einen geringen weißen oder schwach bräunlichen, krist. Rückstand (Ammoniumsulfat) enthalten (Helv. VI). — 5. Chlorid: In 2 ml der Lsg., die man erhält, wenn man 3 ml Stamm-Lsg. mit 1 ml 65%iger Salpetersäure versetzt und die überstehende Fl. abgießt, dürfen Chlorid-Ionen nicht nachweisbar sein (Helv. VI). — Stamm-Lsg. nach Helv. VI: 1,0 g Substanz wird in ausgekochtem W. zu 10 ml gelöst.

Gehaltsbestimmung. 1. Trockenrückstand: 0,50 g Substanz, genau gewogen, werden in einem Wägeglas (45 bis 55 mm Durchmesser und 20 bis 30 mm Höhe) mit 2,0 ml W. mit einem Glasstab verrieben. Nach Abspülen des Glasstabes mit möglichst wenig W. wird auf dem Wasserbad eingedampft. Der Rückstand wird 4 Std. lang bei 105° getrocknet (DAB 7 — BRD, ähnlich 2. AB — DDR, Helv. VI, ÖAB 9 u. a.). — 2. Gesamtammoniak: 2,5 g Substanz, genau gewogen, werden in 25 ml warmem W. gelöst. Die Lsg. wird in einen 250-ml-Meßkolben gespült, mit 200 ml Natriumchlorid-Lsg. I versetzt und aufgefüllt. 100,0 ml des klaren Filtrates werden mit 25,0 ml einer gegen Phenolphthalein neutralisierten Formaldehyd-Lsg. versetzt und nach Zusatz von 1,0 ml Phenolphthalein-Lsg. mit 0,1 n Natronlauge bis zur schwachen Rosafbg. titriert. 1 ml 0,1 n Natronlauge entspr. 1,703 mg Ammoniak (DAB 7 — BRD, ÖAB 9). — Ca. 0,5 g Substanz, genau gewogen, werden in einem Kjeldahlkolben von 250 ml in 30 ml W. gelöst. Nach Zusatz von 20 ml Thiosulfatlauge wird mit Wasserdampf destilliert und wie unter Best. von org. gebundenem Stickstoff nach KJELDAHL, s. VI A, 241, beschrieben, weitergearbeitet. 1 ml 0,1 n Salzsäure entspr. 1,703 mg Ammoniak (Helv. VI). — Etwa 5 g Substanz, genau gewogen, werden in 100 ml W. gelöst. Die Lsg. bringt man in einen Destillationskolben, setzt 3 g Paraffin und 20 ml Natriumhydroxid-Lsg. (4 in 10) zu. Der Destillationskolben wird mit einem Kühler in der Weise verbunden, daß das untere Ende des Kühlers in ein Gefäß mit 30,0 ml 0,5 n Schwefelsäure eintaucht. Dann wird langsam destilliert. Man sammelt etwa 50 ml Destillat und titriert dann den Überschuß an Säure mit 0,5 n Natronlauge unter Verwendung von Methylrot-Lsg. als Indikator zurück. In gleicher Weise wird eine Blindtitration durchgeführt. 1 ml 0,5 n Schwefelsäure entspr. 8,515 mg Ammoniak (NF XIV). — 3. Gesamtschwefel: 0,50 g Substanz, genau gewogen, werden in einem Tiegel von etwa 100 ml Inhalt mit 4,0 g Natriumcarbonat-Monohydrat und 3,0 ml Chlf. gemischt. Unter Rühren wird bis zum völligen Verdampfen des Chlf. erwärmt, der Rückstand mit 10,0 g gepulvertem Kupfer(II)-nitrat vermischt und vorsichtig über kleiner Flamme erhitzt. Sobald die Rk. abgeklungen ist, wird die Temp. langsam gesteigert, bis der größte Teil der Substanz geschwärzt ist. Der Tiegelinhalt wird nach dem Erkalten vorsichtig mit insgesamt 25 ml 6 n Salzsäure in kleinen Anteilen angesäuert, die Mischung nach Beendigung der Gasentwicklung mit 100 ml W. in ein Becherglas gespült und 2 Min. lang zum Sieden erhitzt. Das Filtrat wird unter Nachwaschen des Filters auf 400 ml verd. und in der Siedehitze mit 20 ml heißer Bariumchlorid-Lsg. III tropfenweise versetzt. Nach 1 bis 2 Std. wird der Nd. auf einem Filter gesammelt und nach dem Auswaschen, Trocknen und Glühen gewogen. 1 g Bariumsulfat entspr. 0,1374 g Gesamtschwefel (DAB 7 — BRD, ähnlich 2. AB — DDR). — 0,5000 g Substanz werden in einem 300 ml fassenden Kjeldahl-Kolben mit 25 ml konz. Salpetersäure übergossen. Man erhitzt die Mischung unter dem Abzug zum Sieden und trägt im Laufe von 5 bis 10 Min. insgesamt 5 g Kaliumchlorat in Anteilen zu je 0,3 g ein. Sobald die Fl. auf etwa 10 ml eingedampft ist, versetzt man neuerdings mit 25 ml konz. Salpetersäure und fügt sodann in der oben beschr. Weise noch 3 g Kaliumchlorat hinzu, dampft die Fl. bis fast zur Trockne ein und versetzt den Rückstand mit 25 ml konz. Salzsäure. Man dampft wieder bis fast zur Trockne ein, versetzt nochmals mit 25 ml konz. Salzsäure und verdampft wieder. Den Rückstand löst man in 100 ml warmem W., fügt 5 Tr. Methylrot-Lsg. hinzu und neutralisiert mit 1 n Natriumhydroxid-Lsg. Die so erhaltene Lsg. filtriert man in ein Becherglas und wäscht Kolben und Filter sorgfältig mit W. aus, bis das Fl.-Vol. etwa 300 ml beträgt. Nach Zusatz von 2 ml verd. Salzsäure erhitzt man zum Sieden, fügt unter Umrühren auf einmal 15 ml siedend heiße Bariumchlorid-Lsg. hinzu und erhitzt die Fl. noch 1 Std. lang auf dem Wasserbad. Hierauf filtriert man durch ein feinporiges aschefreies Filter, wäscht den Nd. von Bariumsulfat mit heißem W. aus, trocknet, verascht, glüht bei dunkler Rotglut und wägt nach dem Erkalten. Das Gew. des Rückstandes muß für die angegebene Einwaage 0,3275 bis 0,4003 g betragen, entspr. einem Gesamtgeh. an Schwefel von 9,0 bis 11,0%. 1 g Bariumsulfat entspr. 0,1374 g Schwefel (ÖAB 9, ähnlich Helv. VI). — 0,0500 g wasserfreie Substanz werden in der Schöniger-Apparatur in einer Sauerstoffatmosphäre verbrannt. Zur Absorption dient eine Wasserstoffperoxid-Lsg. Die entstandene Schwefelsäure wird mit 0,005 n äthanolischer Bariumchlorid-Lsg. gegen Thorinindikator titriert. 1 ml 0,005 n Bariumchlorid-Lsg. entspr. 0,8016 mg Schwefel (Nord. 63). — 4. Sulfatschwefel: 3,0 g Substanz, genau gewogen, werden in 200 ml W. gelöst. Die Lsg. wird in einem 500-ml-Meßkolben mit 25 ml Casein-Lsg. I gemischt, unter Schütteln dreimal mit je 10 ml 3 n Salzsäure versetzt und mit W. aufgefüllt. 200,0 ml des Filtrats werden in der Siedehitze mit 10 ml heißer Bariumchlorid-Lsg. III versetzt. Nach 1 bis 2 Std. wird der Nd. auf einem Filter gesammelt und nach dem Auswaschen, Trocknen und Glühen gewogen. 1 g Bariumsulfat entspr. 0,1374 g Sulfatschwefel oder 0,1459 g Sulfatammoniak (DAB 7 — BRD, ähnlich 2. AB — DDR, Helv. VI, Ned. 6 u. a.). — 2,5000 g Substanz werden in einen 250 ml fassenden Meßkolben in etwa 100 ml W. gelöst. Hierauf fügt man eine Lsg. von 2,5 g Kupfer(II)-chlorid in 100 ml W. hinzu und füllt mit W. bis zur Marke auf. Nach kräftigem Umschütteln filtriert man durch ein trockenes, feinporiges Filter und verwirft die ersten 20 ml des Filtrates. 100,0 ml

des klaren Filtrates werden mit etwa 100 ml W. verd. und nach Zusatz von 2 ml verd. Salzsäure zum Sieden erhitzt. Hierauf fügt man unter Umrühren auf einmal 10 ml siedend heiße
Bariumchlorid-Lsg. hinzu und verfährt weiter, wie bei der Best. des Gesamtschwefels. Das
Gew. des Rückstandes darf für die angegebene Menge höchstens 0,1092 g betragen, entspr.
einem Geh. an Sulfatschwefel von 1,5%. 1 g Bariumsulfat entspr. 0,1374 g Schwefel (ÖAB 9).
— Etwa 1 g Substanz, genau gewogen, wird in einem 100 ml-Becherglas mit 25 ml A. versetzt. Nach sorgfältigem Umrühren wird filtriert und das Filter mit einer Mischung aus
gleichen Vol-T. Ae. und A. gewaschen, bis das letzte Waschwasser klar und farblos ist. Das
Filter mit dem Rückstand wird an der Luft getrocknet und mit 200 ml warmem W. gewaschen,
das mit Salzsäure schwach angesäuert wurde. Das Filtrat wird zum Sieden erhitzt, mit
Bariumchlorid-Lsg. im Überschuß versetzt und 1 weitere Std. lang auf einem Dampfbad erwärmt. Der Nd. von Bariumsulfat wird auf einem Filter gesammelt, gut gewaschen, getrocknet
und bis zum konst. Gew. geglüht. 1 g Bariumsulfat entspr. 566,1 mg Ammoniumsulfat
(NF XIV). — 1,000 g (= a) wasserfreie Substanz wird mit 25 ml A. übergossen. Nach Mischen
und Absetzen wird vorsichtig durch ein Filter dekantiert, Bodensatz und Filter werden mit
einer Mischung aus gleichen T. A. und Ae. gewaschen. Das Filtrat ist zu verwerfen. Der Rückstand wird mit etwa 25 ml warmem W. behandelt, durch dasselbe Filter in einen 300-ml-
Erlenmeyerkolben filtriert und mit warmem W. bis 100 ml nachgewaschen. Nach Abkühlen
und Zusatz von 5 ml 5 n Salzsäure, 100 ml Methanol und 1,0 ml 0,1%iger Alizarinsulfonat-
Lsg. wird mit 0,1 n Bariumchlorid-Lsg. titriert (=b ml). 10,0 ml 0,2 n Schwefelsäure werden nach
Zusatz von 3 Tr. Phenolphthalein-Lsg. mit 0,1 n Natronlauge titriert (=c ml). Nach Zugabe
von 70 ml W., 5 ml 5 n Essigsäure, 100 ml M. und 1,0 ml 1%iger Alizarinsulfonat-Lsg. wird
mit 0,1 n Bariumchlorid-Lsg. (=d ml) titriert.

$$\text{Sulfatschwefel im Trockenrückstand} = \frac{0,1603 \cdot b \cdot c}{a \cdot d} \qquad \text{(Nord. 63)}.$$

5. Berechnung des Sulfonat- und Sulfidschwefels:

Sulfonatammoniak = Gesamtammoniak − Sulfatammoniak,
Sulfonatschwefel = 1,882 · Sulfonatammoniak,
Sulfidschwefel = Gesamtschwefel − (Sulfatschwefel + Sulfonatschwefel) (DAB 7 −
BRD, ähnlich ÖAB 9, Helv. VI u. a.).

Aufbewahrung. In sehr gut verschlossenen Gefäßen.

Anwendung. In Substanz und in Lsg., Emulsionen, Suspensionen (Schüttelmixturen),
Salben, Cremes, Pasten, Pudern, Seifen, Badezusätzen, Haar- und Hautwaschmitteln sowie
Aerosolen bei Hautkrankheiten, in Vaginalkugeln, -zäpfchen, -tabletten, -Lsg., -emulsionen
und Rektalzäpfchen bei Frauenkrankheiten, äußerlich in Salben, Cremes, Gelen und Badezusätzen, in Suppositorien bei Schmerzen, Verletzungen und Entzündungserscheinungen
des Enddarms.

Unverträglichkeiten. Alkalien führen zur Freisetzung von Ammoniak, Säuren, hohe Elektrolytkonzentrationen und kationenaktive Substanzen können Fllg. verursachen. Die oberflächenaktiven Eigenschaften und der Salzcharakter der Substanz können gelegentlich die
Stabilität von Emulsionen und Suspensionen störend beeinflussen.

Handelsformen. Ichthyol (Ichthyolgesellschaft); Karwendol (Vasenol-Werke).

Ammoniumbituminosulfonat hell. Ichthyol hell. Leukichthol.

Herstellung. Raffinierte und redestillierte, leicht siedende Schieferölfraktionen werden
einer schonenden Sulfurierung unterzogen. Nach Neutralisation mit Ammoniak und Ein-
engen wird auf etwa 53% Trockenrückstand eingestellt.

Gehalt. Gesamtammoniak: Etwa 3,5%. Gesamtschwefel: 11,5%. Sulfatschwefel:
0,5%. Sulfidschwefel: 6,5%.

Eigenschaften. Die Substanz ist heller in der Farbe, schwächer im Geruch, niedriger in der
Viskosität, stärker oberflächenspannungerniedrigend und stärker lösungsvermittelnd als
Ichthyol. Im übrigen ähnelt es diesem im chemischen, physikalischen und therapeutischen
Verhalten weitgehend.

Wirkung und Anwendung. Wie Ichthyol. Es muß berücksichtigt werden, daß es auf Grund
seiner durch kleinere Moleküle bedingten, stärkeren Wrkg. entspr. niedriger dosiert werden
sollte.

Handelsform. Leukichthol (Ichthyolgesellschaft Cordes, Hermanni & Co., BRD).

Natriumbituminosulfonat.

Herstellung. Wie bei Ichthyol, nur wird das Sulfurierungsprodukt mit Natronlauge statt mit Ammoniak neutralisiert und im vac. getrocknet.

Gehalt. Gesamtnatrium etwa 7%. Gesamtschwefel 17,5%. Sulfatschwefel 2%. Sulfidschwefel 10%.

Eigenschaften. Braunschwarzes, zusammenbackendes, in W. lösl. Pulver.

Wirkung. Wie Ichthyol.

Anwendung. In Dragees bei Hautkrankheiten und Durchblutungsstörungen der Haut. In Tabletten bei Magenschleimhautentzündungen, Magen- und Zwölffingerdarmgeschwüren.

Dosierung. 0,4 g 3 mal täglich 2 Wochen lang; ab 3. Woche 0,2 g 3 mal täglich.

Handelsform. Ichthyol-Natrium (Ichthyolgesellschaft Cordes, Hermanni & Co, BRD).

Natriumbituminosulfonat hell.

Herstellung. Wie Ichthyol hell, wobei jedoch Natrium anstelle des Ammonium tritt.

Gehalt. Gesamtnatrium etwa 3,7%, Gesamtschwefel 11,5%, Sulfatschwefel 0,1%, Sulfidschwefel 6,5%.

Eigenschaften. Wie Ichthyol hell, jedoch unempfindlich gegen Basen.

Wirkung und Anwendung. Wie Ichthyol hell.

Handelsform. Ichthyol-Natrium hell (Ichthyolgesellschaft Cordes, Hermanni & Co, BRD).

Calciumbituminosulfonat hell.

Herstellung. Einsatzöle wie bei Ichthyol hell werden einer bes. gesteuerten, vorsichtigen Sulfurierung unterworfen, unter schonenden Bedingungen zu den Calciumsulfonaten umgesetzt und getrocknet.

Gehalt. Gesamtschwefel etwa 22,5%, Calcium 9,5%, Sulfidschwefel 7%.

Eigenschaften. Sandfarbenes, staubendes Pulver, lösl. in W., Dimethylsulfoxid, Dimethylformamid und Glycerin.

Wirkung. Wie Ichthyol.

Anwendung. In Ampullen zur i.v. Injektion bei Hautkrankheiten, peripheren Durchblutungsstörungen und Frauenkrankheiten.

Dosierung. 0,75 g i.v. jeden 2. Tag

Handelsform. Ichthophen (Ichthyolgesellschaft Cordes, Hermanni & Co).

Außer den Sulfonaten aus schwefelreichen Schiefer ölen sind solche aus schwefelarmen Rohölen anderer Zusammensetzung bekannt, wie:

Ammonium sulfobitolum 2. AB — DDR. Ammonii sulfobitolum DAC. Ammoniumsulfobitol. Ammonium salts of sulfonated shale oils. Sels d'ammonium d'huiles de schistes sulfones. Ammoniumsalze sulfonierter Schieferöle.

Gehalt. Trockensubstanz: 30,0—45,0% (2. AB — DDR); mindestens 35 und höchstens 45% (DAC).
Gesamtschwefel: Mindestens 1,5% (2. AB — DDR); mindestens 1,6 und höchstens 2,5% (DAC).
Sulfatschwefel: Höchstens 8,0% des Gesamtschwefels (2. AB — DDR); mindestens 1/10 bis höchstens 1/5 des Gesamtschwefels (DAC).

Herstellung. Die Schwelprodukte des Messeler Schiefers (Geh. ca. 0,3% Schwefel; Fundort bei Darmstadt) werden mit Schwefelsäure sulfuriert und mit Ammoniak neutralisiert.

Eigenschaften. In dicker Schicht schwarze, in dünner Schicht braune, zähfl. Masse von teerartigem Geruch, leicht lösl. in W. und Glycerin, teilweise lösl. in A. und Ae., mischbar mit Fetten, fetten Ölen und Vaselin.

Erkennung. 1. 5,0 ml Prüf-Lsg. werden in einem Porzellantiegel nach Zusatz von 1,50 ml 6 n Natronlauge zum Sieden erhitzt. Die entweichenden Dämpfe färben angefeuchtetes rotes Lackmuspapier blau (2. AB — DDR). — Prüf-Lsg. nach 2. AB — DDR: 4,00 g Substanz werden in W. zu 20,0 ml gelöst. — 2. Die Mischung von 1. wird zur Trockne eingedampft und der Rückstand geglüht. Nach Zusatz von 1,0 ml 3 n Salzsäure ist der Geruch des Schwefelwasserstoffs wahrnehmbar (2. AB — DDR, DAC). — 3. 1,0 ml Prüf-Lsg. wird mit 10,0 ml Aceton versetzt. Die Mischung zeigt eine braune Fbg. (2. AB — DDR, DAC). — 4. Die Prüf-Lsg. gibt bei Zusatz von Salzsäure einen dunklen, harzartigen Nd. (DAC). — Prüf-Lsg. nach DAC: 8,0 g Substanz werden in W. zu 50,0 ml gelöst.

Prüfung. 1. Alkalisch oder sauer reagierende Verunreinigungen: Die Prüf-Lsg. darf blaues Lackmuspapier nicht rot und rotes Lackmuspapier nicht blau färben (2. AB — DDR). — 2. Natriumchlorid: 2,000 g Substanz werden in einem Porzellantiegel mit 4,0 g wasserfreiem Natriumcarbonat und 5,0 ml W. gemischt. Die Mischung wird auf dem Wasserbad zur Trockne eingedampft und der Rückstand erhitzt, bis eine schwarze poröse Masse entstanden ist. Diese Masse wird nach dem Erkalten teilweise mit 60,0 ml warmem W. extrahiert. Die vereinigten Fl. werden anschließend filtriert. Das Filtrat wird mit 20,0 ml konz. Salpetersäure versetzt und zum Sieden erhitzt. Nach dem Erkalten wird die Lsg. mit 20,00 ml 0,1 n Silbernitrat-Lsg. versetzt. Nach Zusatz von 5,0 ml Eisen-(III)-ammoniumsulfat-Lsg. und 2,0 ml Nitrobzl. wird der Überschuß an 0,1 n Silbernitrat-Lsg. mit 0,1 n Ammoniumthiocyanat-Lsg. bis zur rötlichgelben Fbg. titriert. Es müssen mindestens 15,90 ml 0,1 n Ammoniumthiocyanat-Lsg. gebraucht werden (höchstens 1,2% Natriumchlorid) (2. AB — DDR, DAC). — 3. Sulfatasche: Höchstens 1,75% (2. AB — DDR, DAC). — 4. Aussehen: Die Mischung von 10,0 g Substanz und 10,0 ml W. muß homogen sein (DAC). — 5. pH-Wert: 5 bis 7 (DAC).

Gehaltsbestimmung. 1. Trockensubstanz: 0,5000 g Substanz werden in einem bei 105° bis zur Massekonstanz getrockneten Wägeglas von 45 mm Durchmesser und 30 mm Höhe in 2,0 ml W. unter Erhitzen auf dem Wasserbad gelöst. Das W. wird durch Erhitzen auf dem Wasserbad verdampft und der Rückstand bei 105° 4 Std. getrocknet. Nach dem Erkalten im Exsikkator wird der Rückstand gewogen (2. AB — DDR, ähnlich DAC). — 2. Gesamtschwefel: 1,0000 g Substanz wird in einem Porzellantiegel von 50 mm Durchmesser und 40 mm Höhe mit 4,0 g wasserfreiem Natriumcarbonat sowie 3,0 ml Chlf. versetzt und mit einem Glasstab verrieben. Die Mischung wird auf dem Wasserbad erhitzt, bis das Chlf. verdampft ist und danach mit 10,0 g grob gepulvertem Kupfer-(II)-nitrat gemischt. Diese Mischung wird anfangs schwach und später stärker erhitzt, bis sie eine schwarze Fbg. zeigt. Nach dem Erkalten wird der Porzellantiegel mit dem Rückstand in ein 250-ml-Becherglas gegeben und vorsichtig mit 30,0 ml 6 n Salzsäure versetzt. Nach Beendigung der Gasentwicklung werden 170 ml W. hinzugegeben. Die Mischung wird 60 Sek. im Sieden gehalten und anschließend filtriert. Porzellantiegel, Becherglas und Filter werden mit 100 ml W. gewaschen. Die vereinigten Filtrate werden zum Sieden erhitzt, mit 20,0 ml heißer Bariumchlorid-Lsg. (5,0 g/100,0 ml) versetzt, 60 Sek. im Sieden gehalten und anschließend auf dem Wasserbad 60 Min. erhitzt. Nach weiteren 120 Min. wird die Mischung durch ein Filterpapier der Sorte h filtriert. Dabei wird zunächst die überstehende klare Fl. dekantiert, dann der Nd. zweimal mit je 20,0 ml heißem W. digeriert, auf dem Filter gesammelt und mit 50 ml heißem W. gewaschen. Filter und Nd. werden nach dem Trocknen bei 105° wie unter Bestimmung des Glührückstandes angegeben behandelt. 1 g Bariumsulfat entspr. 137,4 mg Schwefel (2. AB — DDR, ähnlich DAC). — 3. Sulfatschwefel: 5,000 g Substanz werden in 50,0 ml W. gelöst. Die Lsg. wird unter Spülen mit 100 ml W. in einen 250-ml-Meßkolben übergeführt und mit 25,0 ml Casein-Lsg. sowie unter jeweiligem Schütteln dreimal mit je 7,0 ml 3 n Salzsäure versetzt und danach mit W. zu 250,0 ml aufgefüllt. Nach kräftigem Schütteln wird die Mischung filtriert. 100,00 ml dieses klaren Filtrates werden nach Zusatz von 200 ml W. zum Sieden erhitzt, mit 10,0 ml heißer Bariumchlorid-Lsg. (5,0 g/100,0 ml) versetzt, 60 Sek. im Sieden gehalten und anschließend auf dem Wasserbad 60 Min. erhitzt. Nach weiteren 120 Min. wird die Mischung durch ein Filterpapier der Sorte h filtriert. Dabei wird zunächst die überstehende klare Fl. dekantiert, dann der Nd. zweimal mit je 20,0 ml heißem W. digeriert, auf dem Filter gesammelt und mit 50 ml heißem W. gewaschen. Filter und Nd. werden nach dem Trocknen bei 105° wie unter Bestimmung des Glührückstandes angegeben behandelt. 1 g Bariumsulfat entspr. 137,4 mg Schwefel (2. AB — DDR, ähnlich DAC).

Aufbewahrung. In sehr gut verschlossenen Gefäßen.

Dosierung. 10%ig in Salben und Pinselungen.

Wirkung und Anwendung. Auf Grund ihrer entzündungshemmenden und antipruriginösen Wrkg. wird die Substanz in der Dermatologie in Form von Rezepturen und Spezialitäten vorwiegend bei juckenden Hautkrankheiten angewendet.

Handelsform. Tumenol Ammonium (Farbwerke Hoechst, BRD).

Rezepturen

Ichthyol Teer (nach Moncorps)

Ichthyol	25,0 g
Pix Lithanthracis	ad 50,0 g

Ichthyol Schüttelmixtur

Ichthyol	1,0 g
Lotio Cordes	ad 100,0 g

Ichthyol Puder

Ichthyol	3,0 g
Aerosil	3,0 g
Bolus rubra	1,0 g
Talcum	ad 50,0 g

Arningsche Lösung (Helv. V)

Ichthyol	3,0 g
Anthrarobinum	1,5 g
Glycerinum	3,0 g
Äthanol	20,5 g
Aether	ad 50,0 g

Ichthyol Lösung

Ichthyol	2,0 g
Aqua destillata	ad 200,0 g

Ichthyol Suppositorien

Ichthyol	0,2 g
Massa Estarinum E	q. s.
pro Supp. I	

Ichthyol-Belladonna Suppositorien

Ichthyol	0,2 g
Extractum Belladonnae	0,02 g
Massa Estarinum E	q. s.
pro Supp. I	

Ichthyol Salben 10, 20 und 50%

Ichthyol	5,0 g — 10,0 g — 25,0 g
Adeps Lanae anhydricus	10,0 g
Vaselinum flavum	ad 50,0 g

Ichthyol-Resorcin-Salicylsäure Salbe

Acidum salicylicum	2,0 g
Ichthyol	5,0 g
Resorcinum	5,0 g
Adeps Lanae anhydricus	10,0 g
Vaselinum flavum	ad 50,0 g

Schinopsis

Schinopsis lorentzii (GRISEB.) ENGL. [Schinopsis quebracho-colorado (SCHLECHTEND.) BARKL. et MEYER, Loxopterygium lorentzii GRISEB., Quebrachia lorentzii GRISEB.]. Anacardiaceae — Rhoideae. Quebracho. Forstbaum.

Heimisch in Argentinien, bes. in der Provinz Corrientes, in Paraguay, Uruguay und Brasilien.

15 m, manchmal 30 m hoher Baum mit in der Jugend weichhaarigen, später kahlen Zweigen, mit zehn- bis fünfzehnpaarigen, fast lederartigen, oberseits kahlen Laubblättern mit schwach geflügelten Blattstielen und kleinen, lanzettlichen Fiederblättchen. Blüten klein und unscheinbar, Früchte geflügelt, ähnlich denen des Ahorns.

Lignum Quebracho colorado. Rotes Quebrachoholz. Quebracho colorado (Santiagueño). Red quebracho. Quebracho macho. Quebracho vermehlo. Santiago quebracho.

Gewinnung. Die langsam wachsenden Bäume sollen nicht vor 50 Jahren zur Tanningewinnung verwendet werden. Nach Entfernen der Rinde und des Splintholzes werden sie in Blöcke geschnitten oder zerkleinert. Das fleischrote Holz ist zerstreutporig und wird an der Luft tief blutrot. Auf dem Querschnitt finden sich zahlreiche, gleichmäßig verteilte helle Pünktchen und miteinander abwechselnde, helle und dunkle Querzonen. Unter der Lupe finden sich feine Markstrahlen. Der Längsschnitt ist fein längsstreifig, auf der Tangentialfläche fast glanzlos, im Lupenbild fein gestrichelt. Dieses sehr harte und schwere Holz erfordert schon bei der Bearbeitung von Jungholz hochgehärtete Werkzeuge, während altes Holz nahezu Metallhärte besitzt.

Chebulagsäure

Corilagin

Leucofisetinidin

Theogallin

vermutliche Konstitution

Quebrachocatechin

Inhaltsstoffe. Catechin, Leucofisetinidin (7,3′,4′-Trihydroxyflavan-3,4-diol), Fp. 130°, bes. in den äußeren Schichten, nimmt zum Kern hin mengenmäßig ab, Leucocyanidin, Leucodelphinidin, 7,4′-Dihydroxyflavon-3-ol, Fisetin (7,3′,4′-Trihydroxyflavon-3-ol), Fp. 330° (Zers.), 4′-Methoxyfisetin, Fp. 288° (Zers.), Fustin (2,3-Dihydroxyfisetin), Fp. 216 bis 218°, Robinetin (7,3′,4′,5′-Tetrahydroxyflavon-3-ol), Fp. 324 bis 334°, Gallussäure, Chinasäure, Theogallin, p-Cumarylchinasäure, Chlorogensäure, 2,6,3′,4′-Tetrahydroxy-2-benzyl-cumaran-3-on, 2,6,3′-Trihydroxy-4′-methoxy-2-benzylcumaran-3-on, Ellagsäure, Corilagin, Fp. 204 bis 205° (Zers.), Chebulagsäure, Fp. oberhalb 240° (dunkel), Loxopterygin $C_{26}H_{34}N_2O_2$ (?) und andere Alkaloide. 16 bis 17% Tannin im Kernholz, 3% im Splintholz. Nach anderen Angaben 18 bis 28% Gerbstoff (Quebrachorot) und eine aus dem Quebrachogerbstoff isolierte catechinartige Verbindung (Quebrachocatechin $C_{15}H_{14}O_5$). Nach älteren Angaben Resorcin und Quebrachoin.

Anwendung. Zur Tanningewinnung und zum Gerben. Liefert Brenn- und wertvolles, rotes Bauholz.

Cortex Quebracho colorado.

Anwendung. Nur zur Gerbstoffgewinnung.

Schinopsis balansae ENGL.

Heimisch in Paraguay und Argentinien.

Kleiner Baum mit einfachen, lineallänglichen, lederartigen Laubblättern und rotem Kernholz.

Inhaltsstoffe. Im Holz Leucofisetinidin, Fisetin und 30 bis 25% Tannin (im Kernholz). In der Rinde Fisetin und Gerbstoff.

Anwendung. Liefert Lignum quebracho colorado (chaqueño), quebracho femea, „Santa Fé quebracho" und Cortex quebracho colorado zur Gerbstoffgewinnung.

Bemerkung. Cortex Quebracho, Quebracho blanco s. bei Aspidosperma quebracho blanco SCHLECHTEND. — Quebracho flojo, Holz und Rinde von Jodnia rhombifolia HOOK. et ARN.

Schinus

Schinus molle L. (Schinus mollis L., Lithrea molle GAY.). Anacardiaceae — Rhoideae.

Peruanischer Pfefferbaum. Pfefferstrauch. Mollebaum. Molle. Peruanischer Pfeffer. Arveira. Aroeira. Amerikanischer Mastixbaum. Pepper tree. Arbol del Peru.

Verbreitet von Mexiko über die Anden, Peru, bis Chile, Südbrasilien und Uruguay, in subtropischen Gebieten kultiviert, im Mittelmeergebiet als Schmuckpflanze oder Straßenbaum.

Dichter, 5 m hoher, stark verzweigter Baum. Die Blätter sind wechselständig, ledern, elliptisch, länglich, manchmal etwas gezähnt, glatt, an der Oberseite dunkelgrün, an der Unterseite gräulich grün. Die Blüten sind klein, gelblichweiß und in Form von Ähren angeordnet. Früchte etwa erbsengroße, rötliche Steinfrüchte.

Fructus Schini mollis. Schinuspfeffer. Peruanischer Pfeffer.

Lupenbild. Da sich Stielreste an der Droge meist nicht vorfinden, läßt sich die häufig etwas zugespitzte Scheitelseite an den geschälten Früchten oft erst bei Lupenbetrachtung erkennen. Beim Durchschneiden einer Frucht in der Hauptachse sieht man unter der Lupe außen das verhältnismäßig weiche Mesokarp, innen ein beinhartes über ein Drittel Millimeter dickes Endokarp, das den fast linsenartig abgeflachten Samen umschließt. Die geschälten Schinusfrüchte sind bei genauerem Zusehen entsprechend der Form des Steinendokarps etwas abgeflacht. Das Endokarp ist nicht gleichmäßig gerundet, sondern, abgesehen von der seitlichen Abflachung, auch durch mehrere Ausbuchtungen unregelmäßig. Das Mesokarp bildet Einbuchtungen in das als Steinschale ausgebildete Endokarp, das dadurch gebuckelt erscheint. Bes. in diesen Einbuchtungen erkennt man große und kleinere Sekreträume, wie sie bei den Anacardiaceen häufig vorkommen. Bei den Schinusfrüchten sind diese Sekreträume von glänzendem, hauptsächlich aus Harz und äth. Ölen bestehendem, bitterlich schmeckendem Balsam erfüllt, der sich in Ae. löst.

Geschmack und Geruch pfefferähnlich, scharf mit unangenehmem Beigeschmack.

Mikroskopisches Bild. Das Exokarp besteht aus einer kleinzelligen Epidermis, unter der sich ein Hypoderm aus größeren Zellen mit getüpfelten, meist knotig verdickten Wänden befindet (Abb. 21 a). An Querschnitten (Abb. 21 b) zeigt sich die stark verdickte Außenwand der Epidermiszellen.

Das Mesokarp ist ein z. T. gerbstoffhaltiges Parenchym, in dessen äußerem hellerem Teil Gruppen rundlicher, sklerosierter Zellen mit oft braunem Inhalt liegen. Der innere, braune, die Steinschale umhüllende Teil des Mesokarps besteht aus Zellen mit braunen Einschlüssen, z. T. aus stark zusammengefallenen Zellschichten ohne besondere Merkmale. Auch die Sekret-

räume sind von solchem braunem Gewebe umgeben. An Querschnitten der Steinschale
(Abb. 21a—c) erkennt man drei scharf gegeneinander abgegrenzte Schichten von Palisaden.
Die Höhe der äußeren Lage mißt durchschnittlich 85 µm, die der mittleren, zugleich kleinsten
25 µm, die der inneren 260 µm. Nur die mittlere, etwas dunkler gefärbte Schicht ist stark

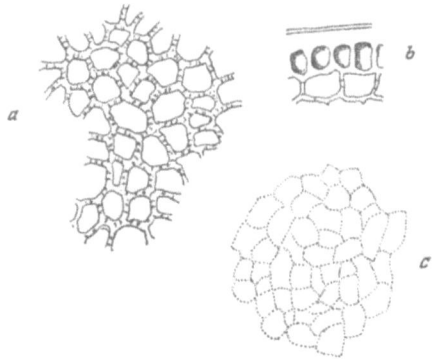

Abb. 21. Schinus molle L. *a* Hypoderm der
Fruchtwand, *b* Exokarp im Querschnitt,
c Oberhaut der Samenschale, Vergr. 300fach.

verholzt, während die beiden äußeren Schichten nur schwache Ligninrk. liefern. Die Auf-
sichtsbilder der Palisaden sind in Abb. 21*d—f* wiedergegeben. Der Samen ist von einer sehr
dünnen, hellbraunen Schale bedeckt. Die dünnwandigen Oberhautzellen (Abb. 21*c*) zeigen
sehr feine Tüpfelung. Das fettreiche Keimlingsgewebe ist stärkefrei.

Pulver. Es ist durch die Trümmer der Steinschale sehr gut gekennzeichnet, und zwar finden
sich fast stets auch Bruchstücke in Querschnittslage, an denen alle drei Palisadenschichten
erkennbar sind. Häufig ist auch nur noch die kleine Mittelschicht mit den großen Innen-
palisaden verbunden. Von den Aufsichtsbildern sind die der äußeren und inneren Palisaden
oft recht ähnlich. Obwohl die äußere Fruchtwand bei den geschälten Früchten nur noch in
Resten vorhanden ist, sind diese Teilchen dennoch durch das charakteristische Hypoderm im
Plv. sehr auffallend. Auch die stets auffindbaren Bruchstücke der hellbraunen Samenschale

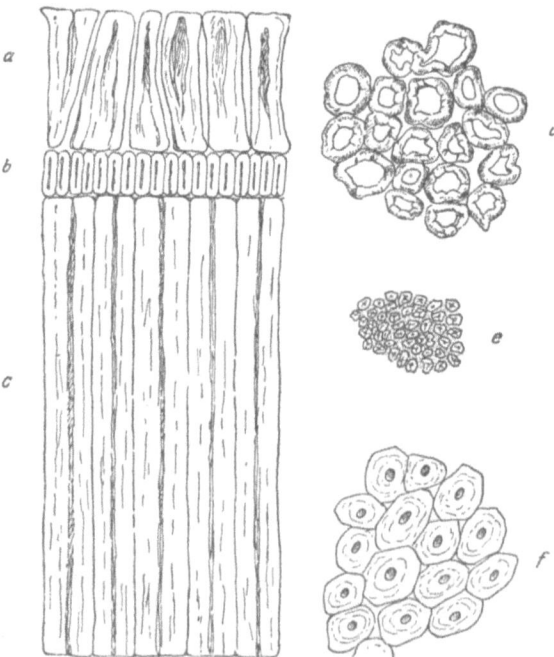

Abb. 22. Schinus molle L. Steinendokarp *a—c* die Palisaden im Querschnitt, *d—f* in der Aufsicht zeigend. Vergr. 300fach.

mit den sehr zart getüpfelten Zellwänden sind gut zu erkennen. Ferner die zahlreichen braunen Trümmer des Mesokarps, die jedoch für die Diagnose nicht von Bedeutung sind. Bes. durch die charakteristischen Palisadenbilder wird sich das Plv. der Pfefferbaumfrüchte auch in Gemengen mit anderen Stoffen leicht feststellen lassen.

Verwechslungen und Verfälschungen. Die Früchte wurden als Verfälschung und Verunreinigung des schwarzen Pfeffers oder die vom Perikarp befreiten als Ersatzmittel für Kubeben beobachtet. Die noch nicht ganz reifen Früchte, die zudem — vermutlich vor dem vollständigen Trocknen — noch geschält werden, sind ähnlich runzelig wie schwarzer Pfeffer. Eine mikroskopische Unterscheidung ist möglich.

Inhaltsstoffe. 3,35 bis 5,2% äth. Öl mit α- und β-Phellandren, D-Limonen, Silvestren, α- und β-Pinen, Perillaaldehyd und Carvacrol. Nach BERNHARD und WROLSTAD [J. Food Sci. *28*, 59 (1963)] Myrcen, Camphen, p-Cymol und außerdem noch 3 weitere, nicht identifizierte Verbindungen.

Wirkung. In großen Mengen genossen soll die Frucht toxisch sein und gastro-intestinale Störungen bei Kindern hervorrufen, begleitet von Erbrechen und Diarrhö.

Anwendung. In der Frucht bleibt bei Wärmezufuhr eine Art medizinischer Honig zurück, den man als Abführmittel verwendet. Mit W. vermischt entsteht ein süßer Maisbranntwein mit diuretischer Wrkg. Gegen Blutungen und Blähungen und außerdem als bewährtes Stärkungs- und Blutreinigungsmittel. Als Gewürz, zu weinartigen Getränken sowie zur Essigzubereitung. Die Fruchtrispen mit ihren rundlichen, rosavioletten Früchten in Trockensträußen, da sie sehr haltbar sind und nicht schrumpfen.

Cortex Molle. Cortex Mollis. Mollisrinde. Mollerinde.

Inhaltsstoffe. Im milchsaftartigen Balsam farblose Eiweißkristalle, ferner 23% Gerbstoff in der Rinde. In Mexiko wird aus der Rinde von Schinus molle durch Ausschwelen ein Gummiharz, das Aroeiraharz, gewonnen, auch Amerikanischer Mastix oder Molliharz genannt, mit ca. 55% Harz, ca. 40% Gummi und etwas äth. Öl. Nach anderen Angaben soll es sich um einen echten Gummibalsam (Harz + Schleim + äth. Öl) handeln.

Anwendung. Rinde äußerlich bei Wunden und Geschwüren. Harz als Purgans und gegen Gicht, Rheuma. Auf Grund seiner balsamischen Eigenschaft wird ein Aufguß des Harzes und der Rinde gegen Bronchitis und Entzündung der Harnwege verwendet. Nach HARTWELL [Lloydia *30*, 71 (1967)] in Peru für den Balsam, das Harz oder ein Dekokt aus Rinde, Blatt oder Frucht gegen Warzen und Tumoren.

Folia Molle seu Mollis. Molleblätter.

Inhaltsstoffe. 0,2 bis 1% äth. Öl mit Phellandren und Carvacrol. Ferner Myricetin, Quercetin, Kämpferol und Leucodelphinidin. Nach DOMINGUEZ et al. [Phytochemistry *10*, 1687 (1971)] in Blättern und Zweigen Lignocerinsäure, β-Sitosterin und eine undefinierte Verbindung $C_{29}H_{46}O_2$, Fp. 190 bis 192°.

Anwendung. Äußerlich wie die Rinde, innerlich als Diureticum. Die Blätter gibt man gern in Heilbäder bei gelähmten Gliedmaßen oder anderen durch Kälte oder Feuchtigkeit hervorgerufenen Krankheiten. Die Schößlinge stärken das Zahnfleisch, reinigen die Zähne und erzeugen einen angenehmen Geruch und Geschmack.

Bemerkungen. Der peruanische und chilenische Molle unterscheidet sich in den Blättern und etwas in der Frucht. In Peru wird auch Maisbranntwein daraus gemacht; die beiden Bäume haben mehr oder weniger dieselben Merkmale.

Schinus terebinthifolius RADDI.

Heimisch in Brasilien und Paraguay.

Inhaltsstoffe. In den Früchten die wahrscheinlich mit Tirucallol verwandten Triterpene Terebinthon $C_{30}H_{46}O_3$ und Schinol $C_{30}H_{50}O_3$. Vermutlich sind Terebinthon und Schinol Bestandteile eines in den Früchten vorhandenen Balsams. Terebinthon erwies sich später als identisch mit Masticodienonsäure und Schinol als deren reduzierte Form.

Schinol

In den Blättern Myricetin, Quercetin, Kämpferol und Leucocyanidin. Ferner nach CAM-PELLO und MARSAIOLI [Phytochemistry *13*, 659 (1974)] Masticadienonsäure, Fp. 178 bis 180°, 3α-Hydroxymasticadienonsäure, Fp. 147°, Triacontan und β-Sitosterin.

Wirkung. Die manchmal von Kindern gegessene Steinfrucht erzeugt dieselben Symptome wie die von Schinus molle. Das wirksame Prinzip soll ein äth. Öl sein.

Anwendung. Das Blatt und die Frucht zu Bädern bei Wunden und Geschwüren. Ein Aufguß der Früchte soll schweißtreibend wirken. Nach HARTWELL (l. c.) ein Balsam aus Blatt und Frucht in Brasilien gegen Tumoren.

Cortex Schini terebinthifolii. Aroeira. Schinus terebinthifolius-Rinde.
Aroeirea Brasil. 1.

Inhaltsstoffe. Die Rinde liefert ein Harz, Aroeiraharz; es enthält ca. 55% Harz, ca. 40% Gummi, etwas äth. Öl, Tannine, Saponine und Fettsäuren.

Anwendung. In Form galenischer Präparate arzneilich verwendet. Innerlich als Stimulans, Tonicum, Adstringens. Äußerlich gegen Rheuma und Syphilis. Nach HARTWELL (l. c.) die Rinde in Brasilien gegen Tumoren.

Schinus polygamus (CAV.) CABR.
Heimisch in Brasilien.

Schinus polygamus ist ein kleiner, 5 bis 6 m hoher Baum mit beblätterten Dornen von 2 bis 5 cm Länge, die im Abstand von 1 bis 3 cm an dem Stamm und den Zweigen sitzen. Die Blätter sind unterschiedlich in der Form und 3 bis 5 cm lang. Die Früchte sind kleine Steinfrüchte von kugeliger Gestalt und 4 bis 5 mm im Durchmesser. Die Pflanzen besitzen oft zahlreiche Gallen von 2 cm Durchmesser.

Resina Schini polygami.

Gewinnung. Das Harz besteht entweder aus schmutzigen Platten, die an der Basis der Dornen und verholzten Ästen zu finden sind, oder aus durchsichtigen, reinen Tränen, die an allen Stellen des Stamms oder der Zweige nach Verwundungen entstehen. Das für die Untersuchungen verwendete Harz wurde vom Verfasser mit einem Hornspatel von Straßenbäumen gewonnen. Dieses frisch gewonnene Material, sonst von foetidem Geruch, roch aromatisch und enthielt zum Unterschied von dem volkstümlich verwendeten Harz keine Larven. Zur Reinigung wurde das weiche, gummöse Harz in Chlf. gelöst, vom Rückstand abfiltriert und im Vakuum evaporiert. Das verbleibende Harz wurde als „Gereinigtes Harz" weiter untersucht. Die Menge der Verunreinigungen betrug 12%.

Prüfung. Das gereinigte Harz besitzt, nach der Farmacopéia Brasileira bestimmt, die Dichte 1,196, den Fp. 30°C, einen Aschegeh. von 1,256%, eine Säurezahl von 6,36 bis 10,82, eine Verseifungszahl von 130 bis 176, eine Esterzahl von 124 bis 165 und ist gut lösl. in absolutem A., Chlf., Aceton, Äthyläther, Xylol, Toluol, Essigsäureäthylester, Terpentinöl, 90%igem Chloralhydrat, konz. Essigsäure, im Öl süßer Mandeln und Paraffinöl, unlösl. in W. und M. Mit reiner Vaseline und Lanolin bildete es eine homogene Mischung. Mit Schwefelsäure entwickelte es eine rote Farbe, während konz. Salzsäure, konz. Salpetersäure, Essigsäure, Ammoniak und 10%iges Kaliumhydroxid keine Frbg. zeigen. Keine Rk. mit Eisen-(III)-chlorid, mit Phloroglucin bildet sich in rauchender Salzsäure eine rosa Farbe.

Anwendung. In der Volksmedizin von Rio Grande do Sul zur Behandlung der durch Stechfliegen hervorgerufenen Myiasis.

Bemerkung. Schinus mucronulata, heimisch in Brasilien, wird ebenfalls in der brasilianischen Heilkunde benutzt.

Schisandra

Schisandra chinensis (TURCZ.) BAILL. Schisandraceae. Chinesischer Limonenbaum.
Heimisch in China, Japan.

Fructus Schisandrae. Magnolia vine fruit. Gomishi.
Fructus Schizandrae Ross. 9. Schizandrae Fructus Jap. 62.
Die reife Frucht der wilden Pflanze.

Eine saftige Beere. Nach dem Trocknen rötlich, allmählich braun bis schwarz werdend, geschrumpft, oft mit einem weißen Plv. bedeckt; 4 bis 10 mm im Durchmesser; einzeln oder zusammenhängend. Nach Entfernung des Fruchtfleisches, das sich ziemlich leicht ablöst, zeigt sich die glatte, glänzende, gelblich- bis dunkelbraune, harte bis spröde äußere Samenschale, die den gekrümmten Samen und einen in dessen konkavem Teil liegenden, matten, schwärzlichen Gewebeteil umfaßt.

Geruch schwach, eigentümlich; Geschmack würzig, bitterlich, sauer, leicht adstringierend und etwas brennend.

Inhaltsstoffe. Äth. Öl mit 10,7% Ketonen und 23,5% Sesquiterpenkohlenwasserstoffen, darunter (+)-Ylangen $C_{15}H_{24}$ (isomer mit Copaen), Sesquicaren $C_{15}H_{24}$, Säuren, darunter Argol, ein Isomeres der Weinsäure, Vitamin C und E, mineralische Bestandteile. Das fette Öl der Früchte enthält Schizandrin, β-Chamigren $C_{15}H_{24}$, α-Chamigren und Chamigrenal $C_{15}H_{22}O$ [OHTA et al.: Tetrahedron L. *1968*, S. 2483]. Im Perikarp nach SUPRUNOV et al. [Chem. Abstr. *80*, 143051 (1974)] 0,7 bis 5,7% Lignane.

Chamigren

Prüfung. Max. Aschegeh. 4% Ross. 9; 5% Jap. 62. — Säureunlösl. Asche max. 1,5% Ross. 9. — Fremde Bestandteile (andere Teile von Schizandra) max. 1% Ross. 9, Jap. 62. — Feuchtigkeitsgeh. max. 14%. — Zerbrochene Früchte max. 2%; Org. Beimengungen max. 1%; mineralische Beimengungen max. 0,5% Ross. 9.

Wirkung. Extrakte der Frucht regen in kleinen Dosen das cholinergische System an; sie haben eine indirekte nicotinomimetische Aktivität. Höhere Dosen wirken dagegen cholinolytisch; im Gegensatz zu anderen psychopharmakologischen Substanzen verstärkt sich die Wrkg. von Reserpin [VOLICER et al.: Chem. Abstr. *66*, 1413 (1967)].

Anwendung. Die Früchte gelten in China als Mittel gegen Erkältungskrankheiten und als Kräftigungsmittel.

Dosierung. Täglich 5 bis 15 g als Dekokt, Jap. 62.

Bemerkung. In Japan und China werden auch die Früchte von Kadsura japonica DUN. verwendet, die denen von Schisandra so ähnlich sind, daß sie morphologisch nur schwer unterscheidbar sind.

Semen Schizandrae. Schizandra-Samen.

Semen Schizandrae Ross. 9.

Die reifen, vom Pericarp befreiten Samen der wilden Pflanze.

Samen 3 bis 5 mm lang, 2 bis 4,5 mm breit und 1,5 bis 2,5 mm dick. Die Oberfläche ist glatt, blank, gelbbraun (bei längerer Trocknung werden die Samen runzelig und dunkler). Sie bestehen aus einer spröden Samenschale und einem dicken Kern, der zum Großteil aus Endosperm besteht. Die Innenseite der äußeren Samenschale ist matt. Die innere Samenschale, die sich von der äußeren leicht loslöst und am Endosperm immer festhaftet, ist dünn und hellbraun. Die Raphe verläuft von dem konkaven Teil, vom Nabel, aus und endigt auf der konvexen Seite etwas hinter der Mitte. Das Leitbündel der Raphe teilt sich etwa in der Mitte der Raphe in zwei einzelne Leitbündelstränge. Es ist auffällig, daß man die Raphe an der Samenschale von außen nicht erkennen kann, sie befindet sich aber tatsächlich in tiefer Lage. Der nur noch von der inneren Samenschale umhüllte Samen ist nierenförmig, mit einem spitzen und einem runden Ende. Die Mittellinie der konvexen Seite, wo die Leitbündel verlaufen, ist dunkelbraun und dick. Solange sich das Leitbündel der Raphe noch nicht geteilt hat, verläuft es in einer Einbuchtung des Samens, die außen als kleine Rinne erkennbar ist. Den Hauptteil der Samen nimmt das Endosperm ein; am spitzen Ende des Samens liegt der kleine, wenig differenzierte Embryo. Das Endosperm ist beim unreifen Samen manchmal teils leer, teils weichflockig.

Beim Zerreiben tritt ein spezifischer und strenger Geruch auf. Geschmack bitter und brennend.

Mikroskopisches Bild. Im Querschnitt besteht die Epidermis der Samenschale aus großen, leeren Zellen; in Aufsicht sind sie penta- oder hexagonal, verdickt und braungelb gefärbt.

Darunter 4 bis 6 Zellreihen Steinzéllen mit stark getüpfelten Wänden und einige Zellreihen stark zusammengedrückter Zellen. Darunter eine Zellreihe mit großen, fast viereckigen Zellen, die große Tropfen äth. Öls enthalten. In dicker Schicht sind diese Zellen zitronengelb gefärbt. Das Endosperm besitzt dünnwandige Zellen mit Tropfen fetten Öls und Aleuron-körnern.

Inhaltsstoffe. Nach SUPRUNOV et al. [Chem. Abstr. *80*, 105848 (1974)] 8% Lignane, 0,1% Steroide, 0,0012% Tocopherole, 0,5% Wachs und freie Fettsäuren, darunter Öl-, etwa 80% Linolen-, Stearin-, Palmitin-, Myristin- und Palmitoleinsäure.

Prüfung. Nach Ross. 9. Feuchtigkeitsgeh. max. 12%. — Asche max. 3%. — Säureunlösl. (10% HCl) Asche max. 0,5%. — Andere Pflanzenteile max. 3%. — Beschädigte Samen max. 5%. — Org. Beimengungen max. 1%. — Mineralische Beimengungen max. 1%.

Aufbewahrung. Gut verschlossen.

Anwendung. Als Stimulans bei Müdigkeit, Atemnot, Muskelschmerzen.

Folia Schizandrae. Chinesische Limonenblätter.

Anwendung. Stimulans bei Depressionen und lang dauernden, physischen Anstrengungen. (Ein Extrakt erhöht das Minutenvolumen am hypodynamischen Froschherzen). Der Extrakt auch als Genußmittel.

Schleichera

Schleichera trijuga WILLD. (Schleichera oleosa MERR., Melicocca trijuga JUSS., Cussam-brium spinosum BUCH.-HAM.). Sapindaceae — Sapindoideae — Schleichereae. Lac tree. Ceylon oak. Kusum tree.

Heimisch in Indien (bes. im Himalaya, auf Ceylon, Burma und in Indonesien).

Langsam wachsender, ziemlich hoch werdender Baum mit schraubig angeordneten Blättern und milchsaftartigen oder harzigen, häufig giftigen, saponinhaltigen Sekreten. Blüten klein, in endständigen oder axillären, wickelig angeordneten oder rispenartigen Blüten-ständen. Frucht eine Schließfrucht; Samen mit Arillus.

Inhaltsstoffe. In den Kotyledonen der Samen 65 bis 70% Fett [Oleum Schleicherae, Mak(c)assa(r)öl, Kusumöl, Koesambaolie] mit den Glyceriden der Laurin-, Palmitin-, Arachin- (ca. 25%) und Ölsäure (ca. 70%). Ferner Buttersäure. Lignocerinsäure und Spuren von Benzaldehyd und Blausäure. In der Rinde 7% Gerbstoff.

Anwendung. Die Früchte, die Khussambinüsse, sind eßbar, ihr Mark schmeckt angenehm säuerlich und ist sehr erfrischend. Sie dienen zur Ölgewinnung. Die Rinde als Adstringens. Ferner liefert die Pflanze ein Gummiharz, aus dem Schellack gewonnen wird und wertvolles Nutzholz.

Schleimsäure

Schleimsäure. Mucinsäure. Acidum mucicum.

$$
\begin{array}{c}
\text{COOH} \\
|\\
\text{H}-\text{C}-\text{OH} \\
|\\
\text{HO}-\text{C}-\text{H} \\
|\\
\text{HO}-\text{C}-\text{H} \\
|\\
\text{H}-\text{C}-\text{OH} \\
|\\
\text{COOH}
\end{array}
$$

$C_6H_{10}O_8$ M.G. 210,15
Tetrahydroxy-adipinsäure.

Eigenschaften. Weißes, geruchloses, krist. Pulver, schwer lösl. in kaltem W. (1 + 300 bei 14°), wenig lösl. in siedendem W. (1 + 60), lösl. in verd. Alkalilaugen unter Salzbildung, praktisch unlösl. in A. und Ae. Fp. = 108° bzw. nach längerer Aufbewahrung 206—217° unter Zers.

Anwendung. Für Backpulver und zu Brausetabletten empfohlen.

Schlippesches Salz

Schlippesches Salz.
S. Natriumthioantimonat, VI A, 143.

Schoenocaulon

Schoenocaulon officinale (SCHLECHTEND. et CHAM.) A. GRAY [Sabadilla officinalis (SCHLECHTEND.) B. et K., S. officinarum BRANDT, Veratrum officinale SCHLECHTEND. et CHAM., Asagraea officinalis LINDL.; außerdem laut HPUS 64 Helonias officinalis, Hordeum causticum, Melanthium sabadilla, Veratrum sabadilla]. Liliaceae — Melanthioideae — Melanthieae. Sabadill. Läusekraut. Indian caustic barley. Sébadille.

Heimisch auf den Bergwiesen Zentralamerikas, des nördlichen Südamerikas und der Westindischen Inseln.

Pflanze mit eiförmiger, etwa 4 cm langer Zwiebel, aus der mehrere schmale, bis 1,5 cm lange, steife, auf dem Rücken gekielte, glatte Blätter herauswachsen. Blütenschaft bis 2 m hoch, völlig unbeblättert und mit trockenem Mark gefüllt. Blüten an kurzen Stielen in den Achseln kleiner Deckblätter, mit kleinen, grüngelben Perigonblättern. Staubblätter 6, in 2 Kreisen, Fruchtblätter 3, meist nur an der Basis zusammenhängend. Frucht eine eiförmige oder längliche, dreifächerige Kapsel.

Semen Sabadillae. Capsulae (Fructus) Sabatigliae. Hordeum costicum. Sabadillsamen. (Mexikanischer) Läusesamen. Kapuzinersamen. Cevadilla seed. Semence de cévadille. Seme di sabadiglia. Sementes de Cevadilha. Semillas de Cebadilla. Sabadillefro.

Semen Sabadillae DAB 6, Helv. V, Pol. III, Ross. 34, Dan. IX, Svec. 46, Norv. V, Ned. 5. Sabadillae Semen Ital. VI, Jug. I. Cévadille CF 37. Cevadilha Brasil. 1. Ferner in Portug. 35 und Fenn. 37 offizinell.

Die reifen Samen. Die Droge wird von Venezuela, Guatemala und Mexiko aus exportiert.

Samen länglich oder lanzettlich, lang zugespitzt, bisweilen verbogen, durch gegenseitigen Druck in der Frucht unregelmäßig kantig, bis 9 mm lang, bis 2 mm dick, glänzend schwarzbraun, längsrunzelig. Innerhalb der Samenschale ein graubraunes, dichtes, hart hornartiges Endosperm, an dessen Grund der kleine Embryo liegt.

Geschmack anhaltend bitter und scharf.

Mikroskopisches Bild. Querschnitt der Samenschale. In der Längsrichtung des Samens gestreckte, braunwandige Epidermiszellen, darunter mehrere Lagen dünnwandiger, tangential gedehnter, zusammengefallener Zellen mit braunen Wänden. In diesem subepidermalen Gewebe nicht sehr reichlich, im Parenchym der schnabelartigen Erweiterung des Samens reichlich Raphiden von Calciumoxalat. Zellen des Nährgewebes polyedrisch, dickwandig, unregelmäßig knotig verdickt, strahlig angeordnet, mit Stärkekörnern und Aleuron im öligen Plasma.

Pulver. Hauptsächlich Stücke des Endospermgewebes aus polyedrischen, strahlig angeordneten Zellen mit derber, farbloser, unregelmäßig knotig verdickter, glänzender Membran und sehr vereinzelten kleinen Stärkekörnern und Aleuron im öligen Plasma. Fetzen der Samenschale mit kurzprismatischen, in der Längsrichtung des Samens gestreckten, in der Oberflächenansicht vieleckigen, großlumigen, braunwandigen, an der Außenseite etwas stärker verdickten Epidermiszellen und darunter liegenden Lagen dünnwandiger, tangential gestreckter, braunwandiger, zusammengefallener Zellen. Spärlich Sklerenchymfasern aus der Raphe. Zuweilen Raphiden aus dem subepidermalen Parenchym der Samenschale und dem Parenchym der schnabelartigen Erweiterung des Samens.

Verfälschungen. Das Plv. wurde früher mit Kakaoschalen, Kienruß oder Kohleplv. versetzt.

Inhaltsstoffe. In den Samen 1 bis 5%, durchschnittlich 4% Sterin-Alkaloide, die als „Veratrin" bezeichnet werden und zu 90% gut ätherlösl. sind. „Veratrin" besteht hauptsächlich aus 75% Cevadin (ein Angelicasäureester des Veracevins) $C_{32}H_{49}NO_9$, Fp. 213 bis 214°, und aus 25% Veratridin (ein Veratrumsäureester des Veracevins) $C_{36}H_{51}NO_{11}$, Fp. 160 bis 180° (amorph). Daneben Cevacin (Essigsäureester des Veracevins) $C_{29}H_{45}NO_9$, Fp. 205 bis 207°, und Vanilloylveracevin (Vanillinsäureester des Veracevins) $C_{35}H_{49}NO_{11}$, Fp. 258°, Veracevin (Protocevin) $C_{27}H_{43}NO_8$, Fp. 181 bis 183°, ist das genuine Alkamin der Veratrin-Ester-alkaloide. Ferner Neosabadin $C_{27}H_{43}NO_8$ (amorph), Sabadin (Essigsäureester des Neosabadins) $C_{29}H_{45}NO_9$, Fp. 258 bis 260°, geringe Mengen Hydroalkamin S, $C_{27}H_{45}NO_8$, Fp. 248 bis 250°, Sabatin (Essigsäureester des Sabins $C_{27}H_{45-47}NO_7$) $C_{29}H_{47-49}NO_8$, Fp. 256 bis 258°, Veragenin $C_{31}H_{53-57}NO_{13}$, Fp. 262 bis 264°. Nach SVOBODA et al. [J. pharm. Sci *52*, 772 (1963)] Sabadillin I, II (Fp. 235 bis 252°) und III und Sabaden. Neben den genannten Alkaloiden 9 bis 17% fettes Öl mit Palmitin- und Ölsäure als Hauptfettsäuren, Reservecellulosen, Essig-, Angelica-, Vanillin-, Veratrum- und ziemlich viel freie Chelidonsäure, Tiglinsäure, Phytosterine, Wachs und Harz.

Histochemischer Nachweis der Alkaloide. Da sie vorwiegend im Endosperm vorkommen und in den Samenschalen nur in Spuren nachweisbar sind, sind die folgenden Rk. mit dem Endosperm durchzuführen: Jodjodkalium und Kaliumwismutjodid geben einen braunen, Pikrinsäure einen gelben Nd., Salzsäure färbt das Endosperm und den Keimling nach vorsichtigem Erwärmen rot, Vanillin- und Selenschwefelsäure braunrotviolett, Schwefelsäure gelborangerot.

Prüfung. Identität nach Dan. IX. 2 ml der titrierten Lsg. (s. Gehaltsbestimmung) werden auf dem Wasserbad eingedampft und der Rückstand nach Zusatz von etwa 0,01 g Saccharose mit 2 Tr. konz. Schwefelsäure versetzt. Der Rückstand färbt sich gelb, später grün, die Farbe schlägt beim Stehen in blau bis violett um (Sabadillalkaloide). — Nach Svec. 46. 2 ml der titrierten Ae.-Lsg. (s. Gehaltsbestimmung) werden eingedampft und der Rückstand in konz. Schwefelsäure gelöst. Es entsteht eine grün fluoreszierende gelbe Lsg., die sich allmählich rot färbt.

Reinheit. Mindestgeh. an Alkaloiden („Veratrin") 4% Helv. V, Pol. III, Dan. IX; 3,5 bis 5% CF 37; bis 3,5% Fenn. 37, Jug. I, Portug. 35, Ross. 34; 3% Svec. 46. — Max. Aschegeh. 6% Dan. IX, Pol. III; 8% DAB 6, Ital. VI, Norv. V, Svec. 46, Portug. 35; 9% Ned. 5, Jug. I; 9,5% Helv. V. — Säureunlösl. Asche max. 2% Dan. IX. — Max. Feuchtigkeitsgeh. 11% Pol. III.

Gehaltsbestimmung. Maßanalytische Bestimmung nach Helv. V, modifiziert von KÜRSCHNER und IMMENKAMP [Pharm. Zentralh. *77*, 458 (1936)]. 3 g Sabadillsamen (IV) werden in einer 150-ml-Arzneiflasche mit 60 g Ae. und 3 ml 5 n Ammoniakfl. 10 Min. kräftig geschüttelt. Dann läßt man absetzen, gießt sorgfältig 40 g der überstehenden äth. Lsg. (= 2 g Droge) durch etwas Watte in einen 150-ml-Erlenmeyerkolben mit Glasstopfen und destilliert das Lsgm. auf dem Wasserbad ab. Den Rückstand nimmt man noch zweimal mit je 5 ml Ae. auf und verdampft auch diesen jeweils vollständig. Dann löst man den Rückstand in 5 ml A., fügt 20 ml PAe., 30 ml frisch ausgekochtes und wieder erkaltetes W., 10 Tr. Methylrot, 5 ml 0,1 n Salzsäure hinzu und titriert mit 0,1 n Kalilauge zurück. 1 ml 0,1 n HCl = 0,0625 g Alkaloide. Es müssen mindestens 1,28 ml 0,1 n HCl verbraucht werden, was einem Mindestalkaloidgeh. von 4% entspricht. Analog Dan. IX. — Bei der Gehaltsbestimmung nach Svec. 46 wird das Sabadillplv. mit verd. Essigsäure bei 80 bis 90° 1 Std. lang ausgezogen und die Mischung nach dem Abkühlen und Alkalisieren mit Natronlauge mit Ae. ausgeschüttelt. Weiter analog Helv. V.

Eine biologische Bestimmung wird von JANECKE und JARETZKY [Arch. Pharm. (Weinheim) *278*, 34, 82 (1940)] beschrieben. Das Verfahren bewährt sich allgemein zur Prüf. insektizid wirkender Drogen und der daraus hergestellten Präparate und ist nicht mit der chemischen Bestimmung zu vergleichen. Eine bestimmte Menge der zu untersuchenden Fl., z. B. 10 ml Acetum Sabadillae, wird in einer Porzellanschale mit 10 g Seesand gemischt. Die Essigsäure (bzw. der A. einer Tinktur) wird unter öfterem Umrühren des Sands mit einem Glasstab auf dem Wasserbad verdampft, wobei man das verdampfende W. ein- bis zweimal ersetzt. Der trockene, präparierte Sand wird dann mit einigen Tr. W. verrieben. Je nach Beschaffenheit der zu prüfenden Zubereitungen sind 20 bis 29 Tr. W. erforderlich; bei der Prüf. fettreicher Zubereitungen weniger, bei der Prüf. fettfreier mehr Wassertropfen. Der präparierte und angefeuchtete Sand wird ohne Verlust in ein Reagenzglas gebracht und der leicht am Glas haftende Sand mit einem Glasstab gleichmäßig an der Wand verteilt. In das Reagenzglas werden drei Ameisen gebracht, das Reagenzglas mit einem Korken verschlossen, wobei darauf geachtet werden muß, daß der Korkverschluß ebenfalls mit Sand bedeckt ist. Die Ameisen laufen im Reagenzglas umher und kommen immer wieder mit den Giftstoffen in Berührung. Je nach der vorliegenden Giftkonzentration sterben die Ameisen früher oder später. Der präparierte Sand muß feucht sein; im trockenen Sand sterben Ameisen auch dann, wenn keine besonderen Giftstoffe vorhanden sind. Essigsäure und A. müssen verjagt werden, weil beide Substanzen auf Ameisen giftig wirken. 4 Tr. 90%iger A. in 10 g Sand töten bereits die Versuchstiere. Bei der Prüf. alkohol- und essigfreier Galenika ist die Methode insofern zu vereinfachen, als nicht wiederholt auf dem Wasserbad bis zur Trockene eingedampft zu werden braucht, es wird lediglich nur so lange erwärmt und die Feuchtigkeit verjagt, bis der Sand die für die Versuche notwendige optimale Feuchtigkeitsmenge enthält. Bei der Prüf. von Drogenplv. werden diese mit dem Sand gemischt, verrieben und mit W. angefeuchtet. Zur Wertbestimmung wird feuchter Sand mit verschiedenen Giftkonzentrationen (z. B Veratrin, Acetum Sabadillae) hergestellt. Als Dosis letalis minima (DLm) gilt jene Substanz-menge, welche von 3 eingeführten Ameisen wenigstens 2 innerhalb von 24 Std. tötet, die 3. Ameise mindestens lähmt. Die Versuche können nur dann gewertet werden, wenn bei der 10 bis 20% höher liegenden Konzentration alle Tiere tot sind, bei der 10 bis 20% niedri-ger liegenden Konz. mind. 2 Tiere leben. Im Zweifelsfall werden die Versuche mit 6 Tieren wiederholt. Mit dieser Methode werden sehr gut übereinstimmende Werte erzielt. Die Autoren benutzen zu ihren Versuchen die rotrückige Hausameise, Lasius niger emarginatus L. Steht diese nicht zur Verfügung, so können natürlich andere Ameisenarten benutzt werden. Da die Empfindlichkeit der Ameisenarten verschieden ist und auch jahreszeitlich wechselt, muß die Ameisenempfindlichkeit mit einer Standardlsg. bestimmt werden. Als Standardlsg. empfehlen die Autoren eine Veratrinlsg. folgender Zusammensetzung: Veratrin 2,0, Essigsäure 30%ig 10,0, Aqua destillata ad 100,0. Aus den erhaltenen Werten errechnen sie die „wahre DLm" einer Droge oder einer Zubereitung nach der Formel

$$\frac{TE}{G} = \frac{NE}{x}$$

Für TE (Tagesempfindlichkeit) setzen sie die Menge der Standardlsg., die notwendig ist, um zwei Versuchstiere zu töten, das dritte zu lähmen, für G setzen sie die Menge der geprüften Substanz (Droge, Galenikum), für NE (= normale Empfindlichkeit) 0,25, ein willkürlich angenommener Normalwert bei Lasius niger emarginatus.

Aufbewahrung. Separandum! Vor Licht geschützt und trocken, Dan. IX.

Wirkung. Den Sabadilla-Alkaloiden, v. a. dem Cevadin, kommt eine starke insektizide Wrkg. zu. Das „Veratrin" des Handels, das hauptsächlich aus Cevadin und Veratridin besteht, ist ein ausgesprochenes Nerven- und Muskelgift, das auch auf der Haut starke Rötung und Bläschen hervorruft. Bei innerlicher Anwendung verursacht es brennende Schmerzen mit nachfolgender Anästhesie, Schleimhautreizung, heftiges Niesen, Salivation, Tränen- und Nasenfluß, Erbrechen und kopiöse Diarrhöen. Typisch sind ferner Muskelzuckungen, Kribbeln und Zucken am ganzen Körper, u. U. mit Kältegefühl. Durch Beeinflussung des Zentralner-vensystems werden psychische Excitation, Tobsucht und Krämpfe hervorgerufen, schließlich erfolgt Lähmung der Zentren der Medulla oblongata. Das „Veratrin" verstärkt am isolierten Herzen die Kontraktionskraft, verlängert die Kontraktionsdauer und führt in hoher Konzen-tration zu Kontraktur und Arrhythmien. — Kleinere Veratrindosen führen zu Schwindel, Gesichtsfeldverdunkelung, allgemeinem Kräfteverfall, Temperaturkollaps, Pulsverlang-samung, Dyspnoe und Magen-Darmreizung. Reines Sabatin wirkt blutdrucksenkend und setzt die Herzfrequenz herab. Sabadillextrakte sind stark toxisch gegen Stubenfliegen, am wirk-samsten sind Extrakte aus Samen, die in gepulvertem Zustand gelagert wurden. Frisch gemahlene Samen geben meist unwirksame Präparate. Anwendung von Wärme während der Extraktion steigert die Wirksamkeit beträchtlich, bei 150° wurde die höchste Toxizität er-reicht. Auch Erhitzen des Drogenplv. und Behandeln mit Soda vor der Extraktion steigert die Wirksamkeit, ebenso die Sodabehandlung des Plv., verbunden mit mäßigem Erwärmen während der Extraktion. Veratrinlsg. (S. Acetum Sabadillae art.) gleichen Alkaloidgeh. besitzen nur ⅕ der Wirksamkeit.

Anwendung. Als Dekokt, Tinktur oder Sabadillessig, bes. in der Volksheilkunde gegen Kopfläuse. In Viehwaschplv. In der Homöopathie bei Reizung der Nerven und Schleimhäute, bei Katarrhen der oberen Luftwege, Husten, Pharyngitis, Angina, Grippe, bei Vagus- und Rückenmarksreizungen, Migräne, Kopfschmerzen, Hysterie und Neurasthenie. Bei Würmern, Magen- und Darmbeschwerden, insbesondere auch bei Verschleimungen.

Bemerkung. Giftdroge! Beim Pulvern sind gute Schutzvorrichtungen zu verwenden, da der Staub äußerst heftig zum Niesen reizt und auf die Schleimhäute stark reizend wirkt. Auch die Hände sind zu schützen.

Sabadilla HAB 34. Sabadillsamen.

Die reifen Samen.

Arzneiform. Tinktur nach § 4 mit 60%igem Weingeist. Trockenrückstand. 2,0 bis 3,0%.

Arzneigehalt. 1/10.

Aufbewahrung. Bis 3. Dez.-Pot. vorsichtig.

Die Vorschläge für das neue Deutsche HAB, Heft 7, S. 432 (1961) fordern einen Mindest-alkaloidgeh. von 4%. Neben verschiedenen Erkennungsrk. der Tinktur wird eine p.chr. Untersuchung beschrieben.

Sabadilla HPUS 64. Cevadilla.

Die getrockneten, eingekapselten Samen, wie importiert.

Arzneiform. Urtinktur: Arzneigeh. 1/10. Sabadilla, mäßig grob gepulvert 100 g, dest. W. 200 ml, A. USP (94,9 Vol.-%) 824 ml zur Bereitung von 1000 ml der Tinktur. — Dilutionen: D 2 (2×) und höher mit A. HPUS (88 Vol.-%). — Triturationen: D 1 (1×) und höher. Medikationen: D 2 (2×) und höher.

Schradan

Schradan.

S. Octamethyl-pyrophosphorsäure-amid, IV, 467.

Schwedisch Grün

Schwedisch Grün.

S. Cuprum arsenicosum, III, 228.

Schwefel

Schwefel

S. VI B, 672 unter Sulfur.

Schweinfurter Grün

Schweinfurter Grün.

S. Cuprum acetico-arsenicosum, III, 229.

Sciadopitys

Sciadopitys verticillata SIEB. et ZUCC. Taxodiaceae — Sciadopityeae. Japanische Schirmtanne. Koyamaki. Umbrella pine.

Heimisch in Ostasien (Japan).

Seltener Zierbaum. Die kleinen Schuppenblätter des Baumes tragen in ihren Achseln lineal nadelförmige Kladodien, die in Wirteln zahlreich nebeneinander stehen.

Inhaltsstoffe. In den Blättern und beblätterten Zweigen äth. Öl mit α-Pinen, α-Podocarpren (Kauren) $C_{20}H_{32}$, Sciadopityen (Phyllocladen) $C_{20}H_{32}$, Fp. 95 bis 98°, Isophyllocladen und Sciadin $C_{20}H_{24}O_4$, Fp. 158 bis 159°.

Kauren   Sciadin   Sciadopityen

Im äth. Öl der Zweige und des Stammholzes α-Pinen, Cedren, (+)-2,5-Diepi-β-cedren, Cedrol, ein Diterpenalkohol $C_{20}H_{31}OH$ und Methylsciadopat, Fp. 108,5°.

Methylsciadopat

KANEKO et al. [Chem. pharm. Bull. (Tokyo) *11*, 271 (1963); *12*, 1510 (1964)] isolierten aus den Blättern und dem Kernholz Dimethylsciadinonat, Fp. 122°, Sciadinon, Fp. 207°, und aus dem Holz den Diterpenalkohol Verticillol $C_{20}H_{34}O$, Fp. 106°.

Dimethylsciadinonat   Verticillol

Nach ERDTMAN et al. (Tetrahedron L. *1964*, S. 3879) Isoeugenolmethyläther und ein „Diterpen X" $C_{20}H_{32}O$, Fp. 133 bis 135°. Ferner die Biflavone Isoginkgetin und Sciadopitysin. Im Samen 57,7% stark trocknendes fettes Öl mit Palmitin-, Stearin-, Arachin-, Öl- und Linolsäure im Fettsäureanteil.

Anwendung. Das fette Öl der Samen, Oleum Sciadopytis, japanisches Schirmtannenöl, wird als Brennöl, ferner in der Farben- und Lackindustrie verwendet.

Scilla

Scilla non-scripta (L.) HOFFMGG. et LINK [S. nutans SM., Endymion nutans (SM.) DUMORT., E. non-scriptum GARCKE, Agraphis nutans LINK, A. cernua RCHB., Usteria secunda MEDIK., U. hyacinthiflora MEDIK., Hyacinthus non-scriptus L., H. pratensis LAM.]. Liliaceae — Scilloideae — Scilleae. Hasenglöckchen. Sternhyacinthe. Bluebell. Wild Hyacinth. Jacinthe sauvage.

Heimisch in Europa, Afrika, im südlichen Asien, in Java, Australien und auf den Philippinen.

Ausdauernd, 15 bis 40 cm hoch. Zwiebel kugelig bis eiförmig, mit silbergrauen bis graubraunen Häuten. Stengel aufrecht, hohl. — Laubblätter hellgrün, meist zu 5 bis 6, grundständig, breit-linealisch, tief rinnig, am Rücken abgerundet. — Blütenstand eine sehr lockere, fast einseitswendige, meist überragende Traube. Tragblätter ausgebildet, linealisch, spitz, meist zu zweien (Tragblatt und Vorblatt), zuweilen stark verlängert, laubblattartig. Blütenstiele ziemlich kurz (nicht über 1 cm lang), später aufrecht. Perigon walzlich glockig. Perigonblätter linealisch, bis zur Mitte zusammenneigend, erst oberwärts abstehend, mit zurückgerollten Zipfeln, bis fast 2 cm lang, 2 bis 4 mm breit, lebhaft blau (selten rötlich oder weiß), stumpflich, mit derbem Mittelstreifen und verdickter Spitze. Staubblätter z. T. ungefähr in der Mitte, z. T. im unteren Viertel der Perigonblätter entspringend, viel kürzer als diese. Fruchtknoten in jedem Fach mit 6 bis 8 Samenanlagen. — Frucht eiförmig bis kugelig, fast sitzend, bis über 1 cm lang. Samen kugelig, schwarz, etwa 2 mm lang.

Inhaltsstoffe. In den Samen Saponine (wie in den Zwiebeln), Glucomannan, ein Polymeres von D-Glucopyranose und D-Mannopyranose, Cyanidin- (in rosa Blüten, Zwiebeln und Blattscheiden blauer Formen) und Delphinidin-3-(p-cumarylglucosid)-5-glucosid (in blauen Blüten).

Anwendung. In der Homöopathie. Als Expectorans, Emeticum.

Agraphis nutans HAB 34.

Frische Pflanze.

Arzneiform. Essenz nach § 3.

Arzneigehalt. 1/3.

Scilla lanceaefolia BAK.

Heimisch in Süd- und Ostafrika.

Inhaltsstoffe. In den Zwiebeln ein hämolytisches Sapogenin und Alkaloide.

Anwendung. Die Zwiebel als Expectorans, Diureticum, Hautreizmittel, bei Hautkrankheiten.

Bemerkung. Wie Scilla lanceaefolia haben noch eine digitalisähnliche Wrkg. Scilla cooperi HOOK. f., S. gaplini BAK., S. inandensis BAK., S. rogersii BAK. und S. indica ROXB., South Indian Squill, die Scillaren A enthält [RAO et al.: Tetrahedron L. *1967*, S. 4653].

Scilla maritima s. Urginea.

Scilla-Glykoside

Die Meerzwiebel, Urginea maritima, Bd. VI C, enthält als herzwirksame Glykoside Bufadienolide. Die Hauptglykoside der weißen Meerzwiebel sind die Bufadienolide Glucoscillaren A, Scillaren A und Proscillaridin A. Sie leiten sich von dem Aglycon Scillarenin ab, das durch enzymatische Hydrolyse aus Proscillaridin A hergestellt werden konnte. Säurehydrolyse der Glykoside führt unter W.-Abspaltung zum Scillaridin A (Anhydroscillarenin).

Scillaren A ist das wichtigste dieser Glykoside. Es wurde 1933 von STOLL und Mitarbeitern isoliert.

Die rote Meerzwiebel enthält neben Scillaren A und Scillaren F, das identisch mit Scilliglaucosid, dem D-Glucosid des Scilliglaucosidins ist, als Hauptglykosid Scillirosid, ein D-Glucosid des Scillirosidins.

Strukturformeln siehe gegenüberliegende Seite.

Scillirosid sowie Pulver aus getrockneter roter Meerzwiebel besitzen eine große Toxizität für Nagetiere und werden daher als Rattengifte verwendet.

Scillaren.

Bemerkung. Handelsüblich ist ein Gemisch der Glykoside A und B.

Eigenschaften. Weißes bis gelbes, geruchloses, sehr bitteres Pulver. 1 T. Substanz löst sich in 5 T. A. oder W., in 3000 T. W., praktisch unlösl. in Chlf. und Ae. Alkoholische Lsg. sind linksdrehend: $[\alpha]_D^{20} = -25°$ bis $-35°$ (75%iges A.).

Erkennung. 1. Wie Scillaren A/1. — 2. 0,1 g Substanz wird in 10 ml M. und 10 ml 0,1 n Schwefelsäure gelöst und auf dem Dampfbad am Rückflußkühler erhitzt. Nach 5 Min. beginnt das Aglucon auszukristallieren. Man erhitzt 30 Min. lang, kühlt und filtriert. Der Rückstand schmilzt nach dem Waschen und Trocknen bei etwa 220°. — Das Filtrat wird 1 Std. ohne Rückflußkühler auf dem Dampfbad erhitzt. Es scheiden sich ölige, gelbbraune Tr. ab, die beim Erkalten erstarren. Man neutralisiert mit 0,1 n Natronlauge und filtriert das Aglucongemisch ab. Das Filtrat enthält noch nicht hydrolysiertes Scillaren B, ist aber frei von Scillaren A. 2 ml des Filtrates werden mit 5 ml alkalischer Kupfertartrat-Lsg. gekocht. Es scheidet sich Kupfer(I)-oxid ab. — Das restliche Filtrat schüttelt man mit 25 ml Äthylacetat und 15 g fein gepulvertem Ammoniumsulfat. Die Äthylacetatschicht wird abgetrennt, durch Papier filtriert und zur Trockne eingedampft. Der Rückstand gibt mit 20 ml Essigsäureanhydrid und 0,5 ml Schwefelsäure eine violettblaue Fbg., die allmählich blau wird (charakteristisch für Scillaren B).

Prüfung. 1. Tannoide Substanzen: 25 mg Substanz werden in 2 ml M. gelöst. Die Lsg. bleibt klar, auch nach dem Verdünnen mit dem gleichen Vol. kohlendioxidfreiem W. 1 ml der verd. Lsg. mischt man mit 1 ml Bleiacetat-Lsg. Es darf eine schwache Gelbfbg. und Opaleszenz entstehen, aber keine Fllg. — 2. Reduzierende Zucker: S. Scillaren B. — 3. Trocknungsverlust: Höchstens 4,0%, wenn die Substanz 48 Std. bei 20° über Schwefelsäure im teilweise evakuierten Exsikkator getrocknet wird. — Höchstens 6,0%, wenn die Substanz im Hochvac. bei 78° 15 Std. getrocknet wird. — 4. Asche: Höchstens 0,25%.

Gehaltsbestimmung: Wie Scillaren B. Forderung: 48,0 bis 53,0% Aglucon.

Anwendung. Als Cardiotonikum bei Herzinsuffizienz. Die Substanz wirkt grundsätzlich ähnlich wie Digitalis, kumuliert aber erheblich weniger. Eine Anwendungsdomäne sind Digitalis-refraktäre Fälle.

Handelsform: Scillaren (Sandoz).

Glucoscillaren A

Scillaren A

Proscillaridin A

Scillarenin

Scillaridin A

Scilliglaucosidin

Scillirosidin

Scillirosid

Scillaren A Helv. VI. Transvaalin.

$C_{36}H_{52}O_{13}$ M.G. 692,78

Bemerkung. Die Substanz ist in der Helv. VI als Rg. enthalten.

Vorkommen. Es handelt sich um das Hauptglykosid der weißen Meerzwiebel, Urginea (Scilla) maritima (L.) Baker (Lileaceen).

Eigenschaften. Farbloses, krist. Pulver, von sehr bitterem Geschmack. Die Substanz kristallisiert aus verd. M. mit 1 Mol M. und 1 Mol. W. Fp. 230 bis 240°. Wasserfrei und methanolfrei: Fp. = 270°. 1 T. Substanz löst sich in 350 T. A., in 80 T. M. und in 40 T. W., praktisch unlösl. in Chlf. und Ae. $[\alpha]_D^{20} = -73$ bis $-78°$ (75%iges A. und nicht getrocknetes Präparat). — Das Ferment Scillarenase spaltet nur die β-Glukosidbindung, durch Säureeinwirkung wird auch die Rhamnose abgespalten. Das Aglucon heißt Scillarenin.

Erkennung. 1. 0,001 g Substanz wird in 0,1 ml M. gelöst und mit 3 ml Essigsäureanhydrid und 0,1 ml Schwefelsäure versetzt. Es entsteht eine rote Fbg., die schnell in Grün umschlägt. — 2. 0,1 g Substanz wird in 10 ml M. gelöst, mit 10 ml 0,1 n Schwefelsäure versetzt und die

Mischung 30 Min. auf dem Wasserbad am Rückflußkühler erhitzt. Man filtriert, wäscht mit W. und trocknet bei 105°. Der Schmelzpunkt des Aglukons beträgt etwa 220°. Das Aglucon gibt die oben beschriebene Farbrk. Das neutralisierte Filtrat reduziert Fehling'sche Lsg. sofort. — 3. 25 mg der Substanz werden in 2 ml einer Mischung aus 4 Vol.-T. A. und 1 Vol.-T. kohlendioxidfreiem W. gelöst. Die Lsg. soll klar und farblos sein und nach Verdünnen mit dem gleichen Vol. kohlendioxidfreiem W. klar bleiben (kein freies Aglucon!). Diese Lsg. wird für Reinheitsprüfungen benutzt.

Prüfung. 1. Tannoide Substanzen: Versetzt man die zur Prüf. auf freies Aglucon bereitete Lsg. mit 0,1 ml Bleiacetat-Lsg., so darf keine Fbg. oder Fllg. auftreten. — 2. Reduzierender Zucker: 25 mg Substanz werden in 2 ml M. und 2 ml W. gelöst, die Lsg. mit 0,5 ml alkalische Kupfertartrat-Lsg. versetzt und zum Sieden erhitzt. Die Blaufbg. soll einige Zeit bestehen bleiben. — 3. Asche: Höchstens 0,1%. — 4. Trocknungsverlust: Höchstens 2,5%, wenn die Substanz 48 Std. bei 20° über Schwefelsäure getrocknet wird.

Papierchromatographie. Über den p.chr. Nachweis durch direkte Photometrie von Glykosiden des Scilla-Bufo-Typs s. T. REICHSTEIN und Mitarbeiter: Helv. Chim. Acta *38*, 1767 (1955). Das Absorptionsmaximum liegt bei etwa 200 mµ.

Gehaltsbestimmung. 0,2 g Substanz, genau gewogen, werden mit 10 ml M. und 10 ml 0,1 n Schwefelsäure 15 Min. auf dem Dampfbad am Rückflußkühler erhitzt und anschließend auf 10 ml konzentriert. Man kühlt und filtriert durch einen gewogenen Tiegel, wäscht, bis das Waschwasser säurefrei ist, trocknet bei 105° bis zur Gew.-Konstanz und wiegt. Forderung: 48,0 bis 53,0%.

Anwendung. In Form des Handelspräparates Scillaren bei Herzinsuffizienzen mit hoher Glykosidempfindlichkeit.

Dosierung. Zur Initialbehandlung pro Tag 0,25 bis 0,5 mg i.v. oder 2,4 bis 4,8 mg p.o., zur Dauertherapie pro Tag 0,25 mg i.v., 2,4 mg p.o. oder 2 bis 3 mg rektal.

Scillaren B.

Eigenschaften. Die Substanz ist amorph und nicht einheitlich. Sie stellt ein leicht gelbes, geruchloses Pulver von sehr bitterem Geschmack dar. Gut lösl. in W., 1 T. löst sich in 5 T. A., in 10000 T. Chlf., praktisch unlösl. in Ae. $[\alpha]_{20}^D = +35°$ bis $+41°$ (75%iger A.).

Erkennung. 1. 1 mg Substanz wird in 0,1 ml M. gelöst und mit 3 ml Essigsäureanhydrid und 0,1 ml Schwefelsäure versetzt. Es entsteht eine violett-blaue Fbg., die allmählich blau wird. — 2. 0,1 g Substanz wird in 10 ml M. gelöst, mit 10 ml 0,1 n Schwefelsäure versetzt und die Mischung 30 Min. auf einem Dampfbad am Rückflußkühler erhitzt. Es darf nur eine schwache Trbg. auftreten. Man entfernt den Kühler und erhitzt 1 Std. zur Entfernung des M. Das Aglucon scheidet sich als kleine, gelbbraune Klümpchen ab, die beim Erkalten fest werden. Es wird filtriert und über Schwefelsäure getrocknet. Das getrocknete Aglucon gibt die oben beschriebene Farbrk. Das neutralisierte Filtrat reduziert alkalische Kupfertartrat-Lsg. — 3. 25 mg Substanz sollen sich in 1 ml kohlendioxidfreiem Wasser klar und farblos lösen (kein freies Aglucon!).

Prüfung. 1. Tannoide Substanzen: 25 mg Substanz werden in 1 ml W. und 1 ml M. gelöst und mit 1 ml Bleiacetat-Lsg. versetzt. Es darf keine Fbg. oder Fllg. auftreten. — 2. Reduzierende Zucker: 25 mg Substanz werden in einer Mischung aus 2 ml M. und 2 ml W. gelöst, mit 0,5 ml alkalischer Kupfertartrat-Lsg. versetzt und 10 Sek. erhitzt. Es darf keine Trbg. auftreten. — 3. Trocknungsverlust: Höchstens 2,0%, wenn die Substanz 48 Std. bei 20° getrocknet wird. — Höchstens 5,0%, wenn die Substanz 15 Std. im Hochvac. bei 78° getrocknet wird. — 4. Asche: Höchstens 0,1%.

Gehaltsbestimmung. 0,2 g Substanz, genau gewogen, werden in 5 ml W. gelöst und mit 20 ml 5%iger Schwefelsäure 6 Std. auf einem Dampfbad erhitzt. Die ausgeschiedene, braune Substanz wird nach dem Erkalten durch einen gewogenen Tiegel filtriert, bis zur Säurefreiheit gewaschen, 24 Std. bei 60° getrocknet und gewogen. Forderung: 50,0 bis 57,5%.

Scillirosid.

$C_{32}H_{44}O_{12}$ M.G. 620,67

Vorkommen. Die Substanz ist das Hauptglykosid der roten Varietät von Scilla maritima.

Eigenschaften. Prismen, leicht lösl. in niederen Alkoholen, Dioxan, Äthylenglykol und Eisessig, schwer lösl. in Aceton, sehr schwer lösl. in W., Chlf. und Essig-Ae., praktisch unlösl. in Ae. und PAe. Fp. = 168 bis 170° (unscharf), bei 200° Zers. $[\alpha]_D^{20} = -59°$ (c = 1 in M.)

Anwendung. Als Rattengift. Die Substanz wurde trotz sehr hoher Herzwirksamkeit bisher nicht therapeutisch verwendet.

Scincus

Scincus officinalis LAUR. Klasse Reptilia — Ordnung Squamata — Familie Scincidae.
Skink. Wüsteneidechse.

Heimisch in der Sahara, in öden Landstrichen des Roten Meeres, Ägypten und Nubien.

Der Skink ist eine sehr gedrungene Echse mit dickem, kurzem, vom Kopf nicht abgesetztem, kräftigem Hals und kurzen Gliedmaßen. Alle vier Füße tragen 5 ungleich lange, platte und breite, seitlich gesägte, bis zur Wurzel getrennte Zehen, die aneinandergelegt vollkommene Sandschaufeln bilden. Der Schwanz ist kegelförmig, seitlich etwas zusammengedrückt, kürzer als der übrige Körper, der Kopf an der Schnauze keilartig zugeschärft, die obere Kinnlade über die untere verlängert und die untere Fläche des vorspringenden Teils in einer Ebene mit der Kinnfläche gelegen, so daß ein Eindringen des Sands in den Mund des Tieres beim Graben unmöglich ist. Die Ohröffnung, hinter und unter den Mundwinkeln mündend, ist durch darüberliegende Schuppen vollkommen verdeckt. Der ganze Körper ist glatt, die Schuppen liegen mit ihrem hinteren Rand dem Körper fest an. Sehr auffallend sind auch noch die scharfen Bauchkanten und der vollkommen glatte Bauch. Die Färbung der Oberseite ist ein helles Gelb, Gelbbraun oder Rötlichbraun, einfarbig oder mit weißen Schaftstrichen und breiten braunen oder braunvioletten Querbinden, von denen eine auf dem Nacken bes. auffallend sein kann. Die Jungen sind oberseits stets einfarbig hellgelb. Die Unterseite ist einfarbig weiß, perlmuttglänzend. Ausgewachsene Skinke erreichen eine Länge von 21 cm. Die Zeichnung der Oberseite kann je nach Fundort verschieden sein.

Anwendung. Alle Teile des Tieres als Stimulans und Aphrodisiacum.

Sclerocarya

Sclerocarya caffra SOND. Anacardiaceae — Spondieae. Sakoa.
Heimisch in Südafrika, Madagaskar.

Ein etwa 15 m hoher Baum, mit vier- bis sechsteiliger, drahtig gedrehter Blüte, freiem Kelch, länglichen Staubbeuteln, 3 Griffeln und schildförmiger Narbe. Früchte kugelig, pflaumengroß, hellgelb, mit dreifächerigen, am Scheitel mit Einsenkungen ausgestatteten Steinen.

Inhaltsstoffe. In der Rinde 3,5% Tannin, vor dem Erscheinen der Blätter 20% Tannin und eine Spur Alkaloide, 10% Gummi. In der Frucht Zitronen- und Malonsäure, Zucker und Vitamin C (54 mg/100 g). Im Samenöl 70% Ölsäure.

Anwendung. Das Dekokt der Rinde bei Dysenterie und Diarrhö, bei Malaria. Die Frucht ist aromatisch, eßbar, wird von den Eingeborenen als Insektizid und zur Herstellung von Bier verwendet und liefert die Maroola-Nüsse. Der gerbstoffhaltige Gummi zur Herstellung von Tinte.

Sclerocarya caffra SOND. var. oblongifoliolata ENGL. [S. birrea (A. RICH.) HOCHST., Spondias birrea A. RICH., Poupartia birrea (A. RICH.) AUBREV.].
Heimisch in Afrika.

Anwendung. Der Rindenabsud zum Auswaschen von Wunden. Der Saft der Blätter gegen Gonorrhö. Der Same liefert fettes Öl.

Sclerocarya schweinfurthii SCHINZ.
Heimisch in Afrika.

Ein mächtiger, in der heißen Zeit blattabwerfender Baum.

Anwendung. Liefert süßsauer schmeckende, saftige, pflaumengroße Früchte, deren nußartig schmeckende, 2 cm lange Samen ebenfalls gegessen werden.

Scopolaminum

Scopolaminum 2. AB — DDR. Scopolamin. Skopolamin. Hyoscin. O-Tropoyl-scopin.

$C_{17}H_{21}NO_4$ M.G. 303,4

L-Tropasäure-6.7-epoxytropylester.

Bemerkung. S. III, 334; II, 485.

Gehalt. 96,0 bis 100,5%, ber. auf die bei 105° getrocknete Substanz (2. AB — DDR).

Eigenschaften. Klare oder schwach trübe, gelbliche, zähe Fl. Geruch höchstens schwach wahrnehmbar, Geschmack bitter, sehr schwer lösl. in W., lösl. in A. $[\alpha]_D^{20} = -21,0$ bis $-25,0°$. Zur Bestimmung werden 1,2500 g Substanz in Chlf. zu 25,00 ml gelöst. Es wird ein Beobachtungsrohr von 20 cm Länge verwendet. Die Berechnung wird auf die bei 105° getrocknete Substanz bezogen (2. AB — DDR).

Erkennung. Die Prüf. wird d.chr. durchgeführt.
Adsorptionsschicht: Kieselgel G.
Aufzutragende Lsg.: 0,005 bis 0,01 g Substanz werden in 20,0 ml M. gelöst. 20,0 µl der Lsg. werden als Startfleck a aufgetragen. Aufzutragende Lsg. der Testsubstanz: 0,050 g Atropinsulfat-Vgl.-Substanz werden in 20,0 ml M. gelöst. 20,0 µl der Lsg. werden als Startfleck b aufgetragen.
Laufmittel: Methyläthylketon—Methanol—6 n-Ammoniak-Lsg. (60 + 30 + 10).
Trocknung: Die Dünnschichtplatte wird an der Luft aufbewahrt, bis das Laufmittel verdunstet ist.
Detektion: Rg.: Kaliumtetrajodowismutat-Lsg.
Auswertung: Der Rf-Wert des orangeroten Testsubstanzfleckes muß im Bereich von 0,34 bis 0,50 liegen.
Das Chromatogramm zeigt über dem Startpunkt a einen orangeroten Fleck mit einem Rx-Wert im Bereich von 1,50 bis 2,20.
Das Chromatogramm ist für die Reinheitsprüf. aufzubewahren (2. AB — DDR).

Prüfung. 1. Reaktion: 0,100 g Substanz wird mit 10,0 ml kohlendioxidfreiem W. versetzt. Die Mischung wird in einem Wasserbad von 70° 20 Min. erwärmt und anschließend auf 20° abgekühlt. Die überstehende Lsg. muß einen pH-Wert im Bereich von 7 bis 10 zeigen. Zur Prüf. ist Universalindikatorpapier zu verwenden (2. AB — DDR). — 2. Unlösl. Verunreinigungen, Farbe der Lsg.: 5,0 ml der Lsg., die zur Prüf. der optischen Drehung hergestellt wurde, müssen klar und farblos sein (2. AB — DDR). — 3. Apoatropin, Belladonnin u. a. fremde Alkaloide: Das Chromatogramm (s. oben) darf über dem Startpunkt a keinen anderen als den genannten, orangeroten Fleck zeigen (2. AB — DDR). — 4. Sulfatasche: Höchstens 0,20% (2. AB — DDR). — 5. Trocknungsverlust: Höchstens 4,0%, wenn 0,4000 g Substanz 4 Std. bei 105° getrocknet werden (2. AB — DDR).

Gehaltsbestimmung. 0,2500 g Substanz werden in einem Erlenmeyerkolben mit aufgesetztem Silikagelrohr in 20,0 ml wasserfreier Essigsäure unter Erwärmen und wiederholtem Schwenken gelöst. Nach dem Erkalten und Zusatz von 3 Tr. Kristallviolett-Lsg. wird die Lsg. mit 0,1 n Perchlorsäure bis zum Farbumschlag nach Blau titriert (Feinbürette). 1 ml 0,1 n Perchlorsäure entspr. 30,34 mg Scopolamin. Der Geh. wird auf die bei 105° getrocknete Substanz berechnet (2. AB — DDR).

Aufbewahrung. Sehr vorsichtig, vor Licht geschützt.

Dosierung. Maximalkonzentration: 0,5% zur Anwendung am Auge (2. AB — DDR).

Wirkung und Anwendung. S. Scopolaminum hydrobromicum und Atropinum sulfuricum.
Scopolamin lähmt als Parasympatholytikum den Sphincter pupillae und den Musculus ciliaris. Wie Atropin ist Scopolamin ein kräftiges Mydriatikum und Zykloplegikum. Scopol-

amin in einer Konzentration von 1:1000 dilatiert die Pupille stärker als Atropin in der Konzentration 1:200. Die Mydriasis beginnt nach wenigen Min. Das Wirkungsoptimum ist nach 30 Min. erreicht. Völlig abgeklungen ist die Mydriasis erst nach 4 bis 5 Tagen. Eine 0,5%ige Scopolamin-Lsg. entspr. hinsichtlich ihrer Wrkg. etwa einer 1%igen Atropin-Lsg. Angewendet wird eine Lsg. von Scopolamin in Oleum ricini; der Vorteil der öligen Applikationsart ist eine längere Verweildauer im Konjunktivalsack.

Große Gefahr bei der Applikation von Scopolaminaugenöl besteht bei Patienten mit erhöhtem intraokularem Druck (Glaukom) (nach 2. AB — DDR-Komm.).

Scopolaminbrombutylat.

S. Buscopan, II, 502.

L-Scopolamin-hydrobromid.

S. II, 499.

L-Scopolamin-methylbromid.

S. II, 500.

L-Scopolamin-methylnitrat.

S. II, 501.

Scopolamin-N-oxid-hydrobromid.

S. II, 334.

Scopolia

Scopolia carniolica JACQ. (S. atropoides BERCHT. et J. S. PRESL, S. atropoides SCHULT., S. atropoides LINK, Hyoscyamus scopolia L.). Solanaceae — Solaneae. Krainer Tollkraut.

Heimisch im östlichen und südöstlichen Europa, bes. Slovenien, Kroatien, Ungarn und Rumänien, in Schlesien und Ostpreußen verwildert.

Ausdauernde Pflanze (Abb. 23). Wurzelstock waagrecht, bis 12 cm lang, bis 5 cm dick, mit derben, lockerwindigen Fasern besetzt. Stengel aufrecht, 30 bis 60 cm hoch, an seinem Grund schuppenartige Niederblätter tragend, gabelig verästelt, etwas fleischig, kahl oder zerstreut behaart. — Laubblätter gestielt, verkehrt eiförmig, etwa 12 cm (bis 18 cm) lang und 4 bis 9 cm breit, am Grund verschmälert, ganzrandig oder ganz schwach gebuchtet, kahl, trüb-grün. — Blüten einzeln, achselständig, an mehr oder weniger langen Stielen nickend, etwa 1 bis 2,5 cm lang und 1,2 bis 1,5 cm breit. Kelch glockig, mit 5 stumpfen, im Umriß dreieckigen Zähnen. Blumenkrone röhrig glockig, am Saum mit 5 ganz kurzen, abgerundeten Lappen, außen glänzend braun, innen matt olivgrün. Antheren groß, gelblich. Frucht eine zweifächerige, mit einem Deckel aufspringende Kapsel. Samen 3 bis 4 mm lang, braungelb, höckerig.

Es kommen zwei Varietäten vor: 1. eine grünlich-gelbblühende, S. carniolica JACQ. var. brevifolia DUN. ssp. hladnikiana (FLEISCHMANN et BIATZOVSKY) ARCANG., S. hladnikiana FLEISCHMANN et BIATZOVSKY mit mehr erweiterter Blütenkrone und gewöhnlich kürzeren und breiteren Laubblättern, die aber als Drogenlieferant wegen ihres zerstreuten Vorkommens in Slovenien nicht in Betracht kommt. 2. Eine braunpurpurne oder gelbblühende mit glockiger Blütenkrone, var. concolor DUN.

Rhizoma Scopolia carniolicae. (Europäische) Scopoliawurzel. Tollwurzel. Walkenbaumwurzel. Gichtrübe. Scopolia root. Scopola.

Scopolia BPC 34.

Der horizontal wachsende, zylindrische Wurzelstock ist mehr oder weniger gekrümmt und an den Seiten von oben nach unten zu etwas abgeflacht. Im Handel meist in bis 10 cm langen und bis 1,5 cm und dickeren, häufig auch längs in zwei Teile gespaltenen Stücken. Außen

grau oder hell- bis dunkelbraun, auf der Bruchfläche grauweiß. Das Rhizom ist durch die bes.
auf der Unterseite hervortretenden Einschnürungen geringelt; einzelne Glieder sind schwach
knollig verdickt und von zahlreichen Längsfurchen durchzogen. Oberseits zahlreiche Stengelnarben.

Geruch eigenartig narkotisch, Geschmack zunächst süßlich, dann bitterlich und kratzend.

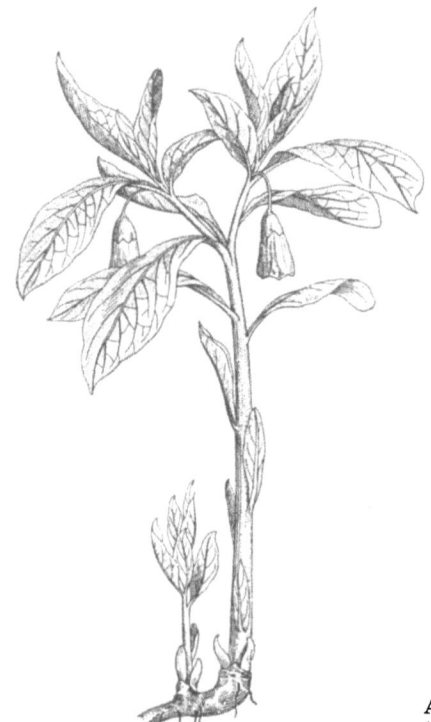

Abb. 23. Scopolia carniolica. Blühende Pflanze
(nach Hegi)

Lupenbild. Querschnitt. Der ovale, gelblich-weiße Querschnitt zeigt eine dünne, in der
Nähe des dunkelbraunen Kambiumrings undeutlich radial gestreifte Rinde. Im Holzkörper
einzelne in radialer Richtung angeordnete, gelbliche Gefäßbündelchen, die sich gegen den
Kambiumring zu kurzen, feinporösen Holzstrahlen verdichten. Ältere verholzte Rhizome mit
deutlicher Sonderung in gelbliche, feinporöse Holzstrahlen und breite, weißliche Markstrahlen.
Mark ist häufig, führt gewöhnlich mehrere kleine Gefäßbündel, oft ist es zerstört.

Mikroskopisches Bild. Der Wurzelstock zeigt nahezu denselben Bau wie die Belladonnawurzel. Stärkekörner ebenfalls in etwa gleicher Größenordnung wie bei Radix Belladonnae.
Doch sind die größeren Körner im Durchschnitt häufiger vorhanden.

Verwechslung. Mit der Tollkirschenwurzel sehr leicht möglich, da sie anatomisch schwer
zu unterscheiden sind. Bei Scopolia überwiegen die Netzgefäße, bei Belladonna häufiger
behöft getüpfelte Gefäße.

Inhaltsstoffe. 0,3 bis 0,8% Gesamtalkaloide (der Gehalt ist am höchsten am Anfang der
Blütezeit und während der Fruchtentwicklung). bis 0,4% L-Hyoscyamin, bis 0,03% Atropin,
Scopolamin in Spuren, Scopin und Tropin. Zito et LEARY [J. pharm. Sci. *55*, 1150 (1966)]
fanden p.- und d.chr. außerdem Cuskhygrin, Pseudotropin, 3-α-Tigloyloxytropan, sowie ein
noch nicht identifiziertes Alkaloid. Das Vorkommen von Scopin und Tropin konnten sie nicht
bestätigen. Ferner das Cumarinderivat Scopolin, und dessen Aglykon Scopoletin (Methyl-
aesculetin), Chlorogensäure, Aminosäuren, v. a. Arginin und Phenylalanin als Vorläufer der
Tropanalkaloide.

Qualitative und quantitative Nachweise der Alkaloide werden wie bei den übrigen Solan-
aceendrogen durchgeführt; s. bes. Atropa Belladonna, wo eine Auswahl der zahlreichen in der
Literatur beschriebenen Methoden zu finden ist, sowie SCHULTZ-ZYMALKOWSKI, die quant.
Bestimmung der Alkaloide in Drogen und Drogenzubereitungen.

Der höchste Alkaloidgeh. ist Ende Juli.

Aufbewahrung. Vorsichtig.

Wirkung. Wie Radix Belladonnae (s. III, 321).

Anwendung. Als wertvolles Mittel gegen Paralysis agitans, in Pulverform 0,3 bis 0,4 g täglich. Im übrigen wie Belladonnawurzel in Form von Extrakt, Pflaster, Tinktur und Salbe. Zur Gewinnung der Alkaloide. Früher als Rausch- und Zaubermittel. In der Volksmedizin gegen Rheumatismus, Gicht und Koliken, als Schlafmittel für Kinder.

Dosierung. 60 bis 120 mg Extra P. 67. Bestandteil zahlreicher Spezialitäten.

Folia Scopoliae carniolicae. Scopoliablätter. Walkenbaumblätter. Scopolia leaves.

Die Blätter werden sorgfältig getrocknet. Sie sollten vor der Blüte gesammelt werden, da zu diesem Zeitpunkt die maximale Ansammlung von Alkaloiden stattfindet [SCHPILENJA: Pharm. Zentralh. *94*, 362 (1955)]. Nach BEREZNEGOVSKAYA et al. [Chem. Abstr. *72*, 75690 (1970)] und SREPEL [Acta pharm. Jug. *21*, 90 (1971)] ist der höchste Alkaloidgeh. z. Z. der Fruchtbildung.

Sie gleichen im Aussehen sehr den Belladonnablättern; sie sind schmal-länglich, nach oben breiter, oval länglich bis breit lanzettlich, in den Blattstiel verschmälert, bis 18 cm lang, ganzrandig, kahl, sehr dünnhäutig, hellgrün, ohne weiße Punkte. Das beste Erkennungsmittel gegenüber den Belladonnablättern sind die Früchte, die sich zuweilen in der Droge finden. Die B.-Frucht ist eine saftige zweifächerige Beere mit vielen kleinen, grubigen Samen und mit tief fünfspaltigem, persistierendem Kelch. Bei Scopolia carniolica ist die Frucht eine mit Deckel aufspringende zweifächerige Kapsel von 1 cm Durchmesser, von dem hellgrünen, dünnen, vergrößerten Kelch vollständig eingehüllt. Die zahlreichen Samen sind hellbraun, etwas nierenförmig, höckerig, 2 bis 2,5 mm lang.

Mikroskopisches Bild. Die Epidermiszellen auf beiden Seiten mit wenigen ausgeprägten Kutikularstreifen, Spaltöffnungen nur auf der Unterseite. Calciumoxalat wie bei Belladonna. Es fehlen die für Belladonna ziemlich charakteristischen verschiedenen Haare, nur ganz ausnahmsweise findet man einzelne Epidermiszellen emporgestülpt, und der emporgestülpte Teil erscheint dann verdickt = Papillen. Bei Belladonna kommen behöft getüpfelte Tracheen vor, bei Scopolia nicht.

Inhaltsstoffe. Alkaloide, wie in der Wurzel, nur in geringerer Menge; nach SREPEL [Acta pharm. Jug. *20*, 102 (1970)] beträgt der Anteil an Scopolamin 45 bis 66% der Gesamtalkaloide; Tropin und Scopolin fehlen. Rutin, Aesculetin, Chlorogen- und Kaffeesäure.

Anwendung. Ähnlich Folia Belladonnae (s. III, 309), doch sind die Blätter eine Scopolamindroge und sollten nicht als Ersatz für Fol. Belladonnae gelten.

Aufbewahrung. Vorsichtig.

Hyoscyamus Scopolia HAB 34.

Frisches, blühendes Kraut.

Arzneiform. Essenz nach § 1.

Arzneigehalt. 1/2.

Aufbewahrung. Bis 3. Dez.-Pot. vorsichtig.

Scopolia japonica MAXIM.

Heimisch in Japan und China.

Rhizoma (Radix) Scopoliae (japonicae). Japanische Scopoliawurzel. Japanische Scopolia. Japanische Belladonna. Japanese Scopola (Belladonna) root.

Scopoliae Rhizoma Jap. 61.

Die japanische Droge unterscheidet sich von der europäischen zunächst durch eine hellere gelblichbraune Farbe, hauptsächlich aber durch ihre bedeutende Größe (10 bis 15 cm) und durch die Dicke (etwa 2 cm). Die Rhizomstücke sind vielfach gebogen, auch verzweigt, zeigen eine geschrumpfte Oberfläche und Einschnürungen, durch die sie ringförmig geteilt erscheinen. Auf der weißlichen bis grauen Bruchfläche erscheint das Gefüge locker schwammig. Die an der Außengrenze des Holzkörpers meist strahlenförmig liegenden Gefäßbündel schließen ein ziemlich dickes Mark ein. Geschmack und Geruch sind ähnlich wie bei Scopolia carniolica. Mikroskopisch kein Unterschied. Man bezeichnet die Wurzel von Scopolia japonica als japanische Belladonna, besser ist die Benennung japanische Scopolia.

Inhaltsstoffe. 0,2 bis 0,3% Gesamtalkaloidgeh. 0,108% Hyoscyamin, 0,049% Atropin, 0,037% Norhyoscyamin und Noratropin, 0,004% Scopolamin, Scopoletin, Betain, Cholin, Polyphenolase.

Prüfung. Nach Jap. 61. Identität. Zu 1 g gepulverter Scopoliawurzel werden 10 ml Ae. und 0,5 ml Ammoniak gefügt, 30 Min. erwärmt und filtriert. Das Filtrat wird in einer Porzellanschale auf dem Wasserbad eingedampft. Zum Rückstand werden 5 Tr. rauchende Salpetersäure gegeben und auf dem Wasserbad zur Trockne eingedampft. Nach dem Abkühlen und Lösen des Rückstandes in 1 ml Dimethylformamid werden 5 Tr. Tetraäthylammonium-hydroxid-Lsg. hinzugefügt: es entsteht eine rötlich purpurne Farbe (Hyoscyamin, Atropin oder Scopolamin). — Max. Aschegeh. 7%.

Quantitative Bestimmung. 10 g genau gewogene gepulverte Scopoliawurzel, die vorher bei 60° bis zur Konstanz getrocknet wurde, werden in einem Soxhlet mit einer Mischung von 3 g konz. Ammoniak, 10 ml A. und 20 ml Ae. durchfeuchtet und über Nacht stehen gelassen. Anschließend wird wenigstens 3 Std. mit Ae. extrahiert, bis mit Mayer's Rg. keine Alkaloide in der übergehenden Extraktlsg. mehr nachgewiesen werden. Der Extrakt wird zur Trockne auf dem Wasserbad eingeengt, der Rückstand in 10 ml Ae. aufgenommen und nach Zugabe von 30 ml 0,5 n Schwefelsäure unter Umschwenken erwärmt, bis sich der Ae. verflüchtigt hat. Es wird abgekühlt, filtriert und das Filter zweimal mit je 5 ml W. gewaschen. Filtrat und Waschlsg. werden zusammen in einem Scheidetrichter mit Ammoniak alkalisiert und die Alkaloide mit je 10 ml Chlf. dreimal ausgeschüttelt. Zu den vereinigten Chlf.-Ausschüttelungen werden 2 g wasserfreies Na_2SO_4 gegeben, 10 Min. unter gelegentlichem Schütteln stehengelassen und dann filtriert. Das Filter wird zweimal mit je 5 ml Chlf. gewaschen, Filtrat und Waschlsg. zusammen auf dem Wasserbad zur Trockne eingeengt und noch weitere 15 Min. erhitzt. Der Rückstand wird in 5 ml Chlf. aufgenommen, sodann genau 10 ml 0,02 n Schwefelsäure hinzugefügt und das Chlf. auf dem Wasserbad durch Erwärmen entfernt. Nach dem Abkühlen wird mit 0,02 n Natriumhydroxid titriert (Indikator 2 Tr. Methylrot). 1 ml 0,02 n H_2SO_4 = 5,787 mg $C_{17}H_{23}NO_3$ (Hyoscyamin).

Aufbewahrung. Vorsichtig.

Anwendung. Wie Rhizoma Scopoliae carniolicae.

Folia Scopoliae (japonicae). Scopolia leaf. Japanese Scopolia leaf.
Scopoliae Folium Jap. 62.

Ovale bis lanzettliche Blätter, 10 bis 18 cm lang, 3 bis 7 cm breit, oberseits dunkelgrün, unterseits gräulich gelbgün. Blattbasis keilförmig, in den Blattstiel verschmälert. Unter dem Mikroskop sind wenige Drüsenhaare an den Blattnerven zu sehen. Der Blattquerschnitt zeigt im Mesophyll Kristallsand von Calciumoxalat.

Inhaltsstoffe. Das Kraut enthält 0,18% Alkaloide, davon etwa $^9/_{10}$ Hyoscyamin und $^1/_{20}$ Scopolamin.

Prüfung. Identität wie Rhizoma Scopoliae (s. d.). — Mindestgeh. an Alkaloiden 0,15%, als Hyoscyamin ber. ($C_{17}H_{23}NO_3$: 289,38). — Max. Aschegeh. 13%. — Stengelanteile max. 3 mm im Durchmesser.
Quantitative Bestimmung mit 10 g genau gewogener, gepulverter Droge, die vorher über Calciumchlorid getrocknet wurde, wie bei Scopoliae Rhizoma Jap. 61 angegeben.

Dosierung. Einzeldurchschnittsdosis 0,05 g, Tagesdurchschnittsdosis 0,15 g, Einzelmaximaldosis 0,15 g. Tagesmaximaldosis 0,5 g. Nach Extra P. 58 25 bis 150 mg.

Anwendung. Wie Folia S. carniolicae.

Scopolia lurida (LINK et OTTO) DUN. (Anisodus luridus LINK et OTTO).
Heimisch im Himalaya.

Inhaltsstoffe. Nach DE BRUYN [Pharmac. Weekblad *96*, 547 (1957)] im lufttrockneten oberirdischen Pflanzenteil 0,32% Alkaloide, in der Wurzel 1,9% Alkaloide, als Hyoscyamin ber., davon nicht mehr als 0,5% an mydriatischen Alkaloiden; außerdem Cuskhygrin. Vom 1. bis 7. Jahr steigt der Alkaloidgeh., dann bleibt er konstant. Im Verlauf eines Jahres ist er am höchsten im Juni. Nach GRIZAJEWA und PROSORSKIJ [Dtsch. Apoth. Ztg. *101*, 510 (1961)] enthalten Wurzeln siebenjähriger Pflanzen bis zu 7,3% Alkaloide, sowie die Blätter fünfjähriger Pflanzen 1% Tropeine. SZYMANSKA [Act. Pol. pharm. *18*, 49 (1960); Sci. Pharm. (Wien) *29*, 194 (1961); Chem. Abstr. *66*, 83046 (1967)] fand p.chr. Atropin, Scopolamin und 2 weitere nicht näher identifizierte Alkaloide; außerdem geringe Mengen von Tropin, Hellara-Cuskhygrin, Scopin. Der Hyoscyamingeh. der Wurzel ist um 50% höher als bei Radix Belladonnae.

Anwendung. Wie Scopolia carniolica. Wegen des hohen Alkaloidgeh. wird die Pflanze zur Gewinnung der Alkaloide vorgeschlagen.

Scopolia tangutica MAX.

Heimisch in Westchina, Tibet.

Eine mehrjährige, bis 1,70 m hohe Pflanze. Stark belaubte Sprosse, unten bis 4 cm dick. Vertikale, spindelförmige, ca. 1 bis 1,5 cm lange Pfahlwurzel mit gelblicher Oberfläche, weißem Querschnitt, spezifisch unangenehmem Geruch. Hellgrüne, gabelförmig-verzweigte Stengel. Blätter kurzgestielt, gegenständig, eiförmig bis länglich eiförmig, spitz ganzrandig, 17 bis 19 cm lang, 6 bis 10 cm breit, beiderseits schwach behaart. Blüten schmutzig violett, auf 3 bis 3,5 cm langen Stielen in den Sproßachseln. Kelch fünfzählig, ungleichmäßig gezähnt, er vergrößert sich bei der Fruchtbildung. Der Aufbau der Blüte entspricht dem einer typischen Solanaceenblüte [ALEXANDROWA: Planta med. (Stuttg.) 8, 94 (1961)].

Inhaltsstoffe. Nach SOKOLOV et al. [Chem. Abstr. 61, 2181 (1964)] z. Z. der Blüte 2,63% Alkaloide in den Wurzeln, 2,93% in den Sproßanteilen (der Alkaloidgeh. steigt je älter die Pflanze ist), davon 0,4% L-Hyoscyamin, 0,26% L-Scopolamin, und etwa 0,38% einer nicht identifizierten Base (Chloroaureat, Fp. 189,5°, Pikrat Fp. 201°). WOLLERT [Naturwissenschaften 49, 281 (1962)] fand Cuskhygrin in den Wurzeln. Nach BARENE [Chem. Abstr. 74, 108131 (1971)] ist der Gehalt an Cuskhygrin am höchsten, dann folgen Hyoscyamin und Scopolamin. Nach RYABOVA [Chem. Abstr. 80, 105856 (1974)] in den Blättern Flavonoide (höchster Geh. mittags), Scopolamin und Hyoscyamin (höchster Geh. mittags und abends).

Anwendung. Zur Darstellung der Alkaloide.

Scorzonera

Scorzonera hispanica L. (S. sativa GAERTN., S. tehriana). Asteraceae — Cichorioideae — Cichorieae. Spanische Schwarzwurzel. Vipernwurzel. Schlangengras. Spanish salsify. Scorzoniere d'Espagne. Salsifix noir. Viperaria. Escorzonera verdadera.

Heimisch in Süd- und Mitteleuropa, Kaukasus, Südsibirien. An sonnigen, buschigen Hügeln, an Waldrändern, aber auch auf feuchten Wiesen.

Ausdauernde, 40 bis 130 cm hohe Pflanze mit dicker, walzenförmiger, am Wurzelhals nur schuppiger, einköpfiger, braunschwarzer Pfahlwurzel. Stengel aufrecht, im oberen Teil ästig, selten einfach, anfangs fein flaumig, später verkahlend, reichlich beblättert. — Laubblätter elliptisch-eiförmig bis lineal, ganzrandig, spitz, die unteren in einem Stiel verschmälert, die mittleren und die oberen mit scheidig erweitertem Grund stengelumfassend sitzend, alle ganzrandig oder schwach gezähnelt, am Rand bisweilen wellig kraus, sehr kurz gewimpert, steif, lichtgrün. — Blüten zitronengelb, doppelt so lang wie die Hülle, mäßig stark behaart, wohlriechend. Köpfe einzeln, lang gestielt. Hülle eiförmig kegelig, 2,5 bis 4 cm lang; Hüllblätter am Rand mehr oder weniger wollig-flockig, dachig angeordnet, die äußeren eiförmig zugespitzt, die inneren eilanzettlich zugespitzt. — Früchte etwa 15 mm lang, geschnäbelt, die inneren glatt, die äußeren randständigen fünfriefig, an den Rippen zackig rauh; Pappus schmutzigweiß, so lang wie die Frucht.

Radix Scorzonerae. Schwarzwurzel.

Die im Herbst gesammelte Wurzel kultivierter Pflanzen.

Schwarzwurzeln verlangen einen tiefgründigen, nährstoffreichen Boden (milden, humosen Lehm, sandigen Moorboden), reichlich Düngung und sorgfältige Anzucht. Gute Sorten erzeugen bereits im ersten Herbst dichte, glatte Wurzeln. Infolge der großen Brüchigkeit der milchenden, aber völlig frostharten Wurzeln muß das Ausgraben mit großer Sorgfalt geschehen. Die Wurzeln sind spindelförmig, bis 30 cm lang, 2 bis 3 cm dick, außen schwarzbraun, innen weiß, fleischig, milchend. Die Rinde stark mit zahlreichen Milchschläuchen besetzt, durch einen dunkleren Kambiumring von dem fleischigen, strahlenförmigen Holzring getrennt. Keine Stärke.

Geschmack schleimig, süß, etwas bitterlich.

Inhaltsstoffe. 80,4% W., 1% stickstoffhaltige Stoffe, 0,5% Fett, 2,19% Zucker, 2,27% Rohfaser. Das Glykosid Coniferin (Laricin, Abietin) $C_{16}H_{22}O_8$, Fp. 185°, Trigonellin $C_7H_7NO_2$, Fp. 218°, L(—)-Histidin, Arginin, Asparagin, Mannit, Inulin, Lävulin, Cholin, Proteasen, Alloxurbasen; im Milchsaft Kautschuk, Taraxasterin (α-Lactucerol, α-Anthesterin) und β-Lactucerol $C_{30}H_{50}O$, Fp. 220 bis 222° bzw. 168 bis 180°, Lactucin, Inosit, Essigsäure.

Wirkung. Diaphoretisch und diuretisch.

Anwendung. Früher bei Herzkrankheiten, Epilepsie, Nervenkrankheiten. Heute der Saft der Wurzel bei Lungenkrankheiten, Erkältungen, Hypochondrie und Verdauungsstörungen. Das Kochw. als Vorbeugungsmittel gegen Pest. Frisch als Gemüse. Getrocknet als Kaffee-Ersatz.

Bemerkung. Die Laubblätter können zur Seidenraupenzucht verwendet werden.

Scorzonera humilis L. (S. graminifolia LEDEB.). Kleine Schwarzwurzel.

Anwendung. Liefert ebenfalls Radix Scorzonerae. Die Blüten zur Verfälschung von Flores Arnicae. Die jungen Blätter wie Spinat als Gemüse.

Scorzonera tau-saghyz LIPSCH et BOSSE. Tau-Sagis.

Heimisch in Innerasien.

Frucht im Gegensatz zu S. hispanica stabförmig, gerade oder schwach gekrümmt. Außenfrüchte sind an der Außenfläche z. T. glatt, und dann innen vier- bis fünffach gerieft oder wie die Innenfrüchte meist undeutlich zehnriefig. Nach oben sind die Früchte etwas verjüngt. Die Rippen sind im oberen Teil meist völlig glatt oder höchstens schwach runzelig, während sie in der Mitte und häufig auch im unteren Teil mit kantigen Buckeln oder auch deutlich breitstacheligen, rückwärts gerichteten Zähnen versehen sind. Die Farbe der Frucht ist hellgrau. Sie geht z. T. schwach ins gelbliche oder grünliche.

Anwendung. Die Pflanze liefert bes. in der UdSSR zusammen mit Taraxacum kok saghyz RODIN und T. megalorrhizon HAND.-MAZZ. (s. d.) den sog. Agrarkautschuk.

Scrophularia

Scrophularia nodosa L. (nach HPUS 64 auch S. foetida, S. lanceolata, S. majoris, S. vulgaris, S. marilandica). Scrophulariaceae — Scrophularioideae — Scrophularieae. Knotige Braunwurz. Knotty-wooded figwort. Herbe aux écrouelles. Scrofulaire vulgaire. Castagnola. Millemorbia.

Heimisch in Mitteleuropa, Zentralasien, Nordamerika. In Wäldern, Holzschlägen und auf Auen.

Eine Staude. Rhizom plagiotrop, kurz, spärlich verzweigt, knollig verdickt. Hauptachse des blühenden Triebes aufrecht, 50 bis 100 cm hoch, scharf vierkantig, ungeflügelt, kahl, glänzend. — Laubblätter gegenständig, gestielt; Spreite eiförmig bis länglich eiförmig, beim Übergang in den Blattstiel abgerundet oder schwach herzförmig, völlig kahl, dunkelgrün mit etwas glänzender Oberseite; Spreitenrand scharf; meist doppelt gesägt, die proximalen Sägezähne meist länger und spitzer als die distalen; Blattstiele ungeflügelt, gegen die Spitze des Unterbaus kürzer werdend. Unterbau der Pflanze mit gestreckten Internodien, relativ umfangreich, aber mit nur kurzer oder gar ohne Bereicherungszone. Bereicherungstriebe wenn vorhanden meist schwach. — Floreszenz brakteos und dispergiert beblättert, allerdings mit Ausnahme der untersten Region, die noch 1 bis 2 Wirtel mit mehr laubigen Blättern aufweist. Partialfloreszenzen mehrblütige, lockere Doppelwickel — selten Zymen —, die gegen die Spitze der Floreszenz verarmen und deren Achsensystem schwach drüsig behaart ist. Zuweilen finden sich noch akzessorische Partialfloreszenzen. Blüten etwa 7 mm lang. Kelch leicht dorsiventral, Sepalen nur an ihrem Grund etwas gamophyll, rundlich, schmal, häutig berandet, etwas kerbzähnig. Blumenkrone dorsiventral, mit runden Zipfeln und krugförmig gebauchter Röhre, auf dem Rücken und auf der Innenseite der Oberlippe braunrot, am Grund grünlich. Fertile Staubblätter didynamisch, am Grund der Blumenkronröhre entspringend, im männlichen Zustand der Blüte etwas aus der Blumenkrone hervortretend, über die Narbe gelegen. Staminodium breiter als lang, abgestutzt oder schwach herzförmig. — Frucht konisch.

Herba Scrophulariae (vulgaris, foetidae). Braunwurzkraut. Common Fig Wort.

Das zur Blütezeit gesammelte, getrocknete Kraut.

Geruch frisch widrig, sich später verlierend, Geschmack salzig, bitter, scharf.

Inhaltsstoffe. Gerbstoff, Saponine, in den Blättern Diosmin (Diosmetin-7-rutinosid) $C_{28}H_{32}O_{15}$, Fp. 275 bis 277°. Nach älteren Angaben Butter-, Zimtsäure, Lecithin, Hesperidin, Zucker, Harz und Digitalisglykoside. Weitere Flavonoide und Phenolcarbonsäuren, die sich alle von der Zimtsäure ableiten.

Wirkung. Nach KARIMOVA et al. [Chem. Abstr. *67*, 203 849 (1967)] wirkt ein 10%iger Infus an Tieren s.c. oder i.p. hemmend auf die motorische Aktivität, schlafverlängernd, blutdruck-senkend, gefäßerweiternd. Es regt die Atmung an und ruft Bradycardie hervor. $LD_{100} > 15$ g/kg. Die Pflanze soll für Schafe und Kühe toxisch sein. Vergiftungserscheinung: Hämaturie.

Anwendung. Als Diureticum. Die Herzwirksamkeit ist gering. In der Volksheilkunde als Anthelminticum, bei Scrophulose, Gesichtsekzem. In der Homöopathie bei Drüsenschwellungen und Ekzemen.
Bestandteil von Fertigpräparaten.

Scrophularia nodosa HAB 34.

Frische, vor Beginn der Blüte gesammelte Pflanze.

Arzneiform. Essenz nach § 3.

Arzneigehalt. 1/3.

Scrophularia nodosa HPUS 64. Figwort.

Die frische Pflanze.

Arzneiform. Urtinktur: Arzneigeh. 1/10. Scrophularia, feuchte Masse mit 100 g Trocken-substanz und 300 ml W. = 400 g, dest. W. 200 ml, A. USP (94,9 Vol.-%) 537 ml zur Bereitung von 1 000 ml der Tinktur. — Dilutionen: D 2 (2×) enthält 1 T. Tinktur, 4 T. dest. W., 5 T. A.; D 3 (3×) und höher mit A. HPUS (88 Vol.-%). — Medikationen: D 3 (3×) und höher.

Radix Scrophulariae. Braunwurz.

Wurzelstock fleischig, dicht mit ovalen, meist gegenständigen Knollen besetzt, die innen weiß, mit kurzen, dünnen Schuppen und fadenförmigen Wurzeln besetzt sind. Die Knollen etwa 3 cm lang, 1,5 cm dick.
Geruch widerlich, Geschmack bitterlich, etwas herb.

Mikroskopisches Bild. Die Wurzel besitzt einen kompakten Holzkörper (kaum Parenchym) und eine sehr schmale Rinde. Rhizomstücke mit einem weiten parenchymatischen Mark, einem von breiteren Markstrahlen unterbrochenen Leitbündelring und einer umfangreichen primären Rinde, in deren parenchymatisches Gewebe unregelmäßig, aber in größerer Zahl Sklereiden (oval, z. T. rundlich, mit mäßig verdickter, getüpfelter, stets verholzter Wandung) eingestreut sind. Als Abschlußgewebe ein schmales Periderm. Im Pulverpräparat sind die beschriebenen Elemente vorhanden; auffälligstes Merkmal die Steinzellen. Stärke nicht nach-weisbar, ebensowenig Oxalatsandzellen oder sonstige Kristalle. Die Gefäße sind vorwiegend schmale Tracheen mit fein getüpfelter Wandung, oft in Gruppen zusammenliegend.

Inhaltsstoffe. Kaffeesäure, Stachyose, Zimtsäure, Aucubin. Ferner nach SWIATEK et al. [Chem. Abstr. *80*, 45 659 (1974)] Ferula-, Isoferula-, p-Cumar-, Vanillin-, p-Hydroxybenzoe- und p-Hydroxyphenylessigsäure. Außer im Rhizom Saponine; ein Glykosid, spaltbar durch Invertin; ein toxisches Alkaloid.

Anwendung. Bei Hautleiden. Abkochungen aus frischen Wurzelstöcken und Wurzeln besitzen rotlaufheilende Wrkg. [BRODA, RZESZOWSKI: Planta med. (Stuttg.) *7*, 104 (1959)].

Scrophularia umbrosa DUMORT. (S. alata GILIB., S. aquatica L.). Geflügelte Braunwurz.
Wasserbraunwurz. Antonskraut.

Heimisch in Europa, West- und Mittelasien.

Rhizom plagiotrop, kurz verzweigt, walzlich, stark bewurzelt. Hauptachse des blühenden Triebs 40 bis 120 cm hoch, vierkantig, durch die herablaufenden Blattränder an den Kanten breit und membranartig geflügelt, gänzlich kahl, oben ohne Markhöhle. — Laubblätter gegen-ständig, gestielt, kahl; Spreite länglich eiförmig, spitz, am Grund abgerundet oder in den Blattstiel verschmälert, gelbgrün; Blattrand scharf einfach gesägt, die proximalen Sägezähne kleiner als die distalen; die geflügelten Blattstiele werden nach dem oberen Ende des Unter-baus zu kürzer. Unterbau der Pflanze mit gestreckten Internodien, umfangreich, aber nur bei kräftigeren Exemplaren mit ausgedehnter Bereicherungszone; Bereicherungstriebe, wenn vorhanden, kurz und schwach bis lang und kräftig und dann mit der Floreszenz zusammen eine breit eiförmige Synfloreszenz bildend; Beisprosse nur an Mastexemplaren. — Floreszenz brakteos und dispergiert beblättert, mit Ausnahme der unteren Region, in der noch ein bis zwei Wirtel mit mehr laubartigen Blättern stehen; Partialfloreszenzen mehrblütige, gegen die Spitze der Floreszenz verarmende Dichasien mit wickeligem Ausgang, deren Achsensystem schwach drüsig behaart ist. Blüten etwa 7 mm lang. Kelch leicht dorsiventral; Sepalen nur an ihrem Grund etwas gamophyll, rundlich, schmal häutig berandet. Blumenkrone dorsiventral, mit runden Zipfeln (hintere länger und wie die seitlichen gerade vorgestreckt, vorderer Zipfel zurückgebogen) und krugförmig gebauchter Röhre; basal und auf der Bauchseite gelbgrün, auf dem Rücken und auf der Innenseite der Oberlippe purpurbraun. Fertile Staubblätter didynamisch, im männlichen Zustand der Blüte etwas aus der Blumenkrone hervortretend. Oberer Teil des Staminodiums mindestens doppelt so breit wie lang, zweispaltig mit weit spreizenden Zipfeln. — Frucht fast kugelig (5 mm lang), bespitzt.

Inhaltsstoffe. Im Kraut nach Hydrolyse n-Hentriacontan und Phytosterin, Palmitin-, Öl-, Linol- und Linolensäure, Kaffee-, p-Methoxyzimt-, Chlorogensäure, Galaktose und Fructose. In den entfetteten Wurzeln und Rhizomen Kaffee-, Ferulasäure, Glucose, Fructose, Saccharose, Raffinose, Aucubin [SWIATEK et al.: Diss. Pharm. Pharmacol. *19*, 395 (1967)].

Anwendung. Wie S. nodosa. Liefert Herba und Radix Scrophulariae nigrae.

Scrophularia frigida Boiss.
Heimisch in Persien.

Anwendung. Liefert eine Art schwarze Manna.

Scrophularia marylandica L. Fig wort.
Heimisch in Nordamerika.

Anwendung. Als Depurativum.

Scrophularia oldhami.
Heimisch in China.

Anwendung. Die Wurzeldroge als Tonicum und bei Nierenkrankheiten.

Scrophularia grossheimii.
Heimisch in Asien.

Inhaltsstoffe. Im Kraut nach AKHMEDOV et al. [Chem. Abstr. *70*, 118028 (1969)] Garashangin. Ferner ein Flavonoid Scrophulein.

Garashangin

Anwendung. Bei den Einheimischen bei Hepatitis und Rheumatismus.

S.C.T.Z.

S.C.T.Z. Chloräthiazol. Chlormethiazol. Chlorethiazol. Clomethiazol. Clométiazole.

C_6H_8ClNS M.G. 161,66
5-(2-Chloräthyl)-4-methylthiazol.

Bemerkung. Die Substanz enthält die Thiazolhälfte des Vitamin-B_1-Moleküls.

Eigenschaften. Ölige, viskose Fl. $d_4^{25} = 1,233$. Die Substanz hat den charakteristischen Geruch der Thiazolverbindungen. $Kp._7 = 92°$.

Hydrochlorid, $C_6H_8ClNS \cdot HCl$.

Eigenschaften. Kristalle aus abs. A. + Ae.; Fp. = 130°, lösl. in W. und A.

Methandisulfonat, $C_{13}H_{20}Cl_2N_2O_6S_4$.

Eigenschaften. Kristalle aus M. + Ae. Fp. = 120°.

Aethandisulfonat, $C_{14}H_{22}Cl_2N_2O_6S_4$.

Eigenschaften. Kristalle aus M. + Ae. Fp. = 124°.

Anwendung. Als Neurolepticum, Hypnoticum (Delirium tremens), Narkoticum (Status epilepticus). Antipsychoticum. Vorsicht: Gewöhnungsgefahr!

Dosierung. p.o. oder i.v. 0,5 bis 2,0 g pro Dosis.

Handelsformen. Distaneurin (Astra); Distraneurin (Pharma-Stern); Emineurina; Hemineurin (Astra); Hemincurine (Debad); Heminevrin (Astra-Hewlett); Hemithiamin (UdSSR).

Literatur. Dt. Med. Wschr. *89,* 1632 (1964); Arzneimittelforschg. *15,* 837 (1965); Med. Klinik *61,* 473 (1966).

Scutellaria

Scutellaria baicalensis GEORGI (S. macrantha FISCH., S. lanceolaria MIQ.). Lamiaceae — Scutellarioideae.
Heimisch in Rußland, China und Japan.

Radix Scutellariae. „Wogon".
Scutellariae radix Jap. 62.

Die vom Kork befreite Wurzel ist spindelförmig, abgeflacht, oft verzweigt, 5 bis 20 cm lang, 0,5 bis 3 cm im Durchmesser, äußerlich gelbbraun, längsrunzelig, mit vereinzelten Narben von Seitenwurzeln und Resten von braunem Kork; sie ist hart und zerbrechlich, der Bruch ist gelb und faserig.
Fast geruchlos, Geschmack etwas bitter.

Pulver. Gelbbraunes Plv., das hauptsächlich aus parenchymatischen Zellen, Netzgefäßen, Tracheiden, langgestreckten Steinzellen, einigen Spiralgefäßen und Holzfasern besteht. Keine Stärke und Oxalatkristalle.

Inhaltsstoffe. In der getrockneten Wurzel (und im Blatt) 4% Baicalin (Baicalosid, Baicalein-7-glucuronid) $C_{21}H_{18}O_{11}$, Fp. 223°, und 0,5% Wogonin $C_{16}H_{12}O_5$, Fp. 199 bis 201°. Im frischen Kraut Scutellarin (Scutellarein-monoglucuronid) $C_{21}H_{18}O_{12}$, Fp. etwa 230°. Ferner β-Sitosterin, Wogonosid und Neobaicalein [ANON: Chem. Abstr. *80,* 19458 (1974)].

Baicalein   Scutellarein   Wogonin

Prüfung. Nach Jap. 62. Werden 1 g gepulverte Scutellaria mit 10 ml A. 2 bis 3 Min. gekocht, so besitzt das Filtrat eine gelbbraune Farbe. Bei Zugabe von 1 ml verd. Salzsäure und 0,5 g Magnesiumplv. zum Filtrat entsteht eine tiefrote Farbe. — Max. Aschegeh. 6%, Jap. 62.

Wirkung. Nach Usow [Farmakologija i Toxikologija *21*, 2: 31/4 (1958)] normalisiert die Tinktur schnell den Blutdruck, diese Rk. hält bei den Versuchstieren (Hunden) längere Zeit an. — Baicalin und Wogonin sollen diuretisch wirken.

Anwendung. Als Adstringens und Antidiarrhoicum.

Dosierung. Als Dekokt 3 bis 6 g täglich, Plv. 2 bis 3 g täglich.

Scutellaria lateriflora L. (laut HPUS 64 auch S. laterifolia). Helmkraut. Sumpfhelmkraut (?). Schildkraut. Hood wort. Woodwort. Hooded willow herb. (Blue, large flowered) Skullcap. Mad dog skull cap. Mad(-dog) weed. Blue pimpernel. Scutellaire. Latoque.

Heimisch in Nordamerika und Kanada bis Karolina, an feuchten, schattigen Stellen.

Ein ausdauerndes Kraut. Stengel aufrecht, 40 bis 60 cm hoch, vierkantig, kahl, von unten an verästelt. Blätter gegenständig, gestielt, länglich-eiförmig, am Rand gesägt, fast kahl, nur unterseits am Mittelnerv behaart. Aus den Blattachseln entspringen einseitswendige, mit kleineren Blättern besetzte Blütentrauben. Blüten mit zweilippigem, glockigem Kelch und kleiner, hellblauer Blumenkrone. Diese ebenfalls zweilippig mit fast geschlossenem Schlund, stark gewölbter Oberlippe, flacher, kleiner, dreispaltiger Unterlippe.

Inhaltsstoffe. In den Blättern Scutellarin, äth. und fettes Öl, Tannin und Harz.

Anwendung. Liefert Herba Scutellariae (s. bei S. galericulata L.) und wird als bitteres Tonicum und Febrifugum verwendet. Früher bei Neuralgien, Epilepsie, Chorea und anderen nervösen Leiden wie Müdigkeit oder Erregung. In der Homöopathie.

Scutellaria lateriflora HAB 34. Helmkraut.

Frische Pflanze.

Arzneiform. Essenz nach § 3.

Arzneigehalt. 1/3.

Scutellaria laterifolia HPUS 64. Skull cap.

Die frische Pflanze.

Arzneiform. Urtinktur: Arzneigeh. 1/10. Scutellaria, feuchte Masse mit 100 g Trockensubstanz und 500 ml W. = 600 g, A. USP (94,9 Vol.-%) 537 ml zur Bereitung von 1 000 ml der Tinktur. — Dilutionen: D 2 (2×) enthält 1 T. Tinktur, 4 T. dest. W., 5 T. A.; D 3 (3×) und höher mit A. HPUS (88 Vol.-%). — Medikationen: D 3 (3×) und höher.

Scutellaria galericulata L. (Cassida galericulata MOENCH, C. major GILIB.). Sumpfhelmkraut. Gemeines Helm- oder Schildkraut. Fieberkraut. Common scullcap. Marsh scullcup. Toque bleue. Toque tertianaire. Grande toque. Toque des marais.

Heimisch in fast der ganzen Nordhemisphäre, (in Europa nördlich bis Irland, Nordskandinavien; südlich bis zum Kaukasus, zu den nördlichen Balkanländern, Norditalien und Mittelspanien), in Röhricht, Flachmooren, Brachwäldern und Entwässerungsgräben.

Ausdauernd, mit dünnen, kriechenden, verzweigten Bodenausläufern. Sprosse meist aufsteigend bis aufrecht, 10 bis 40 cm hoch, einfach oder (bes. bei Verletzung des Hauptstengels) mit einigen Ästen, meist nur auf den Stengelkanten und auf den Nerven der Blattunterseite von kurzen Haaren rauh, selten stärker behaart (nie drüsig) oder ganz kahl. Stengel scharf vierkantig, die Internodien meist kürzer als die Laubblätter. — Diese sehr kurz gestielt (unterste Blattstiele bis 5 mm lang), eiförmig-lanzettlich, 2 bis 4 cm lang und 5 bis 13 mm breit, aus herzförmigem oder gestutztem Grund allmählich in die stumpfe Spitze verschmälert, jederseits mit 4 bis 8 sehr flachen, oft undeutlichen Kerbzähnen, mit 4 bis 6 Paar auf der bleichgrünen Unterseite stark vortretenden, netzig verbundenen Fiedernerven, oberseits trübdunkelgrün, oft wie der Stengel rotviolett überlaufen. — Blüten meist nur in 1 bis 4 einseitswendigen Paaren pro Stengel, in den Achseln nicht bes. differenzierter, mindestens um Blütenlänge entfernter Laubblätter, an 1 bis 2 mm langen Stielen aufrecht abstehend, 12 bis 18 mm lang. Kelch 3 bis 4 mm, postfloral bis 5 mm lang, meist wie auch die Krone kurzflaumig, doch nicht drüsig behaart oder kahl, netznervig, das Schildchen kürzer als die übrige Oberlippe. Krone mit enger, aufwärts gebogener, vor den kurzen Lippen erweiterter Röhre, blauviolett oder weiß; Oberlippe kürzer als die Unterlippe, aber doch die Staubblätter völlig deckend; Unterlippe mit weißem Fleck und violetten Strichen (Saftmal). — Nüßchen eckig-eiförmig, unter 1 mm groß, dicht mit rauhen Warzen besetzt, hellbraun.

Herba Scutellariae. Herba Tertianariae, Herba Trientalis. Scullcap herb.

Das Kraut wird zur Blütezeit gesammelt und getrocknet.
Der vierkantige, stark verzweigte Stengel trägt eilanzettliche, zugespitzte, gesägte Blätter und blaßblaue Blüten, die in den Achseln der oberen Blätter meist paarweise und einseitswendig stehen.

Inhaltsstoffe. 2,7% Chrysin-7-glucuronid (5,7-Dihydroxyflavon-7-glucuronid) $C_{21}H_{18}O_{10}$, Fp. 225 bis 226° (Zers.) (bezogen auf das trockene Blatt); 1% Baicalin in trockenen Blättern und Wurzeln, und Scutellarin. Nach GELLA et al. [Chem. Abstr. *77*, 58845 (1972)] Baicalein-7—β-L-rhamnosid (Galerosid). Ferner wenig äth. und fettes Öl. Nach DENISOVA [Chem. Abstr. *59*, 11183 (1963)] 2,86 bis 3,5% Tannine.

Anwendung. In der Volksmedizin in einigen Gegenden gegen Malaria, v. a. gegen die Tertiana. In der kanadischen Volksmedizin gegen Tollwut, als Tonicum und Spasmolyticum. Die amerikanische Droge wird außerdem bei Cholera bei Muskelzuckungen, Schlaflosigkeit, Herzpalpitationen, Basedowschen Erscheinungen in der Rekonvaleszenz nach Influenza und Neuralgien verwendet.

Scutellaria altissima L. (S. commutata GUSS., S. columnae HOST non ALL., S. peregrina WALDST. et KIT. non L., S. peregrina var. altissima FIORI et PAOL.). Hohes Helmkraut.

Heimisch im südöstlichen und östlichen Europa (Kaukasus), in lichten Laubgehölzen, Magerwiesen und an warmen Hängen. In Mitteleuropa oft als Zierpflanze angebaut und verwildert.

Staude mit schiefer, knotiger Grundachse. Stengel etwa 40 bis 100 cm hoch, aufrecht oder mit langen, aufrechten gegenständigen Ästen, vierkantig, ringsum flaumig, oben auch etwas drüsig behaart. — Laubblätter mit etwa 1 bis 3 cm langem, rinnigem Stiel und eiförmiger, am Grund herzförmiger oder gestutzter, dünner Spreite, auf jeder Seite mit 3 bis 8 groben, stumpfen Kerbzähnen, netznervig, oberseits dunkelgrün, kahl oder zerstreut kurzhaarig, unterseits heller, meist etwas dichter flaumhaarig. Hochblätter kurz gestielt, breit eiförmig, ganzrandig. — Blüten in bis 30 cm langen, ziemlich lockeren, einseitswendigen Scheinähren, an 3 mm langen Stielen aufrecht abstehend, 15 bis 18 mm lang. Kelch herabgekrümmt, mit längeren Wollhaaren und kurzen Drüsenhaaren, oft rotviolett überlaufen. Krone mit scharf aufwärts geknickter Röhre, flaumig-drüsig behaart, der Rücken und die Oberlippe blauviolett, die erweiterte Bauchseite und die Unterlippe bläulichweiß; Oberlippe etwas länger als die Unterlippe, zwischen dem stark konvexen Mittellappen und den Seitenlappen tief eingezogen, die Staubbeutel der längeren Staubblätter etwas vortreten lassend. — Nüßchen abgeflacht eiförmig, dicht mit papillös-rauhen, je ein ankerförmig drei- bis fünfstrahliges Sternhaar tragenden Warzen besetzt.

Inhaltsstoffe. Im frischen Kraut 0,6 bis 1% Scutellarin (4,5% bezogen auf das trockene Blatt). Daneben Zimtsäure und Fumarsäure. Ferner in Blättern und Wurzeln Baicalin. TUROWSKA et al. [Dissertationes Pharm. *17*, 121 (1965)] fanden wenig äth. Öl, Tannin, 2 Flavone und ein kristallines Alkaloid (Fp. 145 bis 146°).

Anwendung. Liefert ebenfalls Herba Scutellariae.

Scutellaria incana SPRENG. (S. canescens NUTT.).
Heimisch in Nordamerika.

Inhaltsstoff. In trockenen Blättern 2% Scutellarin.

Anwendung. Ist als Ersatzdroge für Herba Scutellariae als Western Scullcap im Handel.

Scutia

Scutia buxifolia REISS. Rhamnaceae. „Coronicha".
Heimisch in Brasilien.

Ein 6 bis 8 m hoher Baum mit tiefer Pfahlwurzel. Kleine Blätter elliptisch, eiförmig oder verkehrt-eiförmig, sitzend oder kurz gestielt. Große Blätter schmal gesägt, lederig, fiederig und unbehaart. Am Grund des Blattstiels zwei unscheinbare Nebenblätter. Die Zweigdornen sind auf jungen Ästen bis 4 cm lang, auf älteren 2 cm. Blüten einzeln in den Achseln von Blättern. Sie sind klein, mit 5 grünen Kelch-, 5 weißlichgrünen Kronblättern und 5 Staubgefäßen. Frucht eine kleine, rotschwarze Beere mit 3 Samen.

Inhaltsstoffe. In den Blättern Alkaloide, Saponine, Gerbstoff.

Cortex Scutiae.
Die Stammrinde.

Die Droge besteht aus 2 bis 4 cm langen und 2 mm breiten Streifen. Die Außenseite ist dunkelbraun, stellenweise mit einer grauen Flechte bedeckt. Häufig fehlt die Korkschicht, dann ist die Außenseite hellbraun. Innenseite hellbraun, dünnfaserig gezeichnet und wie marmoriert. Bruch kurzfaserig, fast eben und von gelblicher Farbe. Häufig haften der Innenseite noch verschieden dicke Schichten des weißgelblichen Splintholzes an.

Inhaltsstoffe. Wenig Glykoside von Anthranolen und Anthronen, 15% Gerbstoffe, Saponine, 0,02% Alkaloide mit dem Hauptalkaloid Scutianin A, $C_{39}H_{47}N_5O_5$ und B [Tschesche et al.: Chem. Ber. *100*, 323 (1967); Tetrahedron L. *1971*, S. 4405]. Ferner Scutianin C, D und E, deren Strukturformeln und Fließpunkte nach verschiedenen Autoren variieren: Tschesche et al. [Chem. Ber. *107*, 2274 (1974)], Sierra et al. [Phytochemistry *13*, 2865 (1974)] und Merkuza et al. [Phytochemistry *13*, 1279 (1974)].

R =

Scutianin - B

R =

Scutianin - A

Wirkung. Die Alkaloide wirken blutdrucksenkend. Der Extrakt wirkt außerdem digitalisartig und diuretisch.

Anwendung. In der Volksmedizin bei Herz- und Gefäßkrankheiten.

Dosierung. Infus 12 g/650 ml W.

Sebacinsäure

Sebacinsäure. Acidum sebacinicum. Sebacylsäure. Sebacic Acid. Dekan-disäure. Decanedioic acid.

$$HOOC-(CH_2)_8-COOH$$

$C_{10}H_{18}O_4$ M.G. 202,25

Bemerkung. Sebacinsäure-Ester s. II, 266.

Eigenschaften. Weißes, krist. Pulver, schwer lösl. in kaltem W. (1 + 700 bei 23°), wenig lösl. in heißem W. (1 + 50 bei 100°), leicht lösl. in A. und Ae., wenig lösl. in Kohlenwasserstoffen und chlorierten Kohlenwasserstoffen. $d_4^{20} = 1,207$; Fp. = 134,5°; Kp.$_{100}$ = 195°; $n_D^{134} = 1,422$. Die wss. Lsg. der Substanz reagieren neutral gegen Methylorange.

Anwendung. Zur Herst. von Fruchtäthern und Duftstoffen sowie von plastischen Massen, synthetischen Schmiermitteln, Weichmachern u. a.

Sebacinsäure-diäthylester. Aether sebacinicus.

$$H_5C_2-OOC-(CH_2)_8-COO-C_2H_5$$

$C_{14}H_{26}O_4$ M.G. 258,35

Octan-dicarbonsäure-(1,8)-diäthylester.

Bemerkung. S. auch II, 266.

Eigenschaften. Farblose Fl., schwer lösl. in kaltem, wenig lösl. in siedendem W., mischbar mit A., Ae. und anderen org. Lsgm. $d_4^{20} = 0,965$. Ep. $= -1°$. Fp. $= 1,3°$. Kp. $= 309°$. $n_D^{20} = 1,437$.

Anwendung. Zur Gewinnung von Kunstfasern, Kunstharzen sowie in der Kerzen- und Parfümfabrikation.

Sebum

Sebum. Talg. Unschlitt. Tallow. Suet. Suif.

Als Talg bezeichnet man das feste Fett der Tiere, bes. der Wiederkäuer, sowie feste pflanzliche Fette, auch als Pflanzentalg bezeichnet.

In der Pharmazie wird der Hammeltalg am meisten gebraucht.

Sebum ovile. Sebum. Sevum praeparatum. Sevum. Talg. Hammeltalg. Prepared suet. Tallow. Suif de mouton purifié. Sebo purificado. Faaretalg (s. auch VII B, 169).

Sebum ovile DAB 6, ÖAB 8, Pol. III, Hung. IV. Sebum Helv. V (Hammel- und Rindertalg), Dan. IX, Svec. 46, Norv. V, Fenn. 37. Sevum BP 32. Sevum praeparatum USP XI. Sebo Chil. III (Hammel- und Rindertalg). Sebo purificado Brasil. 1. Suif de Mouton purifié CF 49.

Gewinnung. Durch Ausschmelzen des fetthaltigen Zellgewebes, bes. aus dem Bauchfell des gesunden Schafes, Ovis aries L., Bovidae. Es wird hauptsächlich das Netzgewebe verwendet, das möglichst frisch und möglichst rasch verarbeitet wird. Ist die sofortige Verarbeitung nicht möglich, so muß der Rohtalg bei $-12°$ aufbewahrt werden. Man breitet das Netzgewebe auseinander, entfernt alle blutigen und häutigen Anteile, spült den Talg gut mit W. ab und schneidet ihn in kleine Würfel oder schickt ihn durch eine Schneidemaschine mit rotierenden Messern. Die so zerkleinerte Masse erhitzt man in einem verzinnten Kupferkessel entweder sehr vorsichtig unter Umrühren über einem gelinden freien Feuer oder in heißwasser- oder dampfbeheizten Mantelgefäßen mit Schmelzschlangen (sog. Trockenverfahren). Die zuerst ausschmelzenden Anteile koliert man ab, sie geben rein weißen Talg; durch weiteres Erhitzen der zurückbleibenden Grieben bei etwas verstärktem Feuer gewinnt man weitere Mengen gelblichen Talg, der für gefärbte Salben verwendet wird. Die Grieben werden durch heißes Pressen aus dem Talg entfernt. Der ausgeschmolzene Talg wird durch Erhitzen im Wasserbad geklärt, erforderlichenfalls durch Erwärmen mit wasserfreiem Natriumsulfat entwässert und durch getrocknete Papierfilter im Wasserbadtrichter filtriert. Nach dem Naßverfahren wird das zerkleinerte Gut unmittelbar mit W. oder Dampf behandelt, entweder in offenen oder mit etwa 6 atü arbeitenden geschlossenen Dampfkesseln. Man gießt den gewonnenen Talg zweckmäßig sogleich in Blechformen aus, von denen jede etwa 125 g faßt.

Hammeltalg ist eine weiße, körnigbrechende, feste Masse, die schwach und eigenartig riecht. Bei längerem Liegen an der Luft wird der Hammeltalg oberflächlich gelb und ranzig.

Bestandteile. 36 bis 40% Öl-, 25 bis 30% Stearin-, 24 bis 27% Palmitin-, 3 bis 4% Linol- und 2 bis 4% Myristinsäure, meist in Form gemischter Glyceride. Ferner 4 bis 5% Stearodipalmitin, 4 bis 5% α-Palmitodistearin, Oleodipalmitin und Stearopalmitoolein.

Prüfung. Identität. DAB 6. Hammeltalg darf weder ranzig noch widerlich oder brenzlig riechen.

Löslichkeit. Dan. IX. Fast unlösl. in W.; mäßig schwer lösl. in abs. A.; mäßig leicht lösl. in siedendem abs. A.; teilweise lösl. in Weingeist; lösl. in etwa 15 T. Ae. und in etwa 2 T. Chlf.; leicht lösl. in PAe. Der wss. Auszug reagiert neutral oder schwach sauer. Dichte: 0,920 bis 0,925 Hung. IV; 0,937 bis 0,990 Pol. III. — Spez. Gew.: 0,930 bis 0,960 Fenn. 37; 0,937 bis 0,950 CF 49. — Brechungsindex n_D^{60}: 1,449 bis 1,451 Dan. IX, BP 32, Brasil. 1; 1,4566 bis 1,4586 Chil. III. — Schmelzpunkt: 44 bis 50° Helv. V, Chil. III, Fenn. 37; 45 bis 50° DAB 6, BP 32, USP XI, Dan. IX, Norv. V, Pol. III, Svec. 46, Brasil. 1; 47 bis 50° CF 49; 50 bis 52° Hung. IV. — Erstarrungspunkt: 32 bis 45° Dan. IX; 37 bis 40° USP XI, Brasil. 1; 40 bis 42° Hung. IV. — Jodzahl: 33 bis 42 DAB 6, Helv. V, Fenn. 37, Brasil. 1; 33 bis 45 Pol. III, Chil. III, Dan. IX, Svec. 46, Norv. V; 33 bis 46 BP 32; 33 bis 48 USP XI. — Verseifungszahl: 192 bis 195 Helv. V, BP 32; 192 bis 196 Pol. III; 190 bis 200 Chil. III; 192 bis 200 Dan. IX,

Fenn. 37, Svec. 46, Norv. V; 193 bis 200 Brasil. 1. — Max. Säuregrad: 2 BP 32; 3 Fenn. 37; 5 DAB 6, Helv. V, Dan. IX, Hung. IV, Norv. V, Svec. 46, Pol. III, Chil. III; 6 USP XI, Brasil. 1. — Unverseifbarer Rückstand max. 1% Dan. IX. — Peroxidprüfung; Verbrauch an 0,1 n Thiosulfat max. 1 ml, Dan. IX.

Reinheit. Helv. V: Geschmolzener Talg darf beim Umrühren mit Zinkchloridlsg. keine Grünfbg. zeigen (Palmfett). Analog Dan. IX, Norv. V. — Max. Aschegeh. 0,025% Dan. IX. Bestimmung des Fettsäuregemisches (Erstarrungspunkt). Dan. IX. 25 g Talg werden in einer Porzellanschale auf 115 bis 118° erhitzt. Unter ständigem Umrühren wird nach und nach eine Lsg. von 8 g Kaliumhydroxid in 6 ml W. zugesetzt. Die Mischung wird wiederum unter fortwährendem Umrühren mit einem Metallspatel zur Trockne eingeengt (Asbestdraht-netz verwenden!), bis nichts mehr von der Masse am Spatel hängenbleibt. Diese wird in 500 ml kochendem W. aufgelöst und unter Ersatz des verdampfenden W. 45 Min. gekocht. Anschlie-ßend wird eine Lsg. von 15 ml konz. Schwefelsäure in 60 ml W. zugesetzt und gekocht, bis sich die Fettsäureschicht an der Oberfläche angesammelt hat. Die Mischung wird in ein Becherglas übergeführt und mit Hilfe eines Hebers die Fl. abgesogen. Die Fettsäuren werden zweimal gewaschen, jeweils mit einer Lsg. von 25 g Natriumchlorid in 250 ml kochendem W., die anschließend abgehebert werden. Die Fettsäuren werden in einem angefeuchteten Filter gesammelt und unter vorsichtigem Erwärmen des Trichters, wobei sie schmelzen, filtriert. Nach dem Abkühlen wird die erstarrte Masse 24 Std. im Exsikkator über konz. Schwefelsäure getrocknet. Die Fettsäuren sollen einen Erstarrungspunkt von 44 bis 48° aufweisen.

Aufbewahrung. Vor Licht geschützt, kühl und trocken, in gut verschlossenem, möglichst gefülltem Gefäß.

Anwendung. In der Pharmazie zur Herstellung von Salicyltalg; selten als Salbengrundlage. Als Speisefett, zu Kern- und Schmierseifen und als Schmiermittel für Leder. Durch Abpressen werden Talgöle gewonnen, die als Schmieröle, zur Seifenfabrikation und in der Lederindustrie verwendet werden.

Bemerkung. Geringe Sorten wie der La-Plata-Talg sind stark sauer und enthalten bis 25% Fettsäuren.

Sebum (Sevum) bovinum. Sebum taurinum. Rindertalg. Beef suet. Beef tallow. Suif de boeuf. (S. auch Bd. VII B, 204).

Sebum bovinum CsL 2. Sevum Bovinum Jap. 62.

Gewinnung. Aus dem Fettgewebe oder nach Helv. V und Jap. 62 aus dem zerkleinerten Fettgewebe der Niere des gesunden Rindes, Bos taurus L. var. domesticus GMEL., Bovidae, durch Ausschmelzen auf dem Dampfbad. Rindertalg darf nur schwach gelblich gefärbt sein und nicht ranzig, widerlich oder brenzlig riechen. In geschmolzenem Talg dürfen keine Gewebe-reste erkennbar sein. Er ist dem Hammeltalg fast vollkommen ähnlich und zeigt von diesem folgende geringe Abweichungen: Rindertalg ist weniger reinweiß, auch etwas weniger fest, dagegen von milderem Geschmack und sehr schwachem, nicht bockigem Geruch.

Bestandteile. Nach WACHS (Öle und Fette, Bd. 8, II. Teil, Berlin, Hamburg: Parey 1961) ist die Fettsäurezusammensetzung stark schwankend in Abhängigkeit von Rasse, Klima und Fütterung: Zu 42 bis 73% gesättigte Fettsäuren (Palmitinsäure 25 bis 37%, Stearinsäure 15 bis 30%, Myristinsäure 2 bis 6%), zu 30 bis 48% ungesättigte Fettsäuren (hauptsächlich Ölsäure 28 bis 45% und 2 bis 3% Linolsäure).

Prüfung. Löslichkeit. Jap. 62: Lösl. in Ae., Chlf. und fetten Ölen; teilweise lösl. in sieden-dem A.; wenig lösl. in kaltem A., praktisch unlösl. in W. — Schmelzpunkt 44 bis 50° CsL 2; 45 bis 50° Jap. 62. — Jodzahl: 32 bis 47 CsL 2; 33 bis 53 Jap. 62. — Verseifungszahl: 193 bis 200 CsL 2, Jap. 62. — Max. Säuregrad: 2 Jap. 62.

Reinheit. Jap. 62: Schmilzt man 5 g Rindertalg auf dem Wasserbad, so muß die Fl. klar sein und darf kein W. abscheiden. Betrachtet man eine Fl.-Schicht von weniger als 10 mm Dichte, so muß sie fast farblos erscheinen (Feuchtigkeit und Frbg.). — Jap. 62: Schmilzt man 2 g Rindertalg durch Erwärmen in 10 ml W., schüttelt anschließend stark, kühlt ab und gibt zu der abgetrennten wss. Schicht einen Tr. Phenolphthaleinlsg., so muß die Schicht farblos bleiben (Alkali). — Jap. 62: Man kocht 1,5 g Rindertalg mit 30 ml A. 10 Min. lang am Rück-flußkühler, kühlt und filtriert die Lsg. In 20 ml des Filtrats gibt man 5 Tr. einer äthanolischen Silbernitratlsg. (1:50). Eine evtl. auftretende Opaleszens darf die einer Vergleichslsg. [zu 1 ml einer 0,01 n Salzsäure, die mit A. auf 20 ml verdünnt wird, werden 5 Tr. einer äthanolischen Silbernitratlsg. (1:50) hinzugefügt] nicht überschreiten (Chloride). Aufbewahrung. In dichten Gefäßen, bei einer Temp., die 30° nicht übersteigt, Jap. 62.

Anwendung. In der Lebensmittelindustrie. Zur Margarinefabrikation. Grundstoff in der Seifen- und Kerzenindustrie.

Durch kalte Pressung wird der Talg'in einen härteren Preßrückstand (Preßtalg) und ein Weichfett (Oleomargarin, Oleo) zerlegt. Der Preßtalg besteht im wesentlichen aus Stearinsäure- und Palmitinsäureglycerid, das Talgöl im wesentlichen aus Ölsäureglycerid.

Oleum (Axungia) Pedum Tauri. Rinderfußöl. Rinderklauenöl (-fett). (s. auch VII B, 203).

Oleum Pedum Tauri DAB 7 — DDR.

Aus den Fettpolstern der Klauen und dem Mark der Unterbeinknochen von Bos taurus erhaltenes und raffiniertes fettes Öl.

Gewinnung. Die Fetteile werden zerschnitten und in kochendes W. eingetragen. Nach dem Erkalten wird das an der Oberfläche des W. abgesonderte Fett abgehoben, im Wasserbad erhitzt und koliert. Nach dem Chargen-Verfahren wird das Fett aus dem feinzerkleinerten Material durch kräftig bewegtes W. in der Kälte freigesetzt. Es ist ein weißes oder weißliches, dickflüssiges Fett und zeichnet sich dadurch aus, daß es nicht leicht ranzig wird.

Das in der Pharmazie verwendete Öl wird aus frischen Rinderbeinen gewonnen. Öl aus älteren Knochen ist übelriechend, braun und sauer. Klares, farbloses bis goldgelbes, schwach riechendes und schmeckendes, dickflüssiges Öl. Nach KOWALCZYK [Parfümerie und Kosmetik *39*, 8, 486 (1958)] Dichte 0,914 bis 0,916. — Brechungsindex (40°) 1,4610. — Erstarrungspunkt -4 bis $+4°$. — Jodzahl 38 bis 76. — Verseifungszahl 196. — Säurezahl 0,5. — pH 7. — Unverseifbares 0,3. Es ist reizlos, hautverwandt und gut resorbierbar.

Bestandteile. Etwa 64,4 bis 75% Öl-, 0,7% Myristin-, 16,9% Palmitin-, 2,7% Stearin-, 0,1% Arachin-, 1,2% Tetradecen-, 9,4% Hexadecen-, 2,3% Linol-, 0,7% Linolensäure und 1,6% ungesättigte Säuren.

Prüfung nach DAB 7 — DDR. Löslichkeit: Mit Ae., Chlf., Bzl., PAe. u. a. mischbar. Dichte 0,910 bis 0,920 (g/ml). — Brechungsindex: 1,465 bis 1,470. — Jodzahl 70 bis 82. — Verseifungszahl 192 bis 198. — Max. Säurezahl 1,0. — Unverseifbarer Anteil max. 1%.

Reinheit. Farbe: 5,0 g Substanz dürfen nicht stärker gefärbt sein als die Mischung aus 0,5 ml Eisen-FL, 0,1 ml Kobalt-FL und 5,0 ml 0,5 n Salzsäure.

Aufbewahrung. DAB 7 — DDR: in dem Verbrauch angemessenen, vollständig gefüllten Gefäßen. Vor Licht geschützt. Kühl. Die Substanz ist mind. in Abständen von 2 Jahren zu prüfen.

Anwendung. In der Medizin als Salbengrundlage [Unguentum novum besteht aus Oleum Pedum tauri und Adeps Lanae anhydricus zu gleichen Teilen und ist von guter Haltbarkeit sowie von weicher, schmierfähiger Konsistenz, nach KOWALCZYK, l. c.]. In der Pharmazie und Kosmetik. In der Technik als hochwertiges Schmieröl, bes. in der Uhrenindustrie. Knochenöl für Uhren besteht aus dem öligen Anteil des Klauenfettes. In der Chromlederindustrie.

Medulla bovina. Medulla Bovis depurata. Rinderknochenmark. Moèlle de boeuf purifiée.

Gewinnung. Frisches Rinderknochenmark wird zerschnitten und auf dem Wasserbad ausgeschmolzen. Das geschmolzene Fett wird mit wasserfreiem Natriumsulfat entwässert und durch ein getrocknetes Filter filtriert. Zur Aufbewahrung gießt man es in Flaschen, die dicht verschlossen werden.

Das Knochenmarkfett ist ein schmalzartiges Fett von angenehmem, an frische Butter erinnerndem Geruch. Fp. etwa 45°. Vor Licht und Luft geschützt wird es auch bei langer Aufbewahrung nicht ranzig.

Sebum Laurinum. Laurinbutter.

Sebum Laurinum Jap. 62.

Der Glycerinester der Laurinsäure, der durch Abbau des Kokosnußöles von Cocos nucifera L., Palmae, gewonnen wird (s. Oleum Cocos, VII B, 175).

Laurinbutter ist eine weiße Masse mit einem schwachen, charakteristischen Geruch und fast geschmacklos. Sie wird hart und bricht bei Temperaturen unter 15°.

Bestandteile. Hauptsächlich Trilaurin $C_{39}H_{74}O_6$.

Prüfung. Nach Jap. 62: Löslichkeit: Lösl. in siedendem A., in Ae., Chlf., PAe.; unlösl. in W. Schmelzpunkt 30 bis 37°. — Jodzahl max. 6,0. — Verseifungszahl 235 bis 245. — Max. Säuregrad 2,0.

Reinheit. Löst man 1 g Laurinbutter in 3 ml Ae., so muß die Lsg. fast klar sein. — Laurinbutter riecht nicht ranzig.

Aufbewahrung. In gut verschlossenen Gefäßen.

Bemerkung. Chinesischer Talg, Stillingiatalg. s. Sapium sebifera (L.) ROXB. Malabartalg, Pineytalg, s. Vateria indica L. (Stilingia sabifera MICHX.).

Secale-Alkaloide

Secale Alkaloide

S. IV, 116 u. Claviceps.

Secbutobarbitone

Secbutobarbitone BP 73, BPC 73. Butabarbital. Butabarbitone. Secbutabarbitalum. Secumalum NFN.

$C_{10}H_{16}N_2O_3$ M.G. 212,3

5-Aethyl-5-sec.-butylbarbitursäure.

Eigenschaften. Feines, weißes, mikrokrist. Pulver, geruchlos, von bitterem Geschmack. Fp. = 165—168°. Lösl. in 1400 T. W., in 12 T. 95%igem A., in 30 T. Chlf. und 30 T. Ae. ebenso lösl. in wss. Lsg. von Alkalihydroxyden und -carbonaten.

Erkennung. 1. Das IR-Absorptionsspektrum der Substanz zeigt nur Maxima bei den gleichen Wellenlängen wie die BP 73-Standardsubstanz. Die relativen Intensitäten müssen sich entsprechen (BP 73). — 2. 50 mg Substanz werden in 2 ml einer 0,2%igen Lsg. von Kobaltacetat in M. gelöst, erwärmt und mit 50 mg Borax versetzt. Man erhitzt zum Sieden. Dabei muß eine bläulich-violette Fbg. entstehen (BP 73). — 3. 0,6 g Substanz werden mit 0,15 g wasserfreiem Natriumcarbonat und 5 ml W. verrieben. Der Mischung setzt man eine Lsg. von 0,45 g 4-Nitrobenzylchlorid in 10 ml 95%igem A. zu, erwärmt 30 Min. auf einem Wasserbad, kühlt ab und läßt 1 Std. lang stehen. Die Mischung wird filtriert, der Rückstand mit 10 ml 1 n Natronlauge und dann mit W. gewaschen. Der Schmelzpunkt des aus 95%igem A. umkrist. Rückstandes liegt etwa bei 155° (BP 73). — 4. Eine gesätt. Lsg. der Substanz reagiert sauer gegen Lackmuslsg. (BP 73). — 5. Die Rk. nach ZWICKER ergibt eine violett-blaue Frbg. — 6. Papierchromatographie: Papier: Whatman Nr. 1, 16 × 7½) wird durch Eintauchen in eine 10%ige Lsg. von Trinatriumorthophosphat ($Na_3PO_4 \cdot 12\,H_2O$) und anschließendem Trocknen imprägniert. Vor Gebrauch wird das Papier mit einer Mischung aus Aceton:W. = 3:1 befeuchtet. Aufzutragende Lsg.: 1%ige Lsg. der Substanz in A., Chlf. oder Ae. Fließmittel: Äthylendichlorid. Methode: Absteigend. Laufzeit: 1½ Std. Detektion: UV-Licht: dunkler Fleck. R_f = 0,52. — 7. Dünnschichtchromatographie: Stationäre Phase: Kieselgel G. Prüf-Lsg.: 5—10 µl einer Lsg. der Substanz in Chlf. oder M. Mobile Phase: Eisessig: Bzl. = 1:9. Detektion: Quecksilbernitrat-Spray: weiße oder graue Flecken. R_f = 0,49.

Prüfung. 1. Neutrale und basische Verunreinigungen: 1,0 g Substanz wird in einer Mischung aus 2 ml Natronlauge und 13 ml W. gelöst. Man schüttelt 1 min. mit 25 ml Ae. Die ätherische Schicht wird dreimal mit je 5 ml W. gewaschen, der Ae. verdampft und der Rückstand bei 105° 1 Std. lang getrocknet. Es dürfen höchstens 3 mg Rückstand verbleiben (BP 73). — 2. Trocknungsverlust: Höchstens 0,5%, wenn die Substanz bei 80° bis zum konst. Gew. getrocknet wird (BP 73). — 3. Sulfatasche: Höchstens 0,1% (BP 73).

Anwendung. Als Sedativum und Hypnotikum (s. auch II, 190ff).

Dosierung. Bis zu 200 mg.

Metabolismus. Die Substanz wird schnell, vorwiegend in der Leber metabolisiert. Etwa ⅓ der verabreichten Dosis wird als Oxidationsprodukt, 5-Äthyl-5-(2-carboxyl-1-methyläthyl)-barbitursäure ausgeschieden. Die Substanz wird nur bei Verabreichung von überhöhten Dosen unverändert im Urin ausgeschieden.

Handelsformen. Neravan (Promonta, BRD); Medarsed (Medar, USA); Asturidon: Na-Salz (Cilag, BRD); Bubartal TT: Na-Salz (Columbus, USA); Butabarpal: Na-Salz (Philadelphia,

USA); Butrate: Na-Salz (Kay, USA); Mebutal: Na-Salz (Medco, USA); Butabarb (Hiss); Nacetyl (Allison); Nilox (Direct Labs.).

Secbutobarbitone Sodium

S. II, 202 und VI A, 149 u. Sodium Butabarbital.

Secobarbitalum

Secobarbitalum

S. II, 214.

Secobarbitalum Natrium

S. II, 214 u. Secobarbital Sodium.

Secretinum

Secretinum NFN. Secretin BAN. Secretine DCF.

Secretin ist ein Hormon der Duodenal-Mucosa von der Struktur eines Polypeptids mit 27 Aminosäureeinheiten. Molekulargew. etwa 5000. Es ist in einem aus Dünndarmschleimhaut gewonnenen Extrakt enthalten und löst bei i.v. Injektion eine gesteigerte exokrine Pankreassekretion, bes. von Bicarbonat aus. Das im Dünndarm gebildete Secretin gelangt auf dem Blutwege zum Pankreas. In die aktivierte Pankreassekretion ist auch in geringerem Maß die endokrine Insulinsekretion einbezogen, so daß der Blutzuckerspiegel erniedrigt wird. Die Substanz verliert durch Einwrkg. von proteolytischen Fermenten (Pepsin, Trypsin) ihre Wirksamkeit. I.v. verabreicht beträgt ihre Halbwertszeit nur wenige Minuten.

Anwendung. I.v. zur Funktionsprüfung von Pankreas und Gallenblase.

Handelsform. Secretine Sinbio: lyophilisiert (Sinbio, Frankreich).

Literatur. E. HAMMARSTEN, E. S. AGREN und O. WILANDER: Acta Med. scand. *68*, 1 (1921); Biochem. Z. *259*, 365 (1933).

Securidaca

Securidaca longipedunculata FRESEN. Polygalaceae — Polygaleae.
Heimisch im tropischen Afrika.

Holzige, kletternde oder schlingende Lianen oder Bäume mit derben Laubblättern. Blüten mit einem Anhängsel am Schiffchen, mit 8 Staubblättern und mit einseitig lang geflügelten Früchten.
Die Wurzeln schmecken anfangs angenehm süß, dann aber unangenehm und betäuben die Zunge. Die gepulverte Wurzel reizt zum Niesen.

Inhaltsstoffe. In den Wurzeln Monotroposid, ein Mollusken tötendes Saponin, und ein Saponin, das bei Hydrolyse mit Perchlorsäure ein Praesenegin (aus Senegin) liefert, sowie Glucose, Arabinose, Xylose, Rhamnose und Fucose. Ferner Stärke, 0,12% Methylsalicylat, 0,5% kondensierter Gerbstoff. In der Stammrinde Securidaca-Saponin; nach KOGAN et al. [Chem. Abstr. *74*, 91177 (1971)] Securinin. Nach älteren Angaben Securidacin.

Anwendung. Die Wurzel als Antirheumaticum, gegen Erkältung, als Expectorans, Purgans, bei Zahnweh, Malaria und Kopfschmerzen. Nach TUBERY [Chem. Abstr. *75*, 52792, 80259

(1971)] ist der mit Ae. gefällte Nd. eines alkoholischen Auszugs der Wurzel oral genommen gegen Ekzeme und Psoriasis wirksam. Die Rinde als Tonicum, Anthelminticum, als Antidot bei Vergiftungen. Mißbräuchlich als Abortivum. Aus der Rinde wird ein Pfeilgift gewonnen, aus den Samen ein Speiseöl, aus den Blättern ein Schutzmittel gegen Schlangenbiß; die Blätter ferner lokal bei Wunden und Entzündungen. Aus den Bastfasern der Rinde wird eine Faser von sehr guter Qualität für Netze, Seile und Kleidung gewonnen, die aber viel Gummi enthält.

Securinega

Securinega suffruticosa (PALL.) REHD. (S. ramiflora MUELL. ARG., S. fluggeoides MUELL. ARG., S. japonica MIQ., Geblerz suffruticosa). Euphorbiaceae — Phyllanthoideae. Heimisch in Südsibirien, Nordchina, Korea und Nord-Bengalen.

Inhaltsstoffe. In den Blättern 0,3 bis 0,38%, in den Wurzeln 2,86% Alkaloide; Securinin $C_{13}H_{15}NO_2$, Fp. 141 bis 142°, Allosecurinin (Phyllochrysin), Fp. 136 bis 138°, Suffruticodin $C_{13}H_{15}NO_3$, Fp. 120 bis 122°, Dihydrosecurinin $C_{13}H_{17}NO_2$, Fp. 53,5°, Suffruticonin $C_{13}H_{17}NO_2$, Fp. 237 bis 238°, Securinol A, $C_{13}H_{17}NO_3$, Fp. 135 bis 136°, Securinol B, ein Stereoisomeres, Fp. 158 bis 160°, und Securinol C, Fp. 194°. Ferner Stärke, Gerbstoff in der Rinde, Fett, 1,3% Rutin im Blatt. Der Securiningeh. ist am höchsten zur Blütezeit: 0,04 bis 0,34% im Kraut, 0,5 bis 0,84% im Blatt. Ferner nach HORII [Tetrahedron (Lond.) *1972*, S. 1877] Phyllantidin.

Securinol A   Securinin   Phyllantidin

Gehaltsbestimmung. Die Abtrennung erfolgt p.chr. auf Whatman Nr. 1 mit n-Butanol, 35% HCl, W. 50:7,7:17, die Bestimmung spektrophotometrisch bei 250 nm [ADAMSKA et al.: Herba polon. *14*, 134 (1968)].

Wirkung. Securinin erregt das Zentralnervensystem und ist dem Strychnin sehr ähnlich, es wirkt schwächer als dieses, ist dafür aber auch acht- bis zehnmal weniger toxisch.

Anwendung. In Rußland zur Gewinnung des Securinins, das anstelle von Strychnin therapeutisch verwendet wird.

Securininum

Securinin. Securinine. Securininum.

$C_{13}H_{15}NO_2$ M.G. 217,26

Vorkommen. Alkaloid aus Blättern und Wurzeln von Securinega suffruticosa, Euphorbiaceae.

Eigenschaften. Gelbe Kristalle aus A. Fp. = 142—143°. $[\alpha]_D^{20} = -1042°$ (c = 1,0 in Äthanol). Absorptionsmaximum der Substanz in Äthanol: 256 nm (log ε = 4,27).

Hydrochlorid. Fp. = 230°. $[\alpha]_D^{20}$ = 259,2° (Äthanol).

Monometojodid. $C_{13}H_{15}NO_2 \cdot CH_3J$; Fp. = 235—236° (unter Zers.).

Anwendung. S. Securininum Nitricum.

Securininum Nitricum Ross. 9. Securinini Nitras. Securinine Nitrate. Securininnitrat.

· HNO_3

$C_{13}H_{15}O_2N \cdot HNO_3$ M.G. 280,29

Gehalt. Mindestens 98% (Ross. 9).

Eigenschaften. Weißes, cremiges oder rosafarbenes, geruchloses, krist. Pulver von bitterem Geschmack, lösl. in W., wenig lösl. in A. Fp. = 200—205° unter Zers. $[\alpha]_D^{20}$ = — 312,12° (Äthanol).

Erkennung. 1. 1 oder 2 Tr. einer 1%igen Lsg. von Kieselwolframsäure oder Mayers Reagenz werden zu 1 ml einer Lsg. der Substanz (1 in 1000) gegeben. Dabei entsteht ein kräftiger Nd. (Ross. 9). — 2. 1 ml konz. Ammoniak-Lsg. wird zu einer Lsg. von 0,1 g Substanz in 5 ml W. gegeben. Dabei entsteht ein feinkrist., gelbliches Sediment, das man abfiltriert, 3—5mal mit W. wäscht, trocknet und in 5—10 ml Ae. löst. Die Ae.-Lsg. wird mit wasserfreiem Natriumsulfat getrocknet und filtriert. Der Ae. wird abgedampft. Der Rückstand wird 30 Min. bei 100° getrocknet. Der Schmelzpunkt der isolierten Securininbase beträgt 139—142° (Ross. 9). — 3. 0,05 g Substanz werden in einer Porzellanschale mit wenigen Tr. Diphenylamin-Lsg. versetzt. Dabei muß eine Blaufbg. auftreten (Ross. 9).

Prüfung. 1. Aussehen der Lsg.: Eine Lsg. von 0,01 g Substanz in 5 ml W. muß transparent sein (Ross. 9). — 2. Saure und alkalische Verunreinigungen: 0,4 g Substanz werden in 20 ml W. gelöst. 10 ml dieser Lsg. werden mit 2 Tr. Bromphenolblau-Lsg. versetzt. Die entstehende Fbg. muß auf Zusatz von 1 Tr. 0,1 n Natronlauge oder Salzsäure umschlagen (Ross. 9). — 3. Chloride: Höchstens 0,01% (Ross. 9). — 4. Wassergehalt: Höchstens 3%, bestimmt nach der Karl-Fischer-Methode (Ross. 9). — 5. Sulfatasche: Höchstens 0,1% (Ross. 9).

Gehaltsbestimmung. Etwa 0,2 g Substanz werden genau gewogen und in 10 ml frisch aufgekochtem und wieder abgekühltem W. gelöst. Dann werden 20 ml Chlf. zugesetzt und mit 0,1 n Natronlauge gegen Phenolphthalein als Indikator titriert unter ständigem Schütteln, bis die wss. Schicht rosa gefärbt ist (Feinbürette). 1 ml 0,1 n Natronlauge entspricht 0,02803 g Substanz (Ross. 9).

Aufbewahrung. Vorsichtig, in gut schließenden, dunkel gefärbten Gefäßen.

Dosierung. Maximale Einzeldosis 0,005 g, maximale Tagesdosis 0,015 g, maximale s.c. Einzeldosis 0,003 g, maximale s.c. Tagesdosis 0,005 g (Ross. 9).

Anwendung. Das Alkaloid aus Securinega suffruticosa hat strychninähnliche Wirkung. Es wird bei akuter Herz- und Kreislaufinsuffizienz angewendet.

Sedum

Sedum acre L. Crassulaceae — Sedoideae. Scharfer Mauerpfeffer. Steinpfeffer. Wall pepper. Poivre de muraille. Borracina.

Heimisch in Europa, Asien, Nordamerika, auf Mauern, an sonnigen, trockenen und sandigen Orten, an Wegen, an Fluß- und Meeresufern.

Ausdauernd, 2 bis 15 cm hoch, rasenbildend, kahl. Wurzel dünnfaserig. Sprosse reichlich ästig, verzweigt, teilweise unterirdisch, waagrecht kriechend; Zweige aufsteigend, dicht beblättert und unfruchtbar oder einen locker beblätterten, aufsteigenden, einfachen, selten ästigen Blütenstengel tragend. Laubblätter fleischig, eiförmig, oberseits flach, unten gewölbt, stumpflich, mit stumpfem, ungesporntem Grund sitzend, kahl, bis 5 mm lang, vier- bis sechszeilig angeordnet. Blüten in beblätterten trugdoldigen Wickeln auf 1 bis 4 mm langen Stielen. Kelchblätter 5, eiförmig, stumpf, kurz (3 mm), Kronblätter 5, 7 bis 9 mm lang, lanzettlich, spitz, fast waagrecht abstehend, goldgelb, Staubblätter 10, $^2/_3$ bis fast so lang wie die Kronblätter, goldgelb. Balgfrüchte sternförmig ausgebreitet. 3 bis 5 mm lang mit 1 mm langem Stylodium. Samen 0,8 mm lang, längsrunzelig, hellbraun.

Geschmack brennend, scharf pfefferartig. Die frischen Blätter bewirken Entzündungen.

Herba Sedi acris. Mauerpfeffer. Steinkraut.

Die Droge wird während der Blütezeit gesammelt und meistens bei künstlicher Wärme getrocknet.

Stengel 1 mm dick, weißlich. Blätter etwa 3 mm lang, weißlich, geschrumpft. Blüten weißlich bis hellgelb. Der scharfe Geschmack geht beim Trocknen verloren.

Inhaltsstoffe. Die Piperidinalkaloide (−)-Sedamin $C_{14}H_{21}NO$, Fp. 61 bis 62° oder 74 bis 75°, (±)-Sedamin, Fp. 89 bis 90°, Sedinin $C_{17}H_{25}NO_2$, Fp. 121°, Sedinon $C_{17}H_{25}NO_2$, Fp. 93°, (+)-Sedridin $C_8H_{17}NO$, Fp. 83 bis 84°, Isopelletierin $C_8H_{15}NO$, die in Menge und Zusammensetzung stark schwanken. Sedamin wurde nicht immer gefunden, ebenso Nicotin. Außerdem 3,8% Isocitronensäure, in relativ großen Mengen Äpfelsäure sowie Sedoheptulose, Glucose und Fructose. Ferner das Flavonglucosid Sedoflorin $C_{23}H_{24}O_{13}$ und die Flavononglykoside Sedocaulin (Aglucon: $C_{16}H_{14}O_7$) und Sedocitrin $C_{28}H_{34}O_{19}$, ein Diglucosid, Gerbstoffe, viel Schleim, 30,6% Gummi, Harz, Wachs. 12,8% reduzierende Zucker und Vitamin C. Nach KROLIKOWSKA [Chem. Abstr. 65, 3826 (1966)] 3 Flavonglykoside, I. Fp. 164 bis 167° (Isorhamnetin-3-glucosid?), II. Fp. 208 bis 210° (Isorhamnetin-3,7-diglucosid?), III. Fp. 260 bis 261°.

Chromatographie der Alkaloide auf basischem Kieselgel G (0,5 n KOH) mit Toluol-M.-Chlf. (90 + 30 + 10) [PAPP et al.: Herba Hung. 2, 383 (1963)].

R$_1$ = H ; R$_2$ = H,OH : Sedridin
R$_1$ = H ; R$_2$ = O : Isopelletierin

R$_1$ = CH$_3$; R$_2$ = H,OH : Sedamin

R$_1$ = R$_2$ = H,OH : Sedinin
R$_1$ = O ; R$_2$ = H,OH : Sedinon

Wirkung. Blutdrucksenkend, was auf das Alkaloid Sedamin zurückgeführt wird. Örtlich bewirkt es Mydriasis, auch soll es hautreizend sein. Nach Untersuchungen von ERDMANN et al. [Arzneimittel-Forsch. 11, 835 (1961)] kann die blutdrucksenkende und darmanregende Wrkg. nicht auf eine spezifische Wirksamkeit der Alkaloide zurückgeführt werden. Das frische Kraut wirkt abführend und brechreizerregend.

Anwendung. Das frische Kraut als Purgans, Emeticum, äußerlich als Rubefaziens, gegen Geschwüre, bei Verbrennungen und Hautkarzinom, mißbräuchlich als Abortivum. Die Droge wird bei Hypertonie empfohlen, bes. in Verbindung mit Crataegus und Viscum; gegen dysenterische Erkrankungen, Skorbut, Malaria. In der Homöopathie bei blutenden Hämorrhoiden. In der Volksheilkunde gegen Epilepsie, bei schmerzhaften Hämorrhoiden, bei krampfartigen Schmerzen im Mastdarm. Gegen Arteriosklerose in Teemischungen. Bei Rachendiphtherie soll Gurgeln mit dem Saft günstig wirken.

Sedum acre HAB 34. Mauerpfeffer.

Frische, blühende Pflanze.

Arzneiform. Essenz nach § 2.

Arzneigehalt. 1/2.

Sedum alpestre VILL. (Sedum saxatile ALL.). Alpen-Mauerpfeffer. Alpen-Sede.

Heimisch in den Pyrenäen, Alpen, Vogesen, Sudeten, Karpaten, im Apennin und französischen Mittelgebirge. Nur auf Silikatgestein und kalkarmem Humus.

Ausdauernd, 2 bis 8 cm hoch, lockere Rasen bildend, kahl. Wurzel faserig. Sprosse zahlreich, niederliegend, wurzelnd, ziemlich kurze, dicht beblätterte, nicht blühende und meist etwas locker beblätterte, aus aufsteigendem Grund aufrechte, einfache oder verzweigte blühende Stengel treibend. — Laubblätter fleischig, im vorderen Drittel keulenförmig verdickt, selten fast lineal, bis 6 mm lang und bis 2 mm breit, oberseits stark, unterseits schwach abgeflacht, stumpf, mit breitem, abgerundetem, gestütztem, ungesporntem Grund sitzend. — Blüten kurz gestielt, zu wenigblütigen Wickeln vereinigt. Kelchblätter 5, stumpf, eiförmig, 2 bis 2,5 mm lang. Kronblätter 5, länglich eiförmig, stumpf, hellgelb (selten rot gefleckt), 3 bis 3,5 mm lang, aufrecht oder nur wenig abstehend. Staubblätter 10, gelb, etwa 2,5 mm lang. Balgfrüchte dick, mit kurzer, 0,3 mm langer Spitze, 3 bis 3,5 mm lang, sternförmig ausgebreitet. Samen länglich, 0,5 mm lang, glatt.

Anwendung. Ähnlich wie Sedum acre.

Sedum repens HAB 34.

Frische, blühende Pflanze.

Arzneiform. Essenz nach § 3.

Arzneigehalt. 1/3.

Sedum telephium L. [Anacampseros vulgaris HAW., Sedum vulgare (HAW.) LINK].

Rote (große) Fetthenne. Knolliges Steinkraut. Wundkraut. Orpine. Livelong. Reprise.

Heimisch in West-, Mittel-, Osteuropa, Mandschurei, Japan. An Waldrändern, Gräben, Teichrändern. Auf Kalk und Silikatgestein.

·Ausdauernd, 15 bis 60 cm hoch. Wurzeln rübenförmig. Grundachse kurz, mehrköpfig. Stengel aufrecht, einfach oder unter dem Blütenstand ästig. Laubblätter etwas fleischig, abwechselnd, schmal elliptisch bis länglich lanzettlich, selten breiter, flach, am Rand ungleichmäßig gezähnt, in den gestutzten bis keilförmigen, niemals herzförmig eingebuchteten Blattgrund verschmälert, 2 bis 7 cm lang, 1 bis 3 cm breit, ohne blauen Reif. Blüten 5 bis 6 mm lang, in dichten Trugdolden stehend. Kelchblätter 5, kurz dreieckig. Kronblätter 5, länglich, hell bis dunkel purpurn. Staubblätter 10. Fruchtblätter 5, aufrecht.

Inhaltsstoffe. In Blättern, Stengeln und Wurzeln das Glucosid Telephiin, eine Substanz, die bei enzymatischer Spaltung Glucose und eine aromatische Komponente liefert; ein Flavonoidglykosid vom Fp. 189 bis 191°, ferner Calciummalat, Sedoheptulose, Glucose, Fructose, Saccharose.

Anwendung. Ähnlich Sedum acre.

Sedum telephium HAB 34.

Frische, blühende Pflanze.

Arzneiform. Essenz nach § 3.

Arzneigehalt. 1/3.

Sedum rosea (L.) SCOP. (Rhodiola rosea L., Sedum rhodiola DC.). Rosenwurz. Roseroot.

Ausdauernd, 10 bis 35 cm hoch. Die Pflanze bildet ein mächtiges, knollenartiges Rhizom bis zu 10 cm Durchmesser aus. Wurzel spindelförmig, nach oben sich verdickend, fleischig. Stengel aufrecht, einfach, stielrund, dick, unten oft rot überlaufen. — Laubblätter im oberen Stengelteil dicht gedrängt, wechselständig, schmallanzettlich, länglich-lanzettlich bis verkehrt-eilänglich oder fast rundlich, mit keilförmigem Grund sitzend, spitz oder selten stumpf, in der vorderen Hälfte gesägt oder ganzrandig, flach fleischig, bis 3 cm lang, kahl; die unteren breiter, verkehrt-eilänglich, spitz; Blätter der Grundachse und des Stengelgrunds dreieckig, mit breitem Grund sitzend. — Blüten in dichtgedrängter, endständiger Trugdolde, zweihäusig, vierzählig, sehr selten zwittrig und vierzählig. Männliche Blüte: Kelchblätter 4, schmaleiförmig, kurz. Kronblätter 4, lineal, 3 bis 4 mm lang, gelblich und meist rötlich überlaufen. Staubblätter 8, die Kronblätter überragend. Fruchtblätter 2 bis 4, jedoch verkümmert, vor den Kronblättern stehend. Weibliche Blüte: Kelchblätter 4. Kronblätter 4, bis 2 mm lang oder häufiger verkümmert oder fehlend. — Balgfrüchte 4, aufrecht, länglich, 6 bis 12 mm lang, mit kurzer Spitze. Samen 1 bis 1,5 mm lang, braun, länglich.

Radix Rhodiae.

Die glatte Oberfläche der Rhizome ist graubeige und weist metallischen Glanz auf. Der Kork besitzt nach Abschaben der äußersten Schicht eine charakteristische zitronengelbe Farbe. Bei vorsichtiger Trocknung nimmt das geschnittene Rohmaterial an den Schnittflächen eine Rosafrbg. an, während die übrigen, nicht mit der Luft in Berührung gekommenen Teile weiß bleiben.

Geruch charakteristisch, an Rosen erinnernd; Geschmack bitter-zusammenziehend.

Für den anatomischen Aufbau des Rhizoms ist das Vorhandensein von zwei Reihen von Gefäß-Faser-Bündeln typisch, wobei in der äußeren Reihe das Xylem zum Zentrum, das Phloem zur Peripherie hin orientiert ist. In der inneren Faszikelreihe liegen die Verhältnisse gerade umgekehrt. In der Wurzel reichen die Ausläufer des Phloems infolge der eigentümlichen Anordnung bis fast an die Korkschichten heran.

Inhaltsstoffe. Ein Glucosid, das nach Spalten mit Emulsin Glucose und ein aromatisches Aglucon liefert, Sedoheptulose, Stärke, Flavonoide, 18% Gerbstoff und Spuren eines äth. Öles [CHNYKINA et al.: Dtsch. Apoth. Ztg. *107*, 832 (1967)].

Anwendung. Bei Kopfweh als schmerzstillendes, kühlendes Mittel, bei Skorbut. Als Salat und Küchengemüse. In der Volksmedizin als Tonicum.

Seifen

Seifen

S. VII B, 330.

Seignettesalz

Seignettesalz

S. II, 1057 u. Kalium-Natrium tartaricum.

Selenicereus

Selenicereus grandiflorus (L.) BRITT. et ROSE (Cereus grandiflorus MILL., Cactus grandiflorus L., Cereus scandens MILL., Cactus speciosus WEINGT.). Cactaceae — Cactoideae — Hylocereae. Königin der Nacht. Night-blooming Cereus. Large-flowered cereus. Ciege à grandes fleurs.

Heimisch in Zentralamerika, bes. Mexiko, auf Jamaica, Haiti und Cuba. Im tropischen Amerika verwildert, in Gewächshäusern kultiviert. Haftet mit Luftwurzeln an Felsen, Wänden und Mauern.

Weitschweifig verzweigte Pflanze mit vielfach gebogenen, vier- bis achtkantigen, durchschnittlich 4 cm dicken Ästen und 18 bis 25 cm langen Blüten. Die Blütenblätter sind verschiedenfarbig, und zwar sind die äußeren braungelb, die mittleren hellgelb und die inneren weiß, stark nach Vanille duftend. Sie öffnen sich nur einmal zwischen 9 und 10 Uhr abends (zuweilen mit einem vernehmlichen Geräusch), um sich gegen 2 bis 3 Uhr nachts wiederum zu schließen.

Herba Cacti grandiflori. Flores Cacti grandiflori. Kaktuskraut. Kaktusblüten.

Unter der Bezeichnung Herba oder Flores Cacti grandiflori sind entweder nur die Blüten oder eine Mischung von Stengeln und Blüten im Handel.

Die Stengelstücke, etwa $1^1/_2$ bis 2 cm dick und verschieden lang, sind zylindrisch, fünf- bis siebenkantig und tragen an den Kanten in Abständen von etwa 2 cm kleine Büschel von 6 bis 8 sehr kurzen, etwa 2 mm langen Dornen. Die anfangs kugelige, später keulenförmige Knospe ist sitzend und mit sich dachziegelförmig deckenden, lange Borsten tragenden Schuppen bedeckt. Die Kelchröhre der entwickelten Blüte ist lang, grün; der becherförmige Saum wird aus zahlreichen langen, bräunlichgelben, eine Art Strahl bildenden Kelchzipfeln und aus einer inneren Reihe länglicher, oben breiterer, fast aufrechter, rein weißer Blumenblätter gebildet. Die zahlreichen langen, weißen Staubfäden zeigen gelbe lineale Antheren. Der Griffel so lang wie die Staubfäden, die Narbe aus zahlreichen Strahlen.

Mikroskopisches Bild. Der Stengel zeigt auf dem Querschnitt einen etwa 3 mm dicken, zentralen Holzkörper und ein schwammiges Rindenparenchym.

Verfälschungen. Die Blüten von Opuntia maxima MILL. [O. decumana (WILLD.) HAW., O. labouretiana CONS.], die sich daran erkennen lassen, daß die äußeren, dicken Kelchblätter allmählich in die hellschwefelgelben, dünnen Blumenkronblätter übergehen. Der Griffel ist sechslappig. Nach der Blüte trennt sich die Kelchröhre in Form eines eiförmigen oder kurzen röhrigen Stückes ab und hinterläßt eine becherförmige Vertiefung. Außerdem sind die Blüten von Selenicereus hamatus (SCHEIDW.) BRITT. et ROSE (Cereus rostratus LEM.) und Cereus nycticalus armatus als Verfälschungen der echten Droge anzusehen. Ferner wird sie im Handel verfälscht durch die Blüten von Opuntia vulgaris MILL. (O. monocantha HAW.) und Opuntia ficus nidica (L.) MILL., Feigenopuntie, mit kleineren, graugelben Blüten.

Inhaltsstoffe. Betacyane. Isorhamnetin-3-glucosid. ARNDT (Dissertation München 1965) isolierte aus den Blüten die Flavonglykoside Narcissin (Isorhamnetin-3-β-rutinosid) $C_{28}H_{32}O_{16}$, Fp. 179 bis 181°, Rutin, Cacticin (Isorhamnetin-3-β-D-galaktosid) $C_{22}H_{22}O_{12}$, Fp. 267 bis 269°, Kämpferitrin, Grandiflorin (Kämpferol-3-β-L-arabinosid) $C_{20}H_{18}O_{10}$, Fp. 191 bis 193°, Hyperosid, Isorhamnetin-3-β-(galaktosyl)-rutinosid und Isorhamnetin-3-β-(xylosyl)-rutinosid. Ein Alkaloid Cactin (?), ein harzartiges Glucosid, Fett und Wachs. Nach anderen Angaben digitalisartige Stoffe.

Wirkung. Die Droge soll digitalisartig wirken, aber frei sein von einer kumulativen Wrkg. Sie stimuliert das Herz, erweitert Coronar- und periphere Gefäße und erregt die motorischen Neuronen des Rückenmarks. Daneben wirkt sie örtlich entzündungswidrig. Der frische Saft ruft auf der Haut Jucken und Pusteln hervor, im Mund Brennen und Übelkeit, endlich Erbrechen und Durchfälle.

Anwendung. In vielen Spezialitäten bei org. und funktionellen Herzleiden, Herzklappenfehlern, Herzmuskelschwäche nach Infektionskrankheiten, Herzneurosen mit Schlaflosigkeit, Herzbeschwerden durch Basedow, bei Herzkrämpfen durch Nikotinvergiftung, Myo- sowie Perikarditis, bei Angina pectoris und Asthma cardiale. Der Saft der ganzen Pflanze wird in Zentralamerika und Mexiko gegen Cystitis, Atemnot, Wassersucht, sowie äußerlich als hautreizendes Mittel bei Rheumatismus u. a. verwendet. In der Homöopathie v. a. bei Stenocardie, bei Angina pectoris, Endocarditis und Myocarditis.

Cactus HAB 34. Königin der Nacht.

Jüngste, im Juli gesammelte Stengel und Blüten.

Arzneiform. Essenz nach § 3.

Arzneigehalt. 1/3.

Die Vorschläge für das neue Deutsche HAB, Heft 3, S. 120 (1957) sehen neben einigen Prüfungsrk., die Dichte von 0,886 bis 0,902, den Trockenrückstand von 0,75 bis 0,98% sowie eine Chr. [Heft 7, S. 380 (1961)] für die Tinktur vor.

Cactus grandiflorus HPUS 64. Night-Blooming Cereus.

Die frischen Stengel.

Arzneiform. Urtinktur: Arzneigeh. 1/20. Cactus, feuchte Masse mit 50 g Trockensubstanz und 283 ml W. = 333 g, A. USP (94,9 Vol.-%) 954 ml zur Bereitung von 1 000 ml der Tinktur. — Dilutionen: D 2 (2×): Cactus grandiflorus 2 T., dest. W. 2 T., A. 6 T. — Medikationen: D 3 (3×) und höher.

Selenum

Selen 2. AB — DDR. Selenium USP XIX, BP 73, Ross. 9. Selenum.

Se   A.G. 78,96

Bemerkung. Die Substanz ist in den genannten Pharmakopöen als Rg. aufgeführt.

Gehalt. Mindestens 99,0% Se (BP 73); mindestens 99,7% (Ross. 9).

Vorkommen. Selen gehört zu den selteneren Elementen. Sein Anteil an den obersten 16 km der festen Erdkruste wird auf nur $9 \times 10^{-6}\%$ geschätzt. Reine Selenmineralien kommen sehr selten vor: Berzelianit (Cu_2Se), Tiemannit (HgSe), Naumannit (Ag_2Se). Dagegen trifft man Selenide häufig in kleinen Mengen mit den isomorphen Sulfiden, wie Kupferkies, Zinkblende, Eisensulfid usw. vergesellschaftet. Selen verdampft beim Abrösten dieser Sulfide als Selendioxid und kommt so nicht selten in erheblichen Mengen in den Bleikammerschlamm. Besonders aber der Anodenschlamm der elektrolytischen Kupferraffination und Schlämme aus der Papier- und Zellstoffproduktion stellen Hauptrohstoffquellen für die Selengewinnung dar.

Darstellung. Aus dem Anodenschlamm der elektrolytischen Kupfergewinnung durch Schmelzen mit Soda-Salpeter-Gemischen oder durch Rösten unter Zusatz von Soda bei etwa 500°, wobei man Natriumselenat und Natriumselenit erhält. Diese werden in wss. Lsg. mit Schwefeldioxid umgesetzt, wobei elementares Selen ausfällt, das destillativ gereinigt wird. Beim Rösten sulfidischer Erze entsteht neben viel Schwefeldioxid auch etwas Selendioxid, das als Flugstaub oder im Bleikammerschlamm der Schwefelsäure aufgefangen und mit konz. Schwefelsäure unter Zusatz von Natriumnitrat vorwiegend in selenige Säure übergeführt wird. Leitet man in diese Lsg. Schwefeldioxid ein, so wird die selenige Säure zu rotem Selenpulver reduziert.

Eigenschaften. Selen kommt in drei roten und zwei schwarzen Modifikationen vor. Von den roten Formen sind α-Selen (d = 4,49) und β-Selen (d = 4,41; Fp. = 144°) kristallin (monoklin), während die dritte Form amorph ist. Von den schwarzen Formen ist eine bei gewöhnlicher Temp. amorph, glasartig (d = 4,26; Fp. = 150 bis 250°). Diese wird bei etwas erhöhter Temp. (bes. bei etwa 60°) elastisch (ähnlich wie Kautschuk) und bei höherer Temp. plastisch. Aus dem plastischen Selen lassen sich bei Raumtemp. mit Schwefelkohlenstoff etwa 40% aus Se_8-Ringen bestehendes Selen extrahieren. Der unlösl. Anteil besteht aus hochmolekularen Se-Ringen (mit etwa 500 Selenatomen). Werden glasartiges Selen oder die roten Selenformen auf höher als 72° erhitzt, so wandeln sie sich allmählich in die hexagonale, metallische Modifikation um. Beständigste Form des Selens: Graue, krist. Masse, lösl. in Königswasser, weniger lösl. in Schwefelkohlenstoff als rotes Selen, leitet den elektrischen Strom, und zwar umso stärker je mehr es belichtet wird. d^{25} = 4,80; Fp. = 220°; Kp. = 688°. Unlösl. in W., lösl. in Lsg. aus Natrium- und Kaliumhydroxyden oder -sulfiden.

Prüfung. 1. Lösung in Salpetersäure: 1 g Substanz wird in 5 ml Salpetersäure gelöst. Die Lsg. wird mit W. auf 50 ml verd. Sie muß klar und farbl. sein (BP 73). — 2. Nicht flüchtige Verunreinigungen: 2 g Substanz werden vorsichtig verascht. Sie dürfen nicht mehr als 2 mg Rückstand hinterlassen (BP 73); höchstens 0,2% (USP 19). — 3. Schwermetalle: Der Glührückstand wird mit 3 ml Salzsäure und 2 ml Salpetersäure versetzt und auf einem Dampfbad bis zur Trockne eingedampft. Der Rückstand wird in einer Mischung aus 2 ml verd. Salzsäure und 50 ml heißem W. aufgenommen, abgekühlt, filtriert und das Filter mit W. ausgewaschen, bis 100 ml Filtrat entstanden sind (Prüf.-Lsg.). 30 ml dieser Prüf.-Lsg. werden mit 10 ml W. und 10 ml Schwefelwasserstoffwasser versetzt. Die entstehende Farbe darf nicht dunkler sein als die einer Vgl.-Lsg., die bereitet wird aus 3 ml Blei-Standard-Lsg. (0,03 mg Pb), 0,2 ml 1 n Salzsäure, 37 ml W. und 10 ml Schwefelwasserstoffwasser (0,01%) (USP XIX). — 4. Eisen: 20 ml obiger Prüf.-Lsg. werden mit 2 ml Salzsäure versetzt und mit W. zu 50 ml aufgefüllt. In dieser Lsg. dürfen höchstens 0,01 mg Eisen (0,005%) nachweisbar sein (USP XIX). — 5. Trocknungsverlust: Höchstens 0,1%, wenn die Substanz eine Std. bei 110° getrocknet wird (BP 73, ähnlich Ross. 9). — 6. Stickstoff: Stickstoff-Standard-Lsg.: 382 mg Ammoniumchlorid werden in W. zu 1 l gelöst. 1 ml dieser Lsg. entspr. 0,1 mg Stickstoff (N). Durchführung: 1,0 g Substanz wird mit 10 ml Schwefelsäure in einem Kjeldahlkolben erhitzt, bis die Substanz gelöst ist und das Vol. der Säure auf etwa 5 ml reduziert wurde. Man kühlt ab und verd. mit W. auf 100 ml, macht stark alkalisch mit Natriumhydroxyd-Lsg. (3 in 10) und dest. etwa 75 ml der Lsg. in 5 ml W., das 2 Tr. 1 n Salzsäure enthält. Das Destillat wird mit W. auf 250 ml verd. 50 ml dieser Lsg. werden mit 1 ml Natriumhydroxyd-Lsg. (1 in 10) und 2 ml Quecksilberkaliumjodid-Lsg. versetzt. Die entstehende Fbg. darf nicht dunkler sein als eine Fbg., die entsteht, wenn 0,1 ml Stickstoff-Standard-Lsg. (0,01 mg N) in gleicher Weise wie die zu untersuchende Substanz behandelt wird (0,005%) (USP XIX). — 7. Schwefel: 1,0 g Substanz wird in einem Becherglas nach und nach mit 5 ml Salpetersäure, dann mit 10 ml Salzsäure versetzt und auf einem Dampfbad zur Trockne eingedampft. Dann setzt man 10 ml Salzsäure zu und dampft wiederum langsam zur Trockne ein. Der Rückstand wird in 30 ml verd. Salzsäure (1 in 30) aufgenommen, filtriert und das Filter mit W. gewaschen, bis 100 ml Filtrat entstanden sind. Das Filtrat wird zum Sieden erhitzt und langsam unter Rühren mit 5 ml Bariumchlorid-Lsg. versetzt. Man läßt 4 Std. auf einem Dampfbad stehen, filtriert dann durch ein feinporiges Papierfilter, wäscht den Nd., bis er chloridfrei ist, glüht und bringt zur Wägung. Das Gew. des Bariumsulfatrückstandes wird mit 0,1374 multipliziert (und gibt den Geh. an Schwefel an. Dabei dürfen höchstens 0,5 mg Schwefel gefunden werden (0,05%) (USP XIX).

Gehaltsbestimmung. 0,5 g Substanz werden in einem Becherglas mit 20 ml Perchlorsäure (72%) versetzt. Das Becherglas wird mit einem Uhrglas verdeckt und vorsichtig erhitzt, bis das Metall sich gelöst hat. Man kühlt ab und verdünnt die Lsg. mit W. auf 250 ml. 25 ml dieser Lsg. werden mit 100 ml W. und 5 g Kaliumjodid versetzt und mit 0,1 n Natriumthiosulfat-Lsg. unter Verwendung von Stärke-Lsg. als Indikator titriert. 1 ml 0,1 n Natriumthiosulfat-Lsg. entspr. 0,001 974 g Selen (BP 73).

Anwendung. Auf Grund seiner Halbleitereigenschaft als photoleitende Schicht in der Elektrophotographie (Xerographie), in Selenbrücken und Selenphotozellen zur Betätigung von lichtempfindlichen Alarmanlagen, ferner in der Bildtelegraphie, beim Tonfilm, Radar, in Kolorimetern, Pyrometern, Photometern, photoelektrischen Belichtungsmessern usw. Man verwendet Selen auch zum Bau von Gleichrichtern, Lasern, für Schweißzwecke, als Magnet-verstärker, in Rundfunk- und Fernmeldetechnik usw. In Form von Verbindungen wird Selen zur Rotfbg. und Entfbg. in der Glasindustrie und zur Herst. von Pigmenten verwendet. Durch Zusätze von Selen lassen sich die Verarbeitungseigenschaften von Kupferlegierungen und Automatenstählen verbessern. Kleine Mengen von Selenverbindungen werden auch Schmier-stoffen zugesetzt, um Oxidation und Zähwerden zu verhindern. In der chemischen Industrie dient Selen in Form von Verbindungen als Katalysator. Bei der org. Synthese verwendet man Selen und Selendioxid als Dehydrierungsmittel. In der analytischen Chemie spielt Selen in dem sogen. Selenreaktionsgemisch zur Stickstoffbestimmung eine Rolle. Die Anwendung von Selenverbindungen in Pflanzenschutzmitteln ist in der BRD verboten. Dagegen ist Selen in Antischuppenmitteln als Selensulfit enthalten.

Aufbewahrung. Gut verschlossen.

Physiologie. Selen und seine Verbindungen wirken stark toxisch. Bei längerer Einwrkg. von Selen auf den Organismus (als Dampf oder Staub) können Vergiftungserscheinungen (Entzündungen der Atmungs- und Verdauungsorgane, Schleimhäute und Außenhaut) auf-treten. Selenhaltige Substanzen im Papier spielen möglicherweise bei der Entstehung von Lungenkrebs und Emphysem eine Rolle. Selen ist ein essentielles Spurenelement für höhere Tiere. Ihm wird eine Schutzfunktion für Proteine gegenüber Oxidationen zugeschrieben, wofür wahrscheinlich die selenhaltige Glutathion-Peroxidase verantwortlich ist. Mangel-erscheinungen beim Menschen konnten bisher jedoch nicht beobachtet werden. Selen wird in der Leber, Milz, den Nieren und dem Herzen gespeichert. Die äußeren Segmente der Netzhaut-stäbchen enthalten kleine Selenmengen, die eine Rolle im Sehprozeß spielen sollen. Diese Theorie stützt sich darauf, daß die Netzhaut von Tieren mit schwachem Sehvermögen (z. B. Meerschweinchen) sehr wenig Selen enthalten (ca. 0,001% des Trockengew.), während der Selengeh. bei außerordentlich gut sehenden Tieren (Reh und Seeschwalbe) etwa 100mal so groß ist. Wenn in der Tiernahrung mehr als 5 bis 10 mg Selen pro g enthalten sind, treten Hemmung des Wachstums, Haarausfall, Erweichung der Hörner und Hufe, bei Vögeln Federausfall ein. Andererseits hat sich Selen zur Aufzucht von Küken, Puten, Schweinen und zur Vermeidung spezifischer Erkrankungen bei Schafen als notwendig erwiesen, weshalb Natri-umselenit und Natriumselenat als Mischfutterzusätze in den USA zugelassen wurden.

Acidum selenicum. Selensäure. Selenic Acid.

H_2SeO_4 M.G. 144,98

Darstellung. Durch Behandeln von Bleiselenat mit Schwefelwasserstoff und Eindampfen der filtrierten Lsg.

Eigenschaften. Farblose, zerfließliche Kristalle, sehr leicht lösl. in W., lösl. in Schwefel-säure, praktisch unlösl. in wss. Ammoniak-Lsg. Die Substanz zers. sich in A. $d_1^{15} = 2,9508$. Fp. = etwa 60°. Die Substanz zers. sich oberhalb von 260° in Selendioxid, W. und Sauerstoff. Heiße, konz. Selensäure greift Gold und Platin an. Die Substanz ist im Handel auch als Mono- und Tetrahydrat.

Erkennung. Lsg. der Salze der Selensäure geben beim Versetzen mit Zink(II)-chlorid-Lsg. einen roten Nd., den man durch Kochen wieder auflösen kann.

Aufbewahrung. Gut verschlossen.

Anwendung. In der Technik als Oxidationsmittel.

Selenious Acid USP XIX, BPC 73. Selenige Säure. Acidum selenosum.

H_2SeO_3 M.G. 128,98

Gehalt. Mindestens 93% (USP XIX); mindestens 98,0% (BPC 73).

Bemerkung. Die Substanz ist in den genannten Pharmakopöen als Rg. enthalten.

Eigenschaften. Farblose, zerfließliche, hexagonale Kristalle, die an trockener Luft unter Wasserabspaltung verwittern, sehr leicht lösl. in W. (1 + 0,23 bei 30°), lösl. in A., praktisch unlösl. in wss. Ammoniak-Lsg. d^{15} = 3,007. Die Substanz wird durch Schwefeldioxid, Sulfite, Aldehyde, Hydrazinsalze u. a. zu Selen reduziert, durch Kaliumpermanganat, Wasserstoffperoxid, Chlor u. a. zu Selensäure oxidiert. Die Substanz zers. sich beim Erhitzen.

Erkennung. Lsg. von Seleniten geben mit Natriumdisulfit einen roten Nd., der beim Erhitzen der Fl. in graues Selen übergeht.

Prüfung. 1. Unlösliche Verunreinigungen: 1 g Substanz wird in 5 ml W. gelöst. Die Lsg. muß klar und vollständig sein (USP XIX). — 2. Glührückstand: Höchstens 1,0 mg (0,01%), wenn 10 g Substanz verascht werden (USP XIX). — 3. Sulfatasche: Höchstens 0,1% (BPC 73). — 4. Selenat und Sulfat: 500 mg Substanz werden in 10 ml W. gelöst und mit 0,1 ml Salzsäure und 1 ml Bariumchlorid-Lsg. versetzt. Dabei darf keine Trb. und kein Nd. innerhalb von 10 Min. entstehen (USP XIX).

Gehaltsbestimmung. Etwa 0,12 g Substanz, genau gewogen, werden in 100 ml W. gelöst. Die Lsg. wird mit 5 ml verd. Salzsäure, 5 g Kaliumjodid und 50 ml Chlf. versetzt, 1 Min. lang kräftig geschüttelt und anschließend das in Freiheit gesetzte Jod mit 0,1 n Natriumthiosulfat-Lsg. titriert, bis die gelbe Farbe der wss. Schicht fast verschwunden ist. Dann setzt man 0,1 ml Stärke-Lsg. zu und titriert weiter unter leichtem Umschwenken, bis die wss. Schicht farblos ist. 1 ml 0,1 n Natriumthiosulfat-Lsg. entspr. 0,003 224 g H_2SeO_3 (BPC, ähnlich USP XIX).

Aufbewahrung. Gut verschlossen.

Anwendung. Als Oxidationsmittel und Rg. auf Alkaloide.

Selendioxid. Anhydridum acidi selenosi. Selenigsäureanhydrid. Selenoxid. Selenium Oxide.

SeO_2 M.G. 110,96

Herstellung. Durch Verbrennen von Selen im Sauerstoffstrom, oder durch Oxidation von Selen mit Salpetersäure.

Eigenschaften. Weiße, glänzende, sublimierbare Nadeln von stechendem Geruch, leicht lösl. in W. unter Übergang in selenige Säure. Lösl. in konz. Schwefelsäure, A., Eisessig und Dioxan. d = 3,95. Fp. (im geschlossenen Röhrchen) = 340°. Die Substanz bildet mit Salpetersäure Selensäure.

Aufbewahrung. Gut verschlossen.

Anwendung. Als Oxidationsmittel in der präparativen, org. Chemie, zur Herst. anderer Selenverbindungen, als Rg. auf Alkaloide (Apomorphin, Morphin, Codein, Veratrin und Narcotin).

Selenium Sulfide USP XIX. Selenium Sulphide BPC 73. Selendisulfid. Selenium disulfuratum.

SeS_2 M.G. 143,08

Gehalt. Mindestens 52,0 und höchstens 55,5% Selen (USP XIX).

Eigenschaften. Orangefarbenes, amorphes, geschmackloses Pulver von schwachem, an Knoblauch erinnernden Geruch, lösl. in Schwefelkohlenstoff, praktisch unlösl. in W. und den gebräuchlichsten org. Lsgm. Fp. = etwa 100°.

Erkennung. 1. 20 ml der Lsg. der Substanz, die für die Geh.-Bestimmung hergestellt wird, werden filtriert; 10 ml des Filtrates werden mit 5 ml W. und 5 g Harnstoff versetzt. Man erhitzt zum Sieden, läßt abkühlen und fügt 2 ml Kaliumjodid-Lsg. (1 in 10) zu: Dabei entsteht eine gelblich orange bis orange Fbg., die schnell dunkel wird (USP XIX). — 2. Die obige

Lsg. läßt man 10 Min. lang stehen, filtriert und versetzt das Filtrat mit 10 ml Bariumchlorid-Lsg. Dabei muß die Lsg. trübe werden (USP XIX).

Prüfung. 1. Glührückstand: Höchstens 0,2% (USP XIX). — 2. Lösliche Selenverbindungen: Prüf-Lsg.: 10,0 g Substanz werden mit 100,0 ml W. in einem 250-ml-Kolben gemischt, 1 Std. unter häufigem Umschütteln stehen gelassen und filtriert. 10,0 ml Filtrat werden mit 2 ml 2,5 m Ameisensäure versetzt, mit W. auf 50 ml verd., gut gemischt und, wenn nötig, auf einen pH-Wert von 2,5 ± 0,5 eingestellt. 2 ml frisch hergestellte 3,3'-Diaminobenzidin-hydrochlorid-Lsg. (1 in 200) werden zugesetzt. Nach Umschütteln läßt man 45 Min. stehen und bringt den pH-Wert mit Ammoniak auf 6,5 ± 0,5. Dann überführt man die Lsg. in einen Scheidetrichter, setzt 10,0 ml Toluol zu, schüttelt 1 Min. lang kräftig um und läßt die Schichten absetzen. Die wss. Phase wird verworfen.

Standard-Lsg.: 10,0 ml einer Lsg. von seleniger Säure, die 0,5 µg Selen pro ml enthält, wird verwendet zur Herst. der Standard-Lsg. Man versetzt mit 2 ml 2,5 m Ameisensäure und verfährt in der oben beschriebenen Weise.

Durchführung: Die Absorptionen der Toluolschichten der Prüf-Lsg. und der Standard-Lsg. werden in 1-cm-Küvetten bei 420 nm in einem geeigneten Spektralphotometer bestimmt, wobei als Kompensationsfl. eine Lsg. verwendet wird, die die gleichen Mengen Rg., die zur Herst. der Prüf-Lsg. verwendet wurden, enthält. Die Absorption der Prüf-Lsg. darf nicht größer sein als die der Standard-Lsg. (0,0005%) (USP XIX).

Gehaltsbestimmung. Etwa 100 mg Substanz, genau gewogen, werden in einem geeigneten Gefäß mit 25 ml rauchender Salpetersäure versetzt. Man erwärmt vorsichtig, bis keine weitere Auflösung eintritt. Nach dem Abkühlen bringt man die Lsg. in einen 250-ml-Meßkolben, der 100 ml W. enthält, kühlt ab und verd. mit W. bis zum Vol. 50 ml dieser Lsg. werden in einen geeigneten Kolben pipettiert, mit 25 ml W. und 10 g Harnstoff versetzt und zum Sieden erhitzt. Nach dem Abkühlen setzt man 1 ml Stärke-Lsg. und dann 10 ml Kaliumjodid-Lsg. (1 in 10) zu und titriert sofort mit 0,05 n Natriumthiosulfat-Lsg. In gleicher Weise wird eine Blindtitration durchgeführt. 1 ml 0,05 n Natriumthiosulfat-Lsg. entspr. 987,0 µg Selen (USP XIX).

Aufbewahrung. Gut verschlossen.

Anwendung. Zur äußerlichen Behandlung von verschiedenen Formen der nicht entzündlichen, nicht exsudativen Seborrhoe des behaarten Kopfes, insbesondere der Pityriasis simplex und der Pityriasis circinata; in 2,5%iger Suspension als Shampoo.

Handelsform. Selukos Shampoo enthält 2,5% Selendisulfid.

Selenium sulfuratum. Selensulfid. Selenmonosulfid. Selenium Sulfide.

SeS   M.G. 111,03

Eigenschaften. Orangegelbe Blättchen, lösl. in Schwefelkohlenstoff, praktisch unlösl. in W. und Ae. Die Substanz zers. sich in abs. A. $d^0 = 3{,}056$. Sie schmilzt beim Erhitzen unter Zers.

Das *Selensulfid des Handels* ist eine Mischung von krist. Selenmonosulfid und amorphen Mischverbindungen von Selen und Schwefel; ein Teil entspr. der Formel Se_nS_m, wo n + m = 8 ist.

Eigenschaften. Rotorangefarbenes, geruch- und geschmackloses Pulver, praktisch unlösl. in W. und Ae., lösl. in Schwefelkohlenstoff. Die Substanz gibt mit Königswasser eine klare Lsg. Sie zers. sich bei etwa 100°.

Anwendung. Nur äußerlich! Zur Behandlung von seborrhoischer Dermatitis der Kopfhaut.

Handelsform. Selsun-Suspension: 2,5%ige Suspension. Gebrauchsanweisung: Man läßt 5 Min. auf die Kopfhaut einwirken und wäscht gründlich in fließendem W.

Selenomethionine

Selenomethionine Se 75.

Siehe S. 4, unter Radioselenomethioninum (^{75}Se).

Selinum

Selinum vaginatum CLARKE. Apiaceae.
Heimisch in Indien.

Inhaltsstoffe. In den Wurzeln Oroselol, Angelicin, Selinidin (Jatamansin) $C_{19}H_{20}O_5$, Fp. 97 bis 98°, und Selinon (4'-γ-γ-Dimethylallylnaringenin) $C_{20}H_{20}O_5$, Fp. 150 bis 152° [SESHADRI et al.: Tetrahedron L. *1967*, S. 853 und Phytochemistry *6*, 445 (1967)], Vaginatin $C_{20}H_{30}O_4$, Fp. 77 bis 78°, und Vaginol, ferner β-Eudesmol, Elemol, β-Sitosterin [MESTA, BHATTACHARYYA et al.: Chem. Comm. *1968*, S. 584; Ind. J. Chem. *8*, 200 (1970); Pharm. Ztg. *113*, 1197 (1968)]. SESHADRI et al. [Ind. J. Chem. *9*, 418 (1971)] isolierten aus dem Bzl.-Extrakt Vaginidiol $C_{14}H_{14}O_5$, Fp. 174°. Nach HANDA et al. [Riechstoffe, Aromen *13*, 181 (1963)] in den Wurzeln ein gelbes, äth. Öl mit 45,5% α-Pinen, 25,3% Limonen, 5,7% Camphen, 5,2% β-Phellandren, 1,2% α-Thujen, 3,2% Fenchylalkohol, 3,8% Terpineol und 2,6% eines unidentifizierten Ketons.

Selinidin

Vaginol

Selinon

Anwendung. Die Wurzel in der Volksmedizin wegen ihrer sedativen, analgetischen und blutdrucksenkenden Eigenschaften.

Semecarpus

Semecarpus anacardium L. (Anacardium officinarum GÄRTN., nach HPUS 64 A. latifolium, A. orientale auct. ex STEUD., Avicennia tomentosa). Anacardiaceae — Semecarpeae.
Ostindischer Tintenbaum. Ostindischer Elefantenlausbaum. Marking tree. Ink tree. Bhilawa.

Heimisch von Vorderindien bis zum Himalaya (bis auf 1000 m Höhe). In Südasien und in allen Tropengebieten kultiviert.

Ein bis 10 m hoher Baum mit gestielten, lederartigen, verkehrt eiförmigen Laubblättern und ziemlich großen Steinfrüchten. Fruchtknoten in die becher- oder röhrenförmig ausgehöhlte Blütenachse eingesenkt. Fruchtstiel nicht fleischig verdickt.

Fructus Anacardii orientalis. Anacardia orientalia. Ostindische Elefantenlaus. Männliche Elefantenlaus. Ostindische Tintenbaumfrucht. Herzfrucht. Marking nut. Fève de Malac. Acajou à pommes. Noix d'anacarde orientale.

Die Früchte sind herzförmig, stumpf viereckig, manchmal eilänglich, platt gedrückt, 2,5 bis 3 g schwer, ohne den Fruchtstiel etwa 2 bis 2,5 cm lang, an der Basis 1,5 bis 2 cm breit und 1 bis 1,3 cm dick, braun bis schwarzbraun, glänzend. Die Oberfläche ist feingrubig punktiert, durch das Eintrocknen schwach längsfurchig. An der Frucht haftet der 1 bis 2,4 cm lange und breite, längsrunzelige, fleischige, in getrocknetem Zustand harte Fruchtstiel. In der sehr festen, etwa 2 mm dicken Fruchtwand befinden sich große Höhlen, sog. Cardollücken, die mit einem schwarzglänzenden, scharfen, ätzenden Balsam, der nach der Reife zu einer schwarzen Masse eintrocknet, gefüllt sind. Die Samen bestehen aus einer dünnen, roten Schale und einem milden mandelartigen Kern.

Inhaltsstoffe. Im aus der Fruchtschale stammenden Balsam Anacardol $C_{18}H_{30}O$, Kp. 220 bis 223°, Urushiol (Bhilawanol), eine Mischung aus über 7 nahe verwandten Substanzen, davon ∼ 30% 1,2-Dihydroxy-3-pentadecenylbenzen und ∼ 70% das korrespondierende Dien-Analoge. Die Phenolcarbonsäuren $C_{17}H_{16}O_5$ und $C_{15}H_{14}O_5$, Brenzcatechin (?), ein Monooxiphenol Semecarpol, Anacardiasäure, Fp. 22°, Harz, Gerbstoff, Chuchnarin (ein dem Strychnin ähnliches Alkaloid), 2,7% Rohprotein, etwa 30% fettes Öl (im Kern etwa 48,5%) mit Öl-, Linol-, Stearin-, Palmitin-, Arachin- und Myristinsäure. Nach Rao et al. [Phytochemistry *12*, 671 (1973)] die Biflavonoide A, B (8,3'-Binaringenin) und C (8,8'-Biliquiritigenin).

Wirkung. Die Anacardiasäure zeigt anthelmintische Eigenschaften, das Öl kann gegen weiße Ameisen verwendet werden. Ein PAe.-Extrakt zeigt inotrope Wrkg. am isolierten Froschherzen, wahrscheinlich durch Freisetzen von Histamin [Bose et al.: Chem. Abstr. *66*, 845 267 (1967)]. Ein wss. Extrakt zeigt antiinflammatorische Eigenschaften [Satyavati et al.: Chem. Abstr. *72*, 77 234 (1970)]. Nach dem Gebrauch von Anacardium wurden schwere Hauterkrankungen beschrieben. Die durch Anacardium erzeugten Dermatitiden gleichen Verbrennungen 2. Grades.

Aufbewahrung. Vorsichtig.

Anwendung. Der Balsam, ,,Cardolum pruriens", als blasenziehendes Mittel sowie gegen Warzen und Hühneraugen. In der Volksmedizin früher als Sympathiemittel in Form von Halsketten gegen Zahnweh. In der Homöopathie als Hautmittel (bei Gesichts- und Gürtelrose, Urticaria), bei Darmerkrankungen, Magengeschwüren und nervös bedingten Erkrankungen. In der Volksmedizin die gemahlene Nuß als Vermifugum, das Öl äußerlich bei Rheuma und Lepra. Technisch zur Herstellung von Firnis, Stempelfarben und Tinten. In Indien als schwarzer Farbstoff in der Baumwollfärberei. Das fette Öl in den Herkunftsgebieten nach Erhitzen als Speiseöl.

Anacardium HAB 34. Ostindische Elefantenlaus.
Reife Früchte.

Arzneiform. Tinktur nach § 4 durch Mazeration mit 90%igem A., die 2. und 3. Dez.-Pot. werden mit 90%igem, die 4. mit 60%igem und die höheren Potenzen mit 45%igem Weingeist bereitet.
Spez. Gew. 0,834 bis 0,837; Trockenrückstand 1,46 bis 2,50%.

Arzneigehalt. 1/10.

Aufbewahrung. Droge, Urtinktur und bis 3. Dez.-Pot. vorsichtig.
Nach den Vorschlägen für das neue Deutsche HAB, Heft 1, S. 44 (1955) soll die Dichte der Urtinktur 0,834 bis 0,837, der Trockenrückstand 1,8 bis 2,5% und pH 4,5 bis 5,0 betragen. Außerdem werden 2 Prüfungsrk. und die Chr. [Heft 7, S. 366 (1962)] der Tinktur beschrieben.

Anacardium orientale HPUS 64. Marking Nut.
Der harzige Saft der Samen.

Arzneiform. Triturationen: D 1 (1×) und höher aus dem harzigen Saft.

Cardolum (Cardoleum) pruriens.

Ein A.-Ae.-Extrakt aus dem Fruchtfleisch von Semecarpus anacardium. Tiefschwarze, teerige Masse. Erzeugt bei äußerer Anwendung nicht nur lokal Blasen, sondern eine weit über die Applikationsstelle hinausgehende erysipelartige Entzündung.
Vorsicht beim Verarbeiten(!).

Semicarbazid

Semicarbazide Hydrochloride BP 73, USP XIX. Semicarbazid-Hydrochlorid. Semicarbazidum hydrochloricum.

$$H_2N-CO-NH-NH_2 \cdot HCl$$

$CH_5N_3O \cdot HCl$ M.G. 111,54

Hydrazincarbonsäureamid-hydrochlorid.

Eigenschaften. Weiße, prismatische Kristalle, leicht lösl. in W., praktisch unlösl. in abs. A. und Ae., Zers. bei 175 bis 180°. Die wss. Lsg. reagieren gegen Lackmus sauer.

Prüfung. 1. Aussehen der Lsg.: eine Lsg. von 1 g Substanz in 20 ml W. muß klar und farbl. sein (USP XIX). — 2. Hydrazin: 5 ml einer 0,2%igen Lsg. werden mit 1 ml einer 2%igen Lsg. von Dimethylaminobenzaldehyd in 95%igem A. und 2 ml Salzsäure versetzt und anschließend 15 Min. stehen gelassen. Die Lsg. zeigt keine Orangefbg. Im Vgl. mit einer Lsg., die in gleicher Weise hergestellt wurde, bei der aber das Semicarbazid-Hydrochlorid fehlt (BP 73). — 3. Sulfatasche: Höchstens 0,1% (BP 73). Höchstens 0,2% (USP XIX).

Gehaltsbestimmung. 0,2 g Substanz werden in 10 ml W. gelöst, mit 30 ml Salzsäure und 2 ml Chlf. versetzt und mit 0,05 m Kaliumjodat-Lsg. titriert, bis die Chlf.-Schicht farblos ist. Nach jedem Zusatz von Maß-Lsg. wird heftig geschüttelt. 1 ml 0,05 m Kaliumjodat-Lsg. entspr. 0,005 577 g Substanz (BP 73).

Anwendung. Als Rg. auf Aldehyde und Ketone, mit denen es kristalline Verbindungen von charakteristischem Fp. bildet.

Herstellung eines Semicarbazons. 1 g Carbonylverbindung, 1 g Semicarbazidhydrochlorid und 1,5 g Natriumacetat werden in etwa 10 ml A. gelöst. Nach kräftigem Schütteln wird die Mischung im Wasserbad erwärmt und dann in Eis gekühlt. Durch Kratzen mit einem Glasstab oder durch Zugabe einiger Tr. M. wird die Kristallisation eingeleitet. Das Semicarbazon wird abfiltriert, mit W. gewaschen und aus M. oder 25—50%igem A. umkrist. Semicarbazid hat bes. bei der Charakterisierung und Isolierung von komplizierten Ketonen und Aldehyden der Terpenreihe ausgezeichnete Dienste geleistet. Die Semicarbazone kristallisieren sehr gut und haben sehr verschiedene und scharfe Fp. Manche Semicarbazone sind in verd. Salzsäure lösl. und lassen sich so trennen. Durch Erwärmen mit verd. Mineralsäuren können Semicarbazone wieder gespalten werden.

Seminose

Seminose

S. V, 701 u. Mannose.

Semioxamazid

Semioxamazid Helv. VI. Oxamidsäurehydrazid.

$$H_2NCOCONHNH_2$$

$C_2H_5N_3O_2$ M.G. 103,1

Bemerkung. Die Substanz ist in der Helv. VI als Rg. enthalten.

Eigenschaften. Glänzende Blättchen oder weißes, kristallines Pulver, lösl. in ca. 400 T. kaltem, leichter lösl. in heißem W., leicht lösl. in Alkalien und Säuren, praktisch unlösl. in 94%igem A. und Ae.

Anwendung. Als Reagens.

Sempervivum

Sempervivum tectorum L. [S. glaucum TEN., S. alpinum GRISEB. et SCHENK, S. murale
BOR., S. schottii BAK., S. tectorum L. γ alpinum (GRISEB. u. SCHENK) ARCANG., S. tectorum L.
ssp. alpinum (GRISEB. u. SCHENK) WETTST. ex HEGI et SCHMID. und ssp. schottii WETTST.
ex HEGI et SCHMID., S. tectorum L. var. rhenanum HEGI et SCHMID. Laut HPUS 64 auch
Sempervivum tectorum.]. Crassulaceae — Sempervivoideae. Echte Hauswurz. Dachwurz.
Dachlauch. Donnerkraut. (Common) Houseleek. Welcome home husband. However drunk
you be. Artichaut des murailles. Grand jourbarbe. Artichaut sauvage. Barbadi Giove. Car-
cioffi grassi.

Heimisch in den Pyrenäen, Mittel- und Südfrankreich, im Jura, in den Alpen und in
Istrien, an sonnigen Felsen und kurzrasigen Steilhängen der Alpen und Voralpen zwischen
200 und 2800 m; an Mauern und auf Dächern.

Rosetten mittelgroß bis sehr groß, mit verhältnismäßig kurzen Ausläufern, ohne harzigen
Geruch. Stengel 10 bis 60 cm (ausnahmsweise bis 1 m) hoch, mehr oder weniger dicht (bes.
gegen die Spitze zu) drüsigwollig behaart. — Rosettenblätter fleischig, sternförmig ausgebreitet, aus keilförmigem Grund verkehrt-eiförmig bis verkehrt lanzettlich, mehr oder
weniger rasch geschweift zugespitzt in eine derbe Stachelspitze auslaufend, grün, an der
Spitze meist rotbraun, auf der Fläche ganz kahl, drüsenlos, am Rand mit kurzen, kräftigen,
oft nach rückwärts gerichteten Wimpern besetzt. Stengelblätter aus eiförmigem Grund fein
zugespitzt, meist braunrot gestrichelt und in der vorderen Hälfte braunrot, auf der Fläche
drüsig behaart, am Rand dicht gewimpert. — Blütenstand reichlich verzweigt, reich- und
dichtblütig. Kelchblätter lanzettlich, meist 13, drüsig-flaumig, zugespitzt. Kronblätter 12 bis
16 (meist 13), sternförmig ausgebreitet, 9 bis 10 mm lang, unterseits drüsig-flaumig, am Rand
drüsig oder nichtdrüsig gewimpert, oberseits blaß, rosenrot, rotlila gestrichelt, am Mittelnerv
gelblich. Staubfäden meist 26, rosenrot mit purpurnen Antheren; die kronblattständigen
Staubblätter höher eingefügt als die mit den Fruchtblättern abwechselnden. Fruchtknoten
grün, drüsig-flaumig; Stylodien kahl, purpurn.

Folia Sempervivi majoris. Herba Sempervivi tectori. Folia Sedi magni.

Beide Epidermen der Blätter bestehen aus schwach welligen bis fast geradlinig begrenzten
Zellen mit Spaltöffnungen vom Crassulaceentyp (d. h. sie sind von 3 im Verhältnis zu den
übrigen Epidermiszellen kleinen Nebenzellen umgeben, von denen die seitlich des Spaltes
gelegene die kleinste ist). Die braune Punktierung der Blätter ist auf zahlreiche elliptische
Zellen mit braunem, glasig-amorphem Inhalt zurückzuführen. Die Wimpern sind konische,
dickwandige, spitze, einzellige Haare.
Geruchlos, Geschmack herb und säuerlich.

Inhaltsstoffe. L(−)-Äpfelsäure und ihre Ca-Salze. In trockenen Blättern 5,3 bis 9,7%
Isocitronensäure und 0,01 bis 0,03% Alkaloide im trockenen Kraut. Nach älteren Angaben
auch Ameisensäure, Gerbstoffe, Harz und Schleim.

Anwendung. In der Volksmedizin u. a. bei Verletzungen, Verbrennungen und Augenentzündungen. Innerlich bei Halsentzündungen und gegen die bei Dysmenorrhö und Amenorrhö
auftretenden Uterusschmerzen. Ferner als Wurm-, Fieber- und Blutstillungsmittel, gegen
Tumoren. In der Homöopathie hauptsächlich bei Dysmenorrhö und Amenorrhö.

Sempervivum tectorum HAB 34. Hauslauch.
Frische, vor Beginn der Blüte gesammelte Blätter.

Arzneiform. Essenz nach § 2.

Arzneigehalt. 1/2.

Sempervivum HPUS 64. House leek.
Die frischen Blätter.

Arzneiform. Urtinktur: Arzneigeh. 1/10. Sempervivum, feuchte Masse mit 100 g Trockensubstanz und 567 ml W. = 667 g, A. USP (94,9 Vol.-%) 470 ml zur Bereitung von 1 000 ml
der Tinktur. — Dilutionen: D 2 (2×) enthält 1 T. Tinktur, 5 T. dest. W., 4 T. A.; D 3 (3×)
und höher mit A. HPUS (88 Vol.-%). — Medikationen: D 3 (3×) und höher.

Senecio

Senecio vulgaris L. Asteraceae — Asteroideae — Senecioneae. Gemeines Kreuzkraut.
Grind-, Baldgreis-, Greiskraut. Common groundsel. Grinsel. Seneçon commun. Cardon — cello.
Heimisch in Europa, Asien und Nordamerika, auf Schuttplätzen, Äckern, Brachfeldern.

Ein- oder zwei- (selten mehr-)jährige, 8 bis 40 cm hohe Pflanze mit dünner, spindelförmiger, bleicher Wurzel, dicht besetzt mit Nebenwurzeln. Stengel aufrecht oder aufsteigend, in der Regel ästig, gestreift, kahl oder spinnwebig wollig, locker beblättert. — Laubblätter verkehrt-lanzettlich oder lineal, buchtig-gelappt bis fiederspaltig, mit dreieckigen bis länglich-eiförmigen Abschnitten und breiter Spindel, ringsum ausgebissen gezähnelt, kahl oder auf den Mittelnerven flaumzottig, dünn oder etwas fleischig, lebhaft grün, selten etwas bläulich überlaufen; die untersten in einem breit geflügelten Stiel zusammengezogen, die oberen sitzend. — Köpfe kurz gestielt, in gedrängten Ebensträußen. Hülle walzenförmig, 8 bis 10 mm lang und kaum halb so breit, am Grund mit mehreren 1 bis 2 mm langen, eilanzettlichen, angedrückten, meist schwärzlichen Außenhüllblättern; Hüllblätter 21, lineal, zugespitzt, kahl, mehr oder weniger glänzend, hell- oder olivgrün, an der Spitze in der Regel braunschwarz überlaufen. Blüten hellgelb; Zungenblüten fast stets fehlend. — Früchte 1,5 bis 2 mm lang und dicht flaumhaarig; Pappus fast so lang wie die Scheibenblüten, zur Fruchtzeit fast dreimal so lang wie die Frucht, seidig, rein weiß.

Herba Senecionis vulgaris. Kreuzkraut. Herbe à la chardonnerette. Feuilles de seneçon. Erba Calderina.

Senecionis cum radice Ned. 6.

Das Kraut wird zur Blütezeit gesammelt und im Schatten getrocknet. Die Droge ist geruchlos und von bitterlichem, etwas salzigem Geschmack.

Inhaltsstoffe. Die Alkaloide Senecionin, Retrorsin und Seneciphyllin (s. u.), sowie ein amorphes Alkaloid Senecin. Inulin, äth. Öl, Rutin und Vitamin C. Die Wurzel soll ein weiteres Alkaloid enthalten.

Prüfung. Nach Ned. 6. Max. Aschegeh. 5%. — Säureunlösl. Asche max. 1%.

Wirkung. Auszüge aus der Wurzel mit 70- bis 90%igem A. wirken erregend auf den Uterus und sind 100mal stärker als wss. Auszüge. Das Alkaloid Senecionin ist ein Lebergift. Bei Tieren wurde Giftwrkg. der Pflanze festgestellt.

Anwendung. Altes Mittel gegen Würmer und Koliken, bei Menstruationsstörungen. Der ausgepreßte Saft wird bei Dysmenorrhöen und Epilepsie als Arznei eingenommen. Auch als Hämostaticum, bes. in der Zahnheilkunde bei hypertrophischen Zahnfleischveränderungen mit Blutungen.

Senecio aureus L. (außerdem laut HPUS 64 Senecio gracilis). Goldkreuzkraut. Goldenes
Kreuzkraut. Golden Senecio. False valerian. Life root. Ragaot. Squaw weed. Uncum. Seneçon.
Heimisch in Nordamerika von Neufundland bis Ontario, Missouri, Texas und Kalifornien.

Bis zu 60 cm hohe Pflanze. Wurzelstock dünn, kriechend, mit vielen fadenförmigen Wurzeln, einen aufrechten oder aufsteigenden Stengel treibend. Stengel in der Jugend flockig behaart, später kahl, wechselständige Blätter tragend. Grundständige Blätter lang gestielt, ungeteilt, rund, mit herzförmiger Basis, mittlere leierförmig fiederspaltig, mit spatelförmigem Endlappen, obere lanzettlich, ungeteilt, zuletzt in Deckblätter übergehend. Blütenköpfchen in vielblütigen, lockeren Ebensträußen, von einer doppelten Hülle umgeben, mit 8 bis 12 gelben, zungenförmigen Strahlenblüten und zahlreichen etwas dunkleren, röhrenförmigen Strahlenblüten.

Geruch eigentümlich, Geschmack süßlich, bitter.

Inhaltsstoffe. Senecionin (Aurein) (s. u.) und andere Alkaloide. Harze.

Anwendung. Gegen Blutungen. In der Homöopathie.

Dosierung. Als Fluidextrakt 4 g drei- bis viermal täglich.

Senecio aureus HAB 34.
Frische, zur Zeit der Blüte gesammelte Pflanze.

Arzneiform. Essenz nach § 3.

Arzneigehalt. 1/3.

Die Vorschläge für das neue Deutsche HAB, Heft 8, S. 465 (1963) sehen eine D.Chr. vor.

Senecio aureus HPUS 64. Liferoot.

Arzneiform. Urtinktur: Arzneigeh. 1/10. Senecio, feuchte Masse mit 100 g Trockensubstanz und 300 ml W. = 400 g, dest. W. 200 ml, A. USP (94,9 Vol.-%) 537 ml zur Bereitung von 1 000 ml der Tinktur. — Dilutionen: D 2 (2×) enthält 1 T. Tinktur, 4 T. dest. W., 5 T. A.; D 3 (3×) und höher mit A. HPUS (88 Vol.-%). — Medikationen: D 3 (3×) und höher.

Senecio brasiliensis LESS.

Heimisch in Brasilien.

Herba Senecionis brasiliensis.

Tasneirinha Brasil. 1.

Inhaltsstoffe. Senecionin, Jacobin, Seneciphyllin (s. u. Senecioalkaloide) und eine Varietät Integerrimin.

Anwendung. Die ganze Pflanze zu Galenika.

Senecio cineraria DC. [S. maritimus (L.) RCHB. non L. f., Cineraria maritima L.]. Aschenpflanze. Dusty Miller.

Heimisch im Mittelmeergebiet, in Nordamerika verwildert, oft als Zierpflanze gezogen. Halbstrauchige, bis 80 cm hohe, schneeweiß filzige Pflanze, Stengel aufrecht, am Grund verästelt. Untere Laubblätter schief trapezförmig, mehr oder weniger ganzrandig. Mittlere und obere Blätter fiederspaltig mit 4 bis 6 länglichen, stumpfen, fast dreilappigen Abschnitten, bes. oberwärts später verkahlend. Köpfe zahlreich, mittelgroß, gelb. Außenhülle mit weniger Hüllblättern. Zungenblüten 10 bis 12. Früchte gestreift.

Inhaltsstoffe. Bes. in den Samen die Alkaloide Jacobin, Senecionin, Otosenin und 0,4% Seneciphyllin (s. u.) sowie 3 nicht identifizierte Alkaloide.

Anwendung. In der Homöopathie. Der Saft bei Augenleiden, Migräne und als Emmenagogum.

Cineraria maritima HAB 34.

Frische, vor der Blüte gesammelte Pflanze.

Arzneiform. Essenz nach § 1.

Arzneigehalt. 1/2.

Senecio cineraria HPUS 64. Dusty Miller.

Die ganze, frische, zur Blütezeit gesammelte Pflanze.

Der Saft 87 Gew.-%, starker A. 10 Gew.-%, Borsäure 2 Gew.-%, Glycerin 1 Gew.-%. — Dilutionen D 1 (1×) und höher mit A. HPUS (88 Vol.-%).

Cineralyt, früher Cinerarmarin (Madaus u. Co., Köln-Merheim). Augentropfen. Besteht aus 70 g Succus Cinerariae maritimae und Glycerin ad 100 g.

Senecio jacobaea L. (Jacobaea vulgaris GAERTN., Senecio jacobaea L. var. typicus BECK.). Jakobskraut. Jakobskreuzkraut. Großes Kreuzkraut. Spinnenkraut. St. James wort. Herbe St. Jacques. Tansy ragwort. Seneçon Jacobée.

Verbreitet in ganz Europa, auch in Nordasien, bes. an Waldrändern, in lichten Wäldern, auf Wiesen und feuchten Äckern.

Die aufrechte, 30 bis 90 cm hohe Pflanze ist oben doldentraubig verästelt, teilweise glatt, teilweise spinnwebig behaart, bes. im unteren T. häufig violett überlaufen. — Die Laubblätter sind locker, spinnwebig bis wollig oder kahl, hellgrün, die unteren von leierförmiger bis fiederteiliger Gestalt, mit eiförmigem, stumpfem, unregelmäßig kerbig eingeschnittenem oder lappigem Endlappen und kleinen, seitlichen Abschnitten. Die oberen Blätter sind sitzend, am Grund mit viellappigen Öhrchen halbstengelumfassend, fiederteilig. Die Fiederlappen sind gezähnt oder buchtig fiederspaltig, vorne breiter, zwei- bis dreizähnig mit weit abstehenden Zipfeln. — Die Blütenköpfchen stehen in endständigen, flachen Doldentrauben angeordnet, besitzen goldgelbe Strahlblüten und Scheibenblüten und sind außen von einem einreihigen, an der Spitze schwarzen, zylindrischen Hüllkelch umgeben.

Herba Senecionis jacobaeae. Herba Jacobaeae. Jakobskraut. Herbe St. Jacques. Herbe dorée.

Das Kraut wird zur Blütezeit geschnitten und im Schatten rasch getrocknet.

Inhaltsstoffe. Die Alkaloide Senecionin, Senecin (nach älteren Angaben), Jacobin, Jaconin, Jacozin, Jacolin (s. u.), Seneciphyllin (Jacodin). Außerdem 2,5% äth. Öl von grauer Farbe, spez. Gew. 0,950, 4,8% Mineralsalze, bes. Phosphate und Oxalate, 1% ätherlösl. Fettstoffe von aromatischem Geruch, etwa 0,9% einer Fettsäure, eine wahrscheinlich ungesättigte aldehydische Kohlenstoffverbindung (C 79,09%, H 11,37%, O 9,54%), die eine starke, uteruskontrahierende Wrkg. besitzt. Nach KOWALSKA [Chem. Abstr. *72*, 107837 (1970)] in den Blüten Quercetin und Rutin; ferner Polyacetylene [LAM et al., Phytochemistry *12*, 149 (1973)]. Nach AKRA-Mov et al. [Chem. Abstr. *70*, 44831 (1969)] (—)-Otosenin und Renardin.

Wirkung. Schmerzlindernd bei Dysmenorrhö, sowie bei reflektorisch vom Uterus ausgelösten Gastralgien und Verdauungsstörungen. Der alkoholische Extrakt der ganzen Pflanze bewirkt, in kleinen Mengen injiziert, eine allgemeine Erhöhung des Blutdrucks unter Zusammenziehung der Gefäße in der Intestinalregion, während die Herzkontraktionen sich vermindern; große Gaben bewirken eine Senkung des systemischen Blutdrucks, Erweiterung der Intestinalgefäße und Hemmung der Darmperistaltik. Für Tiere ist die Pflanze giftig.

Anwendung. Bei Amenorrhö und Dysmenorrhö. Bei Harndrang und Harnzwang, Cystitis, bei Diarrhöen, chronischem Husten, in der Gravidität, bei Anämien, anämischen Kopfschmerzen. Außerdem als erweichendes, zerteilendes und die Eiterung förderndes Mittel.

Senecio jacobaea HAB 34.

Die frische Pflanze.

Arzneiform. Essenz nach § 3.

Arzneigehalt. 1/3.

Senecio gracilis PURSH.

Senecio gracilis HAB 34.

Die frische Pflanze.

Arzneiform. Essenz nach § 3.

Arzneigehalt. 1/3.

Senecio fuchsii C. C. GMEL. [S. nemorensis L. ssp. fuchsii (GMEL.) CELAK.].

Heimisch in Europa.

Ausdauernde, 40 bis 200 cm hohe Pflanze mit walziger, schief abgebissener Grundachse, keine oder nur kurze Ausläufer treibend. Stengel aufrecht, kantig, kahl oder mehr oder weniger reichlich behaart, grün oder vielfach rot überlaufen, meist locker beblättert. — Laubblätter lanzettlich bis eiförmig, bis 20 cm lang und 7 cm breit, zugespitzt, am Grund in einen undeutlichen Stiel zusammengezogen oder sitzend, am Rand fein gesägt bis grob gekerbt und häufig fein borstig bewimpert, auf den Flächen behaart oder kahl, vom Stengel weit abstehend bis waagrecht abstehend. — Köpfe 3 mm breit, in einem dichten, meist reich zusammengesetzten Ebenstrauß. Hülle 9 bis 12 mm lang. Hüllblätter 10 bis 20, lineal, kurz zugespitzt, gras- oder olivgrün, an der Spitze häufig braunschwarz überlaufen. Blüten gelb, schwach wohlriechend. Zungenblüten meist zu 5. — Früchte 4 mm lang, längsgestreift, kahl; Pappus zur Blütezeit fast nur so lang wie die Scheibenblüten, zur Fruchtzeit etwa dreimal so lang wie die Frucht.

Inhaltsstoffe. Eine Base $C_9H_{15}NO_2$. Nach CORCILIUS [Arch. Pharm. (Weinheim) *290/62*, 385 (1957)] das Alkaloid Fuchsisenecionin (s. u.), Carotinoide, Steroide, ein Gemisch gesättigter und ungesättigter Fettsäuren, fettes und äth. Öl, isomere C_{24}-Alkohole, 5 Cumarinderivate, 5 Flavonderivate, ein Paraffingemisch. NOVOTNY et al. [Chem. Abstr. *78*, 159905 (1973)] fanden in den Rhizomen die Furoeremophilanderivate Nemosenin A, B, C, D, Senemorin und 6β-Hydroxyeremophilenolid.

Wirkung. Die in der Droge enthaltenen Pyrolizidinalkaloide haben z. T. eine hepatotoxische Wrkg. und erzeugen im Tierversuch primäre Leberkarzinome.

Anwendung. Als Hämostypticum.

Senecion (Dr. Klein, 7615 Zell-Harmersbach). In 100 ml: Extr. fl. aus Herba Senec. fuchsii 95 mg, Vit. C 5 mg.

Senecio platyphyllus (M.B.) Dc.

Heimisch im Kaukasus.

Inhaltsstoffe. Platyphyllin, Neoplatyphyllin und Seneciphyllin (s. u.), Sarracin, sowie 2 weitere Alkaloide. Platyphyllin besitzt nicht die Giftigkeit der meisten Senecioalkaloide.

Anwendung. Platyphyllin wirkt blutdrucksenkend und spasmolytisch und wird als Spasmolyticum verwendet.

Bemerkung. Ebenfalls Platyphyllin liefert Senecio hygrophyllus R. A. DYER et A.C. SM.

Senecio lyratus L. (Cineraria lyrata Dc.).

Heimisch in Südafrika.

Anwendung. Der Dekokt der Wurzel gegen Koliken. Zur Inhalation bei Erkältungen.

Senecio erraticus BERTOL. ssp. barbaraeifolius WIMM. et GRAB. (S. erraticus WIMM. et GRAB, S. jacobaea L. var. eraticus NEILR.). Spreizendes Kreuzkraut.

Heimisch in Südböhmen.

Zweijährige, 30 bis 120 cm hohe Pflanze mit spindelförmiger Wurzel. Stengel aufrecht, spinnwebig wollig behaart oder kahl, meist von der Mitte an ziemlich regelmäßig verästelt, die unteren Äste nicht viel länger als die oberen. Gesamtkopfstand einen unregelmäßigen rispigen Ebenstrauß darstellend. Köpfe meist 20 bis 25 mm breit, Zungenblüten meist 10 mm lang. Früchte der Scheibenblüten nur undeutlich längsgerippt, spärlich behaart oder gleich denen der Randblüten kahl.

Inhaltsstoffe. Senecionin, Seneciophyllin, Otosenin, Integerrimin, eine Base $C_{18}H_{25}NO_6$. Ferner Rutin in der Wurzel.

Bemerkung. Das Kraut soll die Pferdeseuche verursachen, eine in Bayern als Leberkoller oder Schweinsberger Krankheit bekannte Krankheit. Das Kraut wurde in Südböhmen bis zu 40% im Futter beobachtet.

Ferner sind giftig für Vieh: Senecio latifolius Dc., Südafrika; Senecio aquaticus HUDS., Senecio jacobaea L. (s. d.).

Senecio grayamus HEMSL., S. cervariaefolius HEMSL. und S. caniciclus SESSÉ et MOÇ., heimisch in Mexiko, enthalten lähmende Gifte.

Von den etwa 2 000 Senecio-Arten, die zum alkaloidhaltigen Tribus Senecioneae gehören und die über die ganze Erde verbreitet sind, wurden eine größere Anzahl auf ihren Alkaloidinhalt untersucht. Zusammenfassend berichten hierüber HEGNAUER, BERGER, HOPPE und WATT, BREYER-BRANDWIYK und BULL, DICK, CULVENOR: Pyrrolizidinalkaloids, Amsterdam 1968.

Alkaloid	Summenformel	Fp. °C	Base	Säure
Senecionin (Aurein)	$C_{18}H_{25}NO_5$	237	Retronecin $C_8H_{13}NO_2$	Senecinsäure $C_{10}H_{14}O_4$
Seneciphyllin (α-Longilobin, Jacodin)	$C_{18}H_{23}NO_5$	217—8	,,	Isoseneciphyllinsäure
Retrosin (β-Longilobin)	$C_{18}H_{25}NO_6$	215	,,	Isatinecinsäure
Jacolin	$C_{18}H_{27}NO_7$	221	,,	Jacolinecinsäure
Jacobin	$C_{18}H_{25}NO_6$	226	,,	Anhydrojacolinecinsäure
Jaconin	$C_{18}H_{26}NO_6Cl$	149	,,	Chlordesoxyjacolinecinsäure
Jacozin	$C_{18}H_{23}NO_6$	228	,,	Jacocinecinsäure
Senecifolin	$C_{18}H_{27}NO_8$	—	Retronecin (?)	Senecifolinsäure
Platyphyllin	$C_{18}H_{27}NO_5$	129	Platynecin	Senecinsäure
Neoplatyphyllin	$C_{18}H_{27}NO_5$	131—3	$C_8H_{15}NO_2$	Senecinsäure-Isomeres (?)
Otosenin (Tomentosin)	$C_{19}H_{27}NO_7$	223	Otonecin $C_9H_{15}NO_3$	Anhydrojacolinecinsäure
Aquaticin	$C_{18}H_{25}NO_5$	220	unbekannt	unbekannt
Fuchsisenecionin	$C_{13}H_{21}NO_3$	—	—	—
Senecifolidin	$C_{18}H_{25}NO_7$	212		
Sarracin	$C_{18}H_{27}NO_5$	50—52	Platinecin	Sarracinsäure

Über weitere Senecio-Alkaloide s BOIT: Ergebnisse der Alkaloidchemie.

Die Senecio-Alkaloide sind teilweise sehr giftig, da sie Magendarm- und Stoffwechsel-störungen, bes. auch Lebernekrose verursachen können. Sie besitzen mutagene Eigenschaften; sie wirken einerseits carcinogen, andererseits cystostatisch. Platyphyllin und Neoplatyphyllin wirken atropinartig. Chemisch stellen sie Ester von Necinen (Aminoalkohole) dar (Summen-formel, Zusammensetzung und Schmelzpunkt, s. Tab.). Häufig, bes. in jungen Pflanzen, liegen sie als N-Oxide vor und führen, da ihnen der widerliche Geschmack fehlt, zu Vergiftungen von Tieren. Nach Schoental [Nature *179*, 361 (1957)] sind nur diejenigen Alkaloide toxisch, die am Pyrrolizinring eine Doppelbindung tragen.

Senecionyl-sulfanilamid

N-Senecionyl-sulfanilamid.

S. II, 541.

Senna-Emodin

Senna-Emodin.

S. Aloe-Emodin, II, 1224 und III, 742.

Senna-Glykoside

Senna-Glykoside

S. III, 742 u. Cassia.

Sennoside

Sennosides A and B NF XIV. Sennoside A + B.

Bemerkung. Es handelt sich um einen natürlichen Komplex von Anthrachinonglykosiden, die aus Senna, dem getrockneten Blättersaft von Cassia angustifolia, als Calciumsalze isoliert werden.

Gehalt. Mindestens 55,0 und höchstens 65,0% Calciumsalze, ber. auf die getrocknete Substanz (NF XIV).

Eigenschaften. Bräunliches Pulver.

Erkennung. Etwa 20 mg Substanz werden mit 10 ml verd. Salzsäure (8,5 in 100) etwa 1 Min. lang geschüttelt. Dann versetzt man mit 10 ml Ae. und schüttelt wiederum. 5 ml der Ätherschicht werden mit 10 ml konz. Ammoniak-Lsg. versetzt und geschüttelt. Die untere Schicht nimmt eine rötliche Fbg. an (NF XIV).

Prüfung. 1. Trocknungsverlust: Höchstens 5,0%, wenn die Substanz im vac. über Phos-phorpentoxid bis zum konst. Gew. getrocknet wird (NF XIV). — 2. pH-Wert: Der pH-Wert einer Mischung aus 1 g Substanz und 10 ml W. soll zwischen 6,3 und 7,3 liegen (NF XIV). — 3. Sulfatasche: 5,0 bis 8,0% (NF XIV). — 4. Schwermetalle: Höchstens 0,006% (NF XIV).

Gehaltsbestimmung. Rg.-Lsg.: Unmittelbar vor dem Gebrauch wird eine Mischung aus 15 g Borsäure und 75 ml Acetanhydrid vorsichtig auf einem Dampfbad erhitzt unter kon-stantem Rühren, bis eine gesätt. Lsg. entstanden ist. Die Temp. wird zwischen 50 und 70° gehalten. Die warme, überstehende Fl. wird als Rg.-Lsg. verwendet. Standard-Lsg.: Etwa 20 mg NF-XIV-Standardsubstanz, genau gewogen, werden in einem 200-ml-Meßkolben mit 75 ml Eisessig versetzt und vorsichtig 10 Min. lang erwärmt. Nach dem Abkühlen verdünnt man mit Eisessig bis zum Vol., mischt und läßt die ungelöste Substanz absetzen. Die über-stehende Fl. wird als Standard-Lsg. verwendet.

Prüf-Lsg.: Etwa 20 mg fein gepulverte Substanz, genau gewogen, werden in einem 200-ml-Meßkolben mit 75 ml Eisessig versetzt und vorsichtig 10 Min. lang erwärmt. Nach dem Abkühlen verdünnt man mit Eisessig bis zum Vol., mischt und läßt die ungelöste Substanz absetzen. Die überstehende Fl. wird als Prüf-Lsg. verwendet.

Durchführung: Je 5,0 ml Standard-Lsg. und Prüf-Lsg., sowie 5,0 ml Eisessig als Blind-Lsg. werden in je 1 Erlenmeyerkolben gegeben. In jeden Kolben gibt man dann 5,0 ml Eisessig und 10,0 ml Rg.-Lsg. und mischt gut durch. Man verschließt die Kolben und erwärmt 25 Min. auf $100 \pm 2°$, dann läßt man abkühlen. Anschließend werden die Absorptionen der Lsg. in 1-cm-Küvetten bei einem Maximum von etwa 574 nm mit einem geeigneten Spektrophotometer bestimmt, wobei die Blind-Lsg. als Kompensationsfl. dient. Die Absorption der Standard-Lsg. wird als A_S und die der Prüf-Lsg. als A_U bezeichnet. Der Geh. in mg wird nach folgender Formel berechnet:

$$0,2 \cdot C \cdot (A_U/A_S)$$

C ist die genaue Konzentration in µg pro ml der Standard-Lsg. (NF XIV).

Anwendung. Als Abführmittel.

Dosierung. Üblicher Dosierungsbereich 12 bis 24 mg tägl. (NF XIV).

Sennosid A Eu.P. I-69. Sennoside A BPC 73, CF 9.

$C_{42}H_{38}O_{20}$ M.G. 863

Bemerkung. Die Substanz ist in den genannten Pharmakopöen als Rg. enthalten.

Eigenschaften. Gelbe Kristalle, praktisch unlösl. in W. und Ae., schwer lösl. in A., lösl. in verd. Alkali-Lsg. Fp. = 200 bis 240° unter Zers. $[\alpha]_D^{20}$ = etwa $-147°$, bestimmt an einer 0,1%igen Lsg. in 70%igem Aceton.

Anwendung. Als Rg., zum Beispiel zum Vgl. bei der d.chr. Untersuchung von Sennesblättern und -früchten.

Sennosid B Eu.P. I-69. Sennoside B BPC 73, CF 9.

$C_{42}H_{38}O_{20}$ M.G. 863

Bemerkung. Die Substanz ist in den genannten Pharmakopöen als Rg. enthalten.

Eigenschaften. Blaßgelbe Kristalle, praktisch unlösl. in W. und Ae., schwer lösl. in A., lösl. in verd. Alkali-Lsg. Fp. = 180 bis 186° unter Zers. $[\alpha]_D^{20}$ = etwa $-100°$, bestimmt an einer 0,2%igen Lsg. in 70%igem Aceton.

Anwendung. Als Rg., z. B. zum Vgl. bei der d.chr. Untersuchung von Sennesblättern und -früchten.

Sepia

Sepia officinalis L. (Eusepia NAEF, Belosepia sepioides VOLTZ.). Klasse Cephalopoda
— Ordnung Decabrachia — Familie Sepiidae. Tintenfisch. Tintenschnecke. Pulp. Cuttle-fish.
Squid. Seiche. Séche. Calamaro. Hibia.

Heimisch in den Küstengewässern der warmen und gemäßigten Meere der Alten Welt,
insbesondere im Mittelmeer, fehlt jedoch in der Ostsee. Bevorzugt in der Nähe des Strandes
und meist über schlammigem und sandigem Grund.

Sepia officinalis besitzt einen abgeflachten, ovalen, von einem Flossensaum umzogenen
Körper. Im Durchschnitt, ohne Arme, 35 bis 40 cm lang. Greifarme relativ kurz, nur die
beiden Tentakeln mit lanzettförmigem, saugnapfbesetztem Ende mehr als körperlang. Auf-
fallend die sehr veränderliche, lebhafte und schöne Frbg. des Tieres, durch Expansion und
Kontraktion von Farbzellen in den bindegewebigen Hautschichten und darunterliegenden
Flitterzellen verursacht. Sie gestatten dem Tier eine völlige Farbanpassung an den jeweiligen
Untergrund. Außerhalb des Wassers allerdings zeigt Sepia bald eine einheitliche, milchigweiße
Farbe. Im Ruhezustand Rücken braungelb, Augengegend blau mit regelmäßig angeordneten
weißen Flecken, Arme grünlich und Flossensaum durchscheinend violett mit kleinen weißen
Punkten. Männchen mit einer zarten weißen Linie der rückwärtigen Hälfte des Flossensaums.
Wird das Tier gereizt, so beginnt die Bauchseite stark zu irisieren, und es zeigen sich auf ihr
wolkige, ständig wechselnde Flecken verschiedenster Frbg. Am Rücken erscheinen kupfer-
farbene Höcker, Kopf und Arme irisieren in roten, blauen und grünen Tönen. In der Rücken-
haut der ovale, weißlichgelbe und spröde Schulp, aus dünnen, schräg nach oben gestellten
Kalkplättchen (Aragonit) bestehend, von einem Conchinrahmen eingefaßt. Augen über-
dimensional, ungemein ausdrucksstark, hochentwickelt; den Wirbeltieraugen analoge Linsen-
augen von beträchtlichem Gewicht ($^1/_4$ bis $^1/_2$ des Körpergewichts!). Atmung und Fort-
bewegung bilden bei Sepia eine funktionale Einheit. Ständig wird in die Mantelhöhle, in der
sich die Kiemen befinden, frisches Wasser eingesaugt und unter festem Schließen der Mantelhöhle wieder ausgepreßt. Hierbei tritt ein sinnvoller, druckknopfartiger Verschlußapparat
in Tätigkeit. Durch das schubweise Auspressen des Wassers entsteht ein Rückstoß, der das
Tier nach rückwärts fortbewegt. Die getrenntgeschlechtigen Tiere pflanzen sich durch Eier
fort, die an sparrige Gegenstände am Meeresgrund abgelegt werden („Meertrauben") und sehr
dotterreich sind. Am hinteren Ende des Eingeweidesackes, unter dem Magen, liegt der bei
Sepia officinalis ungewöhnlich große Tintenbeutel, wahrscheinlich eine modifizierte Rektal-
drüse, der durch einen schmalen Tintengang kurz vor dem After in den Enddarm einmündet.
Der Tintenbeutel ist zugleich Drüse und Speicherorgan. Eine dreischichtige, muskulöse
Hülle umgibt einen birnenförmigen Hohlraum, der etwa zur Hälfte mit drüsigem, lamellösem
Gewebe ausgefüllt ist. Diese eigentliche Drüse ist gegen ein geräumiges Sekretreservoir bis
auf eine kleine Öffnung völlig abgeschlossen.

Anwendung. V. a. wirtschaftlich als Nahrungsmittel, die Tinte auch heute noch als Zusatz
zur Tusche, um sie geschmeidiger zu machen. Zur Gewinnung der Sepia und Ossa Sepiae.

Sepia succus. Sepia (vera). Tintenfischsaft. Inky juice of the cuttle fish.
Der getrocknete Inhalt des Tintenbeutels.

Gewinnung. Man nimmt die Tiere sehr vorsichtig aus dem Netz, unterbindet rasch den
Tintengang und läßt sie an der Sonne absterben. Dann wird der Beutel herausgenommen und
getrocknet. Häufig läßt man das Tier auch das Sekret in Schalen entleeren.

Beschreibung. Die Bildung des dickflüssigen Sekrets geschieht ähnlich wie die der Milch.
Die Epithelzellen der Drüsenlamellen füllen sich allmählich mit Farbstoffkörnchen und Fl.,
schwellen stark an und platzen schließlich. Das frei werdende Sekret, das z. T. aus den Resten
der sich ständig regenerierenden Lamellen besteht, gelangt in das Reservoir, von wo es durch
peristaltische Bewegungen der Wandung in die Mantelhöhle befördert wird. Von dort wird es
durch Kontraktion der Mantelhöhlenwandung durch den Trichter ausgeworfen. Das flüssige,
frische Sekret ist dicklich, flockig und tiefdunkelbraun glänzend. Es reagiert neutral oder
alkalisch und fault rasch unter Bildung von Schwefelwasserstoff. Reine getrocknete Sepia
ist eine schwarzbraune, etwas spröde Masse mit leicht konkaven Bruchstellen. Sie besitzt
leicht fischartigen Geruch und schwach salzigen Geschmack. Sepia kommt in Paketen aus
ca. 10 bis 12 Tintenbeuteln in den Handel.

Verfälschungen. Durch Zusatz von Krapplack ist sie oft „koloriert" (Prüfung: Mit Krapplack versetzte Sepia ergibt bei Verbrennung Asche, reine Sepia ist fast aschefrei). Vielfach
wird Sepia mit Umbra, einem Doppelsilicat aus Eisen und Mangan mit Tonerde, verfälscht
(Prüfung: Mit Umbra verfälschte Sepia entwickelt bei Zugabe von Salzsäure Chlorgas).

Inhaltsstoffe. Melanin, ein schwarzer, hochmolekularer Eiweißkörper von noch nicht ganz aufgeklärter Struktur. Daneben Phenolasen vom Typ Tyrosinase und verschiedene Zwischenprodukte wie ein roter Körper, der dem aus Adrenalin durch Enzymwrkg. und durch Autoxidation entstehenden Adrenochrom ähnelt. Nach neueren Mitteilungen soll es sich beim Sepia-Melanin um ein Co-polymeres von Indol-5,6-chinon und 2-Carboxyindol-5,6-chinon handeln.

Wirkung. Bis heute steht noch nicht fest, ob die therapeutische Wrkg. der Sepia auf dem Melanin selbst oder auf noch vorhandenen Zwischenprodukten der Biosynthese beruht. Nach SCHINDLER wirkt Sepia tonisierend auf das Bindegewebe und auch auf die in dem Bandapparat des Uterus vorhandenen Muskelbündel. Die Durchblutungsverhältnisse bessern sich auffallend und die Infiltrate werden resorbiert. Wirkt allgemein auch auf den Kreislauf ein, bes. auf das Pfortadersystem.

Anwendung. In der Homöopathie v. a. bei Frauen gegen klimakterische Depressionen, nervöse Erschöpfung, Migräne, Neuralgie, chronische Adnexitis und Parametritis, Senkungsbeschwerden der Beckenorgane, Periodenstörung der Wechseljahre, chronische Exantheme, chronische Gastritis und Enteritis, Obstipation, Venostase im Pfortadergebiet und in den Beinvenen, Varizen, Hämorrhoiden und Hepatopathie. Aber auch bei Männern bei Erkrankung der Prostata, bei Epididymitis und auch bei chronischem Tripper. Der Farbstoff auch in der Malerei zur Herstellung von Aquarell-Farben, Sepiatuschen und -tinten.

Dosierung. Hohe und niedere Verdünnungen von D_3 an (bis D_6 nur als Verreibung), bei konstitutionellen Störungen meist höhere Verdünnungen, D_8 bis D_{15}. Meist D_{10}, bei chronischen Unterleibsprozessen D_3 (nach dem Essen). Bei den bekannten Wallungen mit Schweißausbrüchen im Klimakterium D_6, dreimal täglich 1 Tabl.

Sepia HAB 34. Sepia.

Reine, getrocknete Sepia, der Inhalt des Tintenbeutels des im Mittelmeer, in der Nordsee und im Atlantischen Ozean lebenden Tintenfischs.

Arzneiform. Verreibung nach § 7.

Die Vorschläge für das neue Deutsche HAB, Heft 9, 1964, S. 529, sehen Prüf. des Urstoffes wie Aschegeh. und Geruch nach Methylamin, einen alkalischen Aufschluß des Melanins und ein Chromatogramm vor, sowie Prüf. der Verreibungen.

Sepia HPUS 64.

Arzneiform. Triturationen: D 1 (1×) und höher. Die niedrigeren Verreibungen erfordern viel Zeit und Mühe zur Herstellung, da Sepia schwer zu verreiben ist.

Bemerkung. Getrocknete Sepia wird öfters vom Brotbohrer, Sitodrepa panicea L., befallen. Auch der Teppichkäfer, Anthrenus scrophulariae, ist manchmal in getrockneter Sepia zu finden. Bekämpfung: gasen mit Äthylenoxid (30 bis 40 g/cm³ Luft), Schwefelkohlenstoff oder auch Blausäure.

Ossa Sepiae. Os Sepiae. Sepiaschalen, -knochen, -schulp. Weißes Fischbein. Cuttle fish bone. Hueso de Gibia. Ossa Sepia.

Ossa Sepiae Erg.B. 6. Cuttlefish Bone BPC 34.

Die Ganzdroge besteht aus dem länglich-eiförmigen, auf beiden Seiten flach gewölbten, 10 bis 20 cm langen, 6 bis 8 cm breiten und bis 3 cm dicken Schulp. Der obere Teil, der fester ist als der von ihm überragte untere Teil, ist von gelblichweißer Farbe und flach höckerig; er besteht aus 2 bis 3 hornartigen, papierdünnen Platten; der untere Teil ist weiß, locker, zerreiblich und aus vielen gleichlaufenden, porösen Schichten gebildet.

Sepiaknochen riechen schwach nach Seewasser und schmecken erdig, schwach salzig.

Die weiße Pulverdroge ist gekennzeichnet durch kleine, meist längliche, quergestreifte Splitterchen.

Inhaltsstoffe. 80 bis 85% Calciumcarbonat neben geringen Mengen von Phosphat sowie Magnesium-, Strontium-, Natrium- und Kaliumsalzen, auch Mangan (0,00056 mg%) ist darin gefunden worden, ferner Kieselsäure. Calcium in Form feiner Aragonitkristalle, vermischt mit org. Substanz, die aus Eiweiß-Stoffen und aus Chitin besteht; in dem Chitin des Schulpes Glucosamin. Unter den Hydrolyseprodukten der Eiweiß-Stoffe Tyrosin, Glykokoll, Tryptophan und Prolin, ferner 10 bis 15% leimartige Stoffe sowie geringe Mengen Calciumsulfat und Natriumchlorid.

Prüfung. Identität. In Salzsäure lösen sich Sepiaknochen unter Aufbrausen und Hinterlassung eines häutigen Rückstands.

Anwendung. Zu Zahnplv. In der Volksheilkunde als Fieber- und Magenmittel, knochenbildendes Mittel. Im Goldschmiedhandwerk zum Polieren von Metall. Schleifmittel für Holz. Für Kanarienvögel.

Dosierung. Als Zusatz zu Zahnplv. 20 v. H., Erg.B. 6.

Bemerkungen. Man unterscheidet weiche Schalen (Marina), die von toten Tieren gesammelt und in Vogelfutterhandlungen angeboten werden, sowie harte Schalen (Pescheria), die von lebenden Tieren gewonnen werden. Diese Qualität ist für Goldschmiede geeignet. Die Sortierung wird nach Größen vorgenommen. Sie schwanken zwischen 10 und 30 cm und mehr.

Sera und Impfstoffe

Sera und Impfstoffe

S. VII A, 560.

Serenoa

Serenoa (Serenaea) serrulata (ROEM. et SCHULT.) HOOK. f. [Serenoa repens (BARTR.) SMALL, Sabal serrulata ROEM. et SCHULT., Sabal serrulatum (MICHX.) BENTH. et HOOK., Chamaerops serrulata MICHX.]. Arecaceae — Coryphoideae — Corypheae. Zwerg-(Säge)palme. Saw palmetto. Shrub palmetto.

Heimisch in den küstennahen Südstaaten Nordamerikas, v. a. in Südkarolina und Florida, im tropischen Mittel- und Südamerika, auf sandigem Dünenboden und in Kiefernwäldern.

Kurzstämmige Buschpalme mit kriechendem Rhizom und fächerförmigen, scharf gesägten Blättern mit stacheligen Blattstielen. Blüten klein, in dicht behaarten, achselständigen Blütenkolben. Frucht eine olivgroße, ovale, fast schwarze, einsamige Beere.

Fructus Serenaeae. Fructus Sabalae serrulatae. Fructus Sabal. Sabalfrüchte. Sägepalmenfrüchte. Saw-palmetto berries. Bayas negros.

Die unvollständig getrockneten, reifen Früchte.

Die Beeren sind 2 bis 3 cm lang, etwa 1,5 cm dick, rundlich bis eiförmig, fast schwarz, durch das Austrocknen grobfaltig, mit braunem Fruchtfleisch und steinhartem, ovalem, braunem, innen weißem Samen.

Mikroskopisches Bild. Das Fruchtfleisch ist von einer kleinzelligen, dünnwandigen Epidermis bedeckt und besteht der Hauptsache nach aus sehr großzelligem, meist dünnwandigem Parenchym. Die äußersten Schichten enthalten braune Stoffe, weiter innen sind nur einzelne Zellen mit braunem Inhalt in das Gewebe eingestreut, ebenso finden sich vereinzelt große, dickwandige, reichlich getüpfelte, großlumige Steinzellen. Die Gefäßbündel sind von Fasern begleitet, denen Deckzellen (Stegmata) mit Kieselkörperinhalt anliegen. Die innersten Schichten der Fruchtwand bestehen aus fast vollständig verdickten, reichlich getüpfelten, ganz unregelmäßig gestalteten Steinzellen (Astrosklereiden). Die äußeren Schichten der Samenschale sind großzellig, die Zellen derbwandig, die mittleren dünnwandig, die Zellen kleiner, die innersten kleinzellig, flach. Alle Zellen sind mit braunem Inhalt erfüllt. Das Endosperm zeigt außen radial gestreckte, nicht getüpfelte, derbwandige Zellen, in den tieferen Schichten sind die Zellen größer, dickwandig, reichlich grob getüpfelt. Die Mittellamelle ist ziemlich deutlich erkennbar. In dem Zellinhalt ist Aleuron mit Eiweißkristalloiden vorhanden.

Inhaltsstoffe. In getrockneten, reifen Früchten etwa 0,54% äth. Öl, etwa 12,8% fettes Öl (in frischen Beeren etwa 4 bis 5%). Im Fruchtfleisch fast reifer Früchte 1,5% eines Öles (Palmettoöl), das zu 63% aus freien Fettsäuren, und zwar Capron-, Capryl-, Caprin-, Laurin-, Palmitin- und Ölsäure, und zu 38% aus deren Äthylestern, bes. Capronsäureäthylester, besteht. KLOSS [Arzneimittel-Forsch. *1*, 95 (1966)] fand Myristinsäureäthylester und wahrscheinlich Valeriansäureäthylester. Im Samenöl Stearinsäure und die Glyceride der Capryl-, Caprin-, Laurin-, Myristin-, Palmitin- und Ölsäure. Ferner in den Früchten Carotin, aktive Lipasen, Gerbstoff, Harz, ca. 28,2% Invertzucker, Mannit; in getrockneten Früchten 0,0189% β-Sitosterin und 0,022% β-Sitosterin-D-glucosid. HAENSEL et al. [Planta med. (Stuttg.) *14*, 261 (1966)] fanden in der getrockneten Frucht freie Anthranilsäure. SCHÖPFLIN [Dtsch. Apoth.-Ztg. *109*, 1299 (1969)] isolierte daraus drei Flavonoide. Ferner Gerbstoffe (in der

Wurzel 7,58%, im Stamm 5,48%). Die des Stammes sind von rotbraunen Pigmenten begleitet. Bei alkalischer Hydrolyse des Holzes bilden sich 61,8% p-Oxybenzoesäure, 0,6% p-Oxybenzaldehyd, 1,5% Vanillinsäure, 0,3% Vanillin, 0,6% Acetovanillon, 1,0% Syringasäure, 0,8% Syringaaldehyd, 0,9% Acetosyringon und 1,9% Ferulasäure.

Wirkung. Durch Einnahme der Droge wird die Harnmenge gesteigert. Ferner wirkt sie stimulierend auf den Blasenhals, auf die Prostata, die Hoden, die Ovarien und den Uterus.

Anwendung. Als Diureticum, Sedativum, bei Lungenleiden und als Aphrodisiacum verwendet, ferner bei Prostatahypertrophie, Prostatitis und Unterentwicklung der Brustdrüsen. Häufig in der Homöopathie bei Blasen- und Geschlechtskrankheiten, bes. bei Prostatahypertrophie, Cystitis und Epididymitis. Die Früchte liefern Palmettoöl. Zum Aromatisieren von Cognac.

Sabal serrulatum HAB 34.

Frische, reife Beeren.

Arzneiform. Essenz nach § 3.

Arzneigehalt. 1/3.
Die Vorschläge für das neue Deutsche HAB, Heft 8, S. 459 (1963) sehen die Dichte 0,895 bis 0,907, den Trockenrückstand von 4 bis 6%, einige Prüfungsrk. sowie eine Chr. der Tinktur vor.

Sabal serrulata HPUS 64. Saw palmetto.

Die frische, reife Frucht.

Arzneiform. Urtinktur: Arzneigeh. 1/10. Sabal serrulata, feuchte Masse mit 100 g Trockensubstanz und 500 ml W. = 600 g, A. USP (94,9 Vol.-%) 537 ml zur Bereitung von 1 000 ml der Tinktur. — Dilutionen: D 2 (2×) enthält 1 T. Tinktur, 4 T. dest. W., 5 T. A.; D 3 (3×) und höher mit A. HPUS (88 Vol.-%). — Medikationen: D 3 (3×) und höher.
Urgenin (Dr. Madaus u. Co., 5 Köln-Merheim). 1 Dragee enthält Extr. Sabal. serr. 25 mg, Extr. Echinac. 30 mg; 1 Suppositorium: Extr. Sabal serr. 0,011 g, Extr. Echinac. sicc. 0,016 g; in 100,0 Urgenin liquidum: Extr. Sabal serr. 65 g, Extr. Echinac. e. planta rec. 35 g.

Sabal palmetto (WALT.) LODD ex SCHULT. et SCHULT f. (Sabel palmetto ROEM. et SCHULT., Corypha palmetta WALT., Chamaerops palmetto MICHX.). Palmetto-Palme.

Heimisch im südöstlichen Nordamerika und in Mexiko.

Inhaltsstoffe. In der Wurzel und im Samen (1,5 bis 1,8%) Gerbstoff. Bei alkalischer Hydrolyse des Holzes werden 11,5% p-Oxybenzoesäure gebildet, 0,3% p-Oxybenzaldehyd, 1,3% Vanillinsäure, 0,4% Vanillin, 0,3% Acetovanillon, 1,3% Syringasäure, 1,5% Syringaaldehyd und 1,1% Acetosyringon.

Anwendung. Die Früchte, „Bayas negros", liefern äth. Öl, Palmettoöl. Die Wurzel diente früher als Adstringens.

Sergosinum

Sergosinum Ross. 9. Sergosin.

$$J-CH_2-SO_3Na$$

CH_2O_3SJNa M.G. 243,99

Monojodmethansulfonsaures Natrium.

Bemerkung. S. V, 818 unter Methiodalum.

Eigenschaften. Weißes, krist. Pulver, geruchlos, leicht lösl. in W., wenig lösl. in A., fast unlösl. in Bzl., Aceton und Ae. Die Substanz ist hygroskopisch. Die wss. Lsg. reagiert neutral.

Erkennung. Beim Erhitzen der Substanz mit konz. Schwefelsäure werden violette Joddämpfe entwickelt (Ross. 9).

Prüfung. 1. Aussehen der Lösung: Eine Lsg. von 1 g Substanz in 2 ml W. soll klar und durchsichtig sein und darf nicht nach Chlf. riechen (Ross. 9). — 2. Chlorid: 3 g Substanz werden in 30 ml W. gelöst. In 10 ml dieser Lsg. dürfen höchstens 0,002% Chlorid-Ionen nachweisbar sein (Ross. 9). — 3. Sulfat: in 10 ml der Lsg. von 2. dürfen höchstens 0,01% Sulfat-Ionen nachweisbar sein (Ross. 9). — 4. Schwermetalle: 5 ml der Lsg. von 2. werden mit W. auf 10 ml verd. In dieser Lsg. dürfen höchstens 0,001% Schwermetalle nachweisbar sein (Ross. 9). — 5. Trocknungsverlust: Etwa 0,5 g Substanz, genau gewogen, werden bei 100 bis 105° bis zum konst. Gew. getrocknet. Der Trocknungsverlust darf höchstens 1% betragen (Ross. 9).

Gehaltsbestimmung. 1. Etwa 0,2 g Substanz, genau gewogen, werden in 15 ml Natronlauge in einem 100-ml-Erlenmeyerkolben gelöst und mit 1 g Zinkstaub versetzt. Dann erhitzt man 30 Min. am Rückflußkühler. Nach dem Abkühlen wird der Kühler mit 10 ml W. ausgespült. Zu der Lsg. gibt man 15 ml verd. Essigsäure und filtriert durch ein kleines Filter. Der Rückstand im Kolben und auf dem Filter wird dreimal mit je 15 ml W. gewaschen. Zu dem Filtrat gibt man 5 Tr. 0,5%ige Eosinnatrium-Lsg. und titriert mit 0,1 n Silbernitrat-Lsg., bis der Nd. von Gelb nach Karmesinrot umschlägt. Kurz vor dem Ende der Titration soll die Silbernitrat-Lsg. nur noch tropfenweise unter heftigem Schütteln zugesetzt werden. 1 ml 0,1 n Silbernitrat-Lsg. entspr. 0,024 40 g Substanz (Ross. 9).

2. Etwa 0,3 g Substanz, genau gewogen, werden in einem 100-ml-Meßkolben mit W. bis zur Marke aufgefüllt. 10 ml dieser Lsg. werden in einem 100-ml-Erlenmeyerkolben mit 10 ml einer 1%igen Kaliumpermanganat-Lsg. und 5 ml konz. Schwefelsäure versetzt. Die Mischung wird 3 Min. zum Sieden erhitzt, auf 40 bis 50° abgekühlt und dann langsam tropfenweise mit einer Natriumnitrit-Lsg. versetzt, bis vollständige Entfbg. eingetreten ist. Der Überschuß an Natriumnitrit wird mit Kaliumpermanganat entfernt, indem man tropfenweise zunächst eine 1%ige und dann eine 0,1 n Lsg. zugibt. Die Lsg. wird mit 50 ml W. verd. und mit 3 ml Kaliumjodid-Lsg. versetzt. Das freigemachte Jod wird mit 0,1 n Natriumthiosulfat-Lsg. unter Verwendung von Stärke-Lsg. als Indikator titriert. 1 ml 0,1 n Natriumthiosulfat-Lsg. entspr. 0,004 066 g Substanz (Ross. 9).

Gehalt. Mindestens 98,0%, ber. auf die getrocknete Substanz (Ross. 9).

Aufbewahrung. In gut schließenden, dunklen Gefäßen, vor Licht geschützt.

Anwendung. Als Röntgenkontrastmittel.

Serin

Serin Eu.P. II-71. Serine BP 73, P.I.Ed. II, CF 9.

$$HO-CH_2-CH-COOH$$
$$|$$
$$NH_2$$

C$_3$H$_7$NO$_3$ M.G. 105,1

2-Amino-3-hydroxy-propionsäure.

Vorkommen. Die Substanz kommt im Preßsaft der Luzerne und im Ochsenhirn vor und kann u. a. durch Abbau von Seidenfibroin gewonnen werden.

Eigenschaften. Weißes, kristallines Pulver, lösl. in W., praktisch unlösl. in A. Die Substanz hat einen süßen Geschmack.

Erkennung. P.Chr., anfsteigende Methode: 4 Vol.-T. n-Butanol werden mit 1 Vol.-T. Eisessig und 5 Vol.-T. W. geschüttelt. Nach erfolgter Trennung wird die untere Schicht als stationäre Phase und die obere Schicht als mobile Phase verwendet. Auf das Chr.Papier werden 5 µl einer 0,2%igen Lsg. der Substanz aufgetragen. Nach einer Laufzeit von 12 Std. wird das Chromatogramm getrocknet, mit einer 0,1%igen Lsg. von Ninhydrin in W.-gesätt. n-Butanol besprüht und 5 Min. lang bei 90° erhitzt. Auf dem Chromatogramm darf nur ein Fleck sichtbar sein (Eu.P. II-71, ähnlich BP 73).

Prüfung. 1. Trocknungsverlust: Höchstens 0,5%, wenn die Substanz bei 100 bis 105° getrocknet wurde (Eu.P. II-71, BP 73). — 2. Sulfatasche: Höchstens 0,1% (Eu.P. II-71, BP 73).

Anwendung. Als Reagens.

Serin-Kephalin

Serin-Kephalin.

S. Kephaline, V, 398.

Serotoninum

Serotonin. Enteramin. Hippophain. Thrombocytin.

$C_{10}H_{12}N_2O$ M.G. 176,2

3-(2-Aminoäthyl)-indol-5-ol.

Bemerkung. S. auch II, 189.

Vorkommen. Die Substanz kommt hauptsächlich in den gelben Zellen des Verdauungstraktes und in den Thrombozyten vor.

Eigenschaften. Weiße Kristalle, lösl. in W.

Erkennung. 1. Beim Tüpfeln der Substanz mit Formaldehyd/Schwefelsäure erscheint langsam eine Braunfbg. (Empfindlichkeit: 1,0 µg). — 2. Beim Tüpfeln der Substanz mit Ammoniummolybdat-Lsg. erhält man eine Blaufbg., die nach Grün umschlägt (Empfindlichkeit: 0,25 µg). — 3. Bei der Rk. nach Vitali erhält man eine Graugrünfbg., die nach Braun umschlägt (Empfindlichkeit: 0,25 µg). — 4. Wird 1 Tr. der Substanz-Lsg. auf einem Objektträger mit 1 Tr. Goldbromid/Salzsäure-Lsg. versetzt, so erhält man kleine Kristallplättchen, die sich über Nacht bilden (Empfindlichkeit: 1 in 100). — 5. Wird 1 Tr. der Substanz-Lsg. auf einem Objektträger mit Styphninsäure-Lsg. versetzt, so bilden sich über Nacht ölige Dendriten (Empfindlichkeit: 1 in 100).

UV-Absorptionsspektrum. Die Substanz, in 0,1 n Salzsäure vermessen, zeigt bei 275 nm ein Maximum und bei etwa 295 nm eine Inflexion.

IR-Absorptionsspektrum. Die Substanz zeigt, als Kaliumbromid-Preßling vermessen, folgende Hauptpeaks: 1084, 1548 oder 1747.

Papierchromatographie. Papier: Whatman Nr. 1, 14 × 6, wird durch Eintauchen in eine 5%ige Lsg. von Natriumdihydrogencitrat und anschließendem 1stündigem Trocknen bei 25° gepuffert. Aufzutragende Lsg.: 2,5 µl einer 1%igen Lsg. der Substanz in 2 n Essigsäure. Fließmittel: 4,8 g Citronensäure werden in einer Mischung aus 130 ml W. und 870 ml n-Butanol gelöst. Methode aufsteigend. Laufzeit: 5 Std. Detektion: UV-Licht: weiße Fluoreszenz. $R_f = 0,12$.

Dünnschichtchromatographie. Stationäre Phase: Kieselgel G. Aufzutragende Lsg.: 1,0 µl einer 1%igen Lsg. der Substanz in 2 n Essigsäure. Mobile Phase: Konz. Ammoniak-Lsg.: M. = 1,5:100. Laufzeit: 30 Min. Detektion: Kaliumpermanganatspray. $R_f = 0,25$.

Metabolisierung. Die Substanz wird in der Hauptsache durch oxidative Desaminierung zu 5-Hydroxyindolylessigsäure metabolisiert. Eine N-Methylierung in der Seitenkette kann ebenfalls vorkommen.

Anwendung. Die Substanz gehört zur Gruppe der vasoaktiven biogenen Amine und stellt das spezifische Sekretions- oder Speicherungsprodukt des Systems der „enterochromaffinen" Zellen dar. Außer den in II, 189 beschriebenen Wrkg. übt es als echtes Hormon bei den Säugetieren eine selektiv erregende Wrkg. auf die kontraktilen Strukturen des afferenten Gefäßbettes des Glomerulus aus und regelt somit die intrarenale Vasomotorik und den Blutstrom durch die Nieren. Es wirkt antidiuretisch, sedativ und besitzt eine Schutzwrkg. gegen Überdosierung von Röntgenstrahlen.

Dosierung. Bei sekundärer Thrombopenie in der Dosis von 2 mg Base i.v. mehrmals tägl. Zur Einschränkung von Blutungen bei Operationen bis zu 10 mg Base i.v.

Aufbewahrung. Gut verschlossen, vor Licht und Feuchtigkeit geschützt.

Hydrochlorid: Hygroskopische Kristalle, sehr leicht lösl. in W., praktisch unlösl. in org. Lsgm. Fp. = 167—168°. Die Substanz wird in Lsg. und am Licht sehr schnell zers. Am beständigsten ist ein Doppelsalz mit Kreatininsulfat, $C_{10}H_{12}N_2O \cdot C_4H_7N_3O \cdot H_2SO_4 \cdot H_2O$ = $C_{14}H_{21}N_5O_6S \cdot H_2O$, das gut zu seiner Isolierung und Charakterisierung geeignet ist. (Fp. = 214—216°).

Serratula

Serratula tinctoria L. Asteraceae — Asteroideae — Cardueae. Färberscharte. Sawwort. Centaury. Sarrète de teinture. Serreta. Cerretta.

Heimisch in Europa und Asien.

10 bis 100 cm hohe Pflanze mit kurzem, dickem, knotigem, walzenförmigem Wurzelstock. Stengel aufrecht, kantig, kahl, glänzend, im oberen Teil mehr oder weniger ästig, bis zum Gipfel beblättert. — Laubblätter mehr oder weniger eiförmig-lanzettlich, die unteren ungeteilt, die mittleren und oberen meist mehr oder weniger leierförmig-fiederspaltig, am Rand scharf und klein gesägt, grasgrün. — Köpfe walzenförmig, 15 bis 20 mm lang und 6 bis 10 (12) mm breit, doldig traubig bis mehr oder weniger kopfig angeordnet. Hüllblätter eiförmig-lanzettlich, zugespitzt, die äußersten schmäler und stachelspitzig, am Rand flaumig, grün oder häufig violett überlaufen. Blüten purpurn, selten weiß, zwittrig oder weiblich, die zwittrigen mit bläulichen Staubbeuteln, die weiblichen mit weißen Staubbeuteln. — Früchte länglich-lanzettlich, grünlich, kahl. Pappus schmutzig weiß bis strohgelb.

Inhaltsstoffe. Serratulan, geht beim Trocknen der Pflanze in Serratulin (gelber Farbstoff) über; ferner Trideca-3,5,7,9-tetrain-1,11-dien.

Anwendung. Serratula tinctoria gehörte früher zu den offizinellen Pflanzen und diente mit dem Kraut und der Wurzel (Herba et Radix Serratulae) äußerlich bei Geschwüren, gegen Hämorrhoiden und Knochenbrüche. Viel wichtiger war ihre Verwendung zum Gelbfärben und zum Darstellen von Schüttgelb, d. h. einem schönen, haltbaren Gelb, das zum Färben von Wolle und Baumwolle, Seide und Leinwand benutzt wurde. Mit Indigo gemischt wurden grüne Farbstoffe erzeugt. Gegenwärtig ist diese Verwendung in Vergessenheit geraten.

Serratula scordium LOUR. (Vernonia squarrosa BAILL.).
Heimisch in China, Nepal, Hinterindien.

Anwendung. Als Diaphoreticum, Emmenagogum, Antisepticum.

Serratula cerinthaefolia SIBTH. et SM. (Serratula behen LAM., Centaurea behen LAM., non L.).
Heimisch in Vorderasien.

Liefert Radix Behen albi, Behenwurzel, Flockenblumenwurzel. Nach BERGER ist möglicherweise auch Silene inflata SM. Stammpflanze dieser im Orient verwendeten Droge.

Sesamex

Sesamex. Sesoxane.

$C_{15}H_{22}O_6$ M.G. 298,33

Acetaldehyd-2-(2-äthoxyäthoxy)-äthyl-3,4-(methylendioxy)-phenyl-acetal.

Eigenschaften. Lösl. in vielen organ. Lsgm. n_D^{25} = 1,4938.

Anwendung. Als Insektizid, besonders als Synergist der Pyrethrine, des Allethrins und Methoxychlors.

Sesamolin

Sesamolin.

$C_{20}H_{18}O_7$　　　　　　　　　　　　　　M.G. 370,34

Tetrahydro-1-(3,4-methylendioxyphenoxy)-4-(3,4-methylendioxyphenyl)-1 H,3 H-furo[3,4-c]furan.

Vorkommen. Im Samen von Sesamum indicum, Pedaliaceae.

Eigenschaften. Weiße Plättchen aus A.; Fp. = 93—94°. $[\alpha]_D^{20} = +212°$ (Chlf.).

Anwendung. Als Synergist der Pyrethrum-Insektizide.

Sesamum

Sesamum indicum L. (Sesamum oleiferum MOENCH). Pedaliaceae — Sesameae. Sesampflanze. Semsem. Vermutlich älteste kultivierte Ölpflanze mit zahlreichen Varietäten und Kulturformen: Sesamum indicum L. var. eprandidentatum Dc. (Sesamum indicum sensu stricto, Typus) und Sesamum indicum L. var. subindivisum Dc. (Sesamum orientale L., S. indicum var. orientale Dc.). Verwandte Arten sind Sesamum radiatum SCHUMACH. et THONN. (Sesamum occidentale HEER et REGEL) und Sesamum alatum THONN.

Heimisch vielleicht in Ostindien, in allen tropischen und subtropischen Gegenden seit altersher der ölreichen Samen wegen in verschiedenen Kulturformen angebaut. Hauptkulturländer sind Ostindien, China, Cochinchina, Siam, Japan, Afrika, Westindien, Nord- und Südamerika und einige Länder des Mittelmeergebiets, hier an erster Stelle Kleinasien und Palästina.

Einjährige, krautige Pflanze (Abb. 24), 60 bis 120 (300) cm hoch. Es gibt verzweigte und unverzweigte Varietäten. Das Merkmal starker Verzweigung korrespondiert mit schwarzer Samenfarbe und mit Vielfächerigkeit der Kapseln. Die kurzgestielten Blätter sind bei einigen Varietäten gegenständig, bei anderen wechselständig angeordnet. Die Form der Blätter ist je nach der Varietät sehr verschieden, ganzrandig bis gelappt. In den Achseln der oberen Blätter entwickeln sich die zygomorphen Blüten. Ursprünglich sind 3 Blüten angelegt, aber bei den meisten Varietäten entwickelt sich nur die mittlere, und der Platz der zwei äußeren wird von extrafloralen Nektarien eingenommen. Der Kelch der Blüte ist verhältnismäßig klein und fünfzipfelig, die Zipfel sind verschieden groß, der oberste am kleinsten. Die Krone ist glockig, fingerhutförmig, mit gefaltetem Saum und undeutlich zweilippig, die Oberlippe ausgerandet, die Unterlippe dreispaltig, ihr Mittelzipfel am längsten. Die Farbe der Krone ist im allg. weiß und mehr oder weniger weinrot überlaufen. Die Unterlippe ist ganz weiß und meistens schwarz punktiert. Die fünf Staubblätter entspringen im Tubus der Krone; vier sind fruchtbar, das fünfte, obere, ist steril oder fehlt vollständig. Der Fruchtknoten ist oberständig, zweifächerig, jedes Fach ist durch eine falsche Scheidewand in 2 Kammern geteilt. Es gibt aber auch Kapseln mit 6, 8 und sogar 10 Fächern. Die Samenanlagen sind zentralwinkelständig und anatrop. Der Griffel ist endständig, einfach und die Narbe in 2 Lappen gespalten. Die Frucht ist eine vierkantige, kurz zugespitzte, etwa 2 cm lange und 5 mm dicke, braune *Kapsel.* Sie springt scheidewandspaltig von oben nach unten auf („Sesam, öffne dich"). Die Samen sind klein, 1,5 bis 4 mm lang, 1 bis 2 mm breit und 0,5 bis 1 mm dick.

Inhaltsstoffe. In Blatt und Früchten Kaffeesäure, Protocatechu-, p-Cumar-, o-Cumar- und Ferulasäure. Im Blatt Pedaliin, ein 5,6,3′,4′-Tetrahydroxy-7-methoxy-flavon-6-D-glucosid, Fp. 254° [KRISHNASWAMY et al.: Ind. J. Chem. *6*, 676 (1968)], Putrescin, Agmatin, Citrullin, Arginin und N-Carbamylputrescin, ferner Schleim, Gummi, Tannin, Chlorogensäure (?).

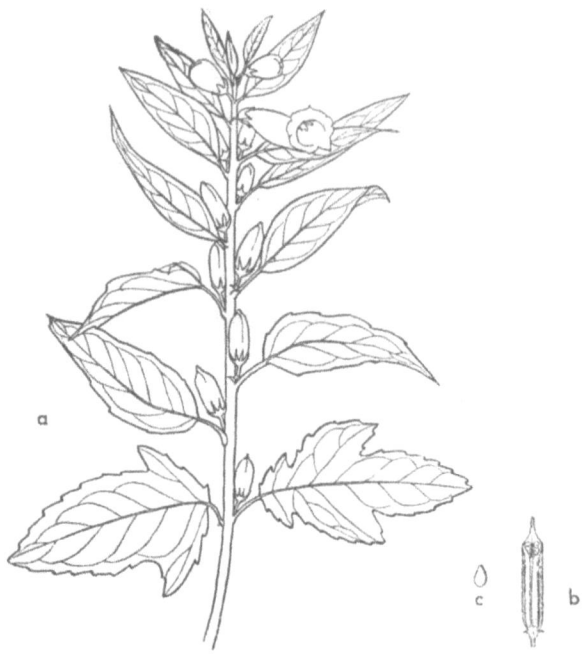

Abb. 24. Sesam, a) blühende Pflanze, b) Kapsel längs durchschnitten, c) Same (nach ESDORN)

Semen Sesami. Sesamsaat. Sesamsamen. Sesame seed. Teel seed. Oily grain. Graine de sésame. Sementes de Sesamo. Sementes de gergelim. Gingelli. Semillas de sésamo.

Sesame Ind. P.C. 53.

Flache, ei- bis birnenförmige, weiße, gelbliche oder schwach bräunliche (S. indicum) oder schwarzbraune, schwarzviolette bis schwarze (S. orientale) Samen. Beide Breitseiten sehr fein runzelig uneben, am Rand jede Seite undeutlich gerippt. An dem zugespitzten Ende des

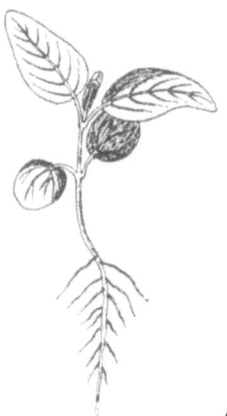

Abb. 25. Sesamum indicum, Keimpflanze. Die Keimblätter vergrößern sich während der Keimung siebenmal. Größe 1:2.

Samens der rundliche, dunkler gefärbte, warzig vorstehende Nabel. Von ihm verläuft in gerader Linie über eine der Breitseiten die Raphe zu der am oberen, abgerundeten Ende des Samens befindlichen Chalaza.

Geschmack milde, ölig-süßlich, ohne Geruch.

Mikroskopisches Bild. Eine sehr dünne Samenschale umschließt ein schmales Endosperm und einen Embryo mit zwei dicht aneinanderliegenden, plankonvexen Keimlappen. Die Oberhautzellen der Samenschale 20 bis 30 μm breit, mehrmals länger als breit, an den Rippen leer und wie eine Federfahne angeordnet, in den übrigen Partien parallel geordnet und hier in dem äußeren Teil (bei S. radiatum SCHUMACH. et THONN. in dem inneren Teil) einer jeden Zelle mit je einem Sphärokristall von Calciumoxalat. Unter der Epidermis eine dünne Parenchymschicht aus tangential gestreckten, stark zusammengedrückten Zellen = die innere Samenschale, daran anschließend eine feine, gelbe Membran = der Rest des Eikerns. Das Endosperm an den Flachseiten 3 bis 5, an den Rändern 2 Zellagen breit, die Zellen des Endosperms und Embryo mit Fett und Aleuron.

Pulver. Fragmente der dünnwandigen, unverholzten Palisadenschicht (Epidermis) der Samenschale, die Zellen im Querschnitt rechteckig, an der freien Außenfläche fast kugelig gewölbt, als Inhalt in jeder Zelle eine große, rundliche, 13 bis 33, selten bis 50 μm im Durchmesser enthaltende Calciumoxalatdruse. Außerdem bei dunkelgefärbten Samen schwarze Pigmentkörper in reicher Zahl in den Epidermiszellen.

Inhaltsstoffe. 35 bis 56% fettes Öl (Oleum Sesami, VII B, 204) mit Glyceriden vornehmlich der Ölsäure und Linolsäure, sowie Sesamin $C_{20}H_{18}O_6$, Sesamolin $C_{20}H_{18}O_7$ und Sesamol $C_7H_6O_3$, sowie Squalen, 15 bis 20% Proteine, 15 bis 20% Stärke, Tryptophan, Histidin, Nicotinsäure, Vitamin B, D und E, ferner Saccharose, Glucose, Planteose, und Spuren von Lychnose, Sesamose, ein Penta- und ein Hexasaccharid, Cholin, Phospholipide und Lipase. Sesampreßkuchen enthalten etwa 36% Proteinstoffe, 12% fettes Öl, 12% W., 21% stickstofffreie Extraktstoffe, 8% Holzfaser, 10% Asche.

Sesamolin   Sesamin

Anwendung. V. a. zur Gewinnung des fetten Öls. Der Sesamanbau wird in Vorderindien auf ca. 2 Mill. ha betrieben. Ernte: 0,5 bis 0,6 Mill. t. Pharmazeutisch als Emmenagogum, äußerlich als Pflaster bei Geschwüren und Verbrennungen, ferner als Emolliens, Aphrodisiacum, Tonicum, Diureticum, Laxans, Antirheumaticum und Insektizid. Auch zur Darstellung des Sesamolins, das, zu Pyrethruminsektiziden verwandt, eine synergistische Wrkg. ausübt. Als Abortivum. Dem Sesamin wird nach RAMASWAMY [Naturwissenschaften 44, 380 (1957)] eine antituberkulöse Wrkg. zugesprochen. In der Nahrungsmittel- und Süßwarenindustrie als Brotfrucht, an Stelle von Nüssen, bei der Herstellung von Kartoffel- und Maischips. In arabischen Ländern zum Würzen des Brots. Zu Reform-Nahrungsmitteln. Aus den Samen gewonnenes Mehl zur Bereitung von Gerichten. In Palästina mit Citronat und Honig als Fastenspeise „Chalbe". Geschrotet (Sesamschrot) als wertvolles Viehfutter. Der Preßrückstand, Sesamkuchen, gleichfalls als Viehfutter. LEWIN berichtet jedoch von Viehvergiftungen, die auf Sesamkuchen zurückzuführen sein sollen. Die Blätter werden in Afrika von den Eingeborenen als Aphrodisiacum, gegen Malaria, Husten und Entzündungen, als Emolliens bei Schlangenbissen und an Stelle von Tabak verwendet.

Anbau, Boden und Klima. Luft- und Bodenfeuchtigkeit, Niederschläge. Allg. gesprochen, vertragen die Sesampflanzen eine große Trockenheit, doch erhält man ansehnliche Mehrerträge, wenn die Felder bewässert werden. In den USA nimmt man heute an, daß Niederschlagsmengen, die für eine lohnende Produktion von Trockenhirse oder Baumwolle genügen, auch ausreichende Sesamerträge gewährleisten. Übermäßige Feuchtigkeit wird dagegen nicht vertragen, v. a. während einiger Std. auf dem Boden stehengebliebenes W. Niederschläge und hohe Luftfeuchtigkeit begünstigen das Auftreten von Blattfleckenkrankheiten. Starke Winde werden nicht vertragen. Aus diesem Grund waren Versuche, die Sesamkultur in Südfrankreich einzuführen, nicht erfolgreich.

Ansprüche an den Boden. Die Sesampflanze gedeiht auf äußerst verschiedenen Böden, die sowohl in bezug auf die Struktur, als auch auf die Bodenrk. stark voneinander abweichen. Sie gibt aber die besten Erträge auf nicht zu sandigen und nicht zu schweren Böden von einer neutralen Rk. Man muß aber immer für gute Drainage sorgen, da Bodenfeuchtigkeit nicht vertragen wird. Dünnschichtige Böden mit undurchlässigem Untergrund sind ebenfalls zu vermeiden. Ferner wird hoher Salzgeh., den man manchmal auf bewässerten Böden antrifft, nicht vertragen. Im Fruchtwechsel gedeiht die auf Sesam folgende Kultur meistens recht gut. Von einer Stickstoffanreicherung kann dabei keine Rede sein. Man erklärt sich deshalb diese Tatsache mit der Annahme einer Verbesserung der physikalischen Struktur, die dem dichten Netz von Faserwurzeln der Sesampflanze zugeschrieben wird.

Auswahl und Behandlung des Saatguts. Vor der Aussaat muß das Saatgut zur Beseitigung von fremden Bestandteilen und von leichten, d. h. unreifen Samen gründlich gereinigt werden. Desinfektion wird angeraten, v. a. wenn z. Z. der Aussaat die Temp. nicht die erwünschte Höhe erreicht hat und wenn auf zu feuchte Böden gesät werden muß. Als Desinfektionsmittel empfiehlt man in den USA Orthocid 75 (28 bis 56 g auf 45 kg Saatgut), auch Spergon wird empfohlen; dagegen werden schwefelhaltige desinfizierende Mittel abgeraten. V. a. für Varietäten mit geschlossenbleibender Hülse ist Saatdesinfektion nötig, da diese gegenüber anderen Varietäten spät keimen und erst 3 bis 4 Tage nach der Aussaat aus dem Boden hervortreten, im Gegensatz zu 2 bis 3 Tagen bei Varietäten mit aufspringender Kapsel. In Indonesien, wo Sesam auf frisch urbar gemachtem Land gleichzeitig mit Reis ausgesät wird, fügt man dem Saatgut meistens etwas Asche bei, um ein Aneinanderkleben der Körner zu vermeiden. In Indonesien sortiert man die geernteten Körner in drei Kategorien. Die schönsten, hellen Körner werden zum Verkauf ausgewählt und finden in den Patisserien Verwendung. Die zweite Kategorie behält man als Saatgut auf; um die Insekten davon fernzuhalten, wird es mit Asche und starkriechenden Kräutern zugedeckt und bis zur folgenden Aussaat an trockensten Platz der Wohnung aufbewahrt. Die dritte Kategorie braucht man zur Ölbereitung.

Vorbereitende Bearbeitung des Feldes. In Indien wird der Boden mehrmals gepflügt und geeggt, bis er eine feine Krümelstruktur aufweist. In feuchten Strecken wird auf ein flaches Feld gesät; für trockene Gegenden wird eine Reihenaussaat in Rillen oder auf Kämmen angeraten.

Aussaat. Ein kg Sesamsaat enthält 260000 bis 399 000 Samen. Man benötigt bei den gebräuchlichen Reihenabständen, falls die Keimkraft des Saatguts befriedigend ist, etwa 1,2 kg pro ha. Breitwürfiges Aussäen wird in den USA dort abgeraten, wo Unkräuter gefährlich werden können. Man zieht deshalb heute meistens Reihenaussaat vor mit Samenabständen von 7,5 cm. Als Reihenabstände werden 45, 60, 90 und 100 cm angegeben. Neuerdings werden auch Doppelreihen von 45 bis 60 cm zwischen den Einzelreihen angeraten. Die Doppelreihen sind 90 oder 100 cm voneinander entfernt. Wie bereits erwähnt, muß man mit der Aussaat warten, bis eine Temp. von etwa 24°C erreicht ist. In den Südstaaten der Union wird Sesam erst nach der Baumwolle gesät. Da die Sesamkörner sehr klein sind, sollen sie nur ganz leicht mit Erde bedeckt werden, immerhin so tief liegen, daß sie der Gefahr eines Austrocknens entgehen, also je nach der Bodenstruktur 3 bis 6 cm unter der Oberfläche. Nach der Aussaat muß der Boden gut angedrückt werden. In den USA verwendet man heute zur Aussaat die in der Gemüsekultur gebrauchten Sämaschinen vom Typus „Planet junior".

Pflege der Pflanzung. Die Keimpflanzen (s. Abb. 25) des Sesam sind sehr klein und wachsen zu Beginn äußerst langsam, so daß sie nur schwer mit den aufkommenden Unkräutern konkurrieren können. Aus diesem Grund ist ein Auspflanzen auf ein möglichst unkrautfreies Feld nötig, das zu Beginn sehr intensiv gejätet werden muß. Sobald die Pflanze einmal eine Höhe von 7 bis 10 cm erreicht haben, ist das Wachstum beschleunigt, und es sind noch einige Bearbeitungen zur Unterdrückung des Unkrauts nötig; dabei kann es sich nur um ein sehr oberflächliches Hacken handeln, da Beschädigungen der feinen Faserwurzeln, die die obersten Bodenschichten einnehmen, zu vermeiden sind.

Bewässerung. Sowohl in Indien als in den USA wurden mit allen Varietäten bei Bewässerung ansehnlich höhere Erträge erzielt als auf unbewässerten Feldern.

Düngung. Sesam wird nur ausnahmsweise gedüngt. Auf sauren Böden wird manchmal Kalkdüngung angeraten. Bei verzögertem Wachstum wird angeregt, Stickstoffdünger in den Zwischenräumen zwischen den Reihen auszustreuen. Berichte über regelrecht durchgeführte Düngungsversuche liegen noch nicht vor.

Zwischenkulturen und Fruchtwechsel. Zwischenkulturen, wo der Sesam Hauptkultur ist, gibt es nicht, immer stellt irgendeine andere tropische oder subtropische Nutzpflanze die Hauptkultur und Sesam die Nebenkultur dar. Er wird als Zwischenkultur für Baumkulturen mit großen Pflanzabständen empfohlen, z. B. auf Kaffee- und Yerba-Maté-Plantagen. Er nimmt im Gegensatz zur Erdnuß nur wenig Arbeitskräfte in Anspruch. Auch erfordert das Aufbereiten der Ernte keine großen Installationen; eine Ölpresse ist nötig, wenn man das Öl selbst gewinnen will, sonst verkauft man die Samen, die auf dem Weltmarkt immer Absatz finden. In verschiedenen Ländern werden Mischkulturen getrieben, verschiedene Gewächse stehen miteinander auf dem Feld, wovon keines als Hauptkultur zu betrachten ist. So sieht man in Indien den Sesam mit Baumwolle, Erbsen, Bohnen, Sorghum kombiniert; auf Zypern mit Baumwolle und Mais als Sommerfrucht. In den Weinbau treibenden Gegenden dieser Insel findet man ihn auch zwischen die Weinstöcke gesät. Der Sesam kann sich selbst wiederholt folgen. In den Subtropen folgt er oft als Sommerfrucht auf Wintergetreide, Leguminosen usw. Die Fellachen in Ägypten pflanzen ihn hauptsächlich deshalb an, weil er die beste Vorfrucht für Weizen ist. In Indonesien trifft man auf Humusböden Mischkulturen von Trockenreis und Sesam an. In Java wird Sesam aber auch nach bewässertem Reis auf die ausgetrockneten Felder gepflanzt.

Krankheiten und Schädlinge. Pilz- und Bakterienkrankheiten. In den USA treten bei starken Regenfällen und feuchtem Wetter Blattflecken auf, die durch Bakterien, v. a. Pseudomonas sesami, und durch die Pilze Cercospora sesami und Alternaria sp. verursacht werden. Man verspricht sich für die Bekämpfung viel von einer prophylaktischen Saatgutbehandlung. An einigen Stellen wurde eine durch Fusarium oxysporium forma sesami hervorgerufene Welkekrankheit beobachtet. Eine Mehltaukrankheit (Southern blight) wird durch Pollicularia rolfsii verursacht. Die Wurzeln und Stengel werden von Macrophomina phaseoli befallen. Dagegen richtet der für die Baumwolle so gefährliche Wurzelpilz Phymathotrichum omnivorium in den Sesampflanzen nur geringe Schäden an. Ein auf den Stengeln und Blättern auftretender Mehltau wird durch Helminthosporium sesami verursacht. Eine Vergrünung der Blätter ist möglicherweise eine Viruskrankheit, die vielleicht durch Insekten übertragen wird. — Schädlinge. Acarina (Milben): treten in den USA und in Indonesien auf, richten aber keine großen Schäden an. Orthoptera: in Amerika wurde oft Heuschreckenfraß beobachtet. In Indonesien werden Sesamfelder v. a. durch Valanga nigricornis Zehntneri KRAUS völlig kahl gefressen. Thysanoptera: Ein Befall von Thripsa sp. ist in Indonesien durch weißen Glanz und eine Einrollung der Blätter gekennzeichnet. Homoptera: In Indonesien verursacht Aphis gossypii GIOV. bei Keimpflanzen eine Kräuselung der Blätter. Hemiptera: In Amerika ist ein heftiger Befall von grünen Stinkwanzen durch eine Verschrumpfung und eine Verfärbung der Samen gekennzeichnet. In Indonesien, in Südostasien und in Afrika verursacht die grüne Tabakwanze Engytatus tenuis RENB. große Schäden. Lepidoptera: In Indonesien werden die folgenden Schmetterlinge als Schädlinge erwähnt: die blattrollenden Raupen von Antigastra sp., die Erdraupe Agrotis interjectionis GN. und die Raupe des Totenkopfschmetterlings Acherontia lachesis F., die beträchtliche Fraßschäden anrichten. Antigastra catalaunalis DUP. ist weit verbreitet von Südeuropa bis nach Ostasien. Die kleinen Raupen verursachen erst weiße Flecken auf den Blättern, spinnen die Gipfelblätter zusammen und dringen dann bohrend in die Stengelspitze, später in die Stengel und die Früchte ein. Glücklicherweise kennt man natürliche Feinde dieses Insekts. Coleoptera: In Amerika dringt der berüchtigte cotton bollworm auch in die Sesamkapseln ein. In Indonesien beschädigen verschiedene Engerlinge die Sesamwurzeln, v. a. richtet Holotricha helleri BRSK. Schaden an. Hyponeces spraronis verursacht Fraßschäden an den Blättern. Die Kapseln werden durch Pyroderes sesamivora angebohrt.

Ernte und Erträge. In den USA, wo das schwierige Problem der Ernte eingehend studiert wurde, kam man zu den folgenden Schlußfolgerungen: Man sollte mit der Ernte beginnen, bevor die Vollreife eingetreten ist, d. h. in einem Stadium, in dem keine neuen Blüten mehr erscheinen und wo die meisten Blätter abfallen. Bei einigen Varietäten fangen die Blätter dann an, gelb zu werden, bei anderen bleiben sie grün. Die ganze Pflanze stirbt nicht ab, es sei denn, daß früh eintretende Herbstfröste oder Krankheiten ein allgemeines Austrocknen und Absterben verursachen. In den allermeisten Fällen werden die reifen Pflanzen geschnitten und dann die Kapseln vom Stengel getrennt. In den meisten Anbaugebieten werden heute Pflanzen mit noch nicht völlig reifen Kapseln geschnitten, gebündelt, getrocknet und, wenn einmal getrocknet, geschüttelt. Die Kapseln haben sich inzwischen geöffnet und die Samen werden auf einem ausgebreiteten Tuch aufgefangen. Die Bündel sollen möglichst klein sein, um eine rasche Trocknung zu erleichtern. Um das obere Ende der Bündel wird eine Schnur gebunden. Man rechnet damit, daß die Bündel nach zwei oder drei Stunden genügend getrocknet sind, um gedroschen zu werden, wofür Getreidedreschmaschinen verwendet werden. Bei guter Arbeit sollen nicht mehr als 5% der Samen verlorengehen. In den USA werden die „shattering"-Varietäten oft maschinell geschnitten, gebündelt und gedroschen. Man rechnet, daß bei drei Arbeitskräften für den Traktor und zwei für die Zufuhr der Bündel zur Dreschmaschine in zwei bis vier Stunden die Ernte eines Hektars gedroschen werden kann und daß man so, bei richtiger Luftzufuhr und richtiger Stellung der Siebe, sehr reine Saaten erhält, die direkt an die Ölmühle geliefert werden können. Die Ernte der „non-shattering"-Varietäten (mit geschlossen bleibenden Kapseln) geschieht ebenfalls rein maschinell. Auch hier sollten die Pflanzen so früh wie möglich geschnitten und in Schwaden gelegt werden. Ein leichter Regenfall während des Trocknens ist nicht gefährlich; nur bei wiederholter Benetzung der Schwaden besteht die Gefahr eines Öffnens der Kapseln und eines Ausstreuens der Samen; das maschinelle Enthülsen der „non-shattering"-Varietäten ist mit einigen Schwierigkeiten verbunden, da die Hülsen hart sind und die Samen weich, so daß sie bei heftigen Stößen leicht beschädigt werden. Alle für Ölmühlen und für Aussaat bestimmten Samen werden entweder mit Sieben oder Ventilatoren oder mit Schüttelmaschinen gereinigt. Die Angaben über Erträge zeigen, daß diese — ganz allgemein gesprochen — überall noch recht niedrig sind und daß man sicher bei einem allg. Anbau der für jedes Gebiet am besten angepaßten Varietäten recht viel bessere Resultate erzielen könnte. Die Kultur des Sesam wird aber, weil die Verluste beim Aufspringen der Kapseln so groß sind, heute noch meistens nicht sehr intensiv betrieben.

Sesamum angolense WELW. (S. macranthum OLIV., S. macranthum var. angustifolium OLIV.).

Heimisch in Afrika.

Inhaltsstoffe. Die Samen enthalten 28,4% grünes, fettes Öl mit 9% Sesamin, sowie Sesangolin (Mono-methoxysesamin).

Anwendung. Als Antidiarrhoicum Ein Dekokt der Blätter und Wurzeln bei Masern als Augentropfen und ein Wurzelabsud bei Husten und Katarrh.

Sesamum angustifolium (OLIV.) ENGL. (S. indicum var. angustifolium OLIV., S. baumii STAPF).

Heimisch in Afrika.

Inhaltsstoffe. In den Samen 31,2% fahl- bis dunkelgelbes Öl.

Anwendung. Gegen Diarrhö, bei Verbrennungen und Verwundungen, gegen Husten und Keuchhusten.

Sesamum calycinum WELW.

Heimisch in Afrika, Nordrhodesien.

Eine Abkochung der Blätter wird gegen Pocken angewandt.

Sesamum capense BURM. f.

Heimisch in Afrika, Nord-Transvaal.

Ein Dekokt der Blätter ist als Malariamittel wirksam. Die frischen Blätter werden statt Tabak gekaut.

Seseli

Seseli libanotis (L.) KOCH (Athamanta libanotis L., Torilis libanotis CLAIRV., Bubon libanotis DUMORT., Libanotis libanotis KARST., Selinum libanotis E. H. L. KRAUSE, Seseli libanotum ST.-LAGER, Libanotis montana CRANTZ, L. daucoides SCOP., Athamanta daucoides GMEL., A. collina SALISB., Libanotis athamantica BORKH. ex GÄRTN., MEYER et SCHERBIUS, L. athamantina RÖHL., L. vulgaris DC., Seseli vulgare BUBANI, Libanotis humilis SCHUR, Athamanta oreoselinum HUDS., A. condensata WULF., Laserpitium panax WEIN). Apiaceae — Apioideae — Apieae. Hirschheil-Bergfenchel. Hirschwurzel. Heil- oder Weihrauchwurz. Libanotide.

HEGI unterscheidet hauptsächlich die Subspecies eu-Libanotis THELL., die ssp. sibiricum THELL., in Asien heimisch, und die ssp. liocarpum ROUY et CAMUS.

Heimisch in fast ganz Europa, nördlich bis Nordfrankreich, Südostengland, Belgien, Westdeutschland, Dänemark, Estland und Mittelrußland; in Südeuropa noch in Portugal und auf der südlichen Balkanhalbinsel; Syrien, Kaukasus, Armenien, Persien; Marokko. Zerstreut an trockenen, grasigen und felsigen Hängen, auf Heidewiesen, in der Felssteppe, Garide, an Waldrändern, in Hainen, an felsigen Hängen, auf trockenem Kalkschutt, trockenem Ödland, überwachsenen Erdbrüchen, an Bahndämmen, auf Dünen. Vorwiegend in der montanen und subalpinen Stufe, doch auch im Hügelland und in der alpinen Stufe. Gern auf Kalk.

Pflanze zwei- bis mehrjährig, aber monokarpisch, d. h. nach einmaligem Blühen und Fruchten absterbend. Grundachse lang-spindelförmig, nach abwärts ästig, bis fingerdick, weißlich, mit Möhrengeruch, bei der Blühreife am Hals dicht faserschopfig, während der ersten Jahre (bis zu 7 oder 8 Jahren) nur Laubblätter erzeugend (deren faserige Reste als Schopf erscheinen), schließlich aus der Mitte der grundständigen Blattrosette einen endständigen Stengel treibend. Stengel meist kräftig, meistens (20) 30 bis 120 cm hoch (zuweilen aber auch unter 10 cm), aufrecht, tief kantig gefurcht, starr und hart (mit Mark erfüllt), sehr fein kurzflaumig bis fast kahl, an den Knoten und unter den Dolden deutlicher rauhflaumig, meist reichbeblättert und oben ästig. — Laubblätter etwas flaumig bis (mit Ausnahme des Rands der Zipfel) kahl, unterseits bläulichgrün und netzaderig; die unteren gestielt mit oberwärts (gleich der Blattspindel) auf der Oberseite rinnigem Stiel, meist zwei- bis dreifach (selten nur einfach-) fiederschnittig. Unterste Abschnitte 2. Ordnung fast stets an den Grund der Spindel der Abschnitte 1. Ordnung und damit an die Hauptspindel gerückt und dort kreuzweise gestellt. Abschnitte letzter Ordnung sitzend, beim Typus der Art im Umriß eiförmig, am Grund meist keilförmig, fiederlappig mit meist kurzen und stumpflichen, kurz zugespitzt-bespitzten, am Rand rauhen und leicht nach unten umgerollten, oft zwei- bis dreizähnigen oder spaltigen Zipfeln. Obere Stengelblätter auf der länglichen, hautrandigen, an der Spitze öhrchenförmig-vorgezogenen Scheide sitzend, kleiner und weniger reichlich gegliedert; die Spreite der obersten sehr klein. — Dolden mittelgroß bis groß, sehr dicht, in der Mitte vertieft, mit etwa 20 bis 40 kantigen, mindestens auf der inneren Seite kurz rauhflaumigen, zur Fruchtzeit zusammengezogenen Strahlen. Hüllblätter meist zahlreich, lanzettlich-pfriemlich, weißlich hautrandig, gewimpert. Hüllchenblätter zahlreich, linealisch pfriemlich, mit der fädlichen Spitze oft die Blüten überragend. Kelchzähne verlängert, pfriemlich, beim Typus borstig rauh, bei der Fruchtreife abfallend. Kronblätter rundlich eiförmig, etwa 1 mm lang und breit, kahl oder am Rücken spärlich borstig, bes. am Rand fein papillös, weiß oder rötlich. Griffel später verlängert, mehrmals länger als das niedrig-kegelförmige Griffelpolster und darüber zurückgebogen. Fruchtknoten (beim Typus) steifhaarig. — Frucht breit oder schmal eiförmig, stielrund oder vom Rücken etwas zusammengedrückt, etwa 3 bis 4 mm lang und 1,5 bis 2,5 mm im größten Querdurchmesser. Teilfrucht im Querschnitt fünfeckig, mindestens doppelt so breit wie hoch. Rippen ziemlich schmal, stumpf, wulstförmig-vorspringend, von einem starken Bündel durchzogen. Ölstriemen durchschimmernd (namentlich an der Fugenfläche), schwarzviolett, unter den Tälchen einzeln oder zuweilen zu 2.

Seseleos Radix. Hirschheilwurzel.

Seseleos Radix Jap. 62.

Wurzel und Rhizom von S. libanotis KOCH und deren Varietät daucifolia FRANCH. et SAV.

Das Rhizom hat Knospen und geschlossene, kreisförmige Knoten, die Wurzel Längsrunzeln und horizontal verlängerte Auswölbungen. Das Gewebe ist zart und zerbrechlich. Der Ausschnitt ist weiß und pulverig, kompakt, nicht faserig, umgeben von Korkgewebe; der innere Teil besteht aus Rinde und Holzteil, die durch einen Kambiumring getrennt sind. Nach dem Siebteil zu liegen zahlreiche große, braune, schizogene Ölgänge verstreut und ebenso um das Mark im Rhizom.

Das Aroma ist scharf, der Geschmack leicht bitter.

Inhaltsstoffe. Petroselinsäure. Nach LEMMICH et al. [Acta chem. scand. **20**, 2497 (1966)] in der ssp. eulibanotis Xanthotoxin, Bergapten, Psoralen, Pteryxin (I), Khellactondisenecionat [(3′,S,4′,S)-3′,4′-Disenecioyloxy-3′,4′-dihydroseselin] (II), weiterhin (3′S,4′S)-3′-Acetoxy-4′-Senecioyloxy-3′,4′-dihydroseselin, Fp. 120,5 bis 121° (III), sowie (−)-3′-Hydroxy-3′,4′, dihydroxy-xanthyletin (IV) und (−)-3′-Angeloyloxy-3′,4′-dihydroxanthyletin. Nach BOHLMANN et al. [Tetrahedron L. *1968*, S. 9964] auch ein Umbelliferon-äther (V).

I R₁ = R₂ = H
II R₁ = R₂ = senecioyl
III R₁ = acetyl, R₂ = senecioyl

Die Subspecies sibiricum THELL. enthält 0,6% äth. Öl [HANDA et al.: Perfumery Essent. Oil Record **53**, 607 (1962)] mit α-Pinen, Camphen, β-Pinen, Myrcen, Limonen, p-Cymen, β-Phellandren, Fenchon, Fenchylalkohol und Fenchylacetat. AUSTIN et al. [Tetrahedron (Lond.) **24**, 3247 (1968)] isolierten Imperatorin, Bergapten und Sibiricin (5,7-Dimethoxycumarin-8-γ,γ-dimethylallyl-epoxid. Wurzeln enthalten nach KAPOOR et al. [Phytochemistry

7, 147 (1968)] Osthol und Fenchyl-p-hydroxycinnamat. SESHADRI [Ind. J. Chem. *8*, 202 (1970)] erhielten aus Wurzeln Sesibiricin, Fp. 120 bis 122°, ein 7-Methoxy-5-isopentenyloxy-8-isopentenylcumarin.

Prüfung. Max. Aschegeh. 5%, Jap. 62.

Wirkung. Das äth. Öl dämpft [JAMWAL et al.: Arch. Intern. Pharmacodyn. *143*, 41 (1963)] das Zentralnervensystem, wirkt allg. als Tranquilizer, potenziert die Barbituratwrkg., senkt den Blutdruck und stimuliert das Respirationszentrum.

Anwendung. Aromaticum. In Japan medizinisch verwendet.

Dosierung. Übliche Tagesdosis 5 bis 8 g als Dekokt.

Bemerkung. BOHLMANN und ZDERO [Chem. Ber. *104*, 2358 (1971)] ısolierten aus verschiedenen Seseliarten noch Polyacetylenverbindungen, hauptsächlich vom Typ des Falcarinon.

Sesin

Sesin.

$C_{15}H_{12}Cl_2O_3$ M.G. 311,18
2-(2,4-Dichlorphenoxy)-äthanolbenzoat.

Eigenschaften. Kristalline Substanz. Fp. = 66°. Kp.$_{1,5}$ = 185°.
Anwendung. Zur Unkraut-Bekämpfung (vgl. II, 446).

Sesone

Sesone.

$C_8H_7Cl_2NaO_5S$ M.G. 309,13
Natrium-2,4-dichlorphenoxyäthylsulfat.

Eigenschaften. Kristalline Substanz; Fp. = 245° unter Zers. Lösl. in W. bei 25° (25,5%).
Anwendung. Zur Unkraut-Bekämpfung (vgl. II, 446).

Shorea

Shorea talura ROXB. (Shorea robusta ROTH, non GÄRTN. f., Vatica robusta W. et ARN.).
Dipterocarpaceae — Dipterocarpoideae — Shoreae. Saulbaum. Sal.
In Zentral- und Nordindien weit verbreiteter Baum, häufig in Wäldern dominierend.

Inhaltsstoffe. Saul- oder Salharz. In der Rinde Oleanolsäure und 10% Gerbstoffe, im Holz nach MAHENDRA et al. [Ind. J. Appl. Chem. *26*, 125 (1963)] Stearinsäure, β-Sitosteringlucosid, Bergenin und eine unbekannte Substanz, Fp. des Oxims 147 bis 150°; nach SESHADRI et al. [Phytochemistry *6*, 1155 (1967)] Hopeaphenol $C_{56}H_{42}O_{12}$, Fp. > 350°, ein komplexes Phenol mit 4 Stilbeneinheiten. In den Samen fettes Öl; nach KORVER et al. [Chem. Abstr. *78*, 135963 (1973)] (+)-cis-9,10-Epoxystearinsäure. Ferner Ellagsäure, β-Sitosterin. Im Blatt 8 bis 23% Gerbstoffe.

Anwendung. Liefert wichtiges Nutzholz sowie Salharz, „lal dhuna", ein Dammar ähnliches, technisch verwendetes Harz.

Bemerkung. Nach HARTWELL [Lloydia *32*, 1969] wird in Südbengalen aus Blatt und Rinde von Shorea robusta GÄRTN. f. ein Tee gegen Karzinome getrunken.

Shorea gysbertiana BURCK.

Heimisch auf Borneo.

Anwendung. Die Frucht liefert Teglanfett, Enkabankfett, mit süßem, butterähnlichem Geschmack.

Shorea stenoptera BURCK, Shorea hypochra HANCE, Shorea aptera BURCK
und andere Arten.

Heimisch in der Malaiischen Inselwelt, Borneo.

Inhaltsstoffe. Die Samen, Illipekerne, enthalten 40 bis 60% Fett (Oleum Shoreae, Borneotalg, Tengkawangfett) mit etwa 4,5% gesättigten Glyceriden, etwa 1,5% Myristinsäure, 21,5% Palmitinsäure, 36% Stearinsäure, 35% Ölsäure.

Anwendung. Als Speisefett und zu Beleuchtungszwecken, in Europa zur Kerzen- und Seifenfabrikation. Borneotalg dient auch als Ersatz von Oleum Cacao (Illipebutter).

Bemerkung. Borneotalg wird auch aus den Samen von Isoptera borneensis (Dipterocarpaceae), Indonesien, Diploknema sebifera (Sapotaceae), Indochina, Sundainseln, Borneo, und Pentacme siamensis (Sapotaceae), Indochina, Sundainseln, gewonnen.
Shorea wiesneri SCHIFFN. und andere Shoreaarten liefern *Dammar* (s. IV, 440).

Sickingia

Sickingia viridiflora (SALDANHA et ALLEM.) K. SCHUM. Rubiaceae — Cinchonoideae —
Rondeletieae.

Ein in Brasilien heimischer Baum.

Anwendung. Liefert Cortex Araribae albae, Casca de Arariba branca, die als Febrifugum verwendet wird.

Sickingia rubra K. SCHUM. (gültiger Name: Arariba rubra MART.).

Heimisch in Brasilien.

Cortex Araribae rubrae. Cantagallorinde. Casca de Arariba vermella.

Inhaltsstoffe. Harman, Fp. 238°, Harmin, Aribin (?), roter Farbstoff.

Anwendung. Als Febrifugum.

Sicydium

Sicydium monospermum COGN. (Feuillea monosperma VELL.). Cucurbitaceae — Melothriceae.

Heimisch in Brasilien.

Inhaltsstoffe. In den Samen etwa 30% fettes Öl (wird in Brasilien als Drasticum verwendet).

Anwendung. Die Samen als Purgans, Wurmmittel und Emeticum.

Sicyos

Sicyos angulatus L. (S. australis A. GRAY). Cucurbitaceae — Sicyoideae. Kantige Haargurke. Cancer herb.

Stammt aus Nordamerika und wird in Mitteleuropa gelegentlich zur Verkleidung von Zäunen und Lauben kultiviert. Aus diesem Grund findet sich die Pflanze vielerorts teils aus Kulturen verwildert, teils als Früchte durch Wolle eingeschleppt adventiv an Zäunen, auf Schuttplätzen etc., stellenweise sogar völlig eingebürgert.

Einjährig. Stengel mit mehrspaltigen Winkelranken kletternd, bis 4 m lang, reichlich behaart. — Laubblätter gestielt, fünfeckig oder fünflappig, mit spitzen und etwas gezähnten Lappen und herzförmigem Grund. — Blüten einhäusig; die männlichen in langgestielten, einfachen, mehrblütigen Trauben, mit weitglockigem Kelch (mit fünfpfriemlichen Zipfeln) und mit weitglockig-trichteriger, fünfzipfeliger Blumenkrone, 10 bis 15 mm breit, grünlichweiß. Staubblätter 1 bis 3, alle zu einer Säule verwachsen, mit S-förmig gekrümmten Antheren. Weibliche Blüten kopfig-gehäuft, aus derselben Blattachsel wie die männlichen entspringend, 2 bis 3 mm lang, grünlich. Fruchtknoten einfächerig, mit mehreren hängenden Samenknospen. — Früchte in sitzenden Köpfchen, eiförmig, spitz, am Grund abgerundet, 12 bis 15 mm lang und 7 bis 8 mm breit, zerstreut borstig und wollhaarig, gelblich, geschnäbelt. Samen kugelig-eckig.

Inhaltsstoffe. Stärke (?). Samen saponinhaltig mit Cucurbitacin B.

Anwendung. Nach HARTWELL [Lloydia *32*, 1 (1969)] volksmedizinisch gegen Krebs. Wurzeln und Samen als Diureticum.

Sida

Sida cordifolia L. Malvaceae — Malveae — Sidineae.

In tropischen und subtropischen Gebieten beider Hemisphären allgemein verbreitet.

Stark verzweigtes Untergehölz, fast völlig mit vielen weichen Sternhaaren bedeckt. Blätter 2,5 bis 5 cm lang, herzförmig, länglich oval, gekerbt. Blattspitze stumpf oder leicht spitz zulaufend, aber nicht scharfspitzig. Blattstiele 1,2 bis 3,8 mm lang. Blütenstiele einzeln oder zu wenigen beisammen, kurz, manche bis zu 1,2 bis 2 cm lang, weit über der Mitte zusammengewachsen. Kelch 6 bis 8 mm lang, mit eiförmigen, spitzen Kelchzipfeln. Blütenkrone gelb, etwas länger als der Kelch. Frucht 6 bis 8 mm im Durchmesser, mit 7 bis 10 Fruchtblättern, stark netzaderig, die oberen Ränder bewimpert, die beiden dorsalen fast schuppig. 2 Grannen, die fast so lang sind wie die Karpelle, gerade, mit nach rückwärts gerichteter schuppiger Behaarung.

Sida.

Sida Ind. P.C. 53.

Die ganze Pflanze.

Inhaltsstoffe. Fettes Öl (in den Samen 3,2%), Phytosterin. Harz, Harzsäuren, Schleim und Kaliumnitrat. In Kraut und Wurzel 0,085%, im Samen 0,3% Alkaloide mit Ephedrin als Hauptbestandteil.

Prüfung. Fremde org. Substanz max. 2%, Ind. P.C. 53.

Anwendung. Als Tonicum, Aphrodisiacum; als Dekokt zusammen mit Ingwer bei Malaria; bei nervösen Erkrankungen vorzugsweise die Wurzel, auch zur Wundbehandlung. Die Samen als Aphrodisiacum und bei Gonorrhö. Die Pflanze liefert auch Fasern.

Sida carpinifolia L.

Heimisch in Indien und Brasilien.

Inhaltsstoffe. Im Samen Schleim mit Glucose, Galaktose, Arabinose und Galakturonsäure.

Wirkung. Der wasserlösl. T. des alkoholischen Extrakts zeigt [PRASAD u. ACHARI: Indian J. Pharm. *28*, 241 (1966)] kontraktionssteigernde krampfartige Wrkg. auf die glatte Muskulatur. Die acetylcholinartige Wrkg. kann durch Blut-Cholinesterase aufgehoben werden.

Anwendung. Gegen Insektenstich.

Sida rhomboidea L. Tea plant.

Heimisch in den Tropen beider Erdhälften.

Pflanze mit rhombischen, vorne gesägten Laubblättern.

Inhaltsstoffe. In den Samen 17% fettes Öl. In der Wurzelrinde 0,16% Alkaloide, darunter Ephedrin.

Anwendung. Blätter als Tee (faux the, Cha inglez, Techincha). Auch bei Rheuma, Phthisis und äußerlich bei Schlangenbiß. Die Stengel einer abweichenden Rasse in Indien als Faserstoff.

Sideritis

Sideritis scardica G<small>RISEB</small>. Lamiaceae — Stachyoideae — Marrubieae. Gliedkraut.
Heimisch in Mazedonien, Bulgarien.

Halbstrauchige, weißwollige Pflanze mit verholztem Stengel. Blätter länglich-lanzettlich, an der Basis verschmälert, flockig-filzig, 3 bis 6 cm lang und 10 bis 15 mm breit, stumpf dick, undeutlich gekerbt. Deckblätter breitherzförmig, sitzend, stark netzaderig, grün, die Blüten überragend. Scheinwirtel sechs- bis zehnblütig, in eine 5 bis 7 cm lange Ähre endigend. Kelch sitzend, 6 bis 8 mm lang, radförmig, bis zur Mitte fünfzähnig, wollig, gelbgrün. Oberlippe zwei-, Unterlippe dreilappig. Obere Staubgefäße sehr kurz.

Inhaltsstoffe. 0,04% äth. Öl von salbeiähnlichem Geruch. Gerbstoffe, Flavonoide.

Anwendung. In den Balkanländern als Tee-Ersatz (Püringer Tee) sowie volksmedizinisch verwendet.

Sideritis hirsuta L. Berufskraut.
In Mittel- und Südeuropa heimisch.

Inhaltsstoffe. 2,7% Gerbstoff.

Anwendung. Das Kraut, Herba Sideritis, bei Hysterie, Menstruationsbeschwerden, Fieber, Seitenstechen.

Sideroxylon

Sideroxylon brownii M<small>UELL</small>. (Achras obovata M<small>UELL</small>.). Sapotaceae — Sideroxyloideae — Sideroxyleae.
Heimisch in Australien und Afrika.

Verwendet wird die Rinde, Cortex Sideroxyli obovati, Eisenholzrinde, als Tonicum.
Ebenso verwendet werden S. borbonicum A<small>DC</small>., Réunion, und S. cantoniensis L<small>OUR</small>., China.

Sideroxylon inerme L. (Sideroxylon cinereum L<small>AM</small>.).
Vorkommen in Kapland, an der Küste von Ostafrika und in Mauritius.

Anwendung. Es liefert das weiße Eisenholz von Mauritius und wird von der Zulu-Bevölkerung Afrikas zu verschiedenen religiösen und veterinärmedizinischen Zwecken verwendet. Frucht eßbar.

Bemerkung. Sideroxylon kaerubachianum E<small>NGL</small>., Neuguinea, und S. ferrugineum H<small>OOK</small>. et A<small>RN</small>. (S. attenuatum D<small>C</small>.), Indien, liefern Guttapercha. Sideroxylon dulcificium D<small>C</small>., Wundbeere, besitzt etwa olivengroße, außerordentlich süße Beeren.
Sideroxylon spinosum L. s. Argania III, S. 186.

Siduron

Siduron. Tupersan.

$C_{14}H_{20}N_2O$ M.G. 232,32
1-(2-Methylcyclohexyl)-3-phenylharnstoff.

Eigenschaften. Kristalline oder amorphe Substanz. Fp. = 120—122°. Lösl. in W. (18 ppm); zu 10% oder mehr lösl. in A., Dimethylacetamid, DMF und Methylenchlorid.
trans-Form: Kristalle, Fp. = 157—159°.

Anwendung. Als Herbizid (s. auch II, 448).

Siegesbeckia

Siegesbeckia orientalis L. Asteraceae — Asteroideae — Heliantheae. Guerit vite.
Heimisch in den wärmeren Gegenden der ganzen Welt.

Einjähriges Kraut mit aufrechtem, meist reich verzweigtem Stengel. Blätter gegenständig, grob und unregelmäßig gezähnt. Köpfchen ziemlich klein, mehr oder weniger ausgeprägt dichasial angeordnet. Hülle ausgeprägt zweireihig, die äußeren Hüllblätter lineal spatelig, waagrecht abstehend, meist viel länger als die Köpfchen, oberseits fast immer dicht mit gestielten Drüsen besetzt. Innere Hüllblätter die äußeren Blüten umfassend, außen drüsig. Köpfchenboden mit Spreublättern. Blüten gelb; Randblüten weiblich, wenige mit kurzer, dreizähniger Zunge. Scheibenblüten zwittrig, röhrig, fünfzählig. Staubbeutel am Grund pfeilförmig. Griffeläste kurz, leicht abgeflacht, spitz. Achänen schwach vierkantig, oben gestutzt, nach unten verschmälert, etwas gebogen, kahl. Pappus fehlend.

Inhaltsstoffe. Bitterstoff Darutosid $C_{26}H_{44}O_8$, Fp. 250°, der durch Emulsin und Elaterase in Darutigenol und Glucose gespalten wird. Daneben β-Sitosterin, Stigmasterin und eine der Salicylsäure ähnliche, weiße, kristalline Substanz.

Wirkung. Das Kraut wirkt diaphoretisch, anregend, adstringierend und antiseptisch.

Anwendung. Das Kraut, Herba Siegesbeckia, bei Gicht, Hautleiden, als Wurm- und Abführmittel und gegen Geschwülste.

Siegesbeckia pubescens MAK.
Heimisch in China.

Inhaltsstoffe. Ein antihypertensiv wirkendes Diterpen $C_{20}H_{32}O_4$, Fp. 253 bis 254°, 16,17-Dihydroxy-16β-(−)-kauran-19-säure (I), 17-Hydroxy-16α-(−)-kauran-19-säure, ein Stoff II, Fp. 192 bis 193° [CANONIKA et al.: Tetrahedron (Lond.) *1969*, S. 4801; MURAKAMI et al.: Tetrahedron L. *1973*, S. 4991)] und das strukturähnliche Kirenol.

Anwendung. Das Kraut bei Geschwülsten und Wunden.

Sigumid

Sigumid.

$C_{12}H_{15}N_5O_4S$ M.G. 325,36

5-Sulfanilamido-1,3-dimethyl-2,4-dioxo-6-aminotetrahydropyrimidin.

Eigenschaften. Krist. Substanz, Fp. = 250−252°.

Anwendung. Als Bacteriostaticum (vgl. II, 519 ff.).

Silber

Silber und Silbersalze.

S. Bd. III, 188 ff. unter Argentum.

Silberdiäthyldithiocarbamat

Silberdiäthyldithiocarbamat DAB 7 — BRD, Eu.P. II-71. Silver diethyldithiocarbamate
USP XIX, BP 73, NF XIV.

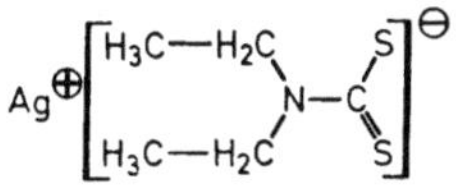

$C_5H_{10}AgNS_2$ M.G. 256,1

Darstellung. 1,7 g Silbernitrat werden in 100 ml W. gelöst. Getrennt werden 2,3 g Natrium-
diäthyldithiocarbamat in 100 ml W. gelöst. Die beiden Lsg. werden auf 10° abgekühlt und
unter Rühren gemischt. Der gelbe Nd. wird auf einem Glassintertiegel gesammelt, mit 200 ml
kaltem W. gewaschen und 2 bis 3 Std. im vac. bei Raumtemp. getrocknet (Eu.P. II-71).

Eigenschaften. Hellgelbes, grüngelbes bis graugelbes Pulver, praktisch unlösl. in W., lösl.
in Pyridin, sehr schwer lösl. in Bzl. und Tetrachlorkohlenstoff.

Prüfung. 1. Aussehen der Lsg.: 5,0 ml Prüf-Lsg. müssen klar sein (DAB 7 — BRD). —
Prüf-Lsg. nach DAB 7 — BRD: 0,1000 g Substanz, genau gewogen, werden in Pyridin zu
20,00 ml gelöst. — 2. Lichtabsorption: Die Extinktion der Prüf-Lsg., gemessen gegen Pyridin,
darf in einer Schichtdicke von 1,000 cm bei 450 nm nicht größer als 0,150, bei 510 nm nicht
größer als 0,010 und bei 538 nm nicht größer als 0,005 sein (DAB 7 — BRD). — 3. Eignungs-
prüfung; Arsennachweis: Wie unter Prüf. auf Arsen (s. I, 244) beschrieben, wird mit 1 µg
As^{3+} die Vgl.-Lsg. hergestellt. Statt der Silberdiäthyldithiocarbamat-Lsg. wird die Prüf-Lsg.
verwendet. Die Vgl.-Lsg. muß stärker gefärbt sein als das gleiche Vol. einer Mischung aus
3,00 ml Eisen-(III)-chlorid-Lsg. III, 0,60 ml Kobalt-(II)-chlorid-Lsg. und 11,40 ml 1%ige
Salzsäure (DAB 7 — BRD).

Anwendung. Als Rg., z. B. zur Prüf. auf Arsen.

Silbereiweiß-Acetyltannat

Silbereiweiß-Acetyltannat

S. III, 201 u. Argentum albumino-acetylotannatum.

Silene

Silene inflata Sm. [S. venosa Aschers., S. vulgaris (Moench) Garcke, S. cucubalus
Wibel, S. behen Wirzen, S. latifolia Rendle et Britt., Cucubalus behen L., C. venosus
Gilib., C. inflatus Salisb., Lychnis behen Scop.]. Caryophyllaceae -- Silenoideae — Lychni-
deae. Aufgeblasenes Leimkraut. Taubenkropf. Klatschnelke. Bladder campion. Carnillet.
Silène. Bobbolini.

Heimisch in Europa, im gemäßigten Asien, Ostindien, Nordafrika.

Ausdauernd, 10 bis 45 cm hoch. Wurzelstock ästig, vielköpfig, blühende und nicht blühende
Stengel treibend. Stengel aufrecht bis aufsteigend, schlaff, meist kahl, aufrecht oder oben
ästig. — Laubblätter lanzettlich bis eiförmig, 2 bis 6 cm lang, mit kräftigem Mittelnerv, die

unteren kurz gestielt, spitz, die oberen sitzend, vollständig kahl bis bewimpert, bläulichgrün. — Blütenstand reichblütig, locker trugdoldig, zuletzt in Wickel übergehend. Blüten vielehig-zweihäusig. Kelch eiförmig bis kugelig, kahl, zwanzignervig, stark netzaderig, 12 bis 15 mm lang, mit breit dreieckigen, spitzen Zähnen, grünlichweiß bis rötlich. Kronblätter in der Knospenlage dachig, meist ohne Krönchen weißlich (selten etwas rosarot). Platte tief zwei-spaltig, die Lappen abgerundet oder gestutzt, selten gezähnelt. Nagel oben verbreitert. Griffel 3, Kapsel in den Kelch eingeschlossen, breit eiförmig, gestielt, im unteren Teil drei-fächerig. — Samen am Rand abgerundet, dicht kurz stachelig, 1,2 bis 1,5 mm breit.

Herba Silenis inflata. Taubenkropf.

Inhaltsstoff. Saponin.

Anwendung. In der Volksmedizin als Tee gegen Blasenleiden und bei chronischem Blasen-katarrh.

Radix Behen albi. Radix Behen nostras. Behenwurzel. Klatschnelkenwurzel.

Die Wurzeln haben einen Durchmesser von 0,5 bis 1 cm und sind oft mehrere dm lang. Bricht man eine Wurzel, so ist der Bruch glatt und zeigt einen gelblichen Holzkörper, der von einer in den inneren Partien braunen, in den äußeren Partien weißen schmalen Rinde umgeben ist. Von der recht ähnlichen Radix Saponariae unterscheidet sie sich durch die wesentlich größere Zahl der Gefäße und die im Mikroskop zitronengelbe Farbe ihrer Kork-zellen.

Inhaltsstoffe. Saponin, 7,4% Lactosin und 2,1% Stärke in der Wurzel, 8,1% Lactosin und 1% Stärke im Rhizom. Silenosid, Fp. 220 bis 230° (Zers.), das bei Hydrolyse Gypsogenin-glucuronosid und D-Glucose, L-Arabinose, D-Xylose, L-Rhamnose und D-Fucose liefert, ferner Vaccarosid $C_{36}H_{54}O_{49} \cdot 2H_2O$, Fp. 243 bis 246° (Zers.) [TEGISBAEV et al.: Chem. Abstr. *63*, 4573 (1965)]. Nach DAVY et al. [Compt. Rend. *261*, 3483 (1965)] ferner Raffinose, α-Galakto-sido-1-fructose-glucose, α-Galaktosido-3-fructose-glucose, Lychnose [α-Galaktopyranosyl-(1 → 6)α-glucopyranosyl-(1 → 2)-fructofuranosyl-(1 → 1)-α-galaktopyranosid] und Galaktosyl-galaktosido-6-glucose-fructose.

Anwendung. Wie Seifenwurzel. Der H. I. der trockenen Wurzel beträgt 6 600.

Silene nutans L. (S. discolor RETZ., S. infracta WALDST. et KIT., Lychnis nutans SCOP., Cucubalus nutans LAM., Otites nutans OPIZ). Nickendes Leimkraut.
Heimisch in Europa, Nordafrika, Kaukasus, Sibirien, Japan.

Inhaltsstoff. In der Wurzel das Triterpenglykosid Nutanosid.

Anwendung. Wie Seifenwurzel gebraucht. H. I. der trockenen Wurzel 740 bis 820.

Silene burchelli OTT. ex DC.
Heimisch in Afrika.

Anwendung. Die Droge soll gegen Skrofulose wirksam sein. Zu tonisierenden Bädern bei Erschöpfungszuständen.

Silene capensis OTT. ex DC.
Heimisch in Afrika.

Anwendung. In Afrika als Heilmittel gegen Fieber und Delirium.
Weiter werden verwendet: Silene virginica L., S. virginica MICHX., Nordamerika, und S. macrosolen STEUD., Abessinien, als Bandwurmmittel.

Silicium

Silicium. Silizium.

Si   A.G. 28,09

Vorkommen. Nach Sauerstoff das meistverbreitete Element; Silicium findet sich in der Natur nur in gebundener Form, bes. als Siliciumdioxyd, SiO_2 (z. B. als Sand, Quarz und Berg-kristall), und als Alkali-, Erdalkali-, Aluminium- und Eisensilikat (z. B. Kali-Feldspat =

Orthoklas, $K[AlSi_3O_8]$; Glimmer = Muskovit, $[KAl_2(OH)_2][AlSi_3O_{10}]$; Olivin, $(Mg, Fe)_2$ $[SiO_4]$; Riebeckit $[Na_2Fe_3^{II}Fe_2^{III}(OH)_2][Si_8O_{22}]$.

Darstellung. Man erhält Silicium in mehr oder weniger großer Reinheit durch Reduktion des Dioxids (oder von Siliciumhalogeniden) mit Magnesium, Aluminium oder Kohle.

Eigenschaften. Metallische, glänzende, graue oder schwarze, harte, spröde, reguläre Oktaeder, praktisch unlösl. in W. und allen Säuren (auch Flußsäure), lösl. in heißen Alkalilaugen, salpetersäurehaltiger Flußsäure und vielen Metallschmelzen. Silicium leitet den elektrischen Strom schwach, wobei die Leitfähigkeit mit steigender Temp. zunimmt. d = 2,33; Fp. = etwa 1430°; Kp. = etwa 2300°. Die Substanz setzt sich mit Fluor schon bei Raumtemp. unter Feuererscheinung, mit den anderen Halogenen in der Wärme um. Silicium verbrennt erst bei sehr hohen Temp. zu Siliciumdioxid. Mit Stickstoff bildet es bei 1400° ein Nitrid, Si_3N_4.

Das pulverförmige Silicium ist braun oder graubraun, enthält etwas Fremdsubstanz, vor allem Sauerstoff und ist reaktionsfähiger.

Nachweis. Der qualitative und quantitative Nachweis erfolgt fast stets über Siliciumdioxid. Man erwärmt die pulverisierte Untersuchungssubstanz in einem Bleitiegel (Porzellan würde angegriffen) mit wenig Ammoniumfluorid und einigen Tr. konz. Schwefelsäure. Es entsteht hierbei Fluorwasserstoff, der Siliciumdioxid und das Silicium in den Silikaten unter Bldg. von flüchtigem, farblosem, gasförmigem Siliciumtetrafluorid (SiF_4) auflöst. Man hält während des Erwärmens in die Tiegelöffnung (Tiegelwände nicht berühren) einen schwarzen, mit Wassertropfen befeuchteten Glasstab. Wenn sich dieser mit einer weißen Kruste von ausgeschiedener Kieselsäure überzieht, hat die Untersuchungssubstanz Silicium enthalten, denn das flüchtige SiF_4 wird durch W. hydrolytisch in unlösl. Kieselsäure und Flußsäure gespalten. Die Flußsäure verbindet sich mit unzers. Siliciumtetrafluorid zu Fluorokieselsäure.

Anwendung. Zur Herst. von Legierungen mit Aluminium, Bor, Calcium, Chrom, Kupfer, Eisen, Magnesium, Mangan, Nickel, Titan, Vanadium, Zirkonium u. a. In hochgereinigter Form zu Dioden, Transistoren, Starkstromgleichrichtern und Fotozellen.

Physiologie. Elementares Silicium übt auf den tierischen Organismus keine Wrkg. aus. Als Spurenelement wird es jedoch offenbar für die Ausbildung von Knochen und Bindegewebe benötigt, bei der Calcifikation junger Knochen in Wechselwrkg. mit Calcium. Im Bindegewebe sowie im Gelenkknorpel ist es wahrscheinlich verantwortlich für die Quervernetzung der Protein-Mucopolysaccharid-Komplexe, und auch an der Biosynthese der Mucopolysaccharide soll es beteiligt sein. Siliciummangel führt bei höheren Tieren zu Wachstumsstörungen. Im lebenden Organismus kommt Silicium in Form von Silikaten und org. Verbindungen vor. Lösl. Silikate im Überschuß können jedoch durch Störung des Phosphorylierungsprozesse zahlreiche Veränderungen hervorrufen, z. B. Hämolyse von Erythrozyten. Menschliche Haare enthalten 0,01 bis 0,36%, Nagelsubstanz 0,17 bis 0,54% Silicium. Der Erwachsene scheidet tägl. durchschnittlich ca. 10 mg Kieselsäure aus.

Silicic acid

S. II, 1030 u. Acidum silicicum.

Silicium bisulfuratum. Siliciumdisulfid.

SiS_2 M.G. 92,22

Eigenschaften. Farblose, brennbare Nadeln oder faserige Masse, an trockener Luft beständig, zers. sich jedoch an feuchter Luft unter Bldg. von Siliciumdioxid und Schwefelwasserstoff. Lösl. unter Zers. in W., A. und Alkalilaugen, praktisch unlösl. in Bzl. $d_4^{25} = 1,875$; die Substanz schmilzt und sublimiert bei etwa 1090°; Kp. = 1130°.

Aufbewahrung. Gut verschlossen, vor Feuchtigkeit geschützt.

Silicium bromatum. Siliciumbromid. Siliciumtetrabromid.

$SiBr_4$ M.G. 347,75

Eigenschaften. Farblose, schwere, an der Luft rauchende, stark lichtbrechende, unangenehm riechende Fl., die sich am Licht gelb färbt. Sie wird durch W. unter starker Erwärmung in Kieselsäure und Bromwasserstoffsäure zers. Sie reagiert heftig mit metallischem Kalium. d = 2,8. Ep. = -12°; Fp. = 5°; Kp. = 153°.

Die Substanz gleicht in ihren Eigenschaften der entsprechenden Chlorverbindung und wird ebenso verwendet (s. u.).

Aufbewahrung. Gut verschlossen, vor Licht und Feuchtigkeit geschützt.

Siliciumcarbid. Carborundum.

SiC   M.G. 70,03

Eigenschaften. Sehr harte, grüne bis schwarzblaue, scharfe, in Regenbogenfarben schillernde Kristalle. Fast so hart (9,5) wie Diamant. d = 3,23.

Anwendung. Zum Schneiden und Polieren von Glas, Granit, Marmor usw. Zum Bearbeiten und Polieren von Metallen, zur Herst. feuer- und säurefester Materialien und Geräte, von Schleifrädern und Schleifpapier.

Silicium chloratum. Siliciumchlorid. Siliciumtetrachlorid.

$SiCl_4$ M.G. 169,89

Eigenschaften. Farblose, leicht bewegliche, klare, an der Luft rauchende Fl. von erstickendem Geruch. Die Substanz zers. sich mit wenig W. unter Wärmeentw. in Kieselsäure und Salzsäure. Sie ist mischbar mit Bzl., Ae. und Chlf. d_4^{20} = 1,48; Fp. = −70°; Kp. = 58°.

Aufbewahrung. Gut verschlossen, vor Feuchtigkeit geschützt.

Anwendung. In Verbindung mit Ammoniak zur Erzeugung von künstlichem Nebel, zum Feuerfestmachen von Geweben, zur Herst. von Säurechloriden und als Quellungsmittel für Kautschuk, zur Darstellung von Siliconen.

Silicium dioxydatum 2. AB — DDR. Siliciumdioxid. Siliziumdioxid. Anhydridum acidi silicici.

SiO_2 M.G. 60,08

Bemerkung. S. auch II, 1030 und VII B, 232.

Herstellung. Ausgangsstoff für die Herst. bildet eine Natriummetasilikat-Lsg. Durch Ansäuern dieser Lsg. mit Schwefelsäure wird Kieselsäure freigesetzt, die eine kolloide Lsg. (Kieselsol) bildet. Aus dieser Lsg. wird durch Zusatz von Natriumhydrogensulfit-Lsg. und Ammoniak Siliciumdioxid ausgefällt. Diese Fllg. wird getrocknet und gemahlen (nach DAB 7 — DDR-Komm.).

Eigenschaften. Weißes, sehr feines, lockeres, nicht krist. Pulver.

Erkennung. 1. 2,000 g Substanz werden mit 18,0 ml kohlendioxidfreiem W. versetzt. Die Mischung wird 15 Sek. geschüttelt und 15 Min. stehen gelassen. Diese Mischung zeigt einen pH-Wert im Bereich von 5,5−7,5 (2. AB − DDR). − 2. 0,250 g Substanz werden mit 3,00 ml 6 n Natronlauge und 7,0 ml W. versetzt. Die Mischung wird 5 Min. im Sieden gehalten und nach dem Abkühlen auf 20° mit W. zu 10,0 ml aufgefüllt. 2 Tr. der Lsg. werden mit 10 Tr. Ammoniummolybdat-Lsg. (10,0 g/100,0 ml) und 7 Tr. 3 n Schwefelsäure versetzt. Die Lsg. zeigt eine gelbe Fbg., die nach Zusatz der Mischung aus 2 Tr. Zinn(II)-chlorid-Salzsäure-Lsg. und 5,0 ml 3 n Natronlauge in eine tiefblaue übergeht (2. AB − DDR). − 3. 0,050 g Substanz werden in einem Bleitiegel mit 0,10 g Calciumfluorid und 1,0 ml konz. Schwefelsäure gemischt. Nachdem der Bleitiegel mit dem durchbohrten Bleideckel verschlossen und die Öffnung mit angefeuchtetem, schwarzem Papier bedeckt worden ist, wird er auf das Wasserbad gestellt. Innerhalb 10 Min. bildet sich auf dem Papier ein weißer Fleck (2. AB − DDR).

Prüfung. 1. Arsen-Ionen: 5,0 ml Prüf.-Lsg. werden nach Zusatz von 25,0 ml W. wie unter Prüf. auf Arsen-Ionen (s. I, 242) angegeben, behandelt. Das Quecksilberbromidpapier darf keine stärkere Fbg. als das der Vgl.-Probe zeigen (höchstens 0,0005% As^{3+}/As^{5+}) (2. AB − DDR). − Prüf.-Lsg.: 2,000 g Substanz werden in einem 100-ml-Rundkolben mit 45,0 ml W. und 5,0 ml 6 n Salzsäure versetzt. Die Mischung wird unter Rückflußkühlung 60 Sek. im Sieden gehalten und nach dem Abkühlen auf 20° filtriert. Das klare Filtrat wird als Prüf.-Lsg. verwendet. − 2. Eisen-Ionen: 1,00 ml Prüf.-Lsg. wird mit W. zu 10,0 ml aufgefüllt. 1,00 ml der Lsg. darf nach Zusatz von 9,0 ml W. bei der Prüf. auf Eisen-Ionen (s. I, 259) keine stärkere Fbg. als die Vgl.-Probe zeigen (höchstens 0,25% Fe^{2+}/Fe^{3+}) (2. AB − DDR). − 3. Schwermetall-Ionen: 1,00 ml Prüf.-Lsg. darf nach Zusatz von 0,50 ml 6 n Ammoniak-Lsg. und 8,5 ml

W. bei der Prüf. auf Schwermetall-Ionen (s. I, 254) nach Methode II keine stärkere Fbg. als die Vgl.-Probe zeigen (höchstens 0,025%, ber. als Pb^{2+}) (2. AB -- DDR). — 4. Natrium-sulfat: 1,000 g Substanz wird in einem 250-ml-Becherglas mit 100 ml W. und 5,0 ml konz. Salzsäure versetzt. Die Mischung wird 10 Min. im Sieden gehalten und danach filtriert. Der Rückstand wird mit 50 ml heißem W. gewaschen. Die vereinigten Filtrate werden zum Sieden erhitzt und mit 20,0 ml heißer Bariumchlorid-Lsg. (5,0 g/100,0 ml) versetzt, 60 Sek. im Sieden gehalten und anschließend auf dem Wasserbad 60 Min. erhitzt. Nach dem Erkalten wird die Mischung durch einen mit 5,0 ml W., dreimal mit je 5,0 ml Äthanol sowie dreimal mit je 5,0 ml Ae. gewaschenen, über Silikagel 15 Min. aufbewahrten und gewogenen Glasfilter-tiegel G 4 filtriert. Dabei wird zunächst die überstehende, klare Fl. dekantiert, dann der Nd. im Becherglas zweimal mit je 20,0 ml heißem W. digeriert, in dem Glasfiltertiegel gesammelt und mit 50 ml heißem W. gewaschen. Der Nd. wird dreimal mit je 5,0 ml Äthanol sowie drei-mal mit je 5,0 ml Ae. gewaschen, über Silikagel 30 Min. stehengelassen und gewogen. Es dürfen höchstens 0,057 5 g Rückstand verbleiben (höchstens 3,5% Na$_2$SO$_4$) (2. AB — DDR). — 5. Glührückstand: Mindestens 85,0% (2. AB — DDR). — 6. Trocknungsverlust: höchstens 9,0%, wenn 0,200 0 g Substanz bei 105° getrocknet werden (2. AB — DDR).

Sonstige Prüfungen. Schüttmasse: Ein 100-ml-Meßzylinder, dessen Fußdurchmesser etwa 60 mm beträgt und der einen inneren Durchmesser von 26—29 mm hat, wird an der 50-mm-Marke glatt abgesprengt. Der Zylinderteil mit Fuß wird gewogen und danach mit dem anderen Zylinderteil durch einen etwa 40 mm langen Schlauch verbunden. In ein 250-ml-Becherglas von etwa 66 mm innerem Durchmesser und etwa 90 mm Höhe wird eine 20 mm hohe Schicht Seesand gegeben. Durch einen Trichter, dessen Hals 60—70 mm lang ist und der einen inneren Durchmesser von höchstens 10 mm hat, wird mit Hilfe eines Drahtes oder Glasstabes Substanz in den vorbereiteten Meßzylinder bis zur 70-ml-Marke gegeben. Der Meßzylinder wird fünfmal aus 3 cm Höhe auf die Sandschicht in dem Becherglas fallen-gelassen. Anschließend wird erneut Substanz in den Meßzylinder bis zur 70-ml-Marke gefüllt. Der Meßzylinder wird fünfmal aus 3 cm Höhe auf die Sandschicht fallengelassen. Danach wird der Meßzylinder aus dem Becherglas herausgenommen, der obere Zylinderteil mit dem Schlauch entfernt und die Substanz glattgestrichen. Der Zylinderteil mit der Substanz wird gewogen.

Berechnung: Schüttmasse in Gramm je Milliliter $= \dfrac{a}{50}$

a = Masse der Substanz in g
Die Schüttmasse darf nicht weniger als 0,100 g und nicht mehr als 0,170 g je ml betragen (2. AB — DDR).

Aufbewahrung. Höchstens 10 Jahre.

Anwendung. S. Silicium dioxidatum dispersum.

Silicium dioxydatum dispersum 2. AB — DDR. Silicium dioxidum colloidale DAC. Kolloidales Siliciumdioxid. Hochdisperses Siliciumdioxid. Dioxide de silicium, colloidal. Colloidal silicon dioxide. Silicio dioxido colloidale. Silicium dioxydatum colloidale. Kollo-idale Kieselsäure.

SiO$_2$ M.G. 60,08

Bemerkung. S. II, 1031 und VIIB, 232.

Herstellung. Durch Hydrolyse aus Siliciumtetrachlorid in der Knallgasflamme (s. II, 1031).

Eigenschaften. Weißes, sehr feines und lockeres, amorphes Pulver mit bläulichem Schim-mer, das bei Primärteilchengrößen von 5—50 nm eine spez. Oberfläche zwischen 40 und 400 qm/g besitzt. In Tetrachlorkohlenstoff dispergiert bildet es viskose Fl. oder nicht gieß-bare, gelartige Massen. Praktisch unlösl. in W., Säuren und org. Lsgm., lösl. in Alkalilau-gen unter Silikatbildung.

Erkennung. 1. 20 mg Substanz werden in einem Bleitiegel mit Hilfe eines Kupferdrahtes oder Holzstäbchens mit etwa der gleichen Menge Natriumfluorid und einer ausreichenden Menge konz. Schwefelsäure zu einem dünnen Brei verrieben. Der Tiegel wird sofort mit einer durchsichtigen Folie oder dünnen Platte aus Polyäthylen bedeckt, an deren Unterseite ein oder mehrere kleine Tr. W. hängen. Bei schwachem Erwärmen des Bleitiegels über kleiner Flamme auf einem Drahtnetz bilden sich innerhalb kurzer Zeit längs der Tropfen-Ränder weiße Ringe (DAC, ähnl. 2. AB — DDR). — 2. 5,0 ml Prüf.-Lsg. I geben nach Zusatz von 2,0 ml Salzsäure bzw. 6 n Salzsäure einen weißen, gallertigen Nd., der sich bei Zusatz von 2,0 ml verd. Ammoniak bzw. 6 n Ammoniak-Lsg. verstärkt (DAC). — Prüf.-Lsg. I: 0,50 g

Substanz werden in 3,5 ml starker Natronlauge und 12,5 ml W. bzw. in 6,0 ml 6 n Natronlauge und 10 ml W. unter Aufkochen gelöst und nach dem Erkalten auf 20,0 ml verdünnt. — 3. 1,00 g Substanz gibt, wenn sie mit 20,0 ml Tetrachlorkohlenstoff 3 Min. lang kräftig geschüttelt wird, eine klar durchsichtige, gelartige, nicht gießbare Masse (DAC). — 4. 2 Tr. Prüf-Lsg. I werden mit 10 Tr. Ammoniummolybdat-Lsg. (10,0 g/100,0 ml) und 7 Tr. 2 n Schwefelsäure versetzt. Die Lsg. zeigt eine gelbe Fbg., die nach Zusatz der Mischung aus 2 Tr. Zinn(II)-chlorid-Salzsäure-Lsg. und 5,0 ml 3 n Natronlauge in eine tiefblaue übergeht (2. AB — DDR). — Prüf-Lsg. I nach 2. AB — DDR: 0,500 g Substanz werden in 6,0 ml 6 n Natronlauge und 14,0 ml W. unter Erhitzen zum Sieden gelöst.

Prüfung. 1. Unlösliche Verunreinigungen; Farbe der Lösung: 1,00 ml Prüf-Lsg. I darf nach Zusatz von 9,0 ml W. nicht stärker getrübt sein als die unter Prüf. auf Sulfat-Ionen (s. Bd. I, 263) angegebene Vgl.-Probe. 10,0 ml Prüf-Lsg. I müssen farblos sein (2. AB — DDR, ähnl. DAC). — 2. Sauer reagierende Verunreinigungen: 10,0 ml Prüf-Lsg. II müssen nach Zusatz von 3 Tr. Bromphenolblau-Lsg. und 0,50 ml 0,01 n Kalilauge blauviolett gefärbt sein (2. AB — DDR, ähnl. DAC). — Prüf-Lsg. II nach 2. AB — DDR: 0,250 g Substanz werden mit 25,0 ml W. versetzt. Die Mischung wird 60 Sek. im Sieden gehalten und nach dem Abkühlen auf 20° durch ein Filterpapier der Sorte h filtriert. Das klare Filtrat wird unter Waschen des Filters mit W. zu 25,0 ml aufgefüllt. — 3. pH-Wert: Der pH-Wert soll 3,6—4,3 betragen, gemessen mit einer Glaselektrode in einer 4%igen Suspension, die durch 1 Min. langes kräftiges Schütteln von 1,0 g Substanz mit 20 ml frisch destilliertem oder vollsalzmtem, CO_2-freiem W. von Raumtemp. bereitet und nach 5 Min. langem Stehen zur Messung verwendet wird (DAC). — 4. Schwermetall-Ionen: höchstens 100 ppm, ber. als Pb^{2+}; 12,0 ml Prüf-Lsg. III werden, wie in Bd. I, S. 254 beschrieben, auf Schwermetalle geprüft (DAC, ähnl. 2. AB — DDR). — Prüf-Lsg. III nach DAC: 1,00 g Substanz wird mit 7,5 ml verd. Salzsäure und 32,5 ml W. bzw. mit 5,0 ml 3 n Salzsäure und 35,0 ml W. 1 Min. lang zum Sieden erhitzt. Nach dem Erkalten wird durch ein gehärtetes Filter in einen Meßzylinder von 50 ml Inhalt filtriert, mit W. nachgewaschen, bis das Filtrat etwa 45,0 ml beträgt und annähernd mit verd. Ammoniak bzw. mit 6 n Ammoniak-Lsg. neutralisiert. Man verdünnt auf 50,0 ml und filtriert nötigenfalls nochmals. — 5. Eisen-Ionen: 0,500 g Substanz werden mit 20,0 ml 1 n Salzsäure versetzt. Die Mischung wird 60 Sek. im Sieden gehalten und nach dem Abkühlen auf 20° durch ein Filterpapier der Sorte h filtriert. Das klare Filtrat wird unter Waschen des Rückstandes mit W. zu 20,0 ml aufgefüllt. 10,0 ml der Lsg. dürfen bei der Prüf. auf Eisen-Ionen (s. I, 259) keine stärkere Fbg. als die Vgl.-Probe zeigen (höchstens 0,004% Fe^{2+}/Fe^{3+}) (2. AB — DDR). — Höchstens 50 ppm, wobei 10,0 ml Prüf-Lsg. III nach I, 259 auf Eisen-Ionen geprüft werden (DAC). — 6. Chlorid-Ionen: Höchstens 400 ppm, wobei 12,5 ml Prüf-Lsg. II auf 15,0 ml verd. und nach I, 257 auf Chlorid geprüft werden (DAC, ähnl. 2. AB — DDR). — Prüf-Lsg. II nach DAC: 0,250 g Substanz werden mit 50,0 ml W. 2 Min. lang geschüttelt. Die Lsg. wird durch ein gehärtetes Filter filtriert. — 7. Kristalline Verunreinigungen: 0,50 g Substanz werden mit 10,0 g dickfl. Paraffin verrieben. Die Mischung wird in dünner Schicht auf einen Objektträger aufgetragen und mit einem Deckglas bedeckt. Das Präparat darf bei der Betrachtung unter dem Mikroskop bei 100facher Vergrößerung Luftblasen, aber keine Teilchen zeigen (2. AB — DDR). — 8. Glühverlust: Höchstens 3%, wenn 0,50 g der 2 Std. bei 105° getrockneten Substanz bei 1 000° geglüht werden (DAC). — 8. Glührückstand: Mindestens 94,0%, wenn 0,3000 g Substanz in einem mit Deckel verschlossenen Porzellantiegel geglüht werden (2. AB — DDR).

Sonstige Prüfungen. Schüttmasse: Ein 100-ml-Meßzylinder, dessen Fußdurchmesser etwa 60 mm beträgt und der einen inneren Durchmesser von 26—29 mm hat, wird an der 50-ml-Marke glatt abgesprengt. Der Zylinderteil mit Fuß wird gewogen und danach mit dem anderen Zylinderteil durch einen etwa 40 mm langen Schlauch verbunden. In ein 250-ml-Becherglas von etwa 66 mm innerem Durchmesser und etwa 90 mm Höhe wird eine 20 mm hohe Schicht Seesand gegeben. Durch einen Trichter, dessen Hals 60—70 mm lang ist und der einen inneren Durchmesser von höchstens 10 mm hat, wird mit Hilfe eines Drahtes oder eines Glasstabes Substanz in den vorbereiteten Meßzylinder bis zur 70-ml-Marke gegeben. Der Meßzylinder wird fünfmal aus 6 cm Höhe senkrecht auf die Sandschicht in dem Becherglas fallengelassen. Anschließend wird erneut Substanz in den Meßzylinder bis zur 70-ml-Marke gefüllt. Der Meßzylinder wird fünfmal aus 3 cm Höhe auf die Sandschicht fallengelassen. Danach wird der Meßzylinder aus dem Becherglas herausgenommen, der obere Zylinderteil mit dem Schlauch entfernt und die Substanz glattgestrichen. Der Zylinderteil mit der Substanz wird gewogen. Berechnung:

$$\text{Schüttmasse in Gramm je Milliliter} = \frac{a}{50}$$

a = Masse der Substanz in g

Die Schüttmasse darf höchstens 0,1 g je ml betragen (2. AB — DDR).

Aufbewahrung. In sehr gut verschlossenen Gefäßen. Höchstens 10 Jahre.

Unverträglichkeiten: Mizellbildende, kationische Arzneistoffe (Behinderung der Wirkstoff-Freigabe).

Pharmazeutische Verwendung: Wirkstoffträger, Emulsionsstabilisator, Verdickungsmittel für Fl., Lotionen, Cremes und Zahnpasten, Hilfsmittel zur Herst. von Tabletten, Dragees und Suppositorien, Mahl- und Siebhilfsmittel für hygroskopische Produkte, Verbesserung der Rieselfähigkeit und Erhöhung des Schüttvol. von Puder.

Handelsform. Aerosil.

Seesand DAB 7 — BRD, DAB 7 — DDR. Sand, washed USP XIX.

Gewinnung: Sauberer, harter Sand wird bei Raumtemp. mit einer Mischung aus 1 T. Salzsäure und 2 T. W. (etwa 13% HCl) mehrere Tage lang digeriert oder bei erhöhter Temp. einige Std. Der Sand wird auf einem Filter gesammelt, mit W. so lange gewaschen, bis das Waschwasser neutral reagiert und nur eine leichte Chloridrk. zeigt und anschließend getrocknet (USP XIX).

Eigenschaften. Verschiedenfarbige, vorwiegend gelblichbraune feine Sandkörnchen von 0,1 bis 0,3 mm Korngröße.

Prüfung. 1. Eisen-Ionen: Der Rückstand von 3. wird mit 2,0 ml 6 n Salzsäure aufgenommen. Nach dem Eindampfen zur Trockne wird der Rückstand in 1,0 ml 6 n Salzsäure und W. zu 100 ml gelöst. In 1,00 ml dieser Lsg. dürfen Eisen-Ionen nicht nachweisbar sein (DAB 7 — BRD). — 2. Chlorid-Ionen: 1,00 g Substanz wird mit 25,0 ml W. 2 Min. lang geschüttelt. In 10,0 ml des Filtrates dürfen Chlorid-Ionen nicht nachweisbar sein (DAB 7 — BRD). — Höchstens 0,003% (USP XIX). — 3. Säurelösl. Verunreinigungen: Höchstens 0,15%. Dafür werden 20,0 g Substanz mit 100 ml 3 n Salzsäure auf dem Wasserbad 2 Std. lang digeriert. Nach dem Verdünnen mit W. auf das ursprüngliche Vol. wird filtriert. 50,0 ml des Filtrates werden auf dem Wasserbad eingedampft, der Rückstand wird geglüht (DAB 7 — BRD, ähnlich USP XIX). — 4. Glühverlust: Höchstens 0,1% (DAB 7 — BRD).

Anwendung. Als Rg. z. B. bei der Best. des Trocknungsverlustes verschiedener Salben.

Siliceous Earth, Purified NF XIV. Purified Siliceous Earth USP XIX. Purified Infusorial Earth. Purified Kieselgur. Terra Silicea Purificata. Gereinigte Kieselgur. Kieselerde. Infusorienerde.

Bemerkung. S. II, 1032, s. auch V, 402 u. VII B, 232 ff.

Beschreibung. Siliciumdioxid, das die Kieselalgenzellen und Fragmente von Diatomeen enthält und durch Kochen mit verd. Salzsäure, anschließendem Waschen und Calcinieren gereinigt wurde. Amorphes, sehr feines, weißes, leicht graues oder blaßgelbes Pulver. Es fühlt sich sandig an, absorbiert schnell Feuchtigkeit und hält etwa das Vierfache seines Eigengew. an W., ohne flüssig zu werden. Unlösl. in W., Säuren und verd. Lsg. von Alkalihydroxyden (NF XIV, USP XIX).

Prüfung. 1. Etwa 1 g Substanz wird genau gewogen und bis zum konst. Gew. geglüht. Sie darf nicht mehr als 10% an Gew. verlieren (NF XIV, USP XIX). — 2. Säurelösl. Verunreinigungen: 1 g Substanz wird mit 20 ml verd. Salzsäure bei 50° 15 Min. digeriert und anschließend filtriert. 10 ml des Filtrates werden mit 500 µl Schwefelsäure versetzt, zur Trockne eingedampft und der Rückstand bis zum konst. Gew. geglüht. Das Gew. des Rückstandes darf nicht größer als 8 mg sein (NF XIV, USP XIX). — 3. Carbonat: 1 g Substanz wird mit 25 ml verd. Salzsäure versetzt, dabei darf kein Aufschäumen auftreten (NF XIV, USP XIX). — 4. Sulfat: Die Mischung, die man bei der Prüf. auf Carbonat erhalten hat, wird 10 Min. zum Sieden erhitzt, eventuell verdampftes W. wird ersetzt, und dann wird die Mischung filtriert. Das Filtrat darf auf Zusatz von wenigen Tr. Bariumchlorid-Lsg. nicht trübe werden (NF XIV, USP XIX). — 5. Org. Verunreinigungen: Die Substanz darf sich beim Erhitzen nicht dunkel färben (NF XIV, USP XIX). — 6. Reaktion und wasserlösl. Eisenverbindungen: 10 g Substanz werden mit 50 ml W. 10 Min. lang zum Sieden erhitzt. Eventuell verdampftes W. wird ersetzt. Die Lsg. wird filtriert. Das Filtrat muß farblos sein und neutral gegen Lackmus rg. Auf Zusatz von 5 Tr. Kaliumferrocyanid-Lsg. zu 5 ml des Filtrates darf keine Blaufbg. auftreten (NF XIV, USP XIX).

Siliceous Earth, Chromatographic USP XIX. Kieselgur zur Chromatographie.

Bemerkung. Es wird purified siliceous earth verwendet, die folgenden Anforderungen entsprechen muß:

Für die Gaschromatographie soll eine Kieselgur verwendet werden, die folgender allgemeiner Beschr. entspr.: Gereinigte Kieselgur geeigneter Teilchengröße soll mit Säure und/oder mit Lauge gewaschen werden. Sie kann silanisiert oder nicht silanisiert sein.

Für die Säulenverteilungschromatographie ist es erforderlich, daß das Material frei von interferierenden Substanzen ist. Sind solche Substanzen vorhanden oder werden solche vermutet, muß das Material folgendermaßen gereinigt werden: Der Boden eines Chromatographierohres, das einen Durchmesser von 100 mm oder mehr hat, wird mit Glaswolle verschlossen, in dieses Rohr gibt man gereinigte Kieselgur bis zu einer Höhe, die dem 5maligen Durchmesser der Säule entspricht. Dann versetzt man mit so viel Salzsäure, wie einem Drittel der Kieselgursäule entspricht und läßt die Säure durch die Säule perkolieren. Anschließend wird die Säule mit M. gewaschen, wobei man zunächst ein kleines Vol. an der Säulenwand herunterlaufen läßt und anschließend so lange mit M. wäscht, bis das letzte Waschwasser neutral gegen angefeuchtetes Lackmuspapier reagiert. Der Säuleninhalt wird in einer flachen Schale auf einem Dampfbad erhitzt, bis das M. verschwunden ist. Anschließend wird bei 105° getrocknet, bis das Material pulverig und frei von M.-Spuren ist. Das getrocknete Material wird in gut schließenden Gefäßen aufbewahrt (USP XIX, NF XIV).

Siliceous Earth, Chromatographic, Silanized USP XIX. Silanisierte Kieselgur zur Chromatographie.

Etwa 450 g gereinigte Kieselgur werden in einer großen offenen Glaskristallisierschale in einen vac.-Exsikkator gegeben und mit 30 ml eines geeigneten Silans, z. B. einer Mischung aus 1 Vol.T. Dimethyldichlorsilan und 1 Vol.T. Trimethylchlorsilan oder einer Mischung aus 1 Vol.T. Methyltrichlorsilan und 2 Vol.T. Dimethyldichlorsilan versetzt. Dann wird für mehrere Std. ein vac. angelegt bis kein fl. Silan zurückbleibt. Anschließend wird das so behandelte, gereinigte Kieselgur so auf W. gestreut, daß jedes unbelegte Teilchen zu Boden sinkt. Die silanisierte Substanz wird von der Oberfläche abgeschöpft, auf einem Glassintertiegel mit warmem M. gewaschen, bis das Filtrat nicht mehr sauer rg. und anschließend bei 110° getrocknet (USP XIX).

Silicagel

S. II, 1041 u. Kieselgel.

Kieselgel G Eu.P. I-69, Helv. VI.

Bemerkung. Es handelt sich um ein Kieselgel mit einem Geh. von ca. 13% Gips (Calciumsulfat-Hemihydrat, $CaSO_4 \cdot 1/2 H_2O$; MG 145,1).

Eigenschaften. Feines, weißes, homogenes Pulver; die mittlere Korngröße beträgt 10 bis 40 µm.

Prüfung. 1. Gipsgehalt: Etwa 0,25 g Substanz, genau gewogen, werden in einem Erlenmeyerkolben mit Glasstopfen nach Zusatz von 3 ml verd. Salzsäure und 100 ml W. $^1/_2$ Std. lang kräftig geschüttelt. Anschließend wird durch einen Glassintertiegel filtriert und der Rückstand ausgewaschen. In den vereinigten Filtraten wird Calcium komplexometrisch bestimmt. 1 ml 0,05 m-Natrium-ÄDTA entspr. 7,26 mg $CaSO_4 \cdot {}^1/_2H_2O$ (Eu.P. I-69, ähnlich Helv. VI). — 2. pH-Wert: 1 g Substanz wird mit 10 ml kohlendioxidfreiem W. 5 Min. lang geschüttelt und der pH-Wert potentiometrisch bestimmt. Der pH-Wert der Suspension beträgt etwa 7 (Eu.P. I-69, Helv. VI). — 3. Aussehen der Schicht: Die ausgestrichene Schicht von Kieselgel G muß eine gleichmäßige Beschaffenheit haben. Falls erforderlich, wird mit Hilfe einer Lupe geprüft (Eu.P. I-69, ähnlich Helv. VI). — 4. Haftfestigkeit: Zur Prüf. wird eine Schicht von Kieselgel G ausgestrichen und im Trockenschrank getrocknet. Auf die waagerecht liegende Schicht wird ein senkrecht auftreffender Luftstrahl von 1 mm Durchmesser und 2 Atm. Druck gerichtet. Die ersten Teile des Kieselgels dürfen sich erst bei einer geringeren Entfernung als 3 cm von der Platte lösen. Falls erforderlich, wird mit Hilfe einer Lupe geprüft (Eu.P. I-69, Helv. VI). — 5. Trennvermögen: Auf eine Schicht von Kieselgel G werden je 10 µl einer 0,01%igen Lsg. von Indophenolblau, Sudan III und Dimethylgelb in Benzol aufgetragen. Die Chromatographie erfolgt mit Bzl. über eine Laufstrecke von 10 cm. Die Laufzeit beträgt etwa 20 Min. Auf dem Chromatogramm müssen 3 gut voneinander getrennte Flecken erscheinen: Nahe dem Startpunkt der des Indophenolblau, in der Mitte des Chromatogramms der des Dimethylgelb und zwischen diesen beiden der des Sudan III (Eu.P. I-69 Helv. VI).

Anwendung. Als stationäre Phase in der D.Chr.; durch den Gipszusatz wird eine gute Haftfestigkeit auf Glasplatten gewährleistet.

Kieselgel GF₂₅₄ Eu.P. I-69, Helv. VI.

Bemerkung. Es handelt sich um Kieselgel mit einem Geh. von etwa 13% Gips (Calciumsulfat-Hemihydrat, $CaSO_4 \cdot 1/2 H_2O$; MG 145,1) und etwa 1,5% eines Fluoreszenzindikators mit intensiver Anregung der Fluoreszenz bei 254 nm.

Eigenschaften. Feines, weißes, homogenes Pulver; die mittlere Korngröße beträgt 10 bis 40 µm.

Prüfung. 1. Gipsgehalt: s. Kieselgel G. — 2. pH-Wert: s. Kieselgel G. — 3. Aussehen der Schicht: s. Kieselgel G. — 4. Haftfestigkeit: s. Kieselgel G. — 5. Trennvermögen: s. Kieselgel G. — 6. Fluoreszenztest: 1 bis 10 µl einer 0,1%igen Lsg. von Benzoesäure in einer Mischung von 9 Vol.-T. Isopropanol und 1 Vol.-T. Ameisensäure werden auf 10 Startpunkte in steigenden Mengen auf eine Schicht von Kieselgel GF₂₅₄ aufgetragen. Die Chromatographie erfolgt mit einer Mischung von Isopropanol und Ameisensäure (90 + 10 Vol.-T.). Nach Verdampfen des Fließmittels wird das Chromatogramm im UV-Licht bei 254 nm ausgewertet. Die Benzoesäure erscheint als dunkle Flecken auf fluoreszierendem Untergrund, in dem unteren Drittel des Chromatogramms. Dabei muß die Benzoesäure ab 2 µg erkennbar sein (Eu.P. I-69, ähnlich Helv. VI).

Anwendung. Als stationäre Phase in der D.Chr. An der Oberfläche von Kieselgel GF₂₅₄ sind Fluoreszenzindikatoren adsorbiert, die mittels der bei den üblichen Bestimmungen verwendeten Medien nicht abgelöst oder verändert werden. Bestrahlt man die entwickelten Platten mit UV-Licht (254 nm), so erkennt man absorbierte Substanzen als dunkle Flecken auf der sonst gleichmäßig fluoreszierenden Schicht (Eu.P. I-69).

Kieselgel H Eu.P. II-71.

Bemerkung. Die Substanz enthält keinen Gips, sondern als Bindemittel sehr feinteiliges, amorphes SiO_2.

Eigenschaften. Feines, weißes, homogenes Pulver; die mittlere Korngröße beträgt 10 bis 40 µm.

Prüfung. 1. pH-Wert: 1 g Substanz wird mit 10 ml kohlendioxidfreiem W. 5 Min. lang geschüttelt. Der potentiometrisch gemessene pH-Wert der Suspension beträgt etwa 7 (Eu.P. II-71). — 2. Aussehen der Schicht: Die ausgestrichene Schicht der Substanz muß eine gleichmäßige Beschaffenheit haben. Falls erforderlich, wird mit Hilfe einer Lupe geprüft (Eu.P. II-71). — 3. Haftfestigkeit: Zur Prüf. wird eine Schicht der Substanz ausgestrichen und im Trockenschrank bei 100 bis 105° getrocknet. Auf die waagerecht liegende Schicht wird ein senkrecht auftreffender Luftstrahl mit 1 mm Durchmesser und 2 Atm. Druck gerichtet. Die ersten T. des Kieselgels dürfen sich erst von der Platte lösen, wenn der Abstand der Düse geringer ist als 5 cm. Falls erforderlich, wird mit Hilfe einer Lupe geprüft (Eu.P. II-71). — 4. Trennvermögen: Auf eine Schicht der Substanz werden 10 µl einer Lsg., die je 0,01% Indophenolblau, Sudan III und Dimethylgelb in Bzl. enthält, aufgetragen. Die Chromatographie erfolgt mit Bzl. über eine Laufstrecke von 10 cm. Die Laufzeit beträgt etwa 20 Min. Auf dem Chromatogramm müssen 3 gut voneinander getrennte Flecken erscheinen: Nahe dem Startpunkt der des Indophenolblau, in der Mitte des Chromatogramms der des Dimethylgelb, zwischen diesen beiden der des Sudan III (Eu.P. II-71).

Anwendung. Als stationäre Phase in der D.Chr.

Kieselgur G Eu.P. I-69.

Bemerkung. Mit Salzsäure gereinigtes und geglühtes Kieselgur, das etwa 15% (G/G) Gips (Calciumsulfat-Hemihydrat, $CaSO_4 \cdot 1/2 H_2O$; MG 145,1) enthält.

Unter Kieselgur versteht man das amorphe, wasserhaltige Siliciumdioxid der Kieselpanzer fossiler Diatomeen, das für chr. Zwecke einer sorgfältigen Reinigung unterzogen wird, wobei die poröse Struktur möglichst erhalten bleiben muß. Zur Erhöhung der Haftfestigkeit auf Glas wird Gips zugesetzt.

Eigenschaften. Feines, grauweißes Pulver, dessen grauer Farbton sich beim Aufschlämmen mit W. verstärkt. Die mittlere Korngröße beträgt 10 bis 40 μm.

Prüfung. 1. Gipsgehalt: Etwa 0,25 g Substanz, genau gewogen, werden in einem Erlenmeyerkolben mit Glasstopfen nach Zusatz von 3 ml verd. Salzsäure und 100 ml W. $^1/_2$ Std. lang kräftig geschüttelt. Anschließend wird durch einen Glassintertiegel filtriert und der Rückstand ausgewaschen. In den vereinigten Filtraten wird das Calcium komplexometrisch bestimmt. 1 ml 0,05 M-Natrium-ÄDTA-Lsg. entspr. 7,26 mg $CaSO_4 \cdot {}^1/_2 H_2O$ (Eu.P. I-69). — 2. pH-Wert: 1 g Substanz wird mit 10 ml kohlendioxidfreiem W. 5 Min. geschüttelt und der pH-Wert potentiometrisch gemessen. Der pH-Wert der Suspension liegt zwischen 7 und 8 (Eu.P. I-69). — 3. Aussehen der Schicht: Die ausgestrichene Schicht der Substanz muß eine gleichmäßige Beschaffenheit haben. Falls erforderlich, wird mit Hilfe einer Lupe geprüft (Eu.P. I-69). — 4. Haftfestigkeit: Zur Prüf. wird eine Schicht der Substanz aufgestrichen und im Trockenschrank getrocknet. Auf die waagerecht liegende Schicht wird ein senkrecht auftreffender Luftstrahl von 1 mm Durchmesser und 2 Atm. Druck gerichtet. Die ersten T. der Substanz dürfen sich erst bei einer geringeren Entfernung als 3 cm von der Platte lösen. Falls erforderlich, wird mit Hilfe einer Lupe geprüft (Eu.P. I-69). — 5. Trennvermögen: Die Substanzschicht wird mit einer 0,02 m Lsg. von Natriumacetat hergestellt. Auf die Startpunkte werden je 5 μl einer 0,01%igen Lsg. von Laktose, Saccharose, Glukose, Fruktose und Galaktose in Pyridin aufgetragen. Die Chromatographie erfolgt mit einer Mischung von Äthylacetat-Isopropanol-W. (65 + 23 + 12 Vol.-T.) über eine Laufstrecke von 14 cm. Die Chromatographiedauer beträgt etwa 40 Min. Nach erfolgter Chromatographie wird die Platte getrocknet, mit etwa 10 ml Anisaldehyd-Lsg. besprüht und erneut 5 bis 10 Min. lang bei 100 bis 105° getrocknet. Auf dem Chromatogramm müssen 5 scharf begrenzte, keine Schwanzbldg. zeigende und deutlich voneinander getrennte Flecken sichtbar sein (Eu.P. I-69).

Anwendung. Als stationäre Phase in der Chromatographie, zum allgemeinen Nachweis von Steroidhormonen und zur Identitätsprüf. der Tetracycline.

Kieselgur H Eu.P. II-71.

Eigenschaften. Feines, grauweißes Pulver, dessen grauer Farbton sich beim Aufschlämmen mit W. verstärkt. Die mittlere Korngröße beträgt 10 bis 40 μm.

Prüfung. 1. pH-Wert: 1 g Substanz wird mit 10 ml kohlendioxidfreiem W. 5 Min. lang geschüttelt. Der potentiometrisch gemessene pH-Wert der Suspension muß zwischen 6,5 und 8,0 liegen (Eu.P. II-71). — 2. Aussehen der Schicht: Die ausgestrichene Schicht der Substanz muß eine gleichmäßige Beschaffenheit haben. Falls erforderlich, wird mit Hilfe einer Lupe geprüft (Eu.P. II-71). — 3. Haftfestigkeit: Zur Prüf. wird eine Schicht der Substanz ausgestrichen und im Trockenschrank bei 100 bis 105° getrocknet. Auf die waagerecht liegende Schicht wird ein senkrecht auftreffender Luftstrahl von 1 mm Durchmesser und 2 Atm. Druck gerichtet. Die ersten T. des Kieselgur dürfen sich erst von der Platte lösen, wenn der Abstand der Düse geringer als 5 cm ist. Falls erforderlich, wird mit Hilfe einer Lupe geprüft (Eu.P. II-71). — 4. Trennvermögen: Die Substanzschicht wird mit 0,02 m Lsg. von Natriumacetat hergestellt. Auf die Startpunkte werden je 5 μl einer 0,01%igen Lsg. von Laktose, Saccharose, Glukose, Fruktose und Galaktose in Pyridin aufgetragen. Die Chromatographie erfolgt mit einer Mischung von 65 Vol.-T. Äthylacetat, 23 Vol.-T. Isopropanol und 12 Vol.-T. W. über eine Laufstrecke von 14 cm. Die Chromatographiedauer beträgt etwa 40 Min. Nach erfolgter Chromatographie wird die Platte getrocknet, mit etwa 10 ml Anisaldehyd-Lsg. besprüht und erneut 5 bis 10 Min. bei 100 bis 105° getrocknet. Auf dem Chromatogramm müssen 5 scharf begrenzte, keine Schwanzbldg. zeigende und deutlich voneinander getrennte Flecken sichtbar sein (Eu.P. II-71).

Anwendung. Als stationäre Phase in der D.Chr.

Bemerkung. Kieselgur H enthält in geringem Anteil ein anorg. Bindemittel, das nicht aus Gips besteht und das die Haftfestigkeit erhöht.

Silicium jodatum. Siliciumjodid. Siliciumtetrajodid.

SiJ_4 M.G. 535,73

Eigenschaften. Farblose Kristalle, die sich später durch Ausscheidung von Jod rötlich färben und zum T. verflüssigen. Die Substanz ist leicht hydrolysierbar. Sie setzt sich auch mit A. um. Fp. = 120,5°; Kp. = 287,5°.

Aufbewahrung. Gut verschlossen, vor Licht, Luft und Feuchtigkeit geschützt.

Siliciummonoxid.

SiO   M.G. 44,09

Eigenschaften. Braunschwarzes Pulver, das vermutlich als hochpolymeres SiO anzusehen ist. Es wandelt sich beim Erwärmen in ein Gemisch von Silicium und Siliciumdioxid um, ist aber im vac. noch bei 900° beständig. Die Substanz ist luft- und feuchtigkeitsempfindlich. Sie besitzt stark reduzierende Eigenschaften, lösl. in konz. wss. Alkalilaugen. d = 2,18. Die Handelspräparate sind mit Silicium und Siliciumdioxid verunreinigt und enthalten selten mehr als 85% Siliciummonoxid.

Aufbewahrung. Gut verschlossen, vor Luft und Feuchtigkeit geschützt.

Anwendung. Zur Reduktion von Metalloxiden, zur Herst. harter, beständiger Quarzüberzüge, in der Hochvakuumabdampftechnik, zur Herst. von Trägerfolien bei Aufnahmen im Elektronenmikroskop, zum Belegen von Aluminiumspiegeln usw.

Silicotungstic acid BP 73. Kieselwolframsäure Eu.P. I-69.

$SiO_2 \cdot 12 WO_3 \cdot 26 H_2O$ M.G. 3311

Bemerkung. S. auch II, 1190.

Gehalt. Mindestens 85,0% WO_3 und mindestens 1,85% SiO_2 (BP 73).

Eigenschaften. Weiße oder gelblichweiße, zerfließliche Kristalle, sehr leicht lösl. in W. und A.

Prüfung. 1. Chlorid: In 0,50 g Substanz dürfen Chlorid-Ionen nicht nachweisbar sein (BP 73). — 2. Sulfat: In 0,50 g Substanz dürfen Sulfat-Ionen nicht nachweisbar sein (BP 73). — 3. Wolframat: 0,50 g Substanz werden in 5 ml W. gelöst, filtriert und mit 5 Tr. verd. Salzsäure versetzt. Dabei darf keine Trbg. auftreten (BP 73).

Gehaltsbestimmung: 1. WO_3: Eine kleine Menge Substanz wird durch vorsichtiges Glühen getrocknet und gewogen. 1 g dieser getrockneten Substanz bringt man in ein Silikatschiffchen und stellt dieses in ein kurzes Quarzröhrchen. Dann erhitzt man bis zur Rotglut in einem Strom von trockenem HCl-Gas und Luft, bis der Rückstand weiß aussieht. Der Gew.-Verlust zeigt den Geh. von WO_3 in der getrockneten Substanz an. Der Geh. von WO_3 in der ursprünglichen Substanz wird berechnet (BP 73). — 2. SiO_2: Der Rückstand von oben wird in einen Platintiegel gebracht und gewogen. Unter Zufuhr von Fluorwasserstoffsäure wird evaporiert, gekühlt und wiederum gewogen. Der Gew.verlust zeigt den Geh. von SiO_2 in der Menge getrockneter Substanz an. Der Geh. an SiO_2 in der ursprünglichen Substanz wird ber. (BP 73).

Anwendung. Als Reagens.

Silicone

Silicone

S. II, 1034.

Silicone Resin Jap. 71. Siliconharz.

Bemerkung. S. II, 1039.

Eigenschaften. Hellgraue, halbklare, viskose Fl. oder klebrige Masse, fast geruchlos. d = 0,98 bis 1,02.

Prüfung. 15 g Substanz werden in einem Soxhletextraktor mit 150 ml Tetrachlorkohlenstoff 3 Std. lang extrahiert. Die Viskosität der Restfl., die man nach Verdampfen des Tetrachlorkohlenstoffs auf einem Wasserbad erhält, ist 100 bis 1100 Centistokes (25°). Der Brechungsindex ist 1,440 bis 1,410 (25°). Der Trocknungsverlust des Extraktionsrückstandes beträgt 0,45 bis 2,25 g, wenn man 1 Std. bei 100° trocknet (Jap. 71).

Siliconöl

S. II, 1039.

Silphium

Silphium laciniatum L. (S. spicatum POIR., S. gummiferum ELL.). Asteraceae — Asteroideae — Heliantheae. Kompaßpflanze. Harzkraut. Polar plant. Compass plant. Jagged leaved silphium. Pilot weed. Polar weed. Rosin weed. Turpentine weed.

Eine in Nordamerika (Ohio, Alabama) vorkommende Präriepflanze, in Europa auch kultiviert.

Pfahlwurzel kräftig, 0,3 bis 1 m lang, 2 bis 3 cm dick. Stengel aufrecht, steif, 0,75 bis 1,50 m hoch, wie die ganze Pflanze borstig, rauhhaarig, von unten an beblättert. — Blätter wechselständig gestielt, mit verbreitertem, stengelumfassendem Blattstiel. Blattspreite fiederteilig. Fiederlappen lanzettlich bis lineal, diese wiederum fiederschnittig oder selten ganzrandig. Die Blätter stellen ihre Fläche bei vollem Sonnenschein durch Drehung des Blattstiels senkrecht in die Meridianebene. Diese vertikale Blattstellung hat für die Pflanze den großen Vorteil, daß die Blätter am kühlen Morgen und Abend von den Sonnenstrahlen voll getroffen werden, ohne dabei allzu stark durchwärmt und zur Transpiration angeregt zu werden, während sie vor der zu starken Mittagssonne geschützt sind („dysphototrope Lichtstellung"). — An der unbeblätterten Spitze des Stengels wenig zahlreiche, 3 bis 5 cm breite Blütenkörbchen, mit mehrseitiger, aus ovalen, zugespitzten Blättchen gebildeter Hülle, zahlreichen, zungenförmigen Strahlenblüten und röhrigen Scheibenblüten von gelber Farbe. Die Pflanze sondert bei Verwundungen oder auch spontan aus dem Stamm und den Blättern ein angenehm terpentinartig riechendes, mastixähnliches Harz aus.

Inhaltsstoffe. Harz mit 19% Terpen und 37% einer Harzsäure, in der Wurzel Inulin.

Anwendung. In der Homöopathie.

Silphium laciniatum HAB 34. Kompaßpflanze.

Frisches, blühendes Kraut.

Arzneiform. Essenz nach § 3.

Arzneigehalt. 1/3.

Silphium laciniatum HPUS 64. Compass Plant.

Das frische Kraut.

Arzneiform. Urtinktur: Arzneigeh. 1/10. Silphium, feuchte Masse mit 100 g Trockensubstanz und 150 ml W. = 250 g, A. USP (94,9 Vol.-%) 874 ml zur Bereitung von 1000 ml der Tinktur. — Dilutionen: D 2 (2 ×) und höher mit A. HPUS (88 Vol.-%). — Medikationen: D 2 (2 ×) und höher.

Silybum

Silybum marianum (L.) GAERTN. [Carduus marianus L., C. mariae CRANTZ, Mariana mariana (L.) HILL.; laut HPUS 64 auch Cnicus marianus]. Asteraceae — Asteroideae — Cardueae. Marien-, Frauen-, Magen-, Milch-, Silber-, Mergen-, Stechdistel. St. Marys thistle. Milk thistle. Lady's milk. Holy thistle. Blessed thistle. Our lady thistle. Chardon Marie. Silybe. Lait de Notre-Dame. Chardon argenté. Epine blanche.

Heimisch in Südeuropa, von der Pyrenäenhalbinsel bis Südrußland, in Mitteleuropa nur im Wallis eingebürgert, verwildert nordwärts bis England, Belgien, Norddeutschland, Dänemark, Mittelrußland; heimisch ferner in den Kaukasusländern, Kleinasien, Persien, Babylonien, Syrien, Nordafrika, auf Madeira und auf den Kanarischen Inseln, eingeschleppt und vollständig eingebürgert in Nord- und Südamerika (z. B. in Chile) und in Südaustralien. In Gruppen oder vereinzelt (im Mittelmeergebiet auch herdenweise) auf sonnigen, felsigen Hängen, in der Felsensteppe, auf Ruderalplätzen, an Zäunen, auf Feldern, in der Nähe von Häusern, Bahnhöfen, Häfen, Dorfstraßen, in Gärten, Kartoffeläckern. In Südeuropa oft angebaut als Zier- oder Nutzpflanze.

Einjährig überwinternde oder zweijährige, 60 bis 150 cm hohe Pflanze (Abb. 26) mit spindelförmiger Wurzel. Stengel aufrecht, aufrecht abstehend, ästig, selten einfach, gefurcht, leicht wollig spinnwebig, bräunlich glänzend, im unteren Teil reichlich beblättert. — Laubblätter glänzend grün, den Nerven entlang weißlich gefleckt und marmoriert, ungestielt, länglich-elliptisch, buchtig gelappt mit großen, eckigen, dornigen Lappen und breit spieß-förmigem Endabschnitt, die unteren mit verschmälertem Grund sitzend, die oberen mit herzförmiger, stark dorniger Basis stengelumfassend, alle mit kräftigen, gelben Dornen und entfernt gewimpert. — Köpfe groß, 4 bis 5 cm lang, eiförmig, an der Spitze des Stengels, bzw. der nackten oder von deckblattartigen Hochblättern besetzten Äste einzeln, aufrecht oder etwas nickend. Hüllblätter kahl. Blüten purpurn. — Früchte 6 bis 7 mm lang, glatt, ohne Riefen, braun-fleckig, am Scheitel mit einem gelben Ring. Pappus glänzend weiß.

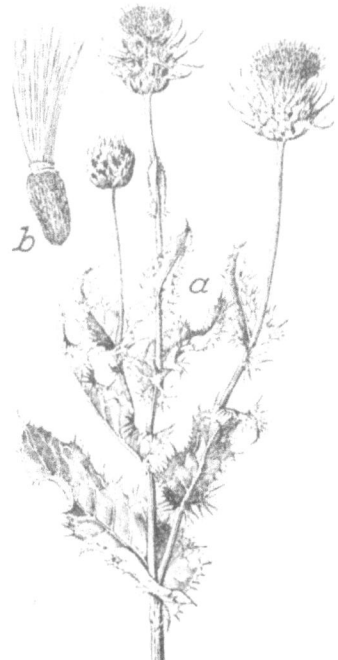

Abb. 26. Silybum marianum. Blühende Pflanze
a) und Frucht b) (nach HEGI).

Fructus Cardui mariae oder mariani (fälschlich Semen Cardui mariae). Fructus Silybi mariae. Mariendistelfrüchte. Mariendistelkörner. Stechkörner. Marienkörner. Frauen-distelfrüchte. Magendistelsamen. Stichsaat. St. Mary's thistle fruits. Frutos de cardo-mariano.

Fructus Cardui Mariae Erg.B. 6.

Handelssorten. Man unterscheidet im Handel 3 Sorten: weiße, graue und schwarze Früchte. Die vom Pappus befreiten, reifen Früchte.

Die Frucht ist bis 7 mm lang, bis 3 mm breit, schief eiförmig, länglich, etwas flachgedrückt, glatt und glänzend, graubraun, dunkel gestrichelt, oben gestutzt und mit einem vorspringen-den, knorpeligen, blaßgelben Rand versehen, an der Basis mit einem seitlichen, rinnen-förmigen Nabel. Die Schale umschließt den Samen mit 2 dicken Kotyledonen, die fettes Öl und Aleuronkörner enthalten. Sie ist glänzend braunschwarz oder matt graubraun, dunkel-oder weißgrau gestrichelt. Die Früchte sind geruchlos, die Schale schmeckt bitterlich, der Kern ölig.

Mikroskopisches Bild. In der Epidermis eine Reihe fast farbloser, radialgestreckter, stark verdickter Steinzellen.

Pulver. Die grauweiße Pulverdroge ist gekennzeichnet durch zahlreiche zitronengelbe, palisadenartig angeordnete, bis 150 μm lange, sehr englumige Zellen der Samenschale, durch farblose, bis 75 μm lange und etwa 8 μm breite, palisadenförmige Exokarpzellen mit stark verdickter Außenmembran und mäßig verdickten Seitenwänden und durch kleine Pigment-zellen, die sich bei Zugabe von Salzsäure weinrot färben. Die Zellen aus den Kotyledonen enthalten fettes Öl, große Aleuronkörner und vereinzelt bis 6,5 μm große Oxalatdrusen (Erg.B. 6).

Verfälschung. Früchte von Silybum eburneum Coss. et DURIEU, Spanien und Algerien, einer im Habitus sehr ähnlichen, einjährigen Pflanze. Unterscheidung anhand anatomischer Kriterien nicht möglich, jedoch rasch durch einfachen histochemischen Test: Keimblatt-gewebe der echten Droge zeigt in konzentrierter Schwefelsäure spontan eine selektive orange-rostbraune Fbg. einzelner Zellen, während eine Verwechslung mit Silybum eburneum an einer einförmigen Zitronengelbfbg. des Gewebes (sowie der austretenden lipophilen Tr.) zu erkennen ist.

Inhaltsstoffe. Wirkstoffe nur in der Eiweißschicht unter der Schale. Nach älteren Angaben 0,1% äth. Öl, Schleim, Agmatin, Phytomelan, ein Farbstoff von Indikatoreigenschaft, Spuren von Catechingerbstoff, eine bittere Harzsäure und eine scharf schmeckende Substanz. Daneben 26 bis 28% Eiweiß, Tyramin und Histamin, 16 bis 28% fettes Öl mit hohem Geh. an un-gesättigten Fettsäuren. Nach WAGNER et al. [Arzneimittel-Forsch. *18*, 688 (1968)] in den reifen Früchten Silymarin (Silybin, Silybum Substanz E_6) $C_{25}H_{22}O_{10}$, Fp. 167 bis 180° (Zers.), das nach PELTER und HÄNSEL [Tetrahedron L. *1968*, S. 2911] ein Benzodioxan-4-chromanon ist (s. a. Tab. S. 404).

Silymarin

Ferner nach ABRAHAM et al. [Tetrahedron L. *1970*, S. 2675] Silydianin $C_{25}H_{22}O_{10}$ (Silybum Substanz E_5, ein Isomeres des Silymarins) und nach WAGNER et al. [Tetrahedron L. *1971*, S. 1895] Silychristin, ein zweites Isomeres des Silymarins, Fp. 174 bis 176°, nach BANDO-PADHYAY et al. [Indian J. Chem. *10*, 808 (1972)] Dehydro-silybin $C_{25}H_{20}O_{10}$, Fp. 258 bis 260°, sowie Silybinomere; ferner Taxifolin, Quercetin, Kämpferol und Dehydroconiferylalkohol.

Prüfung. Identität. Fluoreszenzmikroskopische Untersuchung. Im Querschnitt sind die radial gestreckten Zellen der äußeren Fruchtwandepidermis grau gefärbt. Das darauf folgende parenchymatische Gewebe erscheint intensiv gelblichweiß. Zwischen Epidermis und Paren-chym zeigt sich eine dunkle Linie. Die engen, palisadenartigen Zellen sind gelbgrau, gelbbraun-grau und gelbbraun. Der Embryo ist blau und wird gegen die Palisadenzellen hin durch eine schmale, intensiv gelblichweiße Zone begrenzt.

Folgende Reagentien geben brauchbare Farbrk.:

Reagens:	Partikel:	Palisaden:	Höfe:	Medium:
Wasser dest.	grau, braungrau, gelblichbraungrau, gelblichgrau	gelblichbraungrau	keine	dunkel
Alkohol 96%	viel lichtblau, gelblichbraungrau, weniger braun	gelblichgrau, gelblichbraungrau	keine	mattgelb-lichgrau
Phosphor-säure 83%	dunkel, grau, braun-grau, gelblichgrau, gelbbraungrau, gelb-lich	gelblichbraungrau gelblichbraun	viele, mittel- bis intensiv blaugrau bis blauweiß	dunkel
Schwefel-säure, konz.	dunkel, dunkelbraun, gelbbraun, weniger bläulich		teilweise intensiv blauweiß	blaugrau bis blauweiß

Papier- und Dünnschichtchromatographie nach LIPFERT und HONERLAGEN [Dtsch. Apoth.-Ztg. *110*, 873 (1970)]: Die P.Chr. erfolgt auf Schleicher u. Schüll Papier 2043b Mgl. aufsteigend und auf Ederol-Rundfilter Nr. 208. Nachweis mit diazotierter 4-Methoxy-2-nitroanilinlsg. und Natronlauge. Die Silybum-Substanzen E_5 und E_6 erscheinen mit orange-roter Farbe. Andere flavonoide Verbindungen oder solche, die mit dem Rg. ebenfalls Farb-stoffe liefern, können hiermit nicht nachgewiesen werden. Die D.Chr. der Silybum-Extrakte

erfolgt auf Polyamid-Platten. Laufmittel I: Chlf.—M.—Methyläthylketon (60:14:26). Laufmittel II: W.—A.—Methyläthylketon—Acetylaceton (65:15:15:5). Mit Laufmittel II werden
die Silybum-Substanzen E_5 und E_6 getrennt (E_5 = Rf etwa 0,22, E_6 = Rf etwa 0,18); mit
Laufmittel I wird keine Trennung der beiden Substanzen erreicht (Rf etwa 0,55). H. WAGNER
et al. [Arzneimittel-Forsch. *24*, 466 (1974)] trennen im System Chlf.—Aceton—Ameisensäure
9:2:1, was zur Direktauswertung von Dünnschichtchromatogrammen verwendet werden kann.
Die Detektion erfolgt durch Fluoreszenzlöschung oder durch Besprühen mit Aluminium-III-
chlorid, Ammoniumeisen-III-sulfat, bas. Bleiacetat, Kupfersulfat-Natriumcitrat, p-Toluol-
säure oder Naturstoffrg. und Betrachten unter UV-Licht.

Reinheit. Max. Aschegeh. 5% Erg.B. 6.

Chemische Wertbestimmung eines Silymarin-haltigen Flavonoidkonzentrates aus Silybum
marianum (L.) GAERTN. [WAGNER, HÖRHAMMER u. SEITZ: Arzneimittel-Forsch. *18*, 696
(1968)].

a) Erforderliche Rg.

I. 1%ige 2,4-Dinitrophenylhydrazinlsg.: 1,0 g 2,4-Dinitrophenylhydrazin wird in 2 ml
konz. Schwefelsäure (Dichte 1,835) gelöst und mit M. p.a. auf 100 ml aufgefüllt.

II. 10%ige methanolische Kalilauge: 10,0 g Kaliumhydroxyd in rotulis p.a. werden in
30 ml dest. W. gelöst und mit M. auf 100 ml aufgefüllt.

III. Silymarinstammlsg.: 250 mg Silymarin ($C_{25}H_{22}O_{10} \cdot H_2O$; Mol.-Gew.: 500,47) mit
Schmelzpunkt 180°C werden in 50 ml M. gelöst.

b) Durchführung der Messung: Man gibt in zwei 5-ml-Meßkölbchen jeweils 1 ml I. Dazu
pipettiert man in das eine Kölbchen jeweils 0,1, 0,2, 0,3 ... 0,7 ml III. Der Inhalt des zweiten
Kölbchens dient als Blindprobe. Beide Kölbchen erwärmt man in einem Wasserbad bei 50 bis
55° 50 Min. lang. Dann läßt man abkühlen und füllt mit II bis zur Marke auf. Von der Meßlsg.
und der Blindprobe gibt man je 0,1 ml in 1-cm-Glasküvetten und fügt jeweils noch 3,5 ml
M. hinzu. Nach dem Durchmischen der Lsg. wird im Zeiss-Opton-Spektralphotometer M 4 Q
gegen die Blindprobe bei 490 nm gemessen. In dem gewählten Konzentrationsbereich wird
das LAMBERT-BEERsche Gesetz erfüllt.

Die Fehlerrechnung nach KÜSTER-THIEL ergibt, daß der prozentuale Fehler des Mittel-
werts bei ±2,35% und der prozentuale wahrscheinliche Fehler bei ±1,54% liegt. Ein anderes
Verfahren zur serienmäßigen kolorimetrischen Bestimmung der Gesamtflavonoide geben
LIPFERT und HONERLAGEN (l. c.). Rg.: 4-Methoxy-2-nitroanilinlsg.: 500 mg 4-Methoxy-2-
nitroanilin werden in 125 ml Eisessig p.a. gelöst und mit 10%iger Schwefelsäure (Gew./Gew.)
auf 250 ml aufgefüllt. — 0,2%ige wss. Lsg. von Natriumnitrit p.a. — 10%ige (Gew./Gew.)
wss. Lsg. von Natriumhydroxid p.a. — 2%ige wss. Lsg. von Harnstoff p.a. — M. p.a. — Eisessig p.a. 99 bis 100%. — Blindlsg.: 2 ml 4-Methoxy-2-nitroanilinlsg., 2 ml Natriumnitritlsg.,
5 ml Harnstofflsg., 0,5 ml Eisessig, 1 ml M. und 20 ml Natriumhydroxidlsg., dest. W. ad
50 ml. — Messung. Etwa 1 g genau gewogene, feingemahlene, trockene, mit PAe. entfettete
Droge wird mit 100 ml M. versetzt und 2 Std. lang auf dem siedenden Wasserbad am Rückflußkühler extrahiert. Nach dem Abkühlen auf Zimmertemp. wird der Kolbeninhalt in einen
200-ml-Meßkolben unter Nachspülen mit M. übergeführt, man setzt 2 ml Eisessig zu, füllt mit
M. auf 200 ml auf und schüttelt gut durch. Ein T. der Lsg. wird über ein Schwarzbandfilter
filtriert, wobei die ersten 20 ml des Filtrats verworfen werden. 1 ml des Filtrats wird zur
Bestimmung verwendet. In ein 50-ml-Meßkölbchen werden nacheinander 2 ml 4-Methoxy-2-
nitroanilinlsg. und 2 ml Natriumnitritlsg. pipettiert (es muß dabei eine farblose Lsg. entstehen). Dieser werden 5 ml Harnstofflsg. und 1 ml des filtrierten Drogenauszugs hinzugefügt.
Nach Zugabe von 20 ml Natriumhydroxidlsg. (unter Wasserkühlung) wird mit dest. W. auf
50 ml aufgefüllt und gut durchgemischt. Die Extinktion der Orangefbg. wird bei 465 nm im
Spektralphotometer gegen die Blindlsg. gemessen. Schichtdicke 1 cm. Die Beständigkeit des
Farbstoffs beträgt 20 Min. Eine gleichzeitige quant. Bestimmung der einzelnen Komponenten
erfolgt mit der Direktauswertung nach der Fluoreszenz-Methode (H. WAGNER et al., l. c.).

Wirkung. Nach HAHN et al. [Arzneimittel-Forsch. *18*, 698 (1968)] wirkt Silymarin (als
Gesamtbezeichnung für die obengenannten Verb., die auch pharmakologisch qual. gleich
wirken) nach den vorliegenden pharmakologischen Befunden antihepatotoxisch. Nach Untersuchungen an Mäusen, Ratten, Kaninchen und Hunden bei verschiedenen Applikationsarten
ist Silymarin im akuten Versuch auch bei Zufuhr großer Dosen untoxisch, (20,0 g/kg p.o.
an der Maus ergaben keine Zeichen von Unverträglichkeit!); ebenso erweist es sich im
subchronischen und chronischen Versuch als ungiftig und nahezu nebenwirkungsfrei; eine
embryotoxische Wrkg. fehlt. Die antihepatotoxische Wirksamkeit von Silymarin wurde an
folgenden Testen gefunden: Antagonisierung des durch CCl_4 hervorgerufenen Leberschadens, der durch die Verlängerung der Schlafdauer nach Verabreichung von Hexobar-
bital objektivierbar ist; protektive Wrkg. von Silymarin auf den CCl_4-Leberschaden, der
durch die Hemmung der hepatischen Metabolisierung von p-Oxyphenylbrenztraubensäure
nachgewiesen wird; protektive resp. curative Wrkg. von Silymarin auf Absterberate und
Überlebenszeit von Mäusen nach Vergiftung mit α-Amanitin; Beeinflussung des Ausmaßes

und des Zeitverlaufs des Gewichtsverlusts von Ratten nach Gabe von α-Amanitin sowie des durch α-Amanitin erhöhten Spiegels der Sorbit-Dehydrogenase im Blut; Antagonisierung des cirrhoseähnlichen Leberschadens durch chronische Verfütterung von Thioacetamid an Ratten. Da Silymarin in den dargestellten verschiedenartigen pathophysiologischen Modellen und gegen unterschiedliche hepatische Toxen eine mehr oder weniger ausgeprägte protektive und curative Wrkg. zu entfalten vermag, folgt daraus, daß es das wirksame Prinzip aus Silybum marianum ist, von der seit langem eine Leberschutzwrkg. behauptet wird. VOGEL [Arznei-mittel-Forsch. *18*, 1063 (1968)] fand durch Versuch an Mäusen, daß Silymarin auch die letale bzw. toxische Wirksamkeit von Phalloidin stärker zu antagonisieren vermag als die von α-Amanitin. Nach WEIL und FRIMMER [Arzneimittel-Forsch. *20*, 862 (1970)] hemmt es dosis-abhängig den an der perfundierten Rattenleber nach Vergiftung mit Phalloidin auftretenden K+-Verlust. In seiner Eigenschaft als Membranstabilisator übt es einen direkten Leberzell-schutz aus, eine allgemein den Cytometabolismus erhaltende und fördernde Wrkg. und somit eine komplexe Leberschutzfunktion. Im Tierversuch wurde auch eine antipyretische Wrkg. festgestellt, und eine sympathicolytische angenommen. Es soll auch schwerste akute und chronische Leberschädigungen, die an den Strukturelementen des Parenchyms lichtmikro-skopisch und elektronenoptisch sichtbar angreifen, günstig beeinflussen, und wird deshalb bei folgenden Indikationen empfohlen: Leberfunktionsstörungen bei und nach Hepatitiden; chronisch degenerativen Lebererkrankungen, wie Lebercirrhose, Fettleber, sek. Leberschäden bei Vergiftungen, Infektionen und chronische Erkrankungen sowie latente Hepatopathie. Ferner ist seine Anwendung als Leberzellschutz bei Zufuhr leberbelastender Stoffe angezeigt. SCHRIEWER et al. [Arzneimittel-Forsch. *23*, 149—160 (1973)] untersuchten die Wrkg. von Silymarin auf das Enzymsystem der Drogenmetabolisierung in der Leber und fanden keine Hemmung der Enzyme, so daß die Wrkg. wahrscheinlich über einen Membraneffekt zustande kommt. So hemmt Silymarin den Transport von Sorbitol-, Glutamat-dehydrogenase, Glutamat-Pyruvat-transaminase und Glutamat-Oxalacetattransaminase aus der vergifteten Leber in das Serum. JANIAK et al. [Arzneimittel-Forsch. *23*, 1322 (1973)] fanden jedoch eine reversible Hemmung der Funktion mikrosomaler Enzyme. Weitere Literatur: SEEGER et al., HALBACH et al.: Arzneimittel-Forsch. *24*, 866, 868 (1974).

Anwendung. Als Leberschutzmittel. Früher als Ersatz für Secale cornutum bei Meno- und Metrorrhagie. Als bitteres Tonikum und Cholereticum. Bei Leber- und Milzerkrankun-gen sowie der sich häufig daran anschließenden Wassersucht, bei chronischem Ikterus, Gallensteinen und auch bei Menorrhagien empfiehlt RADEMACHER die Abkochung oder Tinktur. Eine günstige Wrkg. soll auch bei Varizen und Ulcera cruris vorhanden sein. In der Homöopathie bei verschiedenen Lebererkrankungen, wie Hepatitis, Ikterus, Cirrhosis hepatis, Cholecystopathie. Ferner bei Pfortaderstauungen, Hämorrhoiden und Varizen. Nach HARTWELL [Lloydia *31*, 71 (1968)] ein Dekokt der Samen gegen Karzinome.

Dosierung. Mittlere Einzelgabe als Einnahme 1,0 g (10,0 Abkochung 10%) Erg.B. 6.

Carduus marianus HAB 34. Mariendistel.

Reife Samen.

Arzneiform. Tinktur: 1 Gew.-T. der reifen, unzerstoßenen Samen mit 1 Gew.-T. W. und 1 Gew.-T. 90%igem Weingeist übergossen und nach achttägiger Mazeration abgegossen und filtriert.
Potenzierung nach § 3 mit 45%igem Weingeist.
Spez. Gewicht 0,835 bis 0,856; Trockenrückstand 1,15 bis 1,97% Fettgeh. 0,43 bis 0,58%.

Arzneigehalt. 1/3.
Nach den Vorschlägen für das neue Deutsche HAB, Heft 3, S. 139 (1957) und Heft 7, S. 381 (1961) werden reife, getrocknete Früchte verwendet.

Arzneiform. Tinktur. Arzneigeh. 1/3. Dichte 0,900 bis 0,915; Trockenrückstand 2 bis 3%; Fett 0,15 bis 0,20%; pH 5,5 bis 5,9.
1. Dez. Verdünnung im Verhältnis 3:7 mit 60%igem Weingeist. P.Chr. in Butanol—Eisessig—W. 4:1:1.

Carduus marianus HPUS 64. St. Mary's Thistle.

Die blühende Pflanze oder ihre Samen.

Arzneiform. Urtinktur: Arzneigeh. 1/10. Carduus marianus, feuchte Masse mit 100 g Trockensubstanz und 233 ml W. = 333 g, dest. W. 267 ml, A. USP (94,9 Vol.-%) 537 ml zur Bereitung von 1000 ml der Tinktur. — Dilutionen: D 2 (2×) enthält 1 T. Tinktur, 4 T. dest. W. und 5 T. A.; D3 (3×) und höher mit A. HPUS (88 Vol.%). — Medikationen: D3 (3×) und höher.

Hepata (Madaus u. Co., 5000 Köln-Merheim). Liquid.: In 100,0: Extr. fluid. Fruct. Card. Mar. 15 g, Rhiz. Curcum. 10 g, Cort. Frang. 10 g, Flor. Chamomillae 10 g, Natr. chol. 0,1 g. 1 Drag.: Cort. Berb., Fruct. Card. Mar., Herb. Chelid., Rad. Tarax., Rhiz. Rhei, Cort. Frangul. āā 25 mg (c. extr. sicc. 25%), Natr. chol. 30 mg, Ol. Menth. pip. 2 mg.

Marianon „Dr. Klein" (Klein, 7615 Zell-Harmersbach). In 100 g: Extr. fld. aus Fruct. Card. Mar. 35 g, Herb. Chelidon., 30 g, Herb. Millefol. 10 g, Herb. Absinth. 4,5 g, Herb. Hyperici 10 g, Rad. Rub. tinct. 10 g, Cholin. chlor. 0,5 g.

Legalon (Madaus u. Co., 5 000 Köln-Merheim). 1 Dr.: 35 mg Silymarin.

Außerdem Bestandteil zahlreicher Spezialitäten.

Herba Cardui mariae. Mariendistelkraut.

Inhaltsstoffe. Fumarsäure. Als Ausscheidungsprodukt abgeschnittener Blätter Äthylen. Nach SCHULTE et al. [Arch. Pharm. (Weinheim) *303*, 7 (1970)] 12 Polyacetylene (I bis XII) und eine Polyenverbindung (XIII) (s. Tab. S. 404).

Wirkung. Nach KINGSBURY wurde bei Schafen und Rindern Vergiftungserscheinungen durch Nitrat beobachtet, die sogar zum Tod führten. WATT und BREYER-BRANDWIK nennen als Vergiftungsursache Blausäure und beschreiben die Symptome. Der Tod tritt oft sehr schnell ein. In einigen Fällen läßt das betroffene Tier den Kopf hängen, beginnt zu straucheln und bekommt ein stupides Aussehen. Mittelohrentzündung ist häufig, die Atmung wird erschwert, der Puls wird stark beschleunigt und der Tod tritt unter krampfartigen Zuckungen ein. Außer Fällen von Gastroenteritis und purpurner Frbg. von Zunge, Schleimhäuten und Lunge wurden nach dem Tod keine krankhaften Veränderungen festgestellt.

Anwendung. Wurzel und Kraut bei Malaria, Hydrops, Gebärmutterleiden und Milzerkrankungen. Nach HARTWELL [Lloydia *31*, 71 (1968)] der Saft gegen Karzinom der Brust und Nase.

Hepafungin (Schwabe, 7 500 Karlsruhe). In 100 ml: Succ. Cardui mar. herb. rec. 70 ml, Carduus mar. ∅ 7,5 ml, Taraxacum ∅ 7,5 ml.

Anbau. Klima und Boden. Die Mariendistel bevorzugt warme, sonnige Lagen. An den Boden stellt sie keine besonderen Ansprüche, sofern er tiefgründig ist und genügend Nährstoffe enthält. Leichte Sandböden sind für einen Anbau ungeeignet. Für den Anbau bes. geeignet ist ein etwas frischer, nahrhafter Lehmboden.

Bodenbearbeitung und Düngung. Die Zubereitung des Saatbetts erfolgt wie zur Getreideaussaat. Eine kräftige Handelsdüngergabe ist ratsam. SCHRÖDER (1964) empfiehlt pro Hektar: 300 kg Kalkammonsalpeter, 300 kg Superphosphat, 200 bis 250 kg 40%iges Kalisalz. Eine zu starke Düngung wirkt sich jedoch gehaltserniedrigend aus, da durch zu hohe Stickstoffdüngung die Reife der Früchte verzögert wird. Nach HÖLZL (Ref. auf dem 2. Arzneipflanzen-Colloquium in Rauischholzhausen, 1971) ist der Gesamtflavonoidgeh. bei den ausgereiften schwarzen Früchten höher als bei den weniger ausgereiften grauen.

Aussaat und Pflegearbeiten. Die Aussaat erfolgt in den Monaten März/April, wobei 20 kg Samen pro ha in einem Reihenabstand von 40 cm ausgesät werden. Die Keimfähigkeit der Samen soll nach LEHMANN 5 Jahre betragen. Die Keimdauer beträgt in der Regel 14 Tage. Nach dem Auflaufen der Samen erfolgt die erste Hacke. Im Mai bzw. Juni werden die Pflanzen verhackt, so daß zwischen den Pflanzen in der Reihe der Abstand 30 cm beträgt. Bei normaler Witterung und nicht zu starkem Unkrautbesatz genügen in der Regel zwei Maschinenhacken bis zur Ernte.

Ernte und Drusch. Das Ausreifen der Samen setzt, sofern es sich nicht um einen zu feuchten Sommer handelt, Mitte August ein. Die Reife der Samen erkennt man an dem Eintrocknen der Blütenhüllblätter und dem Sichtbarwerden des weißen Pappus. Das Abernten kann mit Bindemäher erfolgen, zum Nachtrocknen müssen die Garben in Horden aufgestellt werden. Gedroschen wird zweckmäßig in Mähdreschern als Hockendrusch, es kann aber auch Mähdrusch vom Halm durchgeführt werden. Hierbei muß der ausgedroschene Samen gut nachgetrocknet werden, um Schimmelbildung zu vermeiden. Wegen der Stacheln der Pflanze ist es unbedingt notwendig, strapazierfähige Schutzkleidung und kräftige Handschuhe bei der Ernte zu benutzen. Die zu erwartende Erntemenge beträgt 800 bis 1 000 kg Samen pro ha. In ungünstigen Sommern kann der Ertrag jedoch wesentlich niedriger liegen. Beim kleinflächigen Anbau, wie er früher vielfach durchgeführt wurde, erfolgte die Ernte durch Herausschneiden der reifen Blütenköpfe mit einer Rosenschere. Diese äußerst aufwendige Methode ist heute kaum mehr vertretbar. Um in den Bestand hineingehen zu können, läßt man bei der Aussaat (Reihenabstand 40 cm) nach 4 Reihen eine sog. Blindreihe im Abstand von 60 cm frei, die als Pflückpfad dient.

Die ungesättigten aliphatischen Verbindungen aus Silybum marianum GAERTN.

Substanz	Konstitution bzw. Chromophor	Wurzeln mg %*)	Blüten	Sproß	Früchte	Keimlinge
I	$H_3C—CH=CH—(C\equiv C)_2—CH=CH_2$ Tridecadien-(1,11)-tetrain-(3,5,7,9)	0,3	+	+	−	+
II	$H_3C—(C\equiv C)_5—CH=CH_2$ Tridecen-(1)-pentain-(3,5,7,9,11)	0,1	+	+	−	+
III	$H_3C—CH=CH—(C\equiv C)_3—CH=CH—CH=CH_2$ Tridecatrien-(1,3,11)-triin-(5,7,9)	0,0015	+	−	−	−
IV	$H_2C=CH—(C\equiv C)_4—CH_2—CH_2—CHO$ Tridecen-(12)-tetrain-(4,6,8,10)-al-(1)	0,04	−	−	−	−
V	$H_3C—(C\equiv C)_3—CH=CH—CH=CH—CH_2$ $—CH_2—O—COCH_3$ Tridecadien-(3,5)-triin-(7,9,11)-ol-(1)-acetat	0,01	−	+	−	+
VI	$H_3C—CH=CH—(C\equiv C)_2—CH_2—CH_2—CH=CH$ $—(CH_2)_5—CH=CH_2$ Heptadecatrien-(1,8,15)-diin-(11,13)	0,14	−	−	−	−
VII	$H_3C—CH=CH—(C\equiv C)_2—CH(OH)—CH=CH$ $—(CH_2)_5—CH=CH_2$ Heptadecatrien-(1,8,15)-diin-(11,13)-ol-(10)	0,08	−	−	−	−
VIII	$H_3C—(C\equiv C)_4—CH=CH \cdot CH=CH_2$	0,0015	+	−	−	−
IX	$H_3C(C\equiv C)_4—CH=CH—\langle—CH_2—OH$	0,01	+	−	−	−
X	$—(C\equiv C)_2—(CH=CH)_3—$ oder $—(CH=CH_2)—(C\equiv C)—CH=CH—$	0,001	−	−	−	−
XI	$—(C\equiv C)_2—$	0,001	−	−	−	−
XII	$—(C\equiv C)_2—$	0,001	−	−	−	−
XIII	$H_3C—(CH=CH)_4—CH_2—CH_2—CH_3$ oder $H_3C—CH=(CH=CH)_4—CH_2—CH_3$	0,0012	−	−	−	−

+ = Substanz eindeutig nachgewiesen
− = Substanz nicht nachgewiesen

*) Für I bis VII aus der Extinktion des langwelligsten UV-Maximums berechnet; für die Berechnung von VIII bis XIII wurde der Extinktionskoeffizient einer bekannten Verbindung mit gleichem Chromophor eingesetzt. Die Mengenangabe ist geschätzt.

Simaba

Simaba cedron PLANCH. (Simaba cedron AUBL.). Simarubaceae — Simaruboideae — Simarubeae.

Heimisch im tropischen Amerika, bes. in Brasilien, Kolumbien und Mittelamerika.
Ein an Meeres- und Flußufern vorkommender, bis 5 m hoher Baum.

Semen Cedronis. Semen Simabae cedron. Cedronsamen. Cedron seed. Semences de cédron.

Die bis 10 cm lange und 8 cm breite Frucht ist eiförmig und enthält einen großen, bis 4 cm langen und 2,5 cm breiten, etwas nierenförmigen Samen. Die Droge besteht aus den einzelnen Kotyledonen des Samens. Diese sind auf einer Seite gewölbt, auf der anderen flach, von braungelber Farbe, an einem Ende, wo die Radicula sich befunden hat, mit 2 zarten Ausschnitten, durch die kleine kreisförmige Stücke abgetrennt werden. Der Querschnitt läßt 5 bis 6 schwache Gefäßbündel und im Parenchym reichlich Stärke in rundlich-ovalen Körnern mit Querspalten erkennen.

Inhaltsstoffe. Cedrin (Valvidin) $C_{15}H_{18}O_6$, Fp. 266°, Cedronin, Cedronolin, Cedronylin, Quassin, etwa 36% Stärke und etwa 12% fettes Öl.

Cedrin

HAMMERLUND [J. pharm. Sci. *52*, 204 (1963)] fand in dem Samen eine schwache, unspezifische, ziemlich toxische, entzündungswidrige Substanz.

Wirkung. Die reifen Samen besitzen eine Wrkg. auf die peripheren Nerven und den Sympathicus und wirken antiinflammatorisch. Ferner bei Malaria.

Anwendung. Als Febrifugum. Die Keimblätter dienen in der Eingeborenenmedizin gegen Schlangenbisse und Tollwut. Zur Gewinnung des fetten Öls. In der Homöopathie bei Neuralgien und periodischen Fieberzuständen (Malaria).

Cedron HAB 34.

Reife Samen.

Arzneiform. Tinktur nach § 4 mit 60%igem Weingeist. Die 2. bis 4. Dez.-Pot. mit 60%igem, die höheren Verdünnungen mit 45%igem Weingeist.
Spez. Gew. etwa 0,90; Trockenrückstand etwa 1,85%.

Arzneigehalt. 1/10.

Aufbewahrung. Bis 3. Dez.-Pot. vorsichtig.

Simaba valdivia PLANCH.

Heimisch in Brasilien und Kolumbien.

Inhaltsstoffe. In den Früchten Cedrin.

Anwendung. In Brasilien gegen Schlangenbisse und Tollwut.

Simaba ferruginea ST. HIL. (Picrodendron calunga MART.).

Heimisch in Brasilien.

Anwendung. Die Rinde wird in Brasilien als Calunga- oder Celungarinde als Febrifugum, Diarrhoicum und Anregungsmittel verwendet.

Simaba salubris ENGL.

Heimisch in Südbrasilien.

Anwendung. Liefert ebenfalls Calungarinde, die in Brasilien wie die von Simaba ferruginea verwendet wird.

Simaba guaianensis AUBL. (S. aruba ST. HIL.) ENGL.

Heimisch in Guayana, Nordbrasilien.

Anwendung. Die Rinde, Cortex arubae, dient als Bittermittel. Die Wurzelrinde kommt als „echte Simarubarinde" in den Handel (s. bei Simaruba).

Bemerkungen. Die Wurzelrinde von Simaba cuspidata ENDL., Nordbrasilien, Simaba para(n)ensis DUCKE, Brasilien, Simaba floribunda ST. HIL., Südbrasilien, ist ebenfalls als „echte Simarubarinde" im Handel (s. bei Simaruba).

Simaba suffruticosa ENGL., Südbrasilien, liefert die Maracaibo-„Simarubarinde".

Simaldratum

Simaldratum. Simaldrat. Silodrate USAN.

$$2\,MgO \cdot AlO_3 \cdot 3\,SiO_2 \cdot x\,H_2O$$

Magnesium-aluminosilicat-hydrat.

Bemerkung. S. II, 1263.

Handelsform. Silodrate (Mallinckrodt, USA).

Simaruba

Simaruba amara AUBL. (Simaruba officinalis Dc. non MACF., S. aruba Dc., S. guyanensis RICH., Quassia simaruba L. f.). Simarubaceae — Simaruboideae — Simarubeae. Orinoco Simaruba. Surinam Simaruba.

Heimisch im nördlichen Südamerika (Orinoco-Gebiete, Französisch Guayana), in Brasilien und auf den Antillen.

Mittelgroßer Baum. Die Rinde ist bei älteren Bäumen schwarz und gefurcht, bei jüngeren glatt, grau mit einzelnen braungelben Flecken.

Cortex Simarubae (guyanensis). Simaruba(wurzel)rinde. Ruhrrinde. Orinocorinde. Simaruba bark. Ecorce de simaruba. Casca de Simarouba. Corteza de simaruba.

Cortex Simarubae Ned. 5. Cortex Simarubae radicis Erg.B. 6. Simaruba Brasil. 2.

Brasil. 2. schreibt die Rinde vor, Erg.B. 6 die getrocknete Wurzelrinde jüngerer, dünnerer Nebenwurzeln von Simaruba-Arten und älterer Wurzeln von Simaruba amara.

Die Ganzdroge besteht aus 1 bis 2 cm breiten und 3 bis 4 mm dicken, langen, meist beiderseits eingerollten Röhren. Die schwefelgelben bis gelbbraunen Stücke sind auf der etwas rauhen Außenfläche braun gefleckt, stellenweise von weißgelben Korkresten bedeckt und auf der bräunlichgelben Innenseite fein längsgestreift. Der Bruch ist grobfaserig und zähe.

Die Schnittdroge ist gekennzeichnet durch gelbbraune, feinfaserige, weiche Rindenstückchen.

Die Droge ist geruchlos, der Geschmack scharf bitter und etwas schleimig.

Pulver. Hellgelbbraun, gekennzeichnet durch zitronengelbe, sehr große, 70 bis 1100 μm lange und bis 300 μm breite, einzelne oder in Gruppen vereinigte Steinzellen, die verschieden stark verdickt, oft sehr unregelmäßig gestaltet, häufig stark tangential gestreckt und sehr deutlich geschichtet sind, ferner durch Bündel weitlumiger, schmaler, langgestreckter Bastfasern mit dünnen, zart geschichteten, auf dem Querschnitt oft wellig verbogenen Wänden, und durch Fetzen des stärkefreien Parenchymgewebes der Rinde mit eingestreuten, einzelnen, größeren, mit braunem Harz erfüllten Zellen. An weiteren Gewebeteilen finden sich Bruchstücke der 1 bis 3 Zellen breiten Markstrahlen, die oft stark gebogen sind und sich nach außen beträchtlich verbreitern, Gewebestücke der verbreiterten Markstrahlen und Parenchymfetzen aus den Rindenstrahlen mit Zellen, die häufig rhombische Einzelkristalle von Calciumoxalat führen und auf Längsbruchstücken als Kristallzellreihen erscheinen.

Verfälschungen und Austauschdrogen. Die Simarubarinde des Handels ist nicht einheitlich. So stammt Orinocorinde nicht nur von Simaruba amara, sondern auch von anderen Simaruba-Arten aus dem Orinocogebiet und niederländisch Guayana; häufig wird die Simarubarinde von Simaba-Arten geliefert (s. auch bei Simaba). Diese Rinden unterscheiden sich anatomisch und nach ihrer äußeren Beschaffenheit kaum von der offizinellen Wurzelrinde von Simaruba amara, der Orinocorinde, sie sind weichfaserig und von schwachem, rein bitterem Geschmack. Maracaiborinde stammt von Simaba suffruticosa ENGL. Als sogenannte „Echte Simarubarinde" sind die Wurzelrinden von Simaba guyanensis (AUBL.) ENGL., S. cuspidata ENDL., S. para(n)ensis DUCKE und S. floribunda ST. HIL. im Handel. Ferner kommen Rinden von Picroleuma Arten (z. B. von P. sprucei HOOK. und P. pseudocoffea DUCKE n. sp. als Verfälschungen vor. Sie sind hart und von gallig bitterem Geschmack.

Inhaltsstoffe. 20 bis 27% Gerbstoffe, ca. 1% Simarubin $C_{22}H_{30}O_9$, Fp. 230 bis 231°, ca. 0,05% Simarubidin $C_{22}H_{32}O_9$, Fp. 260 bis 261°, und Simarolid $C_{27}H_{36}O_9$.

Simarolid

Ferner 0,1 bis 0,18% äth. Öl, Harz, Fett und 0,5 bis 0,8% eines Alkaloids von sehr starker anthelmintischer Wrkg., das in geringen Mengen beim Erwachsenen Erbrechen erregt. Der Gerbstoffgeh. vermindert sich schnell während des Lagerns der Droge infolge von Oxydation oder Enzymwrkg. unter Bildung roter und gelber Farbstoffe (Phlobaphene).

Prüfung. Zur Bestimmung des Bitterwerts werden nach Brasil. 2 0,5 g der pulverisierten Droge abgewogen und in einem Kolben mit 500 ml W. zum Sieden erhitzt, mit W. auf 1 000 ml ergänzt, umgeschüttelt und eine Std. unter mehrmaligem Umrühren stehen gelassen. 2 ml dieser Lsg. werden in einem Kolben auf 100 ml ergänzt und umgeschüttelt. Dieser Fl. werden 10 ml entnommen. Der Bitterwert nach GERAIS mindestens 100 000. — Asche max. 6% Erg.B. 6; 12% Brasil. 2.

Aufbewahrung. Vor Feuchtigkeit geschützt, Brasil. 2.

Wirkung. Die Droge wirkt auf die glatte Darmmuskulatur im Sinne einer Ruhigstellung. Die Blutgefäße des Darmtrakts werden verengt. Rindenzubereitungen sollen häufig Erbrechen verursachen und auch als Abortivum verwendet worden sein.

Anwendung. Bei unspezifischen Darmkatarrhen als Antidiarrhoicum und als Amarum. Als Gerbmaterial. In der Homöopathie.

Simaruba HAB 34.

Getrocknete Rinde von S. amara AUBL. und von S. glauca DC. (s. dort).

Arzneiform. Tinktur nach § 4 mit 90%igem Weingeist.

Arzneigehalt. 1/10.

Dosierung. Mittlere Einzelgabe als Einnahme 1,0 g, Erg.B. 6.

Simaruba versicolor ST. HIL. [Quassia versicolor (ST. HIL.) SPR.].

Heimisch in Brasilien.

Wirkung. Die Rinde und Blätter wirken betäubend, das Plv. der Rinde tötet Ungeziefer. Starke Dekokte können Fieber und Hydrops verursachen.

Anwendung. Liefert ebenfalls eine Rindendroge, Cortex Paraibae. Das Dekokt der Rinde und der Laubblätter dient in Brasilien als Mittel gegen Schlangenbisse, gegen Syphilis und als Anthelminticum. Die Rinde wird gepulvert als Insektizid verwendet.

Simaruba glauca Dc. (S. officinalis MACF. non Dc., S. medicinalis ENGL., S. amara HAYNE, Quassia simarubae WRIGHT).

Heimisch in Mittelamerika, im nördlichen Südamerika und auf den westindischen Inseln.

Inhaltsstoffe. In der Frucht Glaucarubin $C_{25}H_{36}O_{10}$, $\varDelta^{13(18)}$-Glaucarubin $C_{25}H_{34}O_{10}$, Fp. 248°. GAUDEMER und POLONSKY [Phytochemistry *4*, 149 (1965)] isolierten aus den Samen Glaucarubinon, Fp. 228 bis 230°. Nach MORON und POLONSKY [Tetrahedron L. *1968*, S. 385] Glaucarubolon und 15-Hydroxyailanthon.

Glaucarubin   Glaucarubinon

Anwendung. Die Früchte sollen als Purgans und Emeticum verwendet werden. Liefert eine Rindendroge, die Jamaica-Rinde, die in der Homöopathie verwendet wird.

Simaruba HAB 34. (S. bei S. amara AUBL.).

Simazinum

Simazin. Simazine. Chloraminotriazin.

$C_7H_{12}ClN_5$ M.G. 201,7

2-Chlor-4,6-di(aethylamino)-1,3,5-triazin.

Bemerkung. S. auch II, 441, 442, 454.

Eigenschaften. Weißes, krist. Pulver. Fp. = 224—227°. Fast unlösl. in W., sehr gut lösl. in Ae., lösl. in Chlf. und 2-Methoxy-Aethanol; 1 T. Substanz löst sich in 2500 T. M.

Extraktion. Die Substanz läßt sich aus angesäuerten Lsg. mit Chlf. extrahieren.

Papierchromatographie. Bedingungen: s. Solanin, S. 436. Detektion: UV-Licht. $R_f = 0,94$.

Dünnschichtchromatographie. Bedingungen: s. Solanin, S. 436. Detektion: UV-Licht. $R_f = 0,73$.

UV-Absorptionsspektrum. Die Substanz zeigt, in A. vermessen, UV-Maxima bei 220 nm ($E_{1cm}^{1\%} = 1900$) und bei 263 nm ($E_{1cm}^{1\%} = 200$), sowie ein Minimum bei 252 nm.

IR-Absorptionsspektrum. Die Substanz, als Kaliumbromid-Preßling vermessen, zeigt im IR folgende Hauptpeaks: 1553, 1389 oder 1621, 1289 oder 1330.

Gehaltsbestimmung. Die Substanz läßt sich g. chr., kolorimetrisch und spektrophotometrisch quantitativ bestimmen.

Anwendung. Als Herbizid (s. auch II, 439 ff.).

Handelsformen. Gesatop; Primatol S; Wee dex.

Simethicone

Simethicone NF XIV Activated Dimethicone. Activated Polymethylsiloxane.

Bemerkung. Simethicone ist eine Mischung aus permethylierten, linearen Siloxan-Polymeren, die sich wiederholende Einheiten der Formel

$$[-(CH_3)_2-SiO]_n$$

enthalten, stabilisiert mit Trimethylsiloxy-Endgruppen-Einheiten der Formel

$$[(CH_3)_3SiO-]$$

und Siliciumdioxid.

S. auch II, 1040.

Gehalt. Mind. 93% und höchstens 99,0% $[-(CH_3)_2-SiO-]_n$ (Dimethylpolysiloxan), und mind. 4,0% und höchstens 4,5% Siliciumdioxid.

Eigenschaften. Durchsichtige, graue, viskose Fl., unlösl. in W. und A.; die fl. Phase der Substanz ist lösl. in Chlf., Ae. und Bzl. Jedoch bleibt Siliciumdioxid als Rückstand in diesem Lsgm.

Erkennung. Das IR-Absorptionsspektrum der Substanz-Lsg., die, wie unter Geh.-Best. beschrieben, hergestellt wird, gemessen in einer 0,2-mm-Küvette zeigt nur Maxima bei den gleichen Wellenlängen wie die Lsg., die zur Messung der Absorption der NF-Dimethylpoly-siloxanstandardsubstanz (s. Geh.-Best.) bereitet wurde, zeigt (NF XIV).

Spezifisches Gewicht. Die Substanz wird bei etwa 20000 Umdrehungen pro Min. zentrifugiert, bis das Siliciumdioxid abgesetzt ist. Das spez. Gew. der überstehenden Fl. liegt zwischen 0,964 und 0,984 (NF XIV).

Brechungsindex. Der Brechungsindex der überstehenden Fl., die man durch Zentrifugieren der Substanz bei 20000 Umdrehungen pro Min. erhält, liegt zwischen 1,400 und 1,410 (NF XIV).

Gewichtsverlust beim Erhitzen. Etwa 15 g Substanz, genau gewogen, werden in einem offenen, tarierten Aluminiumgefäß bei 200° 4 Std. lang in einem Ofen mit Luftzirkulation erhitzt und dann auf Raumtemp. in einem Exsikkator abgekühlt. Der Gewichtsverlust darf höchstens 18,0% betragen (NF XIV).

Viskosität. Die Substanz wird bei etwa 20000 Umdrehungen pro Min. zur Entfernung des Siliciumdioxids zentrifugiert. Die Viskosität der überstehenden Fl. wird bei 25,0 ± 0,1° in einem Kapillarviskosimeter bestimmt. Sie darf nicht weniger als 300 Centistokes betragen (NF XIV).

Prüfung. 1. Arsen: Höchstens 0,0003% (NF XIV). — 2. Schwermetalle: Höchstens 0,001% (NF XIV).

Gehaltsbestimmung. 1. Siliciumdioxidgeh.: Etwa 1 g gut gemischte Substanz wird genau gewogen und in einen tarierten, feinporigen Glasfiltertiegel gebracht. Unter Absaugen wird mit 200 ml Tetrachlorkohlenstoff gewaschen. Dann wird unter Rühren in kleinen Portionen mit 200 ml n-Hexan gewaschen. Die Filtrate werden verworfen. Der Glasfiltertiegel wird bei Raumtemp. in einen Muffelofen gebracht. Der Muffelofen wird mit Stickstoff durchgeblasen und während der Stickstoffstrom erhalten bleibt, wird die Temp. auf 550° gebracht. Man erhitzt 2 Std. lang bei 550 ± 25° und bläst während der gesamten Zeit Stickstoff durch den Muffelofen. Anschließend wird der Tiegel abgekühlt in einem Exsikkator und gewogen. Der Geh. an Siliciumdioxid wird prozentual aus der Einwaage und dem Rückstand errechnet. — 2. Etwa 32 mg Substanz, genau gewogen, werden in ein 50-ml-Zentrifugenglas, das mit einem Glasstopfen verschließbar ist, gebracht. Dann werden 10 ml W. und 10 ml Tetrachlorkohlenstoff zugegeben. Das Glas wird verschlossen und 20 Min. lang auf einer Schüttelmaschine kräftig geschüttelt. Die Tetrachlorkohlenstoff-Schicht wird filtriert. Dann werden die Absorptionen dieses Filtrates und die einer Lsg. von Dimethylpolysiloxan-Standardsubstanz in Tetrachlorkohlenstoff, die einen Geh. von etwa 3,2 mg pro ml hat, in 0,2-mm-Küvetten bei einem Maximum von etwa 7,88 μm in einem geeigneten IR-Spektrophotometer gemessen, wobei Tetrachlorkohlenstoff als Blindsubstanz verwendet wird. Die Absorption der Prüf-Lsg. wird mit A_U, die der Standard-Lsg. mit A_S bezeichnet. Der Geh. in mg von $[-(CH_3)_2SiO-]_n$

wird nach folgender Formel berechnet:

$$10 \cdot C(A_U/A_S).$$

C = Konz. in mg/ml der Standard-Lsg. (NF XIV).

Anwendung. Als Antiflatulans.

Dosierung. Übliche Dosis: 40—100 mg, viermal tägl.; üblicher Dosierungsbereich: 40 bis 500 mg täglich (NF XIV).

Simetridum

Simetridum. Simetrid.

C$_{23}$H$_{38}$N$_2$O$_6$ M.G. 498,62

1,4-Bis-[(2-methoxy-4-propyl-phenoxy)-acetyl]-piperazin.

Anwendung. Als Analgeticum.

Handelsformen. AP 2. Kyorin-AP 2.

Simetryne

Simetryne. Simetryn.

C$_8$H$_{15}$N$_5$S   M.G. 213,32

2-Methylthio-4,6-bis-(monoäthylamino)-s-triazin.

Eigenschaften. Krist. Substanz, Fp. = 82—83°.

Anwendung. Als Herbizid (s. auch II, 439 ff.).

Simfibratum

Simfibratum. Simfibrat.

C$_{23}$H$_{26}$Cl$_2$O$_6$ M.G. 469,37

Bis-[(p-Chlor-phenoxy)-2-methyl-propionsäure]-propandiol(1,2)-ester.

Anwendung. Gegen Hypercholesterinaemie.

Handelsform. Cholesolvin.

Simtrazenum

Simtrazenum. Simtrazene USAN. Simtrazen. Centrazene.

$C_{14}H_{16}N_4$
1,4-Dimethyl-1,4-diphenyl-2-tetrazen.

M.G. 240,31

Anwendung. Als Antineoplasticum.

Sinapis

Sinapis alba L. (Raphanus albus CRANTZ, Brassica hirta MOENCH, Sinapis hispida TEN., Bonnania officinalis PRESL., Rhamphospermum album ANDRZ., Napus leucosinapis SCHIMP. u. SPENN., Sinapistrum album CHEV., Eruca alba NOUL., Leucosinapis alba SPACH, Brassica alba RABENH., Crucifera lampsana E. H. L. KRAUSE). Brassicaceae — Brassiceae.

Heimisch im östlichen Mittelmeergebiet, angebaut in fast allen Ländern mit gemäßigtem Klima.

Pflanze einjährig, meist überall steifhaarig, mit dünner, blasser, spindelförmiger Wurzel. Stengel etwa 30 bis 60 cm hoch, aufrecht, in der Regel ästig, kantig gefurcht, von einfachen, rückwärts gerichteten, etwa $^2/_3$ bis 1 mm langen, pfriemlichen Borsten wenigstens unten steifhaarig, seltener verkahlend. Laubblätter meist gleichfalls steifhaarig, sämtlich gestielt, etwa 4 bis 10 cm lang, im Umriß länglich oder eiförmig-länglich, leierförmig-fiederspaltig bis fiederteilig mit jederseits meist 2 bis 3 länglichen bis lanzettlichen, eingeschnitten-gezähnten oder buchtig-gelappten Abschnitten und größerem oder fast gleichgestaltetem Endlappen. Blütenstände am Stengel und den Ästen endständig, beim Aufblühen dicht doldentraubig, dann stark verlängert und locker. Blüten ziemlich ansehnlich, auf etwa 5 bis 7 mm langen, meist steifhaarigen Stielen. Blütenknospen ellipsoidisch. Kelchblätter an der Knospe schmal elliptisch, stumpf, im aufgeblühten Zustand waagrecht abstehend, stumpflich, etwa 4 bis 5 mm lang, gelbgrün. Kronblätter hellgelb, etwa doppelt so lang wie der Kelch, mit breit verkehrt-eiförmiger, etwa 3 bis 4 mm breiter, an der Spitze abgerundeter, am Grund verschmälerter Platte und halb so langem, schmalem Nagel. Frucht auf verlängertem, kantig gefurchtem, zuletzt etwas verdicktem, anfangs aufsteigendem, dann fast waagrecht abstehendem Stiel aufsteigend, zwei- bis viermal so lang wie der Stiel, etwa 2,5 bis 4 cm lang und 3 bis 7 mm breit. Fruchtklappen oft steifhaarig, von 3 starken Längsnerven durchzogen, meist stark holperig, an der Spitze mit einem nach innen und oben vorspringenden, kurzen, stumpfen Fortsatz in eine entsprechende Höhlung des Schnabels hineingreifend. Fruchtschnabel so lang oder bis dreimal so lang wie die Klappen, am Grund so breit wie sie und am Rahmen etwas herablaufend, dreieckig-lanzettlich, gegen die Spitze allmählich verschmälert, oft etwas sichelförmig aufwärts gebogen, in der Mitte jeder Fläche von 3 starken Längsnerven durchzogen, in seinem unteren Teil zuweilen einen Samen enthaltend. Narbe breiter als das Griffelende, tief zweilappig, mit rundlichen (oft fast halbkugeligen), meist spreizenden Lappen. Samen in jedem Fach meist 2 bis 3 (selten 4 oder nur 1), fast kugelig, etwa 1,78 bis 2,5 mm im Durchmesser. Samenschale bräunlich oder weißlich, unter starker Lupe dicht und fein grubig punktiert erscheinend, bei Benetzung verschleimend.

Inhaltsstoffe. Im Blatt Astragalin (Kämpferol-3-glucosid), im Blattwachs n-Nonacosan und Melissinsäure $C_{30}H_{60}O_2$. In der Wurzel Gluconasturtiin $C_{15}H_{20}O_9NS_2K$, das bei Hydrolyse wasserdampfflüchtiges Phenylsenföl liefert.

Anwendung. Zur Gewinnung des Samens. Das zarte Kraut in Griechenland als Spinat oder gekochter Salat. Das Kraut auch als Viehfutter.

Semen Sinapis albae. Semen Erucae. Weißer (gelber, englischer) Senfsamen. White (yellow) Mustard Seed. Semences (graines) de moutarde blanche. Semillas de mostaza blanca. Sementes de mostarde.

Semen Erucae Erg.B. 6. White mustard BPC 49, NF IX. Die reifen Samen.

Diese sind kugelig, ungefähr 2 bis 2,5 mm dick, im Mittel 5 mg schwer, hellrötlichgelb, matt, manchmal durch Schleimschuppen weißlich, unter der Lupe betrachtet sehr zartgrubig punktiert. Die hellgelben Keimblätter sind in der Mittellinie der Länge nach zusammengefaltet, so daß das äußere größere das innere scheidenartig umfaßt. In der durch die Faltung entstandenen Höhlung liegt das nach oben umgebogene, stielrunde Würzelchen. Ein Nährgewebe fehlt völlig. In Wasser gelegt umgibt sich der Samen mit einer breiten Schleimhülle.

Ohne Geruch, auch nach dem Anfeuchten mit Wasser, der Geschmack beim Kauen anfangs mild ölig, dann brennend scharf.

Mikroskopisches Bild. Querschnitt der Samenschale (Abb. 27): 1. die Epidermis aus im Querschnitt farblosen, fast quadratischen, deutlich konzentrisch geschichteten, in Wasser stark aufquellenden Schleimzellen; 2. zwei, selten drei Reihen dünnwandiger, in den Ecken kollenchymatisch verdickter Zellen mit kleinen Interzellularen; 3. die Palisaden- oder Steinzellenschichten aus gelblichen, radialgestreckten, fast gleich hohen, becherförmigen, in der äußeren Hälfte dünnwandigen, in der inneren Hälfte stark verdickten Zellen; 4. 2 bis 3 Reihen kleiner,

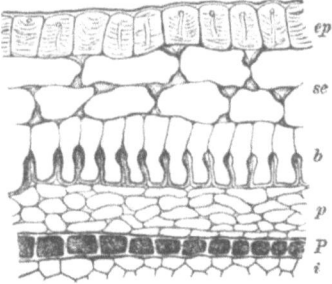

Abb. 27. Samenschale des weißen Senfs im Querschnitt (J. Moeller). *ep* Oberhaut, *sc* Großzellen, *b* Palisaden oder Becherzellen, *p* Parenchym, *P* Aleuronschicht, *i* hyaline Schicht.

kollabierter, dünnwandiger Zellen, die zum Unterschied von Semen Sinapis keinen Farbstoff besitzen; 5. das mit der Samenschale verwachsene Endosperm aus nur einer Reihe dickwandiger, großer, fettes Öl und Aleuronkörner führenden Zellen; 6. anschließend nach innen noch mehrere Reihen zusammengedrückter, völlig inhaltsloser Zellen. Das Parenchym des Keimlings ist reich an fettem Öl und Aleuronkörnern. Stärke fehlt.

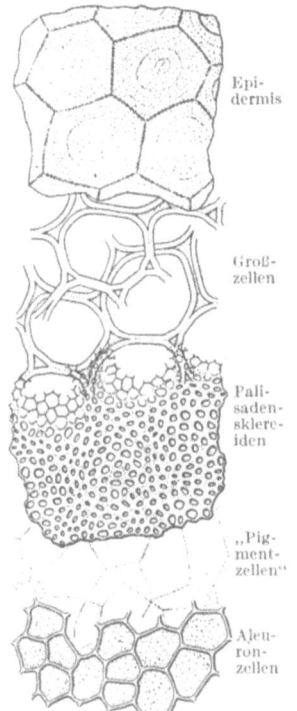

Abb. 28. Weißer Senf. Schichten der Samenschale in der Flächenansicht (200:1) (nach Gassner).

Pulver (Abb. 28). Ähnlich wie bei Semen Sinapis, hauptsächlich Stücke des Kotyledonargewebes aus kleinen dünnwandigen Zellen mit Aleuronkörnern und öligem Plasma; Stücke der Epidermis aus farblosen, fast quadratischen, nicht langgestreckten, deutlich konzentrisch geschichteten Schleimzellen. Die unter der Epidermis gelegene Großzellenschicht aus 2, selten 3 Reihen dünnwandiger, kollenchymatisch verdickter Zellen, daran anschließend eine Reihe flaschen- bzw. becherförmiger, nur etwa 4 bis 7 µm breiter Zellen (Palisaden- bzw. Becherzellenschicht), die Zellen fast gleich hoch. Keine Pigmentzellen.

Verfälschungen. Getreide- und Fabaceenmehle, die unter dem Lumineszenzmikroskop leicht erkannt werden können. Die Samen von Brassica campestris SARSON PRAIN mit einem ausgeprägteren Wulst über dem Würzelchen und von Sinapis arvense L., sowie dessen Ölkuchen: die Samenschale färbt sich mit Chloralhydrat und Salzsäure unter Erwärmung karminrot. Einen Bestimmungsschlüssel für Sinapis- und Brassicasamen s. Brassica, III, 498.

Inhaltsstoffe. 0,2 bis 0,1% äth. Öl, 2,5% Sinalbin $C_{30}H_{42}O_{15}N_2S_2$, Fp. 138,5 bis 140°, das bei der Hydrolyse nichtflüchtiges p-Hydroxybenzylsenföl, in Cholin und Sinapinsäure zerfallendes Sinapinbisulfat und Fructose, durch im Samen vorhandene Myrosinase p-Hydroxybenzylsenföl, Glucose und Sinapinhydrogensulfat ergibt, 30% fettes Öl mit Glyceriden der Palmitin-, Arachidin-, Stearin-, Behen-, Eruca-, Eicosen-, Öl-, Linol- und Linolensäure [VOROB'EV: Chem. Abstr. *64*, 16 281 (1966)], ~25% Proteine und Schleim mit 50% Cellulose, der aus Arabinose, Rhamnose, Galakturonsäure und Glucuronsäure besteht, ferner Glucose, Fructose, Saccharose und Oxalsäure.

Sinapin

Sinapinsäure — Cholin

Sinalbin

Prüfung. Sinalbin und Sinalbinsenföl färben sich mit Millons-Reagens intensiv rot, dagegen reagieren weder Sinigrin noch Allylsenföl. Anforderungen der Deutschen DIN Normen, bezogen auf die Trockenmasse: Feuchtigkeit max. 10%; Gesamtasche max. 5,5% (6% Erg.B. 6); säureunlösliche Asche max. 0,5%; Arsen max. 2 mg/kg; Blei max. 5 mg/kg; nichtflüchtige Ätherextraktstoffe (Fett) mind. 28%; p-Hydroxybenzylisothiocyanat mind. 2,3%.

Gehaltsbestimmung. 5 g des gepulverten weißen Senfs werden zuerst mittels Ae. vollständig entfettet, nach dem Abdunsten des Ae. das Pulver mit 20 ml W. gemischt und einige Std. unter häufigem Umschwenken stehen gelassen. Hierauf wird nach Zusatz von 20 g trockenem Natriumsulfat wiederholt mit Ae. ausgeschüttelt, der Ae. bei gewöhnlicher Temp. verdunstet, der Rückstand in 20 ml A. gelöst und nach Zusatz von 10 ml Salmiakgeist und 20 ml 0,1 n Silbernitratlsg. mit W. im graduierten Kölbchen auf 100 ml aufgefüllt. Nach 24 Std. werden 50 ml des Filtrats mit 6 ml Salpetersäure und 1 ml Ferriammoniumsulfatlsg. versetzt und mit 0,1 n Rhodanammoniumlsg. titriert. 1 ml entspricht 0,008 255 g p-Oxybenzylsenföl.

Unter alkalischen Bedingungen hydrolysiert das Sinalbinsenföl zu 4-Hydroxybenzylalkohol und Rhodanid, das photometrisch gemessen werden kann: Aus 0,5 g gemahlenen Samen wird das p-Hydroxybenzylisothiocyanat mit 10 ml W. unter Zusatz von 0,1 n Natronlauge extrahiert. Der filtrierte Extrakt gibt mit Eisen-Ammoniumsulfat eine Fbg., die bei 450 nm photometrisch gemessen wird. Zur Aufstellung der Eichkurve dient eine Kalium- oder Ammoniumthiocyanatlsg. bekannten Gehalts. Nach GMELIN (1969) lassen sich nichtflüchtige Isothiocyanate mit Chlf. ausschütteln. Nach dem Auswaschen der Chlf.-Phase mit Hydrogencarbonatlsg. werden die Isothiocyanate durch ammoniakgesättigtes M. in Thioharnstoffderivate überführt, die papierchromatographisch oder dünnschichtchromatographisch getrennt und durch Vergleich mit bekannten Substanzen bestimmt werden können. Entsprechend können wasserdampfflüchtige Isothiocyanate mit Ae. ausgeschüttelt und in Thioharnstoffe überführt werden.

WAGNER und Mitarb. (1965) beschreiben eine dünnschichtchromatographische Trennung der Isothiocyanate als Thioharnstoffe, mit der noch 5 µg Thioharnstoffe nachweisbar sind. Fließmittel: Äthylacetat-Chlf.-W. (3:3:4). — Sprühreagens: Mischung gleicher Teile einer wss. 5%igen FeCl₃-Lsg. und einer 1%igen wss. Kalium-cyanoferrat(III)-Lsg.

Noch empfindlicher ist der Nachweis der Thioharnstoffe nach der Chr. auf Kieselgel mit Fluoreszenzindikator (Nachweisgrenze: 1 µg Thioharnstoff).

Aufbewahrung. Trocken BPC 49.

Wirkung. Als aktiv erwiesen sich besonders die in organischen Lösungsmitteln löslichen Anteile; die wirksamen Substanzen sind v. a. Sinalbin und p-Oxybenzylsenföl. Die Extrakte wirken hemmend auf das Bakterienwachstum, sie erhöhen die absolute Zahl der Leukocyten, wobei die Zahl der Lymphocyten absolut zunimmt, die polymorphkernigen Anteile relativ vermindert sind. Die Wirkung tritt peroral, als auch parenteral ein [CRASSELT: Arch. Pharm. (Weinheim) *55*, 283 und 275 (1950)].

Dosierung. Als Breiumschlag unverdünnt.

Anwendung. Wie Semen Sinapis nigrae (s. Brassica) als Hautreizmittel, bei chronischen Verdauungsstörungen, in der Homöopathie. Da Semen Erucae milder sind als Semen Sinapis, sind sie für die innerliche Anwendung besser geeignet. Zur Fabrikation von Speisesenf zusammen mit Semen Sinapis nigrae (s. d.). Ein aus Semen Erucae bereiteter Senf behält wegen der Nichtflüchtigkeit des Senföls seine Schärfe. Zur Darstellung von Oleum Sinapis pingue. Die unzerkleinerten Körner zum Einlegen von Gurken.

Sinapis alba HAB 34. Weißer Senf.

Reife Samen.

Arzneiform. Tinktur nach § 4.
Spez. Gew. etwa 0,900; Trockenrückstand etwa 1,7%.
Arzneigehalt. 1/10.

Sinapis alba HPUS 64. White mustard.

Die frischen, reifen Samen.

Arzneiform. Urtinktur: Arzneigehalt 1/10. Sinapis alba, zerstoßen 100 g, Alkohol USP (94,9 Vol.-%) q.s. zur Bereitung von 1 000 ml der Tinktur. — Dilutionen: D 2 (2×) und höher mit Alkohol HPUS (88 Vol.-%). — Medikationen: D 1 (1×) und höher. — Triturationen: D 1 (1×) und höher.

Sinapis arvensis L. (Raphanus arvensis CRANTZ, Sinapis polymorpha GENERS., Rhamphospermum arvense ANDRZ., Napus agriasinapis SCHIMP. u. SPENN., Sinapis arvensis var. leiocarpa GAUDIN, Eruca arvensis NOULET, Brassica arvensis RABENH., B. sinapistrum BOISS., Sinapis arvensis var. psilocarpa NEIR., var. latirostris PETERM., Brassica arvensis var. normalis O. KTZE., Caulis sinapiaster E. H. L. KRAUSE, Crucifera sinapistra E. H. L. KRAUSE).

Ackersenf. Falscher Hederich. Feld- oder brauner Senf. Charlock. Wild mustard. Moutarde des champs, sauvage, bâtarde. Sénevé. Senapa selvatica.

Ein sehr verbreitetes Ackerunkraut. Heimisch in fast ganz Europa, Südwestasien, Sibirien, Nordafrika. Eingeschleppt in Nordamerika, Südafrika u. a.

Pflanze einjährig, grasgrün, an sehr sonnigen und trockenen Stellen oberwärts zuweilen violett überlaufen. Wurzel dünn spindelförmig. Stengel etwa 30 bis 60 cm hoch, aufrecht, beblättert und meist ästig, getrocknet kantig-gefurcht, grasgrün, wenigstens am Grund von weißen, waagrecht abstehenden bis rückwärts gerichteten, 0,5 bis 1,5 mm langen, pfriemlichen, steifen Haaren dicht borstig bis fast zottig, nach oben öfter verkahlend. Laubblätter sämtlich grasgrün, stärker oder schwächer borstig behaart; die unteren gestielt, im Umriß meist verkehrt-eiförmig, mit dem Stiel bis 20 cm lang und 6 cm breit, unregelmäßig buchtig, mit schwach gezähnten Lappen, die oberen kleiner, kurzgestielt bis sitzend, eiförmig oder länglich, am Grund verschmälert, meist ungeteilt, scharf und unregelmäßig gezähnt, die Zähne in ein weißes Knorpelspitzchen endigend. Blütenstände am Stengel und an den Ästen endständig, am blühenden Ende dicht halbkugelig doldentraubig, beim Abblühen sich stark streckend und locker werdend. Blütenstiele dünn, kürzer bis kaum länger als der Kelch der geöffneten Blüte, wie die Traubenspindel kahl oder borstig. Blütenknospen verkehrt eiförmig. Kelchblätter kahl oder borstig, elliptisch, etwa 5 bis 6 mm lang und 2,5 bis 3 mm breit, jedoch sofort nach dem Öffnen der Knospen durch Einschlagen der Ränder viel schmäler erscheinend, waagrecht abstehend. Kronblätter fast doppelt so lang wie der Kelch, schwefelgelb (getrocknet oft fast weiß), genagelt, mit rundlich verkehrt-eiförmiger, an der Spitze breit abgerundeter, gestutzter oder schwach ausgerandeter, am Grund plötzlich zusammengezogener Platte und kaum kürzerem, sehr schlankem Nagel. Frucht auf kurzem (4 bis 7 mm langem), schließlich verdicktem, aufrechtem Stiel aufrecht bis waagrecht abstehend oder sogar etwas abwärts gebogen, schlank schotenförmig, meist etwa 2,5 bis 4 cm lang und 2,5 bis 3 mm dick, durch die vorspringenden Nerven der Fruchtklappen kantig, seltener fast stielrund. Fruchtklappen an beiden Enden breit abgerundet, im halbreifen Zustand stets von 3 geraden, stark vorspringenden Längsnerven durchzogen und zwischen diesen mit schwachen, schief verlaufenden, anastomosierenden Nerven versehen, bald auch bei der Reife dünnwandig, über den Samen höckerig-aufgetrieben, starknervig und sich vom Grund her leicht ablösend. Scheidewand ziemlich derb, aber hell-durchscheinend. Fruchtschnabel lang kegelförmig, etwa $^1/_3$ bis fast ebenso lang wie die Klappen, fast stielrund, durch die vorspringenden Nerven gerippt, vom Grund an allmählich verdünnt, an der Spitze schmäler als die halbkugelige bis fast kopfige Narbe, am Grund zuweilen einen Samen enthaltend, bei Aufspringen der Frucht mit der einen Klappe verbunden abfallend. Samen in jedem Fach etwa 6 bis 12, einreihig, kugelig, etwa 1 bis $1^1/_3$ mm im Durchmesser. Samenschale dunkelrot oder schwärzlichbraun, fast glatt (unter starker Lupe fein grubig runzelig), bei Benetzung stark verschleimend. Keimblätter fast doppelt so breit wie lang, verkehrt-nierenförmig, an der Spitze seicht und breit ausgerandet.

Inhaltsstoffe. In den Blättern die Flavonole Quercetin und Kämpferol; in den Blüten Brassicosid [Isorhamnetin-3-β-(2-O-β-glucopyranosyl-D-glucosid)-7-mono-β-D-glucosid] C_{34} · $H_{42}O_{22}$ · H_2O, Fp. 209 bis 212°, und Brassidin [Isorhamnetin-3-mono-β-glucosid-7-mono-α-L-rhamnosid] $C_{28}H_{32}O_{16}$, Fp. 222 bis 224°. [HÖRHAMMER et al.: Chem. Ber. *100*, 2301 (1967)]. Nach ZAWAHRY et al. [Sci. Pharm. Proc. *25*, 337 (1965)] in den Blättern ein Alkaloid; nach WITCOMBE et al. [Nature *222*, 1200 (1969)] ein nichttoxischer Wachstumshemmstoff in der Samenschale. Im Samen bis 1% Sinigrin, das mit Myrosin flüchtiges Allylsenföl liefert und ~ 25% fettes Öl.

Wirkung. Nach ZAWAHRY (l. c.) antibiotisch, der Rückstand des Acetonextrakts blutdrucksenkend; bei reserpinbehandelten Patienten hob der Extrakt die Schläfrigkeit auf.

$$CH_2-CH-CH_2-N=C\begin{array}{l} SC_6H_{11}O_5 \\ \\ OSO_3K \end{array}$$

Sinigrin

Anwendung. Die junge Pflanze als Gemüse. Die Samen als Diureticum und zur Gewinnung eines fetten Öls mit 4,23% freier Ölsäure, Bestandteil minderwertiger Senfsorten. Verfälschung von Semen Sinapis und S. Erucae.

Sinapis sinensis, chinesischer Senf, und **Sinapis dissecta** LAG., schlitzblätteriger Senf, Mittelmeergebiet,

Beide liefern fettes Samenöl; letzterer liefert Gardal-Senf.

Sinomenium

Sinomenium acutum REHD. et WILS. (S. diversifolium DIELS, Menispermum acutum THUNBG.). Menispermaceae — Menispermeae.

Heimisch in Japan.

Sinomenii Radix et Caulis Jap. 62.

Wurzel, Rhizom oder Stamm.

Unregelmäßig gewundenes, zylindrisches oder knorriges Rhizom, von 2 bis 4 cm Durchmesser, außen dunkelgraubraun mit längsverlaufenden Spalten und Rissen; meistens in runde Stücke geschnitten. Im Querschnitt außen eine dicke, dunkelgraubraune Korkschicht, innen Gewebe von chrysanthemenartigem Muster, bestehend aus graubraunen Gefäßteilen und dunkelbraunen, radial angeordneten Markstrahlen. Stamm fast zylindrisch, 1 bis 2 cm im Durchmesser, außen graubraun mit längslaufenden Rissen und kleinen warzigen Erhebungen; meistens in runde Stücke geschnitten und mit einer verhältnismäßig dicken Korkschicht bedeckt; der Querschnitt ist gräulich gelb, mit Gefäßteilen und hellbraunen, radial angeordneten Markstrahlen.

Fast geruchlos und von bitterem Geschmack.

Mikroskopisches Bild. Unter dem Mikroskop zeigt der Querschnitt durch den Stamm eine mit dicker Kutikula bedeckte Epidermis. In der Primärrinde Nadelkristalle aus Calciumoxalat und äußerst dickwandige Steinzellen (ebenfalls im Perizykel). Im Gefäßteil unregelmäßig geformte Tylose oder Harz enthaltende Gefäße; in den meist nicht verholzten Zellen der Markstrahlen Stärkekörner mit einem Durchmesser von 3 bis 10 μm und Mikronadelkristalle aus Calciumoxalat, außerdem vereinzelte, extrem dickwandige, große Steinzellen. Die Wurzeln enthalten in den Rindenzellen Stärkekörner von 3 bis 10 μm Durchmesser, Markstrahlen und Xylemparenchym, sowie in der Primärrinde Nadeln aus Calciumoxalat und im äußeren Rand Phloemkristalle.

Inhaltsstoffe. Die Alkaloide Stepharin, Tuduranin $C_{18}H_{19}NO_3$. Fp. 204°, Michelalbin, Fp. 204 bis 206°, Magnoflorin $C_{20}H_{24}NO_4^{\oplus}$, Fp. 248 bis 249° (Jodid), Sinomenin $C_{19}H_{23}NO_4$, Fp. 182°, Disinomenin, Fp. 222°, Sinoacutin $C_{19}H_{21}NO_4$, Fp. 198°, Norsinoacutin, Acutumin $C_{19}H_{24}O_6NCl$, Fp. 238 bis 240° (Zers.), Acutumidin (N-Noracutumin), Fp. 239 bis 241° (Zers.), (−)-Sinactin $C_{20}H_{21}NO_4$, Fp. 176°, Diversin $C_{20}H_{27}NO_5$, Fp. 80 bis 93°, Isosinomenin $C_{20}H_{25} \cdot NO_4$, Fp. 210 bis 212°. Ferner β-Sitosterin, Stigmasterin, Methylpalmitat, das Lignan ($\pm$) Syringaresinol.

Sinactin

Acutumin

	1	2	6	10	11
Tuduranin	OCH₃	OCH₃	H	OH	H
Magnoflorin	OH	OCH₃	(CH₃)₂	OCH₃	OH

Sinomenin

Disinomenin

Sinoacutin   R = CH₃
Norsinoacutin R = H

Prüfung. Jap. 62: Identifizierung: Man erhitzt unter Schütteln 0,5 g pulverisierte Droge mit 5 ml verdünnter Essigsäure 2 Min. im Wasserbad und filtriert. Man gibt 3 Tr. Jodreagenslsg. zu einem Teil des Filtrats, wobei ein brauner Nd. entsteht. Zu einem anderen Teil gibt man 3 Tr. Mayer's Reagens, wobei ebenfalls ein graubrauner Nd. entsteht (Alkaloid).

Reinheit. Max. Aschegehalt 6%. — Säureunlösliche Asche max. 0,5%.

Anwendung. Gegen Neuralgie und Rheuma.

Dosierung. Täglich 5 bis 8 g als Dekokt.

Sionon

Sionon

S. VII B, 453 u. VI B u. Sorbit.

Siparuna

Siparuna apiosyce (MART.) A. DC. Monimiaceae — Siparunoideae. Wilder Kaffeebaum. Heimisch in Brasilien.

Folia Siparunae. Limoeiro bravo. Cháde negro.
Limoeiro bravo Brasil. 1.

Inhaltsstoffe. In den Blättern und Zweigen äth. Öl.

Anwendung. In der brasilianischen Heilkunde.

Bemerkung. In Brasilien werden ebenfalls medizinisch verwendet: Siparuna cujubana (MART.) A. DC. (Citrosma cujabana MART.), wilder Limonenbaum; S. obovata (GARDN.) A. DC. (Citrosma oligandra TUL.), liefert „Catinguere". Zu Kataplasmen werden gebraucht: Siparuna alternifolia DC., Brasilien; S. brasiliensis DC., Brasilien; S. limoniodora DC., Peru; S. microphylla DC., Peru; und S. petiolaris DC., Neu-Granada.

Sistrurus

Sistrurus catenatus RAF. Klasse Reptilia — Ordnung Ophidia oder Serpentes — Familie Crotalidae. Massasauga. Kettenklapperschlange.

Heimisch in Nordamerika und Mexiko, namentlich im östlichen Teil des Kontinents. Meist auf niedrigem, feuchtem Boden, wurde aber auch schon auf weit vom W. entlegenen, trockenen Feldern angetroffen. Geht nicht ins Wasser.
Verwendet wird das Gift.

Bestandteile. Vgl. Crotalus durissus. Das Toxin enthält Hämolysine und Hämorrhagine.

Anwendung. Blutstillmittel (vgl. Bd. IV, 344).

Bemerkung. Giftschlange!

Sisymbrium

Die Gattung Sisymbrium wird verschieden begrenzt. Hier werden (nach HAYEK und nach HEGI) die Arten mit Sternhaaren und Stieldrüsen ausgeschieden. Diese Arten gehören zu den Gattungen Descurainia, Hugueninia und Phryne. Auch Robeschia und Nasturtiopsis werden nicht bei Sisymbrium erwähnt.

Sisymbrium officinale (L.) SCOP. (Erysimum officinale L., Chamaeplium officinale WALLR., Erysimum officinarum CRANTZ, Erysimum runcinatum GILIB.). Brassicaceae — Sisymbrieae. Weg-Rauke. Gelbes Eisenkraut. Wegsenf. Kreuzkraut. Bank cress. Bank mustard. Irio. Erysimon. Hedge mustard. Rank vejsenneb. Velar. Herbe au chantre. Tortelle. Julienne jaune. Erisimo medicale. Erba crociona. Erba cornacchia. Erba grana maschia. Cascellora. Senapaccia selvatica. Verbena maschia.

Allgemeine Verbreitung eurasiatisch-omnimediterran. In Europa nördlich bis zu den Orkney-Inseln, zum Nordende des Ladoga-Sees, bis Sibirien; Kaukasus, Krim, Anatolien bis Spanien, Nordwestafrika und Kanaren. Verschleppt und eingeführt nach Japan, Nord- und

Südamerika, Australien, Südafrika, auch Grönland. Verbreitet an Wegen und Straßen, auf Bau- und Schuttplätzen, an Dämmen, Mauern oder auch an Ufern, überall im Umkreis menschlicher Siedlungen auf offenen, nährstoffreichen-stickstoffbeeinflußten trockenen und frischen Sand- und Lehmböden als Erst- und Zweitbesiedlerin in ruderalen Gesellschaften.

Einjährig oder überwinternd-einjährig, mit dünner Wurzel. Stengel 30 bis 60 cm hoch, steif-aufrecht, stielrund, beblättert, ästig, selten fast kahl, meist borstig-flaumig, Haare einfach, schlank, rückwärts-angedrückt, zuweilen auf Knötchen sitzend, Äste abstehend, wie der Hauptstengel mit einem Blütenstand endend. — Laubblätter borstig flaumig, größtenteils fiederspaltig, 3 bis 6 cm lang, dreieckig-eiförmig, ihre Seitenzipfel jederseits 1 bis 3, schief-eiförmig bis lanzettlich, oft rückwärts gerichtet, am Vorderrand meist gezähnt, das unterste Paar manchmal öhrchenartig dem Stengel genähert, Endzipfel größer, meist mit den obersten Seitenzipfeln zusammenfließend, oberste Blätter länglich-lanzettlich, spießförmig. — Blütenstände tragblattlos, anfangs doldentraubig, später sich ährenförmig streckend. Blütenstiele dünn, etwa 1,5 mm lang, flaumig oder kahl. Blütenknospen klein, breit elliptisch. Kelchblätter aufrecht, schmal elliptisch, 1,5 bis 2 mm lang, stumpf, schmal hautrandig, auf dem Rücken meist behaart, die seitlichen am Grund etwas ausgehöhlt, doch nicht spornartig vorgezogen. Kronblätter blaßgelb, etwa $1\frac{1}{2}$mal so lang wie der Kelch, mit verkehrt-eiförmig-spateliger (kaum 1 mm breiter), in den kürzeren, schlanken Nagel verschmälerte Platte. — Fruchtstände stark verlängert und locker, ährig-rutenförmig; Fruchtstiele etwa 2 mm lang, der Spindel angedrückt, stark verdickt (an der Spitze oft fast so dick wie die Frucht) und verhärtet. Früchte aufrecht-angedrückt, pfriemlich-kegelförmig, etwa (8) 10 bis 15 mm lang und am Grund 1 mm dick. Fruchtklappen gewölbt, dreinervig, vom Grund zur Spitze allmählich verschmälert. Scheidewand breit linealisch, schwach durchscheinend, aus verlängerten Zellen mit stark verdickten Wänden gebildet, allmählich in den schlanken, kegelförmigen, kaum 1 mm langen Griffel mit deutlich zweilappiger Narbe verschmälert. Rahmen am Grund verbreitet und verdickt. Samen einreihig, etwa 6 je Fach, eiförmig, zusammengedrückt, ungeflügelt, 1 mm lang. Samenschale rötlich-gelbbraun, fast glatt, bei Benetzung nicht verschleimend. Embryo oft schiefseitenwurzelig, Würzelchen vorspringend.

Herba Erysimi. Herba Sisymbrii (irionis). Raukenkraut. Wildes Senfkraut. Hederichkraut. Hedge mustard. Herbe aux chantre.

Das einjährige, getrocknete Kraut.

Geruch schwach kresseartig, Geschmack etwas scharf.

Mikroskopisches Bild. Die obere Epidermis der Blätter besteht aus schwach welligen Zellen mit zahlreichen, meist in kleinen Gruppen beisammenliegenden, von 3 Nebenzellen umgebenen Spaltöffnungen. Haare vereinzelt, einzellig, mit körniger Kutikula, dickwandig; die untere Epidermis besteht aus stärker welligen Zellen und reichlicher Behaarung, die einzelnen Haare sind aber größer. Die Blüten zeigen kaum verwertbare Unterscheidungsmerkmale und sind im allg. denen anderer Cruciferen sehr ähnlich gebaut.

Inhaltsstoffe. Äth. Öl; v. a. zwei Klassen von Naturstoffen: Glucosinolate (Senfölglykoside) und Cardenolidglykoside (in den Samen), in der vorliegenden Pflanze noch nicht näher untersucht. In den Samen Senföl und Myrosin. Das frische Kraut enthält Rhodanwasserstoff.

Anwendung. In der Volksmedizin bei Kehlkopfkatarrh, Heiserkeit, Karzinomen (die Samen als Kataplasma), Hals- und Brustleiden, Husten, Asthma, Lungenkatarrh, Gelbsucht, Blasenleiden, Nierensteinen u. a. Ferner in der Homöopathie.

Erysimum officinale HAB 34.

Frische, blühende Pflanze.

Arzneiform. Essenz nach § 3.

Arzneigehalt. 1/3.

Sisymbrium irio L. (S. erysimastrum LAM., S. heteromallum FOURN., S. latifolium S. F. GRAY, Descurainia irio WEBB et BERTH.). Schlaffe oder Glanz-Rauke. London rocket. Vélaret. Roquette jaune. Erba iridia. Senepaccia selvatica.

Heimisch im ganzen Mittelmeergebiet; bis Vorderindien und Abessinien. Charakteristische und stete Begleitpflanze mediterraner Unkrautgesellschaften.

Einjährig oder überwinternd einjährig, mit dünner, blasser Wurzel. Stengel etwa (4) 10 bis 50 (60) cm hoch, etwas kantig gestreift, kahl oder von einfachen, kurzen, mehr oder weniger angedrückten Haaren feinflaumig, reichbeblättert, meist ästig, mit aufrecht-abstehenden

Ästen, wie diese in einen Blütenstand auslaufend. — Laubblätter gestielt, kahl oder fein-flaumig, meist schrotsägeförmig-fiederspaltig, im übrigen in der Gestalt stark wechselnd; Fiederlappen jederseits 2 bis 6, ganzrandig oder gezähnt bis schwach gelappt, die untersten meist abwärts gebogen. Endabschnitt von den unteren zu den oberen Laubblättern verhältnismäßig größer werdend; an Schattenexemplaren sind zuweilen sämtliche Laub-blätter fast ungeteilt, nur am Grund etwas fiederlappig. — Blütenstände während des Aufblühens dicht ebensträußig, wobei die jungen Früchte die geöffneten Blüten und die Knospen überragen, später traubig-verlängert. Blütenstiele tragblattlos, so lang oder länger als die Blüten, auch zur Fruchtzeit dünn, etwa 6 bis 10 (15) mm lang. Blüten-knospen schmal verkehrt-eiförmig. Blüten unansehnlich. Kelchblätter schmal-elliptisch, 2 bis höchstens 2,5 mm lang, aufrecht abstehend, am Grund nicht gesackt. Kronblätter blaßgelb, wenig länger als der Kelch, schmal spatelförmig, am Grund allmählich in einen kurzen Nagel verschmälert. Staubbeutel klein (etwa 0,5 bis 0,75 mm lang). — Fruchtstiele unter 45 bis 60° abstehend, oft etwas aufwärts gebogen, Früchte aufrecht aufsteigend, schmal-linealisch, (2,5) 3 bis 4 (5) cm lang und etwa 1 mm breit, oft etwas gebogen, an beiden Enden stumpflich oder kaum etwas verschmälert, von dem sehr kurzen (bis 0,5 mm langen) und dicken Griffel mit deutlich zweilappiger Narbe gekrönt. Fruchtklappen schwach gewölbt, dünn, holperig (über den Samen vorgewölbt, dazwischen eingesunken), zart- aber deutlich dreinervig. Scheidewand dünn, durchscheinend, aus verlängerten, dünnwandigen Zellen bestehend und längs den Plazenten von einigen Fasern durchzogen. Samen in jedem Fach zahlreich (etwa 40), ein-reihig, klein (kaum 1 mm lang), eiförmig oder elliptisch, zusammengedrückt. Samenschale gelbbraun, fast glatt, glänzend. Keimling rückenwurzelig, mit weit vorspringenden Würzel-chen.

Inhaltsstoffe. In den Samen fettes Öl mit 48% Erucasäure. Nach KHAN [Curr. Sci. *36*, 206 (1967)] Isorhamnetin.

Anwendung. Das Kraut, Herba Irionis, als Febrifugum und Stimulans. Nach HARTWELL [Lloydia *32*, 71 (1969)] „gegen Verhärtungen der Brust und Hoden".

Sisymbrium capense (THUNB.) L.

Wird in Afrika als Gemüse verwendet.

Sisymbrium orientale L. (S. columnae JACQ., S. villosum MOENCH, S. flexuosum DULAC).
Orientalische Rauke. Sisembro lanuginosa.

Von den Kanaren durch das ganze Mittelmeergebiet bis zum Westhimalaya an öden Plätzen wachsend.

Inhaltsstoffe. In den Samen Sinigrin und Glucoputranjivin, Sinapin und Sinapinsäure. Ferner Glyceride der Linol-, Linolen-, Öl-, Stearin- und Erucasäure.

Anwendung. Die Samen in Persien und Indien als Stimulans. Nach HARTWELL (l. c.) volks-medizinisch bei Krebs und Verhärtungen.

Sisymbrium altissimum L. (S. sinapistrum CRANTZ, S. pannonicum JACQ.). Riesen-
Rauke. Tumble mustard. Sisembro pennato.

Heimisch von Innerasien bis in die nördliche Balkanhalbinsel. Eingewandert in ganz Europa und Nordamerika; an Bauplätzen, auf Schutt.

Inhaltsstoffe. In den Samen 20% halbtrocknendes Öl, Oleum Sisymbrii, Ungarisches Raukensamenöl, mit etwa 35% Linolensäure, 25% Erucasäure und 19% Linolsäure. Nach FURSA et al. [Farm. Zh. *24*, 68 (1969)] in der Pflanze mindestens 5 Flavonoide vom Kämpferol- und Quercetin-Typ.

Anwendung. Das Öl wird technisch verwendet.

Sisymbrium loeselii L. (Tursitis loeselii R. BR., Leptocarpaea loeselii RUPR., Erysimum
loeselii RUPR., Nasturtium loeselium E. H. L. KRAUSE, Sisymbrium scholare FOURN.).
Loesels Rauke. Sisembro barbuto.

Von Innerasien bis Mitteleuropa heimisch, selten.

Inhaltsstoffe. In den Samen 30% fettes Öl mit wenig Erucasäure im Fettsäureanteil. Im Kraut Glucocapparin.

Anwendung. Die Schößlinge als Gemüse.

27*

Sitosterin

Sitosterin. Sitosterol. Oxychinoterpen. Cholestol. Rhamnol.

Hier handelt es sich um ein zur Klasse der Sterine gehörendes, bes. in höheren Pflanzen sehr verbreitetes Substanzgemisch, das in der Natur häufig neben Dihydrositosterin und Stigmasterin vorkommt. Bekannt sind α-(α₁-, α₂-, α₃-), β-, γ-, δ-, ε-Sitosterin. β-Sitosterin ist das in Pflanzen am häufigsten vorkommende Sterin.

α-Sitosterin.

Bemerkung. Die Substanz ist nicht einheitlich; sie besteht aus folgenden Komponenten:

α₁-Sitosterin. Isomeres des Stigmasterins.

$C_{29}H_{48}O$ M.G. 412,7

Eigenschaften. Nadeln aus A. Fp. = 164—166°. $[\alpha]_D^{28} = -1,7°$ (in Chlf.).

α₂-Sitosterin. Hier handelt es sich vermutlich um das höhere Homologe des α₁-Sitosterin.
Eigenschaften. Nadeln aus A. Fp. = 156°. $[\alpha]_D^{25} = +3,5°$ (in Chlf.).

α₃-Sitosterin.

Eigenschaften. Blättchen aus A., Fp. = 142—143°. $[\alpha]_D^{20} = +5,2°$.

β-Sitosterin. Cinchol. α-Phytosterol. Cupreol. Rhamnol. Quebrachol. β-Sitosterol. Beta-sitosterinum.

$C_{29}H_{50}O$ M.G. 414,72
24-Äthyl-5-cholesten-3β-ol.

Eigenschaften. Blättchen aus A. Fp. = 149—150°, bzw. Nadeln aus M. oder Ae. Fp. = 137°. $[\alpha]_D = -36°$ (in Chlf.). Die Substanz kann mit Digitonin gefällt werden.
Acetat: $C_{31}H_{52}O_2$: Fp. = 127—128°. $[\alpha]_D^{25} = -41°$ (c = 2 in Chlf.).
Benzoat: $C_{36}H_{54}O_2$: Fp. = 146—147°. $[\alpha]_D^{25} = -13,8°$ (c = 2 in Chlf.).
Anwendung. Gegen Hypercholesterinämie. Hemmt kompetitiv die Resorption.
Dosierung. 2—3 mal tägl. 2,0; zu Beginn bis 30,0/Tag.
Handelsformen. Cytellin (Lilly, Chodel); Nimbosterol; Positol; Sitosterol (Delalande).
Literatur. Med. Welt 1962, 2704.

γ-Sitosterin.

Bemerkung. Die Substanz unterscheidet sich nur sterisch am C_{24} vom β-Sitosterin.

Eigenschaften. Blättchen aus A. Fp. = 146—148°. $[\alpha]_D$ = −42° bis −43°.

Anwendung. Substanz wurde als kompetitiver Hemmer der Cholesterinresorption eingesetzt.

Literatur. O. MANCERA, G. ROSENKRANZ und S. SONTHEIMER, Naturw. *43*, 17 (1956).

δ-Sitosterin.

$C_{29}H_{50}O$ M.G. 414,72

Eigenschaften. Kristalle aus A. Fp. = 146—147°. $[\alpha]_D$ = −23,9° (in Chlf.).

Literatur. A. ICHIBA, ref. Chem. Zbl. 1936, I, 1027.

ε-Sitosterin.

$C_{29}H_{50}O$ M.G. 414,72

Eigenschaften. Platten aus A. Fp. = 143—144°. $[\alpha]_D^{17}$ = −38,7° (in Chlf.).

Literatur. J. C. SIMPSON und N. E. WILLIAMS: J. chem. Soc. (London) 1937, S. 733.

Sium

Sium sisarum L. (Sium brevifolium et S. podolicum HORT. ex DC., Seseli sisarum CRANTZ, Pimpinella sisarum JESS. und KOZO-POLJ., Carum sisarum BAILL., Selinum sisarum E. H. L. KRAUSE, Apium sisarum CALESTANI). Apiaceae — Apioideae — Apieae. Zuckerwurz. Süßwurzel. Zuckerrübchen. Girgelen. Gierlein. Berlein. Gartenrapunzel. Klingelmöhre. Klingelrüb. Skirret. Chervis. Sisaro.

Heimisch in Südosteuropa und Vorderasien. In Europa früher in Gärten angebaut, heute nur vereinzelt, gelegentlich auf Schuttstellen, Rasenplätzen und in Weinbergen verwildert.

Pflanze ausdauernd, kahl. Grundachse kurz, mit büscheligen, öfter knollig verdickten Wurzeln. Stengel etwa 30 bis 80 (120) cm hoch, stielrundlich, ästig. — Laubblätter ziemlich gleichgestaltet, die unteren einfach-fiederschnittig, ihre Abschnitte bis 7 cm lang, länglich, gleichmäßig gesägt mit spitzen und kurz bespitzten Zähnen, der Endabschnitt eiförmig, am Grund oft etwas herzförmig. Abschnitte der oberen Laubblätter weniger zahlreich, schmäler, schlanker, zugespitzt, meist lanzettlich, am Grund ungleichseitig-keilförmig, der Endabschnitt öfter am Grund abgerundet. — Dolden etwa zehn- bis dreißigstrahlig. Hüllblätter 1 bis 5, schmallanzettlich, zurückgeschlagen, schmal- aber deutlich hautrandig. Hüllchenblätter pfriemlich, schmal weißlich-hautrandig; Kelchzipfel sehr kurz, als kleine Spitzchen hervortretend. Kronblätter weiß, etwa 1 mm lang, breit rundlich elliptisch, am Grund abgerundet, an der Spitze seicht ausgerandet. Griffelpolster niedrig kegelförmig. Griffel kurz, zuletzt über das Griffelpolster zurückgebogen und kaum doppelt so lang wie dieses. — Frucht breit eiförmig, etwa 2 bis 3,5 mm hoch und 2 bis 2,5 mm im größten Querdurchmesser, bräunlich mit helleren Rippen. Teilfrucht stumpf fünfeckig; Fruchtwand dünn. Hauptrippen fädlich, stumpf, viel schmäler als die Tälchen, von einem im Querschnitt rundlich dreieckigen Bündel ganz ausgefüllt. Ölstriemen unter den Tälchen meist zu 3, an der Fugenfläche 4. Nährgewebe im Querschnitt stumpf fünfeckig, die Fugenseite länger. Fruchthalter dünn, borstig fädlich, bis zum Grund zweiteilig, von den Teilfrüchten frei.

Inhaltsstoffe. In der Wurzel 4 bis 8% Saccharose, 4 bis 18% Stärke, Pektose und Pektinsäure, Gummi, Dextrin und Schleim.

Anwendung. Liefert Radix Sisari, die als Expectorans, gegen Speichelfluß und als Gemüse verwendet wird.

Sium latifolium L. [S. lancifolium SCHRANK (nec BIEB.), S. lunifolium (sphalm.) J. F. GMEL., SCHULT., S. sulcatum PERS., S. longifolium PRESL nec PURSH, Coriandrum latifolium CRANTZ, Cicuta latifolia CRANTZ, Sisarum palustre BUBANI, Selinum sium E. H. L. KRAUSE]. Großer Merk. Breitblätteriger Merk. Großer Wasserpeterle. Wasser-Eppich. Frosch-Eppich. Weiher- oder Frosch-Peterlein. Grande berle aquatique. Erba canella. Sedanina d'aqua.

Heimisch in Europa, bes. in Mitteleuropa und Afrika, in Sümpfen und Gräben, Tümpeln, an Fluß- und Seeufern.

Pflanze ausdauernd, kahl. Grundachse büschelig, aus starken Fasern gebildet, senkrecht, ohne Ausläufer, aber zuweilen mit Knospen auf den Wurzeln. Stengel aufrecht, 100 bis 150 cm hoch, dick, kantig gefurcht, gleich den unteren röhrig hohl, oben ästig. — Laubblätter fiederschnittig, die mittleren und unteren mit 4 bis 9 Paaren von Abschnitten, die unteren gestielt, die oberen auf den etwas erweiterten und hautrandigen Scheiden sitzend. Abschnitte gegenständig, an den untergetauchten Laubblättern kammförmig zerschlitzt oder tief zwei- bis dreifach fiederschnittig. Abschnitte der unteren Luftblätter eiförmig länglich, öfter stumpf, am Grund schief eiförmig, fast einfach und gleichförmig scharf gesägt; die der oberen Luft- blätter weniger zahlreich, schmäler, meist lanzettlich, nach der Spitze allmählich verschmälert und öfter zugespitzt, dichter und kurz gesägt. — Dolden am Stengel und an den Ästen deutlich endständig, nicht oder kaum übergipfelt, ziemlich groß, oberseits gewölbt, bis dreißig- strahlig. Hüllblätter etwa 2 bis 6, lanzettlich bis linealisch-lanzettlich, zurückgeschlagen, deutlich weißlich-hautrandig, zugespitzt, ungeteilt oder zweispaltig, meist ganzrandig, selten eingeschnitten-gesägt. Hüllchenblätter ähnlich gestaltet, nur kleiner. Kelchzähne deutlich, lanzettlich pfriemlich, sehr spitz. Kronblätter breit rundlich-elliptisch, etwa 1,5 mm lang, am Grund abgerundet und sehr kurz benagelt. Griffelpolster kissenförmig, mit niedergedrück- tem, wellig gekerbtem Rand. — Frucht von der Seite zusammengedrückt und an der Fuge etwas zusammengezogen, daher schwach zweiknöpfig, elliptisch, etwa 3 bis 4 mm hoch und 2,5 bis 3 mm im größten Querdurchmesser. Teilfrucht im Querschnitt sternförmig fünfeckig. Hauptrippen dick, wulstförmig vorspringend, stumpf, von schwammigem Gewebe erfüllt und in der Mitte von einem Bündel durchzogen, hell, von den etwa gleichbreiten, dunkel- grünen Tälchen scharf abgesetzt, die fugenständigen den Rand der Teilfrucht bildend. Öl- striemen (durchscheinend) unter den Tälchen zu 2 bis 3, an der Fugenfläche zu mehreren. Nährgewebe im Querschnitt fast kreisrund oder stumpf fünf- bis sechseckig, fettes Öl, Aleuron und durchlochte Rosetten von Calciumoxalat enthaltend. Schenkel des Fruchthalters an die Fugenfläche der Teilfrüchte angewachsen, schwer wahrnehmbar.

Inhaltsstoffe. In der Frucht 3 bis 3,5% Monosaccharide, 22 bis 24% fettes Öl, 6 bis 7% äth. Öl mit 80% Limonen, 6% Perillaaldehyd $C_{10}H_{14}O$, Kp.$_{743}$ 234 bis 236°, Kp.$_9$ 99 bis 104°, und wenig α- und β-Pinen, β-Bisabolen und α-Curcumen.

Perillaaldehyd

In der Wurzel soll neben äth. Öl ein giftiges Harz enthalten sein.

Wirkung. In Afrika (Kenya) wurde beobachtet, daß die Droge bei Schafen toxisch wirkte (akute Gastro-Enteritis), und bei Kühen Betäubung, Erregung, Gastro-Enteritis und manchmal plötzlicher Tod eintrat. Auch bei Kindern soll Gastro-Enteritis bewirkt worden sein. Beim Erwachsenen erzeugt die Wurzel Erbrechen, Diarrhöen, Schwäche, Schwindel, Bradykardie und Muskellähmungen. Der Samenextrakt zeigt antibakterielle Wirksamkeit.

Anwendung. Die Wurzel dient als Verfälschung von Radix Valerianae, die Frucht als Verfälschung von Fructus Phellandri.

Sium erectum Huds. [S. latifolium β L., S. angustifolium L., S. berula Gouan, S. ferula (sphalm.) Schult., S. incisum Pers., Berula erecta Cov., B. angustifolia Mert. et Koch, Apium berula Caruel, A. sium Crantz, Selinum berula E. H. L. Krause, Berla monspelien- sium Bubani]. Aufrechter Merk. Wassermerk. Berle. Wassereppich. Brunnenpeterle. Berle. Ache aquatique. Erba canella. Sedanina d'acqua.

Heimisch in Europa, West- und Zentralasien, Nordamerika und Mexiko; in Gräben, Fischteichen und Sümpfen.

Pflanze ausdauernd, kahl, mit Selleriegeruch. Grundachse büschelig faserig, unterirdische, stielrunde Ausläufer treibend. Stengel aufrecht, etwa 30 bis 100 cm hoch, fast stielrund, zart gerillt, gleich den unteren Blattstielen röhrig-hohl, beblättert, meist reichästig. — Laubblätter einfach fiederschnittig. Grundblätter gestielt, bis 30 cm lang, ihre Abschnitte etwa 9 bis 19, meist gegenständig, sitzend, eiförmig länglich, stumpflich, am Grund meist schief und am oberen Rand oft mit einem tief abgetrennten Lappen versehen, bis 4 cm lang, doppelt ungleich gesägt gekerbt, die Zähne stumpflich, plötzlich in eine knorpelige, vorwärts gerichtete Stachelspitze zusammengezogen; unterste Paare der Abschnitte verkleinert und von den übrigen entfernt, der Endabschnitt meist dreilappig. Obere Stengelblätter auf den etwas erweiterten, hautrandigen Scheiden sitzend, ihre Abschnitte weniger zahlreich, länglich bis lanzettlich, sehr spitz oder zugespitzt, ungleich eingeschnitten-gesägt mit zugespitzten und stachelspitzigen Zähnen. — Dolden teilweise übergipfelt und dadurch scheinbar blattgegenständig, kurz gestielt, mittelgroß, etwa zehn- bis zwanzigstrahlig. Hüll- und Hüllchenblätter zahlreich, krautig, ansehnlich, oft blattartig, meist lanzettlich, oft eingeschnitten bis fiederspaltig. Kelchzähne deutlich, pfriemlich. Kronblätter weiß, breit verkehrt herzförmig, etwa 1 mm lang, am Grund kurz-zusammengezogen. — Frucht fast zweiknotig, von der Seite gesehen kurz eiförmig, etwa 1,5 bis 2 mm hoch und etwas breiter, einfarbig graubraun, matt. Fruchtwand gleichmäßig verdickt, von schwammigem Schwimmgewebe erfüllt. Hautrippen als flache Kanten wenig hervortretend. Teilfrucht im Querschnitt fast geradlinig fünfeckig, die Fugenseite länger. Tälchen fast flach, trocken etwas netzig-runzelig, äußerlich striemenlos erscheinend. Ölstriemen an der inneren Grenze der mittleren Fruchtwandschicht einen fast lückenlosen zusammenhängenden Kranz um das Nährgewebe bildend.

Anwendung. Das Kraut wurde früher als Diureticum verwendet.

Sium thunbergii Dc. (Berula thunbergii WOLFF).
Heimisch in Südafrika.

Anwendung. In der Eingeborenenmedizin Südafrikas wird die Wurzel als Analgeticum verwendet.

Bemerkung. Die Pflanze ruft beim Weidevieh Vergiftungserscheinungen hervor, die vom Nervensystem ausgehen und zu Anorexie, Krämpfen und periodischen Muskelkontraktionen führen.

Sium ninsi L. [S. sisarum L. var. Ninsi (L.) PERS.]. Ninsi-Zuckerwurz. Chinesische Ninsidolde. Ninzi.
Heimisch in China und Japan, auch kultiviert.

Anwendung. Die Wurzel, Radix Ninsi, Ninzi, wird zur Verfälschung von Radix Ginseng verwendet. (S. bei Panax Ginseng, VI A, 390).

Skatol

Skatol. Skatole.

C_9H_9N M.G. 131,18

3-Methyl-indol.

Vorkommen. Die Substanz kommt im Darm und in den Faeces des tierischen **Organismus** vor.

Eigenschaften. Weiße bis bräunliche Blättchen von intensiv fäkalartigem Geruch, lösl. in heißem W., A., Bzl., Chlf., Ae. und den meisten org. Lsgm. Fp. = 95°. Kp. = 265—266°.

Aufbewahrung. Gut verschlossen.

Anwendung. In der org. Synthese.

Skimmia

Skimmia japonica Thunb. (S. oblata T. Moore, S. fragrans Carr., S. foremannii Knight). Rutaceae — Toddalioideae.

Heimisch in Ostasien.

Ein völlig kahler Strauch mit grünlichen Zweigen, Laubblätter einfach, ganzrandig, dicklederig, oberseits glänzend hell- oder gelbgrün, 2 bis 2,5 cm lang und 1 cm breit, unterseits mehr oder weniger lebhaft hellgrün. Blüten vier- bis fünfgliedrig, meist getrenntgeschlechtig, gelblichweiß, wohlriechend, in endständigen Rispen stehend. Steinfrucht korallen- oder leuchtend scharlachrot mit einsamigen Steinkernen.

Inhaltsstoffe. Im Holz der Zweige Skimmin (Umbelliferin-7-glucosid) $C_{15}H_{16}O_8$, Fp. 219 bis 221°; in den Blättern Seselin $C_{14}H_{12}O_3$, Fp. 119 bis 120°; Dictamnin $C_{12}H_9NO_2$, Fp. 132 bis 133°, Skimmianin $C_{14}H_{13}NO_4$, Fp. 176 bis 177°, Edulin $C_{17}H_{15}NO_2$, Fp. 187 bis 188°, und (+)-Platydesmin [Boyd et al.: J. chem. Soc. C *1970*, S. 556]. Ferner nach Atkinson et al. [Phytochemistry *13*, 853 (1974)] Isoimperatorin, Fp. 108 bis 109°, Isomeranzin $C_{15}H_{16}O_4$, Fp. 60 bis 62°, Meranzinhydrat, Fp. 131 bis 132°, Oxypeucedanin $C_{16}H_{14}O_5$, Fp. 102 bis 103°, -hydrat, Fp. 125 bis 128°, und -methanolat, Fp. 123 bis 125°, Umbelliferon und Friedoolean-14-en-3β-ol (Taraxerol).

Seselin

In der Variation Skimmia japonica var. repens fand Ishikura [Experientia (Basel) *27*, 1006 (1971)] Pelargonidin-3-rhamnosylglucosid und Pelargonidin-3-glucosid.

Wirkung. Skimmianin potenziert die Wrkg. von Adrenalin, sensibilisiert die spinalen Reflexe, entspannt die glatte und erhöht den Tonus der quergestreiften Muskulatur.

Anwendung. Zum Aromatisieren von Tee.

Skimmia laureola (Dc.) Sieb. et Zucc. (Limonia laureola Dc.).

Heimisch in Indien, im westlichen Himalaya, bis 3200 m.

Bis 2,5 m hoher Strauch mit hellgrünen, 8 bis 16 cm langen, sehr schmallanzettlichen Laubblättern und stets fünfgliedrigen, übelriechenden, hellgrünlich-gelben, etwa 1 cm großen Blüten in dichten, aufrechten, endständigen Rispen. Steinfrucht 1 bis 5 cm lang, rot.

Inhaltsstoffe. In den Blättern und jungen Zweigen 1,74 bis 2,4% äth. Öl mit 13% Terpenen (β-Phellandren, α-Pinen), 63% Estern (hauptsächlich Linalylacetat), 18% Alkoholen (Linalool), Azulen, Bergapten und Spuren von Aldehyden und Ketonen [Kapur et al.: Perfumery Record *57*, 424 (1966)]. In den Blättern nach Bhargava et al. [Chem. Abstr. *78*, 94798 (1973)] Lupenon, Lupeol, β-Sitosterin, Scopoletin, Umbelliferon, Bergapten, Isopimpinellin und Saccharose. In den Samen fettes Öl mit Palmitin-, Stearin-, Palmitolein-, Öl-, Linol-, Linolensäure und Peptide. In der roten Samenschale Pelargonidin. Ferner geringe Mengen Alkaloide, darunter Skimmianin [Pasha et al.: Chem. Abstr. *66*, 83085 (1967)].

Anwendung. Die Blätter als Gewürz und Heilmittel. Zur Gewinnung von Linalylacetat.

Sloaena

Sloaeana javanica (Miq.) Szysz. (Phoenicospermum javanicum Miq.). Elaeocarpaceae — Sloaneae.

Heimisch in den Tropen auf Java.

Inhaltsstoffe. In der Rinde die Glykoside Sloanein A und B. Daneben Gerbstoff.

Wirkung. Die beiden weißen, amorphen, wasserlösl. Glykoside sind Herz- und Atmungsgifte.

SLR-Faktor

SLR-Faktor.

S. Acidum folicum, II, 709.

Smaragdgrün

Smaragdgrün.

S. Brillantgrün, II, 8.

Smilax

Smilax-Arten. Liliaceae — Smilacoideae.

Heimisch im südlichen Nordamerika, in Mittelamerika und im nördlichen Südamerika. Sie liefern die Droge Radix Sarsaparillae.

Folgende Stammpflanzen sind bekannt: S. saluberrima GILG. (S. utilis HEMSL. non WRIGHT), heimisch in Britisch-Honduras, Guatemala, Nicaragua, San Salvador, kultiviert auf Jamaika; S. regelii KILL. et MORT., S. syphilitica H.B.K., Neugranada; S. officinalis H.B.K., am Magdalenenstrom und in Costa Rica beheimatet, auf Jamaika kultiviert; S. ornata HOOK. f. auch LEM., heimisch in Costa Rica, Panama und Nicaragua; S. tonduzii APT., ebenfalls in Costa Rica beheimatet; S. papyracea DUHAM. (S. pseudosyphilitica KTH., S. officinalis POEPP.), heimisch am Rio negro und in Guayana (kultiviert auf Jamaika) und deren Varietäten in Ecuador und den Westanden; S. cordata-ovata L.C. RICH., heimisch in Brasilien, Cajenne; S. aristolochiaefolia MILL. (S. medica SCHLECHTEND. et CHAM., die jedoch nach HEGNAUER eine eigene Art ist), heimisch in Mexiko, bes. in den Kordilleren; S. kerberi APT., auch in Mexiko beheimatet; S. bona-nox (S. tamnoides, S. alpini W.), Nordamerika (Virginia), Griechenland; S. febrifuga KTH. (S. purhampuy RUIZ), heimisch in Peru.

Sträucher oder Halbsträucher mit kletternden Zweigen (Blattscheidenranken, die Ranken entstehen als Ausgliederungen der Blattscheide) und netznervigen, zweireihigen, ei- bis pfeilförmigen Blättern. Blüten klein, zweihäusig, meist in achselständigen Trugdolden oder Trauben. Blätter der Blütenhülle nach außen gebogen. Staubblätter 6. Frucht eine wenigsamige Beere. Dem kurzen, knotig gegliederten Rhizom entspringen die zahlreichen, mehrere Meter langen Wurzeln.

Radix Sarsaparillae (Honduras). Radix Salsaparillae. Radix Sarsae. Radix Smilacis. Sarsaparilla. Sarsaparill(a)wurzel. (Honduras-)Sarsaparille. Stechwindenwurzel. Sarsaparilla (root). Sarsa. Wild liquorice. Salsepareille (du Mexique). Racine de Salsepareille. Sarsaparillerot. Salsapariglia. Salsaparilha. (Raiz de) Zarzaparilla.

Radix Sarsaparillae DAB 6, Helv. V, Norv. V, Svec. 25, Ned. 5, Pol. II. Sarsaparillae Radix Belg. V, Ital. VI, Hung. III, Jug. I. Sarsaparilla NF XI, BPC 49. Salsepareille du Mexique CF 37. Salsaparrilha Brasil. 1. Zarzaparrilla Chil. III. Ferner offizinell in Portug. 35, USP XI.

Die Arzneibücher verlangen unterschiedlich mehrere Stammpflanzen oder auch Handelswaren (s. u.): DAB 6 und Norv. V bes. die von S. saluberrima GILB. (s. utilis HEMS.) stammende Honduras-Sarsaparille, DAB 6 läßt aber auch noch andere verwandte Arten zu. Svec. 25 zentralamerikanische Arten unter dem Namen Honduras-Sarsaparille. Helv. V verschiedene Arten der Gattung Smilax TOURN., bes. S. regeli KILL. et MORT. (Honduras-Sarsaparille) u. S. aristolochiaefolia MILL. (Veracruz- oder Mexiko-Sarsaparille). NF XI wie Helv. V, außerdem S. febrifuga KUNTH (Ecuador-Sarsaparille) und andere Arten, die ebenfalls Ecuador- und zentralamerikanische Sarsaparille liefern. BPC 49 verschiedene, DAN VIII und Ned. 5 mittelamerikanische Arten. CF 37 und Chil. III S. medica SCHLECHTEND. et CHAM. Belg. V verschiedene Arten, bes. S. medica SCHLECHTEND. et CHAM. (Mexiko- oder Veracruz-Sarsaparille), S. ornata HOOK. f. (Jamaika-Sarsaparilla) und S. saluberrima GILG. (Honduras-Sarsaparilla). USP XI und Portug. 35 S. medica SCHLECHTEND. et CHAM., S. officinalis KUNTH, S. ornata LEM. (USP XI) bzw. HOOK. f. (Portug. 35) nach USP XI und andere. Ital. VI S. ornata LEMAN und S. medica SCHLECHTEND. et CHAM. und andere. Brasil. 1 S. papyraceae POIR., S. syphilitica H.B.K., S. officinalis KUNTH, S. medica SCHLECHTEND. et CHAM.

Gewinnung. Die Honduras-Ware wird nach dem Graben sorgfältig gewaschen, von Nebenwurzeln befreit und zu sog. „Puppen" gewunden. Diese „Puppen" werden mit noch feuchten Rinderhäuten bedeckt und fest verschnürt. Durch den Trocknungsprozeß werden die Häute so fest angezogen, daß die „Seronen" den Eindruck von hydraulisch gepreßten Ballen machen. Honduras-Sarsaparilla wird an der Luft getrocknet. Sie stellt die am meisten geschätzte Sorte dar, obwohl Untersuchungen ergeben haben, daß Veracruz-Droge mindestens gleichwertig oder ihr sogar überlegen ist. Veracruz-Sarsaparilla wird über Feuer getrocknet. Sie kommt in losen Ballen zu etwa 80 bis 100 kg in den Handel.

Handelssorten und Beschreibung. Die Stammpflanzen bestimmten Handelssorten zuzuordnen, ist nicht in jedem Fall möglich, da der Handelsname v. a. auf die Herkunft der Droge oder deren Ausfuhrhafen Bezug nimmt, dagegen weniger die gleichbleibende Abstammung von definierten Smilaxarten mit einschließt. Hierzu kommt die schwierige morphologische und anatomische Unterscheidbarkeit der Smilax-Wurzeln. Eine gewisse Klassifizierung läßt sich nach folgenden Punkten durchführen: 1. Südamerikanische Sorten meist mit breitem Mark; aus Gegenden nördlich des 10. Grades südl. Breite mit kleinem Mark. 2. Zentralamerikanische Sorten: Endodermiszellen mit quadratischem Bau und gleichmäßiger Wandverdickung. 3. Mexikanische Sorten mit abweichender Querschnittsform und mit U-förmigen Wandverdickungen. Man kann nach dem Bau der Droge und speziell der Beschaffenheit des Hypoderms und der Endodermis, sowie nach der Herkunft eine Anzahl Sorten unterscheiden, von denen die folgenden je nach den Ländern als offizinell zu betrachten sind: 1. Honduras-Sarsaparilla (braune Sarsaparilla) von S. saluberrima GILG. (S. utilis HEMSL.), S. regelii KILL. et MORT., ziemlich sicher auch von S. officinalis H.B.K., wahrscheinlich von S. syphilitica H.B.K. Kommt vor in 0,60 bis 0,90 cm langen, zylindrischen Bündeln, bestehend aus langen, der Länge nach übereinandergelegten Wurzeln, von 2 bis 5 mm, selten 6 mm Durchmesser. Jedes Bündel ist eng mit einer langen, gewöhnlich der gleichen Pflanze stammenden Wurzel umwickelt. Die Wurzeln sind außen rot- oder dunkelbraun, relativ wenig gefurcht und besitzen ab und zu faserige, kleine Wurzeln. Die Bruchstelle ist brüchig, manchmal im zentralen Zylinder zäh und faserig. Innen erkennt man eine mittelbraune bis gelblich orange Rinde, eine hellgelbe und poröse, holzige Zone und ein heller gefärbtes Mark. Ansonsten bestehen dieselben Merkmale wie bei der folgenden Veracruz-Sarsaparilla, doch nimmt der Holzkörper bei der Honduras-Sarsaparilla meist mehr als die Hälfte, bei der Veracruz-Sarsaparilla weniger als die Hälfte des Querschnittsdurchmessers ein. Histologisch sind sie gekennzeichnet durch ihre einheitlich verdickten hypodermalen und endodermalen Zellen. Diese Varietät wird aus Honduras importiert, auch aus Nicaragua und Guatemala. Die am meisten geschätzte Droge. 2. Veracruz-Sarsaparilla (Mexikanische oder Tampico-Sarsaparilla, Graue Sarsaparilla) von S. aristolochiaefolia (S. medica SCHLECHTEND. et CHAM.) und S. kerberi APT.; aus den ost-mexikanischen Küstengebieten, wie Vera-Cruz und Mexiko City. Im Handel als Büschel von langen, an einer knorrigen Krone befestigten Wurzeln von 3,5 bis 6 mm im Durchmesser (Teil des Rhizoms) oder als kleine Wurzeln ohne Krone. Sie sind gewöhnlich in große und ziemlich lose Ballen gepackt. Die Wurzeln sind gewöhnlich zusammengeschrumpft und bilden scharfe, längliche Risse und breite Furchen, die manchmal mit Erde gefüllt sind. Das Äußere ist leicht grau-, dunkel- oder rotbraun, bis gelblich braun und fein behaart; sie haben fast keine kleinen, faserigen Wurzeln. Die Bruchstelle der Rinde ist mehlig, die des zentralen Zylinders zäh und faserig. Die breite Rinde, die auch nicht selten streckenweise fehlt, ist mehlig und hellorange oder leicht gelbbraun oder weißlich und hornig; die holzige Zone ist gelb und porös, das Mark ist heller gefärbt. Die Droge ist hart und stärker gefurcht als die Honduras-Ware. Histologisch sind sie gekennzeichnet durch ihre hypodermalen (Außen- und Radialwände dicker als die Innenwände) und endodermalen (Innen- und Radialwände dicker als die Außenwände) Zellen. Das spärlich vorhandene Stärkemehl nicht selten verkleistert. Die am wenigsten geschätzte Droge. 3. Zentral- oder Mittelamerikanische Sarsaparilla (Jamaika-Sarsaparilla, Costa-Rica-Sarsaparilla, stammt aus Mittelamerika; wurde früher über Jamaika exportiert), Rote Sarsaparilla von S. tonduzii APT., S. ornata HOOK. f. und unbekannte Species; man findet sie in Zentralamerika, bes. in Costa Rica, und ihren Namen verdankt sie der Tatsache, daß sie in großem Maß über die Insel Jamaika nach London exportiert wird. Es ist die teuerste, in Großbritannien verwendete Varietät. Im Handel findet man sie in 30 bis 45 cm langen und 20 bis 12 cm dicken Rollen, ausschließlich aus langen, dünnen Wurzeln von1 bis 4, selten 5 mm Durchmesser, mit vielen kleinen Nebenwurzeln bestehend. Manchmal wird sie in große Ballen gepreßt. Das Äußere der Wurzel ist rot- bis gelbbraun, röter als dies im allg. bei Honduras-Sarsaparilla der Fall ist. Sie sind fast glatt, selten mit Rissen und besitzen mehr rauhe, faserige, kleine Wurzeln als Honduras-Sarsaparilla. Innen erkennt man eine weiß bis braun gefärbte Rinde, eine gelbe, poröse, holzige Zone und ein heller gefärbtes Mark. Ansonsten bestehen dieselben Merkmale wie bei der Mexikanischen Sarsaparilla. 4. Para-, Lissabon-, Rionegro- oder brasilianische Sarsaparilla von S. papyrana DUHAM.; aus dem Stromgebiet des Amazonas. Farbe der Rinde durch anhängende Erde und durch Räucherung grau. Zellen der Endodermis radial gestreckt, nach innen stärker verdickt. 5. Kultivierte Jamaika-Sarsaparilla, Roja Inglesa, von auf Jamaika kultivierten Smilax-Arten: S. officinalis H.B.K., S. papyracea DUHAM. und S. saluberrima GILG., S. ornata HOOK. f. wurde früher von Jamaika unter diesem Handelsnamen exportiert. Kommt in kurzen, dicken Rollen vor und ein besonderes Kennzeichen ist ihre gelbbraune oder orange Farbe. Meist reich befasert, gefurcht, auffallend braunrot, stimmen im Bau mit 1. überein. Man schrieb sie einer neuen Spezies, S. utilis HEMSL., zu, doch sie scheint mit S. ornata identisch zu sein. 6. Guajaquil-Sarsaparilla (Ecuador-Sarsaparilla) von S. papyracea-Varietäten und S. febrifuga KUNTH. Sie wächst in Tälern der Westhänge der äquatorialen Anden. Man importiert sie gewöhnlich in rechteckigen Ballen, die eine Anzahl flacher Bündel aus Rhizomen und Wurzeln oder nur Wurzeln enthalten. Die Wurzel ist mahagonibraun, groß, grobflächig und besitzt viele Fasern. Die Rinde ist gefurcht, ziemlich dick und in den dünneren Wurzelteilen, nahe am Wurzelstamm, nicht mehlig; wird die Wurzel jedoch dicker, so wird ihre Rinde glatter, fester und stärkehaltig, das Innere ist rehfarben oder hellgelb gefärbt. Man nimmt an, daß sie von einer Varietät von S. papyracea stammt, doch eine genaue Identifizierung steht noch aus. 7. Lima-Sarsaparilla aus Peru. 8. Aus Nordamerika stammend Virginia-Sarsaparilla von S. bona-nox (s. ternoides). 9. Eine Sarsaparilla-Art aus Ecuador von ausgezeichneter Qualität ist seit 1935 auf dem amerikanischen Markt. Mindestens 2 Arten von Wurzelsystemen der Gattung Smilax, bestehend aus langen, rotbraunen bis purpurfarbenen Wurzeln von 2 bis 6 mm Durchmesser, die oft an einer holzigen Krone mit einem oder mehreren, purpurfarbenen, kräftigen Stengeln befestigt sind. Das Äußere ist rotbraun bis purpurfarben, mit längslaufenden Rissen und gelegentlich kleinen faserigen Wurzeln. Die Bruchstelle der Rinde ist brüchig bis faserig, die des zentralen Zylinders zäh und faserig. Die Rinde ist braun bis rotbraun, die holzige Zone gelbbraun und porös; das Mark ist weiß. Sonst bestehen dieselben Merkmale wie bei der Mexikanischen Sarsaparilla. Die Wurzeln sind von Ecuador nach Amerika gebracht worden, aber ihre botanische Identität ist noch ungelöst.

Sarsaparilla ist fast geruchlos und von kratzend schleimigem, etwas süßem und scharfem Geschmack.

Mikroskopisches Bild. Unter der stellenweise noch Wurzelhaare tragenden, dünnwandigen Epidermis liegt eine 2 bis 5 Zellagen umfassende Hypodermis mit stark verdickten Außen- und Seitenwänden. Das Parenchym der Rindenschicht enthält in den meisten Zellen viel Stärke und in einigen, bes. in der Nähe der Hypodermis gelegenen, stärkefreien Zellen je ein Bündel von Oxalatraphiden. Die Endodermis besteht aus einer Lage von dickwandigen, gelblichen Zellen, deren Querschnitt bei der Honduras-Sarsaparilla meist annähernd quadratisch und bei der Veracruz-Sarsaparilla radial gestreckt ist. Der Zentralzylinder führt in radialer Abwechslung ovale Phloemgruppen und radial angeordnete Reihen von Gefäßen, die von außen nach innen weiter werden. Gefäße und Phloemgruppen liegen in einem Grundgewebe aus Fasern, deren Querschnitt meistens tangential zu den Umrissen der benachbarten Gefäße gestreckt ist. Im Zentrum liegt ein stärkeführendes getüpfeltes Markgewebe.

Pulver. Grauhellbraun bis rötlich-hellbraun, enthält reichlich 2 bis 30 μm, meist 10 bis 18 μm große, einfache kugelige oder zu 2 bis 4 zusammengesetzte Stärkekörner, isolierte oder zu Bündeln vereinigte Raphiden, Fragmente von verhältnismäßig weitlumigen Fasern, von bis 120 μm weiten Tüpfel-, Treppen- und anderen Gefäßen sowie von getüpfeltem und ungetüpfeltem Parenchym. Selten kommen Fragmente der rechteckigen, gestreckten, dickwandigen Zellen von Hypodermis und Endodermis vor.

Verfälschungen und Paralleldrogen. Im Handel sind vorgekommen: 1. Rhizom eines Farnkrauts, vielleicht einer Pterisart. Dunkelbraune, meist glatte Stücke. Im Querschnitt zwei große konzentrische Gefäßbündel und näher der Peripherie ein Kranz kleinerer. Die Gefäßbündel haben das Xylem in der Mitte. Über New York in England eingeführt. 2. Wurzeln eines Philodendrons, Philodendron crassinervium LINDL., als Jamaika-S. vorgekommen. 4 mm bis 2 cm dicke Stücke. In der Rinde Oxalatraphiden und Faserbündel, die einen Sekretraum umschließen. Radiale Anordnung der Xylem- und Phloemteile nur nahe der Endodermis deutlich, weiter nach innen beide regellos durcheinander gestellt. Im Zentralzylinder Sekretschläuche mit braunem Inhalt. Dickere Stücke mit starkem Kork. 3. Rhizom von Aralia nudicaulis L., Wilde Sarsaparilla. Reich verzweigt mit zahlreichen konkaven Blattnarben. Markstrahlen im Holz zweireihig. In der Rinde Bastfasern und wie im Mark Oxalatkristalle und schizogene Sekretbehälter. In Amerika unter der Droge gefunden. 4. Die Wurzel von Chamaerops humilis L. wurde von LOBSTEIN und WEILL beschrieben und keinerlei wirksame Bestandteile festgestellt. 5. Wurzel von Passiflora incarnata L., Passifloraceae, in den USA und Brasilien. 6. Die Wurzeln von Pteridium aquilinum (L.) KUHN wurde an Stelle von Veracruz-Sarsaparilla festgestellt.

Sarsaparillawurzeln, die teils unter dieser Bezeichnung gehandelt, teils in ihrer Heimat wie echte Sarsaparilla verwendet werden, sind folgende: 1. Sarsaparilla von Nicaragua, von Aussehen und Bau der offizinellen Sorten, dem Typus der Honduras angehörig, da die Zellen der Endodermis ringsherum gleichmäßig, aber sehr stark verdickt sind. 2. Sarsaparilla von Kolumbien, wohl ebenfalls von einer Smilax abstammend, aber die Zellen der Endodermis nach dem Typus der Veracruz sehr stark verdickt und nach außen durch zwei Reihen von Steinzellen verstärkt. Die Wurzel wirft wie die beiden folgenden, frühzeitig die Rinde ab, weshalb die Verstärkung der Endodermis erklärlich erscheint. 3. Die Wurzeln von Herreria Sarsaparilla MART., als „chilenische" Sarsaparilla, sowie die von Rajania cordata VELL., in Brasilien als „Sarsaparilla de mato" verwendet, sind von ähnlichem Bau wie die Sarsaparilla von Kolumbien. 4. Bristly-Sarsaparilla, von Aralia hispida VENT., aus Nordamerika. 5. Ostindische Sarsaparilla wurde als die Wurzel von Hemidesmus indicus (WILLD.) R. BR., Asclepiadaceae, identifiziert. Sie enthält 0,225% äth. Öl, welches zu 80% aus einem kristallinischen Körper besteht, der als 2-Oxy-4-methoxybenzaldehyd erkannt wurde. Ferner wurden 2 Sterine, Hemidosterin und Hemidesmol genannt, isoliert. Auch ein nicht näher bekanntes Glykosid, Harz und Gerbsäure wurden gefunden. 6. Untamool-Sarsaparilla, von Tiliphora asthmatica WIGHT et ARN. (?), Asclepiadaceae. 7. Manila-Sarsaparilla stammt von einer Menispermum-Art, Menispermaceae. 8. Texas-Sarsaparilla, von einer Rhus-Art, Anacardiaceae. 9. Schwarze Sarsaparilla, von Anemiopsis californica (NUTT.) HOOK. et ARN., Saururaceae. 10. Deutsche Sarsaparilla, von Carex arenaria L. Näheres s. unter Cortex Arenariae. 11. Sarsaparilla indigena, von Smilax aspera L., heimisch in den Mittelmeerländern, bes. Italien. 12. Ferner sind zu erwähnen argentinische Sarsaparilla, die Wurzeln einer nicht genauer bestimmten Smilax-Art aus Argentinien mit außerordentlich dicker Rinde und auffallend schwach entwickelter Endodermis, sowie das als Sarsaparilla in Argentinien verwendete Rhizom von Mühlenbeckia sagittifolia MEISSN., vom Bau einer Dicotyledonen-Achse, Wurzeln von Solanum dulcamara L. und Asparagus.

Inhaltsstoffe. Nach älteren Angaben etwa 2,5% bitteres, scharfes Harz, 0,03% äth. Öl, fettes Öl und Zucker. Etwa 0,5 bis 2% Saponine. In Honduras- und Veracruz-Sarsaparilla die Saponinmischungen Sarsaponin, Fp. 223 bis 224°, und Smilasaponin (amorph), die bei der Hydrolyse das Aglykon Parigenin (Sarsapogenin) $C_{27}H_{44}O_3$, Fp. 200°, liefern. Nach TSCHESCHE et al. [Liebigs Ann. Chem. *699*, 212 (1966); Tetrahedron L. *1967*, S. 2785; Chem. Ber. *107*, 1 (1974)] Parillin (Parigenin-2,6-diglucosyl-4-rhamnosyl-3-glucosid) aus Smilax aristolochiaefolia MILL., ferner Sarsaparillosid; 3-O-[(1 → 2), (1 → 6)-bis-β-D-Glucosyl-(1 → 4)-α-L-rhamnosyl]-(25S)-5β-furostan-3β,22α,26-triol-26-O-β-D-glucosid. Jamaika-Sarsaparilla enthält ein Isomeres des Parigenins, das Smilagenin (Isosarsapogenin) $C_{27}H_{44}O_3$, Fp. 183 bis 189°.

Smilagenin

Alle Smilax-Arten, die Handelsdrogen liefern, enthalten in den Wurzeln Saponinmischungen, in denen Sarsapogenin oder (und) Smilagenin als Aglykone auftreten. Alle Untersuchungen wurden jedoch mit Handelsdrogen ausgeführt. Die Zuordnung der Analysenresultate zu bestimmten botanischen Arten ist deshalb nicht mit absoluter Sicherheit möglich.

Das gleiche gilt natürlich für die in „Jamaika-Sarsaparilla" nachgewiesenen Stoffe [Sitosterin-D-glucosid (Sitosterolin) $C_{35}H_{60}O_6$, Fp. 285 bis 295° (Zers.), β- und ε-Sitosterin, Stigmasterin, Sarsapsäure $C_4H_2O_2(COOH)_2$, Glucose, viel KNO_3 und ein nicht eindeutig identifiziertes Glykosid, das ähnliche Eigenschaften hatte wie ein synthetisch bereitetes Monoglucosid des Cetylalkohols] und für die aus „Honduras-Sarsaparilla" isolierten Verbindungen (Cetylalkohol, KCl + KNO_3 0,5%). Ferner 52% Stärke und Raphidenzellen.

Prüfung. Hämolytische Wirksamkeit von mind. 3 Ph.-Helv.-Einheiten in Gramm, Helv. V. Max. Aschegeh. 7% Helv. V; 8% DAB 6, Dan. VIII, Norv. V, Svec. 25, Ital. VI; 10% Belg. V, USP XI, Brasil. 1. — Säureunlösl. Asche max. 3% (Honduras-Sarsaparilla) NF XI; 4% BPC 49 (Ecuador-Sarsaparilla) NF XI; 8% (Mexiko- und Zentralamerikanische-Sarsaparilla) NF XI. — Fremde org. Beimengungen max. 2% NF XI. — Fremde Pflanzenteile max. 2% Belg. V. — Rhizom- und Wurzelkronstücke max. 2% NF XI. — Rhizom- und

Stengelteile in der Mexiko- und Ecuador-Sarsaparilla max. 10% NF XI. Nach DAB 6 dürfen in geschnittener Sarsaparilla Stücke mit ähnlichem anatomischem Bau, aber verquollener oder verkleisterter Stärke, oder U-förmig verdickten Endodermiszellen, oder einer Endodermis mit Durchlaßzellen (andere Handelssorten, andere Liliiflorae), ferner Stücke mit auf dem Querschnitt zerstreuten Gefäßbündeln (Sarsaparilla aus Angola), Stücke mit einem Kambiumring, Stücke, die von Kork bedeckt sind, oder die Milchröhren oder Sekretbehälter enthalten, nicht vorkommen (Hemidesmus, Philodendron u. a.). Sarsaparillaplv. darf verquollene Stärke, Einzelkristalle, verholztes Parenchym, Kork, Steinzellen, Sekretbehälter, Sekretmassen, Farbstoffschollen nicht enthalten, DAB 6.

Bestimmung der hämolytischen Wirksamkeit nach Helv. V. 0,50 g Sarsaparillwurzel (V) werden in einem Erlenmeyerkolben mit 100 ml Inhalt mit 50 ml A. 60 Vol.-% während 4 Std. öfters kräftig geschüttelt. Das Mazerat wird durch wenig Watte in eine flache Schale filtriert, Rückstand, Watte und Trichter werden zweimal mit je 5 ml A. von 60 Vol.-% nachgewaschen, und das Filtrat wird bei höchstens 80° zur Trockene eingedampft. Der Rückstand wird mit 30 ml Phosphat-Pufferlsg. vom pH etwa 7,4 aufgenommen und durch ein Faltenfilter von 10 cm Durchmesser in einen Meßkolben von 50 ml Inhalt filtriert. Eindampfschale und Filter werden mit so viel Phosphat-Pufferlsg. vom pH etwa 7,4 nachgewaschen, daß 50 ml Filtrat erhalten werden. Dieses Filtrat dient als Stammlsg. zur Bestimmung der hämolytischen Wirksamkeit.

Weitere Ausführung s. Bd. I., S. 447.

Aufbewahrung. Vor Insekten geschützt, NF XI.

Wirkung. Ausgesprochen stark diuretische Wrkg., nicht nur die Harnmenge, sondern auch die Chlorid- und Harnsäureausscheidung werden erhöht. Auch eine antiurämische Wrkg.; der Harnstoffspiegel des Bluts wird auch bei geschädigter Niere herabgesetzt. Die Droge soll die Eßlust anregen und die Verdauung fördern. Ferner geringer diaphoretischer, expektorierender und laxierender Effekt. Die antisyphilitische Wrkg. beruht auf der allgemeinen Stoffwechselwrkg. Die Saponine beeinflussen vermutlich die Schuppenflechte in ähnlicher Weise wie die fett- und cholesterinarme Diät. Das Sarsaparillosid zeigt im Gegensatz zu Parillin keine hämolytische Wirksamkeit, bildet keinen Cholesterinkomplex und wirkt praktisch nicht fungizid. Höhere Dosen von Sarsaparilla sind zu vermeiden, da sie wie alle kräftigen Saponindrogen dann die Verdauungsorgane reizt. Nach USD 60 soll die Wurzel von S. ornata nur $^1/_8$ der hämolytischen Wrkg. von Veracruz-Sarsaparilla besitzen, die als Saponingehaltstest verwendet wurde. Die Pflanze wird für medizinisch nicht verwendbar gehalten.

Anwendung. Ursprünglich zur Lues-Therapie, später als sogenanntes Blutreinigungsmittel. Hauptbestandteil vieler Teemischungen. Als Adjuvans bei Hautausschlägen, bes. Psoriasis, bei Syphilis, Gicht und chronischem Rheumatismus. Soll auch in der Lepratherapie mit Erfolg angewendet worden sein, ferner bei Erkrankungen der Harnorgane mit Neigung zu Grieß- und Steinbildung geeignet. In der Homöopathie gegen Milchschorf, Ekzeme, Pyodermie, skrofulöse Dermatitis, Nephrolithiasis, Pyelocystitis, Cystitis, Nephritis, Muskel- und Gelenkrheumatismus. Der Wurzelstock von Smilax-Arten in der thailändischen Volksmedizin gegen Venenerkrankungen, in Amerika in der Getränkeindustrie.

Sarsaparilla HAB 34. Sarsaparille.

Getrocknete Sarsaparillawurzel von S. utilis HEMSL., S. medica SCHLECHTEND. und CHAM., S. officinalis H.B.K. u. a.

Arzneiform. Tinktur nach § 4 mit 60%igem Weingeist. Spez. Gew. 0,895 bis 0,900; Trockenrückstand 1,0 bis 2,0%.

Arzneigehalt. 1/10.

Die Vorschläge für das neue Deutsche HAB Heft 7, S. 438 (1961) sehen als weitere Stammpflanze Smilax ornata LEM. vor. Dichte der Tinktur 0,896 bis 0,900; Trockenrückstand 1,3 bis 1,8%; pH 4,3 bis 4,5. Ferner sind Prüfungen der Droge, ein Chr. der Tinktur und die Bestimmung des hämolytischen Index vorgesehen.

Sarsaparilla HPUS 64.

Die getrocknete Wurzel, wie sie aus Jamaika importiert wird, oder rote Sarsaparilla, wie sie aus Zentralamerika importiert wird.

Arzneiform. Triturationen: D 1 (1×) und höher. Urtinktur: Arzneigeh. 1/10. Sarsaparilla, grob gepulvert 100 g, dest. W. 500 ml, A. USP (94,9 Vol.-%) 537 ml zur Bereitung von

1 000 ml der Tinktur. — Dilutionen: D 2 (2×) enthält 1 T. Tinktur, 4 T. dest. W., 5 T. A.; D 3 (3×) und höher mit A. HPUS (88 Vol.-%). — Medikationen: D 3 (3×) und höher.

Species Sarsaparillae compos. (F.-M. Germ.)

Rad. Sarsaparillae conc.		
Rad. Ononid. conc.	ãã	50 g
Lign. Guajac. conc.		
Lign. Sassafras conc.	ãã	25 g

Species depurativae Helv. V

Cortex Sassafras	5 T.
Flos Prun. spinosae	5 T.
Folium Juglandis	15 T.
Folium Sennae	20 T.
Fructus Foeniculi contusus	10 T.
Herba Violae tricoloris	20 T.
Lignum Guajaci	5 T.
Radix Liquiritiae	10 T.
Radix Sarsaparillae	10 T.

Species lignorum Helv. V

Fructus Anisi stellati contusus	2 T.
Cortex Sassafras	25 T.
Lignum Guajaci	20 T.
Radix Liquiritiae	28 T.
Radix Sarsaparillae	25 T.

Species sudorificae Smith (Hisp.).

Ligni Guajaci	125 g
Ligni Sassafras	125 g
Radicis Liquiritiae	125 g
Rhizom. Chinae	125 g
Rad. Sarsaparillae	500 g

Species sudatoriae. Brasil. 1.

Radix Sarsaparillae 200 g, Lignum Guajaci 200 g, Cortex Sassafras 200 g, Radix Japicangae 100 g, Radix Liquiritiae 100 g, Folia Jaborandi 100 g, Flores Sambuci australis 100 g.

Sarsapsor BÜRGER (Bürger Ysatfabrik GmbH, 3388 Bad Harzburg). Auszug aus Rad. Sarsaparillae. 1 Tabl. = 0,02 g wasserlösl. Saponine der Rad. Sars. Honduras.

Smilax china L., heimisch in China, Cochinchina und Japan und Smilax glabra ROXB., heimisch in Indien und Südchina, nach älteren Angaben auch Smilax lanceaefolia ROXB., heimisch in Indien und Südchina.

Diese Arten haben an dünnen Ausläufern dicke, meist etwas abgeplattete, sehr unregelmäßig gestaltete, braune Knollen vom Charakter unentwickelter Internodien. Diese Arten liefern:

Tubera Chinae. Tubera chinae ponderosae. Radix (Rhizoma) Chinae (nodosae, ponderosae, orientalis). Radix (Rhizoma) Smilacis chinae. Chinaknollen. Chinawurzel. Pockenwurzel. Grindwurzel. China root. Racine de Chine (de squine). Squine. Smilace. Zarsaparilla.

Die von den Wurzeln, Ausläufern, Knollen, z. T. auch von der äußeren Rinde befreiten, getrockneten Knollen. Schwere, harte, bis 20 cm lange, bis 6 und mehr cm dicke, sehr ungleichmäßig gestaltete, nicht selten etwas flachgedrückte, knollig verdickte, mehr oder weniger ungleich höckerige, teils rauhe, runzelige, teils mehr glatte Stücke, die Außenseite rotbraun, ziemlich glatt, mit zahlreichen Narben abgeschnittener Wurzeln, im Innern rötlich-weißlich, dunkel gesprenkelt und sehr stärkehaltig. Ohne Geruch, von wenig bitterem, hinterher etwas reizendem Geschmack.

Mikroskopisches Bild. Ein Querschnitt zeigt außen mehrere Lagen leerer, selten mit braunem Inhalt erfüllter, dickwandiger, weitlumiger, großer, tangential gestreckter Zellen. Darunter liegen wenige Lagen dünner, heller, reichlich getüpfelter Zellen, an die eine Lage isodiametrischer Parenchymzellen anschließt. Zwischen diesen finden sich hier und da ein Bündel von

Calciumoxalatraphiden. Hierauf folgt eine sehr breite Zone großer dickwandiger, fein getüpfelter, reichlich Stärke enthaltender Parenchymzellen, die von schräg verlaufenden Gefäßbündeln durchzogen wird. Dieses Gewebe geht in das zentrale Grundgewebe über, dessen Zellen keine Reihenanordnung zeigen und das von zahlreichen kollateralen, riesigen Treppen- und Holztüpfelgefäße führenden, derbwandigen, großlumigen Fasern am Leptomteil begleitete Gefäßbündel durchzogen wird. In welcher Zellschicht das Kambium angelegt ist, kann an der handelsüblichen Droge nicht festgestellt werden. In einzelnen Zellen des Parenchyms innerhalb des Zentralstrangs liegen braune Inhaltsmassen, in anderen sieht man Oxalatraphiden; alle übrigen Zellen führen Stärke, die einzeln oder zusammengesetzt sein kann und zwischen 5 und 50 µm schwankt. Die einzelnen Stärkekörner bzw. Teilkörner zeigen meistens eine zentrale Höhlung und von dieser ausstrahlende Spalten.

Verfälschungen. Eine als Tuber Chinae levis oder occidentalis, amerikanische (falsche) Chinawurzel, American China Root, False China Root, bezeichnete westindische Ware aus kleinen Knollen soll im Handel vorkommen, die von mehreren amerikanischen Smilax-Arten, v. a. Smilax pseudochina L., S. tenuifolia MICHX., S. balbisiana KUNTH, S. syringoides GRISEB., S. brasiliensis SPRENG., S. ceylanica L. aus Ostindien sowie S. japecanga GRISEB. abstammen.

Inhaltsstoffe. Nach älteren Angaben Gerbstoff, Gummi, Harz, Stärke und Farbstoffe. Nach KAWASAKI [Yakugaku Zasshi *86*, 673 (1966)] Diosgenin, Fp. 202 bis 205°, sowie die 3 Glykoside Smilax-Saponin A, B, Fp. 183 bis 186°, und C, von denen B mit einem Primärsaponin des Dioscins übereinstimmt, A und C Primärsaponine des Dioscins mit 4 bzw. 2 Mol Monosacchariden darstellen. In den Blättern Rutin. In den Samen etwa 11% fettes Öl mit etwa 10% gesättigten Fettsäuren und 90% Öl- und Linolsäure. Linolensäure fehlt.

Anwendung. Wie Radix Sarsaparilla. „Blutreinigungsmittel". In China eine sehr geschätzte Droge gegen Pocken, Gicht und als Aphrodisiacum. In Europa wie Sarsaparilla bei Syphilis und Gicht, jedoch heute kaum mehr im Gebrauch.
Species sudatoriae Brasil. l. s. unter Radix Sarsaparillae.

Smilax angolensis WELW. und S. kraussiana MEISSN., heimisch in Angola bzw. Tanganyika, werden dort ähnlich wie Radix Sarsaparillae verwendet.

Smilax cordifolia. Cocolmecan. Cozomecalt.

Heimisch in Mexiko (Jalisco, Colima, Tepic und Veracruz).

Ein Kletterstrauch mit großen, oft knollenartigen, dicken und schweren Rhizomen. Stengel eckig, glatt bis spärlich dornig, Blätter eiförmig oder rund eiförmig, 6 bis 12 cm lang, spitz oder spitz zulaufend, fünf- bis neunnervig, an der Basis meist mehr oder weniger herzförmig.

Smilax cordifolia HPUS 64.

Die trockene Wurzel.

Arzneiform. Triturationen: D 1 (1×) und höher. — Urtinktur: Arzneigeh. 1/10. Smilax, grob gepulvert 100 g, dest. W. 500 ml, A. USP (94,9 Vol.-%) 537 ml zur Bereitung von 1 000 ml der Tinktur. — Dilutionen D 2 (2×) enthält 1 T. Tinktur, 4 T. dest. W., 5 T. A.; D 3 (3×) und höher mit A. HPUS (88 Vol.-%). — Medikationen: D 3 (3×) und höher.

Smilax aspera L.

Heimisch im Mittelmeergebiet bis Abessinien und Indien, bes. in Italien.

Radix Sarsaparilla indigenae.

Inhaltsstoffe. Viel Gerbstoff und KNO_3. Nach IYENGAR und RANGASWAMI [Tetrahedron L. *1967*, S. 3567] 31-Norcycloartanol, β-Sitosterin und Steroidsapogenine (Sarsapogenin und zwei andere).
In den Blättern nach PETRICIC und RADOSEVIC [Farm. Glas. *25*, 91 (1969); Chem. Abstr. *71*, 64049 (1969)] Asperosid (Bisdesmodin-22-hydroxylfurostanolsaponin) und, nach Hydrolyse mit β-Glucosidase, das Glykosid Asperin, Fp. 231 bis 241° (H.I. ∼ 70).

Anwendung. Als Substitut für Indian Sarsaparilla (s. auch Verfälschungen von R. Sarsaparillae).

Bemerkung. Smilax aspera L. var. mauritanica (DESF.) GREN. et GODR., heimisch in Spanien, liefert nach Hydrolyse der Saponine des Krauts eine Mischung von Sarsasapogenin *und* Tigogenin. S. aspera L. var. eunaspera MAIRE enthält wesentlich weniger Saponine, die jedoch nach Hydrolyse auch eine Mischung von C_{27}-Sapogeninen liefern.

Smilax glycyphylla SM. Australien.

Inhaltsstoffe. Glycyphyllin, nach WILLIAMS [Phytochemistry *6*, 1583 (1967)] ein Phloretin-2′-α-L-rhamnosid. Nach demselben Autor auch in Pflanzen aus Queensland Mangiferin.

Glycyphyllin   Mangiferin

Anwendung. Antiskorbuticum und Tonicum. Liefert in Australien Heilmittel.

Smilax japecanga GRISEB.
Heimisch in Brasilien.

Japecanga Brasil 1.
Die getrockneten Wurzeln.

Anwendung. Als Depurativum, bei Syphilis, Gicht und Rheumatismus, Hautkrankheiten und als Febrifugum.

Soda

Soda.

S. Natriumcarbonat, VI A, 70.

Soda Lime

Soda Lime BP 73, NF XIV. Natronkalk. Natrium hydricum cum calce. Natriumhydroxid mit Kalk.

Bemerkung. Es handelt sich um eine Mischung aus Natriumhydroxyd oder Natriumhydroxyd und Kaliumhydroxyd mit Calciumhydroxyd (BP 73). — Eine Mischung unterschiedlicher Mengen Natriumhydroxyd mit Calciumoxid oder -hydroxyd (NF XIV).

Eigenschaften. Weiße oder grauweiße Körner, die begierig Kohlensäure aus der Luft aufnehmen. Die Substanz kann mit einem Indikator versehen sein, der anzeigt, wenn die Absorptionskraft erschöpft ist. Teilweise lösl. in W., fast ganz lösl. in verd. Essigsäure.

Erkennung. 1. Eine Suspension der Substanz in W. muß stark alkalisch gegen Lackmuspapier reagieren (BP 73). — 2. Eine Lsg. der Substanz in verd. Essigsäure muß die charakteristischen Nachweisrk. auf Calcium geben (BP 73). — 3. Die Substanz gibt die charakteristischen Nachweisrk. auf Natrium (BP 73).

Prüfung. 1. Härte der Körner: 200 g Substanz werden auf einem Sieb der Größe Nr. 2,00 3 Min. lang unter Verwendung eines mechanischen Sieb-Schüttelapparates, der eine Frequenz zwischen 282 und 288 Umdrehungen pro Min. hat, geschüttelt. 50 g der zurückbleibenden Substanz werden in eine Härtepfanne von 20 cm Durchmesser gebracht, die einen konkaven Messingboden hat, der an der Peripherie 7,9 mm und in der Mitte 3,2 mm dick ist, sowie einen Krümmungsradius von 109 cm hat. Hinzu gibt man 15 Stahlkugeln von einem Durchmesser von 7,9 mm und schüttelt 30 Min. auf dem mechanischen Sieb-Schüttler. Anschließend werden die Stahlkugeln entfernt, der Inhalt der Pfanne auf ein Sieb Nr. 2,00 gegeben und wiederum 3 Min. auf dem mechanischen Sieb-Schüttler geschüttelt. Dabei müssen mindestens 37,5 g Substanz auf dem Sieb zurückbleiben (BP 73). — 2. Größe der Körner: 500 g Substanz werden auf einer perforierten Siebplatte Nr. 6,70 geschüttelt. Die gesamte Substanz muß hindurchgehen. Dann schüttelt man auf einem Sieb Nr. 3,35. Dabei darf nicht mehr als 25 g

Substanz zurückbleiben. Die durch das Sieb hindurchgegangene Substanz wird auf einem Sieb Nr. 1,70 geschüttelt. Dabei darf nicht mehr als 25 g der Substanz hindurchgehen. Die zurückbleibende Substanz wird auf einem Sieb Nr. 425 geschüttelt. Dabei dürfen höchstens 5 g Substanz passieren (BP 73). — 3. Trocknungsverlust: Mindestens 15,0% und höchstens 19,0%, wenn die Substanz bei 105° bis zum konst. Gew. getrocknet wurde (BP 73). — Etwa 10 g Substanz werden genau gewogen und 18 Std. bei 200° getrocknet. Der Gew.verlust darf höchstens 7% betragen (NF XIV). — 4. Feuchtigkeitsabsorption: 10 g Substanz werden in eine offene Glasschüssel von etwa 50 mm Durchmesser und 30 mm Höhe in einem Exsikkator über Schwefelsäure (14,0%) gebracht. Man läßt 24 Std. stehen. Die Gew.zunahme darf höchstens 7,5% betragen (BP 73). — 5. Staub: 100 g Substanz werden auf ein sauberes Sieb Nr. 100, das sich in einer Auffangpfanne befindet, gebracht. Das Sieb wird bedeckt und 5 Min. mechanisch geschüttelt. Das Gew. der Substanz, die sich anschließend in der Pfanne befindet, darf höchstens 1,0 g betragen (1%) (NF XIV). — 6. Kohlendioxidabsorptionsvermögen: In ein tariertes Schwartz-U-Rohr, das etwa 5 g wasserfreies Calciumchlorid in einem Arm enthält, der mit etwas Glaswolle verschlossen ist, gibt man 7 bis 10 g Substanz und bringt zur Wägung. Die Öffnung des U-Rohres wird mit einem Glasrohr, das in W. taucht, verbunden. Der 2. Ausgang des U-Rohres wird mit einem 3-Wege-Hahn verbunden, der andererseits mit einer luftfreien Kohlendioxidquelle verbunden ist, wobei das Kohlendioxid über wasserfreiem Calciumchlorid getrocknet wird, der 3. Verbindungsteil des Dreiwegehahnes wird mit einem Glasrohr verbunden, von 5 mm innerem Durchmesser, das etwa 5 bis 6 cm tief in W. eintaucht. Durch diesen Arm schickt man den Kohlendioxidstrom so lange, bis man auf 75 bis 100 Blasen pro Min. eingestellt hat. Dann läßt man das Gas durch das U-Rohr, das man in ein Becherglas mit W. gesetzt hat, strömen. Wenn die Blasen am Ausgangsrohr erscheinen, verschließt man das U-Rohr, entfernt die Verbindungsstücke, reibt es trocken und bringt es zur Wägung. Die Gew.zunahme muß mindestens 25% des Gew. der Substanz betragen (NF XIV).

2. Bestimmung nach BP 73: Es wird der auf der Abbildung dargestellte Apparat benutzt. Der Kanister (A) ist etwa 13 cm hoch und hat einen Durchmesser von 8 cm. Dieser wird in vertikaler Position auf ein Rohr gesetzt, das 2 gleichgerichtete Ventile (B) + (C) hat, die so eng wie möglich zusammengeschlossen sind. Der Seitenarm zwischen den Ventilen stellt die Verbindung zu einer Pumpe (D) her, die für eine kontinuierliche Luftzirkulation in der Apparatur sorgt. Die Pumpe arbeitet nach dem Prinzip einer Glocke, die sich im W. rauf und runter bewegt. Die Fließrichtung ist aufwärts durch den Kanister und wird erreicht durch die 2 gleichgerichteten Ventile (B) und (C). Ein anderer Seitenarm unter dem Ventil (C) trägt den Sack (E), von dem die Untersuchungsprobe durch ein Rohr, das einen maximalen inneren Durchmesser von 1,6 mm hat, gezogen werden. Ein gerieftel Schlauch führt von der Spitze des Kanisters zum unteren Ende des Rohres unter dem Seitenarm, das den Sack (E) trägt. Bei F kann Luft zugelassen werden, um den Sack aufgeblasen zu halten und das Gasvol. zu halten. Das Gesamtvol. des inneren Rohres (G) und des Seitenrohres, das die Verbindung zu den gleichgerichteten Ventilen herstellt, beträgt etwa 300 ml. Die Pumpe bewegt jedesmal ein Vol. von etwa 500 ml und arbeitet etwa 20mal pro Min. Das W. wird auf einer Temp. von 37° gehalten. Man läßt etwa 200 ml Kohlendioxid pro Min. an die Glocke der Pumpe (D)

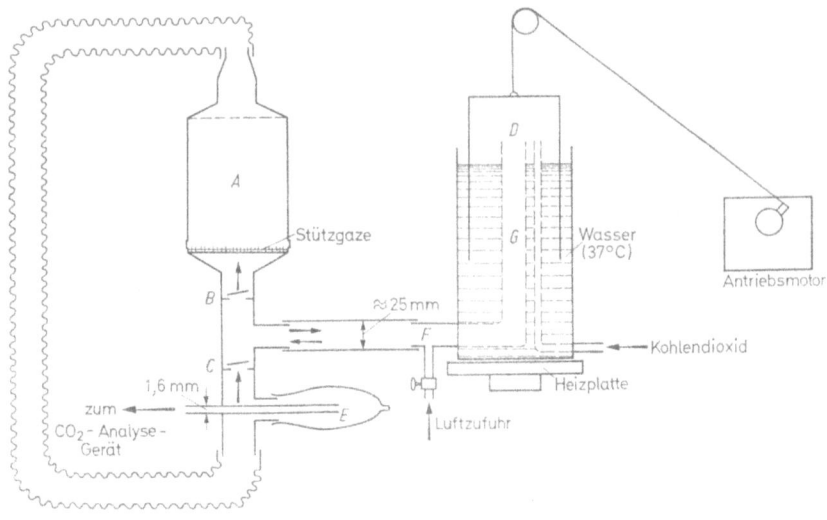

Durchführung: 500 g Substanz werden in den Kanister gegeben unter leichtem Stampfen, um die Körner gleichmäßig zu verteilen und soweit wie möglich die Bldg. von Kanälen zu vermeiden. Dann läßt man die Apparatur 5 Std. arbeiten, entnimmt dem Sack (*E*) eine Luftprobe und bestimmt den Kohlendioxidgeh. unter Verwendung einer geeigneten Methode, die höchstens 150 ml Luft erfordert und eine Genauigkeit von etwa 0,05% besitzt. Der Kohlendioxidgeh. darf 0,6% nicht übersteigen (BP 73).

Aufbewahrung. In gut schließenden Gefäßen vor Feuchtigkeit geschützt.

Anwendung. Zur Absorption von Kohlendioxid in der Analyse, in Atmungsapparaten.

Sodium biphenyl

Sodium biphenyl USP XIX. Diphenyl-Natrium.

$C_{12}H_9Na$ M.G. 176,19

Bemerkung. S. IV, 684.

Eigenschaften. Die Substanz ist in Lsg. (10 bis 30%) im Handel in einer Mischung aus Dimethoxyaethan und Toluol oder Xylol. Die Lsg. ist eine viskose, dunkelgrüne Fl. Die Zers.-Quote der Lsg. beträgt etwa 10% pro Monat. Deshalb sollten nur frisch bereitete Lsg. verwendet werden.

Aktivität. Man bringt 20 ml getrocknetes Toluol in einen Titrationskolben, der mit einem Magnetrührer ausgerüstet ist sowie mit einem Stopfen, der eine Öffnung hat, durch den man einen Büretten-Hahn führen kann. Man versetzt mit so viel Substanz, daß die Mischung eine blaue Fbg. annimmt und titriert mit Amylalkohol, der sich in einer Gewichtsbürette befindet, bis die blaue Fbg. verschwindet. Die Bürette mit dem Amylalkohol wird sorgfältig gewogen. Dann wird der Inhalt einer Ampulle, die eine gut gemischte Probe der zu untersuchenden Substanz enthält, in den Titrationskolben gegeben und sofort mit Amylalkohol bis zum Verschwinden der blauen Fbg. titriert. Anschließend wird die Bürette wieder gewogen, um den Verbrauch an Amylalkohol festzustellen. Die Aktivität wird berechnet in Milliäquivalenten pro Ampulle nach folgender Formel:

$$\text{Aktivität} = 11{,}25 \cdot W$$

W = Gew. des verbrauchten Amylalkohols.
Dabei darf nicht weniger als 10% Aktivität gefunden werden (USP XIX).

Jodgehalt. 10 ml Substanz werden zu 5 ml Toluol gegeben, die sich in einem 125-ml-Scheidetrichter, der mit einem passenden inerten Plastikstopfen versehen ist, befinden. Dann wird 2 Min. lang kräftig geschüttelt. Anschließend extrahiert man sorgfältig dreimal mit je 10 ml verd. Phosphorsäure (1 in 3) und vereinigt die unteren Phasen in einem 125-ml-JZ-Kolben. Dann wird tropfenweise Natriumhypochlorit-Lsg. zugesetzt, bis die vereinigten Extrakte eine braune Fbg. annehmen. Dann versetzt man mit 0,5 ml im Überschuß. Jetzt wird 3 Min. lang geschüttelt, dann mit 5 ml frisch bereiteter, gesätt. Phenol-Lsg. versetzt, gemischt und 1 Min. stehen gelassen, sodann versetzt man mit 1 g Kaliumjodid, schüttelt 30 Sek., setzt 3 ml Stärke-Lsg. zu und titriert mit 0,1 n Natriumthiosulfat-Lsg. Dabei dürfen höchstens 0,1 ml 0,1 n-Natriumthiosulfat-Lsg. verbraucht werden (USP XIX).

Anwendung. Als Reagens.

Sodium Pentacyanoamino Ferrate

Sodium (tri) Pentacyanoamino Ferrate USP XIX. Trisodium Aminopentacyanoferrate(III). Trinatrium-Aminopentacyanoferrat-III.

$Na_3[Fe(CN)_5NH_3]$ M.G. 271,94

Eigenschaften. Gelbes bis dunkelgelbes Pulver, lösl. in W.

Prüfung. 1. Löslichkeit: 500 mg Substanz werden in 50 ml W. gelöst. Die Lsg. läßt man 1 Std. lang stehen. Sie muß klar und frei von fremden Beimischungen sein (USP XIX). — 2. Empfindlichkeit: 1,1-Dimethylhydrazin-Standard-Lsg.: 500 ml W. werden in einem 1-1-Meßkolben mit 1,27 ml wasserfreiem 1,1-Dimethylhydrazin aus einer Bürette versetzt. Dann wird mit W. bis zum Vol. aufgefüllt und gemischt. Dann pipettiert man 10 ml dieser Lsg. in einen 100-ml-Meßkolben und verd. mit W. bis zum Vol. Jeder ml dieser Lsg. enthält das Äquivalent von 100 µg 1,1-Dimethylhydrazin. — Puffer-Lsg.: 4,8 g Citronensäuremono-hydrat werden in einen 1-1-Meßkolben gegeben, in W. gelöst, mit 14,6 g Natriumphosphat versetzt, bis zur vollständigen Lsg. geschüttelt und dann mit W. bis zum Vol. aufgefüllt. — Test-Lsg.: 100 mg Substanz werden in 100 ml W. gelöst. — Durchführung: In fünf 25-ml-Meß-kolben gibt man 0, 0,25, 0,50, 1,0 und 1,5 ml 1,1-Dimethylhydrazin-Standard-Lsg. Dann gibt man in jeden Meßkolben 15 ml Puffer-Lsg. und schüttelt jeweils um. Anschließend ver-setzt man jeden Kolben mit 2 ml Test-Lsg., mischt, verdünnt mit Puffer-Lsg. bis zum Vol. und läßt jeweils 1 Std. lang stehen. Dann bestimmt man in einem geeigneten Spektralphoto-meter in 1-cm-Küvetten unter Verwendung der Lsg., die keine 1,1-Dimethylhydrazin-Standard-Lsg. enthält, als Vgl.-Lsg. die Absorptionen der verbleibenden Lsg. bei 500 nm. Die gemessenen Absorptionen werden als Ordinate gegen die Konzentration der Standard-Lsg. als Abszisse in ein Koordinatensystem aufgetragen. Die entstehende Kurve soll linear sein und die Absorption der 150-µg-Lsg. soll mindestens 0,65 betragen (USP XIX).

Anwendung. Als Reagens.

Solan

Solan.

S. II, 452 u. N-(3-Chlor-4-methylphenyl)-2-methylpentanamid.

Solanidinum

Solanidin. Solanidine.

$C_{27}H_{43}NO$ M.G. 397,62

Vorkommen. Das Alkaloid kommt in verschiedenen Solanumarten vor. Es ist das Aglycon des Solanins.

Eigenschaften. Weißes, krist. Pulver oder farblose, nadelförmige Kristalle, praktisch unlösl. in W. und Ae., wenig löslich in A. und M., leicht löslich in Bzl. und Chlf., lösl. in verd. Säuren. Fp. = 219°. $[\alpha]_D^{20} = -28,5°$ (c = 0,5 in Chlf.). Hydrochlorid: Farblose Kristalle, die sich bei 345° zers.

Extraktion. Die Substanz kann aus wss. alkalischen Lsg. mit org. Lsgm. extrahiert werden.

Papierchromatographie. Bedingungen: s. Solanin. R_f = 0,90.

Dünnschichtchromatographie. Bedingungen: s. Solanin. R_f = 0,68.

Erkennung. 1. Beim Tüpfeln der Substanz mit Formaldehyd/Schwefelsäure entsteht eine Purpurfbg. (Empfindlichkeit: 0,25 µg). — 2. Beim Tüpfeln der Substanz mit Ammonium-molybdat-Lsg. entsteht eine Gelbfbg., die über Oliv nach Purpur umschlägt (Empfindlich-keit: 0,25 µg). — 3. Beim Tüpfeln der Substanz mit Ammoniumvanadat-Lsg. entsteht eine Orangefbg., die über Purpur nach Blau umschlägt (Empfindlichkeit: 0,25 µg). — 4. Beim Tüpfeln der Substanz mit Paraformaldehyd/Phosphorsäure entsteht eine stahlblaue Farbe.

Solaninum

Solanin. Solanine. Solanidinglykosid. α-Solanin. Solatunine.

R = D - Glucose
D - Galactose
L - Rhamnose

$C_{45}H_{73}NO_{15}$ M.G. 868,04

Vorkommen. Glykosidisches Alkaloid in verschiedenen Solanumarten, wie Solanum tuberosum und Solanum nigrum (Solanaceae). Die Substanz ist wahrscheinlich eine Mischung aus drei Alkaloiden, die sich im Zuckeranteil unterscheiden. Das Aglykon ist in jedem Falle Solanidin.

Eigenschaften. Weißes krist. Pulver oder farblose, nadelförmige Kristalle, praktisch unlösl. in W., lösl. in heißem A., Eisessig, Chlf., Pyridin und Dioxan. Fp. = 285° unter Zers. $[\alpha]_n^{20} = -60°$ (c = 1 in Pyridin).

Hydrochlorid: Farblose, zerfließliche Kristalle, lösl. in W. Fp. = 212° unter Zers.

Extraktion. Die Substanz kann mit Amylalkohol aus alkalischen Lsg. ausgeschüttelt werden.

Papierchromatographie. Papier: Whatman Nr. 1 14 × 6 wird durch Eintauchen in eine 5%ige Lsg. von Natriumdihydrogencitrat und anschließendem 1stündigem Trocknen bei 25° gepuffert. Aufzutragende Lsg.: 2,5 μl einer 1%igen Lsg. in 2 n Essigsäure. Fließmittel: 4,8 g Citronensäure werden in einer Mischung aus 130 ml W. und 870 ml n-Butanol gelöst. Verfahren: aufsteigend. Laufzeit: 5 Std. Detektion: Jodplatinspray. S. VI A, 270. $R_f = 0,15$.

Dünnschichtchromatographie. Stationäre Phase: Kiegelgel G, aufzutragende Lsg. 1,0 μ einer 1%igen Lsg. in 2 n Essigsäure. Mobile Phase: Konz. Ammoniak-Lsg.: M. = 1,5:100. L aufzeit: 30 Min. Detektion: Marquis' Rg. $R_f = 0,52$.

Erkennung. 1. Beim Tüpfeln der Substanz mit Formaldehyd-Schwefelsäure entsteht eine Gelbfbg., die nach Purpurrot umschlägt (Empfindlichkeit: 0,25 μg). — 2. Beim Tüpfeln der Substanz mit Ammoniummolybdat-Lsg. entsteht eine Gelbfbg., die über Oliv nach Purpur umschlägt (Empfindlichkeit: 0,25 μg). — 3. Beim Tüpfeln der Substanz mit Ammoniumvanadat-Lsg. entsteht eine Orangefbg., die über Purpur nach Blau umschlägt (Empfindlichkeit: 0,25 μg). — 4. Beim Tüpfeln der Substanz mit Paraformaldehyd/Phosphorsäure erhält man eine stahlblaue Farbe. — 5. Wird 1 Tr. Substanz-Lsg. auf einem Objektträger mit 1 Tr. Styphninsäure-Lsg. versetzt, so entstehen ölige Dendriten (Empfindlichkeit: 1 in 100).

Anwendung. Das Hydrochlorid der Substanz wurde früher bei Neuralgien, Epilepsie, Asthma bronchiale u. a. gebraucht. Technisch wurde die Substanz als Insektizid verwendet.

Handelsformen. Sedacard (Union, Calbe); Suppadol (Union, Calbe).

Aufbewahrung. Das Hydrochlorid soll gut verschlossen und vor Feuchtigkeit geschützt werden.

Toxizität. Die Substanz bewirkt eine direkte Irritation der Schleimhäute im Gastro-Intestinaltrakt und verursacht bei Resorption in den Blutkreislauf Haemolyse der roten Blutkörperchen. Die Beeren, vornehmlich die unreifen Beeren von Solanum dulcamara und Solanum nigrum haben vielfach Vergiftungen verursacht, wenn sie von Kindern gegessen wurden. Die Menge an toxischen Alkaloiden variiert erheblich und ist abhängig z. B. von klimatischen Gegebenheiten. Grüne sowie am Sproß gewachsene Kartoffeln können große Mengen enthalten und damit gefährlich sein.

Solanum

Solanum dulcamara L. (S. candens LAMK., Dulcamara flexuosa MOENCH, nach HPUS 64 auch Solanum lignosum, Vitis silvestris). Solanaceae — Solaneae. Bittersüß. Bittersüßer Nachtschatten. Dogwood. (Woody) Nightshade. Sweet bitter. Scarlett berry. Douce-amère. Réglisse sauvage. Morelle rouge. Dulcamara. Corallini. Heimisch in Europa, Nordafrika, Westasien bis Indien, Japan, China; Nordamerika. In feuchten Gebüschen, an Ufern, Dünen, Geröllhalden.

Halbstrauch. Grundachse kriechend, verzweigt. Stengel kletternd oder niederliegend, bis etwa 2 m lang, verholzt, finger-, selten bis armdick werdend, im oberen Teil krautig, etwas kantig, meist kahl. — Laubblätter gestielt, in der Form ziemlich verschieden, gewöhnlich eiförmig-lanzettlich, spitz oder zugespitzt, am Grund oft herzförmig, die oberen nicht selten spießförmig oder geöhrt, dreizählig, beiderseits zerstreut behaart. — Blüten in rispenartigen, lang gestielten, mehr oder weniger überhängenden Wickeln (Abb. 29). Kelch fünfzähnig, bleibend. Blütenkrone violett (selten weiß, rosa), Saum fünfteilig, mit lanzettlichen, spitzen, waagrecht abstehenden, später etwas zurückgeschlagenen Zipfeln; diese in der Mitte der Länge nach gefaltet, am Grund mit 2 grünen, weißgesäumten Flecken. Staubblätter 5, mit kurzen, pfriemlichen Staubfäden; Staubbeutel goldgelb, in einer kegelförmigen Röhre verwachsen, an der Spitze mit je 2 Löchern aufspringend. Fruchtknoten kegelförmig, kahl, zweifächerig, mit zahlreichen Samenanlagen. Fruchtstiele am Grund gegliedert, an der Spitze verdickt. — Frucht eine eiförmige, glänzend scharlachrote, hängende Beere. Samen linsenförmig zusammengedrückt, nierenförmig, fein netzig geadert.

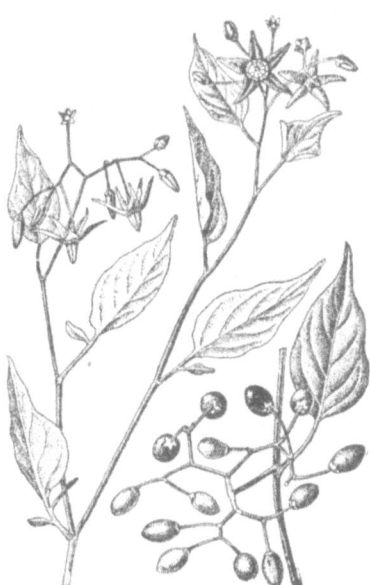

Abb. 29. Solanum dulcamara. Blühender und fruchtender Zweig (nach DUNZINGER).

Inhaltsstoffe. In der Frucht Lycoxanthin $C_{40}H_{56}O$ (Lycopen-16-ol) und Lycophyll $C_{40}H_{56}O_2$ (Lycopen-16,16'-diol) [MARKHAM et al.: Phytochemistry 7, 839 (1968)], Lycopin, Zucker (Bittersüß), Ricinolsäure im fetten Öl der Samen, Vitamin C, ferner Saponine und Alkaloide (s. bei Stipites). In den Wurzeln fanden ROENSCH et al. [Annalen *694*, 169 (1966)] die Aglykone Soladulcidin, Solasodin, Tomatidenol, Tomatidin und deren 15-α-Hydroxyverbindungen. In den Blättern nach KOESTENS et al. [Planta med. (Stuttg.) *24*, 278 (1973)] die Galaktoside von Cholesterin, Brassicasterin, Campesterin, Stigmasterin und β-Sitosterin und deren Palmitinsäureester.

Stipites (Caules) Dulcamarae. Dulcamara. Bittersüßstengel. Bittersweet stalks. Talos de doce-amarga. Tallos dulcamaria.

Stipites Dulcamarae Erg.B. 6. Dulcamara BPC 34. Douce amère CF 37. Doce amerga Brasil. 1.

Die getrockneten, zwei- bis dreijährigen, zu Beginn des Frühjahrs oder im Spätherbst nach dem Abfallen der Blätter gesammelten Stengelstücke. Nach CF 37 werden die mindestens 1 Jahr alten Zweige nach dem Abfallen der Blätter gesammelt.

Ganzdroge. Sie besteht aus den verschieden langen, rundlichen oder undeutlich fünfkantigen, 4 bis 8 mm dicken, häufig gedrehten, mit zerstreuten Blatt- oder Zweignarben und spärlichen Korkwarzen versehenen Stengelstücken. Der dünne, hellgraubraune Kork löst sich leicht ab.

Schnittdroge. Sie ist gekennzeichnet durch die hell- oder grünlichbraunen, zylindrischen, längsgefurchten Stengelstückchen, die einen leicht abblätternden, mit warzigen Lentizellen besetzten Kork, eine dünne, dunkle Rinde und einen blaßgelben, porösen, deutlich strahligen, mit 1 oder 2 Jahresringen versehenen Holzkörper und ein großes, z. T. geschwundenes Mark erkennen lassen.

Geschmack anfangs bitter, später süß.

Pulverdroge. Hellgelbgrau, gekennzeichnet durch weiße, einzelne oder in Gruppen beisammenliegende Bastfasern, durch Hoftüpfel-, Netz- und Spiralgefäße, durch zahlreiche Holzfasern und Rindengewebefetzen mit Oxalatsandzellen.

Verwechslungen. Stengel von Lonicera caprifolium L., Jelängerjelieber, L. periclymenum L., Waldgeißblatt, Caprifoliaceae, und von Humulus lupulus L., Hopfen, Moraceae. Diese haben gegenständige Blattnarben oder Knoten, Solanum dulcamara dagegen abwechselnde und keine bikollateralen Gefäßbündel.

Inhaltsstoffe. Alkaloide mit saponinähnlichen Eigenschaften (N-haltige Steroide mit Tri- oder Tetrasacchariden). Soladulcidintetrosid, α-, β-, γ-Solamarin aus den Zweigspitzen [BOLL, Chem. Abstr. 1709 (1963)], γ₁-, δ-Solamarin [ROENSCH et al.: Phytochemistry 5, 1227 (1966)], Solasonin (v. a. auch in der unreifen Frucht), Solamargin (aus der var. persicum), α-, β-, γ-Soladulcin, Soladulcamarin. ROENSCH et al. [Tetrahedron L. *1965*, S. 1947] fanden nach Hydrolyse zwei weitere Aglykone, 15-α-Hydroxysoladulcidin und 15-α-Hydroxytomatidin (genaue Daten s. Tab. S. 439). Ferner Steroidsaponine mit Aglykonen: Tigogenin, Diosgenin, Yamogenin; ferner Dulcamaretin- und Dulcamarinsäure. Nach älteren Angaben ~ 0,1% Solacein, ~ 0,7% Solanein, Gerbstoff und ein Agglutinin. Nach SCHREIBER [Pharm. Ztg. *46*, 1195 (1967)] ist kein Solanin enthalten. Es sind drei chemische Formen von Solanum dulcamara bekannt: die Soladulcidin-, Solasodin- und Tomatidenol-Sippe. Sie sind durch das Auftreten von Soladulcidin/Tigogenin-, Solasodin/Diosgenin- oder Tomatidenol/Yamogenin-Glykosiden

Aglykon		begleitende Spirostanole	
Soladulcidin (25 R)		Tigogenin (25 R)	
Solasodin (25 R)		Diosgenin (25 R)	
Δ5-Tomatidenol (25 S)		Yamogenin (25 S)	

		Fp. °	Aglykon	Zucker
Soladulcidintetrosid	$C_{50}H_{83}NO_{21}$	268 bis 270	Soladul-cidin	1 Gal 2 Glu 1 Xyl
α,β,γ-Soladulcin			,,	
Solasonin	$C_{45}H_{23}NO_{15}$	300 bis 301	Solasodin Fp. 199 bis 200	1 Gal 1 Glu 1 Rh
Solamargin	$C_{45}H_{73}NO_{15}$	301	,,	2 L-Rh 1 D-Glu
Soladulcamarin	$C_{50}H_{81}NO_{18}$	193 bis 197	Soladul-camaridin	1 Ar 1 Glu 2 Rh
α-Solamarin		278 bis 281 (Zers.)	Δ^5-Toma-tiden-ol(3β), Fp. 238 bis 240	1 D-Glu 1 D-Gal 1 L-Rh
β-Solamarin		275 bis 277 (Zers.)	,,	1 D-Glu 2 L-Rh
γ-Solamarin		243 bis 248 (Zers.)	,,	1 D-Glu 1 L-Rh
γ_1-Solamarin		268 bis 271 (Zers.)	,,	1 L-Rh 1 D-Glu
δ-Solamarin		265 bis 269 (Zers.)	,,	1 D-Gal 1 L-Rh
		15-α-Hydroxytomatidin Fp. 150 bis 155		

in den oberirdischen vegetativen Organen gekennzeichnet. Ferner scheint der Solasodin-Typ einen höheren Gehalt an Alkaloiden zu besitzen [Herba hung. *11*, 5 (1972)]. [In den Früchten bilden sich jedoch im Verlauf der Reife verschiedene Glykoside. In den Wurzeln fehlt der Tomatidenolsippe das Tomatidin, der Soladulcidinsippe Tomatidin und Tomatidenol: WIL-LUHN et al.: Planta med. (Stuttg.) *18*, 354 (1970)].

Die d.chr. Trennung der Glykoside erfolgt nach BOLL et al. [Planta med. (Stuttg.) *10*, 421 (1962)] auf Kieselgel G (neutral). Laufmittel: Äthylacetat, Pyridin, W. 3:1:3; Oberphase, die Trennung der Aglykone: alkalische Platten, Laufmittel Chlf., Aceton 3:1 oder neutrale Platten, Laufmittel Chlf., M. 19:1. Sprühmittel: Dragendorff-Rg. (bei Laufmittel 1 müssen die Platten 15 Min. auf 105° erwärmt werden). Rf-Werte: Solasonin 0,17, α-Solamarin 0,18, β-Solamarin 0,38, Solamargin 0,44, γ-Solamarin 0,52. ROZUMEK [J. Chromatog. *40*, 97 (1969)] beschreibt eine d.chr. Trennung der Glykoside und Aglykone auf $AgNO_3$-haltigen uniformen Kieselgel-G-Schichten und im $AgNO_3$-Gradient von $AgNO_3$-haltigem Kieselgel G nach $AgNO_3$-freier Schicht. Sprühmittel: Anisaldehyd-Schwefelsäure + 20% Phosphormolybdän-säure.

Aufbewahrung. Gut nachgetrocknet in gut schließenden Gefäßen, vor Licht geschützt.

Wirkung. Die Steroidalkaloide wie die neutralen Steroidsaponine besitzen antibiotische Wrkg., die von noch unbekannten Inhaltsstoffen verstärkt wird [WOLTERS: Planta med. (Stuttg.) *13*, 189 (1965)], ferner abführende, diuretische und expectorierende Wrkg. β-Sola-marin zeigte Antitumorwrkg. gegen Sarkom 180 [KUPCHAN et al.: Science *150*, 1827 (1965)].

Vergiftungen sind beobachtet worden durch Überdosierung von Abkochungen der Stengel, oder nach Genuß der Beeren; sie äußern sich in zentralen Erregungserscheinungen, später Zungenlähmung und Aufhebung des Sprechvermögens, Erbrechen, Schwindel, Cyanose, Pupillenerweiterung und Convulsionen. Gegenmittel wie bei Atropin (s. III, 319).

Anwendung. Früher v. a. bei chronischen, mit Juckreiz verbundenen Hautleiden, bes. bei Ekzemen, außerdem bei chronischer Bronchitis, bei Asthma und bei Dyskrasie. Heute praktisch nur noch in der Homöopathie bei akuten und chronischen Hautleiden, skrofulösen Drüsenschwellungen, Nervenlähmungen (u. a. bei Sehnerven- und Facialislähmung), bei Muskel- und Gelenkrheumatismus, Asthma, Gastritis, Enteritis (v. a. bei mit Koliken einhergehenden Diarrhöen), bei Cystitis, Blasentenesmen und -lähmung. Im Volk steht Bittersüß v. a. als „Blutreinigungsmittel" noch immer in hohem Ansehen. Äußerlich werden Dekokte zu Umschlägen und Waschungen bei Hautleiden benutzt.

Dosierung. Mittlere Einnahme 1 g. Als Infus 1 : 10 30 bis 60 ml, als flüssiger Extrakt 1:1 2 bis 4 ml, Extra P. 67.

Bemerkung. Giftdroge!

Dulcamara HAB 34. Bittersüß.

Vor der Blütezeit gesammelte, junge Schößlinge mit Blättern.

Arzneiform. Essenz nach § 1.

Arzneigehalt. 1/2.

Aufbewahrung. Bis 3. Dez.-Pot. vorsichtig.

Die Vorschläge für das neue Deutsche HAB, Heft 5, S. 235, beschreiben eine Prüf. und eine Chr. der Tinktur; Dichte 0,935 bis 0,945. Trockenrückstand 2,4 bis 2,5%, pH um 6.

Dulcamara HPUS 64. Bittersweet.

Die ganze Pflanze vor der Blüte; Pflanzen, deren Würzelchen im W. stehen, sind vorzuziehen.

Arzneiform. Urtinktur: Arzneigeh. 1/10. Dulcamara, feuchte Masse mit 100 g Trockensubstanz und 350 ml W. = 450 g, A. USP (94,9 Vol.-%) 685 ml zur Bereitung von 1 000 ml der Tinktur. — Dilutionen: D 2 (2 ×) enthält 1 T. Tinktur, 4 T. dest. W. und 5 T. A.; D 3 (3 ×) und höher mit A. HPUS (88 Vol.-%). — Medikationen: D 3 (3 ×) und höher.

Species pectorales BUROW. Burow'scher Tee.

Herba Cardui benedict.
Herba Centaurii
Lichen island.
Stipites dulcam.   āā   60,0
Div. in part. X. Ein Päckchen mit 2 l W. auf 1 l einkochen und tagsüber lauwarm verbrauchen.

Dermatodoron (Weleda AG, 707 Schwäbisch-Gmünd). Lysmachia num. herba Dec. 2,5% (als Tr. 5%); Sol. Dulcamar. flos Dec. 2,5% (als Tr. 5%).
Außerdem Bestandteil weiterer Spezialitäten.

Solanum nigrum L. (S. vulgatum WILLD., S. vulgare PARKINS., S. hortense DOD. GER., S. morella DESV.). Schwarzer Nachtschatten. Morel. Garden nightshade. Hound's berry. Morelle noire. Crève-chien. Erba morella. Solano nero.

Heimisch als Kosmopolit in der gemäßigten und heißen Zone. Auf Schutt, Wegrändern, in Hackkulturen.

Einjährig. Stengel aufrecht, 10 bis 50 cm hoch, verästelt, mit mehr oder weniger kantigen, an den Kanten öfter höckerig-gezähnten Zweigen. Pflanze mehr oder weniger dunkelgrün, zerstreut mit kurzen, einwärts gekrümmten oder etwas abstehenden Haaren besetzt, bisweilen verkahlend. — Laubblätter breit eiförmig oder fast dreieckig, stumpf zugespitzt, kurz in den Stiel zusammengezogen, am Rand seicht buchtig-gezähnt oder stärker gezähnt (var. atriplicifolium DESP.), bisweilen auch ganzrandig. — Blüten in kurzgestielten, doldenartigen Wickeln. Kelchzipfel mehr oder weniger stumpfeiförmig. Blumenkrone in der Regel weiß, mehr oder weniger radförmig ausgebreitet, etwa doppelt so lang wie der Kelch, in 5 stumpf eiförmige oder ganz schmale (var. stenopetalum A. BR.), etwa auf $^2/_3$ der Blütenkrone gespaltene Zipfel geteilt. Staubbeutel goldgelb. Griffel in den unteren 2 Dritteln fein behaart, zwei- bis dreimal länger als die Staubfäden, in der Knospe fast sitzend. Fruchtknoten kugelig bis eiförmig; Fruchtstiele an der Spitze verdickt, zuletzt etwas abwärts gebogen. — Frucht eine im reifen Zustand (meist) schwarzglänzende, kugelige, bis 1 cm breite Beere. Samen mehr oder weniger nierenförmig, zusammengedrückt, an der Oberfläche fein grubig vertieft, 1 bis 1,5 mm breit.

Herba Solani nigri. Nachtschattenkraut. Morelle noire.

Morelle noire CF 65.

Die Pflanzen werden zur Blütezeit gesammelt, und zwar morgens, da der Wirkstoffgeh. während der Nacht zunimmt.

Unter dem Mikroskop findet man dünnwandige, einzellige Haare, Solanaceendrüsen und einzelne Oxalatkristalle.

Die getrocknete Pflanze verliert den üblen Geruch, den sie im frischen Zustand besitzt, der Geschmack ist bitter und unangenehm.

Inhaltsstoffe. Solanin $C_{45}H_{73}NO_{15}$, das durch Chr. in 6 Komponenten getrennt werden kann: α-, β-, γ-Solanin und α-, β-, γ-Chaconin, Hauptkomponente: α-Solanin (s. Tabelle); Solasodin. Nach SCHREIBER [Planta med. (Stuttg.) *6*, 435 (1958)] Solasonin, Solamargin und β-Solamargin, sowie 4 weitere Alkaloidglykoside α-, β-Solasodamin, ε-(L-Rhamnosyl-D-glucosyl-solasodin) und ξ-Solanigrin. Ferner Gitogenin, Saponine (in Spuren), 7 bis 10% Gerbstoffe. In den Wurzeln, Schößlingen und reifen Früchten wurden keine Alkaloide gefunden, in der Frucht Tigogenin und Diosgenin.

	Fp. °	Aglykon	Zuckerkomponenten
α-Solanin $C_{45}H_{73}NO_{15}$	286	Solanidin	Solatriose Rh-Glu-Gal)
β-Solanin $C_{39}H_{63}NO_{11}$	290	,,	Solabiose (Glu-Gal)
γ-Solanin $C_{33}N_{53}NO_{6}$	~250	,,	Gal
α-Chaconin $C_{45}H_{73}NO_{14}$	243	,,	Chacotriose (Dirh-Glu)
β-Chaconin $C_{39}H_{63}NO_{10}$	255	,,	Rh-Glu
γ-Chaconin $C_{33}H_{53}NO_{6}$	243 bis 244	,,	Glu

Eine p.chr. Bestimmung s. unter Solanum tuberosum.

Wirkung. Solanin hat Saponineigenschaften, es wirkt örtlich stark reizend (daneben aber auch schwach lokalanästhetisch), hämolysiert rote Blutkörperchen (Index 1:8000) und ist ein Protoplasmagift, was sich u. a. in seiner nekrotisierenden Wrkg. äußert. Innerlich bewirkt Solanin Reizung der Schleimhäute im Mund und Schlund (Kratzen) und im Magendarmkanal. Die gastrointestinalen Erscheinungen treten auch bei parenteraler Zufuhr ein, weil Solanin wieder in den Darm ausgeschieden wird. Resorptiv führt Solanin zuerst zu Erregung des Zentralnervensystems, anschließend zu zentraler Lähmung mit Temperaturabfall und unter Atemschädigung (Abnahme der Atemfrequenz, später Dyspnoe), im Koma durch zentrale Atemlähmung zum Tod. Der Herzschlag wird durch Solanin zuerst beschleunigt, am Tier (Hund, Katze) tritt nach kleinen Dosen vorübergehende (durch Atropin aufzuhebende und auf Gefäßerweiterung zurückzuführende) Blutdrucksenkung ein, während das Herz auch durch größere Gaben wenig beeinflußt und erst durch hohe Dosen gelähmt wird. Die Darmperistaltik wird durch Solanin gefördert, die Speichel- und Schweißsekretion dagegen nicht beeinflußt. Am isolierten Uterus und am Organ in situ wirkt Solanin erregend auf die Kontraktionen und tonussteigernd. Es hemmt auch die Cholinesterase. Bei Ratten ruft es eine Hyperglykämie hervor. Solanin wird teilweise durch die Nieren unverändert ausgeschieden und erzeugt auf diesem Weg Reizung bzw. Entzündung der Nieren (Abnahme der Diurese, Hämaturie, degenerative Veränderungen). Die Wirksamkeit des Solanins ist nicht sehr groß: beim Menschen erzeugen 0,2 bis 0,4 g gastroenteritische Erscheinungen, Tachykardie, Dyspnoe, Schwindel, Schläfrigkeit, evtl. auch Zuckungen in den unteren Extremitäten bzw. leichte Krämpfe, ernstere Vergiftungserscheinungen bleiben bei dieser Dosierung aus. Das Aglykon = Alkaloid Solanidin hat keine örtliche Reizwrkg. und keine nekrotisierende Wrkg., schädigt infolgedessen nicht die Nieren, durch die es ausgeschieden wird. Sonst wirkt Solanidin qual. wie Solanin, hat aber eine bedeutend geringere Wirksamkeit. Die Saponine des schwarzen Nachtschattens haben die typischen Saponinwrkg., führen aber bei Zufuhr per os infolge der geringen Resorbierbarkeit nicht zu resorptiven Wrkg., insbesondere auch nicht zu Hämolyse. Vergiftungen sind nicht selten, v. a. bei Kindern, auch mit Beeren, obwohl diese öfters ohne schädliche Folgen verzehrt, sogar als Nahrungsmittel verwendet werden.

Vergiftungserscheinungen. Kratzen im Mund und Schlund, Übelkeit, meist heftiges Erbrechen, starke und schmerzhafte Diarrhöen; Tachykardie, Dyspnoe, Mydriasis; Nierenreizung bzw. -entzündung; Schwindel, Angstzustände, zentrale Erregung, Koma, auch Krämpfe; Erhöhung der Körpertemp., später Benommenheit und Lähmungen; in den seltenen tödlichen Fällen unter zunehmender Atemschädigung und Absinken der Körpertemp. unter die Norm im Koma Tod durch zentrale Atemlähmung.

Behandlung. Brechmittel, Darmeinläufe mit Tierkohle; Mucilaginosa, indifferente Narkotica (kein Opium), Atemanaleptica und Kreislaufmittel.

Anwendung. Früher als Beruhigungsmittel bei Magen- und Blasenkrämpfen. In der Homöopathie bei Asthma, Krämpfen und Rheumatismus. Zur Darstellung von Solanin, das bei Neuralgien, Rheumatismus, Krampf- und Reizhusten verwendet wird.

Bemerkung. Giftpflanze!

Solanum nigrum HAB 34. Nachtschatten.

Frische, zur Zeit der Blüte gesammelte, ganze Pflanze.

Arzneiform. Essenz nach § 1.

Arzneigehalt. 1/2.

Aufbewahrung. Bis 3. Dez.-Pot. vorsichtig.

Solanum nigrum HPUS 64. Black Nightshade.

Die ganzen, frischen Pflanzen und Beeren.

Arzneiform. Urtinktur: Arzneigeh. 1/10. Solanum nigrum, feuchte Masse mit 100 g Trockensubstanz und 400 ml W. = 500 g, A. USP (94,9 Vol.-%) 635 ml zur Bereitung von 1 000 ml der Tinktur. — Dilutionen: D 2 (2×) enthält 1 T. Tinktur, 3 T. dest. W., 6 T. A.; D 3 (3×) und höher mit A. HPUS (88 Vol.-%). — Medikationen: D 3 (3×) und höher.

Solanum paniculatum L.

Heimisch im tropischen Südamerika.

Radix et caulis jurubebae.

Jurubeba Brasil. 2.

Die Wurzeln oder Stengel oder eine Mischung von beiden. Nach COSTA [Chem. Abstr. *70*, 118013 (1969)] liefern auch Solanum insidiosum, S. juripeba und S. fastigatum die Droge. Stücke von sehr unterschiedlicher Länge; die Wurzel gewunden, ca. 3 cm im Durchmesser; die Oberfläche grau bis dunkelgrau, rauh, mit leichten, längsverlaufenden Furchen, einigen querverlaufenden Rissen und zahlreichen Wurzelfasern oder Narben. Der Querschnitt zeigt eine schmale Rinde und ein gelblich weißes, bis zum Mittelpunkt leicht radial gestreiftes Holz. Die Stengelstücke im Durchmesser bis zu 8 cm, nicht gewunden, weniger längs gefurcht, mit zahlreichen Lentizellen in Form kleiner, flacher Warzen und unter dem Kork ein grünes Chlorophyllgewebe, außerdem ein gut entwickeltes Mark.

Inhaltsstoffe. In den Wurzeln nach SCHREIBER und RIPPBERGER [Tetrahedron L. *1966*, S. 5997 und Chem. Ber. *101*, 2450 (1968)] das Saponin Jurubin $C_{33}H_{57}NO_8$ [(25S)-3β-Amino-5α-furostan-22α,26-diol-O-(26)-β-D-glucopyranosid], das durch saure und enzymatische Hydrolyse Jurubidin $C_{27}H_{45}NO_2$, Fp. 182 bis 184° [(25S)-3β-Amino-5α,22α-O-spirostan] liefert. Das von MEYER et al. 1961 isolierte Paniculidin war ein Gemisch von 9α-Hydroxyjurubidin und 9α-Hydroxy-25-isojurubidin. Nach CAMBIAGHI et al. [Chem. Abstr. *75*, 36397 (1971)] Isojuripidin, Isojuribidin, Isopaniculidin und 5 Glykoside. In den Blättern die Steroidsapogenine Neochlorogenin [(25S)-5α,22α-O-Spirostandiol-(3β,6α)] und Paniculogenin [(23S : 25S)-5α,22α-O-Spirostantriol (3β,6α,33)], die als Glykoside vorliegen: Paniculogenin als 6-O-[β-D-Xylopyranosyl-(1 → 3)-6-desoxy-β-D-glucopyranosyl]- und 6-O-[α-L-Rhamnopyranosyl-(1 → 3)-6-desoxy-β-D-glucopyranosyl]-derivate (Paniculonin A, $C_{38}H_{62}O_{13}$ und B, $C_{39}H_{64}O_{12}$, Fp. 262 bis 264° bzw. 237 bis 238°). COSTA [l. c.] fand außerdem in den Blättern der anderen Stammpflanzen das Alkaloid Jurubebin und zwei Harze, Jurupebin und Jepebinin, Wachs, Harz, Zucker, Protein.

Prüfung. Max. Aschegeh. 14%.

Anwendung. Wurzel, Blatt und Frucht als Stomachicum, bei Gallensteinkoliken, gegen Tumoren, Leber-, Blasen- und Uteruserkrankungen, bei Anämie, Chlorose und Wassersucht.

Solanum tuberosum L. Kartoffel. Potato. Truffe. Tartoufle. Patade. Pomme de terre. Patate. Pomi di terra.

Die Heimat ist Südamerika. Heute in zahlreichen Gebieten in einer großen Zahl von Formen und Sorten kultiviert (s. Anbau).

Ausdauernd. Wurzeln langfaserig. Grundachse verästelt, kugelige, eiförmige oder walzliche Knollen treibend. Stengel aufrecht, verästelt, oben etwas kantig, unten rund, angedrückt, behaart, $1/2$ bis 1 m hoch, reingrün bis mehr oder weniger rotbraun. — Laubblätter oberseits fast kahl, unterseits behaart, unterbrochen fiederschnittig, d. h. größere Fiederblättchen regelmäßig mit kleineren abwechselnd, Endblättchen etwas größer als die Seitenblättchen, diese am Grund ungleich herzförmig; ausnahmsweise doppelt gefiedert. — Blüten in meist 2 endständigen, gestielten Wickeln; Blütenstiele in der Mitte gegliedert. Kelch mit 5 kurzen, eiförmigen Zipfeln. Blütenkrone weiß, rötlichviolett, blau, in der Mitte mit gelbgrünem Stern, radförmig ausgebreitet, mit seicht fünflappigem bzw. fünfeckigem, gefaltetem Saum, 2 bis 3 cm im Durchmesser. Staubblätter 5, am Grund der Blumenkrone eingefügt; Staubfäden breit; Staubbeutel nach oben kegelförmig zusammenneigend, lebhaft gelb, an der Spitze mit je 2 Löchern aufspringend. Griffel lang, im unteren Teil gewöhnlich gekrümmt, Narbe kopfförmig, grün; Fruchtknoten zweifächerig, eiförmig. — Frucht eine kugelige, etwa kirschgroße, gelblichgrüne, fleischige, vielsamige Beere. Samen nierenförmig, platt.

Inhaltsstoffe. In der Knolle 70 bis 75% W.; 15 bis 20% Stärke (in der Trockensubstanz 68 bis 78%), am wenigsten Stärke enthalten die innersten Teile, nach außen zu steigt der Gehalt (s. bei Amylum); bis 7,9% Zucker; 1 bis 2% Proteine; 0,12% Lipide, davon 16,5% neutrale Lipide, 45,5% Phospholipide und 38,1% Glucolipide (Phosphatidyl-cholin, -äthanolamin, -inositol), Galaktolipide, Steringlucoside [LEPAGE: Lipids *3*, 477 (1968)], an Fettsäuren Linol-, Palmitin-, Linolen-, Öl-, Stearin-, Myristinsäure [COTRUFO et al.: Chem. Abstr. *63*, 3307 (1965)]; in der Schale Chlorogen- und Kaffeesäure; Carotinoide: Lutein, α- und β-Carotin, β-Carotin-5,6-monoepoxid, Cryptoxanthin-5,6-diepoxid, cis-Violaxanthin, cis-Antheraxanthin-5,6-monoepoxid, cis-Neoxanthin [PENDLINGTON et al.: Biochem. J. *94*, 25 (1965)]; die Aromastoffe Acetaldehyd, n-Pentanal, n-Hexanal, n-Heptanal, n-Octanal, Crotonaldehyd und Aceton [SCHORMUELLER et al.: Z. Lebensmittel-Unters.-Forsch. *130*, 158 (1966)]; nach BUTTERY et al. [Z. Lebensmittel-Untersuch.-Forsch. *145*, 374 (1971)] Octen-1-ol, trans-Octen-2-al- und -2-ol, Geraniol, 2-Pentylfuran, Phenylacetaldehyd, trans-Nonen-2-al, Furfurol und Pyridin. In ruhenden Knollen die flüchtigen Bestandteile Benzothiazol, 1,4-Dimethylnaphthalen und 1,6-Dimethyl-naphthalen, die das Keimen der Knollen verhindern [MEIGH et al.: Phytochemistry *12*, 987 (1973)]; die antifungisch wirkenden Terpenoide Phytuberin $C_{17}H_{26}O_4$, Lubimin $C_{15}H_{24}O_2$, Oxylubimin $C_{15}H_{24}O_3$, Fp. 85 bis 86° [COXON et al.; KATSUI et al.: Tetrahedron L. *27*, 2363 und *51/52*, 4483 (1974)]. 1% Mineralstoffe (der Mineralstoffbedarf des Menschen wird mit der geschälten Kartoffel zur z. T. gedeckt, K und Mn zu 30%, Mg zu 20%, PO_4 zu 11%); die Vitamine Thiamin, Riboflavin, Nicotinsäure und bis zu 0,05% Vitamin C, das zu 25 bis 28% gebunden (wahrscheinlich an Glutathion) vorliegt; bei der Lagerung nimmt der Vitamin-C-Gehalt rasch ab [FÜRTIG et al.: Pharmazie *21*, 358 und 432 (1966)]; freie Säuren: Brenztrauben-, α-Ketoglutar-, Glyoxal-, γ-Aminobuttersäure; ferner Cystin und Glutamin in frischen Kartoffeln; nach WIECZOREK [Chem. Abstr. *59*, 6195 (1963)] Tuberosin, ein Antituberkulose-Faktor (auch in den grünen Teilen der Pflanze); Gerbstoff; im Preßsaft Inhibitoren von Trypsin, Plasmin, Chymotrypsin und Serumkallikrein, sowie Phytohämagglutinine für ABO Rh (+) und Rh (−)-Systeme [HOCHSTRASSER et al.: Hoppe-Seyler'st. Physiol. Chem. *350*, 897 (1969), und STYBLINSKA, Chem. Abstr. *70*, 9332 (1969)], sowie Schleimstoffe, Acetylcholin; die Flavonoide Paeonanin, Negretin und Petanin (Pelargonidin-, Malvidin- und Petunidin-p-cumaroyl-3-rutinosid-5-glucoside), Pelanin (Pelargonidinglykosid), Delphinidin-3-rutinosid, Petunidin-3-rutinosid, Quercetin-3-glucosid und -3-rutinosid; im Samen Kämpferol-3-sophorotriosid (= glucosyl-$\beta1 \rightarrow$ 2-glucosyl-$\beta1 \rightarrow$ 2-glucose)-7-rhamnosid. Das Alkaloid Solanin (s. bei S. nigrum): in der Stärkeschicht (also auch in der gut geschälten Kartoffel) 0,001 bis 0,002%, in der inneren Rindenschicht und in der Nähe der Augen 0,002 bis 0,009%, in der Schale 0,07% und im Keim immer mehr als in allen anderen Teilen der Knolle. Im Dunkeln austreibende Kartoffeln verarmen an Solanin zugunsten der Keime bzw. der Triebe, nach Belichtung nimmt der Solaningeh. der Knollen sprunghaft und ganz bes. auch der Solaningeh. der Keime (Triebe) ganz erheblich (bis zu 5%) zu. Auch in den unter Lichteinfluß grün gewordenen Teilen der Kartoffelknolle nimmt er stark zu. Daneben Solanidin und das aus Solanin entstehende Solanthren, sowie Demisin, Tomatin, Leptin, Chaconin. In alten Kartoffel-Scheiben auch α- und β-Solamarin. Nachweislich gesundheitsschädlich sind Kartoffeln mit einem Solaningeh. von mehr als 0,02%. Deswegen sind stark keimende, bes. im Licht keimende Kartoffelknollen bedenklich, die Keime selbst und die durch Belichtung grün gewordenen Teile aber unter allen Umständen als Nahrungsmittel abzulehnen. In der unreifen Frucht ist $\sim$ 1%, in der Blüte 0,6 bis 0,7%, im Samen 0,25%, im Kraut 0,07 bis 0,4% Solanin enthalten. In dunklen Trieben geringe Mengen Tomatid-5-en-3β-ol, Yamogenin und Solanidin [SCHREIBER: Kulturpflanze *11*, 422 (1963)].

In der Frucht Tyramin und Noradrenalin; im Blatt Rutin, Cycloarterenol, 24-Methylencycloarterenol (?), Lycophenol, 24-Methylen- und 24-Äthylidenlophenol, β-Sitosterin, Stigmasterin, Cholesterin und Campesterin, sowie die n-Alkane $C_{25}H_{52}$ bis $C_{33}H_{68}$ und die Isoalkane $C_{29}H_{60}$ bis $C_{33}H_{68}$ und einige höhere aliphatische Ketone bzw. Tritriacontanone, Cyclolaudenol [v. ARDENNE, M.: Kulturpflanze *13*, 101 (1965)] und 4α,14α-Dimethylcholesta-8,24-dien-3β-ol

[REES et al.: Phytochemistry 7, 1875 (1968)]. Nach ASAHINA et al. [Chem. Abstr. 74, 28 733 (1971)] im Blatt Solancsol, das für die Darstellung der Seitenkette von Coenzym Q oder Vit. K benutzt wird. Im Blütenblatt Kämpferol- und Quercetin-3-[O-β-glucosyl-(1 → 2)-O-α-L-rhamnosyl-(1 → 6)-D-glucosid], Rutin, Delphanin und Cyananin (Delphinidin- und Cyanidin-p-cumaroyl-3-rutinosid-5-glucosid); im Samen Kämpferol-3-sophorosid-7-rhamnosid und -3-sophorotriosid-7-rhamnosid.

Bestimmung des Solanins in Kartoffeln [SCHILLING et al.: Pharmazie, S. 103 (1966)]: Etwa 100 g gekochte Kartoffeln (bei anderen solaninreicheren Teilen der Kartoffelpflanze entsprechend weniger) werden mit 96%igem A. im Homogenisator zerkleinert. Dann gibt man je 100 ml A. 2 ml Eisessig zu und bringt das Homogenisat so in eine Extraktionshülse, daß der A. in das Mittelstück der Soxhlet-Apparatur fließt und extrahiert erschöpfend (etwa 8 Std.). Der äthanolische Extrakt wird in der eben beschriebenen Weise auf etwa 5 ml eingeengt, in ein graduiertes Zentrifugenglas übergeführt und auf 7,5 ml aufgefüllt. Mit 1,5 ml 25%iger Ammoniaklsg. stellt man einen zur Fällung des Solanins ausreichenden pH-Wert von ≧ 9 ein, schüttelt kräftig und läßt über Nacht bei 4°C stehen. Am nächsten Tag wird zentrifugiert und abdekantiert und zweimal mit 2 ml W. gewaschen. Mit wenig 2%iger Essigsäure (besser zum Auftragen geeignet als verd. Schwefelsäure) wird nun unter Rühren das Solanin aus dem Nd. herausgelöst. Nach dem Abzentrifugieren werden aliquote Teile entnommen und auf die Startpunkte zweier Keilstreifen aufgetragen. Es ist darauf zu achten, daß sich die zusammengehörigen Streifen auf dem gleichen Bügel befinden. Es wird über Nacht aufsteigend mit der org. Phase des Laufmittels i-Amylalkohol, Eisessig, W. (4 : 1 : 5) chromatographiert (Papier Schleicher u. Schüll 2043 b MGl.). Das Leitchromatogramm wird kurze Zeit durch Dragendorff-Rg. gezogen, wobei rosafarbene Zonen auf gelbem Grund sichtbar werden (Solanin: Rf 0,35; Solanidin: Rf 0,85). Die in bekannter Weise auf dem unbehandelten Streifen umrandeten Zonen werden ausgeschnitten und zerkleinert. Man gibt die Papierstücke in einen 25-ml-Erlenmeyerkolben und pipettiert 2,5 ml 1%ige Schwefelsäure dazu. Nach 30 Min. Stehen (öfter umschütteln!) tropft man unter Umschwenken zuerst 5 ml konz. Schwefelsäure und nach 1 Min. noch 2,5 ml 1%ige Formaldehydlsg. langsam hinzu. Nach 90 Min. kann die blasse Rosafbg. gegen einen Papierleerwert im Spektrophotometer bei 560 nm gemessen werden (2-cm-Küvetten). — Eine weitere Alkaloidbestimmung stammt von SACHSE und BACHMANN [Z. Lebensmittel-Untersuch. u. -Forsch. 141, 262 (1969,70)]. Es wird die Blaufbg. der extrahierten Alkaloide mit Paraformaldehyd in konz. Phosphorsäure bei 600 nm gemessen.

Wirkung. Die Extrakte der Knollen zeigen cholinomimetische Aktivität, die Glykoalkaloide bewirken am Tier Blutdruckabfall, Vasodilatation, ein Ansteigen der Darmperistaltik und Kontraktion der glatten Muskulatur [PEICHEV et al.: Chem. Abstr. 65, 14313 (1966) und 68, 11518 (1968)]. α-Solanin und α-Chaconin wirken fungitoxisch, ebenso Risbitin, Fp. 65 bis 67°, ein Bestandteil kranker Kartoffeln.

Risbitin

Als weiterer toxischer Inhaltsstoff ist der in der Knolle vorkommende Chymotrypsininhibitor zu nennen; er ist stabil gegen Hitze, Säuren und Alkalien. Ein Inhibitormolekül kann 4 Moleküle α-Chymotrypsin binden. Neben Trypsin wird auch Carboxypeptidase B gehemmt [LINDNER: Toxikologie der Nahrungsmittel (1974)].

Vergiftungen durch Kartoffeln mit eindeutigen Erscheinungen der Solaninvergiftung (s. S. nigrum) sind öfter, auch als Massenvergiftungen, beobachtet worden, doch können sogenannte Kartoffelvergiftungen häufig nicht durch Solanin, sondern durch sekundär entstandene Toxine verdorbener, bakteriell zersetzter Kartoffeln von normalem, unschädlichem Solaningeh. bedingt sein. Nach dem Genuß der Früchte (Kartoffelbeeren) sind mehrfach typische Solaninvergiftungen vorgekommen.

Anwendung. Die Knollen als Gemüse und zur Stärke- und Alkoholgewinnung. Der Kartoffelpreßsaft, und zwar der Saft von frischen, möglichst rotschaligen Kartoffelknollen, bei mit starker Superacidität einhergehenden Magenleiden, als spasmolytisch und antiacid wirkendes Symptomaticum und wirksames Heilmittel. In der Homöopathie die von der „Trockenfäule" befallene Kartoffelknolle gegen Trockenheit der Haut, Zungenrisse, Pruritus Vulvae und Obstipation. Die Kartoffelkeime zur Gewinnung des Solanidins als Ausgangsbasis für Steroidsynthesen.

Bemerkung. Die Pflanze ist giftig, abgesehen von den Knollen; ähnlich verwertet werden die Abarten Solanum commersonii DUN., die Sumpfkartoffel, Uruguay, S. utile KLOTZSCH, S. immite DUN., S. demissum LINDL., und S. verrucosum SCHLECHTEND.

Solanum tuberosum aegrotans HAB 34.

Durch verschiedene Pilze an den Kartoffelknollen erzeugte kranke Stellen.

Arzneiform. Tinktur nach § 4 mit 90%igem Weingeist.

Arzneigehalt. 1/10.

Solanolyt (Dr. Madaus u. Co., 5 Köln-Mehrheim). Extr. Solani tuberosi ex herba rec.

Anbau. Die richtige Nährstoffversorgung ist eine unbedingte Voraussetzung für die Erzielung hoher Ertragsleistungen und bester Qualität. Im Rahmen des Kartoffelbaues fällt daher der Düngung als produktionssteigernder Maßnahme besondere Bedeutung zu.

Im Gegensatz zu den meisten anderen Kulturpflanzen werden die Lebensvorgänge beim Kartoffelsaatgut bereits einige Zeit vor dem Anbau durch das Vortreiben im Lagerraum eingeleitet. Durch diese Maßnahme werden nach Abklingen der Keimruhe und durch Erhöhung der Lagerungstemp. auf 10 bis 14° die Saatknollen im Frühjahr in den Zustand höchster Entwicklungsbereitschaft übergeführt. Neben dem Vortreiben unter Lichtabschluß, bei welchem den Dunkelverhältnissen des Bodens angepaßte, 4 bis 6 cm lange Dunkelkeime erzeugt werden, wird das Vortreiben im Tageslicht oder Kunstlicht zur Erzeugung von Lichtkeimen empfohlen. Die Keime vorgetriebener Knollen bilden schon kurze Zeit nach dem Auspflanzen Wurzeln und beginnen mit der Wasser- und Nährstoffaufnahme. Bereits in diesem Stadium ist es erforderlich, daß ausreichende Mengen von allen Nährstoffen zur Verfügung stehen. Der Anbau erfolgt je nach Klima und Höhenlage in den Monaten April und Mai.

Die Knollenbildung. Die Knollen entstehen durch Anschwellen der Stolonenenden. In das Gewebe dieser Verdickungen werden Reservestoffe in Form von Stärke, Zucker, Eiweiß, Mineralstoffen, Wuchsstoffen usw. eingelagert. Auf den Vorgang der Knollenbildung wirkt bei manchen Sorten die Tageslänge störend ein. Im normalen Verlauf der Ertragsbildung können drei Wachstumsphasen unterschieden werden. 1. Die Stolonenbildung, die etwa drei bis vier Wochen nach Aufgang beginnt. 2. Der Knollenansatz etwa 5 bis 7 Wochen nach Aufgang. 3. Das Knollenwachstum.

Die Reife. Äußere Kennzeichen des natürlichen Abreifens sind das Zusammensinken, Vergilben und Absterben des Krautes. Die transportfähigen Stoffe wandern restlos in die Knollen und Beeren, sofern solche gebildet wurden, und werden als Reservestoffe abgelagert. Neben der botanischen Reife spielt im Kartoffelbau die Marktreife, hauptsächlich bei Frühkartoffeln, eine Rolle. Ihre Ernte erfolgt bei noch grünem Laub (Ende Juni — Anfang Juli), sobald die Knollen marktgängige Größe erreicht haben. Mittelspäte und späte Sorten werden in der Regel im ausgereiften Zustand (September, Oktober) geerntet.

Die Kartoffel ist Kurztagspflanze, die im Kurztag Knollen bildet, im Langtag Kraut und Blüten; je nach Sorte ist die kritische Tageslänge verschieden.

Düngung. Der Nährstoffbedarf steigt bis zu einem Maximum zur Blütezeit und fällt dann rasch ab. Die Nährstoffzufuhr ist aus bestimmten Gründen (Viruskrankheiten) im Saatkartoffelbau z. T. anders zu handhaben als im Konsumkartoffelbau. a) Konsumkartoffel: Superphosphat und Kaliumsulfat wirken günstig auf den Geschmack, reine Stallmistdüngung verschlechtert ihn. Der Stickstoffgeh. wirkt auf die Festigkeit beim Kochen. Phosphorsäure und Kalk erhöht den Stärkegeh., 40% Kali vermindert ihn (er soll zwischen 12 und 14% liegen), Bor- und Kalimangel rufen eine Empfindlichkeit der Knolle hervor, die verletzten Gewebeteile verfärben sich infolge des bei Kalimangel auf das Zwei- bis Dreifache angestiegenen Tyrosinasegeh. Der Eiweißgeh. hängt von der Stickstoffversorgung ab, am besten als Salpeterdünger, Harnstoff oder Ammoniumsulfat oder als Stickstoffspätdüngung. Der Reineiweißgeh. fällt mit steigenden Stickstoffgaben, der Rohproteingeh. steigt, die essentiellen Aminosäuren steigen durch Phosphorsäure- und Kaligaben.

Eine wesentliche Eigenschaft ist die Sortierung: Phosphorsäure und Kalk wirken ausgleichend auf die Knollengröße. Auch die Haltbarkeit wird durch Phosphorsäure verbessert. Auf den Schorfbefall wirken hemmend Ammonium- und Kaliumsulfat, Patentkali und Superphosphat, begünstigend wirken Chlorkali, Natronsalpeter, Kalksalpeter und Thomasmehl. Saatkartoffel: Triebkraft, Wüchsigkeit, Knollengröße und Gesundheitszustand werden durch die Ernährung in hohem Maße beeinflußt. Phosphorsäure erhöht die Triebkraft sowie Superphosphat und Thomasmehl. Vermindernd wirkt ein Mangel an Bor. Einseitig hohe Kaligaben verringern den Saatgutwert. Die Virusausbreitung wird durch Stickstoff und Chlor gefördert, sowie die Vermehrungsquote der Blattläuse durch Phosphorsäure gehemmt.

Düngungsmethoden. Sowohl für Konsumkartoffel- als auch für Saatkartoffelbestände ist eine Stallmistdüngung wertvoll. Im Saatkartoffelbau kommt nur eine Ausbringung im Herbst in Frage, denn durch eine Stallmistdüngung im Frühjahr wird das Auftreten von Fußkrankheiten (Rhizoktonia) begünstigt. Was die Menge anlangt, sind 150 bis 200 dz/ha als vollkommen ausreichend anzusehen. Die Stallmistgabe soll 300 dz/ha nicht überschreiten. Die Erstellung des Stickstoffangebotes durch Mineraldünger erfolgt bei Frühsorten durch eine Grunddüngung, bei Spätsorten durch eine Grunddüngung und Kopfdüngung. Im Saatkartoffelbau ist wegen der Maskierung der Virussymptome bei allen Sorten eine Teilung der Stickstoffgaben notwendig. Die Phosphorsäuredünger sind als Grunddüngung bereits im Herbst einzuackern. Neben Superphosphat und Thomasmehl eignen sich weicherdige Rohphosphate genau so gut wie Thomasmehl. Kali wird am besten mit der Phosphorsäure im Herbst eingeackert. Unbedingt notwendig ist dies, wenn es in Form von 40%igem Kalisalz angewendet wird.

Die Wasserversorgung ist für die Ertragsbildung der Kartoffelpflanze von entscheidender Bedeutung. Sie muß in allen Entwicklungsphasen ausreichend sein, damit die höchstmögliche Stolonenzahl und damit auch das Knollenpotential einer Sorte ausgeschöpft wird. Ein zu geringes Wasserangebot während der Stolonenbildung und des Knollenansatzes bedingt eine Verringerung der Knollenzahl je Staude. Das Knollenwachstum wird durch eine unzureichende Wasserversorgung stark beeinträchtigt. Bes. ungünstig wirkt sich während dieser Wachstumsphase abwechselnd trockene und feuchte Witterung aus. Für die Feldberegnung ergibt sich deshalb die Forderung nach einem ständig gleich hoch zu haltenden Wasserangebot vom Beginn bis zum Abschluß des Wachstums.

Solanum xanthocarpum SCHRAD.

Heimisch in Indien, Ceylon, Pakistan, Südostasien, Malaga und im tropischen Australien.

Hellgrünes, sehr dorniges, ausgebreitetes, ganzjähriges Kraut, an der Basis leicht verholzt. Stiel hin und her gebogen mit zahlreichen Zweigen, deren jüngere dicht mit einem Filz von Sternhaaren bedeckt sind. Dornen zusammengepreßt, gerade, gelb, glatt und glänzend, oft länger als 1,3 cm. — Blätter 5 bis 10 cm lang und 2,5 bis 7,5 cm breit, eiförmig oder elliptisch, gewellt oder fiederteilig mit stumpfer oder leicht angespitzter Spitze. Auf beiden Seiten Sternhaare, die im Alter manchmal völlig fehlen. An Mittelrippe und Nerven lange, gelbe, scharfe Dornen. Basis gewöhnlich ungleichseitig und abgerundet. Blattstiele 1,3 bis 2,5 cm lang mit Sternhaaren und Dornen. — Blüten in nicht achselständigen, wenigblütigen Trugdolden, manchmal bis auf eine einzige Blüte reduziert. Blütenstiele kurz, gekrümmt und mit Sternhaaren besetzt. Kelch fast 1,3 cm lang, dicht behaart und dornig, Blütenröhre kurz und kugelförmig. Blütenblattzipfel 11 mm lang, linear-lanzettlich, spitz, außen dornenbewehrt. Blütenkrone purpurn, 2 cm lang, Zipfel dreieckig, spitz, außen behaart. Filamente 1,5 cm lang, glatt. Antheren 8 mm lang, länglich-lanzettlich. Fruchtknoten eiförmig, glatt, Griffel glatt. — Beeren 1,3 bis 2 cm im Durchmesser, gelb oder weiß mit grünen Adern, umgeben vom vergrößerten Kelch. Samen 2,5 mm im Durchmesser, glatt.

Inhaltsstoffe. Solasonin, Diosgenin und β-Sitosterin in Gewebekulturen [HEBLE et al.: Science *161*, 1145 (1968) und Naturwissenschaften *55*, 350 (1968)], ein Glucoalkaloid, Fettsäuren, Harz und phenolische Substanzen.

Xanthocarpum. Kantakari.

Xanthocarpum Ind. P.C. 53.

Die getrockneten Wurzeln.

Prüfung. Fremde org. Bestandteile max. 2%.

Wirkung. Der alkoholische Extrakt erhöht die Amplitude des Aurikels und Ventrikels am gesunden Froschherzen, am geschwächten steigt die Kontraktionsstärke, sowie der Blutdruck und Puls; die Alkaloidfraktion in einer Konzentration von 5×10^{-6} erhöht die Herzkontraktilität und die Muskelspannung des Ventrikels und Aurikels, erniedrigt sie jedoch in höheren Konzentrationen [GUPTA et al.: Chem. Abstr. *65*, 17558 (1966)].

Anwendung. Als Diureticum, Expectorans und Fiebermittel.

Solanum acubatissimum JACQ. (nach HPUS 64 Arrebenta cavallos, Solanum subenta).

Heimisch in Brasilien, Westafrika.

Inhaltsstoff. Solanin.

Anwendung. In Westafrika die Frucht und Wurzel gegen Erkältung und bei Dysmenorrhö. In der Homöopathie.

Solanum arrebenta HAB 34.

Die frischen Blätter.

Arzneiform. Essenz nach § 1.

Arzneigehalt. 1/2.

Aufbewahrung. Bis 3. Dez.-Pot. vorsichtig.

Solanum arrebenta HPUS 64.

Die getrockneten Blätter.

Arzneiform. Urtinktur: Arzneigeh. 1/10. Solanum arrebenta, grob gepulvert 100 g, dest. W. 500 ml, A. USP (94,9 Vol.-%) 537 ml zur Bereitung von 1000 ml der Tinktur. — Dilutionen: D 2 (2×) enthält 1 T. Tinktur, 4 T. dest. W., 5 T. A.; D 3 (3×) und höher mit A. HPUS (88 Vol.-%). — Medikationen: D 3 (3×) und höher. — Triturationen: D 1 (1×) und höher.

Solanum carolinense L. Horse nettle.

Heimisch in Amerika.

Inhaltsstoffe. Solasonin, Solamargin.

Wirkung. Extrakte der luftgetrockneten Frucht sind gegen Mikroben wirksam.

Anwendung. Die Früchte, Fructus Solani carolinensis, Trostbeeren, Horse nettle berries, in Mittel- und Südamerika bei Epilepsie, Tetanus und als Aphrodisiacum. In der Homöopathie.

Solanum carolinense HAB 34.

Frische, reife Beeren.

Arzneiform. Essenz nach § 3.

Arzneigehalt. 1/3.

Aufbewahrung. Bis 3. Dez.-Pot. vorsichtig.

Solanum carolinense HPUS 64. Horse nettle.

Die frische Pflanze.

Arzneiform. Wie unter Solanum nigrum.

Solanum mammosum L. (S. villosissimum Zucc.). Zitzenförmiger Nachtschatten. Nipple nightshade. Solanum mammiforme.

Heimisch in Venezuela, Kolumbien.

Ein bis 2 m hoher Strauch. Blätter und Stengel mit Dornen. Früchte so groß wie Mandarinen, leuchtend gelb.

Inhaltsstoffe. Am meisten Alkaloide im Mark der noch nicht ganz reifen Früchte: nach SEELKOPF [Arch. Pharm. (Weinheim) *301*, 111 (1968)] 3 Solasodinglykoside mit einem Triosid (2 Glu, 1 Rh) und einem Tetrosid (Gal).

Anwendung. Wurzel als Purgans und Diureticum, Blätter als Expectorans. Das Fruchtmark zum Abtöten von Schaben und Mäusen. In der Homöopathie.

Solanum mammosum HAB 34.

Frische, reife Beeren.

Arzneiform. Essenz nach § 1.

Arzneigehalt. 1/2.

Aufbewahrung. Bis 3. Dez.-Pot. vorsichtig.

Solanum mammosum HPUS 64. Nipple Nightshade.

Die frischen, reifen Beeren.

Arzneiform. Urtinktur: Arzneigeh. 1/10. Solanum mammosum, feuchte Masse mit 100 g Trockensubstanz und 567 ml W. = 667 g, A. USP (94,9 Vol.-%) 470 ml zur Bereitung von 1000 ml der Tinktur. — Dilutionen: D 2 (2×) enthält 1 T. Tinktur, 4 T. dest. W., 5 T. A.; D 3 (3×) und höher mit A. HPUS (88 Vol.-%). — Medikationen: D 3 (3×) und höher.

Solanum pseudocapsicum L. Korallenkirsche. Coral sherry shrub. Morelle faux piment. Orange de savatier.

Heimisch im tropischen Amerika, Madeira, Mauritius.

Strauch mit kahlen Stengeln, länglich lanzettlichen, etwas ausgeschweiften Blättern. Blumenkrone klein, weiß. Beeren rot, kirschenähnlich.

Inhaltsstoffe. Solanocapsin $C_{27}H_{46}N_2O_2$, Fp. 222°, in der ganzen Pflanze. Nach ERBIST et al. [Chem. Abstr. **77**, 58831 (1972)] weitere Alkaloide, Flavonoide und Cumarinderivate. Im Samen ein oranges, fettes Öl von strengem Geruch mit einem Sterin, Fp. 228 bis 229°, Pseudocapsicol und Öl-, Linol-, Myristin-, Palmitin- und Stearinsäure. In der Frucht Physalein $C_{72}H_{116}O_4$, Fp. 69 bis 99°.

Solanocapsin

Wirkung. Solanocapsinhydrochlorid beruhigt das Herz durch direkten Angriff am Herzmuskel, die Reizbildung wird verlangsamt. Toxische Konzentrationen rufen Sinusarrhythmien hervor, Extra-Systolen, Blockierung der Reizleitung und Herzblock, sowie Schwächung des Muskels. Es wirkt reizend und brechenerregend sowie antibiotisch.

Anwendung. Als Zierpflanze. Bei Eingeweideschmerzen. In der Homöopathie.

Solanum pseudocapsicum HAB 34.

Frisches, blühendes Kraut.

Arzneiform. Essenz nach § 3.

Arzneigehalt. 1/3.

Aufbewahrung. Bis 3. Dez.-Pot. vorsichtig.

Solanum villosum LAM. ex parte (S. luteum MILL.). Zottiger (gelber) Nachtschatten.

Heimisch in Europa, den Mittelmeerländern und Kleinasien.

Einjährig. Stengel aufrecht, 10 bis 45 cm hoch, mehr oder weniger dicht abstehend, oft fast filzig behaart. Äste nur schwach kantig. Laubblätter gestielt, breit eiförmig, ausgeschweift oder stumpf grob buchtig gezähnt, heller grün als bei S. nigrum, dünn, beim Trocknen gelbgrün werdend, eiförmig, buchtig-gelappt und fast zottig. Kelchzipfel lineal. Blumenkrone weiß (fast durchsichtig), bisweilen etwas bleich violett, etwa zwei- bis viermal so lang wie der Kelch. Staubfäden etwa so lang wie die Staubbeutel. Frucht eine kugelige, safran- bis wachsgelbe (später bräunliche), bis 10 mm breite Beere. Die ganze Pflanze hat einen unangenehmen, entfernt moschusähnlichen Geruch.

Inhaltsstoffe. Solasonin, Solamargin, Solavillin (Aglykon + 1 D-Glu + 1 D-Gal + 1 D-Xyl + 1 L-Rhamn) [BOGNAR et al.: Deutsch. Akad. Landwirtschaftswiss. Berlin **27**, 87 (1961)].

Anwendung. In der Homöopathie.

Solanum villosum HAB 34.

Frische, blühende Pflanze.

Arzneiform. Essenz nach § 2.

Arzneigehalt. 1/2.

Aufbewahrung. Bis zur 3. Dez.-Pot vorsichtig.

Solanum laciniatum AIT. Lobed nightshade.

In vielen europäischen Ländern kultiviert.

Ein kurzlebiger Strauch mit weichem Holz, Blatt und Stengel glatt. Blattform sehr variabel. Die Blüten sind purpurblau, selbstbefruchtend, der Rand der Blütenblätter flach ausgebreitet. Frucht gelb, Samen 2,0 bis 2,5 mm lang.

Inhaltsstoffe. 0,7 bis 2% (der Krauttrockensubstanz) Solasonin, Solamargin und β-Sola-margin, ferner Diosgenin und Chlorogenin, Fp. 275 bis 278°. In den Wurzeln außerdem Solaradinin (Aglykon: Solasodin) und Solaradixin, Fp. 275 bis 278°, ein 3-O-[(α-1-Rhamno-pyranosyl-(1 → 2)-β-D-glucopyranosyl-(1 → 2)-β-D-glucopyranosyl-(1 → 3)-D-galactopyrano-syl]-solasodin sowie Solasabanin [BITE et al.: Chem. Abstr. *72*, 79409 (1970); *77*, 31536 (1972)]; 0,01% äth. Öl mit Farnesol; in den Samen fettes Öl mit 66% Linol-, Öl-, Palmitin- und Stearin-säure [TYIHAK et al.: Naturwissenschaften *49*, 469 (1962)]. Der höchste Gehalt an Glyko-alkaloiden ist in den Blättern z. Z. der Blüte und nach einer längeren Periode warmen, trocke-nen Wetters (bis 4%); während der Blattentwicklung wird hauptsächlich Solamargin gebildet, später Solasonin. Nach GUSEVA et al. [Chem. Abstr. *78*, 133328 (1973)] nimmt der Glykosidgeh. bei einem Trocknen von 20 bis 23° über 72 bis 120 Std. um 20 bis 35% zu. In den Früchten (v. a. im Mark) ist der Glykosidgeh. 19 Tage nach der Blüte am höchsten: 4,9% Solasonin, 6,8% Solamargin; 11% Gesamtglykoside [MOURSI et al.: Pharmazie *28*, 5862 (1973)].

Bestimmung des Solasodingeh.: [CREANGA et al.: Pharmazie *23*, 724 (1968)]. Sie erfolgt durch Hydrolyse der Glykoalkaloide direkt auf der Dünnschichtplatte oder in einer Ampulle zu Solasodin, nachfolgend Chr. mit Chlf./M. (9:1) (System 1) bzw. Methylenchlorid/M. (8:2) (System 2) und kolorimetrischer Erfassung mit Tropäolin OO oder Methylorange. Man hydro-lysiert mit alkoholischer Salzsäure bei 110° am Startpunkt des Chromatogramms oder auch in einer geschlossenen Ampulle. Zur Sichtbarmachung des Solasodins ist Dragendorff-Rg. oder 0,005 n Jod geeignet (Empfindlichkeit: 10 µg). Zur weiteren d.chr. Charakterisierung der Alkaloide von Solanum laciniatum ist auch die Bildung von Aposolasodin (Solasodien) durch Dehydratisierung von Solasodin ebenfalls auf der Dünnschichtplatte durch Behandeln mit Salzsäure bei 110 bis 120°C möglich. Mit Dragendorff-Rg. können noch 4 µg sichtbar gemacht werden.

1. Hydrolyse in geschlossener Ampulle. 1 g Droge, genau abgewogen, wird mit 20 ml 5%iger Essigsäure 1 Std. unter mechanischem Rühren extrahiert, 5 ml des Filtrats werden auf dem Wasserbad eingedampft und danach in 0,4 ml konz. Salzsäure und 4,6 ml A. auf-genommen. Die erhaltene Lsg. füllt man in eine Ampulle und erhitzt 3 Std. auf 110°C. Von dieser Lsg. werden genau abgemessene Volumina auf die Platten (Kieselgel G Merck) auf-getragen. Es wird mit den o. g. Fließmittelsystemen entwickelt und mit Dragendorff-Rg. oder 0,005 n Jod sichtbar gemacht.

2. Hydrolyse auf dem Chromatogramm. Auf die Platte werden genau abgemessene Volu-mina des essigsauren Extrakts der Droge, entsprechend 30 bis 60 µg, aufgetragen. Auf die betreffenden Flecken bringt man je einen Tr. einer Mischung aus konz. Salzsäure und 96%igem A. (1:1) und erhitzt die Platte 10 Min. auf 110°C. Diesen Vorgang wiederholt man dreimal zwecks vollständiger Hydrolyse. Es wird weiter nach 1. und 3. verfahren.

3. Photometrische Bestimmung. Man schabt die dem Solasodin und Solasodien ent-sprechenden Flecken ab, bringt das Kieselgel quant. in einen Scheidetrichter und schüttelt es mit 3 ml gesättigter, wss. Methylorangelsg. aus (pH 5,1). Daraus wird der Komplex mit 5 ml und anschließend mit 10 ml Chlf. ausgeschüttelt. Die Extrakte werden mit 2,5 ml 2%iger Schwefelsäure in abs. A. auf 25 ml aufgefüllt. Man erhält eine rötlichviolette Fbg., deren Extinktion bei 500 nm (Pulfrich-Photometer) bestimmt wird.

Die Isolierung erfolgt durch Extraktion mit ammoniakalischem M. im Perkolator, saurer Hydrolyse des Extrakts mit verd. Salzsäure (1:8) und durch Abtrennen des Solasodinhydro-chlorids von den Ballaststoffen durch Waschen mit Aceton und Dichloräthan [SYHORA et al.: Planta med. (Stuttg.) *10*, 318 (1962)]. Eine titrimetrische Bestimmungsmethode (mit $HClO_4$) beschreiben HARDMAN et al. [(J. Pharm. Pharmacol. *23* (Suppl.), 231 (1971)] und PANINA et al. [Chem. Abstr. *77*, 66236 (1972)] (mit HCl), eine photometrische KHAFAGY et al. [Planta med. (Stuttg.) *21*, 139 (1972)]. DROST et al. [Herba pol. *19*, 6 (1973)] beschreiben photometrische Best. nach Rk. mit Schwefelsäure und Formalin bei 570 nm.

Wirkung. Solasodin, tgl. zu 0,024 g gegeben, bewirkt eine Zunahme von Pepsin und Magen-saft, Pepsinogen im Blutserum und Uropepsin im Urin. Die Leberfunktion wird normalisiert [PEVCHIKH et al.: Chem. Abstr. *66*, 27662 (1967)]. Extrakte reduzieren Ödeme bei Entzün-dungen und allergischer Arthritis, vermindern die Gefäßdurchlässigkeit und regulieren die Leukozytenzahl. Sie sind ein Gegenmittel bei Adrenalinvergiftungen [MERKULOVA: Chem. Abstr. *66*, 17904 (1967)]. Nach KAMYSZEK et al. [Herba pol. *17*, 199 (1971); *18*, 38 (1972)] wirkt ein Aerosol mit 0,3% Solasonin und Solamargin gegen Trichophytie bei Chin-chillas und bei Mykose des Viehs.

Anwendung. Die Pflanze gewinnt zunehmend Bedeutung als Rohstoff für die Partial-synthesen von Arzneimitteln der Steroidgruppe. Das Solasodin läßt sich leicht zum 3β-Acetoxy-pregna-5,16-dien-20-on abbauen, aus dem fast alle steroiden Sexual- und Neben-nierenrindenhormone synthetisiert werden können.

Bemerkung. Auch Solanum aviculare G. FORST., Zentraleuropa, und S. xanthocarpum SCHRAD., Indien, S. tuberosum (s. d.) werden als Ausgangsbasis für Steroidsynthesen ver-wendet.

Solanum mauritianum Scop. (S. auriculatum Ait.).

Heimisch in Ostindien, Südamerika und Südafrika.

Inhaltsstoffe. Im Blatt Harz und Bitterstoff. In der Frucht Solasonin und Solamargin (das früher gefundene Solauricin war ein Gemisch dieser beiden) [Briggs: Chem. Abstr. *61*, 1708 (1964)]. Im Holz Gerbstoff.

Wirkung. Injektion der Glykoalkaloidfraktion verlängert die durch Barbitursäure erreichte Schlafdauer, die Verminderung der Lymphozyten wird rückgängig gemacht [Lahiri et al.: Experientia (Basel) *22*, 464 (1966)].

Anwendung. Ein Extrakt der Samen äußerlich bei Rheumatismus, Blattextrakte bei Hämorrhoiden. Ein Dekokt der Frucht als Insektizid. In Brasilien das Kraut als Tabak-Ersatz.

Solanum melongena L. (S. esculentum Dun.). Eierpflanze. Spanische Eier. Egg plant. Mad apple. Aubergine. Mélongène. Melanzana. Melangola. Brinjal. Berenjena.

Heimat wahrscheinlich Ostindien.

Einjährig, 50 bis 60 cm hoch. Stengel mit Stacheln besetzt oder unbestachelt. Laubblätter meist wehrlos, lang gestielt, eiförmig, geschweift oder fast buchtig, von Sternhaaren filzig, 7 bis 15 cm lang und 3 bis 10 cm breit. Kelch stachelig. Krone violett bis bläulich, bis 2,5 cm im Durchmesser, mit gelbem Schlund und sehr kurzer Röhre. Frucht eine sehr große (25 bis 30 cm lange und 10 cm dicke), sehr saftreiche, mehr oder weniger kugelige, eiförmige bis längliche (gurkenförmige) Beere von verschiedener Farbe (meist violett, elfenbeinweiß, dünkelpurpurn bis schwarz). Samen gelblichweiß, flach, grubig, 2 bis 4 mm breit.

Heute in vielen Sorten angebaut (Blaue halblange Delikateß, Schwarze niedrige Nagasaki, Violette von New York, Schwarze von Peking, gestreifte Guadeloupe usw.).

An die Kultur stellt die Eierfrucht ziemlich hohe Anforderungen. Der Same wird gegen Ende Februar in ein warmes Mistbeet gesät; die jungen Pflanzen dürfen jedoch erst von Mitte Mai bis Juni an einen warmen, gedüngten Ort ins Freie gebracht werden. Um schöne Früchte zu bekommen, läßt man nur 3 an der Pflanze stehen. Die nicht überreif gewordenen Früchte lassen sich, im Freien aufgehängt, ziemlich lange aufbewahren.

Inhaltsstoffe. In der Frucht Delphinidin, Pelargonidin, Cyanidin, Delphinidin-3-rutinosid-3-(4'-p-cumaroylrutinosid)-5-glucosid, Fp. 179 bis 180° (als Cl⁻); -3-acyldiglucosid-3-glucosid; -3-diglucosid-5-glucosid; -3-caffeoyldiglucosid-5-glucosid [Pifferi et al.: Chem. Abstr. *71*, 78128 (1969)]. Nach Takeda [Chem. Abstr. *59*, 14298 (1963)] ein Delphinidin-p-cumaroyl-monorhamnosid-diglucosid. Ferner 2 bis 3% Zucker, 1% Protein, 3 bis 5 mg/100 g Vit. C, Vitamin A und B und 0,20% Gerbstoff, Chlorogen-, Neochlorogen- und Kaffeesäure, Tyramin, γ-Hydroxyglutaminsäure, Tryptamin, Trigonellin, Cholin, Calcium, Phosphor, Eisen, ein wahrscheinlich mit Solasonin identisches Alkaloid. Nach älteren Angaben ein Pigment Nasunin, Scopoletin, β-Amino-4-äthylglyoxalin und Blausäure.

Wirkung. Bei überhöhtem Cholesteringeh. führt die Einnahme der Früchte und Blätter (als Trockenplv., Injektion des Dekokts oder eines wss. Extrakts) zu einer Cholesterinverminderung von teilweise über 50%, außerdem zu einer Diurese [Scharfbillig: Der Dtsche. Apotheker *15*, 291 (1963)].

Anwendung. Die Frucht als Gemüse. Die Blätter gegen Zahnschmerzen und Schlangenbisse, bei Hautkrankheiten; der Same als Stimulans. In China die Wurzel gegen Frostbeulen.

Solanum anthocarpum.

Heimisch in Pakistan.

Anwendung. Als Carminativum, Expectorans und Diureticum.

Solanum crispum Ruiz et Pav.

Heimisch in Chile.

Inhaltsstoffe. Natrin (Alkaloid), α-Solanin, α- und β-Chaconin (?).

Anwendung. Das Infus als Antipyreticum. Liefert mit anderen Pflanzen die Droge Paolo Natri.

Solanum tripartitum Dun.

Enthält Solapalmitin [N-Bio-(dimethylaminobutyl)-palmitinsäureamid] und Solapalmitenin (das Amid der trans-Form der entsprechenden α,β-ungesättigten Fettsäure), die gegen menschlichen Mesopharynxkarzinom und Walker-Karzinosarkom 256 hemmend wirken [Kupchan et al.: J. Amer. chem. Soc. *89*, 5718 (1967)].

Solanum quitoense LAM. Naranjilla. Quitoorange, Lulo; Ecuador, Peru;

Solanum topari. Cocona. Peru.

Inhaltsstoffe des Fruchtmarks: Gesamtsäure 1,6%, Pektine 0,56%, Mineralstoffe 0,66%, Vit. C 13 mg/100 g, Carotinoide 0,57 mg/100 g [BENK: Riechstoffe, Aromen, Körperpflegemittel S. 44, 1973].

Anwendung. Die Früchte zur Herstellung von Pulpsäften, wobei der Zuckergeh. der Cocona-Pulpe gegenüber der Lulo-Pulpe wesentlich geringer ist (1,6% gegen 5 bis 11%).

Ferner werden arzneilich verwendet:

Solanum ambrosiacum, S. cernuum, S. gilo, S. juceri, S. leontopodium, Brasilien. S. bojeri DUN., S. campylacanthum HOCHST., S. capense L., S. giganteum JACQ.

S. incanum L. (S. coagulans FORSK.), Südafrika. Die Frucht enthält Labenzym und wird zur Käsebereitung verwendet.

S. indicum L. (S. diffusum ROXB.), Indien. Früchte als Aphrodisiacum, Adstringens, Carminativum, in China bei Anämie.

S. insidiosum MART., Brasilien. Jumbeba do Rio. Die Wurzeln als Stomachicum.

Solasodin

Solasodin. Solasodine. Solancarpidin. Solanidin-s. Purapuridin.

C$_{27}$H$_{43}$NO$_2$ · M.G. 413,62

Δ^5-20β_F, 22α_F, 25α_F, 27-Azaspirosten-3β-ol.

Darstellung. Durch Hydrolyse von Solasonin.

Eigenschaften. Hexagonale Plättchen aus M. oder durch Sublimation im Hochvakuum. Fp. = 200—202°. $[\alpha]_D^{25}$ = —98° (c = 0,14 in M.); $[\alpha]_D$ = —113° (in Chlf.). Die Substanz zeigt in alkoholischer Lsg. eine alkalische Rk. gegen Lackmus. Leicht lösl. in Bzl., Pyridin und Chlf., langsam lösl. in A., M. und Aceton, wenig lösl. in W., praktisch unlösl. in Ae.

Monohydrat, C$_{27}$H$_{43}$NO$_2$ · H$_2$O: Hexagonale Plättchen aus 80%igem A.

Hydrochlorid, C$_{27}$H$_{43}$NO$_2$ · HCl: Kristalle. Fp. = 313—314°, lösl. in W.

O-Acetat, C$_{29}$H$_{45}$NO$_3$: Plättchen aus Äthylacetat + Äthanol. Fp. = 195°.

Anwendung. Die Substanz wurde als Zwischenprodukt bei der Herst. von therapeutischen Steroiden verwendet.

Solasulfonum

Solasulfonum PI.Ed. II. Solasulfone. Solasulfon. Solapsone. Solusulfon. Phenopryldiasulfone sodique.

C$_{30}$H$_{28}$N$_2$O$_{14}$S$_5$Na$_4$ · M.G. 892,84

4,4′-Bis-(3-phenyl-1,3-disulfo-propyl-amino)-diphenylsulfon-tetranatriumsalz.

29*

Gehalt. Mindestens 90,0%, ber. auf die bei 105° im vac. bis zum konst. Gew. getrocknete Substanz (Pl.Ed. II).

Eigenschaften. Fast weißes, amorphes Pulver, fast geruchlos, von laugenartigem Geschmack, sehr gut lösl. in W., praktisch unlösl. in den meisten org. Lsgm.

Erkennung. 1. 1 g Substanz wird in 10 ml W. gelöst. Die Lsg. wird mit Salzsäure angesäuert und erhitzt. Dabei werden Schwefeldioxid und Zimtaldehyd entwickelt (Pl.Ed. II). — 2. Die Absorption einer 0,001%igen Lsg. in einer 1-cm-Küvette bei einem Maximum von 306 nm beträgt etwa 0,35 (Pl.Ed. II).

Prüfung. 1. Rk. der Lsg.: Der pH-Wert einer 10,0%igen Lsg. beträgt 5,5 bis 7,5 (Pl.Ed. II). — 2. Trocknungsverlust: Mindestens 5,0% und höchstens 10,0% wenn die Substanz bei 105° im vac. bis zum konst. Gew. getrocknet wird (Pl.Ed. II).

Gehaltsbestimmung. Etwa 0,5 g, genau gewogen, werden in 100 ml W. gelöst. Die Lsg. versetzt man mit 20 ml verd. Salzsäure und erhitzt eine Std. lang vorsichtig zum Sieden. Der Wasserverlust wird ergänzt. Nach dem Abkühlen titriert man mit 0,1 n Natriumnitrit-Lsg., wobei der Endpunkt elektrochemisch bestimmt wird. 1 ml 0,1 n Natriumnitrit-Lsg. entspr. 0,044 64 g $C_{30}H_{28}N_2Na_4O_{14}S_5$ (Pl.Ed. II).

Aufbewahrung. In gut verschlossenen Behältern.

Anwendung. Als Chemotherapeutikum gegen Lepra.

Handelsformen. Cimedon (Specia); Novotrone; Solusulfonum; Sulfetron; Sulfonazina; Sulphetrone; Sulphedrone (Burroughs-Wellcome); Sulphonazine u. a.

Soldanella

Soldanella alpina L. (S. thusii F. W. SCHMIDT, S. montana LECOQ und LAM.). Primulaceae — Primuleae. Echtes (gewöhnliches) Alpenglöckchen. Alpine gravel-bind. Alpine snowbell. Soldanelle. Soldanella.

Heimisch in Europa, auf Wiesen der subalpinen und alpinen Stufe.

Ausdauernde Staude mit kurzer, schief absteigender, etwas knotiger Grundachse. Junge Blätter und Blütenstiele sparsam mit sitzenden Drüsenhaaren bekleidet, später verkahlend; übrige Pflanzenteile kahl. Blattspreiten dicklich, lederig, meist rundlich-nierenförmig mit breiter Basalbucht, 1,5 bis über 3,5 cm breit, ganzrandig, mit oberseits hervortretenden Nerven, getrocknet nicht runzelig. Blütenschaft 5 bis 15 cm hoch, zur Fruchtzeit verlängert, 2 bis 3 Blüten tragend. Blüten schief aufrecht oder nickend. Kelchblätter meist dreinervig. Krone blauviolett, selten weiß, trichterig, 8 bis 13 mm lang, bis zur Mitte oder darüber hinaus zerschlitzt, mit linealen, nicht zugespitzten, in der Länge wenig verschiedenen Zipfeln, innen ohne Längsstreifen; Schlundschuppen klein, breiter als lang, seicht ausgebuchtet; Antheren oben purpurrot, an der Spitze geschwänzt, ohne Schwänzchen ca. 3 mm lang, doppelt so lang als die Staubfäden. Kapsel verlängert kegelförmig, 9 bis 15 mm lang, mit 10 abgerundeten Zähnen aufspringend.

Inhaltsstoffe. Quercetin, Kämpferol und Saponine.

Anwendung. Das Kraut, Herba Soldanellae, wird in der Volksheilkunde verwendet.

Solidago

Solidago virgaurea L. [S. virga aurea L., Doria virgaurea SCOP. CORN., nach HPUS 64 auch S. alpina (?), S. glomerata (?)]. Asteraceae — Asteroideae — Astereae. Echte (gewöhnliche) Goldrute. Heidnisch Wundkraut. Golden rod. Verge d'or. Grande verge dorée. Verga aurea. Erba pagana.

Heimisch in fast ganz Europa, Asien mit Ausnahme des subtropisch-tropischen Teils, in Nordafrika und Nordamerika. In trockenen Bergwäldern und an sonnigen Standorten, auf Waldlichtungen, an Abhängen und auf Dünen.

Pflanze ausdauernd, wenige cm bis über 1 m hoch. Wurzelstock walzlich, knotig, schräg aufsteigend, kurz. Stengel aufrecht, rundlich, oben kantig gefurcht, unten gewöhnlich rötlich überlaufen, kahl, oberwärts kahl oder (im Köpfchenstand fast immer) locker anliegend flaumig behaart; Stengel mäßig dicht beblättert, gewöhnlich nur oberwärts verzweigt. Laubblätter unterseits heller grün, beiderseits locker kurz haarig (selten dicht grau behaart) oder kahl (nur am Rand immer kurz gewimpert); die unteren eiförmig oder elliptisch, in einen langen schmal geflügelten Stiel zusammengezogen, die mittleren länglich elliptisch oder lanzettlich, am Grund stielartig verschmälert, die obersten mehr oder weniger sitzend, schmal lanzettlich, die untersten meist stumpf, die übrigen spitz, Blätter am Rand (mit Ausnahme der obersten ganzrandigen) besonders im mittleren Teil mit entfernten, vorwärts gerichteten Zähnen. Köpfchen wenige bis viele, mittelgroß, 10 bis 15 mm breit, in einfacher oder zusammengesetzter Traube, kurz gestielt (an den Stielen kleine hautrandige Hochblätter, die allmählich in die Hüllblätter übergehen). Hülle glockig, 5 bis 9 mm hoch. Hüllblätter ziemlich locker in 2 bis 4 Reihen angeordnet, häutig mit grünlichem Mittelnerv, kahl oder locker angedrückt behaart, der dünnhäutige Rand besonders zur Spitze hin mehr oder weniger fein gefranst. Blüten gelb; Randblüten weiblich, 6 bis 12, mit 4 bis 6 mm langer und etwa 1,5 mm breiter Zunge, Scheibenblüten zwittrig, röhrenförmig. Achänen fast zylindrisch (zum Grund verschmälert), vielrippig, braun, zerstreut behaart, 4 (3,5 bis 4,5) mm lang. Pappus aus einer Reihe etwa 4 bis 5 mm langer, haarförmiger, fein rauher Borsten.

Herba Virgaureae. Herba Solidaginis virgaureae (virgae aureae). Herba Consolidae sarracenicae (saraceniae). Herba Consolidae aureae. Herba Doria. Herba Fortis. Summitates Virgae aureae. Goldrutenkraut. Goldwundkraut. Heidnisch Wundkraut. Golden rod. Herbe de la vierge. Yerba de virgaureae. Vaso de oro. Folhas de solidago.

Herba Virgaureae Erg.B. 6.

Die im Schatten getrockneten, während der Blütezeit (August bis Oktober) gesammelten, oberirdischen Teile. Die Ganzdroge besteht aus den Stengeln, Blättern und Blüten.

Die Schnittdroge ist gekennzeichnet durch die goldgelben, strahligen Blütenköpfchen mit den dachziegelartig anliegenden, schmallanzettlichen, grünen, innen stark glänzenden Hüllkelchblättern, durch einzelne gelbe Blüten mit weißem Pappus, durch grau- bis braungrüne,

	Höhe der Pflanzen	Behaarung des Stengels	Behaarung der Laubblätter	Blüten: bestehend aus gelben Zungen-(Rand-) und gelben Röhren-(Scheiben-) blüten	Hüll(kelch)-blätter
Solidago virgaurea L.	20 bis 100 cm	sehr spärlich behaart	spärlich behaart, vereinzelt Haare von säbelförmiger, leicht gebogener Gestalt	Zungenblüten länger als die Hüllblätter, 7 bis 9 mm lang	lanzettlich, innen stark glänzend, 5 bis 7 mm lang
Solidago gigantea AIT	50 bis 200 cm	unten kahl	Kahl oder sehr selten ein einzelnes, oft einzelliges oder peitschenartiges Haar; gegenüber S. virgaurea sind diese Haare wesentlich länger	Zungenblüten die Hüllblätter etwas überragend; 4 bis 5 mm lang	3 bis 4 mm lang
Solidago canadensis L.	50 bis 250 cm	unten dicht flaumartig	behaart, mit kurzen, flaumigen Haaren, vor allem auf der Unterseite und auf den Nerven	Zungenblüten die Hüllblätter nicht überragend; 2,5 bis 3 mm lang	2,0 bis 2,5 mm lang

leicht gerunzelte Blattstückchen, mit dunklem, feinmaschigem Nervennetz und durch meist rotviolette, dicke, markhaltige, längsgestreifte Stengelstücke.

Das Kraut ist geruchlos und von schwach zusammenziehendem Geschmack.

Mikroskopisches Bild. Das undeutlich bifazial gebaute Blatt hat beiderseits rundliche Spaltöffnungen und fast geradlinig polygonale Epidermiszellen, die der Oberseite mit stark gerunzelter Kutikula. Das kollaterale Gefäßbündel des Mittelnervs ist auf beiden Seiten von Kollenchym umgeben.

Die graugrüne Pulverdroge ist gekennzeichnet durch 200 bis 1000 µm lange, gerade oder bogenförmig gekrümmte, aus 3 bis 10 Zellen bestehende, dickwandige, mit einer längsgestreiften Kutikula versehene Gliederhaare der Blattstückchen, durch Pappushaare mit 3 bis 5 Reihen langer Zellen, die mit den oberen, spitzen Enden als Stacheln herausragen, durch 200 bis 300 µm lange, drüsenartige Zotten der Kronblattstückchen, die aus 2 Reihen dünnwandiger, kurzer Zellen bestehen, durch Epidermisfetzen mit kutikulargestreiften, oberseits buchtigen, stellenweise knotig verdickten, unterseits wellig buchtigen Zellen und durch etwa 300 µm lange Zwillingshaare der Fruchtknotenwand. Die kugeligen Pollenkörner sind durchschnittlich 25 µm groß mit stacheliger Exine und 3 Austrittsstellen versehen.

Verfälschungen und Austauschdrogen. Die Handelsware wurde entweder vollständig oder teilweise verfälscht durch Solidago gigantea AIT. und Solidago canadensis L., die sich folgendermaßen unterscheiden. (Tabelle s. S. 453)

Inhaltsstoffe. Gerbstoffe der Catechingruppe: in unterirdischen Organen zwischen 8,22 bis 10,09%, in den Stengeln 3,65 bis 9,63%, in den Blättern 10,31 bis 15,34%, in den Blüten 15,97%, in den Samen 6,36% und im Kraut 10,01 bis 10,05%; ätherisches Öl: durchschnittlich während der Vegetationszeit in unterirdischen Organen 1,2%, in Stengeln 0,29%, in den Blättern 0,72% und in den Blüten 0,5%, in den Samen nur Spuren. Bei Lagerung nimmt der Gehalt an äth. Öl stark ab. Saponin (im Kraut vor dem Aufblühen). Der hämolytische Index der Droge schwankt zwischen 250 und 1000 (bestimmt nach FUCHS, [Sci. Pharm. (Wien) *17*, 128 (1949)]). In den Samen 14,4% fettes Öl. Ferner eine alkaloidähnliche Substanz, Bitterstoff, Nicotinsäureamid und in frischen Wurzeln 0,8% Matricariaester $C_{11}H_{10}O_2$, Fp. 37°. Im Blatt Quercetin, Quercitrin, Rutin und Astragalin. In der Blüte Cyanidin-3-glucosylglucosid. SCHILCHER [Naturwissenschaften *51*, 636 (1964)] fand außerdem Isoquercitrin und Kämpferolrhamnoglucosid sowie Kaffee-, Chlorogen-, Hydroxyzimt- und Chinasäure, ein Isomeres der Chlorogensäure und Kaffeesäureglucoseester. OGERLACH [Dtsch. Apoth. Ztg. *104*, 742 (1964)] isolierte eine Polyacetylenverbindung, Fp. 133°, und [Pharm. Zentralh. *107*, 584 (1969)] aus den Wurzeln Inulin. KNUETTER und POHLOUDEK-FABINI [Pharmazie *24*, 409 (1969)] isolierten aus dem Wurzelextrakt durch Papierchromatographie (auf mit Dimethylformamid imprägniertem Papier und Octan als Fließmittel) neben cis,cis-Matricariaester, Rf 0,60, cis,trans-Matricariaester, Rf 0,90, und cis-Lachnophyllumester CH_3-CH_2 $-CH_2-(C≡C)_2-CH-COOCH_3$, Rf 0,80, sowie eine weitere Substanz, Rf 0,60, und durch Säulenchromatographie Matricariasäurelacton, Fp. 37,5°. SKRZYPCZAKOWA [Acta polon. pharm. *19*, 481 (1962); ref. Chem. Abstr. *60*, 16208 (1964)] isolierte aus einem wäßrigen Extrakt ein noch nicht identifiziertes Glykosid, Fp. 186 bis 188°. Nach ANTONSEN et al. [(Chem. Abstr. *75*, 148483 (1971)] Benzyl-2,6-dimethoxybenzoat.

Prüfung. Max. Aschegehalt 8% Erg.B. 6.

KNUETTER und ROHLOUDEK-FABIANI [Pharmazie *17*, 456 (1962) und l. c.] führten nach p.chr. Verteilung quantitative, spektrophotometrische Bestimmung des Matricariaesters durch. Nach Elution der Flecke mit Chlf. wird die Extinktion der Eluate in einem Spektrophotometer bei 337 nm gemessen.

Wirkung. Die Droge wirkt kräftig diuretisch. Mit stärkeren Verdünnungen eines Solidagoextrakts konnten Diuresesteigerungen bis 200%, mit homöopathischer Urtinktur eine Diuresesteigerung von 280 bis 400% erzielt werden. Die Diuresewirkung wird auf den Saponingehalt zurückgeführt. Außerdem vermindert der Solidagoextrakt die Permeabilität der Gefäßwände und bewirkt gleichzeitig eine Erhöhung der Gefäßresistenz; in Nordamerika wurden Vergiftungen beim Weidevieh beobachtet.

Anwendung. Bei Nierensteinen, Nephritis, Harnverhaltung, Arthritis, Menorrhagien, pseudourämischem Asthma, bei Pertussis; als Adstringens bei Entzündung der Dünndarmschleimhaut. Wegen des hohen Gehalts an Catechingerbstoffen wird die Droge als 2- bis 3%iges Dekokt bei Zahngeschwüren und lockeren Zähnen in der Zahnheilkunde verwendet. In der Homöopathie besonders bei chronischer Nephrolithiasis, Albuminurie, Nephritis, Gicht, Prostatahypertrophie und Cystitis. In der Volksheilkunde auf schlecht heilende Wunden und Geschwüre und als Diureticum.

Dosierung. Mittlere Einzelgabe als Einnahme 0,5 g, Erg.B. 6.

Solidago Virga aurea HAB 34. Goldrute.

Frische Blüten.

Arzneiform. Essenz nach § 3.

Arzneigehalt. 1/3.

Die Vorschläge für das neue Deutsche HAB, Heft 8, S. 469 (1963) sehen die Dichte von 0,895 bis 0,910, den Trockenrückstand von 2,6 bis 3,4%, den pH von etwa 5, eine Chromatographie und eine Bestimmung des hämolytischen Index (mindestens 1 : 100) vor.

Solidago virgaurea HPUS 64. Golden Rod.

Die frischen blühenden Spitzen.

Arzneiform. Urtinktur: Arzneigehalt 1/10. Solidago virgaurea, feuchte Masse mit 100 g Trockensubstanz und 300 ml W. = 400 g, dest. W. 100 ml, A. USP (94,9 Vol.-%) 635 ml zur Bereitung von 1000 ml der Tinktur. − Dilutionen: D 2 (2 ×) enthält 1 T. Tinktur, 3 T. dest. W., 6 T. A.; D 3 (3 ×) und höher mit A. HPUS (88 Vol.-%). − Medikationen: D 3 (3 ×) und höher.

Ariven (Beiersdorf AG, 2000 Hamburg 20). Ein magensaftresistentes Dragee enthält: Extr. Solidaginis aquos. sicc. ca. 50 mg (stand. auf 2,5 mg Quercitrin), Extr. Oleandri e. fol. spir. sicc. ca. 25 mg (stand. auf 175 MSE), Zingeron 2 mg, Sparteinsulfat 1,25 mg, Pyridin-3-carbonsäure 6,25 mg, Pyridin-3-carbonsäureamid 5 mg, Vitamin-B_1-chloridhydrochl. 1,25 mg, Vitamin-B_6-hydrochlorid 1 mg.

1 ml Ariven-Tropfen enthält: Extr. Solidaginis aquos. sicc. ca. 100 mg (stand. auf 5 mg Quercitrin), Extr. Oleandri e. fol. spir. sicc. ca. 50 mg (stand. auf 350 MSE), Zingeron 4 mg, Sparteinsulfat 2,5 mg, Pyridin-3-carbonsäure 12,5 mg, Pyridin-3-carbonsäureamid 10 mg, Vitamin-B_1-chloridhydrochl. 2,5 mg, Vitamin-B_6-hydrochlorid 2 mg.

Ein Ariven-S-Dragee enthält: Extr. Solidaginis aquos. sicc. (stand. auf 6 mg Quercitrin) ca. 80 mg, Extr. Oleandri e fol. spir. sicc. (stand. auf 350 MSE) ca. 8 mg, Propyphenazon 200 mg, Vitamin-B_6-hydrochl. 2 mg.

Im Handel sind weitere, diuretisch wirkende Kombinationspräparate, die Extrakte aus der Droge enthalten.

Solidago gigantea AIT. [S. serotina AIT., S. glabra DESF., S. gigantea WILLD. (?)]. Riesengoldrute. Hohe Goldrute. Spätblühende Goldrute.

Aus dem nördlichen und pazifischen Nordamerika stammend, in Europa Gartenzierpflanze und verwildert, in Auenwäldern und Ufergebüschen.

Pflanze ausdauernd, 50 bis 150 cm hoch. Wurzelstock walzlich, Ausläufer treibend. Stengel aufrecht, rundlich, mehr oder weniger gerillt, grünlichgelb, oder rötlich überlaufen, oft etwas weißlich bereift, kahl und glatt, nur im obersten verzweigten Teil wie die Äste behaart, dicht beblättert. Laubblätter am Rand rauh, sonst ganz kahl oder unterseits zerstreut behaart, sitzend, lanzettlich, lang zugespitzt, mehr oder weniger deutlich dreinervig (neben dem Hauptnerv zwei nahe dem Grund abzweigende, bogig verlaufende Seitennerven), am Rand in und oberhalb der Mitte mit scharfen, regelmäßigen, vorwärts gerichteten Zähnen; die mittleren Blätter etwa 9 bis 12 cm lang, 1 bis 2 cm breit, nach oben allmählich verkleinert. Köpfchen klein, sehr zahlreich, einseitswendig (nach oben gerichtet) in zusammengesetzten, bogig gekrümmten Trauben, die am Ende des Stengels eine pyramidenförmige Rispe bilden. Hülle glockig, 3 bis 4 mm hoch. Hüllblätter mehrreihig, dachig, gelblichgrün, häutig, im oberen Teil etwas krautig und grün, mit ziemlich deutlich vortretendem Mittelnerv, linealischlänglich, stumpf, etwa 0,5 mm breit, am Rand undeutlich kurz gewimpert, sonst kahl. Blüten klein, sehr zahlreich, einseitswendig (nach oben gerichtet) in zusammengesetzten, bogig gekrümmten Trauben, die am Ende des Stengels eine pyramidenförmige Rispe bilden. Hülle glockig, 3 bis 4 mm hoch. Hüllblätter mehrreihig, dachig, gelblichgrün, häutig, im oberen Teil etwas krautig und grün, mit ziemlich deutlich vortretendem Mittelnerv, linealischlänglich, stumpf, etwa 0,5 mm breit, am Rand undeutlich kurz gewimpert, sonst kahl. Blüten goldgelb. Randblüten weiblich, ca. 10 bis 17, mit etwa 2 mm langer, die Hülle deutlich überragender Zunge. Scheibenblüten zwittrig, röhrig. Achänen etwa 1 mm lang, behaart (var. gigantea mehr oder weniger kahl). Pappus aus einer Reihe haarfeiner, rauher Borsten, weiß, etwa 3 mm lang.

Die obere Blattepidermis ist praktisch kahl (sehr selten ist ein einzelnes, oft einzelliges oder peitschenartiges Haar auffindbar). Die untere Epidermis zeigt auf der Fläche ebenfalls selten Haare, nur längs der Gefäßbündel befinden sich lange, fünf- bis sechszellige, säbelartig gebogene Haare, deren Endzelle nicht von braunen Sekretmassen erfüllt ist. Die Haare sind 330 bis 360 μm lang, dünnwandig, an der Basis am breitesten und sich allmählich pyramidenähnlich verjüngend. Gegenüber S. virga-aurea sind die Haare weit länger und an diesem sowie an der mangelnden braunen Endzelle zu erkennen.

Inhaltsstoffe. Der Saponingehalt ist um 50% höher als bei S. virgaurea. Der hämolytische Index der Blätter beträgt 1200 bis 1250, der der Blüten 300 (bestimmt nach Fuchs [Sci. Pharm. (Wien) *17*, 128 (1949)]). Ätherisches Öl; in den Blättern (0,3 bis 0,4%) und Blüten Quercitrin. In den Blüten Quercetin (1%) und Isoquercitrin. Im Blatt Rutin und Astragalin. Schilcher [Naturwissenschaften *51*, 636 (1964)] isolierte außerdem Kämpferol, Kämpferol-rhamnoglucosid, Afzelin (Kämpferol-3-rhamnosid), Kaffee-, Chlorogen-, Hydroxyzimt- und Chinasäure, ein Isomeres der Chlorogensäure und Kaffeesäureglucoseester. Borkowski und Skrzypczakowa [Acta Pol. pharm. *19*, 491 (1962); Chem. Abstr. *60*, 16208 (1964)] fanden ein nicht identifiziertes Glykosid, Fp. 186 bis 188°. Gerlach [Mitt. dtsch. pharm. Ges. *1*, 15 (1965)] isolierte aus einem Petrolätherauszug eine Polyacetylenverbindung, Fp. 133°, ferner [Pharm. Zentralh. *10*, 7584 (1968)] aus den Wurzeln Inulin und [Pharmazie *20*, 523 (1965)] „Solidago-diterpen" $C_{20}H_{28}O_3$, Fp. 133 bis 134° (0,25%, bezogen auf die trockene Wurzel). Anthonsen et al. [Acta. chem. scand. *22*, 351 (1968)] isolierten die Furan enthaltenden Diterpenoide: I $C_{20}H_{28}O_3$, Fp. 169 bis 171°, II $C_{25}H_{36}O_5$, Fp. 134 bis 135°, III $C_{20}H_{28}O_2$, IV $C_{20}H_{30}O_3$, V $C_{20}H_{26}O_3$, Fp. 103 bis 105°, VI $C_{20}H_{30}O_2$, VII $C_{20}H_{28}O_3$ und VIII $C_{20}H_{28}O_4$

I bis VI   VII   VIII

I R_1 = Me; R_2 = CO_2H
II R_1 = Angeloyl; R_2 = CO_2H
III R_1 = CH_3; R_2 = CHO
IV R_1 = CH_2OH; R_2 = CH_2OH
V R_1 = CHO; R_2 = CHO
VI R_1 = CH_2OH; R_2 = CH_3

Anwendung. Das Kraut als Gurgeltee bei Hals-, Mandel- und Rachenentzündungen. Es wurde häufig als Solidago-Virgaurea-Ware im Handel angeboten. Nach Langhammer [Dtsch. Apoth. Ztg. *103*, 335 (1963)] ist es als Austauschdroge wenig geeignet, da der hohe Gehalt an ätherischem Öl zu stark nierenreizend wirken soll.

Solidago canadensis L. Kanadische Goldrute. Canadian golden rod.

Heimisch in Nordamerika, in Europa eine beliebte Gartenzierpflanze, z. T. auch verwildert, in Auenwäldern, Ufergebüschen, auf Schuttplätzen, an Straßenrändern und Bahndämmen.

Pflanze ausdauernd, 50 bis 150 cm hoch. Wurzelstock walzlich, Ausläufer treibend. Stengel aufrecht, rundlich, schwach gerillt, grünlichgelb, im untersten (zur Blütezeit meist blattlosen) Teil kahl, sonst dicht abstehend kurzhaarig, nur oben verzweigt, dicht beblättert. Blätter sitzend, lanzettlich, lang zugespitzt, mehr oder weniger deutlich dreinervig (neben dem Hauptnerv zwei nahe dem Grund abzweigende, bogig verlaufende Seitennerven), kurzhaarig, Haare oberseits spärlich und sehr kurz, zuweilen fehlend, unterseits dichter und länger; Blätter ganzrandig oder meist in und oberhalb der Mitte scharf gesägt mit entfernten, spitzen Zähnen; die mittleren etwa 8 bis 10 cm lang, 1 bis 1,5 cm breit, nach oben allmählich verkleinert. Köpfchen klein, sehr zahlreich, einseitswendig (nach oben gerichtet) in zusammengesetzten, bogig gekrümmten Trauben, die am Ende des Stengels eine pyramidenförmige Rispe bilden. Hülle glockig, 2 bis 3 mm hoch. Hüllblätter mehrreihig, dachig, grünlichgelb. häutig, mit undeutlichem grünlichem Mittelnerv, linealisch-länglich, stumpf, etwa 0,3 mm breit, am Rand kurz gewimpert, sonst kahl. Blüten goldgelb. Randblüten meist 10 bis 17, mit kurzer, die Hülle kaum überragender Zunge, weiblich. Scheibenblüten zwittrig, röhrig, ihr Saum auf 1/2 bis 1/3 fünfteilig. Achänen etwa 1 mm lang, behaart. Pappus aus einer Reihe haarfeiner, rauher Borsten, weiß, etwa 1,5 bis 2 mm lang.

Inhaltsstoffe. Im Kraut 0,63% äth. Öl mit Cyclocolorenon, β-Cadinen, ar-Curcumen, γ-Selinen, β-Caryophyllen und ein Diterpenalkohol $C_{20}H_{34}O$ (0,002%), Fp. 168,5 bis 169,5°.

Saponin: Der hämolytische Index beträgt 2200 bis 2350, bestimmt nach Fuchs [Sci. Pharm. (Wien) *17*, 128 (1949)]. Im Blatt Quercitrin (0,3 bis 0,4%), Rutin und Astragalin. Borkowski und Skrzypczakowa [Acta Pol. pharm. *19*, 491 (1962)] fanden Quercetin, Isoquercitrin, sowie ein nicht identifiziertes Glykosid, Fp. 186 bis 188°, außerdem Kaffee- und

Chlorogensäure. BATYUK und KOL'TSOVA [ref. Chem. Abstr. *71*, 284 (1969)] fanden Kämpferol, Isorhamnetin und Isorhamnetin-3-glucorhamnosid (Fp. 165 bis 170°). GERLACH [Mitt. dtsch. pharm. Ges. *1*, 15 (1965)] isolierte aus dem Petrolätherauszug eine Polyacetylenverbindung, Fp. 133°; außerdem [Pharm. Zentralh. *107*, 584 (1968)] aus den Wurzeln Inulin und [Pharmazie *20*, 523 (1965)] „Solidago-diterpen" $C_{20}H_{28}O_3$, Fp. 133 bis 134° (0,25%, bezogen auf die trockene Wurzel). KREPINSKY und HEROUT [Chem. Abstr. *58*, 749 (1963)] isolierten aus dem

Cyclocolorenon

getrockneten, unterirdischen Teil Myricylalkohol, eine Säure, Fp. 80°, und einen Triterpenalkohol $C_{30}H_{52}O_2$, Fp. 214 bis 215°. Nach ANTHONSEN et al. [Tetrahedron (London) *25*, 2233 (1969)] Solidagenon (I) und dessen epimerer Spiroäther (II).

Solidagenon

Anwendung. Zur Gewinnung des ätherischen Öls. Das Kraut wurde als Verfälschung von Herba Solidaginis virgaureae verwendet.

Solidago odora AIT. (S. retorsa MICH.). Sweet scented golden rod. Blue mountain tea.
Heimisch in Nordamerika, besonders Florida, Texas und Missouri.

Einjährige Pflanze mit alternierenden, ganzrandigen oder gezähnten Blättern und axillären oder terminalen Blütenständen.

Inhaltsstoffe. Ätherisches Öl mit 75% Esdragol (Estragol, Methylchavicol, Isoanethol) $C_{10}H_{12}O$, Kp. 215 bis 216°, 3% (—)-Borneol, 3% Bornylacetat und Limonen.

Anwendung. Als Diaphoreticum und Diureticum, bei Ruhr und Darmulzerationen als Adstringens und als Spasmolyticum bei Koliken. Als Schädlingsbekämpfungsmittel. Zur Gewinnung des äth. Öls, des „Oil of golden rod", das als Anisölersatz bei der Kaugummiherstellung verwendet wird. Das im Handel gebrauchte Öl ist jedoch meist ein Destillat aus Gemischen von S. odora mit anderen Kräutern.

Solidago microglossa DC. (S. vulneraria MART.).
Heimisch in Nordamerika, Argentinien und Brasilien.

Herba Solidaginis microglossae.
Arnica silvestre Brasil. 1.

Inhaltsstoffe. Die Pflanze ist alkaloidhaltig.

Anwendung. Blätter und Blütenstände werden als Wundmittel und Adstringens verwendet.

Solidago sempervirens L. Narrow-leaved golden-rod.
Heimisch in Nordamerika (Kanada).

Inhaltsstoffe. In den Wurzeln 8-cis-2,3-Dihydromatricariaester.

Anwendung. Bei Wunden und gegen Warzen.

Solidago mexicana BERL.

Anwendung. In Mexiko äußerlich bei Wunden und Geschwüren.

Solidago nemoralis AIT. und **Solidago rugosa** MILL.

Heimisch in Nordamerika.

Anwendung. Beide liefern ätherisches Öl, „Oil of golden rod".

Solidgrün

Solidgrün.

S. Brillantgrün, II, 8.

Solketal

Solketal ÖAB 9.

$C_6H_{12}O_3$ M.G. 132,16

2,2-Dimethyl-4-hydroxymethyl-1,3-dioxolan.

Eigenschaften. Klare, farblose, fast geruchlose, schwach hygroskopische Fl., in jedem Verhältnis mischbar mit W., A., Ae., Chlf. und den meisten anderen org. Lsgm. d = 1,065 bis 1,068. n_D^{20} = 1,432 bis 1,436. Kp. = 188 bis 189°.

Prüfung. 1. Eine Mischung von 1 ml Substanz und 9 ml kohlensäurefreiem W. muß sich auf Zusatz von 5 Tr. Bromthymolblau-Lsg. gelb und bei darauffolgendem Zusatz von 1 Tr. 0,1 n Natriumhydroxyd-Lsg. blau färben (ÖAB 9). — 2. Peroxide: Versetzt man eine Lsg. von 0,1 g Kaliumjodid in 5 ml W. mit 5 ml Substanz, 1 ml verd. Schwefelsäure und 2 ml Stärke-Lsg., so darf keine Fbg. auftreten (ÖAB 9). — 3. Wasser, Glycerin: Eine Mischung von 5 ml Substanz und 5 ml Petrolaether muß bei 25° klar und homogen sein (ÖAB 9).

Aufbewahrung. Vor Licht geschützt.

Anwendung. Als Lsgm. für org. Verbindungen.

Solochromschwarz

Solochromschwarz 6 B.

S. Eriochromblauschwarz B, IV, 799.

Solupyridine

Solupyridine. Sulfapyridine Neutral Soluble.

$C_{20}H_{19}N_3Na_2O_8S_3$ M.G. 571,57

1-Phenyl-3-[p-(2-pyridylsulfamoyl)-anilino]-propan-1.3-disulfonsäure, Natriumsalz.

Eigenschaften. Leicht lösl. in W. LD_{50} bei der Maus in mg/g: i.v. **1,28**; s.c. **2,68**; oral **7,5**.

Anwendung. Als Chemotherapeuticum. S. Sulfapyridin (II, 542).

Solustibosan

Solustibosan.

S. I, 976 und VIA, 166 unter Sodium stibogluconate.

Solvoteben

Solvoteben.

S. III, 385 u. 4-Carboxy-benzaldehyd-thiosemicarbazon.

Solypertinum

Solypertinum NFN. Solypertin.

$C_{22}H_{25}N_3O_3$ M.G. 379,46

7⟨-2-[4-(o-Methoxy-phenyl)-piperazin-1-yl]-aethyl⟩-5H-1,3-dioxolo[4,5-f]-indol.

Anwendung. Als Antiadrenergicum und Sympathicolyticum.

Handelsform. Solypertine tartrate: Tartrat (Winthrop, USA).

Somatotropinum

Somatotropinum 2. AB — DDR. Somatotropin.

Bemerkung. Es handelt sich um ein aus dem Hypophysenvorderlappen vom Menschen gewonnenes Hormon. Es ist ein Peptid mit einer relativen Molekülmasse von 29 755. Das Hormon besitzt eine stimulierende Wrkg. auf das Körperwachstum.

0,001 g der Substanz hat die Wirksamkeit von mindestens einer Internationalen Einheit. Eine Internationale Einheit ist die spezifische Wirksamkeit von 1,0 mg des Internationalen Standards. Für das Hormon wird auch die Kurzbezeichnung STH (Somatotropic hormone) benutzt.

S. auch II, 45.

Eigenschaften. Weißes, nahezu weißes oder schwach rosafarbenes, lockeres Pulver von wahrnehmbarem Geruch und Geschmack. Die Substanz ist hygroskopisch und leicht lösl. in W.

Prüfung. 1. Unlösliche Verunreinigungen, Farbe der Lsg.: 0,0250 g Substanz müssen sich in 5,0 ml kohlendioxidfreiem W. lösen. Beim Lösen ist eine Schaumbildung zu vermeiden. Die Lsg. muß klar und darf nicht stärker gefärbt sein als 5,0 ml Farb-VL Gr 4. (2. AB — DDR). — 2. Reaktion der Lösung: Die Lsg. von 1. muß einen pH-Wert im Bereich von 5,5—7,5 zeigen (2. AB — DDR). — 3. Trocknungsverlust: Höchstens 7%, wenn die Substanz bei 60° und höchstens 5 Torr 3 Std. getrocknet wird (2. AB — DDR).

Biologische Wertbestimmung. Die Bestimmung erfolgt an hypophysektomierten, infantilen weiblichen Ratten durch Ermittlung der durch die Substanz bewirkten Vergrößerung des Tibiaepiphysenfugenspaltes.

Versuchstiere: Die Wertbestimmung ist an gesunden 35—45 g schweren, weiblichen Ratten vorzunehmen. Die Tiere werden 12—14 Tage vor der 1. Injektion gewogen, hypophysektomiert und unter gleichbleibenden Bedingungen bei 23—26° gehalten. Sie erhalten vor dem

Versuch und während des Versuches Futter gleichbleibender Zusammensetzung. In den ersten drei Tagen nach der Hypophysektomie wird den Ratten eine Trinklsg., die je 100,0 ml W., 5,0 g Glucose und 0,90 g Natriumchlorid enthält, und danach W. gereicht.

Ausführung. Als Lsgm. zur Herst. der Standard- und Prüf-Lsg. dient isotonische Natriumchlorid-Injektionslsg. Die Standardlsg. S_I und S_{II} werden so hergestellt, daß sie 0,12 und 0,60 IE Somatotropin-Standard je ml enthalten. Die Prüflsg. P_I und P_{II} müssen annähernd die gleiche Wirksamkeit wie die Standardlsg. S_I und S_{II} aufweisen. Die hypophysektomierten Ratten werden 18—24 Std. vor der 1. Injektion erneut gewogen und zufallsmäßig in vier Gruppen zu je 12 Tieren aufgeteilt. Jeweils allen Ratten einer Gruppe werden täglich 0,250 ml der Standard-Lsg. S_I und S_{II} der Prüf-Lsg. P_I bzw. P_{II} an 4 aufeinanderfolgenden Tagen intraperitoneal verabreicht. 24 Std. nach der letzten Injektion werden die Ratten gewogen und getötet. Jedem Tier wird eine Tibia entnommen. Die Tibiae werden von anhängendem Gewebe freipräpariert und in der Mischung aus 1 Vol.-T. Formaldehyd-Lsg. und 9 Vol.-T. W. fixiert. Nach 4 Std. werden die Knochen etwa 30 Min. unter fließendem W. gespült und anschließend vom proximalen Ende her längs in lateralsagittaler Ebene gespalten sowie kurz mit W. gespült. Dann werden die Tibiae 60 Min. in Aceton gelegt und unter fließendem W. 30 Min. aufbewahrt. Die Knochenhälften werden danach unter Lichtschutz in frisch bereitete Silbernitrat-Lsg. (2,00 g/100,0 ml) gelegt und anschließend unter direkter Lichteinwrkg. etwa 15 Min. bis zur Dunkelfbg. der kalzifizierten Knochenanteile der Tibiae gewässert. Danach werden die Tibiahälften 90 Sek. in Natriumthiosulfat-Lsg. (10,0 g/100,0 ml) gelegt und unter fließendem W. 5 Min. aufbewahrt. Anschließend wird die Breite der Tibiaepiphysenfugenspalte an 10 verschiedenen Stellen gemessen. Erfolgt diese Messung nicht unmittelbar nach der Fbg., werden die Tibiahälften unter Lichtschutz in Äthanol (80 Vol.-%) oder n-Propanol (80 Vol.-%) aufbewahrt.

Auswertung: Aus den 20 für jede Tibia von jedem Tier ermittelten Meßwerten wird ein Mittelwert gebildet, der als Einzelwert für die statistische Auswertung dient. Die Auswertung erfolgt nach den unter statistischer Auswertung biologischer Prüf. angegebenen (2 + 2)-Dosen-Verfahren der Varianzanalyse. Das Ergebnis der Wertbestimmung muß innerhalb der Vertrauensgrenzen von mindestens 75% und höchstens 135% liegen (2. AB — DDR).

Aufbewahrung. Vorsichtig, in sehr gut verschlossenen Gefäßen, vor Licht geschützt, an einem kühlen Ort, maximal 2 Jahre lang.

Dosierung. Einzelmaximaldosis: i.m. 10 IE. Tagesmaximaldosis: i.m. 10 IE (2. AB — DDR).

Anwendung und Wirkung. S. II, 46.

Sonchus

Sonchus paluster L. (Sonchus palustris L.). Asteraceae — Cichorioideae — Cichorieae. Sumpf-Gänsedistel. Laitron des marais. Crespigno di palude.

Heimisch in Europa und Vorderasien. Truppweise oder zerstreut an Flußufern, in Sümpfen, in feuchten Gebüschen, auf nassen Wiesen, in Gräben, am Rand von Bruchwäldern. Nur in der Ebene und im Hügelland. Gern auf Salzböden.

Ausdauernde, (60) 90 bis über 3 (4,25) m hohe Pflanze mit walzenförmigem, waagrecht oder schief liegendem, knolligem, 8 bis 13 cm langem und 4 bis 5 cm dickem, nicht kriechendem Wurzelstock und dicken Wurzelfasern. Stengel aufrecht, dick, im Querschnitt mit einer vierkantigen Höhlung, im unteren Teil ganz kahl, im oberen Teil gelb- oder schwarzdrüsenborstig, locker rispig-ästig, wie die Laubblätter bläulich-grün. Grundständige Laubblätter länglich-lanzettlich, fiederspaltig mit wenigen lanzettlichen Seitenabschnitten und mit einem größeren Endabschnitt, ringsum weich dornig gezähnt und dornig gewimpert, mit tief pfeilförmigem Grund sitzend, die Öhrchen zugespitzt oder spitz; die oberen Stengelblätter aus pfeilförmig stengelumfassendem Grund lanzettlich oder lineal, ungeteilt. Köpfe groß, bis 4 cm breit, in dichter, vielköpfiger, ebensträußiger Rispe. Rispenäste, Kopfstiele und Hüllen dicht mit schwarzen (selten gelben) Drüsenborsten besetzt. Äußere Hüllblätter breit eiförmig, zugespitzt mit stumpfer Spitze. Blüten hellgelb, länger als die Hülle. Früchte bis 4 mm lang, prismatisch, nur schwach zusammengedrückt, gelbbraun bis gelblichweiß, schwach querrunzelig und auf jeder Seite mit einer stärkeren Mittel- und 4 schwächeren seitlichen Rippen.

Inhaltsstoffe. Im Kraut Lactucopicrin, in der Wurzel Inulin.

Anwendung. Das Kraut ähnlich wie Taraxacum, mitunter auch als Gemüse.

Bemerkung. Vgl. Lactuca virosa (V, 433).

Sonchus arvensis L. Acker-, Feld-Gänsedistel. Saudistel. Corn-sow-thistle. Milk-thistle. Dindle. Gutweed. Swine thistle. Tree sow-thistle. Laitron des champs. Orespigno di campe.

Heimisch in ganz Europa, nördlich bis Irland, bis zu den Shetlandinseln und bis zum nördlichen Skandinavien; Kaukasus, Transkaukasien, Armenien, Kleinasien bis Afghanistan, Westsibirien; eingeschleppt und eingebürgert ferner in Asien, in Nord-, Mittel- und Südamerika, Südafrika, Australien, Neuseeland, Antarktis. Truppweise und meist gesellig auf Äckern, Brachen, Schutt, wüsten Plätzen, an Rainen und Gräben, auf Sandfeldern und in Dünentälern, an Ufern, auf Waldschlägen, auf versalzten Wiesen. Von der Ebene bis an die Getreidegrenze.

Ausdauernde, 60 bis 150 cm hohe Pflanze mit walzenförmigem, waagrecht kriechendem, Ausläufer erzeugendem Wurzelstock. Stengel aufrecht oder aufsteigend, ästig, fein gestreift, im Querschnitt mit einer lanzettlichen Höhlung, im unteren Teil kahl oder in der Jugend mehr oder weniger wollig flockig, oben drüsig-borstig, meist schwach verästelt. Laubblätter kahl, glänzend grün, länglich bis lanzettlich, buchtig fiederspaltig, mit kurz und grob dornig gezähnten, rückwärts gerichteten Abschnitten, seltener ungeteilt, die grundständigen in den geflügelten Stiel zusammengezogen, die Stengelblätter mit breit herzförmigem Grund sitzend mit abgerundeten, dem Stengel angedrückten Öhrchen. Köpfe groß, in lockerem, wenig- bis vielköpfigem Ebenstrauß, bis 5 cm breit. Kopfstiele meist dicht gelblich drüsenborstig. Hülle weit glockig, 13 bis 20 mm lang; Hüllblätter länglich lanzettlich, etwas gewimpert bis kahl, mit stumpfer Spitze. Blüten goldgelb. Griffel dunkelgelb. Früchte 3 bis 3,5 mm lang, dunkelbraun, schmal berandet, beiderseits mit je 5 fast gleich starken, querrunzeligen Rippen.

Inhaltsstoffe. Im Milchsaft wahrscheinlich Taraxasterol (α-Lactucerol, α-Anthesterin), Taraxasterin) $C_{30}H_{50}O$, Fp. 220 bis 222°, und β-Lactucerol (β-Anthesterin) $C_{30}H_{50}O$, Fp. 168 bis 180°, ferner ($-$)-Inosit und im Kraut Lactucopicrin und fettes Öl.

Anwendung. Wie S. paluster. Nach Hartwell [Lloydia *31*, 71 (1968)] gegen Tumoren.

Bemerkung. Vgl. Lactuca virosa (V, 433).

Sonchus oleraceus L. em. Gouan (S. oleraceus var. laevis L., S. levis Garsault, S. ciliatus Lam.). Kohl-Gänsedistel. Sanddistel. Gemeine Gänsedistel. Saudistel. Snow-Thistle. Hare's Thistle. Tufty thistle. (Annual) Sow thistle. Milky thistle. Common garden thistle. Hare's lettuce oder colewort. Milkweed. Milky-tassel. Swinies. Laitron commun. Lait d'âne. Liarge. Palais de lièvre. Laitue de lièvre. Cicerbita (domestica). Cicerbita liscia. Crespina liscio. Crespigno. Seraja. Cerraja. Cardimuelle. Cardo lechero. Serralha (branca, macia).

Verbreitet in ganz Europa, nördlich bis zu den Shetlandinseln, West- und Nordasien, Arabien, Nordafrika bis zu den Kanarischen Inseln; eingebürgert in Nord- und Südamerika, Ostasien, Südafrika, Australien. Trupp- oder herdenweise, seltener einzeln in Blumen- und Gemüsegärten, an unbebauten Orten, Hecken, Mauern, Wegrändern, auf Schutt, wüsten Plätzen, in Kartoffeläckern und in Weinbergen, seltener in Getreidefeldern oder auf Schlagflächen. Im ganzen Gebiet verbreitet und häufig von der Küste bis in die höheren Alpentäler. Ammoniakliebend.

Einjährige, (7) 30 bis 100 cm hohe Pflanze mit dünner, spindelförmiger Wurzel. Stengel aufrecht, dick, ästig, hohl, kahl und glatt. Laubblätter groß, weich, sich etwas fettig anfühlend, die untersten gestielt, ungeteilt oder schrotsägeförmig fiederteilig, ringsum ungleich, aber kaum dornig gezähnt, die übrigen mit herzförmigem Grund stengelumfassend sitzend. Köpfe in lockeren, endständigen Doldentrauben; Kopfstiele an der Spitze etwas keilig verdickt, vor dem Aufblühen schwach wollig-filzig, sonst kahl oder drüsenborstig. Hülle eiwalzlich, 10 bis 13 mm lang, über dem zuletzt stark bauchigen Grund zusammengezogen; Hüllblätter lanzettlich bis fast pfriemlich, zugespitzt oder schwach abgestumpft, auf der Innenseite stark glänzend. Blüten intensiv gelb (= f. flavum Zen.) mit braunroten Rückenstreifen oder gelblichweiß mit violetten Rückenstreifen (= f. lilacina Beckh.), selten rein weiß (f. albescens Neum.), länger als die Hülle. Griffel dunkel. Früchte 3 mm lang, nicht berandet, schwach dreirippig und fein querrunzelig, reif lederbraun.

Folia Sonchi oleracei. Kohldistelblätter.

Inhaltsstoffe. Nach älteren Angaben Vitamin C, Flavonoide und Sterole (Taraxasterol) sowie Kautschuk.

Anwendung. Als Abführmittel, erfrischendes und kühlendes Mittel, Galaktagogum, Tonicum, Diureticum und Febrifugum. Bei Geschwüren und Wunden, sowie bei Lebererkrankungen, als Blutreinigungsmittel, als Augentropfen und gegen Gelbsucht angewandt. Im Mittelalter als Speisekraut, heute noch bei den Lappen als Gemüse. Die Wurzel gegen Würmer, der braune Gummi des eingedickten Saftes als gutes Abführmittel. Der eingedickte Saft als wassertreibendes Mittel. Nach Hartwell [Lloydia *31*, 71 (1968)] der Saft gegen Warzen und verschiedene Arten von Karzinomen.

Sonchus asper (L.) Hɪʟʟ. (S. oleraceus L. var. asper L., S. fallax Wᴀʟʟʀ., S. spinosus Lᴀᴍ.).
Dornige, rauhe Gänsedistel. Spiny oder sharp fringed sow-thistle. Laitron rude. Cicerbita
selvatica oder spinosa. Cicerbitone.

Heimisch in ganz Europa, nördlich bis Irland; Nordafrika; West- und Nordasien. Außerdem in Nord- und Südamerika, in Australien und in verschiedenen Teilen von Asien und
Afrika eingeschleppt und z. T. eingebürgert. Meist truppweise auf wüsten oder bebauten
Plätzen, in Dörfern, an Wegrändern, Zäunen, in Gärten, auf Äckern und Brachen, an Gräben,
auf abgeplaggtem Torfboden, bisweilen auch auf Waldschlägen, in Weinbergen usw., nicht
selten gemeinsam mit Sonchus oleraceus. Im ganzen Gebiet verbreitet, doch weniger häufig
als S. oleraceus und meist weniger hoch ansteigend.

Einjährige, (8) 30 bis 100 (170) cm hohe, ziemlich steife Pflanze mit dünner, spindelförmiger, oft verästelter Wurzel. Stengel aufrecht, ästig oder einfach, hohl, kahl oder im
obersten Teil stieldrüsig, seltener etwas weißflockig. Laubblätter derber als bei Sonchus
oleraceus, kahl, dunkelgrün, unterseits etwas blasser und häufig mit bläulichem Schimmer,
eiförmig, bis länglich, ungeteilt, seltener buchtig-gelappt, oder schrotsägeförmig, ringsum
ungleich feindornig gezähnt, die unteren in einen geflügelten Stiel verschmälert, die mittleren
und die oberen mit herzförmig stengelumfassendem Grund sitzend. Köpfe mittelgroß, in einer
endständigen Doldentraube. Kopfstiele gegen die Spitze schwach keulig verdickt, kahl,
seltener mit purpurvioletten Drüsenborsten. Hülle 12 bis 15 mm lang, am Grund zuletzt weit
bauchig, in der Mitte eingeschnürt, meist kahl; Hüllblätter lanzettlich bis lineal, die äußeren
zugespitzt, die inneren stumpflich, bleich- oder trübgrün, auf der Innenseite stark glänzend.
Blüten meist satt- oder hellgoldgelb, und unterseits rötlichgrau überlaufen, viel seltener
weißlichgelb oder ganz weiß, länger als die Hülle. Griffel dunkel. Früchte 3 mm lang, berandet,
auf jeder Seite mit 3 Längsrippen, sonst glatt (nicht querrunzelig!), reif lederfarben.

Inhaltsstoffe. Im Milchsaft Kautschuk. Nach Bᴀʀʀᴇʀᴀ et al. [Annales Real. Soc. Espan.
Fis. Quim. (Madrid), Ser. B. *62*, 635 (1966)] im unverseifbaren Rückstand Isolactucerol,
β-Sitosterin und eventuell β-Sitostanol. Als bitteres Prinzip fanden sie in den Stengeln Ci-
choriin, Aesculin, Aesculetin und Scopoletin.

Anwendung. Ähnlich wie Taraxacum. Nach Hᴀʀᴛᴡᴇʟʟ [Lloydia *31*, 71 (1968)] gegen
Warzen.

Bemerkungen. Sonchus schweinfurthii Oʟɪᴠ. und Hɪᴇʀɴ., Afrika, wird gegen Augenerkran-
kungen, habituelle Fehlgeburten und Windpocken verwendet. — Alle Sonchus-Arten sollen
toxische Konzentrationen von Nitraten enthalten.

Sonneratia

Sonneratia acida L. (Rhizophora caseolaris L.). Sonneratiaceae.
Heimisch in Portugiesisch-Ostafrika und Indien.

Baum mit 1 bis 3 endständigen Blüten, schmalen oder fehlenden Blütenblättern und einem
Wurzelsystem mit senkrecht aufsteigenden sog. Atemwurzeln (Pneumatophoren); bildet einen
wesentlichen Bestandteil der „Mangrovewälder".

Inhaltsstoffe. Emodin und Chrysophansäure. In der Rinde 9 bis 15% Tannin. Im Holz
drei kristalline Verbindungen Archin $C_{15}H_7O_2(OH)_3$, Archinin $C_{15}H_5O_2(OH)_2$ und Archicin
$C_{17}H_{14}O_{12}$. In den Früchten 11% Pektin.

Anwendung. Die Rinde als Gerbmaterial. Frucht und Blatt dienten früher als Antipyreticum und zur Behandlung von Aphthen. In Indien werden die Früchte bei Schwellungen und
Verstauchungen, der fermentierte Fruchtsaft als Hämostypticum verwendet.

Sonneratia caseolaris (L.) Dʀᴜᴄᴇ (nach Wɪᴇsɴᴇʀ mit obiger Art identisch).
Heimisch im indomalaiischen Gebiet und in Ostafrika.

Inhaltsstoff. In der Rinde 9 bis 15% Tannin.

Anwendung. Die Rinde wird als Gerbmaterial verwendet.

Sophora

Sophora japonica L. (Styphnolobium japonicum SCHOTT). Fabaceae — Faboideae — Sophoreae. Japanischer Schnurstrauch. Schnurbaum. Sauerschotenbaum. Japanischer Pagodenbaum. Chinese pagoda-tree. Chinese scholar tree.

Heimisch in China und Japan, vielfach in Europa als Park- und Alleebaum kultiviert, selten auch verwildert. Verträgt recht gut verunreinigte Luft, daher zur Anpflanzung bei Bahnhöfen, Fabriken, usw. geeignet, in der Jugend etwas frostempfindlich. Mittelgroßer (selten bis über 30 m hoher) Baum mit lichter, breitrundlicher Krone und grünen Zweigen. Laubblätter ähnlich denen von Robinia, aber meist dunkler grün, im Herbst leuchtend gelb, bis 25 cm lang, Blättchen zu 11 bis 15, dünn, eiförmig, zerstreut kurzhaarig. Blüten ziemlich klein, gelblichweiß, duftend, in bis 35 cm langen, aufrechten Rispen. Hülsen gestielt, etwa 6 cm lang, fleischig, aufgeblasen und zwischen den Samen eingeschnürt. Samen mit Schleimhülle.

Inhaltsstoffe. In den Früchten 0,08% Sophorabiosid $C_{27}H_{30}O_{14}$, Fp. 245 bis 248°, nach FARKAS et al. [Chem. Ber. *101*, 2758 (1968)] ein 5,7,4'-Trihydroxy-isoflavon-4'-β-neohesperidosid, Sophorabiose (Bezeichnung in der Literatur für die Disaccharidkomponente des Sophorabiosids) ist nach FARKAS und NOGRADI [Tetrahedron L. *1964*, S. 3919] identisch mit Neohesperidose (2-O-α-L-Rhamnopyranoxyl-D-glucopyranose). Ferner Rutin, Sophorin, Kämpferol-3-sophorosid, in unreifen Früchten 2% Sophoricosid (5,7,4'-Trihydroxy-isoflavon-4'-β-D-glucosid) $C_{21}H_{20}O_{10}$, Fp. 297,5°, und 0,6% Sophoraflavonolosid $C_{27}H_{30}O_{16}$, Fp. 207 bis 208° (nach FREUDENBERG et al. [Chem. Ber. *84*, 144 (1951)] ein 3,5,7,4'-Tetrahydroxyflavon-3-β-[2-O-β-D-glucopyranosyl-D-glucopyranosid]). TERAKOPOWA [Aptetschnoje djelo VII, 1:20/2 (1958)] fand antibakterielle Substanzen. Nach BANDYUKOVA [J'zuch. i Isol'z. Lekarstv. Rastit. Resursov SSSR Sb. *1964*, S. 209; ref. Chem. Abstr. *62*, 12156 (1965)] Kämpferol und Genistein und nach SZABO et al. [Chem. Abstr. *68*, 1569 (1968)] noch Kämpferol-C-glykosid (Glucosido-glucosyl-3,5,7,4'-tetrahydroxyflavon). Im Samen nach ABDUSALAMOV et al. [Chem. Abstr. *78*, 108230 (1973)] Cytisin, N-Methylcytisin, Sophocarnin, Matrin und 4 weitere Alkaloide, ferner ein Galaktomannan. Im Samenöl nach AVERNA [Chem. Abstr. *72*, 87 (1970)] konjugierte Diene und im geringeren Anteil konjugierte Triene; Hauptfettsäuren (ungesättigte herrschen im Verhältnis 10:1 vor) sind Olein-, Linolen-, Palmitin- und Stearinsäure. In den Blättern 0,2% Rutin, nach TERAKOPOWA (l. c.) bis zu 0,047% Vitamin C. In der Wurzel die Pterocarpane ($\pm$) Maackiain und (+)-Maackiain-β-glucosid (Sophorajaponicin).

Wirkung. Die Fruchtschale soll stark toxisch sein. Eine subkutane Injektion des Extrakts tötet Versuchstiere wie Frosch, Eidechse und weiße Maus. Die Injektion ruft am Warmblüter eine kurzdauernde Blutzuckererhöhung und Glykosurie hervor, gefolgt von Dyspnoe und Verminderung der roten Blutkörperchen. Dies steht eventuell in Relation zu der Feststellung, daß Extrakte aus Samen hochaktive univalente Hämagglutinine besitzen. Bei Alterung der Extrakte erscheinen bivalente oder sogenannte Salz-Agglutinine. Extrakte aus Samen und Fruchtfleisch sollen in jedem Fall Agglutinine gegen die Blutgruppen A, gegen B und gegen H enthalten. Regelmäßiger Genuß des Samenmehls soll Gesichtsödeme und sogar Tod hervorrufen. Bei weißen Mäusen verursacht es Benommenheit, Dyspnoe und Cyanose.

Anwendung. In China die Fruchtschale gegen Hämorrhoiden. Ein Aufguß der Blätter als Blutreinigungsmittel. Die Hämagglutinine eventuell als Testflüssigkeit für die Blutgruppenbestimmung. Die Samen in der Homöopathie, das Mehl als Nahrungsmittel. Das sehr harte Holz in der Möbelschreinerei und Parketterie.

Sophora japonica HAB 34.

Reife Samen.

Arzneiform. Tinktur nach § 4 mit 90%igem Weingeist.

Arzneigehalt. 1/10.

Sophorae Flos. Sophora japonica. Schnurbaumknospen. Pagodenbaumknospen. Chinesische „Gelbbeeren". Natalkörner. Chinese yellow berries. Sophora flower. Wei-Fa. Sophorae Flos. Jap. 62.

Die einzelnen „Körner" bestehen aus den ungeöffneten Blütenknospen von etwa 3 bis 4 (5) mm Länge und 2 mm Breite. Sie besitzen einen schmutzig gelbgrün bis gelbbraun gefärbten, kurzgestielten, 3 bis 4 mm langen Kelch mit 5 flachen, stumpfen Zipfeln. Gelegentlich auch einzelne, mehrere Millimeter lange, noch nicht geöffnete, hellgelbe bis hellbraune Blüten mit nierenförmiger „Papilionaceen"-Blumenkrone mit 5 verschiedenen großen Blumenblättern, 10 Staubblättern und kurzem Stempel, bei denen der Kelch dann oben etwas erweitert ist. Neben den Blütenknospen enthält die Droge noch etwa 1 bis 2 cm lange, dünne, gelbliche Rispenstiele. Fast geruch- und geschmacklos.

Inhaltsstoffe. Etwa 12,8 bis 17,3% (bis 22,9%) Rutin. Nach CLANCY [J. Chem. Soc. *1960*, S. 4213] 0,4% Sophorose. Daneben eine Substanz, Fp. 210 bis 220°, mit einem Genin, Fp. 210 bis 220°, das Betulin und Sophoradiol $C_{30}H_{50}O_2$, Fp. 219 bis 220° [eventuell ein Olean-12-en-3,15(oder 3,19 oder 3,22)-diol] enthält, in der Mutterlauge des Genins Glucuronsäure, Glucose und Glucuronlacton. In den Blüten ebenfalls Rutin (der Gehalt nimmt aber mit dem Aufblühen ab), ferner Sophoricosid und Sophoraflavonolosid; im Nektar nach HARAGSIM und MACHA [Rost. Vyroba *15*, 659 (1969)] Saccharose, Glucose und Fructose, im Honig auch Mellitose und Maltose.

Prüfung. Identität nach Jap. 62: 2 ml des Filtrats eines Extrakts aus Sophorablüten und Methanol (0,5 g + 10 ml) müssen mit einer kleinen Menge Magnesiumpulver und 2 Tropfen Salzsäure eine Rotfärbung ergeben (Flavonoide). — Auf einem Filterpapier müssen 2 bis 3 Tr. Testlsg. neben einem Fleck von Aluminium-Sulfatlsg. (1%) an der Berührungslinie eine Gelbfärbung zeigen; im UV-Licht fluoresziert die Testlsg. gelbbraun und die Berührungszone hellgelb (Rutin).

Reinheit nach Jap. 62: Max. Aschegehalt 9%. — Fremde Beimengungen (Blütenstiele u. a.) max. 10%.

Gehaltsbestimmung von Rutin nach Jap. 62: 1,0 g Sophorablüten, genau gewogen, werden auf dem Wasserbad unter Rückfluß mit 100 ml M. 2 Std. erwärmt und dann filtriert. Das Filtrat wird auf dem Wasserbad bis zur siruppartigen Konsistenz eingedickt, dann 10 ml W. und 60 ml Ae. hinzugefügt, durchgeschüttelt und stehengelassen. Dann wird die Ätherschicht dekantiert, mit je 40 ml Ae. dreimal nachgewaschen und die Ätherschicht jedesmal dekantiert. Die wss. Lsg. wird mit M. zu 100 ml aufgefüllt und 1 ml dieser Lösung mit M. auf 20 ml ergänzt. Zu 2 ml dieser verdünnten Lsg. werden 3 ml einer 1%igen Lsg. von Kaliumaluminiumsulfat und je 5 ml einer 1%igen Lsg. von Kaliumaluminiumsulfat und Kaliumacetat hinzugefügt, gut vermischt und 2 Std. bei Raumtemperatur stehen gelassen. Die Lsg. hat eine tiefer gelbe Farbe als eine 0,04%ige Kaliumchromatlsg.

Eine kolorimetrische Bestimmung von Rutin, die auf der Azokupplung mit diazotiertem Novocain beruht, wird von BANDJUKOWA (Chem. Abstr. *1961*, 17 298) vorgeschlagen. Die Fehlergrenze der Methode beträgt ± 15% und eignet sich für die Rutinbestimmung in Tabletten und pflanzlichen Rohstoffen.

Aufbewahrung. In geschlossenen Behältern, vor Licht geschützt. Jap. 62.

Anwendung. Zur Darstellung des Rutins und gegen Hämorrhagien. In China als „Wei-Fa" früher zum Gelbfärben der Mandaringewänder, in Japan ausschließlich der kaiserlichen Gewänder; gelegentlich zum Ostereierfärben.

Dosierung. Täglich 8 g (als Dekokt), täglich 1 bis 3 g (als Pulver), Jap. 62.

Sophora flavescens AIT. (S. angustifolia SIEB. et ZUCC.). Kuh Song. Shonkyogan.

Eine krautige Art aus Sibirien, Japan und China.

Inhaltsstoffe. Im Blatt 0,02%, in den Blüten 0,06% Luteolin-7-glucosid $C_{21}H_{20}O_{11}$, Fp. 250 bis 258° (Zers.). Nach FURUYA [Chem. pharm. Bull. (Tokyo) *16*, 771 (1968); Chem. Abstr. *69*, 2331 (1968)] im Kallusgewebe 1,18% (−)-Maackiain und Pterocarpin.

Radix Sophorae. Sophora radix. Sophora-Wurzel. Sophora root. Sophora Radix Jap. 62.

Die zum größten Teil von der Korkschicht befreite Wurzel. Wurzel zylindrisch, 5 bis 30 cm lang, 2 bis 3 cm im Durchmesser. Wurzel mit Kork außen dunkelbraun bis gelbbraun, mit zahlreichen langgestreckten Vertiefungen und lateral verstreuten Lentizellen; die vom Kork befreite Wurzel außen gelblichweiß, mit etwas faseriger Oberfläche; der Bruch leicht faserig. Im Querschnitt eine 1 mm dicke Rinde und in der Nähe des Siebteils leicht dunkler gefärbt, getrennt vom Xylem.

Geruch leicht charakteristisch, Geschmack stark anhaltend bitter.

Pulver. Hellbraun, besteht hauptsächlich aus Stärkekörnern, Parenchymzellen mit Stärke, Faserbruchstücken, Korkschichtfragmenten, Gefäßbruchstücken und wenig verholztem Parenchymgewebe. Stärke zum größten Teil zusammengesetzt, gewöhnlich aus 2 bis 4 Körnern, 15 bis 20 µm im Durchmesser, einfache Körner 2 bis 5 µm im Durchmesser. Gefäße mit Hoftüpfeln oder netzförmig.

Inhaltsstoffe. Eine Reihe von Alkaloiden wie Matrin (Sophocarpidin) $C_{15}H_{24}N_2O$, Fp. 77°, Methylcytisin (Caulophyllin) $C_{12}H_{16}N_2O$, Fp. 138°, Anagyrin (Monolupin, Rhombinin) $C_{15}H_{20}N_2O$ (Öl), Baptifolin (Alkaloid P 3) $C_{15}H_{20}N_2O_2$, Fp. 210°, Sophorocarpin $C_{15}H_{22}N_2O$, Fp. 54 bis 55°, Oxymatrin (Matrin-N-oxyd, Ammothamnin) $C_{15}H_{24}N_2O_2$, Fp. 208°, Sophoranol $C_{15}H_{24}N_2O_2$, Fp. 171°. Nach VOMATASU et al. [Chem. Abstr. *73*, 42404 (1970); *76*, 25041 (1972)] die Flavonoide Isoanhydroicaritin, Fp. 275°, 8-Isopentenylrhamnocitrin), Noranhydroicaritin, Fp. 226°, Xanthohumol und Isoxanthohumol, Norkurarinon, Kurarinon und Kuraridin.

Matrin : R = H
Sophoranol : R = OH
Sophocarpin : R = H, mit 1 ⌐
Sophoramin : R = H, mit 2 ⌐
Oxymatrin = Matrin-N-oxid

Anagyrin : R = H
Baptifolin : R = OH

Prüfung. Nach Jap. 62. Identität: 0,5 g gepulverte Sophora-Wurzel werden mit 10 ml W. gekocht, filtriert und 2 Tr. Mayer's Reagens zu 2 ml des Filtrats hinzugefügt; es entsteht ein gelblichweißer Niederschlag (Alkaloide).

Reinheit. Max. Aschegehalt 3%. — Fremde Bestandteile (Stengelteile u. a.) max. 10%.

Wirkung. Matrin bewirkt bei Fröschen, Hunden und Katzen Abnahme der Atemfrequenz, Trägheit der Bewegungen, Blutdrucksteigerung, Zuckungen und Krämpfe. Für Kaninchen sind 0,3 g pro 1 kg Körpergewicht tödlich. Matrin und Oxymatrin sind nach FUKUSHIMA et al. [Chem. Abstr. *76*, 158326 (1972)] wirksam gegen Sarkoma bei Mäusen.

Anwendung. In der chinesischen und japanischen Heilkunde bei Brustkrebs.

Dosierung. Täglich 1 bis 3 g (als Dekokt), täglich 0,5 bis 1,5 g als Pulver. Jap. 62.

Sophora tomentosa L. Schnurbaum.

Heimisch in den Tropen beider Erdhälften, besonders Ceylon, Molukken und Java.

Wurzel gelb, Rinde und Wurzel stark bitter.

Inhaltsstoffe. Cytisin (Ulexin, Baptitoxin, Sophorin) $C_{11}H_{14}N_2O$, Fp. 155°, zu 2% in den Samen, aber auch in der Wurzelrinde.

Wirkung. Eine Dosis von 2 Samen wirkt bereits drastisch purgativ, wegen des Cytisingehalts auch insektizid.

Anwendung. Samen und Wurzelrinde wichtige Heilmittel bei den Malaien: bei biliösem Erbrechen und Cholera, die Wurzel als Purgativum und Expectorans. Die Bohnen wurden in China dazu benutzt, Menschen betrunken zu machen. Früher auch in Europa als Samen und Radix Anticholericae. Das Samenöl bei schmerzenden Gliedern. Der Saft in Ostafrika als Fischgift, in Ostmalaysien die Pflanze als Antidot bei Fischvergiftungen. Blatt als Emeticum und Purgativum.

Sophora pachycarpa SCHRENK.

Heimisch in Sibirien und Ostasien.

Inhaltsstoffe. Vor allem in den Samen Sophoramin $C_{15}H_{20}N_2O$ (Formel s. bei S. flavescens), Fp. 164 bis 165°, (+)-Spartein (Pachycarpin) $C_{15}H_{26}N_2$, Kp. 188°, Matrin, Sophocarpin, Pachycarpidin $C_{15}H_{22}N_2O_2$, Fp. 177 bis 179°. Nach SADYKOV und KUSHMURADOV [Chem. Abstr. *58*, 1503 (1963)] 4 Alkaloidbasen: $C_{17}H_{24}N_2O$, Fp. 174 bis 175°, $C_{13}H_{19}N_2O$, Fp. 132 bis 133°, $C_{15}H_{20}N_2O$, Fp. 143 bis 144°, und eine nicht identifizierte, Fp. 108 bis 109°. Nach

ASLANOV et al. [Chem. Abstr. *67*, 6682 (1967)] Oxymatrin. Nach ZAINUTDINOV et al. [Chem. Abstr. *72*, 382 (1970)] Sophocarpidin (Sophocarpin N-Oxid). Ferner nach MARKMAN und GLUSHENKOVA [Chem. Abstr. *58*, 14326 (1963)] Anabasin, im halbtrocknenden Samenöl hauptsächlich ungesättigte und ungefähr 7% gesättigte Säuren, 3 Pigmente der Carotinoidgruppe und im Unverseifbaren Sterine, hauptsächlich β-Sitosterin und Tocopoherole. PAKANAEV et al. [Chem. Abstr. *65*, 14099 (1966)] fanden in Blättern, Zweigen und Wurzeln Oxal-, Wein-, Äpfel-, Milch-, Bernstein-, Fumar- und Citronensäure.

Wirkung. Pachycarpin ist ein Ganglien-Blocker und hat ähnlich wehenanregende Eigenschaften wie (—)-Spartein.

Anwendung. Nach MARKMAN und GLUSHENKOVA (l. c.) als Insektizid und Fungizid.

Bemerkung. Vgl. Thermopsis.

Sophora microphylla AIT. [Eidwardsia microphylla (AIT.) SALISB., E. macnabianca CURT., S. tetraptora var. microphylla (AIT.) HOOK. f.]. Pelú.

Ein stattlicher Baum Chiles.

Zweige etwas gewunden und zylindrisch. Alternierende Blätter, gefiedert, mit 16 bis 19 gegenständigen, behaarten, fast runden oder ovalen, kleinen Fiederblättchen. Hübsche, gelbe Blüten in Trauben am Zweigende, sich vor dem Erscheinen der Blätter öffnend. Frucht eine Schote mit 4 länglichen, membranösen, falschen Scheidewänden zwischen den Körnern.

Inhaltsstoffe. Die Alkaloide Cytisin, Methylcytisin, Anagyrin, Matrin und amorphes Sophochrysin $C_{15}H_{19}N_3O_2$ (?), Fp. 284 bis 287°. Nach MARKHAM [Phytochemistry *12*, 1091 (1973)]Rhamnosyl-vitexin und -isovitexin, Vicenin-2, Lucenin-2, 7,5′,4′-Trihydroxyflavon-6,8-di-C-glycosid, Apigenin- und Luteolin-7-O-rhamnosylglucosid, Luteolin, 7,3′,4′-Trihydroxyflavon-7-O-rhamnosylglucosid, 7,3′,4′-Trihydroxy- und 7,4′-Dihydroflavon. Nach BAILEY [Arch. Biochem. Biophys. *107*, 355 (1964)] in Blütenknospen und Blättern β-Glucosidase. In den Schoten Tannin.

Anwendung. Die Schoten zur Tintenherstellung. Die Rinde getrocknet als Stimulans und Purgans, bei Hautausschlag, chronischem Rheumatismus und Gicht. Nach längerem Kochen der Rinde entsteht ein harziger Extrakt mit ähnlicher Wirkung wie bei Guajacum. Baum ein geschätzter Gartenschmuck. Das sehr dauerhafte Holz, das seinen Feuchtigkeitsgehalt nicht verändert, zum Brückenbau, zu Laufrollen, Zahnrädern oder Getrieben.

Sophora speciosa BENTH. (S. secundiflora LAG.).

Heimisch in Nordamerika, Texas und Mexiko.

Inhaltsstoffe. Die roten Bohnen, Colorines oder Frijolillo, enthalten bis zu 3,5% Cytisin.

Wirkung. Cytisin tötet durch Atemlähmung. Bei der Katze erzeugen 3 mg/kg (i.v.) Narkose (4 mg/kg i.v. sind tödlich). Bei Fröschen entsteht Bewegungs- und Reflexlähmung. Blätter und Samen sollen bei Tieren Tetanus, bei Menschen erst Heiterkeit und dann Benommenheit bewirken. Blätterextrakt erzeugt bei einem Hund (subkutan) Atmungsstörungen, Lähmung, Krämpfe und Tod.

Anwendung. Bei den Indianern die Frucht zu berauschenden Getränken.

Sophora alopecutoides L.

Inhaltsstoffe. Sophocarpin, Sophoramin, Matrin, Aloperin $C_{15}H_{24}N_2$, Fp. 73 bis 75°, Sophoridin $C_{15}H_{26}N_2O$, Fp. 109 bis 110°, und 3-α-Hydroxy-Sophoridin. Nach MNDZHOYAN et al. [Chem. Abstr. *67*, 12327 (1964)] auch Cytisin (Sophorin); nach ASLANOV et al. [ref. Chem. Abstr. *63*, 2050 (1965)] 2 neue Basen A_1, $C_{15}H_{24}N_2$, Fp. 206 bis 208°, und A_2, $C_{15}H_{24}N_2$, Fp. 92°, die Isomere des Aloperins sind. Ferner N-(2-Hydroxyäthyl)-cytisin, Baptifolin, Matrin- und Sophocarpin-N-oxid. In Blättern, Stielen und Wurzeln 3,4 bis 15,9% organische und Hydroxysäuren: 1,7 bis 8,3% Citronen-, Oxal-, Wein-, Äpfel-, Milch-, Bernstein-, Malon- und Fumarsäure.

Wirkung. Die Samen sind stark berauschend.

Sophora subprostrata CHUN et CHEN.

Heimisch in China.

Inhaltsstoffe. In der Wurzel Pterocarpin, ferner die Flavonoide Sophoradin, Sophoranon, Sophoranochromen, Sophoranochromon, Kaffeesäure-ester, (—)-Maachiain, Geneistein sowie drei weitere Flavonoide [(KYOGOKU et al.: Chem. Pharm. Bull. *21*, 1192 (1973)].

Sorbinsäure

Sorbinsäure

S. II, 1042 u. Acidum sorbinicum.

Sorbitanum

Sorbitanaether und -ester, Sorbitane.

S. Bd. VII B unter Tenside.

Sorbimacrogole

S. VII B, 474 u. Tenside.

Sorbitolum

Sorbit DAB 7 — BRD. Sorbitolum Helv. VI. Sorbitol BP 73, USP XIX. D-Sorbitolum Jap. 71. Sorbitolo. Sorbitolum depuratum 2. AB — DDR. D-Glucitol. Glucohexit. Hexitol.

$$
\begin{array}{c}
\text{CH}_2\text{OH} \\
|　\\
\text{H}-\text{C}-\text{OH} \\
|　\\
\text{HO}-\text{C}-\text{H} \\
|　\\
\text{H}-\text{C}-\text{OH} \\
|　\\
\text{H}-\text{C}-\text{OH} \\
|　\\
\text{CH}_2\text{OH}
\end{array}
$$

$C_6H_{14}O_6$ M.G. 182,2

Gehalt. Mindestens 98,0%, ber. auf die getrocknete Substanz (DAB 7 — BRD); 98,0 bis 101,0%, ber. auf die bei 60° und höchstens 5 Torr über Phosphor(V)-oxid getrocknete Substanz (2. AB — DDR, Helv. VI); mindestens 97,0% (Jap. 71); mindestens 98,0%, ber. auf die wasserfr. Substanz (BP 73); mindestens 91,0 und höchstens 100,5%, ber. auf die wasserfreie Substanz (USP XIX).

Herstellung. 20—50%ige Glukose-Lsg. werden in Gegenwart von Kupfer- oder anderen Metallkatalysatoren (Nickel, Kobalt, Palladium) bei ca. 90 bis 150° und ca. 50 bis 250 atm. Wasserstoffdruck hydriert. Die rohe Sorbit-Lsg. wird über Ionenaustauscher gereinigt und nach dem Eindampfen aus wss. A. umkrist.
Die Substanz ist im Pflanzenreich weit verbreitet und wird besonders in Früchten von Sorbus- und Crataegusarten gefunden. Da das natürliche Vorkommen nicht ausreicht, wird die Substanz heute hauptsächlich technisch gewonnen.

Eigenschaften. Weißes, krist. Pulver oder weißes Granulat, Geruch nicht wahrnehmbar, von süßem Geschmack, sehr leicht lösl. in W., lösl. in 90%igem A., sehr schwer lösl. in Chlf. und Aceton. Die Substanz kommt in einer stabilen Modifikation (Fp. 96,7 bis 97,2°) und einer instabilen Modifikation (Fp. 90,4 bis 91,8°) vor. Die Konfiguration der Kohlenstoffatome 2 bis 5 stimmt mit denen der Glukose überein. Die spez. Drehung $[\alpha]_D^{25} = -1,9°$ (c = 10,0 in W.) ist gering und daher als Identitäts- und Reinheitskriterium ungeeignet. Gegenüber Säuren und Basen und Hitzeeinwrkg. ist die Substanz beständiger als Monosaccharide, da sie keine Carbonylgruppe aufweist. Lsg. der Substanz lassen sich daher ohne Zers. unter den üblichen Bedingungen sterilisieren.

Erkennung. 1. Die Mischung von 1,00 ml Prüflsg., 5,0 ml W., 3,0 ml Kaliumpermanganat-Lsg. und 0,30 ml 3 n Natronlauge wird kurz erwärmt. Das Filtrat gibt beim Erhitzen mit 1,0 ml Fehling'scher Lsg. einen roten Nd. (DAB 7 — BRD). Prüflsg. nach DAB 7 — BRD:

12,5 g Substanz werden unter Erwärmen zu 25,0 ml gelöst. — 2. 6,0 ml Prüflsg. werden mit 12,0 ml konz. Salzsäure und 0,25 ml 2-Chlorbenzaldehyd versetzt und unter häufigem Umschütteln 2 Std. lang stehen gelassen. Der Nd. wird abfiltriert, mit einer Mischung von 5,0 ml W. und 5,0 ml M. ausgewaschen und ein- bis zweimal aus Äthylacetat umkristallisiert. Die Kristalle schmelzen nach dem Trocknen bei 105° zwischen 210 und 225° (DAB 7 — BRD). — 3. 0,50 g Substanz werden in einem 50-ml-Rundkolben mit 5,0 ml Essigsäureanhydrid und 10 Tr. Pyridin versetzt. Die Mischung wird unter Rückflußkühlung 10 Min. im Sieden gehalten, mit 15,0 ml warmem W. versetzt und anschließend in einer Kältemischung aus Eis, Wasser und Natriumchlorid gekühlt. Beim Reiben der Gefäßwand mit einem Glasstab entsteht ein krist. Nd. Der Nd. wird auf einem Filter gesammelt und zweimal mit je 5,0 ml A. gewaschen. Die an der Luft 30 Min. getrockneten Kristalle schmelzen im Bereich von 96 bis 101° (2. AB — DDR, ähnlich Jap. 71, BP 73). — 4. 1 ml einer Lsg. der Substanz in W. (7/10) wird mit 2 ml Eisen(II)-sulfatlsg. und 1 ml einer Lsg. von Natriumhydroxyd (1/5) versetzt. Es entsteht eine Blaugrünfbg., aber keine Trbg. (Jap. 71). — 5. 1 ml der Lsg. der Substanz in W. (1/20) wird sorgfältig mit 1 ml einer frisch bereiteten Lsg. von Catechol in W. (1/10) geschüttelt und schnell mit 2 ml Schwefelsäure versetzt. Es entsteht eine rötlich-purpur bis purpurrote Fbg. (Jap. 71, BP 73). — 6. 5 g Substanz werden in 3 ml W. gelöst, wenn nötig unter leichtem Erwärmen. Nach dem Abkühlen wird die Lsg. mit 7 ml M., 1 ml Benzaldehyd und 1 ml Salzsäure versetzt, gemischt und 2 Std. geschüttelt. Die entstehenden Kristalle werden abfiltriert und in 20 ml siedender Natriumhydrogencarbonat-Lsg. gelöst. Man läßt zum Auskristallisieren stehen. Die Kristalle werden mit 5 ml einer Mischung aus gleichen Vol.T. M. und W. gewaschen und in einem Luftstrom getrocknet. Sie schmelzen bei etwa 175° (BP 73, ähnlich USP XIX). — 7. D.chr. Prüf.: Absorptionsschicht: Kieselgel G. Zur Herst. der Absorbens-Suspension wird statt W. 0,1 M Borsäure-Lsg. verwendet.

Aufzutragende Lsg.: 0,0300 g Substanz werden in 100,0 ml W. gelöst. 15,0 µl der Lsg. werden als Startfleck a und 5,0 µl als Startfleck b aufgetragen.

Aufzutragende Lsg. der Testsubstanz: 0,0300 g Sorbitol-Standard werden in 100,0 ml W. gelöst. 15,0 µl der Lsg. werden als Startfleck c und 5,0 µl als Startfleck d aufgetragen.

Beim Auftragen darf das Trocknen nicht durch einen Heißluftstrom beschleunigt werden.
Laufmittel: W.—Isopropanol—Äthylacetat (54 + 34 + 12).

Trocknung: Die Dünnschichtplatte wird an der Luft aufbewahrt, bis das Laufmittel verdunstet ist.

Detektion: Rg. I: frisch bereitete Natriumtetraoxojodat-Lsg. (0,100 g/100,0 ml). Rg. II: Benzidin-Lsg.

Die Dünnschichtplatte wird mit dem Rg. I und nach 5 Min. mit dem Rg. II besprüht.

Auswertung: Der R_f-Wert des weißen Testsubstanzfleckes auf blauem Grund über dem Startpunkt d muß im Bereich von 0,25 bis 0,45 liegen. Das Chromatogramm zeigt über dem Startpunkt b einen weißen Fleck auf blauem Grund mit dem R_f-Wert des Fleckes der Testsubstanz (2. AB — DDR).

Prüfung. 1. Aussehen der Lsg.: 1,00 ml Prüf-Lsg. muß nach dem Verdünnen auf 5,0 ml klar und farblos sein (DAB 7 — BRD, ähnlich 2. AB — DDR, Jap. 71). — 10 g Substanz werden in 50 ml W. gelöst. Die Lsg. ist klar, und die Farbe darf nicht intensiver sein als 50 ml folgender Vgl.-Lsg.: 0,5 ml Kobaltchlorid-Lsg., 1,2 ml Eisen(III)-chlorid-Lsg., 0,2 ml Kupfersulfat-Lsg. und 7 ml Salzsäure; die Mischung wird mit W. auf 200 ml aufgefüllt. Der Vgl. der zwei Lsg. soll in Nesslerzylindern längs der Vertikalachse gegen eine weiße Oberfläche erfolgen (BP 73). — 2. Alkalisch oder sauer reagierende Verunreinigungen: 5,0 ml Prüf-Lsg. müssen auf Zusatz von 0,10 ml Phenolphthalein-Lsg. farblos bleiben und sich auf Zugabe von 0,25 ml 0,02 n-Natronlauge rot färben (DAB 7 — BRD, ähnlich 2. AB — DDR, Helv. VI). — 10 ml einer 5%igen Lsg. werden mit 0,2 ml 0,01 n Natriumhydroxyd-Lsg. und 2 Tr. Phenolphthalein-Lsg. versetzt. Dabei muß Rotfbg. auftreten; 10 ml einer 5%igen Lsg. werden mit 0,3 ml 0,01 n Salzsäure und 2 Tr. Methylrot-Lsg. versetzt. Dabei muß eine Rotfbg. auftreten (BP 73). — 3. Schwermetall-Ionen: 5,0 ml Prüf-Lsg. dürfen nach Zusatz von 5,0 ml W. bei der Prüf. auf Schwermetall-Ionen nach Methode I (s. I, S. 254) keine stärkere Fbg. und ggf. keine stärkere Trbg. als die Vgl.-Probe zeigen (höchstens 0,001%, ber. als Pb^{2+}) (2. AB — DDR, ähnlich DAB 7 — BRD, Jap. 71, Helv. VI, USP XIX). — Prüf.-Lsg. nach 2. AB — DDR: 4,000 g Substanz werden in kohlendioxidfreiem W. zu 20,0 ml gelöst. — 4. In 4,00 ml Prüf.-Lsg. dürfen Chlorid-Ionen nach Bd. I, S. 257 nicht nachweisbar sein (DAB 7 — BRD, 2. AB — DDR, BP 73, USP XIX, Jap. 71, Helv. VI). — 5. Sulfat-Ionen: 2,50 ml Prüf-Lsg. dürfen nach Zusatz von 7,5 ml W. bei der Prüf. auf Sulfat-Ionen (s. I, S. 263) keine stärkere Trbg. als die Vgl.-Probe zeigen (höchstens 0,01% SO_4^{2-}) (2. AB — DDR, DAB 7 — BRD, Jap. 71, Helv. VI, BP 73, USP XIX). — 6. Kohlenhydrate: 6,00 ml Prüf-Lsg. werden mit 20 ml W. und 5,0 ml 1 n Salzsäure zum Sieden erhitzt. Nach Zusatz von 5,0 ml 1 n Natronlauge, 15,0 ml W. und 50 ml Fehling'scher Lsg. wird 2 Min. lang zum Sieden erhitzt. Das abgeschiedene Kupfer(I)-oxid wird auf einem Glasintertiegel (G 4) gesammelt, mehrmals mit heißem W. und abschließend mit 96%igem A. gewaschen. Nach dem Trocknen bei 105° darf die Menge an Kupfer(I)-oxid höchstens 11 mg betragen (DAB 7 — BRD, ähnlich USP XIX). —

20,0 g Substanz werden in 25 ml W. gelöst und mit 8 ml verd. Salzsäure an einem Rückflußkühler auf einem Wasserbad 3 Std. erhitzt. Nach dem Abkühlen setzt man 2 Tr. Methylorange-Lsg. und dann Natronlauge zu, bis die Lsg. orange gefärbt ist. Dann wird mit W.
auf 100 ml aufgefüllt. 10 ml dieser Lsg. werden vorsichtig mit 10 ml W. und 40 ml Fehling'scher
Lsg. 3 Min. zum Sieden erhitzt. Nach dem Abkühlen filtriert man die überstehende Fl. sorgfältig durch einen Glassintertiegel (G 4), wobei man den Nd. soweit wie möglich im Kolben
läßt, wäscht den Nd. mit heißem W., bis die Waschfl. keine alkalische Rk. mehr zeigt und
filtriert die Waschfl. durch den gleichen Glassintertiegel. Der Nd. wird in 20 ml Eisen(III)-
ammoniumsulfat-Lsg. und 5 ml Schwefelsäure gelöst, wiederum durch den Glassintertiegel
filtriert und mit W. nachgewaschen. Die vereinigten Waschfl. und das Filtrat werden mit
6,3 ml 0,1 n Kaliumpermanganat-Lsg. versetzt; die Lsg. muß purpurrot gefärbt sein (Jap.
71). — 10,0 g Substanz werden in 3 ml W. unter vorsichtigem Erhitzen gelöst. Die Lsg. wird
abgekühlt, mit 20 ml Kupferrg. und etwas Bimssteinpulver versetzt und in der Weise erhitzt,
daß die Lsg. in 4 Min. zum Sieden kommt. Dann hält man die Lsg. weitere 3 Min. im Sieden.
Man kühlt rasch ab und versetzt mit 100 ml einer 2,4%igen Lsg. von Eisessig sowie 20 ml
0,05 n Jod-Lsg. Unter dauerndem Umschwenken fügt man 25 ml einer 6,0%igen Lsg. von
Salzsäure zu; wenn der Nd. restlos gelöst ist, titriert man den Überschuß an Jodlsg. mit 0,05 n
Natriumthiosulfat-Lsg. unter Verwendung von Stärke-Lsg., die man gegen Ende der Titration
als Indikator zusetzt, zurück. Dabei dürfen nicht weniger als 12,8 ml 0,05 n Natriumthiosulfat-
Lsg. verbraucht werden (BP 73, ähnlich 2. AB — DDR). — 7. Mannitol: Das Chromatogramm,
das zur Erk. angefertigt wurde, darf über dem Startpunkt a außer einem weißen Fleck auf
blauem Grund nur einen Fleck zeigen, der hinsichtlich R_f-Wert mit dem entsprechenden Fleck
über dem Startpunkt c übereinstimmt und der nicht größer ist als dieser (2. AB — DDR). —
8. Stärke, Dextrin: 2,50 ml Prüf-Lsg. werden nach Zusatz von 7,5 ml W. zum Sieden erhitzt.
Nach dem Erkalten und Zusatz von 1 Tr. 0,1 n Jodlsg. darf die Lsg. keine andere Fbg. zeigen
als die Mischung aus 1 Tr. 0,1 n Jodlsg. und 10,0 ml W. (2. AB — DDR). — 9. Arsen: Höchstens 1 ppm (BP 73). Höchstens 0,0003% (USP XIX). Höchstens 1,3 ppm (Jap. 71). —
10. Blei: Höchstens 2 ppm (BP 73). Höchstens 5 ppm (Jap. 71). — 11. Nickel: 10,0 g Substanz
werden in W. zu 20 ml gelöst, mit 3 ml Brom-Lsg. und 2 ml einer 20%igen Lsg. von Citronensäure versetzt, gemischt, mit 10 ml verd. Ammoniaklsg. und 1 ml einer 1%igen Lsg. von
Dimethylglyoxim in A. (95%ig) versetzt. Man mischt und füllt mit W. zu 50 ml auf. Dann
läßt man 5 Min. stehen. Die entstehende Fbg. darf nicht intensiver sein als die einer Lsg. die
1 ml Nickelchlorid-Lsg. enthält und in gleicher Weise behandelt wurde (BP 73, ähnlich
Jap. 71). — 12. Trocknungsverlust: 0,2500 g Substanz werden in einem bis zur Massekonstanz
getrockneten Wägegläschen in flacher Schicht ausgebreitet und in einem Vakuumtrocken-
schrank oder einer Trockenpistole bei 60° und höchstens 5 Torr über Phosphor(V)-oxid bis
zur Massekonstanz getrocknet. Die Trocknungszeit zwischen den einzelnen Wägungen muß
mindestens 8 Std. betragen. Zur Belüftung des Vakuumtrockenschrankes bzw. der Trockenpistole wird Luft verwendet, die durch eine Mischung aus Phosphor(V)-oxid und einem
geeigneten Trägermaterial geleitet worden ist. Die Substanz darf höchstens 5,0% Masse verlieren (2. AB — DDR). — Höchstens 2,0% (DAB 7 — BRD); höchstens 1,5% (BP 73);
höchstens 1,0% (USP XIX); höchstens 2,0%, wenn 0,5 g Substanz bei vermindertem Druck
3 Std. bei 80° über Phosphorpentoxid getrocknet werden (Jap. 71); höchstens 2,0% (Helv.
VI). — 13. Sulfatasche: Höchstens 0,1% (DAB 7 — BRD, 2. AB — DDR, BP 73, USP XIX,
Helv. VI). Höchstens 0,02% (Jap. 71).

Gehaltsbestimmung. 1. 50 mg Substanz, genau gewogen, werden in einem JZ-Kolben in
15 ml W. gelöst und mit 40,00 ml 0,05 n Natriummetaperjodat-Lsg. im Wasserbad 10 Min.
lang erhitzt. Die Lsg. wird abgekühlt, mit 1,5 g Kaliumhydrogencarbonat, 50,00 ml 0,1 n
Arseniksäure-Lsg. und 0,50 g Kaliumjodid versetzt und nach 15 Min. mit 0,1 n Jod-Lsg. unter
Zusatz von Särke-Lsg. titriert.

Unter gleichen Bedingungen wird ein Blindversuch angesetzt. Aus der Differenz zwischen
dem Verbrauch an 0,1 n Jod-Lsg. im Haupt- und im Blindversuch wird der Geh. berechnet.

1 ml 0,1 n Jod-Lsg. entspr. 1,822 mg $C_6H_{14}O_6$ (DAB 7 — BRD, 2. AB — DDR, BP 73,
Helv. VI). — 2. Etwa 0,1 g Substanz, sorgfältig getrocknet und genau gewogen, werden in
W. zu 100 ml gelöst. 10 ml dieser Lsg. werden in einem JZ-Kolben mit genau 25 ml Kaliumperjodat-Lsg. (3/1000) und 1 ml Schwefelsäure versetzt und 15 Min. auf dem Wasserbad
erwärmt. Nach dem Abkühlen setzt man 2 g Kaliumjodid zu, verschließt den Kolben und
schüttelt gut um. Nach 5 Min. langem Stehen im Dunkeln titriert man mit 0,1 n Natriumthiosulfat-Lsg. unter Verwendung von 1 ml Stärke-Lsg. als Indikator. In gleicher Weise wird
eine Blindtitration durchgeführt. 1 ml Natriumthiosulfat-Lsg. entspr. 1,8217 mg $C_6H_{14}O_6$
(Jap. 71). — 3. Nach USP XIX wird eine säulenchromatographische Geh.bestimmung durchgeführt:

Adsorbens: 9 T. sehr feine Chromatographie-Füllerde und 2 T. Chromatographie-Kiesel-
erde werden sorgfältig durch 12std. mechanisches Rühren gemischt. Es werden nur die Anteile
verwendet, die ein 200-Mesh-Sieb passieren.

Chromatographiesäule: Die poröse Einsatzplatte eines 230×38 mm Chromatographierohres, das in eine 500-ml-Saugflasche mündet, wird mit einem Baumwolläppchen bedeckt. Man legt ein Vac. zwischen 25 und 50 mm Quecksilber an und hält diesen Druck während der gesamten chromatographischen Bestimmung konstant. Mit Hilfe eines Pulvertrichters wird das Absorbens in gleichmäßigem Strom in das Chromatographierohr gefüllt. Das Rohr wird dann mit einem Wattepfropfen verschlossen. Die Säule soll etwa 15 mm unterhalb des Rohrendes enden. Man muß auf ein sorgfältiges Packen der Säule achten.

Fließmittel: 60 ml W. werden mit 340 ml Isopropanol versetzt und gemischt.

Prüflsg.: Etwa 900 mg Substanz werden genau gewogen und in einem 100-ml-Meßkolben mit 1 ml W. versetzt und dann mit dem Fließmittel bis zum Vol. aufgefüllt und gemischt.

Durchführung: Man gießt ausreichend Fließmittel in das Chromatographierohr, um die gesamte Säule zu befeuchten. Dabei soll eine etwa 5 mm hohe Schicht von Fließmittel über der Säule stehen. 10 ml der Prüflsg. werden in das Chromatographierohr gebracht; nachdem diese in die Säule eingezogen sind, setzt man 2mal je 10 ml Fließmittel zu, wobei man darauf achtet, daß jede Portion gut einzieht. Mit Hilfe eines Gummistopfens setzt man auf die Säule einen Scheidetrichter, der 325 ml Fließmittel enthält, und regelt den Zufluß so, daß immer eine etwa 5 mm hohe Schicht Fließmittel auf der Säule steht.

Nachdem das gesamte Fließmittel durch die Säule gelaufen ist, hält man das vac. noch so lange aufrecht, bis das Packmaterial sich von der Wand des Chromatographierohres löst. Dann entfernt man das vac. Die Säule wird dann auf Aluminiumfolie gegeben. Die gesamte Länge der Säule wird an 3 Stellen mit einer Lsg., die 1 g Kaliumpermanganat und 10 g Natriumhydroxid in 100 ml W. gelöst enthält, bestrichen, diejenigen Zonen der Säule, deren Farbe auf dem Streifen von Grün nach Braun umschlägt, werden markiert. Die 2. Zone, die gewöhnlich zwischen 12 und 15 cm, ber. vom oberen Ende der Säule, beginnt, wird herausgeschnitten, sofern eine 3. Zone besteht, wird gerade eben unter der oberen Kante der sich langsamer bewegenden Zone geschnitten. Wenn keine 3. Zone besteht, wird 3 cm unter der Spitze geschnitten. Wenn Mannitol vorhanden ist, erscheint dieses gerade eben unter dem oberen Rand der 2. Zone; wenn nicht reduzierende Zucker vorhanden sind, in ausreichender Konzentration, erscheinen diese oberhalb der 2. Zone.

Die 2. (Sorbit) Zone wird in kleine Stücke zerschnitten und über Nacht getrocknet. Die getrocknete Sorbitzone wird pulverisiert und in ein trockenes Chromatographierohr, wie oben beschrieben, überführt. Das Sorbit wird mit 150 ml warmem W. eluiert. Das Eluat wird in einem 250-ml-Meßkolben gesammelt und mit W. bis zum Vol. aufgefüllt. 50 ml des verd. Eluates werden in einem 500-ml-JZ-Kolben mit 50 ml einer Lsg. von Kaliumperjodat-Lsg., die man hergestellt hat durch Lösen von 4,8 g Kaliumperjodat in 500 ml W. unter Zusatz von 2 ml Schwefelsäure und Auffüllen des Vol. mit W. auf 1000 ml bereitet hat. Die Mischung wird 20 Min. auf einem Wasserbad von 80 bis 85° erwärmt. Nach dem Abkühlen auf Raumtemp. in einem Eisbad wird mit 2,5 g Natriumbicarbonat und 10 ml Kaliumjodid-Lsg. (1 in 5) versetzt und sofort mit 0,05 n Kaliumarsenit-Lsg. titriert unter Verwendung von 3 ml Stärkelsg. als Indikator. In gleicher Weise wird eine Blindtitration durchgeführt, wo anstelle des Sorbiteluats W. verwendet wird. 1 ml 0,05 n Kaliumarsenit-Lsg. entspr. 0,9109 mg $C_6H_{14}O_6$ (USP XIX).

Aufbewahrung. In dem Verbrauch angemessenen Gefäßen, gut verschlossen, unter Lichtschutz.

Anwendung. Als Diabetikerzucker. Sorbit wird, hauptsächlich in der Leber, durch die Sorbitdehydrogenase in Fructose umgewandelt. Blutglucose und Glucoseausscheidung steigen nicht an. Nicht umgesetztes Sorbit wird als solches durch die Nieren ausgeschieden. Als mildes Laxans (20,0 bis 30,0 g), auch als Cholagogum. In 50%iger Lsg. i.v. zur Osmotherapie bei Ödemen, erhöhtem Hirndruck, Glaukom. In der pharmazeutischen Technik anstelle von Glycerin in Salben und Lotionen.

Handelsformen. Cholaxine (Delalande); Karion (Merck); Sionon (Bayer, Drugofa) u. a.

Sorbitolum 70% Helv. VI. Sorbitol Solution USP XIX. Sorbitolo 70%. Sorbit-Lösung 70%.

Bemerkung. Es handelt sich um eine Lsg. von Sorbit in W., die in 100,0 g mindestens 69,0 g und höchstens 71,0 g feste Stoffe enthält, hauptsächlich Sorbit und kleine Mengen Mannit u.a. isomere 6 wertige Alkohole. Der Geh. an D-Sorbit ($C_6H_{14}O_6$) in 100,0 g soll mindestens 64,0 g betragen (USP XIX). — Lsg. mit einem Geh. von ca. 70 (62,0—72,0)% Hexitolen, vorwiegend D-(+)-Sorbit (Helv. VI).

Eigenschaften. Klare, farblose, sirupartige Fl. von süßem Geschmack, die neutral gegen Lackmus reagiert, mischbar mit W., 85%igem Glycerin und Propylenglykol, wenig lösl. in 94%igem A., praktisch unlösl. in org. Lsgm. Dichte: mindestens 1,285 (Helv. VI, USP XIX).

Brechungsindex: 1,455 bis 1,465 bei 20° (USP XIX). Optische Drehung: Die Substanz muß rechts drehen. Die Bestimmung wird im 2-dm-Rohr mit folgender Lsg. ausgeführt: 7,0 g + 6,4 g Natriumtetraborat werden in einem Meßkolben von 50 ml zu ca. 45 ml W. gelöst. Die Lsg. wird unter zeitweiligem Umschütteln 1 Std. stehen gelassen, mit W. auf 50,0 ml aufgefüllt und nötigenfalls filtriert (Helv. VI).

Erkennung. 1. 3 ml einer Substanzlsg. (1 in 75) werden in einem 15-cm-Reagenzglas mit 3 ml einer frisch bereiteten Catechol-Lsg. (1 in 10) versetzt und gemischt. Nach Zusatz von 6 ml Schwefelsäure wird wieder gemischt und dann vorsichtig über offener Flamme etwa 30 Sek. erhitzt. Dabei muß eine leichte Rosafbg. auftreten (USP XIX). — 2. 6 ml Substanz werden mit 7 ml M., 1 ml Benzaldehyd und 1 ml Salzsäure versetzt und dann mechanisch geschüttelt, bis Kristallisation einsetzt. Die Kristalle werden abgesaugt, in 20 ml kochendem W., das 1 g Natriumbicarbonat enthält, gelöst. Die heiße Lsg. wird filtriert, das Filtrat läßt man abkühlen, saugt die entstehenden Kristalle wiederum ab, wäscht diese mit 5 ml einer Mischung aus gleichen Teilen M. und W. und trocknet an der Luft. Das Sorbitmonobenzyliden-derivat schmilzt bei 174 bis 179° (USP XIX). — Weitere Rk. s. Reinsubstanz (Sorbit).

Prüfung. 1. Reaktion: Die Stamm-Lsg. soll einen pH-Wert von 5,4 bis 7,0 haben (Helv. VI). — Stamm-Lsg.: 7,0 g Substanz werden mit aufgekochtem W. auf 50 ml verd. Diese Lsg. die klar und farblos sein muß, dient als Stamm-Lsg. — 2. Schwermetalle: In 9 ml Stamm-Lsg. dürfen Schwermetalle nicht nachweisbar sein (nach I, S. 253) (Helv. VI). — Höchstens 0,001% (USP XIX). — 3. Chlorid: 1,5 g Substanz darf nicht mehr Chlorid enthalten als 0,1 ml 0,02 n Salzsäure (0,005%) (USP XIX, ähnlich Helv. VI). — 4. Sulfat: 1 g Substanz darf nicht mehr Sulfat enthalten als 0,1 ml 0,02 n Schwefelsäure (0,01%) (USP XIX, ähnlich Helv. VI). — 5. Arsen: Höchstens 0,00025% (USP XIX). — 6. Reduzierende Zucker: 10,0 g Substanz, genau gewogen, werden in einem 400-ml-Becherglas mit 35 ml W. versetzt und gemischt. Die Mischung versetzt man mit 50 ml alkalischer Kupfer(II)-tartrat-Lsg., bedeckt das Becherglas und erhitzt die Mischung in der Weise, daß sie in 4 Min. zum Sieden kommt. Man läßt weitere 2 Min. im Sieden. Der entstehende Nd. von Kupferoxid wird in einem tarierten Glassintertiegel gesammelt, sorgfältig mit heißem W., dann mit A. und anschließend mit Ae. gewaschen und 30 Min. bei 105° getrocknet. Nach dem Trocknen wäscht man noch einmal mit heißem W., dann mit 10 ml A. und zum Schluß mit 10 ml Ae. und trocknet wiederum 30 Min. bei 105°. Das Gew. des Kupferoxids darf höchstens 50 mg betragen (USP XIX). — 7. Trocknungsverlust: 28,0 bis 32,0%, bestimmt mit 0,7 g, die unter vermindertem Druck bei höchstens 80° eingedampft und dann im vac. getrocknet werden (Helv. VI). — 29 bis 31% (USP XIX). — 8. Verbrennungsrückstand: Höchstens 0,1%, bestimmt mit 1 g Substanz (Helv. VI, ähnlich USP XIX).

Gehaltsbestimmung. 1. USP XIX: Die Geh.bestimmung wird, wie unter Reinsubstanz beschrieben, nach einer Säulenchromatographie durchgeführt. Adsorbens, Chromatographie-säule und Fließmittel: s. unter Reinsubstanz. Prüf-Lsg.: Eine genau gewogene Menge Substanz, die etwa 900 mg Sorbit äquivalent ist, wird in einem 100-ml-Meßkolben mit dem Fließmittel bis zum Vol. aufgefüllt und gemischt. Durchführung: S. Reinsubstanz. — 2. Nach Helv. VI: Ca. 70 mg Substanz, genau gewogen, werden in einem Meßkolben in W. zu 500,0 ml gelöst (Lsg. a). In einem anderen Meßkolben werden 0,15 g Natriumperjodat in 50 ml 9%iger Schwe-felsäure und W. zu 250,0 ml gelöst (Lsg. b). 10,00 ml der Lsg. a + 20,00 ml der Lsg. b werden in einem Erlenmeyerkolben von 200 ml mit aufgesetztem Trichter 15 Min. auf dem Wasserbad erwärmt. Die erkaltete Lsg. wird mit 1 g Kaliumjodid versetzt und nach 5 Min. das aus-geschiedene Jod mit 0,02 n Natriumthiosulfat titriert. Gegen Ende der Titration werden 10 Tr. Stärke-Lsg. zugefügt. In gleicher Weise wird ein Blindversuch ausgeführt. 1 ml 0,02 n $Na_2S_2O_3$ entspr. 0,364 mg $C_6H_{14}O_6$.

Aufbewahrung. In gut verschlossenem Behälter unter Lichtschutz.

Anwendung. In wss. Lsg. als Dickungsmittel in Salben und Lotionen anstelle von Glycerin und für Synthesen von Emulgatoren.

Sorbitol Injection BP 73. Sorbit-Injektions-Lösung. Sterile Sorbit-Lösung zur Injektion.

Bemerkung. Es handelt sich um eine sterile Lsg. von Sorbit in W. zu Injektionszwecken Die Lsg. wird durch Erhitzen im Autoklaven sterilisiert.

Gehalt. Mindestens 95,0 und höchstens 105,0% des deklarierten Geh. (BP 73).

Eigenschaften. Klare, farblose oder fast farblose Fl.

Erkennung. 1. Ein Vol., das etwa 50 mg Sorbit äquivalent ist, wird mit 3 ml Catechol-Lsg. versetzt und die Mischung in 6 ml Schwefelsäure gegossen. Dabei entsteht eine rosarote Fbg. (BP 73). — 2. Ein Vol., das etwa 5 g Sorbit äquivalent ist, wird in einem Rotationsverdampfer auf einem Wasserbad so lange eingeengt, bis die Fl. viskos wird. Nach dem Abkühlen versetzt man mit 7 ml M., 1 ml Benzaldehyd und 1 ml Salzsäure, mischt und schüttelt 2 Std. kontinuierlich. Nach dem Filtrieren werden die Kristalle in 20 ml siedender Natriumhydrogencarbonat-Lsg. gelöst und wieder auskrist. gelassen. Der Schmelzpunkt des Kristallisates liegt nach dem Waschen mit 5 ml einer Mischung gleicher Teile M. und W. und anschließendem Trocknen in einem Luftstrom bei etwa 175° (BP 73).

Prüfung. 1. Saure Verunreinigungen: Eine Menge Substanz, die 2,5 g Sorbit äquivalent ist, wird mit 2 Tr. Phenolphthalein-Lsg. versetzt und mit 0,02 n Natronlauge titriert. Dabei dürfen nicht mehr als 0,25 ml verbraucht werden (BP 73). — 2. Reduzierende Zucker: Eine Menge Substanz, die etwa 10,0 g Sorbit äquivalent ist, wird auf dem Wasserbad an einem Rotationsverdampfer auf etwa 10 ml eingeengt. Nach dem Abkühlen versetzt man mit 20 ml Kupferrg. und etwas Bimssteinpulver, erhitzt in der Weise, daß die Lsg. in 4 Min. zum Sieden kommt, und setzt das Sieden weitere 3 Min. lang fort. Nach schnellem Abkühlen versetzt man mit 100 ml einer 2,4%igen Lsg. von Eisessig und 20 ml 0,05 n Jod-Lsg.; unter konstantem Schwenken werden 25 ml 6,0%ige Salzsäure zugesetzt und, wenn sich die gesamte Nd. gelöst hat, der Überschuß an Jod-Lsg. mit 0,05 n Natriumthiosulfat-Lsg. zurücktitriert unter Verwendung von Stärke-Lsg., die gegen Ende der Titration zugesetzt wird, als Indikator. Dabei dürfen nicht weniger als 12,8 ml 0,05 n Natriumthiosulfat-Lsg. verbraucht werden (BP 73). — 3. Pyrogene: Es wird der übliche Test auf Pyrogene durchgeführt unter Verwendung von mindestens 0,5 g Sorbit/kg Kaninchen (BP 73).

Gehaltsbestimmung. Eine Menge, die 0,4 g Sorbit äquivalent ist, wird auf 100 ml mit W. verd. 10 ml dieser Lsg. werden in einem JZ-Kolben mit 20,0 ml 2,14%iger Lsg. von Perjodat und 2 ml verd. Schwefelsäure versetzt. Man erhitzt 15 Min. auf dem Wasserbad, kühlt ab und setzt 3 g Natriumhydrogencarbonat und 25 ml 0,2 n Natriumarsenit-Lsg. zu. Nach dem Mischen wird noch mit 5 ml 20%iger Kaliumjodid-Lsg. versetzt. Die Mischung läßt man 15 Min. stehen und titriert mit 0,1 n Jod-Lsg. bis zur schwachen Gelbfbg. In gleicher Weise wird ein Blindversuch durchgeführt. Die Differenz des Verbrauchs zwischen Titration und Blindversuch stellt den Verbrauch an 0,1 n Jod-Lsg. dar. 1 ml 0,1 n Jod-Lsg. entspr. 0,001 822 g $C_6H_{14}O_6$ (BP 73).

Kennzeichnung. Der Geh. ist in Prozenten auf dem Gefäß zu deklarieren.

Dosierung. 0,6 g pro Min. i.v. Wenn Sorbit-Injektionslsg. ohne Geh.angabe verordnet wird, soll eine Lsg., die 30% Sorbit enthält, verwendet werden (BP 73).

Sorbose

L-**Sorbose.** Sorbin. Sorbinose.

$$
\begin{array}{c}
CH_2OH \\
| \\
C{=\!=}O \\
| \\
HO{-}C{-}H \\
| \\
H{-}C{-}OH \\
| \\
HO{-}C{-}H \\
| \\
CH_2OH
\end{array}
$$

$C_6H_{12}O_6$ M.G. 180,16

Vorkommen. Die Substanz ist ein Stoffwechselprodukt verschiedener Mikroorganismen, u. a. Acetobacter suboxydans. Sie entsteht im Saft der Vogelbeeren aus D-Sorbit durch die oxidierende Wrkg. des Sorbosebakteriums.

Eigenschaften. Weißes, krist., süß schmeckendes Pulver, sehr leicht lösl. in W., praktisch unlösl. in absolutem A. d = 1,65. Fp. = 165°. $[\alpha]_D^{20} = -43{,}0°$ (c = 5 in W.). Die Substanz ist mit Bierhefe nicht vergärbar. Sie reduziert Fehling'sche Lsg.

Anwendung. Als Roborans bei Intoxikationen, Pankreopathien und Hepatopathien. Als Ausgangsmaterial zur Synthese der Ascorbinsäure.

Handelsform. Esorben.

Sorbus

Sorbus aucuparia L. (Pirus aucuparia GÄRTNER, Mespilus aucuparia ALL., Aucuparia silvestris MEDIKUS). Rosaceae — Maloideae — Maleae. Eberesche. Vogelbeerbaum. Quickbeam. Mountain-ash. Cowantree. Witchen. Witchwood. Sabier des oiseleurs. Thymier. Sorbo selvatico. Sorbo degli uccellatori. Rön.

Fast in ganz Europa (von Mittel- und Ostspanien, Süditalien und den nördlichen Balkanländern bis Island und zum nördlichsten Norwegen), in Westsibirien und Kleinasien heimisch In Nordamerika häufig kultiviert. Verbreitet und häufig an ziemlich trockenen wie an feuchten, an mineralischen wie an humosen Standorten: an felsigen Hängen, auf Schutt, in lichten Laub- und Nadelwäldern, im Grünerlen- und Legföhrengebüsch, auf Hochmooren, Waldschlägen usw., von der Ebene bis über die Waldgrenze. Sehr formenreiche Art. Strauch oder meist mittelgroßer, selten bis 16 (18) m hoher Baum mit rundlicher, ziemlich lockerer Krone, hellgrauer, glatter, glänzender Rinde und später längsrissiger, schwärzlicher Borke. Junge Zweige lockerfilzig behaart, verkahlend, grau oder rotbraun. Knospen besonders an der Spitze behaart, selten kahl; Knospenschuppen dicht bewimpert, auf dem Rücken weißzottig. Laubblätter unpaarig gefiedert; Blättchen zu 4 bis 9 Paaren, länglich lanzettlich, sitzend, mit Ausnahme des unteren Viertels einfach (seltener doppelt) scharf gesägt oder gesägt-gezähnt (an Langtrieben des Stammgrundes ab und zu fiederspaltig, doppelt gezähnt), oberseits dunkelgrün, spärlich behaart, verkahlend, unterseits hellgrün, stärker behaart, meist nicht vollständig verkahlend, im Herbst dunkel blutrot. Blattspindel rinnig, behaart, an der Ansatzstelle der Blättchen mit einer Drüse. Blütenstand breit doldenrispig, aufrecht, reichblütig, lockerfilzig behaart, seltener fast oder ganz kahl. Kelchbecher mehr oder weniger wollig-filzig, später verkahlend. Kelchblätter dreieckig, etwa 1,5 bis 1,8 mm lang, drüsig gewimpert, mehr oder weniger behaart oder kahl. Kronblätter kreisrundlich oder breiteiförmig, kurz genagelt, 4 bis 5 mm lang, oberseits gegen den Grund zu etwas oberhalb des Nagels wollig behaart, weiß. Staubblätter 20, ungefähr so lang wie die Kronblätter, Griffel meist 3 (2 bis 5), frei, in der unteren Hälfte behaart. Scheinfrucht fast kugelig, 9 bis 10 mm im Durchmesser, scharlachrot. Samen meist 3, schmallänglich spitz, rötlich.

Inhaltsstoffe. Im Stamm und in den Blättern Ursolsäure neben Paraffinen und Sitosterin. Im Hartholz Aucuparin, Fp. 101 bis.101,5°, und Methoxyaucuparin, Fp. 130 bis 122° [ERDTMAN et al.: Acta chem. scand. *17*, 1151 (1963)]. In der Rinde 7,2% Gerbstoff, Lupeol, Betulin (Gemisch = Sorbicortol I) und 23-Hydroxybetulin (Sorbicortol II), α-Sitosterin, Wachsalkohole. Im Saftholz Dimethyloxyisolariciresinol-monoxylosid (Lyonosid).

Aucuparin

Anwendung. Anspruchsloser Zierbaum, auch zur Gewinnung der Früchte angebaut. Rinde sowie Laub zum Gerben, die Zweige zum Färben oder zum Binden. Das Laub besonders für Ziegen und Schafe als gutes Futter; in den Alpen werden zur Gewinnung desselben die Bäume „geschneitelt". Auch zur Verfälschung von Tee wird es benutzt. Das ziemlich feinfaserige, harte, mittelschwere, schwer spaltbare, sehr zähe und elastische, im Splint hellrötliche, im Kern rotbraune Holz wird besonders von Wagnern, Drechslern, Holzbildhauern und Tischlern verarbeitet, ebenso für die Cellulosefabrikation, das Wurzelholz gelegentlich zu Spazierstöcken. Auch als Brennholz kommt es in Betracht.

Fructus Sorbi aucupariae. Baccae Sorbi. Fructus Sorborum. Vogelbeeren. Ebereschenbeeren. Rowan berries. Mountain ash fruit. Fruits de sorbier.

Die getrockneten Früchte sind orangerot, im Umriß annähernd kugelig, durch den Trocknungsprozeß jedoch stark gerunzelt; ein fünfzipfeliger Kelchrest krönt die kahle, 5 bis 7 mm dicke Frucht. Im Querschnitt sind ein orangegelbes Fruchtfleisch und drei Fruchtfächer sichtbar, von denen einen 1 oder 2 fertil sind und dann 1 bis 2 hellbraune Samen enthalten. Diese sind 1,5 bis 2 mm dick und 3 bis 4 mm lang. Die geruchlosen Früchte schmecken säuerlich.

Mikroskopisches Bild. Fruchtwand. Die Oberhautzellen sind nicht besonders stark, aber ziemlich regelmäßig verdickt. In der Flächenansicht messen sie 20 bis 30 μm. Ihre Kutikula ist erheblich dünner als bei den übrigen Ebereschenarten. Das Mesokarp besteht aus dünnwandigen, rundlichen bis sackförmigen Zellen, die gelbrote, nadelförmige bis wetzsteinförmige Chromoplasten (Carotin) enthalten. Schwach verdickte, poröse Zellen kommen im ganzen Mesokarp vereinzelt vor. Von den hier genannten Ebereschenarten ist Sorbus aucuparia L. die einzige, bei der sich keine Gerbstoffzellen vorfinden. Das das Kernhaus bildende Gewebe, einschließlich des häutigen Endokarps, ist ähnlich wie bei der Mehlbeere ausgebildet. Endokarpzellen und Sklereiden haben jedoch weniger gebogene Wände. Oxalatkristalle kommen in der Endokarpzone reichlich vor, an der Innenseite des Kernhauses außerdem — wie auch bei den übrigen genannten Ebereschenarten — lange einzellige, oft mehrfach gewundene Haare mit stark verdickten Wänden, ähnlich denen des Weißdorns.

Samen. Die Oberhaut der Samenschale besteht aus regelmäßigen, in der Flächenansicht polygonalen, im Querschnitt kurz prismatischen, von geschichtetem Schleim erfüllten Zellen (25 bis 45 μm), deren Radialwände meist fein geschlängelt sind. Bei tiefer Einstellung erkennt man in jeder Zelle ein bis zwei, etwas wurmförmige Gebilde, die der Innenwand anliegen und die verkorkte Innenlamelle der fast bis zum Schwinden des Lumens ausgebreiteten Schleimmembran darstellen (kennzeichnend für die Vogelbeere).

Inhaltsstoffe. Etwa 0,04% Parasorbinsäure $C_6H_8O_2$, Kp. 221° (in unreifen Früchten), das Glucosid Parasorbosid, Sorbinsäure $C_6H_8O_2$, Fp. 132 bis 134° (entsteht aus Parasorbinsäure), Äpfelsäure, Weinsäure, wenig Bernsteinsäure, Citronensäure, insgesamt 2 bis 3% org. Säuren, 4,6 bis 8% Zucker, vor allem Rohrzucker (zu etwa der Hälfte), Glucose, Sorbose (Sorbin, Sorbinose), Fp. 160 bis 162° (entsteht sekundär beim Vergären von Sorbit), Sorbit, Fp. 110 bis 111°, und L-Idit (Sorbierit) $C_6H_{14}O_6$, Fp. 73 bis 74°, 0,4 bis 0,6% Gerbstoff (Epigallocatechingallat, Epicatechin, Epicatechingallat, Gallussäure, Protocatechusäure, Phloroglucinol), Sorbitansäure, bitteres p-Sorbinsäureglucosid, 1% Pektin, Carotinoide wie Kryptoxanthin, β-Carotinepoxid, α- und β-Carotin („Sorbusin"), weiterhin Blausäurederivat (die Blausäure verschwindet beim Kochen), rotes Anthocyan (Cyanidinglucosid), 0,06 bis 0,11 % (in getrockneten Früchten bis 0,265 %) Vitamin C, ein Kohlenwasserstoff Sorbol $C_{34}H_{70}O$, Wachs, äth. Öl, Rutin, Isoquercitrin und Quercetin, Asozon, Phloroglucin und Meratin. Im Samen in sehr geringer Menge Amygdalin und 21% fettes Öl.

L-Idit   D-Sorbit   Parasorbinsäure

Nach NÜRNBERGER [Flora *155*, 598 (1964)] enthalten die Früchte von S. aucuparia edulis DIERCK Neochlorogen-, Isochlorogen-, Chlorogen- und Kaffeesäure, ferner China- und Zimtsäure. Als Bitterstoff ist das Glucosid der Parasorbinsäure enthalten, welches in der Wildform nicht vorkommt. Ferner Phospholipide (mit Cephalein und Lecithin), Tocopherole, Riboflavin.

Wirkung. Parasorbinsäure wirkt schwach laxierend, hat in höheren Dosen eine starke Reizwirkung (zum Beispiel auf den Magen-Darmtrakt), die sich in Speichelfluß, Erbrechen und Gastroenteritis äußert. Beim Kochen der Früchte wird die Parasorbinsäure weitgehend zerstört.

Vergiftungen. Sind selten und kommen nur durch größere Mengen der frischen Früchte zustande.

Anwendung. Vor allem als Abführmittel (Fluidextrakt aus frischen Früchten). In der Volksmedizin die frischen Früchte als Diureticum, Emmenagogum und Adstringens und Antiscorbuticum. Die Früchte mit Zucker eingemacht als Kompott und Gelee sowie als Kaffee-Ersatz. Bittere Früchte werden durch eintägiges Liegenlassen in Essigwasser entbittert. In einzelnen Gegenden (Appenzell) wird ihnen eine Heilwirkung gegen Lungenkrankheiten zugeschrieben, konz. Abkochungen der Vogelbeeren gegen die Lungenseuche des Rindviehs. Auch zur Bereitung eines Likörs, ferner zur Essigbereitung; im russischen Wodka soll z. T. gleichfalls Vogelbeerbranntwein enthalten sein. Das Mus als Antidiarrhoicum (enthält keine Parasorbinsäure mehr). Ebenso die getrockneten Früchte, diese auch bei Ruhr, Rheuma, Steinbeschwerden.

Folia Sorbi. Folia Sorbi aucupariae. Vogelbeerbaumblätter. Ebereschenblätter.

Die Laubblätter wechselständig, unpaarig gefiedert (elf- bis neunzehnzählig), die Blättchen kurzgestielt, schmal eilanzettlich, mit ganzrandigem, sehr ungleichem Grund, ungleich stachelspitzig gesägt; in der Jugend besonders unterseits locker zottig, später verkahlend. Die Haare bis 1,5 mm lang, einzellig.

Inhaltsstoffe. Ein Blausäure abspaltendes Glykosid (Amygdalin), Methylpentosane, Ursolsäure. Die Blätter von Sorbus aucuparia edulis DIERCK enthalten nach NÜRNBERGER [Pharmazie *19*, 476 (1964)] die Flavonglykoside Kämpferol-3-glucosid, Kämpferol-3-β-sophorosid, Isoquercitrin bzw. Quercetin-3-galaktosid und Quercetin-3-β-sophorosid.

Anwendung. Früher volksmedizinisch und zum Verfälschen von Tee.

Flores Sorbi. Vogelbeerblüten. Ebereschenblüten.

Inhaltsstoffe. Trimethylamin, Quercetin-3-β-sophorosid und Isoquercitrin, ferner Chlorogensäure und Glucose, 2 Kohlenwasserstoffe, Fp. 57 bis 60° und 64 bis 67°, ein Alkohol, Fp. 74 bis 76°, β-Sitosterin, Ursolsäure und ein unbekanntes Flavonglucosid, Fp. 249 bis 252° [KROLIKOWA et al.: Roczniki Chem. *39*, 1937 (1965)].

Anwendung. Selten als Tee. Mildes Laxans.

Bemerkung. Die Edeleberesche, S. aucuparia L. var. moravica ZENGERLING (var. dulcis BECK) ist eine besonders süße Mutante mit ca. 13% Gesamtzucker und reichlich Pektin. Gut geeignet zur Fruchtsaft- und Geleebereitung.

Sorbus aria (L.) CRANTZ (Pirus aria EHRH., Crataegus aria L., Mespilus aria SCOP., Aria nivea HOST.). Mehlbeerbaum. Silberbaum. Weißbaum. White Beam. Beam tree. Mountain ash. Alisier commun. Alonchier. Chiavosdello farinaccio. Rialto. Sorbo montano.

Kleiner Baum oder Strauch, in Europa von Südskandinavien und Nordrußland bis Spanien wild und kultiviert vorkommend. Laubblätter gefiedert, unterseits dicht weißfilzig, ungleichmäßig gesägt, nicht gelappt oder diese wenig deutlichen Lappen nach vorne zu größer werdend. Kronblätter weiß. Die Art ist sehr formenreich.

Inhaltsstoffe. Nach älteren Angaben in den Beeren 11% Glucose, 13,5% Sorbinsäure, Äpfel- und Citronensäure, 0,5% Fett, Cyanidinglykoside. In Blatt und Früchten nach NÜRNBERGER (l. c.) die gleichen Flavonolglykoside wie in S. aucuparia, aber keine Parasorbinsäure.

Anwendung. Die Früchte, Baccae sorbi alpinae, Mehlbeeren, als Antidiarrhoicum. Im Gebirge werden die gedörrten Früchte gegessen, u. a. auch gegen Husten und Katarrh. Zur Bereitung von Essig, Branntwein oder Mus. Holz und Blätter werden wie bei S. aucuparia verwendet.

Bemerkung. Die Früchte weiterer Sorbusarten sind eßbar. Genannt seien die Früchte einiger europäischer Arten: Sorbus intermedia (EHRH.) PERS. [S. scandica FRIES, S. suecica (L.) KROK, et ALMQUIST], Schwedische Mehlbeere, Oxelbeere; Sorbus latifolia (LAM.) PERS. [S. aria (L.) CRANTZ und S. torminalis (L.) CRANTZ]; Sorbus torminalis (L.) CRANTZ (Crataegus torminalis L.), Elsbeere.

Sorbus domestica L. (Mespilus domestica ALL., Pirus sorbus GÄRTN., Pyrenia sorbus CLAIRV., Cormus domestica SPACH). Speierling. Sperbe. Zahmer Sperberbaum.

Das Holz dieser in Europa nur noch selten vorkommenden, langsam wüchsigen Art soll mit 0,79 das höchste spez. Gewicht aller europäischer Laubbäume haben. Wertvolles Nutzholz.

Sorbus americana MARSH. (Pirus americana DC., Sorbus aucuparia L. var. americana PERS., S. micrantha DU MONT, S. microcarpa PURSH). American mountain ash.

In Nordamerika heimisch, in Europa kultiviert, selten verwildert.
Strauch oder bis 10 m hoher Baum. Zweige kahl oder nur anfangs schwach behaart. Knospen kahl, klebrig. Laubblätter gefiedert, mit meist 6 oder 8 Blättchenpaaren, bald verkahlend; Blättchen mehr oder weniger lanzettlich, scharf gesägt, am Grund ganzrandig, dunkelgelbgrün. Blüten klein, etwa 8 mm breit. Kelchblätter nicht gewimpert. Scheinfrucht hellrot, kugelig, etwa 6 mm breit.

Inhaltsstoffe. NÜRNBERGER [Flora *155*, 598 (1964)] fand die gleichen Flavonoide wie in Blatt und Frucht von S. aucuparia. Aucuparin, Methoxyaucuparin im Kernholz und Lignanxylosid (Lyonosid) im Saftholz. Parasorbinsäure; Sitosterin und dessen Ester mit Palmitin-, Öl-, Linol- und Linolensäure, Leucoanthocyanidin [NARASIM HACHAZI et al.: Phytochemistry 12, 2551 (1973)].

Anwendung. Die frische Rinde in der Homöopathie. Als Tonicum, Adstringens, Antisepticum und Chinarindenersatz.

Pirus americana HPUS 64. American mountain ash.

Die frische Rinde.

Arzneiform. Urtinktur: Arzneigehalt 1/10. Pyrus americana, feuchte Masse mit 100 g Trockensubstanz und 185 ml = 285 g, dest. W. 100 ml. USP (94,9 Vol.-%) 740 ml zur Bereitung von 1 000 ml der Tinktur. — Dilutionen: D 2 (2 ×) und höher mit A. HPUS (88 Vol.-%). — Medikationen: D 2 (2×) und höher.

Sorcainum

Sorcainum

S. II, 302 u. Cinchocainum hydrochloricum.

Sorghum

Sorghum halepense (L.) PERS. (Andropogon halepensis BROT., A. avenaceus HUMB. et KUNTH, A. arundinaceus SCOP., Trachypogon avenaceus NEES., Holcus halepensis L.).

Poaceae — Andropogonoideae — Andropogoneae. Wilde Mohrenhirse. Johnsongras. Aleppohirse. Sirch. Durra. Johnson-grass. Cannarecchia. Cannarocchia.

Heimisch im Mittelmeergebiet. Orient, Kaukasus, Ostindien, China, Kanaren, Kapverdische Inseln, Nordamerika, Mexiko, Kuba, Kolumbien. Selten an heißen, trockenen, buschigen Hügeln, in Weinbergen, an Wegrändern (oft Ruderalpflanze). Wild einzig in Istrien und im südlichen Tirol. Außerdem im mittleren und nördlichen Europa stellenweise verschleppt. Ursprünglich wohl ostmediterran.

Ausdauernd, 60 bis 100 cm hoch. Grundachse ziemlich dick (bis fast 1 cm), kurz, kriechend, Ausläufer sowie blühende und nichtblühende Triebe bildend. Stengel aufrecht, glatt, voll. Blätter 1 bis 1,5 cm breit, zugespitzt, glatt, am Rand meist von sehr scharfen Zähnchen rauh. Scheiden glatt. Blatthäutchen kurz, mit kurzen, etwa 1 mm langen Haaren besetzt. Rispe bis 30 cm lang, stark verzweigt, mit bis 15 cm langen, in meist drei- bis mehrzähligen Quirlen stehenden, am Grund bärtig behaarten, meist aufwärts gerichteten Ästen. Ährchen zweigeschlechtig. Die beiden untersten Hüllspelzen zugespitzt, dicht kurz behaart, in der Mitte kahl oder verkahlend, gelb bis gelbbraun; die übrigen Spelzen häutig, mit oder ohne Granne (letztere = var. muticus HACKEL). Narben sprengwedelförmig. Männliche Ährchen 5 bis 6 mm lang, 3 bis 4 mm lang gestielt. Hüllspelzen papierartig, spitz, dunkelviolett.

Inhaltsstoffe. In allen wilden Formen Dhurrin (p-Oxymandelsäurenitrilglucosid) $C_{14}H_{17}NO_7$, Fp. 200° (Zers.) in mehr oder weniger großer Quantität.

Dhurrin

Ferner in frischen Pflanzen 0,3% Fett, 1,53% Protein, 7,43% stärkeartige Substanzen, 0,22% Glucose, 10,78% Cellulose, 1,94% Mineralstoffe; daneben β-Amyrin.

Wirkung. Soll in Indien durch HCN-Gehalt zuweilen dem Vieh schädlich werden.

Anwendung. Mitunter als Futtergras. Wurzel als Blutreinigungsmittel, Surrogat der Sarsaparilla, Same als Tonicum und Diureticum. Lästiges Unkraut.

Bemerkung. Alle Kulturmohrenhirsen scheinen von S. halepense PERS. des Mittelmeergebietes und ihren wilden Varietäten abzustammen. Die Kulturmohrenhirsen weisen in der Umgangssprache ebenso wie in der Systematik von Autor zu Autor große Unterschiede auf, die einer laufenden zeitlichen Änderung unterworfen sind. Eine grobe Einteilung der vielen Varietäten dieser Gattung kann man treffen in Kultursorghumarten und Sorghum sudanense, einer Art, die zwischen der vermutlichen Wildform, S. halepense, und den Kulturformen steht. Die Kultursorghum kann man wiederum unterteilen in Körner- und Futtersorghum, Sirup- oder Zuckersorghum und Besensorghum. Benannte und unbenannte Varietäten existieren in jeder Gruppe und die ersten beiden sind nahe verwandt. Zu den Körner- und Futter-liefernden Hirsen zählt man u. a. S. bicolor, S. cernuum, S. caffrorum, S. durra und S. nervosum.

Sorghum bicolor (L.) MOENCH [Sorghum vulgare PERS., S. vulgare var. subglabrescens

HILL., Andropogon sorgum ROTH, A. sorgum (L.) BROT. var. eusorgum ASCHERS et GRAEBNER, Holcus sorgum L., Holcus durra FORSK.]. Gemeine (gewöhnliche) Mohrenhirse. Sorgum-, Kohr-, Cholum-, Kaffern- und Sorghohirse. Neger-, Besen-, Guineakorn. Durra. Durrha-Durrha. Indian-Millet. Sorghum (millet). Grain sorghum. Guinea corn. Egyptian corn. Grand milet. Milo. Saggina. Sorgo.

Heimisch in Vorderasien bis Indien und in Afrika, seit altersher in vielen Varietäten in Europa und Amerika eingeführt. Häufig in warmen Gebieten (Weinklima!), wie in Oberitalien, Ungarn, kultiviert. Vor der Einführung des Maises im Mittelmeergebiet, auch in Südtirol mehr angebaut als jetzt.

Morphologie der S. bicolor ähnlich wie S. halepense. Rispen aufrecht, dicht zusammengezogen, eilänglich. Zwittrige Ährchen verkehrt eiförmig, im oberen Drittel oder Viertel am breitesten, selten fast rundlich, stumpf oder stumpflich, begrannt. Karyopse in den Hüllspelzen eingeschlossen. Hinsichtlich der Ausbildung der Rispe und der Farbe der Ährchen ist diese Art sehr variabel. Bei den adventiven Pflanzen bleibt der Blütenstand oft in der Scheide verborgen. Der Kern wird von zwei glänzenden, dicken Hüllspelzen und drei häutigen behaarten Spelzen, nämlich der Deckspelze, der Vorspelze und der Spelze einer unvollständigen Blüte umschlossen. Die Deckspelze ist begrannt, die Granne fällt aber beim Dreschen und Reinigen meist ab. Die Hüllspelzen sind von weichen Haaren bedeckt, die beim Dreschen und Reinigen abfallen, so daß die Spelzen glatt und glänzend erscheinen. Das Hirsekorn ist klein, 1 kg enthält 45000 bis 52000 Körner, 1 l hat ein Gewicht von 650 bis 660 g. Die Handelshirse ist mehr oder weniger von den Spelzen befreit, die von verschiedener Farbe sein können (gelb, rot, braun, schwarz).

Mikroskopisches Bild. Die äußere Oberhaut der Hüllspelzen besteht aus Langzellen mit wellenförmigen, stark verdickten Längswänden. Zwischen diesen Langzellen erkennt man die Ansatzstellen der abgefallenen Haare als isodiametrische Kurzzellen, die stets von einer halbmondförmigen Zelle mit korkartigem Inhalt begleitet sind. Die Haare sind oft 1 mm lang, in der Mitte 12 μm breit, beiderseits verjüngt. Das Lumen ist viel breiter als die Wand. Die Deck- und Vorspelzen zeigen in der äußeren Oberhaut Zellen, die denen der Hüllspelzen in der Form ähnlich, jedoch enger und dünnwandiger sind. Die Haare sind sehr dünnwandig, einzellig, bis 500 μm lang oder zwei- bis dreizellig, kurz und stumpf. Das Parenchym läßt zum Unterschied von anderen Hirsearten zwischen den rechteckigen Zellen mehr oder weniger runde Interzellularräume erkennen. Die innere Epidermis ist dünnwandig. Die Oberhaut der Fruchtschale wird aus gestreckten, dickwandigen, gewellten, mehr oder weniger getüpfelten Zellen gebildet. Darunter liegt ein Hypoderm aus mehreren Lagen dünnwandiger Zellen, darauf folgt das Mesokarp, welches meist, jedoch nicht immer, kleine runde Stärkekörner enthält. Die Querzellen sind lang und schmal, von den Schlauchzellen nur durch die quere Lage zu unterscheiden. Die Aleuronschicht ist wie bei den übrigen Hirsen.

Sorghum cernuum (ARD.) HOST. [S. vulgare PERS., S. vulgare var. cernuum HILL., Andro-

pogon cernuus (ARD.) ROXB.]. Nickende Mohrenhirse. Geneigte Hirse. White Durrha.

Heimisch in Vorderasien bis Indien, in Europa und Amerika eingeführt. In Italien, Turkestan, auch in Deutschland stellenweise kultiviert.

Stengel unter der Rispe meist mehr oder weniger zurückgebogen, die Rispe daher nickend; Rispe kurz, eiförmig, sehr dicht, 8 bis 15 cm lang und 6 bis 12 cm breit, mit behaarter Hauptachse und Ästen. Ährchen sehr breit eiförmig bis fast rhombisch, wenig länger als breit. Frucht kugelig, bei der Reife zwischen den Hüllspelzen hervortretend, weiß, mit rötlichem Nabelfleck.

Sorghum caffrorum (RETZ.) P. BEAUV. [S. vulgare var. caffrorum HILL., auch (RETZ.) HUBB. et REHD., S. eusorgum, S. arduini JACQ., Andropogon caffrorum KTH., A. eusorgum]. Kaffer(korn). Kaffercorn. Zuckerzirk. Kafir. Kaffircorn.

Besonders in Südafrika.

Sorghum durra (FORSK.) STAPF. [S. vulgare var. durra (FORSK.) HUBB. et REHD.]. Durra. Dura Hirse. Dura. Durrha.

Heimisch in Afrika und Indien, verschiedentlich eingeführt.

Sorghum nervosum BESS. ex SCHULT. (S. vulgare var. nervosum HILL.). Kauliang. Kiauliang. Kaoliang. Kaolian.

Wichtigste Cerealie Ostasiens, in den USA angebaut.

Inhaltsstoffe. Dhurrin. In frischer Durra 0,26% Fett, 3,74% Protein (vor allem Kafirin, Glutelin, an. Aminosäuren Valin, Leucin, Isoleucin), 7,44% stärkeartige Substanz, 2,15% Glucose, 7,87% Cellulose, 2,3% Mineralstoffe. Ferner in Wurzel und Blatt Apigenidin (3-Deoxypelargonidin), Luteolinidin und deren 5 Glucoside, Cyanidin-3-glucosid. In Keimpflanzen 0,07% Hordenin. Nach TAIRA [ref. Chem. Abstr. *61*, 15039 (1964)] 18 Aminosäuren im Korn. STAFFORD [Phytochemistry *8*, 743 (1969)] fand in grünen Schößlingen der var. wheatland milo als Hauptflavonoid Luteolin-7-glucosid, ferner Apigenin-7-glucosid und eventuell Diglykoside oder deren C-Glykosyl-Derivate, Spuren von Luteolin, Lignin, C_6 bis C_3 Ester von phenolischen Säuren bes. von Kaffeesäure. Nach GANDER [Phytochemistry *5*, 125 (1966)] ein phenolisches Glucosid, das von L-Tyrosin abstammt und der p-Hydroxymandel-nitril-β-glucose ähnlich ist. BATE-SMITH [Phytochemistry *8*, 1803 (1969)] isolierte Luteoferol (3′,4,4′,5,7-Pentahydroxyflavan). Nach GÄRTNER und TWIST [Chem. Abstr. *69*, 3121 (1968)] in S. vulgare var. alpha 0,34% Kalium, 0,31% Phosphor, 0,15% Mg und Cu. BOISSY und PERLES [Bull. Soc. Chim. Biol. *47*, 859 (1965); ref. Chem. Abstr. *63*, 18537 (1965)] isolierten aus Samen von S. cernuum ein Inosit-Phospholipid. Sorghum nervosum enthält u. a. Quercimeritrin.

Wirkung. Bei Rindern, Schafen und Pferden Cyanidvergiftung möglich durch Verfütterung von jungen Pflanzen, da der Gehalt an cyanogenen Verbindungen beim Älterwerden abnimmt. Gelegentlich kann auch noch das Heu toxisch wirken. Der Blausäuregehalt hängt von vielen klimatischen und Wachstumsbedingungen der Pflanze ab. Reife Pflanzen, getrocknete Pflanzen, Silage und Körner verursachen keine Vergiftungen. Auch infolge Nitratgehalts der Stengel wurden Vergiftungen beobachtet.

Anwendung. Sorghum bicolor für verschiedene Arten von Nahrungs- und Futtermitteln, Körner zur Gewinnung von Stärke und Speiseöl, Stengel zur Herstellung von Sirup und Wachs, Rest als Rohmaterial für die Papierindustrie.

S. caffrorum als Nahrungs- und Futtermittel. S. durra und S. cernuum als Futtermittel, die Körner als Nahrungs- und Futtermittel, letztere Art auch für Sirup-Gewinnung. Die Körner von S. nervosum als Nahrung, Futter und zur Alkoholgewinnung. Pflanze als Futter, Stroh als Brennmaterial, zum Dachdecken und Korbflechten.

Bemerkung. MANTLE und WAIGHT [Nature *218*, 581 (1968)] fanden Fruchtknoten von Sorghum vulgare durch das Sklerotium von Sphacelia sorghi infiziert. Dies ist ein dem Claviceps purpurea ähnlicher Pilz. Sie isolierten aus dem Sklerotium Dihydroergosin.

Sorghum saccharatum PERS. (S. saccharatus, S. vulgare var. saccharatum, Andropogon saccharatum ROXB., A. saccharatus KUNTH., Holcus saccharatum L.). Zuckermohren-hirse. Zuckerhirse. Sweet sorghum. Sorgo. Saggina da granata. Melgone.

Heimisch in Südeuropa bzw. Oberitalien, Südtirol und Ungarn, in Ägypten, Arabien, Indien, China und Amerika.

Stengel voll. In den Achseln der unteren Blätter Knospen, die sich entwickeln können; im europäischen Klima bis 10 Nebenstengel. In Frankreich wird die Zuckerhirse 2,5 bis 3 m hoch, in Afrika und Indien aber höher. Durchmesser der Halme unter 10 bis 25 mm, oben 5 bis 8 mm. Es gibt aber Varietäten mit 4 cm dicken Stengeln. Anatomie der Halme mit den gleichen Eigenschaften wie die anderer Gramineen mit vollem Halm (Mais, Zuckerrohr). Farbe des Stengels bleibt bis zur Reife grün, dann geht sie nach und nach in gelb über. Blütenstand eine lockere Rispe, Karyopse in den Hüllspelzen eingeschlossen, Hauptachse lang.

Inhaltsstoffe. Glykosid Dhurrin. In frischen Pflanzen 0,32% Fett, 2,5% Protein, 6,3% stärkeartige Substanzen, 7,85% Glucose, 7,02% Cellulose, 1,22% Mineralstoffe, 0,18% nicht-bestimmte Substanz und einen hohen Gehalt an Vitamin B_1 und B_2. In den verschiedensten

Teilen der Pflanze (vor allem in den Spelzen) ein roter Farbstoff, der unter gewissen Einflüssen entsteht. Ferner Saccharose, Glucose und Fructose, Aconitsäure (Equisetsäure, Brenzcitronensäure, Achilleasäure, Citridinsäure) $C_6H_6O_6$, Fp. 190 bis 195°, und in den Blüten Apigenin. Zwischen Scheide und Halm wird Wachs ausgeschieden, das unter dem Namen „Cerosie" bekannt und dem Wachs des Zuckerrohrs ähnlich ist.

Wirkung. Bei einseitiger Ernährung mit Zuckerhirse sind Erscheinungen von Niacinmangel beobachtet worden.

Anwendung. Samen und Stengel als Nahrungs- und Versüßungsmittel, zur Alkoholgewinnung. Früher zur Zuckergewinnung, wurde dann verdrängt durch Sirupgewinnung aus dem Hirsesaft der entblätterten Stengel. Dieser in Zuckerbäckereien, bei Konfitüren- und Getränkebereitung (Hirsebier) als Zuckerersatz. Die Nutzung als Futterhirse ist viel wichtiger als ihre Verwendung zur Zuckerherstellung. Zur Farbstoffgewinnung. Die Rückstände von der Sirupbereitung (ausgepreßte Stengel) zur Gewinnung von Papier-Rohmaterial. Das Wachs ersetzte früher zum Teil die bekannten Pflanzenwachse wie Karnauba-, Palmen-, Raphia- und Pisangwachs. Wegen ihrer schwarzen und roten Spelzen auch als Zierpflanze.

Sorghum dochna var. technicum (KOERN.) SNOWEDEN. [S. technicum (KOERN.) BATTANDIER et TRABUT, S. saccharatum (L.) PERS. var. technicum (KOERN.), S. vulgare var. technicum HILL.]. Besenhirse. Broomcorn.

Wahrscheinlich ein Züchtungsprodukt aus S. saccharatum. Angebaut in China, Japan, Indien, Afrika, den USA, Südamerika, Kleinasien, Balkanländer, Ungarn und Oberitalien. Morphologie ähnlich wie S. halepense, jedoch eine lockere Rispe, Hauptachse kurz. Nebenzweige lang. Karyopse in den Hüllspelzen eingeschlossen.

Anwendung. Fruchtstände zur Herstellung von Reiserbesen und -bürsten. Auch als Zierpflanze wegen der langen, feinen Rispen und ockerfarbenen Körner.

Diese Art kann auch als Varietät von S. vulgare aufgefaßt werden, da sie dazu näher verwandt ist als S. halepense.

Sorghum sudanense (PIPER) STAPF. [S. vulgare var. sudanense HITCHC., Andropogon halepensis BROT. var. sudanensis (PIP.)]. Sudangras.

Heimisch wahrscheinlich im Sudan, zuerst in Nordamerika, später in Südamerika, Südrußland und Ungarn; in Gebieten geeignet, die für Mais zu trocken und zu warm sind.

Inhaltsstoffe. Ebenfalls Durrhin.

Wirkung. Durch cyanogene Verbindungen ähnlich toxisch, doch bedeutend schwächer als die Kultursorghums. Vergiftungen fast immer auf weidendes Vieh beschränkt, kamen doch auch durch toxisches Heu vor. Aus Süddakota wurde Vergiftung auf Grund von hohem Nitratgehalt gemeldet und bei Schafen auf Weiden in Kalifornien und Texas entdeckte man Photosensibilität.

Anwendung. Vor allem als Futtergras zu Grünfutter angebaut. Sorghum ist mit dem Zuckerrohr (Saccharum) verwandt, von dem es sich durch Abwesenheit der haarigen Hülle an der Basis der Ährchen unterscheidet; ferner mit Andropogon, dessen Infloreszenz eine Scheinähre bildet und endlich mit Holcus, wo die Spelzen 2 Blüten einschließen, eine untere ♀ und eine obere ♂. In die beiden letzteren Gattungen ist Sorghum früher auch eingeordnet worden.

Anbau. Boden und Klima. Die Mohrhirse ist dank der vielen Varietäten an Klima und Boden sehr anpassungsfähig, sonst wäre sie schwerlich bis zum 48. Grad n. Breite ertragfähig. Sie ist jedoch etwas weniger anpassungsfähig als der Mais. Gibt dieser ausnahmweise bis zum 51. Grad n. Br. schöne Erträge (Kanada), so ist das mit der Mohrhirse etwas anders. Beider Grenzen verschieben sich weit polwärts und nähern sich einander, wenn es sich sowohl bei der Mohrhirse als beim Mais nur um Gewinnung von Grünfutter handelt. Für die Kornausbildung aber muß Sorghum eine höhere Wärmesumme haben als der Mais. Die beiden Nutzpflanzen zeigen deswegen die gleiche Verschiedenheit in bezug auf die Meereshöhe. Fast alle Körnerhirsearten sind wärmeliebende, gegen Trockenheit und Hitze resistente Pflanzen, sie überstehen auch heiße Winde gut. Sie sind aber für niedere Temperaturen, besonders für naßkalte Witterung und Frost, empfindlich. Sie werden meist als Sommerung, aber im tropischen Afrika während der Regenzeit auch als Winterung angebaut. Durch das sehr gut und tief ausgebildete Wurzelsystem — die Wurzeln können in trockenen Gebieten sehr tief eindringen — und auch durch die Rollfähigkeit der kleinflächigen Blätter können fast alle Hirsen während ihrer Vegetationszeit mit verhältnismäßig geringen Wassermengen in der Trockenzeit auskommen. Die geringe Blattfläche und das gut ausgebaute Wurzelsystem bedingen ein gutes Wasseraufnahmevermögen und eine niedrige Evaporation, wodurch die

Hirsen zwei besonders gute Eigenschaften für die ariden Zonen besitzen. Dadurch sind die Hirsen in regenarmen und regenunbeständigen Gegenden produktiver als andere Pflanzen. Besonders in den Gebieten mit unregelmäßigem Regenfall gedeihen sie sehr gut. Durch ihre Trockenresistenz überstehen sie die regenlose Zeit und nach dem neu anfallenden Regen wachsen sie sofort weiter (MARTIN und STEPHENS 1940). In sommerfeuchten Klimaten mit günstigen Temperaturen können die Hirsen dagegen durch andere noch mehr Ertrag bringende Pflanzen, wie z. B. durch Mais ersetzt werden. Die Kälte oder extreme Trockenheit und Hitze, welche das Wachstum während der Vegetationsperiode verzögern können, steigern den Glykosidgehalt und erhöhen dadurch die Vergiftungsgefahr. Die Hirsen können auf fast allen Bodenarten wachsen. Für Bodeneigenschaften sind sie nicht anspruchsvoll. Auf sehr nassen und sehr schweren Böden können sie allerdings nicht gedeihen. Für Hirsen eignen sich am besten nährstoffreiche und durchlässige warme Böden. Aber auch auf anderen Böden — sogar auf Alkaliböden —, auf denen viele Pflanzen nicht mehr gedeihen können, kann man Hirsen mit Erfolg anbauen.

Sorghum dochma mit ihren verschiedenen Varietäten, besonders var. technicum, nützen eigentlich die Bodennässe bzw. Nährstoffe sehr gut aus, deshalb brauchen sie bessere Böden und Feuchteverhältnisse.

Saatgut. Das Saatbett muß eine gute Keimtemperatur haben. Sie darf während der Keimung keine großen Schwankungen zeigen, vor allen Dingen darf sie nicht sinken. Keimtemperaturen sind bei den meisten Hirsen hoch. Unter 7 °C keimen sie überhaupt nicht, optimale Keimtemperatur 21 °C.

Kultur. Auswahl der vielen Varietäten und Kulturmethoden erfolgt nach Verwendungszweck und bestmöglichste Eignung der Arten für die in Frage kommende Gegend. Die Kulturmethoden weichen allerdings nicht stark voneinander ab. Für den Anbau der Mohrhirse in der gemäßigten Zone sind folgende zur Verfütterung im grünen Zustand bestimmte frühreife Varietäten empfohlen worden: S. saccharatus — Typus „Early Amber", „Red Amber" oder „Dakota Amber". Im Mittelmeergebiet und Nordafrika, wo Bewässerung möglich ist, wähle man etwas später reifende Varietäten: „Orange" (S. caffrorum); „Colman", ein Hybrid zwischen Early Amber und Orange; „Mac Lean" und ebenfalls „Red Amber"; „Honey" ist eine spätreifer roter Amber. In den ariden Steppengebieten greife man zu den Kafir- und Durrah-Rassen, aber nie zu den saftigen Zuckerhirsen. Die Durrahs sind frühreifer als die Kafirs und noch resistenter gegen Trockenheit; aber die Stengel sind nicht saftig und eignen sich daher nicht zu Grünfutter, sondern nur zum Anbau von Körnerfrucht. Auch die Besenhirse gibt ein gutes Grünfutter. Man sät sie dicht, um dünne, feine Stengel zu bekommen und verfüttert sie nach dem Blühen. Beim Besenhirse-Anbau sind die Formen zu wählen, die kurze Hauptrispenachsen, dafür aber lange und geschmeidige Rispenäste haben, die, soviel wie möglich, wie bei einer Dolde, vom Ende der Hauptachse ausgehen sollen. Bei den schlechteren Formen ist letztere lang und bildet mehrere Äste erster Ordnung, an denen die kurzen Zweige zweiter Ordnung sitzen.

Gute europäische Besenhirse-Varietäten sind: Die Garonnesche Besenhirse („Sorgho de la Garonne"), die Provencalische („Sorgho de la Provence") und die Florentinische. Die Amerikaner haben durch Zucht sehr gute und frühreifende Besenhirse-Varietäten erhalten. Sie empfehlen besonders: 1. „Standard Broom Corn", trägt verschiedene Namen, je nachdem die Rispenäste grün oder etwas gelblich sind. 2. „Dwarf Broom Corn".

Die Zuckerhirsen sind z. T. schon unter den Futterhirsen aufgezählt worden. Zur Gewinnung von Zucker aus Mohrhirsen eignen sich nur Gebiete, die zur Entwicklung der saftigen Pflanzen entweder genügend Regen haben oder wo bewässert werden kann. Zuckerhirsen müssen Wasser haben. Wiederum sind es in Amerika gezüchtete Varietäten, die hier in Frage kommen: 1. „Planter Sorghum" (Holcus Cafer Arduino). 2. Sorghum saccharatum-Typus = Chinesische Zuckerhirse, wie „Early Amber", „Red Amber" und „Honey", eine spätreifende Hirse; 3. „Orange", weniger frühreif; 4. „Coleman"; 5. „Sumac" (Sorghum caffrorum BEAUV.); 6. „Gooseneck" (Sorghum cernuum HOST.). Die beiden letzten Varietäten sind nur für sehr günstige Gebiete (warm und genügend Wasser) zu empfehlen. Bei der Körnerhirse kommt es hauptsächlich auf Blüten und Fruchtstand an, weniger auf Halme und Blätter.

Die wichtigsten Körnerfrucht-Hirsen sind: 1. Hafer-Varietäten Südafrikas (s. auch Futterhirsen); 2. Mil- und Dhurra-Varietäten Nordafrikas (Ägypten) und Vorderasiens mit „Milo Standard", „Dwarf Milo", White Milo", „Dwarf White Milo", „Feterita" und „White Dhurra" (White Egyptian Corn und Jerusalem Corn). Alle diese Varietäten gedeihen in Gegenden, die kaum 500 mm Regen bekommen ohne Bewässerung; 3. Shallus-Varietäten in Indien, Ost- und Westafrika, kommen nur für tropische Gebiete in Frage, da sie spät reif sind; 4. „Kaoliangs-Varietäten" in China und der Mandschurei. Mit „Barchet kaolian", „Manchu kaolian" und „Valley kaolian". Zu jeder haben die Chinesen eine Zwergform gezüchtet. Im allgemeinen sind die Kulturmaßnahmen der Hirse denen des Maises ähnlich. Die Anbaumaßnahmen der verschiedenen Hirsearten ähneln sich um so mehr. Aber die Böden müssen für das Keimbett bei allen Hirsen sorgfältig bearbeitet und möglichst unkrautfrei gehalten werden. Das Wachstum bei den jüngeren Hirsepflanzen verläuft langsam. Während der Anfangsentwicklung bilden sie erst ihre Wurzelsysteme aus, dadurch kann eine Resistenz gegen Trockenheit erreicht werden. Diese Wurzelentwicklung verursacht aber gleichzeitig eine Hemmung des oberirdischen Wachstums, deshalb kann eine schnelle und starke Verunkrautung auf die jungen Pflanzen schädlich wirken. Wie bei großkörnigem Getreideanbau im Dryfarming wird in den trockenen Landwirtschaftsgebieten von Madras (Indien) das Tiefpflügen für den Hirseanbau auch nicht empfohlen. Die Saatzeit hängt natürlich von Klima und von der Witterung ab. Die Sämlinge sind besonders gegen Bodenkälte empfindlich. Für die Aussaat muß die optimale Keimtemperatur in den Böden erreicht werden, sonst können durch schlechte Keimung große Schäden vorkommen. Die Vegetationsdauer ist bei vielen Sorten so kurz, daß eine späte Anbauzeit besonders im Frühling ermöglicht wird (PEHL, 1941). Die Hirse kann in Reihen gesät, gedrillt oder breitwürfig bestellt werden. Die Reihenweite oder Pflanzendichte (bei der Breitsaat) bzw. die Saatmenge ist sehr verschieden. Sie wird nach den Nutzungsformen und den Sorteneigenschaften der Hirse (Pflanzenüppigkeit und Größe) durch Klima, Bodeneigenschaft und besonders durch die Feuchtigkeitsverhältnisse des Anbauortes bestimmt. Je schlechter die Hydraturverhältnisse sind, desto größer müssen die Abstände sein, da sonst die Pflanzen für ihre volle Entwicklung nicht genügend Wasser finden können.

Ähnlich wie in verschiedenen Gebieten bei Mais betreibt man bei Hirse, was in Ostasien am häufigsten der Fall ist, eine Mischkultur mit Leguminosen, besonders mit Sojabohnen, aber auch mit Baumwolle, Hibiscus, Sesam und Rizinus.

Als Pflegearbeit ist es üblich, den Boden bei normalem Hirseanbau ein- bis dreimal während der Vegetationszeit zu hacken.

Auch für die anspruchslosen Hirsen stellt die Düngung einen wichtigen Faktor für die Ertragssteigerung dar. Selbstverständlich gilt auch für die Hirse die überall gemachte Feststellung, daß in trockenen Gebieten nur in Verbindung mit dem Wasserfaktor die Düngung wirksam angewendet werden kann.

Da die Hirsen in der Welt unter sehr verschiedenartigen agroökologischen Bedingungen angebaut werden und auch für sehr verschiedene Zwecke Verwendung finden, ist es unmöglich, allgemeine Düngungsanweisungen, welche für alle diese Erfordernisse Gültigkeit haben, aufzustellen. Hinzu kommt noch der Umstand, daß die Düngung, gerade bei der Hirse als extensive Kulturpflanze, besonders in Verbindung mit der Rentabilität betrachtet werden muß. Flächen- und mengenmäßig steht zwar die Hirse in manchen Ländern der Welt sogar an erster oder zweiter Stelle unter den Brotgetreidearten, jedoch muß an dieser Stelle betont werden, daß die Hirse nur dort Anwendung findet, wo die Landwirtschaft unter sehr extensiven Bedingungen geführt wird. Sobald die Landwirtschaft eine Intensivierung durch Bewässerung, Düngung und Fruchtfolge erfährt, wird auch die Hirse im allgemeinen durch eine andere Brotgetreideart bzw. Futterpflanze ersetzt. Das ist sicher ein Grund dafür, daß trotz der großen Bedeutung, die die Hirsen noch heute als Kulturpflanzen haben, sehr wenige Ergebnisse über Versuche zur Anbau-Intensivierung, so auch über Düngungsversuchsergebnisse vorliegen.

Klima und Witterung bedingen neben der Höhe der Düngergabe auch die Düngerform. Wie bei allen Kulturpflanzen besteht auch bei der Hirse eine enge Beziehung zwischen den Düngungsmaßnahmen und dem Klima, dem Boden und dem Verwendungsziel der angebauten Arten bzw. Sorten.

Wenn man reiche Erträge haben will, muß auch die Mohrhirse gedüngt werden. Sie verlangt im großen und ganzen eine Düngung, die, was Qualität und Quantität anbetrifft, der Maisdüngung entspricht. Die Düngung kann im Frühling vor dem 2. Pflügen geschehen. Von vornherein empfiehlt es sich, Humus- und tonigen Sandböden Kalk und Thomasschlacke, pulverisierten Mergel und Holzasche zuzuführen.

Für die Besenhirse wird in Frankreich ein Kunstdünger folgender Zusammensetzung angegeben:

Natriumnitrat	300 kg	je Hektar
Chlorkalium	200 kg	,,
Superphosphat	600 kg	,,
Gips	400 kg	,,

Wenn man die Mohrhirse grün verfüttern will, soll man mit Stickstoffdüngung vorsichtig sein, denn dieser erhöht die Giftigkeit der Blätter und Stengel. Das Kalken (1000 kg pulverisierte Kreide oder Mergel je Hektar) erhöht die Tätigkeit der nitrifizierenden Bakterien im Boden, und die Mohrhirse findet dann genug Stickstoff im Boden, ohne daß er ihr noch durch Kunstdüngung zugeführt werden muß.

Ernte und Trocknung. Futterhirse soll nie vor der Blüte geerntet werden, weil sie im jungen Stadium in Stengeln und Blättern Gift enthält. Am sichersten erntet man erst dann, wenn auch das Milchstadium des Kornes vorüber ist und die Frucht beginnt hart zu werden. Das Abmähen geschieht wie beim Getreide mit Erntemaschinen. Entweder trocknet man die Futterhirse auf dem Feld oder bringt sie feucht in Silos, wo eine Reihe von Gärungen stattfinden, die das Futter bei den Tieren sehr beliebt machen. Ein Teil der Nährstoffe (bis $^1/_4$ davon) geht bei diesen Fermentationen verloren. Daher soll man in trockenen, sonnigen Gegenden lieber trocknen. Das dürre Mohrhirseheu kann auf dem Feld in Schobern aufgestapelt und gesalzen oder aber eingefahren werden, was in feuchteren Lagen sicher besser ist. Das Salzen wird von den Amerikanern empfohlen, es kommen auf 100 kg Futter 1 bis 1,5 kg Salz.

Körnerhirse wird bei vollständiger Kornreife geerntet entweder durch Abschneiden der Rispen von Hand, mit Maschinen oder durch Mähen der Halme mit Mähmaschinen. Ernten in etwas unreifem Zustand hat den Vorteil, daß das Stroh dann Futterwert hat, die Körner lassen sich ohne Schaden nachtrocknen. Die Rispen sind bei der Ernte noch zu wasserhaltig, um sofort gedroschen zu werden und werden bei schönem Wetter auf dem Feld und dann in Schobern getrocknet. Eine regelmäßigere und sicherere Trocknung geschieht in Lattenkisten, wo die Luft gut zirkuliert. Zum Dreschen benutzt man gewöhnliche Getreidedreschmaschinen, die auf Hirsekorn eingestellt werden müssen. Die Körner werden in gut durchlüfteten Kisten aufbewahrt oder in Haufen, die öfters umgeschöpft werden müssen.

Die Besenhirse wird unreif geerntet. Man schneidet die Halme 30 bis 40 cm unter der Rispe. Nach einigen Tagen Trocknens bringt man die Rispen zu Haufen, wobei man die Hauptachse der Fruchtstände nach außen kehrt. Nachdem sie genügend trocken geworden, zieht man sie durch eine Hechelmaschine, befreit sie von den Körnern, und das Besenrohmaterial ist fertig zum Verpacken bereit. Die auf dem Feld stehengebliebenen Halme werden nachher geerntet und als Viehfutter benutzt.

Erträge. Die Erträge der einzelnen Sorten schwanken unter verschiedenen Bedingungen sehr stark. Die Welterträge bewegen sich nach FAO Production Yearbook (Vol. 14, 1960) zwischen 220 kg/ha (in Betschuanaland) und 3 210 kg/ha (mit Bewässerung in Ägypten). Nach v. BERNEGG (1929) steigen die Erträge bis 5 000 kg/ha in Äquatorialafrika. In den USA erreichen im allgemeinen für Körnergewinnung angebaute Hirsen 560 bis 1 600 kg/ha, unter besten Voraussetzungen sogar 3 750 kg/ha Körner (DELORIT und AHLGREN 1953).

Man spricht öfter von einer Bodenermüdung nach dem Hirseanbau. Durch diese sogenannte Sorghum-Müdigkeit kann die Ernte von nachfolgendem Wintergetreide um 15% geringer ausfallen. Sommerungen wie Mais, Baumwolle usw. leiden nicht so viel darunter wie im Herbst oder Vorfrühling angebaute Pflanzen.

Krankheiten und Schädlinge. Die Blüten werden von Ustilagineen (Ustilago Sorghi LINK.) befallen, die den Hirsebrand verursachen. Die Blätter zeigen die Maisrostpilze, Puccinia Maidis BERANG., Puccinia purpurea COOKE. Bacillus Sorghi verursacht auf Blättern, Stengeln und Wurzeln Flecken. Die tierischen Schädlinge befinden sich hauptsächlich in der Klasse der Insekten. Zu den Schmetterlingen gehören Sesamia inferens WLK., und Sylepta nubilalis. Einer der gefährlichsten Schädlinge ist die Hirsefliege Contarinia (Diplosis) sorghicola COQ., ferner ein Parasit, die weiße Hirseblattlaus Aphis Sorghi THEOB. Weniger gefährlich sind die grüne Hirseblattlaus Aphis Maidis FICHT und Aphis adusta ZEHNT. Von der Käfergattung bohren der Weizen- (Calandra granaria L.) und der Reiskalander (C. oryzae L.) die Mohrhirsekörner an und legen ihre Eier hinein. Auch körnerfressende Vögel, z. B. Papageien, Sperlinge u. a. gehören zu den Schädlingen.

Literatur: SPRECHER V. BERNEGG: Tropische und subtropische Weltwirtschaftspflanzen, Teil I, Stuttgart: Enke 1929 und LINSER, H.: Handbuch der Pflanzenernährung und Düngung III/1, Springer 1965.

Sotalolum

Sotalolum. Sotalol.

$C_{12}H_{20}N_2O_3S$ M.G. 272,36

4′-(1-Hydroxy-2-isopropylamino-aethyl)-methan-sulfonanilid.

Anwendung. Als β-Rezeptorenblocker.

Handelsform. MJ 1999 (Hydrochlorid).

Soterenolum

Soterenolum. Soterenol.

$$H_3C—SO_2—NH$$

(Struktur: 2'-Hydroxy-5'-(1-hydroxy-2-isopropylamino-aethyl)-methan-sulfonanilid, mit HO am Ring, CH—CH$_2$—NH—CH(CH$_3$)$_2$ Seitenkette und HO)

$C_{12}H_{20}N_2O_4S$ M.G. 288,36

2'-Hydroxy-5'-(1-hydroxy-2-isopropylamino-aethyl)-methan-sulfonanilid.

Anwendung. Als Bronchodilatator (β-Rezeptoren blockierend).

Handelsform. MJ 1992 (Mead-Johnson, USA).

Soymida

Soymida febrifuga A. Juss. (Swietenia febrifuga. Swietenia soymida Dum.). Meliaceae — Swietenioideae.

Der Baum ist heimisch in den Wäldern Zentral- und Südindiens und auf Ceylon.

Cortex Soymidae. Cortex Swieteniae. Fieberrinde. Rohan.

Inhaltsstoffe. In der Rinde 13 bis 14% Tannin. Nach ADESIDA und PARDHASARADHI [Phytochemistry *11*, 1520 (1972)] Methylangolensat; im Wurzelholz Sitosterin, Obtusifoliol, Syringetin und Dihydrosyringetin.

Anwendung. Die Rinde wird als Febrifugum, gegen Durchfall, zu Gerbereizwecken verwendet und zur Gewinnung eines klaren, hellgelben bis dunkelbraunen Gummis in großen Stücken, der einen Schleim mit guter Klebkraft liefern soll. Das Holz dient als Nutzholz (ostindisches Mahagoni).

Sozojodolsäure

Sozojodolsäure. Acidum sozojodolicum. Sozoiodolic Acid.

(Struktur: Benzolring mit OH oben, zwei J (Jod) in 3,5-Position, SO$_3$H unten) · 3 H$_2$O

$C_6H_4J_2O_4S \cdot 3 H_2O$ M.G. 480,03

                                                          wasserfrei M.G. 425,98

3,5-Dijod-4-hydroxybenzol-sulfonsäure.

Bemerkung. Das Natriumsalz der Substanz ist in **VIA**, 133 beschrieben.

Eigenschaften. Weiße, fast geruchlose Nadeln, leicht lösl. in W., A., Ae. und Glycerin. Die Substanz wird bei 100° kristallwasserfrei. Fp. der wasserfreien Substanz = 120°. Die Substanz zersetzt sich beim Erhitzen auf 190°.

Anwendung. Die Substanz wird als Wundantisepticum und bei Pharyngitis und Laryngitis gebraucht. Sie dient auch als Röntgenkontrastmittel und als Rg. auf Eiweiß im Harn.

Handelsformen. Dijozol (Trommsdorff); Jodozol; Optojod (Byko-Pharm); Renopac; Ronozol (Voswinkel); Sozojodol (Trommsdorff).

Das *Kaliumsalz* der Substanz wird als Wundantisepticum und Strahlenschutzmittel verwendet.

Handelsformen. Quimbo; Quimbosan; Sozojodol-Kalium; Strahlensalbe „Trommsdorff".

Das *Quecksilbersalz* der Substanz wurde früher als Antisyphiliticum verwendet.

Handelsformen. Anogon; Merijodine.

Spadon

Spadon. Spasmium.

$C_{22}H_{27}N_3O_2$ M.G. 365,46

1-Diäthylaminoäthyl-3-(p-methoxybenzyl)-1.2-dihydrochinoxalon-(2).

Eigenschaften. Kristalle aus Isopropanol. Fp. = 69°. Kp.$_{0,01}$ = 202°. Hydrochlorid: Fp. = 188° (unter Zers.).

Anwendung. Als Spasmolyticum.

Sparsomycinum

Sparsomycinum NFN. Sparsomycin USAN.

$C_{13}H_{21}N_3O_6S_2$ M.G. 379,45

Antibioticum aus Kulturen von Streptomyces sparsogenes oder gleiche, auf anderem Wege hergestellte Verbindung.

Anwendung. Gegen grampositive und gramnegative Erreger. Die Substanz wirkt auch zytostatisch.

Handelsform. Sparsomycin (Upjohn, USA).

Sparteinum

Sparteinum NFN. Spartein. Sparteine. L-Spartein. Lupinidin.

$C_{15}H_{26}N_2$ M.G. 234,39

Dodecahydro-7,14-methano-dipyrido[1,2-a: 1′,2′-e]-[1,5]diazocin.

Vorkommen. Alkaloid aus den Zweigspitzen von Sarothamnus scoparius L. und den Samen von Lupinus gluteus L. (Papilionaceae). Die Substanz wird auch synthetisch hergestellt.

Darstellung. Man zieht die zerkleinerten, ganzen Pflanzen mit schwefelsäurehaltigem W. aus, dampft den Auszug zur Sirupdicke ein, übersätt. mit Natronlauge und dest., bis das Destillat nicht mehr alkalisch reagiert. Das Destillat wird nach Übersätt. mit Salzsäure im Wasserbad zur Trockne verdampft, der Rückstand mit 30 bis 40%iger Kalilauge versetzt und wieder dest. Es entsteht zunächst Ammoniak, dann geht die Phase als dickes Öl über, das nach dem Trocknen mit metallischem Natrium im Wasserstoffstrom dest. wird.

Synthesen: Erste Synthese eines d,l-Oxosparteins: CLEMO, MORGAN und RAPER: J. Chem. Soc. (London) *1936*, 1025; Reduktion zum d,l-Spartein elektrolytisch oder durch Lithium-aluminiumhydrid: CLEMO, RAPER und SHORT: Nature *162*, 296 (1949); GALINOVSKY und SCHMID: Monatsh. f. Chem. *79*, 322 (1948); Zerlegung in die Antipoden mittels d-β-Campher-sulfonsäure: LEONARD und BEYLER: J. Am. Chem. Soc. *71*, 757 (1949). Ausführliche Darst. und Literatur s. H. BOIT: Fortschritte der Alkaloidchemie seit 1933.

Eigenschaften. Farblose, viskose, bitter schmeckende, ölige Fl., schwer lösl. in W. (etwa 1 + 330), sehr leicht lösl. in A., Ae., Bzl. und Chlf. $d_4^{20} = 1,023$; $Kp._{761} = 326°$; $Kp._{13} = 170,5°$; $[\alpha]_D^{20} = -16,5°$ (c = 10 in abs. A.); $n_D^{20} = 1,529$.

Sparteinum sulfuricum 2. AB — DDR. Sparteini sulfas Jap. 71. Sparteinsulfat. Schwefel-saures Spartein. Sparteine Sulphate. Sulfate de sparteine. Lupinidinsulfat.

$C_{15}H_{26}N_2 \cdot H_2SO_4 \cdot 5 H_2O$ M.G. 422,5

Dodekahydro-7.14-methano-2H.6H-dipyrido-[1.2: a-1'.2': e]-1.5-diazozinsulfat.

Herstellung. Zur Gewinnung extrahiert man Sarothamnus scoparius oder Cytisus scoparius mit 0,1—0,5%iger Schwefelsäure, versetzt mit überschüssiger Natronlauge und dest. das Spartein mit Wasserdampf über. In dem Destillat wird das Alkaloid durch einen Kationen-austauscher angereichert und anschließend mit verd. Salzsäure eluiert. Das Eluat wird mit Natronlauge versetzt. Die Base mit Ae. extrahiert, der Ae. abdest. und der Rückstand durch Zusatz von Schwefelsäure zur Kristallisation gebracht. Das Sparteinsulfat wird aus einer A.-Ae.-Mischung umkrist. (DAB 7 — DDR-Komm.).

Gehalt. 98,0—101,5%, ber. auf die bei 105° getrocknete Substanz (2. AB — DDR); mindestens 98,5%, ber. auf die wasserfreie Substanz (Jap. 71).

Eigenschaften. Farblose Kristalle oder weißes, krist. Pulver, Geruch nicht wahrnehmbar, Geschmack salzig und bitter. Die Substanz ist schwach hygroskopisch, leicht lösl. in W. und A., praktisch unlösl. in Ae. und in Chlf. Die Lsg. der Substanz in W. (1/20) reagiert sauer. Die Substanz ist lichtempfindlich. $[\alpha]_D^{20} = -21,5$ bis $-22,5$ (2,5 g W., 50 ml, 200 mm) (Jap. 71); $[\alpha]_D^{20} = -21$ bis $-23,0°$; zur Bestimmung werden die Prüf-Lsg. und ein Beobachtungsrohr von 20 cm Länge verwendet (2. AB — DDR). Prüflsg.: 1,2500 g Substanz werden in kohlen-dioxidfreiem W. zu 25,00 ml gelöst. — Die Substanz verliert beim Trocknen über Schwefel-säure im vac. 4 Mol Kristallwasser.

Extraktion. Die Substanz läßt sich mit org. Lsgm. aus wss. alkalischen Lsg. extrahieren.

Erkennung. 1. 5,0 ml Prüf-Lsg. werden mit 1,0 ml 3 n Natronlauge versetzt. Es entsteht eine weiße, ölige Abscheidung, die nach Zusatz von 3,0 ml Ae. beim Schütteln wieder ver-schwindet. Die ätherische Lsg. wird mit einer Pipette vorsichtig entnommen, in ein Reagenz-glas gegeben und nach Zusatz von 0,020 g gereinigtem Schwefel 5 Sek. geschüttelt. Nach dem Einleiten von Schwefelwasserstoff zeigt die Mischung eine rote Fbg., die nach Zusatz von 2,0 ml W. verschwindet (2. AB — DDR). — 2. 0,1 g Substanz wird mit 25 ml Ae. und 2 Tr. Ammoniak-Lsg. versetzt. Zu dieser Lsg. gibt man eine ätherische Jod-Lsg. (1/50) und schüttelt, bis die Lsg. eine orange bis dunkelrote Braunfbg. zeigt. Dann läßt man eine Weile stehen. Dabei scheidet sich ein dunkelgrüner Nd. ab (Jap. 71). — 3. 1,0 ml Prüf-Lsg. gibt nach Zusatz von 4,0 ml W., 10 Tr. 3 n Salzsäure und 10 Tr. Bariumchlorid-Lsg. (5,0 g/100,0 ml) einen weißen, krist. Nd. (2. AB — DDR, Jap. 71). — 4. UV-Spektrum: Eine Lsg. der Substanz-Base in A. zeigt im UV ein Maximum bei 214 nm ($E_{1cm}^{1\%} = 3,7$).

Papierchromatographie. Papier: Whatman Nr. 1, 14 × 6, wird durch Eintauchen in eine 5%ige Lsg. von Natriumdihydrogencitrat und anschließendem 1std. Trocknen bei 25° im-prägniert. Prüf-Lsg.: 2,5 µl einer 1%igen Lsg. in A. Fließmittel: 4,8 g Citronensäure werden in einer Mischung aus 130 ml W. und 870 ml n-Butanol gelöst. Entwicklung: Aufsteigend. Laufzeit: 5 Std. Detektion: Durch Besprühen mit Platinjodid-Lsg. oder mit Bromkresolgrün-Lsg. $R_f = 0,13$.

Dünnschichtchromatographie. Stationäre Phase: Kieselgel G. Prüf-Lsg.: 1,0 µl einer 1%igen Lsg. der Substanz. Mobile Phase: Konz. Ammoniak-Lsg.: M. = 1,5:100. Laufzeit: 30 Min. Detektion: Durch Besprühen mit saurer Platinjodid-Lsg. (s. S. 551). R_f = 0,04.

Prüfung. 1. Unlösliche Verunreinigungen, Farbe der Lsg.: 5,0 ml Prüf-Lsg. müssen klar und farblos sein (2. AB — DDR, Jap. 71). — 2. Alkalisch oder sauer reagierende Verunreinigungen: 2,00 ml Prüf-Lsg. müssen nach Zusatz von 2 Tr. Bromphenolblau-Lsg. grün oder blau und nach darauf folgendem Zusatz von 1,00 ml 0,01 n Kalilauge blau-violett gefärbt sein (2. AB — DDR). — 3. Chlorid-Ionen: 2,00 ml Prüf-Lsg. dürfen nach Zusatz von 8,0 ml W. bei der Prüf. auf Chlorid-Ionen (s. I, S. 257) keine stärkere Trbg. als die Vgl.-Probe zeigen (höchstens 0,01% Cl⁻) (2. AB — DDR). — 4. Ammonium: 0,10 g Substanz wird in einem Reagenzglas, das mit Glasstopfen verschlossen werden kann und 15 mm inneren Durchmesser hat, mit 5 ml Natronlauge versetzt. In den oberen Teil des Reagenzglases wird etwas Glaswolle gebracht, über die Glaswolle legt man ein Stück angefeuchtetes rotes Lackmuspapier und verschließt das Reagenzglas. Dann taucht man es in ein Wasserbad, das eine Temp. von 60° hat, und erwärmt die Mischung 30 Min. lang unter gelegentlichem, vorsichtigem Umschütteln. Die entstehenden Gase dürfen rotes Lackmuspapier nicht blau färben (Jap. 71). — 5. Anilin: 2 ml der Substanz-Lsg. (1 in 20) werden mit 3 Tr. Chlf. und 0,5 ml äthanolischer, verd. Kaliumhydroxyd-Lsg. versetzt und erhitzt. Dabei darf der Geruch nach Phenylisocyanid nicht entstehen (Jap. 71). — 6. Sulfatasche: Höchstens 0,10% (2. AB — DDR, Jap. 71). — 7. Trocknungsverlust: Mindestens 19,5 und höchstens 21,5%, wenn die Substanz 5 Std. bei 105° getrocknet wird (2. AB — DDR). 20 bis 22% (Jap. 71).

Gehaltsbestimmung. 1. 0,3000 g Substanz werden in 20,0 ml W. gelöst. Nach Zusatz von 3 Tr. Phenolphthalein-Lsg. wird die Lsg. mit 0,1 n Natronlauge bis zur Rosafbg. titriert (Feinbürette). 1 ml 0,1 n Natronlauge ist 33,25 mg wasserfreiem Sparteinsulfat äquivalent. Der Geh. wird auf die bei 105° getrocknete Substanz ber. (2. AB — DDR).

2. Etwa 0,5 g Substanz werden genau gewogen und in einem Scheidetrichter in 10 ml W. und 8 ml Ammoniak-Lsg. gelöst. Man schüttelt mit 4 × 20 ml Ae., filtriert die Ätherextrakte durch ein Filter, das wasserfreies Sulfat auf etwas Watte enthält. Die vereinigten Filtrate werden auf dem Wasserbad auf etwa 10 ml eingedampft, anschließend verdampft man weiter bei einer Temp., die 40° nicht übersteigen soll, bis zur Trockne. Der Rückstand wird in 20 ml A. gelöst und mit 0,1 n Salzsäure gegen 2 Tr. Methylrot-Lsg. als Indikator titriert. In gleicher Weise wird eine Blindtitration durchgeführt. 1 ml 0,1 n Salzsäure entspr. 33,247 mg $C_{15}H_{26}N_2$ · H_2SO_4 (Jap. 71).

Aufbewahrung. Vorsichtig, vor Licht geschützt, in gut schließenden Gefäßen.

Dosierung. Einzelmaximaldosis: Oral 0,3 g, i.m. 0,25 g, i.v. 0,25 g. Tagesmaximaldosis: Oral 1,0 g, i.m. 0,6 g, i.v. 0,6 g (2. AB — DDR).

Wirkung und Anwendung. Die Substanz bewirkt eine Hemmung der postganglionären, parasympathischen Nervenendigungen an Herz und Gefäßen und eine Erregung der glatten Muskulatur der Gefäße des Darmes und des Uterus. Am Herz wirkt sie auf Reizbildung und Reizleitung chinidinähnlich. Indikationen sind Störungen der Reizbildung und Erregungsleitung am Herzen; sie wirkt frequenzsenkend bei Sinustachykardien, eine normale Schlagfolge wird kaum reduziert. Durch Steigerung des Gefäßtonus der Venen wird der Blutrückfluß gefördert. Hypotone Herz- und Kreislaufstörungen werden dadurch gebessert. In der Geburtshilfe wird die Substanz zur Anregung und Verstärkung von Wehen benutzt. Wegen ihrer gangloplegischen Wirkungen ist sie Bestandteil des Cocktail lytique und wird zur Prämedikation bei Operationen benutzt (nach DAB 7 — DDR-Komm.).

Handelsformen. Betasan (Giulini, BRD); Spartein-Asal (Asal, BRD); Spartein Houdé (Houdé, Frankreich); Spartocin (Ayerst, USA); Tocosamine (Trent, USA); Perivar (Cassella-Riedel) u. a.

Spartium

Spartium junceum L. (Spartianthus junceus LINK, Genista hispanica GER. non L., Spartium americanum MEYER). Fabaceae — Faboideae — Genisteae. Spanischer Ginster. Binsenginster. Binsenblume. Spanischer Pfriemen. Binsenpfriemen. Pfriemenstrauch. Rush broom. Spanish broom. Genêt d'Espagne. Joncière. Gineste. Broom. Maggia. Ginestra. Spartio.

Heimisch im Mittelmeergebiet, auf den Kanaren, in den Balkanländern, in Süd- und Ostasien und Amerika (Kalifornien, Mexiko und besonders in den Anden von Südamerika und Brasilien). In den Macchien und Felsenheiden des Mittelmeergebietes, wohl nur auf Kalk.

Rutenstrauch, seltener bis 5 m hoher Baum mit grauberindeten Ästen und binsenförmigen, stielrunden, grünen Zweigen; in allen Teilen mit Ausnahme der Laubblätter größer als der habituell ähnliche Sarothamnus. Stengel mit zahlreichen Bastfasern; Spaltöffnungen in Rinnen der glatten Rinde über dem Assimilationsgewebe eingesenkt. Laubblätter hinfällig, mit einfacher, linealer, in der Regel 2 cm langer, schwach behaarter Spreite, oft auf den nebenblattlosen, aber scheidig erweiterten Blattgrund beschränkt. Blüten an kurzen Stielen in endständigen, ein- bis wenigblütigen Trauben, etwa 2 cm lang. Kelch zweilippig, mit zwei-zähniger Oberlippe und scheidiger, ungeteilter, erst postfloral zerreißender Unterlippe. Krone lebhaft gelb, kahl, duftend; Fahne verkehrt-eiförmig, fast so lang wie das gebogene, zu-gespitzte Schiffchen; Flügel länglich, wesentlich kürzer als bei Besenginster. Staubfadenröhre mit den Nägeln der Flügel und des Schiffchens verbunden; Staubbeutel behaart. Frucht-knoten ungestielt, mit verlängertem, schwach gebogenem Griffel und seitenständiger, gestreck-ter, mit einem Kragen aus verholzten Epidermiszellen umgebener Narbe. Hülse lineal, 4 bis 8 cm lang und 5 bis 7 mm breit, schwarzbraun, grauseidig behaart, mit vielen, durch schwache Scheidewände getrennten, rötlichgelben, glänzenden Samen mit nur undeutlichem Nabelwulst.

Flores Spartii juncei. Spanische Ginsterblüten. Broomflowers. Fleurs de genêt.

Zur Unterscheidung von Flores Spartii scoparii zeigen die Blüten folgende diagnostisch verwertbaren anatomischen Merkmale: Die Epidermen des Kelchs, der Kronblätter, der Staubfäden, der Staubfadenröhre, und des Fruchtknotens bestehen fast ausschließlich aus geradlinig polygonalen Zellen, die äußere Kelchepidermis ist derbwandig, alle anderen dünn-wandig. Die äußere Kelchepidermis führt Spaltöffnungen und zahlreiche Abbruchstellen von Haaren, die innere ist spaltöffnungsfrei (Unterschied von Flores Spartii scoparii) und trägt an den Saumzähnen einige dickwandige, scheinbar einzellige, unregelmäßig verbogene Haare. Die Epidermen der Kronblätter zeigen feine, wellig gekräuselte Kutikularfältchen, am deutlichsten die des Schiffchens. Die äußeren, teilweise auch die inneren Epidermiszellen der Flügel sind zu Papillen ausgewachsen. Die Blätter des Schiffchens tragen auf der Innenseite, an dem kielbildenden Rand in sehr großer Zahl die gleichen, meist stark verbogenen, dick-wandigen Haare wie die Kelchzipfel und haften durch diese verfilzten Haare aneinander. Die Außenseite der Schiffchenblätter trägt gerade oder wenig verbogene, spitze, dickwandige, glatte Haare. Die fibröse Schicht der Antheren und die Pollenkörner gleichen denen von Flores Spartii scoparii, die Haare des Fruchtknotens unterscheiden sich von denen dieser Droge durch das Fehlen der Kutikularwärzchen; sie bestehen aber wie diese und wie die oben erwähnten Haare des Kelches und des Schiffchens aus einer langen, mehr oder minder dick-wandigen Haarkörperzelle und zwei kleinen, dünnwandigen Basalzellen.

Inhaltsstoffe. Die Alkaloide Cytisin $C_{11}H_{14}N_2O$, Fp. 155°, in allen oberirdischen Organen, am meisten in den reifen Samen, Methylcytisin $C_{12}H_{16}N_2O$, Fp. 138°, Anagyrin $C_{15}H_{20}N_2O$ und Cytisin-11-oxid (?). In den Blüten Spartein in geringen Mengen, Fp. 177 bis 178°, Luteolin-4'-glucosid, Luteolin-7-glucosid und Orientin, ferner Lupeol und β-Amyrin, n-Nonacosan, Octadecandiol-(1,18), Hexacosandiol-(1,26) und β-Sitosterin. Ferner äth. Öl und Gerbstoff. In den Samen 10% fettes Öl. HÖRHAMMER et al. [Naturwissenschaften *45*, 13 (1958)] fanden Quercetin und Kaffeesäure.

Wirkung. Nach JOACHIMOVITS [Sci. Pharm. (Wien) *22*, 7 (1954)] besitzt die brasilianische Form von Spartium junceum L. Peristaltik-anregende und Tonus-verstärkende Wirkung auf den Uterus. Auch Vergiftungen mit Erbrechen und Nierenreizung wurden beobachtet.

Anwendung. Als Laxans, Emeticum, Diureticum, als uteruswirksames Mittel und in der Volksheilkunde; in Griechenland gegen Blasensteine.

Bemerkung. Flores Spartii juncei werden häufig als Ersatz für Flores Spartii scoparii geliefert; sie sind jedoch als Verfälschung anzusehen, da sie das giftige Cytisin enthalten (s. bei Cytisus, IV, 431 u.).

Spasmolytica

Spasmolytica

S. II, 484.

Spasmolytol

Spasmolytol.

Br—
[Struktur: Benzolring mit Br oben, Br unten, OCH₃ unten, und Seitenkette —CH₂—O—CH₂—CH₂—N mit C₂H₅ und C₂H₅]

$C_{14}H_{21}Br_2NO_2$ M.G. 395,16

2-(3.5-Dibrom-2-methoxybenzyloxy)-triäthylamin.

Eigenschaften. Flüssigkeit. Kp.$_{.3}$ = 185—195°.
Hydrochlorid: $C_{14}H_{21}Br_2NO_2 \cdot HCl$: Kristalle aus M. + Ae. Fp. = 124—127°.
Anwendung. Als Spasmolyticum (s. auch II, 484 ff).

Speckstein

Speckstein

S. VI C u. Talcum und VII B, 283.

Spectinomycinum

Spectinomycinum NFN. Spectinomycin BAN, USAN. Actinospectacin. Actinospectocin.

[Struktur: Spectinomycin-Molekül mit OH, H₃C—NH, HO, H₃C—NH, O, O, CH₃, HO, O]

$C_{14}H_{24}N_2O_7$ M.G. 332,35

4a.7.9.Trihydroxy-2-methyl-6,8-bis-(methylamino)-perhydropyrano[2.3.-b]benzodioxin-4-on.

Vorkommen, Herstellung. Antibiotikum aus Kulturen von Streptomyces spectabilis oder gleiche auf anderem Wege hergestellte Verbindung.

Eigenschaften. Amorphes Pulver, das aus W. + Aceton als Hexahydrat krist., $C_{14}H_{24}N_2O_7$ · 6 H₂O. Das Hexahydrat schmilzt bei 65—72° zu einer trüben Fl., die bei 97—100° klar wird. Es hat pk-Werte von 6,78 und 8,80; $[\alpha]_D^{25}$ = +7,6 (c = 1 in W.). Wird die kristalline Substanz über Nacht bei 60° unter hohem vac. getrocknet, so geht sie wieder in die amorphe Form über. Lösl. in W., M. und A., unlösl. in Aceton. Die wss. Lsg. hat zwischen 220 und 400 nm keine charakteristische Absorption. Wird eine Lsg. des Hydrochlorids der Substanz mit Natriumhydroxid alkalisch gemacht, so zeigt sie eine kleine positive Rotation, die innerhalb von 2 bis 3 Min. negativ wird und dann den nahezu konst. Wert von $[\alpha]_D^{25}$ = —43° (c = 15% in 0,1 n NaOH) nach 2 Tagen erreicht.
Sulfat: $C_{14}H_{24}N_2O_7 \cdot H_2SO_4$: Das Sulfat wird aus W. + Aceton als Dihydrat erhalten. Die Kristalle werden beim Trocknen bei 100° wasserfrei, sie zersetzen sich bei etwa 185°. pka 7,00 und 8,75 (H₂O); $[\alpha]_D^{25}$ = +17° (H₂O). Die wss. Lsg. zeigt zwischen 220 und 400 nm keine charakteristische Absorption.

Anwendung. Als Breitspektrum-Antibioticum, bes. bei Gonorrhö. Die Substanz wird auch bei bakterieller Enteritis von Hunden verwendet.

Handelsformen. Spectam (Abbott); Spectinomacin (Upjohn); Spectomycin; Tribicin (Upjohn); Trobicin (Upjohn).

Sterile Spectinomycin Hydrochloride USP XIX. Spectinomycinhydrochlorid, steril.

· 2 HCl · 5 H₂O

$C_{14}H_{24}N_2O_7 \cdot 2\,HCl \cdot 5\,H_2O$ M.G. 495,35

wasserfrei M.G. 405,27

Dekahydro-4a,7,9-trihydroxy-2-methyl-6,8-bis(methylamino)-4H-pyrano[2,3-b] [1,4]-benzodioxin-4-on-Dihydrochlorid-Pentahydrat.

Bemerkung. Es handelt sich um Spectinomycinhydrochlorid, das zum parenteralen Gebrauch geeignet ist.

Gehalt. Mindestens 90,0 und höchstens 120,0% des deklarierten Geh. an $C_{14}H_{24}N_2O_7$ (USP XIX).

Eigenschaften. Weißes, kristallines Pulver, leicht lösl. in W., praktisch unlösl. in A., Chlf. und Ae.

Prüfung. Die Substanz muß bzgl. der Identität, des Pyrogengeh., der Sterilität, des pH-Wertes, des Feuchtigkeitsgeh., des Histamingeh., des Glührückstandes, der mikrobiologischen Aktivität usw. den Anforderungen der FDA genügen (USP XIX).

Anwendung. Als Antibioticum, vor allem bei Gonococceninfektionen.

Dosierung. Gewöhnliche Dosis i.m. eine Menge, die 2 bis 4 g Spectinomycin äquivalent ist (USP XIX).

Spergularia

Spergularia rubra (L.) PRESL. [Spergularia campestris (ALL.) ASCHERS., Arenaria rubra var. campestris L., Alsine rubra CRANTZ, Stipularia rubra HAW., Lepigonum rubrum WAHLENB., Buda rubra DUM., Tissa campestris PAX.]. Caryophyllaceae — Paronychioideae — Sperguleae. Rote Schuppenmiere. Sandspurey. Spergulaire rouge. Ausaredda.

Heimisch in Europa, Nordafrika, im gemäßigten Indien, Nordamerika; in Australien eingeschleppt. Auf trockenen, sandigen Äckern, an Wegrändern und wüsten Plätzen.

Ein- oder zweijähriges, seltener einige Jahre überdauerndes, 4 bis 25 cm hohes, meist büscheliges bis rasenbildendes Kraut mit dünner Wurzel. Stengel niederliegend bis aufsteigend, behaart, oberwärts drüsenhaarig, seltener kahl. Laubblätter gegenständig, schmallineal, kaum fleischig, flach, kahl, bis 2,5 cm lang und 0,5 mm breit, ungefähr so lang wie die Stengelglieder, mit deutlicher Stachelspitze, in den Achseln meist mit sterilen Laubsprossen. Nebenblätter weißhäutig, silberglänzend, eiförmig-lanzettlich, oft zerschlitzt, am Grund oft verwachsen. Blüten in lockeren Trugdolden. Blütenstiele so lang wie der Kelch, nach dem Verblühen herabgeschlagen und verlängert, später wieder aufgerichtet. Kelchblätter 5, eiförmig-lanzettlich, 4 mm lang, spitz, mit breitem Hautrand, wie die Blütenstiele drüsig behaart. Kronblätter 5, rosenrot, ganzrandig, eiförmig, stumpf, kürzer als der Kelch. Staubblätter 10. Fruchtknoten eiförmig, mit 3 kurzen Narben. Kapsel so lang wie der Kelch, sich mit 3 breiten, schwach zurückgebogenen Klappen öffnend. Samen 0,4 mm lang, hellbraun, dreieckigeiförmig bis fast tetraedrisch, fein warzig, auf dem breiten, den Embryo beherbergenden und durch Schwinden des Endosperms entstandenen Randwulst beiderseits mit deutlichen, drüsenförmigen Papillen besetzt.

Herba Arenariae. Herba Spergulae rubrae. Rotes Sandkraut. Red Sandwort. Herbe d'arénaire à fleurs rouges.

Das getrocknete, blühende Kraut.

Die Stengel niedergestreckt bis aufsteigend, einfach oder ästig, kahl oder kurzhaarig, oberwärts drüsig. Die Blätter gegenständig, lineal fadenförmig, stachelspitzig, etwas fleischig, bis 2,5 cm lang und bis 0,5 cm breit, graugrün und beiderseits flach oder grasgrün und halbstielrund. Die Nebenblätter eiförmig oder eilanzettlich, oft zerschlitzt, zugespitzt, am Grund oft verwachsen, weißhäutig. Die Blüten in endständigen, traubenförmigen Trugdolden, der Kelch fünfteilig, mit länglichen, stumpflichen, randhäutigen Zipfeln, die 5 Blumenkronblätter rosenrot oder blaßlila, eiförmig, etwas ausgerandet. 10 Staubblätter. Die Frucht eine dreieckig eiförmige, einfächerige, vielsamige Kapsel. Ohne Geruch, von krautartigem Geschmack.

Inhaltsstoffe. Aromatisches Harz, Saponin und Anthocyane.

Anwendung. Bei Cystitis, Dysurie und Harnsteinen.

Spermaceti

Spermaceti

S. III, 821 u. Cetaceum und VII B, 509.

Spermin

Spermin. Spermine. Neuridin. Gerontin. Musculamin.

$$H_2N-(CH_2)_3-NH-(CH_2)_4-NH-(CH_2)_3-NH_2$$

$C_{10}H_{26}N_4$ M.G. 202,35

α,δ-Bis-(γ-aminopropylamino)-butan.

Vorkommen. Die Substanz kommt außer im menschlichen Sperma in tierischen Organen, z. B. dem Ochsenpankreas und in verschiedenen Hefesorten vor. Die Substanz wird auch synthetisch hergestellt.

Eigenschaften. Weißes, hygroskopisches, stark alkalisch reagierendes, krist. Pulver, leicht lösl. in W., niederen A. und Chlf., schwer lösl. in Ae., Bzl. und Ligroin. Fp. = 55—60°. Kp.$_5$ = etwa 150°. Die Substanz ist mit Wasserdampf flüchtig und nimmt aus der Luft Kohlendioxid auf.

Aufbewahrung. Gut verschlossen, vor Luft und Feuchtigkeit geschützt.

Wirkung. Die Substanz verlängert die hypoglykämische Phase von Zink-Insulin und hemmt die Histamin-Fixierung.

Handelsform. Lotone.

Spermin-Phosphat.

$C_{10}H_{26}N_4 \cdot 2\,H_3PO_4 \cdot 6\,H_2O$ M.G. 506,44
                                                                            wasserfrei M.G. 398,36

Eigenschaften. Nadelförmige Kristalle, sehr schwer lösl. in kaltem W., wenig lösl. in siedendem W. (1 + 99), leicht lösl. in verd. Säuren und Alkalien, praktisch unlösl. in Ae. Wasserfreies Salz: Fp. = 230—234° (Erweichen bei 227°).

Spermin-Tetrahydrochlorid

$C_{10}H_{26}N_4 \cdot 4\,HCl$ M.G. 348,21

Eigenschaften. Prismatische, schuppenförmige Kristalle, leicht lösl. in W., wenig lösl. in heißem M. und A., praktisch unlösl. in Aceton, Ae. und Chlf. Fp. = 310° unter Zers.

Sphaerophysa

Sphaerophysa salsula PALL. Fabaceae.

Weit verbreitet in den Ebenen und Vorgebirgsgegenden Mittelasiens zwischen dem 38. und 50. Grad nördlicher Breite und vom 60. bis 85. östlichen Längengrad. Vorzugsweise auf salzigen, feuchten Wiesen, in Salzsteppen, auf salzhaltigem Flugsand sowie an Flußufern und Oasen.

Eine 30 bis 80 cm hohe Staude mit langem, schnurähnlichem Wurzelstock mit zahlreichen unterirdischen Trieben, die der vegetativen Vermehrung dienen, der alljährlich oberirdische blühende Sprosse hervorbringt. Aufrechtstehende, graugrüne Stengel sind verzweigt und tragen im mittleren und oberen Teil Blätter und Blüten. Die Blätter sind unpaarig gefiedert, 3 bis 10 cm lang, mit 4 bis 6 Paar elliptischen oder länglich eiförmigen, ganzrandigen Blattfiedern (5 bis 7 mm lang, 2 bis 7 mm breit), die am stumpfen Ende in einer kleinen Spitze auslaufen. Sie sitzen auf kurzen Stielen. Der Mittelnerv ist an der Blattoberseite eingesenkt, an der Blattunterseite etwas hervortretend. Bei der übrigen Nervatur macht sich dieses Verhältnis nicht so stark bemerkbar. Die Nebenblätter sind lanzettlich, spitz und bis 2 mm lang. Die Stengel und die Unterseite der Blätter tragen kurze, anliegende, zweigliedrige Haare. Rote Schmetterlingsblüten hängen in länglichen, traubenförmigen Blütenständen zusammen und sind von Mai bis August an den Pflanzen zu finden. Der Blütenkelch ist glockenförmig, 4 bis 6 mm lang und hat 5 kurze, dreieckige, spitze Zähne. Die Blumenkrone ist etwa 15 mm lang. Eine rundliche Fahne verjüngt sich in ein kurzes Näschen (ca. 2 mm lang), die Flügel sind länglich, sichelförmig (ca. 14 mm lang), das Schiffchen, etwas kürzer als die Flügel, ist am Ende rechtwinkelig gebogen. 9 Staubblätter, mit dem unteren Teil der Filamente zu einer oben offenen, von dem 10. freien Staubblatt bedeckten Rinne verwachsen, umgeben den oberständigen behaarten Fruchtknoten. Der Griffel ist gebogen, im oberen Teil behaart. Etwa 40 bis 50 Samenanlagen befinden sich auf der Oberfläche der Placenta. Die am Sproß hängenden, mehr oder weniger langgestielten, einfächerigen Früchte sind länglich, etwa 15 bis 30 mm lang und 10 bis 20 mm breit oder kugelig und blasenförmig geschwollen. Sie öffnen sich nicht bei der Reife. Die trockene, pergamentartige Fruchtschale reifer Früchte zeigt auf grauem Untergrund braune bis schwarze Flecke. Die Samen sind etwa 1,5 mm lang, nierenförmig, glatt und bräunlich. In der konkaven Höhlung liegt das Hilum, das durch eine hellere Farbe in Erscheinung tritt. Oftmals haftet den Samen an dieser Stelle noch der Funiculus an. Weniger deutlich ist die Raphe zu erkennen, die an das Hilum angrenzt und bis zur Chalaza verläuft. Da durch die Lage der Raphe die Mediane festgelegt wird, erscheint der Samen parallel zu ihr abgeflacht. An der Spitze, die dem Wurzelende vorgelagert ist, liegt die Mikropyle. Die Samen sind steinhart und haben in zerkleinerter Form einen schwach schleimigen Geschmack.

Herba Spaerophysae cum Semina. Sphaerophysakraut mit Samen.

Mikroskopisches Bild. Die Epidermiszellen der Blattober- und -unterseite sind relativ groß und im Querschnitt fast quadratisch; die der Blattunterseite haben eine gewellte Außenwand. Kleine rundlich ovale Spaltöffnungen sind auf beiden Seiten des Blattes vorhanden. An die Schließzellen grenzen 3 bis 5, meistens jedoch 4 Epidermiszellen (Nebenzellen) an. Auf der Blattoberseite treten charakteristische zweigliedrige Haare hervor. Sie sind oft knieartig gekrümmt, teils sogar T-artig ausgebildet und haben eine rauhe, körnige Oberfläche. Das Mesophyll besteht aus 2 bis 3 Lagen Palisadenparenchym und einem mehrschichtigen Schwammparenchym mit kollateralen Leitbündeln. Der Siebteil des Leitbündels ist der Blattunterseite, der Gefäßteil der Blattoberseite zugekehrt. Im Perikarp einer reifenden Frucht überzieht eine deutliche, stark gefaltete Kutikula die äußere Epidermis, deren Zellen in der Flächenansicht länglich sind. Ferner werden einzelne Spaltöffnungen und Haare mit rauher, körniger Oberfläche sichtbar. In dem nach innen anschließenden Parenchym verlaufen Leitbündel mit nach außen liegendem Siebteil und nach innen liegendem Gefäßteil. Dann folgt eine Schicht aus schmalen, langgestreckten Sklerenchymfasern, die nicht immer parallel zur Längsachse der Hülse verlaufen und daher in Querschnitten zuweilen schräg getroffen werden. Nach innen wird das Gewebe des Perikarps von unregelmäßig geformten Epidermiszellen mit auffällig gewellten Außenwänden abgeschlossen. Während der Fruchtreife werden die unmittelbar unter der äußeren Epidermis liegenden Parenchymzellen kollenchymatisch verdickt, die übrigen trocknen zusammen. So entsteht eine dünne, spröde Fruchtwand, deren charakteristische, zweigliedrige Haare zum größten Teil abfallen. Leguminosensamen von charakteristischem Bau. Die von einer Kutikula überzogenen Epidermiszellen der Samenschale sind als flaschenförmige Palisadenzellen ausgebildet, deren Wände im unteren Teil unverdickt, im oberen Teil stark verdickt sind. Dementsprechend variiert bei Flächenschnitten das mikroskopische Bild. Die nach oben recht spitz zulaufenden Zellen können in der Aufsicht die Samenoberfläche punktiert erscheinen lassen. In geringer Entfernung von der Oberfläche verläuft durch die Palisadenzellen eine stark lichtbrechende Schicht, die sog. „Lichtlinie". Die darunter befindliche zweite Zellschicht, die der Trägerzellen, ist durch kleine Interzellularräume unterbrochen. Ihre Zellen gehen aus lückenlos aneinanderschließenden Basis verschmälert nach oben. Durch aufgesetzte Verdickungsleisten wirkt ihre Wandung gestreift. Die inneren Schichten der Samenschale bestehen aus parenchymatischem Gewebe (Nährschicht). Regelmäßig dickwandige „Kleberzellen" bilden die äußere Endospermlage. Ihnen folgen die Schleimzellen des Endosperms. Mit einer 0,2%igen wäßrigen Thioninlösung färbt sich der Schleim rotviolett. Das Sameninnere wird hauptsächlich vom Embryo mit seinen beiden großen Kotyledonen ausgefüllt. Demgegenüber ist das Endosperm verhältnismäßig klein. Die Kotyledonen bestehen aus großen, mehr oder weniger gestreckten parenchymatischen Zellen mit Aleuronkörnern. Außerdem sind zahlreiche, aber meist kleine Interzellularräume vorhanden.

Inhaltsstoffe. In jungen axialen Sprossen, grünen Hülsen und reifenden Samen das Protoalkaloid Sphaerophysin $C_{10}H_{23}N_4$, dem nach HEESING und ECKARD [Chem. Ber. *103*, 534 (1970)] die Struktur eines N-(4-Aminobutyl)-N-(3-methyl-2-butenyl)-guanidin zukommt. Nach KRONE und REUTER [Pharm. Zentralh. *106*, 426 (1967)] auch Smirnovin $C_{12}H_{21}N_4O$ und Smirnovinin $C_{13}H_{24}N_4O_3$, die sich vom Sphaerophysin ableiten.

Sphaerophysin : R = H
Smirnovin   : R = CO—CH₃
Smirnovinin : R = CO—CH₂—CO₂H

Prüfung. KRONE und REUTER [l.c.] geben Vorschriften für qual. und quant. Nachweis des Sphaerophysins in Sphaerophysa serula.

Identität. Bei −10°C eingefrorene bzw. getrocknete Pflanzenteile werden mit Quarzsand und 80%igem M. (10 ml/1 g Frischgewicht) fein verrieben und nach 2 Std. zentrifugiert. Der Rückstand wird im Zentrifugenglas mit wenig W. (3 ml/1 g Frischgew.) 10 Min. im Wasserbad (100°C) erhitzt und nach dem Abkühlen auf einen M.-Gehalt von etwa 80% gebracht. Der Extrakt steht 1 Std. bei Zimmertemp., wird zentrifugiert und der Rückstand noch dreimal mit W. und A. behandelt. Der letzte Auszug reagiert beim Tüpfeln nicht mehr mit Ninhydrin. Die vereinigten Extrakte werden weitgehend von A. und Chlorophyll befreit und anschließend mit W. auf die für eine Bearbeitung notwendige Verdünnung gebracht.

Eine rasche Abtrennung des Sphaerophysins von allen Aminosäuren erzielten die Autoren mit folgendem Verfahren: Zur Papierchromatographie nach dem aufsteigenden zweidimensionalen Verfahren wurden die Proben punktförmig auf FN-4-Papier des VEB Spezialfabrik Niederschlag (Erzgeb.) im Format 19 × 26 aufgetragen. Es kamen in der ersten Dimension n-Butanol/Eisessig/W. (4 : 1 : 5) und in der zweiten Dimension n-Butanol/Pyridin/Eisessig/W. (4 : 1 : 1 : 2) zur Anwendung. Als Test dient Sphaerophysinbenzoat Ross. 9. Auch die Papierelektrophorese liefert eine gute Abtrennung von Arginin, Histidin, Lysin, Ornithin, Agmatin und Putrescin, ferner von neutralen und sauren Aminosäuren. — Sichtbarmachung der Flecken geschieht entweder durch Eintauchen in Ninhydrinreagens und anschließendem 5 bis 10 Min. langem Erhitzen im Trockenschrank bei 100°C, durch Bedampfen mit Jod oder durch Besprühen mit Natrium-nitrosyl-prussiat-Sprühreagens oder natronalkalischer Kaliumpermanganat-Lsg.

Gehaltsbestimmung. Die zur quant. Bestimmung notwendige Abtrennung erfolgt über Ionenaustauscher. Eine Säule mit einem Innendurchmesser von 0,7 cm und einer Rohrlänge von 10 cm, auf deren Boden sich etwas Glaswolle befindet, wird mit ca. 2 ml des in der aktiven H^+-Form vorliegenden Dowex 50 × 1(50−100 mesh) gefüllt. Der mittels Kapillarrohr auf das obere Säulenniveau eingestellte Abfluß verhindert ein Trockenlaufen der Säule. Über eine Niveaubirne wird der in W. gelöste Pflanzenextrakt (2 ml Extrakt aus 0,1 g getrockneten Keimpflanzen) langsam aufgetragen (Tropfgeschwindigkeit: 0,1 bis 0,3 ml/Min.). Mit W. wird so lange nachgewaschen, bis das Eluat neutral reagiert und bei der Tüpfelprobe noch keine Reaktion mit Ninhydrin gibt (ca. 10 ml = Fraktion 1). Dabei werden neutrale und saure Verbindungen, im wesentlichen Zucker und Fettsäuren, eluiert. Die am Austauscher gebundenen Monoaminocarbon- und -dicarbonsäuren werden anschließend mit 10 ml 1 n Pyridin eluiert (Fraktion 2), Diaminocarbonsäuren und andere basische Verbindungen mit 20 ml 3n Ammoniaklsg. (Fraktion 3). Für die Kontrolle der Fraktionen 2 und 3 wird ebenfalls die Ninhydrinreaktion herangezogen. Das auf der Säule stehende, nicht gebundene Ammoniak wird durch gründliches Waschen mit W. entfernt. Sphaerophysin bleibt auf der Säule zurück und kann bei einer langsamen Tropfenfolge (0,1 bis 0,3 ml/Min.) mit 15 ml 10%iger Salzsäure eluiert werden (Fraktion 4). Das salzsaure Eluat wird unter Vermeidung stärkerer Erwärmung mit 10%iger Natronlauge auf pH 8 bis 9 gebracht und durch vorsichtiges Erhitzen auf dem Wasserbad restlos von Ammoniak befreit, da dieses die quant. Bestimmung stört. Nach dem Neutralisieren der schwach alkalischen Lsg. mit Salzsäure wird mit W. auf ein geeignetes Volumen (meist 10 ml) aufgefüllt und Sphaerophysin kolorimetrisch bestimmt. Bei der Neutralisation entstandenes Natriumchlorid stört die Bestimmung nicht. Der maximale Fehler von 3 bis 6% in einem Bereich von 500 bis 2000 μg ist weitgehend unabhängig von der Sphaerophysinmenge, die nach dieser Methode an der Säule getrennt wird.

Durchführung der kolorimetrischen Bestimmung: Zum Aufstellen der Eichkurve werden 10 mg Sphaerophysinbenzoat in 100 ml W. gelöst. Ein 5 bis 50 μg entsprechender Teil dieser

Lsg. wird im Reagenzglas mit W. zu 1 ml ergänzt, danach mit 0,5 ml Ninhydrinreagens gemischt, 15 Min. im siedenden Wasserbad erhitzt und nach dem Abkühlen auf 30°C mit 1 ml 50%igem A. und 2 ml W. versetzt. Die Messung der Extinktion erfolgt im Spektralkolorimeter „Spekol" (VEB Carl Zeiß, Jena) bei 582 nm und einer Schichtdicke von 1 cm. Bei der Nullwertbestimmung wird die Sphaerophysinlsg. durch 1 ml W. ersetzt. Trotz Zusatz von Hydrindantin war das Ninhydrinreagens nicht über längere Zeit haltbar. Die Farbintensität der Reaktionslsg. nahm kontinuierlich ab. Durch laufende Korrektur der Eichkurve wird dieser Fehler kompensiert. Die aufgenommene Eichkurve entspricht dem Lambert-Beerschen Gesetz. Der max. Meßfehler beträgt ±6%.

Herstellung des Hydrindantins: 2 g Ninhydrin werden in 5 ml W. gelöst und bei 40°C unter Rühren mit einer Lsg. von 2 g Ascorbinsäure in 10 ml W. versetzt. Nach ½stündigem Rühren (40°C) und Abkühlen der Fl. wird der Nd. abfiltriert, unter Luftdurchsaugens mit kaltem W. gewaschen und im Vakuum über Phosphorpentoxid bis zur Gewichtskonstanz getrocknet. Hydrindantin schmilzt nach vorangehender Braunfärbung (206 bis 208°C) bei 236°C. — Ninhydrinreagens: 2 g Ninhydrin und 0,75 g Hydrindantin werden in 195 ml peroxidfreiem Äthylenglykol gelöst und 65 ml Pufferlsg. (272 g Natriumacetat · 3H$_2$O, 50 ml Eisessig, W. ad 500 ml) von pH 5,5 zugefügt. Die aufgetretene Rotfbg. der Lsg. verschwindet bei längerem Stehen.

Wirkung. Nach intravenöser Injektion von 5 mg/kg Sphaerophysinbenzoat bei Katzen wurde eine Blutdrucksenkung um 30 bis 40 mm Hg für 1 bis 1,5 Stunden beobachtet, während 30 mg/kg zum Tod führten. Man fand auch ganglienblockierende Eigenschaften des Präparats. Bei Untersuchungen an Kaninchen mit experimenteller Arteriosklerose wurde erneut die blutdrucksenkenden Eigenschaften des Sphaerophysins bestätigt. Eingehende klinische Untersuchungen zeigen, daß Sphaerophysin ebenso wie im Tierversuch auch beim Menschen den Blutdruck senkt. Orale Applikation von zwei- bis dreimal täglich 0,03 g Sphaerophysinbenzoat oder eine intramuskuläre bzw. subkutane Injektion von 1 ml einer 1%igen Sphaerophysinbenzoatlösung pro Tag werden ferner in der Gynäkologie bei Blutungen in der Nachgeburtsperiode und bei Uterus-Atonie verordnet. In dieser Konzentration ist Sphaerophysin kaum toxisch und zeigt keinerlei Nebenwirkungen auf die Frucht. Die Verabreichung des Mittels sollte allerdings nicht bei ausgeprägter Arteriosklerose, organischer Schädigung des Myokards und ungenügender Funktionsfähigkeit der Leber und Nieren erfolgen.

Anwendung. In der UdSSR als Antihypertonicum und bei Uterusatonie.

Sphaerophysinum

Sphaerophysin. Spherophysine.

C$_{10}$H$_{22}$N$_4$ M.G. 198,31

4-(3-Methyl-1-butenylamino)-butylguanidin.

Bemerkung. Die Substanz war in der Ross. 8 offizinell. Die hier aufgeführte, nach Ross. 8 u. 9 zitierte Strukturformel muß nach Untersuchungen von HEESING und ECKARD korrigiert werden (s. S. 492).

Vorkommen. Wirkstoff aus Sphaerophysa salsula.

Eigenschaften. Starke, zweisäurige Base; als Dibenzoat isolierbar: C$_{10}$H$_{22}$N$_4$ · 2C$_7$H$_6$O$_2$: Kristalle. Fp. = 149—150°.

Anwendung. Als Hypotensivum.

Sphaerophysinum Benzoicum Ross. 9. Sphaerophysini Benzoas. Spherophysine Benzoate.

C$_{10}$H$_{22}$N$_4$ · 2C$_6$H$_5$COOH   M.G. 442,6

4-(3-Methyl-1-butenylamino)-butylguanidin-dibenzoat.

Gehalt. Mindestens 99,5 und höchstens 100,5% (Ross. 9).

Eigenschaften. Weißes, krist. Pulver, geruchlos, von bitterem Geschmack, leicht lösl. in W., A. und Lsg. von Alkalihydroxyden und -carbonaten, unlösl. in Ae. und Chlf. Fp. = 151 bis 153°.

Erkennung. 1. 0,1 g Substanz werden in einem kleinen Erlenmeyerkolben mit 5 ml Natriumhydroxyd-Lsg. versetzt. Der Erlenmeyerkolben wird mit einem Trichter, in dem sich ein Stück rotes Lackmuspapier, das mit W. befeuchtet wurde, befindet, verschlossen. Die Lsg. wird 1—2 Min. zum Sieden erhitzt. Dabei nimmt das Lackmuspapier eine blaue Fbg. an (Ross. 9). — 2. 0,1 g Substanz werden in 5 ml W. gelöst. Die Lsg. wird mit 0,5 ml 1 n Salzsäure versetzt. Dabei entsteht ein weißer, krist. Nd., der sich in Ae. löst (Ross. 9).

Prüfung. Freie Benzoesäure: 0,5 g Substanz werden in einem kleinen Becherglas zweimal mit je 5 ml wasserfreiem Ae. gewaschen. Der Ätherextrakt wird in eine tarierte Kristallisationsschale filtriert. Der Ae. wird verdampft auf einem Wasserbad und der Rückstand zur Wägung gebracht. Das Gew. des Rückstandes darf nicht größer als 0,2% der Einwaage sein (Ross. 9). — 2. Sulfatasche: Höchstens 0,1% (Ross. 9). — 3. Schwermetalle: Höchstens 0,001% (Ross. 9).

Gehaltsbestimmung. Etwa 0,3 g Substanz, genau gewogen, werden in einem Erlenmeyerkolben mit 2 g Kaliumbromid, 25 ml 0,1 n Kaliumbromat-Lsg. und 15 ml verd. Schwefelsäure versetzt, gemischt und 10 Min. an einem dunklen Platz stehengelassen. Dann gibt man mittels eines Trichters 20 ml Kaliumjodid-Lsg. zu. Das freigesetzte Jod wird mit 0,1 n Natriumthiosulfat-Lsg. gegen Stärkelsg. als Indikator titriert. In gleicher Weise wird ein Blindversuch durchgeführt. 1 ml 0,1 n Kaliumbromat-Lsg. entspricht 0,022 12 g Substanz (Ross. 9).

Aufbewahrung. Vorsichtig, in gut verschlossenen, dunklen Gefäßen.

Dosierung. Größte Einzeldosis: 0,05 g. Größte Tagesdosis: 0,1 g (Ross. 9).

Anwendung. Die Substanz ist der Wirkstoff aus Sphaerophysa salsula. Sie wird als Hypotensivum verwendet.

Handelsformen. Sphaerophysin (UdSSR); Spherophysine (UdSSR).

Spilanthes

Spilanthes (Spilanthus) oleracea JACQ., auch L. (Pyrethrum spilanthes MED., Bidens acmelloides BERG.). Asteraceae — Asteroideae — Heliantheae. Parakresse. Husarenknopf. Fleckblumenkraut. Para cress. Cabbage spilanthes. Cresson de Para. Parguay roux.

Heimisch in Brasilien, Ost- und Westindien. Vielfach kultiviert. In Mitteleuropa in geringem Ausmaß.

Einjährig, bis 30 cm hoch, fast kahl. Stengel verästelt, ausgebreitet, aufsteigend. Laubblätter gegenständig, gestielt, herzförmig-dreieckig bis breit-eiförmig, ausgeschweift gezähnt, blaßgrün, fast kahl (nur unterseits auf den Nerven schwach behaart), Köpfchen langgestielt, homogam, ca. 14 mm lang, einzeln in den Blattachseln, stumpf kegelförmig bis eiförmig, nur aus gelben bis braunroten, röhrigen, zwittrigen Scheibenblüten bestehend. Blütenboden markig, zylindrisch, mit Spreublättern. Hülle kurz, glockig. Fruchtknoten bewimpert, mit 2 Pappusborsten. In den wärmeren Gegenden das ganze Jahr hindurch blühend.

Herba Spilanthis oleraceae. Summitates Spilanthis. Parakressenkraut. Fleckblumenkraut. Herbe de cresson de Para.

Agrião de Pará, Brasil. 1.

Das getrocknete, zur Blüte zeit gesammelte Kraut, nach Brasil. 1 getrocknete Blätter und blühende Spitzen.

Die geruchlose Droge schmeckt beim Zerkauen brennend und erzeugt eine reichliche Speichelabsonderung.

Mikroskopisches Bild. Beide Blattseiten mit Spaltöffnungen und anliegenden, zwei- bis achtzelligen, auf einem niederen Epidermishügel stehenden Haaren, deren untere Zellen dünnwandig, deren beide Endzellen starkwandig sind. Daneben zylindrische Haare aus 4 bis 8 tonnenförmigen, dünnwandigen Zellen mit hier und da keuliger Endzelle. An der Oberseite im Mesophyll 1 bis 3 Reihen von Palisaden, darunter Schwammparenchym; zahlreiche Zellen bergen Drüsen von Calciumoxalat. Die großen Seitennerven von Sekretgängen begleitet. Auf der Wand des Fruchtknotens anliegende Zwillingshaare, deren Basalzelle eine große Zellwandwucherung zeigt.

Inhaltsstoffe. Im Kraut ca. 0,27% äth. Öl mit Spilanthen $C_{15}H_{30}$, vor allem in den Blüten Affinin (Spilanthol) $C_{14}H_{23}NO$, Fp. 23°.

Ferner Fett mit Cerotinsäure; Cholin, Phytosterine, Gerbsäure und Harz.

Wirkung. Die Droge wirkt adstringierend, antiphlogistisch und lokal anästhesierend.

Anwendung. In der Volksheilkunde früher bei Zahnfleischerkrankungen, zu Mund- und Zahnwässern; innerlich gegen Skorbut, Gicht, Rheuma, Wassersucht, bei Harn- und Steinbeschwerden und Prostatatumoren. In der Form eines standardisierten Drogenextrakts gegen Blutergüsse, Sportverletzungen, Sehnenscheidenentzündungen, kleinere Wunden und Insektenstiche. In der Homöopathie.

Spilanthus oleracea HAB 34.

Getrocknetes, blühendes Kraut.

Arzneiform. Tinktur nach § 4 mit 60%igem Weingeist.

Arzneigehalt. 1/10.

Spolera [Bionka Peters, 7917 Vöhringen (Iller)]. Extrakt aus Herba Spilanthis oler. standardisiert am Frosch. 100 g Spolera-Salbe enthalten 19 g Extr. aus Herba Spilanth. ol. (standardisiert am Frosch), 4 g Acid. silicic.

Spilanthes acmella L., auch MURR. (?) (Verbesina acmella L., Acmella linnaea CASS.).

Indisches (indianisches) Harnkraut.

Heimisch in Ostindien.

Inhaltsstoff. Affinin in den Blüten.

Wirkung. Die Pflanze, die scharf brennend schmeckt, soll die Speichelsekretion fördern, die Schleimhäute anfangs reizen, später anästhesieren.

Anwendung. Das Kraut (Herba Acmellae, Abckraut, Abecedaire) wurde früher bei Zahnschmerzen, gegen Scorbut, bei Blasen- und Nierenleiden, Nierensteinen, ausbleibender Menstruation und als Fischgift verwendet.

Spilanthes mauritiana (RICH. ex PERS.) Dc. (Acmella mauritiana RICH. ex PERS., A.

uliginosa CASS., Spilanthes acmella, auct. non L. oder MURR., Sp. uliginosa SW.).

Heimisch in Süd- und Ostafrika, Westafrika und Indien.

Inhaltsstoffe. 0,33% äth. Öl, in den Blüten Affinin, Spilanthen, ein Sterin, Fp. 184 bis 185°, und ein nicht reduzierendes Polysaccharid.

Wirkung. Die Pflanze soll den Speichelfluß anregen.

Anwendung. In der Heilkunde der Ursprungsländer, Blüten und Wurzeln bei Zahnerkrankungen, der Blättersaft bei Malariakrämpfen von Kindern, Pyorrhö und als Mundwasser, das Kraut als Febrifugum, gegen Rheuma und Schlangenbisse. In Indien gegen Blasen- und Nierenerkrankungen, Nierensteine, Skorbut, Ausbleiben der Menses und Zungenlähmung. Die Frucht als Insektizid und Fischgift.

Spilanthes urens JACQ.

Spilanthes alba L'HERIT., auch WILLD. (?) (Sp. salivaria MURR.).

Paraguay.

Beide wurden früher ähnlich Sp. oleracea verwendet, vor allem bei Scorbut und in der Zahnheilkunde.

Spinacia

Spinacia oleraca L. Chenopodiaceae — Chenopodieae. Spinat. Spinach. Epinard. Spinacio. Als Wildpflanze nicht bekannt, heimisch evtl. in Westasien (?). Weitverbreitete, bis in arktische Gebiete (Island, Grönland) reichende Kulturpflanze. In Europa überall — in den Alpen bis 1900 m — als Gemüse angebaut. Zuweilen auf Ruderalplätzen verwildert oder auf Güterumschlagplätzen eingeschleppt.

Ein- oder zweijährig, 30 bis 40 (bis 100) cm hoch. Stengel aufrecht, einfach oder ästig, kahl. Wurzel spindelförmig. Laubblätter langgestielt, eirund bis länglich-eiförmig oder dreieckig-pfeilförmig, ganzrandig bis buchtig-gezähnt, z. T. mit auswärts gerichteten, einfachen oder geteilten Spießecken, vorn zugespitzt oder schwach abgerundet, mitunter auch etwas gestutzt, stachelspitzig, die oberen Blätter länglich oval-elliptisch bis lanzettlich, die jüngeren Blätter mit Blasenhaaren (Blasen sitzend oder Haare mit einzellreihigem, schlankem Stiel und großer kugeliger, 60 bis 80 μm im Durchmesser messender oder keulenförmiger Endzelle. Blüten zweihäusig, bisweilen zwittrig, in gabelig beginnenden, geknäuelten Wickeln, sitzend; Blütenknäuel der männlichen Pflanzen zu unterbrochenen, unbeblätterten, end- und achselständigen Scheinähren vereinigt; Blütenknäuel der weiblichen Pflanzen in den Achseln der gegen die Sproßspitze oft nur wenig kleiner werdenden Laubblätter sitzend. Männliche Blüte mit meist vierteiliger, krautiger Blütenhülle; Staubblätter 4 oder 5, vor den Zipfeln der Blütenhülle stehend, am Grund verbunden. Weibliche Blüte ohne Blütenhülle, mit 2 Vorblättern; diese zu einer fast kreisförmigen Hülle verwachsen, nur an der Spitze mit zwei freien Zipfeln, anfangs krautig, später erhärtend, die Frucht einschließend, unbewehrt oder im vorderen Teil abstehend dornig. Narben 4 bis 5, lang, fadenförmig. Frucht kugelig, bis 1 cm lang, einzeln, aufrecht. Keimling ringförmig, mit schwach austretendem, nach unten gerichtetem Würzelchen.

Folia Spinaciae. Spinat.

Kultur. Der Spinat wird breitwürfig oder in Reihen von 20 cm Abstand auf gut vorbereitetem, kräftig gedüngtem, lockerem Boden ausgesät. Er braucht zu seiner gedeihlichen Entwicklung viel Wasser und häufiges Hacken. Dann entwickelt er sich schnell. Nach 50 Tagen kann bei den Frühsorten mit der Blatternte begonnen werden. Als Sommerspinat wird er zeitig im Frühjahr (März—April) als Vorfrucht ausgestreut. Der im Herbst ausgesäte Winterspinat liefert im folgenden Frühjahr ein frühes Gemüse. Die Blätter werden gebrochen oder zwei- bis dreimal geschnitten. Die Vegetationsdauer bis zur Samenreife beträgt etwa 150 Tage. Es sind verschiedene Sorten im Handel. Die Züchtungstendenz ist bestrebt, groß- und fleischigblättrige oder spät aufschießende Sorten zu erzielen.

Inhaltsstoffe. Im Blatt Chlorophyll a und b (in frischem Zustand 0,08 bis 0,3%, in getrocknetem Zustand etwa 0,3 bis 1,0%); Protoporphyrin, Koproporphyrin I und Xanthophyllepoxid, Oxalsäure (in jungen Blättern 6 bis 8%, bezogen auf die Trockensubstanz, in alten 16 bis 16,5%, in Cotyledonen 23,6 bis 26,7%), Citronensäure, Äpfelsäure, Spinat-Secretin. Nach THIER [Naturw. Rundschau **20**, 525 (1967)] Oxalat in löslicher Form (0,4 bis 0,8%), β-Carotin (vorherrschend gegenüber α-Carotin), Neo-β-carotine $C_{40}H_{56}$: Neo-β-carotin U [Carotinoid x (3-cis-β-carotin)], Fp. 122° bis 123°, Neo-β-carotin B (Pseudo-α-carotin, 3,7-dicis-β-Carotin), Folsäure, β-Indolylessigsäure, Citrovorum Faktor, Vitamin K 1 (bis 0,005%), Histamin (1,378 mg/g Frischgewicht), $N\alpha$-Acetylhistamin, $N\alpha$,N-αDimethylhistamin, Tyramin, L-(+)-Lysin und Betain (1,90%, bezogen auf das Trockengewicht). APPEL und WERLE [Arzneimittel-Forsch. **9**, 23 (1959)] fanden Acetylcholin, Dimethylhistamin, Trimethylhistamin in Spuren und Histidin. — Cozymase (Codehydrase I) und Codehydrase II, Ubichinon (Coenzym Q) und Plastochinon. In geringen Mengen Patuletin (Quercetagetin-6-methyläther) und Spinacetin (Quercetagetin-3',6-dimethyläther).

Patuletin : R = H
Spinacetin: R = CH₃

Im Blattwachs n-Nonacosan $C_{29}H_{60}$, Fp. 63,4 bis 63,7°. Im Spinatfett Tetracosanol-(1) $C_{24}H_{50}O$, Fp. 76,5 bis 75,5°, und n-Hexacosylalkohol $C_{26}H_{54}O$, Fp. 79,5 bis 79,8°; Cerotinsäure. Im Fett der Blätter α-Spinasterin (Bessisterin) $C_{29}H_{48}O$, Fp. 169 bis 175°, und β-Spinasterin $C_{29}H_{48}O$, Fp. 145 bis 150°.

α-Spinasterin

Nach EICHENBERGER und MENKE [Z. Naturforsch. *21b*, 859 (1966)] in getrockneten Blättern 0,05 bis 0,18% freie und veresterte Sterine, in den Chloroplasten 0,04 bis 0,09%; darunter Δ^7-Stigmastenol, Stigmastanol und Cholesterin. Im Zuckeranteil der Steringlykoside Glucose und Mannose; bei den Sterinestern Palmitinsäure als Fettsäure. ROTSCH und DEBUCH [Hoppe-Seylers Z. Physiol. Chem. *343*, 135 (1966)] isolierten aus den grünen Blättern 27% Phosphatide (24,5% Lecithin mit 35% Linolensäure, 5,7% Colaininkephalen mit 39% Palmitinsäure und 2 Diglyceridphosphorsäureglycerinester mit 34 und 35% Hexadecen-(3t)-säure als Fettsäuren). Ferner [Hoppe Seyler's Z. physiol. Chem. *346*, 79 (1966)] aus den grünen Blättern ein Glycerophosphatid, frei von N und Zucker (mit 3,6% P und 23% Glycerin) und Phosphatidylglycerin. Nach HELMSING [J. Chromatog. *28*, 131 (1967)] Mono- und Digalaktosyl-diglycerid. Nach RADUNZ [Hoppe-Seyler's Z. physiol. Chem. *343*, 294 (1966)] $\Delta^{7,10,13}$-Hexadecatriensäure. Nach HEINZ und TULLOCH [Hoppe-Seyler's Z. physiol. Chem. *350*, 493 (1969)] das Acyl-galaktosyl-diglycerid, (I) 1′,2′-Di-O-acyl-3′-O-(6-O-acyl-β-D-galaktopyranosyl)-sn-glycerin. Nach DONOHUE et al. [Chem. Commun. *1966*, S. 807] Neoxanthin (Foliaxanthin).

(I)

Vitamin A, B_2 und B_6. Nach THIER (loc. cit.) Vitamin B_1, Kohlenhydrate (ca. 2,4%), Fett (ca. 0,4%), Mineralstoffe und Eisen (60 mg/kg; der Gehalt wurde jahrzehntelang irrtümlich um das Zehnfache zu hoch angegeben). Weiterhin bis zu 2,8 bis 6 g Nitrat pro kg (je nach Düngung). Nach FRANKE [Z. Lebensmittelunters.-Forsch. *131*, 11 (1966)] enthält frischer Spinat je nach Sorte und Jahreszeit 40 bis 155 mg/100 g Vitamin C. Bei jedem Verarbeitungsprozeß, einschließlich der Lagerung wird es abgebaut; die Vitamin-C-Verluste können bis zu 80% des Ausgangswertes betragen. Im Tiefkühlspinat des Handels werden Vitamin-C-Gehalte von 6 bis 33 mg/100 g gefunden. In den Früchten Kämpferol, p-Cumarsäure, Ferulasäure und Vanillinsäure, ferner 24,1% Eiweiß und 7% fettes Öl mit den gesättigten Säuren C_{14}, C_{16}, C_{18}, C_{20} und Öl- und Linolsäure. Kraut und Samen sind saponinhaltig. Aus der Wurzel wurde ein Saponin von H.I. 1 : 40000 (angeblich $C_{56}H_{20}O_{27}$) gewonnen. Die Hydrolyse liefert ein Sapogenin $C_{32}H_{50}O_5$ [$C_{29}H_{45}(COOH)$ $(O-CO-CH_3)$]. TSCHESCHE et al. [Liebig's Ann. Chem. *726*, 125 (1969)] isolierten aus den Wurzeln die Spinatsaponine A (R=H) und B (R=OH)

SUGIURA und GOTO [J. Biochemistry (Tokyo) *60*, 335 (1966)] isolierten 6-(Hydroxymethyl)-lumazin. VAN WYK [Z. Naturforsch. *21b*, 700 (1966)] fand Galaktose, Glucose, Mannose und Xylose. Nach OETTMEIER et al. [Z. Naturforsch. B *27*, 177 (1972)] 3-Methyl-6,7-methylen-dioxy-quercetagetin mit antigener Wirkung.

Wirkung. Spinat wirkt verdauungsfördernd und regt (durch den Gehalt an Sekretin) die Salzsäureabscheidung des Magens, die gesamte Magen-, Dünndarm- und Pankreassekretion und Motorik an. Nach THIER (l. c.) kann Spinat zu Nitritvergiftungen führen (etwa 80% des Nitrats gehen in das Kochwasser über), v. a. bei Säuglingen, wenn vorhandenes Nitrat durch Bakterien bzw. die Darmflora dyspeptischer Säuglinge nachträglich zu Nitrit reduziert wird, das in frischem Spinat nur in unbedeutenden Mengen vorhanden ist. Deshalb sollte Säuglingen vor dem 4. Lebensmonat kein Spinat gegeben werden. Die Vergiftung äußert sich in Methämoglobinämie, Cyanose, Erbrechen und Durchfall. Die Nitrite können eventuell ferner mit sekundären Aminen aus der Nahrung Nitrosamine bilden, die cancerogen wirken.

Anwendung. Zur Anregung der Verdauung und des Gallenflusses. In der Volksmedizin gegen Tumoren. Früher wegen des angeblich hohen Eisengehalts bei Anämien. Als Gemüse, besonders in der Säuglingsernährung und Krankenkost. Zur industriellen Chlorophyllgewinnung.

Die Blätter und der Extrakt sind Bestandteil einiger Spezialitäten.

Spiperonum

Spiperonum. Spiperone BAN, USAN. Spiperon. Spiroperidol. Spiroperon.

$C_{23}H_{26}FN_3O_2$　　　　　　　　　　　　　　　　　M.G. 395,48

8-[3-(p-Fluor-benzoyl)-propyl]-1-phenyl-1,3,8-triaza-spiro[4,5]decan-4-on.

Anwendung. Als Neurolepticum.

Handelsform. Spiropitan.

Spiraea

Spiraea tomentosa L. Rosaceae — Spiraeoideae — Spiraeeae.

Aus dem östlichen Nordamerika stammend, in Europa angepflanzt und stellenweise verwildert.

Bis 1,5 m hoher Strauch mit starr aufrechten, bleibend rotbraun filzigen, zuletzt braunrindigen Zweigen. Laubblätter eiförmig bis lanzettlich, spitz, wenigstens in der vorderen Hälfte gezähnt oder Zähnung noch weiter herunterreichend, unterseits dicht braunfilzig, 3 bis 5 cm lang und 2 bis 3 cm breit. Blütenstand kegelförmig, die unteren Rispenäste meist etwas verlängert. Kelchblätter zur Fruchtzeit zurückgeschlagen. Blüten rosenrot, ohne Diskusring. Fruchtblätter wollig behaart, bei der Reife spreizend.

Herba Spiraeae tomentosae.

Inhaltsstoff. Gerbstoff, besonders in der Wurzel.

Anwendung. Die blühenden Zweige und Blätter, und auch die gerbstoffhaltige Wurzel in der Volksmedizin als Adstringens, bei Darmkatarrh, Ruhr.

Bemerkung. In den Blättern (0,6%), Stengeln (0,5%) und Samen (0,9%) von Spiraea japonica L. f. sind Alkaloide enthalten [FROLOVA et al.: Chem. Abstr. *60*, 16211 (1964); *72*, 427 (1970)].

Spiramidum

Spiramidum. Spiramid. Fluroxyspiramine. Fluroxy-spiramin.

$C_{22}H_{26}FN_3O_2$ M.G. 383,46

8-[3-(p-Fluor-phenoxy)-propyl]-1-phenyl-1,3,8-triaza-spiro[4,5]decan-4-on.

Anwendung. Als Psychosedativum.

Handelsform. R 5808 (Hydrochlorid).

Spiramycinum

Spiramycinum.

S. Bd. I. 1117.

Spiranthes

Spiranthes autumnalis L. C. RICH. [S. spiralis (L.) CHEVALL., Ophrys spiralis L., Epipactis spiralis CRANTZ, Serapias spiralis SCOP., Satyrium spirale HOFFM., Neottia autumnalis PERS.]. Orchidaceae — Orchidoideae — Neottieae. Herbstdrehwurz.

In Süd- und Mitteleuropa, Kleinasien und im Kaukasus verbreitet. Auf Sumpfwiesen, moorigen Bergwiesen, auf grasigen Triften, Heiden, Weiden, an Rainen und Waldrändern, in einzelnen Gegenden vorzugsweise auf Schafweiden wachsend.

Pflanze ausdauernd, 7 bis 35 cm hoch. Knollen meist zu zwei (seltener 1 oder 3), nach abwärts rübenförmig verschmälert, flaumig-weichhaarig. Stengel oberwärts drüsig behaart, häufig etwas gebogen, blaugrün. Laubblätter des neuen Triebes grundständig, zur Seite des Blütenstands rosettenartig angeordnet, die Hauptknospe des nächsten Jahrs umschließend, eiförmig bis länglich-eiförmig, breit gestielt und bläulich-grün. Die stengelständigen Blätter zu Schuppen reduziert. Blütenstand schmal, dicht, reichblütig, drüsig-flaumig, durch Drehung der Achse fast einseitswendig. Blüten klein, weiß, angenehm nach Hyazinthen riechend. Tragblätter eiförmig bis lanzettlich, dick, zugespitzt, mit weißlichen Rändern und drüsiger Behaarung; länger als der spindelförmige, hellgrüne, drüsenhaarige Fruchtknoten. Perigonblätter frei, vom Fruchtknoten waagrecht abstehend, am Grund etwas konkav, innen weiß, außen grünlich, die äußeren linealisch-lanzettlich, dreinervig, außen etwas drüsenhaarig; die seitlichen inneren zungenförmig, einnervig, wenig kürzer als die äußeren. Lippe länglich, bis verkehrt-eiförmig, fast so lang wie die äußeren Perigonblätter, 3 bis 4 mm lang, ausgerandet, weiß, in der Mitte grünlich. Hellgrüne Säulchen, kürzer als die Perigonblätter, fast walzenförmig, mit verdickter Spitze.

Inhaltsstoff. Loroglossin $C_{14}H_{20}O_8$. Bei der hydrolytischen Spaltung durch Enzyme (Emulsin und Enzyme des Schneckendarms) bilden sich Loroglossigenin und Glucose.

$$C_{14}H_{20}O_8 + H_2O \rightarrow C_8H_{10}O_3 + C_6H_{12}O_6$$

Anwendung. Die Knollen als Aphrodisiacum. In der Homöopathie.

Spiranthes autumnalis HAB 34.

Frische, blühende Pflanze.

Arzneiform. Essenz nach § 3.

Arzneigehalt. 1/3.

Spiranthes diuretica LINDL. (Neottia diuretica W.).
Heimisch in Chile.

Anwendung. Als Diureticum.

Spirazinum

Spirazinum NFN. Spirazin. Spirotriazine.

$C_{15}H_{20}ClN_5$ M.G. 305,82

2,4-Diamino-5-(p-chlor-phenyl)-9-methyl-1,3,5-triaza-spiro[5,5]undeca-1,3-dien.

Anwendung. Als Anthelminticum.

Handelsform. Spiracine HCl: Hydrochlorid (Burroughs Wellcome, USA).

Spirgetinum

Spirgetinum. Spirgetin. Spirgétine.

$C_{10}H_{20}N_4$ M.G. 196,30

1-[2-(6-Aza-spiro[2,5]oct-6-yl)-aethyl]-guanidin.

Anwendung. Als Hypotensivum und Antasthmaticum.

Handelsform. Divimax (Dausse, Frankreich; Mischpräparat).

Spirilenum

Spirilenum. Spirilene BAN. Spirilen. Isospirilene.

$C_{24}H_{28}FN_3O$ M.G. 393,51

8-[4-(p-Fluor-phenyl)-pent-3-en-yl]-1-phenyl-1,3,8-triaza-spiro[4,5]decan-4-on.

Anwendung. Als Neurolepticum.

Handelsform. R 6109 (Janssen).

Literatur. Arzneimittelforschung *15*, 1197 (1965).

Spironolactonum

Spironolactonum Jap. 71. Spironolactone USP XIX, BP 73, BPC 73. Spirolactone. Spirolakton. Spironolacton.

Bemerkung. S. auch II, 412.

$C_{24}H_{32}O_4S$ M.G. 416,6

3-(7α-Acetylthio-17β-hydroxy-3-oxo-androst-4-en-17α-yl)-propionsäure-γ-lacton.

Gehalt. Mindestens 96,0 und höchstens 102,0%, ber. auf die getrocknete Substanz (BP 73); mindestens 97,0% und höchstens 101,5%, ber. auf die getrocknete Substanz (USP XIX).

Eigenschaften. Leicht cremefarbenes bis dunkelgelbes, krist. Pulver mit leichtem mercaptan-ähnlichem Geruch, luftbeständig, praktisch unlösl. in W., leicht lösl. in Bzl. und Chlf., lösl. in Äthylacetat und A., wenig lösl. in M. und in fetten Ölen. Fp. = etwa 205° (BP 73); 198 bis 207° unter Zers.; gelegentlich zeigt die Substanz bereits einen Schmelzpunkt bei 135°, erstarrt dann aber wieder (USP XIX). Optische Drehung: −47,5° bis −52,5°, gemessen an einer 1%igen Lsg. der Substanz in Dioxan (BP 73); −33° bis −37°, ber. auf die getrocknete Substanz, gemessen an einer Lsg. der Substanz in Chlf., die 10 mg/ml enthält (USP XIX).

Erkennung. 1. Das IR-Spektrum der Substanz darf nur Maxima bei den gleichen Wellenlängen zeigen wie die BP-73-Standardsubstanz; die relativen Intensitäten müssen ähnlich sein (BP 73, ähnlich USP XIX). − 2. Das UV-Absorptionsspektrum einer Lsg. von 1 T. Substanz in 100000 T. M. zeigt nur Maxima bei den gleichen Wellenlängen wie das in ähnlicher Weise vermessene Spektrum der USP-Standardsubstanz; die sich entsprechenden Absorptionen, ber. auf die getrocknete Substanz, gemessen im Maximum von etwa 238 nm, dürfen nicht mehr als 3% differieren (USP XIX). − 3. 100 mg Substanz werden zu einer Mischung aus 10 ml W. und 2 ml Natronlauge gegeben. Die Mischung wird 3 Min. zum Sieden erhitzt, abgekühlt und mit 1 ml Eisessig und 1 ml Bleiacetat-Lsg. versetzt. Dabei entsteht ein braun bis schwarz gefärbter Nd. von Bleisulfid (USP XIX). − 4. 10 mg Substanz werden mit 2 ml 50%iger Schwefelsäure geschüttelt. Dabei entsteht eine orange gefärbte Lsg. mit einer intensiven gelbgrünen Fluoreszenz. Die Lsg. wird vorsichtig erhitzt, die Farbe wird tiefrot, außerdem entwickelt sich Schwefelwasserstoff, der Bleiacetatpapier schwarz färbt. Anschließend wird die Lsg. in W. gegossen. Dabei entsteht eine grünlich-gelbe, opaleszierende Lsg. (BP 73). − 5. Dünnschichtchromatographische Untersuchung: Stationäre Phase: Kieselgur G. Die trockene Chromatographieplatte wird folgendermaßen imprägniert: Man stellt sie in eine Chromatographiekammer, die eine Mischung aus 1 Vol.-T. Propylenglykol und 9 Vol.-T. Aceton enthält, und läßt das Lsgm. bis zur Spitze der Platte hochlaufen. Danach entfernt man die Platte und läßt an der Luft trocknen. Die Platte sollte innerhalb von 2 Std. weiter verwendet werden. Die mobile Phase soll in der gleichen Richtung laufen wie die Imprägnierungsfl. Es werden jeweils 2 μl folgender Lsg. aufgetragen: 1. Eine 0,25%ige Lsg. der Substanz in einer Mischung aus 9 Vol.-T. Chlf. und 1 Vol.-T. M. 2. Eine 0,25%ige Lsg. der BP-73-Standardsubstanz oder einer entsprechenden authentischen Substanz in dem gleichen Lsgm. und 3. 2 μl einer Mischung aus gleichen T.Lsg. 1 und 2. − Mobile Phase: Eine Mischung aus 4 Vol.-T. Cyclohexan und 1 Vol.-T. Toluol. Nach dem Entwickeln läßt man das Fließmittel an der Luft verdampfen, erwärmt die Platte 15 Min. auf 120° und besprüht die noch heiße Platte mit einer 10%igen Lsg. von Schwefelsäure in 95%igem A. Dann wird weitere 10 Min. lang auf 120° erwärmt, nach dem Abkühlen betrachtet man die Platte unter Tageslicht und unter UV-Licht von etwa 366 nm. Der Hauptfleck auf dem Chromatogramm der Lsg. 1 muß dem Hauptfleck auf dem Chromatogramm der Lsg. 2 entsprechen. Der Hauptfleck auf dem Chromatogramm der Mischung 3 muß ein einziger, kompakter Fleck sein (BP 73).

Prüfung. 1. Chrom: 0,20 g Substanz werden mit 1 g Kaliumcarbonat und 0,3 g Kaliumnitrat in einem Platintiegel gemischt, langsam erhitzt und dann bei 600−650° geglüht, bis sämtlicher Kohlenstoff verschwunden ist. Nach dem Abkühlen löst man den Rückstand so vollständig wie möglich in 10 ml W., eventuell unter leichtem Erwärmen. Nach dem Filtrieren wird mit W. auf 20 ml aufgefüllt. 10 ml dieser Lsg. werden mit 0,5 g Harnstoff versetzt und dann mit 14%iger Schwefelsäure gerade eben angesäuert. Wenn das Aufbrausen vorbei ist, wird noch 1 ml 14%ige Schwefelsäure zugesetzt. Man verdünnt mit W. auf 20 ml und setzt 0,5 ml Diphenylcarbazid-Lsg. zu. Die entstehende Fbg. darf nicht intensiver sein als folgende Vgl.-Lsg. zeigt: 1 ml 14%ige Schwefelsäure wird zu 0,5 ml einer frisch bereiteten 0,002 83%igen Lsg. von Kaliumdichromat gegeben, das Ganze mit W. auf 20 ml verd. und mit 0,5 ml Diphenylcarbazid-Lsg. versetzt (BP 73). — 2. Mercaptanverbindungen: 2,0 g Substanz werden mit 20 ml W. geschüttelt und filtriert. 10 ml des Filtrates werden mit 0,01 n Jodlsg. unter Verwendung von Stärkelsg. als Indikator titriert. Dabei dürfen nicht mehr als 0,1 ml 0,01 n Jodlsg. verbraucht werden (BP 73, ähnlich USP XIX). — 3. Schwefel: 7,45—7,85%, bestimmt nach der Schöniger-Methode unter Verwendung von 30 mg Substanz (BP 73). — 4. Trocknungsverlust: Höchstens 0,5%, wenn die Substanz bei 105° bis zum konst. Gew. getrocknet wird (BP 73, USP XIX). — 5. Sulfatasche: Höchstens 0,1% (BP 73).

Gehaltsbestimmung. 10 mg Substanz werden zu 100 ml in M. gelöst. 10 ml dieser Lsg. werden mit M. zu 100 ml verd. An dieser Verdünnung wird in einer 1-cm-Küvette die Extinktion gemessen, bei einem Maximum von etwa 238 nm. Der Geh. an $C_{24}H_{32}O_4S$ wird mit $E_{1cm}^{1\%} = 470$ ber. (BP 73, ähnlich USP XIX).

Aufbewahrung. Vor Licht geschützt.

Dosierung. 100—200 mg tägl. auf mehrere Dosen verteilt.

Anwendung. Als Diureticum (Aldosteronantagonist).

Handelsformen. Aldactone (Boehringer, Mannheim, BRD); Spiresis; Spiridon; Spirolang; Spirone; Uractone; Verospiron.

Spirostantriol

$5\alpha,22a,25a$-Spirostan-$2\alpha,3\beta,15\beta$-triol.

S. Digitogenin, IV, 599.

Spirothiobarbitalum

Spirothiobarbitalum.

$C_{12}H_{18}N_2O_2S$ M.G. 254,36

Spiro-(2-äthyl-3.5-dimethylcyclopentan-1.5'-2'-thiobarbitursäure).

Eigenschaften. Farbl. Kristalle. Fp. = 180 bis 182°. Die Substanz wird als Mononatriumsalz verwendet.

Anwendung. Als Hypnoticum.

Handelsform. Spirothal.

Spirotrypan

Spirotrypan

S. III, 243.

Spiroxasonum

Spiroxasonum. Spiroxason. Spiroxasone USAN.

C$_{24}$H$_{34}$O$_3$S   M.G. 402,60

7α-Acetylthio-4',5'-dihydro-spiro-[androst-4-en-17,2'(3'H)furan]-3-on.

Eigenschaften. Farblose Kristalle, Fp. = 180—182°; $[\alpha]_D^{25}$ = —54° (c = 1 in Chlf.). Absorptionsmaximum in M.: 238 nm (ε = 13900). Lösl. in M., A., Äthylacetat, Ae. und Chlf. Die Substanz ist gegenüber Alkali unbeständig.

Anwendung. Als Diureticum (Aldosteronantagonist).

Handelsform. Spiroxasone (Merck, Sharp und Dohme, USA).

Literatur. J. Amer. Med. Ass. *187*, 606 (1964).

Spiroxatrinum

Spiroxatrinum. Spiroxatrin. Spiroxamide.

C$_{22}$H$_{25}$N$_3$O$_3$ M.G. 379,46

8-(1,4-Benzodioxan-2-yl-methyl)-1-phenyl-1,3,8-triaza-spiro[4,5]decan-4-on.

Anwendung. Als Analgeticum und Neurolepticum.

Handelsform. R 5188.

Spongilla

Spongilla lacustris (L.) forma typica (Spongia lacustris L., Ephydatia lacustris, Halichondria lacustris). Klasse Demospongia — Ordnung[1] Monaxonida — Familie Spongillidae. Süßwasserschwamm.

Vorkommen in Mittel- und Südeuropa, Asien, Nord- und Südamerika. In stehenden oder langsam fließenden Gewässern bis zu einer Tiefe von 30 m (Bodensee). Als Aufwuchs auf Wasserpflanzen, Baumwurzeln, an Holzwerk und Steinen. Kalkuntergrund wenig günstig.

Spongilla lacustris bildet busch- oder baumförmig verzweigte Massen, die sich auf einer krustenförmigen Basis erheben. An stark strömenden Standorten bildet sie nur kurze Fortsätze. Die Konsistenz des lebenden Tiers ist schleimig und weich, aber ziemlich zäh und trocken. Lichtexemplare sind dunkelgrün, Schattentiere gelblich, fleischfarben, grauweiß oder bräunlich; die Oscula sind klein. Das Skelett besteht aus Längsfasern, in denen die Oxe (= zweiseitig zugespitzte Skelettnadeln der Spongilliden) vollständig in Spongiolin eingehüllt

---

[1] SCHINDLER faßt die Ordnung der Hornschwämme und die Ordnung der Netzfaserschwämme zu der Ordnung der Connacuspongia oder Ceraospongia; als Klasse nennt er Porifera non-calcarea (Fibrospongia).

sind, und brückenartigen Sekundärfasern. Spongiolin ist reichlich entwickelt. Die Skelett-nadeln sind leicht gekrümmte oder gerade Oxe (Länge: 20 bis 300 μm, Dicke: 6 bis 15 μm). Die Fleischnadeln sind ebenfalls leicht gekrümmte Oxe (Länge: 70 bis 130 μm) (Dicke: 2 bis 8 μm). Etwa zu Beginn des Herbstes Ausbildung der sog. „Gemmulae". Das sind für Süß-wasserschwämme charakteristische, kleine, dauerknospenartige Gebilde, die sich in großer Zahl im Weichkörper bilden. Sie bestehen aus einer derben Schale, die mit Wanderzellen erfüllt ist. Diese Winterknospe ist von systematisch wichtigen Belagsnadeln umhüllt und zeigt eine oder mehrere Öffnungen, durch die das junge Schwämmchen im Frühjahr aus-schlüpft und das während des Winters nur mit Gemmulae angefüllte Skelett von neuem füllt. Die Gemmulation ist als Schutzeinrichtung für ungünstige Lebensbedingungen (Frost, Trockenheit, Fäulnis) anzusehen. Als Gemmulaebelagsnadeln finden sich kurze, stark ge-krümmte und mit dicken Dornen versehene Oxe (Länge: 80 bis 130 μm, Dicke: 3 bis 10 μm).

Ephydatia mülleri LIEBK. forma typica (Spongilla mülleri, E. amphizona, E. mülleri var. astrosperma, Spongilla amphizona).

Heimisch in Europa von Rußland bis Finnland, bis Irland, Frankreich und Jugoslawien, Nordamerika, Nord- und Ostasien. Flachwasserbewohner in stehenden oder langsam fließenden Gewässern. Sonst wie Spongilla lacustris.

Ephidatia mülleri wurde in letzter Zeit häufig in Turbinenanlagen und an Betonwänden verschiedener Rheinkraftwerke als lästige Verkrustung festgestellt. Die Kolonien besiedeln auch Eisenteile, welche an den Ansatzstellen der Schwämme nach Ablösung des Lacks zer-fressen werden. Der Befall tritt immer dort auf, wo in ruhigem Wasser viel Detritus und Faulschwamm zur Ansammlung kommt, und reicht bis in eine Tiefe von 2 m. Die vollständige Entfernung ist insofern schwierig, als bei der jährlichen Reinigung immer wieder Gemmulae zurückbleiben, die zu einer Neubesiedlung führen.

Krustenförmige oder klumpenförmige Massen mit glatter oder unregelmäßiger Oberfläche, oft mit kurzen, zapfenförmigen Fortsätzen. Größter Durchmesser: 12 cm. Die Färbung ist hellgrün, gelbbraun, weißlichgelb, im Bodensee finden sich auch fleischrote Exemplare. Die Konsistenz ist hart. Starke Spongiolinentwicklung. Skelettnadeln gerade oder schwach gekrümmte Oxe, scharf zugespitzt, rauh, manchmal glatt (Länge: 166 bis 325 μm, Dicke: 8 bis 19 μm). Fleischnadeln fehlen. Die Gemmulae sind gelblich und nach der Basis zu gehäuft. Die Amphidisken bilden zwei oder drei Lagen auf den Gemmulae. Amphidiskenschaft kurz und dick, meist glatt (Länge: 8 bis 22 μm, Dicke: 0,9 bis 6 μm). Scheiben mit wenigen ungleich großen Zähnen. Im Weichkörper liegen zahlreiche große Blasenzellen.

Badiaga. Spongilla fluviatilis. Flußschwamm. Teichschwamm.

In verschiedenen Größen zusammenhängende, graugelbe, feinporige Massen von eigen-artigem Geruch und schleimigem Geschmack.

Inhaltsstoffe. 0,11% Brom, 30,4 bis 40% Kieselsäure, 1,11 bis 1,4% Eisen, 0,81% Man-gan und andere Mineralien. Ferner verschiedene Zoosterine wie Poriferasterin $C_{29}H_{48}O$, 5,6-Dihydrostigmasterin $C_{29}H_{50}O$, Clionasterin und ein hitzebeständiges, nicht identifiziertes Toxin.

Wirkung. Das „Gift" lähmt das isolierte Froschherz und erzeugt bei Mäusen und Meer-schweinchen (nach i.p. Inj.) Durchfälle, Atemnot und allgemeine Lähmung. Bei äußerlicher Anwendung steigt die Wirksamkeit des Schwamms mit der Intensität der grünen Farbe, die auf Algenüberzügen am Schwammskelett beruht. Es dürfte sich um eine Symbiose handeln, da die Algen Ameisensäure produzieren und die Kieselsäure der Unterlage in gelöster Form dem Schwamm zuführen. Zu einer mechanischen Wirkung der Kieselnadeln auf die Haut kommt noch die Säurewirkung. Eine durch Verreiben des getrockneten algenreichen Schwamms mit einem leicht ranzig werdenden Fett (Kokosöl, Butter) hergestellte Rheumasalbe ver-ursacht verstärkte Hautreizung mit ziehenden Schmerzen, Hyperämie und Bildung eines Bläschenausschlags.

Anwendung. Badiaga ist in Rußland und Ungarn ein Volksmittel bei skrofulösen Leiden und Drüsenschwellungen. In der Homöopathie die Tinktur bei skrofulöser Entzündung der Augen mit Verhärtung der Maibomschen Drüsen, bei Rhinitis, Heufieber, Krampfhusten, bei Keuch-husten mit dickem, gelbem Auswurf, bei geschwollenen Mandeln, bei verhärteten Inguinal-drüsen, ferner bei Struma, Basedow und damit verbundenem Herzklopfen sowie bei rheu-matischen Schmerzen, auch bei allgemeiner Parese und bei Frauen mit zu früher und zu reicher Menses und scharf stinkendem Fluor. Äußerlich in Form von Salben als Rheuma-mittel in Rußland und Rumänien.

Badiaga HAB 34. Flußschwamm.
Getrockneter Schwamm.

Arzneiform. Tinktur nach § 4 mit 60%igem Weingeist. Spez. Gew. annähernd 0,896; Trockenrückstand etwa 0,46%.

Arzneigehalt. 1/10.

Sprekelia

Sprekelia formosissima (L.) HERB. (*Amaryllis formosissima* L.). Jakobslilie. Lis au Croix de Saint Jacques.

Heimisch in Mittelamerika.

Schöne, in Mittelamerika heimische, bei uns kultivierte Zwiebelpflanze für Zimmer- und Gewächshauskultur. Stengel 20 bis 30 cm hoch, mit einer einzigen, stark zygomorphen, deutlich zweilippigen, karminroten, großen Blüte. Nebenkrone vorhanden, becherförmig (?). Perigonröhre kurz. Staubblätter am Rand der Nebenkrone eingefügt.

Inhaltsstoffe. Nach älteren Angaben in der Zwiebel die **Alkaloide** Amaryllin und Bellamarin. Enthalten sind Lycorin, Fp. 280 bis 281°, Tazettin (Ungernin) $C_{18}H_{21}NO_5$, Fp. 208 bis 209°, Hämanthamin (Natalensin) $C_{17}H_{19}NO_4$, Fp. 200 bis 201°, Ismin $C_{15}H_{15}NO_3$ und Hämanthidin (Pankratin) $C_{17}H_{19}NO_5$, Fp. 189 bis 190°.

Ismin

Anwendung. Die Blüte als krampfstillendes Mittel. Die Zwiebel wirkt als Herzgift sowie stark emetisch. Auf den Antillen werden die Zwiebeln als Kataplasma bei entzündlichen Schwellungen verwendet.

Squalan

Squalane USP XIX. Squalan. Perhydrosqualen. Cosbiol. Dodecahydrosqualene.

$C_{30}H_{62}$ M.G. 422,83

2,6,10,15,19,23-Hexamethyl-tetracosan.

Bemerknng. Die Substanz ist in der USP XIX als Rg. enthalten.

Herstellung. Durch vollständige Hydrierung von Squalen.

Eigenschaften. Farblose, viskose, praktisch geruchlose Fl., leicht lösl. in Ae., Bzl., Chlf., fetten Ölen und PAe., schwer lösl. in abs. Aceton, M. und Eisessig. d_4^{20} = 0,808 bis 0,811. Fp. = −38°, Kp. = etwa 350°. n_D^{20} = 1,451 bis 1,453.

Anwendung. Zur Herst. von Einreibungen, in der Kosmetik; technisch als stationäre Phase zum Aufbringen von Trägermaterial (z. B. Aktivkohle) zur Trennung gasförmiger Kohlenwasserstoffe.

Squalen

Squalen. Spinacen. Squalene. Spinacene.

$C_{30}H_{50}$ M.G. 410,70

Bemerkung. S. auch II, 101.

Vorkommen. Die Substanz ist weit verbreitet in menschlichen und tierischen Organen. Sie stellt ein Intermediärprodukt der biologischen Cholesterinsynthese in der Leber dar. Weiterhin kommt sie in Olivenöl, Weizenkeimöl, in der Reiskleie und in der Hefe vor.

Eigenschaften. Farblose, ölige Fl. von schwachem, angenehmem Geruch, praktisch unlösl. in W., leicht lösl. in Ae., PAe., Tetrachlorkohlenstoff und Aceton, wenig lösl. in A. und Eisessig. $d_4^{20} = 0{,}8584$. Die Substanz zers. sich bei etwa 185°. $Kp._{0,01} = 162°$. $n_D^{20} = 1{,}49665$. $Fp. = etwa -75°$.

Anwendung. Die Substanz sowie auch ihr völlig hydriertes Derivat (Perhydrosqualen) finden ausgedehnte Verwendung in der Kosmetik. Die Substanz hemmt das Haarwachstum und wirkt fungistatisch auf gewisse Dermatophyten.

Stachys

Stachys officinalis (L.) TREVISAN (Betonica officinalis L., Stachys betonica BENTH. non CRANTZ nec SCOP., B. alpina MILLER, B. foliosa PRESL., B. legitima LINK.). Lamiaceae — Stachyoideae — Stachyeae. (Braune) Betonie. Heilziest. Batunge. Wiesenbetonie. Zehrkraut. Flohblume. Betony. Woodbetony. Bétoine. Bettonica. Vettonica. Bertonica. Bretonica.

Heimisch in fast ganz Europa bis Rußland und zum Kaukasus, auf feuchten Wiesen und in lichten Wäldern, besonders in der montanen Stufe.

Halbrosettenstaude (Abb. 30) mit wechselständig beblätterter, ein schiefes Rhizom entwickelnder Primärachse; von letzterer die 20 bis 60 cm hohen, aufrechten oder am Grund aufsteigenden, einfachen oder im Blütenstand 1 Paar Äste tragenden Stengel ausgehend. Sprosse meist locker kurzhaarig, selten kahl oder stärker zottig behaart, dunkelgrün. Haare des Stengels meist rückwärts angedrückt. Laubblätter mit Ausnahme von 2 bis 3 Paar kurz gestielten bis sitzenden Stengelblättern und 5 bis 10 Paar kleinen, sitzenden Blütentrag-

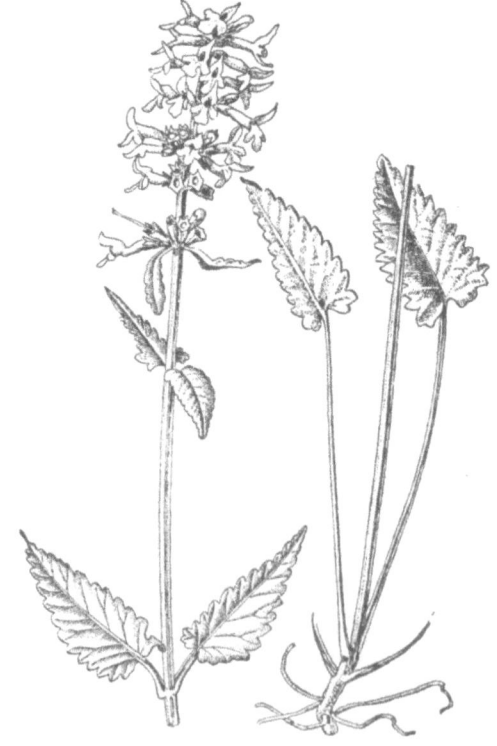

Abb. 30. Stachys officinalis. Blühende Pflanze (nach DUNZINGER).

blättern zu einer grundständigen Rosette vereinigt; diese mit 4 bis 12 cm langen Blattstielen und länglich eiförmigen bis elliptischen, 3 bis 12 cm langen und 1 bis 4 cm breiten, an beiden Enden abgerundeten oder am Grund tief herzförmigen, ringsum halbkreisförmigen bis gleichseitig dreieckigen, 2 bis 5 mm breiten Zähnen versehenen, netznervigen, besonders unterseits behaarten, schwach glänzenden Spreiten. Untere Tragblätter ähnlich gekerbt, meist 2 cm lang; die oberen meist ganzrandig und kaum länger als die Kelche. Blüten 12 bis 14 mm lang, mit eiförmig-lanzettlichen, 4 bis 15 mm langen Deckblättern, in zehnblütigen, zu 3 bis 6 cm langen, dichten oder in der unteren Hälfte unterbrochenen Scheinähren vereinigt. Kelch glockig, mit schwachnerviger, 5 mm langer, kahler und behaarter Röhre und mit höchstens halb so langen, durch weite Buchten getrennten, lanzettlichen, kurz begrannten, doch kaum stechenden Zähnen; die oberen Teile oft violett überlaufen. Krone mit weißer, schwach gebogener, kaum erweiterter, oben schwach behaarter, innen völlig kahler, am Grund etwas eingeschnürter Röhre und meist hellkarminroten, seltener weißen Lippen; Oberlippe 4 mm lang, eiförmig-dreieckig, ganz flach oder aufwärts gekrümmt, Unterlippe etwas länger, ausgebreitet, dreilappig, mit großem, etwas gezähneltem Mittellappen. Staubblätter sehr hoch inseriert, mit fast geraden Filamenten und violettbraunen, wenig spreizenden Pollensäcken. Nüßchen eiförmig, gegen 3 mm lang, glatt, braun.

Herba Betonicae. Herba Veronicae purpureae. Betonien-, Ziest-, Zahn-, Zehrkraut. Wood betony herb. Herbe de bétoine.

Das zur Blütezeit, Juni bis August, gesammelte Kraut.

Geruchlos, Geschmack bitter, kratzend und widrig.

Mikroskopisches Bild. Kurzgestielte Drüsenhaare sowie ein- bis mehrzellige dickwandige Gliederhaare mit spitzen Endzellen und kutikularen Warzen. Bei Zusatz eines Tropfens Anilinsulfatlösung färbt sich der basale Haarteil intensiv gelb (Ligninreaktion). Diese Reaktion umfaßt zwei Glieder des meist viergliedrigen Haares. Nicht alle Haare besitzen jedoch kutikulare Warzen. Es gibt auch solche, die vollkommen warzenlos sind.

Verfälschung. BERGER erwähnt eine Verfälschung mit Stachys alpina L., Alpenziest (s. d.). Deutlich zu erkennen an den breiteren Laubblättern, den längeren Blüten sowie an den dünnwandigen Haaren.

Inhaltsstoffe. Etwa 0,5% Betaine mit viel Betonicin [Achillein, (−)-Oxystachydrin] $C_7H_{13}NO_3$, Fp. 252°, wenig (±)-Stachydrin $C_7H_{13}NO_2$, Fp. 235°, (−)-Stachydrin, Fp. 232° und Turicin [(+)-Oxystachydrin] $C_7H_{13}NO_3$, Fp. 249 bis 256°.

Betonicin   Stachydrin   Turicin

Ferner 0,5% 4,1-Kaffeesäure, etwa 15% Gerbstoffe, Bitterstoffe, Cholin und Spuren äth. Öles.

Nach GSTIERNER [Sci. Pharm. (Wien) *37*, 40 (1969)] anstelle der Gerbstoffe neben Kaffeesäure, Chlorogen- und Rosmarinsäure. LITVINENKO und ARONOVA [ref. Chem. Abstr. *70*, 80 (1969)] isolierten Harpagid, Fp. 154 bis 155°, 4-Kaffeeoylchina-, Neochlorogen-, 1-Kaffeeoylchinasäure und 4 Flavonoide. ZINCHENKO und FEFER [ref. Chem. Abstr. *59*, 10 623 (1963)] fanden Glykoside: eine Verbindung Fp. 137°, ein Flavinglykosid und eine Verbindung $C_{26}H_{24}O_{10}$, Fp. 218 bis 220°. Die Glykoside besaßen hypotensive Eigenschaften.

Anwendung. Als Adstringens. In der Homöopathie u. a. bei Asthma und Schwächezuständen. In der Volksheilkunde vor allem als Antidiarrhoicum, Carminativum, Sedativum, bei Lungenverschleimung, Sodbrennen, Gicht, Nervenschwäche, Katarrhen, Blasen- und Nierensteinen.

Folia Betonicae, Bétoine CF 49, werden in Form der Espèces vulnéraires verwendet.

Betonica HAB 34.

Frisches, blühendes Kraut.

Arzneiform. Essenz nach § 3.

Arzneigehalt. 1/3.

Stachys rectus L. [S. recta L., S. betonica CRANTZ p.p. auch SCOP. (?), S. silvestris FORSK., S. sideritis VILL, S. bufonia THUILL., S. procumbens LAM., S. ramosissima ROCHEL, Betonica hirta GOUAN, B. decumbens MOENCH, Sideritis hirsuta GOUAN]. Bergziest. Aufrechter Ziest. Gerader Ziest. Crapaudine. Erba strega.

Heimisch in Süd- und Mitteleuropa sowie in den Balkanländern. An trockenen, warmen Felshängen, in Trockenwiesen, Weinbergen, Gebüschen, auf offenen Weiden, Waldsteppen und Wegrändern.

Ausdauerndes bis schwach halbstrauchiges Kraut mit langlebiger Hauptwurzel und kurzer Grundachse ohne Ausläufer. Sprosse spärlich bis dicht behaart, selten fast kahl oder drüsig, meist rein grün. Stengel kräftig, meist zahlreich, einfach oder vom Grund an ästig, aufsteigend bis aufrecht, 20 bis 40 (selten bis 75) cm hoch. Laubblätter eiförmig-spatelig bis lanzettlich, in einen kurzen Blattstiel verschmälert, 2 bis 5 (bis 8) cm lang und $^{1}/_{2}$ bis 2 cm breit, abgerundet oder zugespitzt entfernt gekerbt, gesägt oder fast ganzrandig fiedernervig, bis schwachnetznervig, meist beiderseits locker behaart. Hochblätter der zu 6 bis 12 übereinander stehenden, meist etwa um Hochblattlänge getrennten, sechs- bis zehnblütigen Scheinquirle sitzend, allmählich kleiner werdend; die oberen ganzrandig, nur etwa so lang wie die Kelche. Blüten sitzend, 1 bis gegen 2 cm lang, mit sehr kleinen, borstlichen, zuweilen fehlenden Vorblättern. Kelch röhrig-glockig, borstlich bis drüsig behaart oder kahl, mit vortretenden Nerven und dreieckig-lanzettlichen, stechend begrannten, gerade vorgestreckten Zähnen. Krone blaßgelb bis gelblichweiß, kahl oder kurz behaart, mit aus dem Kelch deutlich vorragender, innen mit Haarring versehener Röhre, aufgerichteter, ganzrandiger Oberlippe mit zurückgeschlagenen Rändern und längerer, herabgeschlagener, braun gezeichneter, dreilappiger, rückwärts gefalteter Unterlippe. Staubbläser sich stark auswärts krümmend, mit spreizenden Pollensäcken. Nüßchen 2 mm lang, rundlich, kastanienbraun, glatt oder sehr fein punktiert.

Geruch der frischen Pflanzen unangenehm, getrocknet geruchlos, Geschmack bitter, zusammenziehend und etwas kratzend.

Herba Sideritidis. Berufs-, Fußsperr-, Eisen-, Ziest-, Beschrei-, Glied-, Vesper-, Vusper-, Verwaschkraut. Erba strega.

Inhaltsstoffe. Betonicin, Stachydrin, Turicin, Cholin, Trigonellin, Allantoin, Glutamin, äth. Öl, Gerbstoff, Bitterstoff, geringe Mengen Sedoheptulose und in den unterirdischen Organen Stachyose (Mannotetrose) $C_{24}H_{42}O_{21}$, Fp. 167 bis 170°.

Anwendung. Gegen Katarrh, Epilepsie, Hysterie, Typhus, Fieber und Menstruationsbeschwerden. Als Tonicum. Besonders bei den slawischen Völkern heute noch als Abkochung zum Baden der Kinder, um sie gegen Krankheiten, noch mehr aber gegen magische Einflüsse, z. B. den bösen Blick, zu schützen. Selten als Kreislaufmittel.

Stachys recta HAB 34.

Frische, blühende Pflanze.

Arzneiform. Essenz nach § 1.

Arzneigehalt. 1/2.

Stachys annuus L. (S. annua L., S. betonica CRANTZ p.p., S. nervosa GAT., S. micrantha C. KOCH., Betonica annua L.). Einjähriger Ziest. Einjähriges Bescheidkraut. Abnehmkraut. Krötenkraut. Zeisigkraut. Ackerziest. Kleines Fußsperrkraut. Petite crapaudine. Erba strega.

Heimisch wohl nur im östlichen Mittelmeergebiet. In fast ganz Europa bis Rußland verbreitet als Ackerunkraut, eingeschleppt in nordamerikanischen Häfen. In Getreidefeldern, Kiesgruben und an Bahndämmen.

Einjährig, selten überwinternd, Stengel 10 bis 30 cm hoch, aufrecht, derb, kahl oder spärlich kurz behaart. Laubblätter länglich elliptisch bis spatelig, die unteren in einen deutlichen Stiel verschmälert, in der Regel 2 bis 5 cm lang, 0,5 bis 1,5 cm breit, abgerundet oder kurz zugespitzt, seicht gekerbt bis fein gesägt oder fast ganzrandig, ziemlich dünn, mit wenigen Fiedernerven, hell gelbgrün, kahl oder schwach behaart. Mittlere Laubblätter am größten, die oberen durchwegs Äste oder Blüten tragend, rasch kleiner werdend, meist sitzend, die obersten Hochblätter meist kürzer als die Blüten. Scheinquirle meist zu 3 bis 7 auf derselben Achse, zwei- bis sechsblütig, Blüten kurz gestielt, 1,5 cm lang, mit sehr kleinen, oft stark behaarten, zuweilen fehlenden Vorblättern. Kelch röhrig-glockig, meist flaumig bis kurzzottig, mit schwachnerviger, 3 bis 5 mm langer Röhre und etwas kürzeren, lanzettlich-pfriemlichen, bis zu der kaum verdornenden Spitze behaarten Zähnen; die drei oberen oberlippenartig aufwärts gekrümmt. Krone blaß schwefelgelb, außen flaumig behaart, mit gerader, über den Haarring etwas ausgezackter, die Kelchzähne deutlich überragender Röhre, mit 4 bis 5 mm langer, fast flacher, an den Rändern rückwärts gebogener Oberlippe, mit bräunlich gezeichneter Unterlippe mit 3 rundlichen, oft etwas gekerbten Lappen. Staubbeutel unter der Oberlippe oft etwas vorragend. Staubfäden nur am Grund behaart. Nüßchen kugelsektorförmig, etwa 2 mm lang, stumpfkantig, sehr fein punktiert, schwarzbraun.

Inhaltsstoffe. ORGIYAN und POPA [Chem. Abstr. *71*, 348 (1969) *77*, 152384 (1972); *78*, 136447 (1973)] fanden Stachysolon $C_{20}H_{32}O_3$, ein bicyclisches α,β-ungesättigtes Keton. An Flavonen fanden SHEREMET et al. [Chem. Abstr. *76*, 124111, 59966 (1972); *78*, 108215 (1973)] Stachannosid B (4'-Methoxyscutellarein-7-O-β-D-glucosyl-(2 → 1)-O-β-D-mannosid) und dessen mit p-Hydroxycumarinsäure acyliertes Produkt Stachannoacisid B, sowie p-Cumaroyl-7-methoxyscutellarin-4'-O-γ-D-glucosyl-(2 → 1)-O-β-mannosid und Baikaleinbioxid (D-Glucose + D-Mannose).

Anwendung. Das Kraut wie Stachys recta, ferner gegen chronische Katarrhe. Die Blüten in der Volksheilkunde bei Schlaflosigkeit, ferner als Verfälschung für Flores Lamii albi.

Stachys alpinus L. (S. alpina L., Eriostomum alpinum HOFFM. et LINK). Alpenziest.

Épiaire des Alpes.

Heimisch in den Gebirgen Süd- und Mitteleuropas von Spanien bis zum Kaukasus. Sehr verbreitet in den Alpen von 500 bis 1900 m und im Juragebirge; vereinzelt auch im Tertiärvorland vom Genfer-See bis Niederbayern. Südeuropäische Gebirge von Spanien bis zum Kaukasus. In Hochstaudenfluren, lichten Laub- und Nadelgehölzen, auf Geröllhalden, besonders auf feuchtem, kalkhaltigem Boden.

Wurzelstock ausdauernd, kräftig, kriechend. Sprosse trübgrün, locker abstehend, weich- oder rauhhaarig, oberwärts mit Stieldrüsen, oft mehr oder weniger violett überlaufen. Stengel 40 bis 100 cm hoch, aufrecht oder aufsteigend, einfach oder ästig, sehr kräftig, am Grund bis 5 mm dick. Die Laubblätter besitzen 1 bis 5 cm lange Stiele, länglich eiförmige Spreiten von 5 bis 18 cm Länge und 3 bis 9 cm Breite, sind am Grund abgerundet oder herzförmig. Blattrand grob gekerbt bis gesägt, ziemlich dünn, stark netznervig, oberseits dunkelgrün, mehr oder weniger angedrückt behaart, unterseits bleichgrün, mit abstehenden Haaren bedeckt. Blüten 15 bis 18 mm lang, an zwölf- bis zwanzigblütigen Scheinquirlen an den Stengeln sitzend mit etwa kelchlangen, drüsigzottigen Vorblättern. Blumenkrone trüb-braunviolett, außen langzottig behaart mit trichterförmiger, innen mit einem Haarring versehener Röhre. Nüßchen breit eiförmig, 2,5 mm lang, graubraun.

Mikroskopisches Bild. Die Haare sind zwei- bis dreigliedrig, dünnwandig, an den Berührungsflächen der Zellen untereinander knotig verdickt und ergeben mit einem Tropfen Anilinsulfatlösung keine Ligninreaktion. Kutikulare Warzen an den Haaren fehlen.

Anwendung. Als Verfälschung von Stachys officinalis.

Stachys arvensis L. (Glechoma arvensis L., G. marrubiastrum VILL., Cardiaca arvensis LAM., Trixago cordifolia MOENCH, T. arvensis HOFFM. et LINK, T. colorata PRESL.). (Kleiner) Ackerziest. Feldziest. Heckennessel. Fieldnettle.

In Westeuropa, Skandinavien, im atlantischen Amerika von den Vereinigten Staaten bis Brasilien, in Asien (?) und Australien auf feuchten Äckern und an Grabenrändern auf sand- und kalkarmen Lehmböden.

Pflanze einjährig, niederliegend, selten aufrecht, 10 bis 30 cm lang. Laubblätter herzeiförmig bis breit elliptisch, spärlich behaart bis fast schimmernd filzig oder auch fast kahl. Untere Hochblätter von den Stengelblättern nicht verschieden, die oberen allmählich kleiner werdend, ganzrandig, länger oder kürzer als die Scheinquirle. Blüten fast sitzend, etwa 1,5 cm lang mit sehr kleinen, linealen, oft ganz fehlenden Vorblättern. Scheinquirle meist sechsblütig, zu 10 bis 20 übereinanderstehend, meist zu dichten Scheinähren vereinigt. Kelch glockig; kahl oder behaart, oft violett überlaufen, mit ausgebreiteten, mit kurzer, stechender Granne versehenen, dreieckigen Zähnen. Krone trüb rot-violett, mit gerader, über den Haarring am Grund etwas erweiterter Röhre, mit 4 bis 5 mm langer Oberlippe und mit doppelt so langer, herabgeschlagener, auf hellem Grund dunkel gezeichneter Unterlippe mit drei abgerundeten Lappen. Nüßchen kugelsektorförmig, sehr fein gestrichelt, glänzend dunkelbraun.

Inhaltsstoffe. Gerbstoffe (?).

Wirkung. Vergiftungen beim Weidevieh in Australien führten zu Schwindel und bis zum Tod.

Anwendung. In der Volksheilkunde als Antidiarrhoicum.

Stachys paluster L. (S. palustris L.). Sumpfziest. Großer Ackerziest. Sumpfandorn. Schweinerübe. Marsh woundwort. Épiaire des marais. Ortie morte. Svinerod.

Fast über die ganze Nordhemisphäre verbreitet, in Europa nördlich bis Nordskandinavien und Finnland, südlich bis zum Mittelmeer. In Streuwiesen, an Flußauen, Fluß- und Bahndämmen.

Ausdauernd, mit langen, besonders im Herbst zwischen den Knoten zu zitronenförmigen, weißlichen Knollen anschwellenden Bodenausläufern. Sprosse meist locker, mit kurzen Seidenhaaren besetzt, fast geruchlos. Stengel aufrecht oder am Grund aufsteigend, 30 bis 120 cm hoch, einfach oder ästig, derb, meist mindestens an den Kanten abstehend behaart. Laubblätter sitzend oder die unteren sehr kurz gestielt, länglich-lanzettlich, meist länger als die Stengelinternodien, 3 bis 12 cm lang, etwa 1 bis 3 cm breit, zugespitzt, meist stengelumfassend, fein und ziemlich scharf gesägt, seltener nur stumpf gekerbt, fiedernervig, mattgrün, unterschiedlich stark behaart. Untere Hochblätter von den Stengelblättern nicht verschieden, die oberen meist allmählich kleiner werdend, ganzrandig. Blüten fast sitzend, etwa 1,5 cm lang mit sehr kleinen, linealen, oft ganz fehlenden Vorblättern. Scheinquirle meist sechsblütig, zu 10 bis 20 übereinanderstehend, meist zu dichten Scheinähren vereinigt, nur die unteren abgerückt. Kelch röhrig-glockig, schwach nervig, oft violett überlaufen, nicht drüsig, mit ausgebreiteten, dreieckigen Zähnen mit kurzer, stechender Granne. Krone trüb rotviolett, mit gerader, über dem Haarring am Grund schwach erweiterter Röhre, mit 4 bis 5 mm langer, außen kurz behaarter Oberlippe und mit doppelt so langer, 7 bis 8 mm langer, herabgeschlagener, auf hellem Grund dunkel gezeichneter Unterlippe mit drei abgerundeten Lappen. Nüßchen kugelsektorförmig, 2 mm lang, sehr fein gestrichelt, glänzend dunkelbraun.

Inhaltsstoffe. Heteroside, als loganinähnliche Pseudoindikane charakterisiert; (—)- und (+)-Stachydrin (?). Nach ZINCHENKO [(Chem. Abstr. 73, 63195 (1970)] Palustrin (5-Glucuronoglucosyl-7-methoxybaikalein).

Anwendung. Die Wurzel ist eßbar. Das Kraut als Volksmittel gegen Unterleibsleiden, bei Menstruationsstörungen, als Wundmittel, gegen Fieber. Wurde als Verfälschung von Herba Betonicae in den Handel gebracht.

Stachys sieboldii MIQ. (S. tuberifera NAUD., S. affinis BUNGE non FRESEN.). Japanziest. Knollenziest. Japanische Knollenkartoffel. Crosnes du Japon.

Heimisch und kultiviert in China und Japan, in Europa seit dem Ende des 19. Jahrhunderts vereinzelt kultiviert.

Meist niedrig bleibende, selten blühende Pflanze. Bodenausläufer an den Enden sehr stark verdickt, bis 7 cm lang, die Internodien höchstens 1 cm lang und 1 bis 2 cm breit. Die Rhizomknollen sind wulstig geringelt, weißlich und sehr weich.

Inhaltsstoffe. Im Kraut 0,2% Stachydrinchlorid, in den Knollen Stachydrinchlorid, Trigonellin, Cholin, Argininnitrat, Tyrosin, Glutamin, Stachyose (in frischen etwa 14%, in getrockneten 60 bis 70%) und 0,04 bis 0,18% Fett.

Anwendung. Als Japanknollen, Japanische Knollenkartoffeln, Artischocke, Spargelspitzen bei uns bekanntes, in Japan Chorogi genanntes, feines Gemüse, das sehr winterhart ist und wegen nur geringen Pflegebedarfs gern kultiviert wird. Der Geschmack erinnert an Blumenkohl.

Stachys silvaticus L. (S. silvatica L., S. canariensis JACQ., S. canescens MUSSIN ex SPRENGEL). Waldziest. Waldnessel. Hedge woundwort. Grande épiaire. Ortie puante. Matricale.

Heimisch im größten Teil Europas von Irland, Skandinavien und Finnland bis zum Altai und nach Kashmir, in Laub- und Mischwäldern auf feuchtem Boden.

Ausdauernd, mit langen, unverdickten, in Laubblattrosetten oder Blütensprossen auslaufenden Bodenausläufern. Sprosse locker bis dicht weich behaart, dunkelgrün, unangenehm riechend. Stengel aufsteigend oder aufrecht, 30 bis 100 cm lang, am Grund 5 mm dick, hohl, mit 2 bis 5 Laubblattpaaren. Laubblätter gestielt und mit herzeiförmiger, 4 bis 9 cm langer, 2 bis 6 cm breiter, lang zugespitzter, am Grund stets herzförmiger, ringsum ziemlich grob gesägter, dünner, beiderseits locker abstehend behaarter Spreite. Blüten 12 bis 15 mm lang, kurz gestielt, ohne Vorblätter, in meist sechsblütigen, von den Hochblättern selten überragten, in Abständen von 1 bis 3 cm übereinanderstehenden Scheinquirlen. Kelche glockig, zehnnervig, oft braunviolett überlaufen, mit dreieckigen, kurz begrannten, beim Verblühen sich auswärts krümmenden und vergrößernden Zähnen, mit einfachen und Drüsenhaaren besetzt, 4 bis 7 mm lang. Krone lebhaft indisch-rot (selten ockergelb, grünlich oder weißlich), fast kahl, mit den Kelch weit überragender, gerader, innen mit schiefem Haarring versehener Röhre, mit etwa 4 mm langer, oben kurz behaarter Oberlippe und fast so langer, herabgeschlagener Unterlippe mit gezäheltem Mittellappen, purpurbraun auf hellem Grund gezeichnet. Nüßchen zu einer Kugel zusammenschließend, 1,5 mm lang, glatt, violettbraun bis schwarzbraun.

Inhaltsstoffe. Im Kraut 0,1 bis 0,2% Betaine; Betonicin, Turicin, Trigonellin und Cholin, ferner Allantoin und Gerbstoffe. In den unterirdischen Organen Stachyose.

Anwendung. In der Volksheilkunde als Antidiarrhoicum, Diureticum, Emmenagogum und bei Koliken. Äußerlich auf Drüsengeschwülste. Im Handel vereinzelt als Verfälschung von Herba Betonicae.

Stachys alopecuros (L.) BENTH. (Betonica alopecuros L., B. jacquini GREN et GODR., Sideritis alopecuros SCOP.). Fuchsschwanz. Gelbe Betonie.
Heimisch in Südeuropa bis zu den Balkanländern.

Anwendung. Früher gegen Blasenleiden, Phthisis und Unterleibskrankheiten.

Stachys germanicus L. (S. tomentosa GATEAU, S. polystachya TEN., S. lanata CRANTZ non JACQ.). Filziger Ziest. Sauge molle. Epiaire d'allemagne. Madrisalvia.
Heimisch im Mittelmeergebiet und in Mitteleuropa.

Anwendung. Bei Menstruationsstörungen, Unterleibsleiden und Fieber.

Stachys densiflorus BENTH. (Betonica hirsuta L., St. danicus SCHINZ et THELL., S. hirsuta DALLA TORRE et SARNTHEIN). Alpenbetonie. Zottige Betonie.
Heimisch in Südeuropa und den Balkanländern.

Anwendung. Wie Stachys officinalis.

Stachys aethiopica L.

Anwendung. In Afrika als Heilmittel gegen Schlangenbisse.

Stachys rugosa AIT.

Anwendung. In Afrika als Tonicum und gut wirkendes Galaktagogum. Äußerlich bei Ophthalmie.

Stachytarpheta

Stachytarpheta dichotoma (RUIZ et PAV.) VAHL. Verbenaceae — Verbenoideae — Lantaneae.
Heimisch in Südamerika von Brasilien bis Mexiko.

Folia Stachytarphetae. Gervao roxo.
Gervao roxo Brasil. 1.

Inhaltsstoffe. Stachytarphin (Alkaloid?) und ein Bitterstoff.

Anwendung. Die Blätter in Brasilien medizinisch; zur Zubereitung galenischer Präparate.

Stachytarpheta indica (L.) VAHL. (S. jamaicensis VAHL., Verbena jamaicensis L.).
Heimisch in den Tropen.

Inhaltsstoffe. Stachytarphin.

Anwendung. Die Blätter innerlich bei Herzbeschwerden, Fieber, örtlich bei Geschwüren, Rheuma, Zerrungen und als Wundmittel. Ferner als Teesurrogat. Der Saft als Purgans, Emeticum, bei Ohrenentzündungen und Augenleiden (z. B. Star). Ein Aufguß der Blätter als Wurmmittel. Ein Dekokt aus der Wurzel gegen Gonorrhö und Gelbsucht, als Anthelminticum und Emmenagogum.

Stachytarpheta mutabilis (Jacq.) Vahl.

Heimisch in Malaysia.

Anwendung. Die Blätter, Daoen Remek Geteh, als Menstruationstee.

Bemerkung. Stachytarpheta cayennensis, Südamerika, dient als Ersatzdroge für Stachytarpheta dichotoma.

Stärke

Stärke

S. VII B, 409.

Stannum

Stannum. Zinn. Stannum metallicum. Tin. Étain.

Sn   A.G. 118,7

Vorkommen. Kommt in der Natur in gediegenem Zustand nur sehr selten vor. Das wichtigste Zinnerz ist der Zinnstein (Kassiterit), SnO_2. Hauptfundstätten: Malakka, Indonesien und Bolivien.

Herstellung. Das zerkleinerte Gesteinsmaterial wird zur Anreicherung des Zinnsteins mit W. geschlämmt, wobei der Zinnstein viel schneller zu Boden sinkt als die Beimengungen. Das auf diese Weise erhaltene Zinnkonzentrat mit einem Geh. von 60—75% Zinn wird durch Rösten von Arsen und Schwefel befreit. Danach wird das Röstgut mit Koks und Kohle vermischt im Schacht- oder Flammofen erhitzt. Dabei wird der Zinnstein zu Zinn reduziert.

$$SnO_2 + 2C \rightarrow Sn + 2CO$$

Das geschmolzene Rohzinn wird zur Beseitigung von Eisen, Arsen, Antimon, Kupfer usw. gesaigert, anschließend zu Anoden gegossen und auf elektrolytischem Wege gereinigt. Die Reinigung des Rohzinns kann auch durch oxidierendes Schmelzen oder durch Schmelzen mit Zuschlägen von Alkali- und Erdalkalimetallen erfolgen (nach DAB 7 — DDR/Komm.).

Eigenschaften. Weißes, glänzendes, duktiles, dehnbares und geschmeidiges Metall, das sich zu sehr dünnen Blättern (Zinnfolie, Stanniol) auswalzen läßt. Es ist bei Raumtemp. gegen Luft und W. beständig und verbrennt bei starkem Erhitzen mit hell weißem Licht zu Zinn(IV)-oxid. Beständig gegen schwache Säuren und Basen, lösl. in heißen, konz. Halogenwasserstoffsäuren, heißer Schwefelsäure und starken Alkalilaugen unter Stannatbildung. Setzt sich mit heißer, konz. Salpetersäure zu Metazinnsäure um.

Zinn ist in drei allotropen Modifikationen bekannt: α-Zinn (kubisch) (graues Zinn, d = 5,75) $\xrightarrow{13,2°}$ β-Zinn (tetragonal) (weißes Zinn, d = 7,28) $\xrightarrow{161°}$ γ-Zinn (rhomboedrisch) (sprödes Zinn, d = 6,54). Zinn läßt sich oberhalb 200° leicht pulvern. Fp. = 231,8°. Kp. = 2362°; n_D = 1,28.

Die Aufbewahrung von Zinngegenständen in der Kälte führt langsam zur Umwandlung der β- in die α-Modifikation (s. o.), wodurch die betroffenen Stellen zu Pulver zerfallen (Zinnpest). Bei sehr großer Kälte (−48°) geht diese Umwandlung schon in wenigen Stunden vor sich. Ein Zusatz von 0,5% Antimon oder Wismut verhindert diese Erscheinung vollständig. Dagegen wird der Zerfall durch geringe Verunreinigungen mit Aluminium, Kobalt, Magnesium, Mangan oder Zink stark beschleunigt. In seinen Verbindungen ist das Zinn 2wertig und 4wertig.

Erkennung. Die 2- und 4wertigen Zinnverbindungen verhalten sich gegen Rg. zum Teil verschieden.

Zinn(II)-Verbindungen. 1. Schwefelwasserstoff fällt aus neutralen oder sauren Lsg. (nicht aus alkalischen) dunkelbraunes Zinn(II)-sulfid, SnS. Eine sehr große Menge Salzsäure kann die Fllg. verhindern. Das braune Zinn(II)-sulfid löst sich in einfacher Ammoniumhydrogensulfid-Lsg. nicht oder fast nicht, leicht dagegen in gelber Ammoniumhydrogensulfid-Lsg. Aus dieser Lsg. wird durch Salzsäure gelbes Zinn(IV)-sulfid gefällt. Zinn(II)-sulfid löst sich auch in Kali- oder Natronlauge. Aus dieser Lsg. fällt es durch Salzsäure wieder als braunes Zinn(II)-sulfid aus. Durch konz., warme Salzsäure wird Zinn(II)-sulfid unter Entwicklung von Schwefelwasserstoff gelöst. — Alkalihydroxyde, Ammoniak und Alkalicarbonate fällen weißes Zinn(II)-hydroxid, Sn(OH)$_2$, das von Kali- oder Natronlauge leicht gelöst wird. In Ammoniak und Alkalicarbonat-Lsg. aber unlösl. ist. — 2. Wird eine Lsg. von Zinnsulfid oder die mit Salzsäure versetzte Lsg. eines anderen Zinn(II)-Salzes mit Quecksilber(II)-chlorid versetzt, so entsteht, falls das Quecksilbersalz im Überschuß ist, ein weißer Nd. von Quecksilber(I)-chlorid. Dagegen wird allmählich graues, metallisches Quecksilbermetall ausgefällt, wenn das Zinn(II)-Salz im Überschuß vorhanden ist. — 3. Goldchlorid-Lsg. gibt mit Zinn(II)-chlorid-Lsg. oder der mit Salzsäure versetzten Lsg. eines anderen Zinn(II)-Salzes einen braunen bis purpurroten Nd., in stark verd. Lsg. nur braune bis rote Fbg.

Zinn(IV)-Verbindungen. 1. Schwefelwasserstoff fällt aus Zinn(IV)-Salz-Lsg. gelbes Zinn(IV)-sulfid, SnS$_2$, das von farbloser oder gelber Ammoniumsulfid-Lsg. gelöst wird. Von Ammoniak, Kali- oder Natronlauge, von warmer, konz. Salzsäure und von Königswasser ebenso. — 2. Kali- und Natronlauge erzeugen in Zinn(IV)-Salz-Lsg. weiße Nd. von Zinn(IV)-hydroxid, die sich im Überschuß der Laugen leicht auflösen. — 3. Goldchlorid und Quecksilber(II)-chlorid werden durch Zinn(IV)-Salz-Lsg. nicht reduziert.

Alle Zinnverbindungen geben folgende Rk.:

1. Mit Natriumcarbonat und Borax oder besser mit Natriumcarbonat und Kaliumcyanid vor dem Lötrohr auf Kohle im Reduktionsfeuer geschmolzen, geben sie weiße, dehnbare Metallkörner. — 2. Mit Kaliumcyanid im Porzellantiegel geschmolzen, geben sie metallisches Zinn. — 3. Stellt man in die mit Salzsäure angesäuerten Lsg. einen Zinkstab, so wird metallisches Zinn in Form grauer Blätter oder schwammförmig abgeschieden. Wird das nach 1 bis 3 abgeschiedene Metall in heißer Salzsäure gelöst, so gibt die Lsg. mit 1 Tr. Quecksilber(II)-chlorid-Lsg. einen weißen, allmählich grau werdenden Nd. — 4. Eine qualitative Prüf. auf Zinn kann mit Hilfe der sog. Leuchtprobe erfolgen, bei der ein mit kaltem W. gefülltes Reagenzglas, das vorher von außen mit der mittels Zink und Salzsäure reduzierten Probe befeuchtet wurde, kurz in die nichtleuchtende Flamme eines Bunsenbrenners gehalten wird. Die Anwesenheit von Zinn ist an einem blau leuchtenden Saum erkennbar, der durch Brennen von Zinnwasserstoff hervorgerufen wird. — Qualitative Nachweise sind auch mit Dimethylglyoxim, Kakothelin, Morin und Toluoldithiol möglich. Mikroanalytisch durch Bildung von Casssiusschem Goldpurpur oder den Hexachlorostannaten mit Rubidium oder Caesium.

Quantitative Bestimmung. Man bestimmt das Zinn in der Regel als Zinndioxid, SnO$_2$; sind Antimon und Phosphor abwesend, so gestaltet sich die Bestimmung ziemlich einfach: Man bringt etwa 0,5 g des Metalles oder der Legierung in einen Erlenmeyerkolben, setzt einen Trichter auf und gibt 10 ml Salpetersäure zu. Nachdem die unter Entwicklung von Stickstoffoxiden verlaufende Einwirkung in der Kälte zu Ende ist, erwärmt man auf dem Wasserbad bis zur Farblosigkeit, spült das Ganze in eine Porzellanschale und dampft im Wasserbad zur Trockne ein. Den Rückstand (Metazinnsäure) erhitzt man, um ihn vollständig unlösl. zu machen 2 Std. im Luftbad auf 150°. Dann erwärmt man ihn 10 bis 20 Min. mit verd. Salpetersäure im Wasserbad, verd. mit heißem W., erhitzt nochmals und filtriert durch ein mit heißem W. angefeuchtetes Filter. Der Rückstand wird ausgewaschen und mit dem Filter getrocknet. Dann entfernt man ihn möglichst vom Filter, tränkt dieses mit gesätt. Ammoniumnitrat-Lsg. und verbrennt es nach dem Trocknen im gewogenen Porzellantiegel. Man befeuchtet den erkalteten Glührückstand mit Salpetersäure, trocknet und glüht. Dann bringt man die Hauptmenge der Metazinnsäure hinzu, setzt einen Deckel auf und erhitzt zunächst bei kleiner Flamme, später bei verstärkter Flamme bei offenem Tiegel, schließlich vor dem Gebläse bis zum konst. Gew. SnO$_2 \cdot 0{,}786\,66 =$ Sn.

Sind neben Zinn noch andere Metalle, z. B. Eisen, Kupfer und Blei vorhanden, so bleiben kleine Mengen derselben trotz des Ausziehens mit Salpetersäure im Zinndioxid zurück. Zur Trennung mischt man das gewogene Zinndioxid mit der sechs- bis achtfachen Menge einer Mischung aus gleichen T. Schwefel und Kalium-Natriumcarbonat in dem Porzellantiegel mit einem Glasstab, bedeckt den Tiegel und erhitzt mit kleiner Flamme, bis die erkaltete Masse geschmolzen und der überschüssige Schwefel verdampft ist. Man löst die erkaltete Schmelze unter Erwärmen in W., filtriert und wäscht die auf dem Filter verbleibenden Metallsulfide (PbS, FeS, CuS usw.) mit Natriumsulfid-Lsg. und zum Schluß mit heißem W. aus. Man versetzt das Filtrat mit Salzsäure in kleinem Überschuß, verd. mit W., leitet unter Erwärmen Schwefelwasserstoff ein, läßt absetzen, filtriert ab und wäscht den aus Zinn(IV)-sulfid und Schwefel bestehenden Nd. mit einer Lsg. von Ammoniumacetat aus, die mit Essigsäure angesäuert wurde. Nach dem Auswaschen trocknet man den Nd. vollständig und entfernt ihn möglichst vom Filter. Dieses tränkt man in einem gewogenen Porzellantiegel mit Ammoniumnitrat-Lsg., verbrennt es nach dem Trocknen, befeuchtet den Rückstand mit Salpetersäure, dampft ein und glüht. Dann bringt man die Hauptmenge des Zinndisulfids in den Tiegel, bedeckt den Tiegel mit einem Deckel und erhitzt einige Zeit bei sehr kleiner Flamme, damit der überschüssige Schwefel absublimieren kann. Dann erhitzt man bei *offenem* Tiegel und kleiner Flamme, bis keine schweflige Säure mehr entweicht, und verstärkt erst dann die Flamme bis zum vollen Glühen. Nachdem man 10 bis 15 Min. stark erhitzt hat, läßt man halb erkalten, bringt etwas Ammoniumcarbonat in den Tiegel, bedeckt rasch mit dem Deckel und erhitzt. Dies wiederholt man so oft, bis alle vorhandene Schwefelsäure entfernt ist und das Gew. konst. bleibt. Der Sicherheit wegen glüht man bis zum Schluß noch vor dem Gebläse. Das gewogene Zinndioxid zieht man nochmals mit heißer verd. Salpetersäure aus, trocknet es, verbrennt das Filter und glüht das Zinndioxid bis zum gleichbleibenden Gew. Man erhält meist noch eine geringe Abnahme, weil das Zinndioxid noch kleine Mengen von Natriumsalzen enthalten kann.

Phosphor-Zinn-Legierungen. Ist neben Zinn auch Phosphor anwesend, so erhält man bei der Oxidation mit Salpetersäure nicht Zinndioxid, sondern z. T. auch Zinn(IV)-phosphat. Man schmilzt dieses mit Kalium-Natriumcarbonat und Schwefel und führt die Bestimmung des Zinns wie vorher angegeben zu Ende. Die Phosphorsäure befindet sich im Filtrat und kann in diesem, nachdem der Schwefelwasserstoff durch Eindampfen beseitigt worden ist, bestimmt werden.

Maßanalytische Bestimmung. Wie Arsen und Antimon läßt sich auch Zinn durch Jod-Lsg. von der niederen zur höheren Wertigkeitsstufe oxidieren. Die Bestimmung wird in schwach alkalischer, tartrathaltiger Lsg. ausgeführt. Die Rk. verläuft aber auch in salzsaurer Lsg. quantitativ. Um einen Einfluß des Luftsauerstoffs während der Titration auszuschalten, ist es zweckmäßig, Jod-Lsg. im Überschuß zuzugeben und diesen mit Thiosulfat-Lsg. zu titrieren.

Allgemeine Vorschriften: 1. 0,2000 g Substanz werden in 10,0 ml 3 n Salzsäure gelöst. Nach Zusatz von 25,00 ml 0,1 n Jod-Lsg. wird die Lsg. 15 Min. stehen gelassen. Anschließend wird der Überschuß an 0,1 n Jod-Lsg. mit 0,1 n Natriumthiosulfat-Lsg. titriert. Sobald die Lsg. nur noch schwach gelb gefärbt ist, werden 2,0 ml Stärke-Lsg. hinzugefügt. 1 ml 0,1 n Jod-Lsg. ist z. B. 11,28 mg Zinn(II)-chlorid äquivalent.

2. 0,50 g Substanz, genau gewogen, werden in 2,50 ml 6 n Salzsäure gelöst. Die mit 50 ml W. verd. Lsg. wird nach Zusatz von 5,0 g Kaliumnatriumtartrat mit Natriumhydrogencarbonat bis zur alkalischen Rk. versetzt und unter Zusatz von Stärke-Lsg. sofort mit 0,1 n Jod-Lsg. titriert. 1 ml 0,1 n Jod-Lsg. entspr. 5,935 mg Sn^{2+}.

Bestimmung des Zinngeh. im Handelszinn und Stanniol: 5 g einer Durchschnittsprobe aus sehr feinen Spänen werden in einem Kolben von etwa 500 ml mit 80 ml rauchender Salzsäure übergossen und unter schwachem Durchleiten von Kohlendioxid bei gewöhnlicher Temp. gelöst, was bei sehr feinen Spänen etwa 5 bis 6 Std. dauert. Der Gasstrom wird, falls das Arsen mitbestimmt werden soll, durch rauchende Salpetersäure geleitet, die sich in einer Waschflasche mit Glasschliff befindet. — Nach der Auflösung verd. man mit ausgekochtem W., bringt die Lsg. in einen Meßkolben von 500 ml, kühlt ab und füllt zur Marke auf. Ein etwa verbliebener, unlösl. Rückstand wird nach dem Auffüllen abfiltriert und für sich untersucht. Von dem Filtrat bringt man 50 ml in ein Becherglas von etwa 300 ml, erhitzt über dem Brenner auf einer Asbestplatte auf etwa 40° und setzt dann unter Umrühren vorsichtig Kaliumchlorat in geringem Überschuß (bis zur Gelbgrün-Fbg. der Fl.) zu. Nach 5 Min. muß der Chlorgeruch noch deutlich wahrzunehmen sein. — Dann läßt man erkalten, setzt tropfenweise Ammoniakfl. zu, bis eine bleibende Trbg. sich zeigt und beseitigt diese wieder durch tropfenweisen Zusatz von Salzsäure.

Zur klaren Lsg. gibt man 60 ml gesätt. Ammoniumnitrat-Lsg. und erhitzt bis zum beginnenden Sieden. Erfolgt hierbei keine Fllg., so fügt man tropfenweise Ammoniakfl. zu, aber so, daß die Fl. noch sauer bleibt. — Man erhitzt 10 Min., läßt heiß absetzen, dekantiert durch ein Filter von 12,5 cm Durchmesser und wäscht den Nd., indem man ihn möglichst auf den Grund des Filters spritzt, mit Ammoniumnitrat-Lsg. bis zur vollständigen Chlorfreiheit aus. Dann verdrängt man das Ammoniumnitrat durch etwa dreimaliges Auswaschen mit W. und trocknet Filter und Nd. bei etwa 105°.

Anschließend trennt man den Nd. möglichst vollständig vom Filter, bringt das Filter in einen Tiegel, verascht es vorsichtig, befeuchtet den Rückstand mit Salpetersäure, trocknet und glüht. Dann bringt man den Hauptnd. dazu, setzt den Deckel auf, trocknet erst sehr vorsichtig über kleiner Flamme und verstärkt allmählich die Flamme bis zur vollen Glut. Schließlich glüht man 10 Min. vor dem Gebläse bis zum konst. Gew.: $SnO_2 \cdot 0,78666 = Sn$.

Stannum foliatum. Blattzinn. Zinnfolie. Stanniol.

Es handelt sich um papierdünn ausgewalztes Zinn, das früher hauptsächlich zum Verpacken von Nahrungs- und Genußmitteln, bes. von Schokolade, Käse und Tabak diente, heute aber meist durch Aluminiumfolie verdrängt ist. Auch zur Verpackung von Arzneizubereitungen, z. B. Suppositorien, wurde früher reines Blattzinn verwendet, das höchstens Spuren von Blei enthalten durfte.

Zur Bestimmung des Bleigeh. erhitzt man etwa 1 bis 2 g Stanniol mit überschüssiger Salpetersäure, bis alles Metall oxidiert ist, verd. die Mischung mit W., filtriert und fällt das Blei mit verd. Schwefelsäure unter Zusatz von A. als Bleisulfat.

Stannum raspatum (Limatum). Zinnfeilspäne.

Aus reinem Zinn durch Feilen oder Raspeln hergestellt. Verwendung in der chemischen Analyse.

Stannum granulatum. Gekörntes Zinn.
Wird erhalten, indem man geschmolzenes, reines Zinn in W. gießt unter Umrühren.

Stannum pulveratum. Zinnpulver.
Wird erhalten durch Verreiben von geschmolzenem, reinem Zinn mit Kochsalz, Auswaschen mit W. und anschließendem Trocknen.

Stannum praecipitatum. Gefälltes Zinn.
Wird dargestellt, indem man aus einer mit etwas Salzsäure versetzten wss. Zinn(II)-chlorid-Lsg. das Zinn durch arsenfreies Zink abscheidet. Das Zinn wird nach dem Auswaschen mit W. mit einer Mischung aus 1 T. Salzsäure und 9 T. W. erwärmt, zur Beseitigung von noch beigemischtem Zink mit W. und A. gewaschen und auf Filtrierpapier rasch getrocknet. Es handelt sich um ein mittelfeines, graues, lockeres Pulver.

Anwendung. Zur Herst. von Weißblech; für Lote, Kupferlegierungen, Zinnlegierungen, Lagermetalle, Schmelzlegierungen, Letternmetall, Bronzen und Stanniol und zur Herst. von Chemikalien. In Form von hochreinen Verbindungen und in Form von Einkristallen dient es zur Herst. von Halbleitern für elektronische Bauteile. Da Zinn verhältnismäßig teuer ist und die Zinnlager einer raschen Erschöpfung entgegengehen, hat man heute bei Verpackungsfolien und Tuben und bei Lametta Zinn durch Aluminium ersetzt. Weißblech ist nur beschränkt durch Schwarzblech oder verchromte Bleche zu ersetzen. Zinnorganische Verbindungen finden in der Landwirtschaft, als Fungizide, in Krankenhäusern als Desinfektionsmittel, in der Farbenindustrie als Antifoulingmittel und in der Kunststoffindustrie als Stabilisatoren Anwendung.

Zinnlegierungen.
Zinngefäße aus völlig reinem Zinn sind nicht dauerhaft. Ein mäßiger Bleigeh. macht das Zinn geschmeidiger und dauerhafter gegen Kälte widerstandsfähiger.
Durch einen Zusatz von Antimon wird es härter und fester.

Britanniametall besteht aus einer Legierung aus 90 T. Zinn und 10 T. Antimon oder 90 T. Zinn, 8 T. Antimon und 2 T. Kupfer.

Weißmetall besteht ebenfalls aus Zinn, Antimon und Kupferlegierungen.

Zinnlot, Weichlot, Schnellot. Zum Löten von Zinn, Zink und Weißblech verwendet man meistens Legierungen von 2 T. Zinn und 1 T. Blei (Fp. = 185°) oder von 1 T. Zinn und 1 T. Blei (Fp. = 200°).

Weichlot für Zink, Kupfer und Messing: 1 T. Zinn, 2 T. Blei (Fp. = 240°).

Lot für Gußeisen: 1 T. Zinn, 1 T. Blei, 1 T. Wismut.

Stannum 2. AB — DDR. Zinn Eu.P. I.

Bemerkung. Die Substanz ist im 2. AB — DDR als Monographie, in der Eu.P. I als Rg. aufgeführt.

Gehalt. 97,5 bis 100,0% (2. AB — DDR).

Eigenschaften. Graues Pulver oder silbrig, weiße Körnchen von nicht wahrnehmbarem Geruch und Geschmack.

Erkennung. 0,100 g Substanz wird mit 10,0 ml 6 n Salzsäure versetzt. Die Mischung wird 5 Min. im Sieden gehalten und nach dem Erkalten filtriert. 3,0 ml des Filtrates geben nach Zusatz von 0,5 ml W., 1,0 ml Quecksilber(II)-chlorid-Lsg. (5,0 g/100,0 ml) und 2,0 ml 6 n Ammoniak-Lsg. einen grauschwarzen Nd. (2. AB — DDR).

Prüfung. 1. Arsen: 0,0400 g Substanz werden mit 1,00 ml konz. Salpetersäure versetzt. Die Mischung wird unter wiederholtem Schwenken 15 Min. stehen gelassen und danach mit 3 n Salzsäure zu 20,0 ml aufgefüllt. 2,00 ml der Lsg. werden nach Zusatz von 28,0 ml W., wie unter Prüf. auf Arsen-Ionen (s. I, 242) angegeben, behandelt. Das Quecksilberbromidpapier darf keine stärkere Fbg. als der nachstehend beschriebenen Vgl.-Probe zeigen (höchstens 0,025% As). Vgl.-Probe: 10,0 ml Arsen-VL werden mit Zusatz von 17,0 ml W. und 2,00 ml der Mischung aus 1,00 ml konz. Salpetersäure und 19,0 ml 3 n Salzsäure, wie unter Prüf. auf Arsen-Ionen (s. I, 242) angegeben, behandelt (2. AB — DDR). — 2. Blei, Wismut: Die Prüf. wird d.chr. durchgeführt:
Adsorptionsschicht: Kieselgel G.
Aufzutragende Lsg.: Lsg. 1: 0,250 g Substanz werden mit 1,50 ml konz. Salpetersäure versetzt und unter wiederholtem Schwenken 15 Min. stehen gelassen. Danach wird die

Mischung mit 6 n Salzsäure zu 5,0 ml aufgefüllt. 10,0 µl der Lsg. werden als Startfleck a aufgetragen.

Lsg. 2: 5,0 µl konz. Blei-VL werden als Startfleck b aufgetragen.

Laufmittel: n-Butanol—3n Salzsäure—W.—Acetylaceton (100 + 10 + 10 + 2).

Trocknung: Die Dünnschichtplatte wird bei 120° 10 Min. getrocknet.

Detektion: Rg.: 4,0 ml Ammoniumsulfid-Lsg. werden vor der Verwendung mit W. zu 100,0 ml aufgefüllt. Die Dünnschichtplatte wird nach dem Erkalten mit dem Rg. besprüht.

Auswertung: Das Chromatogramm darf über dem Startpunkt a nur einen braunen Fleck zeigen, der hinsichtlich R_f-Wert mit dem Fleck über dem Startpunkt b übereinstimmt und der weder größer noch stärker gefärbt ist als dieser (höchstens 0,1% Pb^{2+}) (2. AB — DDR).

Gehaltsbestimmung. 1,0000 g Substanz wird in einem Becherglas mit 10,0 ml rauchender Salpetersäure und nach 120 Sek. mit 5,0 ml W. versetzt. Das Becherglas wird mit einem Uhrglas bedeckt und die Mischung auf dem Wasserbad 60 Min. erhitzt. Anschließend wird die Mischung zum Sieden erhitzt und nach Zusatz von 50,0 ml heißem W. durch ein Filtrierpapier der Sorte h filtriert. Der Nd. wird dreimal mit je 10,0 ml heißem W. gewaschen. Filter und Nd. werden in einem bis zur Massekonstanz geglühten Porzellantiegel nach Zusatz von 2,0 ml Ammoniumnitrat-Lsg. (10,0 g/100,0 ml), wie unter Bestimmung des Glührückstandes angegeben, behandelt.

1 g Zinndioxid = 787,6 mg Zinn äquivalent (2. AB — DDR).

Aufbewahrung. Höchstens 10 Jahre (2. AB — DDR).

Anwendung. Als Rg. zur Herst. der Zinn(II)-chlorid-Lsg. Früher als Mittel gegen Bandwürmer, eventuell kombiniert mit Zinnchlorid und Zinnoxid. Das metallische Zinnpulver hat sich aber in der Therapie nicht bewährt. Es soll nicht zum Abgang des Bandwurmkopfes kommen.

Stannum aceticum oxydatum. Zinn(IV)-acetat. Stanniacetat.

$$(H_3CCOO)_4Sn$$

$C_8H_{12}O_8Sn$ M.G. 354,88

Eigenschaften. Gelbliche, krist. Masse. Fp. = 253°. Die Substanz wird an feuchter Luft sehr leicht hydrolytisch gespalten.

Aufbewahrung. Gut verschlossen, vor Feuchtigkeit geschützt.

Anwendung. Als Beizmittel in der Textilindustrie.

Stannum aceticum oxydulatum. Zinn(II)-acetat. Stannoacetat.

$$(H_3CCOO)_2Sn$$

$C_4H_6O_4Sn$ M.G. 236,79

Eigenschaften. Weißes, nadelförmiges, krist. Pulver, praktisch unlösl. in W. (spaltet Zinn(II)-oxid ab), lösl. in verd. Essigsäure und verd. Salzsäure. Fp. = 182°. Kp. = 238 bis 240°.

Die Substanz ist auch als *Dihydrat* bekannt:

Farblose Kristallmasse, die sich beim Erhitzen zers. und mit W. ein basisches Salz bildet.

Aufbewahrung. Gut verschlossen, vor Feuchtigkeit geschützt.

Anwendung. Als Beize in der Färberei und im Stoffdruck.

Stannum bibromatum. Zinn(II)-bromid. Zinnbromür. Stannobromid.

$SnBr_2$ M.G. 278,53

Eigenschaften. Gelbliches, lichtempfindliches Pulver, lösl. in wenig W., A., Ae., Pyridin und Aceton. Die Substanz wird durch viel W. unter Bildung eines basischen Salzes zers. d = 5,12. Fp. = 232°. Kp. = 618°. Die Substanz wird durch Einwrkg. von Luft oxidiert.

Aufbewahrung. Gut verschlossen, vor Licht und Luft geschützt.

Stannum tetrabromatum. Zinn(IV)-bromid. Stannibromid.

$SnBr_4$ M.G. 438,36

Eigenschaften. Weiße, an der Luft rauchende, rhomboedrische, hygroskopische Kristalle, leicht lösl. in W. (unter Wärmeentwicklung), lösl. in A. d = 3,31. Fp. = 33°. Kp. = 201°.

Aufbewahrung. Gut verschlossen, vor Feuchtigkeit geschützt und kühl.

Anwendung. Bei metallurgischen Prozessen, zur mechanischen Trennung von Mineralgemischen.

Stannum chloratum 2. AB — DDR. Zinn(II)-chlorid DAB 7 — BRD, ÖAB 9. Stannous Chloride USP XIX, BP 73, Ross. 9, Eu.P. III. Stannoklorid Nord. 63. Stannum bichloratum. Zinnchlorür. Stannochlorid. Zinndichlorid. Zinnsalz. Tin Protochloride. Protochlorure d'étain.

SnCl$_2$ · 2 H$_2$O   M.G. 225,65

                                           wasserfrei M.G. 189,61

Bemerkung. Die Substanz ist in den genannten Pharmakopöen mit Ausnahme vom 2. AB — DDR als Rg. enthalten. Das 2. AB — DDR führt die Substanz als Monographie.

Gehalt. 99,0 bis 119,0%, ber. als Zinn(II)-chlorid-2-hydrat (2. AB — DDR); 97,0 bis 100,5% (DAB 7 — BRD); mindestens 97,0% (BP 73, Ross. 9).

Darstellung. Metallisches Zinn wird in Graphittiegeln geschmolzen und durch Eingießen in kaltes W. granuliert. Das granulierte Zinn wird in Salzsäure gelöst. Die Lsg. wird filtriert und im vac. bis zum Beginn der Kristallisation eingeengt. Das auskrist. Zinnchlorid wird durch Zentrifugieren von der Mutterlauge getrennt.

Eigenschaften. Weiße, monokline Kristalle, sehr leicht lösl. in W., leicht lösl. in A., Essigester, Eisessig und verd. oder konz. Salzsäure, Geruch wahrnehmbar, Geschmack brennend sauer und stark zusammenziehend. d = 2,71. Fp. = 38° unter Zers. Die wss. Lsg. scheidet beim Verdünnen Zinnoxichlorid, SnOHCl, ab. Die Substanz läßt sich beim Erhitzen auf Rotglut (Chlorwasserstoffstrom!) in das *wasserfreie Salz* überführen: Weiße, fettglänzende, rhomboedrische Masse, leicht lösl. in W., verd. sowie konz. Säuren, Alkalilaugen, A., Essigester, Eisessig und vielen anderen org. Lsgm. d = 3,95. Fp. = 247°. Kp. = 605°. Die Substanz hat starke reduzierende Wrkg. Zinn(II)-chlorid ist auch als Monohydrat bekannt.

Erkennung. 1. 1,0 ml Prüf-Lsg. I gibt nach Zusatz von 5,0 ml W. und 1 Tr. Quecksilber(II)-chlorid-Lsg. (5,0 g/100,0 ml) einen grauschwarzen Nd. (2. AB — DDR). — Prüf-Lsg. I: 0,800 g Substanz werden nach Zusatz von 1,50 ml 3 n Salzsäure in W. zu 40,0 ml gelöst. — 2. 0,10 g Substanz wird in 5,0 ml W. unter Zusatz von 2 Tr. 5 n Salpetersäure gelöst. Die Lsg. gibt nach Zusatz von 1,0 ml 0,1 n Silbernitrat-Lsg. einen weißen Nd., der nach Zusatz von 2,0 ml 6 n Ammoniak-Lsg. in einen schwarzen übergeht (2. AB — DDR).

Prüfung. 1. Unlösliche Verunreinigungen, Farbe der Lsg.: 5,0 g Substanz müssen sich in 10,0 ml 3 n Salzsäure klar und farbl. lösen (DAB 7 — BRD, ähnlich 2. AB — DDR). — 2. Arsen-Ionen: Die Lsg. von 5,00 g Substanz in 10,0 ml konz. Salzsäure wird zum Sieden erhitzt und 1 Std. lang stehen gelassen. Die Lsg. darf nicht stärker gefärbt sein als eine bei Raumtemp. frisch hergestellte Lsg. (DAB 7 — BRD, ähnlich BP 73). — 25,0 ml Prüf-Lsg. I werden nach Zusatz von 5,0 ml W., wie unter Prüf. auf Arsen-Ionen (s. I, 242) angegeben, behandelt. Das Quecksilberbromidpapier darf keine stärkere Fbg. als das der Vgl.-Probe zeigen (höchstens 0,0002% As^{3+}/As^{5+}) (2. AB — DDR). — 3. Eisen-Ionen: 5,0 ml Prüf-Lsg. II dürfen nach Zusatz von 5,0 ml W. bei der Prüf. auf Eisen-Ionen (s. I, 259) keine stärkere Fbg. als die Vgl.-Probe zeigen (höchstens 0,01% Fe^{2+}/Fe^{3+}) (2. AB — DDR, ähnlich DAB 7 — BRD). — Prüf-Lsg. II: 1,000 g Substanz wird in der Mischung aus 10,0 ml 6 n Salzsäure und 20,0 ml W. gelöst. Nach dem Erhitzen wird in die Lsg. 45 Min. Schwefelwasserstoff eingeleitet. Danach wird die Mischung 15 Min. stehen gelassen. 5,0 ml dieser Mischung werden filtriert. In das Filtrat wird 3 Min. Schwefelwasserstoff eingeleitet. Entsteht ein brauner Nd., so wird die Mischung filtriert und das Filtrat zu der Hauptmenge der Mischung gegeben. In diese Mischung wird 15 Min. Schwefelwasserstoff eingeleitet. Dieser Vorgang wird so oft wiederholt, bis in dem Filtrat von 5,0 ml der Mischung beim Einleiten von Schwefelwasserstoff kein Nd. mehr entsteht. Die gesamte Mischung wird filtriert und der Nd. mit 10,0 ml W. gewaschen. Das Filtrat wird erhitzt, bis der Geruch des Schwefelwasserstoffs nicht mehr wahrnehmbar ist und nach dem Erkalten mit W. zu 50,0 ml aufgefüllt. — 4. Schwermetall-Ionen: 1,00 g Substanz wird in 2,0 ml eines Gemisches von 1 T. konz. Salpetersäure und 3 T. konz. Salzsäure gelöst. Die Lsg. wird auf dem Wasserbad so lange erhitzt, bis keine nitrosen Gase mehr entweichen. Der Rückstand wird in W. zu 25,0 ml gelöst. 5,0 ml dieser Lsg. werden mit 5.0 ml

6 n Natronlauge versetzt, bis zur klaren Lsg. erwärmt und nach dem Abkühlen mit 0,50 ml Thioacetamidreagens versetzt. Die Lsg. darf nicht stärker gefärbt sein als eine Mischung von 2,00 ml Blei(II)-nitrat-Lsg. II (s. I, 695), 3,0 ml W., 5,0 ml 6 n Natronlauge und 0,50 ml Thioacetamidrg. (DAB 7 — BRD, ähnlich 2. AB — DDR). — 5. Mit Schwefelwasserstoff nicht fällbare Verunreinigungen: Höchstens 0,025%, bestimmt als Sulfate. 4,00 g Substanz werden in 3,0 ml 6 n Salzsäure und 10,0 ml W. gelöst. In die mit W. auf 200 ml verd. Lsg. wird bis zur Sättigung Schwefelwasserstoff eingeleitet. 100 ml des Filtrates werden nach Zusatz von 0,50 ml 3 n Schwefelsäure zur Trockne eingedampft. Der Rückstand wird geglüht (DAB 7 — BRD). — 6. Sulfat-Ionen: 5,0 ml Prüf-Lsg. I dürfen nach Zusatz von 5,0 ml W. bei der Prüf. auf Sulfat-Ionen (s. I, 263) keine stärkere Trbg. als die Vgl.-Probe zeigen (höchstens 0,05% SO_4^{2-}) (2. AB — DDR, ähnlich BP 73). — Höchstens 0,003% (Ross. 9). — 7. Sulfatasche: Höchstens 0,0015 g, wenn 30,0 ml Prüf-Lsg. II in einem bis zur Massekonstanz geglühten Porzellan- oder Platintiegel zur Trockne eingedampft und auf Sulfatasche geprüft werden (2. AB — DDR).

Gehaltsbestimmung. 1. 0,50 g Substanz, genau gewogen, werden in 2,50 ml 6 n Salzsäure gelöst. Die mit 50 ml W. verd. Lsg. wird nach Zusatz von 5,0 g Kaliumnatriumtartrat mit Natriumhydrogencarbonat bis zur alkalischen Rk. versetzt und unter Zusatz von Stärke-Lsg. sofort mit 0,1 n Jod-Lsg. titriert. 1 ml 0,1 n Jod-Lsg. entspr. 5,935 mg Sn^{2+} oder, ber. auf die Substanz, 11,28 mg $SnCl_2 \cdot 2H_2O$ (DAB 7 — BRD, ähnlich 2. AB — DDR). — 2. 1 g Substanz wird in 30 ml Salzsäure in einem JZ-Kolben gelöst. Man setzt 20 ml W. und 5 ml Chlf. zu und titriert schnell mit 0,05 m Kaliumjodat-Lsg., bis die Chlf.-Schicht farblos ist. 1 ml 0,05 m Kaliumjodat-Lsg. entspr. 0,02256 g $SnCl_2 \cdot 2H_2O$ (BP 73). — 3. Etwa 0,4 g Substanz, genau gewogen, werden in 20 ml einer heißen Lsg. von Eisen(III)-ammoniumsulfat (10 g Eisen(III)-ammoniumsulfat in 100 ml verd. Salzsäure) gelöst und bis zum Sieden erhitzt. Man verdünnt mit W. auf 300 ml, setzt 8 ml Reinhardts-Mischung zu und titriert mit 0,1 n Kaliumpermanganat-Lsg. In gleicher Weise wird ein Blindversuch durchgeführt. 1 ml 0,1 n Kaliumpermanganat-Lsg. entspr. 0,01128 g $SnCl_2 \cdot 2H_2O$ (Ross. 9). — Reinhardts-Mischung: 67 g krist. Magnesiumsulfat werden in 500 ml W. gelöst. Zu der Lsg. gibt man 138 ml konz. Phosphorsäure, 138 ml konz. Schwefelsäure und verd. mit W. auf 1 l.

Aufbewahrung. Vorsichtig, gut verschlossen, vor Luft geschützt und kühl, höchstens 10 Jahre.

Dosierung. Einzelmaximaldosis: oral 0,1 g. Tagesmaximaldosis: oral 0,3 g. Bei einem Geh. von mehr als 103% ist zur Durchführung der Prüf. und bei der Verwendung die Menge an vorliegender Substanz anzuwenden, die einer 100%igen Substanz entspricht (2. AB — DDR).

Anwendung. Die Substanz wird im Gemisch mit metallischem Zinn und Zinn(IV)-oxid als Bandwurmmittel verwendet. (S. jedoch S. 516).

Technisch in der Färberei als Reduktionsmittel von Indigo usw., als Beize beim Färben mit Cochenille, zur Darstellung von Goldpurpur und Harzlacken, zur galvanischen Verzinnung, bei der Versilberung von Glas (Spiegelfabrikation) und zur Herst. von Silberdrucken, zur Entfernung von Tintenflecken, als Rg. auf Arsen (Bettendorfs Rg.: konz. Lsg. von Zinn(II)-chlorid in rauchender Salzsäure) sowie als Rg. auf Quecksilber, Gold und Wismut, zur volumetrischen Bestimmung des Eisenoxids usw.

Stannum tetrachloratum. Zinn(IV)-chlorid. Stannum bichloratum. Stannichlorid. Zinntetrachlorid.

$SnCl_4$ M.G. 260,53

Herstellung. Durch Erhitzen von entwässertem Zinn(II)-chlorid im trockenen Chlorstrom oder durch Erhitzen von geschmolzenem Zinn im Chlorstrom. Das Zinn(IV)-chlorid dest. ab und wird durch nochmalige Dest. gereinigt.

Eigenschaften. Farblose, an der Luft stark rauchende Fl., lösl. in W. unter Wärmeentwicklung und Hydrolyse, mischbar mit A., Tetrachlorkohlenstoff, Bzl., Schwefelkohlenstoff, Toluol und anderen org. Lsgm. $d_4^{10} = 2,23$. Fp. = $-30,2°$. Kp. = $114°$. Die Substanz löst Phosphor, Schwefel, Jod u. a. Sie ist auch als Tri-, Tetra- und Pentahydrat (Zinnbutter, Butyrum stanni) bekannt. Mit reichlich W. gibt die Substanz beim Erwärmen eine trübe Lsg., indem sie teilweise hydrolytisch zerlegt wird unter Ausscheidung von Metazinnsäure, H_2SnO_3. Mit Alkalichloriden und mit Ammoniumchlorid vereinigt sich die Substanz zu gut kristallisierenden, komplexen Salzen.

Aufbewahrung. Gut verschlossen, vor Feuchtigkeit geschützt.

Anwendung. Zum Beschweren der Seide, in der Färberei als Beizmittel, zum Avivieren von Farbtönen, als Dehydrierungsmittel in der org. Synthese, zum Verzinnen von anderen Metallen usw.

Stannum Ammonium chloratum. Stanni-Ammoniumchlorid. Ammonium-Zinnchlorid. Pinksalz.

$SnCl_4 \cdot 2 NH_4Cl$ M.G. 367

Darstellung. Zinn(IV)-chlorid wird mit einer heißen Lsg. der ber. Menge Ammonium-chlorid gemischt. Beim Erkalten scheidet sich das Salz in Kristallen aus.

Eigenschaften. Weißes, luftbeständiges, krist. Pulver oder farbl. Kristalle, lösl. in 3 T. W. von 15°, beim Kochen der verd. Lsg. scheidet sich Metazinnsäure ab.

Anwendung. Als Beize in der Färberei.

Stannum-Natrium chloratum. Stanni-Natriumchlorid. Natrium-Zinnchlorid.

$SnCl_4 \cdot 2 NaCl \cdot 5 H_2O$ M.G. 467

Herstellung. Durch Erhitzen von konz. Zinn(IV)-chlorid-Lsg. mit der ber. Menge Natrium-chlorid, bis eine Probe der Fl. beim Erkalten rasch und vollständig erstarrt. Die heiße Fl. wird zum Erstarren in mit Pergamentpapier ausgelegte Porzellanschalen ausgegossen.

Eigenschaften. Weiße, krist., harte Massen, in W. leicht lösl. Die Substanz zerfließt an der Luft.

Anwendung. Als Beize in der Färberei.

Stannous Fluoride USP XIX. Stannum bifluoratum. Zinn(II)-fluorid. Stannofluorid. Tin fluoride.

SnF_2 M.G. 156,70

Gehalt. Mindestens 71,2% Zinn und mindestens 22,3% und höchstens 25,5% Fluor, ber. auf die getrocknete Substanz (USP XIX).

Eigenschaften. Undurchsichtige, monokline, glänzende Kristalle, schwer lösl. in kaltem W., praktisch unlösl. in A., Ae. und Chlf. Fp. = etwa 213°. Geschmack bitter, salzig. Die Substanz geht durch Lufteinwrkg. in Zinnoxifluorid ($SnOF_2$) über.

Erkennung. 1. 5 ml einer Lsg. (1 in 100) werden in einem Rg.-Glas mit 2 ml Calcium-chlorid-Lsg. versetzt. Dabei entsteht ein feiner, weißer Nd. von Calciumfluorid (USP XIX). — 2. Auf einer Glasplatte werden 2 Tr. einer Lsg. der Substanz in W. (1 in 100) mit 2 Tr. Silber-nitrat-Lsg. gemischt. Dabei entsteht ein braun-schwarzer Nd. (USP XIX). — 3. 1 Tr. der wss. Lsg. (1 in 100) wird mit 2 Tr. Quecksilber(II)-chlorid-Lsg. versetzt. Dabei entsteht ein weißer Nd. Bei weiterem Zusatz von Substanz-Lsg. wird ein braun-schwarzer Nd. gebildet (USP XIX).

Prüfung. 1. Reaktion der Lsg.: Eine frisch bereitete 0,4%ige Lsg. soll einen pH-Wert von 2,8 bis 3,5 haben (USP XIX). — 2. Trocknungsverlust: Höchstens 0,5%, wenn die Substanz 4 Std. bei 105° getrocknet wird (USP XIX). — 3. Wasserunlösl. Substanzen: Etwa 10 g Substanz, genau gewogen, werden in einem 400 ml-Becherglas aus Kunststoff mit 200 ml W. versetzt und mit einem Plastikrührer 3 Min. lang gerührt oder so lange, bis nichts mehr in Lsg. geht. Man filtriert durch einen tarierten Porzellanfiltertiegel, der sorgfältig mit Asbest verschlossen ist, und wäscht sorgfältig zunächst mit Ammoniumfluorid-Lsg. (1 in 100) und dann mit W. Der Rückstand wird 4 Std. bei 105° getrocknet, abgekühlt und gewogen. Das Gew. des Rückstandes darf höchstens 0,2% betragen (USP XIX). — 4. Antimon: Rhodamin-B-Lsg.: 20 mg Rhodamin B werden in 200 ml verd. Salzsäure (1 in 20) gelöst.
Standard-Lsg.: 55,0 mg Kaliumantimonyltartrat, genau gewogen, werden in einem 200-ml-Meßkolben in W. gelöst, mit W. bis zum Vol. aufgefüllt und gut gemischt. 5 ml dieser Lsg. werden in einen 500-ml-Meßkolben gebracht, mit verd. Salzsäure (1 in 2) bis zum Vol. auf-gefüllt und gemischt.
Prüf-Lsg.: 1,0 g Substanz, genau gewogen, werden in einem 50-ml-Meßkolben mit verd. Salzsäure (1 in 2) bis zum Vol. gelöst und gemischt.
Durchführung: Je 5 ml der Standard-Lsg. und der Prüf-Lsg. werden in je einen 125-ml-

Scheidetrichter gebracht, mit 15 ml Salzsäure und 1 g Cersulfat versetzt und 5 Min. unter gelegentlichem Umschütteln stehen gelassen. Man setzt 500 mg Hydroxylaminhydrochlorid zu und schüttelt 1 Min. lang. Dann gibt man 15 ml Isopropyläther in die Mischung, schüttelt 30 Sek., setzt 7 ml W. zu und mischt. Dann kühlt man in einem Wasserbad 10 Min. lang bei Raumtemp., schüttelt 30 Sek., läßt die Schichten absetzen und verwirft die wss. Phase. Nach Zusatz von 20 ml Rhodamin-B-Lsg. schüttelt man 30 Sek. und verwirft die wss. Schicht wiederum. Die ätherische Schicht wird oben aus dem Scheidetrichter herausdekantiert, wenn nötig zentrifugiert, um eine klare Lsg. zu erhalten. Dann werden die Absorptionen der ätherischen Lsg. (Prüf-Lsg. und Standard-Lsg.) bei einer Wellenlänge von etwa 550 nm in einem geeigneten Spektralphotometer unter Verwendung von W. als Kompensationsfl. gemessen. Die Absorption der Prüf-Lsg. darf die der Standard-Lsg. nicht übersteigen (0,005%) (USP XIX).

Gehaltsbestimmung. 1. Zinn: Etwa 250 mg Substanz, genau gewogen, werden in einem 500-ml-Erlenmeyerkolben mit 300 ml heißer, kurz zuvor zum Sieden erhitzter, verd. Salzsäure versetzt. Dann läßt man ein sauerstoff-freies inertes Gas über die Oberfläche der Fl. strömen, schüttelt den Kolben und löst die Substanz. Anschließend kühlt man auf Raumtemp. ab. Nach Zusatz von 5 ml Kaliumjodid-Lsg. titriert man in einer inerten Atmosphäre mit 0,1 n Kaliumjodat-Lsg. unter Verwendung von 3 ml Stärke-Lsg., bis der Endpunkt erreicht ist. 1 ml 0,1 n Kaliumjodat-Lsg. entspr. 5.935 mg Sn^{2+} (USP XIX).

2. Fluor: Lösung A: 3,16 g 4,5-Dihydroxy-3-(p-sulfo-phenylazo)-2,7-naphthalindisulfonsäuretrinatriumsalz werden in 550 ml W. gelöst.

Lösung B: 113 mg Zirkoniumoxichlorid werden in einem 500-ml-Meßkolben in 50 ml W. gelöst. Nach Zusatz von 350 ml Salzsäure füllt man mit W. bis zum Vol. auf und mischt.

Lösung C: 50 ml Lsg. A werden mit 500 ml W. und 35 ml Salzsäure verd.

Lösung D: Gleiche Volumina Lsg. A und Lsg. D werden gemischt und in einer braunen Flasche aufbewahrt.

Lösung E: 10,0 ml Lsg. D werden mit W. zu 100,0 ml verd.

Standard-Lsg.: Eine geeignete Menge Natriumfluorid-USP-Standardsubstanz, die sorgfältig bei 150° bis zum konst. Gew. getrocknet wurde, wird genau gewogen, in W. gelöst und quantitativ und schrittweise mit W. verd., bis eine Standard-Lsg. erhalten wird, die eine Konzentration von etwa 10 µg Fluorid pro ml enthält.

Prüf-Lsg.: In einen 250 ml-Meßkolben bringt man etwa 100 mg Substanz, genau gewogen. Nach Zugabe von 50 ml W. schüttelt man 5 Min. kräftig, verd. mit W. zum Vol. und mischt abermals. 5 ml dieser Lsg. werden in einem 100-ml-Meßkolben mit W. bis zum Vol. verd. und gemischt.

Durchführung: 1,0, 2,0, 3,0 und 4,0 ml der Standard-Lsg. werden getrennt in je einen 100-ml-Meßkolben pipettiert, in einen weiteren 100-ml-Meßkolben pipettiert man 5,0 ml Prüf-Lsg. In jeden Kolben gibt man 10,0 ml Lsg. D, füllt mit W. bis zum Vol. auf und mischt. Anschließend werden die Absorptionen der Lsg. E, der Lsg. aus der Standard-Lsg. und der Lsg. aus der Prüf-Lsg. bei einer Wellenlänge von etwa 590 nm mit einem geeigneten Spektralphotometer unter Verwendung von Lsg. C als Kompensationsfl. gemessen. Die Absorptionen, die man mit den fluoridhaltigen Lsg. erhält, werden von der Absorption der Lsg. E subtrahiert. Man stellt eine Eichkurve auf, indem man die Menge zugesetztes Fluorid in µg gegen die Absorptionsdifferenzen aufträgt. Auf der Eichkurve bestimmt man die Konz. in µg pro 5 mg an Fluor in der Prüf-Lsg. Dieser Wert entspr. der Menge mg Fluor in der verwendeten Menge Untersuchungssubstanz USP XIX).

Aufbewahrung. Gut verschlossen, vor Luft geschützt.

Anwendung. Die Substanz wird als Kariesprophylaktikum empfohlen.

Stannum bijodatum. Zinn(II)-jodid. Stannojodid.

SnJ_2 M.G. 372,54

Eigenschaften. Dunkelrote, monokline Kristalle, schwer lösl. in W. unter Zers., lösl. in Bzl., Chlf. und Schwefelkohlenstoff sowie in wss. Alkalichlorid- und -jodid-Lsg. d = 5,28. Fp. = 320°. Kp. = 720° unter Zers.

Aufbewahrung. Gut verschlossen, vor Feuchtigkeit geschützt.

Stannum tetrajodatum. Zinn(IV)-jodid. Stannijodid.

SnJ_4 M.G. 626,38

Eigenschaften. Gelbe bis rötlich gelbe, kubische Kristalle. Die Substanz wird durch W. zers., lösl. in A., Ae., Bzl., Chlf. und Schwefelkohlenstoff. d = 4,46. Fp. = 143,5°. Kp. = 340°. Die Substanz ist sublimierbar.

Aufbewahrung. Gut verschlossen, vor Feuchtigkeit geschützt.

Stannum oxalicum. Zinn(II)-oxalat. Stannooxalat.

$$(COO)_2Sn$$

C_2O_4Sn M.G. 206,72

Eigenschaften. Weißes, schweres Pulver, wenig lösl. in kaltem und heißem W., leicht lösl. in heißer verd. Salzsäure. d = 3,56.

Anwendung. Als Katalysator bei der Kohlehydrierung. In der Stoffdruckerei und -färberei.

Stannum oxydulatum. Zinn(II)-oxid. Stannooxid.

SnO   · M.G. 134,70

Eigenschaften. Braunschwarze, glänzende, tetragonale Kristalle, praktisch unlösl. in W. und A., lösl. in konz. Alkalilaugen sowie in Säuren unter Bildung von Zinn(II)-salzen. d = 6,45. Die Substanz zers. sich oberhalb von 700° in Zinn und Zinn(IV)-oxid.

Anwendung. Zur Herst. anderer Zinnverbindungen, in der Glasindustrie.

Stannum dioxydatum 2. AB — DDR. Zinn(IV)-oxid. Stannum oxydatum. Stannioxid. Zinndioxid.

SnO_2 M.G. 150,7

Herstellung. Metallisches Zinn wird in Graphittiegeln geschmolzen und durch Eingießen in kaltes W. granuliert. Dieses granulierte Zinn wird mit einer etwa 35%igen Salpetersäure unter Erwärmen umgesetzt. Das entstehende Präparat wird mit W. gewaschen und bei etwa 50° getrocknet. Es entspr. etwa der Zusammensetzung $4SnO_2 \cdot 5H_2O$. Es kommt in der Natur als krist. Zinnstein (Kassiterit) vor.

Eigenschaften. Farbl., hexagonale, tetragonale bzw. rhombische Kristalle oder weißes oder bräunlich weißes, amorphes Pulver, Geruch nicht wahrnehmbar, von saurem Geschmack, praktisch unlösl. in W. und A. Die Substanz wird von Säuren und Alkalilaugen in der Kälte kaum angegriffen. Aufschließbar ist sie durch Schmelzen mit alkalischem Hydroxyd oder mit einem Gemisch von Soda und Schwefel. d = 6,95. Fp. (im zugeschmolzenen Röhrchen) = 1900°. n_D = 2,09. Die Substanz sublimiert oberhalb von 1800°. Im Handel ist auch ein graues Zinnoxid, die sogenannte Zinnasche (Cinis jovis).

Erkennung. 0,050 g Substanz werden in einem Porzellantiegel mit 0,150 g sublimiertem Schwefel und 0,150 g wasserfreiem Natriumcarbonat versetzt. Der Porzellantiegel wird mit dem Deckel verschlossen. Die Mischung wird über einer kleinen Flamme 15 Min. erhitzt, wobei sie schmelzen muß. Nach dem Erkalten wird der Rückstand mit 10,0 ml heißem W. versetzt. Die Mischung wird filtriert und das Filtrat nach Zusatz von 10 Tr. 3 n Salzsäure zentrifugiert. Die überstehende Fl. wird abgegossen, der Rückstand mit 5,0 ml konz. Salzsäure versetzt und geschüttelt. Nach Zusatz von 10,0 ml W. sowie 0,20 g Eisenpulver wird die Mischung 5 Min. im Sieden gehalten und danach filtriert. Das erkaltete Filtrat gibt nach Zusatz von 10 Tr. Quecksilber(II)-chlorid-Lsg. (5,0 g/100,0 ml) und 2,0 ml 6 n Ammoniak-Lsg. einen grauschwarzen Nd. (2. AB — DDR).

Prüfung. 1. Arsen-Ionen: 0,0100 g Substanz wird mit 30,0 ml W. versetzt. Die Mischung wird, wie unter Prüfung auf Arsen-Ionen — s. I, 242 — angegeben, behandelt. Das Quecksilberbromidpapier darf keine stärkere Fbg. als das der Vgl.-Probe zeigen (höchstens 0,01% As^{3+}/As^{5+}) (2. AB — DDR). — 2. Blei-, Wismut-Ionen: Die Prüf. wird d.chr. durchgeführt: Adsorptionsschicht: Kieselgel G.
Aufzutragende Lsg.: Lsg. I: 0,850 g Substanz werden in einem 50-ml-Rundkolben mit 5,0 ml 6 n Salzsäure versetzt. Die Mischung wird unter Rückflußkühlung 5 Min. im Sieden gehalten. Nach dem Abkühlen auf 20° wird die Mischung durch ein Filtrierpapier der Sorte h filtriert. 15,0 µl des klaren Filtrates werden als Stratfleck a aufgetragen.
Lsg. II: 5,0 µl konz. Blei-VL werden als Startfleck b aufgetragen.
Laufmittel: n-Butanol—3 n Salzsäure—W.—Acetylaceton (100 + 10 + 10 + 2).
Trocknung: Die Dünnschichtplatte wird bei 120° 10 Min. getrocknet.
Detektion: Rg.: 4,0 ml Ammoniumsulfid-Lsg. werden vor der Verwendung mit W. zu 100,0 ml aufgefüllt. Die Dünnschichtplatte wird nach dem Erkalten mit dem Rg. besprüht.
Auswertung: Das Chromatogramm darf über dem Startpunkt a nur einen braunen Fleck zeigen, der hinsichtlich R_f-Wert mit dem Fleck über dem Startpunkt b übereinstimmt und der weder größer noch stärker gefärbt ist als dieser (höchstens 0,02% Pb^{2+}) (2. AB — DDR). —

3. **Eisen-Ionen**: 0,200 g Substanz werden mit 20,0 ml 1 n Salzsäure versetzt. Die Mischung wird zum Sieden erhitzt und nach dem Erkalten zentrifugiert. 10,0 ml der überstehenden Lsg. werden mit 2 Tr. Brom-Lsg. versetzt und geschüttelt. Nach 120 Sek. wird die Lsg. mit 3,0 ml Ammoniumthiocyanat-Lsg. (15,0 g/100,0 ml) versetzt und geschüttelt. Diese Lsg. darf nach 120 Sek. keine stärkere Fbg. als die nachstehend beschriebene Vgl.-Probe zeigen (höchstens 0,01% Fe^{2+}/Fe_4^+).
Vgl.-Probe: 1,00 ml Eisen-VL (s. I, 238) wird mit 9,0 ml 1 n Salzsäure sowie 2 Tr. Brom-Lsg. versetzt und geschüttelt. Nach 120 Sek. wird die Lsg. mit 3,0 ml Ammoniumthiocyanat-Lsg. (15,0 g/100,0 ml) versetzt und geschüttelt (2. AB — DDR). — 4. **Nitrat-Ionen**: 0,024 0 g Substanz werden nach Zusatz von 30,0 ml W. 5 Min. geschüttelt. Die Mischung wird zentrifugiert. 10,0 ml der überstehenden Lsg. werden in einen 250-ml-Langhalsrundkolben gegeben. Nach Zusatz von 100 ml W., 20,0 ml 6 n Natronlauge und 1,00 g Devardalegierung wird der Langhalsrundkolben sofort an eine Destillationsapparatur angeschlossen, die aus einem Destillationsrohr nach Stutzer, einem absteigenden Schlangenkühler und einem als Vorlage dienenden 50-ml-Meßzylinder besteht. Der Meßzylinder enthält die Mischung aus 2,50 ml 0,1 n Schwefelsäure und 7,5 ml W.; das ggf. durch ein Glasrohr verlängerte Ablaufrohr des Kühlers muß 10 mm tief in die vorgelegte Fl. tauchen. Nach 30 Min. wird aus dem Langhalsrundkolben in die Vorlage dest. Nachdem 18 bis 22 ml Fl. übergegangen sind, wird die Vorlage soweit gesenkt, daß das Ablaufrohr des Kühlers nicht mehr in die Fl. taucht. Das Ablaufrohr wird mit W. abgespült und die Dest. nach 60 Sek. beendet. Die in der Vorlage befindliche Fl. wird mit W. zu 35,0 ml aufgefüllt. 5,0 ml dieser Lsg. werden mit 1,0 ml 6 n Natronlauge und 1,0 ml Kaliumdijododibrommerkurat(II)-Lsg. versetzt. Die Mischung darf nach 10 Min. keine stärkere Fbg. als die nachstehend beschriebene Vgl.-Probe zeigen (höchstens 2,5% NO_3^-).
Vgl.-Probe: 0,068 5 g Natriumnitrat werden in W. zu 250,0 ml gelöst. 10,00 ml der Lsg. werden mit W. zu 100,00 ml aufgefüllt. 10,0 ml dieser Lsg. werden in einen 250-ml-Langhalsrundkolben gegeben und wie vorstehend angegeben behandelt (2. AB — DDR). — 5. **Glührückstand**: Die Substanz muß mindestens 99,0% Rückstand hinterlassen (2. AB — DDR).

Aufbewahrung. Höchstens 10 Jahre.

Anwendung. Wasserhaltiges Zinndioxid wird im Gemisch mit metallischem Zinn und Zinn(II)-chlorid als Bandwurmmittel verwendet. (S. jedoch S. 516).
Technisch in der Keramik als Chromzinnfarbe und Vanadin-Zinngelb, als Poliermittel für Marmor und Granit. Das graue Zinn(IV)-oxid (Zinnasche) wird als Poliermittel für Glas, Metalle und Fingernägel, zur Herst. von Milchglas, Rubin- und Alabasterglas, von Email und Glasuren für Tonwaren verwendet sowie als Beize in der Textilindustrie.

Stannum pyrophosphoricum. Zinn(II)-pyrophosphat. Stannopyrophosphat.

$Sn_2P_2O_7$　　　　　　　　　　　　　　　　　　　　　M.G. 411,35

Eigenschaften. Weißes, amorphes Pulver, lösl. in salzsaurer Natriumpyrophosphat-Lsg.

Anwendung. In der Galvanotechnik.

Stannum bisulfuratum. Zinn(IV)-sulfid. Stannisulfid. Zinndisulfid. Musivgold. Schmalgold. Malergold. Unechtes Muschelgold. Zinnbronze.

SnS_2　　　　　　　　　　　　　　　　　　　　　　M.G. 182.83

Herstellung. Ein gepulvertes Amalgam aus 100 T. Zinn und 50 T. Quecksilber wird mit 50 T. Ammoniumchlorid und 50 T. gepulvertem Stangenschwefel gemischt. Das Gemisch wird in einem salzhaltigen Glaskolben, der zur Hälfte damit gefüllt ist, im Sandbad langsam bis zur Rotglut erhitzt. Der Kolben wird so tief in den Sand gestellt, bis daß der Sand etwa 1 bis 2 cm höher steht als das Gemisch in dem Kolben. Man erhitzt, bis kein Ammoniumchloriddampf mehr entweicht und Schwefeldioxid auszutreten beginnt. Nach dem Erkalten zerbricht man den Kolben, entfernt das Zinnober enthaltende Sublimat und die untere dunkle Schicht, die aus Zinn(II)-sulfid besteht.

Eigenschaften. Gelbe, rhomboedrische, metallglänzende, sich fettig anfühlende Blättchen, praktisch unlösl. in W. und verd. Säuren, lösl. in Alkalilaugen, Alkalisulfiden und gelber Schwefelammonium-Lsg. d = 4,49.

Anwendung. Als Goldbronze für Metalle, Gips, Holz, Papier usw., meist mit Lacken und Firnissen angerieben. Medizinisch wurde die Substanz früher als Bandwurmmittel verwendet.

Stannum sulfuricum. Zinn(II)-sulfat. Stannosulfat.

$SnSO_4$ M.G. 214,77

Eigenschaften. Farbl. schwere Kristallnadeln, leicht lösl. in W., lösl. in verd. Schwefelsäure. Die Substanz zers. sich bei 360°. Die wss. Lsg. sind wenig haltbar und zersetzen sich bei längerem Stehen unter Bldg. von basischem Zinnsulfat.

Aufbewahrung. Gut verschlossen.

Anwendung. Zur galvanischen Verzinnung.

Stannum tartaricum. Zinn(II)-tatrat. Stannotartrat.

$SnC_4H_4O_6$ M.G. 266,78

Eigenschaften. Weißes, schweres, krist. Pulver, wenig lösl. in kaltem, leichter in heißem W., lösl. in wss. Alkalilaugen und verd. Salzsäure. Handelsüblich ist das Salz der D(+)-Weinsäure.

Anwendung. In der Textilfärberei und -druckerei.

Natrium stannicum. Natriumstannat. Zinnoxid-Natrium. Grundiersalz. Präpariersalz.

$Na_2SnO_3 \cdot 3H_2O$ M.G. 266

Darstellung. Durch Zusammenschmelzen von Zinndioxid mit Ätznatron, Auflösen der Schmelze in W. und Auskristallisierenlassen.

Eigenschaften. Perlmutterglänzende Kristalle oder farblose Salzmasse, in W. leicht lösl. Die wss. Lsg. wird von Säuren, schon durch Kohlensäure, sowie durch Kochen mit Ammoniumchlorid unter Abscheidung von Metazinnsäure zersetzt.

Anwendung. In der Färberei als Beize (Grundiersalz oder Präpariersalz).

Stanolonum

Stanolone. Androstanolonum. Androstanolon. Dihydrotestosteron.

$C_{19}H_{30}O_2$ M.G. 290,45

17β-Hydroxy-5α-androstan-3-on.

Bemerkung. S. auch II, 150.

Eigenschaften. Weißes, krist. Pulver, praktisch unlösl. in W., lösl. in A., Ae. und anderen org. Lsgm. Fp. = 178—182°; $[\alpha]_D^{18}$ = —55,5° (c = 0,4 in Isopropylalkohol).

Anwendung. Als analbolwirksames Steroid, praktisch frei von virilisierenden Eig., bei Eiweißmangelzuständen, Anorexie, in der Rekonvaleszenz, bei Osteoporose, Frühgeburten. Die Substanz hat ähnliche Wrkg. wie Testosteron.

Dosierung. 50—75 mg tägl. oral, 15—20 Tage jeden Monat. Als Anfangsdosis können 100 bis 150 mg tägl. verwendet werden. Kindern von 2—8 Jahren gibt man tägl. 12,5—25 mg, Kindern von 8—15 Jahren 25—50 mg. Die Substanz kann oral, hauptsächlich sublingual und auch i.m. verabreicht werden.

Handelsformen. Anaboleensulzetten (Bad. Arzneimittelgesellschaft, BRD); Anaboleen-Depotampullen: Oenanthat (Bad. Arzneimittelgesellschaft, BRD); Anabol-Tablinen (Sanorania, BRD); Anabolett (Samil); Anaprotin (Uni-Pharma); Androlone (Orma); Apeton (Japan); Neodrol (Pfizer); Stanaprol (Pfizer).

Literatur. Med. Klin. *57*, 1020/2187 (1962).

Stanozololum

Stanozolol NF XIV. Stanozololum. Androstanazol. Stanazol. Stanazolol. Methylstanazolum.

$C_{21}H_{32}N_2O$ M.G. 328,50

17α-Methyl-5α-androstano[3,2-c]pyrazol-17β-ol.

Gehalt. Mindestens 98,0 und höchstens 100,5%, ber. auf die getrocknete Substanz (NF XIV).

Bemerkung. S. auch II, 150.

Eigenschaften. Farbloses oder weißes, krist., geruchloses Pulver. Die Substanz erscheint in 2 Formen, einmal als Nadeln mit einem Schmelzpunkt von etwa 155° u. einmal als Prismen mit einem Schmelzpunkt von etwa 235°, unlösl. in W., lösl. in Dimethylformamid, schwer lösl. in A. und Chlf., wenig lösl. in Äthylacetat und Aceton und sehr wenig lösl. in Bzl.

Extraktion. Die Substanz läßt sich mit Äthylacetat aus neutralen Lsg. extrahieren.

Erkennung. 1. Etwa 2 mg Substanz werden mit 5 ml Bzl. gekocht, filtriert und das Filtrat auf einem Dampfbad zur Trockne eingedampft. Der Rückstand wird mit 3 ml p-Dimethylaminobenzaldehyd-Lsg. versetzt. Dabei entwickelt sich eine gelbe Fbg., die eine grüne Fluoreszenz zeigt, wenn sie unter langwelligem UV-Licht betrachtet wird (NF XIV). — 2. Beim Tüpfeln der Substanz mit Marquis Reagenz entsteht eine Orange- bis Gelbfbg. — 3. Beim Tüpfeln der Substanz mit Fröhdes Reagenz enthält man eine Blaufbg. — 4. Beim Tüpfeln der Substanz mit Mandelins Reagens erhält man eine Braunfbg.

IR-Absorption. Das IR-Absorptionsspektrum der Substanz, als Kaliumbromidpreßling vermessen, zeigt nur Maxima bei den gleichen Wellenlängen wie die NF-XIV-Standardsubstanz, die analog vermessen wurde.

UV-Absorption. Das UV-Absorptionsspektrum der Substanz in A. (1 in 20000) zeigt Maxima und Minima bei den gleichen Wellenlängen wie die NF-XIV-Standardsubstanz, die in ähnlicher Weise vermessen wurde. Die relativen Intensitäten, ber. auf die getrocknete Substanz, gemessen im Maximum von etwa 224 nm dürfen nicht mehr als 3,0% differieren.

Spezifische Drehung. Die spez. Drehung der Substanz, bestimmt an einer Lsg. von 100 mg Substanz in 10 ml Chlf., beträgt +34 bis +40°.

Prüfung. Trocknungsverlust: Höchstens 1,0%, wenn die Substanz bei 100° und einem Druck, der 5 mm nicht übersteigt, bis zum konst. Gewicht getrocknet wird.

Gehaltsbestimmung. Etwa 700 mg Substanz, genau gewogen, werden in 50 ml Eisessig gelöst, mit 1 Tr. Kristallviolett-Lsg. versetzt und mit 0,1 n Perchlorsäure bis zum Umschlag nach Grün titriert. In gleicher Weise wird eine Blindtitration durchgeführt. 1 ml 0,1 n Perchlorsäure entspricht 32,85 mg $C_{21}H_{32}N_2O$ (NF XIV).

Dosierung. 2 mg dreimal tägl. (NF XIV).

Aufbewahrung. In dicht schließenden, lichtgeschützten Behältern.

Anwendung. Als Anabolikum.

Handelsformen. Stromba (Winthrop, BRD); Strombaject (Winthrop, BRD); Anabol (Winthrop); Tevabolin (Teva); Winstrol (Winthrop).

Stapelia

Stapelia gigantea N. E. Br. Asclepiadaceae — Asclepiadoideae — Ceropegieae.

An Kakteen erinnernder, sukkulenter Strauch mit aufstrebenden, vierkantigen, spitz- und weitzähnig bewehrten Ästen und fußbreiten Blüten.

Inhaltsstoffe. Nach EPPENBERGER et al. [Helv. Chim. Acta *49*, 1492 (1966)] in den Samen etwa 6% Glykoside, die nach Hydrolyse Cymarose, Oleandrose, Digitoxose, Canarose und Pachybiose liefern. Die Aglykone stellen Pregnanderivate dar. Das Hauptaglykon, Fp. 295 bis 300°, hat vermutlich die Formel $C_{21}H_{30}O_4$.

Anwendung. Neben emetischer und purgativer Wirkung der Pflanze sprechen ihr die Zulus auch Heilkraft bei Hysterie zu.

Stapelia reflexa HAW.

In Ostindien wird das Kraut als Tonicum und Febrifugum angewendet.

Stearinsäure

Stearinsäure

S. II, 1043 u. Acidum stearinicum.

Stearic Anhydride

Stearic Anhydride BP 73. Stearinsäureanhydrid.

$$(C_{17}H_{35}CO)_2O$$

$C_{36}H_{70}O_3$ M.G. 550,92

Bemerkung. Die Substanz ist in der BP 73 als Rg. enthalten.

Gehalt. Mindestens 98,0% (BP 73).

Eigenschaften. Weiße, wachsartige, kristalline Flocken, lösl. in Xylol. Fp. = 68 bis 72°

Gehaltsbestimmung. 4 g Substanz werden mit 25 ml einer 4,5%igen Lsg. von Morpholin in M. versetzt und 15 Min. am Rückflußkühler erhitzt. Nach dem Abkühlen wird der Rückflußkühler mit M. ausgespült. Dann versetzt man mit 25 ml 0,5 n Salzsäure unter konst. Rühren. Etwa entstehende Klümpchen werden verteilt, anschließend wird mit 1 n Natronlauge titriert. Dabei verwendet man als Indikator eine Lsg., die 0,8% Dimethylgelb und 0,08% Methylenblau in M. enthält. In gleicher Weise wird ein Blindversuch durchgeführt. Die Differenz zwischen den Titrationen zeigt den Verbrauch an Natriumhydroxyd an. 1 ml 1 n Natronlauge entspr. 0,5510 g $C_{36}H_{70}O_3$ (BP 73).

Anwendung. Als Reagens.

Stearolum

Stearolum

S. VII B, 495 u. Cetylstearylalkohol.

Stearolum emulsificans

S. VII B, 496 u. Emulgierender Cetylstearylalkohol.

Stearylalcohol

Stearylalcohol

S. VII B, 495 u. Alcohol stearylicus.

Stearylsulfamidum

Stearylsulfamidum NFN. Stearylsulfamide. Stearylsulfamid. Stearylsulfanilamid.
N-Sulfanilylstearamide. Stearoylsulfanilamid.

$$H_2N—\!\!\langle\ \rangle\!\!—SO_2—NH—OC—(CH_2)_{16}\text{-}\text{-}CH_3$$

$C_{24}H_{42}N_2O_3S$ M.G. 438,66

N-Sulfanilyl-stearinsäureamid.

Eigenschaften. Irregulare Kristallplättchen aus 70%igem A. Fp. = 98—102°.

Anwendung. Als Chemotherapeuticum, bes. bei Hautkrankheiten infolge bakterieller
Infektion (s. a. II, 519 ff.).

Handelsformen. Keralba (A. Bailly); Kerba (A. Bailly); Sulfastearyl.

Steffimycinum

Steffimycinum. Steffimycin USAN.

Antibioticum aus Kulturen von Streptomyces steffisburgensis var. steffisburgensis
oder gleiche, auf anderem Wege hergestellte Verbindung.

Anwendung. Als Antibioticum.

Handelsform. U-20 661 (Upjohn, USA).

Steinbühlergelb

Steinbühlergelb.

S. Bariumchromat, III, 363.

Steinsalz

Steinsalz.

S. Natriumchlorid, VI A, 81.

Stellaria

Stellaria media (L.) VILL. (S. dichotoma GEORGI, Alsine media L., Cerastium medium
CRANTZ). Caryophyllaceae — Alsinoideae — Alsineae. Vogelmiere. Sternmiere. Mäusedarm.
Hühnerdarm. Hühnerschwarm. Chick weed. Star wort. Morsgeline. Mouron blanc. Mouron
des oiseaux. Bec de moineau. Herbe à l'oiseau. Centocchio. Paperina. Budellina. Centonchio.
Erba gallinella.

Kosmopolit. In Europa, Asien und Nordamerika weit verbreitet auf Äckern und Triften,
an Wegrändern und auf wüsten Plätzen, besonders in der Nähe menschlicher Ansiedlungen.

Ein- oder zweijährig, 2 bis 40 cm hoch, rasenbildend. Wurzel spindelförmig. Stengel
schwach, dünn, stielrund, niederliegend oder aufsteigend, einreihig (seltener zweireihig oder

gar ringsum) behaart, drüsenlos, an den unteren Gelenken zuweilen wurzelnd, sehr ästig. Laubblätter eiförmig, kurz zugespitzt, kahl oder am Grund gewimpert, die unteren gestielt, die oberen sitzend, alle am Grund abgerundet. Blüten in lockeren oder geknäuelten, wenigblütigen Trugdolden. Blütenstiele einreihig behaart, nach dem Verblühen herabgeschlagen, zuletzt aber wieder aufrecht. Blüten ca. 4 mm im Durchmesser. Kelchblätter eilänglich, meist stumpflich, seltener spitz, weiß berandet, kahl oder behaart, 3 bis 5 mm lang, so lang oder wenig länger (zuweilen auch kürzer) als die ziemlich unansehnliche Blumenkrone. Kronblätter schneeweiß (seltener gelblich oder grünlich) tief zweiteilig, selten fehlend, 2,8 bis 3mm lang. Staubblätter meist 2 bis 5, selten bis 10, am Grund mit Honigdrüsen. Staubbeutel grauviolett, rotviolett oder purpurrot. Griffel 3, aufrecht, 0,3 bis 1,5 mm lang, gegen die Spitze hin bogenförmig auseinander weichend. Kapsel länglich, viel länger als der Kelch, unten gedunsen, bis über die Mitte sechsklappig. Samen rundlich, nierenförmig, rostbraun bis schwarz, 1 bis 1,4 mm breit, am Rücken mit einer oder 4 Reihen Dörnchen besetzt.

Herba Stellariae mediae. Herba Alsines. Herba Morsus gallinae. Hühnerdarmkraut. Mäusedarmkraut.

Mikroskopisches Bild. Epidermiszellen groß, zartwandig, wellig buchtig, Spaltöffnungen beiderseits, zahlreich, meist mit 3 Nebenzellen. Sehr lange, glatt- und dünnwandige, schlaffe Haare ohne Drüsenköpfchen, an den Querwänden etwas eingezogen. Im Mesophyll Calciumoxalat in großen Drusen oder in unregelmäßigen kristallinen Massen. Der Hauptnerv ohne Sklerenchymbelag.

Inhaltsstoffe. Etwas Rutin, Ascorbinsäure 0,1 bis 0,15%. Im Blattfett hauptsächlich Octadecatetraensäure und γ-Linolensäure; ferner Cerylcerotat und Hentriacentanol. In den unterirdischen Organen der Pflanze Stärke (1,53% im April); in den Samen 4,8% fettes Öl.

Wirkung. Vergiftungen beim Vieh waren wohl auf Nitrate zurückzuführen.

Anwendung. In der Homöopathie bei Rheuma, Gicht, Gelenkleiden. Äußerlich bei diversen Hautleiden und Rheuma. Neuerdings erfolgreich bei Tuberkulose und Elefantiasis angewandt. Ferner gegen Hämorrhoiden, Augenentzündungen, Bluterkrankungen, Ekzeme und zu medizinischen Bädern.

Alsine media HAB 34. Vogelmiere.

Frische, blühende Pflanze.

Arzneiform. Essenz nach § 1.

Arzneigehalt. 1/2.

Stemona

Stemona tuberosa LOUR. (Roxburghia gloriosoides ROXB., R. viridiflora SM.). Stemonaceae (Roxburghiaceae).

In Ostasien, westlich bis Indien heimische, perennierende, krautige Pflanze mit knolliger Wurzel und gestielten, lanzettlich bis herzförmigen Blättern, schönen großen Blüten mit 4 korollinischen Perianthblättern, 4 Staubblättern und einfächerigem Fruchtknoten. Ovar oberständig. Frucht eine Kapsel.

Oxotuberostemonin

I Tuberostemonin: R =
II Stenin   : R = H

Inhaltsstoffe. In den Blättern viel Calciumoxalatkristalle. In der Wurzel Schleimzellen, Calciumoxalat, Harz, 2,32% Zucker, 0,84% Lipoide, 9,25% Eiweiß, Essig-, Citronen-, Äpfel-, Bernstein-, Malon-, Ameisen-, Oxalsäure und andere organische Säuren. Ferner die Alkaloide Tuberostemonin $C_{22}H_{33}NO_4$, Oxotuberostemonin $C_{22}H_{31}NO_5$, Hypotuberostemonin $C_{16}H_{21-23}$ -NO_3, Isotuberostemonin $C_{22}H_{33}NO_4$. Ferner nach PFEIFFER und NASTEWA [Pharmazie *1968*, S. 342] Stemonin $C_{22}H_{33}NO_4$ (?). Fp. 162°, Isostemonin $C_{22}H_{33}NO_4$, Fp. 212 bis 216°, Stemotuberin, Fp. 77 bis 82°. Nach SHOJIRO et al. [Chem. pharm. Bull. (Tokyo) *15*, 768 (1967)] Stenin $C_{17}H_{27}NO_2$, Fp. 65 bis 67°.

Anwendung. Wurzeln in Ostasien als Anthelminticum, Demulcens und bei Erkrankungen der Luftwege.

Stemona sessilifolia (MIQU.) FRANCH. et SAVAT. (Roxburghia sessilifolia MIQU.).

In Ostasien heimisch.

Inhaltsstoffe. In der Wurzel Hodorin $C_{19}H_{31}NO_5$, Sessilistemonin $C_{25}H_{35}NO_7$, Tuberostemonin, Oxotuberostemonin und Tuberostemonin-A.

Anwendung. Die Wurzeln werden in Japan wie die von S. tuberosa verwendet.

Stenbolonum

Stenbolonum. Stenbolon. Stenbolone.

$C_{20}H_{30}O_2$ M.G. 302,44

17β-Hydroxy-2-methyl-5α-androst-1-en-3-on.

Eigenschaften. Farblose Kristalle aus Aceton + Hexan; Fp. = 155—158°; $[\alpha]_D = +52°$ (Chlf.); $[\alpha]_D^{26} = +47°$ (Chlf.). Die Substanz zeigt ein Absorptionsmaximum in 95%igem A. bei 241 nm (log ε = 3,99).

Acetat: $C_{22}H_{32}O_3$: farblose Kristalle aus Aceton + Hexan; Fp. = 146—149°; $[\alpha]_D^{26} = +60°$ (Chlf.). Die Substanz zeigt in 95%igem A. ein Absorptionsmaximum bei 241 nm (log ε = 4,03).

Anwendung. Als Anabolicum (s. auch S. II, 137).

Stephania

Stephania glabra (ROXB.) MIERS. [Cissampelos glabra ROXB., S. rotunda LOUR. (?)]

Menispermaceae. Menispermeae.

Heimisch in Indien, Burma und Vietnam; kultiviert am Schwarzen Meer, in Transkaukasien.

Mehrjährige, grasartige Schlingpflanze mit Wurzelknollen. Unter natürlichen Bedingungen wachsen ihre Triebe jährlich um 15 bis 20 m, bei den im Transkaukasus kultivierten Pflanzen um 6 bis 9 m. Die zweihäusige Pflanze besitzt große, schildförmige, ganzrandige Blätter. Die Blätter mit dem Stiel werden 35 bis 40 cm lang, wovon etwa 20 cm auf die Blattspreite entfallen. Der grüne, runde, glatte, kletternde Stengel stirbt im Winter ab. Die kleinen, cremefarbenen Blüten von nur 2 bis 3 mm Durchmesser sind in einer Dolde angeordnet. Als Frucht wird eine saftige, kugelförmige, rote Steinfrucht ausgebildet. Über den anatomischen Aufbau der Wurzeln, Stengel und Blätter berichten KASMINA und RABINOVICH [Farmacia (Moskau) *17*, 39 (1968); *19*, 32 (1970); ref. Dtsch. Apoth. Ztg. *111*, 49 (1971)]. Diagnostisch von Bedeutung sind die in Wurzeln und Knollen anzutreffenden Steinzellen mit dicken, gelben Hüllen, ferner Sekretzellen, deren Durchmesser in den Knollen (109 bis 252 μm) erheblich größer ist als in der Wurzel (42 bis 185 μm). Zur Charakterisierung können ferner die zahlreichen einfachen Stärkekörner, die porösen Gefäße und Faser-Tracheiden herangezogen werden. Für die

Knollen sind außerdem die engen, offenen, kollateralen Leitbündel charakteristisch, deren Zahl von der Peripherie zum Zentrum hin abnimmt, während sich ihre Lumina in der gleichen Richtung vergrößern.

Inhaltsstoffe. RABINOVICH et al. [Aptechn. Delo *14*, 19 (1965)] isolierten aus den Knollen 6 bis 7,5% Gesamtalkaloide, darunter aus dem Sproß etwa 1% Gesamtalkaloide; in den oberirdischen Teilen während des Knospenstadiums 2,1%, während der Blüte 1,1% und während der Fruchtreife 1,8% Alkaloide. In den frischen Knollen vor allem ($\pm$)-Tetrahydro-palmatin (Gindarin, Rotundin) $C_{21}H_{25}NO_4$, Fp. 148°; in getrockneten Knollen in erster Linie Palmatin (Gindarinin) $C_{21}H_{22}N^+O_4$. Ferner (+)-Tetrahydropalmatin, Fp. 142°, (−)-Tetra-hydropalmatin, Stepharin $C_{18}H_{19}NO_3$, Fp. 179 bis 182° (in indischer Droge), Cycleanin (nur in transkaukasischer Droge), Remerin, ferner in den oberirdischen Teilen neben Cycleanin N-Methylhydroxystepharin $C_{19}H_{21}NO_4$, Fp. 205°. Nach älteren Angaben Gindaricin $C_{18}H_{19}$ · NO_3, Fp. 193°, vermutlich identisch mit Stepharin. CAVA et al. [Chem. and Ind. *1964*, 282] isolierten (+)-Pronuciferin (N-Methyl-stepharin) $C_{19}H_{21}NO_3$, Fp. 127 bis 129°. K'NO CHIN FANG et al. [Khim. Prir. Soedin., Akad. Nauk. UZSSR *1965*, 392] fanden in den Knollen Alkaloid A, $C_{19}H_{18}NO_2$, Fp. 79 bis 81°, Alkaloid C, $C_{21}H_{25}NO_5$, Fp. 182 bis 183°, und Alkaloid D, $C_{20}H_{25}NO_4$, Fp. 153 bis 154°. CAVA et al. [J. org. Chemistry *33*, 2785 (1968)] nennen noch (−)-Corydalmin, (−)-Stepholidin und (+)-Stepharin.

(−)-Stepholidin

WA et al. [Lloydia *30*, 245 (1967)] isolierten die Alkaloide Palmatin, Magnoflorin $C_{20}H_{24}$ · N^+O_4, Fp. 248 bis 249°, Jatrorrhizin (Jateorhizin) $C_{20}H_{20}N^+O_4$, Columbamin $C_{20}H_{20}N^+O_4$ und die Alkaloide A, $C_{20}H_{20}NO_4Cl$ und B, $C_{19}H_{18}NO_4Cl$, beide vom Protoberberintyp. DOSKOTCH et al. [J. org. Chemistry *32*, 3253 (1967)] isolierten aus Knollen Dehydrocorydalmin und Stepha-ranin (Desmethyl-dehydrocorydalmin).

Stepharin : R=H
Pronuciferin : R=CH₃

Palmatin : R = CH₃
Columbamin : R = H

Für Stephania rotunda LOUR. werden als Wurzelinhaltsstoffe neben Tetrahydropalmatin (Rotundin) noch Stepharin, Stepharotin (Hydroxy-tetrahydropalmatin) und Tuduranin angegeben. In Blatthydrolysaten geringe Mengen Kaffeesäure und Kämpferol.

Tuduranin :
$R_1 = R_2 = H$; $R_3 = OH$; $R_4 = R_5 = CH_3$
Stephanin :
$R_1 = CH_3$; $R_2 = OCH_3$; $R_3 = H$; $R_4 \div R_5 = CH_2$

Wirkung. Nach RABINOVICH (l. c.) wirkt Gindarin sedativ, Cycleanin entzündungs-hemmend. Dem Stepharin kommt eine Anticholinesterase-Aktivität zu. Tetrahydropalmatin ist ein Neurosedativum, das ähnlich, jedoch schwächer als Chlorpromazin wirkt [MARCU et al.: Chem. Abstr. *58*, 14593 (1963)].

Anwendung. Das Rhizom in den Heimatländern bei Tuberkulose, Asthma, Dysenterie und Fieber.

Stephania japonica MIERS. [Cocculus japonicus (THUNB.) DC.].

Heimisch in Ostasien, besonders in Japan und auf Formosa.

Inhaltsstoffe. In Stengeln und Knollen die Alkaloide Stephanin $C_{19}H_{19}NO_3$, Fp. 157°, Epistephanin $C_{37}H_{38}N_2O_6$, Fp. 202°, Hypoepistephanin (Pseudoepistephanin) $C_{36}H_{36}N_2O_6$. Fp. 257°, Protostephanin, Fp. 90 bis 95°, Stephanolin $C_{31}H_{42}N_2O_7$, Fp. 186°, Homostephanolin $C_{20}H_{25}NO_5$, Fp. 233°, Hasubanonin $C_{21}H_{27}NO_5$, Fp. 116 bis 117°, Hasunohanin (?) $C_{31}H_{36}N_2O_5$ (?), Fp. 102 bis 103°, Insularin $C_{38}H_{40}N_2O_6$, Fp. 160° (amorph), Steponin $C_{20}H_{24}N^+O_4$, Fp. 235° (Chlorid), Metaphanin $C_{19}H_{23}NO_5$, Fp. 232°, Hasubanin, Prometaphanin $C_{20}H_{25}NO_5$, Stepholin $C_{36}H_{38}N_2O_6$, Fp. 171 bis 173° (Formel s. u.), ferner 3 phenolische Basen A, Fp. 171 bis 173°, B, Fp. 244 bis 245°, und C, Fp. 227 bis 228°. TOMITA [J. Pharm. Soc. Jap. *85*, 557 (1965)] isolierte Cyclanolin, WATANABE [J. Pharm. Soc. Jap. *86*, 257 (1966)] Dehydroepistephanin. BARTON et al. [Chem. Commun. *1966*, 266] isolierten Stepisimin, ein N-Nor-1,2-dehydro-epistephanin, IBUKA et al. [Tetrahedron L. *1972*, S. 4001] Stepinonin, ein dimeres Benzyliso-chinolin-2-phenyl-s-homotetrahydroisochinolin, MATSUI et al. [Tetrahedron L. *1973*, S. 4263] die Hasubanan-Alkaloide Stephamiersin, Epistephamiersin, Oxostephamiersin und Stepha-sunolin.

Epistephanin : R= CH₃
Hypoepistephanin : R = H

Cyclanolin: $R_1 = CH_3$, $R_2 = H$
Steponin : $R_1 = H$, $R_2 = CH_3$

Protostephanin

Hasubanonin : R = CH₃
Homostephanolin : R = H

Metaphanin

Anwendung. Die Stengel in Japan als Heilmittel.

Stephania cepharantha HAYATA (S. cephalantha).

Heimisch in den Tropen der alten Welt, in Japan und auf Formosa.

Inhaltsstoffe. In den Knollen die Alkaloide Cepharanthin $C_{37}H_{38}N_2O_6$, Tetrandrin $C_{38}H_{42} \cdot N_2O_6$, Fp. 217°, Isotetrandrin $C_{38}H_{42}N_2O_6$, Fp. 182°, Cycleanin (O,O-Dimethylisochondo-dendrin) $C_{38}H_{42}N_2O_6$, Fp. 272°, und Berbamin $C_{37}H_{40}N_2O_6$, Fp. 172°.

Tetrandrin : $R_1 = CH_3$; $R_2 = R_3 = CH_3$
Stepholin : $R_1 = CH_3$; $R_2 = R_3 = H$
Berbamin : $R_1 = R_2 = CH_3$; $R_3 = H$

Cepharanthin : R = CH₃
Cepharanolin : R = H

Cycleanin : R = CH₃
Isochondrodendrin: R = H

Cepharamin

TOMITA und KOZUKA [Tetrahedron L. *1966*, S. 6229] isolierten Cepharamin $C_{19}H_{23}NO_4$, Fp. 186 bis 187°. Ferner nach TOMITA et al. [Yakugaku Zasshi *89*, 1578 (1969)] Cepharanolin $C_{36}H_{36}N_2O_6$, Fp. 270°.

In den Früchten Tyrosin, Lycopin und 20% fettes Öl mit Öl- und Palmitinsäureglyceriden.

Wirkung. Das Alkaloid Cepharanthin besitzt eine geringe tuberkulostatische Wirkung, nach HAYASHI et al. [Chem. Abstr. *73*, 43657 (1970)] ferner antiinflammatorische, analgetische und temperatursenkende Wirkungen. Wrkg. von Tetrandrin s. u.

Stephania hernandifolia (WILLD.) WALP. (S. hernadiaefolia, S. discolor SPRENG.).

Heimisch in Indien und auf Java.

Inhaltsstoffe. In den Wurzeln Pikrotoxin. Das Alkaloid Isotrilobin (Homotrilobin) $C_{36}H_{36}N_2O_5$, Fp. 215°, und ein Bisbenzylisochinolinalkaloid $C_{35}H_{34}N_2O_6$ vom Fp. 205 bis 206°. Ferner im Stengel 0,4% Viburnit(ol)[(—)-Ceurcit] $C_6H_{12}O_5$, Fp. 180 bis 181°. γ- und β-Sitosterin (im Stengel) und Wurzel.

Isotrilobin

In den Wurzeln Fangchinolin $C_{37}H_{40}N_2O_6$, Fp. 237 bis 238°, (+)-Tetrandrin, (±)-Tetrandrin und (+)-Isochondodendrin (Isobebeerin) $C_{36}H_{38}N_2O_6$, Fp. 305° (Formel s. oben). Ferner Aknadin $C_{37}H_{38}N_2O_6$ und Cycleanin. FADEEVA et al. [Chem. Abstr. *74*, 10357 75, 36408, 20734 (1971); *76*, 56617 (1972)] isolierten aus dem Kraut Hernandolin $C_{20}H_{25}NO_5$, Herandolinol, Hernandin, Methylhernandin (identisch mit einem Hydrolyseprodukt von Hernandifolin), Gernandolin, Dimethylhernandifolin.

Aknadilactam

Aknadinin : I R_1, R_3=CH₃; R_2=H
Aknadicin : II R_1=CH₃; R_2, R_3=H

34*

KUPCHAN et al. [J. org. Chemistry *33*, 4529 (1968), Tetrahedron L. *1970*, S. 4975] sowie MOZA et al. [Tetrahedron (London) *26*, 427 (1970)] fanden 4-Demethylhasubanonin (Aknadinin), Aknadicin (4-Desmethyl-norhasubanonin), Aknadilactam (4-Desmethyl-16-oxohasubanonin) und Stephisoferulin.

Wirkung. RAVINOVICH et al. [Aptechn. Delo *14*, 19 (1965)] fanden im Sproß 0,35% Alkaloide, darunter das Alkaloid $C_{20}H_{25}NO_5$, dem eine sedative Wirkung zukommt. Aknadin zeigt nach BOSE et al. [Indian J. Pharm. *30*, 179 (1968)] spasmolytische Aktivität.

Anwendung. Die Wurzeln früher bei Fieber, Diarrhö, Dyspepsie und Nierenleiden.

Stephania capitata SPR. (Clypea capitata BL).

Heimisch auf Java und Nordborneo.

Inhaltsstoffe. Cycleanin, Stephanin, Phanostenin $C_{19}H_{19}NO_4$, Fp. 210°, Crebanin $C_{20}H_{21}NO_4$, Fp. 126°, und Dicentrin (Eximin) $C_{20}H_{21}NO_4$, Fp. 169°.

Dicentrin : R_1=H   ;R_2=OCH₃
Crebanin   : R_1=OCH₃;R_2=H
Phanostenin: R_1=H   ;R_2=OH

Anwendung. Die Blätter als Expectorans, gegen Asthma und Fieber.

Stephania tetrandra S. MOORE.

Heimisch in China und auf Formosa.

Inhaltsstoffe. In den Wurzeln Tetrandrin, Fangchinolin und Cyclanolin. In den Stengeln und Blättern sind Tetrandrin und Fangchinolin enthalten. Im Samenöl reichlich Stearinsäureglyceride.

Wirkung. Tetrandrin wirkt sedativ, analgetisch und antiinflammatorisch, nach VICHKANOVA et al. [Russ. Pharmacol. and Toxic. *36*, 35 (1973)] stark tuberculostatisch.

Anwendung. Auf Formosa medizinisch.

Stephania abyssinica WALP. (Ileocarpus schimperi MIERS).

Heimisch in Afrika.

Inhaltsstoffe. WAAL und WEIDEMANN [Chem. Abstr. *61*, 1962a, 1963) isolierten Neostephanin $C_{29}H_{25}NO_6$, Fp. 230 bis 233°, Veratrumsäure und Rutin. Die Struktur des Alkaloids Oxoxylopin (I) wurde von KUPCHAN et al. [J. Org. Chemistry *35*, 1682 (1970) *38*, 151 (1973)] bestimmt, ferner fanden sie die Hasubananalkaloide Stephavanin, Stephabyssin, Stephabolin und Prostephabyssin.

(I)

Anwendung. In Tanganjika die frischen Blätter, in Wasser zerstampft, als mildes Purgans für Kinder. Der Stammsaft, mit Milch gemischt, als Emeticum. Im tropischen Afrika die Blätter als Purgans, die Wurzel als Mittel gegen Spulwürmer und Menorrhagie. Ein Wurzeldekokt bei den Zulus als Mittel gegen Geschwüre. Blättersaft als Antidot bei Schlangenbiß.

Sterculia

Sterculia urens Roxb. (Cavallium urens Schott et Endl.). Sterculiaceae — Sterculieae. Karaya.

Heimisch in Nord- und Zentralindien, Ceylon und Hinterindien (Burma); in trockenen Laubwäldern und an felsigen Bergen und Hochländern.

Großer, weit verbreiteter Baum mit weißer oder graugrüner, glatter, innen faseriger Rinde, die sich in breiten, dünnen, papierartigen Lappen ablöst. Das Holz ist weich und rotbraun. Die Blätter an den Enden der Zweige sind fünffach gelappt, unten samtig und sitzen an 15 bis 20 cm langen Stielen. Die Blüten sind klein und unauffällig.

Sterculia villosa Roxb.
Heimisch in Indien.

Sterculia villosa urens Roxb.

Sterculia tomentosa Gill. et Perr. (St. setigera, Cola tomentosa Schott. et Endl.). Senegalplatane.

Heimisch in Äquatorialafrika (im westlichen Sudan, in den Savannen Nordnigerias, in Senegal).

Vielästiger Laubbaum mit kurzem Stamm.

Sterculia tragacantha Lindl. (Southwellia tragacantha Schott. et Endl.).

Heimisch im westlichen Äquatorialafrika (Sierra Leone, an offenen Stellen oder am Rand der Wälder).

Bis zu 25 m hoher Baum mit grauer, korkartiger Rinde, auffallenden, purpurroten Blüten und roten, später braun werdenden Früchten.

Die genannten Arten liefern

Gummi Sterculiae. Gummi Tragacantha indica. Tragacantha indica. Sterkuliagummi. Indischer Traganth. Karaya- oder Kadaygummi. Stercul. Sterculia Gum. Indian Tragacanth. Karaya Gum. Gum Karaya. Indian Gum. Gomme Karaya. Goma Karaya. Goma Caraia. Goma estercúlia. Ostindisk Sterkuliagummi. Ostindisk dragant. Kadaya. Katilo. Kullo. Kuteera. bzw. Afrikanischer Traganth. Kongosita.
Sterculia BPC 68. Gummi sterculiae Dan. IX, Svec. 46, Norv. V. Gomme de Sterculia CF 65. Goma Caraia Brasil. 2.

Dan. IX schreibt Sterculia urens Roxb. als Stammpflanze vor. BPC 68, Svec. 46, Norv. V und CF 65 lassen daneben noch andere Sterkulia-Arten zu. CF 65 nennt außerdem Sterculia tomentosa Gill. et Perr. Brasil. 2 schreibt Sterculia villosa Roxb., Sterculia villosa urens Roxb., Sterculia tragacantha Lindl. und andere Arten vor.

Gewinnung. Sterkulia- oder Karayagummi wird in Indien, Pakistan und Afrika gewonnen. In Vorderindien wird während der trockenen Jahreszeit von Oktober bis Januar und April bis Juni die Stamm- (und Zweig-)rinde durch einen flachen, handgroßen Schnitt entfernt. Es tritt ein dickflüssiger Schleim aus, der einige Tage lang fließt. Die große Menge wird bereits in den ersten 24 Stunden nach der Verletzung abgeschieden. Der Schleim trocknet am Stamm zu Klumpen, Tränen oder wurmförmigen Stücken ein und wird so von den Eingeborenen gesammelt, die alle paar Tage den verwundeten Baum aufsuchen. Die Droge wird dann nur noch nach der Farbe in weißen, roten oder schwarzen Gummi sortiert. In den Frühjahrsmonaten wird eine bessere Droge gewonnen.
Bei Sterculia tragacantha tritt der Gummi nicht nur aus dem Stamm aus, sondern auch aus den Balgfrüchten, wenn diese von Insekten gestochen werden.

Beschreibung. Die Droge ähnelt im Ansehen dem Traganth und kommt in unterschiedlich großen (0,5 bis 2 cm), tropfenförmigen Stücken oder unregelmäßig zerbrochenen, scharfkantigen Splittern in den Handel, die etwas kristallähnlich sind und dann als „Kristallgummi" bezeichnet werden. Die Stücke sind fahl gelblich bis rötlichbraun, von leicht streifiger Struktur, hornartig und durchscheinend, gelegentlich mit dunkleren Fragmenten und anhaftenden Rindenstücken vermischt.

Geruch schwach nach Essigsäure, Geschmack schleimig und schwach nach Essig.

Gepulverter Sterkuliagummi ist hellgrau bis graugelb.

Verfälschungen und Austauschdrogen. Im Handel ist ein ähnlicher Gummi von Cochlospermum gossypium (L). Dc. und anderen Cochlospermum-Arten, der als Kutiragummi bezeichnet wird und in zunehmendem Maß aus Indien ausgeführt wird. Siehe bei Cochlospermum, IV, 180.

Bestandteile. Nach PARIS et al. [Abrégé de Matiére Médicale 1969] im Gummi von Sterculia urens, St. tomentosa und St. tragacantha 70 bis 75% Schleim (ca. 43% D-Galakturonsäure, Galaktose, Rhamnose, 14 bis 17% freie Essigsäure), 2% Tannin und 8% Mineralstoffe. Im Gummi von St. tomentosa D-Tagatose $C_6H_{12}O_6$, Fp. 134 bis 135°. ASPINALL und NASIRUD-DIN [J. chem. Soc. (London) *1965*, S. 2710] fanden im Gummi von Sterculia urens nach Desacetylierung außerdem D-Glucuronsäure. Im Samen von St. urens etwa 20% fettes Öl.

Prüfung. Identität. Nach BPC 68: 1. 1 g werden mit 80 ml W. 24 Std. geschüttelt; es entsteht ein steifer, viskoser, körniger Schleim. 2. 4 ml dieses Schleims werden mit 0,5 ml Salzsäure gekocht, 1 ml Natriumhydroxidlsg. zugesetzt und filtriert. Das Filtrat wird mit 3 ml Kaliumkupfertartratlsg. versetzt und erhitzt; es entsteht ein roter Nd. 3. 0,5 g Sterkuliagummi werden mit 2 ml Natriumhydroxidlsg. erwärmt: es entsteht eine Braunfärbung. Auf Zusatz von einigen Tr. Quecksilbernitrat-Lsg. zu einer Sterculia-Lsg. (1 Vol.-%) entsteht ein weißer Nd. Brasil. 2. — 1 g Gummi und 20 g W. werden gekocht bis zur Bildung von Schleim; gibt man 5 ml Salzsäure hinzu und läßt 5 Min. kochen, so entsteht eine rosa bis zinnoberrote Fbg. CF 65, Brasil. 2, Norv. V.

Löslichkeit. BPC 68: Beim Pulvern und Lösen in A. entstehen kleine, durchscheinende, eckige Stücke von unterschiedlicher Größe und Form, die beim Zufügen von W. ihre scharfen Kanten verlieren und zu einem strukturlosen viskosen Schleim quellen. — Teilweise löslich in W., in dem es zu einer homogenen, adhäsiven, gelatinösen Masse quillt. Unlöslich in A. und Chlf. (Brasil. 2.). — Im Gegensatz zum echten Traganth, bei dem in W. erst nach 20 Min. alles verquollen ist, ist beim Sterculia Gummi sofort alles „gelöst", bei beiden bleiben einige Zellreste als Rückstand. Beim Gummi arabicum ist in W. sofort alles gelöst.

Reaktion. Sauer gegenüber Lackmus, pH etwa 4,6, Brasil. 2, Norv. V.

Reinheit. Trockenverlust bzw. Feuchtigkeitsgehalt: höchstens 20,0% (100 bis 105°), CF 65, Dan. IX, Norv. V, Brasil. 2. — Max. Aschegehalt 7%, PBC 68; 6,5% Dan. IX, Norv. V; 6% Svec. 46, Brasil. 2. — Säureunlösliche Asche max. 2% BPC 68; 1% Brasil. 2; 0,5% Dan. IX. — Sulfatasche max. 13%, CF 65. — Fremder Gummi: Sterkuliagummi quillt in 60 Vol.-%igem Alkohol zum Unterschied von anderen Gummiarten, Brasil. 2. — Stärke: Bei einer wäßrigen Suspension (1 Gew.-%) darf auf Zusatz von Jodlösung keine Blaufärbung auftreten, BPC 68 und Brasil. 2. — Rinde und andere fremde, organische Bestandteile: Das Gewicht des unlöslichen Rückstands darf nicht mehr als 3% betragen, Brasil. 2. — Flüchtige Säuren: Nach BPC 68 und CF 65 unterwirft man etwa 1 g genau gewogenen Sterkuliagummi nach Quellen in 100 ml W. und Zufügen von 5 ml o-Phosphorsäure, der Wasserdampfdestillation. Nachdem etwa 1 l Destillat übergegangen ist, wird die Lsg. mit 0,1 n NaOH in Gegenwart von Phenolphthalein titriert. Berechnet als Essigsäure mindestens 14% flüchtige Säuren (bei der Pulverdroge mindestens 10%, BPC 68). 1 ml 0,1 n NaOH ist 0,006005 g $C_2H_2O_2$ äquivalent.

Wertbestimmung. Gummi Sterculiae wird fein zerrieben und 2 g davon in ein 500 ml großes Reagenzglas gegeben und 3 ml A. hinzugefügt. Nach 5 Min. wird soviel dest. W. dazugegeben bis die 500 ml erreicht sind. Es wird ab und zu geschüttelt, so daß kein Teilchen der Flüssigkeit auf der Flüssigkeitsoberfläche bleibt. Diese Mischung wird ohne zu schütteln 24 Std. stehengelassen und das Vol. des gequollenen Gummis abgelesen, das mind. 80 ml betragen soll, Brasil. 2.

Aufbewahrung. Trocken und kühl, Sterkuliagummi in gut verschlossenen Behältern, vor Feuchtigkeit geschützt.

Anwendung. Medizinisch wegen seiner großen Quellfähigkeit im alkalischen Darmsaft als Laxans bei chronischer Obstipation, in der pharmazeutischen Industrie als Tablettierhilfsmittel, in der Nahrungsmittelindustrie als Dickungs- und Füllmittel. Wegen seiner Wasseraufnahmefähigkeit zur Beschichtung der Klebeflächen von Colostomiebeuteln. In der Druckerei-, Textil- und Kosmetikindustrie. Ind. P. C. 53 nennt den Gummi von verschiedenen Arten von Sterculia als Verfälschung von Gummi arabicum, Karayagummi von Sterculia urens als Verfälschung von Traganth. Sterkuliagummi ist im Emulgiervermögen dem Traganth deutlich unterlegen; auch geht ihm jedes Klebevermögen ab (deshalb als Haftpulver für Zahnprothesen nicht verwendbar). Ein Vorteil gegenüber Traganth ist seine bessere Löslichkeit.

Sterculia foetida L.

Heimisch in Afrika, Ostindien, im indomalaiischen Gebiet bis Australien.

Inhaltsstoffe. Sorbinsäure $C_6H_8O_2$, Fp. 132 bis 135°. Im Samen etwa 30% fettes Öl mit etwa 50% Sterculasäure $C_{19}H_{34}O_2$, Fp. 18,2°, geringen Mengen Malvalsäure und Kapok-Fettsäure (?). Ferner in der Pflanze Gummi und Cyanwasserstoffsäure.

$$CH_3-(CH_2)_7-C = C-(CH_2)_7-COOH$$
$$\diagdown\diagup$$
$$CH_2$$

Sterculsäure

Wirkung. Sterculasäure ruft eine Rosafbg. der Eier von Hennen hervor, die tägl. 2 mg dieser Säure im Futter erhalten; sie verzögert die sexuelle Reifung, vermindert die Eierproduktion und das Schlüpfen der Küken. Auch bei Ratten treten Reifungshemmung, erhöhtes Lebergewicht und vermindertes Körpergewicht auf, ebenso verminderte Fortpflanzung [LINDNER: Toxikologie der Nahrungsmittel (1974) S. 36].

Anwendung. Rinde und Blatt als Diureticum, Diaphoreticum, Purgativum, Antiparasiticum, gegen Rheuma und bei Wassersucht. Die Fruchtschale gegen Gonorrhö. Die Samen dienen zur Ölgewinnung, des Java-Olivenöls, oder Stinkbaumöls, das innerlich gegen Krätze und andere Hautkrankheiten verwendet wird, in Java auch als Genußmittel und Brennmaterial. Liefert ferner Gummi von guter Quellfähigkeit und Adhäsionskraft.

Sterculia scaphigera SM. (Scaphium scaphigera WALL.).

Heimisch in Indien, China, Indochina und Thailand.

Anwendung. Liefert ebenfalls Gummi, das nicht wie sonst aus dem Stamm erhalten wird, sondern aus den 2 bis 4 cm langen, dunkelbraunen, runzeligen Früchten durch Mazeration des Perikarps oder der äußeren Schale. Die Gallerte dient in China gegen Diarrhö und Dysenterie und als Genußmittel. Die Rinde als Diureticum und gegen Rheuma.

Sterculia candata (St. diversifolia DON., Brachychiton diversifolius).

Heimisch in Australien.

6 bis 18 m hoher Baum mit ganzrandigen oder tiefgelappten Blättern, gelbweißen, purpurn gefleckten Blüten und 7 cm langen Früchten.

Inhaltsstoffe. Im Gummi 50% D-Glucuronsäure, gebunden an Rhamnose.

Anwendung. Liefert ebenfalls Gummi.

Sterculia rupestris BENTH. (Brachychiton rupestris, Delabechea rupestris MITCH.).

Heimisch in Australien.

Baum mit flaschenförmigem Stamm von 1,8 m oder mehr Durchmesser.

Anwendung. Liefert Gummi.

Sterculia cinerea A. RICH.

Heimisch in Tanganyika, Kenya und Uganda.

Anwendung. Liefert einen klaren, gelblichen, traganthähnlichen Gummi, der manchmal zur Verfälschung von Gummi arabicum verwendet wird.

Sterculia balanghas L. (Southwellia bal. WIGHT.).

Heimisch in Ostindien, auf Java und in China.

Anwendung. Liefert Gummi, der Fruchtsaft dient als Antidiarrhoicum.

Sterculia chica ST. HIL.

Heimisch in Brasilien.

Inhaltsstoffe. In den Samen etwa 14% Fett (Ararixaöl).
Anwendung. Liefert ebenfalls Gummi.

Sterculia appendiculata K. SCHUM.

Heimisch im tropischen Ostafrika.

30 bis 40 m hoher Baum mit gelbbeigem, astlosem Stamm.
Inhaltsstoffe. In den Blättern und Stielen Schleim, im Samen Fett.

Anwendung. Blätter und Stiele werden als Purgativum und bei Leibschmerzen verwendet, ein Wurzelabsud gegen die Hakenwurmkrankheit, die Rinde gegen Schlangenbisse und zu Kräftigungsbädern bei Kindern nach Malariaanfällen.

Sterculia quinqueloba (Garcke) K. Schum. (St. livingstoneana Engl., Cola quinqueloba Garcke).

Heimisch in Afrika.

20 m hoher, sparrig-ästiger Baum.

Anwendung. Blätter und Wurzel bei Malaria, Rinde zu Kräftigungsbädern bei Kindern nach Malariaanfällen.

Sterculia rhynchocarpa K. Schum.

15 m hoher Baum in Afrika (Tanganyika).

Anwendung. Wurzel und Rinde werden als Dekokt bei Malaria verwendet, die Rinde bei Magenleiden.

Sterculia urceolata Sm.

Molukken, Sundainseln.

Anwendung. Rinde als Emmenagogum, Wurzel äußerlich bei Kopfschmerzen.

Sterculia alata Roxb. (Pterygota roxburghii Endl.).

Inhaltsstoffe. Nach Jevans und Hopkins [Tetrahedron L. *1968*, S. 2167] im Samenöl Sterculinsäure (8,9-Methylenoctadec-8-en-17-insäure).

$$HC\!\equiv\!C-(CH_2)_7-C\!=\!\!=\!\!C-(CH_2)_6-COOH$$
$$\underset{CH_2}{|}$$

Wirkung. Der Same wirkt narkotisch und dient als Ersatz des Opiums.

Sterculia javanica. R. Br.

Heimisch auf Java.

Anwendung. Liefert Kalempangöl, ein javanisches Heilmittel.

Sterculia polyphylla R. Br.

Heimisch auf den Molukken.

Anwendung. Blätter zu Kataplasmen bei Verrenkungen etc. Same liefert Öl.

Sterculia acuminata Beauv. (Cola acuminata [Pb.] Schott. et Endl.). S. Cola, IV. 229.

Stercuronium

Stercuronii iodidum. Stercuroniumjodid. Stercuroni jodidum.

$C_{26}H_{43}JN_2$ M.G. 510,55

N-Aethylen-N-(cona-4,6-dien-nin-3β-yl)-N,N-dimethyl-ammonium-jodid.

Anwendung. Als Muskelrelaxans.

Sternbergia

Sternbergia fischeriana RUPR. Amaryllidaceae — Amaryllidoideae — Zephyrantheae.
Östliches Mittelmeergebiet.

Inhaltsstoffe. Die Alkaloide Lycorin (Narcissin, Galanthidin) $C_{16}H_{17}NO_4$, Fp. 280 bis 281°;
Methylpseudolycorin $C_{17}H_{21}NO_4$, Fp. 228 bis 233°; Hippeastrin $C_{17}H_{17}NO_5$, Fp. 214 bis 215°;
Galanthamin (Lycoremin) $C_{17}H_{21}NO_3$) Fp. 127 bis 129°; Sternin $C_{18}H_{21}NO_3$, Fp. 213 bis 232°,
und eine weitere Base vom Fp. 212 bis 213°.

Lycorin: R =H,
R' + R''= CH₂
Methylpseudolycorin:
R =H
R' = R''= CH₃

Hippeastrin

Galanthamin

Wirkung. Die Alkaloidfraktion wirkt emetisch, expektorierend, antipyretisch und cyto-
toxisch (s. auch unter Lycoris, V, 610).

Sternbergia lutea (L.) SPRENG., auch KER (?).
Heimisch in Südeuropa und im Orient.

Inhaltsstoffe. In den Zwiebeln 0,83% Alkaloide, in den oberirdischen Teilen 1,65% Alkaloide: Lycorin, Hämanthamin (Natalensin) $C_{17}H_{19}NO_4$, Fp. 200 bis 201°, Tazettin (Ungernin)
$C_{18}H_{21}NO_5$, Fp. 208 bis 209°, und Lutein (Hämanthidin, Pancreatin) $C_{17}H_{19}NO_5$, Fp. 185 bis
186°.

Hämanthamin

Tazettin

Anwendung. Die Zwiebel soll als Drasticum wirken.

Stevia

Stevia rebaudiana (BERT.) HEMSL. auch BAK. (?) (Eupatorium rebaudianum BERT.).
Asteraceae — Asteroideae — Eupatorieae. Saccharinpflanze. (Paraguay-) Süßstoffpflanze.
Yerba dulce. Caá Hêê. Caá-enhem.

Der kleine, oft in dichten Gruppen auftretende Busch ist in Paraguay (östl. und nordöst-
liche Höhenzüge des Matto Grosso) heimisch.
Alle Teile der Pflanze, aber besonders die Blätter schmecken intensiv süß.

Inhaltsstoffe. In den Blättern bis 7% Steviosid (Stevin, Eupatorin, Rebaudin) $C_{38}H_{60}O_{18}$,
Fp. 198 bis 202°. Es ist etwa 300mal süßer als Rohrzucker, H.I. etwa 1 : 250.

Die enzymatische Hydrolyse liefert das genuine Diterpen Steviol $C_{20}H_{30}O_3$, Fp. 215°, mit gibberellinartiger Wirkung. Bei saurer Hydrolyse wird Steviol zum Isosteviol isomerisiert. Ferner ein Saponin, H.I. 1 : 500.

Wirkung. Nach PLANAS [Science *162*, 1007 (1968)] besitzt die Pflanze kontrazeptive Eigenschaften.

Anwendung. Von der einheimischen Bevölkerung zum Süßen des Mate. Nach PLANAS [l. c.] in Paraguay gegen Hypoglykämie. Die Indianer Paraguays verwenden ein Dekokt der Pflanze als orales, empfängnisverhütendes Mittel. Steviosid ist für eine zuckerarme Diät zu verwenden, als Süßstoff für Diabetiker (s. VII B, 465). Zum Süßen von Wein, Früchten, Marmeladen und alkoholfreien Getränken. In der Tabakindustrie.

Stevia salicifolia CAV.

Heimisch in Mexiko.

Anwendung. In Mexiko als Fischgift; die Blüten gegen Arthritis und bei Contusionen.

Stibium

Stibium. Stibium metallicum. Antimon. Antimony. Antimoine. Regulus Antimonii. Spießglanzmetall.

Sb   A.G. 121,76

Vorkommen. Ungefähr 10^{-4} Gew.-% der obersten 16 km der Erdkruste bestehen aus Antimon. Es steht damit hinsichtlich der Häufigkeit an 58. Stelle der Elemente und ist somit seltener als manche Seltenerdmetalle, aber doch noch häufiger als die Edelmetalle. Die Erstarrungsgesteine und Sandsteine enthalten durchschnittlich 1 g Antimon pro t. Die Meteoriten etwas mehr.

Antimon wird in Borneo gelegentlich in reinem, gediegenem Zustand vorgefunden. Viel häufiger kommt es jedoch in Form von Verbindungen vor. Die wichtigsten Antimonmineralien sind: Grauspießglanz (Antimonit, Stibnit, Antimonglanz, Sb_2S_3), Weißspießglanz (Antimonblüte, Valentinit, Sb_2O_3), Senarmontit (Sb_2O_3), Antimonblende (Pyrostibit, Rotspießglanzerz, Sb_2S_2O). Die Antimonlagerstätten schließen sich oft an Eruptionsgesteingänge an, die von tiefen Gesteinsmassen ausstrahlen. China besitzt etwa 50% der bekannten Antimonlagerstätten. Solche befinden sich in abbauwürdigem Umfang auch in Algerien, Bolivien, Jugoslawien, Mexiko und Peru.

Darstellung. Man erhitzt antimonsulfidhaltiges Erz (meist Grauspießglanz) auf schräger Unterlage, wobei das schon bei 555° schmelzende Sulfid aus den festen, sehr viel höher schmelzenden Verunreinigungen heraustropft. Dieses Antimonsulfid wird dann z. B. mit Eisen verschmolzen, wobei sich leicht schmelzendes Antimon und schwer schmelzendes Eisensulfid bilden. Oder man röstet das Antimonsulfid an der Luft, wobei Antimonoxid entsteht, das man durch Erhitzen mit Kohle zu metallischem Antimon reduziert. Reineres, 99,9%iges Antimon erhält man durch elektrolytische Raffination.

Eigenschaften. Glänzendes, silberweißes, hartes, sprödes, leicht pulverisierbares Metall von schuppiger, krist. Struktur bzw. dunkelgraues, glänzendes Pulver. Antimon verändert sich bei gewöhnlicher Temp. an der Luft nicht, wird von nicht oxidierenden Säuren, wie Salzsäure oder verd. Schwefelsäure nicht angegriffen; ist beständig gegen Ammoniak, Alkalihydroxyde, geschmolzenes Natriumcarbonat und starke Flußsäure, lösl. in Phosphorsäure und Salpetersäure, leicht lösl. in Königswasser und einem Gemisch von Salpetersäure und Weinsäure. $d_4^{20} = 6,62$. Fp. = 630,5°. Kp. = 1 330°.

Der Antimondampf besteht nach Dichtebestimmungen aus Sb_2- und Sb_4-Molekülen. Sog. „schwarzes“, den elektrischen Strom nicht leitendes Antimon entsteht durch Aufdampfen von Antimon auf gekühlte Flächen. Diese Modifikation entspr. dem roten Phosphor und dem schwarzen Arsen. Wegen der Größe der Antimonatome ist hier die Bindung zwischen den einzelnen Atomen so schwach, daß sich das amorphe Netzwerk schon bei 0° in das Kristallgitter des grauen Antimons umzuwandeln beginnt. Eine dem weißen Phosphor und gelben Arsen entspr. feste Modifikation aus Sb_4-Molekülen gibt es nicht. Das sog. „gelbe Antimon“ ist ein Mischpolymerisat aus Antimon und Wasserstoff und ist somit dem gelben Phosphorwasserstoff analog. In seinen Verbindungen ist das Antimon 3wertig und 5wertig.

Erkennung. Die Lötrohrprobe ergibt einen weißen, gegen den Saum bläulichen Nd., der nicht so flüchtig ist wie der durch das Arsen erzeugte. Bei der Marshschen Probe erhält man einen Metallspiegel, der durch Natriumhypochlorit-Lsg. nicht aufgelöst wird. Im gewöhnlichen Analysengang wird Antimon durch Schwefelwasserstoff als orangefarbenes Sulfid ausgefällt. Dieses ist in Ammoniumcarbonat-Lsg. unlösl., in Ammoniumsulfid-Lsg. lösl. Aus Antimonsalz-Lsg. wird das Element durch metallisches Zink als schwarzer Überzug ausgeschieden.

Quantitative Bestimmung. Antimon wird in der Regel als Antimontrisulfid bestimmt. Dazu bringt man die zu bestimmende Lsg. in einen Erlenmeyerkolben, versetzt sie mit etwas Salzsäure und Weinsäure und fällt das Antimon durch Einleiten von Schwefelwasserstoffgas.

Maßanalytisch läßt sich 3wertiges Antimon ganz entspr. wie 3wertiges Arsen durch Jod in Gegenwart von Hydrogencarbonat zur 5wertigen Stufe oxidieren. Damit auf Zusatz des Hydrogencarbonats kein Nd. entsteht, wird Weinsäure oder Seignettesalz zugegeben. Gegen Ende der Bestimmung verläuft die Umsetzung sehr langsam, daher ist so lange mit Jod-Lsg. zu titrieren, bis die Blaufbg. auch nach einigen Min. nicht mehr verschwindet. — Außerdem kann 3wertiges Antimon mit Kaliumbromat bestimmt werden. Liegt das Antimon ganz oder zum Teil in 5wertiger Form vor, so wird es mit schwefliger Säure reduziert, indem man die Lsg. mit 30 ml konz. Salzsäure und 1 g Natriumsulfit versetzt und am besten unter Durchleiten von Kohlendioxid so lange erwärmt, bis die schweflige Säure vollkommen entfernt ist. — Die Oxidation von 3wertigem Antimon zu 5wertigem durch Cer(IV)-sulfat erfolgt bei Zimmertemp. quantitativ unter Verwendung von Jodmonochlorid als Katalysator, bei hoher Säurekonzentration auch ohne Katalysator. — Ist das Antimon als Sulfid gefällt worden, so sammelt man den Nd. in einem Glasfiltertiegel, bringt diesen in einen weithalsigen Titrierkolben von 250 ml und gibt so viel konz. Schwefelsäure zu, daß der Nd. bedeckt ist. Dann erhitzt man, bis das Antimonsulfid vollständig gelöst und die Fl. farblos geworden ist, verd. mit W. und titriert die warme Lsg., z. B. mit Kaliumbromat-Lsg. — 3wertiges Antimon kann weiterhin mit Hilfe von Chloramin-Lsg. in schwach alkalischer oder saurer Lsg. bestimmt werden; die Bestimmung ist sowohl unter den Bedingungen der jodometrischen Titration als auch der Titration der Kaliumbromat-Lsg. durchführbar.

Anwendung. Zur Herst. von Legierungen (Hartblei, Letternmetall, Lagermetalle, Weißguß, Britanniametall), zum Überziehen von anderen Metallen, für thermoelektrische Säulen, als Eisenschwärze (mit Zink gefälltes, pulverförmiges Antimon), zum Färben von Gips und Pappmaché, in der Feuerwerkerei, als Antimonelektrode u. a.

Toxikologie. Die Antimonverbindungen wirken, wenn sie in die Blutbahn gelangen, fast ebenso giftig wie die verwandten Arsenverbindungen. Trotzdem kommen Antimonvergiftungen viel seltener vor, da die Antimonsalze vom Gastrointestinaltrakt viel schwerer resorbiert werden als die Arsenverbindungen. Außerdem rufen die eingenommenen Antimonverbindungen starkes Erbrechen hervor, wodurch sie schnell wieder aus dem Körper entfernt werden An Schleimhäuten treten schwere Reizwirkungen auf.

Akute Vergiftungen machen sich durch Kopfschmerzen, Schwindel, Erbrechen, Magen-Darmbeschwerden (Krämpfe, wss. Durchfälle) bemerkbar. Die Haut ist fahlgrau verfärbt, Cyanose, Muskelzuckungen, Störungen der Nierenfunktion, zunehmende cerebrale Erscheinungen bis zum Koma. Chronische Vergiftung: Hyperkeratosen der Hände und Füße, Hautpigmentationen, Polyneuritis mit Parästhesien, später Lähmungserscheinungen, maligne Tumoren nach längerer Latenz. Therapie: Akute Vergiftung: Magenspülung, Carbo medicinalis; sofortige Behandlung mit Dimercaprol (Sulfactin), 2,5 mg pro kg 4—6mal tägl. intragluteal; Kreislaufmittel, Schocktherapie. Chronische Vergiftung: Dimercaprolbehandlung; Nicotin- und Alkoholverbot, Vitamin B$_1$ und C.

Stibium arsenicicum. Antimonarsenat.

Bemerkung. Es handelt sich um eine Verbindung von Arsensäure mit Antimontrioxid in wechselnden Verhältnissen.

Darstellung. Durch Fällen einer Lsg. von 10 T. Tartarus stibiatus in 80 T. heißem W. mit einer Lsg. von Arsensäure in W., bis kein Nd. mehr entsteht. Nach dem Aufkochen wird der Nd. abfiltriert, mit W. gewaschen und bei mäßiger Wärme getrocknet. Auch durch Fällen einer Lsg. von Antimontrichlorid mit einer konz. Lsg. von Natriumarsenat kann die Substanz erhalten werden.

Eigenschaften. Weißes Pulver, unlösl. in W. und in A.

Aufbewahrung. Sehr vorsichtig.

Anwendung. Die Substanz wurde früher bei Neurosen und Hautkrankheiten, bes. auch bei Herzkrankheiten, sowie bei Asthma und Lungenemphysen empfohlen. Heute ist sie obsolet.

Antimon(III)-chlorid DAB 7 — BRD, ÖAB 9. 2. AB — DDR, Eu.P. I, Helv. VI. Antimony trichloride USP XIX, BP 73, BPC 73, Jap. 71. Antimonium Chloride Ross. 9. Antimoontrichloride Ned. 6. Antimontriklorid Nord. 63. Antimontrichlorid. Stibium chloratum cristallisatum. Antimonchlorür. Spießglanzbutter. Causticum antimoniale. Antimonbutter. Butyrum Antimonii. Trichlorure d'antimoine.

$SbCl_3$ M.G. 228,13

Bemerkung. Die Substanz ist in allen genannten Pharmakopöen als Rg. enthalten.

Gehalt. Mindestens 97,0% (BP 73); 99,0 bis 103,0% (DAB 7 — BRD).

Darstellung. Durch Destillation einer Lsg. von gepulvertem Grauspießglanz in heißer konz. Salzsäure.

Eigenschaften. Weiße, zerfließliche, krist. Masse, lösl. in wenig W. (in viel W. erfolgt Abscheidung von Antimonoxichlorid); lösl. in Aceton, abs. A., Bzl., Schwefelkohlenstoff und Chlorkohlenwasserstoffen. Die Substanz bildet mit anorg. Stoffen zum Teil intensiv gefärbte Additionsverbindungen. Fp. = 73 bis 74°. Kp. = 223°. Die Substanz ist stark ätzend und giftig.

Erkennung. Die Substanz gibt die charakteristischen Nachweise für Antimon und für Chlorid.

Prüfung. Chlf.-unlösl. Verunreinigungen: 15 g Substanz werden in möglichst großen Stücken schnell in eine Reibschale eingewogen und mit 10 ml A.- und wasserfreiem Chlf. übergossen. Durch mehrmaliges schnelles Umschwenken wird die Substanz abgespült. Die Spülfl. wird möglichst vollständig abgegossen. 10,0 g der sofort zerkleinerten Substanz werden in einem trockenen 50-ml-Meßkolben eingefüllt und sofort in äthanol- und wasserfreiem Chlf. unter Erwärmen gelöst. Die Lsg. muß nach dem Abkühlen und Auffüllen und nach Zugabe von 0,50 geglühtem Natriumsulfat klar und farblos sein (DAB 7 — BRD).

Gehaltsbestimmung. 0,20 g Substanz, genau gewogen, werden in 20 ml Kalium-Natrium-Tartrat-Lsg. gelöst. Nach Zugabe von 2 bis 3 g Natriumhydrogencarbonat wird mit 0,1 n Jod-Lsg. unter Zusatz von Stärke-Lsg. titriert. 1 ml 0,1 n Jod-Lsg. entspr. 6,088 mg Sb^{3+} oder, ber. auf die Substanz, 11,41 mg $SbCl_3$ (DAB 7 — BRD, ähnlich BP 73).

Aufbewahrung. Gut verschlossen, vor Feuchtigkeit geschützt.

Anwendung. Die Substanz wurde medizinisch früher in Salzsäure-Lsg. als Ätzmittel bei syphilitischen Geschwüren u. ä. gebraucht. Technisch wird die Substanz zum Brünieren von Eisen, zum Violettfärben von Messing, zum Schwärzen von Zink-, Zinn- und Aluminiumgeräten, als Beizmittel in der Textilfärberei, Lederbeize und als Glasreinigungsmittel verwendet. In der Analytik als Rg. auf Vitamin A u. a.

Antimon(III)-chlorid-Lösung.

S. I, 690.

Antimony Pentachloride NF XIV. Antimonpentachlorid. Stibium perchloratum. Antimon(V)-chlorid. Antimonperchlorid.

$SbCl_5$ M.G. 299,05

Bemerkung. Die Substanz ist in der NF XIV als Rg. aufgeführt.

Gehalt. Mindestens 99,0% (NF XIV).

Eigenschaften. Gelbe, hygroskopische, stark rauchende, ölige Fl., die durch Aufnahme von einem Mol W. fest wird, durch viel W. aber in Antimonsäure und Salzsäure zers. wird. Beim Erhitzen über 100° Zerfall in Chlor und Antimontrichlorid. Lösl. in verd. Salzsäure und Weinsäure-Lsg. Fp. = 4°. Kp. = 140° unter Zers. Kp.$_{30}$ = 92°. Die Substanz ist giftig! $d^{25°} = 2,34$.

Prüfung. 1. Sulfat: 4,3 ml (10 g) werden in der kleinstmöglichen Menge Salzsäure gelöst. Man verd. mit W. auf 150 ml, neutralisiert mit konz. Ammoniak-Lsg. und filtriert. Zu dem Filtrat gibt man 2 ml Salzsäure, erwärmt zum Sieden, setzt 10 ml Bariumchlorid-Lsg. zu und läßt über Nacht stehen. Sollte sich ein Nd. gebildet haben, wird dieser abfiltriert, sorgfältig mit W. gewaschen, in einem tarierten Platintiegel verascht, abgekühlt und gewogen. Das Gew. des veraschten Rückstandes (Bariumsulfat) darf höchstens 0,0013 g größer als das Gew. sein, das man in einem Blindversuch erhält (0,005% SO_4). Das Gew. des Bariumsulfats wird mit 0,41 multipliziert und ergibt das Gew. des Sulfats (NF XIV). — 2. Arsen: 10 ml einer frisch bereiteten Lsg. von 20 g Zinn(II)-chlorid in 30 ml Salzsäure werden mit 100 mg Substanz, die in 5 ml Salzsäure gelöst wurde, versetzt. Es wird gut gemischt und in ein Farbvergleichsröhrchen gebracht. Dies wird 30 Min. stehen gelassen. Eine eventuelle Fbg. der Prüf-Lsg. darf nicht dunkler sein als die einer Kontroll-Lsg., die 20 µg Arsen enthält und in der gleichen Weise wie die Prüf-Lsg. behandelt wurde. Man betrachtet von oben nach unten gegen eine weiße Oberfläche (0,02% Arsen) (NF XIV). — 3. Eisen: Der Rückstand, den man bei der Prüf. auf nicht mit Schwefelwasserstoff fällbare Substanzen erhält, wird mit 2 ml Salzsäure und 5 Tr. Salpetersäure versetzt und auf einem Dampfbad zur Trockne eingedampft. Dieser Rückstand wird mit 2 ml Salzsäure, 20 ml W., 30 bis 50 mg Ammoniumpersulfat und 3 ml Ammoniumthiocyanat-Lsg. (3 in 10) versetzt. Eine eventuell entstehende Rotfbg. darf nicht intensiver sein als eine, die durch 10 µg Eisen in der gleichen Menge Lsgm. mit den gleichen Mengen Rg.-Lsg. einschließlich des Glührückstandes von 2 ml Salzsäure und 5 Tr. Salpetersäure verursacht wird (0,001%) (NF XIV). — 4. Andere Schwermetalle als Blei: Der Rückstand, den man bei der Prüf. auf nicht mit Schwefelwasserstoff fällbare Substanzen erhält, wird auf einem Filtrierpapier mit 75 ml einer Lsg., die 6 g Natriumsulfid und 4 g Natronlauge in 100 ml W. enthält, gelöst. Das Filtrat wird in dem Kolben gesammelt, der den Rest der Sulfidfllg. enthält. Die Lsg. wird erwärmt, bis die lösl. Sulfide gelöst wurden, und stehen gelassen, bis sich die unlösl. Sulfide abgesetzt haben. Man filtriert, wäscht sorgfältig mit Schwefelwasserstoffwasser und löst einen eventuell verbleibenden Rückstand auf dem Filtrierpapier mit 10 ml heißer verd. Salzsäure. Das Filtrat wird mit W. auf 50 ml verd. 25 ml dieser Lsg. werden mit 1 n Natronlauge neutralisiert und mit 1 ml 1 n Essigsäure und 10 ml Schwefelwasserstoffwasser versetzt. Eine eventuell auftretende Braunfbg. darf nicht intensiver sein als eine, die entsteht, wenn 50 µg Blei-Ionen in den gleichen Vol. Lsgm., das 1 ml 1 n Essigsäure und 10 ml Schwefelwasserstoffwasser enthält, gelöst wird, hervorruft (0,005%) (NF XIV). — 5. Substanzen, die nicht mit Schwefelwasserstoff fällbar sind: 900 µl (2 g) Substanz werden in 5 ml Salzsäure gelöst. Man verd. mit 95 ml W. Das Antimon wird vollständig mit Schwefelwasserstoff gefällt. Man läßt den Nd. absetzen, filtriert, wobei man aufpaßt, daß nicht zu viel von dem Nd. auf das Filtrierpapier gelangt. 50 ml des Filtrates werden mit 500 µl Schwefelsäure versetzt und in einem tarierten Porzellantiegel zur Trockne eingedampft und anschließend bei 800 ± 25° 15 Min. lang geglüht. Das Gew. des Glührückstandes darf höchstens 0,0010 g größer sein als das Gew., das man mit einer Blind-Lsg. erhält (0,010%) (NF XIV).

Gehaltsbestimmung. Ein 125-ml-JZ-Kolben wird sorgfältig gewogen. In diesen Kolben bringt man etwa 300 µl Substanz und wiegt wiederum. Dann versetzt man mit 20 ml einer 20%igen Salzsäure, sowie 10 ml Kaliumjodid-Lsg. (1 in 10) und 1 ml Schwefelkohlenstoff. Das freigesetzte Jod wird mit 0,1 n Natriumthiosulfat-Lsg. titriert. Die braune Farbe der Lsg. verschwindet nach und nach. Das letzte freie Jod wird in dem Schwefelkohlenstoff zu einer rosa Lsg. gelöst. Wenn diese Rosafbg. verschwindet, ist der Endpunkt der Titration erreicht. 1 ml 0,1 n Natriumthiosulfat entspr. 14,95 mg Antimonpentachlorid (NF XIV).

Aufbewahrung. Gut verschlossen, vor Feuchtigkeit geschützt.

Anwendung. Als Reagens; als Katalysator bei Chlorierungen org. Stoffe und zur Einführung von Chlor in org. Verbindungen.

Stibium jodatum. Antimon(III)-jodid. Antimonjodür.

SbJ$_3$ M.G. 503

Darstellung. 15,0 g Jod werden in ein Glaskölbchen gegeben und nach und nach in kleinen Mengen (je etwa 0,3 g) 5,0 g gepulvertes Antimonmetall hinzugefügt. Sollte eine zu starke Erhitzung eintreten, so muß man das Kölbchen durch Einstellen in kaltes W. kühlen. Setzt man das Antimon zu rasch zu, so kann die Rk. sich bis zur Verpuffung steigern. Auf die erkaltete Masse gibt man 100 g Schwefelkohlenstoff, verschließt den Kolben und schüttelt gelinde. Die Lsg. wird in einer Porzellanschale abgedunstet.

Eigenschaften. Rotbraune Kristalle. Fp. = 167°, sublimierbar. Mit W. bildet die Substanz Antimonoxijodid.

Aufbewahrung. Vorsichtig, in gut schließenden Gefäßen.

Anwendung. Die Substanz wurde früher bei chronischem Bronchialkatarrh verordnet.

Stibium oxydatum praecipitatum. Antimonoxid. Antimontrioxid. Antimon(III)-oxid. Stibium oxydatum emeticum. Acidum stibiosum. Antimonii Oxydum. Antimonigsäure-anhydrid.

Sb_2O_3 M.G. 291,52

Darstellung. 10 T. Antimon(III)-chlorid-Lsg. werden langsam unter Umrühren in 150 T. heißes W. eingegossen. Der Nd. (Antimonoxichlorid) wird nach dem Absetzen und Abgießen der Fl. mit warmem W. gewaschen, dann in einer Porzellanschale mit Natriumcarbonat-Lsg. gemischt, bis das Gemisch deutlich alkalisch reagiert. Unter Entweichen von Kohlendioxid wird das Antimonoxichlorid dadurch in Antimontrioxid übergeführt. Das Gemisch wird noch kurze Zeit erwärmt und der Nd. dann ausgewaschen, bis im Waschwasser kein Chlorid mehr nachweisbar ist.

Vorkommen. Die Substanz kommt in der Natur sowohl kubisch (Senarmontit) als auch rhombisch (Valentinit, Weißspießglanz, Antimonblüte) vor.

Eigenschaften. Weißes, krist. Pulver, das sich beim Erhitzen gelb färbt und beim Ab-kühlen wieder weiß wird. Unlösl. in W., lösl. in Salzsäure, Weinsäure und sauren Tartraten, Alkalihydroxyden und -sulfiden, wenig lösl. in verd. Salpeter- oder Schwefelsäure. Fp. = 656°. Kp. = 1456°. Die Substanz ist giftig. d = 5,2 bis 5,3. Die Substanz läßt sich durch Erhitzen im Wasserstoffstrom oder durch Glühen mit Kohle leicht zum Antimonmetall reduzieren.

Umwandlungspunkt der 2 enantiotropen Modifikationen: Sb_2O_3 kubisch $\underset{}{\overset{570°}{\rightleftharpoons}}$ Sb_2O_3 rhombisch.

Erkennung. Die mit W. verd. Lsg. der Substanz gibt mit Schwefelwasserstoffwasser einen orangeroten Nd.

Aufbewahrung. Vorsichtig.

Anwendung. Zur Herst. von Brechweinstein, als Anstrichfarbe, zur Herst. von weißen Emaillen, zu metallischen Überzügen von Antimon auf Eisen, Stahl, Kupfer, Nickel usw., als Beize und zum Feuerfestmachen von Stoffen, als Rg. auf Alkaloide; früher wurde die Substanz medizinisch, wie Brechweinstein, verwendet.

Stibium oxydatum via sicca paratum. Antimonblüte. Flores Antimonii.

Sb_2O_3 M.G. 291,52

Darstellung. Durch Erhitzen von geschmolzenem Antimon an der Luft. Ein ähnliches Präparat erhält man, wenn man gepulvertes Antimonmetall unter wiederholtem Besprengen mit 25%iger Salpetersäure und unter Umrühren in einer flachen Porzellanschale erhitzt, bis es in ein weißes Pulver verwandelt ist, das mit W. gewaschen und getrocknet wird.

Eigenschaften. Weißes, krist. Pulver, das sich chemisch wie das gefällte Antimonoxid verhält, aber schwerer in Säuren und Alkalilaugen lösl. ist als dieses.

Stibium oxydatum fuscum. Braunes Antimonoxid. Antimonsafran. Crocus Antimonii.

Bemerkung. Die Substanz besteht aus einem Gemisch von Antimonoxid, Sb_2O_3, Anti-monoxisulfid, Sb_2OS_2, und dem Kaliumsalz der Metaantimonsäure, $KSbO_2$.

Darstellung. Ein Gemisch aus gleichen T. schwarzem Antimonsulfid und Kaliumnitrat wird angezündet. Nach der Verpuffung wird die Masse zerrieben, mit W. aufgekocht, aus-gewaschen und getrocknet.

Eigenschaften. Feines, schweres, braunes oder grünlich-braunes, geschmackloses Pulver, kaum lösl. in W. Die Substanz schmilzt in der Glühhitze und erstarrt beim Erkalten glasartig. In konz. Salzsäure ist sie beinahe vollständig lösl. unter Entwicklung von Schwefelwasserstoff.

Aufbewahrung. Vorsichtig.

Stibium sulfuratum aurantiacum ad usum veterinarium Helv. VI. Goldschwefel für tier-arzneiliche Zwecke. Soufre doré d'antimoine pour usage vétérinaire. Solfo dorato di anti-monio per uso veterinario.

Sb_2S_5 M.G. 403,8

Antimon(V)-sulfid.

Eigenschaften. Feines, orangerotes, stark abfärbendes, geruch- und geschmackloses Pulver, praktisch unlösl. in W. und 94%igem A., lösl. in starken Alkalien, Lsg. von Alkalisulfiden und Ammoniak-Lsg.

Erkennung. Beim Erhitzen der Substanz im Reagenzglas entsteht einerseits ein gelbes Sublimat, andererseits ein grau-schwarzer Rückstand, der beim Auflösen in 37%iger Salzsäure den Geruch nach Schwefelwasserstoff entwickelt. Beim Eintropfen von Natriumsulfid-Lsg. in diese Lsg. tritt an der Einfallstelle ein orangeroter Nd. auf, der sich beim Schütteln im Säureüberschuß oder beim Versuch mit einer kleinen Probe der Lsg. in einem Überschuß von Natriumsulfid-Lsg. löst (Helv. VI).

Prüfung. 1. Lösungsverhalten: 0,5 g Substanz dürfen beim Lösen in 50 ml W. + 1,5 g Natriumsulfid höchstens einen ganz geringen Rückstand hinterlassen (Helv. VI). — 2. Reaktion der Lösung: Der pH-Wert der Stamm-Lsg. soll 2,0 bis 3,8 betragen (Helv. VI). — Stamm-Lsg.: 1 g Substanz wird mit 10 ml ausgekochtem W. 1 Min. kräftig geschüttelt, dann wird filtriert. Das Filtrat dient als Stamm-Lsg. — 3. Arsen, Selen: 0,5 g Substanz werden in einem Kjeldahlkolben mit 5 ml 95%iger Schwefelsäure unter wiederholtem Zusatz von 1 bis 2 ml 30%igem Wasserstoffperoxid bis zur Entfbg. erhitzt. Dann wird bis auf 2 ml abgedampft, erkalten gelassen, mit 10 ml W. verdünnt, umgeschüttelt und filtriert. 5 ml des Filtrats + 5 ml Natriumhypophosphit-Lsg. dürfen sich nach $^1/_4$ Std. Erwärmen im Wasserbad weder braun noch rot verfärben (Helv. VI). — 4. Chlorid: in 1 ml Stamm-Lsg. dürfen Chlorid-Ionen nicht nachweisbar sein (Helv. VI). — 5. Sulfat: In 2 Tr. Stamm-Lsg. dürfen Sulfat-Ionen nicht nachweisbar sein. Statt 7%iger Salzsäure + 24%iger Bariumchlorid-Lsg. werden 12%ige Essigsäure und Bariumnitrat-Lsg. verwendet (Helv. VI). — 6. Unzulässige Mengen von Antimon(III)-oxid: 1 g Substanz + 4 ml Weinsäure-Lsg. + 6 ml W. werden 1 Min. geschüttelt. Dann wird filtriert. 3 ml des Filtrates werden in einem Reagenzglas mit 3 Tr. 7%iger Salzsäure + 1 Tr. Natriumsulfid-Lsg. versetzt. Das Vol. der orangegelben Fllg. darf nach dem Absetzen höchstens so groß sein wie dasjenige, aus 3 ml einer gleich behandelten 0,05 Gew./Vol.-%-Lsg. von Antimon(III)-kaliumtartrat (Helv. VI). — 7. Lösliche Sulfide, Sulfantimoniat, Thiosulfat: Die bei der Prüf. auf Chlorid erhaltene Lsg. darf nicht braun gefärbt sein (Helv. VI).

Aufbewahrung: In gut verschlossenem Behälter unter Lichtschutz.

Unverträglichkeiten. Alkalien, Säuren, Oxidationsmittel, basisches Wismutnitrat (Zers.); Chlorate (Explosion).

Anwendung. In der Vererinär-Medizin.

Stibium sulfuratum nigrum. Schwarzes Antimontrisulfid. Antimon(III)-sulfid. Spießglanz. Schwarzes Schwefelantimon. Antimonious Sulphide. Trisulfure d'antimoine. Antimonium crudum. Spitzglas.

Sb$_2$S$_3$ M.G. 339,7

Herstellung. Das natürliche Grauspießglanzerz wird durch Saigerung von der Gangart und von beigemengten anderen Metallsulfiden soweit wie möglich getrennt, indem man es in durchlöcherten Tiegeln ausschmilzt. Das Antimonsulfid schmilzt bereits bei 450°. Es bildet sich ferner beim Erhitzen von Stibium sulfuratum rubrum unter Luftabschluß.

Eigenschaften. Grau-schwarzes Pulver, unlösl. in W., lösl. in heißer Salzsäure unter Entwicklung von Schwefelwasserstoff, in Polysulfit-Lsg. und in Alkalilaugen, wenig lösl. in wss. Ammoniak-Lsg. (zum Unterschied von Antimonpentasulfid). Fp. = 550°. Die Substanz ist giftig! d = 4,3 bis 4,5.

Gehaltsbestimmung. Zur Best. des Antimons kocht man 0,2 g der fein gepulverten Substanz in einem Erlenmeyerkölbchen von 100 ml mit einem Gemisch von 5 ml Natronlauge und 10 ml W. 10 Min. lang. Dann verd. man mit 10 ml W., filtriert und wäscht das Filter zweimal mit je 10 ml heißem W. nach. Zum Filtrat gibt man 25 ml Wasserstoffperoxid-Lsg. (3%) und kocht die Lsg. 10 Min., dann säuert man mit 25 ml 25%iger Salzsäure an, läßt erkalten, setzt 1 bis 2 g Kaliumjodid zu und titriert nach dem Verdünnen mit 25 ml W. das freie Jod nach 5 Min. mit 0,1 n Natriumthiosulfat-Lsg. unter Verwendung von Stärke-Lsg. als Indikator. 1 ml 0,1 n Natriumthiosulfat-Lsg. entspr. 6,09 mg Antimon, bzw. 8,5 mg Antimontrisulfid.

Anwendung. In der Tiermedizin anstelle des Antimonpentasulfids als Expektorans. Die Substanz fördert durch einen geringen Arsenzusatz auch den Stoffwechsel. Dosis für Großtiere: 10 bis 25 g, Schafe und Schweine: 2 bis 5 g, Hunde: 0,05 bis 0,5 g. In der Technik zu

Tarnanstrichen (besitzt die gleiche Infrarotreflexion wie grünes Blattwerk), zur Herst. von Zündmassen und Reibflächen für Zündhölzer, für Feuerwerk, für Zündhütchen, zur Herst. von Antimonüberzügen auf anderen Metallen.

Aufbewahrung. Gut verschlossen.

Stibium sulfuratum nigrum laevigatum. Geschlämmter Spießglanz. Antimonium nigrum purificatum. Trisulfure d'antimoine.

Sb_2S_3 M.G. 339,7

Darstellung. 100 T. reine, krist. Stücke Spießglanz werden gepulvert und mit W. geschlämmt. Nach dem Absetzen wird das W. abgegossen und das feuchte Antimonsulfid mit 10 T. Ammoniak gemischt unter Zusatz von so viel warmem W., daß die Mischung sich gut schütteln läßt. Man läßt das Gemisch unter öfterem Umschütteln 24 Std. bei 30 bis 40° stehen, fügt dann 5 T. Ammoniumcarbonat hinzu und läßt weitere 48 Std. unter öfterem Umschütteln stehen. Nach Zusatz einer reichlichen Menge W. läßt man den Nd. absetzen, wäscht ihn zunächst durch Abgießen, dann auf dem Filter, bis das Waschwasser nicht mehr alkalisch reagiert und trocknet bei gelinder Wärme. Die Behandlung mit Ammoniakfl. und Ammoniumcarbonat ist nicht nötig, wenn der Spießglanz frei war von Arsen, was aber sehr selten der Fall ist.

Eigenschaften. Sehr feines, glänzendes, grauschwarzes Pulver, das sich chemisch wie Antimonsulfid verhält.

Anwendung. Die Substanz wurde früher bei Hautkrankheiten, Skrophulose, Katarrhen, Gicht und bei Metallvergiftungen angewendet. Sie wird mit der Fäces unverändert ausgeschieden; ihre Wrkg. ist zweifelhaft. Es ist zu vermuten, daß die früher beobachtete Wrkg. wahrscheinlich dem Arsengeh. des nicht von Arsen befreiten Antimonsulfids zukam.

Stibium sulfuratum nigrum ad usum veterinarium Helv. VI. Grauspießglanz für tierarzneiliche Zwecke. Sulfure noir d'antimoine pour usage vétérinaire. Solfuro nero di antimonio per uso veterinario.

Sb_2S_3 M.G. 339,7

Antimon(III)-sulfid.

Eigenschaften. Feines, grau-schwarzes, schweres, geruch- und geschmackloses Pulver, praktisch unlösl. in W.

Erkennung. Die Substanz entwickelt beim Auflösen in 37%iger Salzsäure den Geruch nach Schwefelwasserstoff. Beim Eintropfen von Natriumsulfid-Lsg. in diese Lsg. tritt an der Einfallsstelle ein orangeroter Nd. auf, der sich beim Schütteln im Säureüberschuß oder beim Versuch mit einer kleinen Probe der Lsg. in einem Überschuß von Natriumsulfid-Lsg. löst (Helv. VI).

Prüfung. 1. Lösungsverhalten in Salzsäure: 1,00 g Substanz wird auf dem Wasserbad in 10 ml 37%iger Salzsäure gelöst. Die Lsg. wird durch ein tariertes Glasfilter G 4 filtriert. Der Rückstand wird zweimal mit je 3 ml 37%iger Salzsäure, dann mit 12%iger Essigsäure ausgewaschen, bis die Waschfl. mit 1 Tr. Natriumsulfid-Lsg. keinen orangeroten Nd. mehr gibt. Nach dem Trocknen im Trockenschrank bei 105° darf das Gew. des Rückstandes höchstens 10 mg betragen (Helv. VI). — 2. Reaktion der Lsg.: 1 g Substanz wird mit 10 ml W. 1 Min. gekocht. Nach dem Erkalten wird filtriert. pH des Filtrates ist = 6,0 bis 7,6 (Helv. VI). — 3. Arsen, Selen: Die Prüf. wird, wie bei Stibium sulfuratum aurantiacum ad usum veterinarium beschrieben, durchgeführt. — 4. Blei: In 5 ml Stamm-Lsg. dürfen Blei-Ionen nicht nachweisbar sein (Helv. VI). — Stamm-Lsg.: 1 g Substanz wird mit 10 ml 12%iger Salpetersäure kräftig geschüttelt. Dann wird filtriert. Das Filtrat dient als Stamm-Lsg. — 5. Eisen: In 40 mg Substanz dürfen Eisen-Ionen nicht nachweisbar sein (Helv. VI). — 6. Kupfer: 3 ml Stamm-Lsg. werden mit 3%igem Ammoniak alkalisch gemacht. Die Mischung darf sich nicht blau färben (Helv. VI).

Aufbewahrung. In gut verschlossenem Behälter.

Unverträglichkeiten: Oxidationsmittel, Säuren (Zers.), Chlorate (Explosion).

Stibium sulfuratum rubeum. Mineralkermes. Stibium oxysulfuratum. Karthäuser Pulver.

Bemerkung. Die Substanz ist ein Gemisch aus rotem Antimontrisulfid und saurem Natriumpyroantimonat.

Darstellung. Eine Lsg. von 100 T. krist. Natriumcarbonat in 1000 T. W. wird zum Sieden erhitzt und unter Umrühren nach und nach mit 4 T. Stibium sulfuratum nigrum laevigatum versetzt. Die Mischung wird 2 Std. unter Ersatz des verdampfenden W. gekocht, heiß in ein Gefäß mit etwa 200 T. heißem W. filtriert und die Mischung unter häufigem Umrühren erkalten gelassen. Nach dem Erkalten wird der ausgeschiedene Nd. auf einem Filter gesammelt, mit kaltem W. so lange ausgewaschen, bis das W. anfängt, gefärbt abzutropfen und nicht mehr alkalisch reagiert, abgesaugt, an einem dunklen Ort bei nicht über 30° gut getrocknet und fein zerrieben.

Eigenschaften. Feines, rotbraunes, geschmackloses Pulver, in dem sich unter dem Mikroskop neben amorphem, rotem Antimontrisulfid nadelförmige Kristalle von Natriumpyroantimonat erkennen lassen. In W. und in A. unlösl., von konz. Salzsäure wird es in der Wärme unter Entwicklung von Schwefelwasserstoff zu Antimontrichlorid gelöst. Weinsäure löst das Natriumpyroantimonat und läßt das Antimontrisulfit ungelöst. Im Licht verfärbt sich die Substanz dunkler, schließlich schwarz.

Aufbewahrung. Vor Licht geschützt.

Anwendung. Wie Stibium sulfuratum aurantiacum, wobei größere Dosen brechenerregend wirken.

Stibium sulfuratum rubrum. Rotes Antimontrisulfid. Oxidfreier Mineralkermes.

Sb_2S_3 M.G. 339,7

Bemerkung. Es handelt sich um die amorphe Form des Antimontrisulfids.

Herstellung. Durch Schwefelwasserstoff-Fällung aus sauren Antimon(III)-salz-Lsg.

Eigenschaften. Unbeständiges, orangerotes bis rotbraunes Pulver, das sich chemisch verhält wie das schwarze Antimonsulfid.

Aufbewahrung. Gut verschlossen, vor Licht geschützt.

Stibii pentasulfidum Ned. 6. Antimonpentasulfid. Antimon(V)-sulfid. Stibium sulfuratum aurantiacum. Antimonpersulfid. Rotes Antimonsulfid. Goldschwefel. Antimonic Sulphide. Pentasulfure d'antimoine. Sulfur auratum Antimonii. Sulfuraurat. Soufre doré d'antimoine. Antimoonsulfide. Sulfidum stibicum.

Sb_2S_5 M.G. 403,8

Gehalt. Mindestens 97,5% Antimonpentasulfid und Antimontrioxid (Ned. 6).

Herstellung. Durch Zusammenschmelzen der Elemente oder durch Zers. des Schlippeschen Salzes mit verd. Schwefelsäure:

$$2\,Na_3SbS_4 + 3\,H_2SO_4 \rightarrow Sb_2S_5 + 3\,Na_2SO_4 + 3\,H_2S$$

Eigenschaften. Orangegelbes, feines Pulver, unlösl. in W., lösl. in heißer wss. Ammoniak-Lsg., verd. Alkalihydroxyden, -carbonaten und -sulfiden. Die Substanz wird von Salzsäure unter Entwicklung von Schwefelwasserstoff gelöst. Sie ist giftig. Die Substanz ist fast geruch- und geschmacklos. Beim Erhitzen unter Luftabschluß zerfällt die Substanz in Schwefel und schwarzes Antimontrisulfid. Beim Glühen an der Luft hinterbleibt antimonsaures Antimonoxid. Durch Einwrkg. des Lichts und bei Gegenwart von Feuchtigkeit tritt Oxidation durch den Luftsauerstoff ein, durch die Schwefeldioxid, Schwefelsäure und Antimonoxid gebildet werden. Das Antimonpentasulfid riecht dann nach Schwefeldioxid und reagiert sauer. Die Bildung von Schwefeldioxid und Schwefelsäure tritt bes. dann ein, wenn das Antimonpentasulfid freien Schwefel enthält, der durch Oxidation des Schwefelwasserstoffs bei der Darstellung entstehen kann.

Erkennung. 1. Die Substanz gibt beim Erhitzen ein gelbes Sublimat von Schwefel und einen grauen Rückstand (Ned. 6). — 2. 250 mg Substanz werden mit 5 ml Salzsäure zum Sieden erhitzt. Dabei tritt der Geruch nach Schwefelwasserstoff auf. Die Lsg. wird filtriert stehen gelassen und nach einer Zeit mit 25 ml W. verd. Dabei entsteht eine weiße Trbg., die nach Zugabe von 500 mg Weinsäure verschwindet (Ned. 6).

Prüfung. 1. Schwefel, Antimontrioxid, Silicat, Calciumsulfat: 500 mg Substanz werden mit 5 ml Kalilauge erwärmt. Dabei muß eine klare, farblose Lsg. entstehen (Ned. 6). — 2. Saure Verunreinigungen: 2 g Substanz werden mit 40 ml W. geschüttelt und filtriert. Das Filtrat muß gegen Dimethylgelb-Lsg. neutral reagieren (Ned. 6). — 3. Chlorid: Das Filtrat von 2. darf keine positive Rk. auf Chlorid geben (Ned. 6). — 4. Sulfat: Das Filtrat von 2. darf keine positive Rk. auf Sulfat geben (Ned. 6). — 5. Lösliche Sulfide, Thiosulfat, Sulfoantimonyl-Verbindungen: Das Filtrat von 2. darf durch Silbernitrat-Lsg. nicht gefärbt werden (Ned. 6). — 6. Antimontrioxid: 1 g Substanz wird mit 10 ml Weinsäure-Lsg. (1 = 20) geschüttelt und nach 15 Min. filtriert. 5 ml dieses Filtrates werden mit 1 Tr. Natriumsulfid-Lsg. versetzt. Dabei darf keine stärkere Fbg. oder Trbg. auftreten wie sie 5 ml einer Vgl.-Lsg. von Kaliumantimonyltartrat (274 mg/l) auf Zusatz von 1 Tr. Natriumsulfid-Lsg. zeigt (Ned. 6). — 7. Arsen: 100 mg Substanz werden mit 1 ml Salpetersäure eingedampft. Der Rückstand wird in 4 ml Salzsäure aufgenommen. Die Lsg. wird filtriert. Das Filtrat wird mit dem gleichen Vol. Hypophosphit-Lsg. versetzt und im Wasserbad erwärmt. Innerhalb von 15 Min. darf sich die Lsg. nicht verändern (Ned. 6).

Gehaltsbestimmung. 1. Etwa 400 mg Substanz werden genau gewogen und mit 13 ml Schwefelsäure zum Sieden erhitzt. Nach dem Abkühlen setzt man 30 ml W. und 10 ml Salzsäure zu, erwärmt auf 60° und titriert nach Zugabe von einigen Tr. Methylrot-Lsg. mit 0,1 n Kaliumbromat-Lsg. 1 ml 0,1 n Kaliumbromat-Lsg. entspr. 10,10 mg Sb_2S_5 (Ned. 6). — 2. Etwa 0,2 g Substanz, genau gewogen, werden in einem Erlenmeyerkolben von etwa 100 ml mit 25 ml 25%iger Salzsäure versetzt und erhitzt, bis die Rotfbg. verschwunden ist und unter Abscheidung von Schwefel Lösung erfolgt ist. Dann setzt man 10 ml 3%iges Wasserstoffperoxid hinzu, engt die Lsg. auf 5 bis 10 ml ein, filtriert und wäscht Kolben und Filter mit 25 ml Salzsäure nach. Zu der erkalteten Lsg. gibt man 1 bis 2 g Kaliumjodid und titriert nach etwa 30 Min. das freie Jod mit 0,1 n Natriumthiosulfat-Lsg. unter Verwendung von Särke-Lsg. als Indikator. 1 ml 0,1 n Natriumthiosulfat-Lsg. entspr. 6,09 mg Antimon bzw. 10 mg Sb_2S_5.

Aufbewahrung. In gut schließenden Gefäßen, vor Licht geschützt, an einem trocknen Ort.

Anwendung. In der Technik als Farbpigment, zum Färben und Vulkanisieren von Kautschuk und zu Feuerwerkskörpern (weißes Licht). Für Schiffsanstriche, als Zusatz zu Gläsern (Rubinglas). Zur Schädlingsbekämpfung. — Medizinisch wurde die Substanz früher in großen Gaben als brechenerregendes und abführendes Mittel verwendet, in kleinen Gaben als diaphoretisches und expektorierendes Mittel.

Antimonyl-Kaliumtartrat.

S. V, 384 unter Kalium stibyltartaricum.

Stibium Kalium Tartaricum.

S. V, 384 unter Kalium stibyltartaricum.

Stibio-Kalium tartaricum ad usum veterinarium

Helv. VI. Tartarus stibiatus ad usum veterinarium. Brechweinstein für tierarzneiliche Zwecke. Tartre stibié pour usage vétérinaire. Tartaro emetico per uso veterinario.

$C_4H_4O_7KSb \cdot \frac{1}{2}H_2O$ M.G. 333,9

Gehalt. 99,0 bis 103,0% (Helv. VI).

Eigenschaften. Farblose Kristalle oder weißes, krist. Pulver, geruchlos, lösl. in ca. 17 T. kaltem und 3 T. heißem W., praktisch unlösl. in 94%igem A. Die Substanz verwittert an der Luft allmählich.

Erkennung. 1. 0,5 g Substanz werden bis zum Verkohlen erhitzt. Der Rückstand wird nach dem Erkalten mit 5 ml W. ausgezogen. Das alkalisch reagierende Filtrat gibt die Identitätsrk. auf Kalium (Helv. VI). — 2. Das bei 1. erhaltene Filtrat wird mit 12%iger Essigsäure angesäuert, mit Natriumsulfid-Lsg. fällt ein orangeroter Nd. aus. Eine Probe dieses Nd. ist im Überschuß von Natriumsulfid-Lsg. lösl. (Helv. VI). — 3. Die Stamm-Lsg. gibt die Identitätsrk. auf Tartrat (Helv. VI). — Stamm-Lsg.: 0,5 g Substanz werden in 9 ml W. unter gelindem Erwärmen gelöst. Diese Lsg., die auch nach dem Erkalten klar (Calciumtartrat, Kaliumhydrogentartrat) und farblos sein muß, dient nach dem Verdünnen mit aufgekochtem W. auf 20 ml als Stamm-Lsg. (Helv. VI).

Prüfung. 1. Reaktion der Lösung: Die Stamm-Lsg. soll einen pH-Wert von 3,8 bis 6,0 haben (Helv. VI). — 2. Ammonium: In 70 mg Substanz dürfen Ammonium-Ionen nicht nachweisbar sein (Helv. VI). — 3. Arsen: 50 mg Substanz werden in 1 ml W. und 2 ml Natrium-hypophosphit-Lsg. gelöst. Nach $^1/_4$ Std. Erwärmen im Wasserbad darf sich die Mischung nicht braun verfärben. Im Zweifelsfalle wird nach dem Erkalten mit 3 ml W. verd. und mit 3 ml Ae. durchgeschüttelt. In der Grenzschicht darf keine braune Ausscheidung auftreten (Helv. VI). — 4. Calcium: In 3 ml Stamm-Lsg. dürfen Calcium-Ionen nicht nachweisbar sein (Helv. VI). — 5. Eisen: 5 ml Stamm-Lsg. + 3 ml 7%ige Salzsäure werden filtriert. Im Filtrat dürfen Eisen-Ionen nicht nachweisbar sein (Helv. VI). — 6. Chlorid: In 0,5 ml Stamm-Lsg. dürfen Chlorid-Ionen nicht nachweisbar sein. Statt 12%iger Salpetersäure wird 12%ige Essigsäure zugesetzt (Helv. VI). — 7. Sulfat: In 1 ml Stamm-Lsg. dürfen Sulfat-Ionen nicht nachweisbar sein. Statt 7%iger Salzsäure + 24%iger Bariumchlorid-Lsg. werden 12%ige Essigsäure und Bariumnitrat-Lsg. verwendet (Helv. VI). — 8. Oxalat, racemisches Tartrat: 3 ml Stamm-Lsg. + 2 ml Gipswasser müssen 5 Min. klar bleiben (Helv. VI).

Gehaltsbestimmung. Ca. 0,2 g Substanz, genau gewogen, + 0,2 g Weinsäure werden in 100 ml W. gelöst und unter Zusatz von 2 g Natriumhydrogencarbonat + 20 Tr. Stärke-Lsg. mit 0,1 n Jod-Lsg. bis zur bleibenden schwachen Blaufbg. titriert. 1 ml 0,1 n Jod-Lsg. entspr. 16,69 mg $C_4H_4O_7KSb \cdot {}^1/_2H_2O$ (Helv. VI).

Aufbewahrung. In gut verschlossenem Behälter.

Unverträglichkeiten. Alkalien, Mineralsäuren (Zers.); Eiweiß, lösl. Schwermetallsalze, Seifen, Sulfide, Tannin (Fllg.) (Helv. VI).

Anwendung. In der Veterinär-Medizin.

Antimonyl-Natriumtartrat.

S. VI A, 149 unter Sodium antimonyltartrate.

Stibium Natrium Tartaricum.

S. VI A, 149 unter Sodium antimonyltartrate.

Tartarus stibiatus.

S. V, 384 unter Kalium stibyltartaricum.

Tartarus stibiatus praecipitatus. Gefällter Brechweinstein.

$$C_4H_4O_6KSbO \cdot {}^1/_2H_2O \qquad\qquad M.G. 333,9$$

Herstellung. Eine heiße Lsg. von 2 T. Tartarus stibiatus in 6 bis 7 T. W. wird unter Um-rühren in 5 T. A. eingegossen. Nach dem Erkalten wird der Kristallbrei abfiltriert, mit A. gewaschen und bei gelinder Wärme getrocknet. Der A. kann durch Destillation wieder-gewonnen werden.

Eigenschaften. Sehr feines, weißes, krist. Pulver von gleicher Zusammensetzung und gleichem Verhalten wie der aus W. krist. Tartarus stibiatus.

Anwendung. Zur Herst. von Salben. Wegen der feinen, gleichmäßigen Verteilung ist er besser geeignet als gepulverter Brechweinstein.

Stibium-Anilinum tartaricum. Antimonyl-Anilintartrat.

$$[CH(OH)]_2(COOSbO)COONH_3C_6H_5 \qquad\qquad M.G. 380$$

Herstellung. Durch Erhitzen von Antimontrioxid mit Weinsäure und Anilin in ber. Menge.

Eigenschaften. Farblose Kristalle, leicht lösl. in W., schwer lösl. in A.

Aufbewahrung. Vorsichtig.

Anwendung. Die Substanz wurde s.c. oder i.v. bei Trypanosomeninfektionen verwendet. Oral verabreicht soll sie entgegengesetzt dem Brechweinstein wirken, nämlich das Erbrechen stillen.

Antimon-bisbrenzkatechin-disulfonsaures Natrium.

S. I, 973 unter Stibophenum.

Stibium-Natrium-bisbrenzkatechin-disulfonicum.

S. I, 973 unter Stibophenum.

Stibaminum glucosidum. Stibamin-glucosid. Stibamine glucoside. Stibamini glucosidum NFN.

$$C_6H_{11}O_5-NH-\underset{}{\bigcirc}-Sb\underset{OH}{\overset{OH}{=}}O$$

$C_{12}H_{18}NO_8Sb$ M.G. 426,03

p-Amino-benzol-stibonsäure-N-glucosid.

Gehalt. 28,9% Antimon.

Herstellung. Durch Kondensation von 4-Aminophenylstibonsäure mit Glucose in schwach alkalischem Milieu.

Eigenschaften. Cremefarbenes, geruchloses, amorphes Pulver, lösl. in W. Der pH-Wert einer 6%igen Lsg. ist zwischen 8,5 und 9,0. Die Lsg. dürfen nicht erwärmt werden.

Anwendung. Zur Behandlung von Protozoen-Infektionen, wie Schistosomiasis, Leishmaniasis u. a. Man injiziert i.v. oder auch i.m. 100 bis 200 mg in frisch bereiteter 4%iger Lsg. Die Dosis richtet sich nach dem Körpergew.

Dosierung. 100 mg auf 50 kg Körpergew. i.v. bzw. i.m. (bezogen auf das Natriumsalz der Verbindung).

Handelsformen. Glucostibamine sodique. Neostam (Burroughs Wellcome).

Stibaminglucosid-Natrium. Glucostibamine sodique. Glucostimidene sodique. Sodium stibanilate glucoside. Glucostibamine sodium. Glucostimidine sodium: $C_{12}H_{16}NO_8SbNa_2$, M.G. 469,99

Antimonii Sodii Thioglycollas. Stibii et Natrii Thioglycollas. Antimon-Natriumthioglykolat.

$$\underset{O-\!\!-\!\!-C=O}{\overset{S-CH_2-COONa}{\underset{|}{Sb}\overset{/}{\underset{S-CH_2}{\diagdown}}}}$$

$C_4H_4NaO_4S_2Sb$ M.G. 324,96

Darstellung. Durch Umsetzung von Antimontrichlorid mit Thioglykolsäure in W., in verd. Salzsäure oder in Ae.

Eigenschaften. Weißes, hygroskopisches Pulver, das sich unter Lichteinfluß verfärbt und beim Lagern einen leichten Geruch annimmt. Leicht lösl. in W., praktisch unlösl. in A.

Erkennung. 1. Zu einer 1%igen Lsg. gibt man 1 Tr. verd. Salzsäure und 2 Tr. einer 1%igen Eisen(III)-chlorid-Lsg.: Es entsteht eine vorübergehende Blaufbg. Nach Zugabe 1 Tr. verd. Ammoniak-Lsg. tritt Rotfbg. auf. — 2. Gibt man zu 3 ml einer 1%igen Lsg. 1 ml Natronlauge, so entsteht eine weiße Fllg. — 3. Man löst 100 mg Substanz in 2 ml W. und leitet Schwefelwasserstoff ein. Es entsteht eine orangefarbene Fllg., die in Ammoniumsulfid oder Natronlauge lösl. ist.

Prüfung. Trocknungsverlust: Höchstens 2,0%.

Gehaltsbestimmung. 600 mg Substanz werden in einer Mischung aus 25 ml Salzsäure und 250 ml W. gelöst. Nach Zugabe von 1 g Weinsäure erhitzt man zum Sieden, filtriert und wäscht mit W. nach. In das Filtrat wird Schwefelwasserstoff eingeleitet. Nach 30 Min. wird zum Sieden erhitzt und weitere 2 bis 3 Min. Schwefelwasserstoff eingeleitet. Der Nd. wird auf einem Glasfiltertiegel mit Schwefelwasserstoffwasser, A., Ae., Schwefelkohlenstoff, A. und Ae. gewaschen und 1 Std. bei 105° getrocknet und gewogen. 1 g des Nd. entspr. 0,7169 g Antimon. Der Faktor 1,913 ergibt den Geh. an $C_4H_4NaO_4S_2Sb$.

Aufbewahrung. Gut verschlossen, vor Licht und Feuchtigkeit geschützt.

Anwendung. Zur Behandlung von Schistosomiasis, Kala-Azar und Granuloma inguinale.

Dosierung. Übliche Dosierung 50 mg in 10 bis 20 ml jeden 3. oder 4. Tag i.m., i.v. oder s.c.

Stibogluconat-Natrium.

S. VI A, 166 unter Sodium stibogluconate.

Stibophenum.

S. I, 973.

Stibosaminum. Stibosamin.

$C_{48}H_{75}O_{23}N_8Sb_7$ M.G. 1984,43

2.2.4.4.6.6.8.10.10.12.12.14.14-Tridecahydroxy-2.6.10.14-tetrakis-(4-aminophenyl)-4.12-bis-(4-acetaminophenyl)-1.3.5.7.9.11.13.15-octaoxy-2.4.6.8.10.12.14-heptastiba^V-spiro-[7.7]-pentadecan-Diäthylamin.

Gehalt. 42 bis 43% 5wertiges Antimon.

Eigenschaften. Gelbes bis bräunliches Pulver, sehr gut lösl. in W., wobei kolloide Lsg. entstehen. pH einer 5%igen Lsg. 6,5 bis 7,6. Die 25%ige Lsg. ist ungefähr blutisotonisch. Die Lsg. sollen kurz vor dem Gebrauch hergestellt werden.

Anwendung. Zur Behandlung von Kala-Azar i.m. oder i.v. als 5—25%ige Lsg.

Handelsform. Neostibosan (Bayer, BRD). (s. auch I, 975)

Stibosan.

S. I, 975.

Stibocaptate

Stibocaptate.

S. Bd. VI A, 57 unter Natrii stibocaptas.

Stickstoff

Stickstoff

S. VI A, 239 ff. u. Nitrogenium.

Stickstoff, sauerstofffreier

S. VI, A, 239 ff. u. Nitrogenium.

Stickstoff-Lost.

S. Mustine Hydrochloride, II, 746.

Stickoxydul.

S. Lachgas, V, 424 und Nitrogenium monoxydatum, VI A, 245.

Stigmastanol

Stigmastanol. Dihydro-β-sitosterin. β-Sitostanol. Fucostanol. Spinastanol. Dihydro-β-tiosterol.

$C_{29}H_{52}O$ M.G. 416,74

Vorkommen. Die Substanz kommt zusammen mit β-Sitosterol und Stigmasterol vor; sie wird aus β-Sitosterol gebildet.

Eigenschaften. Große Kristallblättchen oder Tafeln, lösl. in M., A. und Chlf. Fp. = 138 bis 141°; $[\alpha]_D^{20} = +24 + 28°$ (c = 1,0 in Chlf.).

Monohydrat, $C_{29}H_{52}O \cdot H_2O$: Kristalle, Fp. = 138−139°. $[\alpha]_D^{20} = +25°$ (c = 1,1 in Chlf.).

Acetat, $C_{31}H_{54}O_2$: Fp. = 137−138°; $[\alpha]_D^{20} = +14°$ (c = 1,8 in Chlf.).

Benzoat, $C_{36}H_{56}O_2$: Fp. = 137°.

3,5-Dinitrobenzoat, $C_{36}H_{54}N_2O_2$: Fp. = 215°. $[\alpha]_D^{20} = +13,1°$ (c = 1,5 in Bzl.).

Anwendung. Ein Gemisch aus β-Sitosterin (80−90%) und Dihydro-β-sitosterin (10−20%) wird bei Hypercholesterinaemie verwendet.

Handelsformen. Cytellin (Lilly, Chodel); Nimbosterol; Positol; Sitosterol (Delalande).

Literatur. Med. Welt 1962, 2704.

Stigmasterin

Stigmasterin. Stigmasterol. Anti-stiffness Factor.

$C_{29}H_{48}O$ M.G. 412,70

24-Aethyl-cholestadien-(5,22)-ol-(3β).

Vorkommen. Die Substanz kommt in zahlreichen Pflanzen, sehr oft als Begleiter der Sitosterine vor.

Eigenschaften. Kristalle aus A., Schuppen aus Chlf. + A. Praktisch unlösl. in W., lösl. in den meisten org. Lsgm. Fp. = 168—170°. $[\alpha]_D^{21}$ = —51° (c = 2 in Chlf.). Die Substanz ist auch als Monohydrat bekannt.

Literatur. E. FERNHOLD: Liebigs Ann. Chem. *507*, 128 (1933); *508*, 215 (1934). E. FERN-HOLD und P. N. CHAKRAVORTY: Ber. Dtsch. Chem. Ges. *67*, 2021 (1934).

Stilbamidinum

Stilbamidini isethionas. Stilbamidinisethionat. Stilbamidine isethionate. Stilbamidin di-isaethionat.

$C_{16}H_{18}N_4 \cdot C_4H_{10}O_8S_2$ M.G. 516,59

4,4'-Vinylen-dibenzamidin, Bis-(2-hydroxy-aethansulfonat).

Eigenschaften. Weißes, geruchloses, lichtempfindliches, krist. Pulver, leicht lösl. in W., wenig lösl. in M., schwer lösl. in 95%igem A., praktisch unlösl. in Ae. Die Substanz färbt sich oberhalb 250° bräunlich und zers. sich oberhalb 290°. Der pH-Wert der 1%igen wss. Lsg. = 5,0—7,0. Lsg. von pH 4,7 sind sterilisierbar. $E_{1cm}^{1\%}$ in W. bei 330 nm = 750.

Erkennung. 1. Beim Tüpfeln der Substanz mit Ammoniummolybdat-Lsg. entsteht eine schwach blaue Fbg. (Empfindlichkeit: 1,0 μg). — 2. Wird 1 Tr. Substanz-Lsg. auf einem Objektträger mit 1 Tr. Kaliumjodid-Lsg. versetzt, so bilden sich kleine Kristallnadeln (Empfindlichkeit: 1 in 1000). — 3. Wird 1 Tr. Substanz-Lsg. auf einem Objektträger mit 1 Tr. Zinkchlorid-Lsg. versetzt, so bilden sich kleine krist. Stäbchen (Empfindlichkeit: 1 in 100).

Extraktion. Die Substanz kann aus wss. alkalischen Lsg. mit org. Lsgm. extrahiert werden.

Papierchromatographie. Bedingungen: s. Solanin 436. Detektion: UV-Licht: hellblaue Fluoreszenz. R_f = 0,02.

Dünnschichtchromatographie. Bedingungen: s. Solanin 436. Detektion: Saurer Jod-Platin-Spray. R_f = 0,04. — Saurer Jod-Platin-Spray: 100 ml Jod-Platin-Spray werden mit 2 ml Salzsäure versetzt. — Jod-Platin-Spray: 0,25 g Platinchlorid und 5 g Kaliumjodid werden in W. zu 100 ml gelöst.

Anwendung. Als Chemotherapeutikum gegen Leishmanien, Blasto- und Aktinomykose. Die Substanz wurde ferner bei Lymphogranulomatose vorgeschlagen. Sie wurde außerdem bei multiplem Myelom und Trigeminusneuralgie verwandt.

Dosierung. Jeden 2. Tag 3—5 mg pro kg durch i.v. Injektion.

Aufbewahrung. Gut verschlossen und vor Licht geschützt.

Handelsformen. Stilbamidine isethionate (Merrell, USA; nicht mehr im Handel); Stilbamidin (May und Baker).

Stilbazium

Stilbazii iodidum. Stilbaziumjodid. Stilbazium iodide. Stilbazi jodidum.

$C_{31}H_{36}JN_3$ M.G. 577,6

1-Aethyl-2,6-bis-(p-pyrrolidin-1-yl-styryl)-pyridinium-jodid.

Bemerkung. S. I, 953.

Eigenschaften. Lösl. in A. und verd. Essigsäure.

Extraktion. Die Substanz läßt sich aus wss. alkalischen Lsg. mit Chlf. extrahieren.

Papierchromatographie. Bedingungen: s. Solanin S. 436. Detektion: UV-Licht: orangefarbene Fluoreszenz. $R_f = 0,42$.

Dünnschichtchromatographie. Bedingungen: s. Solanin S. 436. Detektion: saurer Jod-Platin-Spray (s. Stilbamidine isethionate). $R_f = 0,10$.

UV-Absorptionsspektrum. Die Substanz zeigt, in 0,1 n Schwefelsäure vermessen, Maxima bei 227 nm ($E_{1cm}^{1\%} = 287$), 264 nm ($E_{1cm}^{1\%} = 274$) und 355 nm ($E_{1cm}^{1\%} = 310$) sowie Minima bei 245 nm und 309 nm.

IR-Absorptionsspektrum. Die Substanz zeigt, als Kaliumbromid-Preßling vermessen, folgende Hauptpeaks: 1174 oder 1538, 1582, 1510 cm^{-1}.

Anwendung. Als Anthelminticum.

Dosierung. Bis zu 15 mg pro kg ein- oder zweimal tägl., 3 Tage lang.

Handelsform. Monopar (Burroughs Wellcome, USA).

Literatur. J. Amer. Med. Ass. *184*, 227 (1963).

Stilboestrolum

Stilboestrolum

S. II, 165 u. Diaethylstilboestrolum.

Stilboestrolum dimethylatum

S. II, 170 u. Diaethylstilboestrolum dimethylicum.

Stilboestrolum dipropionylatum

S. II, 168 u. Diaethylstilboestrolum dipropionicum.

Stillingia

Stillingia silvatica Garden [St. silvatica (L.) Müll. Arg., Sapium silvaticum (Garden) Torr.]. Euphorbiaceae — Euphorbioideae — Hippomaneae. Stillingie. Stillingia. Queen's root. Queen's delight. Cock-up-hat. Silver leaf.

Heimisch in den südöstlichen Vereinigten Staaten, im Westen bis Kansas und Texas, Carolina, Florida, in Mittelamerika und in Brasilien.

Einhäusiges, ausdauerndes, 0,6 bis 1 m hohes Kraut mit wechselständigen, sitzenden, länglich-lanzettlichen, abgestumpften, fein gezackten Blättern, die an der Basis spitz zulaufen, mit handförmig gespaltenen Nebenblättern. Die gelben Blüten sind in Ähren angeordnet, oben die männlichen, unten die weiblichen. Beim Zerquetschen tritt Milchsaft aus.

Radix Stillingiae (silvaticae). Stillingiawurzel. Stillingia root. Queen's root. Yaw root. Raiz de stillingia. Raiz de estilingia.

Die getrockneten, im Spätherbst oder früh im Frühjahr gesammelten, gewöhnlich in kurze Querstücke zerschnittenen Wurzeln.

Die ganzen Wurzeln sind etwa 20 bis 30 mm lang, 20 bis 30 mm dick, etwas zylindrisch oder schwach spindelförmig, holzig und unbedeutend verzweigt. Die Außenseite rotbraun, bräunlich oder gelblich, schwach längsfurchig, der Bruch zähe, faserig.

Geruch eigentümlich, unangenehm; Geschmack bitter, scharf, beißend.

Mikroskopisches Bild. Der Kork aus derb- und braunwandigen Zellen, Borke stark ausgebildet. In der äußeren Innenrinde vereinzelt oder in Gruppen Zellen mit braunrotem, formlosem Inhalt (Harz) neben der Stärke, ferner zahlreiche Zellen mit großen Calciumoxalatdrusen und vereinzelte oder zu kleinen Gruppen vereinigte Bastfasern. In der inneren Partie der sekundären Rinde deutliche Anordnung von 2 Zellreihen breiten Markstrahlen und breiteren Rindenstrahlen. Die Rindenstrahlen aus derbwandigem Parenchym, sehr zahlreichen Kristallzellen, Streifen zusammengefallener Siebröhren und vereinzelten wie zu kleinen Gruppen vereinigten Bastfasern. Letztere lang, oft hin- und hergebogen, an den Enden knorrig, stark verdickt, meist weitlichtig. Im Holzkörper deutlich feinstrahlige Anordnung, die Markstrahlen ein- bis zweireihig, die Holzstrahlen oft nur 2 Zellen breit, aus Holzparenchym, wenigen Holzfasern und sehr spärlichen, nur in den breiteren Holzstrahlen reichlicheren, dann meist radial geordneten Gefäßen. Das holzige Zentrum ist von zahlreichen Tracheiden durchsetzt, die in 4 oder 5 radialen Reihen sehr regelmäßig angeordnet sind. Reichlich Stärke, die Körner rundlich mit exzentrischem Kernpunkt.

Inhaltsstoffe. 3 bis 4% äth. Öl, Stillingin (ein unbekanntes Alkaloid), ein Glykosid, fettes Öl, Harz mit Harzsäure, Silvacrol, Tannin, Stärke, Calciumoxalat. In den Samen etwa 30% fettes Öl.

Prüfung. Nach NF VI. Säureunlösliche Asche max. 2%; fremde Bestandteile max. 3%. Die Wurzel darf nicht länger als 2 Jahre aufbewahrt werden.

Wirkung. Der Saft der grünen Wurzel entzündet die Haut und erzeugt Schwellungen.

Anwendung. Die Wurzeln wurden fast nur in den USA verwendet als Laxans, Emeticum, Antisyphiliticum, Antiscrophulosum, sowie gegen Leber-, Galle- und Hautkrankheiten; in der Homöopathie bei sekundärer und tertiärer Lues.

Stillingia silvatica HAB 34.
Getrocknete Wurzel.

Arzneiform. Tinktur nach § 4 mit 60%igem Weingeist. Spez. Gew. etwa 0,90; Trockenrückstand 0,8 bis 1,9%.

Arzneigehalt. 1/10.

Stillingia silvatica HPUS 64. Queen's delight.
Die frische Wurzel.

Arzneiform. Urtinktur: Arzneigehalt 1/10. Stillingia, feuchte Masse mit 100 g Trockensubstanz und 150 ml W. = 250 g, dest. W. 250 ml, A. USP (94,9 Vol.-%) 637 ml zur Bereitung von 1 000 ml der Tinktur. — Dilutionen: D 2 (2×) enthält 1 T. Tinktur, 4 T. dest. W., 5 T. A.; D 3 (3×) und höher mit Alkohol HPUS (88 Vol.-%). — Medikationen: D 3 (3×) und höher.

Stillingia sebifera (L.) MICHX. [Sapium sebiferum (L.) ROXB.]. Siehe bei Sapium.

Stipa

Stipa tenacissima L. [Macrochloa tenacissima (L.) KUNTH.]. Poaceae — Pooideae — Stipeae. Esparto. Halfa. Alfa. Esparto-, Halfa-, Alfagras.

Heimisch in Spanien, Marokko, Algerien und Tunesien, ein Hartgras der Steppengebiete.

Inhaltsstoffe. Wachs mit etwa 23% Paraffinen ($C_{31}H_{46}$, wenig $C_{33}H_{68}$), etwa 19% freien Fettsäuren (C_{26} bis C_{32}), 1 bis 3% freien Wachsalkoholen (C_{24} bis C_{32}) und etwa 60% Estern.

Anwendung. Das Gras (Espartofaser und -stroh) wird zur Papier- und Faserproduktion, das als Nebenprodukt anfallende Wachs (Fibrowachs) in der wachsverarbeitenden Industrie verwendet.

Stipa robusta SCRIBN. (S. vaseyi SCRIBN.). Schlafgras. Sleepy grass.

Heimisch von Colorado bis Texas, in Arizona und Mexiko, auf trockenen Hochflächen und Bergen.

Ausdauerndes Gras, das aufrechte, 0,6 bis 1,2 m hohe Horste bildet. Blätter etwa 60 cm lang und 8 mm breit. Der Blütenstand ist eine grüne oder grüngelbe, endständige, bis zu 30 cm lange Rispe. An den Seitenästen aufwärts gerichtete, etwa 12 mm lange Härchen mit je einer etwa 2,5 cm langen, gedrehten Granne.

Inhaltsstoff. EPSTEIN et al. [Experientia (Basel) *20*, 390 (1964)] isolierten etwa 1,2% Diacetonalkohol.

Wirkung. In Mexiko wurden an Pferden Vergiftungen beobachtet, die zu Schläfrigkeit, Benommenheit, schwachem und unregelmäßigem Puls und Atmung führten. Nach EPSTEIN et al. (l. c.) wirkt sowohl frisches wie getrocknetes Schlafgras hypnotisch; Diacetonalkohol übt auf das Zentralnervensystem von Tieren eine dämpfende Wirkung aus.

Stipa viridela. Schlafgras (?).

Heimisch in den Südstaaten der USA.

Wirkung. Das Gras führt beim Weidevieh zu Vergiftungserscheinungen mit Unfähigkeit zu Bewegungen, Atemnot und Störungen bei der Harnentleerung.

STP

STP. DOM.

$C_{12}H_{19}NO_2$ M.G. 209,3

2,5-Dimethoxy-4.α-dimethylphenäthylamin.

Eigenschaften. Unlösl. in W., lösl. in Chlf. Fp. = 59°. Hydrochlorid: Weißes Pulver, lösl. in W. Fp. = 190°.

Erkennung. 1. Die Substanz gibt beim Tüpfeln mit Formaldehyd/Schwefelsäure eine Gelbfbg. (Empfindlichkeit: 0,1 µg). — 2. Die Substanz gibt beim Tüpfeln mit Ammoniummolybdat-Lsg. eine Gelbfbg. (Empfindlichkeit: 0,25 µg). — 3. Die Substanz gibt bei der Rk. nach Vitali eine Purpur-Braunfbg. (Empfindlichkeit: 0,1 µg). — 4. Wird 1 Tr. der Substanz-Lsg. auf einem Objektträger mit 1 Tr. Goldbromid-Lsg. versetzt, so bilden sich lange, irregular gekrümmte Nadeln (Empfindlichkeit: 1 in 400). — 5. Wird 1 Tr. Substanz-Lsg. auf einem Objektträger mit 1 Tr. Pikrolonsäure-Lsg. versetzt, so entstehen Rosetten von fein verzweigten Nadeln (Empfindlichkeit: 1 in 1 000).

Extraktion. Die Substanz kann aus wss. ammoniakalischen Lsg. mit org. Lsgm. extrahiert werden.

Papierchromatographie. Bedingungen: s. Solanin S. 436. Detektion: UV-Licht. $R_f = 0,57$.

Dünnschichtchromatographie. Bedingungen: s. Solanin S. 436. Detektion: Kaliumpermanganatspray. $R_f = 0,51$.

UV-Absorptionsspektrum. Die Substanz zeigt, in verd. Salzsäure vermessen, Maxima bei 214 nm, etwa 225 nm und 288 nm sowie ein Minimum bei 252 nm.

Wirkung. Die Substanz hat halluzinogene Wrkg. In Dosen von weniger als 3 mg verursacht sie eine leichte Euphorie. Dosen, die höher sind als 3 mg, verursachen halluzinogene Effekte, die etwa 8 Std. anhalten.

Streblus

Streblus asper LOUR. (Trophis aspera ROXB.). Moraceae — Moroideae — Moreae. Sibor. Sikora (Hindi) Khoi.

Heimisch in Indien, auf Ceylon, im südlichen China, in Thailand und im Indomalaiischen Gebiet.

Bis 15 m hoher, immergrüner, meist buschiger Baum, mit hellgrauer oder grünlicher, ziemlich glatter, später rissiger Rinde mit kleinen, warzenförmigen Lentizellen. 5 bis 6 mm dicke Wurzel mit dünnen Nebenwurzeln und grau bis gelbbrauner, längsgerunzelter, 3 bis 4 mm dicker Wurzelrinde mit Lentizellen.

Dünne, behaarte Ästchen mit 1 bis 5 cm langen, wechselständigen, spitzovalen, nach der Spitze hin schwach gezahnten Blättern mit rauher, sandpapierähnlicher Oberfläche. Die Blätter erscheinen oben dunkler als auf der Unterseite. Blüten achselständig, diözisch, selten monözisch, die männlichen in gestielten Köpfchen oder Ähren, einzeln oder zu 2 bis 4 zusammen. Die weiblichen Blüten einzeln, mit Hochblättern, die Kelchblätter umschließen den Fruchtknoten. Frucht gelb mit kleinen, ca. 4 bis 6 mm großen, pfefferartigen Samenkörnern.

Inhaltsstoffe. In der Rinde α-Amyrin, Lupeol und deren Acetate. In der Wurzelrinde über 30 Cardenolide; diese sind in erster Linie Glykoside des Digitoxigenins, Periplogenins und Strophanthidins und enthalten als wichtigste Zucker 2,3-Di-O-methyl-D-glucose und 2,3-Di-O-methyl-D-fucose. KHARE et al. [Helv. Chim. Acta *45*, 1515 (1962)] isolierten die Cardenolidglykoside Kamalosid, Fp. 174 bis 178°, Asperosid (3-Digitoxigenin-2,3-di-O-methyl-β-D-glycopyranosid), Fp. 198 bis 205°, Streblosid (3-Strophanthidin-2,3-di-O-methyl-β-D-fucopyranosid), Fp. 153 bis 158°, Indrosid, Fp. 222 bis 228°, Lucknosid, Fp. 253 bis 259°, eine Substanz F. Fp. 175 bis 182°, und 4 amorphe Substanzen unbekannter Struktur. Ferner ein Glykosid (keine Cardenolidstruktur), Fp. 210 bis 220°, mit 3-O-Methyl-D-glucose als Zucker und 5 weitere Glykoside. IYENGAR und PENDSE [Indian J. Pharm. *25*, 372 (1963)] isolierten ein Steroidglykosid, Fp. 113 bis 116°. BARUA et al. [J. Indian chem. Soc. *45*, 87 (1968)] isolierten aus der Rinde eine kristalline Verbindung $C_{26}H_{54}O_2$ (?), Fp. 98 bis 100°, ein Diol.

SINGH [Planta med. (Stuttg.) *11*, 191 (1963)] fand milchgerinnungsfördernde Enzyme, pflanzliche Labfermente und ein Glykosid $C_{19}H_{28}O_6$, Fp. 160°. Nach älteren Angaben ein giftiger Bitterstoff „Streblid". In den Blättern β-Sitosterin.

Wirkung. Nach SINGH (l. c.) besitzt die Pflanze arzneiliche Wirksamkeit gegen tuberkulöse Geschwülste, Lepra, Hämorrhoiden, Dysenterie, Elephantiasis und eitrige Affektionen. Die tox. Dosis des herzwirksamen Glykosids beträgt für die DL_{50} 86 mg/kg. Nach IYENGAR (l. c.) betrug die DL der Tinktur aus der Wurzelrinde bei Katzen 10,5 ml/kg.

Anwendung. Nach SCHALLER [Natural History Bulletin of the Siam Society *16* (1954)] wird in der Volksmedizin Thailands die Rinde gegen Dysenterie, Hämorrhoiden und Hautkrankheiten verwendet und zur Herstellung des Khoi-Papiers, das von weißen Ameisen nicht gefressen wird. Die Wurzel zur Behandlung von Knochenerkrankungen, Geschwüren, Rheuma und Hexenschuß. Die Blätter zur Nierenschmerzen und Laktagogum. Die Samen als appetitanregendes Tonikum und zur Verfälschung von Pfeffer. Nach SINGH (l. c.) könnte die Wurzel auf Grund der herzwirksamen Glykoside als Ersatz für Digitalis genommen werden, die in den Tropen nicht angebaut werden kann.

Streptocidum

Streptocidum album

S. II, 557.

Streptococcus lactis R-Faktor

Streptococcus lactis R-Faktor.

S. Acidum folicum, II, 709.

Streptodornasum

Streptodornasum NFN. Streptodornase BAN, DCF.

Die Streptodornase ist ein Enzym aus Kulturen verschiedener Rassen von Streptococcus haemolyticus, das Desoxyribonukleoproteide und Desoxyribonukleinsäure bis zu Purin- und Pyrimidin-Basen abzubauen vermag.

Die Streptodornase ist eine spezielle Desoxyribonuklease. Man kann Desoxyribonukleasen auch aus anderen Mikroorganismen, z.B. aus Pneumococcen oder aus Rinderpankreas gewinnen, doch sind es nicht die gleichen Enzyme. So depolymerisiert die von KUNITZ aus Rinderpankreas dargestellte die Desoxynukleinsäure nicht bis zu der Purin-Pyrimidinstufe.

Die Wrkg. der Streptodornase ist an das im Gewebe überall vorhandene Magnesium gebunden und erstreckt sich nur auf extrazelluläres Nukleoprotein oder auf Kerne degenerierter Zellen, nicht auf Kerne oder Nukleoprotein lebender Zellen. Eitrige Exsudate, deren Sedimente zu 30 bis 70% aus Desoxyribonukleoprotein und Desoxyribonukleinsäure bestehen, werden durch die Streptodornase rasch verflüssigt. Die Wirksamkeit des Fermentes steht in linearer Beziehung zur Konzentration und ist zwischen pH 7 und 8,5 am größten, optimal bei pH 7,5. Die Aktivität fällt mit steigender Temp., bes. im Bereich über 45°. Citrat und Heparin — nicht aber die untersuchten gebräuchlichen Arzneimittel — hemmen die Fermentwrkg. Streptodornase hat Antigen-Eigenschaften. Die gebildete „Antistreptodornase" vermag aber die Streptodornasewrkg. bei relativ hoher Streptodornasedosierung nicht wesentlich zu beeinflussen.

Handelsform. Varidase (mit Streptokinase) (Lederle, BRD, USA).

Anwendung. S. unter Streptokinase.

Streptokinasum

Streptokinasum NFN. Streptokinase BAN, DCF.

Streptokinase ist ein Coenzym aus Kulturen verschiedener Rassen von Streptococcus haemolyticus, das Plasminogen in Plasmin umwandelt. Ursprünglich wurde die Streptokinase als Fibrinolysin bezeichnet, später jedoch umbenannt, da ihre Wrkg. nicht auf Fibrin oder Fibrinogen gerichtet ist, sondern auf die Aktivierung eines fibrinolytischen Faktors im menschlichen Blut (Euglobinfraktion des Plasmas). Dieser Serumfaktor wird Plasminogen genannt (auch Euglobinfaktor, von Loomi Profibrinolysin, von Milestone Lysing factor genannt) und spaltet nach Aktivierung das Fibrin in Polypeptide, wodurch eine Verflüssigung von Blutklumpen und fibrinösen Exsudaten erfolgt. Die Aktivierung des körpereigenen fibrinolytischen Systems erfolgt über eine Anlagerung von Streptokinase an das Proaktivator-Plasminogenmolekül. Der auf diese Weise entstandene Komplex hat Aktivatoreigenschaft und bewirkt die Umwandlung von weiterem Proaktivatorplasminogen in das plasproteolytische Enzym Plasmin, das dann Fibrinolyse katalysiert.

Die Anwesenheit eines aktiven fibrinolytischen Fermentes im menschlichen Blut erklärt die langsame Verflüssigung von sterilen Blutklumpen, die lange Zeit in Reagenzgläsern aufbewahrt wurden und die Verflüssigung von Leichenblut. Blutgerinnung scheint Plasminogen in Plasmin zu verwandeln. Auch verschiedene andere Substanzen, wie Chlf. und Epinephrin, sind in der Lage, Plasminogen in Plasmin überzuführen. Doch wirkt die Streptokinase spezifischer und schneller.

Nach histologischen und radiologischen Untersuchungen induziert die Streptokinase die Lyse des Thrombus sowohl von außen als auch im Inneren, d. h., sie dringt in den Thrombus ein und aktiviert das am Fibringerinsel adsorbierte Plasminogen.

Unter dem Einfluß von Plasmin unterliegen unlösliches Fibrin und lösl. Fibrinogen einer milden Proteolyse, die zu kleineren, lösl. Proteinen oder großen Polypeptiden mit nur etwa 10% Nichtproteinstickstoff führt. Die maximale Wirksamkeit liegt bei pH 7,3 bis 7,6. Bei pH 5,0 wird die Streptokinase inaktiviert, kann jedoch durch Einstellen auf pH 7,3 bis 7,6 reaktiviert werden. Über pH 9,0 wird Streptokinase irreversibel inaktiviert.

Streptokinase selbst kann die Bildung von Antistreptokinase stimulieren, die die Umwandlung von Plasminogen in Plasmin durch Streptokinase spezifisch hemmt. Normalerweise wird die fibrinolytische Wrkg. des Serumfaktors durch Antiplasmin, einem Serumhemmstoff, verhindert. Streptokinase selbst erzeugt kein Antiplasmin. Durch die Erhöhung des Plasmingeh. durch Umwandlung von Plasminogen verschiebt sich aber das Gleichgew. von Plasmin zu Antiplasmin, so daß keine Fibrinolyse eintritt. Man nimmt an, daß das Gleichgew. Plasmin/Antiplasmin unter der Kontrolle der Hypophyse steht. Die Neigung zu erhöhter Fibrinolyse im Schock kann durch Produktion der nötigen Menge NNR-Hormonen gebremst werden.

Anwendung. Bei tiefen und ausgedehnten Venenthrombosen, bei akuten und chronisch rezidivierenden Lungenembolien, akuten peripheren, arteriellen Embolien und Thrombosen sowie chronischen Arterienverschlüssen und Stenosen, sofern keine chirurgische Indikation vorliegt. Bei frischem Myocardinfarkt, bei Verschlüssen der Zentralgefäße des Auges, bei Rethrombosierung nach Embol- und Thrombektomien.
▸ Absolute Kontraindikationen: Manifeste oder kurz zurückliegende Blutungen, hämorrhagische Diathesen (ausgenommen Verbrauchskoagulopathie); latente, lokale Blutungsbereitschaft (z. B. Magen-Darm-Ulcera, vorangegangene translumbale Aortographie); frische Operationen, Streptococceninfektionen (z.B. akutes rheumatisches Fieber, akute Glomerulonephritis u. a.); Hypertonie (systolischer Wert über 200 mm Quecksilber oder diastolisch über 100 mm Quecksilber); Sepsis, Endocarditis lenta, akute Pankreatitis.
Relative Kontraindikationen: Schwerer Diabetes mellitus, Leberzirrhose, Bronchiektasen mit Neigung zu Hämoptysen, aktive Lungentuberkulose, vorgerücktes Alter des Patienten (ab 75. Lebensjahr), Vorbehandlung mit Heparin und/oder Cumarin, Urolithiasis, Patienten mit Blasenverweilkatheter, Intubation, vor der 18. Schwangerschaftswoche und unmittelbar post partum. Bei vitaler Indikation ist das Risiko der Erkrankung gegenüber dem der Therapie abzuwägen.

Anwendung und Dosierung. Streptokinase wird i.v. in kontinuierlicher Dauertropfinfusion verabreicht. Die Dauer der Lyse-Therapie hängt von der Indikation und dem klinischen Erfolg ab. Bei ausgedehnten peripheren Thrombosen ist im allgemeinen eine mehrtägige Streptokinasetherapie erforderlich. Beim akuten Myocardinfarkt wird eine 16stündige fibrinolytische Therapie als ausreichend angesehen.

Verträglichkeit. Kopf- und Rückenschmerzen, flüchtige Temp.-Erhöhungen sowie Blutungen (Hämaturie, Hämatome) und allergisch-anaphylaktische Reaktionen sind beobachtet worden.

Lagerung. Bis $+25°$.

Handelsformen. Kabikinase (Deutsche Kabi, BRD); Streptase (Beringwerke, BRD).

Allgemeines Dosierungsschema für die thrombolytische Therapie mit Streptase
Nach Behring-Codex (1977/1978)

Erhebung der Anamnese zur Ermittlung von Kontraindikationen und einer evtl. Vorbehandlung mit Antikoagulantien.

Bei Vorbehandlung mit Heparin ist eine initiale Inaktivierung der Heparin-Wrkg. mit Protaminsulfat oder -chlorid erforderlich.

Initialdosis	Erhaltungsdosis		
Streptase 250000 I. E. in 50 ml physiol. NaCl-Lösung in 30 Minuten infundieren entspricht etwa 30 Tropfen/Min.	Streptase 750000 I. E. in 500 ml Haemaccel® in $7^{1}/_{2}$ Std. infundieren Dosis/Std.: 100000 I. E. entspricht etwa 17 Tropfen/Min.	Streptase 750000 I. E. in 500 ml Haemaccel® in 8 Std. infundieren Dosis/Std.: etwa 100000 I. E. entspricht etwa 15 Tropfen/Min.	Streptase Fortsetzung der Therapie mit etwa 100000 I. E. pro Stunde, d. h. wie zwischen der 8. und 16. Stunde

0 Std.   **1/2**   **8**   **16**

a   **b**   **c**

Nachbehandlung mit Antikoagulantien			
Cumarin-Derivate			Fortsetzung der Antikoagulan-tien-Therapie mit Cumarin-Derivaten entsprechend dem Quickwert
Heparin 7500 I. E. als Dauertropf-infusion innerhalb von 12 Stunden	Heparin 10000 I. E. als Dauertropf-infusion innerhalb von 12 Stunden	Heparin Fortsetzung der Infusion entsprechend der Plasma-thrombinzeit	

0 Std.   **12**   **24**   **36**

d   **e**   **f**   **f**

a Vor Verabreichung der Initialdosis: Ausgangswerte von Plasmathrombinzeit und Quickwert (sollen im Normalbereich liegen), evtl. Streptokinase-Resistenztest (Test-Streptokinase*).

b Plasmathrombinzeit. Therap. erwünschte *Verlängerung 2—4fach* vom Ausgangswert *bis zum Ende der Therapie*. Bei Werten über 2 Minuten mehrstündige Verdoppelung der Stundendosis. Dadurch sinkt die Plasmathrombinzeit weiter ab.

c Plasmathrombinzeit. Ab 2. Tag 1—2malige Kontrolle täglich. Bei deutlicher Normalisierungstendenz der Plasmathrombinzeit mehrstündige Reduzierung der Stundendosis auf 50000 I. E. Streptase bzw. 800 bis 1000 I. E. Heparin i.v./Std. simultan mit 100000 I. E./Std. Streptase.

d Vor Beginn der Heparin-Infusion ohne Streptokinase: Plasmathrombinzeit (Test-Thrombin*).

e Vor Beginn einer weiteren Heparin-Infusion: Plasmathrombinzeit.

f Quick-Wert (10 bis 25%) in Abhängigkeit vom verwendeten Thromboplastin-Reagenz, z. B. Thromborel*.

Bei allergischen Reaktionen (selten): Corticosteroide, z. B. Urbason solub. forte in hoher Dosierung, Adrenalin und Antihistaminica.

Nach Besserung Streptase-Therapie forstsetzen.

Bei Blutungen (selten): Antagosan initial 100000 KIE, anschließend 200000 bis 300000 KIE i.v. über 3 bis 4 Studnen in Kombination mit Epsilon-Aminocapronsäure Behringwerke. Blutungen aus Stichkanälen sind im allgemeinen keine Indikation für Antifibrinolytika.

* Hersteller: Behringwerke AG

Streptolysin

Streptolysin O 2. AB — DDR.

Bemerkung. S. auch VII A, 560.

Es handelt sich um ein antigen wirkendes, sauerstoffempfindliches Exotoxin von Streptokokken der serologischen Gruppen A, C (human) und G, die β-Hämolyse hervorrufen.

Die Streptolysin O enthaltenden Kulturmedien geeigneter Streptokokkenstämme werden nach Entfernung der Bakterien mit Natriumpyrosulfit behandelt, anschließend lyophilisiert und unmittelbar vor der Verwendung der Deklaration entsprechend gelöst.

Die Substanz besitzt die spezifische Wirksamkeit, Erythrozyten aufzulösen. Die Substanz dient der Best. des Antistreptolysins im Serum von Menschen nach einer Infektion mit Streptokokken der serologischen Gruppen A, C (human) und G und speziell der Abgrenzung von streptokokkenbedingtem akutem oder sekundär-chronischem Rheumatismus gegenüber anderen Formen.

Die Mindesthämolysedosis der Substanz darf für 0,5 ml Blutkörperchenaufschwemmung höchstens 0,032 ml betragen. Die spez. Wirksamkeit von höchstens 0,4 ml der der Deklaration entsprechend verd. Substanz wird von einer Internationalen Einheit Antistreptolysin-O-Standard soweit aufgehoben, daß 0,5 ml Blutkörperchenaufschwemmung Teilhämolyse zeigen (2. AB — DDR).

Herstellung. Die Substanz wird durch Züchtung ausgewählter Streptokokkenstämme auf Bouillonmedien oder halbsynthetischen Medien meist unter Zugabe reduzierender Substanzen gewonnen. Die Zugabe reduzierender Substanzen steigert die Streptolysinausbeute. Sie verhindert weiterhin die Oxydation des gebildeten Antigens und vermag in gewissem Maße inaktiviertes Streptolysin O wieder zu reduzieren und damit zu reaktivieren. Als Reduktionsmittel kommen Natriumthioglycolat, Thioglycolsäure, Cystein oder Natriumhydrogensulfid in Frage. Ein reines Streptolysin O konnte trotz intensiver Arbeiten zahlreicher Autoren noch nicht hergestellt werden. Nach bisher erarbeiteten Kenntnissen ist es ein Protein mit hohem Molekulargew. und verhältnismäßig hohem Schwefelgeh. in Form von Disulfid- und Sulfhydrilgruppen. Aus Streptolysinhydrolysaten konnten Aminosäuren papierchromatographisch nachgewiesen werden (DAB 7 — DDR/Komm.).

Eigenschaften. Klare, schwach gelbliche Fl. von charakteristischem Geruch.

Bestimmung der biologischen Wirksamkeit.

Nummer	Milliliter Substanz bzw. Verdünnung der Substanz	Milliliter Natriumchloridlösung (0,90 g/100,0 ml)	Milliliter Substanz in der Mischung
	Substanz		
1	1,00	1,00	1,0
2	0,50	1,50	0,5
3	0,250	1,750	0,25
4	0,125	1,875	0,125
	Verdünnung der Substanz 1:10		
5	0,630	1,370	0,063
6	0,320	1,680	0,032
7	0,160	1,840	0,016
8	0,080	1,920	0,008
	Verdünnung der Substanz 1:100		
9	0,400	1,600	0,004
10	0,200	1,800	0,002
11	0,100	1,900	0,001
12	0,050	1,950	0,0005

a) Bestimmung der Mindesthämolysedosis: Von der Substanz werden mit Natrium-chlorid-Lsg. (0,90 g/100,0 ml) die Verdünnungen 1:10 und 1:100 hergestellt. In Rg.-Gläsern werden aus der Substanz mit Natriumchlorid-Lsg. (0,90 g/100,0 ml) die Mischungen 1—4, aus der Verdünnung der Substanz 1:10 mit Natriumchlorid-Lsg. (0,90 g/100,0 ml) die Mischungen 5—8 und aus der Verdünnung der Substanz 1:100 mit Natriumchlorid-Lsg. (0,90 g/100,0 ml) die Mischungen 9—12, wie in der folgenden Tabelle angegeben, hergestellt.

Jeder Mischung werden 0,50 ml Schaf-Blutkörperchenaufschwemmung zugesetzt. Diese Mischungen werden in einem Wasserbad von 37 ± 1° 45 Min. und anschließend bei 20° 120 Min. aufbewahrt. Danach wird diejenige Mischung ermittelt, die bei der höchsten Verdünnung der Substanz noch Teilhämolyse zeigt. Diese Mischung darf höchstens 0,032 ml Substanz enthalten (s. Tab. S. 559).

b) Antistreptolysin-O-Bindungsvermögen: Antistreptolysin-O-Standard wird mit Natriumchlorid-Lsg. (0,90 g/100,0 ml) so verdünnt, daß die Verdünnung je ml eine I.E. enthält (Verdünnung S). Die Substanz wird der Deklaration entsprechend verd. (Verdünnung V). Aus der Verdünnung V und Natriumchlorid-Lsg. (0,90 g/100,0 ml) werden in Reagenzgläsern die in der folgenden Tabelle angegebenen 6 Mischungen hergestellt.

Nummer	1	2	3	4	5	6
Milliliter Verdünnung *V*	0,100	0,120	0,140	0,160	0,180	0,200
Milliliter Natriumchloridlösung (0,90 g/100,0 ml)	1,400	1,380	1,360	1,340	1,320	1,300

Jeder Mischung werden 0,50 ml der Verdünnung *S* zugesetzt. Die Mischungen werden in einem Wasserbad von 35 ± 1° 25 Min. aufbewahrt. Anschließend werden allen Mischungen 0,50 ml Schaf-Blutkörperchenaufschwemmung zugesetzt. Diese Mischungen werden in dem gleichen Wasserbad 45 Min. und anschließend bei 20° 120 Min. aufbewahrt. Danach wird diejenige Mischung ermittelt, die Teilhämolyse zeigt. Diese Mischung darf höchstens 0,200 ml der Verdünnung *V* enthält (2. AB — DDR).

Aufbewahrung. In evakuierten oder mit Stickstoff gefüllten Ampullen, vor Licht geschützt, an einem sehr kühlen Ort. Höchstens 1 Jahr nach Abschluß der staatlichen Prüfung (2. AB — DDR).

Wirkung und Anwendung. In der Rheumatologie dient die Antistreptolysinrk. zur Abgrenzung von streptokokkenbedingtem akutem, aber auch von sekundär chronischem Rheumatismus gegenüber primär chronischem Rheumatismus, dem andere Ursachen zugrunde liegen. Die Antistreptolysinrk. ist kein Verfahren der Rheumadiagnostik schlechthin, sondern ein Verfahren zur Suche streptokokkenbedingter Erkrankungen. Sie zeigt alle Erkrankungen, die durch β-hämolysierende A-Streptokokken hervorgerufen werden, wie z. B. Endocarditis, Sepsis, Erysipel, Puerperalfieber usw. auf indirektem Wege über die Antikörper mit hinreichendor Genauigkeit an. Da der Organismus zur Antikörperbildung Zeit benötigt, gelingt der Nachweis der Erhöhung des Antistreptolysin-O-Titers niemals zum Zeitpunkt der Infektion, sondern erst nach einigen Tagen oder Wochen post infectionem. Umgekehrt sind schnell eintretende, klinische Remissionen nicht von einem gleichzeitigen, sondern später einzusetzenden Abfall des Antistreptolysin-O-Titers zur Norm gefolgt.

Da jeder Mensch natürlicherweise mit A-Streptokokken in Berührung kommt, sind Antistreptolysin-O-Titer von 25—200 IE/ml als Normalwert zu betrachten. Darüber oder darunter liegende Werte geben in Abhängigkeit von Umwelt, Lebensalter und geographischer Lage Dinweise auf pathologische Zustände, deren Bedeutung unterschiedlich beurteilt wird (nach HAB 7 — DDR, Komm.).

Streptomycinum

Streptomycinum.

S. Bd. I, 1068.

Streptomycinum sulfuricum

S. I, 1074.

Streptomycinum-calcium chloratum

S. I, 1079 u. Streptomycini et Calcii Chloridum.

Streptomycinum combinatum Jap. 71. Combined Streptomycin.

Bemerkung. Es handelt sich um eine Mischung von Streptomycinsulfat und krist. Dihydrostreptomycinsulfat oder Dihydrostreptomycinsulfat gleicher Wirksamkeit. (vgl. I, 1086).

Eigenschaften. Weißes oder hellgelblich-weißes Pulver, geruchlos, leicht lösl. in W., praktisch unlösl. in A., Ae. und Chlf.

Dosierung. Tägl. 1—2 g i.m. (Jap. 71).

Streptotibine.

$$\left[\text{N} \diagdown \diagup \text{—CO—NH—N=} \overset{\overset{\text{CH}_3}{|}}{\text{C}} \text{—COOH} \right]_3 \cdot C_{21}H_{41}N_7O_{12}$$

$C_{48}H_{68}N_{16}O_{21}$ M.G. 1205,20

Salz des Dihydrostreptomycins mit Brenztraubensäureisonicotinoylhydrazon.

Eigenschaften. Hygroskopisches, kristallines Pulver aus M. + Ae. Fp. = 115°. Die wss. Lsg. der Substanz (1 g/5 ml) hat einen pH-Wert von 6,8 bis 7,2. Absorptionsmax. in W. bei 265 nm ($E_{1cm}^{1\%} = 295$).

Anwendung. Als Tuberkulostaticum.

Streptoniazidum

Streptoniazidum NFN. Streptoniazide DCF. Streptoniazid. Streptonicozid.

$C_{27}H_{44}N_{10}O_{12}$ M.G. 700,70

(Isonicotinoyl-hydrazono)-streptomycin.

Darstellung. Durch Kondensation von Streptomycinsalzen und Isonicotinsäurehydrazid in M.

Eigenschaften. Trihydrochlorid, $C_{27}H_{47}Cl_3N_{10}O_{12}$, farblose Kristalle, die sich bei ca. 200° zersetzen. Leicht lösl. in W., teilweise lösl. in M. In konz. wss. Lsg. der Substanz tritt Hydrolyse ein. In verd. Lsg. erfolgt vollständige Dissoziation in die einzelnen Komponenten. Sesquisulfat, $C_{27}H_{44}N_{10}O_{13} \cdot 1^1/_2 H_2SO_4$, farblose Kristalle, die sich bei ca. 230° zersetzen, leicht lösl. in W. unter Dissoziation in verd. Lsg.

Anwendung. Als Tuberkulostatikum.

Handelsformen. Streptoconin (Consolidated Midlands); Streptohydrazid (Pfizer); Strinazina; Streptoniazid „Le Brun" (Sulfat, Le Brun, Frankreich).

Streptonigrinum

Streptonigrinum. Streptonigrin USAN. Rufocromomycin.

$C_{25}H_{22}N_4O_8$ M.G. 506,46

5-Amino-6-(7-amino-5,8-dihydro-6-methoxy-5,8-dioxo-2-chinolyl)-4-(2-hydroxy-3,4-dimethoxy-phenyl)-3-methyl-picolinsäure.

Darstellung. Antibioticum aus Streptomyces flocculus oder Streptomyces rufochromogenus.

Eigenschaften. Kaffeebraune oder fast schwarze Kristallplättchen aus Aceton oder Dioxan, die sich bei 275° zersetzen. Die Substanz reagiert schwach sauer. pk_a 6,2—6,4 in einer Lsg. W./Dioxan = 1:1. Lösl. in Dioxan, Pyridin, Dimethylformamid und wss. Natriumbicarbonat-Lsg. unter Zers.; wenig lösl. in W., niederen Alkoholen, Äthylacetat und Chlf.

Anwendung. Als antineoplastisch wirksames Antibioticum.

Handelsformen. Nigrin (Pfizer); Gruneomycin.

Streptovarycinum

Streptovarycinum NFN. Streptovarycin. Streptovaricin. Streptovarysin.

Bemerkung. Es handelt sich um ein Antibiotikum aus Kulturen von Streptomyces variabilis, das aus mehreren Verbindungen, die eng miteinander verwandt sind, besteht.

Eigenschaften. Gelbe Kristalle aus Äthylacetat + Hexan. Die Substanz reagiert neutral oder schwach sauer und hydrolysiert bei Behandlung mit verd. Alkali. Sie ist bei Raumtemp. 3—4 Tage bei pH 2,0—6,0 stabil. Wird die Substanz 2—3 Tage bei Raumtemp. bei pH 7,8 aufbewahrt, verliert sie allmählich an antibiotischer Aktivität.

Streptovaricin A: Gelbe Kristalle, Fp. = 195—200°. $[\alpha]_D^{24} = +618°$ (in Chlf.); die Substanz hat in 95%igem A. folgende Absorptionsmaxima: 245, 260, 320 und 430 nm ($E_{1cm}^{1\%}$ 4189, 3521, 1398 und 1362).

Streptovaricin B: Gelbe Kristalle, Fp. = 182—184°. $[\alpha]_D^{24} = +454°$ (in Chlf.). Die Substanz zeigt, in 95%igem A. vermessen, folgende Absorptionsmaxima: 245, 266, 320 und 432 nm ($E_{1cm}^{1\%} = 4083, 3385, 1401$ und 1097).

Streptovaricin C: Gelbe Kristalle, Fp. = 168—171°. $[\alpha]_D^{24} = +317°$ (in Chlf.). Die Substanz zeigt, in 95%igem A. vermessen, folgende Absorptionsmaxima: 245,5, 260, 320 und 430 nm ($E_{1cm}^{1\%} = 4435, 3897, 1531$ und 1219).

Streptovaricin D: Gelbe Kristalle, Fp. = 115—118°. $[\alpha]_D^{24} = +102°$ (in Chlf.). Die Substanz zeigt, in 95%igem A. vermessen, folgende Absorptionsmaxima: 246, 264, 320 und 433 nm ($E_{1cm}^{1\%} = 4314, 3703, 1477$ und 1053).

Streptovaricin E: Gelbe Kristalle, Fp. = 102—105°. $[\alpha]_D^{24} = +164°$ (in Chlf.). Die Substanz zeigt, in 95%igem A. vermessen, folgende Absorptionsmaxima: 245, 273, 320 und 437 nm ($E_{1cm}^{1\%} = 3822, 3469, 1904$ und 919).

Anwendung. Als Antibioticum.

Handelsform. Dalacin (Upjohn, USA).

Literatur: Fortschr. Arzneimittelforschg. 7, 244 (1964).

Strobilanthes

Strobilanthes flaccidifolius NEES. Acanthaceae — Acanthoideae — Ruellieae.

Im tropischen Asien wegen ihrer bunten Laubblätter beliebte Pflanze.

Inhaltsstoff. Indican.

Anwendung. Die Blätter, Folia Strobilanthi flaccidifolii, als Adstringens verwendet.

Strobilanthes crispus. Daoen Ketji Beling.

Inhaltsstoffe. In den Blättern reichlich Kaliumsalze und Kieselsäure.

Anwendung. Als Nieren-, Blasen- und Gallenmittel und als Ersatz der Blätter von Orthosiphon stamineus BENTH.

Strobilanthes callosus NEES.

In Indien als giftige, Gastroenteritiden erzeugende Pflanze bekannt.

Strontium

Strontium. Strontium metallicum.

Sr   A.G. 87,63

Vorkommen. Strontium findet sich als Strontiumcarbonat, $SrCO_3$, im Strontianit (außer an anderen Fundorten bei Strontian in Schottland) und als Sulfat, $SrSO_4$, im Coelestin. Das Metall wird durch Elektrolyse von geschmolzenem Strontiumchlorid gewonnen. Die Salze des Strontiums werden dargestellt durch Auflösen von Strontianit oder von Strontiumsulfid in Säuren. Letzteres wird durch Glühen von Coelestin mit Kohle erhalten.

Eigenschaften. Silberweißes, ziemlich zähes, biegsames und walzbares Metall, weicher als Blei, wird an der Luft schnell gelb und überzieht sich mit einer grauen Oxydschicht, verbrennt an der Luft beim Erhitzen mit karminroter Flammenfbg., lösl. in verd. Salz-, Salpeter- und Schwefelsäure unter Wasserstoffentwicklung, setzt sich auch mit W., Äthylalkohol, Methanol, Eisessig, Acetessigester und Anilin unter Wasserstoffentwicklung um. Löslich in fl. Ammoniak mit tiefblauer Farbe. $d_4^{20} = 2,6$. Fp. = 757°. Kp. = 1366°. Strontium bildet beim Erhitzen mit Wasserstoff ein Hydrid, mit Stickstoff ein Nitrid.

Erkennung. 1. Strontiumverbindungen färben die Flamme karminrot. — 2. Aus Lsg. der Strontiumsalze wird durch Schwefelsäure oder Sulfate weißes Strontiumsulfat gefällt, das in etwa 7000 T. W. lösl. ist. — 3. Kaliumchromat fällt Strontiumsalze in essigsauren Lsg. nicht (Unterschied zum Barium). Strontiumchlorid ist in A. lösl., Bariumchlorid nicht. Strontiumnitrat ist in A. unlösl., Calciumnitrat ist lösl.

Aufbewahrung. Unter Fl., die wie fl. Paraffin keinen Sauerstoff und kein W. enthalten oder in luftleeren Glasröhren eingeschlossen.

Anwendung. Technisch in Form der Salze zu Feuerwerk, in der Radioröhrenindustrie als Gitterstoff zum Abfangen von Gasresten.

Strontium—80 und Strontium—90. S. I, 547

Strontium acetate NF XIV. Strontium aceticum. Strontiumacetat. Essigsaures Strontium.

$Sr(CH_3COO)_2 \cdot \frac{1}{2} H_2O$ M.G. 214,72
                                                                wasserfrei M.G. 205,72

Gehalt. Mindestens 99% (NF XIV).

Bemerkung. Die Substanz ist in der NF XIV als Rg. enthalten.

36*

Eigenschaften. Weißes, krist. Pulver, leicht lösl. in W. (etwa 1 + 2,8 bei 27°), wenig lösl. in A. Die wss. Lsg. der Substanz reagiert gegen Lackmus neutral. d = 2,099. Die Substanz ist auch als Tetrahydrat bekannt, das bei 150° das Kristallwasser verliert und bei stärkerem Erhitzen in Carbonat übergeht.

Prüfung. 1. Unlösliche Verunreinigungen: 10 g Substanz dürfen nicht mehr als 2 mg unlösl. Verunreinigungen enthalten (0,02%) (NF XIV). — 2. Freies Alkali oder freie Säure: 3 g Substanz werden in 30 ml W. gelöst und mit 3 Tr. Phenolphthalein-Lsg. versetzt. Dabei darf keine Rosafbg. auftreten. Anschließend wird mit 0,1 n Natronlauge bis zur Rosafbg. titriert. Dabei dürfen höchstens 300 μl 0,1 n Natronlauge verbraucht werden (NF XIV). — 3. Barium: 1 g Substanz wird in 10 ml W. gelöst und mit 1 Tr. Eisessig und 5 Tr. Kaliumdichromat-Lsg. (1 in 10) versetzt. Dabei darf innerhalb von 2 Min. keine Trbg. auftreten (etwa 0,02%) (NF XIV). — 4. Calcium: 1 g Substanz wird vollständig verascht. Der Rückstand wird mit einer Mischung aus 3 ml Salpetersäure und 10 ml W. erwärmt, filtriert und mit 5 ml W. gewaschen. Das Filtrat wird zur Trockne eingedampft. Der Rückstand wird pulverisiert und 3 Std. bei 120° getrocknet. Das getrocknete Pulver wird mit 15 ml abs. A. 10 Min. am Rückfluß gekocht, in Eis abgekühlt und filtriert. Die Extraktion wird mit 10 ml abs. A. wiederholt. Die vereinigten Filtrate werden zur Trockne eingedampft, mit 500 μl Schwefelsäure versetzt und verascht. Das Gew. des Rückstandes darf höchstens 10 mg betragen (0,3% Ca) (NF XIV). — 5. Chlorid: 1 g Substanz wird in 50 ml W. gelöst und, wenn nötig, durch ein chloridfreies Filter filtriert. 25 ml der Lsg. werden mit 1 ml Salpetersäure und 1 ml Silbernitrat-Lsg. versetzt. Dabei darf eine eventuell auftretende Trbg. nicht stärker sein als eine, die durch 100 μg Chlorid-Ionen in einem gleichen Vol. Lsg. die gleiche Menge Rg. enthält wie die Prüf-Lsg. (0,01%) (NF XIV). — 6. Schwermetalle: 4 g Substanz werden in etwa 20 ml W. gelöst und mit W. auf 30 ml verd. Zur Herst. der Vgl.-Lsg. werden 5 ml dieser Lsg. mit 20 μg Blei-Ionen versetzt und mit W. auf 25 ml verd. Als Prüf-Lsg. werden die verbleibenden 25 ml verwendet. Der pH beider Lsg. wird auf 3,0 bis 4,0 mit verd. Essigsäure oder Ammoniak-Lsg. eingestellt. Dann wird mit W. auf 40 ml verd. und gemischt. Zu jeder Lsg. gibt man 10 ml Schwefelwasserstoffwasser und mischt gut durch. Eine eventuell entstehende Fbg. der Prüf-Lsg. darf die der Vgl.-Lsg. nicht übersteigen (0,001%) (NF XIV). — 7. Eisen: 1 g Substanz darf höchstens 10 μg Eisen enthalten (0,001%) (NF XIV). — 8. Alkalisalze: 2 g Substanz werden in 80 ml W. gelöst, zum Sieden erhitzt und mit einem Überschuß Ammoniumcarbonat-Lsg. versetzt. Man kocht 5 Min. lang, verd. mit W. auf 100 ml und filtriert. 50 ml des Filtrates werden eingedampft bis zur Trockne und geglüht. Das Gew. des Rückstandes darf höchstens 3 mg betragen (0,3%) (NF XIV). — 9. Nitrat: 1 g Substanz wird in 10 ml W. gelöst und mit 100 μl Indigokarmin-Lsg. und dann mit 10 ml Schwefelsäure versetzt. Die blaue Fbg. muß 5 Min. bestehen bleiben (etwa 0,01% NO$_3$) (NF XIV).

Gehaltsbestimmung. Etwa 3 g Substanz, genau gewogen, werden sorgfältig in einem Platintiegel verascht. Nach dem Abkühlen bringt man den Tiegel mit dem Rückstand in ein Becherglas und versetzt mit 50 ml W. und 40,0 ml 1 n Salzsäure. Dann wird 30 Min. oder länger zum Sieden erhitzt, filtriert, mit heißem W. gewaschen, bis das Waschw. neutral reagiert, mit Methylrot-Lsg. versetzt und die überschüssige Säure mit 1 n Natronlauge titriert. 1 ml 1 n Salzsäure entspr. 107,4 mg Sr(CH$_3$COO)$_2$ · $^1/_2$H$_2$O (NF XIV).

Anwendung. Als Reagens, speziell auf Inosit.

Strontium bromatum. Strontiumbromid. Bromstrontium. Strontium Bromide. Bromure de strontium.

SrBr$_2$ · 6 H$_2$O

M.G. 355,56

wasserfrei M.G. 247,46

Herstellung. Verd. Bromwasserstoffsäure wird mit Strontiumcarbonat neutralisiert. Die filtrierte Lsg. wird zur Kristallisation eingedampft. Die nach dem Erkalten ausgeschiedenen Kristalle werden von der Lauge getrennt und bei gelinder Wärme getrocknet.

Eigenschaften. Farblose, hygroskopische Kristalle, von bitter salzigem Geschmack, sehr leicht lösl. in W., leicht lösl. in A., praktisch unlösl. in Ae. d$_4^{25}$ = 2,386. Die Substanz geht bei 88 bis 89° in das Dihydrat über und wird bei weiterem Erhitzen auf 180° völlig wasserfrei. Die wss. Lsg. reagiert gegen Lackmus neutral.

Das wasserfreie Salz ist ein weißes, hygroskopisches Pulver, sehr leicht lösl. in W. (1 + 0,45 bei 100°), lösl. in A., praktisch unlösl. in Ae. d$_4^{25}$ = 4,175. Fp. = 643°.

Erkennung. 1. Die Substanz färbt die Flamme karminrot. — 2. Die wss. Lsg. der Substanz (0,5 g/10 ml) gibt auf Zusatz von verd. Schwefelsäure einen weißen Nd. von Strontiumsulfat. — 3. Die wss. Lsg. (s. oben) gibt auf Zusatz von Kaliumchromat-Lsg. allmählich einen gelben Nd. von Strontiumchromat. — 4. Die Substanz gibt die charakteristischen Rk. auf Bromide.

Prüfung. 1. Schwermetalle: Die wss. Lsg. der Substanz (0,5 g/10 ml) darf durch Schwefelwasserstoffwasser nicht verändert werden. — 2. Barium: Die mit Essigsäure angesäuerte Lsg. von 1 g Substanz und 1 g Natriumacetat in 10 ml W. darf durch 5 Tr. Kaliumchromat-Lsg. sofort höchstens opalisierend getrübt werden.

Gehaltsbestimmung. 0,5 g Substanz werden in 50 ml W. gelöst und mit 30 ml 0,1 n Silbernitrat-Lsg. versetzt. Nach dem Mischen setzt man 5 bis 6 ml Salpetersäure und etwa 10 ml Eisen(III)-ammoniumsulfat-Lsg. zu und titriert mit 0,1 n Ammoniumrhodanid-Lsg. Bis zur rötlichbraunen Fbg. dürfen nicht mehr als 2,6 und nicht weniger als 1,5 ml verbraucht werden, so daß für 0,5 g Substanz 25,4 bis 28,5 ml 0,1 n Silbernitrat-Lsg. verbraucht werden. 0,5 g reines $SrBr_2 \cdot 6 H_2O$ verbrauchen 28,1 ml 0,1 n Silbernitrat-Lsg. Ein Mehrverbrauch kann durch einen Geh. an Strontiumchlorid, aber auch mit einem Verlust an Kristallwasser erklärt werden.

Aufbewahrung. Gut verschlossen, vor Feuchtigkeit geschützt.

Anwendung. Als Sedativum wie andere Bromide. Die Substanz ist ferner als Röntgenkonstrastmittel empfohlen worden sowie gegen Magenübersäuerung und gegen Epilepsie.

Strontium bromatum purissimum. Reinstes Strontiumbromid. Unter dieser Bezeichnung wurde ein Strontiumbromid in den Handel gebracht, das völlig frei von giftigen Bariumsalzen war und deswegen für Röntgenuntersuchungen verwendet werden konnte.

Prüfung auf Barium. Wird die Lsg. von 5 g Substanz in 100 ml W. mit 5 ml Kaliumchromat-Lsg. (1 + 19) versetzt, so darf innerhalb einer Std. keine Trbg. eintreten.

Strontium carbonicum. Strontiumcarbonat. Kohlensaures Strontium.

$SrCO_3$ M.G. 147,64

Vorkommen und Darstellung. Die Substanz kommt in der Natur als Mineral Strontianit vor. Sie kann hergestellt werden durch Fällen von Strontiumchlorid-Lsg. mit Natriumcarbonat-Lsg.

Eigenschaften. Weißes, krist., geruch- und geschmackloses Pulver, praktisch unlösl. in W., sehr schwer lösl. in kohlensäurehaltigem W., lösl. in Ammoniumsalz-Lsg. und verd. Säuren unter Salzbildung. d = 3,7. n_D = 1,664. Die Substanz beginnt sich unter Atmosphärendruck bei 1289° zu zersetzen. Fp. (bei 60 at) = 1497°.

Anwendung. Technisch bei der Raffinierung von Zucker, zur Herst. irisierender Gläser und in der Feuerwerkerei. Früher medizinisch wie Lithiumcarbonat zur Behandlung von Schizophrenien.

Strontium chloricum. Strontiumchlorat.

$Sr(ClO_3)_2$ M.G. 254,54

Eigenschaften. Weißes, krist. Pulver, sehr leicht lösl. in W. (1 + 0,6), schwer lösl. in A. d = 3,15. Die Substanz zers. sich bei 120°.

Aufbewahrung. Gut verschlossen, die Substanz darf nicht mit leicht oxidierbaren Substanzen in Berührung kommen.

Anwendung. Zu Rotfeuer in der Feuerwerkerei. Die Substanz muß ebenso wie Kaliumchlorat vorsichtig behandelt werden.

Strontii chloridum Ned. 6. Strontiumchlorid. Strontium chloratum. Chlorstrontium. Strontium Chloride. Chlorure de strontium.

$SrCl_2 \cdot 6 H_2O$ M.G. 266,64

wasserfrei M.G. 158,54

Gehalt. Mindestens 59,4 und höchstens 61,4% $SrCl_2$ (Ned. 6).

Darstellung. Durch Auflösen von Strontianit oder Strontiumsulfid in Salzsäure und Eindampfen der Lsg. zur Kristallisation.

Eigenschaften. Farblose, nadelförmige Kristalle von scharfem bitterem Geschmack, sehr leicht lösl. in W. (1 + 1 bei 100°) und A. Die Substanz ist an feuchter Luft zerfließlich.

d = 1,93. Fp. = 61°. n_D = 1,51. Die Substanz verliert beim Erwärmen auf 100° 5 Mol W. und wird bei weiterem Erhitzen auf 150° völlig wasserfrei.

Wasserfreies Salz: Farblose Kristalle, sehr leicht lösl. in W., lösl. in A. d = 3,052. Fp. = 873°. n_D = 1,6. Die wss. Lsg. reagiert gegen Lackmus neutral.

Erkennung. 1. Die Substanz färbt beim Erhitzen die nicht leuchtende Flamme karminrot (Ned. 6). — 2. Die Lsg. der Substanz in W. (1 = 50) gibt die charakteristischen Rk. auf Chlorid (Ned. 6).

Prüfung. 1. Schwermetalle, Sulfat: Die Lsg. der Substanz in W. (1 = 10) muß klar und farblos sein, neutral reagieren gegen Phenolphthalein und darf keine positiven Rk. auf Schwermetalle und auf Sulfat geben (Ned. 6). — Magnesium: 500 mg Substanz werden mit 20 ml W. zum Sieden erhitzt und dann mit einer heißen Lsg. von 1 g Ammoniumoxalat in 5 ml W. versetzt. Das Filtrat der Mischung darf keine positive Rk. auf Magnesium geben (Ned. 6). — 3. Alkalimetalle: 12,5 ml des für 2. hergestellten Filtrates darf nach Eindampfen und Glühen keinen Rückstand hinterlassen (Ned. 6). — 4. Aluminium, Eisen: 1 g Substanz wird in einer Mischung aus 0,5 ml Salpetersäure und 8,5 ml W. gelöst. Nach Zugabe von 3 ml Ammoniak und 5 Min. langem Stehen im geschlossenen Gefäß darf keine positive Rk. auf Aluminium oder Eisen da sein (Ned. 6). — 5. Barium: Die Lsg. der Substanz in W. (1 = 10) darf nach Zugabe von 1 Tr. Essigsäure mit Kaliumchromat-Lsg. keine Veränderung zeigen (Ned. 6). — 6. Calcium: 25 ml der wss. Lsg. (1 = 25) werden mit 5 ml verd. Schwefelsäure versetzt, 20 Min. zum Sieden erhitzt und nach dem Abkühlen filtriert. Das Filtrat wird mit Ammoniak neutralisiert. Nach Zugabe von 10 Tr. Ammoniumoxalat-Lsg. darf innerhalb von 5 Min. keine Trbg. entstehen (Ned. 6). — 7. Arsen: Die Substanz darf keine positive Rk. auf Arsen geben (Ned. 6).

Gehaltsbestimmung. Etwa 200 mg Substanz, genau gewogen, werden in 25 ml W. gelöst und nach Zugabe von Kaliumchromat-Lsg. als Indikator mit 0,1 n Silbernitrat-Lsg. titriert. 1 ml 0,1 n Silbernitrat-Lsg. entspr. 7,93 mg $SrCl_2$ (Ned. 6).

Aufbewahrung. Gut verschlossen, vor Feuchtigkeit geschützt.

Anwendung. Technisch in der Feuerwerkerei und als Rg., medizinisch wurde die Substanz anstelle von Calciumchlorid bei Osteoporose gebraucht.

Strontium fluoratum. Strontiumfluorid. Fluorstrontium.

SrF_2 M.G. 125,63

Eigenschaften. Weißes, krist. Pulver, sehr schwer lösl. in W. (1 + 8500), lösl. in heißer verd. Salzsäure. Die Substanz wird durch konz. Säuren zers. d = 2,44; Fp. = 1190°; Kp. = etwa 2460°; n_D = 1,442.

Strontium formicicum. Strontiumformiat. Ameisensaures Strontium.

$$Sr(HCOO)_2 \cdot 2 H_2O$$

$C_2H_2O_4Sr \cdot 2 H_2O$ M.G. 213,70
wasserfrei M.G. 177,67

Eigenschaften. Weißes, krist. Pulver, lösl. in W., praktisch unlösl. in A. und Ae. d = 32,25. Die Substanz wird bei 65° wasserfrei.

Wasserfreies Salz: d = 2,69; Fp. = 71,9°.

Strontium Hydroxide USP XIX. Strontium Hydroxide Octahydrate. Strontium oxydatum hydricum. Strontiumhydroxid.

$Sr(OH)_2 \cdot 8 H_2O$ M.G. 265,77
wasserfrei M.G. 121,65

Bemerkung. Die Substanz ist in der USP XIX als Rg. enthalten.

Gehalt. Mindestens 95,0% $Sr(OH)_2 \cdot 8 H_2O$ und höchstens 3,0% $SrCO_3$ (USP XIX).

Eigenschaften. Farblose, zerfließliche Kristalle, die aus der Luft Kohlendioxid absorbieren und dadurch in W. trübe lösl. werden; wenig lösl. in kaltem W. (1 + 50), leicht lösl. in siedendem W. Durch Zusatz von Ammoniumchlorid kann die Wasserlöslichkeit erhöht werden. d = 1,90. n_D^{20} = 1,499. Die Substanz verwittert beim Stehen an der Luft und geht in das

Monohydrat über. Beim Erhitzen auf 100° bildet sich das wasserfreie Salz, das sich bei weiterem Erhitzen in Strontiumoxid umwandelt. Der pH-Wert einer 1%igen wss. Lsg. ist etwa 13,5.

Prüfung. 1. Chlorid: 1,0 g Substanz wird in 100 ml W. gelöst und, wenn nötig, filtriert. 1,0 ml dieser Lsg. darf höchstens 0,01 mg Cl enthalten (0,1%) (USP XIX). — 2. Calcium: 5,0 g Substanz werden in W. zu 100 ml gelöst. Diese Lsg. ist die Test-Lsg. Prüf-Lsg.: 10,0 ml Test-Lsg. werden mit W. auf 100 ml verd. Kontroll-Lsg.: 10,0 ml Test-Lsg. werden mit 0,50 mg Calcium-Ionen (Ca) versetzt und mit W. auf 100 ml verdünnt. Durchführung: Es wird die Hintergrundemission bei 416,7 nm bestimmt. Der Grenzwert ist 0,1% (USP XIX). — 3. Eisen: 1 g Substanz wird in warmem W. gelöst und mit W. auf 100 ml verd. 20 ml dieser Lsg. werden mit 2 ml Salzsäure und 0,1 ml 0,1 n Kaliumpermanganat-Lsg. versetzt. Man läßt 5 Min. stehen und fügt anschließend 3 ml Ammoniumthiocyanat-Lsg. (3 in 10) zu. Jede entstehende Rotfbg. darf nicht intensiver sein als die einer Kontroll-Lsg., die 0,03 mg Fe enthält (0,015%) (USP XIX). — 4. Schwermetalle: Test-Lsg.: 2,0 g Substanz werden in 14 ml verd. Salzsäure (1 in 6) gelöst und auf dem Wasserbad zur Trockne eingedampft. Der Rückstand wird in 25 ml W. aufgenommen, die Lsg. filtriert und mit W. auf 100 ml verdünnt. Standard-Lsg.: 5,0 ml Test-Lsg. werden mit 0,02 mg Blei (Pb) versetzt und mit W. auf 30 ml verdünnt.

Als Prüf-Lsg. werden 30 ml Test-Lsg. verwendet.

Jede Lsg. wird mit verd. Essigsäure oder mit Ammoniak auf einen pH von 3,0 bis 4,0 gebracht, wobei pH-Papier verwendet wird. Dann verd. man mit W. auf 40 ml, setzt 10 ml frisch bereitetes Schwefelwasserstoff-Lsg. zu. Jede Braunfbg. in der Prüf-Lsg. darf nicht intensiver sein als die der Kontroll-Lsg. (0,004%) (USP XIX).

Gehaltsbestimmung und Carbonatgehalt. Etwa 5 g Substanz werden genau gewogen und in 200 ml warmem kohlendioxidfreiem W. in einem JZ-Kolben von 500 ml Inhalt gelöst. Man versetzt mit Phenolphthalein-Lsg. und titriert mit 1 n Salzsäure, um die Hydroxylalkalität zu bestimmen. Dann versetzt man mit Methylorange-Lsg. und titriert mit 1 n Salzsäure. Jeder ml 1 n Salzsäure, der verbraucht wird, um den Phenolphthalein-Endpunkt zu erreichen, entspr. 132,9 mg $Sr(OH)_2 \cdot 8H_2O$, und jeder zusätzliche ml 1 n Salzsäure, der verbraucht wird, um den Methylorange-Endpunkt zu erreichen, entspr. 73,8 mg $SrCO_3$ (USP XIX).

Aufbewahrung. Gut verschlossen, vor Luft und Feuchtigkeit geschützt.

Anwendung. Als Rg. und technisch zur Entzuckerung der Melasse.

Strontium jodatum. Strontiumjodid. Jodstrontium. Strontium Iodide. Jodure de strontium.

$$SrJ_2 \cdot 6H_2O \qquad\qquad\qquad M.G.\ 449{,}57$$
$$\text{wasserfrei}\ M.G.\ 341{,}45$$

Darstellung. Man neutralisiert verd. Jodwasserstoffsäure mit Strontiumcarbonat, filtriert die Lsg. und bringt sie durch Eindampfen zur Kristallisation. Die Kristalle werden bei etwa 30° getrocknet.

Eigenschaften. Farblose, hygroskopische Kristalle von bittersalzigem Geschmack, sehr leicht lösl. in W., lösl. in A., praktisch unlösl. in Ae. Die Substanz färbt sich unter dem Einfluß von Licht und Luft gelb. $d_4^{25} = 2{,}67$. Außer dem Hexahydrat sind noch ein Mono- und ein Dihydrat bekannt.

Wasserfreies Salz: Farblose Kristalle. $d_4^{25} = 4{,}42$. Fp. = etwa 402°. Die wss. Lsg. der Substanz reagiert gegen Lackmus neutral.

Gehaltsbestimmung. Etwa 0,5 g Substanz, genau gewogen, werden in etwa 50 ml W. gelöst und mit 25 ml 0,1 n Silbernitrat-Lsg., 5 ml Salpetersäure und 10 ml Eisen(III)-ammonium-sulfat-Lsg. versetzt. Anschließend titriert man mit 0,1 n Ammoniumrhodanid-Lsg. Dabei dürfen nicht weniger als 1,7 und nicht mehr als 3,1 ml verbraucht werden, entspr. 23,3 bis 21,9 ml 0,1 n Silbernitrat-Lsg. für 0,5 g Substanz, entspr. mindestens 98% $SrJ_2 \cdot 6H_2O$. 0,5 g reines $SrJ_2 \cdot 6H_2O$ verbrauchen 22,2 ml 0,1 n Silbernitrat-Lsg.

Aufbewahrung. Gut verschlossen, vor Licht und Feuchtigkeit geschützt.

Anwendung. Die Substanz wurde medizinisch wie Kaliumjodid gebraucht, in einer Dosierung von 0,3 bis 0,1 g.

Strontium lacticum. Strontiumlactat. Milchsaures Strontium. Strontium Lactate. Lactate de strontium.

$$[CH_3CH(OH)COO]_2Sr \cdot 3H_2O$$

$$C_6H_{10}O_6Sr \cdot 3H_2O \qquad\qquad\qquad M.G.\ 319{,}82$$

Darstellung. Durch Erhitzen von verd. Milchsäure mit Strontiumcarbonat im Überschuß und Eindampfen der filtrierten Lsg. zur Kristallisation.

Eigenschaften. Weißes, körniges, geruchloses Pulver, leicht lösl. in W., wenig lösl. in A. Die Substanz verliert beim Erhitzen auf 120° ihr Kristallwasser. Die wss. Lsg. reagiert neutral gegen Lackmus. Bei stärkerem Erhitzen verkohlt die Substanz unter Entwicklung ohne Leuchten brennbarer Dämpfe. Als Rückstand verbleibt Strontiumcarbonat und Kohle.

Erkennung. Die Substanz gibt die charakteristischen Rk. auf Strontium und auf Lactate.

Prüfung. 1. Freie Säure: Die wss. Lsg. (0,5 g/10 ml) darf Lackmuspapier höchstens schwach röten. — 2. Schwermetalle: Die wss. Lsg. der Substanz (0,5 g/10 ml) darf durch Schwefelwasserstoffwasser nicht verändert werden. — 3. Barium: Die wss. Lsg. der Substanz darf durch Strontiumsulfat-Lsg. nicht verändert werden. — 4. Chloride: Die wss. Lsg. der Substanz darf nach dem Ansäuern mit Salpetersäure durch Silbernitrat-Lsg. nicht verändert werden.

Anwendung. Die Substanz wirkt ähnlich wie Calciumlactat, hat aber diesem gegenüber keinen Vorteil. Sie soll bei verschiedenen Nierenerkrankungen den Eiweißgeh. des Harns wesentlich herabsetzen, ohne diuretisch zu wirken, und wurde früher als Tonikum und bei Nephritis sowie bei Hungerosteopathien gebraucht, in einer Dosierung von 1 bis 2 g mehrmals tägl. bis zu 8 bis 10 g tägl. in Lsg. Die Substanz hat ferner Verwendung als Anthelminthicum gefunden.

Strontium Nitrate USP XIX. Strontium nitricum. Strontiumnitrat. Salpetersaures Strontium.

Sr(NO$_3$)$_2$ $\qquad\qquad\qquad\qquad\qquad\qquad\qquad\qquad$ M.G. 211,65

Bemerkung. Die Substanz ist in der USP XIX als Rg. enthalten.

Darstellung. Durch Auflösen von Strontianit in verd. Salpetersäure. Aus heißen, gesätt. Lsg. scheidet es sich wasserfrei ab. Aus verd. Lsg. mit 4 und 5 Mol Kristallwasser. Durch Umkristallisieren aus W. wird es rein erhalten.

Eigenschaften. Weißes Pulver, leicht lösl. in W. (1 + 1,5 bei 20°), sehr schwer lösl. in A. und Aceton. d = 2,986. Fp. = etwa 645°. n_D = 1,567.
Tetrahydrat: d = 2,2.

Erkennung. Die Substanz gibt die charakteristischen Rk. auf Strontium und auf Nitrate.

Prüfung. 1. Saure Verunreinigungen: Die wss. Lsg. der Substanz (0,5 g/10 ml) darf Lackmuspapier nicht verändern. — 2. Chlorid: Die wss. Lsg. der Substanz (0,5 g/10 ml) darf nach dem Ansäuern mit Salpetersäure durch Silbernitrat-Lsg. nur schwach opalisierend getrübt werden.

Aufbewahrung. Gut verschlossen, an einem trockenen Ort.

Anwendung. Zur Herst. von Feuerwerkskörpern (Rotfeuer), für Signallichter, Streichhölzer, Leuchtspurmunition, als Einkristall, für kristallurgische Messungen und als Standard für die Atomabsorptionsspektroskopie.

Strontium oxalicum. Strontiumoxalat. Oxalsaures Strontium.

$$(COO)_2Sr \cdot H_2O$$

C$_2$O$_4$Sr · H$_2$O $\qquad\qquad\qquad\qquad\qquad\qquad\qquad$ M.G. 193,67

Darstellung. Durch Fällen von Strontiumchlorid mit Ammoniumoxalat in wss. Lsg.

Eigenschaften. Weißes, geruchloses, krist. Pulver, praktisch unlösl. in W., leicht lösl. in verd. Salz- und Salpetersäure.

Anwendung. In der Feuerwerkerei, für Rotfeuer.

Strontium oxydatum. Strontiumoxid.

SrO $\qquad\qquad\qquad\qquad\qquad\qquad\qquad\qquad\qquad\quad$ M.G. 103,63

Eigenschaften. Weißes, poröses, amorphes Pulver, das durch Befeuchten mit W. unter starker Wärmeentwicklung in das Hydroxid übergeht. d = 4,7; Fp. = 2430°.

Aufbewahrung. Gut verschlossen, vor Feuchtigkeit geschützt.

Anwendung. Zur Herst. von Strontiumhydroxid, Strontiumperoxid und zu Oxidkathoden (elektronenspendende Teile der Verstärker- und Gleichrichterröhren).

Strontium salicylicum. Strontiumsalicylat. Salicylsaures Strontium. Strontium Salicylate. Salicylate de strontium.

$$\left[\begin{array}{c} \text{OH} \\ \text{COO} \end{array} \right]_2 \text{Sr} \cdot 2\,\text{H}_2\text{O}$$

$C_{14}H_{10}O_6Sr \cdot 2\,H_2O$ \hfill M.G. 397,89

Darstellung. Durch Erhitzen von Salicylsäure mit W. und Strontiumcarbonat. Die aus der heiß filtrierten Lsg. beim Erkalten ausgeschiedenen Kristalle werden bei gelinder Wärme getrocknet.

Eigenschaften. Weiße, geruchlose Kristalle, lösl. in W. (etwa 1 + 20 bei 25° und 1 + 3,5 bei 100°), wenig lösl. in A. (1 + 61). Die wss. Lsg. der Substanz reagiert schwach sauer gegen Lackmus.

Erkennung. Die Substanz gibt die charakteristischen Rk. auf Strontium und auf Salicylsäure.

Prüfung. Aussehen und Rk. der Lsg.: Die wss. Lsg. (0,5 g/10 ml) muß farblos sein und darf Lackmuspapier kaum verändern. — 2. Schwermetalle: Die wss. Lsg. darf durch Schwefelwasserstoffwasser nicht verändert werden. — 3. Barium: Die wss. Lsg. der Substanz darf durch Strontiumsulfat-Lsg. nicht verändert werden. — 4. Sulfatasche: Mindestens 0,227 g, wenn 0,5 g Substanz mit einigen Tr. Schwefelsäure befeuchtet und geglüht werden.

Aufbewahrung. Gut verschlossen und vor Licht geschützt.

Anwendung. Die Substanz wurde als Darmantisepticum und als Antirheumaticum verwendet; ferner in der Tiermedizin wie Natriumsalicylat.

Strontium sulfuratum. Strontiumsulfid.

SrS \hfill M.G. 119,69

Eigenschaften. Weißes, nach Schwefelwasserstoff riechendes Pulver, das durch Säuren und durch heißes W. zersetzt wird. Praktisch unlösl. in kaltem W. d = 3,70. n_D = 2,107.

Erkennung. Die Substanz gibt die charakteristischen Rk. auf Strontium und auf Sulfide.

Gehaltsbestimmung. In eine Mischung aus 17,8 ml Kupfersulfat-Lsg. und 30 ml W. bringt man 1 g Substanz ein, tropft unter ständigem Umschwenken sehr langsam 5 ml Salzsäure zu, läßt unter häufigem Umschütteln $^1/_2$ Std. lang stehen und filtriert nach $^1/_4$ stündigem Erhitzen auf dem Wasserbad. Das Filtrat darf, nachdem etwa vorhandener Schwefelwasserstoff durch Erwärmen entfernt wurde, auf Zusatz von überschüssiger Ammoniaklsg. keine blaue Farbe annehmen, was einem Mindestgeh. von 60% Strontiumsulfid entspricht. 1 ml Kupfersulfat-Lsg. entspricht 0,033 5 g Strontiumsulfid.

Aufbewahrung. Gut verschlossen.

Anwendung. Als Depilatorium und zur Herst. von Leuchtfarben. Zu Leuchtmassen wird das durch Erhitzen von Strontiumhydroxyd mit Schwefel hergestellte Sulfid verwendet.

Strontium sulfuricum. Strontiumsulfat.

SrSO$_4$ \hfill M.G. 183,70

Vorkommen. Die Substanz kommt in der Natur als Mineral Cölestin vor.

Eigenschaften. Weißes, geruchloses, krist. Pulver, praktisch unlösl. in W. (etwa 1 + 8800), schwer lösl. in verd. Salzsäure und verd. Salpetersäure. d = 3,96. Die Substanz zers. sich bei etwa 1600°. n_D = 1,624.

Anwendung. In der Feuerwerkerei und in der chemischen Analyse.

Strontium sulfurosum. Strontiumsulfit.

SrSO$_3$ \hfill M.G. 167,70

Eigenschaften. Farblose Kristalle, praktisch unlösl. in W., lösl. in A., leicht lösl. in Schwefelsäure. Beim Erhitzen erfolgt Zers. unter SO$_2$-Abspaltung.

Strontium tartaricum. Strontiumtartrat. Weinsaures Strontium.

$SrC_4H_4O_6 \cdot 4 H_2O$ M.G. 307,77

Eigenschaften. Weißes Pulver, schwer lösl. in W., lösl. in verd. Salz- und Salpetersäure. Handelsüblich ist das Salz der D(+)-Weinsäure.

Strophanthinum

Strophanthinum.

Die als Strophantin bezeichneten Glykoside der verschiedenen Strophanthussamen werden unterschieden durch Buchstaben, welche den Namen der Stammpflanze andeuten: k-Strophanthin aus Strophanthus kombé, h-Strophanthin aus Strophanthus hispidus und g-Strophanthin aus Strophanthus gratus. Praktische Bedeutung haben nur g- und k-Strophanthin. Die Namen der Aglykone enden auf ...idin.

Strophanthus gratus-Glykoside

g-Strophanthidin. Ouabagenin. Aglykon des g-Strophanthins.

$C_{23}H_{34}O_8$ M.G. 438,52

Darstellung. Durch Hydrolyse des Glykosides mit Salzsäure in Aceton (MANNICH und SIEWERT: Ber. *75*, 737 (1942)).

Eigenschaften. Farblose, hygroskopische Kristalle, leicht lösl. in heißem W., A. und M., schwer lösl. in Chlf., praktisch unlösl. in abs. A. und Ae. Fp. = 255 bis 256°. $[\alpha]_D^{17} = +11,3°$ (c = 1,27 in W.). Die Substanz ist auch als Monohydrat bekannt (wird durch Trocknen im Vac. bei 100° über Phosphorpentoxid wasserfrei). Fp. des Monohydrates: 235 bis 238°.

Aufbewahrung. Gut verschlossen, vor Feuchtigkeit geschützt.

g-Strophanthinum 2. AB — DDR, ÖAB 9, Nord. 63. g-Strophanthin DAB 7 — BRD. Strophanthinum-G Jap. 71. Quabain. Gratus-Strophanthin. Acocantherin. Quabaiosid. g-Strophanthosid. g-Strofantin. g-Strophantosidum Helv. VI. g-Strofantoside.

$C_{29}H_{44}O_{12} \cdot 8 H_2O$ M.G. 728,8

1β.3β.5.11α.14.19-Hexahydroxy-5β-card-20(22)-enolid-3-L-rhamnosid.

Darstellung. 1. Zur Isolierung des g-Strophanthins aus den Samen von Strophanthus gratus werden diese zerquetscht und zum Entfetten mit Tetrachlorkohlenstoff bei etwa 60° digeriert. Nach dem Erkalten werden die Samen abgetrennt, getrocknet und zu einem feinen Pulver gemahlen, das nochmals in gleicher Weise digeriert, getrocknet und gemahlen wird. Anschließend wird das Pulver mehrmals mit siedendem A. extrahiert; die vereinigten Auszüge werden auf ein geringes Vol. eingeengt, aus dem sich bei mehrtägigem Stehen bei 2 bis 4° das g-Strophanthin krist. abscheidet. Die abgesaugten Kristalle werden unter Zusatz von Aktivkohle und Kieselgur aus W. umkrist.
2. Zur Gewinnung von g-Strophanthin aus dem Quabaiobaum wird das bis zu 0,3% Glycosid enthaltende Holz mit W. extrahiert, der Auszug mit Bleiacetat entfärbt und der Bleiüberschuß mit Schwefelwasserstoff entfernt. Anschließend wird die Fl. im vac. bis zur dünnen Sirupkonsistenz eingeengt und der Rückstand mit der sechsfachen Menge A. zum Sieden erhitzt. Die Lsg. läßt man verdunsten und krist. die ausgeschiedenen Kristalle unter Zusatz von Aktivkohle um (nach DAB 7 — DDR-Komm.).

Gehalt. Mindestens 95,0% Cardenolide, ber. als g-Strophanthin, bezogen auf die getrocknete Substanz ($C_{29}H_{44}O_{12}$) (DAB 7 — BRD); 95,0 bis 105,0% Gesamtglykoside, ber. als g-Strophanthin und auf die bei 105° getrocknete Substanz, mindestens 85,0% g-Strophanthin, ber. auf die bei 105° getrocknete Substanz (2. AB — DDR); 95,0 bis 105,0% g-Strophanthin (Nord. 63); mindestens 95,0% g-Strophanthin, ber. auf die getrocknete Substanz (Jap. 71, Helv. VI).

Eigenschaften. Farblose, glänzende Kristalle oder weißes, krist. Pulver, von nicht wahrnehmbarem Geruch und bitterem Geschmack, lösl. in etwa 100 T. W. von 20°, in etwa 30 T. siedendem W., wenig lösl. in 90%igem A., praktisch unlösl. in Ae. und Chlf. Die Substanz wird bei 130° wasserfrei und zersetzt sich bei 200°. $[\alpha]_D^{20} = -29,3$ bis $-32,9°$; zur Bestimmung werden 0,2500 g Substanz in W. zu 25,0 ml gelöst. Die Berechnung wird auf die bei 105° getrocknete Substanz bezogen (2. AB — DDR); $[\alpha]_D^{20} = -30$ bis $-33°$, zur Bestimmung wird 1,0 g Substanz in W. zu 100,00 ml unter Erwärmen auf 70 bis 80° und anschließendem Wiederabkühlen gelöst (DAB 7 — BRD); $[\alpha]_D^{20} = -24$ bis $-29°$ (c = 1 in W.) (ÖAB 9). $[\alpha]_D^{20} = -39,5$ bis $-44,0°$, bestimmt mit ca. 0,2 g Substanz (getrocknet, genau gewogen) zu 10,0 ml M. (1-dm-Rohr).

Erkennung. 1. 2 bis 3 mg Substanz werden in 2,0 ml konz. Schwefelsäure gelöst. Es entsteht eine rosa, später rote Fbg. mit grüner Fluoreszenz (DAB 7 — BRD, ähnlich Jap. 71). — 2. Die Lsg. von 0,10 g Substanz in 5,0 ml 3 n Schwefelsäure wird einige Min. lang im Sieden gehalten, wobei Braunfbg. und Trbg. eintritt. Das Filtrat gibt nach Zusatz von 5,0 ml 3 n Natronlauge und 3,0 ml Fehlingscher Lsg. beim Erhitzen einen roten Nd. (DAB 7 — BRD, ähnl. ÖAB 9, Nord. 63, Jap. 71). — 3. 0,05 ml Prüf-Lsg. werden mit 0,05 ml Ammoniummolybdat-Lsg. zur Trockne eingedampft. Nach Zugabe von 0,05 ml konz. Schwefelsäure färbt sich der Rückstand innerhalb 5 Min. blau (DAB 7 — BRD). Prüf-Lsg. nach DAB 7 — BRD: 1,0 g Substanz wird in W. zu 100,0 ml unter Erwärmen auf 70 bis 80° gelöst. — 4. Etwa 50 mg Substanz werden mit 5 ml verd. Salzsäure 10 Min. lang im Wasserbad erhitzt. Die Lsg. färbt sich gelb und wird trüb. Man kühlt ab und filtriert. Ein Teil des Filtrates wird mit der doppelten Menge konz. Salzsäure und etwa 0,1 g Vanillin 15 Min. lang im Wasserbad erhitzt. Dabei färbt sich die Lsg. tief olivgrün bis blaugrün (ÖAB 9). — 5. Versetzt man eine Lsg. von etwa 1 mg Substanz in 0,5 ml A., mit etwa 1 mg m-Dinitrobenzol und 1 Tr. verd. Natriumhydroxyd-Lsg., so färbt sich die Lsg. tiefrot-violett. Die Fbg. geht sehr rasch in Blauviolett und in Blau über (ÖAB 9). — 6. Versetzt man eine Lsg. von etwa 0,5 mg Substanz in 10 Tr. Essigsäureanhydrid mit 1 Tr. konz. Schwefelsäure, so färbt sich die Lsg. allmählich orangegelb (ÖAB 9). — 7. Identifizierung nach Kofler: Schmelzintervall (unter dem Mikroskop): 178 bis 184° (Schmelze zäh). — Eutektische Temp. der Mischung mit Salophen: Etwa 170°. — Lichtbrechungs-vermögen der Schmelze: $n_D = 1,5403$ bei 181 bis 182° (ÖAB 9).

Dünnschichtchromatographie: Absorptionsschicht: Kieselgel G.
Aufzutragende Lsg.: 1,00 ml der für die spektralphotometrische Gehaltsbestimmung angefertigten Lsg. wird mit A. zu 10,0 ml aufgefüllt. 10,0 µl der Lsg. werden als Startfleck a aufgetragen.
Aufzutragende Lsg. der Testsubstanz: 1,00 ml der g-Strophanthin-Standard-Lsg. (s. spektralphotometrische Gehaltsbestimmung) wird mit A. zu 10,0 ml aufgefüllt. 10,0 µl der Lsg. werden als Startfleck b aufgetragen.
Laufmittel: Chlf.—Äthanol—W. (45 + 55 + 6).
Laufstrecke: 15 cm.
Trocknung: Die Dünnschichtplatte wird bei 105° 10 Min. getrocknet.
Detektion: Rg.: 1 Vol.-T. konz. Phosphorsäure und 3 Vol.-T. A. werden unmittelbar vor der Verwendung gemischt. Die Dünnschichtplatte wird nach dem Besprühen mit dem Rg. bei 105° 10 Min. erhitzt und anschließend im ultravioletten Licht betrachtet.

Auswertung: Der R_f-Wert des gelben Testsubstanzfleckes muß im Bereich von 0,30 bis 0,60 liegen.

Das Chromatogramm zeigt über dem Startpunkt a einen gelben Fleck mit dem R_f-Wert des Fleckes der Testsubstanz (2. AB — DDR).

Prüfung. 1. Aussehen der Lsg.: 5,0 ml Prüf-Lsg. müssen klar und farblos sein (DAB 7 — BRD, ähnlich 2. AB — DDR, ÖAB 9, Nord. 63). — 2. Andere Strophanthine: 5,0 ml Prüf-Lsg. werden kräftig geschüttelt. Der dabei entstehende Schaum darf höchstens 5 Min. lang haltbar sein. Auf nachfolgenden Zusatz von 1,0 ml Tannin-Lsg. darf keine Trbg. auftreten (DAB 7 — BRD, ähnlich Jap. 71). — 3. Fremde Glykoside und Alkaloide: 0,15 g Substanz werden in 15 ml W. unter Erwärmen gelöst. Man läßt abkühlen und versetzt 5 ml dieser Lsg. mit 2 bis 3 Tr. Jod-Lsg. Dabei darf kein Nd. entstehen (Jap. 71). — 4. Saure Verunreinigungen: 2 ml Prüf-Lsg. müssen nach Zusatz von 0,020 ml 0,01 n Natronlauge und 2 Tr. Bromthymolblau-Lsg. blau sein und nach Zusatz von 0,035 ml 0,01 n Salzsäure sich grün färben (Nord. 63). — Prüf-Lsg. nach Nord. 63: 0,020 g Substanz werden in W. zu 2 ml gelöst. — 5. Trocknungsverlust: 18,0 bis 21,7%, wenn die Substanz bei 105° getrocknet wird (DAB 7 — BRD, 2. AB — DDR); 18 bis 22%, wenn 0,3 g Substanz 3 Std. bei 105° getrocknet werden (Jap. 71); 19,5 bis 21,0%, wenn die Substanz 2 Std. bei 105° getrocknet wird (ÖAB 9). — 6. Sulfatasche: Höchstens 0,1% (DAB 7 — BRD); höchstens 0,5% (Jap. 71); höchstens 0,2% (Nord. 63).

Gehaltsbestimmung. 1. Gesamtglykoside: Alle zu verwendenden Lsg. und Lsgm. müssen vor der Herst. der Mischungen auf 20° ($\pm 0,5°$) eingestellt und bis zur Messung auf dieser Temp. gehalten werden. Nach Zusatz der Pikrinsäure-Lsg. zur verd. Lsg. muß die Mischung vor direkter Lichteinwrkg. geschützt werden.

0,100 g Substanz, genau gewogen, werden in M. zu 50,00 ml gelöst. 5,00 ml dieser Lsg. werden mit M. zu 100,0 ml verd. 5,00 ml dieser Verdünnung werden in einem 25-ml-Meßkolben mit 15,00 ml Pikrinsäure-Lsg. (II) und 2,00 ml 1 n Natronlauge versetzt. Nach sofortigem Umschütteln wird mit M. aufgefüllt.

20 Min. nach Zusatz der Natronlauge wird die Extinktion in einer Schichtdicke von 1,000 cm bei 490 nm gegen folgende Vgl.-Lsg. gemessen: 15,00 ml Pikrinsäure-Lsg. (II) werden mit 2,00 ml 1 n Natronlauge versetzt und mit M. zu 25,00 ml verd. Die Messung wird in Abständen von je 5 Min. wiederholt, bis der höchste Extinktionswert erreicht wurde, der der Berechnung zugrunde gelegt wird. $E_{1cm}^{1\%}$, ber. auf die getrocknete Substanz, muß mindestens 285 und darf höchstens 315 betragen, entspr. einem Geh. von 95,0 bis 105,0% Cardenolide, ber. als g-Strophanthin ($E_{1cm}^{1\%} = 300$ bei 490 nm) (DAB 7 — BRD, ähnlich 2. AB — DDR, ähnlich Nord. 63, ähnlich Jap. 71).

2. g-Strophanthin: Die Bestimmung wird spektralphotometrisch nach d.chr. Abtrennung des g-Strophanthins durchgeführt. Die Abtrennung des g-Strophanthins wird, wie unter D.Chr. angegeben, durchgeführt.

Adsorptionsschicht: Es werden 2 Glasplatten der Abmessung 20 cm × 20 cm verwendet. Jede Glasplatte wird mit der Adsorbenssuspension aus 4,00 g Kieselgel GF$_{254}$ und 10,0 ml W. beschichtet, wobei die Schichtdicke des Streichgerätes auf 372 µm eingestellt wird.

Aufzutragende Lsg.: Lsg. I: 0,1000 g Substanz wird in A. zu 10,00 ml gelöst. Je 50,0 µl der Lsg. werden jeweils als 30 mm langes Startband dreimal auf die Dünnschichtplatte 1 aufgetragen. Der Rest der Substanz-Lsg. ist für die Prüf. (s. oben) aufzubewahren.

Lsg. II: 0,1000 g g-Strophanthin-Standard wird in A. zu 10,00 ml gelöst.

Je 50,0 µl der Lsg. werden jeweils als 30 mm langes Startband dreimal auf die Dünnschichtplatte 2 aufgetragen.

Der Rest der g-Strophanthin-Stand-Lsg. ist für die Prüf. (s. oben) aufzubewahren.

Die Startbänder werden so auf den Dünnschichtplatten angeordnet, daß jeweils $^1/_4$ der Plattenbreite für die Blindprobe freibleibt. Die Lsg. werden mit einer Mikrokolbenbürette aufgetragen.

Laufmittel: n-Butanol—Essigsäure—W. (40 + 10 + 50). Die Mischung wird geschüttelt. Nach 30 Min. wird die obere Schicht verwendet.

Laufstrecke: 15 cm.

Trocknung: Die Dünnschichtplatten werden bei 105° getrocknet, bis der Geruch der Essigsäure nicht mehr wahrnehmbar ist.

Detektion: Die Dünnschichtplatte wird im UV-Licht der Wellenlänge von 254 nm betrachtet.

Zur Isolierung des g-Strophanthins werden unmittelbar nach der Detektion auf jeder Dünnschichtplatte 3 gleich große rechteckige Flächen markiert, die die Flecken einschließen und weitgehend ausgefüllt werden. Neben diesen Flächen wird außerdem auf jeder Dünnschichtplatte für die Blindprobe eine rechteckige Fläche markiert, die die gleiche Größe hat wie die zu einem g-Strophanthinfleck gehörende Fläche. Die Adsorptionsschicht jeder Fläche wird einzeln abgeschabt und jeweils in ein Reagenzglas gegeben.

Zur spektrophotometrischen Auswertung werden in die 4 Rg.-Gläser mit den Adsorptionsschichten der Dünnschichtplatte 1 je 5,0 ml A. gegeben. Die Mischungen werden in den verschlossenen Gefäßen in einem Wasserbad von 75° unter wiederholtem Schütteln 15 Min. erhitzt. Anschließend werden die Mischungen auf 20,0° abgekühlt, 5 Min. stehengelassen und danach mit 7,50 ml Natriumpikrat-Lsg. sowie 5,0 ml W. versetzt. Nach 5 Min. werden die Mischungen jeweils durch einen Glasfiltertiegel G 4 in einen 25-ml-Meßkolben filtriert. Der Rückstand wird jeweils mit 5,0 ml W. gewaschen. Die vereinigten Filtrate werden jeweils mit W. zu 25,00 ml aufgefüllt. 15 Min. nach dem Zusatz der Natriumpikrat-Lsg. wird die Extinktion bei 491 nm gegen die Blindprobe gemessen.

Vergleichsprobe: In die 4 Reagenzgläser mit den Adsorptionsschichten der Dünnschichtplatte 2 werden je 5,0 ml A. gegeben. Die Mischungen werden, wie vorstehend angegeben, behandelt.

Berechnung: % g-Strophanthin, ber. auf die bei 105° getrocknete Substanz

$$= \frac{100 \cdot E_1 \cdot Ew_2(100 - b)}{E_2 \cdot Ew_1(100 - a)}$$

E_1 = Mittelwert der Extinktionen der 3 vom isolierten g-Strophanthin erhaltenen Lsg.

E_2 = Mittelwert der Extinktionen der 3 vom isolierten g-Strophanthin-Standard erhaltenen Lsg. bei der Vgl.-Probe.

Ew_1 = Einwaage der Substanz in g.

Ew_2 = Einwaage des g-Strophanthin-Standards in g.

a = Trocknungsverlust der Substanz in Masseprozent.

b = Deklarierter Trocknungsverlust des g-Strophanthin-Standards in Masseprozent (2. AB — DDR).

Aufbewahrung. Sehr vorsichtig, vor Licht geschützt, in dicht schließenden Gefäßen.

Dosierung. Einzelmaximaldosis: i.v: 0,000 25 g.
Sättigungsdosis: i.v. 0,000 6 g.
Erhaltungsdosis: i.v. 0,000 2 g.
Tagesmaximaldosis: i.v. 0,000 1 g (2. AB — DDR, ähnlich DAB 7 — BRD u. a.).

Entkeimung. Im Autoklaven bei einem pH von 5 bis 8 (ÖAB 9, Nord. 63).

Wirkung und Anwendung: g-Strophanthin gehört zu den am schnellsten und kürzesten wirkenden herzwirksamen Glykosiden und ist gut wasserlösl. Die Abklingquote beträgt etwa 40%, die Resorptionsquote etwa 5%. Oral appliziert ist g-Strophanthin nicht zuverlässig wirksam. Es darf infolge seiner gewebereizenden und phlogistischen Wrkg. nur i.v. appliziert werden. Wenn die Venen für die Indikation nicht geeignet sind, wird i.m. injiziert. Die dabei auftretende lokale Schmerzwrkg. wird durch Zusatz von Lokalanästhetika weitgehend ausgeschaltet. Diese Applikationsart hat aber nicht uneingeschränkte Zustimmung gefunden. Über die Resorptionsverhältnisse perlingual applizierter Lsg. herrschen noch keine einheitlichen Vorstellungen. g-Strophanthin ist in den Fällen indiziert, in denen eine schnelle und starke Wrkg. gewünscht ist, d. h. bei akuter und sehr schwerer Herzinsuffizienz. In der Vet.-Med. wird g-Strophanthin bei Herzinsuffizienz, bei Myokardschaden und nach Operationen zur Kreislaufunterstützung, vorzugsweise bei Hunden, angewendet. Dosierung: Je nach Größe des Hundes 0,125, 0,250 oder 0,5 mg i.v. zweimal pro Tag verd. mit isotonischer Natriumchlorid- oder Glucose-Lsg. Die Dosis für Pferd und Rind beträgt 1 bis 12 mg (nach DAB 7 — DDR-Komm.).

Handelsformen. Purostrophan (Kali-Chemie); Strophalen (Tosse); Strophanthin-Rectide (Mann); Strophantose (Kali-Chemie); Strophinos (Bastian); Strophoperm (Permicutan) u. a.

Unverträglichkeiten. Alkalisch oder sauer reagierende Stoffe (Spaltung); oxidierende Stoffe (Zers.).

Strophanthus Kombé-Glykoside.

Aus Strophanthus Kombé-Samen läßt sich eine Reihe von Glykosiden isolieren, die das gleiche Aglykon, k-Strophanthidin bzw. ähnliche Aglykone, Strophanthidol und Periplogenin enthalten. Das Glykosid mit dem größten Zuckerrest (3 Zucker) ist k-Strophanthosid. Durch

Einwrkg. von α-Glukosidase entsteht k-Strophanthin-β (2 Zucker), durch Strophanthobiase Cymarin (1 Zucker). Die Verwandtschaft dieser Glykoside ist aus dem Formelbild zu ersehen:

Fermente spalten: die α-Glucosidase Bindung 3, die Strophantobiase Bindung 2; Säureeinwirkung spaltet 1 und führt zum Aglykon.

k-Strophanthidin. Strofantidine Ned. 6. Cymarigenin. Aglykon des k-Strophanthins.

$C_{23}H_{32}O_6$ M.G. 404,49

$C_{23}H_{32}O_6 \cdot 1/2 H_2O$ M.G. 413

Darstellung. Etwa 100 ml Tinctura strophanthi werden durch eine etwa 10 cm dicke Schicht von Aluminiumoxid filtriert. Das Filtrat wird so weit eingedampft, daß das Äthanol verschwunden ist. Der Rückstand wird mit dem gleichen Vol. Äthylacetat geschüttelt. Die Äthylacetatschicht wird verworfen, und es wird nochmal mit dem gleichen Vol. Äthylacetat geschüttelt. Auch diese Äthylacetatschicht wird verworfen, und die wss. Lsg. wird auf einem Wasserbad erwärmt, bis auch der letzte Rest Äthylacetat verschwunden ist. Der Rückstand wird mit $1/25$ seines Vol. verd. Salzsäure versetzt und 30 Min. auf 70 bis 80° erwärmt. Nach dem Abkühlen wird der entstandene Nd. abfiltriert und aus einer Mischung aus 1 Vol.-T. verd. M. und 2 Vol.-T. W. umkrist., notfalls unter Zusatz von Aktivkohle. Die abgeschiedenen Kristalle werden im Vac.-Exsikkator getrocknet (Ned. 6).

Eigenschaften. Monokline Prismen, praktisch unlösl. in W., PAe. und Ae., lösl. in A., Aceton, Chlf. und Bzl., in konz. Schwefelsäure mit ziegelroter, in Kalilauge mit gelber Farbe lösl. Fp. = etwa 175° unter Zers. $[\alpha]_D^{25} = +43{,}1°$ (c = 2,8 in M.). Die Substanz ist auch als Hemihydrat bekannt. Sie wird durch Erwärmen auf 110° im vac. (20 mm Hg) über Phosphorpentoxid wasserfrei.

Kolorimetrische Bestimmung: S. St. Goldschmidt und Mitarb.: Hoppe-Seylers Z. *290,* 106 (1952).

k-Strophanthinum ÖAB 9. Strophanthium k Ross. 9. Strophanthin-k. Kombé-Strophanthin. k-Strophanthin.

$C_{36}H_{54}O_{14}$ M.G. 710,83

3β.5.14-Trihydroxy-19-oxo-5β-card-20(22)-enolid-3-D-cymaro-β-D-glucosid.

Bemerkung. Es handelt sich um ein standardisiertes Gemisch der herzwirksamen Glykoside aus dem Samen von Strophanthus kombé OLIV. (Apocynaceae), das hauptsächlich aus k-Strophanthin-β (s. Formel) besteht. Daneben enthält es noch k-Strophanthosid und Strophanthodol.

Darstellung. Die durch Ae. oder Schwefelkohlenstoff entfetteten Samen von Strophanthus kombé werden mit 70%igem A. ausgezogen. Aus dem Auszug wird der A. abdest. Der Rückstand wird mit W. aufgenommen, die Lsg. filtriert und mit Gerbsäure unter Vermeidung eines erheblichen Überschusses (der lösend wirkt) gefällt. Der so erhaltene, graue Nd. wird mit Bleioxid gemischt, eingetrocknet und dann in A. ausgezogen. Aus der alkoholischen Lsg. wird das Strophanthin durch Ae. gefällt.

Eigenschaften. Weißes bis schwach gelbliches, leichtes, amorphes oder mikrokrist., geruchloses Pulver, das bei etwa 170 bis 200° unter Zers. schmilzt. Lösl. in W. und A., wenig lösl. in abs. A., sehr schwer lösl. in Chlf., praktisch unlösl. in Bzl., Ae. und PAe. Geschmack bitter. Die wss. Lsg. der Substanz zeigen eine neutrale Rk.

Erkennung. 1. Erhitzt man etwa 50 mg Substanz mit 5 ml verd. Salzsäure 10 Min. lang im Wasserbad, so färbt sich die Lsg. gelb und wird trüb. Man kühlt ab und filtriert. Versetzt man 1 ml des Filtrates mit 1 ml verd. Natriumhydroxyd-Lsg. und 2 ml Fehlingscher Lsg. und erhitzt, so scheidet sich nach kurzer Zeit ein feiner, gelbroter Nd. aus (ÖAB 9). — 2. Erhitzt man den Rest des bei der vorhergehenden Prüf. bereiteten Filtrates mit der doppelten Menge konz. Salzsäure und etwa 0,1 g Vanillin 15 Min. lang im Wasserbad, so färbt sich die Lsg. tief schmutzig violett (ÖAB 9). — 3. Versetzt man eine Lsg. von etwa 1 mg Substanz in 0,5 ml A. mit etwa 1 mg m-Dinitrobenzol und 1 Tr. verd. Natriumhydroxyd-Lsg., so färbt sich die Lsg. rotviolett. Die Fbg. geht rasch in Violett und in Blau über, während sich die Lsg. trübt (ÖAB 9). — 4. Versetzt man eine Lsg. von etwa 0,5 ml Substanz in 10 Tr. Essigsäureanhydrid mit 1 Tr. konz. Schwefelsäure, so färbt sich die Lsg. hellvioletrosa. Die Fbg. verblaßt sehr rasch und geht dann in Smaragdgrün über (ÖAB 9). — 5. Versetzt man eine Lsg. von etwa 10 mg Substanz in 1 ml W. mit 10 Tr. Tannin-Lsg., so entsteht ein weißlicher Nd. (Unterschied gegenüber g-Strophanthin) (ÖAB 9). — 6. 1 bis 2 mg der Substanz werden mit 2 bis 3 Tr. konz. Schwefelsäure befeuchtet. Die Mischung färbt sich grün (Ross. 9). — 7. 1 ml Nitroprussidnatrium-Lsg. und 1 bis 2 Tr. Natronlauge werden zu 3 bis 5 mg der Substanz gegeben. Es entsteht eine Rotfbg., die sehr schnell wieder verschwindet (Ross. 9).

$[\alpha]_D^{20} = +19$ bis $+32°$, bestimmt mit der im Vac.-Exsikkator über Phosphorpentoxid getrockneten Substanz (c = 1 in W.) (ÖAB 9).

Prüfung. 1. Aussehen der Lsg.: Die für die Bestimmung des optischen Drehungsvermögens bereitete Lsg. (1 + 99) muß klar sein (ÖAB 9). — 2. Farbe der Lsg.: Die Lsg. (1 + 99) darf nicht stärker gefärbt sein als eine Mischung von 0,10 ml Eisenfarbstandard (s. I, S. 707), 0,05 ml Kobaltfarbstandard (s. I, S. 730), 0,05 ml Kupferfarbstandard (s. I, S. 731) und 9,80 ml 1%iger Salzsäure (ÖAB 9, ähnlich Ross. 9). — 3. Freie Monosaccharide: 2 ml der Lsg. (1 + 99) werden mit 2 ml Fehlingscher Lsg. zum Sieden erhitzt. Die Farbe der Mischung muß unverändert bleiben (Ross. 9). — 4. Trocknungsverlust: Höchstens 5,0%, bestimmt bei Zimmertemp. im Vac.-Exsikkator über Phosphorpentoxid (ÖAB 9); etwa 0,2 g Substanz, genau gewogen, werden bei 80° bis zum konst. Gew. getrocknet. Der Gewichtsverlust darf nicht höher als 8% sein (Ross. 9).

Aufbewahrung. Gut verschlossen, vor Licht geschützt.

Entkeimung. Lsg. können im Autoklaven, gepuffert auf einen pH-Wert von etwa 6,5, entkeimt werden.

Dosierung. Gebräuchliche Einzeldosis bei i.v. Verabreichung: 0,0001 bis 0,0003 g. Einzelmaximaldosis bei i.v. Verabreichung: 0,0005 g, Tagesmaximaldosis bei i.v. Verabreichung: 0,001 g (ÖAB 9).

Anwendung. Bei den verschiedenen Formen der Herzinsuffizienz, z. B. Herzinsuffizienz bei Koronarsklerose, Klappenfehlern, Hypertonie, ferner bei akuten Zuständen, wie Asthma cardiale, Lungenödem und Myokardinfarkt. Besondere Vorzüge sind schnelle Resorption, sofortige Wrkg. auf den Herzmuskel, rasche Ausscheidung, geringe Kumulationsgefahr.

Handelsformen. Kombetin (Boehringer-Mannheim); Kostrophan (Laevosan); Myokombin (Boehringer-Mannheim) u. a.

k-Strophanthosid. k-Strophanthin-γ.

$C_{42}H_{64}O_{19}$ M.G. 872,97

3β.5.14-Trihydroxy-19-oxo-5β-card-20(22)-enolid-3-D-cymaro-β-D-gluco-α-D-glucosid.

Eigenschaften. Farblose, lichtempfindliche Nadelbüschel, leicht lösl. in W., abs. A. und M., praktisch unlös. in Ae., Chlf., Bzl., Aceton und Essigester. Fp. = 200° unter Zers. $[\alpha]_D^{20}$ = +13,85° (c = 1,19 in M.).

Aufbewahrung. Gut verschlossen und vor Licht geschützt.

Anwendung. S. k-Strophanthin.

Dosierung. Einzeldosis: 0,1–0,2, bis zu 0,5 mg i.v. Die Injektion soll langsam erfolgen.

Handelsform. Strophosid (Sandoz); u. a.

Cymarinum

S. IV, 408.

Cymarose

S. IV, 408.

Strophanthus

Die Gattung Strophanthus weist über 40 Arten auf und besteht ausschließlich aus tropischen Gewächsen, die sich vorwiegend in Mittelafrika, doch auch bis nach Asien (China) hin finden.

Strophanthus gratus (WALL. et HOOK.) BAILL. et FRANCHET. Apocynaceae — Apocynoideae — Nerieae.

Heimisch im tropischen Westafrika, besonders in den Wäldern des Küstengebietes von Sierra Leone und der Kongomündung.

Eine hochwindende, milchsaftführende Liane mit kreuzgegenständigen, elliptischen oder eiförmigen Blättern. Seitennerven deutlich sichtbar, fast parallel laufend und kurz vor dem Blattrand bogenförmig zur Spitze abbiegend. Blüten zu mehreren in den Blattachseln. Kelch fünfteilig, mit elliptischen oder lanzettlichen Zipfeln, innen am Grund mit Drüsen. Blütenkrone weiß bis rosa, trichterförmig. Staubblätter 5, an der Verengung der Kronröhre. Fruchtblätter 2, von 5 Nektarschüppchen umgeben. Die reife Frucht besteht aus 2 bis 40 cm langen, in der unteren Hälfte 3 bis 4 cm dicken Balgfrüchten. Die Wandung ist holzhart, braunschwarz, fein längsgestreift, mit sehr zahlreichen Korkwärzchen. Nach oben zu verjüngen sich die Früchte ganz allmählich in eine ziemlich lange und dünne Spitze.

Strophanthus kombé OLIV.

Heimisch im tropischen Südostafrika, nördlich des Sambesi, in Mosambique, Nord-Rhodesien, Njassaland und Tanganjika.

Kletternder Strauch mit meist gegenständigen, elliptischen, zugespitzten, ganzrandigen, kurzgestielten, behaarten Blättern. Blütenstand armblütig, an kurzen, wenig beblätterten Seitenästen endständig. Kelch klein, klappig. Blütenkrone gelb, glockig, am Rand mit 10 Schuppen, die 5 Zipfel in 20 cm lange, gedrehte Fortsätze ausgehend (Abb. 31, A). Antheren oben spitz. Griffel fadenförmig, nach oben verdickt, mit zylindrischem, unten häutig gerandetem Narbenkopf. Frucht zwei an der Bauchnaht aufspringende, auseinander gespreizte Balgkapseln, bis 30 cm lang. Samen behaart, nach oben in eine lange Granne vorgezogen, die in einen zierlichen, spreuwedelartigen Haarschopf ausgeht, am Grund mit einem ungestielten Haarschopf, der beim Heraustreten des Samens aus der Frucht abbricht.

Strophanthus hispidus DC.

Heimisch im tropischen Westafrika, von Sanjambien bis Sierra Leone, in Südkamerun und Togo.

Die Fruchtkapseln sind schlank, nach beiden Seiten stark verschmälert und gebogen, bis 40 cm lang, schwarzbraun mit weißen Flecken.

Diese Arten liefern

Semen Strophanthi. Strophanthussamen. Strophanthus seeds. Semences de strophanthus. Semillas de estrofanto. Sementes de estrofanto. Seme di strofanto. Estrofanto amarillo und lampino del Gabon.

Es liefern:
Strophanthus gratus: Semen Strophanthi DAB 6, CsL 2. Estrofanto Brasil. 2. Strophanthi grati Semen Hisp. IX.
Strophanthus kombé: Semen Strophanthi (kombé) Erg.B. 6, Ross. 9, Helv. V. Strophanthi Semen BPC 54, Dan. VIII, Belg. V, Fenn. 37, Hung. V, Jap. 62, Jug. I, Ned. 6, Norv. IV und Mex. P.
Strophanthus hispidus und Strophanthus kombé: Strophanthi Semen Hisp. IX, Portug. 35.
Strophanthus gratus, kombé und (Ital. VII) hispidus: Strophanthus CF 73; Strofanto Ital. VII.
Die reifen, vom federbuschartigen Samenfortsatz befreiten Samen.

Gewinnung. Exo- und Mesocarp der Früchte werden entfernt, wobei das lederige Endocarp zutage tritt. Ein Teil der Droge gelangt in dieser Form der geschälten Früchte zur Ausfuhr. Immer aber werden die Samen in der geschälten Frucht getrocknet, herausgenommen und vom langgestielten Haarschopf befreit.

Beschreibung. 1. Strophanthus gratus: Die kahlen Samen sind spindelförmig, an der Basis mehr oder weniger abgerundet, manchmal fast scharf abgeschnitten; nach oben zu sind sie scharfkantig, manchmal fast geflügelt, manchmal auch abgerundet oder etwas unregelmäßig gedrückt; an der Spitze laufen sie ganz allmählich aus in den ziemlich kurzen Stiel des Haarschopfs. Die Farbe der Samen ist ein charakteristisches, scharfes Gelb bis Gelbbraun. Länge des eigentlichen Samens 11 bis 19 mm, Breite 3 bis 5 mm, Dicke 1 bis 1,3 mm, Länge des unbehaarten Haarschopfträgers 1 bis 2 cm, Länge des behaarten Teiles 4 bis 5 cm. Ihr Geschmack ist ganz außerordentlich und lange anhaltend bitter. Nach zahlreichen Abzählungen ergeben 33 bis 38, in einem Fall sogar erst 39 Samen das Gewicht von 1 g. Sie lassen sich leicht und scharf rechtwinkelig brechen. Durch ihre Kahlheit lassen sich diese Samen von allen afrikanischen Arten, durch ihre leuchtend hellgelbe bis goldbraune Färbung von den indisch-malaiischen Arten sofort unterscheiden.

Mikroskopisches Bild. Die Epidermis der Samenschale besteht aus tafelförmigen, etwas längsgestreckten Zellen, deren Radialwände in der für die Samen von **Strophanthusarten** charakteristischen Weise in der Mitte sehr stark verdickt sind. Die Kutikula ist deutlich rauh, feinkörnig warzig. Einzelne der Epidermiszellen laufen in kurze kegel- oder eckzahnförmige Papillen aus, die an den mit bloßem Auge kahl erscheinenden Samen bei Benutzung einer guten Lupe schon deutlich, wenn auch nur als winzige Hervorragungen wahrzunehmen sind. Unterhalb der Epidermis folgen zahlreiche Lagen eines unregelmäßigen, dünnwandigen,

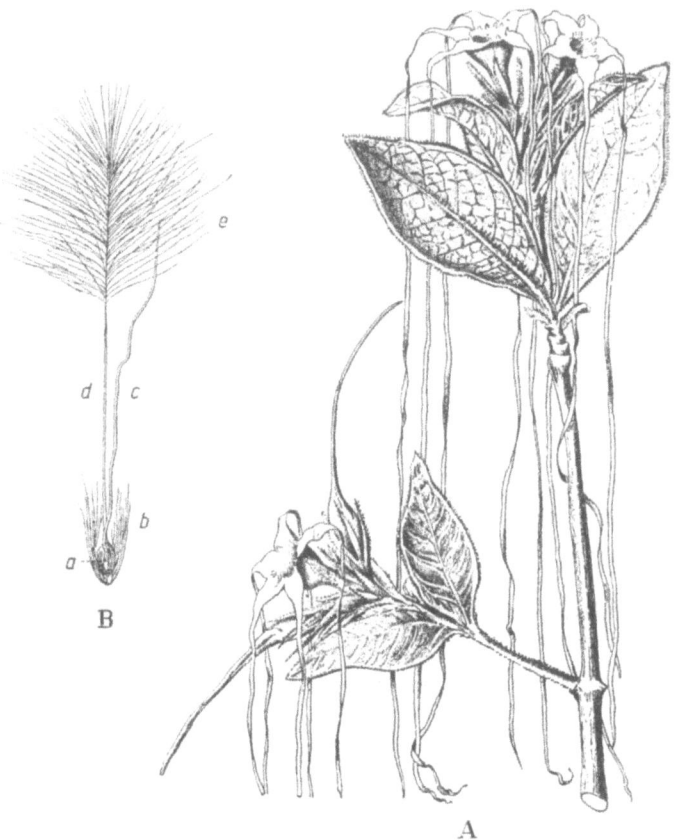

Abb. 31. Strophanthus kombé. A blühender Zweig. B Samen: *a* eigentl. Samen; *b* grundständiger Haarschopf; *c* Funiculus; *d* Granne; *e* Haarschopf (A nach GILG, B nach HARTWICH).

stark zusammengedrückten Parenchyms, die Nährschicht der Samenschale. Das Endosperm besteht aus ziemlich großlumigen, unregelmäßig isodiametrischen Zellen und zeigt im allgemeinen — wie der Embryo — ganz den normalen Bau aller Strophanthussamen. Es enthält 5 bis 10 µm große Aleuronkörner mit Globoiden, fettes Öl und manchmal auch geringe Mengen kleinkörniger (3 bis 8 µm) Stärke; die dünnwandigen und kleineren Embryozellen führen kleinere Aleuronkörner; Calciumoxalatkristalle fehlen.

2. Strophanthus kombé: Die Samen sind 9 bis 18, selten bis 22 mm lang, 3 bis 5 mm breit, bis 3 mm dick, zusammengedrückt, einerseits flach, andererseits etwas gewölbt, länglichlineal oder ausgeprägt lanzettlich, oben zugespitzt und oft mit dem Grannenrest gekrönt, an der etwas gewölbten Seite stumpf gekielt, mit langen, einfachen, eng angedrückten, nach der Spitze des Samens zu gerichteten, seidig-weißlich glänzenden Haaren dicht besetzt. Bei Betrachtung gegen die Richtung der Haare erscheinen die Samen hellgrünlich-braun, sonst mehr graugrünlich. Unter der Ansatzstelle des grannenartigen Fortsatzes das Hilum, von ihm läuft die Raphe in der Mitte der einen flachen Seite bis fast zum Grund des Samens herab, sich dort pinselförmig erweiternd.

Der Geruch ist schwach und eigenartig widrig, der Geschmack sehr bitter.

Mikroskopisches Bild. Querschnitt. Die dünne Samenschale zumeist aus zusammengefallenen, dünnwandigen Zellen. Nur die Epidermiszellen, aus deren Mitte die bis 0,8 mm langen, zarten, einzelligen, kurz über der Basis scharf eingebogenen Haare entspringen, sind in der Mitte ihrer Radialwände knotenförmig verdickt, die Zellen sehen von der Fläche gleichmäßig dickwandig aus. Die unter der Epidermis liegende Nährschicht besteht aus mehreren Reihen dünnwandiger, zusammengefallener Zellen, in dieser Schicht verläuft an der einen Breitseite das Raphenbündel. Der weiße Embryo liegt mit flachen Keimblättern und dem langen, stielrunden Stämmchen in dem spärlichen, als Häutchen ablösbaren, dünnen, weißen Endosperm. Letzteres ist im Querschnitt ebenso breit wie ein Kotyledon, führt Fett und Aleuronkörner, sowie sehr oft auch kleine Stärkekörner. Im Gewebe des Embryos kleine Aleuronkörner, selten Stärke. Keine Oxalate.

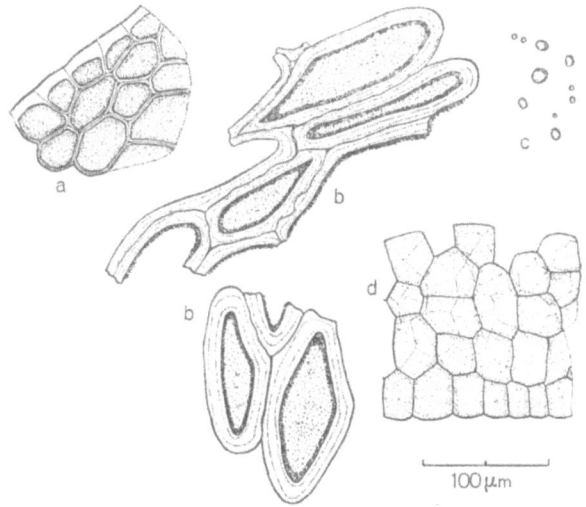

Abb. 32. Pulver von Semen Strophanthi.
a Zellen aus dem Endosperm. *b* Epidermiszellen der Samenschale von der Fläche. *c* Stärke.
d Zellen aus dem Keimling. (Nach W.)

Pulver (Abb. 32). Sehr reichlich charakteristische, 0,5 bis 0,8 mm lange, einzellige, scharf zur Oberhaut eingebogene Haare aus der Epidermis der Samenschale; Stücke der Epidermis, die Zellen im Querschnitt in den Radialwänden kreisförmig verdickt, von der Fläche gesehen gleichmäßig dickwandig; Fetzen mit zusammengefallenen parenchymatischen Zellen der übrigen Lagen der Samenschale; reichlich Gewebe des Keimlings mit Fett und Aleuron und kleinen Stärkekörnern (letztere nur in geringer Zahl).

3. Strophanthus hispidus: Die Samen sind spindelförmig, 10 bis 15 mm lang, 3 mm breit und 1 bis 1,5 mm dick, flach, an der Basis kurz, im oberen Teil länger spitz auslaufend. Sie sind braun mit goldgelbem Schimmer, nicht so stark behaart wie die Kombésamen. Die Haare entspringen in der nach oben gerichteten Hälfte der Epidermiszellen. Am oberen Teil der einen Seite erkennt man die Samennaht. Der Flugschirm ist nur selten vorhanden. Der glatte Teil seines Schaftes hat ungefähr die gleiche Länge wie der behaarte Teil.

Geschmack bitterer als bei Samen von Strophanthus gratus.

Verfälschungen. Die Samen von Kickxia africana BENTH., Apocynaceae, westl. Afrika (auch in Togo und Kamerun), einer sehr ergiebigen kautschukliefernden Pflanze. Als wesentliche Unterscheidungsmerkmale lassen sich erkennen: Die Samen haben nur am unteren Ende einen Haarschopf, sind mehr lebhaft rotbraun, unbehaart, 12 bis 18 mm lang, 2 bis 3 mm breit, spindelförmig, nicht flach, S-förmig gedreht, mit gleichförmig ausgezogener Spitze und Basis. Die Strophanthus-Samen lassen dagegen stets mindestens eine Behaarung erkennen, besitzen ausgesprochen abgeplattete Form, abgerundete Basis und scharfe Spitzen. Im Querschnitt charakterisieren sich die Kickxia-Samen durch mehrfach gefaltete Kotyledonen, während die Keimblätter der Strophanthus-Samen parallel aufeinanderliegen. Die Epidermiszellen der Samenschale mit netzförmig-anastomosierenden Verdickungsleisten. Mit Schwefelsäure nehmen Querschnitte der Kickxia-Samen erst braune, dann rote Farbe an. — Die Samen von Halorrhena antidysenterica WALL., Conessisamen, sind stark bitter, graubraun bis braun, enthalten Wrightin, geben aber keine Reaktion mit Schwefelsäure. — Die Samen anderer Strophanthusarten wie Strophanthus courmontii SACLEUX, Str. stuhlmanni PAX, Str. sarmentosus β-verrucosus A.P.Dc., Str. schuchardti PAX, Str. nicholsonii HOLMES, usw. Festzuhalten ist für die Beurteilung, daß diese falschen Samen, wenn sie als Kombé erscheinen, meist nicht deutlich grünlich, sondern mehr grau oder graubraun und die als Hispidus erscheinenden nicht so lebhaft braun sind, wie die echten Samen. — Als Verfälschung bzw. Substituens von Str. hispidus finden sich die Samen von Str. sarmentosus Dc., der im ganzen Verbreitungsgebiet des Strophanthus hispidus vorkommt. Diese Samen sind viel kürzer und dicker, auch meist heller behaart als die von Strophanthus hispidus.

Im Endosperm von Str. nicholsonii und eminii fehlen Kristalle, bei Str. courmontii und sarmentosus (hier auch in den Kotyledonen) finden sich reichlich Kristallbildungen.

Inhaltsstoffe.

1. Die Samen von Strophanthus kombé enthalten 7 bis 10% Cardenolidglykoside mit hoher und spezifischer Herzwirksamkeit: a) Strophanthidin-Glykoside: k-Strophanthosid (k-Strophanthin γ) $C_{42}H_{64}O_{19}$, Fp. 200° (Zers.); mittlere DL (Katze) 0,126; 0,187 mg/kg; k-Strophanthin-β $C_{36}H_{54}O_{14}$, Fp. 195°; mittlere DL (Katze) 0,128 mg/kg; 0,24% Cymarin (k-Strophanthin-α) $C_{30}H_{44}O_9$, Fp. 204 bis 205°; mittlere DL (Katze) 0,110 mg/kg; Strophanthidin-β-D-digitoxosid (Helveticosid) $C_{29}H_{42}O_9$, Fp. 169 bis 172°; mittlere DL (Katze) 0,0803 mg/kg; Strophanthidin-digitoxosidoglykosid (Glucohelveticosid, Erysimosid) $C_{35}H_{52}O_{14}$, Fp. 173 bis 176°; mittlere DL (Katze) 0,1595 mg/kg. — b) Strophanthidol und -Glykoside: Strophanthidol $C_{23}H_{34}O_6$, mittlere DL (Katze) 0,699 mg/kg; Cymarol $C_{30}H_{46}O_9$, Fp. 236 bis 238°; Strophanthidol-digitoxosido-glucosid (Gluco-helveticosol, Erysimol) $C_{35}H_{54}O_{14}$; Strophanthidol-cymarosido-glucosid (Gluco-Cymarol, k-Strophanthol-β); Strophanthidoldigitoxosid (Helveticosol). — c) Periplogenin-Glykoside: Periplocymarin $C_{30}H_{46}O_8$, Fp. 210 bis 213°; mittlere DL (Katze) 0,154 mg/kg; Emicymarin (e-Strophanthin) $C_{30}H_{46}O_9$, Fp. 160 bis 163°; mittlere DL (Katze) 0,152 mg/kg.

Durch längeres Fermentieren erfolgt eine Abnahme der Herzwirksamkeit bis zur Wirkungslosigkeit, da in Semen Strophanthi ein Ferment enthalten ist, das die Glykoside am C-17 allomerisiert und in unwirksame 17α-Verbindungen überführt. Ferner spalten die α-Glucosidase und die Strophanthobiase die Zucker ab; so läßt sich beim k-Strophanthosid bei Zuckerverlust eine Abnahme der molaren Toxizität feststellen:

k-Strophanthosid	3 Zucker	Tox. mg/kg	0,126	mol. Tox.	6,9
k-Strophanthin-β	2 Zucker		0,120		5,9
Cymarin	1 Zucker		0,111		4,9
Strophanthidin	0 Zucker		0,274		1,47

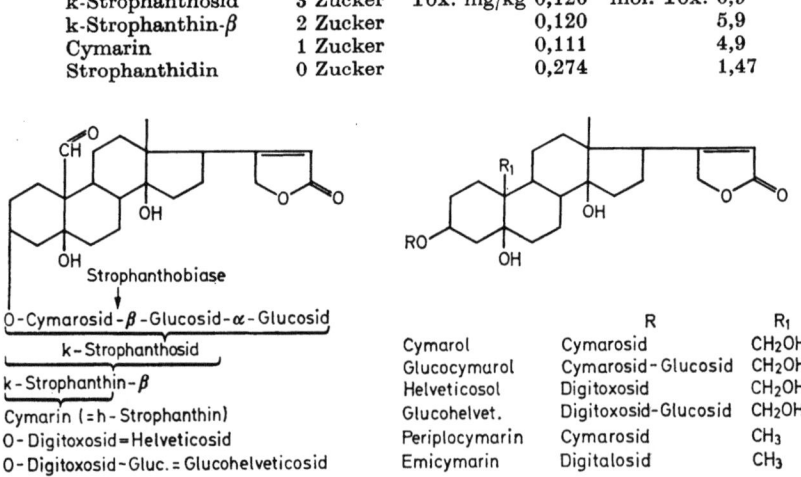

	R	R₁
Cymarol	Cymarosid	CH_2OH
Glucocymarol	Cymarosid-Glucosid	CH_2OH
Helveticosol	Digitoxosid	CH_2OH
Glucohelvet.	Digitoxosid-Glucosid	CH_2OH
Periplocymarin	Cymarosid	CH_3
Emicymarin	Digitalosid	CH_3

MAKAREVICH [Chem. Abstr. 77, 58746 (1972)] fand ferner k-Strophanthol-γ, Strophanthosid-19-carboxylsäure, 17-β-h-Strophanthosid, Neoglucoerysimosid (Strophanthidin-3 β-O-β-D-digitoxopyranoxyl-4′-O-β)-glucopyranosid. Ferner fettes Öl mit Oxyfettsäuren; 0,2% eines Saponins Strophanthinsäure (Strophanthogenin + Glucose), Harz, Wachs, Eiweiß, Trigonellin. Ein gereinigter Äthanolextrakt aus den fermentierten, entfetteten Samen wird als „k-Strophanthin" bezeichnet (s. S. 575).

2. Strophanthus gratus: 4 bis 8% eines Glykosidgemisches, davon 90 bis 95% g-Strophanthin (Ouabain, g-Strophanthidin-L-rhamnosid) $C_{29}H_{44}O_{13}$, Fp. 200° (Zers.), mittlere Dosis let. (Katze) 0,166 mg/kg; Sarmentosid E, Fp. 258 bis 260°, D und A, 0,4% Acolongiflorosid K, Fp. 179 bis 181°; Sarmentolosid, Bipindosid, Thollosid, Sarhamnolosid [JAEGER et al.: Helv.

Chim. Acta *48*, 202 (1965)]; 0,4% Strogosid $C_{29}H_{40}O_{12}$, Fp. 238 bis 240°, Sarnovid (GEIGER et al.: Helv. Chim. Acta *50*, 194 (1967)].

Ouabain = g-Strophanthin

Strogosid

Ferner fettes Öl mit 30% Öl-, 30% Linol- und 10% Oxyfettsäuren und Strophanthinsäure, Cholin, Trigonellin, Harz, Eiweiß.

3. Die Samen von Strophanthus hispidus zeigen ähnliche Zusammensetzung wie von Strophanthus kombé mit dem es nahe verwandt ist: 0,5 bis 1% Cymarin, 0,065% Cymarol, Cymarylsäure, in Spuren Periplocymarin und Emicymarin, Sarmentocymarin; 32% fettes Öl und Strophanthinsäure.

Chromatographische Nachweisverfahren. a) CF 73 schreibt eine P.Chr. (absteigend, Laufmittel: Butanol, Eisessig, 10 Std. bei 20°) vor. Sprühmittel: Antimontrichlorid in Chlf., dann 10 Min. Erhitzen bei 100°. Im UV sollen bei beiden Arten 3 Flecke mit dem Rx-Wert (bezogen auf k-Strophanthin) 0,2; 0,4 (mit oranger Fbg.) und 1 (grüngelbe Fbg.) erscheinen, wobei das Ouabain etwas über dem k-Strophanthin liegt. Bei Str. gratus erscheint ein blauer, undeutlicher Fleck zwischen den beiden letzten. b) P.Chr.: KAISER [Chem. Ber. *88*, 556 (1955)] verwendet mit 20%igem Formamid in Aceton imprägniertes Papier (2043b Mgl, Fa. Schleicher und Schüll); Fließmittel: Chlf.-Tetrahydrofuran-Formamid 50:50:6,5; Sprühmittel: eine frisch bereitete Mischung von 25%iger Trichloressigsäure in 96%igem A. mit 3%iger Chloraminlsg. (15:1); nach Erhitzen auf 120° (3 bis 4 Min.) wird im UV-Licht betrachtet. — c) Chr. auf Kieselgel G: LUKAS [Sci. Pharm. (Wien) *30*, 47 (1962)] trennt das Glykosidgemisch von Strophanthus kombé in die Mono-, Di- und Trioside auf, die Monoglykoside unter sich weisen jedoch nur geringe R_f-Unterschiede auf. Laufmittel: n-Butanol, M., Formamid (17:2:1). — Zur raschen Identifizierung und Unterscheidung von Strophanthusarten eignet sich das System Äthylacetat-Pyridin-W. (5:1:4, Oberphase). Die genuinen, wie die wichtigsten Nebenglykoside werden gut getrennt. Sprühmittel ist konz. Schwefelsäure, die eine verschiedenartige UV-Fluoreszenz der Cardenolide hervorruft. — Drogenauszug: 10%iger Auszug mit 90%igem A. aus den entfetteten Samen. — Identifizierung: Die entwickelten Platten werden etwa 15 Min. bei 80° getrocknet, mit konz. H_2SO_4 (d = 1,84) kräftig besprüht und sofort unter dem UV-Licht betrachtet.

Glykoside	UV-Fluoreszenzfarben	R_f
k-Strophanthosid	grünlich gelb	0,05
g-Strophanthin	gelborange (nach Erhitzen)	0,13
Erysimosid	grünlich gelb	0,18 bis 0,22
k-Strophanthin-β	grünlich gelb	0,25 bis 0,28
Sarmentosid A	intensiv gelb	
Emicymarin	fahlgrün	
Cymarol und		
Helveticosid	fahlbraun	0,60 bis 0,64
Cymarin	grünlich gelb	0,70 bis 0,74
Periplocymarin	gelbgrau	
Sarmentocymarin	rotbraun	0,82 bis 0,86
Sarverosid	rotbraun	0,9

Zum Nachweis von g-Strophanthin werden die besprühten Platten 2 bis 3 Min. auf 80° erhitzt. Zum Nachweis im Tageslicht werden die Platten mit Kedde-Reagens besprüht, wobei die Cardenolide purpurfarben werden. [HÖRHAMMER et al.: Dtsch. Apoth.-Ztg. *103*, 502

(1963)]. Sprühreagentien: Nach Kedde: 1 g 3,5-Dinitrobenzoesäure wird in einer Mischung aus 50 ml M. und 50 ml wss. 2n KOH gelöst.

Raymond-Reagens: Sprühlsg. I: 10%ige 1,3-Dinitrobenzollsg. in Bzl. — Sprühlösung II: 6 g NaOH werden in 25 ml H_2O gelöst. Die Lsg. wird mit 45 ml M. versetzt. — Ausführung: Mit I besprühen und bei 60°C trocknen. Dann mit II besprühen. Antimon-III-chlorid: gesättigte Chlf.-Lsg. Das Chlf. soll äthanolfrei sein (durch Al_2O_3 aktiv, basisch, schicken).

Prüfung. Identität. CF 73: 2 g Droge werden mit 20 ml 70%igem A. durch Erwärmen ausgezogen, zum Filtrat 20 ml W. und 8 Tr. bas. Bleiacetatlsg. gegeben und erneut filtriert. Das Filtrat wird mit 10 ml Chlf. ausgeschüttelt, zur Chlf.-Lsg. 10 Tr. 1%ige alkohol. 50% Pikrinsäurelsg. und 4 Tr. 2%ige NaOH-Lsg.: Es entsteht eine orange Fbg. — Die restliche Chlf.-Lsg. wird eingeengt, zum Rückstand 2 Tr. einer 1%igen, alkohol. (95%) Dinitrobenzoesäurelsg. und 4 Tr. 2%ige NaOH-Lsg. gegeben. Die Lsg. färbt sich violett. — Färbung der Schnitte mit 80% H_2SO_4 (eine langsamere Färbung wird erreicht mit 3 Tr. 96% H_2SO_4 und 1. Tr. Glycerin). Strophanthus gratus: hellrosa bis rosaviolett; Strophanthus hispidus: gelb → gelbgrün → smaragdgrün → russisch grün → blaugrün → violett; besonders die Kotyledonen zeigen auch oft rosa bis rote Partien; Strophanthus kombé: gelb → gelbgrün → smaragdgrün → russisch grün; im Embryo einen violetten Ton → dunkelblau → grün → violett. Strophanthus courmontii, sarmentosus, nicholsonii und eminii werden rot, rotgelb oder violett.

NF VI beschreibt eine Untersuchung im polarisierten Licht: Die Kotyledonen von Strophanthus hispidus zeigen durch das ganze Gewebe stark anisotrope Kristallrosetten von Calciumoxalat (im polarisierten Licht leuchtend), bei Strophanthus gratus und kombé fehlen diese.

Reinheit. Mindestgehalt an Ouabain (wasserfrei) 4% DAB 6, CsL 2, Brasil. 2. Mindestgehalt an Glykosiden, ber. als Strophanthin, 4% C F 73. — DL_{min} = 25 mg/kg Meerschweinchen, was etwa der 50fachen DL von Ouabain und der 16fachen DL von k-Strophanthin entspricht, CF 73. — Biologische Aktivität der Strophanthus kombé Samen: 1 g Samen sollen mind. 2 000 FD oder 240 KD entsprechen, Ross. 9.

Max. Aschegehalt 3,5% Brasil. 2; 4% Belg. V, Ned. 6; 4,5% Helv. V, Hisp. IX; 5% Ital. VII, Ross. 9, Jug. I, Norv. IV, BPC 54; 6% Erg.B. 6. Hung. V, Dan. VIII; 7% DAB 6, Jap. 62, Hisp. IX (gratus), CsL 2. — Säureunlösliche Asche max. 1% Hung. V. — Sulfatasche max. 6% CF 73. — Fremde Bestandteile max. 2% CsL 2, Hung. V, BPC 54. — Feuchtigkeitsgehalt max. 12% Hung. V; 7% CF 73. — Alkohollösl. Extrakt mind. 12% Jug. I.

Gehaltsbestimmung.

Strophanthingehalt: 1. Gravimetrisch nach DAB 6, Brasil. 2. (nur für Strophanthus gratus, da k-Strophanthin nicht kristallisiert). Diese Methode liefert jedoch keine absoluten Werte, da die Bestimmung von der Art der Strophanthinextraktion, den begleitenden Verunreinigungen, vom Volumen der Strophanthinlsg. und der Kristallisation stark abhängig ist. Zur besseren Extraktion ist verdünnter A. zu verwenden und das erhaltene Strophanthin nachträglich mit abs. A. zu reinigen. 7 g mittelfein gepulverter Strophanthussamen werden in einem gewogenen Kölbchen von 150 ml Inhalt 1 Std. lang mit 70 g A. am Rückflußkühler erhitzt. Nach dem Erkalten bringt man mit abs. A. auf das ursprüngliche Gewicht und filtriert durch ein gut bedecktes Faltenfilter von 10 cm Durchmesser. 51,5 g des Filtrates (= 5 g Strophanthussamen) destilliert man in einem gewogenen Kölbchen bis auf etwa 1 bis 2 g ab, ergänzt mit abs. A. auf 5 g und versetzt ohne Filtration unter Umschwenken mit 30 g Petroleumbenzin und, falls innerhalb einer halben Std. kein Absetzen erfolgt ist, unter kräftigem Umschütteln mit 2 bis 3 Tr. verd. A. Alsdann läßt man das Kölbchen so lange stehen, bis der flockige Niederschlag fest am Boden des Kölbchens haftet, gießt die A.-Petroleumbenzinlsg. vorsichtig ab, wäscht das Kölbchen unter gelindem Umschwenken zweimal mit je 5 g Petroleumbenzin nach und läßt das schräg gestellte Kölbchen an der Luft trocknen. Hierauf erwärmt man den Niederschlag unter wiederholtem Umschwenken auf dem Wasserbad mit 10 ml W., gibt zu der heißen Lsg. 5 bis 6 Tr. Bleiessig hinzu und erwärmt einige Min. lang. Die heiße Lsg. filtriert man durch ein glattes Filter von 6 cm Durchmesser in ein Kölbchen von 50 ml Inhalt und wäscht Kölbchen und Filter viermal mit je 5 g heißem W. nach. In das warme Filtrat leitet man Schwefelwasserstoff bis zur Sättigung ein, erwärmt 2 Std. lang auf dem Wasserbad, filtriert durch ein glattes Filter von 6 cm Durchmesser in eine Porzellanschale von 100 ml Inhalt und wäscht Kölbchen und Filter zweimal mit 5 g heißem W. nach. Die filtrierte Lsg. dampft man auf dem Wasserbad auf etwa 5 g ein, führt sie in ein gewogenes zylindrisches Gläschen von etwa 4 cm Durchmesser und 2 cm Höhe über, spült die Porzellanschale dreimal mit je 1 g heißem W. nach und dampft auf dem Wasserbad bis auf etwa 2 bis 2,5 g ein. Nun läßt man zur Kristallisation etwa 24 Std. lang stehen, bis das Gewicht auf ungefähr 1 g zurückgegangen ist. Reine Strophanthinkristalle ohne nennenswerten Verlust erhält man, wenn man nach eingetretener Kristallisation 1 ml dest. W. zufügt, umschwenkt und nochmals 12 Std. stehen läßt, wobei das Gewicht wieder um etwa 0,4 g vermindert wird.

Erst dann gießt man die Mutterlauge ab, spült die Kristalle dreimal mit je 0,5 ml W. ab und trocknet bei 105 bis 110° 2 Std. lang.

2. Photometrisch nach CsL 2.

a) Mit dem Baljet-Reagens: 0,5 g Droge werden entfettet und mit 60%igem A. bis zu einer Verdünnung von 1:10 perkoliert. 8 ml dieser Lsg. werden in einer kleinen Schale auf dem Wasserbad bis zur Trockne eingedampft. Der Rückstand wird in 5 ml heißem W. gelöst und quantitativ in ein Meßkölbchen von 10 ml gebracht. Es wird bis zur Marke aufgefüllt, durchgeschüttelt und 1 ml der Lsg. in ein Meßzentrifugenglas von 5 ml Inhalt pipettiert. Nach Zusatz von 1,5 ml 10%iger Bleiacetatlsg. wird bis zur Marke aufgefüllt und durchgeschüttelt. Unter Erwärmen läßt man den Niederschlag zusammenballen und zentrifugiert ihn ab. 2,5 ml der überstehenden Lsg. werden vorsichtig abpipettiert und in ein Meßzentrifugenglas von 5 ml gebracht. Mit einer Lsg. von sekundärem Natriumphosphat und Citronensäure (100 ml 0,066 M Na_2HPO_4-Lsg. und 20 ml 0,1 M Citronensäurelsg. werden gemischt) wird bis zur Marke aufgefüllt, 15 Min. lang ab und zu umgeschüttelt und anschließend zentrifugiert. 1 ml der überstehenden Lsg., 8 mg Droge entsprechend, wird mit 4 ml der Natriumphosphat-Citronensäurelsg. gemischt und 5 ml Natriumpikratlsg. zugesetzt (1,0 Pikrinsäure in 94,0 g W. + 5,0 g 20%iger NaOH-Lsg.: Baljet-Reagens). Dieses Reagens erfaßt den ungesättigten Lactonring (Butenolidring), wobei eine Rot- bis Orangefbg. auftritt. Dann wird durchgeschüttelt und 50 Min. ruhig stehen gelassen. Die Extinktion wird unter Verwendung eines blauen Filters gegen W. als Vergleichslsg. gemessen. Der Strophanthingehalt wird von einer Eichkurve abgelesen (2,5 mg wasserfreies g-Strophanthin werden in einem 25 ml Meßkolben in der Lsg. von sekundärem Natriumphosphat und Citronensäure gelöst und bis zur Marke aufgefüllt; zur Messung werden 5 bis 2,5 ml jeweils auf 5 ml aufgefüllt und mit 5 ml Natriumpikratlsg. versetzt). Diese Reaktion kann auch zu einer kolorimetrischen Messung verwendet werden. Die Farbe wird mit einer Standardlsg. oder mit einer 0,344%igen wss. Kaliumbichromatlsg. verglichen. — b) Die Xanthydrol-Reaktion auf 2-Desoxyzucker (wie Cymarose) ergibt eine weinrote Färbung, die bei 550 nm (1 cm Schichtdicke) gemessen wird: Eine etwa 10 bis 100 mg Desoxyzucker enthaltende Glykosidlsg. wird im Reagenzglas zur Trockne eingeengt und mit 5 ml Reagenslsg. (10 mg Xanthydrol werden in 100 ml Essigsäure 96% gelöst, mit 1 ml konz. Salzsäure [d = 1,19] versetzt und gemischt; frisch zu bereiten) versetzt. Man erhitzt 3 Min. im siedenden Wasserbad, wobei man das Glas mit einem Wattebausch verschließt. Anschließend wird sofort in Eiswasser gekühlt, um Zimmertemperatur der Lsg. zu erreichen. — c) Die Raymond-Reaktion, die von REPKE verbessert wurde [Naturwissenschaften 45, 212 (1958)], ergibt eine Blaufärbung; Messung bei 578 nm: Die Glykosidlsg. wird unter Eiskühlung mit einer 0,5- bis 5%igen m-Dinitrobenzol-Lsg. in gereinigtem Pyridin. die 5% einer n/20 Natronlauge enthält, versetzt. Nach Erreichen der maximalen Farbentwicklung bei 25°C wird die Reaktion durch Zumischen einer pyridinischen Borsäurelsg. (0,05 ml n/5 H_3BO_3/2 ml Pyridin) unterbrochen.

Die quantitative Bestimmung der Hauptglykoside von Strophanthussamen wird, vor allem bei Strophanthus kombé, durch die Anwesenheit einer großen Zahl glykosidischer Inhaltsstoffe erschwert. KARTNIG et al. [J. Chromatog. 52, 313 (1970)] trennen die Glykoside durch D.Chr. und bestimmen die einzelnen Glykoside nach Reaktion mit konz. Schwefelsäure im Photometer. Extraktion: 1 g Samen (pulv. Sieb V, ÖAB 9) wird mit 2 g Seesand verrieben und mit 50 ml A. (70%) in einer kontinuierlich arbeitenden Extraktionsapparatur 1 Std. lang extrahiert. Filtration durch ein kleines Faltenfilter in einem 50-ml-Meßkolben; Auffüllen mit A. (70%). — Beschichten der Platten: 15 g MgO (Merck Nr. 5864) werden mit 65 ml W. angerührt und ausgestrichen. Schichtdicke 0,25 mm. Trocknung bei 130° durch 30 Min. Einteilung der Schicht in 1,5 cm breite Bahnen. Laufstrecke 15 oder 25 cm. — Auftragen des Extraktes: Vom 2%igen, äthanolischen Extrakt werden zur quantitativen Bestimmung des Strophanthosides 60 µl, für die Bestimmung der übrigen Verbindungen 300 µl punktförmig aufgetragen. — Fließmittel: Aceton-W.-Äthylacetat 4:0,7:5,3 (für zuckerreiche Glycoside); 4:0,4:5,6 oder 4:0,2:5,8 (für zuckerarme Glykoside). — Detektionsmittel: a) Keddes'-Reagens: Violette Flecke auf weißem Grund. Nachweisgrenze ca. 0,5 µg. b) Jodlsg. (1%ig in Chlf.): Helle Flecke auf braunem Grund. Nachweisgrenze ca. 10 µg. Für die nachfolgende quantitative Bestimmung wird das Jod durch Erhitzen auf 120° über 10 Min. vertrieben. Eventuelle zurückbleibende Jodreste stören die spektroskopische Messung in konz. Schwefelsäure nicht. — Quantitative Auswertung: a) Kolorimetrische Auswertung der Reaktion nach Baljet: Die abgeschabte Zone des Chromatogrammes in einem Zentrifugierglas mit 3 ml M. versetzen und 30 Min. stehen lassen; Zugabe von 3 ml Baljet-Reagens (5 ml 10%ige wss. NaOH-Lsg. + 95 ml 1%ige wss. Pikrinsäurelsg.); 30 Min. bei 20° stehen lassen, anschließend zentrifugieren, dekantieren und bei 495 nm gegen Baljet-Reagens messen. — b) Spektroskopische Messung in konzentrierter Schwefelsäure: Die abgeschabte Zone des Chromatogrammes wird in einem Reagenzglas mit 0,2 ml konz. HCl und danach mit 3 ml konz. H_2SO_4 versetzt. Das Reaktionsgemisch wird gut durchgeschüttelt und 15 Min. bei 60° oder 2 Std. 30 Min. bei Zimmertemperatur stehen gelassen. Nach dem Abkühlen auf Zimmertemperatur mißt man bei der dem Glykosid entsprechenden Wellenlänge (s. Tabelle 4) gegen 0,2 ml HCl

+ 3 ml konz. H_2SO_4, denen man so viel MgO zusetzte, wie der abgeschabten Zone entsprach, und die man ebenfalls 15 Min. auf 60° erwärmt hatte. Die Empfindlichkeit dieser Messung ist größer als bei a).

Tabelle 4.

Strophanthosid	407 nm
k-Strophanthin-β	407 nm
Cymarin	415 nm
Erysimosid	407 nm
Strophanthidin	420 nm

3. Die biologische Wertbestimmung erfolgt an verschiedenen Tieren als Toxizitätsbestimmung. Parallel dazu muß am selben Tiermaterial ein standardisiertes Präparat mitgeprüft werden. CF 73 verwendet Meerschweinchen, Hisp. IX Katzen, Ross. 9 Katzen und Frösche, wobei 1 g kristallisiertes Strophanthin G 50000 Froscheinheiten und 7700 Katzeneinheiten entspricht; als Standard verwendet man eine Lösung von g-Strophanthin 1:20000 für Frösche und 1:1000000 (in 0,9% NaCl-Lsg.) für Katzen. Am Frosch werden die Samen als 10%ige Tinktur angewendet, an der Katze die Tinktur, die 450fach mit 0,9% NaCl-Lsg. verdünnt wurde.

Weiteres siehe bei Digitalis.

Aufbewahrung. Vor Licht geschützt in dunklen, gut verschlossenen Gefäßen. Vorsichtig. Separandum.

CF 73: Gift, Tab. A.

Wirkung. Die Strophanthine wirken grundsätzlich gleich wie alle Herzglykoside. Deren therapeutisch wichtigen Eigenschaften gehen von der Beeinflussung der Herzfunktion aus.

I. Die herzwirksamen Glykoside wirken *positiv inotrop.* Allem Anschein nach kommt dieser Effekt dadurch zustande, daß sie an der Herzmuskelzelle in die elektromechanische Koppelung eingreifen, indem sie die Größe und den zeitlichen Verlauf der durch das Aktionspotential ausgelösten intracellulären Freisetzung von Ca^{++}-Ionen verändern und die Austauschrate von intra- und extracellulärem Calcium erhöhen. (Calciumzufuhr zusammen mit Herzglykosiden ist deshalb zu vermeiden.) Die Erhöhung der Kontraktilität wirkt sich schon am normalen Herzen in einer Erhöhung der Druckanstiegssteilheit im Ventrikel und der Auswurfgeschwindigkeit aus. Am insuffizienten Herzen resultiert daraus 1. eine Steigerung des Auswurfvolumens (= Schlagvolumens) und eine Abnahme des krankhaft vergrößerten enddiastolischen Volumens (= Restvolumens). Als Folge davon kommt es hinter dem Herzen zu einer Steigerung der Organdurchblutung und vor dem Herzen zu einer Abnahme des venösen Drucks. Damit sinkt auch der venöse Druck im Kapillargebiet, so daß vermehrt Ödemflüssigkeit in die Blutbahn einfließen kann. Diese „Hydraemie" sowie die erhöhte Nierendurchblutung vermehren die Diurese, so daß die Ödeme schwinden.

II. Eine zweite wesentliche Wirkung besteht in der Verlangsamung der Herzfrequenz (*negativ chronotrope Wirkung*). An ihrem Zustandekommen sind mehrere Faktoren beteiligt: 1. Als Folge der durch die inotrope Herzwirkung verbesserten Kreislaufsituation sinkt der Sympathicustonus. 2. Durch extracardial ausgelöste Erregung des Herzparasympathicus wird die Überleitungszeit vom Vorhof zur Kammer verlängert. Da aber gleichzeitig durch direkte Wirkung die Refraktärzeit im Herzschrittmacher (Sinusknoten) und im Ventrikel verkürzt wird, steigt (unerwünscht) die Neigung zu heterotoper Reizbildung an. 3. Durch Abnahme des Membranpotentials bei oberen therapeutischen Herzglykosidkonzentrationen kommt es zu einer Herabsetzung der Reizleitungsgeschwindigkeit (*negativ dromotrope Wirkung*). Diese beruht auf einem intracellulären Kaliumverlust infolge Hemmung der Na^+- und K^+-abhängigen Membran-ATPase.

III. Infolge Abnahme des enddiastolischen Volumens bzw. des Ventrikelinnendrucks geht die Herzgröße zurück und damit die Spannung des Herzmuskels. Dadurch und auch durch Frequenzabnahme kann Energie eingespart werden (*ökonomisierende Wirkung*). Mit der Normalisierung des enddiastolischen Drucks ist weiterhin eine Verbesserung der Durchblutung der endocardnahen Herzmuskulatur verbunden. In gleicher Richtung wirkt sich auch die Frequenzabnahme (über Verlängerung der Diastole) aus.

Pharmakokinetik. Trotz ihrer gleichen Wirkung bestehen zwischen den einzelnen Herzglykosiden in ihrer therapeutischen Indikationsstellung erhebliche Unterschiede. Sie beruhen auf differenten pharmakokinetischen Eigenschaften, die entscheidend vom Polaritätsgrad des Gesamtmoleküls determiniert werden. Im Vordergrund steht dabei die Anzahl der polaren Substituenten am Genin, jedoch spielt auch die Zuckerart, u. a. auch deren Acetylierung, eine Rolle.

Resorption, Plasmaeiweißbindung, renale Ausscheidung, Verteilung in die Leber, d. h. die damit verbundene Ausscheidung des Glykosids mit der Galle und sein hepatoenteraler Kreislauf, stehen in enger Beziehung zur Lipoidlöslichkeit der einzelnen Substanz. Mit steigender Lipoidlöslichkeit nehmen zu: enterale Resorbierbarkeit, Plasmaeiweißbindung und Verteilung in die Leber, es nimmt ab die Ausscheidung des unveränderten Moleküls durch die Niere. Die enterale Resorption wird außerdem durch krankhafte Veränderungen der Darmschleimhaut und der Leber vermindert; auch durch die Arzneiform wird sie beeinflußt.

Toxizität. Die therapeutische Breite der Herzglykoside ist nicht sehr groß. Schon bei richtiger Dosierung und individueller Einstellung ist in 10 bis 20% der Fälle mit Neben-wirkungen zu rechnen. Sie bestehen in 1. Übelkeit, Erbrechen, Durchfällen infolge zentraler Erregung bestimmter Regionen des Vagusgebietes, bei Einnahme auch infolge Reizung der Schleimhaut des Magendarmkanals; 2. in Rhythmusstörungen durch heterotope Reiz-bildung. — Bei Überdosierung treten ferner zentralnervöse Symptome wie Farbsehen, Verwirrungszustände, weiterhin verstärkte Herzrhythmusstörungen, die bis zum Herz-block gehen können, auf. Akute Vergiftungen können auch bei intravenöser Injektion stark polarer Glykoside auftreten. Es kommt innerhalb weniger Minuten zum Tod infolge Herzblocks, Kammerflimmern mit Herzversagen.

Zur Dosierung. Mit Hilfe klinischer Parameter, besonders der Pulsfrequenz, auf Grund der klinischen Erfahrung und dem Auftreten von Nebenwirkungen wurde ein Dosierungs-schema entwickelt, das unter Berücksichtigung der pharmakokinetischen Besonderheiten des Einzelglykosids für alle Herzglykoside verwendbar ist. Unter Einbeziehung der Kumu-lation wird durch einen Dosierungsstoß (1. Tag hohe, folgende Tage abnehmende Dosen) der erwünschte therapeutische Effekt eingestellt. Die dafür erforderliche Gesamtdosis wird als Vollwirkdosis (oder wenn man sie Dosis/Mensch setzt) als Vollwirkspiegel bezeichnet. Die Zeit, die man vom Dosierungsbeginn bis zur Vollwirkung benötigt, wird Sättigungszeit genannt. Sie ist durch die Größe des Anfangsstoßes variierbar. Im allgemeinen wird eine Sättigungszeit von 3 bis 4 Tagen bevorzugt (mittelschnelle Sättigung). Nach Erreichen der Vollwirkung muß der — hauptsächlich durch Elimination bedingte — Wirkungs-schwund = Abklingquote wieder aufgefüllt werden durch die „Erhaltungsdosis".

Tabelle 5. Durchschnittsdaten für einige Herzglykoside

	Vollwirkdosis in mg	Abklingquote in %	Erhaltungs-dosis in mg	Resopt.-Quote aus dem Darm-trakt in %
Digitoxin	2,0	7	0,1—0,15	100
Digoxin	2,0	20	0,5	70
Proscillaridin	1,0	35	1,0	30
g-Strophanthin	0,65 (i.v.)	40	0,25 (i.v.)	2—5

Die *Strophanthine* werden enteral schlecht resorbiert (unter 10% einer Dosis); ihre Plasmaeiweißbindung ist gering (etwa 5%). Ihre Ausscheidung erfolgt überwiegend renal in unveränderter Form [s. dazu LÜLLMANN, Pharm. Ztg. (Frankfurt) *116*, 263 (1971)]. Die Halbwertszeit der Plasmakonzentration nach intravenöser Applikation beträgt 12 bis 19 Std.; die Wirkungsdauer ist aber etwas länger, und zwar entspr. der klinischen Abkling-quote von 40% 2 bis 3 Tage (nach Berechnung aus der Halbwertszeit wäre sie 67%).

Strophanthin wird üblicherweise intravenös gegeben. In dieser Form gehört es zu den am schnellsten, aber kurz wirkenden Herzglykosiden. Die immer wieder diskutierte Frage einer oralen Applikation erscheint bei seiner kleinen Resorptionsquote wenig sinnvoll, auch wenn diese durch hohe und deshalb bedenkliche Dosen überbrückt werden soll. Zweifellos zeitigt eine linguale Applikation initial nachweisbare Blutkonzentrationen. Die Kontakt- und damit die Resorptionszeit ist dabei aber so kurz, daß die resorbierte Gesamt-menge nicht sehr groß ist und damit die Blutkonzentration im Stadium der Gleichgewichts-verteilung unter die Nachweisbarkeitsgrenze absinkt.

Die Frage einer speziellen Wirkung des Strophanthins auf den Herzmuskelstoffwechsel ist noch völlig offen [s. dazu v. ARDENNE und RIEGER (Arzneimittelforsch. *22*, 1845 (1972)]. Bezüglich k-Strophanthin-α stellten GHABUSSI et al. [Arzneimittel-Forsch. *24*, 202 (1974)] eine Toleranzsteigerung durch DL-α-Tocopherolacetat fest.

Toxikologie. Siehe Digitalis purpurea, doch ist der negativ chronotrope Effekt kaum vor-handen.

Anwendung. Hauptindikation ist die akute Herzschwäche bzw. schwerste Dekompensation (intravenöse Verabreichung). Ferner Herzinsuffizienz mit Bradykardie, Altersherz, Herzleistungsminderung mit Stenocardie, Digitalisüberempfindlichkeit und Koronarinsuffizienz. In der Homöopathie bei nervösem Herzen, Stenocardie und cardialen Angstzuständen.

Dosierung. Durchschnittsdosis der Samen 60 mg, NF IX.

Strophanthus HAB 34.

Die von den Grannen befreiten, reifen Samen von Strophanthus gratus.

Arzneiform. Tinktur nach § 4 durch Mazeration mit 60%igem Weingeist.

Arzneigehalt. 1/10.

Aufbewahrung. Droge, Urtinktur, 2. und 3. Dez.-Pot. vorsichtig. Die Vorschläge für das neue Deutsche HAB, Heft 8, S. 485, beschreiben eine Papierchromatographie der Tinktur, wie eine photometrische Gehaltsbestimmung.

Strophanthus hispidus HPUS 64.

Die reifen Samen.

Arzneiform. Urtinktur: Arzneigehalt 1/10. Strophanthus, mäßig grob gepulvert 100 g, A. USP (94,9 Vol.-%) q.s. zur Bereitung von 1000 ml der Tinktur. — Dilutionen: D 2 (2×) und höher mit A. HPUS (88 Vol.-%). — Medikationen: D 2 (2×) und höher.

Semen Strophanthi pulvis.

Strofanto polvere Ital. VII.

Muß denselben Anforderungen wie Semen Strophanthi genügen.

Semen Strophanthi pulveratum deoleatum. Entölter Strophanthussamen.

Wird von einigen Pharmakopöen zur Bereitung der Tinktur vorgeschrieben. 70 T. entsprechen etwa 100 T. der nicht entölten Samen. Die Entfettung geschieht am besten mit Hilfe von Petroleumäther, der nur das Fett löst, während Ae. auch wirksame Stoffe aufnimmt. Die entfetteten Samen lassen sich leicht pulvern und liefern klar bleibende Auszüge.

Sarmentogeninhaltige Strophanthusarten:

Strophanthus sarmentosus P. Dc.

Heimisch an der Westküste Afrikas.

Eine Liane oder ein baumartiger Strauch bis zu 4 m. Die sehr polymorphe Art ist botanisch noch nicht unterteilt; vor allem die Fruchtform zeigt große Unterschiede.

Inhaltsstoffe. Die Glykoside werden leicht durch sameneigene Glucosidasen zu folgenden schwach polaren Monoglykosiden abgebaut:

Zuckeranteil	Genin		
	Sarverogenin	Sarmentogenin	Sarmutogenin
Digitalose	Panstrosid	Sarnovid	Musarosid
Formel	$C_{30}H_{44}O_{11}$	$C_{30}H_{46}O_9$	$C_{30}H_{44}O_{10}$
Fp. °C	230 bis 233	223 bis 225	229 bis 232
Dos. let. (mg/kg Katze)	0,9968	0,1489	—
Sarmentose	Sarverosid	Sarmentocymarin	Sarmutosid
Formel	$C_{30}H_{44}O_{16}$	$C_{30}H_{46}O_8$	$C_{30}H_{44}O_9$
Fp. °C	123 bis 126	130 bis 133	250 bis 252 (Z.)
Dos. let. (mg/kg Katze)	0,4032	0,202	0,4776
Diginose	Intermediosid	—	—
Formel	$C_{30}H_{44}O_{10}$		
Fp. °C	~ 200		
Dos. let. (mg/kg Katze)	1,839		

Die stärker polaren Monoglykoside liefern schwer trennbare Mischkristallisate, die ursprünglich Sarmentosid-A-Rohkristallisate (Gemische der Sarmentoside A, C, D und E) genannt wurden. Sargentosid besteht aus Sarmentogenin, D-Digitalose und Glucose, $C_{36}H_{56} \cdot O_{14}$. Ferner ein saures Saponosid in der Rinde. Im Samen 20 bis 35% fettes Öl mit etwa 40% Öl-, 28% Linol-, 12% C_{16}- und 8,5% C_{18}-Säuren. Echinocystsäure.

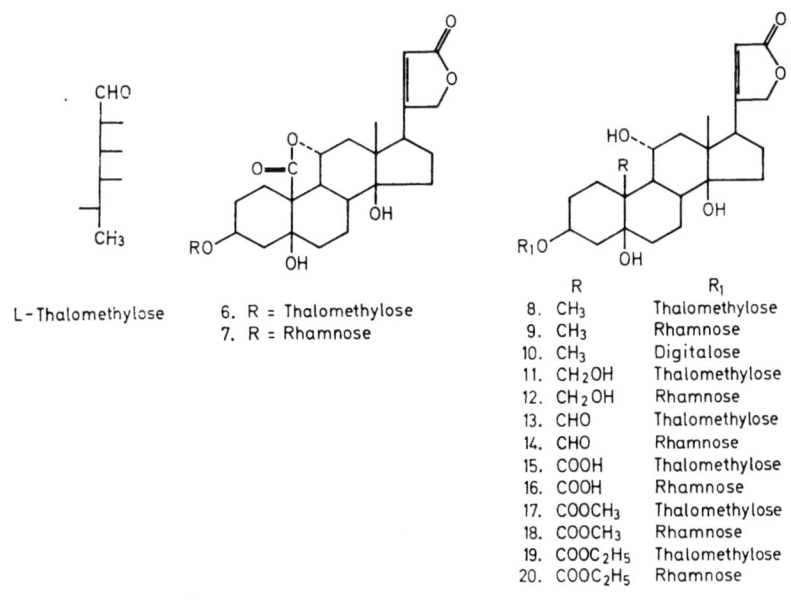

Sarmutogenin   Sarmentogenin   Sarverogenin

Echinocystsäure

Auf Grund der Zusammensetzung der schwach polaren Cardenolide können innerhalb der Art 4 chemische Varianten unterschieden werden:

a) Sarverogenin-Variante: 0,05 bis 0,2% Sarverosid, 0,1 bis 0,4% Panstrosid. Verbreitet im südwestlichen Teil des Areals der Art (Elfenbeinküste, Togo, Goldküste, Süd-Nigeria, Gabun, Kamerun, Kongo). Entspricht taxonomisch weitgehend der var. major DEWÈVRE und ökologisch der Urwaldform.

b) Sarmentogenin-Variante: 0,2 bis 0,9% Sarmentocymarin, 0,1 bis 0,4% Sarnovid. Verbreitet entlang der trockenen Nordgrenze des Areals der Art (Senegal, Französischer Sudan, Nord-Nigeria). Entspricht ökologisch der Savannenform und taxonomisch der var. senegambiae (A. Dc.) Monachino (1956).

L-Thalomethylose

6. R = Thalomethylose
7. R = Rhamnose

	R	R_1
8.	CH_3	Thalomethylose
9.	CH_3	Rhamnose
10.	CH_3	Digitalose
11.	CH_2OH	Thalomethylose
12.	CH_2OH	Rhamnose
13.	CHO	Thalomethylose
14.	CHO	Rhamnose
15.	COOH	Thalomethylose
16.	COOH	Rhamnose
17.	$COOCH_3$	Thalomethylose
18.	$COOCH_3$	Rhamnose
19.	$COOC_2H_5$	Thalomethylose
20.	$COOC_2H_5$	Rhamnose

c) Glykosidarme Variante: $\leq 0,01\%$ Sarnovid, $\leq 0,02\%$ Sarmentocymarin, Spuren Intermediosid. Kommt in Französisch-Guinea und den angrenzenden Gebieten vor.

d) Sarmutogenin-Variante: Sarmutosid, Musarosid, wenig Sarnovid, wenig Sarmentocymarin. Nur aus der Umgebung von Kita (Senegal) bekannt. Aus der Sarmentogenin-Variante wurden ferner folgende Glykoside isoliert: 1. Ouabain (sehr wenig), 2. Stoff R und 3. Stoff S (beide noch ungenügend charakterisiert), 4. Sarmentosid-D und 5. Zenkosid (Struktur noch unbekannt), 6. Sarmentosid-E und 7. Thollodiolidosid (Glykoside von Sarmentosigenin-E), 8. Bipindosid, 9. Lokundjosid und 10. Bipindalosid (Bipindogenin-Glykoside), 11. Sarmentolosid und 12. Sarhamnolosid (Glykoside des Sarmentologenins), 13. Sarmentosid-A und 14. Thollosid (Sarmentosigenin-A-Glykoside), 15. Sarmentosid-A-säure und 16. Thollosidsäure (Glykoside der Sarmentosigenin-A-säure), 17. Sarmentosid-A-säure-methylester und 18. Thollosidsäure-methylester (Glykoside des Sarmentosigenin-A-säuremethylesters), 19. Acarbäthosid und 20. Thollathosid (Glykoside des Acarbäthogenins).

Bemerkung. Eine teilweise ähnliche Zusammensetzung zeigen Strophanthus tholloni FRANCH und Str. vanderijstii STANER.

Anwendung. Das Hauptgenin Sarmentogenin kann wegen der β-ständigen Hydroxylgruppe am C-Atom 11 als Ausgangsmaterial für Partialsynthesen von Nebennierenrindenhormonen verwendet werden; die Herzwirksamkeit ist jedoch schwach. Als Verfälschung von Strophanthus hispidus. In der Homöopathie.

Strophanthus sarmentosus HPUS 64.

Die Samen.

Arzneiform. Urtinktur: Arzneigehalt 1/10. Strophanthus, mäßig grob gepulvert 100 g, starker A. q.s. zur Bereitung von 1000 ml der Tinktur. — Dilutionen: D 2 (2×) und höher mit A. HPUS (88 Vol.-%).

Strophanthus amboensis (SCHINZ) ENGL. et PAX.

Heimisch in Südwestafrika.

Ein windender, etwa mannshoher Strauch mit immergrünen Blättern. Die länglich-lanzettlichen, hellbraunen Samen sind 9 bis 19 mm lang, 2,5 bis 4 mm breit und 1,5 bis 2 mm dick, etwas zusammengedrückt und ähneln denen von Strophanthus kombé. Ein dichter Überzug aus anliegenden, der abgebrochenen Granne zugewendeten Haaren verleiht ihnen einen seidig schimmernden Glanz. Der Geruch ist eigenartig betäubend, der Geschmack stark und anhaltend bitter.

In ihrem anatomischen Bau stimmen die amboensis-Samen mit dem der arzneilich verwendeten Strophanthus-Samen überein, unterscheiden sich von Str. gratus jedoch durch das Vorhandensein von Haaren, von Str. kombé durch die Form derselben. Denn während sie bei Str. kombé aus der Zellmitte hervorgehen, entspringen sie bei Str. amboensis aus dem der Granne zugewendeten Ende der Epidermis-Außenwand. Von dem kaum gebrauchten Str. hispidus, der ähnliche Haare besitzt, unterscheidet sich Str. amboensis durch die Farbreaktion mit 80%iger Schwefelsäure. Ein nicht zu dünner Schnitt färbt sich zunächst gelb. Nach einer halben bis einer Minute beginnen sich der Rand der Kotyledonen von den beiden Polen her sowie die primären Gefäßbündel und das Endosperm rötlich zu färben. Die Farbe vertieft sich allmählich in den Gefäßbündeln nach leuchtend rot, am Rand der Kotyledonen nach rotgelb, im Endosperm nach gelbrot. Nach etwa einer halben Stunde beginnt eine Aufhellung nach violett, und nach mehreren Stunden verschwindet die Färbung.

Inhaltsstoffe. 2,5% Intermediosid, 0,9% Panstrosid, Sarverosid, 0,15% Ambostrosid, Fp. 216 bis 218°, 0,1% Ambrosid (Sarmutogenin-β-D-diginosid) $C_{30}H_{44}O_9$, Fp. 196 bis 198°, 0,1% Inertosid $C_{30}H_{44}O_{10}$, Fp. 155 bis 168°, Leptosid $C_{30}H_{44}O_{10}$, Fp. 195 bis 197° (Leptogenin + D-Diginose), Quilengosid, Fp. 138 bis 148°, Kwangosid (Sarmentogenin-β-D-diginosid) $C_{30}H_{46}O_8$, Fp. 222 bis 228°.

Strophanthus gerrardi STAPF.

Heimisch in Südafrika. In trockenen Flußtälern mit laubabwerfendem Wald.

Meist als Liane mit 4 bis 6 m hohem, sich windendem Stamm. Die Früchte besitzen ein stark ausgebildetes, fleischiges Mesocarp.

Inhaltsstoffe. 0,7% Sarverosid, 0,2% Panstrosid, 0,13% Sarmentocymarin. Saponin.

Strophanthus petersianus KLOTZSCH.

Heimisch im Granitgebirge und sehr wasserarmem, xerophytischem Trockenwald des trop. Ost- und Südafrikas.

Die hellbraunen Samen sind dicht behaart, teilweise abgescheuert, mit schwach bitterem Geschmack. Mit 80%iger H_2SO_4 geben diese Samen folgende Reaktionen: Nach 1 Min. wird das Endosperm gelblich und hellrosa, nach 2 Min. wird es bräunlich orange und rosa, nach 5 Min. bräunlich orange, rosa und lila, nach 10 Min. hellrosa und lila, nach 20 Min. braun bis orange und hell-lila, nach 60 Min. schwach lila und nach 120 Min. hellgrau mit lila Stich.

Inhaltsstoffe. Sarmentocymarin und Sarmentogenin, Panstrosid sowie Digitaloide: C_{29} $\cdot H_{44}O_{10}$, Fp. 170 bis 172°, $C_{29}H_{44}O_{11}$, Fp. 184 bis 256°, und $C_{29}H_{44}O_{10}$, Fp. 257 bis 259° (Zers.). In einer Varietät Echinocystsäure.

Anwendung. Als Pfeilgift.

Strophanthus courmontii SACL.

Heimisch in Nyassaland, in den immergrünen Galeriewäldern.

Eine immergrüne, 10 bis 13 m hohe, windende Liane, die am oder im Wasser wächst. Die unreifen, dunkelgrünen Schoten haben senfbraune Lentizellen und sind am Ende breit und stumpf. Reif sind sie holzig und sehr dickwandig. Die Samen sind schmäler und länglicher als bei Str. kombé, braun, besitzen keinen deutlichen Grat auf der Bauchseite, jedoch reichliche Mengen von Calciumoxalatkristallen im subepidermalen Gewebe der Samenhaut. Beim Betupfen mit konz. Schwefelsäure färben sich die Samen rot.

Inhaltsstoffe. Im Samen 0,36% Sarverosid, 0,036% Sarmentogenin, 0,02 bis 0,3% Panstrosid, 0,04% Sarverogenin, 0,048 bis 0,26% Sarmentocymarin, k-Strophanthin-β, Courmontosid C, Courmontosidacetat A und B, Echinocystsäure.

Anwendung. Als Pfeilgift. Der Wurzelabsud als Antirheumaticum und Aphrodisiacum.

Strophanthus intermedius PAX.

Heimisch im Grenzgebiet von Kongo und Angola.

Inhaltsstoffe. 1,46% Intermediosid, 0,88% Panstrosid, Inertosid $C_{30}H_{44}O_{10}$, Fp. 155 bis 168°, Leptosid $C_{30}H_{44}O_{10}$, Fp. 195 bis 197°. Dos. let. 1,888 mg/kg Katze; Arriagosid, Fp. 252 bis 254°, Gossweilosid, Fp. 266 bis 267°, Wallosid, Fp. 236 bis 241°; i-Strophanthin-β (Intermediosid-glucosid) und Panstrosin (Panstrosid-glucosid).

Weitere Strophanthusarten:

Strophanthus arnoldianus DE WILD. et TH. DUR.

Heimisch im Kongo.

Inhaltsstoffe. Im Samen 0,1% Cymarin, 0,02% Cymarol und 0,5% k-Strophanthosid, wenig k-Strophanthin-γ, sowie ein in der Wirkung dem Ouabain ähnliches Glykosid, in den Blättern ein cymarinartiges Glykosid. Es enthält somit die gleichen Glykoside wie Strophanthus kombé und hispidus, aber in merklich geringerer Menge.

Strophanthus eminii ASCH. et PAX.

Heimisch in Süd- und Ostafrika.

Inhaltsstoffe. In den Samen Cymarin und Emicymarin, Periplocymarin, Cymarol, Periplogenin, Strophanthidol und Strophanthidin, Ledienosid (Anhydro-Periplogenin), Allocymarin, Alloemicymarin.

Bemerkung. Eine ähnliche Zusammensetzung zeigt Strophanthus ledienii STEIN.

Wirkung. Der Same zeigt 48 bis 85% der cardiotoxischen Aktivität von Strophanthus kombé.

Anwendung. Die Samen und Wurzeln als Pfeilgift. Ein Infus der Wurzel bei Wunden, Hautkrankheiten und Brustbeschwerden. Die Haare der Samen früher als Polstermaterial.

Strophanthus nicholsonii HOLMES.

Heimisch in Nyassaland und Nord-Rhodesien.

Inhaltsstoffe. Periplocymarin, Cymarin, Cymarol, Strophanthidol, Emicymarin.

Anwendung. Als Verfälschung von Strophanthus kombé.

Strophanthus preussi ENGL. et PAX.

Heimisch in Angola und an der Ostküste von Afrika.

Inhaltsstoffe. Periplocymarin, Emicymarin, Periplocin, Emicymarinacetat und die allo-Verbindungen, Emicin $C_{36}H_{56}O_{14}$, Fp. 255 bis 263° (Emicymaringlucosid), Emicinacetat, ein Triterpen und Kohlenwasserstoffe.

Anwendung. In der Volksmedizin, als Koagulans für Kautschuk. Als Pfeilgift, Saft auf Wunden. Das junge Blatt als Gemüse.

Strophanthus speciosus (WARD. et HARV.) REBER.

Heimisch in Südafrika, in immergrünen Regenwäldern.

Die Samen sind unbehaart.

Inhaltsstoffe. 9,3% rohes Glykosidgemisch mit Strospesid (Gitoxigenin-digitalosid) C_{30} $\cdot H_{46}O_9$, Fp. 257 bis 259°, Dos. let. 0,4068 mg/kg Katze, und Christyosid (Corotoxigenin-β-D-digitalosid) $C_{30}H_{44}O_9$, Fp. 210 bis 213°, Dos. let. $\sim$ 2,5 mg/kg Katze.

Anwendung. Als Pfeilgift. Die geröstete Wurzel wird den Tieren gegen Schlangenbisse gegeben.

Struthanthus

Struthanthus marginatus (DESR.) BLUME (Loranthus marginatus DESR.). Loranthaceae — Loranthoideae — Lorantheae.

Im tropischen Südamerika auf Zweigen von Holzpflanzen wachsender Halbparasit, ähnlich unserer Mistel, doch mit zwittrigen Blüten mit deutlichem Calyculus (ringförmige Achsenwucherungen an der Basis des Perigons).

Folia Struthanthi. Herva de passarinho.
Herva de passarinho Brasil. 1.

Anwendung. Zur Darstellung galenischer Präparate.

Struthanthus syringifolius MARP. Großfrüchtige Kautschukmistel.

Heimisch im tropischen Südamerika (Venezuela, Brasilien).

Inhaltsstoffe. In den Früchten 15% Kautschuksubstanz. Schleim (Viscin), Harze, viel Gerbstoff (vor allem in unreifen Früchten) und viel Stärke im Endosperm.

Anwendung. Früher in Venezuela zur Kautschukgewinnung.

Bemerkung. Tritt als Schädling südamerikanischer Kaffeeplantagen auf.

Strychninum

Strychninum. Strychnin. Strychnine.

$C_{21}H_{22}N_2O_2$ M.G. 334,4

Vorkommen. Alkaloid aus den Brechnüssen, den Samen von Strychnos nux vomica L., und den Ignatiusbohnen, Strychnos ignatius Berg (Loganiaceae). Die Substanz wird auch synthetisch hergestellt. An der Strukturaufklärung des sehr kompliziert gebauten Strychnins sind insbesondere H. LEUCHS (etwa 125 Publikationen ab 1908), R. ROBINSON (etwa 50 Publikationen ab 1924) und H. WIELAND (33 Publikationen ab 1928) beteiligt gewesen. Eine ausführliche Darstellung der Entwicklung gab R. HUISGEN (Ang. Chem. *62*, 527 (1950)). Schließlich ist die Formel durch die Synthese von R. B. WOODWARD und Mitarbeitern bewiesen worden (J. Am. Chem. Soc. *76*, 4749 (1954); ref. Pharm. Ztg. *90*, 1343 (1954); Chem. Zbl. 1955, 107).

Darstellung. Die zerkleinerten Brechnüsse werden mit schwefelsäurehaltigem W. (1 T. konz. Schwefelsäure auf 8 bis 10 T. Brechnüsse) 24 Std. unter Ersatz des verdampfenden W. gekocht, wodurch der Schleim in Zucker verwandelt wird und die Samen vollständig erweichen. Sie werden abgepreßt und der klare, braungefärbte Auszug mit einem Überschuß an Kalkbrei versetzt, wodurch die Alkaloide gefällt werden. Dem abgepreßten, aus Strychnin, Brucin, Gips, überschüssigem Kalk und anderen Stoffen bestehenden Nd. werden die Alkaloide durch Aufkochen mit verd. A. entzogen. Aus der Lsg. wird der A. abdest., wobei sich die Alkaloide abscheiden. Zur Reinigung des Rohstrychnins wird zuerst das Brucin entfernt, durch Behandlung des getrockneten Alkaloidgemenges mit konz. A., der Brucin leicht löst, Strychnin dagegen nur wenig aufnimmt. Letzteres wird abgepreßt, getrocknet, in verd. Essigsäure oder Schwefelsäure gelöst, die Lsg. über etwas Kohle filtriert und mit Natriumcarbonat oder Ammoniak gefällt. – Das Strychnin scheidet sich als weißer, krist. Nd. ab, der mit kaltem W. ausgewaschen, getrocknet und aus verd. A. umkrist. wird. Zur Darstellung von Strychninsalzen kann man von dem gefällten Strychnin ausgehen.

Reines, freies Strychnin erhält man in kleinem Maßstab durch Fllg. einer Strychninnitrat-Lsg. mit Natriumcarbonat-Lsg.

Eigenschaften. Farblose, rhombische, stark bitter schmeckende Kristalle, sehr schwer lösl. in W. (1 + 7000 bei 15°) und Ae. (etwa 1 + 2300 bei 20°), schwer lösl. in M. (etwa 1 + 206), Amylalkohol (1 + 220), Bzl. (1 + 150 bei 20°) und kaltem A. (1 + 140), wenig lösl. in siedendem A. (1 + 35), leicht lösl. in Chlf. (1 + 7,5 bei 25°). $d_4^{20} = 1,359$; Fp. = 268°; Kp.$_{.5}$ = 270°; $[\alpha]_D^{18} = -104,3°$ (c = 0,5 in abs. A.). Die wss. Lsg. der Substanz reagiert gegen Lackmus alkalisch und schmeckt noch in einer Verdünnung von 1 zu 700000 bitter. Die Substanz ist sehr giftig!

Extraktion. Die Substanz läßt sich mit org. Lsgm. aus wss. alkalischen Lsg. extrahieren.

Erkennung. 1. Wss. Lsg. der Substanz und ihrer Salze schmecken auch in sehr starker Verdünnung stark bitter. – 2. Die Lsg. löst sich in konz. Schwefelsäure ohne Fbg. auf; wird die Lsg. mit einigen Körnchen Kaliumdichromat oder Kaliumpermanganat versetzt, so färbt sie sich schön blauviolett. Die Fbg. durch Kaliumdichromat wird durch Salpetersäure aufgehoben. Sie tritt deshalb bei Strychninnitrat nicht ein. Letzteres gibt aber die Rk. mit Kaliumpermanganat. – 3. Vanadinsäure enthaltende konz. Schwefelsäure löst die Substanz ebenfalls mit violetter Farbe. – 4. Aus Lsg. der Substanz in W. wird durch Kaliumrhodanid ein weißer, krist. Nd. von Strychninrhodanid gefällt. – 5. Kaliumdichromat fällt aus Strychninsalz-Lsg. gelbes Strychninchromat, das abfiltriert und gewaschen, sich in konz. Schwefelsäure mit violetter Farbe löst. Beim Eindampfen von Strychnin mit konz. Salpetersäure hinterbleibt ein gelber Rückstand, der durch alkoholische Kalilauge schmutzig violett gefärbt wird. – 6. Beim Tüpfeln der Substanz mit Ammoniumvanadat-Lsg. entsteht eine Blaufbg., die über Purpur nach Rot umschlägt (Empfindlichkeit 0,05 µg). – 7. Wird 1 Tr. Substanz-Lsg. auf einem Objektträger mit 1 Tr. Platinchlorid-Lsg. versetzt, so beobachtet man die Bildung von kleinen Kristallplättchen (Empfindlichkeit 1 in 1000).

Nachweis durch Tierversuch: Wird die Lsg. eines Strychninsalzes (freies Strychnin wird in W. mit einer Spur Salzsäure gelöst) einem Frosch oder einer Maus (möglichst kleines Körpergewicht) s.c. eingespritzt, die dann unter eine Glasglocke gesetzt werden, so bekommt das Tier nach einigen Min. krampfartige Zuckungen. Klopft man nun auf den Tisch oder berührt man das Tier mit der Nadel der Spritze, so löst jede dieser Erschütterungen oder Berührungen einen tetanischen Krampfanfall aus. Es hat seine Beine ausgestreckt und ist vollkommen steif. Das Tier geht schließlich im Tetanus zugrunde.

UV-Absorptionsspektrum: Die Substanz, in Äthanol gelöst, zeigt im UV ein Maximum bei 255 nm ($E_{1cm}^{1\%} = 377$); wird die Substanz in 0,1 n Schwefelsäure gelöst, so zeigt sie im UV ebenfalls ein Maximum bei 255 nm ($E_{1cm}^{1\%} = 315$).

IR-Absorptionsspektrum: Die Substanz, als Kaliumbromidpreßling vermessen, zeigt im IR die Hauptpeaks bei folgenden Wellenzahlen: 1664, 764 oder 1392, 1480.

Papierchromatographie. Papier: Whatman Nr. 1; 14 × 6, wird durch Eintauchen in eine 5%ige Lsg. von Natriumdihydrogencitrat und anschließendem 1std. Trocknen bei 25° imprägniert. Prüflsg.: 2,5 µl einer 1%igen Lsg. Fließmittel: 4,8 g Citronensäure werden in einer Mischung aus 130 ml W. und 870 ml n-Butanol gelöst. Entwicklung: Aufsteigend. Laufzeit: 5 Std. Detektion: UV-Licht oder durch Besprühen mit Platinjodid-Lsg. (s. S. 551). R_f = 0,30.

Dünnschichtchromatographie. Stationäre Phase: Kieselgel G. Aufzutragende Lsg.: 1,0 µl einer 1%igen Lsg. Fließmittel: konz. Ammoniak-Lsg.: M. = 1,5:100. Laufzeit: 30 Min., Detektion: Durch Besprühen mit saurer Platinjodid-Lsg. (s. S. 551). $R_f = 0,22$.

Prüfung. 1. 0,05 g Substanz müssen sich in 1 ml konz. Schwefelsäure ohne Fbg. lösen. — 2. Brucin: Die Lsg. von 1. darf durch 1 Tr. Salpetersäure nur schwach gelb, aber nicht rot gefärbt werden. — 3. Verbrennungsrückstand: Höchstens 0,1%.

Gehaltsbestimmung. Spektralphotometrisch.

Aufbewahrung. Sehr vorsichtig, gut verschlossen und vor Licht geschützt.

Anwendung. Zur Darstellung der Strychninsalze (s. dort).

Metabolismus. Die Substanz wird schnell vom Gastro-Intestinaltrakt resorbiert, ebenso durch die Schleimhäute, durch die intakte Haut und durch Injektion. Sie verläßt den Blutstrom relativ schnell; 50% findet man nach 5 Min. bereits im Gewebe. Bis zu 80% einer Dosis wird sehr rasch oxidiert, hauptsächlich in der Leber. Der Rest wird langsam mit dem Harn ausgeschieden. Die Wrkg. der Substanz kann daher kumulativ sein.

Die Substanz ist sehr stabil und kann in exhumierten Leichen 4 Jahre nach dem Tod noch nachgewiesen werden.

Toxizität. Die kritische Dosis für Erwachsene liegt zwischen 60 und 100 mg, obwohl bei entspr. Behandlung der Patient auch nach einer Verabreichung von 250 mg oder mehr überleben kann. Die toxische Dosis für Pferde liegt bei etwa 200 bis 300 mg, für Hunde und Katzen bei 5 bis 20 mg (0,75 mg/kg). (s. auch S. 595 u. Strychinum nitricum).

Strychninum aceticum. Strychninacetat. Essigsaures Strychnin.

$C_{21}H_{22}N_2O_2 \cdot CH_3COOH$ M.G. 394

Darstellung. Eine Lsg. von 10 T. Strychnin in 40 T. W. und 7 T. verd. Essigsäure (30%) wird bei einer Temp., die 60° nicht übersteigt, zur Trockne verdunstet.

Eigenschaften. Weißes Pulver, das schwach nach Essigsäure riecht, leicht lösl. in W. Die Substanz zersetzt sich leicht, gibt dabei Essigsäure ab und ist dann in W. nicht mehr klar lösl.

Strychninum arsenicicum. Strychnin-arsenat.

$C_{21}H_{22}N_2O_2 \cdot H_3AsO_4 \cdot 1/2 H_2O$ M.G. 485,34

Eigenschaften. Weißes, bitter schmeckendes, krist. Pulver, lösl. in W., schwer lösl. in A. Die wss. Lsg. der Substanz reagiert sauer. Die Substanz ist auch als Dihydrat bekannt. Giftig!

Aufbewahrung. Gut verschlossen und vor Licht geschützt.

Anwendung. Als Tonicum. Wegen des Arsengehaltes nicht zu empfehlen.

Strychninum glycerophosphoricum. Strychnin-glycerophosphat.

$C_{21}H_{22}N_2O_2 \cdot C_3H_5(OH)_2PO_4H_2 \cdot 6 H_2O$ M.G. 614,60

Eigenschaften. Weißes, anfangs süß, später bitter schmeckendes, krist. Pulver, schwer lösl. in W. (etwa 1 zu 250), A. (etwa 1 + 260) und Chlf., sehr schwer lösl. in Ae.
Wasserfreies Salz: $[\alpha]_D^{20} = -20$ bis $-25°$ (c = 2 in 50%igem A.).
Die Substanz ist giftig.

Erkennung. S. Strychninum.

Prüfung. 1. Chlorid: Die mit Salpetersäure angesäuerte, gesätt. wss. Lsg. der Substanz darf durch Silbernitrat-Lsg. höchstens opalisierend getrübt werden. — 2. Sulfat: Die mit Salzsäure angesäuerte, gesätt. wss. Lsg. der Substanz darf nach Zusatz von Bariumchlorid-Lsg. höchstens schwach getrübt werden. — 3. Phosphat: Die gesätt. wss. Lsg. der Substanz wird mit Ammoniak im Überschuß versetzt und filtriert. Das Filtrat darf durch Magnesiamixtur höchstens schwach getrübt werden. — 4. Glührückstand: Höchstens 0,05%.

Aufbewahrung. Gut verschlossen und vor Licht geschützt.

Anwendung. Als Tonicum.

Dosierung. Größte Einzelgabe: 0,006 g. Größte Tagesgabe: 0,018 g.

Strychninum Hydrobromicum. Strychninhydrobromid.

$C_{21}H_{22}N_2O_2 \cdot HBr \cdot H_2O$ M.G. 433

Darstellung. Durch Auflösen von 10 T. Strychnin in einem Gemisch aus 9,7 T. Bromwasserstoffsäure (25%ig) und 100 T. W.

Eigenschaften. Die Substanz gleicht dem Hydrochlorid. Nur ist sie in W. schwerer lösl. als dieses.

Strychnine Hydrochloride BPG 73. Strychninum hydrochloricum. Strychninhydrochlorid. Salzsaures Strychnin.

$C_{21}H_{22}N_2O_2 \cdot HCl \cdot 2\,H_2O$ M.G. 406,9

Darstellung. Durch Auflösen von 10 T. Strychnin in einem heißen Gemisch von 4,4 T. 25%iger Salzsäure und 100 T. W. und Erkaltenlassen der filtrierten Lsg.

Eigenschaften. Weiße, bitter schmeckende Kristallnadeln, wenig lösl. in W. (etwa 1 + 40) und A. (etwa 1 + 80), praktisch unlösl. in Ae. Die wss. Lsg. der Substanz reagiert gegen Lackmus neutral. Die Substanz verwittert an der Luft. Sie ist giftig.

Erkennung. 1. 0,1 mg Substanz wird in 0,2 ml Schwefelsäure gelöst, in diese Lsg. gibt man ein kleines Kristall Kaliumdichromat und bewegt es langsam darin. Dabei entsteht eine intensive Violett-Fbg., die über Rot nach Gelb umschlägt (BPC 73). — 2. 0,5 mg Substanz werden mit 0,2 ml Schwefelsäure versetzt, anschließend mit 0,05 g Ammoniumvanadat und gerührt. Dabei entsteht eine tief violette Fbg., die nach Rot umschlägt. Versetzt man die Lsg. mit 1 ml W., so wechselt die Farbe nach Hellrot (BPC 73). — 3. Die Substanz gibt die charakteristischen Rk. auf Chloride (BPC 73).

Prüfung. 1. Reaktion der Lsg.: 0,20 g Substanz werden in 10 ml kohlendioxidfreiem W. gelöst und mit 0,02 n Natronlauge gegen Methylrot als Indikator titriert. Dabei dürfen nicht mehr als 0,2 ml verbraucht werden (BPC 73). — 2. Sulfat: Höchstens 0,24% (BPC 73). — 3. Brucin: 0,1 g Substanz wird mit 1 ml einer Mischung aus gleichen Vol.T. Salpetersäure und W. versetzt. Dabei darf keine rote oder rötliche Fbg. entstehen (BPC 73). — 4. Trocknungsverlust: 7,0 bis 9,0%, wenn man die Substanz bei 130° bis zum konst. Gew. getrocknet wird (BPC 73). — 5. Sulfatasche: Höchstens 0,1% (BPC 73).

Gehaltsbestimmung. 0,5 g Substanz, genau gewogen, werden im wasserfreien Medium mit 0,1 n Perchlorsäure titriert. 1 ml 0,1 n Perchlorsäure entspr. 0,03709 g $C_{21}H_{23}ClN_2O_2$. Dabei muß ein Geh. von mindestens 97,0%, ber. auf die getrocknete Substanz, gefunden werden (BPC 73).

Unverträglichkeiten: Alkalihydroxide, Alkalicarbonate, Bromide und Jodide (BPC 73).

Sterilisation. Lsg. der Substanz zu Injektionszwecken können durch Erhitzen im Autoklaven oder durch Filtration sterilisiert werden (BPC 73).

Dosierung. 2 bis 8 mg (BPC 73).

Aufbewahrung. Gut verschlossen und vor Licht geschützt.

Anwendung. S. Strychninum nitricum.

Strychninum kakodylicum
S. III, 248.

Strychninum nitricum 2. AB — DDR, ÖAB 9, Ross. 9. Strychninium nitricum Helv. VI. Strychninnitrat DAB 7 — BRD. Strychnini nitras Jap. 71, Nord. 63, Ned. 6. Strychnine nitrate. Strychniniumnitrat. Nitrate de strychninium. Nitrato di stricninio. Strykninnitrat. Strykniniumnitrat. Strychninenitraat. Nitras Strychnini. Azotate de strychnine. Salpetersaures Strychnin. Nitrato de Estrychnina. Azotato di Estricnina.

$C_{21}H_{22}N_2O_2 \cdot HNO_3$ M.G. 397,4

Gehalt. Mindestens 99,0%, ber. auf die getrocknete Substanz (DAB 7 — BRD); 98,5 bis 101,0%, ber. auf die bei 105° getrocknete Substanz (2. AB — DDR); 99,0—100,5% (ÖAB 9); 99,5—100,5% (Helv. VI); mindestens 99,0%, ber. auf die getrocknete Substanz (Jap. 71); ca. 84% Strychnin (Nord. 63); mindestens 99,3% (Ross. 9).

Darstellung. Die Strychnos-Samen werden durch 24stündiges Einlegen in Kalkwasser erweicht und danach in Mühlen zerkleinert. Die freigesetzten Alkaloide extrahiert man mit Bzl. oder Toluol und läßt die Lsgm. nach der Extraktion durch verd. Mineralsäure, z. B. Schwefelsäure, fließen. Hierbei werden den Lsgm. die Alkaloide entzogen und das Toluol oder Bzl. kann wieder eingesetzt werden. Unter Rühren werden die Alkaloide aus der sauren, wss. Lsg. mit Soda-Natronlauge oder Ammoniak-Lsg. ausgefällt und abgetrennt. Das so erhaltene Alkaloidgemisch wird in 50%igem M. unter Erwärmen gelöst und durch Aktivkohle entfärbt. Strychnin krist. hierbei fast rein aus, da Brucin in der methanolischen Mutterlauge gelöst bleibt. Zur weiteren Reinigung wird das Strychnin in das Sulfat übergeführt und nochmals aus W. umkrist. Die freie Strychninbase erhält man durch Behandeln einer heißen, alkoholischen (30%) Lsg. des Sulfats mit Ammoniak und W. Zur Gewinnung von Strychninnitrat wird die Base in W. suspendiert und mit der berechneten Menge konz. Salpetersäure versetzt. Nach Ansäuern der Lsg. mit einer org. Säure, z.B. Essig- oder Weinsäure, läßt man das Strychninnitrat bei 25 bis 30° auskrist. Ein Salpetersäureüberschuß muß vermieden werden, weil sonst Zersetzungserscheinungen auftreten (nach DAB 7 — DDR-Komm.).

Eigenschaften. Farblose, glänzende, nadelförmige Kristalle oder weißes, krist. Pulver, Geschmack sehr stark bitter, wenig lösl. in kaltem W. (1 + 50 bei 15°), leicht lösl. in siedendem W. (1 + 10), lösl. in siedendem A. (1 + 29), schwer lösl. in Chlf. (1 + 156), praktisch unlösl. in Ae. und Schwefelkohlenstoff. Fp. = 280 bis 310° unter Zers. und Verkohlung. Eutektische Temp. der Mischung mit Salophen: 180°; mit Dicyandiamid: 165° (ÖAB 9). $[\alpha]_D^{20} = -27$ bis $-31°$ (c = 1,0 in W.) (DAB 7 — BRD, ähnlich 2. AB — DDR, ÖAB 9 u. a.). Die wss. Lsg. der Substanz reagiert gegen Lackmus neutral und fluoresziert grau-blau.

Erkennung. 1. Eine unter Erwärmen bereitete Lsg. von 1 bis 3 mg Substanz in 0,25 ml Essigsäure gibt nach dem Abkühlen auf Zusatz von 1 bis 3 mg Kaliumdichromat und 2,0 ml konz. Schwefelsäure eine tiefviolette Fbg., die nach einigen Minuten in weinrot übergeht (DAB 7 — BRD, ähnlich 2. AB — DDR, ähnlich ÖAB 9 u. a.). — 2. Eine Lsg. von 1 bis 3 mg Substanz in 1,0 ml W. und 1,0 ml konz. Salzsäure färbt sich beim Erhitzen intensiv rot DAB 7 — BRD, ähnlich ÖAB 9). — 3. 1,0 ml Prüf-Lsg. wird mit 5,0 ml Sulfanilsäure-Naphthylamin-Lsg. und 0,020 g Zinkstaub versetzt. Die Mischung zeigt innerhalb 30 Sek. eine rot-violette Fbg. (2. AB — DDR). — Prüf-Lsg. nach 2. AB — DDR: 0,5000 g Substanz werden in kohlendioxidfreiem W. zu 50,0 ml gelöst. — 4. Versetzt man eine Lsg. von etwa 2 mg Substanz in 1 ml W. mit 5 Tr. Jod-Lsg., so scheidet sich ein Periodid als dunkelbrauner, krist. Nd. aus (ÖAB 9, ähnlich Helv. VI). — 5. Dampft man etwa 1 mg Substanz mit 1 ml rauchender Salpetersäure auf dem Wasserbad zur Trockne ein und befeuchtet den gelblichen Rückstand mit einigen Tr. alkoholischer Kaliumhydroxyd-Lsg., so entsteht eine tief violette Lsg. Auf Zusatz von 5 ml Aceton geht die Fbg. in rötlich-gelb bis rötlich-braun über (ÖAB 9). — 6. Unterschichtet man eine Lsg. von etwa 1 mg Substanz in 1 ml W. mit Diphenylaminschwefelsäure, so bildet sich zwischen den beiden Fl. eine tiefblaue Zone (ÖAB 9, ähnlich Ross. 9). — 7. 10 Tr. Stamm-Lsg. + 5 Tr. Eisen(II)-sulfat-Lsg. werden vorsichtig mit 20 Tr. 95%iger Schwefelsäure unterschichtet. Die Grenzschicht färbt sich braun (Helv. VI). — Stamm-Lsg.: Ca. 0,50 g (genau gewogen) fein gepulverte Substanz werden in ausgekochtem W. unter schwachem Erwärmen gelöst und nach dem Erkalten in einem Meßkolben mit ausgekochtem W. auf 50,0 ml verd.

Prüfung. 1. Aussehen der Lsg.: 5,0 ml Prüf-Lsg. müssen klar und farblos sein (DAB 7 — BRD, 2. AB — DDR, ÖAB 9, Helv. VI u. a.). — Prüf-Lsg. nach DAB 7 — BRD: 1,0 g Substanz werden in W. zu 100 ml gelöst. — 2. Alkalisch oder sauer reagierende Verunreinigungen: 10,0 ml Prüf-Lsg. müssen sich auf Zusatz von 0,10 ml Methylrot-Lsg. II rot oder orange und auf Zusatz von 0,25 ml 0,02 n Natronlauge gelb färben (DAB 7 — BRD, ähnlich 2. AB — DDR, ÖAB 9, Helv. VI u. a.). — 3. Brucin: Beim Lösen von 10 mg Substanz in 1,0 ml konz. Salpetersäure darf sich die Lsg. bräunlich, aber nicht rosa oder rot färben (DAB 7 — BRD, ähnlich 2. AB — DDR, ÖAB 9 u. a.). — 4. Sulfat-Ionen: In 10,0 ml Prüf-Lsg. dürfen Sulfat-Ionen nach Bd. I, S. 263 nicht nachweisbar sein (DAB 7 — BRD, 2. AB — DDR, ÖAB 9, Helv. VI u. a.). — 4. Chlorid-Ionen: 10,0 ml Prüf-Lsg. dürfen bei der Prüf. auf Chlorid-Ionen (s. I, S. 257) keine stärkere Trbg. als die Vgl.-Probe zeigen (Höchstens 0,01% Cl⁻) (2. AB — DDR, ÖAB 9, Helv. VI u. a.). — 5. Trocknungsverlust: Höchstens 1,0%, wenn die Substanz bei 105° getrocknet wird (DAB 7 — BRD, ähnlich 2. AB — DDR, ÖAB 9 u. a.). — 6. Sulfatasche: Höchstens 0,1% (DAB 7 — BRD); höchstens 0,40% (2. AB — DDR); höchstens 0,2% (ÖAB 9).

Dünnschichtchromatographie: Auf einer Kieselgel-GF$_{254}$-Schicht werden auf 2 Startpunkten a und b aufgetragen:

a: 4 μl einer 0,25%igen Lsg. der Substanz in M.

b: 4 μl einer 0,25%igen Lsg. von Strychniniumnitrat als Bezugssubstanz in M.

Die Frontlinie wird 100 mm von der Startlinie entfernt durchgezogen. Als Laufmittel dient eine Mischung von 7 Vol.-T. Bzl. + 2 Vol.-T. Äthylacetat + 1 Vol.-T. Diäthylamin.

Die Chromatogramme werden 10 Min. im Trockenschrank bei 100° getrocknet. Chromatogramm a: Im UV 254 erscheint ein Fleck entspr. dem Fleck auf Chromatogramm b. Weitere Flecken dürfen nicht sichtbar sein (Helv. VI).

Gehaltsbestimmung. 1. 0,35 g Substanz, genau gewogen, werden in 4,0 ml siedendem W. gelöst. Die Lsg. wird mit einer Mischung von 20,0 ml 90%igem A. und 10,0 ml Chlf. versetzt. Nach Zusatz von 0,50 ml Phenolphthalein-Lsg. wird mit 0,1 n Natronlauge unter kräftigem Schütteln bis zur Rosafbg. titriert (Feinbürette). 1 ml 0,1 n Natronlauge entspr. 33,54 mg $C_{21}H_{23}N_2O_2^+$ oder, ber. auf die Substanz, 39,74 mg $C_{21}H_{23}N_3O_5$ (DAB 7 — BRD, ähnlich 2. AB — DDR, ÖAB 9, Ross. 9, Ned. 6). — 2. Ca. 0,40 g feingepulverte Substanz (genau gewogen) werden in 50 ml Essigsäure 100%ig gelöst und unter Zusatz von 5 bis 6 Tr. Sudan-III-Lsg. mit 0,1 n Perchlorsäure bis zum Farbumschlag nach Blaurot titriert. 1 ml 0,1 n Perchlorsäure entspr. 39,74 mg $C_{21}H_{23}O_5N_3$ (Helv. VI). — 3. Etwa 0,5 g Substanz (genau gewogen) werden in einem Schütteltrichter mit 40 ml W. und 12,5 ml Ammoniak-Lsg. versetzt und fünfmal mit je 25 ml Chlf. extrahiert. Jeder Extrakt wird in einem 2. Scheidetrichter mit den gleichen 20 ml W. gewaschen. Die vereinigten Chlf.-Extrakte werden auf einem Wasserbad auf 5 ml eingedampft, mit 5 ml Äthanol versetzt und das Ganze auf dem Wasserbad erneut zur Trockne eingedampft. Den Rückstand trocknet man 30 Min. bei 105°. Anschließend wird dieser mit 1 ml A. befeuchtet und dann mit genau 20 ml 0,1 n Schwefelsäure versetzt, wobei man erwärmt, damit vollständige Lsg. eintritt. Nach dem Abkühlen titriert man den Überschuß an Schwefelsäure mit 0,1 n Natronlauge unter Verwendung von 3 Tr. Methylrot-Lsg. als Indikator. In gleicher Weise wird eine Blindtitration durchgeführt. 1 ml 0,1 n Schwefelsäure entspr. 39,743 mg $C_{21}H_{22}N_2O_2 \cdot HNO_3$ (Jap. 71).

Aufbewahrung. Sehr vorsichtig, höchstens 10 Jahre, vor Licht geschützt, in gut schließenden Gefäßen.

Antimikrobielle Behandlung von Lsg.: Bei 120° im Autoklaven (Helv. VI).

Unverträglichkeiten: Alkalisch reagierende Stoffe, Bromide, Jod, Jodide, Tannin (Fllg.) (Helv. VI).

Dosierung. Größte Einzelgabe: 0,005 g, größte Tagesgabe: 0,01 g (DAB 7 — BRD). Einzeldosis p.o., s.c. 1 bis 2 mg, Tagesdosis p.o.: 3 bis 5 mg, s.c.: 2 bis 4 mg (Helv. VI).

Anwendung und Wirkung. Die Substanz wird bei allen Applikationsarten gut und schnell resorbiert. Die Elimination einer einmaligen Dosis erfolgt innerhalb von etwa 12 Std. Doch werden in den folgenden Tagen weitere kleine Mengen ausgeschieden. Im Harn werden etwa 20% der verabfolgten Dosis wiedergefunden. Damit erklärt sich die Neigung der Substanz, bei Wiederapplikation zu kumulieren. Die Substanz ist ein lähmendes Gift, welches zunächst im Rückenmark, aber weiterhin auch in den vegetativen Zentren der Atmungs- und Kreislaufregulation und schließlich in Rindengebieten spezifisch den Einfluß hemmender Nervenzellen ausschaltet (im Rückenmark als Interneurone oder Renshawzellen bezeichnet). Infolge der Ausschaltung von Hemmungen werden einfache Reflexe einer Einflußnahme durch übergeordnete, koordinierende Zentren entzogen und damit entfesselt. Daraus resultiert eine Erregbarkeitssteigerung und auch eine Ausdehnung der lokalen Erregung auf benachbarte Gebiete. Die gesteigerte Reflexerregbarkeit im Rückenmark bestimmt das Bild der Strychninvergiftung. Sie ist durch sensible Reizung auslösbar und führt zu einer unkoordinierten, tonischen Kontraktion der gesamten Muskulatur. Der Krampf beginnt mit einer Steifheit der Nacken- und Gesichtsmuskulatur und findet seinen Höhepunkt in einer maximalen Anspannung der gesamten Muskulatur. Dabei ergibt sich eine charakteristische Haltung des Rumpfes, der Gliedmaßen und der Gesichtsmuskulatur, entspr. dem Überwiegen der stärksten Muskelgruppen. Die Atmung wird dabei unterbrochen. Cyanose tritt besonders schnell ein, da die krampfende Muskulatur viel Sauerstoff verbraucht. Der Zustand wird durch eine allgemeine Erschöpfung unterbrochen, in welcher dann die Atmung wieder langsam beginnt. Ein neuer Reiz kann dann einen weiteren Krampf auslösen. Der Tod tritt meist im Krampf infolge Erstickung ein.

Die Substanz wird infolge ihrer langanhaltenden Wrkg. gelegentlich zur Anregung von Atem- und Kreislauffunktion verwendet (0,001—0,002 g s.c. in etwa 2stdl. Abständen bei Vergiftungen oder Vasomotoren — Lähmungen). Als Weckmittel ist sie unbrauchbar. Da die Substanz in kleineren Dosen die Aufnahme von sensorischen, insbes. optischen und akustischen Reizen fördert, wird sie bei nervösen Störungen mitunter versucht. Umstritten ist ihr Wert als Tonikum und Roborans, welcher im wesentlichen auf ihren bitteren Geschmack zurückzuführen sein dürfte (Anregung der Magensekretion) und nicht auf die spezifische Wrkg. Strychninvergiftungen treten nach einmaligen Dosen von 15 bis 100 mg ein. Sie wurden auch als Folge einer unkontrollierten therapeutischen Anwendung infolge von Kumulation von Strychnin und Strychninderivaten gesehen. Sie wird am günstigsten durch eine Dauernarkose behandelt, da es doch nicht gelingt, den Patienten von allen äußeren Reizen fernzuhalten. Künstliche Atmung, reichliche Fl.zufuhr und Diureseanregung sind wesentliche unterstützende Maßnahmen. Im Magen-Darm-Kanal befindliches Alkaloid wird durch Gaben großer Dosen Aktivkohle gebunden, da Magenspülung meist nicht möglich ist (Krampfauslösung). In der Vet.Med. wird die Substanz auch zur Behandlung von funktionell bedingten motorischen Lähmungen benutzt, namentlich bei Parese und Paralyse der Nachhand (z. B. Dackellähme). Die Wrkg. toxischer Dosen äußert sich bei den einzelnen Tiergattungen übereinstimmend in hochgradiger Schreckhaftigkeit und sich blitzartig über den ganzen Körper ausbreitenden Streckkrämpfen (nach DAB 7 — DDR-Komm.).

Die Substanz wurde in feinpulverisierter Form als bes. geeignet zum Vergiften von Füchsen, Krähen usw. angesehen, da sie sich rascher löst als in kristalliner und daher schneller wirkt. In gleicher Weise wird die Substanz bisweilen auch als Rodentizid verwendet.

Strychninum-N-oxidum Hydrochloricum. Strychnin-N-oxid-hydrochlorid. Strychnin-oxid-(6). Strychnine-6-oxide.

$C_{21}H_{22}O_3N_2 \cdot HCl$ M.G. 386,89

Darstellung. Durch Umsetzung von Strychnin mit Wasserstoffperoxid.

Eigenschaften. Farblose Kristalle, schwer lösl. in W.

Aufbewahrung. Gut verschlossen und vor Licht geschützt.

Pharmakologie und Anwendung. Im Organismus findet durch Reduktion allmählicher Übergang in Strychnin statt. Die Substanz wirkt grundsätzlich wie Strychnin. Doch ist die Wrkg. milder und protrahierter. Auch die Entgiftung erfolgt nur langsam. Anwendungsgebiete sind Kreislaufinsuffizienz, Reizleitungsstörungen des Herzens, Darm- und Blasenatonien, Lähmungen und Neuritiden, Schlafmittelvergiftungen. Vorsicht wegen Kumulation.

Dosierung. Erwachsene p.o. 1 bis $3 \times$ pro Tag 7,5 mg oder 10 mg strychninsaures Natrium i.m., aber auch i.v. (s. u.).

Handelsformen. Genostrychnin (Amido); Invocan (Pharmazeutische Fabrik Hameln): Movellan-Tabletten (Asta); Stricnogen.

Bemerkung. Movellan-Ampullen (Asta, BRD) enthalten als Wirkstoff Strychninsäure, die aus Strychnin durch Öffnen des Lactamringes hergestellt wird.

Da in Gegenwart von Säuren rasche Zurückverwandlung in Strychnin erfolgt, darf Strychninsäure nicht oral verabreicht werden (Salzsäure des Magens).

Strychninum phosphoricum. Strychnin-phosphat. Strychnine phosphate. Strychninae phosphas.

$C_{21}H_{22}N_2O_2 \cdot H_3PO_4 \cdot 2 H_2O$ M.G. 468,45

Gehalt. Mindestens 70% und höchstens 73% Strychnin.

Eigenschaften. Farblose Nadeln oder krist. Pulver von sehr bitterem Geschmack, leicht lösl. in heißem W., wenig lösl. in A., sehr schwer lösl. in Chlf. und Ae. $[\alpha]_D^{20} = -23°$ (c = 2 in W.). Die Substanz ist giftig.

Erkennung und Prüfung. S. Strychninum Nitricum.

Gehaltsbestimmung. Etwa 0,4 g Substanz, genau gewogen, werden in einem Scheidetrichter in 25 ml warmem W. gelöst, mit Ammoniak in geringem Überschuß versetzt und erschöpfend mit Chlf. extrahiert. Die vereinigten Chlf.extrakte wäscht man zweimal mit je 5 ml W., vereinigt die Waschwässer und verdampft die Chlf.-Lsg. nahezu völlig auf dem Wasserbad. Sodann gibt man 15 ml 0,1 n Schwefelsäure und 20 ml W. zu, erwärmt bis zum Verschwinden des Chlf.geruches und titriert den Säureüberschuß mit 0,1 n Natronlauge gegen Methylrot-Lsg. als Indikator zurück. 1 ml 0.1 n Schwefelsäure entspr. 0,03342 g $C_{21}H_{22}O_2N_2$.

Aufbewahrung. Gut verschlossen und vor Licht geschützt.

Anwendung. S. Strychninum Nitricum.

Dosierung. Durchschnittsgabe 0,002 g.

Strychnine sulfate USP XIX. Strychninum sulfuricum. Strychninsulfat. Strychnine sulphate.

$(C_{21}H_{22}N_2O_2)_2 \cdot H_2SO_4 \cdot 5H_2O$ M.G. 857,01

Bemerkung. Die Substanz ist in der USP XIX als Rg. enthalten.

Darstellung. Etwa 10 T. Strychnin werden in einem Gemisch aus 9 T. verd. Schwefelsäure (16%ig) und 100 T. W. heiß gelöst, die Lsg. mit Strychnin oder verd. Schwefelsäure möglichst genau neutralisiert und filtriert. Die beim Erkalten ausgeschiedenen Kristalle werden bei gelinder Wärme getrocknet.

Eigenschaften. Farb- und geruchlose, sehr bittere, monokline Kristalle, leicht lösl. in siedendem W. (1 + 7), wenig lösl. in kaltem W. (1 + 35) und 90%igem A. (1 + 80), schwer lösl. in Chlf. (1 + 200), unlösl. in Ae. Fp. des wasserfreien Salzes = etwa 200°; $[\alpha]_D^{20}$ = etwa −25° (c = 2,5 in W.). Die Substanz ist giftig.

Erkennung. 1. S. Strychninum nitricum. — 2. Die Substanz gibt die bekannten Nachweise auf Sulfat.

Prüfung. 1. Aussehen der Lsg.: Eine Lsg. von 500 mg Substanz in 25 ml W. muß klar und farbl. sein (USP XIX). — 2. Sulfatasche: Höchstens 0,1% (USP XIX). — 3. Brucin: 100 mg Substanz werden mit 1 ml verd. Salpetersäure (1 in 2) versetzt. Dabei darf eine gelbe Fbg. auftreten. Es darf aber keine rote oder rötlich-braune Fbg. erscheinen (USP XIX).

Aufbewahrung. Gut verschlossen und vor Licht geschützt.

Anwendung. S. Strychninum nitricum.

Strychninum valerianicum. Strychninvalerianat. Valerianato de Estrychnina.

$C_{21}H_{22}O_2N_2 \cdot HC_5H_9O_2$ M.G. 436.27

Eigenschaften, Erkennung und Prüfung. Weißes, krist. Pulver, das die Rk. des Strychnins und der Baldriansäure gibt. Prüf. wie bei Strychninum Nitricum.

Anwendung. Größte Einzelgabe: 0,006 g. Größte Tagesgabe: 0,018 g.

Brucinum

S. III, 520.

Brucinum nitricum

S. III, 521.

Brucinum sulfuricum

S. III, 521.

Curare. Urari. Curara. Qurari. Woorara. Kurare. Wourali. Surari. Urali. Woorali. Wourari. Wurali. Curare-Pfeilgift. Extractum toxiferum americanum. Venenum americanum.

Curare ist die Bezeichnung für die Pfeilgifte, die von den Indianerstämmen des tropischen Südamerika in den Stromgebieten des Orinoko und Amazonas und deren Nebenflüssen aus den Rinden vieler Strychnosarten hergestellt werden. Neben Strychnosarten werden auch andere Gewächse, z.B. Chondodendronarten, verwendet. Man unterscheidet nach Zusammensetzung, Herkunft und Verpackung die etwas weniger giftigen Tubo- oder Bambus-curare und Topf-Curare von dem stark gilftigen Kalebassen-Curare.

Tubo-Curare (aus Chondodendronarten): pastenförmige oder harte dunkelbraune Masse, lösl. in W. und verd. A. Hauptalkaloid ist D-Tubocurarin. Im Handel ist sie in etwa 25 cm langen, 4—5 cm breiten Bambusröhren mit einem lose aufgeklebten Stück Palmblatt verschlossen, Gew. 275—350 g.

Topf-Curare: Die Substanz ist im Handel in kleinen, mit Palmblatt verbundenen Töpfchen aus ungebranntem, grauem oder rotem Ton, von Indianerstämmen am oberen Amazonasstrom aus der Rinde von Strophanthus castelnaeana und mehreren anderen nebensächlichen Ingredienzen hergestellt. Es liegt die Vermutung nahe, daß das für den Handel, nicht für den eigenen Bedarf hergestellte Curare im hohen Grade Fälschungen unterworfen ist. Gew. der Töpfe 90—150 g, Inhalt der einzelnen Töpfe etwa 25 g. Ein trockenes, schwarzbraunes, auf dem muscheligen Bruch glänzender Extrakt, der chemisch wenig aufgeklärt ist. Physiologisch ist die Substanz schwach wirksam.

Kalebassen-Curare: Die Substanz wird als Extrakt aus den Rinden der am Orinoko heimischen, bis 2 m lang werdenden Lianen Strychnos toxifera und Strychnos castelniaei und dergl. gewonnen und von den Indianern als Pfeilgift verwendet. Die Längsstreifen der Rinde werden in W. eingeweicht, dann pulverisiert, mit der zehnfachen Wassermenge bei 70—80° vier Tage lang extrahiert, bis zur Sirupdichte vorsichtig erwärmt und als Kalebassen-Curare in Flaschenkürbisse gefüllt. Hauptalkaloide sind C-Toxiferin-I, C-Dihydrotoxiferin, C-Curarin und C-Kalebassin.

Inhaltstoffe: Die Inhaltstoffe des Curare sind auf Grund der Untersuchungen von WIELAND und vor allem von KARRER und seiner Schule (BERNAUER, SCHMID) weitgehend in ihrer Konstitution aufgeklärt. So konnten allein aus Kalebassen-Curare über 30 verschiedene Alkaloide papierchromatographisch isoliert werden, deren Giftigkeit zwischen 0,3 und 20 mg je kg Maus schwankte. Man unterscheidet hierbei eine Alkaloidgruppe mit 20 C und 2 N Atomen (dazu gehören Indol- und Indolinderivate, sowie ein Strychninderivat) und eine andere mit 40 C-Atomen und 4 N-Atomen. Hierher gehören z. B. Dihydrotoxiferin, $C_{40}H_{46}N_4$ und C-Toxiferin-I. Auch andere dimere Curare-Alkaloide sind so symmetrisch aufgebaut wie die Toxiferine.

Aufbewahrung. Sehr vorsichtig und in dicht verschlossenen Gefäßen. An einem trockenen Ort hält sich die Substanz unverändert, wss. Lsg. dagegen sind nicht haltbar.

Wirkung und Anwendung. Curare lähmt schon in außerordentlich geringen Mengen (beim Frosch genügen 1/100 mg) die Endplatten der motorischen Nerven in den quergestreiften, willkürlich bewegbaren Muskeln, so daß nacheinander die Muskeln in den Beinen und Armen, am Kopf, Rumpf und Brustkorb bewegungsunfähig werden. Wenn die Bewegungen des Brustkorbes aufhören, erfolgt Erstickungstod. Das Herz wird als unwillkürlich arbeitendes Organ von der Lähmung nicht berührt. Das Fleisch der mit Curare vergifteten Tiere ist eßbar, da Curare vom Magen-Darm-Kanal aus erst in verhältnismäßig hohen Dosen giftig wirkt. Die stärkste Vergiftung tritt auf, wenn die Substanz (wie z. B. mit vergifteten Pfeilen) durch kleine Wunden direkt ins Blut kommt. Als Gegenmittel wird Waschen der Wunden mit verd. Kaliumpermanganat-Lsg. empfohlen. Diese zersetzt das Gift durch Oxidation. Antidote sind Acetylcholinesterase — Hemmer wie Neostigmin. Die Substanz wird in nativer Form nicht verwendet, da die Wrkg. sehr ungleichmäßig und unzuverlässig ist. Man verwendet heute ausschließlich standardisierte Tubocurarine oder Curare-Ersatzstoffe.

Strychnos

Strychnos nux-vomica L. (S. lucida R. BR., S. colubrina WIGHT). Loganiaceae — Strychneae. Brechnußbaum. Strychninbaum.

Heimisch im tropischen Indien, Ceylon, Nordaustralien, auf dem malaiischen Archipel; in Westafrika kultiviert.

Ein bis 15 m hoher Baum mit periodischem Laubfall. Äste stumpf vierkantig, zusammengedrückt, wiederholt gabelteilig, kahl, mit ein bis zwei Blattpaaren besetzt und an den Knoten verdickt. Die Rinde des Stammes schwärzlichaschgrau, ins Gelbliche ziehend, die der Äste grau und die der Zweige grün und glänzend. Das dauerhafte und harte Holz, bes. der Wurzel, ist sehr bitter. Die kreuzgegenständig angeordneten, gestielten Laubblätter haben eine kahle, breit eiförmige, ganzrandige Spreite, die von 3 bis 5 bogenförmigen Hauptnerven durchzogen wird. Die zunächst vorhandenen breiten interpetiolaren Nebenblätter vertrocknen später. Die trugdoldigen Blütenstände sind endständig. Die Einzelblüten besitzen einen fünf-zipfeligen Kelch und eine weiße bis grünlichweiße, tellerförmige Blütenkrone mit langer Kronröhre, in deren Schlund sich fünf fast sitzende Staubblätter befinden. Ihr oberständiger, zweifächeriger Fruchtknoten trägt einen langen Griffel mit zweilappiger Narbe. Die Frucht ist eine im reifen Zustand orangerote, kugelige Beere mit einem Durchmesser bis zu 60 mm. Das weiße, bitter schmeckende Fruchtfleisch, das von einer 1 bis 3 mm dicken, derben und brüchigen Schale umgeben ist, umschließt etwa 1 bis 9, meist jedoch 2 bis 4 Samen (Abb. 33).

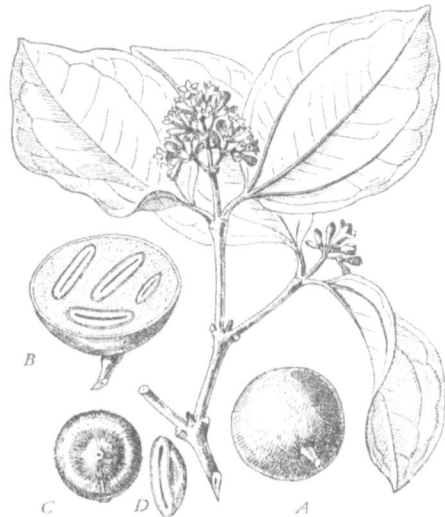

Abb. 33. Strychnos nux vomica. Blühender Zweig, Frucht (*A* u. *B*) und Samen (*C* u. *D*). (Bonner Lehrb.)

Semen Strychni. Nux vomica. Nux metella. Semen nucis vomicae. Brechnuß. Krähenaugen. Strychnossamen. Poison Nut. Quaker buttons. Strychnos seed. Noix vomique. Graine du Strychnos. Noz (Noce) vomica. Nuez de vomica. Raevekage. Rävkaka.

Semen Strychni DAB 6, DAB 7 — DDR, Helv. VI, ÖAB 9, Ross. 8, Pol. III, Dan. IX, CsL 2. Strychni Semen Jap. 61, Hisp. IX, PI. Ed. I/1, Hung. VI, Ned. 6, Belg. V, Jug. II. Nux vomica BPC 68, BP 73, Ind. P.C. 53, Ind. Pharm. 66. Semen nucis vomicae Svec. 46. Noix vomique CF 73. Nuez vómica Chil. III. Noz vômica Brasil. II. Noce vomica Ital. VIII.

Die reifen, getrockneten Samen.

Gewinnung. Die Droge wird fast ausschließlich von wild wachsenden Pflanzen gewonnen. Die in Afrika (Kamerun) angelegten Strychnoskulturen haben nur geringe Bedeutung. Zur Gewinnung der Droge werden die reifen Beeren gepflückt. Nach Entfernung des harten Exokarps werden die Samen durch Waschen vom Fruchtfleisch befreit und in der Sonne getrocknet. Die so erhaltene Rohdroge wird von den Exportfirmen meist nochmals gereinigt.

Beschreibung. Die Samen sind annähernd flach, kreisrund, am Rand abgerundet mit in der Mitte herumlaufendem Kiel. Der Durchmesser der Samen ist bei den verschiedenen Provenienzen unterschiedlich. Bei Herkünften aus Bombay wurden z. B. 20 bis 30 mm, bei solchen aus Ceylon 13 bis 25 mm und bei Droge aus Malabar Durchmesser bis zu 34 mm gemessen. Kleine Samen sind gewöhnlich etwas alkaloidreicher als größere. Häufig verbogen, graugrünlich oder graubräunlich. Sie sind durch anliegende, gegen die Peripherie gerichtete Haare glänzend; über den Haaren befinden sich stellenweise Fetzen eines mattgrauen Häutchens (Rest der Fruchtpulpa). Der Mittelpunkt beider Seiten oder einer ist gewöhnlich warzenförmig erhöht, ebenso eine Stelle des Randes. Zwischen dieser Stelle und dem erhöhten Zentrum verläuft zuweilen eine flacherhabene Linie. Die Erhöhung im Zentrum ist das Hilum, die Warze am Rand die Mikropyle, die Erhöhung zwischen beiden zeigt die Lage des Embryos an. Dieser ist etwa 6 mm lang; er besteht aus dem keulenförmigen Würzelchen und zwei herzförmigen, deutlich aderigen Keimblättern. Das Würzelchen ist gegen die Mikropyle gerichtet. Das reichliche Endosperm ist durch einen Spalt in zwei Hälften geteilt, zwischen denen der Embryo liegt. Man erkennt diese Verhältnisse, wenn man den Samen längere Zeit in heißem Wasser aufweicht und dann spaltet.

Geschmack stark und anhaltend bitter.

Mikroskopisches Bild. Querschnitt. Die dickwandigen, sehr grob getüpfelten Epidermiszellen der dünnen Samenschale sind sämtlich zu langen, glänzenden, kurz über der Basis abgerundeten Haaren ausgewachsen. Der dünnen primären Zellulosewandung der Haare sind dicht verlaufende, leistenförmige, selten anastomosierende Verdickungen aufgesetzt; im basalen Teil verbreitern sich diese Leisten und hier sind die Haare grobnetzig getüpfelt. Die unter der Epidermis liegende Nährschicht zeigt mehrere Reihen dünnwandiger, brauner, kollabierter Zellen. Das Endosperm besteht aus farblosen, dickwandigen, hornartigen Zellen; der Inhalt dieser Zellen birgt fettes Öl und große, sehr mannigfaltig gestaltete, bis 50 μm große Aleuronkörner, sowie die Alkaloide, doch keine Stärke. Nach Behandlung von Schnitten mit Jodjodkalium sieht man, daß die Wände von Gruppen feiner Poren vollständig durchbohrt sind.

Pulver. Hauptsächlich Stücke des Endospermgewebes aus quadratischen oder mehr polygonalen, stark verdickten, nicht deutlich getüpfelten Zellen (Reservezellulose) mit öligem Plasma und Aleuronkörnern; Fetzen der Epidermis der Samenschale mit am Grund zwiebelartig angeschwollenen, grob netzig verdickten Zellen. Letztere zu charakteristischen, der Oberhaut der Samenschale dicht anliegenden, an der Spitze abgerundeten Haaren ausgewachsen, die Wände der Haare verholzt und leistenförmig verdickt. Sehr reichlich Haartrümmer in Form verschieden langer, stäbchenförmiger Körper, bald gerade, bald gebogen verlaufend.

Verfälschungen. Die Samen von Strychnos nux-blanda HILL. und von Strychnos potatorum L. sind den offizinellen Samen fast ähnlich, aber von blasserer Farbe, besitzen einen deutlichen Kamm (Grat) an der Ecke des Samens und keinen bitteren Geschmack; sie enthalten kein Strychnin oder Brucin. Die Samen von Strychnos potatorum L. sind kleiner, dicker und schmecken ebenfalls nicht bitter. Der gepulverten Droge wurden auch gepulverte Samen von Phytelephas macrocarpa RUIZ et PAV. beigemengt.

Inhaltsstoffe. Die Samen enthalten mehrere Alkaloide und Glykoside. Der Alkaloidgeh. beträgt durchschnittlich 2,5 bis 3%, kann aber in besonderen Fällen auf 0,25% herabsinken und bei Samen aus Ceylon auf 5% steigen. Etwa die Hälfte davon entfällt auf Strychnin. Die beiden wichtigsten Alkaloide sind die stark toxischen Indolalkaloide: Strychnin $C_{21}H_{22}N_2O_2$, Fp. 278 bis 280° (s. d.), Brucin $C_{23}H_{26}N_2O_4$, Fp. 178° (s. d.). Daneben Pseudostrychnin $C_{21}H_{22}N_2O_3$, Fp. 263°, α-Colubrin $C_{22}H_{24}N_2O_3$, Fp. 184°, β-Colubrin $C_{22}H_{24}N_2O_3$, Fp. 222°, nach VILLAR et al. [Chem. Abstr. 73, 109948 (1970)] 16-Hydroxy-α- und -β-Colubrin, Vomicin $C_{22}H_{24}N_2O_4$, Fp. 282°, Novacin $C_{24}H_{28}N_2O_5$, Fp. 231 bis 232°, Struxin $C_{21}H_{30}NO_4$, Fp. ∼ 250° (in zersetzter Droge), Icajin $C_{21}H_{30}NO_3$, Fp. 270 bis 271°, Pseudobrucin $C_{23}H_{26}N_2O_5$, Fp. 256° [MARINIBETTOLO et al.: J. Assoc. off. Analytic Chemists 51, 185 (1968)].

Nach GALEFFI et al. [J. Chromatography 88, 416 (1974)] Isostrychnin.

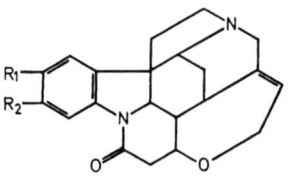

Strychnin : $R_1 = R_2 = H$
Brucin : $R_1 = R_2 = OCH_3$
α-Colubrin: $R_1 = H$; $R_2 = OCH_3$
β-Colubrin: $R_1 = OCH_3$; $R_2 = H$

Vomicin : $R_1 = R_2 = H$; $R_3 = OH$
Icajin : $R_1 = R_2 = R_3 = H$
Novacin : $R_1 = R_2 = OCH_3$; $R_3 = H$

Pseudostrychnin: $R = H$
Pseudobrucin : $R = OCH_3$

Weiterhin Chlorogensäure, Stigmasterin, Cycloartenol, α-Amyrin und Loganinsäure. Das aus dem Mesocarp der Strychnosfrüchte isolierte Glucosid Loganin, der Methylester der Loganinsäure, ist dagegen weder in Semen Strychni noch in Semen Ignatii (s. Abschnitt „Reinheitsprüfung") nachweisbar. Cholin, Reservecellulose, Eiweiß, Saccharose, Schleimstoffe, die nach Hydrolyse Galaktose, Mannose, Xylose, Arabinose im Verhältnis 5 : 2 : 1 : 1 liefern; 4 bis 5% Samenöl mit 12 bis 15% unverseifbarem Anteil mit folgenden Fettsäuren: C_8, C_{10}, C_{14} 0,9%, C_{16} 12,6%, C_{18} 6,6%, C_{20} 7%, C_{22} 1,7%, Ölsäure 62%, Linolsäure 9%.

Prüfung. Identität. DAB 6: Beim Einlegen eines Endospermteilchens in einen Tr. rauchende Salpetersäure färbt sich der Inhalt der Zellen orangegelb. — Chil. III: Wird ein durch eintägige Mazeration mit P.Ae. entfetteter Querschnitt in 1 Tr. konz. Schwefelsäure eingetragen, dem eine Spur Ammoniumvanadat zugesetzt wurde, so färbt sich der Inhalt aller Endospermzellen sofort violett. — Jap. 61: Zu 3 g gepulverter Droge werden 3 ml Ammoniaklsg. und 20 ml Chlf. gegeben, unter Schütteln 30 Min. mazeriert und anschließend filtriert. Die Hauptmenge des Chlf. wird durch Erhitzen auf dem Wasserbad entfernt. Dann werden 5 ml verdünnte Schwefelsäure (1 : 10) hinzugefügt, solange unter Rühren auf dem Wasserbad erhitzt, bis das gesamte Chlf. entfernt ist, gekühlt und durch entfettete Watte filtriert. Zu 1 ml des Filtrates werden 2 ml Salpetersäure gegeben; die Lsg. nimmt dann eine rote Farbe an (Brucin). Analog Ital. VIII.

ÖAB 9: Befeuchtet man einen trockenen Schnitt durch das Endosperm mit 1 Tr. verdünnter Salzsäure und 1 Tr. Jodlsg., so entsteht ein dichter, feinkörniger Nd. — ÖAB 9, Ross. 9: Strychnin. Ein mit P.Ae. entfetteter Schnitt durch das Endosperm zeigt auf Zusatz von Vanadin-Schwefelsäure eine blauviolette Fbg.; Brucin. Ein mit P.Ae. entfetteter Schnitt durch das Endosperm zeigt auf Zusatz von rauchender Salpetersäure eine orangegelbe Fbg. — Hisp. IX: Prüfung auf Brucin mit Bromwasser. — Dan. IX: a) 0,5 g gepulverte Droge werden 15 Min. lang unter oftmaligem Umschütteln mit 10 ml Chlf. mazeriert. Dann werden 2 Tr. Ammoniakwasser hinzugegeben und der Nd. abfiltriert. Ein Teil des Filtrates wird für b) verwendet. 4 ml des Filtrates werden eingedampft; zum Rückstand wird 1 ml Salzsäure (2 n) gegeben. 1 Tr. der Lsg. gibt mit 1 Tr. Kaliumferrocyanid (0,5 n) einen schweren Nd., der sich unter dem Mikroskop aus Kristallen bestehend erweist (Strychnin). — b) 4 ml des unter a) erhaltenen Filtrates werden eingedampft; zum Rückstand wird 1 ml einer Mischung aus 1 T. Salzsäure (2 n) und 9 T. W. gegeben. 1 Tr. der Lsg. gibt mit 1 Tr. einer Mischung aus 1 T. Platinchlorid und 9 T. W. einen gelbbraunen Nd., der sich nach einigen Min. in braune Kristalle umwandelt. Zum anderen Teil des Filtrates von (1) wird 1 ml einer Kaliumdichromatlsg. hinzugegeben. Nach einstündigem Stehen bildet sich ein rötlichgelber Nd. Durch Filtration wird der Nd. gesammelt, mit 1 ml W. gewaschen, ein T. davon in ein kleines Reagenzglas gegeben und unter Erwärmen in 1 ml W. gelöst. Nach dem Abkühlen und vorsichtigem Hinzufügen von 5 Tr. Schwefelsäure entlang der Reagenzglaswand, kann man sofort eine purpurrote Farbe in der Schwefelsäureschicht erkennen, die sofort braun wird (Strychnin). Ähnlich Hung. VI, Ital. VIII.

Prüfung auf Loganin nach Hung. VI: Eine wss. Lsg. (2 g Droge/20 ml W. wird zum Sieden erhitzt, filtriert, das Strychnin mit Chlf. extrahiert) wird auf dem Wasserbad eingedampft, zum Rückstand 1 Tr. konz. H_2SO_4 gegeben. Nach einigen Min. färbt sich der Rückstand violett, durch Zugabe von W. verschwindet die Farbe.

Dünnschichtchromatographie. Helv. VI: Auf einer Kieselgel-G-Schicht werden auf 4 Startpunkten a—d aufgetragen: a: 10 μl der bei der Gehaltsbest. (s. u.) erhaltenen Ae.-Chlf. Lsg.; b: 10 μl folgender Lsg.: 12,5 mg Bruciniumnitrat als Bezugssubstanz werden in 2 ml A. 94% gelöst; ferner werden in einem Meßkolben von 10 ml 11,9 mg Strychniniumnitrat als Bezugssubstanz in 5 ml W. gelöst. Die vereinigten Lsg. werden mit W. bis zur Marke aufgefüllt (1 mg Brucin + 1 mg Strychnin pro ml); c: 2 μl der auch bei b verwendeten Lsg.; d) 2 μl der auch bei a verwendeten Lsg. Die Frontlinie wird 100 mm von der Startlinie entfernt durchgezogen. Als Laufmittel dient eine Mischung von 17 Vol.-T. A. 94% + 1 Vol.-T. Ammoniak 25%. Die 5 Min. im Trockenschrank getrockneten Chromatogramme werden in eine, wenn nötig leicht erwärmte Chromatographiekammer neben eine Schale mit Jod gestellt. Chromatogramm a: Es erscheinen folgende Flecke: 2 violettbraun gefärbte Flecke bei R_f ca. 0,3 (Brucin) und R_f ca. 0,58 (Strychnin), beide entsprechend den Flecken auf den Chromatogrammen b und c. Andere, schwächer braun oder gelb gefärbte Flecke von geringerer Bedeutung und den R_f-Werten ca. 0,03, 0,05, 0,12, 0,16, 0,25, 0,51 und 0,8 können auftreten. Die Flecke des Brucins und des Strychnins müssen ungefähr gleich groß sein wie die entsprechenden Flecke auf Chromatogramm b. — Chromatogramm b: Es erscheinen, kleiner als auf Chromatogramm a, die Flecke des Brucins und des Strychnins, die ungefähr gleich groß sein müssen wie die entsprechenden Flecke auf Chromatogramm c. Nun werden die Chromatogramme im Trockenschrank 80° bis zum Verschwinden der Jodflecke erwärmt und nach dem Erkalten mit Jodplateat besprüht. — Chromatogramm a: Der Fleck des Brucins ist blau, derjenige des Strychnins violett auf rosa gefärbtem Grund. Der Größenvergleich mit den entsprechenden Flecken auf Chromatogramm b wird wiederholt. Andere, schwächer gefärbte Flecke können auftreten. — Chromatogramm d: Der Größenvergleich mit den entsprechenden Flecken auf Chromatogramm c wird wiederholt. CF beschreibt eine D.Chr. auf Kieselgel mit dem Laufmittel Chlf., Aceton wasserfrei, Ammoniak konz. 25 : 24 : 1 v/v; (R_f des Strychnins 0,4, des Brucins 0,25); Ital. VIII in Bzl., Äthylacetat, Diäthylamin 7 : 2 : 1.

Reinheit. Mindestgeh. an Alkaloiden: berechnet auf ein äquimolares Gemisch von Brucin und Strychnin: 2,5% DAB 6, DAB 7 — DDR (davon 45 bis 55% Strychnin), ÖAB 9, Helv. VI, Jug. II; berechnet auf Geamtalkaloide 2,5% Chil. III (2,3 bis 2,7%), Ross. 9, Belg. V, Pol. III, Hisp. IX, Svec. 46, CsL 2, Dan. IX (davon 46% Strychnin); berechnet auf Strychnin

2,5% Hung. VI; 1,2% BPC 68, BP 73, PI.Ed. I/1, Ital. VIII, CF 73, Ind. P. C. 53, Brasil. 2, Ind. P. 66; 1,15% Jap. 61; 1% Ned. 6, Helv. VI. — Max. Aschegeh. 3% DAB 6, ÖAB 9, BPC 68, BP 73, PI.Ed. I/1, Pol. III, Ind. P. C. 53, Ind. P. 66, Hung. VI, Belg. V, Hisp. IX, Jug. II, Brasil. 2; 2,5 bis 3,5% Svec. 46; 3,5% Dan. IX, Ross. 9, Chil. III; 4% Ned. 6. — Sulfatasche max. 3,5% Helv. VI; 10% Ital. VIII. — Säureunlösliche Asche max. 0,1% Dan. IX (2 n HCl); 0,5% Hung. VI. — Feuchtigkeit max. 12% Hung. VI, Pol. III. — Fremde org. Bestandteile max. 1% BPC 68, BP 73, PI.Ed. I/1, Ind. P. C. 53, Ind. P. 66, Belg. V, Ital. VIII. — Unschädliche Beimengungen max. 1% DAB 7 — DDR. — Brechnußpulver darf keine Stärke enthalten (andere Samen) DAB 6; es dürfen keine fremden Bestandteile oder andere Pflanzenteile enthalten sein, Hung. VI. Eine chromatographische Prüfung des Plv. auf Semen Ignatii beschreiben LUCKNER et al. [Pharm. Zentralh. *106*, 224 (1967)]: Aufzutragende Lsg.: 0,50 g gepulverte Droge werden mit 3,00 ml M. versetzt, zum Sieden erhitzt und 60 Sek. im Sieden gehalten. Nach dem Abkühlen wird die Mischung filtriert. 19 bis 21 µl des Filtrats werden als 13 bis 15 mm langer Fleck, dessen Breite 5 mm nicht überschreiten soll, auf die Startlinie a aufgetragen. — Testsubstanz: 0,003 0 g Kaffeesäure werden in 10,00 ml M. gelöst. 9 bis 11 µl der Lsg. werden auf die Startlinie b aufgetragen. — Laufmittel: 50,0 Äthylacetat, 40,0 ml Toluol und 20,0 ml Eisessig. — Laufstrecke: 10 bis 12 cm. Trocknung: Die Dünnschichtplatte wird in einem Heißluftstrom getrocknet, bis der Geruch nach Äthylacetat nicht mehr wahrnehmbar ist. — Reagens: 2 n äthanolische Kalilauge. — Sichtbarmachung: Das Chromatogramm wird im ultravioletten Licht der Wellenlänge 360 nm betrachtet. Anschließend wird das Chromatogramm mit der Reagenslsg. besprüht und wiederum im UV-Licht betrachtet. — Auswertung: Der R_f-Wert des Testsubstanzfleckes muß im Bereich von 0,55 bis 0,75 liegen. Der Testsubstanzfleck fluoresziert im UV-Licht blau und nach dem Besprühen mit der Reagenslsg. gelbgrün. Das Chromatogramm darf über der Startlinie a keinen Fleck mit dem R_f-Wert und der Fluoreszenz des Testsubstanzfleckes zeigen.

Ein weiteres Unterscheidungsmerkmal ist die Loganinsäure, die papierchromatographisch (Papier 2043b Mgl.; Laufmittel Butanol—Eisessig—W. 4:1:1, Sprühmittel Antimontrichlorid) beim R_f 0,42 als rosa Fleck erscheint.

Gehaltsbestimmung. Gesamtalkaloide: Helv. VI: In einem Erlenmeyerkolben 50 ml mit Glasstopfen werden 3,00 g Arzneidroge (250) + 10,0 g Chlf. + 20,0 g Narkose-Ae. kräftig geschüttelt; dann werden 3 ml Natriumcarbonat zugefügt. Die Mischung wird 1/2 Std. häufig und kräftig geschüttelt; nach Zugabe von 7 ml W. wird nochmals einige Min. geschüttelt. 20,0 g der Ae.-Chlf.-Lsg. (= 2,0 g Arzneidroge) werden durch wenig Watte in einen Erlenmeyerkolben 100 ml (Bestimmung der Alkaloide) und 1 ml der Ae.-Chlf.-Lsg. in ein kleines Reagenzglas mit Glasstopfen (für D.Chr. s. o.) filtriert. Auf dem Wasserbad werden ca. 2/3 des Lösungsmittels aus dem Erlenmeyerkolben abdestilliert; die verbleibende Flüssigkeit wird in einen Scheidetrichter 100 ml übergeführt. Der Erlenmeyerkolben wird mit 25 ml Chlf., dann zweimal mit je 5 ml Narkose-Ae. nachgespült. Nach Zusatz von 5,00 ml 0,1 n Salzsäure + 5 ml ausgekochtem W. wird soviel Narkose-Ae. zugefügt, daß die Ae.-Chlf.-Schicht über der wss. Lsg. steht. Die Mischung wird 2 Min. kräftig geschüttelt und die wss. Lsg. in einen Erlenmeyerkolben abgelassen. Die Extraktion der Ae.-Chlf.-Schicht wird zweimal mit je 5 ml ausgekochtem W. wiederholt, und die wss. Phasen werden vereinigt. Nach Zusatz von 22 Tr. Methylrot wird mit 0,1 n Natriumhydroxid zum Farbumschlag in Gelb titriert (Mikrobürette) 1 ml 0,1 n HCl entspricht 36,4 mg Alkaloiden, berechnet als Mittelwert von Brucin und Strychnin. Analog DAB 6, ÖAB 9, Chil. III, Dan. IX, Jug. II. Eine direkte Titration mit 0,1 n HCl schreibt Belg. V und Ross. 9 vor. — Bestimmung von Strychnin: PI.Ed. I/1 :10,0 g mittelfeines Plv. werden mit 60 ml A. (95%), 5 ml verdünntem Ammoniak und 20 ml Chlf. gemischt, gut durchgeschüttelt und unter häufigem Umschütteln 1 Std. stehengelassen. Dann wird das Gemisch mit einer weiteren Menge des gleichen Lösungsmittels in einen Apparat für kontinuierliche Extraktion gebracht und 4 Std. extrahiert. Das Lösungsmittel wird abgedampft und 5 ml A. (95%), 5 ml verdünnte Schwefelsäure, 30 ml Chlf. und 25 ml W. zugegeben. Das Gemisch wird in einen Scheidetrichter gebracht, und der Kolben wird mehrmals mit einer 0,5 g/v-%igen wss. Lsg. von Schwefelsäure gewaschen, bis die Alkaloide vollständig herausgelöst sind. Hierauf wird geschüttelt, und nach dem Trennen wird die Chlf.-Schicht abgelassen. Die Extraktion wird noch zweimal mit je 5 ml Chlf. wiederholt. Die Chlf.-Lsg. werden vereinigt und zweimal mit je 10 ml einer 0,5 g/v-%igen wss. Lsg. von Schwefelsäure geschüttelt und das Chlf. verworfen. Die sauren Lsg. werden mit der ersten sauren Lsg. vereinigt, die Mischung mit verdünntem Ammoniak deutlich alkalisch gemacht und die Alkaloide durch mehrmaliges Ausschütteln mit je 20 ml Chlf. vollständig extrahiert. Das Chlf. wird verdampft, 5 ml A. (95%) zugegeben und erneut zur Trockne verdampft. Der Rückstand wird in einer Mischung aus 15 ml einer 3,0 g/v-%igen wss. Lsg. von Schwefelsäure und 2 ml Salpetersäure gelöst. Nach Zugabe von einigen Kristallen Natriumnitrit bleibt die Lsg. 30 Min. bei 15 bis 20° stehen. Unter diesen Bedingungen wird das Brucin zersetzt, während das Strychnin zurückbleibt. Anschließend wird die Lsg. in einen 20 ml Natriumhydroxid-Lsg. enthaltenden Scheidetrichter gegeben, um die Strychninbase auszufällen und das phenolische Abbauprodukt des Brucins in eine wasserlösl. Form überzuführen, zunächst 2 Min. geschüttelt und dann mit 20 ml Chlf. ausgeschüttelt; die Chlf.-Lsg. wird abgetrennt und zuerst mit 5 ml Natriumhydroxid und anschließend mit 20 ml W. gewaschen. Die Extraktion wird mehrmals mit je 10 ml Chlf. fortgesetzt, bis die Alkaloide vollständig ausgezogen sind. Alle Chlf.-Lsg. werden mit demselben Natriumhydroxid und mit demselben W., das für die erste Chlf.-Lsg. verwendet wurde, gewaschen. Das Chlf. wird verdampft, 5 ml A. (95%) zugegeben, dieses ebenfalls verdampft und der Rückstand $^1/_2$ Std. bei 100° getrocknet. Der Rückstand wird in 10 ml 0,1 n Schwefelsäure gelöst und mit 0,1 n Natriumhydroxid unter Verwendung von Methylrot als Indikator titriert. 1 ml 0,1 n Schwefelsäure entspricht 0,033 44 g Strychnin. Das Ergebnis wird zur Berichtigung für eingetretene Verluste an Strychnin mit 1,02 multipliziert.

Analog CF 73, Ind. P. C. 53, Jap. 61. CF 73 läßt das Strychnin in der Gehaltsbest. p.chr. identifizieren (Laufmittel: Butanol, Eisessig).

Eine photometrische Bestimmung schreibt das DAB 7 — DDR vor: 0,2500 g fein gepulverte Substanz werden in Filterpapier gewickelt, mit 0,50 ml konz. Ammoniaklsg. durchfeuchtet und in einem Soxhletapparat mit einem 100 ml Extraktionsmittelstück mit 150,0 ml der Mischung aus 180,0 ml A. und 60,0 ml Chlf. 3 Std. extrahiert, wobei die Mischung im starken Sieden zu halten ist. Der Extrakt wird in einen 200-ml-Meßkolben übergeführt und unter Waschen des Extraktionskolbens mit der A.-Chlf.-Mischung zu 200,0 ml aufgefüllt. 40,00 ml der Lsg. werden in einem mit Glasstopfen verschließbaren 100-ml-Erlenmeyerkolben auf dem Wasserbad zur Trockne eingedampft und der Rückstand erhitzt, bis der Geruch des Ammoniaks nicht mehr wahrnehmbar ist. Der Rückstand wird mit 2,00 ml A. versetzt und die Mischung nach Zusatz von 2 Tr. n Schwefelsäure auf dem Wasserbad erhitzt, bis das Lösungsmittel verdampft ist, der Rückstand auf dem Wasserbad 5 Min. stehengelassen und anschließend mit 10,0 ml siedendem W. versetzt. Die Mischung wird auf dem Wasserbad 5 Min. erhitzt. Nach dem Erkalten wird die Mischung mit 10 Tr. n Natronlauge, 8 Tr. Natriumcarbonatlsg. (20,0 g/100,0 ml) sowie 20,00 ml Chlf. versetzt und 5 Min. kräftig geschüttelt. Nach Zusatz von 0,50 g Traganthplv. wird erneut geschüttelt. Anschließend wird die überstehende Lsg. durch wenig Watte filtriert. 10,00 ml des klaren Filtrats werden in einem 50-ml-Erlenmeyerkolben auf dem Wasserbad zur Trockne eingedampft. Nach Zusatz von 5,0 ml 0,1 n Schwefelsäure wird die Mischung auf dem Wasserbad erhitzt, bis der Geruch des Chlf. nicht mehr wahrnehmbar ist. Die Mischung wird nach dem Abkühlen auf 20°C in einen 25-ml-Meßkolben übergeführt, wobei der Erlenmeyerkolben dreimal mit je 3,0 ml 0,1 n Salzsäure gewaschen wird. Die vereinigten Flüssigkeiten werden mit 0,1 n Salzsäure zu 25,00 ml aufgefüllt und die Mischung durch ein trockenes Filterpapier der Sorte h von 11 cm Durchmesser filtriert. Die ersten 10,0 ml Filtrat werden verworfen. Die Extinktion des Filtrats wird in einer Schichtdicke von 1 cm bei den Wellenlängen 262,5 nm und 300 nm gegen 0,1 n Salzsäure gemessen. Vergleichsprobe I: 0,0200 g bei 105°C bis zur Massekonstanz getrockneter Strychnin-Standard werden in 0,1 n Salzsäure zu 100,00 ml gelöst. 10,00 ml der Lsg. werden mit 0,1 n Salzsäure zu 100,00 ml aufgefüllt. Die Extinktion dieser Lsg. wird in einer Schichtdicke von 1 cm bei den Wellenlängen 262,5 nm und 300 nm gegen 0,1 n Salzsäure gemessen. — Vergleichsprobe II: 0,0200 g bei 105°C bis zur Massekonstanz getrockneter Brucin-Standard werden in 0,1 n Salzsäure zu 100,00 ml gelöst. 10,00 ml der Lsg. werden mit 0,1 n Salzsäure zu 100,00 ml aufgefüllt. Die Extinktion dieser Lsg. wird in einer Schichtdicke von 1 cm bei den Wellenlängen von 262,5 nm und 300 nm gegen 0,1 n Salzsäure gemessen.

Berechnung: % Strychnin und Brucin, berechnet auf die bei 105°C getrocknete Substanz

$$= \frac{E_1 \cdot 100}{Ew \cdot (100 - a) \cdot (E_2 + E_3)};$$

% Strychnin im Gemisch aus Strychnin und Brucin

$$= 100 \cdot \frac{E_1 \cdot E_6 - \left(\dfrac{E_2 + E_3}{2} \cdot E_4\right)}{E_1 \cdot (E_6 - E_5)}$$

E_1 = Extinktion des Filtrats bei der Wellenlänge von 262,5 nm;
E_2 = Extinktion der Vergleichsprobe I bei der Wellenlänge von 262,5 nm;
E_3 = Extinktion der Vergleichsprobe II bei der Wellenlänge von 262,5 nm;
E_4 = Extinktion des Filtrats bei der Wellenlänge von 300 nm;
E_5 = Extinktion der Vergleichsprobe I bei der Wellenlänge von 300 nm;
E_6 = Extinktion der Vergleichsprobe II bei der Wellenlänge von 300 nm;
a = Trockenverlust in Masseprozent;
Ew = Einwaage der Substanz in Gramm.

Eine photometrische Bestimmungsmethode schreiben auch BP 73 und Ital. VIII vor (Messung bei 262 und 300 nm).

Weitere Bestimmungsmethoden: LIPFERT et al. [Dtsch. Apoth.-Ztg. *109*, 647 (1969)] beschreiben eine für Reihenuntersuchungen geeignete kolorimetrische Gesamtalkaloidbestimmung. I. 500 mg der feingemahlenen Droge werden zusammen mit 200 ml Pufferlsg. pH 5,6 in einem 500 ml Jodzahlkolben 2 Std. lang an der Schüttelmaschine geschüttelt. Anschließend bringt man den Inhalt quantitativ in einen 500-ml-Meßkolben, füllt mit Pufferlsg. pH 5,6 bis zur Marke auf und schüttelt gut durch. Ein Teil der Lsg. wird durch ein Faltenfilter filtriert, die ersten 20 ml des Filtrates = 20 mg Droge werden in einen Schütteltrichter pipettiert, mit 2 ml Farbstoffreagens versetzt, mit 50 ml Chlf. ausgeschüttelt und 15 Min. lang zur Trennung der Schichten stehengelassen. Die Chlf.-Phase wird vorsichtig (unter Vermeidung jeglicher Wassertröpfchen) in ein 100-ml-Meßkölbchen, in welchem sich 5 ml M. befinden, abgelassen. Die wss. Phase wird nochmals mit 40 ml Chlf. ausgeschüttelt. Nach fünfzehnminütigem Stehen werden die organischen Phasen vereinigt und mit Chlf. auf 100 ml aufgefüllt. Zur Vermeidung von Emulsionsbildungen ist das beschriebene Verhältnis von organischer zu wss. Phase genau einzuhalten. Die Extinktionsmessung der rot gefärbten Lsg. erfolgt im Maximum bei 520 nm im Spektralphotometer. Schichtdicke 1 cm.

$$E_{1cm}^{1\%} = 555,3$$

Benötigte Reagentien: Chlf. = Chlf. p.a.; M. = M. p.a.; Farbstoffreagens = 200 mg Eriochromschwarz T werden mit M. zu 100 ml gelöst; Pufferlösung pH 5,6 = Lsg. 1: n/10 Natronlauge, Lösung 2: 200 ml n/1 Natronlauge und 21,008 g Citronensäure (Monohydrat) werden mit dest. W. zu 1000 ml gelöst. 690 ml Lsg. 2 und 310 ml Lsg. 1 werden gemischt = 1000 ml Pufferlösung pH 5,6.
II. Extrakt: 100 mg Extrakt werden in der Pufferlsg. pH 5,6 zu 100 ml gelöst. 5 ml dieser Lsg. werden mit 15 ml Pufferlsg. pH 5,6 versetzt und, wie unter I beschrieben, weiter behandelt.
III. Tinktur: 5 ml Tinctura Strychni DAB 6 werden in einen 250-ml-Meßkolben pipettiert und mit Pufferlsg. pH 5,6 bis zur Marke aufgefüllt. 20 ml dieser Lsg. werden aliquotiert und, wie unter I beschrieben, weiterbehandelt. — RENDINA et al. [Ann. 1st. Super. Sanita *5*, 209 (1969)] trennen die Alkaloide mittels Säulenchromatographie und bestimmen sie spektrophotometrisch; Strychnin nach Reaktion mit Dragendorff und Brucin mit Salpetersäure. Die gesamten Alkaloide werden mit Chlf. aus der gepulverten Droge, der basisches Aluminiumoxid zugesetzt wurde, ohne W. extrahiert. Der Totalalkaloidextrakt wird über eine Silikagelsäule gegeben, die bei pH 7 gepuffert ist, und mit Ae. gesättigtem Puffer extrahiert (Nebenalkaloide). Strychnin wird mit Chlf.-Ae. 8:2, gesättigt mit Puffer von pH 7, eluiert; Brucin mit Chlf., gesättigt mit Puffer von pH 7 oder mit M. — Eine weitere säulenchromatographische Trennung benutzt basisches Aluminiumoxid (Aktivitätsstufe I). Die Gesamtalkaloide werden mit A. 86% eluiert, Strychnin mit Tetrachlorkohlenstoff, das 1% Aceton enthält.
Strychnin neben Brucin bestimmen KARAWYA et al. [Chem. Abstr. *76*, 76447 (1972)] nach Reduktion des Strychnins mit Zinkamalgam und Salzsäure und Reaktion mit Nitroprussidacetaldehyd-Reagens im Kolorimeter. PLAT et al. [Ann. p. farm. franç. *22*, 603 (1964); Chem. Abstr. *62*, 3885 (1965)] bestimmen Strychnin und Brucin NMR-spektrometrisch, SARSUNOVA et al. [Pharmazie *19*, 336 (1964)] radiometrisch: Die auf Aluminiumoxidschichten mit Bindemittel mit Ae.-A. 95:5 getrennten Alkaloide Strychnin und Brucin werden mit 2% Essigsäure eluiert und mit einer wss., angesäuerten 131-Jodlsg. gefällt. — Eine Papierelektrophorese verwenden BARDHAN et al. [J. Pharm. Pharmacol. *13*, 504 (1961)]: Whatman Nr. 1 mit 1% HCl gewaschen; Puffer: 100 ml 0,1 n Citronensäure + 20 ml 0,1 n NaOH bei 25°; Elektrolyt: 5 g NaNO₂ ad 500 ml W. Sprühmittel: 1 ml Lsg. A (Bi-subnitric. 1,062 g in 50 ml H₂O + 12,5 ml Eisessig) + 1 ml Lsg. B (25 g KJ in 62,5 ml H₂O) + 2 ml Eisessig + 10 ml W.; bei 250 V und 5 bis 10 mA 6 Std., Test: 50 bis 100 μg Strychnin- und Brucinsulfat.

Aufbewahrung. In gut verschlossenen Behältern, kühl, vor Licht geschützt, vorsichtig. Separandum, Helv. VI, Hisp. IX, Ross. 9, Gift Tab. A: CF 73.

Wirkung. Die Hauptwirkung geht vom Strychnin aus, dessen Angriffspunkt im zentralen Nervensystem, hauptsächlich im Rückenmark, liegt. Das Alkaloid beseitigt sog. postsynaptische Hemmungen, wozu u. a. die Sonderform der Hemmung durch die Renshaw-Zellen (Schaltneutronen) gehört. Als Folge der Strychninwrkg. werden normale endogene und exogene Reize ungedämpft und damit verstärkt zu den Erfolgsorganen geleitet; die Reflexerregbarkeit des Organismus ist erhöht. Toxische Strychnindosen führen darüber hinaus zur gleichzeitigen Erregung von agonistischen und antagonistischen Muskeln, wodurch es zum tetanischen Strychninkrampf kommt, der durch Atemlähmung den Tod herbeiführen kann. Strychnin stimuliert in nicht toxischen Dosen die Tätigkeit des Atem- und Kreislaufzentrums. Dabei wird die durch Erregung des Kreislaufzentrums bedingte Blutdruckerhöhung wahrscheinlich durch die nach Strychnin im Tierversuch beobachtete vermehrte Adrenalinausschüttung verstärkt. Strychnin wirkt weiterhin erregend auf die Sinneszentren, wodurch erniedrigte Seh-, Hör-, Tast- und Geschmacksempfindungen verbessert werden können, normale aber übersteigert werden. Das ebenfalls in Semen Strychni enthaltene Alkaloid Brucin wirkt ähnlich wie Strychnin, besitzt jedoch nur etwa $1/_{50}$ der Wirksamkeit dieses Alkaloids. Während die Wrkg. des Strychnins genau erforscht sind, ist über seinen Verbleib im Organismus wenig bekannt. Wie Tierexperimente zeigten, werden nur geringe Mengen des applizierten Alkaloids durch die Nieren wieder ausgeschieden. Da die Ausscheidung relativ langsam erfolgt, besteht die Gefahr der Kumulation.

Anwendung. Die aus der Droge hergestellten Zubereitungen versuchsweise bei Lähmungen der Skelettmuskulatur, z. B. nach Infektionskrankheiten wie Diphtherie und Poliomyelitis, sowie bei Atonie der Verdauungsorgane. Sie sind Bestandteile tonisierender und roborierender Arzneimittel, da durch die Erhöhung des Muskeltonus und eine bessere Verdauungstätigkeit gewisse Schwächezustände und Ermüdungserscheinungen günstig beeinflußt werden. Der stark bittere Geschmack der in der Droge enthaltenen Alkaloide fördert darüber hinaus reflektorisch die Magensaftsekretion und wirkt dadurch appetitanregend. Zur Behandlung von chronischem Alkoholismus. Gegenmittel gegen Genußgift und Arzneimittelmißbrauch. Zur Darstellung des Strychnins und Brucins. In der Homöopathie wichtiges Mittel bei Leiden der Verdauungsorgane, bei Muskelrheumatismus und bei psychischen Störungen, vielfach im Wechsel mit anderen Mitteln. Bestandteil von Schädlingsbekämpfungsmitteln, gegen Ratten, Mäuse, Krähen, aber auch gegen Raubtiere.

Dosierung. Größte Einzelgabe 0,1 g, größte Tagesgabe 0,2 g, DAB 6, ÖAB 9; 0,2 bzw. 0,6 Chil. III; 0,4 bzw. 0,8 g Helv. VI; gebräuchliche Einzeldosis 0,02 bis 0,05 g ÖAB 9, Hung. VI. Gebräuchliche Tagesdosis 0,05 bis 0,15 g, Hung. VI. Bei Pferden und Rindern 2 bis 4 g; Ziegen und Schafen 0,5 bis 1 g. Abgabe: Wenn Semen Strychni für sich oder in Rezepturzubereitungen verordnet ist, so muß ein mit extrahierter, entfetteter Droge oder mit Milchzucker auf einen Alkaloidgeh. von 2,4 bis 2,6% eingestelltes Plv. abgegeben bzw. verwendet werden, ÖAB 9.

Nux vomica HAB 34.

Reife, getrocknete Samen.

Arzneiform. Tinktur nach § 4 mit 60%igem Weingeist.

Arzneigehalt. 1/10.
Spez. Gew. 0,896 bis 0,901. Trockenrückstand 1,23 bis 1,68%. Alkaloidgeh. der Tinktur: 0,246 bis 0,255%.

Aufbewahrung. Droge bis 3. Dez.-Pot. vorsichtig. Die Vorschläge für das neue Deutsche HAB, Heft 6, S. 339, beschreiben eine Papierchromatographie der Tinktur als Unterscheidungsmerkmal zu Ignatia (s. auch bei Identitätsreaktionen).

Nux vomica HPUS 64. Poison Nut.

Die grob gepulverten Samen.

Arzneiform. Urtinktur: Arzneigehalt 1/10. Nux vomica, mäßig grob gepulvert, dest. W. 200 ml, A. USP (94,9 Vol.-%) 824 ml zur Bereitung von 1000 ml der Tinktur. — Dilutionen: D 2 (2×) und höher mit A. HPUS (88 Vol.-%). — Medikationen: D 2 (2×) und höher. — Triturationen: D 1 (1×) und höher.

Pulvis Strychni.

Es muß den Anforderungen von Semen Strychni genügen. Das Pulvern der Samen bietet Schwierigkeiten. Man zerschneidet sie grob, oder man zerstampft sie nach mehrtägigem Trocknen soweit wie möglich im Stoßmörser oder man setzt sie auf einem Sieb Wasserdämpfen aus (CF 65), bis sie soweit erweicht sind, daß sie nach längerem Trocknen im Trockenschrank oder bei Wasserbadwärme in einem Mörser oder auf einer Mühle pulvern lassen. Man verwandelt sie so vollständig wie möglich in ein gleichförmiges Plv. und hält ein feines Plv. zur Rezeptur und ein grobes für Auszüge vorrätig; es ist nicht zulässig, aus letzterem durch Absieben ein feineres herzustellen, da das alkaloidhaltige Endosperm und die unwirksamen Schalenteile nicht gleichmäßig durch das Sieb gehen; auch darf nur der zuletzt zurückbleibende, haarig-wollige Teil (am besten durch Verbrennen) beseitigt werden. Der Arbeiter benutze eine Schutzmaske und einen Mörser mit Kappe. Das selbstbereitete Plv. ist einem gekauften vorzuziehen, da man letzterem nicht ansehen kann, ob bei seiner Herstellung nicht etwa ein Einweichen in W., stärkeres Erhitzen u. dgl. stattgefunden hat. Das Plv. soll hellgrün sein.

Das Pulvis Seminis Strychni sine Epidermide des Handels aus geschälten Samen, das sich bes. zur Extraktbereitung eignet, entspricht streng genommen nicht den Forderungen des Arzneibuches, da es alkaloidreicher ist als das Plv. aus ungeschälten Samen.

Semen Strychni pulvis standardisatus.

Pulvis Strychni seminis standardisatus Pl.Ed. I/1. Pulvis Strychni Belg. V, CsL 2, Jug. II, Hisp. IX. Pulvis Strychni titrati ÖAB 9. Pulvis nucis vomicae Ind. P. C. 53. Prepared nux vomica Ind. P. 66. Noce vomica polvere Ital. VII. Pô de noz vômica Brasil. 2.

Eingestellter, pulverisierter Brechnußsame ist Brechnußsame, der bes. fein gemahlen worden ist und, falls notwendig, entweder durch Beimischung von geeigneten Mengen pulverisierten Brechnußsamens mit niedrigerem oder höherem Alkaloidgeh. oder durch Zugabe von pulverisiertem, extrahiertem Brechnußsamen, pulverisiertem Milchzucker oder Reisstärke auf eine bestimmte Stärke eingestellt worden ist.

Prüfung. Gehalt: 2,5% Alkaloide CsL 2, Jug. II, Hisp. IX; 2,4 bis 2,6% Alkaloide ÖAB 9, Belg. V; 1,2% Strychnin Pl.Ed. I/1, Ital. VII ($\pm 0,06\%$), Ind. P. 66 (1,14 bis 1,26), Ind. P. C. 53; 1,1 bis 1,3% Brasil 2. — Max. Aschegeh. 3% Pl.Ed. I/1, Belg. V, Ind. P. C. 53, Ind. P. 66. — Feuchtigkeitsgeh. max. 10% Belg. V.

Dosierung. 0,06 bis 0,25 g.

Aufbewahrung und Gehaltsbestimmung s. unter Semen Strychni.

Pulvis Strychni comp. Hisp. IX.

Acid. arsenicos.   0,5 g
Ferrum carbonat. 4 g
Pulvis Strychni   2 g.

Restitutionspulver für Pferde und Rinder.

Arecovetrol, ein Tierheilmittel, bestand aus 4 roten Gelatinekapseln, mit je 0,1 g Arecolinchlorhydrat und parenchymfreien Strychnossamen und 4 grauen Kapseln mit Veratrinsulfat und Strychnossamen.

Folia Strychni.

Inhaltsstoffe. 2% Gesamtalkaloide (in jungen Pflanzen bis 8%, wobei N-methylierte Basen vorherrschen), Strychnin, Brucin, Vomicin, α- und β-Colubrin, Icajin, Novacin, Strychnicin, Kaffeesäure.

Anwendung. Sie können zur Strychningewinnung herangezogen werden.

Cortex Strychni.

Inhaltsstoffe. 1,58% Strychnin, 4,8% Brucin, Pseudobrucin, Pseudostrychnin, β-Colubrin [Rajput et al.: Chem. Abstr. 71, 109781 (1969)].

Anwendung. In der Homöopathie. Früher als falsche Angosturarinde gehandelt.

Angustura spuria HAB 34.

Die getrocknete Rinde von Strychnos nux-vomica.

Arzneiform. Tinktur nach § 4 mit 60%igem Weingeist.

Arzneigehalt. 1/10.

Strychnos ignatii Berg. (Ignatia amara L. fil., I. philippinica Lour., I. philippensis Bl., Strychnos ticute Lesch., nach HPUS 64 St. philippensis, Pasaqueria longiflora).

Heimisch auf den Philippinen, angebaut in China, Cochinchina und Indien.

Ein mit hakenförmigen Ranken kletternder Strauch.
Die 2 bis 3 cm langen und 2 cm breiten, braunen, matten, sehr unregelmäßig gestalteten, ovalen oder abgerundet-eckigen, stumpfkantigen, sehr harten Samen sind bis zu 40 in der großen (bis 13 cm breiten), goldgelben Beerenfrucht vorhanden.

Semen Ignatii. Fabae St. Ignatii. Faba febrifuga. Faba indica. Ignatiusbohne. Ignazbohne. St. Ignatius bean. Fève de Saint Ignace. Fève (Noix) igasurique. Favas de Santo Ignacio. Habas de San Ignacio. Haba de Igasur. Semilla de Strychnos Ignatii Bergios.

Ignatia BPC 34. Fève de Saint Ignace CF 37. Faba Sancti Ignatii Hisp. IX. Ferner offizinell in Portug. 35.

Die Samen sind bis 3 cm lang, bis 2 cm breit, graubraun bis schwärzlich, matt dicht feinwarzig, sehr unregelmäßig gestaltet, im Umriß eiförmig, durch gegenseitigen Druck kantig, etwas flach, meist von der Samenschale entblößt, die mit dem Fruchtfleisch vereinigt bleibt. Ohne Geruch, von bitterem Geschmack. Frische Samen sind an der Außenseite mit weißlichen, glänzenden Haaren bedeckt; in der Handelsdroge sind die Haare zumeist abgerieben und deshalb schwieriger zu erkennen.

Mikroskopisches Bild. Querschnitt. Das anatomische Bild ist dem Querschnitt der Samen von Strychnos nux vomica sehr ähnlich; die zylindrischen, am Grund etwas angeschwollenen Haare der dünnen Samenschale sind einzellig und mit Verdickungsstreifen belegt, zwischen denen die unverdickten Wandstellen als feine Längslinien erscheinen. Während bei den Strychnossamen die Samenschale noch sehr wohl ihre einzelnen Zellen erkennen läßt, ist diese bei den Ignatiussamen dünner, und die Umrisse der Zellen sind selbst nach dem Aufweichen nicht deutlich zu verfolgen. Im Endosperm eine ansehnliche Spalte, in die die blattartigen Kotyledonen des länglichen Embryos hineinragen. Die äußerste Zellage palisadenartig gestaltet, die darauffolgenden Lagen zeigen etwas wellenförmige Wände, die in den reifen Samen ebenso verdickt sind wie die gerade Wände aufweisenden Zellen des inneren Gewebes des Endosperms schon vor der völligen Reife.

Inhaltsstoffe. 2,5 bis 4% Alkaloide, davon 45 bis 60% Strychnin, Brucin, Kaffeesäure, Chlorogensäure, fettes Öl, Stärke, Gummi, Wachs, Reservecellulose mit 44% Mannose und 55,8% Galaktose, Saccharose, Stärke, Harz.

Chromatographie s. bei Semen Strychni (Prüfung).

Prüfung. Geh. an Gesamtalkaloiden 2,5 bis 3% Hisp. IX; 2% CF 37.

Gehaltsbestimmung wie bei Semen Strychni.

Anwendung. Als Tonicum. In der Homöopathie bei vegetativer Dystonie, rechtsseitiger Migräne, Magen-Darmspasmen, Ulcus ventriculi et duodeni. Hämorrhoiden. Zur Darstellung des Strychnins und Brucins.

Aufbewahrung. Vorsichtig.

Dosierung. Max. 0,1 g als Einzel- und max. 0,3 g als Tagesgabe.

Bemerkung. Ebenfalls Ignatiusbohnen liefern Strychnos lanata A. W. HILL. und S. multiflora BENTH.

Ignatia HAB 34.

Getrocknete Samen.

Arzneiform. Tinktur nach § 4 mit 60%igem Weingeist.

Arzneigehalt. 1/10.

Spez. Gew. 0,890 bis 0,905; Trockenrückstand 2,35 bis 3,46%. Alkaloidgehalt mind. 0,25%.

Aufbewahrung. Droge, Urtinktur, bis 3. Dez.-Pot. vorsichtig.

Die Vorschläge für das neue Deutsche HAB, Heft 5, S. 266 beschreiben die Prüfung, Chromatographie und Gehaltsbestimmung der Tinktur. Dichte 0,890 bis 0,905; Trockenrückstand 2 bis 3%, pH etwa 4,7. Gesamtalkaloidgeh. 0,246 bis 0,255%, Strychningehalt 0,16 bis 0,18%.

Ignatia amara HPUS 64. St. Ignatius bean.

Die Bohne.

Arzneiform. Urtinktur: Arzneigehalt 1/10. Ignatia, fein gepulvert 100 g, dest. W. 150 ml, A. USP (94,9 Vol.-%) 870 ml zur Bereitung von 1 000 ml der Tinktur. — Dilutionen: D 2 (2×) und höher mit A. HPUS (88 Vol.-%). — Medikationen: D 2 (2×) und höher. — Triturationen: D 1 (1×) und höher.

Radix Ignatii.

Inhaltsstoffe. In der Wurzelrinde 1,5% Strychnin und wenig Brucin.

Anwendung. In der Homöopathie. Aus der Wurzelrinde wird das javanische Pfeilgift hergestellt. Liefert mit anderen Strychnosarten Curare.

Upas tiente HAB 34.

Getrocknete Wurzelrinde.

Arzneiform. Tinktur nach § 4 mit 60%igem Weingeist.

Arzneigehalt. 1/10.

Aufbewahrung. Bis 3. Dez.-Pot. vorsichtig.

Bemerkung. Fava de Santo Ignacio do Brasil ist der Same von Fevillea trilobata L., Cucurbitaceae, Nhandiroba; s. u. Fevillea.

Strychnos pseudo-quina ST.-HIL.

Heimisch in Brasilien.

Cortex Strychni pseudo-quinae. Quina do campo.
Quina do campo Brasil. 1.

Inhaltsstoffe. 6% Nor-Dihydrotoxiferin $C_{38}H_{40}N_4$ (s. bei Str. colubrina), 15% β-Sitosterin und 10% zweier unidentifizierter Alkaloide [DELLE MONACHE et al.: Tetrahedron L. *1969*, S. 2009]. Cinchonidin, Chinin und Chinidin [ALTMAN 1956].

Anwendung. In Brasilien in Form galenischer Präparate.

Bemerkung. Laut KRÉBS [Sci. Pharm. (Wien) 29, 54 (1961)] stellt die in der Volksmedizin in Rio Grande do Sol unter dem Namen ,,Quina do Campo" verwendete Droge die Rhizom- und Wurzelrinde der Rhamnacee Discaria febrifuga MARTIUS (Discaria longispina) dar. Der Autor gibt eine Beschreibung dieser Pflanze und der Droge, in der er Flavonoide, Alkaloide und Schleimstoffe nachweisen konnte. Außerdem isolierte er Saponine vom hämolytischen Index 1:4000 und führte quant. Bestimmungen der in der Droge enthaltenen Catechingerb- stoffe durch (9,19% in der Rinde, 4,53% im Holz). Der Aschegeh. der Droge betrug 6,5%.

Strychnos gaultheriana PIERRE (St. malaccensis BENTH.).

Heimisch in Hinterindien, auf dem Malaiischen Archipel.

Inhaltsstoffe. In der Rinde 3,5% Alkaloide v. a. Strychnin und Brucin.

Anwendung. Die Rinde bei Rheuma und Syphilis. In der Homöopathie. Zur Herstellung des Pfeilgifts Hoang Nan. Liefert neben anderen Strychnosarten Curare.

Hoang Nan HAB 34.

Getrocknete Rinde.

Arzneiform. Tinktur nach § 4 mit 60%igem Weingeist.

Arzneigehalt. 1/10.

Aufbewahrung. Bis 3. Dez.-Pot. vorsichtig.

Strychnos henningsii GILG (S. albersii GILG et BUSSE, S. elliossi GILG et BUSSE, S. holstii GILG, S. procera GILG et BUSSE, S. reticulata BURIT-DAVY et HONORE).

Heimisch in Ost- und Südafrika, Madagaskar, Kongo.

Ein kleiner, immergrüner Baum oder Strauch, bis 10 m hoch, mit ausgebreiteter, runder Krone. Die Blätter lederig.

Inhaltsstoffe. Strychnin und Brucin. Weitere Alkaloide s. Tabelle.

Name	Nr.	Fp °C	Formel
Diabolin (HCl, 2H$_2$O)	1	238 bis 240 (Zers.)	$C_{21}H_{24}N_2O_3$
11-Methoxy-	2		$C_{22}H_{26}N_2O_4$
2,16-Dihydro-	7		$C_{21}H_{22}N_2O_3$
11-Methoxy-2,16-dehydro-	8		$C_{22}H_{24}N_2O_4$
Henningsamin	3		$C_{22}H_{26}N_2O_4$
11-Methoxy-	4	238 bis 240 (Zers.)	$C_{24}H_{28}N_2O_5$
11-Methoxy- (= Condensamin)	4	262 bis 265	$C_{24}H_{28}N_2O_5$
Henningsolin	5		$C_{22}H_{26}N_2O_5$
O-Acetyl-	6	280 bis 282	$C_{24}H_{28}N_2O_6$
Holstiin	11	247 bis 248 (Zers.)	$C_{23}H_{26}N_2O_4$
Retulin	12	167 bis 173	$C_{21}H_{26}N_2O_2$
Rindlin	9	214 bis 215	$C_{24}H_{30}N_2O_5$
Desmethoxy-	10		$C_{23}H_{28}N_2O_4$
Tsilanin	13	218 bis 225	$C_{22}H_{26}N_2O_3$
10-Methoxy-	14	160 bis 170	$C_{23}H_{28}N_2O_4$
O-Demethyl-	15		
10-Methoxy-O-demethyl-	16		

13 und 14 wurden in Zweigen, 15 und 16 in den Blättern gefunden [SARFATI et al.: Phyto-chemistry *9*, 1107 (1970)].

(1) R = R' = R'' = H
(2) R = OCH₃ ; R' = R'' = H
(3) R = R' = H ; R'' = CH₃CO
(4) R = OCH₃ ; R' = R'' = H
(5) R = OCH₃ ; R' = OH ; R'' = H
(6) R = OCH₃ ; R' = CH₃CO ; R'' = H

(7) R = H
(8) R = OCH₃

(9)   R = OCH₃
(10) R = H

(11)

(12)

13 R = H   ; R' = CH₃
14 R = OCH₃ ; R' = CH₃
15 R = H   ; R' = H
16 R = OCH₃ ; R' = H

Anwendung. Die Rinde bei Magenbeschwerden, -koliken, Schwindel, als Purgans und Wurmmittel; die Wurzel bei rheumatischem Fieber. Die Samen sind giftig und wirken ähnlich Semen Strychni. Das Holz für Werkzeuge.

Strychnos spinosa LAM.

Heimisch im tropischen und Süd-Afrika.

Ein kleiner Laubbaum bis zu 10 m hoch, mit gerilltem Stamm, der sich schon weit unten verzweigt. Die Zweige besitzen Stacheln. Die Frucht ist gelbgrün bis gelb, groß, ähnlich einer Grapefruit, mit 10 bis 100 Samen in einem gelben Fruchtmus. Nicht alkaloidhaltig und nicht giftig.

Anwendung. Die Wurzel und die grüne Frucht gegen Schlangenbiß, bei Fieber, als Emeti-cum, bei Dysenterie. Die Blätter bei syphilitischen Geschwüren und Augenentzündungen, als Analgeticum.

Strychnos pungens SOLERED.

Heimisch in Zentral-, Ost- und im nördlichen Südafrika.

Anwendung. Gegen Schlangenbisse, die unreife Frucht als Emeticum.

Strychnos cocculoides BAK.

Heimisch in Süd- und Ostafrika.

Inhaltsstoff. 5% Chlorogensäure in den Blättern, 2% in den Zweigen.

Anwendung. Die Wurzel gegen Ekzeme.

Strychnos colubrina L. (St. bicirrhosa LESCH., St. laurina WALL.).

Heimisch in Ostindien.

Inhaltsstoffe. In Samen, Rinde und Holz Strychnin und Brucin.

Anwendung. Liefert das Schlangenholz, Lignum colubrinum, das gegen Schlangenbiß ver-wendet wird; ferner die frischen Blätter als Paste bei Geschwülsten, die Wurzel gegen Diarrhö.

Bemerkung. Nach BISSET [Lloydia *35*, 95 (1972)] stammt Lignum colubrinum in Süd-indien von Str. colubrina L., Str. nux-vomica L. und Str. minor DENNST., in Ost-Indien von Str. lucida R. BR. (Str. colubrina AUCT.).

Strychnos roborans.

In der thailändischen Medizin wird das Holz verwendet.

Strychnos toxifera SCHOMB.

Heimisch im äquatorialen Südamerika: Orinoko-, Amazonas- und Rio Negro-Gebiete, Guayana, Venezuela, Kolumbien, Ecuador, Peru.

Eine kleine, holzige Kletterpflanze, 6,5 bis 9,5 m lang, mit behaarten Zweigen, elliptischen bis lanzettlichen oder eiförmigen Blättern, 6 bis 20 cm lang und 3 bis 8 cm breit, häutig, auf beiden Seiten dicht rötlichgelb behaart; Blütenstand in endständigen Trugdolden; Blüten weiß oder blaßgelb; Blütenkronröhre bis 1,5 cm lang; die reife Frucht blau, rund, etwa 7 cm im Durchmesser mit 10 bis 15 Samen.

Inhaltsstoffe. C-Alkaloid A, $C_{40}H_{48}N_4O_4^+$, Fp. 228 bis 229° (Pikrat), Caracurin I, Caracurin II, $C_{38}H_{38}N_4O_2$, Caracurin-II-methosalz (Toxiferin) $C_{40}H_{44}N_4O_2^-$, Fp. > 300° (Pikrat), Caracurin III, Caracurin IV, $C_{21}H_{26}N_2O_3$, Caracurin V, $C_{38}H_{40}N_4O_2$, Fp. > 300° (Pikrat). Caracurin VI, $C_{38}H_{40}N_4O$, Fp. > 300° (Pikrat), Caracurin VIII, Caracurin IX, Fedamazin $C_{20}H_{21}$ $\cdot N_2O^+$, Fp. 233 bis 235° (Pikrat), C-Fluorocurin, Macusin A, $C_{22}H_{27}N_2O_3^+$, Fp. 252° (Zers, Cl⁻), Macusin B, $C_{20}H_{25}N_2O^+$, Fp. 248 bis 249° (Zers., Cl⁻), Macusin C, $C_{22}H_{27}N_2O_3Cl$, Fp. 260 bis 261°, C-Mavacurin $C_{20}H_{25}N_2O^+$, Fp. 172 bis 176° (Pikrat), Nordihydrotoxiferin $C_{38}H_{40}N_4$, Fp. > 210° (Pikrat), C-Profluorocurin $C_{20}H_{27}N_2O_3$, C-Toxiferin I, $C_{40}H_{46}N_4O_2^-$, Fp. 270°

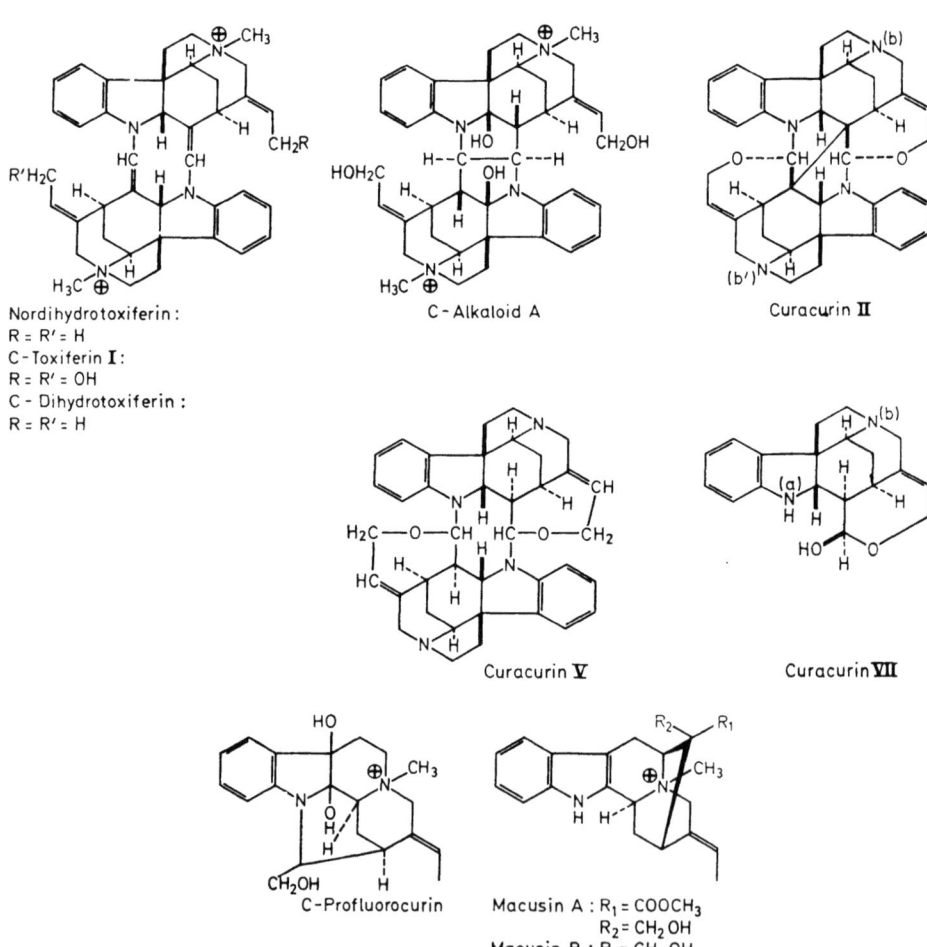

Nordihydrotoxiferin:
R = R' = H
C-Toxiferin I:
R = R' = OH
C-Dihydrotoxiferin:
R = R' = H

C-Alkaloid A

Curacurin II

Curacurin V

Curacurin VII

C-Profluorocurin

Macusin A : R₁ = COOCH₃
R₂ = CH₂OH
Macusin B : R₁ = CH₂OH
R₂ = H
Macusin C : R₁ = CH₂OH
R₂ = COOCH₃

(Pikrat), Toxiferin II, $C_{40}H_{48}N_4O_4^{++}$, Fp. 216° (Pikrat), Toxiferin III, $C_{20}H_{27}N_2O^+$, Fp. 285° (Cl⁻), Toxiferin VI, $C_{21}H_{25}N_2O_5^+$, Fp. 300° (Pikrat), Toxiferin VII, $C_{21}H_{25}N_2O_2$, Fp. > 300° (Pikrat), Toxiferin VIII, $C_{22}H_{25}N_2O_3^+$, Fp. > 300° (Pikrat), Toxiferin X, $C_{19}H_{23}N_2^+$, Toxiferin XII, $C_{39}H_{46}N_4O^{++}(?)$, Fp. > 333° (Pikrat), Wieland-Gumlich-Aldehyd $C_{19}H_{22}N_2O_2$, Fp. 213 bis 214° (Zers.), $N_{(b)}$-Wieland-Gumlich-Aldehyd-chlormethylat $C_{20}H_{25}N_2O_2Cl$. Fp. > 300°, C-Xanthocurin $C_{20}H_{21}N_2O$, Fp. > 300° (Cl⁻).

Wirkung. Die Toxiferine sind hochwirksame Muskelrelaxantien, indem sie einen neuromuskulären Block erzeugen. Macusin B reduziert die Einschlafzeit und potenziert die Wrkg. der Barbiturate durch Hypothermie. Es blockiert α-adrenergische Rezeptoren und stimuliert die β-Rezeptoren [LEONHARD: J. Pharm. Pharmacol. 566, 758 (1965)].

Anwendung. Der Extrakt des Korkgewebes als Curare. Von den Eingeborenen als Pfeilgift.

Strychnos guianensis (AUBL.) MART. (Toxicaria americana SCHREB., Rouhamon guianensis AUBL., R. divaricatum DE CAND., Lasiostoma cirrhosa WILLD.).

Heimisch in Südamerika.

Eine Schlingpflanze, bis 38 m lang, die Zweige dicht fein behaart, Blätter variabel, 3 bis 9 cm lang, 1,5 bis 4,5 cm breit, Blütenstand in kurzen, razemösen Trugdolden. Blüten cremefarben oder grünlich weiß. Frucht länglich, 1,3 cm im Durchmesser, gelb, glatt, mit 1 bis 2 Samen.

Inhaltsstoffe. Uzarin $C_{20}H_{25}N_2O_2Cl$, Fp. 233 bis 236°, und Guaianin $C_{20}H_{25}N_2^+$ oder $C_{21}H_{25}$ $\cdot N_2O^+$, Fp. > 305° (Pikrat).

Anwendung. Zur Curaregewinnung.

Strychnos icaja BAILL. (S. dewevrei GILG, S. kipapa GILG).

Heimisch in West- und Zentralafrika.

Eine bis 100 m lange Liane. Stamm bis 15 cm im Durchmesser.

Inhaltsstoffe. Brucin, Strychnin, Alkaloid B, $C_{23}H_{34}N_2O_8$, Fp. 195 bis 196° (Zers., Cl⁻), Icajin (N-Methylpseudostrychnin) $C_{22}H_{24}N_2O_3$, Fp. 271 bis 272°, Vomicin. Nach BISSET [Tetrahedron L. *1968*, S. 3107; Tetrahedron (Lond.) *29*, 413 (1973)] im Blatt 21,22-α-Epoxy-N-methyl-sec.pseudobrucin $C_{24}H_{28}N_2O_6$, Fp. 239 bis 241° (das frühere Alkaloid C), 16-Hydroxychinin, 21,22x-Epoxy-4-hydroxy-N-methyl-sec. pseudostrychnin und dessen 3-Methoxy-der., 21,22α-Epoxy-2-methoxy-N-methyl-sec.pseudostrychnin, 21,22-α-Epoxy-14-hydroxy-N-methyl-sec.pseudostrychnin, sein 4-Hydroxy-der., 14-Hydroxy-N-methyl-sec. pseudostrychnin, 21,22x-Epoxy-14-hydroxy-2,3-dimethoxy-N-methyl-sec.pseudostrychnin (das frühere Alkaloid B'). Nach SANDBERG et al. [Tetrahedron L. *1968*, S. 6217] 4-Hydroxystrychnin, Fp. 276°. In Rinde und Fruchtpulpa Loganin und Loganinsäure.

Anwendung. Die Wurzel als Pfeil- und Fischgift, sowie gegen Malaria, in kleinen Dosen als Rauschmittel und Diureticum. Zur Gewinnung von Curare.

Strychnos jobertiana BAILL.

Heimisch am Amazonas.

Ein bis 38 m langer Kletterstrauch, Stamm bis 7,5 cm im Durchmesser, die äußere Rinde gräulich; Zweige unbehaart; Blätter 9 bis 27 cm lang, 4,5 bis 15 cm breit. Blüten weiß, Kronröhre bis 1 cm lang. Frucht mit vielen Samen.

Inhaltsstoffe. Jobertin (O-Acetyldiabolin B), Fp. 87 bis 91°.

Anwendung. Zur Curaregewinnung.

Strychnos lanceolaris MIQ.

Inhaltsstoff. Brucin.

Anwendung. Zur Curaregewinnung.

Strychnos macrophylla BARB. RODR.

Heimisch in Brasilien.

Inhaltsstoffe. C-Fluorocurin $C_{20}H_{25}N_2O_2^+$, Fp. 179° (Pikrat), Macrophyllin A, $C_{20}H_{23}N_2O_2^+$, C-Mavacurin $C_{20}H_{25}N_2O^+$, Fp. 172 bis 176° (Pikrat).

Anwendung. Zur Curaregewinnung.

Weitere Strychnos-Arten, die zur Curaregewinnung verwendet werden:
Strychnos castelnaeana WEDD., Südamerika, namentlich Britisch Guayana. Str. brasiliensis
MART., Str. cogens BENTH., Str. crevauxii PLANCH., Cayenne, Str. curare BAILL., Str. depaupe-
rata BAILL., Str. gardneri DC., Str. gubleri PLANCH., Str. hirsuta SPRUCE, Str. nigricans,
Str. pedunculata BENTH., Str. rubiginosa DC., Str. subcordata PROGEL, Str. triplinervia
MART., Str. yapurensis PLANCH., **Str. mitscherlichni,** Str. letalis BERB. RODR., Str. crevauxiana,
Str. papillosa, Str. rondele thiodis, **Str. ronhamon,** Str. schomburghii u. a.

C-Fluorocurin   C-Mavacurin

BOHLIN et al. [Acta Pharm. Suecia *11*, 233 (1974)] fanden eine stark muskelrelaxierende
Wrkg. bei folgenden südafrikanischen Arten: Str. aculeata, Str. angolensis, Str. asterantha,
Str. boonei, Str. camptoneura, Str. chrysophylla, Str. dale, Str. diolichothyria, Str. floribunda,
Str. elaeocarpa, Str. gossweileri, Str. longicaudata, Str. scheffleri, Str. splendens, Str. staudtii,
Str. usambariensis.

Tonische Krämpfe riefen **hervor:** S. icaja (stark) und schwächer einige andere.

Strychnos aculeata SOLERED.

Heimisch in West- und Zentralafrika. In Regenwäldern.

Eine bis 100 m lange **Liane mit Stacheln** und Ranken. Stamm bis 20 cm im Durchmesser,
das Holz ist schwach gelb und faserig. Die Frucht dunkelgrün bis gelb, sehr hart und dickwandig, fast rund, bis 18,5 cm im Durchmesser, mit vielen Samen.

Inhaltsstoff. Brucin (?), Saponine.

Anwendung. Als Fischgift und Seifenersatz.

Strychnos amazonica KRUK.

Inhaltsstoff. Alkaloid γ, $C_{34}H_{45}N_3O_2^+$ (?), C-Mavacurin. Nach MARINI-BETTOLO [Chem.
Abstr. *80*, 143005 (1974)] Nor-dihydrofluorocurarin und Nordihydrotoxiferin.

Strychnos clorantha PROG.

Heimisch in Costa Rica.

Inhaltsstoffe. In der Stammrinde Diabolin $C_{21}H_{24}N_2O_3$, Fp. 187 bis 189°, und Acetyl-
diabolin; in der Wurzelrinde neben tertiären auch quartäre Basen.

Strychnos cinnamomifolia THWAITES (Str. walichiana STELLD. ex DC.).

Heimisch in Indien.

Inhaltsstoffe. Strychnin und Brucin; nach BISSET et al. [J. Pharm. Pharmacol. *25*, 563
(1973)] in den Samen als Hauptalkaloid 4-Hydroxy-3-methoxy-strychnin, ferner 4-Hydroxy-
strychnin, Vornicin, 4-Hydroxy-3-methoxy-N-methyl-sec.pseudostrychnin, Navacin und
α-Colubrin.

Anwendung. Der Dekokt der **Wurzel bei** Rheuma, Geschwüren, Elephanthiasis, Fieber
und Epilepsie.

Strychnos diaboli SANDWITH.

Heimisch in Südamerika.

Inhaltsstoff. Diabolin.

Strychnos divaricans DUCKE.

Inhaltsstoffe. C-Calebassin (C-Toxiferin II) $C_{40}H_{48}N_4O_2^{2+}$, Fp. 215° (Pikrat), C-Curarin I,
C-Fluorocurarin, C-Mavacurin.

Strychnos froesii Ducke.

Inhaltsstoffe. C-Alkaloid E, $C_{40}H_{44}N_4O_3^{-+}$, Fp. 272° (Pikrat), C-Alkaloid J, $C_{19}H_{21}N_2^-$, Fp. > 260° (Pikrat), C-Alkaloid I, $C_{19}H_{23}N_2^+$ oder $C_{20}H_{25}N_2^+$, Fp. 194° (Pikrat), C-Alkaloid L, C-Curarin I, $C_{40}H_{44}N_4O^{++}$, Fp. 306° (Pikrat), C-Dihydrotoxiferin $C_{40}H_{46}N_4^{-+}$, Fp. 183 bis 185° (Pikrat), C-Fluorocurinin $C_{21}H_{29}N_2O_2$, Fp. 213° (Pikrat), C-Toxiferin I, Nor-dihydro-fluorocurarin, Nordihydrotoxiferin, Diabolin und Deacetyldiabolin.

Formel s. auch bei Str. toxifera.

C-Curarin I : R = R' = H
C-Alkaloid E : R = R' = OH
[C-Alkaloid G : R = H ; R' = OH]
zu Str. solimoesana

Strychnos holstii Gilg ex Engl. var. reticulata f. condensata.

Heimisch in Afrika.

Inhaltsstoffe. 1,42% Alkaloide in den Blättern und 2,18% im Stamm und in den Zweigen; Holstiin $C_{23}H_{28}N_2O_4$, Fp. 248 bis 250°, Holstilin $C_{23}H_{30}N_2O_4$, Fp. 219 bis 220°, Condensamin $C_{24}H_{28}N_2O_5$, Fp. 262 bis 265°, und Retulin $C_{21}H_{26}N_2O_2$, Fp. 165 bis 166°.

Retulin

Strychnos lucida R. Br. (S. ligustrina Bl.).

Inhaltsstoffe. In den Samen 0,1% Strychnin, 1,3% Brucin und 0,5% amorphe Basen. In der Rinde nur Brucin.

Strychnos melinoniana Baill.

Heimisch in Südamerika.

Inhaltsstoffe. Flavopereirin (Melionin G) $C_{17}H_{14}N_2$, Fp. 233 bis 235°, C-Fluorocurin, C-Mavacurin, Melionin A, $C_{22}H_{27}N_2O_3^+$, Fp. 260 bis 261° (Cl⁻), Melionin B, $C_{20}H_{27}N_2O^+$, Fp. 311° (Cl⁻), Melionin E, $C_{20}H_{23}N_2O^+$, Fp. 216 bis 219°, Melionin F (N_b-Methylharman) $C_{13}H_{13}N_2^+$, Fp. 288° (Cl⁻), Melionin H, $C_{20}H_{21-23}N_2O^+$, Fp. 290 bis 292° (Pikrat), Melionin I, Fp. 160 bis 170° (Pikrat), Melionin K, Fp. 196 bis 199° (Pikrat), Melionin L, $C_{22}H_{26}N_2O_4$, Fp. 248 bis 250°, Melionin M, Fp. 245 bis 246° (Pikrat).

Strychnos pierriana.

Heimisch in China.

Inhaltsstoffe. Im Samen 1,34% Strychnin und Brucin.

Strychnos psilosperma F. Muell.

Heimisch in Australien.

Inhaltsstoffe. In den Blättern 0,9% Strychnospermin $C_{22}H_{28}N_2O_3$, Fp. 208 bis 209°, und 0,05% Spermostrychnin $C_{21}H_{26}N_2O_2$, Fp. 208 bis 209°. Nach der Verseifung des Methanolextraktes fanden ANET et al. (1953) geringe Mengen Germanicol. In der Frucht Loganin (jedoch nicht identisch mit dem von Str. nux-vomica.). Ferner Desacetylstrychnospermin, Fp. 221 bis 222°, und Strychnin.

Strychnos quaqua GILG und Str. rheedei CLARKE.

Sie enthalten Brucin und Strychnin.

Strychnos rubiginosa A. Dc.

Inhaltsstoffe. C-Alkaloid I, C-Alkaloid L, C-Fluorocurarin, C-Fluorocurinin.

Strychnos solimoesana KRUK.

Inhaltsstoffe. C-Calebassin, C-Calebassinin $C_{19}H_{23}N_2O_2$, Fp. 260° (Pikrat), C-Curarin I, C-Fluorocurarin, C-Fluorocurinin, C-Alkaloid C, Fp. > 270° (Pikrat), C-Alkaloid D, $C_{40}H_{48}$ · $N_4O_2^{+-}$, Fp. > 320° (Pikrat), C-Alkaloid F, $C_{40}H_{48}N_4O_3^+$, Fp. 209 bis 210° (Pikrat), C-Alkaloid G, $C_{40}H_{44}N_4O_2^{+}$, Fp. 285 bis 286° (Pikrat), und C-Alkaloid E. (Formel s. bei Str. froesii.)

Strychnos splendens GILG.

Heimisch in Westafrika.

Ein bis 10 m langer Kletterstrauch, der Stamm mit einem Durchmesser bis 12 cm, die Kronröhre der Blüte ist sehr kurz.

Inhaltsstoffe. Splendolin $C_{21}H_{26}N_2O_4$, Fp. 250° (Zers.), Strychnosplendin $C_{19}H_{24}N_2O_2$, Fp. 203 bis 204°. Nach KOCH et al. [Ann. Pharm. franç. 27, 229 (1969)] Isosplendin $C_{22}H_{28}$ · N_2O_3, Fp. 232 bis 233° (in der Frucht), Na-Acetylisostrychnosplendin, Isosplendolin und Isostrychnosplendin; Na-Acetyl-3-deoxyisostrychnosplendin, sowie [Tetrahedron (London) 25, 3377 (1969)] Strychnospermin und Spermostrychnin.

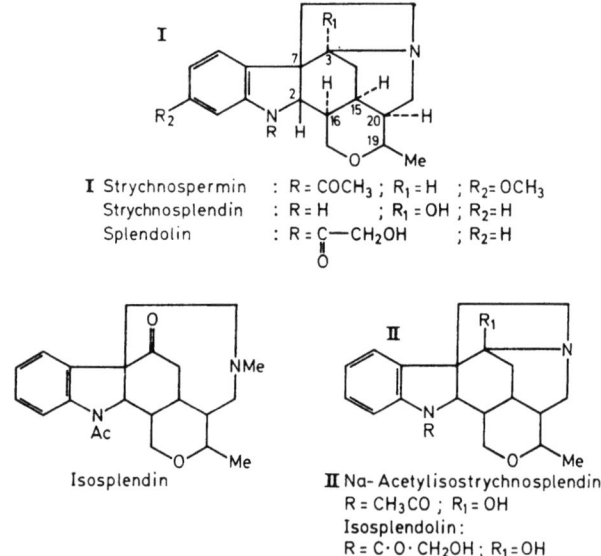

I Strychnospermin : R = COCH₃ ; R₁ = H ; R₂ = OCH₃
Strychnosplendin : R = H ; R₁ = OH ; R₂ = H
Splendolin : R = C—CH₂OH ; R₂ = H
                    ‖
                    O

Isosplendin

II Na-Acetylisostrychnosplendin:
R = CH₃CO ; R₁ = OH
Isosplendolin:
R = C·O·CH₂OH ; R₁ = OH
Isostrychnosplendolin:
R = H ; R₁ = OH

Strychnos subcordata SPRUCE.

Inhaltsstoffe. C-Alkaloid L, Caracurin III, C-Fluorocurarin, C-Fluorocurin, C-Mavacurin, Wieland-Gumlich-Aldehyd.

Strychnos tomentosa BENTH.

Inhaltsstoffe. C-Alkaloid E, J, Fluorocurarin, C-Fluorocurinin.

Strychnos trinerois (VELL.) MART.

Inhaltsstoffe. C-Alkaloid H und I, C-Calebassin, C-Curarin I, C-Dihydrotoxiferin, C-Fluorocurarin, C-Fluorocurinin.

Strychnos usambariensis.

Heimisch in Afrika.

Inhaltsstoffe. In der Wurzel 6,7-Dihydroflavopereirin, Usambarensin, 3,4-Dihydro-usambarensin [ANGENOT et al.: Chem. Abstr. *76*, 72 694 (1972); *79*, 18 924 (1973)]. In den Blättern nach KOCH et al. [Chem. Abstr. *76*, 34 458 (1972)] Usambarin.

Wirkung. Die quartären Alkaloide der Wurzelrinde zeigen Curare-Aktivität [ANGENOT et al.: J. Pharm. Belg. *25*, 73 (1970)].

Stryphnodendron

Stryphnodendron barbatimao MART. (Acacia adstringens MART.). Fabaceae — Mimosoideae — Adenanthereae.

In Brasilien heimischer, niedriger Baum (Staaten Minas Gerais, São Paulo, Goiás und Mato Grosso).

Cortex adstringens brasiliensis. Cortex barbatimae verus. Cortex Avaremotemo. Barbatimaôrinde. Brasilianische Gerberrinde. Barba de timon.

Barbatimão Brasil. 2. Cortex Avaremotemo Portug. 35.

Harte, rinnenförmige, 4 bis 20 mm dicke, ziemlich breite und lange Stücke. Die Außenfläche ist sehr uneben, tief und unregelmäßig zerklüftet, dunkelrotbraun, zum Teil mit weißen Flechten bedeckt. Die Innenfläche ist hellrötlichbraun und löst sich in weichen, langen, bandartigen Faserstreifen ab. Der Bruch ist außen glatt, nach innen faserig.

Der Geschmack sehr herb, schleimig und kaum bitter, ein Geruch ist nicht wahrnehmbar.

Querschnitt. Eine sehr starke, harte und feste, geschichtete Borke und ein meist dünner, undeutlich radial gestreifter Bast. Die dunkelrotbraune, hier und da durch eingestreute weißliche Steinzellengruppen gleichsam marmorierte Borke von verschiedener Dicke und gegen die etwas hellere, verhältnismäßig sehr schmale Bastschicht unregelmäßig abgegrenzt.

Inhaltsstoffe. 18 bis 27% Gerbstoff, roter Farbstoff; Saccharose und Dextrose (zusammen 1%), Gummi.

Prüfung. Mindestens 20% Gerbstoffgehalt, Brasil. 2. — Max. Aschegehalt 5%, Brasil. 2.

Anwendung. In Brasilien innerlich als adstringierendes Mittel; äußerlich zu Waschungen und Spülungen; in der Homöopathie und zu Gerbereizwecken. Die Samen sind giftig.

Stryphnodendron HAB 34.

Getrocknete Rinde.

Arzneiform. Tinktur nach § 4.

Arzneigehalt. 1/10.

Bemerkung. Als Stammpflanze für Brasilianische Gerberrinde wird auch Pithecellobium avaremotemo MART. angesehen. — Die Schoten enthalten etwa 20 bis 25% Gerbstoff mit einem hohen Anteil an Phlobaphenen (Barbatimaôgerbstoff).

Stryphnodendron coriaceum BENTH. Barbatimão de Nordeste.

In Nordostbrasilien (Piani) heimischer, trockene Böden liebender, kleiner Baum.

Inhaltsstoffe. In den Früchten Saponine. TURSCH et al. [J. org. Chemistry *28*, 2390 (1963); Bull. Soc. Chim. Belg. *75*, 26 (1966), Tetrahedron L. *1965*, S. 1187] fanden im Hydrolysat die Sapogenine A bis M, darunter Maslinsäure (Sapogenin J) $C_{30}H_{48}O_4$, (Formel I), Machaereinsäure (Sapogenin L) (Formel II), Sapogenin B (Formel III), Sapogenin F (Formel IV) und „acacic acid" (Formel V).

Wirkung. Die Früchte werden in Trockenperioden vom Vieh gefressen. Dabei treten Vergiftungserscheinungen auf: Photosensibilisierung. Es folgen schwere Leberschäden.

Stuckgips

Stuckgips, wasserfreier.

S. Calcium sulfuricum anhydricum, III, 601.

Stylophorum

Stylophorum diphyllum (MICHX.) NUTT. (Chelidonium diphyllum MICHX.). Papaveraceae — Chelidonieae. Falsche Hydrastis. Yellow poppy.

In Nordamerika heimisches, milchsaftführendes Kraut, dem Schöllkraut verwandt.

Inhaltsstoffe. Chelidonsäure, in der Wurzel 1%, im Kraut 0,23% Alkaloide: vor allem Coptisin und (—)-Stylopin, ferner Chelidonin (nur in der Wurzel), Diphyllin (racemisches Chelidonin), Protopin, Sanguinarin, Chelirubin und Macarpin.

Anwendung. Die Wurzel, Radix Stylophori, falsche Hydrastiswurzel, large golden seal, als Ersatz für Rhizoma Hydrastis.

Styramatum

Styramatum NFN. Styramate. Styramat.

C₉H₁₁NO₃   M.G. 181,2

$C_9H_{11}NO_3$ M.G. 181,2

Carbaminsäure-(β-hydroxy-phenaethyl)-ester.

Eigenschaften. Weißes, krist. Pulver. Fp. = 108—110°. Schwer lösl. in W., lösl. in A., Ae. und Chlf.

Extraktion. Die Substanz läßt sich aus wss. sauren oder wss. alkalischen Lsg. mit org. Lsgm. extrahieren.

UV-Absorptionsspektrum. Die Substanz, in 0,1 n Schwefelsäure vermessen, zeigt Maxima bei etwa 247 nm ($E_{1cm}^{1\%} = 6,4$), 251 nm ($E_{1cm}^{1\%} = 8,6$), 257 nm ($E_{1cm}^{1\%} = 10,9$) und 263 nm ($E_{1cm}^{1\%} = 8,4$).

IR-Absorptionsspektrum. Die Substanz, als Kaliumbromid-Preßling vermessen, zeigt folgende Hauptpeaks: 1660, 1059 und 1425.

Papierchromatographie. Papier: Whatman Nr. 1. Aufzutragende Lsg. Der Extraktionsrückstand wird in einer kleinen Menge A. gelöst. Fließmittel: Konz. Ammoniak-Lsg.: Pentanol = 1:9. Methode: aufsteigend. Laufzeit: 5 Std. Detektion: UV-Licht. $R_f = 0,76$.

Dünnschichtchromatographie. Bedingungen: S. Solanin S. 436. Detektion: Besprühen mit p-Diäthylaminobenzaldehyd-Lsg. $R_f = 0,74$.

Anwendung. Als Spasmolyticum und Muskelrelaxans.

Handelsformen. Sinaxar (Armour, England); Linaxar; Myospaz (Chicago Pharm.).

Dosierung. Bis zu 1,6 g tägl.

Styrax

Styrax benzoides CRAIB. und **Styrax tonkinensis** (PIERRE) CRAIB. (S. macrothyrus PERKIM, Anthostyrax tonkinensis PIERRE). Vermutlich noch andere Styrax-Arten, z. B. Styrax crotonoides. Styracaceae.

Heimisch auf dem Festland von Hinterindien, im indomalaiischen Gebiet, bes. östl. des Mekong, in Indochina, Laos, Tonking und Nordamman.

Typische Vertreter der Styracaceen: Es sind Holzpflanzen mit meist ganzrandigen oder gesägten, häufig lederigen, nebenblattlosen Laubblättern und mit zu Trauben angeordneten, kleinen bis mittelgroßen, zwittrigen, meist fünfzähligen Blüten. Die Staubblätter, doppelt so viele als Kronblätter und paarweise vor ihnen stehend, sind am Grund miteinander verwachsen und bilden einen Quirl. Der ober- oder mehr oder weniger unterständige Fruchtknoten mit langem Griffel ist gewöhnlich nur im unteren Teil gefächert; jedes Fach enthält eine oder wenige umgewendete, hängende oder aufrechte, von einem Integument umgebene Samenanlagen. Die Frucht ist eine fleischige oder trockene, zuweilen dreilappig aufspringende, seltener eine geflügelte Steinfrucht. Häufig treten weiße oder bräunliche Schuppenhaare, seltener Büschel- und Sternhaare auf.

Benzoe. Benzoe-Siam. Benzoe Siamensis. Resina Benzoe. Asa dulcis. Gummi Asa dulcis. Asa odorata. Styrax Benzoin. Benzoinum. (Siam) Benzoin. Benzoeharz. Siam Benzoe. Wohlriechender Asant. Süßer Asant. Gum Benjamin Siam. Benjoin de Siam. Benjoim de Siam. Benzoino. Benjui de Siam. Benjoin du Laos, dit de Siam. Benjui. Benjoim.

Benzoe DAB 6, ÖAB 9, Helv. VI, Dan. IX, Belg. V, Svec. 46, Hung. VI, Jug. II, Ital. VI, Fenn. 37. Resina Benzoe Norv. V, CsL 2. Benzoinum Hisp. IX, Jap. 62. Benzoin USP XVII. Siam-Benzoin BPC 59. Benjoin officinal CF 65. Benjui Chil. III. Benjoim Brasil. 2, Portug. 35. Außerdem in Egypt. P. 53, Mex. P. 53, Chin. P. 53 und Ind. P. 55 offizinell.

Das nach Einschneiden und Klopfen der Rinde des Stammes von Styrax benzoides und Styrax tonkinensis gebildete und am Baum erhärtete, harzartige Exkret, Helv. VI.

Das nach Verletzung der Stämme verschiedener Styraxarten, besonders von St. tonkinensis und St. benzoides gebildete und erhärtete Harz, ÖAB 9, ähnlich DAB 6, Hung. VI.

Das balsamische Harz von St. tonkinensis, Chil. III. Dagegen lassen Belg. V, Ital. VI, Jap. 62, CsL 2, USP XVII, Brasil. 2, Portug. 35, Chin. P. 53, Egypt. P. 53, Mex. P. 53 und Ind. P. 55 neben Siam-Benzoe auch Sumatra-Benzoe (s. d.) zu.

Gewinnung. Benzoe wird in Laos, und zwar in der Provinz Luang Prabang auf den Gebirgen im Osten des Mekongflusses in Höhen von 1200 bis 1500 m gewonnen. An sechs- bis zehnjährigen Bäumen setzt man Schnittwunden, die bis ins Holz gehen. Nach SCHOMBURGK scheidet sich das Harz nach vorherigem Klopfen zwischen Rinde und Holz ab. Dort erhärtet es und wird nach Wegnahme der Rinde gewonnen. Sonst erfolgt die Gewinnung, indem man in die Rinde der Stämme Einschnitte in Form eines V macht und an der Basis Behälter aus Bambus anbringt, die nach einigen Wochen entleert werden. Das Harzen findet gewöhnlich während der heißen Jahreszeit statt. Die Bäume werden vom 5. bis 7. Lebensjahr an angeschnitten und dies wird mehrmals, bis zu viermal jährlich, wiederholt. Auf die Verletzung antwortet das Kambium zunächst mit der Bildung von reichlich neuem Gewebe. Schon bald beginnen sich in diesem Gewebe des Wundkallus in ringförmiger Anordnung Sekretgänge zu bilden, die sich durch Abbau des zwischen den schizogenen Sekretgängen befindlichen Gewebes lysigen erweitern. Die Bildung von Sekretgängen beschränkt sich nicht auf das neu entstandene Gewebe, sondern greift über die Markstrahlen auch auf andere Teile der Rinde über. Aus der Wunde tritt ein gelblichweißer Balsam aus, der wegen des Gehaltes an Benzoesäureester des Zimtalkohols flüssig ist. Das zuerst austretende Produkt wird verworfen. Erst der in der Folge entstehende Balsam gibt die gute Droge. An der Luft färbt er sich bräunlich, wird durch Verdunstung des Zimtalkoholesters allmählich fest und erhärtet in Form von Körnern oder Platten. Etwa 10 Jahre lang liefert der Baum ein brauchbares Harz, dann wird es zu dunkel und hat einen so geringen Geruch, daß es nicht mehr handelsfähig ist. Man trifft das Harz auch häufig in Bohrlöchern von Insekten und zuweilen am Fuß des Stammes.

Eigenschaften. Mehr oder weniger rundliche Körner oder plattenförmige Stücke, die außen braungelb oder rötlichbraun und innen weiß sind. Die weiße, muschelige Bruchfläche rötet sich an der Luft allmählich. Zerrieben gibt die Droge ein gelblich weißes Pulver. Benzoe bricht leicht, haftet beim Kauen an den Zähnen und erweicht beim Erwärmen auf dem Wasserbad.

Geruch eigenartig, schwach, beim Erwärmen stärker hervortretend, Geschmack schwach eigenartig.

Im Handel findet man die Droge in verschiedenen Formen: Körner, Tränen, Mandeln und Masse.

Bestandteile. Das frische Exsudat besteht aus etwa 78% kristallinem Coniferylbenzoat (Lubanolbenzoat) $C_{17}H_{16}O_4$, Fp. 72,8°, etwa 12% bis 20% freier Benzoesäure, etwa 6% α-Siaresinol (Siaresinolsäure, eine 19-Hydroxyoleanolsäure $C_{30}H_{48}O_4$), etwa 2% Cinnamylbenzoat und 0,03% (nach anderen Angaben 1 bis 2%) Vanillin. Die erstgenannten festen Inhaltsstoffe sind durch die Gegenwart des Cinnamylbenzoates und des Vanillins verflüssigt.

Coniferylbenzoat

Das Hartwerden des Harzes beruht auf dem Verdampfen der Hauptmenge des Cinnamylbenzoates und einem Übergehen eines Teiles des Coniferylbenzoates aus einer kristallinen in eine amorphe Form. THORNEWILL fand an freier Säure 3,5 bis 12%, an gebundener Säure 33,5%. CAESAR und LORETZ fanden in großen ausgesuchten Mandeln 34%, in kleineren Mandeln etwa 30%, in unsortierten Mandeln etwa 23 bis 25%, im Grus 19 bis 24% Benzoesäure. Der nach fermentativer Glykosidspaltung in Freiheit gesetzte, unbeständige Coniferylalkohol wird normalerweise von der Pflanze laufend zu Lignin verarbeitet. Durch die Verwundung der Styraxbäume bildet sich reichlich neues Kambium und damit auch vermehrt Coniferylalkohol, der in den Wundkanal ausgeschieden wird. Dort findet er offenbar nicht mehr die zu Lignin führenden Bedingungen vor und ist der Einwirkung der besonders im Holz reichlich vorhandenen Dehydrogenasen und Peroxydasen entzogen. Als Folge davon ist eine Verarbeitung zu Lignin unmöglich; er wird als Ester der gleichzeitig gebildeten Benzoesäure ausgeschieden.

Prüfung. Identität. Nach ÖAB 9: Erhitzt man etwa 0,1 g Benzoe in einem Reagenzglas, so entstehen weiße, stechend riechende Dämpfe, die sich an den kühleren Teilen des Glases in Form langer, nadelförmiger Kristalle abscheiden. Analog DAB 6, Helv. VI und BPC 59. Nach USP XVII polarisieren diese Kristalle das Licht nicht sehr stark. Nach Dan. IX zeigt das Sublimat nach dem Umkristallisieren aus W. einen Fp. von 121 bis 125°. — ÖAB 9: Löst man etwa 0,1 g Benzoe in 10 ml A. und versetzt einen Teil der Lsg. mit W., so entsteht eine milchige Trübung; die Lsg. reagiert gegen Lackmus (I) sauer. Analog DAB 6 und USP XVII. — ÖAB 9: Versetzt man den Rest der obigen Lsg. mit 1 Tr. Eisen-III-chlorid-Lsg., so tritt Grünfärbung auf. Analog Helv. V, BPC 59 und Dan. IX. — ÖAB 9: Löst man etwa 0,5 g Benzoe in 10 ml Ae. und filtriert, so färbt sich der nach dem Abdampfen des Ae. verbliebene Rückstand mit konz. Schwefelsäure intensiv rot. Analog Ital. VI und USP XVII.

Nachweis von phenolischen Bestandteilen, Helv. VI. Von einem kleinen Stück Substanz wird durch Schütteln mit 2 ml A. 94% die braune Randschicht abgelöst. Die dekantierte Lsg. färbt sich auf Zusatz von Eisen(III)-chlorid grün. Der zurückgebliebene, weiße Kern wird mit einer etwas größeren Portion A. (94%) bis zur Auflösung geschüttelt. Diese Lsg. färbt sich auf Zusatz von einigen Tr. Phloroglucin-Lsg. + einigen Tr. Salzsäure (37%) sofort oder nach einigem Stehen kirschrot. — Nach Dan. IX: Der ungelöste Anteil der alkoholischen Lsg. (0,1 g Benzoe in 5 ml A. 95%) wird in 10 ml A. gelöst; 2 ml der Lsg. werden mit 5 Tr.

Phloroglucin-Lsg. und einigen Tr. 2 n Salzsäure versetzt. Es entsteht eine rötliche Färbung, die beim Stehen in Tiefrot übergeht (Vanillin, Coniferylalkohol). Analog Helv. VI. — Benzoesäurenachweis nach USP XVII: Etwa 1 g Benzoepulver werden mit 15 ml warmem Schwefelkohlenstoff behandelt, durch einen kleinen Wattebausch filtriert, die Watte mit weiteren 5 ml Schwefelkohlenstoff gewaschen und das Filtrat eindunsten gelassen. Der Rückstand soll mind. 12% (Sumatra-Benzoe mind. 6%) der Einwaage an Benzoe betragen und dem Identitätsnachweis der USP für Benzoesäure entsprechen.

Löslichkeit nach ÖAB 9: Benzoe ist fast vollständig löslich in A. oder Ae. In Chlf. nur sehr wenig löslich. Säurezahl: 140 bis 170 ÖAB 9, CF 65, Ital. VI, Chil. III, Brasil. 2, CsL 2; 140 bis 178 Hisp. IX; 140 bis 180 Helv. VI, Jug. II, Hung. VI. — Verseifungszahl: 180 bis 220 ÖAB 9; 200 bis 220 Helv. VI; 220 bis 240 CF 65, Ital. VI, Jug. II, Chil. III, Hisp. IX, Brasil. 2, CsL 2.

Reinheit. Nach Helv. VI: Schüttelt man 0,5 g gepulverte Benzoe in einem Glasstöpselglas mit 20 ml Kaliumpermanganatlsg. und läßt stehen, so darf auch nach $1/2$ Std. kein Geruch nach Benzaldehyd auftreten (zimtsäurehaltige Benzoesorten). Analog DAB 6, ÖAB 9, BPC 59 und Hung. VI.

Max. Aschegehalt 0,5% Jap. 62; 1% DAB 6, ÖAB 9, Dan. IX; 1,1% Hung. VI; 2% Svec. 46, Jug. II, Belg. V, CsL 2, Chil. III, Brasil. 2, Norv. V, BPC 59. — Säureunlösliche Asche max. 0,5% USP XVII, Dan. IX, Hung. VI, Jap. 62. — Sulfatasche max. 0,5% CF 65; 1% Helv. VI. — Max. Trocknungsverlust 2,5% (Toluolmethode) Dan. IX; 10% (über H_2SO_4) Brasil. 2; 10% (5 mm Hg über P_2O_5) BPC 59. — In 90%igem A. unlöslicher Anteil max. 2% DAB 6, Norv. V, ÖAB 9; 5% Belg. V, Jap. 62; 8% Chil. III; 10% Jug. II, USP XVII, Brasil. 2; 20% BPC 59. — Ätherunlöslicher Rückstand max. 2% Hisp. IX. — Schwefelkohlenstoffunlöslicher Rückstand max. 12,5% Ital. VI. — Schwefelkohlenstofflöslicher Anteil mind. 50% Jug. II, CF 65. — Fremde org. Beimengungen max. 1% USP XVII.

Bestimmung der Säurezahl. Nach ÖAB 9: 0,5 g zerriebene Benzoe werden in 50 ml A. (95 Vol.-%) gelöst und mit 5 ml alkoholischer 0,5 n Kaliumhydroxydlsg. und 1 ml Phenolphthaleinlsg. versetzt. Nach gutem Umschütteln wird das überschüssige Kaliumhydroxyd mit 0,5 n Salzsäure zurücktitriert (Mikrobürette).

Bestimmung der Verseifungszahl. Nach ÖAB 9: 0,5 g zerriebene Benzoe werden in 50 ml A. (95 Vol.-%) gelöst, mit 10 ml alkoholischer 0,5 n Kaliumhydroxydlsg. versetzt und 30 Min. lang am Rückflußkühler mit aufgesetztem Natronkalkrohr auf dem Wasserbad erhitzt. Dann fügt man noch weitere 50 ml A. (95 Vol.-%) und 1 ml Phenolphthaleinlsg. hinzu und titriert das überschüssige Kaliumhydroxyd mit 0,5 n Salzsäure zurück (Mikrobürette). Eine zweite Bestimmung führt man in gleicher Weise, ohne die zu untersuchende Substanz, als Blindprobe aus.

Gehaltsbestimmung. Nach USP XVII: Etwa 2 g Benzoe, genau gewogen, werden 5 Std. mit A. (94,9 Vol.-%) in einem Soxhlet extrahiert. Im Destillationskolben befinden sich 100 mg Natriumhydroxyd, um eine Destillation der flüchtigen Anteile der alkoholischen Lsg. zu vermeiden. Die Extraktionshülse mit dem unlöslichen Rückstand ist 2 Std. bei 105° zu trocknen. Die Differenz zwischen Einwaage und dem Gew. des unlöslichen Rückstands, bezogen auf wasserfreie Droge (Wassergehaltsbestimmung: Toluolmethode USP), soll bei Siam-Benzoe mind. 90%, bei Sumatra-Benzoe mind. 75% betragen. Analog Brasil. 2.

Wirkung. Äußerlich antiphlogistisch, innerlich leicht expektorierend.

Aufbewahrung. Vor Licht geschützt, in gut verschlossenen Behältern. Nicht in gepulvertem Zustand.

Anwendung. Innerlich zuweilen wie Benzoesäure als Expectorans, äußerlich als Antisepticum und Desinfiziens. Die Tinktur als Krätzemittel wie Perubalsam, zu Waschungen bei Sommersprossen, bei wunden Brustwarzen, als Zusatz zu Zahn- und Mundwässern. Benzoe ferner als Fixateur in der Parfümerie, zur Herstellung von Räuchermitteln, zum Lackieren von Schokolade, zum Haltbarmachen von Fetten zu pharmazeutischen Zwecken (vgl. Adeps Benzoatus) mit fraglichem Effekt. Als Bindemittel für Pillen mit Kreosot, äth. Ölen und dgl. Diese Arzneistoffe werden dabei so vollständig emulgiert, daß sie beim Ausrollen gebunden bleiben; die Masse erfordert nur wenig Pflanzenpulver, bröckelt nicht und liefert verhältnismäßig kleine, in Wasser leicht zerfallende Pillen.

Dosierung. Einzeldosis 0,05 g, Tagesdosis 0,5 g, Hisp. IX.

Benzoes resina HAB 34. Benzoe.

Siam-Benzoe nach DAB 6.

Arzneiform. Tinktur nach § 4 durch Mazeration mit 90%igem Weingeist. 2. und 3. Dez.-Pot. mit 90%igem, 4. Dez.-Pot. mit 60%igem und höhere Verdünnungen mit 45%igem Weingeist.

Spez. Gew. etwa 0,839 bis 0,841; Trockenrückstand 3,25 bis 3,49%.

Arzneigehalt. 1/10.

Styrax benzoin DRYAND. (Benzoin officinale HAYNE), Benzoe-Storaxbaum, **Styrax paralleloneurus** PERKINS und **Styrax sumatranus** SMITH.

Heimisch in Hinterindien, auf Java und den Sundainseln, auf Sumatra angebaut.

Immergrüne Bäume. Ganzrandige, lanzettliche Blätter. Blüten in Trauben.

(Resina) Benzoe Sumatra. Sumatra Benzoe. Benzoinum. Gum Benzoin. Gum Benjamin Sumatra. Benjoin de Sumatra. Benjoim de Sumatra. Benjui de Sumatra. Benzoe Ned. 6. Benzoin BP 58, BPC 68.

Arzneibücher, die neben Sumatra-Benzoe noch Siam-Benzoe zulassen: Siehe oben.

Gewinnung und Eigenschaften. Resina Benzoe Sumatra bildet große, viereckige Blöcke, die in einer matten, graurötlichbraunen Grundmasse mehr oder weniger gelblichweiße Körner (Mandeln) eingeschlossen haben. Die oberste Lage der am Baum schnell erhärteten Harzmasse ist hell und liefert beim Zerschlagen die Mandeln, die unteren Lagen sind mehr oder weniger dunkel und stellen die geringeren Qualitäten dar. Man mischt nun die zerhackten Stücke verschiedener Harzqualitäten, stampft sie in Gefäße ein und läßt die Mischung an der Sonne erweichen, wodurch sich die Stücke zu einer Masse vereinigen, die die Benzoe Sumatra in massis, die Blockbenzoe, darstellt. Im unverletzten Stamm fehlen Harzbehälter; sie entstehen erst als Reaktion nach Verwundungen. Bäume sollen vor dem Anschnitt mindestens siebenjährig sein.

Geruch angenehm und balsamisch, Geschmack leicht säuerlich. Man unterscheidet verschiedene Qualitäten: a) Sorte mit wenig Grundmasse und viel Mandeln, b) Sorte mit mehr Grundmasse und wenig Mandeln, c) Sorte mit fast nur Grundmasse. Die Grundmasse schmilzt bei 95°, die Mandeln schmelzen bei 85°.

Verwechslungen und Verfälschungen nach BPC 68. Penang oder „glasige" Penang-Benzoe, aus Sumatra, besitzt ein gräuliches, glasiges Aussehen und keinen aromatischen Geruch. Palembang-Benzoe, auch aus Sumatra, besteht aus einer rötlichen, harzigen Masse, in die einige zerstreute Tränen eingebettet sind und die schwach riecht. Ferner Siam-Benzoe.

Bestandteile. Etwa 9% freie Benzoesäure, etwa 10 bis 14% freie Zimtsäure. Der Hauptbestandteil ist ein Harz, das nach älteren Angaben ein Gemisch aus etwa 7% Zimtsäurebenzoresinolester und etwa 93% Zimtsäureresinotannol sein soll. Ferner äth. Öl, Styrol, Spuren von Benzaldehyd, etwa 1% Vanillin, etwa 1% Zimtsäurephenylpropylester und etwa 2 bis 3% Zimtsäurezimtester (Styracin). Ferner Sumaresinolsäure (Sumaresinol, 6-Hydroxyoleanolsäure) $C_{30}H_{48}O_4$.

Prüfung. Identität. Nach USP XVII: Sumatra-Benzoe ergibt beim Erhitzen im Reagenzglas ein Sublimat aus Blättchen und kleinen stabförmigen Kristallen, die das Licht stark polarisieren (Zimtsäure). Analog BP 58 und BPC 68. — USP XVII: Werden 0,25 g Sumatra-Benzoe mit 5 ml Ae. geschüttelt und 1 ml der überstehenden Flüssigkeit mit 2 bis 3 Tr. Schwefelsäure versetzt, so entsteht eine tief rötlichbraune F. (Sumaresinol). — USP XVII: Beim Erhitzen von 1 g fein gepulverter Sumatra-Benzoe mit 0,1 g Kaliumpermanganat und 10 ml W. entwickelt sich ein starker Geruch nach Benzaldehyd (Zimtsäure). Analog BP 58 und BPC 68.

Löslichkeit. Gegen Lösungsmittel verhält sich Sumatra-Benzoe wie Siam-Benzoe, in Weingeist löst sie sich weniger vollständig, meist nur zu 70 bis 80%.

Reinheit. Nach BPC 68: Werden etwa 0,1 g Sumatra-Benzoe mit 5 ml A. (95 Vol.-%) zerrieben, filtriert und das Filtrat mit 0,5 ml einer 5%igen alkoholischen (95 Vol.-%) Lsg. von Eisenchlorid versetzt, so darf keine leuchtend grüne Farbe auftreten (Siam-Benzoe). Max. Aschegehalt 1,5% Ned. 6; 2% BP 58, BPC 68. — In 90%igem A. unlösliche Anteile max. 20% Ned. 6, BP 58, BPC 68, Belg. V. — Max. Trocknungsverlust 10% (4 Std. bei 5 mm Hg über P_2O_5) BP 58, BPC 68. — Gesamtsäuregehalt mind. 25%, berechnet als Zimtsäure, BPC 68.

Aufbewahrung. An einem kühlen Platz, BPC 68.

Anwendung. Wie Siam-Benzoe. Bes. zu Räucherzwecken, zur Desinfizierung und Fettkonservierung. Zu Lacken. Im Textildruck.

Dosierung. 0,6 bis 2 g, Extra P. 67.

Bemerkung. Flüssige Benzoe für Parfümeriezwecke erhält man durch Ausziehen des Harzes mit Ae., Mischen des Filtrates mit Rizinusöl und Verdunsten des Ae. durch Erwärmen.

Species fumales. Pulvis fumalis. Species ad suffiendum. Räucherpulver. Königsrauch. Königsräucherpulver. Flußräucherpulver.

a) Auf die Ofenplatte zu streuen. 1. Man sieht Buchenholzspäne zu einer gleichmäßigen Speziesform, färbt und mischt im folgenden Verhältnis: Rot 3, Blau, Grün 1,5, Gelb 1, Ungefärbt 1,5, dazu Veilchenwurzel 1,5 Teile. Die ungefärbten Späne tränkt man mit einer Essenz aus Benzoe, Storax je 50, Räucheressenz 200, Äther 250 (auf 1000 Spezies). 2. Aus Blüten und dergleichen (BUCHMEISTER). Kornblumen, Ringelblumen je 60, Rosenblätter 120, Lavendelblumen, Veilchenwurzel je 150, Zimt, Nelken je 75, Benzoe 150, Cascarillrinde 160. Essenz wie vorhin. b) Auf glühende Kohlen zu streuen: Bernstein, Weihrauch, bunte Spezies je 20, Wacholderbeeren 12, Lavendelblüten 8, Benzoe 6, Veilchenwurzel, Cascarillrinde, Storax je 4, Nelken 2.

Species fumales templorum. Räucherpulver für katholische Kirchen. Weihrauch 200, Benzoe 100, Cascarillrinde 50, Salpeterpulver 25 mischt man, besprengt mit Wasser und trocknet an der Luft.

Species ad pulvillos odoriferos. Füllung für Riechkissen, Sachets (DIETERICH). Eine feine Teemischung aus Veilchenwurzel, Rosenblättern je 250, Lavendelblüten, Feldthymian, Zimt, Sumatra-Benzoe je 50, Nelken 5, Pomeranzenschalenmark 300 wird mit einem beliebigen Parfüm getränkt.

Tabulae fumales. Räucher-Täfelchen (DIETERICH). Bimssteinpulver 25, gebrannter Gips 75, rührt man mit Wasser zum Teig an, gießt in kleine, geölte Blechformen, trocknet und tränkt mit Räucheressenz. Zum Gebrauch legt man die Täfelchen in eine warme Ofenröhre.

Bemerkung. HOPPE und BERGER unterscheiden noch weitere Benzoe-Sorten: 1. Palembang-Benzoe, südl. Sumatra auf dem Palembang-Hochland, enthält keine Zimtsäure, aber freie und gebundene Benzoesäure, 2. Calcutta-Block-Benzoe und Padang-Benzoe enthalten nur Benzoesäure, 3. Penang-Benzoe enthält nur Zimtsäure. Eine Unterscheidung der einzelnen Sorten durch Bestimmung der Säure-, Verseifungs- und Esterzahl ist kaum möglich, da die Werte, wie eine Untersuchung von DIETERICH zeigt, zu nahe beieinanderliegen. LUCINER gibt eine chromatographische Unterscheidung von Siam- und Sumatrabenzoe an Hand von Dünnschichtchromatogrammen an. Die Vorschrift hierzu ist identisch mit der chromatographischen Identitätsprüfung des DAB 7 — DDR für Balsamum peruvianum.

Styrax pearcei PERK. var.·bolivianus PERK.

Heimisch in Bolivien.

Liefert ein benzoeähnliches Harz („Estoraque", bolivianische Benzoe) mit Mandeln, das viel Zimt- und wenig Benzoesäure enthält.

Styrax camporum POHL.

Heimisch in Südbrasilien und Bolivien.

Liefert ein benzoeähnliches Harz („Estoraque") von geringer Qualität ohne Zimtsäure.

Styrax officinalis L.

Heimisch in Griechenland.

Ein 4 bis 7 m hoher, laubabwerfender Strauch mit unterseits weißfilzigen Laubblättern.

Bestandteile. Harz. Nach SEGAL et al. [Tetrahedron L. *1964*, S. 527; J. chem. Soc. (London) C 1967, S. 2402] ein hämolysierendes Saponin, Fp. 242°, nach Hydrolyse spaltbar in Benzoesäure, ein Sapogenin vom Fp. 312° (Zers.) und je 1 Mol Glucose, Galactose, Rhamnose und Glucuronsäure. Ferner nach Hydrolyse der Samen Egonol und 2-(3,4-Dimethoxyphenyl)-5-(3-hydroxypropyl)-7-methoxy-benzofuran.

Egonol

Anwendung. Früher das wohlriechende Harz „Styrax" oder „Storax" (Resina storax), auch „fester Styrax", zu Räucherungen (Judenweihrauch), in Körnerform, oft in Schilf- oder Palmblätter eingerollt (daher auch Storax calamitus). Es gehört zu dem schon von Moses vorgeschriebenen heiligen Räucherwerk.

Bemerkung. Das heute als Storax in den Handel gelangende Harz stammt wohl ausschließ-lich von Liquidambar orientalis MILL. (s.d.). Auch brasilianische Styracaceen (Styrax reti-culata MART., St. ferruginea POHL, St. camporum POHL u. a.) erzeugen ein wohlriechendes, als Weihrauch in den Kirchen verwendetes Harz.

Styrene-Divinylbenzene

Styrene-Divinylbenzene Anion-Exchange Resin, 50 to 100 Mesh NF XIV.

Eigenschaften. Stark basisches, vernetztes Harz, das quartäre Ammoniumgruppen und etwa 4% Divinylbenzol enthält. Es besteht aus dunkelgelb gefärbten Kügelchen, die relativ frei beweglich sind. Es ist in der Chloridform erhältlich, die in die Hydroxydform übergeführt werden kann durch Regeneration mit Natriumhydroxyd-Lsg. (5 in 100). Für eine befriedigende Regeneration ist eine Kontaktzeit von mindestens 30 Min. erforderlich, anschließend muß das Harz durch Waschen vom überschüssigen Alkali befreit werden. Die Substanz ist unlösl. in W., M. und Acetonitril. Sie ist geeignet zum Gebrauch in der Säulenchromatographie.
Feuchtigkeitsgehalt der vollständig regenerierten und aufgequollenen Substanz: 10 bis 12 ml Substanz werden in einen Kolben gegeben und vollständig in die Chloridform über-geführt, indem man mindestens 30 Min. lang mit 150 ml Salzsäure (5 in 100) verrührt. Die Säure wird abdekantiert und die Substanz in gleicher Weise mit dest. W. gewaschen, bis das Waschw. gegen Lackmus neutral reagiert. 5 bis 7 ml der regenerierten Substanz gibt man auf einen Glassintertiegel und entfernt nur das überschüssige Oberflächenwasser durch sehr sorg-fältiges Absaugen. Das so getrocknete Harz gibt man in ein tariertes Wägegläschen und bringt es zur Wägung. In einem vac.-Trockner wird dann bei einem Druck von 50 mm Quecksilber und 100 bis 105° 16 Std. getrocknet. Anschließend gibt man das Ganze in einen Exsikkator und kühlt auf Raumtemp. ab. Es wird wiederum gewogen. Der Gewichtsverlust soll zwischen 50 und 65% liegen (NF XIV).
Neue Volumenkapazität: 2,5 bis 3 ml der ungetrockneten Substanz (s. oben) bringt man in einen 5-ml-Meßzylinder und füllt mit W. auf. Eventuell entstandene Luftblasen entfernt man mit einem Draht und läßt die Substanz absetzen, bis sie ihr geringstes Vol. erreicht hat. Dieses Vol. wird notiert.
Die Substanz wird anschließend in einen 250-ml-Kolben gebracht und mit 100 ml W. versetzt. Zu der Mischung gibt man 2 ml Schwefelsäure und erwärmt auf 70 bis 80°. Diese Temp. soll dann 5 Min. unter gelegentlichem Umrühren konstant gehalten werden. An-schließend wird auf Raumtemp. abgekühlt und mit 2,5 ml Salpetersäure (1 in 2), 2 ml Eisen-(III)-ammoniumsulfat-Lsg. und 200 µl 0,1 n Ammoniumthiocyanat-Lsg. versetzt. Anschlie-ßend titriert man mit 0,1 n Silbernitrat-Lsg., bis die Mischung farblos ist und versetzt dann mit einem genau bemessenen Überschuß (1 bis 5 ml). Jetzt wird zum Sieden erhitzt, damit der Silberchloridnd. koaguliert. Nach dem Abkühlen auf Raumtemp. versetzt man mit 10 ml Nitrobzl., schüttelt heftig um und titriert den Überschuß an Silbernitrat mit 0,1 n Ammonium-thiocyanat-Lsg. zurück.

$$mEq/ml = \frac{net\ ml\ AgNo_3 \cdot N}{ml\ Harz}.$$

Die totale Austauschkapazität des regenerierten, feuchten Harzes muß höher sein als 1,0 mEq/ml (NF XIV).
Wet-screen-Prüf.: Mit dieser Prüf. soll die Maschenweite des Austauscherharzes geprüft werden. 150 ml Substanz werden mit 200 ml dest. W. versetzt und mindestens 4 Std. bis zur vollständigen Quellung stehen gelassen. 100 ml der abgesetzten und vollständig aufgequollenen Substanz werden unter Verwendung eines graduierten Meßzylinders auf das oberste Sieb einer Reihe (20, 50, 100 mesh) von 20,3 cm Messingsieben gegeben. Das Harz wird sorgfältig auf jedem Sieb mit einem Strom von dest. W. gewaschen, bis das Harz vollständig klassifiziert ist. Die Waschwasser werden in einem geeigneten Behälter gesammelt. Die Kügelchen, die auf dem jeweiligen Sieb zurückbleiben, spült man im 100-ml-Meßzylinder und notiert jeweils das Vol. der Substanz von jedem Sieb. Mindestens 80% der Substanz muß eine Maschenweite zwischen 50 und 100 haben (NF XIV).

Anwendung. Als Anionen-Austauscher.

Subathizonum

Subathizonum NFN. Subathizone DCF. Subathizon. Subatison.

$$CH=N-NH-CS-NH_2$$

(benzene ring with $SO_2-CH_2-CH_3$ substituent)

$C_{10}H_{13}N_3O_2S_2$ M.G. 271,35

p-(Aethyl-sulfonyl)-benzaldehyd-thiosemicarbazon.

Eigenschaften. Farblose Kristalle aus wss. n-Propanol. Fp. = 234—235° unter Zers.

Anwendung. Als Tuberkulostaticum.

Handelsformen. Berculon B (ICI); EBT; Ethiazone; Ethicetazone; Ethizon; Polyteben; Sulzon (UdSSR); Ethizone (Herts Pharm., England).

Suberinsäure

Suberinsäure. Acidum subericum. Korksäure. Octandisäure.

$$HOOC-(CH_2)_6-COOH$$

$C_8H_{14}O_4$ M.G. 174,19

Hexan-dicarbonsäure-(1,6).

Eigenschaften. Farbl. Kristalle, lösl. in A., wenig lösl. in Ac. (etwa 1 + 100), schwer lösl. in W. (1 + 625), praktisch unlösl. in Chlf. Fp. = 140°; Kp.$_{10}$ = 219,5°. Die Substanz dest. bei 300° unter Zers.

Anwendung. Technisch in der Kunststoffindustrie.

Sublimat

Sublimat.

S. Hydrargyrum bichloratum, V, 128.

Substanz Reichstein

Substanz Fa Reichstein.

S. Cortison, II, 109.

Substanz H Reichstein. Corticosteron. Kendalls „Compound B". Hydroxycortexon.

(steroid structure diagram)

$C_{21}H_{30}O_4$ M.G. 346,45

4-Pregnen-11β.21-diol-3.20-dion.

Bemerkung. S. auch II, 101.

Vorkommen. Die Substanz ist ein Nebennierenrindenhormon, das auch synthetisch hergestellt wird. Isolierung und Konstitutionsaufklärung 1937 durch Reichstein sowie Kendall.

Eigenschaften. Farblose, dreieckige Plättchen (aus Aceton), praktisch unlösl. in W., lösl. in den meisten org. Lsgm. Fp. = 179—182°. $[\alpha]_D^{15} = +223°$ (c = 1 in A.); die Substanz gibt beim Befeuchten mit konz. Schwefelsäure eine orangegelbe Lsg., die lebhaft grün fluoresziert.

Aufbewahrung. Gut verschlossen und vor Licht geschützt.

Anwendung. Die Substanz beeinflußt den Mineralstoffwechsel, bewirkt eine Retention der Natriumionen und übt daher eine günstige Wrkg. auf die Addison'sche Krankheit aus, die auf einer Hypofunktion der Nebennierenrinde beruht.

Dosierung. Tagesdosen p.o. 0,05—0,1 g, i.m. 0,025—0,05 g.

Substanz M Reichstein.

S. Hydrocortisonum, II, 114.

Succinsäure

Succinic Acid

S. II, 1044 u. Acidum succinicum.

Succinamidum

Succinamidum. Succinamid.

$C_4H_8N_2O_2$ M.G. 116,12
Bernsteinsäurediamid.

Eigenschaften. Farblose Nadeln, schwer lösl. in kaltem W. (1:220 bei 15°), leicht lösl. in heißem W. (1 + 9), praktisch unlösl. in A. und Ae. Fp. = 242°.

Anwendung. In der org. Synthese.

Succinimidum

Succinimid. Bernsteinsäureimid.

$C_4H_5NO_2$ M.G. 99,09
2,5-Dioxo-pyrrolidin.

Eigenschaften. Farblose Nadeln, sehr leicht lösl. in siedendem W., leicht lösl. in kaltem W. und heißem A., lösl. in kaltem A., praktisch unlösl. in Ae. und Chlf. d = 1,41; Fp. = 126 bis 127°; Kp. = 287—289°, unter geringer Zers. Die Substanz ist auch als Monohydrat bekannt.

Anwendung. In der org. Synthese.

Succinyl chloratum

Succinyl chloratum. Succinylchlorid.

$$\begin{array}{c} O \\ \parallel \\ H_2C-C-Cl \\ | \\ H_2C-C-Cl \\ \parallel \\ O \end{array}$$

$C_4H_4Cl_2O_2$ M.G. 154,99

Bernsteinsäuredichlorid.

Eigenschaften. Farblose, rauchende, stechend riechende, stark lichtbrechende Fl., die bei 0° kristallin erstarrt. Die Substanz ist lösl. in Ae. und Bzl. Sie zersetzt sich beim Vermischen mit W. $d_{20}^{20} = 1,4073$; Fp. $= 18,5°$; Kp.$_{20} = 95°$; Kp. $= 191°$. Die Substanz siedet an der Luft nicht unzers. $n_D^{15} = 1,473$.

Aufbewahrung. Gut verschlossen, vor Feuchtigkeit geschützt.

Anwendung. In der org. Synthese.

Succinyldapsone

Succinyldapsone. Succinyldiaphenylsulphone. Succisulfone.

$$H_2N-\!\!\!\bigcirc\!\!\!-SO_2-\!\!\!\bigcirc\!\!\!-NH-OC-CH_2-CH_2-COOH$$

$C_{16}H_{16}N_2O_5S$ M.G. 348,40

p-Sulfanilylsuccinanilsäure.

Eigenschaften. Kristalle, lösl. in Ammoniak. Fp. $= 157°$.

Anwendung. Als Chemotherapeuticum bei Lepra.

Handelsform. Exosulfonyl (Diäthanolaminsalz).

Succinylperoxid

Succinylperoxid. Alphozone. Alphozon.

$$(HOOC-CH_2-CH_2-CO)_2O_2$$

$C_8H_{10}O_8$ M.G. 234,16

Herstellung. Aus Succinsäureanhydrid und Wasserstoffperoxid.

Eigenschaften. Weißes, geruchloses, krist. Pulver. Fp. $=$ etwa 127° unter Zers. Die Substanz zersetzt sich allmählich am Licht. Lösl. in 30 T. W., langsam lösl. in A. und Aceton, wenig lösl. in Ae., unlösl. in Bzl. und Chlf.

Aufbewahrung. In gut verschlossenen Gefäßen, vor Licht geschützt.

Anwendung. Als Germicid und Antisepticum.

Dosierung. Als Antisepticum in einer Lsg. 1 zu 1000 bzw. 1 zu 500.

Succinylsulfathiazolum

Succinylsulfathiazolum

S. II, 558 u. Succinylsulphathiazole.

Succisa

Succisa pratensis MOENCH (Scabiosa succisa L., Scabiosa praemorsa GILIB., Succisa praemorsa ASCHERS., Asterocephalus succisa WALLR.). Dipsacaceae — Dipsaceae. Gemeiner Teufelsabbiss. Devil's bit-scabious. Devil's bit. Mors du diable. Tête de loup. Morso del diavolo.

In ganz Europa mit Ausnahme von Lappland, dem arktischen Rußland und dem äußersten Süden; Kaukasien, Westsibirien; Nordafrika. Auf feuchten, moorigen Wiesen und Wald-stellen, in Wiesenmooren.

Ausdauernd, 15 bis 50 (100) cm hoch. Wurzelstock kräftig, abgebissen, schwärzlich, kurz, mit langen Wurzelfasern besetzt. Stengel oberwärts mehrköpfig, trugdoldig, selten einfach, unten kahl, oben angedrückt behaart, mit wenigen entfernten Blattpaaren besetzt. Laub-blätter unterseits zerstreut behaart oder ganz kahl, dicklich, etwas glänzend; die unteren gestielt, eilanzettlich, in den Stiel verschmälert, ganzrandig, spitz, die oberen sitzend, lanzett-lich, ganzrandig, grob gesägt. Blüten in zuerst halbkugeligen, später kugeligen, langgestielten Köpfchen. Hüllblätter zahlreich, zweireihig, breit lanzettlich, spitz, anliegend behaart, kürzer als das Köpfchen. Blumenkrone vierspaltig, 4 bis 7 mm lang, behaart, blauviolett, sehr selten weiß. Außenkelch an den Kanten in 4 kurze Spitzchen auslaufend; der Kelch ein kurzes Schüsselchen mit 5 kurzborstigen Strahlen darstellend. Früchte 5 mm lang, stark zottig behaart.

Herba Morsus diaboli. Herba Succisae (pratensis). Teufelsabbiß-Kraut.

Die zur Blütezeit gesammelte und im Schatten getrocknete Pflanze ohne Wurzel.

Inhaltsstoffe. β-Methylglucosid, viel Kaffeesäure, wenig Cumarsäure, Dipsacan (glyko-sidisches Pseudoindican, durch das Enzym Dipsacase in blauen Farbstoff Dipsacotin über-führbar). Gerbsäure, Saponine, Saccharose, ein amorphes Glykosid Scabiosid (Scabiosin), evtl. identisch mit Cephalarosid, einem loganinähnlichen bitteren Glucosid der Formel $C_{16}H_{24}O_{10}$, Fp. 208 bis 210°; 0,18% Alkaloide mit Gentianin (?).

Anwendung. Die frische Pflanze in der Volksmedizin auf Quetschungen und Entzün-dungen, früher auch als Teesurrogat, sonst ähnlich der Wurzel angewendet (s. u.). Nach HARTWELL [Lloydia 32, 71 (1969)] bei Tumoren.

Radix Morsus diaboli. Radix Succisiae pratensis. Teufelsabbiß-Wurzel.

Der im beginnenden Frühjahr gesammelte, 2,5 bis 4 cm lange, 1,2 cm dicke, sehr harte, dunkelbraune, ausdauernde, unten wie abgebissen aussehende Wurzelstock. Dieser ringsum nicht sehr reichlich mit langen, einfachen, blaßbraunen bis weißlichen, etwa 1 mm dicken, fleischigen Nebenwurzeln besetzt. In der relativ dicken, hellen Rinde reichlich Stärke, unter der dunkleren Kambiumlinie ein weitläufiger Kreis von Gefäßbündeln, der ein ansehnliches Mark umschließt.

Inhaltsstoffe. Scabiosid, Gerbstoff, Saponine, Stärke, Rohrzucker.

Anwendung. Innerlich als Expectorans, Diureticum, Anthelminticum, äußerlich als Anti-parasiticum, bei Hautleiden, bei Schleimhautentzündungen sowie als Gurgelmittel. In der Homöopathie.

Scabiosa Succisa HAB 34.

Frische Wurzel.

Arzneiform. Essenz nach § 2.

Arzneigehalt. 1/2.

Sucralfatum

Sucralfatum. Sucralfat.

Saccharose-hydrogensulfat-Verbindung mit Aluminiumhydroxid.

Anwendung. Als Magen-Darmtherapeuticum, besonders bei Ulcus ventriculi et duodeni.

Handelsform. Ulcerlmin (Chugai, Japan).

Sucraloxum

Sucraloxum NFN. Sucralox BAN. Manalox AS.

Polymerisierter Aluminiumhydroxid-Saccharose-Komplex.

Eigenschaften. Weißes bis cremefarbenes Pulver, das etwa 49% Al_2O_3 und 29% Saccharose enthält.

Anwendung. Als Puffer-Antacidum bei der Behandlung der Hyperacidität des Magens.

Dosierung. 0,5 bis 1,0 g.

Handelsform. Alusac.

Sucrase

Sucrase. Invertase. Saccharase.

Vorkommen. Das Ferment (Carbohydrase) kommt in allen höheren Pflanzen, vielen niederen Pilzen und Bakterien vor. Dem chemischen Charakter nach handelt es sich um ein Polysaccharidproteid, dessen prosthetische Gruppe wahrscheinlich Kohlenhydratstruktur besitzt.

Herstellung. Die Substanz kann nach speziellen Verfahren u. a. aus untergärigen Bierhefen oder frischer Bäckerhefe hergestellt werden. Die im Handel befindlichen Präparate stellen standardisierte, teilweise gereinigte, meist Stabilisatoren (Zucker, Glycerin, Tartrat) enthaltende Invertasen dar.

Eigenschaften. Klare, schwach gelbliche, ölige Fl. von hefeartigem Geruch. pH = etwa 5 (Wirkungsoptimum). Die Substanz verliert oberhalb 70° an Wirksamkeit. Der Wirkungswert der Invertasepräparate kann u. a. nach *Weidenhagen* gemessen werden (s. Chemiker Ztg. 1934, S. 165).

Aufbewahrung. Gut verschlossen und kühl, vor Sonnenlicht geschützt.

Anwendung. Zum Weichhalten von Süßwaren (Marzipan, Pralinen, Fondants, Cremefüllungen). Zur Herst. von geschmacksreinem Invertzucker.

Handelsformen. Invertase, Bayer; Invertin, Merck; Melobonit, Naarden.

Literatur. R. AMMON und W. DIRSCHERL: Fermente, Hormone, Vitamine und die Beziehungen dieser Wirkstoffe zueinander, Bd. I. Fermente, Stuttgart: Thieme 1959.

Sucrosum

Sucrosum

S. VII B, 554 u. Saccharose.

40*

Sudan

Sudan II.

C$_{18}$N$_{16}$N$_2$O   M.G. 276,34

m-Xylol-⟨4-azo-1⟩-naphthol-(2).

Eigenschaften. Braunrotes Pulver, praktisch unlösl. in W., Alkalilaugen und verd. Säuren, lösl. in A. mit gelbroter Farbe, in Ae. Aceton und Chlf. Fp. = 166°.

Anwendung. In der Technik zum Färben von Spritzlacken, Fetten und Ölen.

Sudan III

S. II, 7.

Sudan IV.

S. Bistolazonaphtholum rubrum, II, 7.

Sudangelb Eu.P. II-71.

C$_{16}$H$_{14}$N$_4$O   M.G. 278,3

Eigenschaften. Gelbes, kristallines Pulver, leicht lösl. in A., lösl. in Aceton, wenig lösl. in Bzl., Toluol und Xylol. Fp. = etwa 160°.

D.Chr.: Auf eine Schicht von Kieselgel G werden 5 mg Substanz, in Chlf. gelöst, aufgetragen. Die Chromatographie erfolgt mit demselben Lsgm. Das Chromatogramm darf nur einen Fleck mit einem R$_f$-Wert von etwa 0,6 zeigen (Eu.P. II-71).

Anwendung. Als Rg. in 0,2%iger Lsg. in einer Mischung aus 1 Vol.-T. Bzl. und 4 Vol.-T. Petrolaether.

Süßstoffe

Süßstoffe

S. VII B, 425.

Sulazepamum

Sulazepamum. Sulazepam.

$C_{16}H_{13}ClN_2S$ M.G. 300,81

7-Chlor-2,3-dihydro-1-methyl-5-phenyl-1H-1,4-benzodiazepin-2-thion.

Anwendung. Als Psychopharmakon.

Handelsform. Sulazepam (Warner-Chilcott, USA).

Sulbentinum

Sulbentinum 2. AB — DDR. Sulbentin. Dibenzthion.

$C_{17}H_{18}N_2S_2$ M.G. 314,5

3,5-Dibenzylperhydro-1.3.5-thiadiazinthion-(2).

Gehalt. 95,5—100,5%, ber. auf die wasserfreie Substanz (2. AB — DDR).

Eigenschaften. Weißes, krist. Pulver von höchstens schwach wahrnehmbarem Geruch und nicht wahrnehmbarem Geschmack. Fast unlösl. in W., sehr schwer lösl. in Äthanol (2. AB — DDR).

Erkennung. 1. Lichtabsorption: 0,0400 g Substanz werden in Methylenchlorid zu 100,00 ml gelöst. 2,00 ml dieser Lsg. werden mit Methylenchlorid zu 50,00 ml aufgefüllt. Diese Lsg. zeigt bei 250 nm $\pm$ 1 nm sowie 295 nm $\pm$ 1 nm je ein Absorptionsmaximum und bei 270 nm $\pm$ 1 nm ein Absorptionsminimum.

Extinktion: 0,400—0,450 bei 250 nm $\pm$ 1 nm im Maximum.
0,200—0,250 bei 270 nm $\pm$ 1 nm im Minimum.
0,570—0,620 bei 295 nm $\pm$ 1 nm im Maximum. (2. AB — DDR).

2. Schmelzbereich: 98,5—102° (2. AB — DDR). — 3. 0,100 g Substanz wird in einem Glühröhrchen mit 0,10—0,15 g Natrium versetzt und 30 Sek. geglüht. Das Glühröhrchen wird sofort vorsichtig in ein Reagensglas, das 10,0 ml W. enthält, gebracht, wobei es zerspringt. Der Inhalt des Reagensglases wird filtriert. 2,0 ml des Filtrates werden nach Zusatz von 0,010 g Eisen(II)-sulfat im Wasserbad 5 Min. und nach Zusatz von 1 Tr. Eisen(III)-chlorid-Lsg. (5,0 g/100,0 ml) weitere 5 Min. erhitzt. Nach dem Ansäuern mit 6 n Salzsäure zeigt die Lsg. eine blaugrüne oder blaue Fbg. oder einen blauen Nd. (2. AB — DDR).

Prüfung. 1. Arsen-Ionen: 0,200 g Substanz werden mit 30,0 ml W. versetzt. Die Mischung wird, wie unter Prüf. auf Arsen-Ionen (s. I, 242) angegeben, behandelt. Das Quecksilber-bromidpapier darf keine stärkere Fbg. als das der Vgl.-Probe zeigen (höchstens 0,0005% As^{3+}/As^{5+}) (2. AB — DDR). — 2. Eisen-Ionen: 0,600 g Substanz werden mit 10,0 ml W. versetzt. Die Mischung wird zum Sieden erhitzt und nach dem Erkalten filtriert. Das Filtrat wird unter Waschen des Rückstandes mit W. zu 10,0 ml aufgefüllt. Die Lsg. darf bei der Prüf. auf Eisen-Ionen (s. I, 259) keine stärkere Fbg. als die Vgl.-Probe zeigen (höchstens 0,002% Fe^{2+}/Fe^{3+}) (2. AB — DDR). — 3. Schwermetall-Ionen: Der Rückstand, den man bei der Sulfatasche erhält, wird in 3,0 ml heißer 5 n Salpetersäure gelöst. Die erkaltete Lsg. wird nach Zusatz von 4,0 ml 6 n Ammoniak-Lsg. mit W. zu 20,0 ml aufgefüllt. 10,0 ml dieser Lsg. dürfen bei der Prüf. auf Schwermetall-Ionen nach Methode I (s. I, 254) keine stärkere Fbg. und ggf. keine stärkere Trbg. als die Vgl.-Probe zeigen (höchstens 0,002%, ber. als Pb²⁺) (2. AB — DDR). — 4. Wassergehalt: Höchstens 0,40% (2. AB — DDR). — 5. Sulfatasche: Höchstens 0,010% (2. AB — DDR).

Gehaltsbestimmung. 0,2000 g Substanz werden in einem 250-ml-Rundkolben in 30,0 ml Äthanol unter Erwärmen gelöst. Die Lsg. wird mit 10,0 ml konz. Ammoniak-Lsg. und 30,0 ml Silberdiamminchlorid-Lsg. versetzt. Die Mischung wird im Wasserbad unter Rückflußkühlung und wiederholtem Schwenken 30 Min. erhitzt. Nach dem Abkühlen auf 20° wird die Mischung filtriert und der Rückstand dreimal mit je 10,0 ml W. gewaschen. Die vereinigten Filtrate werden vorsichtig unter Kühlen mit 25,0 ml konz. Salpetersäure versetzt. Die Mischung wird nach Zusatz von 50,00 ml 0,1 n Silbernitrat-Lsg. geschüttelt, filtriert und der Rückstand dreimal mit je 10,0 ml W. gewaschen. Die vereinigten Filtrate werden mit 8,0 ml Eisen(III)-ammoniumsulfat-Indikator versetzt. Der Überschuß an 0,1 n Silbernitrat-Lsg. wird mit 0,1 n Ammoniumthiocyanat-Lsg. bis zur rötlichgelben Fbg. titriert. Unter den gleichen Bedingungen ist ein Blindversuch durchzuführen.

Berechnung:

$$\% \text{ Sulbentin, berechnet auf die wasserfreie Substanz} = \frac{78,61(b - a)}{Ew(100 - c)}$$

a = Anzahl ml verbrauchter 0,1 n Ammoniumthiocyanat-Lsg.
b = Anzahl ml verbrauchter 0,1 n Ammoniumthiocyanat-Lsg. im Blindversuch
c = Wassergehalt in Masseprozent
Ew = Einwaage der Substanz in g (2. AB — DDR).

Anwendung. Als Antimykoticum.

Handelsformen. Fungiplex (Hermal-Chemie, BRD, Schweiz); Afungin (DDR).

Sulcimidum

Sulcimidum

S. II, 541.

Sulclamidum

Sulclamidum. Sulclamid.

C₇H₇ClN₂O₃S   M.G. 234,66
4-Chlor-3-sulfamoyl-benzamid.

Anwendung. Als Salureticum.

Sulfaäthylthiadiazol

Sulfaäthylthiadiazol.

S. Sulfaethidolum, II, 556.

Sulfabenzamid

Sulfabenzamid. N-Sulfanilylbenzamid. Benzoylsulfanilamid.

$C_{13}H_{12}N_2O_3S$ M.G. 276,31

N-(p-Aminobenzolsulfonyl)-benzamid.

Eigenschaften. Lange hexagonale Prismen aus 60%igem A. Fp. = 181,2 bis 182,3°. Die Substanz ist fast unlösl. in W. 1 g löst sich in 3 225 ml W. bei 30°, in 33 ml 95%igem A. und in 9 ml Aceton. In Gegenwart des chemischen Äquivalentes von Natrium- bzw. Kaliumhydroxyd läßt sich eine wss. Lsg. einer Konzentration von etwa 16 g Substanz in 100 ml herstellen. Solche Lsg. reagieren praktisch neutral.

Anwendung. Als Chemotherapeuticum (s. auch II, 519ff).

Sulfabenzamin

Sulfabenzamin.

S. Marfanil, II, 563.

Sulfabenzoylamid

Sulfabenzoylamid.

S. Sulfanilylxylamidum, II, 541.

Sulfabenzpyrazinum

Sulfabenzpyrazinum. Sulfachinoxalin. Sulfaquinoxaline. Sulphaquinoxaline. Sulfabenzpyrazin.

$C_{14}H_{12}N_4O_2S$ M.G. 300,3

2-(p-Aminobenzol-sulfonamido)-chinoxalin.

Eigenschaften. Gelbes Pulver. Fp. = 250° unter Zers. Unlösl. in W., sehr wenig lösl. in A., fast unlösl. in Ae., lösl. in verd. Mineralsäuren und in Lsg. von Alkalien.

Erkennung. Die Substanz gibt beim Tüpfeln mit Kupfersulfat-Lsg. eine Gelbgrünfbg.

UV-Absorptionsspektrum. Die Substanz zeigt, in 0,01 n Natriumhydroxid gelöst, im UV ein Maximum bei 252 nm ($E_{1cm}^{1\%} = 1100$).

Papierchromatographie. Bedingungen: S. Solanin S. 436. Detektion: Durch Besprühen mit alkalischer β-Naphthollsg. $R_f = 0,45$.

Dünnschichtchromatographie. Bedingungen: S. Solanin S. 436. Detektion: Durch Besprühen mit alkalischer β-Naphthollsg. $R_f = 0,71$.

Extraktion. Die Substanz kann aus wss. sauren Lsg. mit Ae. extrahiert werden; wird der wss. Phase vor der Extraktion ein gleiches Vol. Aceton zugefügt, so läßt sich die Ausbeute wesentlich erhöhen.

Anwendung. Als Chemotherapeuticum gegen Coccidiose bei Geflügel; die Substanz wird mit dem Futter oder im Trinkwasser verabreicht.

Handelsformen. Embazin; Sulquin; Sulfacox; Avicocid; Aviochina; Italquina; Sulfoxin.

Sulfabenzum

Sulfabenzum. Sulfabenz USAN.

$C_{12}H_{12}N_2O_2S$ M.G. 248,32
Sulfanilsäure-anilid.

Eigenschaften. Kristallnadeln aus verd. A. Fp. = 200°. Praktisch unlösl. in W., gut lösl. in warmem A. und Aceton. $pk_a = 10,94$ (in 50%igem wss. A.), 11,59 (in 80%igem wss. A.).

Anwendung. Als veterinärmedizinisches Sulfonamid.

Sulfabromomethazine

Sulfabromomethazine. Sulfabrommethazin.

$C_{12}H_{13}BrN_4O_2S$ M.G. 357,22
5-Brom-4,6-dimethyl-2-sulfanilamidopyrimidin.

Eigenschaften. Farblose Kristalle, die bei 250 bis 252° unter Zers. schmelzen, lösl. in Alkalihydroxyden. Absorptionsmaxima in M. bei 238, 272 und 250 nm.
Natriumsalz, Monohydrat: $C_{12}H_{12}BrN_4NaO_2S \cdot H_2O$: Cremefarbenes Pulver, lösl. in W.

Anwendung. In der Veterinärmedizin als Chemotherapeuticum, bei bakteriellen Infektionen, wie Wild- und Rinderseuche, Lungenentzündung usw.

Dosierung. 60 bis 80 mg pro kg Körpergew.

Handelsform. Sulfabrom.

Sulfacarbamidum

Sulfacarbamidum.

S. Bd. II, 537.

Sulfacarbamidum Calcium 2. AB — DDR. Sulfakarbamid-Calcium.

$$\left[H_2N-\underset{}{\bigotimes}-SO_2-N^{\ominus}-CO-NH_2 \right]_2 Ca^{2\oplus} \cdot H_2O$$

$C_{14}H_{16}CaN_6O_6S_2 \cdot H_2O$ M.G. 486,5

Calciumsalz des N-[4-Aminobenzolsulfonyl]-harnstoffs.

Bemerkung. Sulfacarbamidum und Sulfacarbamidum Natrium s. II, 537, 538.

Gehalt. 96,0—100,0%, ber. auf die bei 105° getr. Substanz (2. AB — DDR).

Herstellung. 1. Da Harnstoff mit aromatischen Sulfochloriden nicht reagiert, wird 4-Acetyl-aminobenzolsulfonamid(I) mit Kaliumcyanat(II) in alkoholischem Milieu zum Kaliumsalz des 4-Acetylaminobenzolsulfonylharnstoffs(III) umgesetzt und letzteres anschließend zu Sulfacarbamid(VI) verseift. (DAB 7 — DDR/Komm.).

2. Die Umsetzung von 4-Acetylaminobenzolsulfonamid(I) mit Harnstoff(V) in 75%igem Äthanol in Gegenwart von Alkali zu N⁴-Acetylsulfacarmid(VI) und anschließende alkalische Hydrolyse dieses Zwischenproduktes liefert ebenfalls Sulfacarbamid (VI) (DAB 7 — DDR/ Komm.).

Das Calciumsalz wird durch Umsetzung von Sulfacarbamid mit Calciumhydroxyd hergestellt.

Eigenschaften. Weißes oder gelbstichiges, krist. Pulver von nicht wahrnehmbarem Geruch und nicht wahrnehmbarem Geschmack. Mäßig lösl. in W., schwer lösl. in Äthanol.

Erkennung. 1. Die Prüf. wird d.chr. durchgeführt.

Celluloseschicht: Cellulosepulver FND.

Aufzutragende Lösungen: Lsg. I: 0,005 g Substanz werden in 5,0 ml W. gelöst. Die Lsg. wird mit Aceton zu 50,0 ml aufgefüllt. 10,0 µl dieser Lsg. werden als Startfleck a aufgetragen.

Lsg. II: 0,0200 g Substanz werden in 5,0 ml W. gelöst. Die Lsg. wird mit Aceton zu 20,0 ml aufgefüllt. 10,0 µl dieser Lsg. werden als Startfleck b aufgetragen.

Lsg. III: 0,050 g Sulfanilamid werden in 100,0 ml Aceton gelöst. 10,0 µl dieser Lsg. werden als Startfleck c aufgetragen.

Aufzutragende Lsg. der Testsubstanz: 0,0100 g Sulfameracin-Vgl.-Substanz wird in 50,0 ml Aceton gelöst. 10,0 µl der Lsg. werden als Startfleck d aufgetragen.

Laufmittel: n-Butanol-n-Propanol-Wasser-Diäthylamin (40 + 25 + 25 + 10).

Trocknung: Die Dünnschichtplatte wird an der Luft aufbewahrt, bis das Lsgm. verdunstet ist.

Detektion: Rg.: Dimethylaminobenzaldehyd-Lsg.

Die Dünnschichtplatte wird nach dem Besprühen mit dem Rg. in einem Gefäß, in dem sich eine mit konz. Salzsäure gefüllte Schale befindet, 30 Sek. stehengelassen.

Auswertung: Der R_f-Wert des gelben Testsubstanzfleckes muß im Bereich von 0,50—0,70 liegen. Das Chromatogramm zeigt über dem Startpunkt a einen gelben Fleck mit einem R_X-Wert im Bereich von 0,50—0,70 (2. AB — DDR). — 2. 1,000 g Substanz wird in der Mischung aus 20,0 ml W. und 2,00 ml Essigsäure unter Erhitzen gelöst. Nach dem Abkühlen auf 20° entsteht ein Nd. Die Mischung wird durch einen Glasfiltertiegel filtriert und das Filtrat unter Waschen des Rückstandes mit W. zu 20,0 ml aufgefüllt. 2,0 ml der Lsg. geben nach Zusatz von 3,0 ml W. und 10 Tr. Amoniumoxalat-Lsg. (4,00 g/100,0 ml) einen weißen Nd., der sich nach Zusatz von 2,0 ml 6 n-Salzsäure löst (2. AB — DDR).

Prüfung. 1. Säureunlösliche Verunreinigungen, Farbe der Lösung: 1,00 g Substanz wird mit 35,0 ml W. versetzt. Die Mischung wird zum Sieden erhitzt, mit 5,0 ml Essigsäure versetzt und erneut zum Sieden erhitzt. Nach allmählichem Abkühlen auf 30° wird die Lsg. mit W. von 25—30° zu 50,0 ml aufgefüllt. 10,0 ml dieser Lsg. müssen klar und dürfen nicht stärker gefärbt sein als 5,0 ml Farb-VL Ge 2. (2. AB — DDR). — 2. Schwermetall-Ionen: 10,0 ml der Lsg. von Erkennung 2. werden zu 2,0 ml Schwefelwasserstoffwasser gegeben und geschüttelt. Die Lsg. darf nach 10 Min. keine stärkere Fbg. und ggf. keine stärkere Trbg. als die nachstehend beschriebene Vgl.-Probe zeigen (höchstens 0,002%, ber. als Pb^{2+}). — Vgl.-Probe: 10,0 ml Blei-VL werden nach Zusatz von 1,00 ml 5 n Essigsäure zu 2,0 ml Schwefelwasserstoffwasser gegeben und geschüttelt (2. AB — DDR). — 3. Chlorid-Ionen: 5,0 ml der Lsg. von 1. werden mit W. zu 100,0 ml aufgefüllt. 10,0 ml dieser Lsg. dürfen bei der Prüf. auf Chlorid-Ionen (s. I, 257) keine stärkere Trbg. als die Vgl.-Probe zeigen (höchstens 0,1% Cl^-) (2. AB — DDR). — 4. Sulfat-Ionen: 5,0 ml der Lsg. von 1. dürfen nach Zusatz von 5,0 ml W. bei der Prüf. auf Sulfat-Ionen (s. I, 263) keine stärkere Trbg. als die Vgl.-Probe zeigen (höchstens 0,05% $SO_4{}^{2-}$) (2. AB — DDR). — 5. Calciumcarbonat: 0,100 g Substanz wird nach Zusatz von 20,0 ml W. 120 Sek. geschüttelt. Die Mischung wird filtriert. Der Rückstand wird mit 30,0 ml W. gewaschen und anschließend in 12,0 ml 5 n Essigsäure gelöst. 1,00 ml dieser Lsg. darf nach Zusatz von 9,0 ml W. bei der Prüf. auf Calcium-Ionen (s. I, 255) keine stärkere Trbg. als die Vgl.-Probe zeigen (höchstens 1,5% $CaCO_3$) (2. AB — DDR). — 6. Sulfanilamid: Das Chromatogramm, das für die Erkennung 1. angefertigt wurde, darf über den Startpunkt b außer dem gelben Fleck der Substanz nur einen weiteren gelben Fleck zeigen, der hinsichtlich R_f-Wert mit dem über dem Startpunkt c übereinstimmt und der nicht stärker gefärbt ist als dieser (höchstens 2% Sulfanilamid) (2. AB — DDR). — 7. Trocknungsverlust: Höchstens 0,50%, wenn die Substanz 3 Std. bei 105° getrocknet wird (2. AB — DDR).

Gehaltsbestimmung. 0,1800—0,2000 g Substanz werden in der Mischung aus 5,0 ml 6 n Salzsäure und 25,0 ml W. gelöst. Die Lsg. wird nach Zusatz von 1,0 g Kaliumbromid und 2 Tr. Tropäolin-00-Indikator mit 0,1 n Natriumnitrit-Lsg. unter Rühren mit einem Magnetrührwerk bis zur schwachen Gelbfbg. oder Entfbg. titriert (Feinbürette).

1 ml 0,1 n Natriumnitrit-Lsg. ist 24,33 mg Substanz äquivalent. Der Geh. wird auf die bei 105° getrocknete Substanz ber. (2. AB — DDR).

Aufbewahrung. Vorsichtig, vor Licht geschützt. Die Substanz ist nur zur Anwendung an der unversehrten Haut bestimmt.

Anwendung. S. Sulfanilamidum, S. 653.

Sulfacetamidum

Sulfacetamidum

S. II, 536 u. Sulfanilacetamidum.

Sulfacetamidum Natrium 2. AB — DDR, P. I. Ed. II. Sulfacetamide sodium USP XIX. Sulphacetamide Sodium BP 73, BPC 73. Sulfacylum solubile Ross. 9. Sulfacetamide sodique CF 9.

$$\left[H_2N-\!\!\left\langle\!\!\bigcirc\!\!\right\rangle\!\!-SO_2-\overset{\ominus}{N}-CO-CH_3 \right] Na^{\oplus}\cdot H_2O$$

$C_8H_9N_2NaO_3S\cdot H_2O$ M.G. 254,2

Natriumsalz des N-[4-Aminobenzolsulfonyl]-acetamids.

Bemerkung. S. II, 537.

Gehalt. 98,0 bis 101,0%, ber. auf die bei 150° getrocknete Substanz (2. AB — DDR); mindestens 99,0% und höchstens 101,0%, ber. auf die getrocknete Substanz (BP 73, P. I. Ed. II); mindestens 99,0 und höchstens 100,5%, ber. auf die wasserfreie Substanz (USP XIX).

Herstellung. Die Substanz wird durch Umsetzung von Sulfacetamid mit Natronlauge hergestellt.

Herstellung von Sulfacetamid: 1. Sulfanilamid wird in Essigsäure bei Gegenwart von Perchlorsäure mit Essigsäureanhydrid umgesetzt.

2. Durch Acetylierung von 4-Nitrobenzolsulfonamid (I) und anschließender Reduktion des Rk.-Produktes (II) mit Eisen(II)-hydroxyd in schwach alkalischer Lsg.

$$O_2N-C_6H_4-SO_2-NH_2 \xrightarrow{+(CH_3CO)_2O}$$
$$\text{I}$$

$$O_2N-C_6H_4-SO_2-NH-CO-CH_3 \xrightarrow{\text{Reduktion}}$$
$$\text{II}$$

$$H_2N-C_6H_4-SO_2-NH-CO-CH_3$$
$$\text{III}$$

3. Durch Acetylierung von 4-Aminobenzolsulfonamid (IV) zum N^1-N^4-Diacetylaminobenzolsulfonamid (V) und anschließende partielle Verseifung zu III.

$$H_2N-C_6H_4-SO_2-NH_2 \xrightarrow{+(CH_3CO)_2O}$$
$$\text{IV}$$

$$H_3C-CO-NH-C_6H_4-SO_2-NH-CO-CH_3 \xrightarrow{\text{part. Verseifung}}$$
$$\text{V}$$

$$H_2N-C_6H_4-SO_2-NH-CO-CH_3$$
$$\text{III}$$

Bei der partiellen Verseifung entstehen jedoch nebenher immer beträchtliche Mengen 4-Aminobenzolsulfonamid und N^4-acetyliertes 4-Aminobenzolsulfonamid. Von diesen kann Sulfacetamid auf Grund der Löslichkeit in Natriumhydrogencarbonatlsg. abgetrennt werden.

4. Die Acetylierung von N^4-Äthoxycarbamidobenzolsulfonamid (VI) bietet den Vorteil, daß das entstandene N^4-Äthoxycarbamidobenzolsulfonacetamid (VII) bei der Verseifung unter bestimmten Bedingungen in sehr guter Ausbeute III liefert, da die Carbäthoxygruppe leichter abgespalten wird als die Acetylgruppe. (Nach DAB 7 — DDR-Komm.)

$$H_5C_2O-CO-NH-C_6H_4-SO_2-NH_2 \xrightarrow{+(CH_3CO)_2O}$$
$$\text{VI}$$

$$H_5C_2O-CO-NH-C_6H_4-SO_2-NH-CO-CH_3 \xrightarrow{\text{Verseifung}}$$
$$\text{VII}$$

$$H_2N-C_6H_4-SO_2-NH-CO-CH_3$$
$$\text{III}$$

Eigenschaften. S. II, 537.

Erkennung. 1. S. II, 537. — 2. D.ch. Prüf.:
Celluloseschicht: Cellulosepulver FND.
Aufzutragende Lsg.: 0,0100 g Substanz wird in 2,0 ml W. gelöst und die Lsg. mit Aceton zu 50,0 ml aufgefüllt. 10,0 µl dieser Lsg. werden als Startfleck a aufgetragen.

Aufzutragende Lsg. der Testsubstanz: 0,0100 g Sulfamerazin-Vgl.-Substanz wird in 50,0 ml Aceton gelöst. 10,0 µl der Lsg. werden als Startfleck b aufgetragen.

Laufmittel: n-Butanol—n-Propanol—W.—Diäthylamin (40 + 25 + 25 + 10).

Trocknung: Die Dünnschichtplatte wird an der Luft aufbewahrt, bis das Laufmittel verdunstet ist.

Detektion: Rg.: Dimethylaminobenzaldehyd-Lsg.

Die Dünnschichtplatte wird nach dem Besprühen mit dem Rg. in einem Gefäß, in dem sich eine mit konz. Salzsäure gefüllte Schale befindet, 30 Sek. stehen gelassen.

Auswertung: Der R_f-Wert des gelben Testsubstanzfleckes muß im Bereich von 0,50 bis 0,70 liegen.

Das Chromatogramm zeigt über dem Startpunkt a einen gelben Fleck mit einem R_x-Wert im Bereich von 0,80—0,95 (2. AB — DDR). —

3. Das IR-Absorptionsspektrum der Substanz darf nur Maxima bei den gleichen Wellenlängen zeigen wie die BP-73-Standardsubstanz; die relativen Intensitäten müssen sich entsprechen (BP 73).

4. Etwa 1 g Substanz wird in 25 ml W. gelöst. Der pH-Wert der Lsg. wird mit Essigsäure auf 4—5 gebracht. Dann filtriert man. Der Nd. wird mit W. gewaschen und 2 Std. bei 105° getrocknet. Etwa 500 mg des erhaltenen Nd. werden in einem Rg.-Glas vorsichtig zum Sieden erhitzt. Die entstehende ölige Fl., die an der Reagenzglaswand kondensiert, hat den charakteristischen Geruch nach Acetamid (zur Unterscheidung von den Sublimaten von Sulfadiazin, Sulfamerazin und Sulfamethazin) (USP XIX). — 5. Etwa 500 mg Substanz werden in 10 ml verd. Salzsäure (1 in 10) gelöst. Zu etwa einer Hälfte der Lsg. gibt man 2 ml Trinitrophenollsg. Dabei entsteht ein sehr schwerflockiger oder fast gelatinöser Nd. Zu der verbleibenden Lsg. gibt man 3 Tr. Formaldehydlsg. Dabei entsteht ein weißer Nd., der beim Stehen sich orange färbt (Unterscheidung von Sulfamethoxypyridazin) (USP XIX).

Prüfung. 1. S. II, 537. — 2. Alkalisch rg. Verunreinigungen: 5,0 ml Prüflsg. müssen nach Zusatz von 2 Tr. Phenolphthalein und 1,50 ml 0,01 n Salzsäure farblos sein (2. AB — DDR). Prüflsg. nach 2. AB — DDR: 2,000 g Substanz werden in W. zu 20,0 ml gelöst. — 2. Chlorid-Ionen: 1,00 ml Prüflsg. darf nach Zusatz von 9,0 ml W. bei der Prüf. auf Chlorid-Ionen (s. I, 257) keine stärkere Trbg. als die Vgl.-Probe zeigen (höchstens 0,01% Cl⁻) (2. AB — DDR). — 3. Sulfat-Ionen: 1,00 ml Prüflsg. darf nach Zusatz von 9,0 ml W. bei der Prüf. auf Sulfat-Ionen (s. I, 263) keine stärkere Trbg. als die Vgl.-Probe zeigen (höchstens 0,05% SO₄²⁻) (2. AB — DDR).

Handelsformen. Locula; Sebizon (Schering); Sulfosellan-Wirkstoff (Dr. Mann).

Anwendung. Als Mittelzeitsulfonamid.

Sulfachinoxalin

Sulfachinoxalin. Sulfabenzpyrazinum. Sulfaquinoxaline.

$C_{14}H_{12}N_4O_2S$ M.G. 300,34

2-Sulfanilamido-4-chinoxalin.

Eigenschaften. Kleine Kristalle, praktisch unlösl. in W., schwer lösl. in 95%igem A. und Aceton, leicht lösl. in Alkali- und Alkalicarbonatlsg. Fp. = 247—248° unter Zers.

Aufbewahrung. Gut verschlossen und vor Licht geschützt.

Anwendung. Als Chemotherapeutikum in der Veterinärmedizin, zur Behandlung der Coccidiose des Geflügels.

Handelsformen. Embazin; Sulquin; Sulfoxin-Wirkstoff.

Sulfachlorpyridazinum

Sulfachlorpyridazinum NFN. Sulfachlorpyridazin. Sulphachlorpyridazine.

$$H_2N-\langle\text{benzene}\rangle-SO_2-NH-\langle\text{pyridazine}\rangle-Cl$$

$C_{10}H_9ClN_4O_2S$ M.G. 284,7

N^1-(6-Chlor-pyridazin-3-yl)-sulfanilamid.

Bemerkung. S. auch II, 557.

Eigenschaften. Gelbliches, krist. Pulver, lösl. in wss. Alkalibicarbonat-Lsg.
Natriumsalz: 1 T. Substanz löst sich in 5 T. W.

Erkennung. Die Substanz zeigt beim Tüpfeln mit Kupfersulfat-Lsg. eine schwache Grünfbg.

Extraktion. Die Substanz läßt sich aus wss. sauren Lsg. mit Ae. extrahieren. Wird die wss.
Phase vor der Extraktion mit Aceton versetzt, so läßt sich die Ausbeute dadurch erhöhen.

Papierchromatographie. Bedingungen: s. Solanin S. 436. Detektion: UV-Licht. $R_f = 0,80$.

Dünnschichtchromatographie. Bedingungen: s. Solanin S. 436. Detektion: Durch Besprühen mit p-Dimethylaminobenzaldehyd-Lsg. $R_f = 0,70$.

Anwendung. Als Chemotherapeutikum in der Veterinärmedizin.

Dosierung. Rinder: bis zu 40 g; Pferde: bis zu 30 g; Schafe: bis zu 8 g; Schweine: bis zu
4 g; Hunde: bis zu 3 g.

Metabolismus. 1,5—6 Std. nach s.c. Verabreichung der Substanz werden Blutkonz. von
9,5—11,3 mg/100 ml gefunden. Ähnliche Konzentrationen werden in der Leber und den Nieren
gefunden. Nach 24 Std. findet man im Blut nur noch Spuren der Substanz. Die Substanz wird
hauptsächlich mit dem Harn ausgeschieden. Bei Ratten werden 71% der verabreichten Dosis
innerhalb von 24 Std. ausgeschieden, davon 12% in einer acetylierten Form.

Toxizität. Orale Dosen von bis zu 0,3 g pro kg tägl. 15 Tage lang haben keine toxischen
Symptome bei Testtieren verursacht.

Handelsformen. Cluricol (Saita, Italien); Sonilyn (Mallinckrodt, USA); Consulid; Cosulid,
Mesosulfin.

Sulfachrysoidinum

Sulfachrysoidinum. Sulfachrysoidin. Sulfachrysoidine. Sulfa-carboxychrysoidin.

$$\text{COOH}, H_2N, NH_2 \text{ benzene} - N=N - \text{benzene} - SO_2-NH_2$$

$C_{13}H_{13}N_5O_4S$ M.G. 335,34

4,6-Diamino-4'-sulfamoyl-azobenzol-2-carbonsäure.

Bemerkung. Die Substanz darf nicht mit Prontosil rubrum, das häufig auch als Sulfachrysoidinum bezeichnet wird, verwechselt werden.

Anwendung. Als Chemotherapeuticum bei Darminfektionen.

Handelsformen. Collubiazol (Roussel, England; Lab. Francais de Chimothérapie, Frankreich); Azoique 4; Rubiazol II (Roussel); Prontosil III.

Sulfacitinum

Sulfacitinum. Sulfacitin.

$C_{12}H_{14}N_4O_3S$ M.G. 294,33

N^1-(1-Aethyl-1,2-dihydro-2-oxo-pyrimidin-4-yl)-sulfanilamid.

Anwendung. Als Chemotherapeuticum (Depotsulfonamid).

Sulfaclomidum

Sulfaclomidum 2. AB — DDR. Sulfaklomid. Sulfachlorin. Sulfaclomid.

$C_{12}H_{13}ClN_4O_2S$ M.G. 312,8

6-[4-Aminobenzolsulfonamido]-5-chlor-2.4-dimethylpyrimidin.

Gehalt. 98,0—101,0%, ber. auf die bei 105° getr. Substanz (2. AB — DDR).

Herstellung. 4-Acetylaminobenzolsulfochlorid(I) wird mit 6-Amino-2.4-dimethyl-5-chlor-pyrimidin(II) umgesetzt. Unter katalytischer Einwirkung von Trimethylamin entsteht die Bissulfonylverbindung(III), die zum 6-[4-Aminobenzolsulfonamido]-5-chlor-2.4-dimethyl-pyrimidin-Natrium(IV) hydrolysiert wird. Im sauren Medium erfolgt die Ausfllg. des Sulfa-clomids(V):

Eigenschaften. Weißes oder schwach gelbliches, krist. Pulver von schwach wahrnehmbarem Geruch und schwach bitterem Geschmack, sehr schwer lösl. in W. und Äthanol.

Erkennung. 1. 0,100 g Substanz wird nach Zusatz von 10,0 ml kohlendioxidfreiem W. 120 Sek. geschüttelt. Die Mischung zeigt einen pH-Wert im Bereich von 5—7. Zur Prüf. ist Universalindikatorpapier zu verwenden (2. AB — DDR). — 2. DChr.: Adsorptionsschicht: Kieselgel-G. Aufzutragende Lsg.: 0,0050 g Substanz werden in 50,0 ml Aceton gelöst. 10,0 μl der Lsg. werden als Startfleck a aufgetragen. Aufzutragende Lsg. der Testsubstanz: 0,0050 g Sulfaclomid-Vergl.-Substanz werden in 50,0 ml Aceton gelöst. 10,0 μl der Lsg. werden als Startfleck b aufgetragen. Laufmittel: Chlf.-M. (90 + 10). Trocknung: Die Dünnschichtplatte wird an der Luft aufbewahrt, bis das Laufmittel verdunstet ist. Detektion: Rg.: Dimethyl-aminobenzaldehyd-Lsg. Die Dünnschichtplatte wird nach dem Besprühen mit dem Rg. in einem Gefäß, in dem sich eine mit konz. Salzsäure gefüllte Schale befindet, 30 Sek. stehen gelassen. Auswertung: Der R_f-Wert des gelben Testsubstanzfleckes muß im Bereich von 0,35—0,70 liegen. Das Chromatogramm zeigt über dem Startpunkt a einen gelben Fleck mit dem R_f-Wert des Fleckes der Testsubstanz (2. AB — DDR). — 3. Es wird eine zweite d.chr.-Prüf. durchgeführt: für Adsorptionsschicht, aufzutragende Lsg., aufzutragende Lsg. der Test-substanz, Trocknung und Detektion gelten die bei der Erk. nach 2. gemachten Angaben. Laufmittel: n-Butanol-n-Heptan-Chlf.-Essigsäure (30 + 30 + 30 + 10). Auswertung: Der R_f-Wert des gelben Testsubstanzfleckes muß im Bereich von 0,25—0,50 liegen. Das Chromato-gramm zeigt über dem Startpunkt a einen gelben Fleck mit dem R_f-Wert des Fleckes der Testsubstanz (2. AB — DDR).

Prüfung. — 1. Laugenunlösl. Verunreinigungen, Farbe der Lsg.: 1,00 g Substanz muß sich in 5,0 ml 1 n-Kalilauge lösen. Die Lsg. darf nicht stärker gefärbt sein als 5,0 ml Farb-VL Ge 3. Die Lsg. wird mit W. zu 20,0 ml aufgefüllt. 15,0 ml dieser Lsg. müssen klar sein (2. AB — DDR). — 2. Säureunlösl. Verunreinigungen: 0,100 g Substanz wird in der Mischung aus 5,0 ml W. und 1,00 ml 6 n Salzsäure gelöst. Die Lsg. darf nicht stärker getrübt sein als 6,0 ml der unter Prüf. auf Sulfationen (s. I, 263) angegebenen Vgl.-Probe (2. AB — DDR). — 3. Alkalisch oder sauer reagierende Verunreinigungen: 0,500 g Substanz werden mit 25,0 ml W. versetzt. Die Mischung wird bei 70° 30 Min. erwärmt und nach dem Erkalten filtriert. 10,0 ml des Filtrates müssen nach Zusatz von 4 Tr. Methylrot-Lsg. rot oder orange und nach darauffolgendem Zusatz von 1,00 ml 0,01 n Kalilauge gelb gefärbt sein (2. AB — DDR). — 4. Schwermetallionen: 0,500 g Substanz werden mit 10,0 ml W. und 1,00 ml 5 n Essigsäure versetzt. Die Mischung wird 120 Sek. im Sieden gehalten und nach dem Erkalten filtriert. Das unter Waschen des Rückstandes mit Wasser zu 11,0 ml aufgefüllte Filtrat wird zu 2,0 ml Schwefelwasserstoff-Wasser gegeben und geschüttelt. Die Lsg. darf nach 10 Min. keine stärkere Fbg. und ggf. keine stärkere Trbg. als die nachstehend beschriebene Vgl.-Probe zeigen (höchstens 0,002%, ber. als Pb^{2+}). Vgl.-Probe: 10,0 ml Blei-VL werden nach Zusatz von 1,00 ml 5 n Essigsäure zu 2,0 ml Schwefelwasserstoffwasser gegeben und geschüttelt (2. AB — DDR). — 5. Chlorid-Ionen: 0,400 ml der Lsg. von 1. dürfen nach Zusatz von 10,0 ml W. bei der Prüf. auf Chlorid-Ionen (s. I, 257) keine stärkere Trbg. als die Vgl.-Probe zeigen (höchstens 0,05% Cl⁻) (2. AB — DDR). — 6. Sulfat-Ionen: 4,00 ml der Lsg. von 1. dürfen nach Zusatz von 1,00 ml 3 n Salzsäure und 5,0 ml W. bei der Prüf. auf Sulfat-Ionen (s. I, 263) keine stärkere Trbg. als die Vgl.-Probe zeigen (höchstens 0,025% SO_4^{2-}) (2. AB — DDR). — 7. Sulfatasche: Höchstens 0,80% (2. AB — DDR). — 8. Trocknungsverlust: Höchstens 0,50%, wenn die Substanz 3 Std. bei 105° getrocknet wird (2. AB — DDR).

Gehaltsbestimmung. 0,2200 bis 0,2500 g Substanz werden in der Mischung aus 5,0 ml 6 n Salzsäure und 25,0 ml W. gelöst. Die Lsg. wird nach Zusatz von 1,0 g Kaliumbromid und 2 Tr. Tropäolin-00-Lsg. mit 0,1 n Natriumnitrit-Lsg. unter Rühren mit einem Magnetrühr-werk bis zur schwachen Gelbfbg. oder Entfbg. titriert (Feinbürette). 1 ml 0,1 n Natriumnitrit-Lsg. ist 31,28 mg Substanz äquivalent. Der Geh. wird auf die bei 105° getrocknete Substanz berechnet (2. AB — DDR).

Aufbewahrung. Vorsichtig und vor Licht geschützt.

Dosierung. Einzelmaximaldosis: oral 2 g (Initialdosis). Tagesmaximaldosis: oral 2 g (Initialdosis). Erhaltungsdosis: oral 0,5 g täglich (2. AB — DDR).

Anwendung. Als Langzeit-Chemotherapeuticum. Die Löslichkeit der Substanz sowie dessen N⁴-Acetyl-Metaboliten in therapeutisch wichtigen pH-Bereichen ist im Vergleich zu anderen Sulfanilamiden überraschend groß. Daraus resultieren Werte für den Nierentoxizitätskoeffi-zienten der Substanz bzw. dessen Acetylierungsprodukte von weniger als 1. Die Gefahr einer Nierenschädigung ist dadurch gering. Die Substanz wird bei oraler Applikation beim Menschen ausreichend schnell resorbiert. Maxima wurden nach 4—6 Std. erreicht. Sie lagen bei einer Serumkonz. von 0,017% beträchtlich über den mit anderen Sulfanilamiden bei gleicher Dosierung beobachteten Konzentrationen. Toxische Wrkg. wurden nach Applikation von Dosen bis 6 g/kg Körpermasse oral in Form von Suspensionen bei Ratten und Mäusen nicht beobachtet. Die LD$_{50}$ bei der Maus beträgt 0,645 g/kg, die tödliche Konzentration im Blut (LC$_{50}$) bei s.c. Injektion an Mäusen 0,098%. Die biologische Eliminationshalbwertzeit beträgt nach oraler Gabe von 1 g Substanz 76 ± 2 Std. Damit gehört die Substanz zu den Langzeit-Sulfanilamiden. In zahlreichen klinischen Untersuchungen erwies sich eine gute Wirksamkeit der Substanz bei Proteusinfektionen, die sich gegenüber herkömmlichen Antibiotika resistent verhalten. Unverträglichkeitserscheinungen subjektiver und objektiver Art selbst bei extrem lang anhaltender Therapie wurden bisher nicht beobachtet. Die Standarddosis beträgt 5 Tabletten am 1. Tag = 1,25 g Substanz, an den folgenden Tagen 1 Tablette = 0,25 g. Eine bei anderen Sulfanilamiden empfohlene vermehrte Fl.-Zufuhr oder Alkalisierung des Harns zur Vermeidung einer Kristallurie ist nicht erforderlich. Anwendung findet die Substanz bei Infektionen der Atmungsorgane, der ableitenden Harn- und Gallenwege sowie im Bereich von Kiefer, Rachen, Nebenhöhlen und Ohr (nach DAB 7 — DDR Kommentar).

Handelsform. Sulfochlorin.

Sulfadiasulfonum

Sulfadiasulfonum natricum. Sulfadiasulfon-Natrium. Sodium acetosulfone USAN. Acetosulfonum natrium. Sodium acetosulphone.

C$_{14}$H$_{14}$N$_3$NaO$_5$S$_2$ M.G. 391,4

N-(5-Amino-2-sulfanilyl-benzol-1-sulfonyl)-acetamid, Natrium-Salz.

Eigenschaften. Weißes oder rötlich-weißes, krist. Pulver; lösl. in W., unlösl. in A.

Anwendung. Als Chemotherapeuticum gegen Lepra.

Dosierung. 0,5 bis 1,5 g tägl., alle 2 Wochen steigend um 0,5 bis 1,5 g bis zu einem Maximum von 3—4 g tägl.

Handelsform. Promacetin (Parke-Davis, USA).

Sulfadiazinum

Sulfadiazinum

S. II, 542.

Sulfadiazinum natricum

S. II, 544 u. Sulfadiazini Natrium.

Sulfadicramidum

Sulfadicramidum.

S. Bd. II, 541 unter Senecionyl-Sulfanilamid.

Sulfadimethoxinum

Sulfadimethoxinum Jap. 71. Sulfadimethoxine NF XIV. Sulphadimethoxine BP 73, BPC 73. Sulfadimethoxypyrimidin. Sulfadimethoxin.

$C_{12}H_{14}N_4O_4S$ M.G. 310,33

N^1-(2,6-Dimethoxy-pyrimidin-4-yl)-sulfanilamid.

Bemerkung. S. II, 549.

Gehalt. Mindestens 99,0 und höchstens 100,5%, ber. auf die 3 Std. bei 105° getrocknete Substanz (NF XIV); mindestens 99,0%, ber. auf die getrocknete Substanz (BP 73, Jap. 71).

Eigenschaften. Weißes oder cremig-weißes, krist. Pulver, geschmacklos und fast geruchlos, sehr wenig lösl. in W., wenig lösl. in 95%igem A., lösl. in verd. Mineralsäuren und in Lsg. von Alkalihydroxyden u. -carbonaten, wenig lösl. in Ae., Chlf. und Hexan, lösl. in Aceton. Fp. = 197—202° (NF XIV), 198—204° (BP 73).

Extraktion. Die Substanz läßt sich mit Ae. aus wss. sauren Lsg. extrahieren. Versetzt man die wss. Phase mit einem gleichen Vol. Aceton vor der Extraktion, so läßt sich die Ausbeute erheblich erhöhen.

Erkennung. 1. Das IR-Spektrum der Substanz darf nur Maxima bei den gleichen Wellenlängen zeigen wie die BP-73-Standardsubstanz, die in gleicher Weise vermessen wurde. Die relativen Intensitäten sollen sich entsprechen (BP 73, ähnlich NF XIV). — 2. Etwa 100 mg Substanz wird mit 3 ml Natriumhydroxyd-Lsg. (1 in 10) und 50 ml W. versetzt, bis zur Lsg. geschüttelt und auf 100 ml verd. 5 ml dieser Lsg. werden mit 100 mg Phenol versetzt und zum Sieden erhitzt. Dann wird die Lsg. abgekühlt, mit 500 µl Natriumhypochlorit-Lsg. (etwa 17% verfügbares Cl) und 3 Tr. Natriumhydroxyd-Lsg. (1 in 10) versetzt. Dabei entsteht eine gelbe Fbg. (NF XIV). — 3. Eine Suspension von etwa 20 mg Substanz in 5 ml W. wird mit Natriumhydroxyd-Lsg. versetzt, bis vollständige Lsg. eingetreten ist. Dann wird die Lsg. auf einen pH von etwa 6,5 gebracht unter Verwendung von verd. Salzsäure. Die Mischung wird mit 3 Tr. Kupfersulfat-Lsg. versetzt. Dabei färbt sich die Lsg. gelb und es entsteht ein gelber Nd. (NF XIV). — 4. Etwa 10 mg Substanz werden in 2 ml verd. Salzsäure gelöst und mit 3 Tr. Natriumnitrit-Lsg. (1 in 100) versetzt. Man verd. mit W. und die Lsg. färbt sich gelb. Auf Zusatz von 1 ml Natriumhydroxyd-Lsg. (1 in 10), die 10 mg 2-Naphthol enthält, entsteht ein rot-orange gefärbter Nd. (NF XIV, BP 73). — 5. 0,02 g Substanz werden in 5 ml W. und 1 ml n-Butylamin gelöst. Man versetzt mit 2—3 Tr. Kupfersulfat-Lsg. und schüttelt gut durch. Zu dieser Lsg. gibt man 5 ml Chlf., schüttelt und läßt stehen. Die Chlf.-Schicht färbt sich blaugrün (Jap. 71). — 6. 0,01 g Substanz wird in 1 ml Pyridin gelöst. Die Lsg. wird mit 2 Tr. Kupfersulfat-Lsg. versetzt und geschüttelt. Bei Zusatz von 3 ml W. und 5 ml Chlf. und anschließendem Schütteln färbt sich die Chlf.-Schicht grün (Jap. 71). — 7. 0,5 g Substanz werden mit 2 ml Eisessig am Rückflußkühler erwärmt, bis Lsg. eingetreten ist. Man versetzt mit 1 ml Acetanhydrid und kocht weitere 10 Min. Zu dieser Mischung gibt man 10 ml W., kühlt ab und versetzt dann mit 7 ml Natriumhydroxyd-Lsg. (3 in 10), um alkalisch zu machen. Man filtriert, wenn nötig, und säuert die Lsg. sofort mit Eisessig tropfenweise an. Die entstehenden Kristalle werden abfiltriert, aus M. umkrist. und bei 105° getrocknet, 1 Std. lang. Der Schmelzpunkt liegt bei 214—216° (Jap. 71).

UV-Absorptionsspektrum. Das UV-Absorptionsspektrum einer Lsg. von 1 T. Substanz in 100000 T. A. zeigt Maxima und Minima bei den gleichen Wellenlängen wie die NF-XIV-Standardsubstanz, die in gleicher Weise vermessen wurde. Die relativen Intensitäten, ber. auf die getrocknete Substanz im Maximum von etwa 272 nm, dürfen nicht mehr als 3,0% differieren (NF XIV).

Prüfung. 1. Saure Verunreinigungen: 1,0 g Substanz wird mit 50 ml kohlendioxidfreiem W. 5 Min. bei 70° erwärmt, schnell auf 20° abgekühlt und filtriert. 25 ml des Filtrates dürfen zur Titration auf pH 7,0 nicht mehr als 0,1 ml 0,1 n Natriumhydroxyd-Lsg. verbrauchen (BP 73). — 2. Blei: Höchstens 10 ppm (BP 73). — 3. Aussehen und Farbe der Lsg.: 1,0 g

Substanz werden in 5 ml Natriumhydroxyd-Lsg. und 20 ml W. gelöst. Die Lsg. muß klar und farblos sein (Jap. 71, ähnlich BP 73). — 4. Selen: Höchstens 0,003% (NF XIV). — 5. Schwermetalle: Höchstens 0,002% (NF XIV). — 5. Verwandte Substanzen: Die Prüf. wird d.ch. durchgeführt. Stationäre Phase: Kieselgel G, Kieselgel H. Mobile Phase: Eine Mischung aus 20 Vol.-T. Chlf., 2 Vol.-T. M. und 1 Vol.-T. Dimethylformamid. Aufzutragende Lsg.: 1. 10 µl einer 0,25%igen Lsg. der Substanz in einer Mischung aus 9 Vol.-T. 95%igem A. und 1 Vol.-T. konz. Ammoniak-Lsg. 2. 10 µl einer 0,00125%igen Lsg. BP-73-Standardsubstanz in einer Mischung aus 9 Vol.-T. 95%igem A. und 1 Vol.-T. konz. Ammoniak-Lsg. Nach dem Entwickeln läßt man die Chromatographieplatten an der Luft trocknen. Die Detektion erfolgt folgendermaßen: Die trockene Chromatographieplatte wird mit einer 10%igen Lsg. von Schwefelsäure in 95%igem A. besprüht, 30 Min. bei 105° erhitzt und sofort nitrosen Dämpfen in einem geschlossenen Gefäß 15 Min. lang ausgesetzt (die nitrosen Dämpfe können folgendermaßen erzeugt werden: Man setzt einer Lsg., die 10% Natriumnitrit und 3% Kaliumjodid enthält, tropfenweise 50%ige Schwefelsäure zu). Die Chromathographieplatte wird anschließend in einem warmen Luftstrom 15 Min. getrocknet und dann mit einer 0,5%igen Lsg. von N-(1-Naphthyl)-äthylendiaminhydrochlorid in 95%igem A. besprüht; wenn nötig läßt man trocknen und wiederholt das Besprühen. Jeder Fleck auf dem Chromatogramm der Lsg. 1, mit Ausnahme des Hauptfleckes, darf nicht intensiver sein als die entspr. Flecken auf dem Chromatogramm der Lsg. 2 (BP 73). — 6. Trocknungsverlust: Höchstens 0,5%, wenn die Substanz bei 105° bis zum konst. Gew. getrocknet wird (BP 73, NF XIV, Jap. 71). — Sulfatasche: Höchstens 0,1% (BP 73, NF XIV, Jap. 71).

Gehaltsbestimmung. 500 mg Substanz, die sorgfältig getrocknet und genau gewogen wurden, werden in einem 250-ml-Becherglas mit 40 ml Salzsäure versetzt, bis zur Lsg. gerührt, wenn nötig unter Erwärmen und dann mit 10 ml Eisessig und 50 ml W. versetzt. Man kühlt auf Raumtemp. ab und titriert dann langsam mit 0,1 m Natriumnitrit-Lsg., wobei der Endpunkt der Titration potentiometrisch unter Verwendung geeigneter Elektroden bestimmt wird. 1 ml 0,1 m Natriumnitrit-Lsg. entspricht 31,03 mg $C_{12}H_{14}N_4O_4S$ (NF XIV, BP 73). Nach Jap. 71 wird ebenfalls eine Titration mit Natriumnitrit-Lsg. durchgeführt. Der Endpunkt der Titration wird durch Tüpfeln der Rk.-Lsg. auf Zinkjodid-Stärkepapier bestimmt.

Aufbewahrung. Gut verschlossen, vor Licht geschützt.

Dosierung. Als Anfangsdosis bis zu 2 g tägl., anschließend bis zu 500 mg tägl.

Metabolismus. Bei der Substanz handelt es sich um ein langwirkendes Sulfonamid, das schnell resorbiert und langsam ausgeschieden wird. Nach einer einzigen Dosis von 2 g oral wird ein maximaler Blutspiegel in 4—6 Std. erreicht. Mindestens die Hälfte dieser Konzentration ist noch nach 24 Std. nachweisbar. Etwa 10% liegt in der acetylierten Form vor und nur wenig als Glukuronid. Etwa 95% wird an Plasmaprotein gebunden. Die Diffusion in die Cerebrospinalfl. ist gering. Die Substanz wird langsam durch die Nieren ausgeschieden, wobei tubuläre Resorption stattfindet. Etwa 5% wird unverändert ausgeschieden, 15% in der acetylierten Form und der Rest als Glukuronid, einem gut lösl., aber bakteriologisch inaktiven Derivat.

Anwendung. Als Chemotherapeuticum (Depotsulfonamid).

Handelsformen. Levisul (Afi, Italien); Madribon (Hoffmann-La Roche, BRD); Neostreptal (Locatelli, Italien); Depo-Sulfamid; Diasulfyl; Madriquid; Persulfene; Sulfastop u. a.

Sulfadimidinum

Sulfadimidinum

S. II, 546.

Sulfadimidini Natrium

S. II, 547.

Sulfadoxin

Sulfadoxin. Sulfaorthodimethoxine. Sulformetoxinum. Sulforthomidine. Sulphormeth-oxine. Sulphorthodimethoxine. Sulphorthomidine.

$C_{12}H_{14}N_4O_4S$ M.G. 310,34

4,5-Dimethoxy-6-sulfanilamidopyrimidin.

Eigenschaften. Kristalle aus 50%igem wss. A. Fp. = 190 bis 194°.

Anwendung. Als Chemotherapeuticum (Depotsulfonamid) (s. auch II, 519ff).

Handelsformen. Fanasil. Fanasulf. Fanzil.

Sulfaethidolum

Sulfaethidolum

S. II, 556.

Sulfafurazolum

Sulfafurazolum

S. II, 550 u. Sulfisoxazole.

Acetyl-Sulphafurazole.

S. Bd. II, 551 unter Acetyl-Sulfisoxazole.

Sulphafurazole Diethanolamine.

S. Bd. II, 552 unter Sulfisoxazole Diethanolamine.

Sulfaguanidinum

Sulfaguanidinum

S. II, 539.

Sulfaguanolum

Sulfaguanolum. Sulfaguanol.

$C_{12}H_{15}N_5O_3S$ M.G. 309,35

N^1-[(4,5-Dimethyl-oxazol-2-yl)-amidino]-sulfanilamid.

Anwendung. Als Chemotherapeuticum (Depotsulfonamid) bei Darminfektionen.

Handelsform. Enterocura.

41*

Sulfaloxinsäure

Sulfaloxinsäure. Acidum sulfaloxicum. Sulphaloxic acid BAN. Sulphaloxate.

$$CH_3C\!-\!OH \quad COOH$$

$C_{16}H_{15}N_3O_7S$ M.G. 393,38

4'-[(Hydroxymethyl-carbamoyl)-sulfamoyl]-phthalanilsäure.

Anwendung. Als schwer resorbierbares, darmwirksames Chemotherapeuticum. S. II, 538.
Handelsform. Intestin-Euvernil (v. Heyden, BRD).

Sulfamerazinum

Sulfamerazinum

S. II, 544.

Sulfamerazinum natricum

S. II, 546.

Sulfamethazine

Sulfamethazine

S. II, 546 u. Sulfadimidinum.

Sulfamethizolum

Sulfamethizolum

S. II, 555 u. Sulphamethizole.

Sulfamethoxazole

Sulphamethoxazole BP 73, BPC 73. Sulfamethoxazole NF XIV. Sulfamethoxazolum.
Sulfamethoxazol. Sulfisomezole. Sulfamethoxizole. Sulfamethylisoxazol.

$C_{10}H_{11}N_3O_3S$ M.G. 253,28

N^1-(5-Methyl-isoxazol-3-yl)-sulfanilamid.

Bemerkung. S. II, 557.

Gehalt. Mindestens 99,0%, ber. auf die getrocknete Substanz (BP 73); mindestens 98.5
und höchstens 101,0% berechnet auf die 4 Std. bei 105° getrocknete Substanz (NF XIV).

Eigenschaften. Weißes oder gelblich weißes, krist. Pulver, praktisch geruchlos, von schwachem, mit der Zeit bitter werdendem Geschmack, sehr wenig lösl. in W., lösl. in 50 T. 95%igem A. und in 3 T. Aceton, lösl. in Lsg. von Alkalihydroxyden. Fp. = 169—172°.

Extraktion. Die Substanz kann mit Ae. aus wss. sauren Lsg. extrahiert werden. Setzt man der wss. Phase vor der Extraktion ein gleiches Vol. Aceton zu, so läßt sich die Ausbeute erheblich steigern.

Erkennung. 1. Das IR-Absorptionsspektrum darf nur Maxima bei den gleichen Wellenlängen zeigen wie das in gleicher Weise vermessene Spektrum der Sulphamethoxazole-BP-73-Standardsubstanz. Die relativen Intensitäten müssen sich entsprechen (BP 73, ähnl. NF XIV). — 2. Etwa 100 mg Substanz werden in 2 ml Salzsäure gelöst und mit 3 ml Natriumnitritlsg. (1 in 100) und 1 ml Natriumhydroxydlsg. (1 in 10), die 10 mg 2-Naphthol enthält, versetzt. Dabei entsteht ein rot-orange gefärbter Nd. (NF XIV, ähnl. BP 73). — 3. 5 mg Substanz werden in 0,5 ml 2 n Natriumhydroxyd und 5 ml W. gelöst. Man setzt 0,1 g Phenol zu und erhitzt zum Sieden, kühlt ab und fügt 1 ml verd. Natriumhypochloritlsg. zu. Dabei entsteht sofort eine goldgelbe Fbg., die beständig ist (BP 73).

UV-Absorptionsspektrum. Das UV-Absorptionsspektrum einer Lsg. von 1 T. Substanz in 100000 T. Natriumhydroxydlsg. (1 in 250) zeigt Maxima und Minima bei den gleichen Wellenlängen wie die NF-Standardsubstanz, die in gleicher Weise vermessen wurde. Die relativen Intensitäten, ber. auf die getrocknete Substanz, gemessen im Maximum von etwa 257 nm, dürfen nicht mehr als 2,0% differieren (NF XIV).

Prüfung. 1. Reaktion der Lösung: Der pH-Wert einer 10%igen Suspension der Substanz in kohlendioxydfreiem W. muß 4,0—6,0 betragen (BP 73). — 2. Blei: Höchstens 10 ppm (BP 73). — 3. Aussehen der Lsg.: Eine 5,0%ige Lsg. der Substanz in verd. Salzsäure muß klar sein (BP 73). — 4. Verwandte Substanzen (Sulfanilamid und Sulfanilsäure). Standardlsg.: 100,0 mg NF XIV-Standardsubstanz werden in 100 µl konz. Ammoniaklsg. gelöst und mit M. auf 10,0 ml verd.
Referenzlösung: 20,0 mg USP-Sulfanilamid-Standardsubstanz und 20,0 mg Sulfanilsäure werden in 10 ml konz. Ammoniaklsg. gelöst und mit M. auf 100,0 ml verd. 2,0 ml dieser Lsg. werden in einem 50-ml-Meßkolben mit 10 ml konz. Ammoniaklsg. versetzt und mit M. bis zum Vol. aufgefüllt.
Testlösung: 100,0 mg Substanz werden in 100 µl konz. Ammoniaklsg. gelöst, mit M. auf 10,0 ml verd. und gut gemischt.
Durchführung: Auf eine geeignete Dünnschichtchromatographieplatte, die als stationäre Phase Kieselgel trägt, bringt man 10 µl der Standardlsg., 25 µl der Referenzlsg. und 10 µl der Testlsg. Man läßt die Flecken trocknen und entwickelt das Chromatogramm mit einem Fließmittelsystem, das A., n-Heptan, Chlf. und Eisessig im Verhältnis 25:25:25:7 enthält, bis die Lsgm.-Front etwa 3/4 der Plattenlänge zurückgelegt hat. Dann wird die Platte aus der Kammer entfernt und im Luftstrom getrocknet. Anschließend besprüht man mit einer Lsg., die man hergestellt hat durch Lösen von 100 mg p-Dimethylaminobenzaldehyd in 1 ml Salzsäure und anschließendem Verd. mit A. auf 100 ml. Die zu untersuchende Substanz ergibt einen Fleck mit einem R_f-Wert von etwa 0,7. Sulfanilamid erscheint mit einem R_f-Wert von etwa 0,5 und Sulfanilsäure mit einem R_f-Wert von etwa 0,1. Andere Flecken, die durch Sulfanilamid oder Sulfanilsäure aus der Testlsg. hervorgerufen wurden, dürfen in Größe und Intensität entsprechenden Flecken mit gleichen R_f-Werten, hervorgerufen durch Sulfanilamid oder Sulfanilsäure aus der Referenzlsg., nicht übertreffen (0,2%) (NF XIV, ähnlich BP 73). — 5. Selen: Höchstens 0,003% (NF XIV). — 6. Trocknungsverlust: Höchstens 0,5%, wenn die Substanz bei 105° bis zum konst. Gew. getrocknet wurde (BP 73, ähnlich NF XIV). — 7. Sulfatasche: Höchstens 0,1% (BP 73, NF XIV).

Gehaltsbestimmung: 1. 0,5 g Substanz werden in 50 ml Aceton gelöst. Mit dieser Lsg. wird eine wasserfreie Titration unter Verwendung von 0,1 n Tetrabutylammoniumhydroxyd-Lsg. und einer 0,3%igen Lsg. von Thymolblau in M. als Indikator durchgeführt. 1 ml 0,1 n Tetrabutylammoniumhydroxyd entspr. 0,02533 g $C_{10}H_{11}N_3O_3S$ (BP 73).
2. Etwa 500 mg Substanz, die sorgfältig getrocknet und genau gewogen wurden, werden in einer Mischung aus 20 ml Eisessig und 40 ml W. gelöst und mit 15 ml Salzsäure versetzt. Man kühlt die Mischung auf 15° ab und titriert dann sofort mit 0,1 m Natriumnitritlsg., wobei der Endpunkt potentiometrisch unter Verwendung eines Kalomel-Platin-Elektrodensystems bestimmt wird. 1 ml 0,1 m Natriumnitritlsg. entspricht 25,33 mg $C_{10}H_{11}N_3O_3S$ (NF XIV).

Aufbewahrung. In gut schließenden Gefäßen, vor Licht geschützt.

Metabolismus. Der höchste Blutspiegel nach Verabreichung einer 2-g-Dosis der Substanz wird innerhalb von 4—6 Std. erreicht. Etwa 25% der Substanz werden mit dem Harn ausgeschieden innerhalb von 8 Std., etwa 60% davon in acetylierter Form.

Dosierung. Bis zu 3 g täglich.

Anwendung. Als Chemotherapeuticum. (Mittelzeitsulfonamid).

Handelsformen. Gantanol (Roche); Radonil (Roche); Sinomin; u. a.

Sulfamethoxydiazine

Sulphamethoxydiazine BP 73. Sulfameter USAN. Sulfametoxydiazinum. Sulfametoxy-diazin. Sulfametin. Sulfametorinum. Sulphamethoxydin.

$C_{11}H_{12}N_4O_3S$ \hfill M.G. 280,3

N^1-(5-Methoxy-pyrimidin-2-yl)-sulfanilamid.

Bemerkung. S. auch II, 549.

Gehalt. Mindestens 99,0%, ber. auf die getr. Substanz (BP 73).

Eigenschaften. Weißes oder gelblich weißes, krist. Pulver, geruchlos oder fast geruchlos, von schwach bitterem Geschmack, fast unlösl. in W., wenig lösl. in 95%igem A. und in verd. Salzsäure, schwer lösl. in Aceton, leicht lösl. in wss. Lsg. von Alkalihydroxyden und Carbonaten. Fp. = 209—213°.

Erkennung. 1. Das IR-Spektrum der Substanz zeigt nur Maxima bei den gleichen Wellen-längen wie das IR-Spektrum der BP-73-Standardsubstanz; die relativen Intensitäten sollen ebenfalls gleich sein (BP 73). — 2. Die Substanz gibt die charakteristische Rk. auf primäre, aromatische Amine. Dabei entsteht ein hellorangeroter Nd. (BP 73). — 3. 10 mg Substanz werden mit 2 ml Schwefelsäure 3 Min. in einem Wasserbad erwärmt. Dabei zeigt die Lsg. eine intensive violette Fluoreszenz (BP 73). — 4. Beim Tüpfeln der Substanz mit Kupfersulfat-Lsg. entsteht eine Purpurbraunfbg. — 5. Wird 1 Tr. Substanz-Lsg. auf einem Objektträger mit 1 Tr. Goldchlorid-Lsg. versetzt, so entstehen Kristallplättchen, die man am besten unter polarisiertem Licht beobachten kann (Empfindlichkeit: 1 in 100). — 6. Wird 1 Tr. Substanz-Lsg. auf einem Objektträger mit 1 Tr. Kaliumtrijodid-Lsg. versetzt, so bilden sich sehr kleine Rhomboide.

Papierchromatographie. Papier: Whatman Nr. 1, 14 × 6, wird imprägniert durch Ein-tauchen in eine 5%ige Lsg. von Natriumdihydrogencitrat und anschließendem 1stündigem Trocknen bei 25°. Prüf.-Lsg.: 2,5 µl einer 1%igen Lsg. in 2 n Natriumhydroxyd-Lsg. Fließ-mittel: 4,8 g Citronensäure werden in einer Mischung aus 130 ml W. und 160 ml n-Butanol gelöst. Entwicklung: Aufsteigend. Laufzeit: 5 Std. Detektion: UV-Licht oder durch Diazotie-rung und anschließendes Besprühen mit alkalischer β-Naphthol-Lsg. R_f = 0,78.

Dünnschichtchromatographie. Stationäre Phase: Kieselgel-G. Prüf.-Lsg.: 1,0 µl einer 1%igen Lsg. der Substanz. Fließmittel: Ammoniak: M. = 1,5:100. Laufzeit: 30 Min. Detektion: Durch Diazotierung und anschließendem Besprühen mit alkalischer β-Naphthol-Lsg. R_f = 0,60.

Extraktion. Die Substanz kann mit Ae. aus wss., sauren Lsg. extrahiert werden. Zugabe einer gleichen Menge Aceton zur wss. Phase vor der Extraktion erhöht die Ausbeute.

Prüfung. 1. Saure Verunreinigungen: 1,0 g Substanz wird mit 50 ml kohlendioxidfreiem W. 5 Min. auf etwa 70° erhitzt, schnell auf 20° abgekühlt und filtriert. 25 ml des Filtrates dürfen, um auf pH 7,0 gebracht zu werden, höchstens 0,5 ml 0,1 n Natronlauge verbrauchen (BP 73). — 2. Blei: Höchstens 10 ppm (BP 73). — 3. Aussehen und Färbung der Lösung: Eine 20%ige Lsg. der Substanz in 1 n Natronlauge muß klar und farblos sein (BP 73). — 4. Verwandte Substanzen: Die Prüf. wird dc. durchgeführt. Stationäre Phase: Kieselgel. Mobile Phase: 15 Vol.-T. n-Butanol und 3 Vol.-T. 1 n-Ammoniak. Es werden 2 Lsg. hergestellt, von denen jeweils 10 µl aufgetragen werden. 1. Eine 1,0%ige Lsg. der Substanz in einer Mischung aus 9 Vol.-T. 95%igem A. und 1 Vol.-T. konz. Ammoniak-Lsg. 2. Eine 0,005%ige Lsg. von Sulfanilamid-Standardsubstanz in einer Mischung aus 9 Vol.-T. 95%igem A. und 1 Vol.-T. konz. Ammoniak-Lsg. Nach dem Entwickeln wird die Chromatographieplatte 10 Min. bei 105° erhitzt und anschließend mit einer 0,1%igen Lsg. von Dimethylaminobenzaldehyd in

95%igem A., die 1% Salzsäure enthält, besprüht. Jeder Fleck auf dem Chromatogramm, der mit der Lsg. 1 erhalten wird, mit Ausnahme des Hauptfleckes, darf nicht intensiver sein als der entsprechende Fleck auf dem Chromatogramm, der mit der Lsg. 2 erhalten wurde (BP 73). — 5. Trocknungsverlust: Höchstens 0,5%, wenn die Substanz bei 105° zum konst. Gew. getrocknet wurde (BP 73). — 6. Sulfatasche: Höchstens 0,1% (BP 73).

Gehaltsbestimmung. 0,5 g Substanz werden in einer Mischung aus 75 ml W. und 10 ml Salzsäure, notfalls unter Erwärmen, gelöst. Nach dem Abkühlen wird mit 0,1 m Natriumnitrit-Lsg. titriert, wobei der Endpunkt nach der dead-stop-Methode bestimmt wird. 1 ml 0,1 m Natriumnitrit-Lsg. entspricht 0,02803 g $C_{11}H_{12}N_4O_3S$ (BP 73).

Aufbewahrung. In gut schließenden Gefäßen, vor Licht geschützt.

Dosierung. Anfangsdosis 1—2 g; Erhaltungsdosis 500 mg täglich.

Anwendung. Als Chemotherapeuticum (Langzeitsulfonamid).

Metabolismus. Die Substanz ist ein langwirkendes Sulfonamid, das schnell resorbiert, aber langsam wieder ausgeschieden wird. Nach einer einzigen oralen Dosis wird in etwa 4 Std. ein maximaler Blutspiegel erreicht und 48 Std. nach einer Dosis von 1 g ist der Serumspiegel immer noch zu 50% des Anfangsgeh. vorhanden. Etwa 10% liegen in der acetylierten Form und etwa 75—80% an Serumproteine gebunden vor. Die Konz. in der Cerebrospinalfl. erreicht 1/3 der Konz. des Blutes. Die Substanz wird langsam mit dem Harn ausgeschieden wobei Rückresorption erfolgt. Etwa 50% wird unverändert, 20% in der acetylierten Form und in Form anderer Metaboliten, wovon eine das Glukuronid-Konjugat ist, ausgeschieden.

Handelsformen. Bayrena-Lsg. 20% vet. (Bayer, BRD); Durenat (Bayer/Schering, BRD).

Sulfamethoxypyrazinum

Sulfamethoxypyrazin. Sulfapyrazinmethoxin. Sulfamétopyrazine. Sulfalen. Sulfalenum. Sulfalene.

$C_{11}H_{12}N_4O_3S$ M.G. 280,3

2-(p-Amino-benzolsulfonamido)-3-methoxypyrazin.

Bemerkung. S. auch II, 557.

Eigenschaften. Weißes, krist. Pulver. Fp. = 175—178°. Fast unlösl. in W., wenig lösl. in A., Ae. und Aceton, lösl. in M., sehr gut lösl. in Dimethylformamid.

Erkennung. 1. Die Substanz gibt beim Tüpfeln mit Kupfersulfat-Lsg. eine bräunlich-grüne Fbg. — 2. Wird 1 Tr. Substanz-Lsg. auf einem Objektträger mit 1 Tr. Bleijodid-Lsg. versetzt, so entstehen Kristallblättchen oder kleine Polyeder (Empfindlichkeit: 1 in 1000). — 3. Wird 1 Tr. Substanz-Lsg. auf einem Objektträger mit 1 Tr. Kaliumwismutjodid-Lsg. versetzt, so entstehen Bündel von Kristallblättchen oder Prismen (Empfindlichkeit 1 in 1000).

IR-Absorptionsspektrum. Die Substanz zeigt im IR, als Kaliumbromid-Preßling vermessen, folgende Hauptpeaks: 1145, 1315, 1445 und 1480 cm^{-1}.

Extraktion. Die Substanz läßt sich aus wss. sauren Lsg. mit Ae. extrahieren. Wird der wss. Phase vor der Extraktion Aceton zugesetzt, so läßt sich die Ausbeute erhöhen.

Papierchromatographie. Bedingungen: s. Solanin S. 436. Detektion: UV-Licht. R_f = 0,79.

Dünnschichtchromatographie. Bedingungen: S. Solanin S. 436. Detektion: Durch Besprühen mit p-Dimethylaminobenzaldehyd-Lsg. R_f = 0,67.

Anwendung. Als Chemotherapeuticum (Depot-Sulfonamid).

Dosierung. Bis zu 2 g einmal wöchentlich.

Metabolisierung. Die Substanz ist ein langwirkendes Sulfonamid. Sie wird schnell resorbiert und langsam ausgeschieden. 2—4 Std. nach einer oralen Verabreichung lassen sich die höchsten Blutkonzentrationen messen. Die Substanz wird nicht sehr fest an Protein gebunden. 90%

erscheinen in freier Form im Blut. Die Plasmahalbwertzeit beträgt 65 Std. $^2/_3$ der verabreichten Dosis werden langsam mit dem Urin in acetylierter Form ausgeschieden.

Handelsformen. Kelfizina (Farmitalia); Kelchizin; Kelchizine; Longum; Polycidal. Kelfizine (Bouillet, Frankreich).

Literatur. Arzneimittelforschg. *11*, 549 (1961) (Wismut-Salz).

Sulfamethoxypyridazinum

Sulfamethoxypyridazinum

S. II, 549.

Sulfamethylphenazol

Sulfamethylphenazol. Sulfamethylphenylpyrazol. Sulfapyrazol. Sulfazamet.

C$_{16}$H$_{16}$N$_4$O$_2$S   M.G. 328,41

N^1-(3-Methyl-1-phenyl-5-pyrazolyl)-sulfanilamid.

Eigenschaften. Farbl. Kristalle aus Alkohol. Fp. = 195°.

Anwendung. Als Chemotherapeuticum (Depot-Sulfonamid) (s. auch II, 519ff).

Handelsform. Vesulong.

Sulfametomidinum

Sulfametomidinum NFN. Sulfametomidin. Sulfamethomidine.

C$_{12}$H$_{14}$N$_4$O$_3$S   M.G. 294,33

N^1-(6-Methoxy-2-methyl-pyrimidin-4-yl)-sulfanilamid.

Eigenschaften. Farblose Kristalle. Fp. = 146°. Die Substanz ist auch als Monohydrat bekannt.

Anwendung. Als Chemotherapeuticum (Depotsulfonamid).

Handelsformen. Sulfamethomidine (Warner-Lambert, USA); Deposulf; Durasulf „Benzon"; Duroprocin; Methofadin; Methofazine; Retasulf; Sulfamidine; Sulmidine; Tanadin; Tanasul.

Literatur. Fed. Proc. *21*, 181 (1962).

Sulfamidochrysoidinum

Sulfamidochrysoidinum

S. II, 562 u. Diaminoazobenzolsulfonamidum.

Sulfamidopyrin

Sulfamidopyrin-Natrium

S. 1-Phenyl-2,3-dimethyl-pyrazol-5-onyl-(4)-aminomethansulfonsäure, Natriumsalz, VI A, 606.

Sulfaminsäure

Sulfaminsäure Eu.P.II-71. Sulphamic acid BP 73. Sulfamic acid USP XIX. Acide sulfamique CF 9. Amidosulfonsäure. Acidum sulfaminicum. Acidum aminosulfonicum.

$$H_2N-SO_3H$$

HSO_3NH_2 M.G. 97,1

Gehalt. Mindestens 98,0% (Eu.P. II-71, BP 73); mindestens 99,5% (USP XIX).

Eigenschaften. Kristallines Pulver oder weiße Kristalle, leicht lösl. in W. (etwa 1 + 5,7 bei 0°, etwa 1 + 1,1 bei 80°), wenig lösl. in A., M. und Aceton, unlösl. in Ae. Fp. = etwa 205° unter Zers. (Bldg. von SO_2, SO_3 und N_2). In wss. Lsg. bei Zimmertemp. monatelang haltbar; beim Erhitzen der Lsg. erfolgt Bldg. von Ammoniumhydrogensulfat.

Prüfung. 1. Sulfat: 1 g Substanz wird in 50 ml W. gelöst. In 20 ml dieser Lsg. dürfen höchstens 0,2 mg Sulfat nachweisbar sein (0,05%) (USP XIX, ähnlich BP 73). — Höchstens 750 ppm (Eu.P. II-71). — 2. Sulfatasche: Höchstens 0,1% (Eu.P. II-71, BP 73). — Höchstens 0,01% (USP XIX). — 3. Eisen: In 2 g Substanz dürfen höchstens 0,01 mg Eisen-Ionen nachweisbar sein (0,0005%) (USP XIX). — 4. Chlorid: In 1 g Substanz dürfen höchstens 0,01 mg Chlorid-Ionen nachweisbar sein (0,001%) (USP XIX). — 5. Unlösliche Verunreinigungen: Höchstens 1 mg, wenn 10 g Substanz in 200 ml W. gelöst werden (0,01%) (USP XIX). — 6. Schwermetalle: 4 g Substanz werden in 30 ml W. gelöst. Die Lsg. wird mit konz. Ammoniak-Lsg. gegen Lackmus neutralisiert und anschließend mit W. auf 40 ml verd. 30 ml dieser Lsg. werden mit 2 ml verd. Essigsäure versetzt und dann mit W. auf 40 ml verdünnt. Anschließend versetzt man mit 10 ml Schwefelwasserstoffwasser. Eine eventuell entstehende Braunfbg. darf nicht dunkler sein, als die einer Vgl.-Lsg., die die verbleibenden 10 ml der Prüf-Lsg. sowie 0,02 mg Blei enthält (0,001%) (US PXIX).

Gehaltsbestimmung. Etwa 3,000 g Substanz, genau gewogen, werden in einer Mischung von 10 ml Schwefelsäure und 50 ml W. 2 Std. lang unter Rückfluß erhitzt. Die Lsg. wird mit einer 50%igen Lsg. von Natriumhydroxyd alkalisch gemacht und der Wasserdampf-Destillation unterworfen. Das Destillat wird in 50,0 ml 1 n Schwefelsäure aufgefangen und der Säureüberschuß mit 1 n Natriumhydroxyd-Lsg. unter Zusatz von Methylrot-Lsg. titriert. 1 ml 1 n Schwefelsäure entspr. 97,1 mg HSO_3NH_2 (Eu.P. II-71). — 2. Etwa 400 mg Substanz, genau gewogen, werden sorgfältig 2 Std. über Schwefelsäure getrocknet und anschließend in 30 ml W. in einem kleinen Kolben gelöst. Nach Zusatz von Phenolphthalein-Lsg. wird mit 0,1 n Natronlauge titriert. 1 ml 0,1 n Natronlauge entspr. 9,709 mg HSO_3NH_2 (USP XIX).

Aufbewahrung. Trocken. Beim Umfüllen ist Schutz der Augen und Schleimhäute erforderlich.

Anwendung. Als Urtitersubstanz in der Acidimetrie. Zur titrimetrischen Best. von HNO_2 (Zers. unter N-Bldg.), zum Entfernen von überschüssigem Nitrit bei der Herst. von Azofarbstoffen, als Kesselsteinentfernungsmittel (das entstehende Calciumsulfonat ist wasserlösl.); als Sulfonierungsmittel höherer Fettalkohole bei der Herst. von Netzmitteln, zur Süßstoffherst. (Cyclohexylsulfamat); als Weichmacher in der Papier- und Textilindustrie, zum Feuerfestmachen von Holz- und Geweben, als Unkrautvertilgungsmittel (meist als Ammoniumsalz) und in der Galvanotechnik.

Sulfamonomethoxinum

Sulfamonomethoxinum Jap. 71. Sulfamonomethoxine USAN. Sulfamonomethoxin.

$C_{11}H_{12}N_4O_3S \cdot H_2O$ M.G. 298,32

N^1-(6-Methoxy-pyrimidin-4-yl)-sulfanilamid.

Gehalt. Mindestens 99,0%, ber. auf die getrocknete Substanz (Jap. 72).

Eigenschaften. Weiße oder schwach gelbe Kristalle oder krist. Pulver. Geruchlos. Lösl. in Aceton, wenig lösl. in A., sehr wenig lösl. in Ae. und Chlf., praktisch unlösl. in W. und Bzl. Die Substanz löst sich in verd. Salzsäure, in Natriumhydroxyd und in Ammoniak. Am Licht verfärbt sie sich allmählich (Jap. 71). Fp. = 204—206°.

Erkennung. 1. 0,01 g Substanz wird in 1 ml verd. Salzsäure und 4 ml W. gelöst. Die Lsg. gibt die bekannten Rk. auf primäre, aromatische Amine (Jap. 71). — 2. 0,02 g Substanz werden in 5 ml W. und 1 ml n-Butylamin gelöst, mit 2—3 Tr. Kupfersulfat-Lsg. versetzt und gut geschüttelt. Nach Zugabe von 5 ml Chlf. wird wieder gut geschüttelt und stehengelassen. Die Chlf.-Schicht färbt sich allmählich grün (Jap. 71). — 3. 0,01 g Substanz wird in 1 ml Pyridin gelöst, mit 2 Tr. Kupfersulfat-Lsg. versetzt und geschüttelt. Nach Zugabe von 3 ml W. und 5 ml Chlf. wird umgeschüttelt und stehengelassen. Die Chlf.-Schicht färbt sich allmählich blau (Jap. 71). — 4. 0,5 g Substanz werden in 2 ml Eisessig unter Erhitzen am Rückflußkühler gelöst. Nach Zugabe von 1 ml Essigsäureanhydrid wird 10 Min. lang gekocht. Dann versetzt man mit 10 ml W., kühlt ab u. macht mit etwa 7 ml einer Lsg. von Natriumhydroxyd (3/10) alkalisch. Wenn nötig wird filtriert. Das Filtrat wird allmählich durch tropfenweisen Zusatz von Essigsäure angesäuert. Der Nd. wird abfiltriert und aus M. umkrist. Nach 1std. Trocknen bei 105° schmelzen die erhaltenen Kristalle bei 220—223° (Jap. 71).

Prüfung. 1. Farbe und Aussehen der Lsg.: 1,0 g Substanz wird in 5 ml Natronlauge und 20 ml W. gelöst. Die Lsg. ist farblos oder schwach gelb gefärbt und klar (Jap. 71). — 2. Saure Verunreinigungen: 1,0 g Substanz wird mit 50 ml W. auf 70° erwärmt, dann 1 Std. in Eiswasser abgekühlt und filtriert. 25 ml des Filtrates werden mit 2 Tr. Methylrot-Lsg. und 0,20 ml 0,1 n Natronlauge versetzt. Dabei entsteht eine Gelbfbg. (Jap. 71). — 3. Schwermetalle: Höchstens 20 ppm (Jap. 71). — 4. Trocknungsverlust: Höchstens 6,5%, wenn 1 g Substanz 4 Std. bei 105° getrocknet wird (Jap. 71). — 5. Glührückstand: Höchstens 0,10% (Jap. 71).

Gehaltsbestimmung. Etwa 0,5 g sorgfältig getrocknete Substanz werden genau gewogen, in 5 ml Salzsäure und 50 ml W. gelöst und auf 15° gekühlt. Dann versetzt man mit 25 g gemahlenem Eis und titriert langsam mit 0,1 m Natriumnitrit-Lsg. unter Umrühren, bis beim Tüpfeln der Titrations-Lsg. auf Zinkjodidstärkepapier eine Blaufbg. entsteht. 1 ml 0,1 m Natriumnitrit-Lsg. entspricht 28,031 mg $C_{11}H_{12}N_4O_3S$ (Jap. 71).

Aufbewahrung. In gut schließenden, lichtgeschützten Gefäßen.

Dosierung. Als Anfangsdosis 1 g täglich, dann 0,5 g täglich (Jap. 71).

Anwendung. Als Chemotherapeuticum (Depotsulfonamid).

Handelsformen. Sulfamonomethoxine (Haeberle, USA); Daimeton.

Sulfamoxolum

Sulfamoxolum NFN. Sulphamoxole BAN. Sulfamoxol. Sulfadimethyloxazol.

$C_{11}H_{13}N_3O_3S$ M.G. 267,3

N^1-(4,5-Dimethyl-oxazol-2-yl)-sulfanilamid.

Bemerkung. S. auch II, 552 unter Sulfadimethyloxazol.

Eigenschaften. Weißes, krist. Pulver. Fp. = 193—194° unter Zers., lösl. in W. und A., wenig lösl. in Aceton, M. und Methylenchlorid, lösl. in verd. Säuren und Alkalien.

Erkennung. 1. Beim Tüpfeln der Substanz mit Kupfersulfat-Lsg. entsteht eine grünlichbraune Fbg. — 2. Wird 1 Tr. Substanz-Lsg. auf einem Objektträger mit 1 Tr. Goldbromid-Salzsäure-Lsg. versetzt, so entstehen Anhäufungen von kleinen Kristallplättchen, die man am besten unter polarisiertem Licht betrachtet (Empfindlichkeit: 1 in 1000). — 3. Wird 1 Tr. Substanz-Lsg. auf einem Objektträger mit 1 Tr. Platinjodid-Lsg. versetzt, so entstehen kleine Kristallrosetten (Empfindlichkeit: 1 in 1000).

UV-Absorptionsspektrum. Die Substanz, in M. vermessen, zeigt im UV ein Maximum bei 270 nm ($E_{1cm}^{1\%} = 950$), eine Inflexion bei 250 nm ($E_{1cm}^{1\%} = 640$), ein Minimum bei 225 nm. Wird die Substanz in 0,1 n Salzsäure vermessen, so zeigt sie ein Maximum bei 250 nm ($E_{1cm}^{1\%} = 800$) und ein Minimum bei 227 nm.

IR-Absorptionsspektrum. Die Substanz zeigt, als Kaliumbromid-Preßling vermessen, im IR folgende Hauptpeaks: 905, 1094, 1127, 1147, 1275, 1602 und 1626 cm^{-1}.

Extraktion. Die Substanz läßt sich aus neutralen oder wss. alkalischen Lsg. mit Chlf. extrahieren.

Papierchromatographie. Bedingungen: s. Solanin S. 436. Detektion: UV-Licht. $R_f = 0,73$.

Dünnschichtchromatographie. Bedingungen: s. Solanin S. 436. Detektion: Besprühen mit p-Dimethylaminobenzaldehyd-Lsg. $R_f = 0,67$.

Metabolisierung. Orale Dosen der Substanz werden schnell und fast vollständig resorbiert. Einzelne orale Dosen von 1 und 4 g bilden Serumkonzentrationen von etwa 8 und 24 mg% innerhalb von 2 Std. Etwa 25% der Substanz wird an Serumalbumin gebunden. Die Substanz wird im Körper weit verbreitet. Etwa 65—71% der resorbierten Substanz werden mit dem Harn ausgeschieden, hauptsächlich in unveränderter Form, als N-Acetylkonjugat und als Sulfanilamid.

Anwendung. Als Chemotherapeuticum (Mittelzeitsulfonamid).

Dosierung. Als Anfangsdosis 2 g, als Erhaltungsdosis bis zu 1 g tägl.

Handelsformen. Justamil (Hepatrol, Frankreich); Nuprin (Upjohn, USA); Sulfuno (Nordmark, BRD); Tardamide (Grünenthal, BRD); Sulfimidil (Tika); Sulfono (Anca, Toronto).

Sulfanilacetamidum

Sulfanilacetamidum.

S. II, 536.

Sulfanilacetamidum phthalylatum

S. II, 560.

Sulfanilamidomethanol

Sulfanilamidomethanol, Glucose-Natrium-hydrogensulfitverbindung.
S. II, 561.

Sulfanilamidomethansulfonsäure

Sulfanilamidomethansulfonsäure-Triäthanolaminsalz.

$$H_2N-\!\!\!\!\bigcirc\!\!\!\!-SO_2-NH-CH_2-SO_3H \cdot N(CH_2-CH_2-OH)_3$$

$C_{13}H_{25}N_3O_8S_2$ M.G. 415,47

Eigenschaften. Farbl. Kristalle. Fp. ⇌ 117 bis 119°. In W. von 18° zu 70% lösl. Der pH-Wert einer gesätt. wss. Lsg. beträgt 5,0.

Anwendung. Als Osmo-Chemotherapeuticum zur Lokalbehandlung.

Handelsformen. Salthion. Solupront.

Sulfanilamido-methylpyrimidin

2-Sulfanilamido-5-methylpyrimidin. 5-Methylsulfadiazin.

$$\underset{H_3C}{\bigcirc}NH-SO_2-\!\!\!\!\bigcirc\!\!\!\!-NH_2$$

$C_{11}H_{12}N_4O_2S$ M.G. 264,31

Bemerkung. S. auch II, 546.

Eigenschaften. Weißes, geruchloses, feines Pulver, wenig lösl. in W. und A., lösl. in Alkalilaugen und Mineralsäuren. Fp. = 262—263°.

Anwendung. Die Substanz besitzt als Sulfonamid infolge langer Verweildauer im Organismus (hoher und lang anhaltender Blutspiegel) Depotwrkg. Sie wird gebraucht bei den verschiedensten Infektionskrankheiten.

Dosierung. Tagesdosis: 1—2 g zwei Tage lang, dann 0,5 g pro Tag bis zur Restitution.

Handelsformen. Pallidin (Merck, BRD); Palimerck; Pallimerck; Sulfa-Merck.

Sulfanilamidosalicylsäure

p-Sulfanilamidosalicylsäure.

$$\underset{HN-SO_2-\bigcirc-NH_2}{\overset{COOH}{\underset{OH}{\bigcirc}}}$$

$C_{13}H_{12}N_2O_5S$ M.G. 308,33

4-(p-Aminobenzolsulfonamido)-salicylsäure.

Eigenschaften. Farbl. Kristalle aus verd. Alkohol. Fp. = 220° unter Zers.

Anwendung. Als Chemotherapeuticum (s. auch II, 519 ff) bei Darminfektionen.

Handelsform. Metrasil.

Sulfanilamidum

Sulfanilamidum

S. II, 534.

Sulfanilamid-sulfosalicylat. Sulfanilamide sulfosalicylate.

$$H_2N \!-\!\! \underset{}{\bigcirc} \!\!-\! SO_2\!-\!NH_2 \ \cdot \ HO_3S\!-\!\! \underset{COOH}{\bigcirc} \!\!-\! OH$$

$C_{13}H_{14}N_2O_8S_2$ M.G. 390,39

p-Aminobenzolsulfonamid-sulfosalicylat.

Eigenschaften. Weißes, krist. Pulver, lösl. in W. Der pH-Wert der 3%igen wss. Lsg. ist 2,0.

Aufbewahrung. Gut verschlossen und vor Licht geschützt.

Anwendung. Als Chemotherapeutikum mit bes. auf die Erreger der Coligruppe (Harn- und Gallenwegserkrankungen) gerichteter Wrkg. Äußerlich wird die Substanz bei entzündlichen Hautaffektionen angewendet.

Dosierung. P.o., wegen des stark sauren Charakters zusammen mit Natriumbicarbonat in Tagesdosen von 3−6 g und mehr; äußerlich in 20−25%iger Konz.

Handelsform. Amindan (Sial, Vial & Uhlmann).

Sulfanilsäure

Sulfanilsäure DAB 7 − BRD, Eu.P. I-69, Helv. VI, 2. AB − DDR. Sulphanilic acid BP 73. Sulfanilic acid Ross. 9. Sulfanilzuur Ned. 6.

$$\underset{SO_3H}{\overset{NH_2}{\bigcirc}}$$

$C_6H_7NO_3S$ M.G. 173,2

4-Amino-benzol-sulfonsäure.

Bemerkung. Die Substanz ist in den genannten Pharmakopöen als Rg. aufgeführt. S. auch II, 1 045.

Gehalt. 99,0−101,0% (DAB 7 − BRD). Mindestens 99,8% (Ross. 9). Mindestens 99,0% (BP 73).

Eigenschaften. Weißes bis fast weißes Pulver, schwer lösl. in W. von 20°. lösl. in siedendem W., praktisch unlösl. in A. (90%), Ae. und Bzl., leicht lösl. in Ammoniak und in Lsg. von Carbonaten und kaustischen Alkalien.

Prüfung. 1. In Natriumcarbonat-Lsg. unlösl. Verunreinigungen: Die Lsg. von 0,50 g Substanz in einer Mischung von 1,50 ml Natriumcarbonat-Lsg. I und 3,50 ml W. muß 1 Std. lang klar bleiben (DAB 7 — BRD). — 2. Chlorid-Ionen: In 10,0 ml Prüf-Lsg. dürfen Chlorid-Ionen nach I, 257 nicht nachweisbar sein. Für die Vgl.-Lsg. sind 0,50 ml Natriumchlorid-Lsg. IV zu verwenden (DAB 7 — BRD). — Prüf-Lsg. nach DAB 7 — BRD: 2,50 g Substanz werden mit 25,0 ml W. eine Min. zum Sieden erhitzt. Nach dem Abkühlen wird auf 25,0 ml ergänzt. 1 Std. lang in Eisw. stehen gelassen und filtriert. — 3. Sulfat-Ionen: In 10,0 ml Prüf-Lsg. dürfen Sulfat-Ionen nach I, 263 nicht nachweisbar sein. Für die Vgl.-Lsg. sind 0,50 ml Kaliumsulfat-Lsg. III zu verwenden (DAB 7 — BRD). — 4. Nitrit-Ionen: 0,70 g Substanz werden ohne Erwärmen in 100 ml W. gelöst. 10 Min. nach Zusatz von 5,0 ml Naphthylamin-Sulfanilsäure-Reagens darf die Lsg. nicht stärker rosa gefärbt sein als eine in gleicher Weise behandelte Vgl.-Lsg. von 0,200 g Substanz in 100 ml W. mit 0,25 μg NO_2^- (DAB 7 — BRD). — Naphthylamin-Sulfanilsäure-Rg.: 0,10 g 1-Naphthylamin und 0,50 g Sulfanilsäure werden in je 150 ml 6 n Essigsäure gelöst. Die Lsg. werden gemischt. Eine schwache Rosafbg. wird durch Zugabe einer Spur Zinkstaub beseitigt. — 5. Sulfatasche: Höchstens 0,01% (DAB 7 — BRD). Höchstens 0,1% (BP 73). — 6. Trocknungsverlust: Etwa 2 g Substanz, genau gewogen, werden bei 120° bis zum konst. Gew. getrocknet. Der Gew.verlust darf höchstens 0,1% betragen (Ross. 9).

Gehaltsbestimmung. 1. 3,0 g Substanz, genau gewogen, werden mit 60 ml W. angeschüttelt und unter kräftigem Rühren nach Zusatz von 0,25 ml Phenolphthalein-Lsg. mit 1 n Natronlauge titriert. Gegen Ende der Titration muß der Zusatz der Lauge langsam erfolgen. 1 ml 1 n Natronlauge entspr. 0,1732 g $C_6H_7NO_3S$ (DAB 7 — BRD, BP 73).
2. Etwa 7 g Substanz, genau gewogen, werden mit 10 ml W. und 10 ml 25%iger Natriumcarbonat-Lsg. oder der äquivalenten Menge von 1 n Natriumhydroxyd-Lsg. versetzt und bis zur vollständigen Lsg. gerührt. Die Lsg. wird quantitativ in einen 500-ml-Meßkolben überführt, mit W. bis zur Marke aufgefüllt und sorgfältig geschüttelt. 25 ml der erhaltenen Lsg. werden in einem dickwandigen Becherglas von etwa 500 ml Inhalt mit 175 ml W. und 20 ml konz. Salzsäure versetzt. Das Becherglas wird in ein Gefäß mit Eiswasser gebracht. Nach Abkühlen der Lsg. auf eine Temp. unter 10° wird mit 0,1 m Natriumnitrit-Lsg. titriert. Die Titration kann als beendet betrachtet werden, wenn 1 Tr. der Lsg., auf Jodstärkepapier gebracht, innerhalb von 3 Min. einen blauen Fleck hervorruft. In gleicher Weise wird ein Blindversuch durchgeführt. 1 ml 0,1 m Natriumnitrit-Lsg. entspr. 0,01732 g Substanz (Ross. 9).

Anwendung. Als Reagens.

Sulfanilthiocarbamid

Sulfanilthiocarbamid

S. II, 540.

Sulfanilylbenzylamin

p-Sulfanilylbenzylamin.

$C_{13}H_{14}N_2O_2S$ M.G. 262,34

4-Aminomethyl-4′-aminodiphenylsulfon.

Eigenschaften. Farbl. Nadeln aus W. Fp. = 159°.
Monochlorid-Monohydrat: $C_{13}H_{14}N_2O_2S \cdot HCl \cdot H_2O$: Farbl. Kristalle. Fp. = 195°. Sehr leicht lösl. in W.
Dihydrochlorid: $C_{13}H_{14}N_2O_2S \cdot 2 HCl$. Fp. = 285°.

Anwendung. Als Chemotherapeuticum bei Lepra.

Sulfanilyl-butylcarbamidum

N-Sulfanilyl-N′-n-butylcarbamid. Carbutamid. Aminophenurobutane. Butylcarbamid. Glybutamide. Sulfabutylharnstoff.

$$H_2N-\langle\text{C}_6\text{H}_4\rangle-SO_2-NH-CO-NH-(CH_2)_3-CH_3$$

$C_{11}H_{17}N_3O_3S$ M.G. 271,35

Bemerkung. S. auch II, 93.

Eigenschaften. Weißes, geschmacklos-fades, feinkrist. Pulver, leicht lösl. in Aceton, lösl. in A., Alkalilaugen und verd. Säuren, schwer lösl. in Ae. und Chlf. Fp. = 144°. Der pH-Wert der wss. Lsg. = 5—8.

Anwendung. Zur oralen Behandlung des Diabetes.

Handelsform. S. II, 93.

Sulfaninyl-xylamidum

Sulfanilylxylamidum. Sulfabenzoylamid. Sulfametoyl. Sulfaxylamidum. Sulphadimethylbenzoylamide. Xyloylsulfaminum.

$$H_2N-\langle\text{C}_6\text{H}_4\rangle-SO_2-NH-OC-\langle\text{C}_6\text{H}_3(CH_3)_2\rangle$$

$C_{15}H_{16}N_2O_3S$ M.G. 304,36

3,4-Dimethyl-N-sulfanilylbenzamid.

Herstellung. Aus p-Nitrobenzolsulfonamid und 3,4-Dimethylbenzoylchlorid; das entstehende p-Nitro-N-(3,4-dimethylbenzoyl)-benzolsulfonamid wird mit Eisen in verd. Essigsäure reduziert.

Eigenschaften. Nadeln aus Alkohol. Fp. = 222 bis 223°. Wenig lösl. in W. Die Substanz ist auch als wasserlösl. Natriumsalz im Handel. Eine 5%ige wss. Lsg. des Natriumsalzes hat einen pH-Wert von 8,2.

Anwendung. Als Chemotherapeuticum (s. auch II, 524, 541).

Handelsformen. Irgafen. Pratonal.

Sulfanitranum

Sulfanitranum. Sulfanitran USAN.

$$H_3C-CO-NH-\langle\text{C}_6\text{H}_4\rangle-SO_2-NH-\langle\text{C}_6\text{H}_4\rangle-NO_2$$

$C_{14}H_{13}N_3O_5S$ M.G. 335,34

4′-[(p-Nitro-phenyl)-sulfamoyl]-acetanilid.

Eigenschaften. Farblose Kristalle aus verd. A. Fp. = 239—240°, leicht lösl. in Aceton, lösl. in heißem A. und M., wenig lösl. in W. und Ae.

Anwendung. Als Bacteriostaticum.

Handelsformen. Die Substanz ist eine Komponente von Novastat, Polystat, Unistat (Salsbury Labs., USA).

Literatur: J. Amer. Med. Ass. *189*, 628 (1964).

Sulfanthrolum

Sulfanthrolum
S. II, 556.

Sulfaperinum

Sulfaperinum
S. Bd. II, 546 unter Sulfamethyldiazin.

Sulfaphenazolum

Sulfaphenazolum
S. II, 554.

Sulfaproxylinum

Sulfaproxylinum
S. II, 541 u. N¹-(4-Isopropoxybenzoyl)-sulfanilamid.

Sulfapyrazin

Sulfapyrazin. Sulfapyrazine.

$C_{10}H_{10}N_4O_2S$ M.G. 250,28
Sulfanilamidopyrazin.

Darstellung. Durch Rk. von Acetylsulfanylchlorid mit 2-Aminopyrazin in Pyridin, anschließender Hydrolyse mit alkoholischer Salzsäure und anschließender Neutralisation mit verd. Natronlauge.

Eigenschaften. Farblose Kristalle, die sich bei 250 bis 254° zersetzen, sehr wenig lösl. in A., wenig lösl. in Aceton und praktisch unlösl. in W. (5 mg in 100 ml bei 25° und 5,2 mg in 100 ml bei 37°); lösl. in wss. Lsg. von Natrium-, Kalium- und Bariumhydroxyden, in Ammoniakfl. und in verd. und konz. Mineralsäuren. Die Substanz bildet ein stabiles, wasserlösl. Natriumsalz.

Anwendung. Als Chemotherapeuticum.

Dosierung. 1 bis 4 g.

Natriumsalz: $C_{10}H_9N_4NaO_2S \cdot H_2O$. MG 290,28.

Eigenschaften. Bitter schmeckendes Pulver, das leicht lösl. ist in W. (1 g in 3,33 ml bei 25°). Die Substanz reagiert alkalisch gegen Lackmus. Der pH-Wert einer 10%igen wss. Lsg. beträgt 9,1, sehr gut lösl. in Aceton, wenig lösl. in A., unlösl. in Ae. und Chlf., die wss. Lsg. der Substanz absorbieren Kohlendioxid, das eine Ausfllg. von Sulfapyrazin bewirkt.

Anwendung. Wie Sulfapyrazin (s. auch II, 519 ff.).

Dosierung. I.v. 1 bis 4 g.

Sulfapyrazolum

Sulfapyrazolum. Sulfapyrazol. Sulfamethylphenazol. Sulfamethylphenylpyrazol. Sulfazamet.

$C_{16}H_{16}N_4O_2S$ M.G. 328,40

N¹-(3-Methyl-1-phenyl-pyrazol-5-yl)-sulfanilamid.

Anwendung. Als Chemotherapeuticum (Depot-Sulfonamid).
Handelsform. Vesulong.

Sulfapyridinum

Sulfapyridinum
S. II, 542 u. Sulfapyridine.

Sulfapyridin-Natrium. Sulfapyridine Sodium. Lösliches Sulfapyridin.

$C_{11}H_{10}N_3NaO_2S \cdot H_2O$ M.G. 289,29

2-Sulfanilamidopyridin-Natriumsalz.

Eigenschaften. Farblose Kristalle, die, wenn sie längere Zeit feuchter Luft ausgesetzt werden, Kohlendioxid absorbieren, wobei die Substanz unter Abscheidung von Sulfapyridin weniger lösl. in W. wird. 1 g Substanz löst sich in etwa 1,5 ml W. und in etwa 10 ml A. Die Substanz reagiert alkalisch gegen Phenolphthalein. Eine Lsg. von 1 T. Substanz in 20 T. W. hat einen pH-Wert von 11,4.

Anwendung. Siehe Sulfapyridin (s. II, 542).

Sulfarside

Sulfarside. Sulpharside.

$C_6H_9AsN_2O_5S$ M.G. 296,14

2-Amino-4-sulfamoylbenzolarsonsäure.

Anwendung. Als Chemotherapeuticum (Amoebizid).
Handelsform. Bemarside (Natriumsalz).

Sulfarsphenaminum

Sulfarsphenaminum

S. III, 243.

Sulfasalazine

Sulfasalazine NF XIV. Salazosulfapyridin. Salicylazosulfapyridin. Sulphasalazine.

$C_{18}H_{14}N_4O_5S$ M.G. 598,39

5-[p-(2-Pyridylsulfamoyl)-phenylazo]-salicylsäure.

Bemerkung. S. auch II, 562.

Gehalt. Mindestens 93,0 und höchstens 103,0%, ber. auf die getrocknete Substanz (NF XIV).

Eigenschaften. Hellgelbes oder bräunlich gelbes, geruchloses Pulver. Fp. = 255° unter Zers., sehr wenig lösl. in A., praktisch unlösl. in W., Ae., Chlf. und Bzl., lösl. in wss. Lsg. von Alkalihydroxyden.

Erkennung. 1. 50 mg Substanz werden in einem kleinen Rg.-Glas vorsichtig über offener Flamme erhitzt. Die Substanz schmilzt zu einer orangefarbenen Fl., die ihrerseits bei weiterem Erhitzen unter Entwicklung von gelben Dämpfen und Schwefeldioxid verkohlt. (NF XIV). — 2. Eine Suspension von etwa 20 mg Substanz in 5 ml W. wird tropfenweise mit Natrium-hydroxyd-Lsg. versetzt, bis sich der Rückstand löst. Dabei entsteht eine orangerote Fbg. (NF XIV).

IR-Absorptionsspektrum. Das IR-Spektrum der Substanz, als Kaliumbromidpreßling vermessen, zeigt nur Maxima bei denselben Wellenlängen wie die NF-XIV-Standardsubstanz die in gleicher Weise vermessen wird (NF XIV).

Lichtabsorption. Das Lichtabsorptionsspektrum einer Lsg. der Substanz, die, wie unter Geh.-Bestimmung beschrieben, hergestellt wird, zeigt nur Maxima und Minima bei den glei-chen Wellenlängen wie eine Lsg. der NF-XIV-Standardsubstanz, die in gleicher Weise her-gestellt wurde (NF XIV).

Prüfung. 1. Chlorid: 2 g Substanz werden mit 100 ml W. 5 Min. bei 70° erhitzt. Dann wird sofort auf Raumtemp. abgekühlt und filtriert. 25 ml des Filtrates werden in einem 50-ml-Becherglas mit 1 ml Salpetersäure versetzt, gemischt und 5 Min. stehengelassen. Dann wird filtriert. Das Filtrat darf nur soviel Chlorid enthalten wie 100 µl einer 0,02 n Salzsäure ent-sprechen (0,014%) (NF XIV). — 2. Sulfat: 25 ml des Filtrates von 1. werden in ein 50-ml-Becherglas gebracht, mit 1 ml verd. Salzsäure versetzt, umgeschüttelt und 5 Min. stehen-gelassen. Dann wird filtriert. Das Filtrat darf höchstens soviel Sulfat enthalten, wie 200 µl einer 0,02 n Schwefelsäure entsprechen (0,04%) (NF XIV). — 3. Schwermetalle: Höchstens 0,02% (NF XIV). — 4. Trocknungsverlust: Höchstens 1,0%, wenn die Substanz 2 Std. bei 105° getrocknet wird (NF XIV). — 5. Glührückstand: Höchstens 0,5% (NF XIV).

Gehaltsbestimmung. Standard-Lsg.: Etwa 120 mg NF-Standardsubstanz werden genau gewogen u. in einen 10-ml-Meßkolben in Dimethylformamid bis zum Vol. gelöst und gemischt.

Prüf-Lsg.: Etwa 600 mg Substanz werden genau gewogen und in einem 50-ml-Meßkolben in Dimethylformamid bis zum Vol. gelöst und gemischt.

Durchführung. Eine geeignete Chromatographiekammer wird mit Filtrierpapier ausgeklei-det. Dann füllt man das Fließmittel, das aus Chlf., Butylalkohol, Aceton und Ameisensäure (4:1:1:1) besteht, ein, verschließt die Kammer und läßt sie 18 Std. so stehen. Auf eine geeignete D.Chr.-Platte, die eine 250 µm dicke Schicht von Kieselgel trägt, werden 13 µl Portionen der Standard-Lsg., der Prüf-Lsg. und Dimethylformamid als Blindlösung gebracht. Die Platte wird sorgfältig bei Raumtemp. getrocknet und dann zum Entwickeln in die Chromatographiekammer gebracht. Man läßt etwa 15 cm vom Startpunkt gerechnet laufen. Nach dem Entwickeln wird die Lsgm.-Front markiert und das Lsgm. verdampfen gelassen. Die Flecken werden unter hochwelligem UV-Licht markiert. Der R_f-Wert sollte etwa 0,6 betragen. Dann werden die Flecken der Standard-Lsg., der Prüf-Lsg. und der Blind-Lsg. jeweils sorgfältig abgekratzt und das Kieselgel in jeweils ein mit einem Glasstopfen verschließbares Zentrifugenglas überführt, mit 10,0 ml Dimethylformamid versetzt und verschlossen 10 Min. geschüttelt und sodann bis zur Klarheit zentrifugiert. Anschließend werden die Absorptionen dieser Lsg. in 1-cm-Küvetten bei einem Maximum von etwa 406 nm unter Verwendung der Blindlsg. bestimmt. Die Absorption der Standardlsg. wird mit A_S, die der Prüf-Lsg. mit A_U bezeichnet. Die Gehaltsberechnung in mg $C_{18}H_{14}N_4O_5S$ wird nach folgender Formel vorgenommen: $50 \cdot C(A_U/A_S)$, wobei C die genaue Konzentration in mg pro ml der Standard-Lsg. bedeutet.

Das ganze wird dreimal durchgeführt. Es werden jeweils die Mittelwerte verwendet (NF XIV).

Aufbewahrung. In gut schließenden, lichtgeschützten Behältern.

Dosierung. Erwachsene: Anfangsdosis 4—8 g täglich; Erhaltungsdosis 500 mg viermal täglich. Kinder: 40 mg pro kg Körpergew. in vier Einzeldosen täglich (NF XIV).

Anwendung. Als schwer resorbierbares Chemotherapeuticum, hauptsächlich bei der Behandlung der chronischen, ulcerativen Kolitis.

Handelsformen. Azopyrine; Azulfidine; Benzosulfa; Reupyrin; Salazopyridin; Salazopyrin; Salisulf.

Sulfasomizolum

Sulfasomizolum NFN. Sulfasomizole USAN, DCF. Sulphasomizole BAN. Sulfasomizol.

$C_{10}H_{11}N_3O_2S_2$ M.G. 269,3

N^1-(3-Methyl-isothiazol-5-yl)-sulfanilamid.

Eigenschaften. Weißes Pulver, lösl. 1 zu 2000 in W., fast unlösl. in Ae. und in Chlf.

Erkennung. 1. Beim Tüpfeln der Substanz mit Kupfersulfat-Lsg. entsteht eine Braunfbg. — 2. Wird 1 Tr. Substanz-Lsg. auf einem Objektträger mit 1 Tr. Bleijodid-Lsg. versetzt, so bilden sich nadelförmige Kristalle (Empfindlichkeit: 1 in 100). — 3. Wird 1 Tr. Substanz-Lsg. auf dem Objektträger mit 1 Tr. Natriumphosphat-Lsg. versetzt, so entstehen Nadeln oder Plättchen (Empfindlichkeit: 1 in 100).

UV-Absorptionsspektrum. Die Substanz zeigt in 0,1 n Salzsäure vermessen im UV Maxima bei 245 nm und 301 nm. In 0,1 n Natronlauge vermessen zeigt sie Maxima bei 257 nm und 280 nm.

Extraktion. Die Substanz läßt sich aus wss. sauren Lsg. mit Ae. extrahieren. Wird der wss. Phase vor der Extraktion ein gleiches Vol. Aceton zugesetzt, so läßt sich die Ausbeute erheblich erhöhen.

Papierchromatographie. Bedingungen: s. Solanin 436. Detektion: UV-Licht. $R_f = 0,93$.

Dünnschichtchromatographie. Bedingungen: S. Solanin 436. Detektion: Durch Besprühen mit alkalischer β-Naphthol-Lsg. $R_f = 0,66$.

Metabolisierung. Die Substanz wird schnell resorbiert und langsam ausgeschieden. Nach einer oralen Dosis von 30 mg pro kg haben 5 Patienten 60% der Dosis in den folgenden 24 Std. mit dem Harn ausgeschieden. 62% der verabreichten Dosis wurden in unveränderter Form, 37% als N-4-acetylierter Metabolit und 0,7% als N-4-Glucuronid, das als Artefakt und nicht als Metabolit betrachtet werden muß, ausgeschieden.

42*

Anwendung. Als Chemotherapeuticum.

Dosierung. Bis zu 1 g täglich.

Handelsformen. Amidozol (Theraplix, Frankreich); Bidizole (May & Baker); Sulfasomizole (Ives-Cameron).

Sulfasymazinum

Sulfasymazinum. Sulfasymazin.

C$_{13}$H$_{17}$N$_5$O$_2$S   M.G. 307,37

N^1-(4,6-Diaethyl-1,3,5-triazin-2-yl)-sulfanilamid.

Anwendung. Als Chemotherapeuticum.

Handelsform. Sulfasymazine (Lederle, USA).

Sulfathiazolum

Sulfathiazolum

S. II, 552.

Sulfathiazolum Natrium.

Bemerkung. S. II, 553.

D.Chr. Prüfung nach 2. AB — DDR: Adsorptionsschicht: Kieselgel G.

Aufzutragende Lsg.: 0,0050 g Substanz werden in 2,0 ml W. gelöst. Die Lsg. wird mit Aceton zu 50,0 ml aufgefüllt. 10,0 µl dieser Lsg. werden als Startfleck a aufgetragen.

Aufzutragende Lsg. der Testsubstanz: 0,0100 g Sulfamerazin-Vgl.-Substanz wird in 50,0 ml Aceton gelöst. 10,0 µl der Lsg. werden als Startfleck b aufgetragen.

Laufmittel: Chlf.:M. = 90:10.

Trocknung: Die Dünnschichtplatte wird an der Luft aufbewahrt, bis das Laufmittel verdunstet ist.

Detektion: Rg.: Dimethylaminobenzaldehyd-Lsg.

Die Dünnschichtplatte wird nach dem Besprühen mit dem Rg. in einem Gefäß, in dem sich eine mit konz. Salzsäure gefüllte Schale befindet, 30 Sek. stehengelassen.

Auswertung: Der R$_f$-Wert des gelben Testsubstanzfleckes muß im Bereich von 0,35 bis 0,50 liegen.

Das Chromatogramm zeigt über dem Startpunkt a einen gelben Fleck mit dem R$_x$-Wert im Bereich von 0,5—0,80.

Gehaltsbestimmung nach 2. AB — DDR. 0,2500—0,2900 g Substanz werden in der Mischung aus 10,0 ml 6 n Salzsäure und 20,0 ml W. gelöst. Nach Zusatz von 1,0 g Kaliumbromid werden in die Lsg. 2 Platinelektroden getaucht. Mit Hilfe eines konst. Polarisationsstromes wird an den Elektroden eine geeignete Potentialdifferenz, die im allgemeinen 250—450 mV beträgt, eingestellt. Die Lsg. wird mit 0,1 n Natriumnitrit-Lsg. unter Rühren mit einem Magnetrührwerk titriert (Feinbürette) und dabei der Potentialverlauf gemessen.

Zur graphischen Ermittlung des Äquivalenzpunktes werden die gemessenen Potentiale über dem Verbrauch an 0,1 n Natriumnitrit-Lsg. aufgetragen. Der Äquivalenzpunkt liegt am Beginn des Potentialsprunges im Schnittpunkt der Tangenten der beiden Kurvenäste.

1 ml 0,1 n Natriumnitrit-Lsg. ist 27,73 mg wasserfreiem Sulfathiazolnatrium äquivalent.

Der Geh. wird auf die bei 105° getrocknete Substanz berechnet.

Anwendung. Als Mittelzeitsulfonamid zur intravenösen Injektion.

Sulfathiourea

Sulfathiourea

S. II, 540 u. Sulfanilthiocarbamid.

Sulfatolamidum

Sulfatolamidum 2. AB — DDR. Sulfatolamid. Sulphatolamide.

$$\left[H_3\overset{\oplus}{N}-CH_2-\!\!\bigcirc\!\!-SO_2-NH_2 \right]\left[H_2N-\!\!\bigcirc\!\!-SO_2-\overset{\ominus}{N}-\underset{\underset{S}{\|}}{C}-NH_2 \right]$$

$C_{14}H_{19}N_5O_4S_3$ M.G. 417,5

4-Ammoniomethylbenzolsulfonamidsalz des 4-Aminobenzolsulfonylthioharnstoffs.

Bemerkung. S. auch II, 861.

Gehalt. 98,5—100,5%, ber. auf die bei 105° getrocknete Substanz (2. AB — DDR).

Herstellung. Die Substanz(III) wird durch Umsetzen von 4-Aminomethylbenzolsulfon-amidhydrochlorid(I) mit Sulfathioharnstoff-Natrium(II) erhalten.

Zur Darstellung von I wird Acetylbenzylamin(IV) mit Chlorsulfonsäure zum 4-Acetyl-aminomethylbenzolsulfochlorid(V) umgesetzt und aus diesem mit Ammoniak das 4-Acetyl-aminomethylbenzolsulfonamid(VI) gebildet. Anschließend erfolgt Entacetylierung und Über-führung des 4-Aminomethylbenzolsulfonamids(VII) in das Hydrochlorid(I).

II wird erhalten, indem man aus Thioharnstoff(VIII) und Monochlordimethyläther(IX) den

Methoxymethylthioharnstoff(X) herstellt und diesen mit 4-Acetylaminobenzolsulfochlorid-(XI) umsetzt. Das Rk.-Produkt(XII) geht bei kurzem Erwärmen in alkoholischer Salzsäure in den Acetylsulfathioharnstoff(XIII) über. Diese Verbindung wird verseift(XIV) und anschließend das Natriumsalz(II) gebildet (nach DAB 7 — DDR-Komm.).

Eigenschaften. Weißes, krist. oder mikrokrist. Pulver von nicht wahrnehmbarem Geruch und bitterem Geschmack, schwer lösl. in W., sehr schwer lösl. in Äthanol.

Erkennung. 1. D.Chr.: Absorptionsschicht: Kieselgel-G.
Aufzutragende Lsg.: 0,0050 g Substanz werden in 50,0 ml Aceton gelöst. 10,0 µl der Lsg. werden als Startfleck a aufgetragen.
Aufzutragende Lsg. der Testsubstanz: 0,0100 g Sulfamerazin-Vgl.-Substanz wird in 50,0 ml Aceton gelöst. 10,0 µl der Lsg. werden als Startfleck b aufgetragen.
Laufmittel: n-Butanol-n-Heptan-Chlf.-Essigsäure (30 + 30 + 30 + 10).
Trocknung: Die Dünnschichtplatte wird an der Luft aufbewahrt, bis das Laufmittel verdunstet ist.

Detektion. Rg.: Dimethylaminobenzaldehyd-Lsg.
Die Dünnschichtplatte wird nach dem Besprühen mit dem Rg. in einem Gefäß, in dem sich eine mit konz. Salzsäure gefüllte Schale befindet, 30 Sek. stehengelassen.
Auswertung: Der R_f-Wert des gelben Testsubstanzfleckes muß im Bereich von 0,40—0,55 liegen. Das Chromatogramm zeigt über dem Startpunkt a einen gelben Fleck mit einem R_x-Wert im Bereich von 1,15—1,55 (2. AB — DDR). — 2. 0,020 g Substanz werden mit 5,0 ml W. u. 5 Tr. Triketohydrindenhydrat-Lsg. versetzt. Die Mischung wird 120 Sek. im Sieden gehalten. Sie zeigt eine violettblaue Fbg. (2. AB — DDR).

Prüfung. 1. Laugenunlösl. Verunreinigungen, Farbe der Lsg.: 1,00 g Substanz wird in der Mischung aus 5,0 ml 1 n Kalilauge und 5,0 ml W. gelöst. Die Lsg. darf nicht stärker getrübt sein als die unter Prüf. auf Chlorid-Ionen (s. I, 257) angegebene Vgl.-Probe. 5,0 ml dieser Lsg. dürfen nicht stärker gefärbt sein als 5,0 ml Farb-VL Ge 1 (2. AB — DDR). — 2. Säureunlösl. Verunreinigungen: 0,400 g Substanz werden in der Mischung aus 4,00 ml 6 n Salzsäure und 6,0 ml W. gelöst. Die Lsg. darf nicht stärker getrübt sein als die unter Prüf. auf Chlorid-Ionen (s. I, 257) angegebene Vgl.-Probe (2. AB — DDR). — 3. Alkalisch oder sauer reagierende Verunreinigungen: 0,300 g Substanz werden in 30,0 ml W. unter Erwärmen gelöst. Die Lsg. wird nach dem Erkalten ggf. filtriert. 10,0 ml der Lsg. müssen nach Zusatz von 3 Tr. Bromthymolblau-Lsg. und 0,400 ml 0,1 n Salzsäure gelb und nach darauffolgendem Zusatz von 0,50 ml 0,01 n Kalilauge grün oder blau gefärbt sein (2. AB — DDR). — 4. Schwermetall-Ionen: 10,0 ml der Lsg. von 3. dürfen bei der Prüf. auf Schwermetall-Ionen nach Methode I (s. I, 254) keine stärkere Trbg. und ggf. keine stärkere Fbg. zeigen als die Vgl.-Probe zeigen (höchstens 0,01% ber. als Pb²⁺) (2. AB — DDR). — 5. Chlorid-Ionen: 0,50 ml der Lsg. von 1. werden mit 0,50 ml W. und 2 Tr. der Mischung aus 1,00 ml konz. Wasserstoffperoxid-Lsg. und 2,0 ml W. versetzt. Nach 120 Sek. wird die Lsg. mit 9,0 ml W. versetzt. 2,00 ml dieser Lsg. dürfen bei der Prüf. auf Chlorid-Ionen (s. I, 257) keine stärkere Trbg. als die Vgl.-Probe zeigen (höchstens 0,1% Cl⁻) (2. AB — DDR). — 6. Sulfat-Ionen: 0,50 ml der Lsg. von 1. dürfen nach Zusatz von 0,50 ml 6 n Salzsäure und 9,0 ml W. bei der Prüf. auf Sulfat-Ionen (s. I, 263) keine stärkere Trbg. als die Vgl.-Probe zeigen (höchstens 0,1% SO₄²⁻) (2. AB — DDR). — 7. Sulfatasche: Höchstens 0,30% (2. AB — DDR). — 8. Trocknungsverlust: Höchstens 0,50%, wenn die Substanz 3 Std. bei 105° getrocknet wird (2. AB — DDR).

Gehaltsbestimmung. 0,2500 g Substanz werden in der Mischung aus 20,0 ml W. und 5,0 ml 3 n Ammoniak-Lsg. gelöst. Die Lsg. wird mit 20,0 ml 0,1 n Silbernitrat-Lsg. und 8,0 ml 6 n Schwefelsäure versetzt. Die Mischung wird zum Sieden erhitzt und nach dem Erkalten mit W. zu 100,00 ml aufgefüllt und filtriert. Die ersten 15,0 ml Filtrat werden verworfen. 50,00 ml des klaren Filtrates werden mit 5,0 ml Eisen(III)-ammoniumsulfat-Lsg. versetzt. Der Überschuß an 0,1 n Silbernitrat-Lsg. wird mit 0,1 n Ammoniumthiocyanat-Lsg. bis zur rötlich gelben Fbg. titriert (Feinbürette). 1 ml 0,1 n Silbernitrat-Lsg. ist 20,88 mg Substanz äquivalent. Der Geh. wird auf die bei 105° getr. Substanz ber. (2. AB — DDR).

Aufbewahrung. Vorsichtig, vor Licht geschützt. Die Substanz ist nur zur Anwendung an der unversehrten Haut bestimmt.

Wirkung und Anwendung. Der Substanz werden spezifische Wrkg. gegenüber Anärobiern zugeschrieben, sie ist auch gegenüber hämolytischen Streptokokken wirksam. Da ihre antibakterielle Wrkg. nicht durch Aminobenzoesäure aufgehoben wird, kann sie Sulfanilamidresistenz bei Bakterien durchbrechen. Wegen ihrer Neigung zur Erzeugung allergischer Rk., wie ihrer allgemeinen Toxizität, ist bei ihrer Verwendung eine gewisse Vorsicht geboten. Das Kombinationspräparat wird häufig in der Vet.-Med. angewendet, und zwar als Chemotherapeutikum gegen Streptokokken, Staphylokokken, Coli- und Anärobierinfektionen, intrauterin bei Pferd, Rind, Schaf, Ziege, Schwein, intramammär beim Rind, intraperitoneal bei Pferd, Rind und Schwein, bei Operationen und lokal bei Wunden (nach DAB 7 — DDR-Komm.).

Handelsformen. Aseptorid (Lakemeier); Marbadal (Bayer); Mirbedal.

Sulfenone

Sulfenone. Sulphenone.

C₁₂H₉ClO₂S

$\mathrm{C_{12}H_9ClO_2S}$

M.G. 252,73

p-Chlorphenyl-phenyl-sulfon.

Bemerkung. Das Handelsprodukt enthält 80% Sulfenon und 20% verwandte Diaryl-sulfone.

Eigenschaften. Dimorphe Kristalle. Fp. = 90 bis 94°. Die Substanz hat einen leicht aromatischen Geruch und ist geschmacklos. Löslichkeit bei 20°: Aceton 74,4 g/100 ml; Dioxan 65,6 g/100 ml; Isopropanol 21 g/100 ml; Hexan 0,4 g/100 ml; Bzl. 44,4 g/100 ml; Toluol 29,4 g/100 ml; Xylol 18,2 g/100 ml; Tetrachlorkohlenstoff 4,9 g/100 ml. Praktisch unlösl. in W. Die Substanz ist stabil gegenüber oxidierenden und reduzierenden Agenzien, Säuren und Alkalien.

Anwendung. Als Akarizid.

Sulfinpyrazone

Sulfinpyrazone USP XIX. Sulphinpyrazone BP 73, BPC 73. Sulfinpyrazonum. Sulfin-pyrazon. Sulphoxyphenylpyrazolidine. Sulfinpyrason.

C₂₃H₂₀N₂O₃S

$\mathrm{C_{23}H_{20}N_2O_3S}$

M.G. 404,5

1,2-Diphenyl-4-[2-(phenyl-sulfinyl)-aethyl]-pyrazolidin-3,5-dion.

Gehalt. Mindestens 99,0%, ber. auf die getrocknete Substanz (BP 73); mindestens 98,5 und höchstens 101,5%, ber. auf die getrocknete Substanz (USP XIX).

Eigenschaften. Weißes oder fast weißes Pulver, geruchlos, von bitterem Geschmack, fast unlösl. in W. und in leichtem Petroleum, lösl. in 40 T. 95%igem A., in 2 T. Chlf. und in 750 T. Ae., wenig lösl. in verd. Alkalilsg. Fp. = 131—135° (BP 73); 130,5—134,5° (USP XIX).

Erkennung. 1. Die Lichtabsorption im Bereich von 230—350 nm, gemessen an einer 2-cm-Schicht einer 0,001%igen Lsg. der Substanz in 0,01 n Natronlauge, zeigt ein Maximum bei 260 nm. Die Extinktion bei 260 nm beträgt etwa 1,1 (BP 73). — 2. 10 mg Substanz werden in 3 ml Aceton gelöst und mit 1 Tr. Eisen(III)-chlorid-Lsg. und 3 ml W. versetzt. Dabei entsteht eine weinrote Fbg. (BP 73). — 3. Das IR-Spektrum der Substanz, als Kaliumbromid-

Preßling vermessen, darf nur Maxima bei den gleichen Wellenlängen wie die USP-Standardsubstanz zeigen (USP XIX). — 4. 0,1 g Substanz wird in 2 ml einer 5%igen Lsg. von Natriumhydroxyd dispergiert. Man versetzt mit 20 ml 0,1 n Kaliumpermanganat-Lsg. und extrahiert das Ganze mit 5 ml Tetrachlorkohlenstoff. Der Extrakt ist gelb gefärbt. Er wird filtriert. 2 ml des Filtrates werden mit 3 ml verd. Salzsäure und 0,3 g Zinkgranulat versetzt. Man erhitzt auf dem Wasserbad unter gelegentlichem Schütteln, bis der Tetrachlorkohlenstoff verdampft ist. Das Erhitzen wird weitere 10 Min. fortgesetzt, dann wird abgekühlt, dekantiert und die Hälfte der Lsg. mit 0,02 g Kaliumcyanid, 0,05 ml Kupfersulfat-Lsg. und 2 g Natriumacetat versetzt. Dabei entsteht eine intensiv blaue Fbg. Der Rest der Lsg. wird in einem Eisbad gekühlt, mit 0,5 ml Natriumnitrit-Lsg. versetzt und der Überschuß an Nitrit mit Sulfaminsäure entfernt. 0,5 ml dieser Mischung werden mit 0,5 ml 2-Naphthol-Lsg. und 2 ml Natriumhydroxyd-Lsg. versetzt. Dabei entsteht eine orangerote Fbg. (BP 73).

Prüfung. 1. Löslichkeit in Aceton: 0,5 g Substanz werden in 5 ml Aceton gelöst. Die Lsg. muß klar und fast farblos sein (BP 73, USP XIX). — 2. Löslichkeit in 0,5 n Natronlauge: 500 mg Substanz werden in 10,0 ml 0,5 n Natronlauge gelöst. Dabei muß eine klare, praktisch farblose Lsg. entstehen (USP XIX). — 3. Trocknungsverlust: Höchstens 0,5%, wenn die Substanz bei 100° und einem Druck, der 5 mm Quecksilber nicht übersteigt, bis zum konst. Gew. getrocknet wird (BP 73); höchstens 0,5%, wenn die Substanz 2 Std. bei 105° getrocknet wird (USP XIX). — 4. Sulfatasche: Höchstens 0,1% (BP 73, USP XIX). — 5. Chlorid: 2 g Substanz werden mit 20 ml W. 2 Min. zum Sieden erhitzt. Man kühlt ab, filtriert und versetzt 10 ml des Filtrates mit 1,0 ml verd. Salpetersäure und 1,0 ml Silbernitrat-Lsg. Dabei darf keine Opaleszenz auftreten (USP XIX). — 6. Sulfat: 10 ml des Filtrates, das man bei der Prüf. auf Chlorid erhalten hat, werden mit 1,0 ml Bariumchlorid-Lsg. versetzt. Dabei darf keine Trbg. auftreten (USP XIX). — 7. Schwermetalle: Höchstens 0,001% (USP XIX).

Gehaltsbestimmung. 0,6 g Substanz werden in 30 ml 95%igem A., der vorher sorgfältig gegen Phenolphthalein-Lsg. neutralisiert wurde, gelöst. Man titriert mit 0,1 n Natronlauge unter Verwendung von Phenolphthalein-Lsg. als Indikator. 1 ml 0,1 n Natronlauge entspricht 0,040 45 g $C_{23}H_{20}N_2O_3S$ (BP 73, USP XIX).

Metabolismus. Die Substanz ist als ein Analoges des Phenylbutazons zu betrachten. Sie hat stärkere uricosurische, aber schwächere analgetische und antiinflammatorische Wrkg. Ihre Hauptwrkg. besteht darin, die Uratexkretion durch die Nieren zu steigern, wahrscheinlich durch Blockierung der tubulären Resorption von Urat. Die Substanz wird schnell und vollständig aus dem Gastrointestinaltrakt resorbiert. Die uricosurische Wrkg. hält etwa 10 Std. lang an.
Etwa 50% einer oral verabreichten Dosis wird innerhalb von 24 Std. mit dem Harn ausgeschieden. Der Hauptteil ist unverändert, jedoch kann Verstoffwechselung zum p-Hydroxyderivat vorkommen.

Dosierung. Bis zu 600 mg tägl.; 200—500 mg tägl. auf mehrere Dosen verteilt (BP 73).

Anwendung. Als Uricosurikum und Antiarthriticum.

Handelsformen. Anturan (Geigy); Anturanil; Anturidin; Enturen.

Sulfinyldianilin

4,4′ Sulfinyldianilin.

$C_{12}H_{12}N_2OS$ M.G. 232,30

4,4′-Diaminodiphenylsulfoxid.

Eigenschaften. Prismen aus Alkohol oder W. Fp. = 175°. Wenig lösl. in W.

Anwendung. Als Leprostaticum.

Handelsform. Medapsol.

Sulfiramum

Sulfiramum ÖAB 9. Monosulfiram.

$$H_5C_2 \diagdown N-C-S-C-N \diagup C_2H_5$$
$$H_5C_2 \diagup \quad \| \quad \| \quad \diagdown C_2H_5$$
$$S \quad S$$

$C_{10}H_{20}N_2S_3$ M.G. 264,48

Tetraäthylthiurammonosulfid.

Bemerkung. S. auch V, 887 unter Monosulfiramum.

Gehalt. 98,5—101,5% (ÖAB 9).

Eigenschaften. Gelbe Kristalle oder gelbes, krist. Pulver von schwachem, eigenartig aromatischem Geruch und zuerst kühlendem, dann schwach bitterem, unangenehmem Geschmack, sehr wenig lösl. in W., lösl. in etwa 3 T. A. oder in etwa 6 T. verd. A., sehr leicht lösl. in Ae., Chlf., Aceton oder Bzl., wenig lösl. in fl. Paraffin. Schmelzintervall (im Kapillarröhrchen): 33—35°. Schmelzintervall (unter dem Mikroskop): 30—33°. Lichtbrechungsvermögen der Schmelze: $n_D = 1,6126$ bei 43—44° (ÖAB 9).

Erkennung. Erhitzt man etwa 0,1 g Substanz in einem Porzellantiegel mit etwa 0,5 g wasserfreiem Natriumcarbonat zum Schmelzen, so entweichen basisch reagierende, nach Diäthylamin riechende Dämpfe. Erwärmt man den Rückstand mit 10 ml verd. Salzsäure, so entweicht Schwefelwasserstoff, erkennbar am Geruch. Einige Tr. der filtrierten Lsg. geben nach dem Verdünnen mit 2 ml W. mit Bariumchlorid-Lsg. einen weißen, feinkrist. Nd. (ÖAB 9).

Prüfung. 1. Aussehen der Lsg.: Eine Lsg. von 1 g Substanz in 4 ml A. muß klar sein (ÖAB 9). — 2. Freies Alkali, freie Säure: 1,5 g Substanz werden mit 30 ml warmem W. 2 Min. lang kräftig geschüttelt und nach dem Abkühlen filtriert. 5 ml des Filtrates müssen auf Zusatz von 2 Tr. Phenolphthalein-Lsg. farblos bleiben und sich bei darauffolgendem Zusatz von 1 Tr. 0,01 n Natriumhydroxyd-Lsg. rot färben (ÖAB 9). — 3. Chlorid und andere Halogenide: 10 ml des für 2. bereiteten Filtrates dürfen nach Zusatz von 1 ml verd. Salpetersäure mit 3 Tr. Silbernitrat-Lsg. nicht stärker getrübt werden als eine mit 1 ml Chlorid-Standard-Lsg. vorschriftsmäßig bereitete Vgl.-Lsg. (ÖAB 9). — 4. In dem für 2. bereiteten Filtrat darf Sulfat in unzulässiger Menge nicht nachweisbar sein (ÖAB 9). — 5. Schwermetalle: In einer Mischung von 2 ml des für 2. bereiteten Filtrates und 8 ml W. dürfen Schwermetalle nicht nachweisbar sein (ÖAB 9). — 6. Verbrennungsrückstand: Höchstens 0,1% (ÖAB 9).

Gehaltsbestimmung. 0,2000 g Substanz werden in einem 300 ml fassenden Kjeldahlkolben mit 25 ml konz. Salpetersäure übergossen. Man erhitzt die Mischung unter dem Abzug zum Sieden und trägt im Laufe von 5—10 Min. insgesamt 5 g Kaliumchlorat in Anteilen zu je 0,3 g ein. Sobald die Fl. auf etwa 10 ml eingedampft ist, versetzt man nochmal mit 25 ml konz. Salpetersäure und fügt sodann in der oben beschriebenen Weise noch 3 g Kaliumchlorat hinzu, dampft die Fl. bis fast zur Trockne ein und versetzt den Rückstand mit 25 ml konz. Salzsäure. Man dampft nochmal bis fast zur Trockne ein, versetzt nochmal mit 25 ml konz. Salzsäure und verdampft wieder. Den Rückstand löst man in 100 ml warmem W., fügt 5 Tr. Methylrot-Lsg. hinzu und neutralisiert mit 1 n Natriumhydroxyd-Lsg.

Die so erhaltene Lsg. filtriert man in ein Becherglas und wäscht Kolben und Filter sorgfältig mit W. aus, bis das Fl.-Vol. etwa 300 ml beträgt. Nach Zusatz von 2 ml verd. Salzsäure erhitzt man zum Sieden, fügt unter Umrühren auf einmal 15 ml siedendheiße Bariumchlorid-Lsg. hinzu und erhitzt die Fl. noch 1 Std. lang auf dem Wasserbad. Hierauf filtriert man durch ein feinporiges, aschefreies Filter, wäscht den Nd. von Bariumsulfat mit heißem W. aus, trocknet, verascht, glüht bei dunkler Rotglut und wägt nach dem Erkalten.

Das Gewicht des Rückstandes muß für die angegebene Einwaage 0,5216—0,5375 g betragen, entspr. 98,5—101,5% des theoretischen Wertes.

1 g Bariumsulfat entspricht 0,3777 g $C_{10}H_{20}N_2S_3$.
1 g Substanz entspricht 2,6478 g Bariumsulfat (ÖAB 9).

Aufbewahrung. In gut schließenden Gefäßen, an einem kühlen Ort.

Dosierung. Gebräuchliche Konzentration in Emulsionen: 25%; gebräuchliche Konzentration in Seifen: 5—10% (ÖAB 9).

Anwendung. Als äußerliches Parasitizid.

Handelsform. S. V, 887.

Sulfisomidinum

Sulfisomidinum.

Bemerkung. S. II, S. 548.

D.chr. Prüfung nach 2. AB — DDR. 1. Adsorptionsschicht: Kieselgel G. Aufzutragende Lsg.: 0,0050 g Substanz werden in 50,0 ml Aceton gelöst. 10,0 µl dieser Lsg. werden als Startfleck a aufgetragen. Aufzutragende Lsg. der Testsubstanz: 0,0050 g Sulfisomidin-Vgl. — Substanz werden in 50,0 ml Aceton gelöst. 10,0 µl der Lsg. werden als Startfleck b aufgetragen. Laufmittel: Chlf.:M. = 90:10.
Trocknung: Die Dünnschichtplatte wird an der Luft aufbewahrt, bis das Laufmittel verdunstet ist.
Detektion: Rg.: Dimethylaminobenzaldehyd-Lsg.
Die Dünnschichtplatte wird nach dem Besprühen mit dem Rg. in einem Gefäß, in dem sich eine mit konz. Salzsäure gefüllte Schale befindet 30 Sek. stehen gelassen.
Auswertung: Der R_f-Wert des gelben Testsubstanzfleckes muß im Bereich von 0,20—0,50 liegen.
Das Chromatogramm zeigt über dem Startpunkt a einen gelben Fleck mit dem R_f-Wert des Fleckes der Testsubstanz.
2. Für Adsorptionsschicht, aufzutragende Lsg., aufzutragende Lsg. der Testsubstanz, Trocknung und Detektion gelten die bei der Prüf. nach 1. gemachten Angaben.
Laufmittel: n-Butanol:n-Heptan:Chlf:Essigsäure = 30:30:30:10.
Auswertung: Der R_f-Wert des gelben Testsubstanzfleckes muß im Bereich von 0,05—0,20 liegen.
Das Chromatogramm zeigt über dem Startpunkt a einen gelben Fleck mit dem R_f-Wert des Fleckes der Testsubstanz.

Sulfisomidinum Natricum Jap. 72. Sulfisomidine Sodium.

$C_{12}H_{13}N_4NaO_2S$ M.G. 300,32

Bemerkung. S. auch II, 548.

Gehalt. Mindestens 98,0%, ber. auf die getrocknete Substanz (Jap. 72).

Eigenschaften. Weiße Kristalle oder weißes, krist. Pulver, geruchlos, von bitterem Geschmack, leicht lösl. in W., lösl. in A. und wenig lösl. in Aceton. Fp. = etwa 290° unter Zers.

Erkennung. 1. 1 g Substanz wird in 15 ml W. gelöst und mit 5 ml Essigsäure versetzt. Dabei entsteht ein weißer Nd. Dieser wird abfiltriert, mit W. gewaschen und 2 Std. bei 105° getrocknet. Er schmilzt bei 243—247° unter Zers. (Jap. 72). — 2. Der Nd. gibt alle unter Sulfisomidin (Bd. II, 548) beschriebenen Erkennungsrk. — 3. 0,2 g Substanz werden verascht. Der Rückstand wird in 10 ml W. gelöst. Die Lsg. gibt die bekannten Nachweisrk. für Natrium (Jap. 72).

Prüfung. 1. Klarheit und Farbe der Lsg.: 1,0 g Substanz wird in 25 ml W. gelöst. Die Lsg. muß klar und farblos sein (Jap. 72). — 2. Chlorid: 3,0 g Substanz werden in 54 ml W. gelöst, mit 6 ml verd. Salpetersäure versetzt und 1 Std. unter Kühlen in einem Eiswasserbad und gelegentlichem Umrühren stehen gelassen. Dann wird filtriert. Die ersten 10 ml des Filtrats werden verworfen. Der Rest wird als Prüf-Lsg. verwendet. 20 ml dieser Prüf-Lsg. werden mit 6 ml verd. Salpetersäure versetzt, mit W. auf 50 ml verdünnt und dann auf Chlorid geprüft. Gleichzeitig wird eine Kontroll-Lsg. mit 0,40 ml 0,01 n Salzsäure (höchstens 0,014%) hergestellt (Jap. 72). — 3. Sulfat: 10 ml obiger Prüf-Lsg. werden mit 1 ml verd. Salzsäure versetzt und mit W. auf 50 ml verdünnt. Diese Lsg. wird auf Sulfat geprüft. Eine gleichzeitig hergestellte Kontroll-Lsg. soll 0,40 ml 0,01 n Schwefelsäure enthalten (höchstens 0,038%) (Jap. 72). — 4. Schwermetalle: Höchstens 20 ppm (Jap. 72). — 5. Trocknungsverlust: Höchstens 11,0%, wenn 1,5 g Substanz 4 Std. bei 150° und vermindertem Druck getrocknet werden (Jap. 72).

Gehaltsbestimmung. Etwa 0,5 g sorgfältig getrocknete Substanz werden genau gewogen, in 5 ml Salzsäure und 50 ml W. gelöst und auf 15° abgekühlt. Dieser Lsg. setzt man 25 g gemahlenes Eis zu und titriert mit 0,1 m Natriumnitrit-Lsg. unter Umrühren, bis eine Blaufbg. bestehen bleibt, wenn man diese Lsg. auf Zinkjodidstärkepapier tüpfelt. Die Lsg. sollte nach jedem Zusatz von Natriumnitrit-Lsg. etwa 1 Min. stehengelassen werden.

1 ml 0,1 m Natriumnitrit-Lsg. entspricht 30,032 mg $C_{12}H_{13}N_4NaO_2S$ (Jap. 72).

Aufbewahrung. In gut verschlossenen, lichtgeschützten Gefäßen.

Dosierung und Anwendung. S. II, 549 (Kurzzeitsulfonamid).

Sulfisoxazolum

Sulfisoxazolum

S. II, 550.

Sulfisoxazole Acetyl

S. II, 550 u. Acetyl-Sulfisoxazole.

Sulfisoxazole diolamine

S. II, 552.

Sulfobenzoldiazonium

p-Sulfobenzoldiazoniumhydroxid, inneres Salz. Acidum p-diazobenzolsulfonicum, Anhydrobase der diazotierten Sulfanilsäure.

$$N\equiv\overset{\oplus}{N}-\!\!\left\langle\;\right\rangle\!\!-SO_3^{\ominus}$$

$C_6H_4N_2O_3S$ M.G. 184,17

Eigenschaften. Weißes, sich an der Luft rötlich verfärbendes, krist. Pulver, wenig lösl. in kaltem W. und A., leicht lösl. in heißem W., verd. Alkalilaugen und Salzsäure. Die Substanz explodiert in trockenem Zustand beim Erwärmen, sowie durch Schlag und Reiben. Mit W. angeteigt bildet sie eine weiße, sich allmählich verfärbende Paste.

Aufbewahrung. Wegen der explosiven Eigenschaft nur mit W. angeteigt aufbewahren.

Anwendung. Medizinisch als Harnreagens zur Diagnose bei fieberhaften Erkrankungen (Typhus usw.), anstelle von Ehrlich's Rg. — Technisch als Rg. auf Aldehyde, Glucose, Phenol, Eiweißkörper und zur Fabrikation von Farbstoffen.

Sulfobromphthaleinum

Sulfobromphthaleinum Natrium

S. II, 12 u. Sulfobromphthalein.

Sulfocarbamid

Sulfocarbamid

S. Thioharnstoff, I, 236.

Sulfocarbanilidum

Sulfocarbanilid. Thiocarbanilid.

$C_{13}H_{12}N_2S$ M.G. 228,31

N,N'-Diphenylthioharnstoff.

Eigenschaften. Weiße, krist. Blättchen, praktisch unlösl. in W. und Schwefelkohlenstoff, lösl. in A., Ae. und Alkalilauge. $d^4 = 1,320$. Fp. $= 154-155°$.

Anwendung. Zur Herst. von Schwefelfarben und als Vulkanisationsbeschleuniger.

Sulfocidine

Sulphocidine album. Mésulfamide sodique.

$C_7H_9N_2O_5S_2Na$ M.G. 288,29

p-Sulfamoylanilinomethansulfonsäure, Natriumsalz.

Eigenschaften. Kristalle aus 50%igem A. Lösl. in W.; die Lsg. reagieren neutral gegen Lackmus.

Anwendung. Als Chemotherapeuticum (s. auch II, 528, 557).

Handelsformen. Anticoccine. Pulmorex. Streptocidum album solubile.

Sulfodiamin

Sulfodiamin. Acedapson. Acetyldiphenasonum. Diacetyldapsone. Diacetyldiaphenylsulphone.

$C_{16}H_{16}N_2O_4S$ M.G. 332,37

4,4'-Sulfonyl-bis-acetanilid.

Herstellung. Aus 4,4'-Sulfonyldianilin durch Kochen mit Acetanhydrid.

Eigenschaften. Schwach gelbe Blättchen aus Alkohol und W. Fp. $= 282$ bis $285°$. Fast unlösl. in W., lösl. in A.

Anwendung. Als Malariachemotherapeuticum und Antileproticum.

Handelsformen. Atilon. Camilan. Hansolar. Rodilone.

Sulfoguaiacolum

Sulfoguaiacolum.

S. V, 362 u. Kalium guajacolsulfonicum.

Sulfoharnstoff

Sulfoharnstoff.

S. Thioharnstoff, I, 236.

Sulfomyxinum

Sulfomyxinum. Sulfomyxin. Sulphomyxin.

Pentakis-(N-sulfomethyl)-polymyxin B

$C_{61}H_{108}N_{16}O_{29}S_5$ M.G. 1689,95

Anwendung. Als Antibioticum, vorwiegend gegen gramnegative Erreger.

Handelsformen. Thiosporin: Na-Salz (Burroughs Wellcome, England); Sulfomyxin (Pfizer).

Sulfonaethylmethanum

Sulfonaethylmethanum

S. II, 235 u. Methylsulfonalum.

Sulfonalum

Sulfonalum.

S. II, 235.

Methylsulfonalum

S. II, 235.

Sulfonamide

Sulfonamide

S. II, 519.

Sulfondichloramidum

Sulfondichloramidum.

S. I, 1231 u. Dichloramina T.

Sulfonmethanum

Sulfonmethanum

S. II, 235 u. Sulfonalum.

Sulfophenylazo-chromotropsäure

p-Sulfophenyl-azo-chromotropsaures Natrium. SPADNS.

$C_{16}H_9N_2Na_3O_{11}S_3$ M.G. 570,44

Eigenschaften. Braunes, krist. Pulver, lösl. in W.

Anwendung. Als Indikator in 0,02%iger wss. Lsg. bei der komplexometrischen Best. von Zr und Th mit Äthylendiamintetraessigsäure.

Literatur. Z. anal. Chem., *146*, 418 (1955).

Sulforidazinum

Sulforidazinum. Sulforidazin.

$C_{21}H_{26}N_2O_2S_2$ M.G. 402,58

10-[2-(1-Methyl-2-piperidyl)-aethyl]-2-(methyl-sulfonyl)-phenothiazin.

Anwendung. Als Neurolepticum (s. auch II, 376 ff.).

Handelsformen. Imagotan. Inofal. Psychoson.

Sulformetoxinum

Sulformetoxinum. Sulformetoxin. Sulphormethoxine BAN. Sulfadoxin. Sulfaorthodi-methoxine. Sulforthomidine. Sulphorthodimethoxine. Sulphorthomidine.

$C_{12}H_{14}N_4O_4S$ M.G. 310,3

Eigenschaften. Fast unlösl. in Ae. und Chlf.

Erkennung. 1. Beim Tüpfeln mit Kupfersulfat-Lsg. entsteht eine schwache Grünfbg. — 2. Wird 1 Tr. Substanz-Lsg. auf einem Objektträger mit 1 Tr. Bleijodid-Lsg. versetzt, so entstehen Bündel von irregulären Kristallen (Empfindlichkeit: 1 in 100). — 3. Wird 1 Tr. Substanz-Lsg. auf einem Objektträger mit 1 Tr. Kaliumwismutjodid-Lsg. versetzt, so beobachtet man Kristallrosetten oder -plättchen (Empfindlichkeit: 1 in 100).

Extraktion. Die Substanz läßt sich aus wss. sauren Lsg. mit Ae. extrahieren. Wird der wss. Phase vor der Extraktion ein gleiches Vol. an Aceton zugesetzt, so läßt sich die Ausbeute erheblich erhöhen.

Papierchromatographie. Bedingungen: s. Solanin S. 436. Detektion: UV-Licht. $R_f = 0{,}86$.

Dünnschichtchromatographie. Bedingungen: s. Solanin S. 436. Detektion: Durch Besprühen mit alkalischer β-Naphthol-Lsg. $R_f = 0{,}67$.

Anwendung. Als Chemotherapeuticum. (Depot-Sulfonamid)

Dosierung. Bis zu 1 g in einer einzigen Dosis, einmal wöchentlich.

Metabolisierung. Bei der Substanz handelt es sich um ein lang wirkendes Sulfonamid. Es führt zu hohen Blutkonzentrationen und wird sehr langsam ausgeschieden. Untersuchungen an Kindern haben gezeigt, daß nach einer einzigen Dosis von 25 mg pro kg die Blutkonz. von einem Anfangswert von 8—12 mg/100 ml auf 2—6 mg/100 ml innerhalb von 7 Tagen fällt. Der %-Geh. der acetylierten Metaboliten im Serum liegt gewöhnlich unterhalb 10% der Totalkonz. und der des Glucuronidkonjugates ist noch niedriger. Innerhalb einer Woche werden im Harn 16—46% der verabreichten Dosis wiedergefunden, 30% davon in freier Form, 60% in acetylierter Form und der Rest als Konjugat mit Glucuronsäure.

Handelsformen. Fanasil; Fanasulf; Fanzil.

Sulfosalicylsäure

5-Sulfosalicylsäure 2. AB — DDR. Sulfosalicylic acid Ross. 9, NF XIV. Acidum sulfosalicylicum. Salicylsäure-sulfonsäure-(5).

$C_7H_6O_6S + 2 H_2O$ M.G. 254,22

2-Hydroxy-benzoesäure-sulfonsäure-(5).

Bemerkung. S. I, 235.

Gehalt. Mindestens 84%, ber. auf die wasserfreie Substanz (Ross. 9).

Eigenschaften. Weißes, kristallines Pulver, sehr leicht lösl. in W., A. und Ae. lösl. in Aceton, praktisch unlösl. in Bzl. Die wasserhaltige Substanz schmilzt bei 113°. Fp. (wasserfrei) = etwa 120°. Oberhalb von 120° erfolgt Zers. in Salicylsäure und Phenol. Die wss. Lsg. der Substanz reagieren sauer.

Prüfung. 1. Sulfat: Höchstens 0,5% (Ross. 9). — 2. Reaktionsfähigkeit mit Eisen-Ionen: In einen 50-ml-Erlenmeyerkolben gibt man 15 ml W., 0,003 mg Eisen (entspr. 1 ml Eisenstandard-Lsg. B), 5 ml einer 10%igen Lsg. der Substanz, rührt gut um und versetzt mit 5 ml Ammoniak-Lsg. Anschließend wird wieder gerührt. Die Substanz ist als brauchbar zu betrachten, wenn die entstandene Gelbfbg. intensiver ist als die einer Lsg., die in dem gleichen Vol. 5 ml einer 10%igen Sulfosalicylsäure-Lsg. und 5 ml Ammoniak-Lsg. enthält (Ross. 9).

Gehaltsbestimmung. Etwa 0,5 g Substanz, genau gewogen, werden in 100 ml W. gelöst und mit 0,1 n Natriumhydroxyd-Lsg. gegen Phenolphthalein als Indikator titriert. 1 ml 0,1 n Natriumhydroxyd-Lsg. entspr. 0,01091 g wasserfreie Substanz. Der Prozentgeh. an Sulfat, multipliziert mit dem Faktor 2,271 wird vom bestimmten Prozentgeh. der Sulfosalicylsäure subtrahiert.

1 g Substanz wird in 100 ml W. gelöst. Die Lsg. wird mit konz. Ammoniak-Lsg. gegen Methylorange neutralisiert, dann mit 1 ml Salzsäure angesäuert, zum Sieden erhitzt und dann tropfenweise mit 10 ml Bariumchlorid-Lsg., die ebenfalls zum Sieden erhitzt wurde, vers. Die Mischung wird auf einem Wasserbad 30 Min. lang erwärmt und filtriert. Der Rückstand wird auf einem aschefreien Filter gesammelt, sorgfältig mit heißem W. gewaschen, bis kein Chlorid im Waschwasser mehr nachweisbar ist. Das Filter mit dem Rückstand wird in einen tarierten Tiegel überführt, getrocknet und verascht. Der abgekühlte Rückstand wird mit wenigen Tr. Schwefelsäure versetzt und nochmals verascht. Das Gew. des erhaltenen Bariumsulfates wird mit 0,4115 multipliziert. Der Sulfatgeh. soll höchstens 0,5% betragen (Ross. 9).

Aufbewahrung. Gut verschlossen und vor Licht geschützt.

Anwendung. Technisch als Rg. auf Eiweiß und Eisen-(III)-Ionen. Med. wurde die Substanz als Antiseptikum an Haut und Schleimhäuten empfohlen.

Sulfoxid

Sulfoxid. Sulfoxyde. Sulfoxide. Sulfoxyl.

$$\begin{array}{c} \text{[Benzodioxol-Ring]} \\ CH_2-CH-\overset{\overset{O}{\uparrow}}{S}-C_8H_{12} \\ \qquad CH_3 \end{array}$$

$C_{18}H_{28}O_3S$ M.G. 324,49

1,2-(Methylendioxi)-4-[2-(octylsulfinyl)-propyl]-benzol.

Eigenschaften. Schwach gelbes, süßlich riechendes, viskoses Öl, praktisch unlösl. in W., lösl. in den meisten org. Lsgm. mit Ausnahme von Petroläther.

Anwendung. Als synergistisches Insektizid zum Gebrauch mit Pyrethrum, Allethrin, Rotenon u. a.

Sulfoxone

Sulfoxone sodium.

S. II, 563 u. Sodium Sulfoxone.

Sulfur

Sulfur. Schwefel. Sulphur. Soufre.

S   A.G. 32,06

Vorkommen. Schwefel kommt in der Natur sowohl in freiem wie in gebundenem Zustand vor. Mächtige Lager von freiem Schwefel finden sich vor allem in Italien (Sizilien), Nordamerika (Louisiana und Texas), Südamerika (Peru, Chile), Japan (Hokkaido), Mexiko, Polen und Rußland.

Anorg. gebundener Schwefel findet sich vorwiegend in Form von Sulfiden und Sulfaten. Die Sulfide bezeichnet man je nach ihrem Aussehen als Kiese, Blenden und Glanze. Die meist verbreiteten unter ihnen sind der Eisenkies (Schwefelkies, Pyrit) FeS_2, der Kupferkies $CuFeS_2$, der Bleiglanz PbS und die Zinkblende ZnS. Die wichtigsten Sulfate der Natur sind Calciumsulfat (Gips, $CaSO_4 \cdot H_2O$), Magnesiumsulfat (Bittersalz, $MgSO_4 \cdot 7\,H_2O$ und Kieserit, $MgSO_4 \cdot H_2O$), Bariumsulfat (Schwerspat, $BaSO_4$), Strontiumsulfat (Coelestin, $SrSO_4$) und Natriumsulfat (Glaubersalz, $Na_2SO_4 \cdot 10\,H_2O$).

Als Bestandteil von Proteinen (z. B. Cystin, Methionin), Enzymen und Hormonen findet sich der Schwefel auch org. gebunden im Pflanzen- und Tierreich. Steinkohlen, die ja pflanzlichen Ursprungs sind, enthalten 1 bis $1^1/_2\%$ Schwefel, teils in org. Bindung, teils in Form von Schwefelkies.

Gewinnung. Die Gewinnung von Schwefel aus natürlichen Vorkommen richtet sich nach den örtlichen Gegebenheiten. In Sizilien erfolgt sie durch Ausschmelzen aus dem mit gediegenem Schwefel durchsetzten Gestein, wobei die dafür erforderliche Wärme in etwas primitiver Form durch Verbrennen eines Teils des Schwefels unter Verwendung der Ofentypen Calceroni oder Forni erzeugt wird. In Louisiana und Texas, wo der Schwefel 150 bis 200 m tief unter einer 25 bis 60 m Schwimmsandschicht vorkommt, wird er nach dem sogen. Fraschverfahren durch Ausschmelzen mit überhitztem Wasserdampf gewonnen. In Deutschland fallen bei der Entschwefelung von Kohle- und Raffineriegasen große Mengen von Schwefel an. Auch die großen Gipsvorräte lassen sich zur Schwefelgewinnung heranziehen. Man reduziert den Gips durch Erhitzen mit Kohle zu Calciumsulfid. Durch Einwrkg. von Kohlendioxid und W. erhält man daraus Kalk und Schwefelwasserstoff, und dieser wird im Claus-Ofen mit Luft gemischt, über einen Katalysator aus Raseneisenerz oder Bauxit geleitet, wobei sich aus diesem gebildetes Schwefeldioxid mit weiterem Schwefelwasserstoff zu Schwefel umsetzt. Schwefel wird auch aus sulfidischen Erzen gewonnen, z. B. durch Behandeln von Pyrit unter Luftabschluß und in reduzierender Atm. nach dem sogen. Orkla-Verfahren durch Schmelzen von Pyrit mit Koks, Kalkstein und Quarz oder Granit, durch Einwrkg. von Chlor und Chlorwasserstoff auf Pyrit oder aus den schwefeldioxidhaltigen Röstgasen sulfidischer Erze durch Reduktion mit Kohlenstoff oder Kohlenoxid.

Eigenschaften. Der Schwefel kommt in mehreren festen, fl. und gasförmigen Zustandsformen vor, von denen im folgenden nur die wichtigsten angeführt seien:

$$95,6° \qquad 118,95° \qquad\qquad 444,60°$$

$$\alpha\text{-Schwefel} \rightleftharpoons \beta\text{-Schwefel} \rightleftharpoons [\lambda\text{-Schwefel} \rightleftharpoons \mu\text{-Schwefel}] \rightleftharpoons [S_8 \rightleftharpoons S_n(n = 7 - 3) \rightleftharpoons S_2 \rightleftharpoons S]$$

Up.	Smp.		Sdp.
rhombisch, gelb	monoklin, gelb	gelb, leicht-flüssig, CS₂-löslich	braun, zäh-flüssig, CS₂-unlöslich	(445 − 2200°)

fester Schwefel ⇌ flüssiger Schwefel ⇌ dampfförmiger Schwefel

temperaturabhängiges Gleichgewicht (unterkühlt: plastischer Schwefel)

temperaturabhängiges Gleichgewicht

(nach HOLLEMANN-WIBERG; Lehrbuch der anorganischen Chemie)

Die bei gewöhnlicher Temp. thermodynamisch allein beständige feste Modifikation des Schwefels ist der sogen. rhombische Schwefel oder α-Schwefel (d = 2,06 g/cm³). Die spröden Kristalle sind unlösl. in W., schwer lösl. in A. und Ae., wenig lösl. in Bzl., leicht lösl. in Schwefelkohlenstoff und Jodoform und besitzen die charakteristische schwefelgelbe Farbe, die sich beim Erwärmen etwas vertieft, beim Abkühlen aufhellt. Bei 95,6° wandelt sich der α-Schwefel unter geringem Wärmeverbrauch und Vol.vergrößerung langsam in eine 2., etwas weniger dichte feste Modifikation, die sogen. monoklinen Schwefel oder β-Schwefel (d = 1,96 g/cm³) um, der ebenfalls in Schwefelkohlenstoff leicht lösl. ist und dessen Dampfdruck bei 100° bereits so groß ist, daß er im Hochvac. sublimiert werden kann. Oberhalb der Umwandlungstemp. ist nur der monokline, unterhalb nur der rhombische Schwefel beständig. Die Umwandlungsgeschwindigkeit ist allerdings unter normalen Bedingungen so klein, daß beispielsweise Nadeln des bei höherer Temp. gewonnenen monoklinen Schwefels bei Zimmertemp. erst im Laufe einiger Tage unter Bldg. kleiner rhombischer Kriställchen verfallen. Die Lsg. des α- und β-Schwefels in Schwefelkohlenstoff sind identisch und zeigen die gleiche, einer Molekülgröße S_8 entspr. Gefrierpunkterniedrigung. Bei 118,95° schmilzt der monokline Schwefel zu einer dünnen, durchsichtigen, hellgelben beweglichen Fl., dem sogen. λ-Schwefel. Kühlt man diese Fl. unmittelbar nach dem Schmelzen schnell ab, so löst sie sich vollständig in Schwefelkohlenstoff auf. Aus der Lsg. scheidet sich beim Auskristallisieren α-Schwefel aus. Somit sind in der Lsg. und damit auch in der Schmelze unverändert S_8-Ringe enthalten. Läßt man die Schmelze eine Zeit lang oberhalb der Schmelztemp. stehen, so tritt mit ihr eine Veränderung ein, indem bis zu einem Gleichgew. eine weitere fl., in der Schmelze gelöste Schwefelmodifikation entsteht. Schreckt man jetzt die Schmelze ab und versucht, sie in Schwefelkohlenstoff zu lösen, so bleibt der aus dem λ-Schwefel entstandene Anteil an neuer Modifikation (μ-Schwefel) als gelbes, in Schwefelkohlenstoff völlig unlösl. Pulver zurück. Diese Unlöslichkeit des μ-Schwefels läßt sich zwanglos durch die einfache Tatsache deuten, daß er aus hochmolekularen, möglicherweise zu Ringen geschlossenen Ketten von 1000 und mehr Schwefelatomen besteht. Bei weiterer Steigerung der Temp. verschiebt sich das Gleichgew. $S\lambda \rightleftharpoons S\mu$ nach der Seite der hochmolekularen $S\mu$-Modifikation hin. Da der μ-Schwefel zum Unterschied vom gelben, leichtfl. λ-Schwefel braun und zähfl. ist, wird die oberhalb des Schmelzpunktes zunächst dünne, strohgelbe Fl. zunehmend braun und zähfl. Bei 400° ist die dunkelbraune Schmelze wieder vollkommen dünnfl. Der entstehende Dampf unterliegt beim Erwärmen mannigfaltigen Farbänderungen.

Bei langsamen Abkühlen treten alle genannten Zustände in umgekehrter Reihenfolge auf. Kühlt man also eine Schwefelschmelze etwa in einem großen Tiegel ab, bis sich eine Kruste über der Schmelze gebildet hat, durchstößt die Kruste und gießt den restlichen fl. Schwefel aus, so findet man die Wände des Tiegels mit den langen, glashellen, fast farbl. Nadeln des monoklinen β-Schwefels bedeckt. Diese werden dann nach Ablauf einiger Stunden matt und zerbrechlich, da sie unterhalb des Umwandlungspunktes zu rhombischen Schwefelkriställchen zerfallen. Kühlt man dagegen die Schmelze nicht langsam, sondern rasch ab, indem man sie in dünnem Strahl in kaltes W. gießt, so erhält man die Fl. als unterkühlte Schmelze. Die gebildete, in Pyridin lösl. metastabile Masse ist braungelb plastisch und zäh elastisch und wird daher plastischer Schwefel genannt. Die beiden Bestandteile des plastischen Schwefels, λ- und μ-Schwefel lassen sich mit Hilfe von Schwefelkohlenstoff unterscheiden, da λ-Schwefel (niedermolekulare Ringe) in Schwefelkohlenstoff lösl., μ-Schwefel (hochmolekulare Ketten) dagegen in Schwefelkohlenstoff unlösl. ist. Der plastische μ-Schwefel erhärtet mit der Zeit zu festem μ-Schwefel, der heute ausgedehnte Anwendung bei der Vulkanisation des Kautschuks findet.

Erkennung und Nachweis. Freien Schwefel erkennt man leicht an seiner Farbe und an der charakteristischen, blauen Flamme, die von stechendem Schwefeldioxidgeruch begleitet ist. Vermutet man freien Schwefel in Gemischen, so schüttelt man diese mit Schwefelkohlenstoff, filtriert und läßt das Filtrat eintrocknen, worauf sich gelber Schwefel ausscheidet, falls dieser im Gemisch vorhanden war. Schwefel in Verbindungen weist man oft mit der Hepar-Probe nach, bei org. Verbindungen bes. durch Aufschluß mit metallischem Natrium oder Kalium, Versetzen der Aufschluß-Lsg. mit Essigsäure und Zusatz von Bleiacetat-Lsg., wobei eine schwarze Fllg. die Gegenwart von Schwefel anzeigt. Empfindlicher ist der Nachweis, wenn man die alkalische Aufschluß-Lsg. mit einer wss. Lsg. von Nitroprussidnatrium versetzt, wobei eine auftretende Violettfbg. Schwefel anzeigt. Quantitative Bestimmungen von Schwefel können nach der Methode von SCHÖNIGER (s. I, 223) ausgeführt werden.

Wirkung. Reiner Schwefel bleibt auf der Körperhaut zunächst wirkungslos. Erst nach längerer Zeit entsteht eine leichte Reizung. Auch auf niedere Tiere und Pflanzen hat Schwefel anfangs keinen Einfluß. Er zeigt erst Wrkg., wenn er in Berührung mit der lebenden Substanz in Schwefeldioxid oder Schwefelwasserstoff übergeführt wird. In feinster, kolloider Verteilung wirkt Schwefel am stärksten. So kann man z. B. mit kolloidalem Schwefel Pilzkrankheiten und Spinnmilben im Wein-, Obst- und Gartenbau bes. erfolgreich bekämpfen. Eingenommener Schwefel passiert den Magen unverändert. Im Darm wird er z. T. in Schwefelwasserstoff übergeführt. Daher wirkt er etwas abführend. Reibt man bei Krätze 5%ige Schwefelsalbe in die Haut ein, so entwickeln sich Spuren von Schwefelwasserstoff, welche die Krätzemilben abtöten. In Form von Schwefelsalben und Schwefelpudern kann der fein verteilte Schwefel bei Akne vulgaris, Pilzflechten und dgl. desinfizierende Wrkg. zeigen. Schwefel ist für die Pflanze ein in relativ großen Mengen nötiger Nährstoff, der durch die Wurzeln in Form von Sulfaten oder bes. in Industriegegenden in Form von SO_2 durch die Blätter aufgenommen wird. Schwefel ist ein Bauelement verschiedener Aminosäuren und der aus ihnen aufgebauten Eiweiße. Er findet sich in Form von Coenzymen, wie Coenzym A, Liponsäure, und Vitaminen, wie Thiamin, Biotin in pflanzlichen und tierischen Organismen, in letzteren auch in Hormonen wie Insulin und in den Körperflüssigkeiten in Form von Sulfaten. Haare enthalten z. B. bis 4% Schwefel. Der Schwefelgeh. von Muskeln beträgt durchschnittlich 1,1% (bezogen auf Trockensubstanz). Schwefelreich sind im übrigen alle Hautanhangsgebilde (Haare, Nägel, Hufe, Federn usw.), die Keratine enthalten. Bei der Verwesung wird der Schwefel in Form von Schwefelwasserstoff und Thiolen frei. Eine wichtige Funktion erfüllt der Schwefel in schwefelhaltigen Eisenproteiden wie Ferredoxin, Rubredoxin, Xanthinoxydase u. a. Enzymen. Schwefelsäure tritt, vor allem bei Stoffen mit phenolischen OH-Gruppen, als Esterpartner zu ihrer Elimination auf.

Prüfung. 1. Verbrennungsrückstand: Höchstens 1%. — 2. Arsen: 1 g sehr fein gepulverte Substanz wird mit 20 ml Ammoniakfl. 1 Std. lang bei 30 bis 40° digeriert. Das Filtrat wird mit Salzsäure angesäuert und mit Schwefelwasserstoffwasser versetzt. Dabei darf nur eine geringe Ausscheidung von Arsensulfid eintreten.

Anwendung. Zur Erzeugung von Schwefeldioxid durch Verbrennen, zum Bleichen und Keimtöten, zur Herst. von Schwefelband und Schwefelfäden, zur Darstellung von Schwefelverbindungen. Fein gepulverter Stangenschwefel dient zum Schwefeln der Weinstöcke gegen Pilzkrankheiten. Der fein gepulverte Stangenschwefel ist hierfür besser geeignet als die Schwefelblumen; zum Löschen von Kaminbränden, zu Feuerwerksmischungen und zu schwarzem Schießpulver (ungereinigte Schwefelblumen sind hierfür nicht geeignet).

Bemerkung. Schwefel, der zum Schwefeln von Weinfässern und von Hopfen dient, soll frei von Arsen sein.

Sulfur colloidale. Kolloider Schwefel.

Bemerkung. Kolloidlöslicher, gefällter Schwefel in höchstfeiner Zerteilung mit Eiweißstoffen als Schutzkolloid.

Herstellung. Durch Fällen von Schwefel aus Polysulfiden in Gegenwart von Eiweißstoffen oder deren Abbauprodukten. Der mit W. gewaschene Schwefel wird in W. unter Zusatz einer geringen Menge von Alkali gelöst und mit A. oder Aceton oder einem Gemisch von A + Ae. wieder ausgefällt.

Eigenschaften. Grauweißes Pulver, in W. kolloid lösl., zu einer milchähnlichen im durchfallenden Licht blau schillernden Fl. Unlösl. in säurehaltigem W., in A. und Ae. Durch Salze und Säuren wird er aus der wss. Lsg. ausgeschieden. Chemisch verhält er sich wie der gefällte Schwefel.

Aufbewahrung. Wie Sulfur praecipitatum.

Anwendung. Wie Sulfur praecipitatum, bes. bei Hautkrankheiten. Lsg. von kolloidem Schwefel müssen frisch mit kaltem W. hergestellt werden. Man übergießt den Schwefel mit kaltem W., läßt einige Min. stehen und schüttelt dann kräftig um.

Sulfur colloidale DAB 7 — DDR. Kolloider Schwefel.

Eigenschaften. Wss. Suspension, die etwa 50% Schwefel, ein Dispergiermittel und Kaliumcarbonat enthält. Gelbliche oder graugelbliche Suspension, die sich in eine gelbliche und eine dunkle Schicht trennen kann. Geruch wahrnehmbar.

Bemerkung. Vor der Durchführung der Prüf. ist die Substanz zu rühren und kräftig zu schütteln, bis eine homogene Mischung entstanden ist.

Erkennung. 10 Tr. Substanz werden in einem Porzellantiegel zur Trockne eingedampft. Der Rückstand verbrennt mit blauer Flamme. Es ist der Geruch des Schwefeldioxids wahrnehmbar (DAB 7 — DDR).

Prüfung. Unzulässige Mengen Kaliumcarbonat: 2,000 g Substanz müssen nach Zusatz von 50 ml W., 5,0 ml Methylorange-Lsg. sowie 0,85 ml 0,1 n Salzsäure gelb und nach darauffolgendem Zusatz von 1,00 ml 0,1 n Salzsäure rosa gefärbt sein (0,3 bis 0,6% Kaliumcarbonat) (DAB 7 — DDR). — 2. Glührückstand: 2,000 g Substanz werden 20 Min. geglüht. Die Substanz darf höchstens 1,0% Rückstand hinterlassen (DAB 7 — DDR). — 3. Trocknungsverlust: 2,000 0 g Substanz werden bei 80 bis 85° 120 Min. getrocknet. Die Substanz darf nicht weniger als 45,0% und nicht mehr als 49,0% Masse verlieren (DAB 7 — DDR). — 4. Teilchengröße: 1 Tr. Substanz wird mit einem 3 bis 4 mm dicken Glasstab, der etwa 10 cm tief in die Substanz getaucht wurde, entnommen und in einem Rg.glas mit 10,0 ml Natriumpentadecylsulfonat-Lsg. (0,100 g/100,0 ml) intensiv gemischt. 0,020 ml der Mischung werden auf der halben Fläche eines Objektträgers ausgestrichen. Unmittelbar danach wird unter dem Mikroskop bei 300facher Vergrößerung in einem Blickfeld die Größe aller Teilchen gemessen. Teilchen mit einem Durchmesser von über 30 µm dürfen nicht vorhanden sein. Es dürfen höchstens 30 Teilchen mit einem Durchmesser von 6 bis 20 µm vorhanden sein. Von der Mehrzahl der Teilchen muß der Durchmesser kleiner als 6 µm sein (DAB 7 — DDR).

Hinweis. Die Substanz ist nur zur Anwendung an der unversehrten Haut bestimmt. Vor der Verwendung ist die Substanz zu rühren und kräftig zu schütteln (DAB 7 — DDR).

Sulfur depuratum DAB 7 — DDR, ÖAB 9, Ned. 6, Ross. 9. Schwefel DAB 7 — BRD, Eu.P. I-69. Sulfur Jap. 71. Sulfur lotum Helv. VI. Sulfur medicinale Nord. 63. Gereinigter Schwefel. Washed Sulphur. Soufre sublimé lavé. Gewaschene Schwefelblumen. Flores Sulfuris loti. Gewaschener Schwefel. Solfo lavato. Pure Sulfur.

Herstellung. 100 g Sulfur sublimatum crudum werden mit 70 g W. und so viel 10%iger Ammoniak-Lsg. angerieben, daß bei wiederholtem Durchmischen nach 2 Std. der Geruch nach Ammoniak noch deutlich ist. Dann wird unter öfterem Durchmischen 1 Tag bedeckt stehen gelassen. Der Schwefel wird abgenutscht und so lange mit W. ausgewaschen, bis das Filtrat neutral rg. (Universalindikatorpapier). Nach dem Trocknen bei höchstens 30° wird der Schwefel durch ein Sieb geschlagen (Helv. VI).

Eigenschaften. Feines, gelbes, geruch- und geschmackloses Pulver, das zwischen 118 und 120° schmilzt und sich bei weiterem Erhitzen verflüchtigt, praktisch unlösl. in W. oder A., teilweise lösl. in Schwefelkohlenstoff; in Alkalihydroxyd-Lsg. löst sich die Substanz beim Erwärmen unter Bldg. von Polysulfid und Thiosulfat.

Erkennung. 1. Die Substanz verbrennt beim Erhitzen an der Luft mit schwachblauer Flamme unter Entwicklung von Schwefeldioxid, das angefeuchtetes blaues Lackmuspapier rot färbt (DAB 7 — BRD, ähnlich DAB 7 — DDR, ÖAB 9, Helv. VI u. a.). — 2. 0,10 g Substanz werden mit 5,0 ml Brom-Lsg. II bis zur Farblosigkeit erhitzt. Das mit W. zu 10 ml verd.

Filtrat gibt auf Zugabe von 1,0 ml Bariumchlorid-Lsg. III einen weißen, kristallinen, in 6 n Salzsäure unlösl. Nd. (DAB 7 — BRD). — 3. In einem Tr. 85%igem Glycerin wird etwas Substanz verteilt. Bei 100facher Vergrößerung betrachtet, besteht sie aus undurchsichtigen zu Gruppen vereinigten Teilchen. Kristalle oder Kristallfragmente dürfen höchstens spärlich vorkommen (Stangenschwefel) (Helv. VI). — 4. 5 mg Substanz werden in 5 ml Natrium-hydroxyd-Lsg. unter Erwärmen in einem Wasserbad gelöst. Nach dem Abkühlen versetzt man mit einem Tr. Nitroprussidnatrium-Lsg. Dabei entsteht eine blauviolette Fbg. (Jap. 71). — 5. 1 mg Substanz wird mit 2 ml Pyridin und 0,2 ml Natriumbicarbonat-Lsg. zum Sieden erhitzt. Dabei entsteht eine Blaufbg. (Jap. 71).

Prüfung. 1. Löslichkeit: 1,00 g Substanz muß sich in 5,0 ml Schwefelkohlenstoff klar lösen (DAB 7 — BRD). — 2. Aussehen der Lsg.: 5,0 ml Prüf-Lsg. müssen farblos sein (DAB 7 — BRD). — Prüf-Lsg. nach DAB 7 — BRD: 5,00 g Substanz werden mit 50,0 ml W. unter öfterem Umschütteln 30 Min. lang stehen gelassen. Anschließend wird filtriert. — 3. Sauer oder alkalisch reagierende Verunreinigungen: 5,00 ml Prüf-Lsg. müssen sich nach Zusatz von 0,10 ml Phenolphthalein-Lsg. und 0,20 ml 0,01 n Natronlauge rot färben. Auf Zusatz von 0,30 ml 0,01 n Salzsäure muß die Rotfbg. verschwinden und die Lsg. nach Zusatz von 0,15 ml Methylrot-Lsg. II wieder rot gefärbt sein (DAB 7 — BRD, ähnlich DAB 7 — DDR, ÖAB 9 u. a.). — 4. Arsen-Ionen: 1,000 g Substanz wird mit 10,0 ml 6 n Ammoniak-Lsg. versetzt. Die Mischung wird in einem Wasserbad von 35—40° unter wiederholtem Schütteln 30 Min. stehen gelassen und danach filtriert. 5,0 ml dieses Filtrates werden auf dem Wasserbad nahezu zur Trockne eingedampft. Der Rückstand wird in 1,0 ml 5 n Salpetersäure gelöst und die Lsg. zur Trockne eingedampft. Dieser Rückstand wird in 30,0 ml W. gelöst. Die Lsg. wird auf Arsen-Ionen geprüft (s. I, 242). Das Quecksilberbromidpapier darf keine stärkere Fbg. als das der Vgl.-Probe zeigen (höchstens 0,0002% As^{3+}/As^{5+}) (DAB 7 — DDR, ähnlich DAB 7 — BRD, Helv. VI). — Arsen, Selen: 1 g Substanz wird mit 10 ml Ammoniak und 10 ml konz. Wasserstoffsuperoxid-Lsg. auf dem Wasserbad zur Trockne eingedampft. Den Rückstand nimmt man mit 10 ml Salzsäure auf und filtriert. 5 ml des Filtrates dürfen nach Zusatz von 0,1 g Kaliumjodid beim Erhitzen im Wasserbad mit 5 ml Hypophosphit-Lsg. innerhalb von 15 Min. nicht verändert werden. Tritt Gelbfbg. auf, so muß diese auf Zusatz von einigen Tr. Zinn-II-chlorid-Lsg. verschwinden (ÖAB 9). — 5. Chlorid-Ionen: in 5,0 ml Prüf-Lsg. dürfen Chlorid-Ionen nach I, 257 nicht nachweisbar sein (DAB 7 — BRD). — 6. Sulfat-Ionen: In 10,0 ml Prüf-Lsg. dürfen Sulfat-Ionen nach I, 263 nicht nachweisbar sein (DAB 7 — BRD). — 7. Sulfid-Ionen: Die Mischung von 10,0 ml Prüf-Lsg. und 2,0 ml Acetatpuffer-Lsg. III darf nach Zugabe von 1,00 ml Blei-(II)-nitrat-Lsg. I und Umschütteln nach einer Min. nicht stärker gefärbt sein als eine zur gleichen Zeit hergestellte Vgl.-Lsg. von 1,00 ml Blei-(II)-nitrat-Lsg. II, 9,0 ml W., 2,0 ml Acetatpuffer-Lsg. III und 1,20 Thioacetamidrg. (DAB 7 — BRD). — 8. Glührückstand: Höchstens 0,2% (DAB 7 — BRD). — Höchstens 0,25%, bestimmt mit 0,4 g Substanz (Helv. VI, ähnlich DAB 7 — DDR, ÖAB 9 u. a.). — 9. Trocknungsverlust: 0,4000 g Substanz werden bei 75° 3 Std. getrocknet. Die Substanz darf höchstens 0,50% Masse verlieren (DAB 7 — DDR). — 10. Zerkleinerungsgrad: 100,0 g Substanz werden gesiebt. Mindestens 99,7% der Substanz müssen das Sieb Nr. IX passieren (DAB 7 — DDR).

Aufbewahrung. In gut verschlossenen Behältern, vor direktem Sonnenlicht geschützt, höchstens 10 Jahre lang.

Bemerkung. Wird Schwefel für äußerliche Zwecke verordnet, ist Sulfur praecipitatum zu verwenden (DAB 7 — BRD, Helv. VI).

Veränderlichkeit. Die Substanz oxidiert bei Gegenwart von Feuchtigkeit an der Luft (Helv. VI).

Unverträglichkeiten. Chlorate, Chlorkalk, Kaliumpermanganat, Natriumhypochlorit, Natriumperoxid, Nitrate (explosive Mischungen) (Helv. VI).

Gehaltsbestimmung. S. unter Sulfur praecipitatum (Ross. 9).

Anwendung. Schwefel wirkt laxierend. Er wird im Dickdarm von den Darmbakterien zu H_2S reduziert, das die Peristaltik fördert. Da H_2S zu resorptiven Vergiftungserscheinungen führen kann und seine Bldg. von der Korngröße abhängt, ist feinverteilter Schwefel nicht oder nur in kleinen Dosen zu verwenden. Die Indikation wird kaum mehr gestellt. Schwefel ist aber Bestandteil des Pulvis liquiritiae compositus.

Dosierung. 1,0 bis 4,0 g abends.

Sulfur griseum (caballinum). Grauer Schwefel. Roßschwefel.

Die Substanz besteht aus den erdigen Rückständen von der Sublimation des Roh-schwefels und enthält nur sehr geringe Mengen Schwefel.

Sulfur in baculis. Stangenschwefel. Sulfur fusum (citrinum).

Eigenschaften. 3 bis 8 cm dicke, etwas konische, kristalline Stangen aus oktaedrischem Schwefel. Frisch hergestellt besteht er aus prismatischem Schwefel, der aber bald in den oktaedrischen Schwefel übergeht.

Sulfur praecipitatum ÖAB 9, Helv. VI, Ross. 9, Ned. 6. Feinverteilter Schwefel DAB 7 — BRD. Precipitated Sulfur USP XIX. Precipitated Sulphur BP 73, BPC 73. Gefällter Schwefel. Soufre précipité. Schwefelmilch. Lac Sulfuris. Solfo precipitato.

Darstellung. Durch Zugabe von Salzsäure zu einer Lsg., die durch Kochen von Schwefel und Calciumoxid mit W. erhalten wird (BP 73).

Gehalt. Mindestens 99,5 und höchstens 100,5% Schwefel, ber. auf die wasserfreie Substanz (USP XIX).

Eigenschaften. Feines, gelbes, geruchloses und geschmackloses Pulver, das zwischen 118 und 120° schmilzt und in Schwefelkohlenstoff fast vollständig lösl. ist, praktisch unlösl. in W. oder A., in Alkalihydroxyd-Lsg. löst sich die Substanz beim Erwärmen unter Bldg. von Polysulfid und Thiosulfat. Bei starkem Erhitzen verflüchtigt sich die Substanz.

Erkennung. 1. Die Substanz verbrennt beim Erhitzen an der Luft mit schwachblauer Flamme unter Entwicklung von Schwefeldioxid, das angefeuchtetes blaues Lackmuspapier rot färbt (DAB 7 — BRD, ähnlich BP 73, USP XIX, ÖAB 9 u. a.). — 2. 0,10 g Substanz werden mit 5,0 ml Brom-Lsg. II bis zur Farblosigkeit erhitzt. Das mit W. zu 10 ml verd. Filtrat gibt auf Zugabe von 1,0 ml Bariumchlorid-Lsg. III einen weißen, kristallinen, in 6 n Salzsäure unlösl. Nd. (DAB 7 — BRD). — 3. Die Substanz schmilzt bei etwa 115° zu einer gelben, beweglichen Fl., die sich dunkel färbt und viskos wird beim Erhitzen auf etwa 160° (BP 73). — 4. 1 mg Substanz wird in 2 ml heißem Pyridin gelöst. Nach Zugabe von 0,2 ml Natriumhydrogencarbonat-Lsg. wird zum Sieden erhitzt. Dabei entsteht eine blaue oder grüne Fbg. (BP 73). — 5. In 1 Tr. 85%igem Glycerin wird etwas Substanz verteilt. Bei 100facher Vergrößerung betrachtet, besteht sie aus feinen, gleichmäßigen Teilchen. Größere Klumpen von amorphen Teilchen, Kristallen oder Kristallfragmenten dürfen nicht vorkommen (sublimierter Schwefel, Stangenschwefel) (Helv. VI, ähnlich ÖAB 9).

Prüfung. 1. Aussehen der Lsg.: 5,0 ml Prüf-Lsg. müssen farblos sein (DAB 7 — BRD). — Prüf-Lsg. nach DAB 7 — BRD: 5,00 g Substanz werden mit 50,0 ml W. unter öfterem Umschütteln 30 Min. lang stehen gelassen. Anschließend wird filtriert. — 2. Sauer oder alkalisch reagierende Verunreinigungen: 5,00 ml Prüf-Lsg. müssen sich nach Zusatz von 0,10 ml Phenolphthalein-Lsg. und 0,20 ml 0,01 n Natronlauge rot färben. Auf Zusatz von 0,30 ml 0,01 n Salzsäure muß die Rotfbg. verschwinden und die Lsg. nach Zusatz von 0,15 ml Methylrot-Lsg. II wieder rot gefärbt sein (DAB 7 — BRD, ähnlich Helv. VI, ÖAB 9, BP 73, USP XIX u. a.). — 3. Arsen, Selen: 5,0 g Substanz werden mit 50 ml 6 n Ammoniak-Lsg. 20 Min. lang geschüttelt. 25,0 ml des Filtrats werden auf dem Wasserbad bis fast zur Trockne eingedampft. Nach Zusatz von 5,0 ml 6 n Salpetersäure wird erneut zur Trockne eingedampft. Der Rückstand wird in 3,0 ml W. gelöst und nach I, 244 geprüft. Die Lsg. darf sich dabei auch nicht rot färben (DAB 7 — BRD, ähnlich Helv. VI). — 1 g Substanz wird mit 10 ml Ammoniak und 10 ml konz. Wasserstoffperoxid-Lsg. auf dem Wasserbad zur Trockne eingedampft. Den Rückstand nimmt man mit 10 ml Salzsäure auf und filtriert. 5 ml des Filtrates dürfen nach Zusatz von 0,1 g Kaliumjodid beim Erhitzen im Wasserbad mit 5 ml Hypophosphit-Lsg. innerhalb von 15 Min. nicht verändert werden. Tritt Gelbfbg. auf, so muß diese auf Zusatz von einigen Tr. Zinn-II-chlorid-Lsg. verschwinden (ÖAB 9). — Höchstens 2 ppm (BP 73). — 4. Chlorid-Ionen: In 5,0 ml Prüf-Lsg. dürfen Chlorid-Ionen nach I, 257 nicht nachweisbar sein (DAB 7 — BRD, ähnlich Helv. VI, ÖAB 9). — 5. Sulfat-Ionen: In 10,0 ml Prüf-Lsg. dürfen Sulfat-Ionen nach I, 263 nicht nachweisbar sein (DAB 7 — BRD, ÖAB 9). — 6. Sulfid-Ionen: Die Mischung von 10,0 ml Prüf-Lsg. und 2,0 ml Acetatpuffer-Lsg. III darf nach Zugabe von 1,00 ml Blei(II)-nitrat-Lsg. I und Umschütteln nach 1 Min. nicht stärker gefärbt sein als eine zur gleichen Zeit hergestellte Vgl.-Lsg. von 1,00 ml Blei(II)-nitrat-Lsg. II, 9,0 ml W., 2,0 ml Acetatpuffer-Lsg. III und 1,20 ml Thioacetamidrg. (DAB 7 — BRD, ähnlich Helv. VI, ÖAB 9). — 7. Teilchengröße: In der Glycerinsuspension der Substanz werden unter dem Mikroskop in 4 Präparaten je 25 benachbarte Teilchen gemessen. 90% der Teilchen dürfen nicht größer als 20 µm und 98% nicht größer als 40 µm sein (DAB 7 — BRD). — 8. Glührückstand: Höchstens 0,2% (DAB 7 — BRD). Höchstens 0,25% (ÖAB 9, Helv. VI, BP 73 u. a.). — 9. Trocknungsverlust: Höchstens 0,5% (Helv. VI, ÖAB 9, BP 73, USP XIX). — 10. Lösungsverhalten in Schwefelkohlenstoff: 1 g Substanz muß sich in 4 ml Schwefelkohlenstoff bis auf eine höchstens sehr geringe Trübung lösen (Helv. VI, ähnlich BP 73, USP XIX).

Gehaltsbestimmung. Etwa 30 mg Substanz, genau gewogen, werden nach der Schöniger-Methode (s. I, 223) verbrannt unter Verwendung einer Mischung von 5 ml W. und 2,5 ml Wasserstoffperoxid-Lsg. als Absorptionsfl. Wenn die Verbrennung vollständig ist, wird der Ausguß des Kolbens mit W. gefüllt, der Stopfen gelöst, Stopfen, Substanzhalter und Kolbenwände mit W. abgespült und der Stopfen wieder aufgesetzt. Der Inhalt des Kolbens wird zum Sieden erhitzt und 2 Min. im Sieden gehalten. Dann wird auf Raumtemp. abgekühlt, mit Phenolphthalein-Lsg. versetzt und mit 0,05 n Natriumhydroxyd-Lsg. titriert. 1 ml 0,05 n Natriumhydroxyd-Lsg. entspr. 0,8016 mg Schwefel (USP XIX). — 2. Etwa 0,2 g Substanz, genau gewogen, werden in einem Exsikkator über Schwefelsäure getrocknet und dann in einen 200—250-ml-Kolben überführt. Man versetzt mit 40 ml 0,5 n alkoholischer Kaliumhydroxyd-Lsg. und 10 ml W. Der Kolben wird in ein siedendes Wasserbad gestellt, damit sich der Schwefel löst und der Alkohol verdampft wird. Dann versetzt man mit 40 ml W. und setzt auf den Kolben einen kleinen Trichter. Das Ganze wird auf einer Asbestplatte zum Sieden erhitzt und 10 Min. im Sieden gehalten. Anschließend wird vorsichtig mit 4 ml Wasserstoffperoxid in kleinen Mengen versetzt. Die Lsg. wird gut durchgemischt, bis sie vollständig farblos geworden ist. Nach dem Abkühlen wird der Trichter mit W. abgespült. Anschließend versetzt man mit 2 Tr. Methylorange-Lsg. und titriert den Überschuß an Kaliumhydroxyd mit 0,5 n Salzsäure. In gleicher Weise wird ein Blindversuch durchgeführt. 1 ml 0,5 n Kaliumhydroxyd-Lsg. entspr. 0,008 017 g Schwefel (Ross. 9).

Aufbewahrung. In gut verschlossenem Gefäß, vor direktem Sonnenlicht geschützt.

Bemerkung. Wird gefällter Schwefel verordnet, so ist Sulfur praecipitatum abzugeben. Wird Schwefel für innerliche Zwecke verordnet, so ist Sulfur depuratum zu verwenden (DAB 7 — BRD).

Anwendung. Äußerlich in Pudern, Salben und Schüttelmixturen. Fein verteilter Schwefel wirkt hautreizend und über die Bldg. von H_2S antiparasitär. Letzteres kann durch die Haut permeieren und wird als Sulfat mit dem Harn ausgeschieden. Bei ausgedehnter Applikation kann es bei Kindern und Säuglingen zu Vergiftungen durch den gebildeten H_2S kommen. Indikationen sind Krätze, Akne vulgaris und andere Hauterkrankungen. Fein verteilter oder kolloidaler Schwefel ruft in wss. oder öliger Suspension i.m. injiziert Fieber hervor und wird in der Reizkörpertherapie verwendet.

Dosierung. 5 bis 10% in Pudern und Salben.

Veränderlichkeit. Die Substanz oxidiert bei Gegenwart von Feuchtigkeit an der Luft (Helv. VI).

Unverträglichkeiten. Chlorate, Chlorkalk, Kaliumpermanganat, Natriumhypochlorit, Natriumperoxid, Nitrate (explosive Mischungen) (Helv. VI).

Sulfur sublimatum (crudum) Helv. VI. Sublimed Sulfur NF XIV. Sublimed Sulphur BPC 73. Sublimierter Schwefel. Schwefelblüte. Schwefelblumen. Fleur de soufre. Solfo sublimato. Fiore di solfo. Soufre sublime. Flores Sulfuris.

Gehalt. Mindestens 99,5 und höchstens 100,5% S, wenn die Substanz 4 Std. über Phosphorpentoxid getrocknet wurde (NF XIV).

Darstellung. Durch Ausschmelzen in Meilern und Ringöfen und anschließender Reinigung durch Destillation, sowie durch Sublimation von natürlich vorkommendem Schwefel oder Sulfiden, sowie als Nebenprodukt bei der Raffinerie von Rohpetroleum.

Eigenschaften. Feines bis mittelfeines, amorphes, gelbes Pulver, das oftmals etwas feucht ist. Unter dem Mikroskop erkennt man kleine, glatte, einzeln liegende und aneinanderhängende Kügelchen, daneben auch Kristallbruchstücke, sehr wenig lösl. in W. und in A., teilweise lösl. in Schwefelkohlenstoff, wenig lösl. in Olivenöl. Die Substanz hat einen schwach wahrnehmbaren Geruch und Geschmack.

Erkennung. 1. In einem Tr. 85%igem Glycerin wird etwas Substanz verteilt. Bei 100facher Vergrößerung betrachtet, besteht sie aus undurchsichtigen, gruppenvereinigten Teilchen. Kristalle oder Kristallfragmente dürfen höchstens spärlich vorkommen (Stangenschwefel) (Helv. VI). — 2. Die Substanz verbrennt beim Erhitzen und bei genügendem Luftzutritt mit blauer Flamme und charakteristischem, stechendem Geruch (Helv. VI, ähnlich NF XIV). — 3. Die Substanz schmilzt bei etwa 115° zu einer gelben, beweglichen Fl., die sich dunkel färbt und viskos wird bei weiterem Erhitzen auf etwa 160° (BPC 73). — 4. 1 mg Substanz wird in 2 ml heißem Pyridin gelöst, mit 0,2 ml Natriumbicarbonat-Lsg. versetzt und zum Sieden erhitzt. Dabei entsteht eine blaue oder grüne Fbg. (BPC 73).

Prüfung. 1. Reaktion: 2,0 g Substanz werden mit 50 ml kohlendioxidfreiem W. heftig geschüttelt und anschließend mit 0,1 n Natriumhydroxid-Lsg. unter Verwendung von Phenolphthalein-Lsg. als Indikator titriert. Dabei dürfen nicht mehr als 1,0 ml verbraucht werden (BPC 73). — 2. Arsen: Die Prüf-Lsg. wird auf folgende Weise bereitet: 2,5 g Substanz werden 3 Std. lang mit 20 ml Ammoniak-Lsg. digeriert. Anschließend wird filtriert und das klare Filtrat auf einem Dampfbad bis zur Trockne eingedampft. Nach Zusatz von 15 ml verd. Schwefelsäure und 1 ml 30%iger Wasserstoffperoxid-Lsg. wird eingedampft, bis sich Dämpfe von Schwefeltrioxid entwickeln. Nach dem Abkühlen versetzt man vorsichtig mit 10 ml W. und dampft wiederum bis zum Auftreten der Schwefeltrioxiddämpfe ein. Wenn nötig, wird dieser Vorgang nochmal wiederholt, um alle Spuren von Wasserstoffperoxid zu entfernen. Anschließend wird abgekühlt und vorsichtig mit W. auf 35 ml verd. Diese Lsg. darf höchstens 0,0004% Arsen enthalten (NF XIV). — Höchstens 2 ppm (BPC 73). — 3. Löslichkeit in Schwefelkohlenstoff: 1,0 g Substanz wird mit 20 ml Schwefelkohlenstoff geschüttelt. Dann läßt man 10 Min. stehen, filtriert, wäscht den Rückstand mit Schwefelkohlenstoff und trocknet das Ganze. Der Rückstand darf nicht weniger als 0,2 betragen (BPC 73). — 4. Verbrennungsrückstand: Höchstens 0,25%, bestimmt mit 0,4 g Substanz (Helv. VI). — Höchstens 0,2% (BPC 73).

Gehaltsbestimmung. Man verfährt, wie bei der Best. nach SCHÖNIGER, s. I, 223, beschr. wird, unter Verwendung von etwa 30 mg Substanz, die sorgfältig 4 Std. über Phosphorpentoxid getrocknet und dann zur Wägung gebracht wurden, und einer Mischung aus 5 ml W. und 2,5 ml Wasserstoffperoxid-Lsg. als Absorptions-Lsg. Wenn die Verbrennung durchgeführt ist, wird der Ausguß des Kolbens mit W. gefüllt, der Stopfen gelöst, dann Stopfen, Substanz, Halter und Kolbenwand mit W. abgespült und der Stopfen wieder aufgesetzt. Der Kolbeninhalt wird zum Sieden gebracht und dann 2 Min. im Sieden gehalten. Nach Abkühlen auf Raumtemp. setzt man Phenolphthalein-Lsg. zu und titriert mit 0,05 n Natriumhydroxyd-Lsg. 1 ml 0,05 n Natriumhydroxyd-Lsg. entspr. 801,6 µg Schwefel (NF XIV).

Aufbewahrung. In gut verschlossenem Behälter.

Dosierung. 1 bis 4 g (BPC 73).

Bemerkung. Wenn Sulfur sublimatum oder Sulfur ohne nähere Bezeichnung für innerlichen Gebrauch verordnet ist, so muß Sulfur praecipitatum abgegeben werden (Helv. VI).

Anwendung und Wirkung. S. unter Sulfur praecipitatum.

Unverträglichkeiten. S. unter Sulfur praecipitatum.

Sulfur chloratum. Schwefelmonochlorid. Dischwefel-dichlorid. Schwefelchlorür. Chlorschwefel. Sulfur chloride. Sulfur monochloride. Sulfur subchloride. Disulfur dichloride.

S_2Cl_2 $\qquad\qquad$ M.G. 135,05

Herstellung. Die Substanz läßt sich durch Einleiten von Chlor in geschmolzenen Schwefel und anschließender Reinigung durch fraktionierte Destillation darstellen.

Eigenschaften. Gelbrote, an feuchter Luft rauchende, stark zu Tränen reizende, nicht brennbare, ölige Fl.; lösl. in A., Bzl., Ae., fetten sowie ätherischen Ölen, Schwefelkohlenstoff, Tetrachlorkohlenstoff. Die Substanz zers. sich mit W. unter Abscheidung von Schwefel. Die Substanz löst leicht Schwefel. $d_4^{20} = 1{,}673$. Fp. $= -76{,}5°$. Kp. $= 137°$. $n_D^{20} = 1{,}670$. Die Substanz wirkt ätzend!

Aufbewahrung. Gut verschlossen, vor Feuchtigkeit geschützt.

Anwendung. Zum Kaltvulkanisieren von Kautschuk, zur Herst. von weißem Ölfaktis und Verarbeitung von Guttapercha, zur Herst. von Dichlordiäthylsulfid (Senfgas), von vulkanisierten Ölen und Firnissen, für Buchdruckwalzen, mit Schwefelkohlenstoff und Olivenöl zu Kitten, zur Chlorierung org. Verbindungen, zum Härten von weichen Hölzern und zur Schädlingsbekämpfung.

Sulphur dioxide BP 73. Sulfur dioxide Jap. 71, Nord. 63. Schwefeldioxid Eu.P. I-69, Helv. VI. Schwefligsäureanhydrid.

SO_2 $\qquad\qquad$ M.G. 64,07

Gehalt. Mindestens 97,0% SO_2 (Helv. VI).

Herstellung. Durch tropfenweises Zugeben von Schwefelsäure zu einer konz. Lsg. von Natriumbisulfit (Jap. 71).

Entstehung. Die Substanz bildet sich beim Verbrennen von Schwefel an der Luft.

Eigenschaften. Farbloses, stechend riechendes, nicht brennbares Gas, das sich leicht bei gewöhnlichem Luftdruck und −10° zu einer farbl. Fl. verdichten läßt, die den elektrischen Strom nicht leitet. Lösl. in W. (100 g W. nehmen bei 20° 10,5 g SO_2 und bei 10° 15,4 g SO_2 auf). Verflüssigte Substanz ist sowohl in anorg. Stoffen (z. B. konz. Schwefelsäure, Schwefelmonochlorid) wie auch in org. Stoffen (z. B. M., A., Ae., Chlf., Aceton, Ameisensäure) lösl. Sie wirkt stark reduzierend (Bleichwrkg.), gärungshemmend und konservierend. Sehr starkes Pflanzengift. d (Gas, bezogen auf Luft) = 2,2630; d^{-10} (fl.) = 1,46; Fp. = −72,5°. Kp. = −10°. Die Substanz bildet mit W. eine kristalline Additionsverbindung von der annähernden Formel: $SO_2 + 6 H_2O$.

Aufbewahrung. In Druckflaschen.

Anwendung. Vet.med. als Räuchermittel in Form der Begasung, hervorragend wirksam, jedoch nur unter bestimmten Vorsichtsmaßnahmen zu handhaben.
Technisch zur Herst. von Schwefelsäure und vielen Salzen. Zur Fabrikation von Sulfitzellulose, als Reduktionsmittel im Hüttenwesen, zur Abscheidung von Selen und Selensalzen, in der Kälteindustrie zum Schwefeln von Fässern und Konservengläsern, zur Qualitätsverbesserung von Leinöl, Tungöl und Sojamehl sowie als Rg. z. B. zur Herst. der Karl-Fischer-Lsg.

Schwefeldioxid-Lsg. S. I, 760.

Schwefelsäure.

S. II, 1045 unter Acidum sulfuricum.

Schwefelsäure, konzentrierte.

S. II, 1047.

Schwefelsäure, verdünnte.

S. II, 1048.

Schwefelsäure, stickstoff-freie Eu.P. II−71.

Bemerkung. Es handelt sich um Schwefelsäure, die zusätzlich folgender Prüf. entsprechen muß:

Nitrat: 45 ml Substanz werden mit 5 ml W. versetzt. Nach dem Abkühlen auf 40° werden 8 mg Diphenylbenzidin zugefügt. Die Lsg. darf nur schwach rosa oder sehr schwach hellblau gefärbt sein (Eu.P. II).

Anwendung. Zur Herst. von Reagenz-Lsg., wie Indigocarmin-Lsg., und zur Prüf. auf Nitrat in z. B. Diphenylbenzidin, Metaphosphorsäure und Natriumwolframat (Eu.P. II).

Schweflige Säure.

S. II, 1049 unter Acidum sulfurosum.

Sulfurous Acid.

S. II, 1049 unter Acidum sulfurosum.

Anhydridum acidi sulfurici. Schwefelsäureanhydrid. Schwefeltrioxid. Sulfur trioxide. Sulfuric anhydride. Sulfan.

SO_3 M.G. 80,07

Herstellung. Die Substanz wird im Kontaktverfahren hergestellt durch Einwrkg. von Sauerstoff auf Schwefeldioxid in Anwesenheit von Katalysatoren, wie Platin, Asbest, platiniertem Magnesiumsulfat, Eisen(III)-oxid oder Vanadium-Verbindungen. Im Laboratorium kann die Substanz durch Erhitzen von rauchender Schwefelsäure und anschließendem Auffangen des Sublimates in einer gekühlten Vorlage erhalten werden. Wenn der Dampf oberhalb von 27° kondensiert, erhält man die γ-Form der Substanz als Fl. Wenn der Dampf unterhalb von 27° kondensiert, in Anwesenheit von Feuchtigkeit, erhält man eine Mischung aller drei

Modifikationen. Die drei möglichen Modifikationen können durch fraktionierte Destillation getrennt werden. Die α-Form ist die stabile Modifikation, die β- und γ-Formen sind metastabil.

α-Form (stabile Form), asbestartige Form, Eigenschaften: nadelförmige Kristalle. Fp. = 62,3°.

β-Form (metastabile Form), asbestartige Form, Eigenschaften: nadelförmige Kristalle. Fp. = 32,5°.

γ-Form (metastabile Form); bei gewöhnlicher Temp. „eisartige Form". Eigenschaften: Farblose, durchscheinende, sehr hygroskopische, an der Luft rauchende Masse, die sich mit W. spontan explosionsartig zu Schwefelsäure umsetzt. Sie besteht in festem Zustand hauptsächlich aus ringförmig angeordneten $(SO_3)_3$-Molekülen.

$$O_2S \underset{O}{\overset{O}{\diagup}} SO_2$$
$$\underset{S}{\underset{O_2}{\diagdown O}}$$

Im fl. Zustand aus $(SO_3)_3$ und SO_3-Molekülen, in Dampfform aus SO_3-Molekülen. Fp. = 16,8°. Kp. = 44,8°.

Im Handel ist das asbestartige Polymerisat-Gemisch; es entsteht bei längerer Aufbewahrung von Schwefeldioxid unterhalb von 25°. Weiße, seidenglänzende, verfilzte, hygroskopische Nadeln. Fp. = oberhalb 40°.

Aufbewahrung. Kühl, in zugeschmolzenem Glaskolben.

Anwendung. Zu Sulfurierungen und als Oxidationsmittel.

Schwefelsäuredimethylester.

S. IV, 655 u. Dimethylsulfat.

Acidum chlorsulfonicum. Chlorsulfonsäure. Schwefelsäurechlorhydrin.

$ClSO_2 \cdot OH$ M.G. 116,52

Eigenschaften. Klare, farblose, an der Luft rauchende, stark ätzende Fl. von stechendem Geruch. Die Substanz zers. sich beim Eintropfen in W. explosionsartig. Eine Zers. erfolgt auch beim Vermischen mit A. $d_4^{20} = 1,753$. Fp. = $-80°$. Kp. = $152°$. $n_D^{14} = 1,437$. Die Substanz reizt Haut und Schleimhäute.

Aufbewahrung. Gut verschlossen, vor Feuchtigkeit geschützt.

Anwendung. Zur Herst. von Sulfonsäuren, für Farbstoffzwischenprodukte und Farbstoffe, als Kontaktsubstanz bei der Acetylierung der Zellulose, zur Erzeugung von künstlichem Nebel (Nebelsäure).

Schwefelwasserstoff Eu.P. I-69, Helv. VI, DAB 7 — DDR. Hydrogen sulfide Jap. 71, USP XIX, Ross. 9. Hydrogen sulphide BP 73. Hydrogenium sulfuratum. Acidum sulfhydricum. Acide sulfhydrique.

H_2S M.G. 34,0

Vorkommen. Die Substanz kommt in vulkanischen Gegenden in Erdgasen oder gelöst in den Wässern der Schwefelquellen vor. Sie bildet sich auch als Fäulnisprodukt schwefelhaltiger, org. Stoffe.

Darstellung. Man versetzt im Kipp'schen Apparat (oder in einem anderen Gasentwicklungsapparat) ein Metallsulfid mit einer Säure, und zwar verwendet man meistens Eisen-(II)-sulfid und Salzsäure. Um reines H_2S zu erhalten, kann man auch ein Gemisch aus Schwefeldampf und Wasserstoffgas durch 600° heiße Röhren leiten. In der Technik wird H_2S z. B. durch Zers. von Gasreinigungsmassen, die zur Entschwefelung von Roh- und Abgasen gebraucht werden, durch Gasabsorptionsverfahren oder durch Zersetzung von Schwefelkohlenstoff mit W. unter 600° gewonnen.

Eigenschaften. Farbloses, mit blaßbläulicher Flamme brennbares, unangenehm faulig riechendes und noch in Verd. von 1 zu 100 000 geruchlich wahrnehmbares Gas, das sich bei 260° entzündet. In 1 Vol. W. lösen sich bei 0° 4,65 Vol. und bei 20° 2,61 Vol. H_2S. In 1 Vol. abs. A. lösen sich bei 10° 11,8 Vol. H_2S, auch lösl. in Ae. und Glycerin. $d_4^{20} = 1,189$. Fp. =

$-82,9°$. Kp. $= -61,8°$. Explosible Schwefelwasserstoff-Luftgemische enthalten 4,3 bis 46 Vol.-% H_2S. Die Substanz ist ein starkes Reduktionsmittel. Sie reagiert lebhaft mit Fluor, Chlor und Brom, weniger mit Jod.

Erkennung. 1. Man erkennt schon außerordentlich kleine H_2S-Mengen am Geruch. — 2. Feuchtes Bleipapier erhält durch die Substanz allmählich einen dunkelgrauen, metallisch-glänzenden Überzug von Bleisulfid. — 3. Mit Nitroprussidnatrium gibt die Substanz in alkalischer Lsg. eine intensiv violette Farbe. — 4. Metallisches Silber (z. B. eine Silbermünze) erhält durch die Substanz braune oder schwarze Flecken von Silbersulfid, die man mit Kaliumcyanid-Lsg. wieder beseitigen kann.

Quantitative Bestimmung. 1. in wss. Lsg.: Eine bestimmte Menge 0,1 n Silbernitrat-Lsg. wird mit Ammoniakfl. im Überschuß versetzt. Zu dieser Mischung gibt man die zu untersuchende Lsg., füllt mit W. auf eine bestimmte Menge auf und titriert in einem Teil des Filtrates den Überschuß an Silber, nach dem Ansäuern mit Salpetersäure mit 0,1 n Ammoniumthiocyanat-Lsg. 1 ml 0,1 n Silbernitrat-Lsg. entspr. 1,7 mg H_2S. — Man kann auch die wss. Lsg. der Substanz mit 0,1 n Jod-Lsg. titrieren unter Verwendung von Stärke-Lsg. als Indikator. 1 ml 0,1 n Jod-Lsg. entspricht 1,7 mg H_2S. — 2. In der Luft (in Gasgemischen): Man saugt eine bestimmte Luftmenge durch mit Ammoniakfl. versetzte 0,1 n Silbernitrat-Lsg. und verfährt weiter wie unter 1. beschrieben.

Toxikologie. Für Organismen ist die Substanz fast ebenso giftig wie Blausäure. Luft, die nur 0,035% H_2S enthält, kann bei längerer Einatmung lebensgefährlich werden. Luft mit mehreren Prozent H_2S wirkt innerhalb weniger Min. tödlich. Einatmung kleinerer H_2S-Mengen führt zu Schwindel, taumelndem Gang, Atemnot und nervösen Erregungszuständen. Unter dem Einfluß des H_2S wandelt sich das Hämoglobin postmortal und in vitro in sogen. Sulfhämoglobin um. Dies ist ein eisenhaltiges Produkt aus H_2S und Hämoglobin. Das Blut färbt sich unter dem Einfluß von H_2S zuerst braun, bei stärkerer Einwrkg. olivfarbig. In vivo wird Hämoglobin durch H_2S nicht verändert. Diskutiert wird eine Blockade der Cytochromoxydase, wodurch der Gasaustausch des Blutes stark beeinträchtigt würde.

Gegenmaßnahmen bei H_2S-Vergiftungen: Überführung in frische Luft, künstliche Atmung, Eisenpräparate, Analeptika, Aderlaß mit nachfolgender Kochsalzinfusion bzw. Bluttransfusion.

Anwendung. H_2S ist ein Rg. in der qualitativen und quantitativen Analyse. Der in der Technik anfallende H_2S wird in der Hauptsache weiter zu Schwefel oder das in großen Mengen zur Herst. von Schwefelsäure benötigte Schwefeldioxid verarbeitet.

Arsenfreier Schwefelwasserstoff. Der aus Eisensulfid und roher Salzsäure entwickelte Schwefelwasserstoff ist nicht rein. Er enthält immer etwas Arsenwasserstoff, weil das Eisensulfid noch etwas Eisenmetall enthält und der durch Einwrkg. der Salzsäure auf das Eisen entwickelte Wasserstoff die in der Säure enthaltenen Arsenverbindungen zu Arsenwasserstoff reduziert. Auch bei Anwendung von reiner Salzsäure kann der Schwefelwasserstoff Arsenwasserstoff enthalten, wenn nämlich das Eisensulfid Arsen-Eisenverbindungen enthält, was öfter vorkommt.

Zur Entfernung des Arsenwasserstoffs leitet man den Schwefelwasserstoff durch ein 30 cm langes Glasrohr, in dem sich schichtweise zwischen Glaswolle verteilt etwa 2 bis 3 g grob zerriebenes Jod befindet. Trockenes Jod wirkt auf Schwefelwasserstoff nicht ein, wohl aber auf Arsenwasserstoff unter Bldg. von Arsentrijodid. Zur Entfernung des Jodwasserstoffs wird das Gas dann noch durch W. geleitet. Arsenfreien Schwefelwasserstoff kann man auch durch Einwrkg. von reiner Salzsäure auf Calciumsulfid oder Bariumsulfid oder auf Antimontrisulfid darstellen.

Anwendung. Als Rg. in toxikologischen Analysen.

Schwefelwasserstoff-Lösung.

S. I, 763.

Schwefelarsen.

S. Arsenum sulfuratum flavum, III, 231.

Schwefelbarium.

S. Barium sulfuratum, III, 367.

Schwefelcadmium.

S. Cadmium sulfuratum, III, 556.

Schwefelcalcium.

S. Calcium sulfuratum, III, 600.

Schwefelkalium.

S. Kalium sulfuratum, V, 385.

Schwefelkohlenstoff

S. III, 704 u. Carboneum sulfuratum.

Schwefelleber

S. V, 385 u. Kalium sulfuratum crudum.

Schwefelnatrium.

S. Natriumsulfid, VI A, 135.

Schwefelsilber. Silbersulfid. Argentum sulfuratum. Silver Sulfide. Argentous sulfide.

Ag_2S M.G. 247,8

Vorkommen. Die Substanz kommt in der Natur als Silberglanz (Argenit) vor.

Eigenschaften. Schweres, grau-schwarzes Pulver, praktisch unlösl. in W., lösl. in heißer konz. Salpetersäure und in Alkalicyanidlsg. d = 7,317. Fp. = 842°.

Anwendung. In der keramischen Industrie.

Sulphurated Potash

S. V, 385 u. Kalium sulfuratum crudum.

Sulfoform

Sulfoform.

$(C_6H_5)_3$ SbS M.G. 385

Triphenylstibinsulfid.

Herstellung. Durch Einwrkg. von Ammoniumsulfid oder von Ammoniak und Schwefelwasserstoff auf Triphenylstibinbromid oder Triphenylstribinchlorid in alkoholischer Lösung.

Eigenschaften. Feine, weiße Kristallnadeln, geruchlos. Fp. = 119 bis 120°, unlösl. in W., leicht lösl. in Bzl., Chlf., fetten Ölen, schwer lösl. in A. Beim Erwärmen der Lsg. wird die Substanz in Triphenylstibin und Schwefel zerlegt. Auch bei Berührung mit Metallen, z. B. Kupfer oder Silber, scheidet sie Schwefel ab, der sich mit dem Metall verbindet. Mit W. befeuchtet, erzeugt die Substanz deshalb auf diesen Metallen schwarze Flecken.

Erkennung. 1. Die alkoholische Lsg. der Substanz bildet mit Silbernitrat- oder Kupfersulfat-Lsg. einen schwarzen Nd. von Kupfersulfid bzw. Silbersulfid. — 2. Nach dem Glühen der Substanz mit Natriumcarbonat läßt sich das Antimon mit den bekannten Methoden im Rückstand nachweisen. — 3. Wird die Substanz unter Luftabschluß erhitzt, so zers. sie sich unter Bldg. eines roten Rückstandes.

Aufbewahrung. Vor Licht geschützt.

Anwendung. Wie Schwefel bei Hautkrankheiten in öliger Lsg., in Salben, Pasten usw.

Dosierung. 5 bis 25%.

Sulfurylchlorid

Sulfurylchlorid.

SO_2Cl_2 M.G. 134,98

Eigenschaften. Klare, farblose, leicht bewegliche, stechend riechende, an feuchter Luft stark rauchende Fl., die sich bei längerem Stehen gelb färbt und zersetzt. Mischbar mit Bzl., Toluol, Ae., Eisessig u. a. Die Substanz löst viele org. u. anorg. Stoffe. $d_4^{20} = 1,667$. Ep. $= -54,1°$; Kp. $= 69,3°$; $n_D^{20} = 1,4437$. Die Substanz setzt sich mit wenig W. zu Chlorsulfonsäure, mit viel W. zu Schwefel- und Salzsäure um.

Aufbewahrung. Gut verschlossen, vor Licht und Feuchtigkeit geschützt.

Anwendung. Zur Herst. von Acetylchlorid und Essigsäureanhydrid. Als wasserentziehendes Mittel, Chlorierungsmittel und Kontaktsubstanz bei der Acetylierung der Cellulose, zur Einführung der SO_2-Gruppe in Kohlenstoffverbindungen. Die Substanz löst das 70fache seines Vol. an Chlor.

Sulisobenzonum

Sulisobenzonum. Sulisobenzon. Sulisobenzone USAN.

$C_{14}H_{12}O_6S$ M.G. 308,3

5-Benzoyl-4-hydroxy-2-methoxy-benzol-1-sulfonsäure.

Anwendung. Als Lichtschutzmittel.

Handelsformen. Cyasorb UV 284 (Lederle, USA); Uval (Dome, USA); Spectra-Sorb UV 284 (Lederle, USA); Uvinul MS-40 (General Aniline und Film Corp., USA).

Sulocarbilatum

Sulocarbilatum NFN. Sulocarbilat. Sulocarbilate.

$C_9H_{12}N_2O_5S$ M.G. 260,29

(p-Sulfamoyl-phenyl)-carbamidsäure-(-2-hydroxyaethyl)-ester.

Anwendung. Als Diureticum (Carboanhydrase-Hemmer), s. a. II, 884.

Handelsform. Sulocarbilate (Warner-Chilcott, USA).

Sulphan Blue

Sulphan Blue. Sulfan Blue. Acid Blue 1. Disulfinblau. Patentblau V.

$C_{27}H_{31}N_2NaO_6S_2$ M.G. 566,70

Anhydro-4,4'-bis-(diäthylamino)-triphenylmethanol-2'',4''-disulfonsäure-Natriumsalz.

Herstellung. Durch Kondensation von 4-Formylbenzol-1,3-disulfonsäure mit Diäthyl-anilin. Das Rk.-Produkt wird zum Anhydrid oxidiert und dann ins Mononatriumsalz über-führt.

Eigenschaften. Violettes Pulver. 1 g Substanz löst sich in 20 ml W. von 20°. Verd. wss. Lsg. sind blau und färben sich gelb bei Zusatz von konz. Salzsäure. In Abwesenheit von starken Säuren oder Alkalien ist die blaue Farbe über einen weiten pH-Bereich stabil, teilweise in A.

Anwendung. Als Diagnosticum (Farbstoff) zur Feststellung von Gewebeschädigungen.

Sulphomyxin

Sulphomyxin Sodium BP 73. Sulfomyxin Natrium. Penta-sulfo-methyl-polymyxin B. Polymyxin B-pentakis-methansulfonat, Natriumsalz.

Bemerkung. Bei der Substanz handelt es sich um eine Mischung aus sulfomethyliertem Polymyxin D und Natriumbisulfit.

Herstellung. Die Substanz kann hergestellt werden aus Polymyxin B durch Einwirkung von Formaldehyd und Natriumbisulfit, wobei die Aminogruppen des Polymyxin B sulfo-methyliert werden (BP 73).

Eigenschaften. Weißes Pulver, fast geruchlos, von bitterem Geschmack, lösl. in weniger als 1 T. W. und in 750 T. 95%igem A. (BP 73).

Erkennung. 1. Es wird ein Dünnschichtchromatogramm angefertigt: Stationäre Phase: Mikrokrist. Zellulose. Mobile Phase: Eine Mischung aus 60 Vol.-T. Isopropanol, 15 Vol.-T. Methyläthylketon und 25 Vol.-T. 1 n-Salzsäure. Auf die Chromatographieplatte werden jeweils 5 μl folgender Lsg. aufgetragen: 1. 5 mg Substanz werden in einer Mischung aus 0,5 ml Salzsäure und 0,5 ml W. gelöst, 5 Std. bei 135° erwärmt und dann auf einem Wasserbad zur Trockne eingedampft. Das Erhitzen wird fortgesetzt, bis kein Geruch nach Chlorwasserstoff mehr feststellbar ist. Der Rückstand wird in 1,0 ml W. gelöst. — 2. Die Lsg. wird in gleicher Weise wie 1. hergestellt, allerdings unter Verwendung von Sulphomyxin Sodium BP 73-Standardsubstanz. Nach dem Entwickeln wird die Chromatographieplatte in einem kalten Luftstrom 15 Min. getrocknet und dann 15 Min. bei 100° erwärmt. Man läßt abkühlen und besprüht mit Cadmium/Ninhydrin-Lsg. und erwärmt 30 Min. auf 100°. Die Flecken auf dem Chromatogramm der Lsg. 1 sollen mit denen auf dem Chromatogramm der Lsg. 2 korrespon-dieren (BP 73). — 2. 40 mg Substanz werden in 1 ml 1 n Salzsäure gelöst und mit 0,5 ml 0,02 n Jod-Lsg. versetzt. Dabei muß Entfbg. auftreten (BP 73). — 3. Spezifische Drehung: Etwa —55°, gemessen an einer 5%igen Lsg. der Substanz (BP 73). — 4. Etwas Substanz wird verascht. Der Rückstand zeigt die charakteristischen Rk. auf Natrium (BP 73).

Prüfung. 1. Alkalische oder saure Verunreinigungen: Der pH-Wert einer 2,0%igen Lsg. der Substanz soll 6,0—8,0 betragen (BP 73). — 2. Freies Polymyxin B: 80 mg Substanz werden in 3 ml W. gelöst und mit 0,05 ml einer 10%igen Lsg. von Kieselwolframsäure versetzt. Dabei darf nicht sofort ein Nd. entstehen (BP 73). — 3. Gesamtsulfitgehalt: 0,10 g Substanz werden in 50 ml W. gelöst, mit 2,5 ml Natronlauge und 0,3 g Kaliumcyanid versetzt, 3 Min. vorsichtig zum Sieden erhitzt und abgekühlt. Die Lsg. wird mit 1 n Schwefelsäure neutralisiert unter Verwendung von Methylorange als Indikator, mit 0,5 ml 1 n Schwefelsäure im Überschuß und 0,2 g Kaliumjodid versetzt und mit 0,1 n Jodlsg. unter Verwendung von Stärke-Lsg. als Indikator titriert. Das erforderliche Vol. 0,1 n Jodlsg. muß zwischen 5,5 und 7,5 ml betragen (BP 73). — 4. Trocknungsverlust: Höchstens 3,0%, wenn die Substanz bei 60° und einem Druck, der 5 mm Quecksilber nicht übersteigt, 3 Std. getrocknet wird (BP 73). — 5. Sulfatasche: 25,0—30,0%.

Aufbewahrung. In gut schließenden Behältern, vor Licht geschützt. Wenn die Substanz zur parenteralen Anwendung bestimmt ist, sollte das Vorratsgefäß steril und so verschlossen sein, daß der Zutritt von Mikroorganismen ausgeschlossen ist (BP 73).

Kennzeichnung. Das Vorratsgefäß muß 1. das Datum tragen, nach dessen Ablauf der Inhalt nicht mehr verwendet werden darf, und 2. die Aufbewahrungsbedingungen.

Dosierung. 2 Mega-Einheiten tägl. in verschiedenen Dosen durch i.m. Injektion.

Anwendung. Als Antibiotikum (s. auch I, 1145).

Handelsform. Dynamycin; Thiosporin (Burroughs-Welcome); Sulfomyxin (Pfizer).

Sulphonthal

Sulphonthal.

S. Phenolsulfonphthaleinum, II, 11.

Sulpiridum

Sulpiridum. Sulpirid.

$C_{15}H_{23}N_3O_4S$ M.G. 341,44

N-[(1-Aethyl-pyrrolidin-2-yl)-methyl]-2-methoxy-5-sulfamoyl-benzamid.

Anwendung. Als Psychopharmakon, Spasmolyticum und Antiemeticum.

Handelsformen. Dogmatil. Dogmatyl; Aiglonyl; Eglonyl.

Sulpyrinum

Sulpyrinum

S. VI A, 115 u. Natrium novaminsulfonicum

Sulthiame

Sulthiame BP 73. Sultiamum. Sultiam. Sulphenytam. Sulthiamin.

C$_{10}$H$_{14}$N$_2$O$_4$S$_2$ M.G. 290,4

ρ-(Tetrahydro-2 H-1,2-thiazin-2-yl)-benzol-sulfonamid.

Gehalt. Mindestens 98,0%, ber. auf die getrocknete Substanz (BP 73).

Eigenschaften. Weißes oder farbloses, krist. Pulver, geruchlos, von schwach bitterem Geschmack, lösl. in 2000 T. W., in 350 T. 95%igem A., in 700 T. Chlf. und 500 T. Ae. Fp. = 185—187°.

Erkennung. 1. Das IR-Spektrum der Substanz darf nur Maxima bei den gleichen Wellenlängen zeigen wie die Sulthiame-BP-73-Standardsubstanz; die relativen Intensitäten müssen ähnlich sein (BP 73). — 2. Die Lichtabsorption im Bereich von 220—350 nm, gemessen an einer 2-cm-Schicht einer 0,001%igen Lsg. der Substanz in M., zeigt ein Maximum bei 246 nm, die Extinktion bei 246 nm beträgt etwa 0,80 (BP 73). — 3. 0,5 g Substanz werden mit 0,5 g Benzhydrol, 0,5 g Toluol-p-sulfonsäure und 5 ml Eisessig gemischt und 30 Min. in einem Wasserbad unter Rückfluß erwärmt. Die heiße Lsg. wird in 25 ml heißes W. gegossen und 30 Min. kräftig geschüttelt. Die abgekühlte Mischung wird filtriert und das Filter mit 10 ml W. nachgewaschen. Der Nd. wird aus 50 ml 95%igem A. umkrist. und dann bei vermindertem Druck getrocknet. Er soll bei etwa 190° schmelzen. Der Rückstand wird dann mit gleichen T. der zu untersuchenden Substanz gemischt. Der Mischschmelzpunkt soll mindestens 10° niedriger als der Schmelzpunkt des Rückstandes sein (BP 73). — 4. 50 mg Substanz werden in einem weiten Rg.-Glas mit 1 ml konz. Wasserstoffperoxyd-Lsg. und 1 Tr. Eisen(III)-chlorid-Lsg. gemischt, wobei das Rk.-Gemisch u. U. mit W. gekühlt werden muß. Die Fbg. verändert sich von Hellrot nach Hellgelb. Dann werden 3 ml W., 1 ml verd. Salzsäure und 0,5 ml Bariumchlorid-Lsg. zugefügt. Es entsteht ein weißer Nd. (BP 73).

Papierchromatographie. Papier: Whatman Nr. 1. Prüflsg.: Die Substanz wird in einer kleinen Menge Aceton gelöst. Fließmittel: Konz. Ammoniaklsg.: n-Butanol:W. = 33:100:66; von dieser Mischung wird die obere Schicht in den Lsgm.-Trog und die untere Schicht auf den Boden des Chromatographietanks gegeben. Entwicklung: Absteigend, bis die Lsgm.-Front etwa 15 cm gelaufen ist. Detektion: UV-Licht oder Besprühen mit p-Dimethylaminobenzaldehyd-Lsg.; die besprühte Platte muß anschließend Ammoniakdämpfen ausgesetzt werden. Dabei wird ein gelber Fleck sichtbar. R$_f$ = 0,55.

Prüfung. 1. Fremde Substanzen: Die Prüf. wird d.chr. durchgeführt. Stationäre Phase: Kieselgel H/UV 254; mobile Phase: 8 Vol.-T. Äthylchlorid und 2 Vol.-T. wasserfreier A. Auf die Chromatographieplatte werden je 20 µl. von 2 Lsg. aufgetragen: 1. eine 5,0%ige Lsg. der Substanz in Aceton, 2. eine 0,01%ige Lsg. in Aceton. Nach dem Entwickeln läßt man die Chromatographieplatte an der Luft trocknen und betrachtet unter der UV-Lampe bei einer Wellenlänge von etwa 254 nm. Jeder Fleck auf dem Chromatogramm der Lsg. 1 mit Ausnahme des Hauptfleckes darf nicht intensiver sein als der entsprechende Fleck auf dem Chromatogramm der Lsg. 2 (BP 73). — 2. Fremde Substanzen: Es wird wiederum eine d.chr. Prüf. durchgeführt wie unter 1. beschrieben, wobei als mobile Phase eine Mischung aus 45 Vol.-T. Äthylacetat, 5 Vol.-T. wasserfreiem A. und 1 Vol.-T. verd. Ammoniak benutzt wird (BP 73). — 3. Blei: Höchstens 10 ppm (BP73). — 4. Trocknungsverlust: Höchstens 0,5% wenn die Substanz bei 105° bis zum konst. Gew. getrocknet wird. — 5. Sulfatasche: Höchstens 0,1% (BP 73).

Gehaltsbestimmung. 0,5 g Substanz werden mit 100 ml W. 15 Min. auf dem Wasserbad erwärmt, dann mit 50 ml 0,1 n Quecksilberperchlorat-Lsg. versetzt und weitere 15 Min. erwärmt. Nach dem Abkühlen füllt man mit W. auf 200 ml auf und filtriert. 100 ml des Filtrates werden mit Salpetersäure angesäuert und mit 0,1 n Ammoniumthiocyanat-Lsg. titriert unter Verwendung von Eisen(III)-ammoniumsulfat-Lsg. als Indikator. 1 ml 0,1 n Quecksilberperchlorat-Lsg. entspricht 0,014 52 g C$_{10}$H$_{14}$N$_2$O$_4$S$_2$ (BP 73).

Metabolismus. In Tierversuchen wurden über 80% der Substanz mit dem Urin unverändert ausgeschieden.

Anwendung. Als Antiepilepticum und Anticonvulsivum.

Dosierung. Bis zu 600 mg tägl. auf mehrere Dosen verteilt.

Handelsformen. Elisal (Specia, Frankreich); Ospolot (Bayer, BRD); Trolone (Riker, USA).

Sultroponium

Sultroponium. Sultroponum.

$C_{20}H_{29}NO_6S$ M.G. 411,5

8-(3-Sulfo-propyl)-atropinium, Inneres Salz.

Anwendung. Als Anticholinergicum und Spasmolyticum (s. auch II, 484 ff.).

Dosierung. 15 bis 30 mg 2mal tägl. oral oder 25—75 mg tägl. rectal.

Handelsform. Sultropan (Biothérax, Frankreich).

Sumetizidum

Sumetizidum. Sumetizid.

$C_{12}H_{13}ClN_4O_6S_2$ M.G. 408,84

6-Chlor-3,4-dihydro-3-(succinimido-methyl)-7-sulfamoyl-2 H-1,2,4-benzothiadiazin-1,1-dioxid.

Anwendung. Als Salureticum.

Handelsform. Hypotensine.

Suprareninum

Suprareninum

S. II, 578 u. Adrenalinum.

Suprareninum bitartaricum

S. II, 580 u. Adrenalinum bitartaricum.

Suprareninum hydrochloricum

S. II, 580 u. Adrenalinum hydrochloricum.

Suraminum

Suraminum natricum PI.Ed. II. Naganinum Ross. 9. Suramin BPC 73. Naganin.
Suramin Sodium. Suramin-Natrium. Suramine sodique.

$C_{51}H_{34}N_6Na_6O_{23}S_6$ M.G. 1429,19

Symmetrische Harnstoffverbindung des m-Aminobenzoyl-m-amino-p-methylbenzoyl-1-naphthylamin-4.6.8-trisulfonsauren-Natriumsalzes.

Bemerkung. S. auch III, 453.

Gehalt. Mindestens 97,5%, bezogen auf die getrocknete Substanz (PI.Ed. II, BPC 73); mindestens 93,5%, ber. auf die getrocknete Substanz (Ross. 9).

Eigenschaften. Weißes oder rosa-weißes, leichtes, amorphes, geruchloses Pulver von alkalischem bis leicht bitterem Geschmack, sehr leicht lösl. in W., fast unlösl. in A., lösl. in M., unlösl. in Ae., Chlf. und Bzl. Die Substanz ist hygroskopisch und verändert ihre Farbe unter Lichteinfluß.

Erkennung. 1. 0,05 g Substanz werden mit 2 ml einer Mischung aus gleichen Vol.-T. Schwefelsäure und W. 5 Min. zum Sieden erhitzt, abgekühlt und mit 20 ml W. und 0,02 g Natriumnitrit versetzt. Man läßt 1 Min. stehen, setzt 0,2 g Ammoniumsulfamat zu und schüttelt gut durch. Nach weiteren 2 Min. werden 0,2 ml dieser Lsg. zu einer Lsg. von 0,01 g α-Naphthylamin und 0,5 g Natriumacetat in 5 ml Essigsäure gegeben. Dabei muß sich rasch eine purpurrote Fbg. entwickeln (PI.Ed. II, Ross. 9). — 2. 0,1 g Substanz wird verascht. Der Rückstand gibt die charakteristische Nachweisrk. auf Natrium (PI.Ed. II).

Prüfung. 1. Reaktion und Aussehen der Lsg.: 1 g Substanz wird in 100 ml kohlendioxidfreiem W. gelöst. Nach höchstens 1 Min. muß vollständige Lsg. eingetreten sein. Die entstandene Lsg. soll klar sein und einen pH-Wert zwischen 5,5 und 6,8 haben (PI.Ed. II, ähnlich Ross. 9). — 2. Arsen: Höchstens 2 ppm (PI.Ed. II). — 3. Schwermetalle: Höchstens 20 ppm (PI.Ed. II). — 4. Chlorid: 0,5 g Substanz werden in 10 ml W. gelöst. Die Lsg. wird mit 5 ml verd. Salpetersäure, 5 ml 0,1 n Silbernitrat-Lsg. und 3 ml Nitrobenzol versetzt und heftig geschüttelt. Der Überschuß an Silbernitrat wird mit 0,1 n Ammoniumthiocyanat-Lsg. unter Verwendung von 2 ml Eisen(III)-ammoniumsulfat-Lsg. als Indikator zurücktitriert. Dabei müssen mindestens 3,3 ml 0,1 n Ammoniumthiocyanat-Lsg. verbraucht werden (PI.Ed. II). — 5. Sulfat: 0,5 g Substanz werden in 10 ml W. gelöst und mit 1 ml Bariumchlorid-Lsg. und 0,5 ml verd. Salzsäure versetzt. Dann läßt man 5 Min. lang stehen. Dabei darf keine Trbg. auftreten (PI.Ed. II). — 6. Freie Amine: 5 g Substanz werden in 50 ml W. gelöst. Die Lsg. wird mit 2,5 ml Salzsäure versetzt und nach 15 bis 20 Min. mit 0,1 m Natriumnitrit-Lsg. unter heftigem Umschütteln titriert, solange bis 1 Tr. der Lsg. auf Jodstärkepapier sofort eine Blaufbg. hervorruft. Die Titration ist dann beendet, wenn der Endpunkt reproduzierbar ist, nachdem die titrierte Lsg. 3 Min. lang stehen gelassen wurde. Der Endpunkt kann ebenfalls elektrochemisch bestimmt werden. In gleicher Weise wird eine Blindtitration durchgeführt. Die Differenz zwischen den zwei Titrationen darf nicht größer als 0,4 ml sein (PI.Ed. II). — 2,5 g Substanz werden in 25 ml W. gelöst und mit 2 ml Salzsäure sowie 0,5 g Kaliumbromid versetzt. Anschließend titriert man mit 0,1 m Natriumnitrit-Lsg. bei einer Temp., die 15° nicht übersteigen soll. Als Indikator wird Jodstärkepapier verwendet. Es wird in gleicher Weise ein Blindversuch durchgeführt. Für die Titration sollen höchstens 0,2 ml 0,1 m Natriumnitrit-Lsg. verbraucht werden (Ross. 9). — 7. Trocknungsverlust: Etwa 0,5 g Substanz, genau gewogen, werden bei 110° bis zum konst. Gew. getrocknet. Der Trocknungsverlust soll höchstens 8% betragen (Ross. 9). — 8. Sulfatasche: Höchstens 0,001% (Ross. 9). — 9. Wassergehalt: Höchstens 10,0%, bestimmt nach der Karl-Fischer-Methode (Pl.Ed. II). — 10. Therapeutische Aktivität: Zur Prüf. der therapeutischen Aktivität wird die Substanz an Mäusen getestet, die mit einem Stamm von Trypanosoma equiperdum oder anderen geeigneten Trypanosomen-Spezies, die gegen Suramin-Natrium empfindlich sind, infiziert wurden, in der Weise, daß das Blut zwischen 1 000 und 20 000 Trypanosomen pro ml enthält. Die Prüf. hat an mindestens 10 Mäusen durch i.v. Injektion von Dosen von 0,8 μg pro g Körpergew. zu erfolgen. Am 3. Tag nach der Verabreichung des Suramin-Natriums wird das Blut jeder Maus mikroskopisch in 20 Feldern untersucht, wobei ein Mikroskop mit einem 4-mm-Objektiv verwendet wird. Die Substanz genügt dem Test, wenn 50% oder mehr der behandelten Mäuse eine Abwesenheit von sichtbaren Trypanosomen im Blut zeigen. Der Test kann wie folgt durchgeführt werden: Die Mäuse werden mit Trypanosomen geimpft. Nach 18 Std. wird das Blut jeder Maus mikroskopisch untersucht und die Anzahl Trypanosomen pro ml Blut bei jeder Maus festgestellt. Die Anzahl sollte zwischen 1 000 und 20 000 liegen. Die Bestimmung kann an einem dünnen Blutfilm durchgeführt werden. Die Trypanosomen werden in mindestens 10 mikroskopischen Feldern mit einer Fläche von 0,12 mm gezählt. Die Anwesenheit von 1 bis 20 Trypanosomen in jeweils 2 Feldern entspr. etwa einem Geh. von 1 000 bis 20 000 Trypanosomen pro ml. 10 von diesen so infizierten Mäusen werden i.v. 0,16 ml einer 0,005%igen Lsg. der Substanz in frisch dest. W. pro g Körpergew. injiziert. Das Blut jeder Maus wird mikroskopisch am 1. und 3. Tag nach der Injektion geprüft. Wenn am 3. Tag im Blut von 5 oder mehr Mäusen in 20 Feldern des Mikroskops keine Trypanosomen gefunden werden, hat die Substanz dem Test genügt. Wenn unter diesen Bedingungen Trypanosomen im Blut von 5 oder mehr Mäusen gefunden werden, wird der Test wiederholt. Die Substanz hat dem Test dann genügt, wenn keine Trypanosomen unter diesen Bedingungen im Blut von mindestens 50% der Gesamtzahl der behandelten Mäuse gefunden werden (Pl.Ed. II). — 11. Übermäßige Toxizität: Eine 1,0%ige Lsg. der Substanz in frisch dest. W., das 0,1% Natriumchlorid und 0,1% Glucose enthält, muß folgenden Anforderungen entsprechen: 10 oder mehr gesunden, ausgewachsenen Mäusen wird i.v. innerhalb von 2 Sek. 0,02 ml dieser Lsg. pro g Körpergew. injiziert. Mehr als 50% der Mäuse muß 6 Tage bei guter Gesundheit überleben. Wenn weniger als 50% überleben, wird die Prüf. an 10 oder mehr ähnlichen Mäusen wiederholt. Mindestens 50% der Gesamtzahl der Mäuse in beiden Gruppen muß 6 Tage bei guter Gesundheit überleben (Pl.Ed. II).

Gehaltsbestimmung. 1. Etwa 0,5 g Substanz, genau gewogen, werden mit 20 ml 50%iger Schwefelsäure versetzt und 1 Std. unter Rückfluß zum Sieden erhitzt. Nach dem Abkühlen verdünnt man auf etwa 100 ml mit W., setzt 1 g Kaliumbromid zu, kühlt auf 15 bis 20° ab und titriert mit 0,1 m Natriumnitrit-Lsg. unter heftigem Umschütteln so lange, bis 1 Tr. der Lsg. auf Jodstärkepapier sofort eine Blaufbg. hervorruft. Die Titration ist dann beendet, wenn der Endpunkt reproduzierbar ist, nachdem die Titrations-Lsg. 3 Min. lang stehen gelassen wurde. Der Endpunkt kann auch elektrochemisch bestimmt werden. In gleicher Weise wird ein Blindversuch durchgeführt. Die Differenz zwischen den Titrationen zeigt den Geh. an Natriumnitrit an, der für die Substanz verbraucht wurde. 1 ml 0,1 m Natriumnitrit-Lsg. entspr. 0,023 82 g $C_{51}H_{34}N_6Na_6O_{23}S_6$ (Pl.Ed. II, ähnlich Ross. 9). — 2. Etwa 0,3 g Substanz, genau gewogen, werden mit 4 g einer Mischung aus Kaliumpermanganat und wasserfreiem Natriumcarbonat (1:1) verrieben und in einen 80 bis 100 ml Eisentiegel gegeben. Unter Verwendung von 3 g der gleichen Mischung wird der Rest aus dem Mörser ebenfalls in den Eisentiegel gebracht. Dieser wird zugedeckt und mit kleiner Flamme 20 Min. lang erwärmt, anschließend 30 bis 40 Min. mit starker Flamme in der Weise, daß der Boden des Tiegels bis zur Rotglut erhitzt wird. Nach dem Abkühlen bringt man den Tiegel in eine Porzellanschale und wäscht den Inhalt mit heißem W. in ein Becherglas. Der Nd. wird abfiltriert und mit heißem W., das 0,5 bis 1 ml 1 n Natriumhydroxyd-Lsg. enthält, gewaschen. Das Filtrat wird mit Salzsäure neutralisiert, anschließend mit 10 ml verd. Salzsäure angesäuert, zum Sieden erhitzt und 5 Min. lang im Sieden gehalten. Dann versetzt man langsam mit 10 ml Bariumchlorid-Lsg. und erhitzt wiederum zum Sieden. Diese Lsg. läßt man mindestens 4 Std. an einem warmen Ort stehen, filtriert und sammelt den Nd. auf einem aschefreiem Filter. Das Filter mit dem Nd. wird mit heißem W. so lange gewaschen, bis das Waschwasser keine positive Chloridrk. mehr gibt. Anschließend bringt man den Nd. in einen Tiegel, glüht und verascht bis zum konst. Gew. In gleicher Weise wird ein Blindversuch unternommen. Das Gew. des so erhaltenen Bariumsulfats wird mit 1,0204 multipliziert und entspr. dann der Menge Suramin-Natrium, in der Prüfsubstanz (Ross. 9).

Aufbewahrung. In luftdichten, gut verschlossenen, vor Licht geschützten Gefäßen, an einem kühlen Ort.

Anwendung. Die Substanz ist wirksam gegen die frühen Stadien der Schlafkrankheit, bes. bei solchen Patienten, die mit Trypanosoma rhodesiense infiziert sind. Die Substanz passiert die Bluthirnschranke nicht und ist wertlos in solchen Fällen, in denen das Zentralnervensystem bereits angegriffen ist. Vor Beginn einer Behandlung sollte die Verträglichkeit am Patienten geprüft werden durch eine i.v. Dosis von 200 mg. Wenn keine unerwarteten Rk. eintreten innerhalb von 24 bis 48 Std., wird eine Dosis von 1 g gegeben. Dieses wird wöchentlich wiederholt, gewöhnlich bis 5 g verabreicht wurden. Vor jeder Dosis sollte der Harn untersucht werden und, wenn Eiweiß vorhanden ist, sollte die Dosis reduziert werden oder die Behandlung unterbrochen werden. Wenn keine Proteinurie sich entwickelt, kann der Abstand zwischen den einzelnen Dosen gekürzt werden. Die Substanz kann ebenfalls prophylaktisch gegen Trypanosomiasis verabreicht werden, wobei eine Dosis von 2 g mindestens 3 Monate Schutz bietet. Toxische Effekte machen sich hauptsächlich in Nierenstörungen bemerkbar. Proteinurie zeigt Vorsicht bei weiterer Behandlung an.

Handelsformen. Bayer 205 (Bayer, BRD); Moranyl (Specia, Frankreich); Naphuride-Sodium (Winthrop, USA); Antrypol (Bayer); Belganyl; Germanin (Bayer); Naganin; Naganol (Bayer) u. a.

Sutera

Sutera atropurpurea (BANKS) HIERN [Manulea atropurpurea BANKS, Lyperia crocea ECKLON, L. atropurpurea BENTH., Chaenostoma crocem (ECKLON) WETTST.]. Scrophulariaceae — Scrophularioideae — Manuleeae.
In Südafrika heimisch.

Flores Manuleae. Kapsafran.

Anwendung. Als Safranersatz. Die Blätter sollen spasmolytische Wirkung zeigen.

Bemerkung. Weitere Sutera-Arten, wie z. B. S. burkeana HIERN, S. floribunda O. KTZE., S. hispida DRUCE oder S. pinnatifida O. KTZE., werden in Südafrika volksmedizinisch verwendet.

Sutilaina

Sutilains NF XIV. Sutilaina. Sutilaine.

Bemerkung. Es handelt sich um eine aus dem Bakterium Bacillus subtilis gewonnene Substanz, die proteolytische Enzyme enthält.

Gehalt. Mindestens 2 500 000 NF-Caseineinheiten proteolytische Aktivität pro Gramm, ber. auf die getrocknete Substanz (NF XIV). Eine NF-Caseineinheit proteolytische Aktivität ist enthalten in einer Menge der Substanz, die, wenn sie mit 35 mg denaturiertem Casein bei 37° inkubiert wird, in 1 Min. ein Hydrolysat produziert, dessen Absorption bei 275 nm der einer Tyrosin-Lsg., die 1,5 µg NF-Tyrosin-Standardsubstanz pro ml enthält, gleich ist.

Eigenschaften. Cremefarbenes Pulver.

Löslichkeit. Eine Menge Substanz, die 300 000 NF-Caseineinheiten proteolytischer Aktivität äquivalent ist, ist lösl. in 10,0 ml W. (NF XIV).

pH-Wert. Der pH-Wert einer Lsg. der Substanz (1 in 100) liegt zwischen 6,1 und 7,1 (NF XIV).

Trocknungsverlust. Höchstens 5,0%, wenn die Substanz im vac. über Phosphorpentoxid 24 Std. getrocknet wird (NF XIV).

Stickstoffgehalt. 11,0 bis 13,5% (NF XIV).

Gehaltsbestimmung. pH 7,0-Puffer: 12,1 g Tris-(hydroxymethyl)-aminomethan werden in 700 ml W. gelöst und auf einen pH von 7,0 ± 0,1 mit 1 n Salzsäure eingestellt. Man fügt 10,0 ml 0,01 n Zinkacetat-Lsg. zu und korrigiert, wenn nötig, den pH-Wert wiederum auf 7,0 ± 0,1. Anschließend wird mit W. auf 1 000,0 ml verd.

Fällungsmittel. 18 g Trichloressigsäure und 19 g Natriumacetat werden in 20 ml Eisessig gelöst und dann mit W. auf 1 000,0 ml aufgefüllt.

Substanz-Lsg. 6,05 g Tris-(hydroxymethyl)-aminomethan werden in 500 ml W. gelöst und dann mit etwa 8 ml 1 n Salzsäure auf einen pH-Wert von 8,8 ± 0,1 gebracht. 7,0 g Casein (das etwa 13,9% Stickstoff und 7,5% Feuchtigkeit enthält) werden in dieser Lsg. suspendiert. Man erhitzt unter gelegentlichem Umrühren 30 Min. auf einem siedenden Wasserbad. Nach dem Abkühlen stellt man durch langsame Zugabe von 0,2 n Salzsäure unter konst. Rühren auf einen pH-Wert von 7,0 ± 0,1 ein und versetzt dann mit 10,0 ml 0,01 m Zinkacetat-Lsg. Man verd. auf etwa 950 ml mit W., korrigiert, wenn nötig, den pH-Wert auf 7,0 ± 0,1 und verd. mit W. auf 1000,0 ml. Diese Lsg. ist 5 Tage verwendbar, wenn sie bei einer Temp. von 5 bis 8° aufbewahrt wird.

Standard-Lsg. 50,0 g NF-Tyrosin-Standardsubstanz werden in einem 500-ml-Meßkolben in 30 ml 0,1 n Salzsäure gelöst und mit W. bis zum Vol. aufgefüllt. Diese Lsg. enthält 100 µg Tyrosin pro ml. Durch quantitative Verdünnung dieser Lsg. mit W. stellt man Lsg. her, die 25, 50 und 75 µg Tyrosin/ml enthalten. Man bestimmt die Absorptionen der 4 Lsg. in 1-cm-Küvetten bei 275 nm in einem geeigneten Spektralphotometer und zeichnet eine Eichkurve, die das Verhältnis der Absorption zu der Tyrosinkonzentration in µg/ml darstellt. Die Absorption (A_S) der Lsg., die 1,5 µg Tyrosin/ml enthält, wird aus der Eichkurve abgelesen. Sie muß etwa 0,011 5 betragen.

Prüflösungen. 50,0 mg Substanz werden in einem 100-ml-Meßkolben in pH 7,0 Puffer-Lsg. gelöst und bis zum Vol. aufgefüllt. 2,0 ml dieser Lsg. werden in einem 200-ml-Meßkolben mit pH 7,0 Puffer-Lsg. bis zum Vol. aufgefüllt und gemischt. Diese Lsg. ist Prüf-Lsg. I. Man stellt sich eine Verdünnung der Prüf-Lsg. I her, indem man die Prüf-Lsg. mit einem gleichen Vol. pH 7,0 Puffer-Lsg. verd. Diese Verdünnung ist Prüf-Lsg. II.

Durchführung. In fünf 18 × 150-mm-Teströhrchen gibt man jeweils 5,0 ml Substanz-Lsg. und kennzeichnet die Röhrchen mit I, I, II, II, und B als Blind-Lsg. In zwei weitere Teströhrchen gibt man 5 ml Prüf-Lsg. I und 5 ml Prüf-Lsg. II. Alle Röhrchen werden in ein Wasserbad von 37 ± 0,5° gebracht und 5 Min. darin stehen gelassen, damit die Badtemp. erreicht wird. Zum Zeitpunkt 0 bringt man 1,0 ml pH 7,0-Puffer-Lsg. in das Röhrchen B und bei genauen Zeitintervallen (30 bis 60 Sek.) gibt man dann anschließend 1,0 ml Portionen der auf 37° eingestellten Prüf-Lsg. I in jedes Röhrchen, das mit I gekennzeichnet ist und 1,0 ml Portionen der auf 37° gebrachten Prüf-Lsg. II in jedes Röhrchen, das mit II bezeichnet ist. Der Röhrcheninhalt wird jeweils im Wasserbad sofort nach dem Zusatz gemischt. Genau nach 30 Min. gibt man 5,0 ml Fällungsmittel in das Röhrchen B, schüttelt heftig um und setzt das Röhrchen in das Wasserbad zurück, und in den gleichen genauen Zeitintervallen (30 bis 60 Sek.), die zu Beginn der Durchführung eingehalten wurden, setzt man nacheinander den Röhrchen, die mit I und II gekennzeichnet wurden, jeweils 5,0 ml Fällungsmittel zu, schüttelt jedes Röhrchen heftig nach dem Zusatz und bringt es sofort wieder in das Wasserbad. Nach genau 30 Min., wobei wiederum die Anfangszeitintervalle genau eingehalten werden müssen, wird jedes Röhrchen heftig geschüttelt und der Inhalt jeweils durch ein 11-cm-Filter (Whatman Nr. 42-Papier oder ähnliches) filtriert. Jedes Filtrat wird ein zweites Mal durch das gleiche Filter gegeben, anschließend werden die Absorptionen jedes Filtrates der Röhrchen I und II in 1-cm-Küvetten bei 275 nm in einem geeigneten Spektralphotometer gemessen, wobei das Filtrat des Röhrchens B als Kompensationsfl. verwendet wird. Man nimmt als Absorption (A_U) den Mittelwert, der 2 Röhrchen I und in gleicher Weise den Mittelwert der Röhrchen II. Der Geh. an NF-Caseineinheiten proteolytischer Aktivität pro g Substanz wird nach folgender Formel ber.:

$$(1\,000\,000) \cdot (11/30\ W) \cdot (A_U/A_F)$$

W = Gew. in µg der Substanz in dem Teströhrchen, das dem Absorptionswert A_U entspr.

11 = das Vol. in ml des Röhrcheninhalts

30 = die Inkubationszeit in Min. für jedes Röhrchen (NF XIX).

Aufbewahrung. In gut schließenden Behältern bei Raumtemp.

Anwendung. Als Proteolyticum zur äußerlichen Anwendung an schmierigen Wunden und Geschwüren, in Einreibungen, die 2 bis 4mal tägl. angewendet werden.

Suxamethonium

Suxamethonium Bromide BP 73, BPC 73. Succamethonium bromatum 2. AB — DDR. Sukzamethoniumbromid. Suxamethonii bromidum. Succinylcholine Bromide. Suxamethoniumbromid.

$$\left[\begin{array}{l} COO-CH_2-CH_2-N\raisebox{1ex}{$\diagup$}{\raisebox{0.5ex}{CH_3}}\raisebox{0ex}{-CH_3} \\ \quad\qquad\qquad\raisebox{-1ex}{$\diagdown$CH_3} \\ CH_2 \\ CH_2 \\ COO-CH_2-CH_2-N\raisebox{1ex}{$\diagup$}{\raisebox{0.5ex}{CH_3}}\raisebox{0ex}{-CH_3} \\ \qquad\qquad\qquad\raisebox{-1ex}{$\diagdown$CH_3} \end{array} \right]^{2\oplus} \quad 2\,Br^{\ominus} \cdot 2\,H_2O$$

$C_{14}H_{30}Br_2N_2O_4 \cdot 2\,H_2O$ M.G. 486,3

Bernsteinsäure-bis-[β-trimethylammonioäthylester]-dibromid.

Herstellung. Bernsteinsäuredichlorid wird durch einen Bromwasserstoffgasstrom in Bernsteinsäuredibromid(I) übergeführt, welches durch Einleiten von gasförmigem Äthylenoxid zu Bernsteinsäure-bis-bromäthylester(III) umgesetzt wird. Dieser Ester wird anschließend mit Trimethylamin(IV) ohne Anwendung von Druck bei Raumtemp. in Gegenwart eines inerten Lsgm. umgesetzt und das dabei auskristallisierende Succinylcholinbromid(V) isoliert (nach DAB 7 — DDR-Komm.).

$$\begin{array}{l} CO-Br \\ CH_2 \\ CH_2 \\ CO-Br \end{array} \quad +2\;\raisebox{-1ex}{$\overset{CH_2-CH_2}{\diagdown O \diagup}$} \;\longrightarrow\; \begin{array}{l} COO-CH_2-CH_2-Br \\ CH_2 \\ CH_2 \\ COO-CH_2-CH_2-Br \end{array} \quad \overset{+2\,N(CH_3)_3}{\longrightarrow} \; \left[\begin{array}{l} COO-CH_2-CH_2-N(CH_3)_3 \\ CH_2 \\ CH_2 \\ COO-CH_2-CH_2-N(CH_3)_3 \end{array} \right]^{2\oplus} \; 2\,Br^{\ominus}$$

$\qquad\quad$ I $\qquad\qquad\quad$ II $\qquad\qquad$ III $\quad$ IV $\qquad\qquad\qquad\quad$ V

Gehalt. 99,0—101,0%, ber. auf die wasserfreie Substanz (2. AB — DDR, BP 73).

Eigenschaften. Weißes, krist. oder mikrokrist. Pulver von höchstens schwach nach Trimethylamin wahrnehmbarem Geruch und schwach salzigem Geschmack, lösl. in 0,3 T. W. und in 5 T. 95%igem A., unlösl. in Chlf. und Ae. Fp. = 218 bis 228° unter Zers. (2. AB — DDR); etwa 225° (BP 73).

Erkennung. 1. 10 Tr. Prüf-Lsg. geben nach Zusatz von 1,0 ml W., 2 Tr. Kobalt(II)-chlorid-Lsg. (1,00 g/100,0 ml) und 2 Tr. Kaliumhexacyanoferrat(II)-Lsg. (5,0 g/100,0 ml) einen kräftig grünen Nd. (2. AB — DDR). — 2. 0,1 g Substanz wird in 10 ml W. gelöst und mit 10 ml verd. Schwefelsäure und 30 ml Ammoniumreineckat-Lsg. versetzt. Dabei entsteht ein rosa gefärbter Nd. Man läßt 30 Min. stehen, filtriert und wäscht mit W., 95%igem A. und Ae. nach. Der Schmelzpunkt des Rückstandes beträgt nach dem Trocknen bei 80° etwa 180° (BP 73). — 3. 1,0 ml Prüf-Lsg. wird nach Zusatz von 5 Tr. 3 n Schwefelsäure, 3,0 ml Chlf. und 10 Tr. frisch bereiteter Tosylchloramid-Natrium-Lsg. (5,0 g/100,0 ml) geschüttelt. Nach dem Entmischen zeigt die Chlf.-Schicht eine rotbraune Fbg. (2. AB — DDR). — Prüf-Lsg. nach 2. AB — DDR: 0,500 g Substanz werden in W. zu 10,0 ml gelöst. — Die Substanz gibt alle anderen charakteristischen Rk. auf Bromid (BP 73).

Prüfung. 1. Unlösliche Verunreinigungen, Farbe der Lsg.: 5,0 ml Prüf-Lsg. müssen klar und farblos sein (2. AB — DDR). — 2. Rk. der Lsg.: 2,00 ml Prüf-Lsg. werden mit 8,0 ml W. versetzt. Die Lsg. muß einen pH-Wert im Bereich von 4,0 bis 6,5 zeigen (2. AB — DDR). — Der pH-Wert einer 1,0%igen Lsg. muß 4,0 bis 5,0 betragen (BP 73). — 3. Ammonium, flüchtige Amine: 1,00 ml Prüf-Lsg. wird mit W. zu 25,00 ml aufgefüllt, 5,0 ml der Lsg. werden in einen 25-ml-Erlenmeyerkolben gegeben. Nach Zusatz von 5,0 ml Natriumcarbonat-Lsg. (20,0 g/100,0 ml) wird die Lsg., wie unter Prüf. auf Ammonium Methode I (s. I, S. 241) angegeben, weiterbehandelt. Das Lackmuspapier darf im Vgl. zu dem der nachstehend beschriebenen Blindprobe keine Blaufbg. zeigen. Blindprobe: 5,0 ml W. werden mit 5,0 ml 3 n Natronlauge

versetzt und wie unter Prüf. auf Ammonium Methode I (s. I, S. 241) angegeben, weiterbehandelt (2. AB — DDR). — 4. Sulfatasche: Höchstens 0,10% (2. AB — DDR, BP 73). —
5. Wassergehalt: Mindestens 6,0 und höchstens 8,0% (2. AB — DDR, BP 73).

Gehaltsbestimmung. 0,200 g Substanz werden in 10,0 ml Quecksilber(II)-acetat-Lsg.
gelöst. Nach Zusatz von 3 Tr. Kristallviolett-Lsg. wird die Lsg. mit 0,1 n Perchlorsäure bis
zum Farbumschlag nach Blau titriert (Feinbürette).
1 ml 0,1 n Perchlorsäure entspr. 22,51 mg wasserfr. Substanz. Der Geh. wird auf die wasserfr. Substanz ber. (2. AB — DDR, ähnlich BP 73).

Aufbewahrung. Vorsichtig, vor Licht geschützt.

Dosierung. Bei parenteraler Anwendung (i.v.) ist die Dosierung von der Infusionsgeschwindigkeit abhängig (2. AB — DDR).

Anwendung. S. Suxamethonium Chloride.

Suxamethonium Bromide Injection BP 73. Succinylcholine Bromide Injection. Suxa-
methoniumbromid-Injektions-Lösung.

Herstellung. Es handelt sich um eine sterile Lsg. von Suxamethoniumbromid in W. zur
Injektion. Sie wird hergestellt, indem man Substanz aus einem geschlossenen Behälter in der
erforderlichen Menge W. für Injektionszwecke unmittelbar vor dem Gebrauch löst (BP 73).

Eigenschaften. Der Inhalt des geschlossenen Gefäßes muß allen Anforderungen, die an die
Suxamethoniumbromid-Reinsubstanz gestellt werden, die den Eigenschaften, Erkennungs- und
Reinheitsprüf. entsprechen.

Gehalt. S. Reinsubstanz. Es wird der Inhalt von 10 Gefäßen gemischt und verwendet.

Sterilität. Die Lsg. muß allen Anforderungen der Sterilität genügen.

Aufbewahrung. Die Lsg. soll unmittelbar nach der Herst. verwendet werden.

Kennzeichnung. Die verschlossenen Gefäße sollten die Bezeichnung „Suxamethoniumbromid zur Injektion" sowie die Angabe des Gew. tragen.

Suxamethonii Chloridum Eu.P.I-71, Jap. 71, PI.Ed. II, Nord. 63. Suxamethonium Chloride BP 73, BPC 73. Suxamethonium Chloratum Helv. VI. Succamethonium Chloratum
2. AB — DDR. Chlorure de Suxamethonium CF 9. Succinyldicholinium Chloratum
ÖAB 9. Succinylcholine Chloride USP XIX. Suxamethoniumchlorid. Sukzinyldicholin-
chlorid. Suxametonklorid. Suxametoniumklorid. Cloruro di Sussametonio. Sukzametho-
niumchlorid. Cholinsuccinatchlorid. Diacetylcholinchlorid. Succicurariumchlorid.

$$\left[\begin{array}{l} COO-CH_2-CH_2-N\begin{smallmatrix} CH_3 \\ -CH_3 \\ CH_3 \end{smallmatrix} \\ CH_2 \\ CH_2 \\ COO-CH_2-CH_2-N\begin{smallmatrix} CH_3 \\ -CH_3 \\ CH_3 \end{smallmatrix} \end{array}\right]^{2\oplus} \quad 2\,Cl^{\ominus}\cdot 2\,H_2O$$

$C_{14}H_{30}Cl_2N_2O_4 \cdot 2\,H_2O$ M.G. 397,3

Bernsteinsäure-bis-[2-(N,N,N-trimethyl-ammonio)-aethyl]-ester, Dichlorid.

Gehalt. Mindestens 98,0 und höchstens 101,0%, ber. auf die wasserfreie Substanz
(Eu.P. I); 99,0—101,0%, ber. auf die wasserfreie Substanz (2. AB — DDR); mindestens
98,0 und höchstens 101,0%, ber. auf die wasserfreie Substanz (PI.Ed. II, USP XIX);
98,5—100,5% (ÖAB 9); mindestens 98,0%, ber. auf die wasserfreie Substanz (Jap. 71);
mindestens 99,5% (Nord. 63).

Darstellung. Bernsteinsäuredichlorid(I) wird mit Äthylenoxid zu Bernsteinsäure-bis-(2-chloräthyl)-ester(II) umgesetzt. Aus II entsteht mit Trimethylamin in inerten Lsgm. (z. B. Ae.) bei Raumtemp. Bernsteinsäure-bis-cholinchlorid(III). Andere Verfahren setzen den II entsprechenden Jodäthylester(IV) mit Dimethylamin in Toluol oder Bzl. bei Raumtemp. zu Bernsteinsäure-bis-(2-dimethylamino-äthyl)-ester(V) um und alkylieren anschließend mit Methylchlorid zu III oder lassen I unmittelbar mit Cholinchlorid zu III reagieren (nach Eu.P. I/Komm.).

Eigenschaften. Weißes oder fast weißes, krist. Pulver, fast geruchlos, von salzigem Geschmack, lösl. in 1 T. W., schwer lösl. in A., praktisch unlösl. in Ae. Fp. = etwa 160° (ohne vorheriges Trocknen bestimmt). Die wasserfreie Substanz ist hygroskopisch, sie existiert in einer stabilen (Fp. = 198 bis 204°) und einer instabilen Modifikation (Fp. = 188 bis 194°). Die wss. Lsg. der Substanz hydrolisieren leicht in zwei Stufen über den sauren Monocholinester zu Bernsteinsäure und Cholin, bes. schnell in alkalischem Milieu. Die Lsg. in wasserfreiem Propylenglykol sind beständig.

Erkennung. 1. Etwa 25 mg Substanz werden in 1 ml W. gelöst. Nach Zusatz von 0,1 ml einer 1%igen Lsg. von Kobalt(II)-chlorid und 0,1 ml Kaliumhexacyanoferrat(II)-Lsg. entsteht eine smaragdgrüne Fbg. (Eu.P. I, USP XIX, 2. AB — DDR u. a.). — 2. 1 ml Prüf-Lsg. wird mit 9 ml W., 10 ml verd. Schwefelsäure und 30 ml Ammoniumreineckat-Lsg. versetzt. Es entsteht ein rosa Nd. Nach 30 Min. wird filtriert und der Nd. nacheinander mit W., A. und Ae. gewaschen und bei 80° getrocknet. Er schmilzt bei etwa 180° (Eu.P. I). — Prüf-Lsg. nach Eu.P. I.: 2,0 g Substanz werden in W. zu 20 ml gelöst. — 3. Versetzt man eine Lsg. von etwa 5 mg Substanz in 1 ml W. mit 5 Tr. Jod-Lsg., so scheidet sich ein Perjodid in Form schwarzbrauner Kristalle ab (ÖAB 9). — 4. Erhitzt man etwa 20 mg Substanz mit 1 ml konz. Natriumhydroxyd-Lsg., so entweicht Trimethylamin, das charakteristisch, fischartig riecht und rotes Lackmuspapier bläut (ÖAB 9). — 5. Versetzt man die bei der vorhergehenden Prüf. erhaltene Lsg. mit einigen Tr. Jod-Lsg. und erwärmt, so tritt der Geruch nach Jodoform auf (ÖAB 9). — 6. Erhitzt man eine Mischung von etwa 2 mg Substanz und etwa 2 mg Resorcin einige Sek. lang bis zum Auftreten schwerer weißer Dämpfe mit 4 Tr. konz. Schwefelsäure, verd. nach dem Erkalten mit 5 ml W. und macht mit konz. Ammoniak alkalisch, so entsteht eine rote, intensiv gelbgrün fluoreszierende Lsg. (ÖAB 9, ähnlich USP XIX). — 7. Zu einer Lsg. von 25 mg Substanz in 5 ml W. gibt man 2 Tr. verd. Schwefelsäure und fügt dann unter Rühren 10 ml Trinitrophenol-Lsg. zu. Man setzt das Rühren einige Min. fort und stellt die Mischung 1 Std. in den Kühlschrank. Nach dem Filtrieren werden die ausgefallenen Kristalle mit 2 ml Portionen von kaltem W. gewaschen, bis die Waschfl. praktisch farblos ist. Dann wäscht man mit 2 ml kaltem A. und trocknet bei 105° 1 Std. lang. Das erhaltene Pikrat schmilzt zwischen 158 und 161° (USP XIX, ähnlich Jap. 71). — 8. 10 Tr. Prüf-Lsg. geben nach Zusatz von 2,0 ml W., 10 Tr. 5 n Salpetersäure und 1,0 ml 0,1 n Silbernitrat-Lsg. einen weißen Nd., der sich nach Zusatz von 2,0 ml 6 n Ammoniak-Lsg. löst (2. AB — DDR, Eu.P. I u. a.). — Prüf-Lsg. nach 2. AB — DDR: 0,500 g Substanz werden in kohlendioxidfreiem W. zu 100 ml gelöst. — 9. Identifizierung nach L. KOFLER: Schmelzintervall (unter dem Mikroskop) der stabilen Modifikation: 198 bis 204°, der instabilen Modifikation: 188 bis 194° (ÖAB 9). — 10. Eutektische Temperatur der Mischung mit Salophen: Ungefähr 142°, mit Dicyandiamid: 110° (ÖAB 9).

Prüfung. 1. Aussehen der Lsg.: Die Prüf-Lsg. muß klar und farblos sein (Eu.P. I, ÖAB 9, Jap. 71, 2. AB — DDR u. a.). — 2. pH-Wert: 1 ml Prüf-Lsg. wird mit W. zu 10 ml verd. Der pH-Wert der Lsg. muß zwischen 4,0 und 5,0 liegen (Eu.P. I). — 2,00 ml Prüf-Lsg. werden mit W. zu 10,0 ml aufgefüllt. Die Lsg. muß einen pH-Wert im Bereich von 3,0 bis 5,5 zeigen (2. AB — DDR). — 2 ml der frisch bereiteten Lsg. (1 + 4) müssen sich auf Zusatz von 1 Tr. Phenolphthalein-Lsg. und 0,20 ml 0,1 n Natriumhydroxyd-Lsg. rot färben (ÖAB 9). — 3. Ammonium, flüchtige Amine: 2,50 ml Prüf-Lsg. werden in einem 25-ml-Erlenmeyerkolben mit 2,5 ml W. versetzt. Nach Zusatz von 5,0 ml Natriumcarbonat-Lsg. (20,0 g/100,0 ml) wird die Lsg., wie unter Prüf. auf Ammonium, Methode I (s. I, S. 241) angegeben, weiterbehandelt. Das Lackmuspapier darf im Vergleich zu dem der nachstehend beschriebenen Blindprobe keine blaue Fbg. zeigen.

Blindprobe: 5,0 ml W. werden mit 5,0 ml 3 n Natronlauge versetzt und, wie unter Prüf. auf Ammonium, Methode I (s. I, S. 241), weiter behandelt (2. AB — DDR, ähnlich USP XIX, ÖAB 9). — 4. Chloridgehalt: Etwa 400 mg Substanz, genau gewogen, werden in 5 ml W. gelöst. Man versetzt mit 5 ml Eisessig, 50 ml M. und 1 Tr. Eosin-Lsg. und titriert mit 0,1 n Silbernitrat-Lsg. 1 ml 0,1 n Silbernitrat-Lsg. entspr. 3,545 mg Cl. Dabei dürfen nicht weniger als 19,3% und nicht mehr als 19,8% Cl⁻, ber. auf wasserfreie Substanz, gefunden werden (USP XIX). — 5. Wassergehalt: Mindestens 8,0 und höchstens 10,0%, bestimmt mit 0,30 g Substanz nach der Karl-Fischer-Methode (Eu.P. I, USP XIX, 2. AB — DDR, ÖAB 9 u. a.). — 6. Sulfatasche: Höchstens 0,1%, bestimmt mit 1,0 g Substanz (Eu.P. I, 2. AB — DDR, ÖAB 9). — Höchstens 0,2% (USP XIX).

Gehaltsbestimmung. I. 0,1800 g Substanz werden in 10,0 ml Quecksilber(II)-acetat-Lsg. gelöst. Nach Zusatz von 3 Tr. Kristallviolett-Lsg. wird die Lsg. mit 0,1 n Perchlorsäure bis zum Farbumschlag nach Blau titriert (Feinbürette). 1 ml 0,1 n Perchlorsäure entspr. 18,07 mg wasserfreier Substanz (2. AB — DDR, Eu.P. I, USP XIX, Jap. 71). — II. 0,4967 g Substanz werden in einem Meßkolben in kohlensäurefreiem W. zu 50,00 ml gelöst.

1. 20,00 ml der bereiteten Lsg. werden in einem Schliffkolben mit 0,1 n Natriumhydroxyd-Lsg. gegen Phenolphthalein neutralisiert. Sodann füllt man 20,00 ml 0,1 n Natriumhydroxyd-Lsg. hinzu und läßt eine Std. lang bei Zimmertemp. verschlossen stehen. Hierauf titriert man das überschüssige Natriumhydroxyd mit 0,1 n Salzsäure zurück.

Für die angegebene Menge muß sich ein Verbrauch an 0,1 n Natriumhydroxyd-Lsg. von 9,85 bis 10,05 ml ergeben, entspr. 98,5 bis 100,5% des theoretischen Wertes. 1 ml 0,1 n Natriumhydroxyd-Lsg. entspr. 19,87 mg $C_{14}H_{30}O_4N_2Cl_2 \cdot 2H_2O$.

1 g Substanz entspr. 50,33 ml 0,1 n Natriumhydroxyd-Lsg.

2. 20,00 ml der bereiteten Lsg. werden mit einigen Tr. Kaliumchromat-Lsg. und etwa 0,1 g Natriumhydrogencarbonat versetzt und hierauf mit 0,1 n Silbernitrat-Lsg. auf rötlich-gelb titriert. Für die angegebene Menge müssen 9,85 bis 10,05 ml 0,1 n Silbernitrat-Lsg. verbraucht werden, entspr. 98,5 bis 100,5% des theoretischen Wertes.

1 ml 0,1 n Silbernitrat-Lsg. entspr. 19,87 mg $C_{14}H_{30}O_4N_2Cl_2 \cdot 2H_2O$. 1 g Substanz entspricht 50,33 ml 0,1 n Silbernitrat-Lsg. (ÖAB 9).

Aufbewahrung. Sehr vorsichtig, vor Licht geschützt, in dicht schließenden Gefäßen.

Antimikrobielle Behandlung von Lsg.: Wasserdampf; Keimfiltration unter Zusatz eines antimikrobiell wirksamen Hilfsstoffs (Helv. VI).

Dosierung. Gebräuchliche Einzeldosis bei i.v. Verabreichung: 0,01 bis 0,05 g; Einzelmaximaldosis bei i.v. Verabreichung: 0,1 g; Tagesmaximaldosis bei i.v. Verabreichung: 0,3 g (ÖAB 9). Bei parenteraler Anwendung ist die Dosierung von der Infusionsgeschwindigkeit abhängig (2. AB — DDR).

Stabilität. Die Substanz wird in alkalischen Lsg. rasch inaktiviert. Sie sollte deswegen z. B. nicht mit Barbituraten gemischt werden. Injektionslsg. lassen sich am besten aseptisch herstellen und sind 2 Jahre haltbar, wenn sie unterhalb +4° gelagert werden. Die trockene Substanz ist mindestens 5 Jahre haltbar; wenn sie unter Lichtschutz aufbewahrt wird.

Wirkung. Die Substanz dient als Muskelrelaxans. Ihr Wirkungsmechanismus unterscheidet sich vom D-Tubocurarin. Sie wird zwar wie dieses von den Acetylcholinrezeptoren der Muskelendplatte gebunden und verdrängt dabei Acetylcholin. Sie übt aber selbst eine depolarisierende Wrkg. aus. Da sie längere Zeit gebunden bleibt, verhindert sie die Repolarisation der Endplatte und erzeugt dadurch eine Muskelerschlaffung. Die initiale Depolarisation führt am Säugetier und Menschen zu fibrillären Muskelzuckungen. Am Kaltblütler und bei Vögeln führt die Substanz zu Dauerkontraktionen der Muskeln. Am Menschen gleicht die Reihenfolge der Muskellähmung der beim Tubocurarin beschriebenen. Am Herz hat die Substanz muskarinähnliche Wrkg. (nach Eu.P. I-Komm.).

Pharmakokinetische Daten. Bei Einnahme ist die Substanz ohne Wrkg. Bei der üblichen i.v. Zufuhr wird sie durch die Acetylcholinesterasen des Blutes und der Leber schnell in Bernsteinsäure und Cholin gespalten. Ihre Wirkungsdauer ist deshalb kurz (etwa 5 Min.). 10% einer Dosis werden unverändert durch die Niere ausgeschieden (nach Eu.P. I-Komm.).

Nebenwirkungen. Außer zu Bradycardie oder Arrhythmien kann die Substanz zur Erhöhung des intraokulären Druckes führen. Sie ist deshalb bei vielen Augenoperationen nicht anwendbar. In zahlreichen Fällen kommt es etwa 24 Std. nach der Anwendung zu Muskelschmerzen, ähnlich einem Muskelkater. Sie sind wahrscheinlich auf die initialen fibrillären Muskelzuckungen zurückzuführen und können durch Vorausgabe von kleinen, selbst nicht lähmenden Curaredosen verhindert werden. Eine weitere Komplikation kann sich einstellen bei Herabsctzung der Aktivität der Esterasen. Diese tritt bei schweren Lebererkrankungen auf. Ferner kann eine genetische Mutation vorliegen, bei der eine Esterase mit geringer Aktivität gebildet wird. In solchen Fällen kann es zu schwerer Atemlähmung kommen. Antidot ist hochgereinigte Cholinesterase aus menschlichem Serum. Bei Atemlähmung künstliche Beatmung mit Sauerstoffzufuhr (nach Eu.P. I-Komm.).

Anwendung. Zur kurzdauernden Muskellähmung bei Intubationen, beim Elektroschock; zur Muskelerschlaffung für die Reposition von Frakturen und Luxationen.

Handelsformen. Brevidil-M (May & Baker, England); Celocurin (Vitrum, Schweden; Dt. Kabi, BRD); Lysthenon (Österreichische Stickstoffwerke, Österreich; Lentia, BRD); Pantolax (Reiss, BRD); Succinylcholin (BRD) u. a.

Suxamethonium Chloride Injection BP 73. Succinylcholine Chloride Injection USP XIX. Suxamethonii Chloridi Injectio Pl.Ed. II.

Gehalt. Mindestens 90,0 und höchstens 105,0% $C_{14}H_{30}Cl_2N_2O_4 \cdot H_2O$ (BP 73); mindestens 93,0 und höchstens 107,0%, ber. auf die getrocknete Substanz (USP XIX); mindestens 95,0 und höchstens 105,0% (Pl.Ed. II).

Bemerkung. Es handelt sich um eine sterile Lsg. von Suxamethoniumchlorid in W. zu Injektionszwecken, die geeignete Reagenzien zur Pufferung enthalten kann. Die Lsg. kann sterilisiert werden durch Erhitzen mit einem Bakterizid oder durch Sterilfiltration.

Erkennung. 1. Eine Menge Substanz, die etwa 20 mg Suxamethoniumchlorid äquivalent ist, wird mit W. auf 50 ml verd. 0,5 ml werden mit 2 ml Chlf., 2 ml einer Lsg., die 0,16% Citronensäure enthält und 6,6% Dinatriumhydrogenphosphat und 0,1 ml einer Lsg., die 0,15% Bromthymolblau und 0,15% wasserfreies Natriumcarbonat enthält, versetzt. Man schüttelt 2 Min. und läßt absetzen. Die Chlf.schicht ist gelb gefärbt (BP 73). — 2. Eine Menge Substanz, die etwa 20 mg Succinylcholinchlorid äquivalent ist, wird auf 1 ml verd. Diese Lsg. wird mit 0,1 ml Kobaltchlorid-Lsg. (1 in 100) und dann mit 0,1 ml Kaliumferrocyanid-Lsg. versetzt. Dabei entsteht eine smaragdgrüne Fbg. (USP XIX). — 3. Eine Menge Substanz, die etwa 25 mg Succinylcholinchlorid äquivalent ist, wird auf 5 ml verd. Mit dieser Verdünnung wird das Pikrat hergestellt (s. Reinsubstanz). Das Pikrat hat einen Schmelzpunkt zwischen 158 und 161° (USP XIX). — 4. Eine Menge Substanz, die etwa 10 mg Succinylcholinchlorid äquivalent ist, wird auf dem Wasserbad zur Trockne eingedampft. Der Rückstand wird mit 10 mg Resorcin und 0,3 ml Schwefelsäure versetzt, über kleiner Flamme erhitzt, bis Schwefeltrioxiddämpfe sich entwickeln. Nach dem Abkühlen versetzt man vorsichtig mit 2 ml W., gießt die Lsg. in eine Mischung aus 10 ml Natriumhydroxyd und 100 ml W. Dabei entsteht eine Orangefbg. mit einer grünen Fluoreszenz. Diese verschwindet, wenn die Lsg. angesäuert und kehrt zurück, wenn die Lsg. wieder alkalisch gemacht wird (USP XIX). — 5. Die Substanz gibt die charakteristischen Rk. auf Chlorid (BP 73).

Prüfung. 1. Rk. der Lsg.: Die Lsg. soll einen pH-Wert von 3,0 bis 5,0 haben (BP 73); die Lsg. soll einen pH zwischen 3,0 und 4,5 haben (USP XIX). — 2. Hydrolyseprodukte: Die Menge 0,1 n Natronlauge, die zur vorläufigen Neutralisation der Geh.best. (s. unten) verbraucht wird, darf nicht größer sein als 1/10 des Gesamtvol. 0,1 n Natronlauge, das für die einleitende Neutralisation und die Hydrolyse verbraucht wird (BP 73). — 3. Weitere Anforderungen: Die Substanz muß den an Injektions-Lsg. gestellten Anforderungen entsprechen (USP XIX, Pl.Ed. II).

Gehaltsbestimmung. 1. Eine Menge, die etwa 0,2 g Suxamethoniumchlorid äquivalent ist, wird mit 30 ml kohlendioxidfreiem W. versetzt und fünfmal mit je 20 ml Ae. geschüttelt. Die vereinigten Ae.-Lsg. werden zweimal mit je 10 ml W. gewaschen, der Ae. wird verworfen, die vereinigten Waschfl. werden zweimal mit je 10 ml Ae. gewaschen, die Waschwasser werden mit der originalwss. Lsg. vereinigt und das Ganze mit 0,1 n Natronlauge unter Verwendung von Bromthymolblau-Lsg. als Indikator neutralisiert. Man versetzt mit 25 ml 0,1 n Natronlauge, erhitzt am Rückflußkühler 40 Min. lang, läßt abkühlen und titriert den Überschuß an Alkali mit 0,1 n Salzsäure zurück unter Verwendung von Bromthymolblau-Lsg. als Indikator. Der Vorgang wird wiederholt unter Verwendung von 40 ml kohlendioxidfreiem W., das man mit 25 ml 0,1 n Natronlauge versetzt, 40 Min. am Rückfluß erhitzt, abkühlen läßt und wiederum mit 0,1 n Salzsäure unter Verwendung von Bromthymolblau-Lsg. als Indikator titriert. Die Differenz zwischen den Titrationen stellt den Verbrauch an 0,1 n Natronlauge, der zur Hydrolyse der Substanz erforderlich ist, dar. 1 ml 0,1 n Natronlauge entspr. 0,01987 g $C_{14}H_{30}Cl_2N_2O_4 \cdot H_2O$ (BP 73, ähnlich USP XIX).

2. Ein genau gemessenes Vol. Substanz, das etwa 0,1 g Suxamethoniumchlorid äquivalent

ist, wird mit 10 ml W. verd. und mit 10 ml verd. Schwefelsäure und 12 ml Ammonium-reineckat-Lsg. versetzt. Man läßt 30 Min. stehen, filtriert und wäscht den Rückstand mit Suxamethoniumreineckat-Lsg., bis das Waschwasser frei von Chlorid und Sulfat ist, und wäscht anschließend mit 2 ml 95%igem A. und 50 ml Ae. Man trocknet bei 80°, bis zum konst. Gew. 1 g Rückstand entspr. 0,4285 g $C_{14}H_{30}Cl_2N_2O_4 \cdot H_2O$ (PI.Ed. II).

Aufbewahrung. Bei niedriger Temp. über dem Gefrierpunkt der Substanz, aber nicht über 4°. Unter diesen Bedingungen ist zu erwarten, daß die Substanz mindestens 2 Jahre nach Herst.datum noch wirksam ist (BP 73, ähnlich USP XIX, PI.Ed. II).

Kennzeichnung. Die Verpackung soll das Herst.datum tragen (BP 73, USP XIX, PI.Ed.II).

Anwendung. S. Reinsubstanz.

Dosierung. Übliche Dosierung: i.v. 20 bis 80 mg. — Infusion: 1 g in 500 bis 1000 ml 5%iger Dextrose-Lsg., Natriumchlorid-Lsg. oder Natriumlactat-Lsg. in einer Menge von 500 µg bis 10 mg pro Min. I.m. bis zu 2,5 mg pro kg Körpergew., wobei eine Gesamtdosis von 150 mg nicht überschritten werden soll. Üblicher Dosierungsbereich: I.v. 10 bis 80 mg. Übliche Kinderdosis: I.v. 1 bis 2 mg pro kg Körpergew. I.m.: S. oben (USP XIX). Übliche Injektions-Lsg.: Die üblichen Injektions-Lsg. haben einen Geh. von 20, 25, 50 und 100 mg Substanz pro ml (USP XIX).

Sterile Succinylcholine Chloride USP XIX. Steriles Suxamethoniumchlorid.

Bemerkung. Es handelt sich um Succinylcholinchlorid, das für den parenteralen Gebrauch geeignet ist.

Löslichkeit. 500 mg Substanz müssen sich in 10 ml kohlendioxidfr. W. zu einer klaren, farblosen Lsg. lösen (USP XIX).

Weitere Anforderungen. Die Substanz muß allen Anforderungen, die an die reine Substanz gestellt werden, genügen. Weiterhin müssen die Anforderungen an Sterilität usw., die an Injektions-Lsg. gestellt werden, erfüllt werden (USP XIX).

Dosierung. Übliche Dosierung zur i.v. Infusion: 1 g in 500 bis 1000 ml einer 5%igen Dextrose-Injektions-Lsg., Natriumchlorid-Injektions-Lsg. oder Natriumlactat-Injektions-Lsg. in einer Menge von 500 µg bis 10 mg pro Min. (USP XIX). Die gewöhnlichen Injektions-Lsg. enthalten 500 mg oder 1 g Substanz (USP XIX).

Suxethonium

Suxethoniumbromid. Suxethonium bromide.

$C_{16}H_{34}Br_2N_2O_4$ M.G. 478,3

N,N'-[2,2'-(Succinyldioxy)-diäthyl]-bis-äthyl-dimethylammoniumbromid.

Eigenschaften. Weißes, leicht hygroskopisches, krist. Pulver. Fp. = 158°. Leicht lösl. in W.

Erkennung. 1. Wird auf einem Objektträger 1 Tr. Substanz-Lsg. mit 1 Tr. Platinchlorid-Lsg. vermischt, so bilden sich Bündel von Kristallprismen (Empfindlichkeit: 1 in 1000). — 2. 1 Tr. Substanz-Lsg. wird auf einem Objektträger mit 1 Tr. Kaliumpermanganat-Lsg. vermischt. Dabei entstehen Kristallnadeln (Empfindlichkeit: 1 in 100).

Papierchromatographie. Bedingungen: s. Solanin S. 436. Detektion: Jod-Platin-Spray. $R_f = 1,00$.

Dünnschichtchromatographie. Bedingungen: s. Solanin S. 436. Detektion: Saurer Jod-Platin-Spray (s. S. 551). $R_f = 0,01$.

Anwendung. Als Muskelrelaxans.

Dosierung. Bis zu 100 mg (Base) i.v.

Metabolisierung. Die Substanz wird rasch zu Bernsteinsäure und Cholin hydrolysiert. Die Hydrolysegeschwindigkeit ist etwa $1^1/_2 \times$ größer als die des Suxamethoniums, wodurch die Wrkg.-Dauer natürlich kürzer ist.

Handelsformen. Brevidil E (May & Baker); Muscuryl (Proviet); Tachicurina; Tachycurarin; Tachycuraryl; Tachycuryl.

Suxethonii chloridum. Suxethoniumchlorid.

$C_{16}H_{34}Cl_2N_2O_4$ M.G. 389,37

Bernsteinsäure-bis-[2-(N-Aethyl-N,N-dimethyl-ammonio)-aethyl]-ester, Dichlorid.

Anwendung. Als Muskelrelaxans.

Handelsformen. Brevidil E (May und Baker, England); Muscuryl (Proviet); Tachicurina; Tachycurarin; Tachycuraryl; Tachycuryl.

Swartzia

Swartzia madagascariensis Desv. (S. sapini De Wild.). Fabaceae — Caesalpinioideae — Swartzieae.

Auf Madagaskar und in der tropischen Baumsavanne Afrikas heimisch.

Inhaltsstoffe. In den Früchten Catechu-Tannin, Rohrzucker, ein Flavonglykosid $C_{33}H_{40}O_{19}$ (?) (dessen Aglykon Swartziol ist Kämpferol, 3,5,7,4'-Tetrahydroxyflavon). Nach Sandberg et al. [Svensk farm. Tskr. 62, 541 (1958)] zwei isomere Saponine vom Triterpen-Typ, Swartziasaponin A und Swartziasaponin B, Tetraglykoside der Aglykone Oleanolsäure und O-Acetyloleanolsäure mit je 1 Mol. Glucose, Xylose, Rhamnose und Glucuronsäure. Nach Harper et al. [Chem. Commun. 1965, S. 309] im Hartholz 4 Cumaranochromane und ein Cumaranochromen, 7-Hydroxy-8-methoxy-4',5'-methylen-dioxy-pterocarpan, Fp. 159 bis 161°, dessen 7-Methylderivat, Fp. 245 bis 247°, 7-Hydroxy-4',8-dimethoxy-pterocarpan, Fp. 158 bis 160°, dessen 7-Methylderivat, Fp. 118 bis 120°, und 4',7-Dimethoxypterocarp-3-en, Fp. 110 bis 112°. Nach Harper et al. [J. chem. Soc. C 1969, S. 1109] ferner in geringer Menge Homopterocarpin, Demethylpterocarpin, Pterocarpin, 3-Hydroxy-9-methoxypterocarpan (I) (R = H), 3-Hydroxy-4-methoxy-8,9-methylendioxypterocarpan, 3-Hydroxy-4,9-dimethoxypterocarpan, 3,4-Dimethoxy-8,9-methylendioxypterocarpan, 3,4,9-Trimethoxypterocarpan, 3,9-Dimethoxypterocarp-6a-en, und 3,9-Dimethoxy-6-oxopterocarp-6-en.

Anwendung. Die Rinde in der Eingeborenenmedizin als Mittel gegen Diarrhö. Die Schoten als Gegenmittel bei Vergiftungen (Emeticum), die Blätter gegen Husten, die Samen bei Magenleiden; Fruchtsaft bei Mittelohreiterung. Die Rinde und gepulverte Schoten gelten als Fischgift und Insektizid; Abortivum. Wurzeln als Aphrodisiacum, Vermifugum und äußerlich gegen Schlangenbiß.

Sweetia

Sweetia panamensis BENTH. Fabaceae — Faboideae — Sophoreae.
Heimisch in Mittelamerika.

Ein bis 12 m hoher Baum mit unpaarig gefiederten Blättern. Blüten weiß in achselständigen Trauben; Hülsen länglich-elliptisch, flach.

Cortex Cascara(e) amarga(e). Hondurasrinde. Westindische Cascara. Honduras bark.
Cascara amarga NF VI.

Ursprünglich wurde als Stammpflanze der Hondurasrinde die Simarubacee Picramnia antidesma S. W. betrachtet. Erst 1930 erfolgte durch FARWELL die richtige Zuordnung der Droge zur Familie der Fabaceen.

Flache, bis 4 cm breite und bis 60 cm lange, 4 bis 8 mm dicke Rindenstücke, außen ockerfarbig oder braun, mit warzig-rissigem, zuweilen weißlichem Kork; innen braunschwarz und längsfurchig.

Lupenbild. Auf dem gelblichbraunen Querschnitt in der Mittelrinde reichlich scharf begrenzte tangentiale Linien und in der Innenrinde abwechselnd mit zart quergestrichelten Rindenstrahlen helle gekrümmte radiale Markstrahlen. Geschmack bitter.

Mikroskopisches Bild. Die Zellen der starken Korkschicht sind in den tangentialen Wänden oder nur in der Innenwand verdickt. Im dünnwandigen Phelloderm Einzelkristalle von Calciumoxalat, an der Grenze von primärer zu sekundärer Rinde ein geschlossener Ring von Steinzellengruppen. Die Rindenstrahlen der sekundären Rinde sind deutlich geschichtet, abwechselnde Gruppen getüpfelter Parenchymzellen und zusammengepreßter Siebröhren und, besonders in den älteren Teilen, gelbgefärbte, tangentiale Gruppen stark verdickter, meist etwas faserartig gestreckter, getüpfelter Steinzellen. Die Markstrahlen sind bis drei Zellen breit, die Zellen zwischen den Sklereidengruppen gleichfalls sklerotisiert. Das Parenchym der ganzen Rinde führt reichlich Stärke; sämtliche Steinzellengruppen sind von Kristallkammerfasern mit Einzelkristallen von Calciumoxalat begleitet.

Verfälschungen. Neben der echten Hondurasrinde finden sich im Handel unter gleicher Bezeichnung verschiedene falsche Rinden, z. B. die sog. falsche Chinarinde, Chinarinde von St. Domingo von Exostemma caribaeum R. et SCH., Rubiaceae, und die sog. Cuprearinde oder Chinarinde aus Kolumbien.

Inhaltsstoffe. Nach älteren Angaben 3% des Alkaloides Picramnin (nach USD 60 infolge der Umbenennung Sweetin genannt). Nach FITZGERALD et al. [Lloydia *27*, 107 (1964)] 6 Alkaloide, darunter Sweetinin $C_{20}H_{33}N_3$, Fp. 174 bis 175°, sowie [J. pharm. Sci. *52*, 712 (1963)] das Triterpen Lupeol $C_{30}H_{50}O$, Fp. 217 bis 217,5°.

Prüfung. Säureunlösliche Asche max. 2%. Fremde organische Substanzen max. 2% NF VI (nach USD 60).

Anwendung. In der Volksheilkunde bei Hautkrankheiten, insbesondere syphilitischen Ursprungs. Als Diureticum. In der Homöopathie.

Dosierung. 1 bis 3 g USD 60.

Cascara amarga HAB 34.
Die getrocknete Rinde.

Arzneiform. Tinktur nach § 4.

Arzneigehalt. 1/10.

Sweetia elegans BENTH.
Heimisch in Brasilien.
Perobinha campestre Brasil 1.

Anwendung. Die Wurzelrinde war in Brasilien offizinell.

Swertia

Swertia chirata BUCH.-HAMILT. [Swertia indica, Gentiana chirayta ROXB., Ophelia chirata BUCH.-HAMILT., Agathodes chirata (DON.) GRISEB.]. Gentianaceae — Gentianeae. Chirata. Gebirgspflanze, in Nepal, Pakistan, Indien (Himalayagebiet) und Afrika (Transvaal) vorkommend.

Das aufrechte, einjährige Kraut hat kräftige verzweigte Stengel, 0,6 bis 1,5 m hoch, ca. 6 mm breit, kahl, gelbbraun bis purpurrot, am oberen Ende leicht viereckig, am unteren Ende zylindrisch und besitzt ein leicht zu trennendes, gelbliches Mark. Zweige und Blätter gegenständig, aus dem Stengel wachsend, an der Basis breit, ei- oder lanzenförmig, 10 cm lang, 3,8 cm breit, vorne zugespitzt und kahl; gewöhnlich mit 5 bis 7 hervorspringenden Queradern; diese verzweigen sich an den Blattwinkeln der Blätter, die sich wiederum in rispenförmige Blütenstände verästeln. Kelch und Blütenkrone vierlappig, Blütenkrone gelbgrün mit purpurnen Flecken. Blüten 2 bis 3 mm dick, eiförmig, mit 2 drüsenähnlichen, grünen Vertiefungen nahe der Basis jedes Blütenkronenlappens. Die Frucht ist mindestens 6 mm lang, bikarpillar, unilokulär, eiförmig, mit spitzen Kapseln und zahlreichen, winzigen, 0,25 bis 0,55 mm langen und 0,16 bis 0,45 mm breiten, unregelmäßig eiförmigen, netzähnlichen Samen.

Herba Chiratae indicae. Herba Chirettae. Herba Chiraytae. Chirata. Chirayta. Chirettakraut. Kirayakraut. East indian balmony. Chirette.

Chirata BPC 49, Ind. P. 66, Ind. P. C. 53.

Herba Chiratae indicae wird bes. im Morung-Distrikt in Nepal gesammelt. Als Handelsware kommt das getrocknete blühende Kraut oder die bereits Früchte tragende Pflanze mit der Wurzel, verpackt in Bündel von 700 bis 900 g, auf den Markt. Aus Indien wurde die Droge früher in etwa 1 m langen Bündeln importiert. Die Droge besteht zum größten Teil aus dem Stengel mit anhängender, kleiner, schräger Wurzel. Stengel oben stark verzweigt, im unteren Teil ein leicht herauslösbares Mark. Die Droge ist geruchlos und hat einen äußerst bitteren Geschmack.

Austauschdrogen und Verfälschungen. Als solche kommen vor, wenn auch selten, Swertia decussata NIMMO, Swertia angustifolia BUCH.-HAMILT. [Ophelia angustifolia (BUCH.-HAMILT.) D. DON.], Swertia alata ROYLE [Ophelia alata (ROYLE) GRISEB.], Swertia affinis CLARKE, Swertia chinensis FRANCHET (bitterer als S. chirata), Swertia purpurascens WALL., die Wurzeln von Rubia cordifolia L. (leicht an ihrer purpurnen Farbe erkennbar), Andrographis paniculata (leicht zu unterscheiden durch den grünen Stengel) und andere Pflanzen, die in Indien ebenfalls als Chirata gehandelt werden. Die Abkochungen sind meistens weniger bitter als die von Swertia chirata, doch enthalten wohl alle genannten Swertia-Arten Bitterstoffe vom Gentiopikrintyp.

Inhaltsstoffe. Die Gentiana-Bitterstoffglykoside Gentiopikrin und etwa 0,02% Amarogentin $C_{32}H_{38}O_{16}$. Bei dem nach älteren Angaben vorhandenem Chiratin $C_{52}H_{96}O_{30}$ und dessen Spaltprodukten Chiratogenin $C_{13}H_{24}O_3$ und Opheliasäure $C_{26}H_{40}O_{20}$, dürfte es sich nicht um einheitliche Stoffe handeln. Ferner das Xanthon Swerchirin, eine phenolische Substanz, $C_{13}H_{14}O_5$, ein neutraler Stoff, $C_6H_0O_3$, Öl-, Palmitin-, Stearinsäure, ein Phytosterin, Zucker, Wachs, Harz und Gerbstoff.

Prüfung. Bitterstoffe mind. 1,3%, Ind. P. 66, Ind. P. C. 53. — Extraktgehalt (60% Alkohol) mind. 10% Ind. P. 66, Ind. P. C. 53. — Säureunlösliche Asche max. 1% Ind. P. 66, Ind. P. C. 53. — Fremde organische Substanz max. 2% Ind. P. 66, 5% Ind. P. C. 53. Ein wäßriger oder alkoholischer Extrakt darf auf Zusatz von Eisen-III-chlorid keine Blaufärbung ergeben (Gerbstoffe), Ind. P. 66. Bitterwertbestimmung nach Ind. P. 66: Man mischt 20 g („powder No. 60") mit kochendem W., das 0,5 g Kalziumcarbonat enthält und extrahiert mit kochendem W., solange bis der letzte Teil des Extraktes nicht mehr bitter ist, konzentriert dann im Vakuum und löst den Rückstand in heißem A. Nun wird filtriert und der Rückstand 3mal auf dem Filter mit 10 ml heißem A. gewaschen; der A. wird vom Filtrat getrennt und der Rückstand mit 25, 15, 15, 15 und 10 ml heißem W. gewaschen. Man schüttelt den Extrakt wiederholt mit 25, 20, 15, 15 und 10 ml Äthylacetat; die Äthylacetatausschüttelungen werden gesammelt, verdampft, getrocknet und gewogen.

Anwendung. In Indien als Tonikum, Wurm- und Fiebermittel, bei Cholera, Leberleiden, als Blutreinigungsmittel und gemeinsam mit Myrobalanen gegen Malaria. In Europa wie Radix Gentianae und Herba Centaurii angewendet. Auch als Hopfensurrogat und in der Homöopathie.

Dosierung. Nach Extra P. 67 0,3 bis 2 g. Nach Ind. P. C. 53 0,6 bis 2 g.

Chirata indica HAB 34.

Getrocknetes Kraut.

Arzneiform. Tinktur nach § 4 mit 60%igem Weingeist.
Spez. Gewicht: annähernd 0,899. Trockenrückstand etwa 1,26%.

Arzneigehalt. 1/10.

Swertia japonica MAKINO. Senburi.

In China, Korea und Japan weit verbreitetes zweijähriges Kraut.

Herba Swertiae japonicae. Japanese Chirata. Swertia.

Swertia Herba Jap. 61. Swertia Herba Pulverata Jap. 61.

Das zur Blütezeit gesammelte und getrocknete Kraut bzw. das pulverisierte Kraut.

Swertia ist 2 mm dick und ca. 20 cm lang. Die Pflanze besitzt einen quadratischen Stamm, häufig mit gelblich braunen Zweigen, kurze, verholzte Wurzeln, Blätter und Blüten. Die frische Swertia ist dunkelgrün bis dunkelrot und hat weiße Blüten, die sich allmählich gelb färben. Der Stamm hat symmetrisch in Paaren gewachsene, lineare oder schmal-lanzettliche Blätter, von 1 bis 5 mm Breite und 1 bis 4 cm Länge, der Rand ist nicht unterbrochen, außerdem ist kein Perizykel zu erkennen. Der Stiel ist lang, die Blütenkrone besitzt 5 tiefe Spalten, das Blumenblatt hat die Form einer schmalen verlängerten Ellipse und zwei elliptische, an der Basis der inneren Oberfläche nebeneinanderstehende Nektarien. Der Rand des Blumenblattes ist wimpernähnlich. Die Blüte besitzt 5 Staubfäden an der Röhre der Blütenkrone, die mit den Blumenblättern alternieren. Swertia hat einen schwachen Geruch und einen extrem bitteren Geschmack.

Mikroskopisches Bild. Das Pulver ist dunkel gelbgrün bis gelbbraun, fast geruchlos und extrem bitter. Unter dem Mikroskop sind bei Wurzeln und Stamm Xylemgewebefragmente mit zahlreichen Fasern, sowie Assimilationsgewebe von Blättern und Kelch zu erkennen; außerdem Stamm- und Stielgewebe mit gestreifter Epidermis; einige Perikarpe und Samen-

Swertiajaponin   Gentisin

I   II   III
Swerosid   Swertiamarin   Gentiopikrin

I Amarogentin : R = H
II Amaroswerin : R = OH

gewebe mit netzähnlicher Epidermis; Staubbeutel und ihre Innenwandzellen; Blütenkronen-fragmente und Filamente mit spiralenförmigen Tracheen; sphäroidische Pollenkörner von ca. 33 µm Durchmesser; Stärkekörner von ca. 6 µm Durchmesser sind selten.

Inhaltsstoffe. Das Xanthon Gentisin (Gentianin) (?) $C_{14}H_{10}O_5$, Fp. 267 bis 274°. Die Bitter-stoffe Gentiopikrin und Swertiamarin $C_{16}H_{22}O_{10}$, Fp. 112 bis 114°, Gentianin (Erythricin) $C_{10}H_9NO_2$, Fp. 92°, ein vermutlich durch Ammoniakbehandlung im Verlauf der Droge sekun-där aus Swertiamarin entstandenes Pseudoalkaloid. Ferner Swertianol $C_{14}H_{10}O_6$, Fp. 263° und ein Glucosid des Swertianols (Swertianolin), Fp. 208 bis 221°, sowie die Flavonglykoside Swertisin $C_{22}H_{22}O_{10}$, Fp. 243°, Swertiajaponin (3'-Hydroxy-swertisin) Fp. 165°, Homo-orientin und Isovitexin. Weiterhin Harze und Oleanolsäure (Swertiasäure). Nach KOMATSU et al. [Chem. pharm. Bull. (Tokyo) *17*, 155 (1969); Jagugaku Zasshi *89*, 410 (1969)] die Xan-thone Norswertianin (1,3,7,8-Tetrahydroxy-xanthon), Swertianin, dessen 3-Methylderivat, Methylswertianin (1,8-Dihydroxy-3,7-dimethoxyxanthon). Für Swertianol (Bellidifolin) wurde die Struktur 1,5,8-Trihydroxy-3-methoxy-xanthon ermittelt. Swertianolin ist das 1-O-Glucosid des Bellidifolins. Ferner wurde Methylbellidifolin (8-Methylswertianol) isoliert. Nach KYOSHIN [Japan. *18*, 497 (1962) ref. Chem. Abstr. *59*, 7323 (1963)] Swertidin, Gentidin, Erythrocentaurin und eine cardiovasculärwirks. Subst. Nach KOMATSU [Japan. 1967, S. 1312, ref. Chem. Abstr. *66*, 8642 (1967)] ein Flavon-C-glycosid Swertianin $C_{22}H_{22}O_{10}$, Fp. 243°. Nach HAGIWARA [Japan. 1966, S. 1850, ref. Chem. Abstr. *64*, 19329 (1966)] eine nicht bittere Substanz „YKO 80". Nach INOUYE [Japan. 1967, S. 10925; ref. Chem. Abstr. *68*, 16138 (1968)] ein weiteres Gentianin ähnliches Pseudoalkaloid. Nach INOUYE et al. [Tetrahedron L. *1966*, S. 5229; *1968*, S. 3453; *1968*, S. 4919] 0,2% Swerosid, vermutlich die Muttersubstanz von Gentiopikrin und Swertiamarin, sowie Amarogentin und Amaroswerin, beide in Verdünnungen von 10^{-6} noch bitter schmeckend. HAGIWARI et al. [Chem. Abstr. *76*, 27944 (1972)] isolierten eine cardiotonische, die Magensaftproduktion anregende und auf die Hautfunktionen ein-wirkende Substanz.

Prüfung. Max. Aschegehalt 6% Jap. 61.

Anwendung. Als Amarum ähnlich wie S. chirata. Swertiamarinacetat eignet sich als Haartonicum.

Dosierung. 30 bis 50 mg täglich, Jap. 61.

Bemerkung. Swertia Herba Pulverata (Jap. 61) ist pulverisierte Swertiae Herba-Droge. Beschreibung siehe oben. Anwendung zu Pulvis Swertiae Jap. 62.

Pulvis Swertiae. Swertiapulver. Swertia powder.

Pulvis Swertiae Jap. 62.

Gelbliches Pulver von sehr bitterem Geschmack.

Bereitung. Herba Swertiae japonicae, pulverisiert   100 g
Stärke, Laktose, Orangenschalenpulver
.oder deren Mischung   900 g

Aufbewahrung. In gut verschlossenen Behältern.

Dosierung. Übliche Einzeldosis 0,2 g. Tagesdosis 0,6 g.

Bemerkung. Auch die in Europa heimische Art Swertia perennis L. enthält Gentiopikrin und kann als Amarum verwendet werden.

Syagrus

Syagrus coronata (C. MART.) BECC. (Cocos coronata MART.). Arecaceae — Coco(s)eae. Licuri. Urucuri. Uricuri.

In Brasilien heimischer, der Kokospalme ähnlicher Baum.

Anwendung. Das Kernfett, Urikurifett, als Speisefett und in der Seifenfabriktion ver-wendet. Das harzreiche Blattwachs, Ouropaidowachs, Licuriwachs (dem Carnaubawachs ähnlich), hat vor allem lokale Bedeutung zu Beleuchtungszwecken, zur Glättung von Webe-fäden, Imprägnierung von Geweben sowie zur Verdickung von Schmiermitteln.

Syagrus macrocarpa. Maria vosa.

Brasilien (Minas Gerais, Esperito Santo).

Inhaltsstoffe. In den Kernen 25 bis 28% fettes Öl. Anwendung als Speiseöl.

Syagrus leiospatha BARB. RODR. Butia do Campo.

Eine in Südamerika, besonders in Rio Grande de Sul wachsende Palme.

Inhaltsstoffe. In den Früchten Fett, Vitamin A, in den Kernen Proteine, fettes Öl und mineralische Substanzen.

Anwendung. Die Früchte zur Herstellung eines Likörs.

Symclosenum

Symclosenum. Symclosen. Symclosene USAN.

$C_3Cl_3N_3O_3$ M.G. 232,42

1,3,5-Trichlor-hexahydro-1,3,5-triazin-2,4,6-trion.

Eigenschaften. Kristallnadeln aus Aethylenchlorid; Fp. = 246—247°.

Anwendung. Als lokales Antisepticum.

Handelsform. Symclosene (Monsanto, USA).

Symetinum

Symetinum NFN. Symetine. Symetin.

$C_{30}H_{48}N_2O_2$ M.G. 468,74

p,p′-Aethylendioxy-bis-(N-hexyl-N-methyl-benzylamin).

Anwendung. Als Mittel gegen Amoeben-Infektionen.

Handelsform. Symetine HCl: Dihydrochlorid (Lilly, USA).

Sympathicomimetica

Sympathicomimetica

S. II, 568.

Symphonia

Symphonia globulifera L. f. (Moronobea globulifera SCHLECHT., M. coccinea AUBL.). Clusiaceae — Moronoboideae. Maconabaum. Oananie.

Im tropischen Südamerika und im tropischen Westafrika heimischer Baum.

Inhaltsstoffe. LOCKSLEY et al. [J. Chem. Soc. (C) 1966, S. 430] fanden Polyhydroxyxanthone nämlich Symphoxanthon, Globuxanthon, Ugaxanthon, Maklurin, Euxanthon (1,7-Dihydroxy-xanthon), 1,5,6-Trihydroxyxanthon, 1,3,5,6-Tetrahydroxyxanthon, 1,3,6,7-Tetrahydroxy-xanthon. In den Samen ein dunkelrotes Fett.

I Symphoxanthon : R=OH
II Globuxanthon : R=H

Anwendung. Der schwefelgelbe Balsam der Samen, Symphoniabalsam oder auch „Schweinsgummi" genannt, wird in der Eingeborenenmedizin als Wundheilmittel verwendet, ebenso das dunkelrote Fett der Samen, Oananyfett. Der nach Trocknung schwarze Balsam kann als „Ananiharz" zum Pechen und Teeren von Schiffen verwendet werden.

Symphonia fasciculata BAILL.

Die Samen enthalten 56% (?) fettes Öl (davon 49% Olein, 45% Stearin und Palmitin). Sie werden teils gegessen, teils als kosmetisches Mittel verwendet.

Symphoricarpos

Symphoricarpos albus (L.) BLAKE [Vaccinium album L., Symphoricarpos racemosus MICHX., Lonicera racemosa PERS., Symphoria racemosa (MICHX.) PURSH]. Caprifoliaceae — Linnaceae. Schneebeere. Snow berry. St. Peter's wort. Symphorine à grappes.

Im östlichen Nordamerika heimisch, in Europa als Zierstrauch.

Aufrechter, 30 cm bis 2 m hoher Strauch mit schlanken, mehr oder weniger waagrecht übergebogenen Zweigen und unterirdischen, Niederblätter tragenden und sproßbürtig bewurzelten Ausläufern, welche später in aufrechte Schößlinge übergehen. Seitenäste flankenständig, etagiert angeordnet. Sproßachse der jungen Zweige sehr dünn, kahl; ältere Zweige mit dünner, oft zerfaserter grauer Borke. Blattstellung dekussiert, jedoch die Laubblätter durch Drehung ihrer Stiele scheinbar in 2 Zeilen stehend. Knospenschuppen etwa 4 Paar, 0,5 bis 2 mm lang, eiförmig zugespitzt, etwas gekielt, am Rand gewimpert. Laubblätter kurzgestielt 4 bis 6 cm lang, 8 bis 50 mm breit, Spreite eiförmig-elliptisch bis rundlich, mit aufgesetzter Spitze, an der Basis abgerundet oder etwas verschmälert, ganzrandig oder mit wenigen mehr oder weniger deutlich hervortretenden großen Zähnen oder Lappen, fiedernervig, oberseits dunkel, unterseits hell bläulich-grün, kahl, nur am Rand und an dem 3 bis 7 mm langen Blattstiel bewimpert. Blattstiel rinnig, in eine kurze verbreiterte Basis übergehend, deren Rand sich als schmale, quer über den Knoten verlaufende Leiste fortsetzt. Blüten in endständigen oder in den Achseln der distalen Laubblätter stehenden, meist sehr dichten Ähren dekussiert angeordnet, seltener die untersten Blüten in den Achseln von Laubblättern. Brakteen dreieckig-lanzettlich bis dreieckig-eiförmig, lang zugespitzt, 2 bis 3 mm lang, am Rand etwas häutig und bewimpert. Vorblätter dreieckig-eiförmig, spitz, 1 bis 1,5 mm lang, am Rand etwas häutig und bewimpert. Blüten fast radiär. Kelchröhre kurz, schalenförmig, mit 5 breit dreieckigen, weniger als 1 mm langen, meist kahlen Zähnen, persistierend. Krone 5 bis 6 mm lang, glockenförmig, mit 5 quinkunzial sich deckenden, etwa 2 bis 3 mm langen abgerundeten Zipfeln, innen, besonders an dem etwas verengten Schlund zottig behaart, rosarot. Staubblätter 5, nicht aus der Krone herausragend, am Schlund der Kronröhre mit kurzen Filamenten eingefügt. Antheren intrors, versatil. Griffel 2 mm lang, drehrund, kahl, mit knopfförmiger papillöser Narbe. Fruchtknoten unterständig, vierfächerig, 2 gegenüberliegende Fächer mit je 1 fertilen, die beiden anderen mit mehreren sterilen Samenanlagen. Frucht eine zweisamige Beere, kugelig bis eiförmig, 10 bis 15 mm dick, schneeweiß mit schwammigem Fruchtfleisch. Same zusammengedrückt elliptisch, auf der einen Seite etwas gewölbt, auf der anderen abgeflacht, 5 mm lang, 3 mm breit, mit harter Schale, eiweißhaltigem Endosperm und kleinem Embryo, weiß.

Inhaltsstoffe. In Frucht und Blättern Saponine. In der Wurzel Saponine, Gerbstoffe.

Anwendung. Die Wurzel, Radix Symphoricarpi racemosae, Schneebeerenwurzel, St. Peter's wort, als leichtes Hautreizmittel, innerlich zur unspezifischen Steigerung der Abwehrkräfte. In der Homöopathie bei Magenleiden, Dysmenorrhö und Hyperemesis gravidarum.

Symphoricarpos racemosus HAB 34.

Frische Wurzel.

Arzneiform. Essenz nach § 3.

Arzneigehalt. 1/3.

Symphoricarpos racemosus HPUS 64. Snow berry.

Die ganze frische Pflanze.

Arzneiform. a) Urtinktur: Arzneigehalt 1/10. Symphoricarpos, feuchte Masse mit 100 g Trockensubstanz und 200 ml Wasser = 300 g, A. USP (94,9 Vol.-%) 824 ml zur Bereitung von 1000 ml der Tinktur. b) Dilutionen: D 2 (2×) und höher mit A. HPUS (88 Vol.-%). c) Medikationen: D 2 (2×) und höher.

Bemerkung. Die Beeren sind giftig. Bei Kindern, die gern mit den auffallenden Beeren spielen, sind nach äußerer Einwirkung Reizerscheinungen bzw. Entzündungen der Haut und der Schleimhäute, nach Einnahme Reizwirkungen auf den Magendarmkanal beobachtet worden.

Symphoricarpos orbiculata MOENCH (S. vulgaris MICHX., Lonicera symphoricarpos L.). Topfbeere.

In Nordamerika heimisch.

Anwendung. Wurzel und Stengel gegen Fieber und als Diureticum.

Symphytum

Symphytum officinale L. (Consolida major). Boraginaceae — Boraginoideae — Boragineae.

Große Wallwurz. Schwarzwurzel. Gebräuchlicher Beinwell. Beinheil. Wald-, Milch-, Schnee-, Well-, Bein-, Schmeer-, Speckwurz. Wundschad. Wundenheil. Common comfrey. Blackwort. Consound. Knitback. Gum plant. Healing herb. Grande consoude. Oreilles d'âne. Oreilles de vache. Langue de vache.

Heimisch in fast ganz Europa, in Sibirien, verwildert auch in Nordamerika. Auf feuchten Wiesen, an Wassergräben und Ufern, in Sümpfen.

Halbrosettenstaude mit senkrechter, rübenförmiger, bis 30 cm langer und 1 bis 2,5 cm dicker, außen schwärzlicher, längsrissiger, innen weißlicher Pfahlwurzel und sehr kurzem, mehrköpfigem Wurzelstock. Sprosse frischgrün, von dichten, 1 bis 2 mm langen, ziemlich geraden, abstehenden, weißen Borsten rauh. Stengel steif aufrecht, 30 cm bis 1 m hoch und bis 1 cm dick, fleischig, hohl, durch die vollständig herablaufenden Laubblätter mit 2 bis 3 mm breiten Flügeln versehen, ziemlich dicht beblättert, nur oberwärts verzweigt; Laubblätter lanzettlich-eiförmig, die grundständigen und unteren Stengelblätter mit 2 bis 10 cm langem, unscharf abgesetztem Stiel, die oberen sitzend, alle herablaufend, 10 bis 20 cm lang und 2 bis 7 cm breit, spitz, netznervig-runzelig, dünn, oberseits zerstreut, unterseits besonders auf den Nerven rauhhaarig. Blüten an 2 bis 6 mm langen Stielen nickend, in nur am Grund beblätterten, ziemlich reich- und dichtblütigen Doppelwickeln in den Achseln der oberen Laubblätter, die oberen mit ihren Achsen oft weit angewachsen. Kelch zur Blütezeit 4 bis 5, postfloral bis 7 mm lang, zur Mitte bis zu $^3/_4$ in lanzettliche Zipfel gespalten. Krone glockig, doppelt so lang als der Kelch, 1 bis 2 cm lang, schmutzig-rotviolett oder gelblichweiß, mit vorn stark erweiterter, außen samtig behaarter Röhre, spitzen, am Rand papillösen, die Krone nicht überragenden Schlundschuppen und kurz dreieckigen, auswärts gekrümmten Zähnen. Antheren meist länger als die Staubfäden, dunkelviolett. Griffel von verschiedener Länge. Nüßchen schief-eiförmig, 5 mm lang, innen mit scharfer Kante, außen glänzend glatt, feinwarzig, graubraun, mit vortretendem, gezähntem, die weiße Pseudostrophiole umgebendem Ring.

Radix Consolidae. Radix Symphyti. Radix Consolidae majoris. Schwarzwurz. Beinwellwurzel. Milch-, Schnee- und Wellwurzel. Comfrey root. Blackwort root. Consoud root.

Racine de consoude. Racine de langue de vache. Raiz de consolida. Raiz de consuelda. Comfrey PBC 34.

Die Wurzel wird im Herbst oder Vorfrühling gesammelt und rasch getrocknet.

KACZMAREK und WALICKA [Biuletyn Instytutu Roslin Leczniczych IV, 4: 281/90 (1958)] erhielten eine Droge mit maximalem Gehalt an Schleim, Allantoin und Gerbstoffen bei der optimalen Trocknungstemperatur von 40 bis 50° bei normaler Luftströmung. Die Wurzel ist mehrköpfig, spindelförmig, bis 30 cm lang, etwa 2 bis 3 cm dick, frisch fleischig, getrocknet hart und spröde, gleich oben am Wurzelkopf verzweigt, sonst einfach, längsrunzelig, außen dunkelschwarzbraun, innen heller und zeigt im ebenen Bruch innerhalb der schmutzigweißen Rinde einen weißen oder bräunlichen, strahligen Holzkörper. Der Que schnitt zeigt unter Verwendung der Lupe eine dünne, weiße oder schmutzigweiße Rinde u d einen weißen oder bräunlichen Holzkörper, mit schmalen, undeutlich strahligen Gefäßgruppen, getrennt durch breite Markstrahlen. Das Mark ist nicht scharf begrenzt. An die verkorkte Außenrinde schließt ein dünnwandiges Rindenparenchym an, das nur in der Nähe des Kambiums undeutlich Baststrahlen mit sehr feinen Siebröhren erkennen läßt. Im Holzteil sind nur die äußersten, im Kambium liegenden Gefäßgruppen von dünnwandigen Parenchymzellen begleitet, die übrigen Gefäße sind einzeln oder zu 2 bis 3 im Holzstrahlparenchym zerstreut. Alle Gefäße sind weit. In der Droge finden sich auch Rhizome mit zentralem Mark. Die geruchlose Droge schmeckt schleimig, etwas süßlich und schwach adstringierend.

Austauschdrogen. Nach FELL und PECK [Planta med. (Stuttg.) *16*, 411 (1968)] manchmal S. x uplandicum NYM (S. peregrinum LEDEB., S. asperum LEPECH. x S. officinale L.), Prickly comfrey, die sich von S. officinale durch die weniger rauhe Behaarung, den weniger geflügelten Stengel und blau-violette Blüten unterscheidet.

Inhaltsstoffe. Allantoin (0,6 bis 0,8% von Januar bis März, der Gehalt fällt dann ständig), 4 bis 6,5% Gerbstoffe, Chlorogensäure, Kaffeesäure und Cholin. Nach FURUYA et al. [Phytochem. *10*, 2217 bis 2220, 1971] die Triterpenoide Isobanerenol und β-Sitosterin. In geringen Mengen Symphytocynoglossin (Alkaloid), Consolidin (Glykoalkaloid) und dessen Alkaloidkomponente Consolicin. Ein Purinderivat $C_4H_6N_4O_3$, Kieselsäure, Harz, 1 bis 3% Asparagin und etwas ätherisches Öl. Saurer Schleim (aus Fructose und Glucose) und Stärke vor allem in den Winterrhizomen, etwas reduzierender Zucker, Saccharose und Fructane (5,15% des Frischgewichts der Wurzelstöcke). Nach MICHALSKA und JAKIMOWICZ [Chem. Abstr. *71*, 88407 (1969)] enthalten die Hydrolysate des Gummis L(−)-Xylose, L-Rhamnose, L-Arabinose, D-Mannose und D-Glucuronsäure. IIDA et al. [Chem. Abstr. *69*, 49806 (1969)] isolierten Asparaginsäure, Glutaminsäure, Glycin, Threonin, Alanin, β-Alanin, Prolin, Phenylalanin, Leucin, Isoleucin und γ-Aminobuttersäure. WAGNER et al. [Arzneimittel-Forsch. *20*, 705 (1970)] fanden Lithospermsäure. FURUYA und ARAKI [Chem. pharm. Bull. (Tokyo) *16*, 2512 (1968)] isolierten die Alkaloide Symphytin und Echimidin.

Symphytin : R = H
Echimidin : R = OH

MANKO et al. [Chem. Abstr. *72*, 87175 (1970); *74*, 61608 (1971)] fanden Lasiocarpin, Viridiflorin, Echinatin und Heliosupin-N-oxid. MARAROVA et al. [Chem. Abstr. *66*, 49229 h (1967)] isolierten Tannine der Pyrocatechin-Gruppe (2,4%), Carotine (0,63%), Steroidsaponine und Spuren von Alkaloid. Die Bestimmung des Allantoins erfolgt nach KACZMAREK und WALICKA [Biuletyn Instytutu Roslin Leczuiczych IV, 4:273/80 (1958)] nach Hydrolyse in Glyoxalsäure kolorimetrisch. Der Alkaloidgehalt ist am höchsten beim Abschluß der Fruchtentwicklung.

Aufbewahrung. In trockenen, luftigen Räumen bei mäßiger Temperatur.

Wirkung. Wegen ihres Allantoingehaltes soll die Droge Wundheilungsprozesse beschleunigen und die Kallusbildung fördern. Symphytocynoglossin wirkt zentrallähmend, während ihm die peripher-curareartige Wirkung des Cynoglossins fehlt. Consolidin und Consolicin wirken ebenfalls zentrallähmend, die Spaltbase Consolicin ist dreimal wirksamer als Consolidin. Nach WAGNER [l. c.] ist Lithospermsäure selbst biologisch inaktiv, erhält aber antigonadotrope und blutzuckersenkende Wirksamkeit, wenn sie mit einem Phenoloxidase-Präparat aus den Blättern von Lycopus europaeus, Kartoffeln, oder Lithospermum offic. 1 Std. inkubiert wurde. Durch Zusatz von Rutin oder Chlorogensäure zum Reaktionsansatz erhöhte sich die antigonadotrope Aktivität von oxidierter Lithospermsäure (s. auch bei Lithospermum, V, 546).

Anwendung. Äußerlich in Form von Umschlägen oder Salben und in einigen Spezialitäten bei Knochenhauterkrankungen und Knochenbrüchen zur Förderung der Kallusbildung. Bei Neuralgien nach Knochenbrüchen, bei Zerrungen, Prellungen, Hämatomen, Thrombophlebitis, Gefäßkrämpfen, Thrombosen, Arthritis, Sehnenscheiden- und Muskelentzündungen und bei schlecht heilenden Wunden. Als Adstringens, zu Mund- und Gurgelwässern, bei Paradentose, Stomatitis, Pharyngitis und Angina in Form von Dekokten. Innerlich bei Gastritis, Magen- und Darmgeschwüren und als Hustenmittel, besonders in der Kindertherapie (Schwarzwurzelhonig). In der Homöopathie innerlich und äußerlich bei schlechter Kallusbildung, Hämatomen, Kontusionen, Distorsionen, Stumpfbeschwerden, Periostitis und Thrombophlebitis. In der Volksheilkunde auch bei Rheuma, Pleuritis, Bronchitis und als Antidiarrhoicum empfohlen; ferner bei Tumoren.

Symphytum HAB 34. Beinwurz.

Frische, vor Beginn der Blüte gesammelte Wurzel.

Arzneiform. Essenz nach § 2.

Arzneigehalt. 1/2.

In den Vorschlägen für das neue Deutsche HAB, Heft 9, 532 (1964) wird zur Bereitung der Arzneiform folgendermaßen verfahren: Zur Tinktur werden 10 T. zerkleinerte Wurzeln mit 7 T. 95%igem A. angesetzt. Zur Fertigstellung der Tinktur wird entsprechend dem Feuchtigkeitsgehalt der Wurzel die zuzusetzende A.-Menge nach folgender Formel errechnet:

$$\text{A. } 95\%\text{ig} = \frac{Pf \cdot F \cdot 1,15}{100}$$

wobei der zum Ansatz verwendete A. abzuziehen ist. In der Formel bedeuten: Pf = Masse in kg, F = Feuchtigkeit in %. Der A.-Gehalt der fertigen Urtinktur beträgt etwa 50%. Dichte: 0,920 bis 0,940; Trockenrückstand: 3 bis 5%; pH: 5,2 bis 5,5.

Außerdem werden verschiedene Prüfungsreaktionen und die Chromatographie der Tinktur beschrieben.

Symphytum officinale HPUS 64. Comfrey HPUS 64.

Die frische Wurzel.

Arzneiform. Urtinktur: Arzneigehalt 1/10. Symphytum, feuchte Masse mit 100 g Trockensubstanz und 300 ml W. = 400 g, dest. W. 200 ml, A. USP (94,9 Vol.-%) 537 ml zur Bereitung von 1 000 ml der Tinktur. — Dilutionen: D 2 (2×) enthält 1·T. Tinktur, 4 T. dest. W. und 5 T. A.; D 3 (3×) und höher mit A. HPUS (88 Vol.-%). — Medikationen: D 3 (3×) und höher.

Herba Symphyti. Herba Consolidae. Beinwellkraut. Comfrey. Herbe de consoude.

Mikroskopisches Bild. Nach FELL und PECK [Planta med. (Stuttg.) *16*, 208 (1968)] sind die Blatthaare charakteristisch: an der oberen Epidermis der Blattspreite zahlreiche, 115 bis 240 μm lange, hakenförmige und 350 bis 1200 μm lange, gerade Deckhaare mit verdickter Basis und 6 bis 12 umgebenden Basalzellen. Letztere finden sich auch an der unteren Epidermis der Mittelrippe und am Blattstiel. Drüsenhaare (70 bis 150 μm) mit meist einer (auch bis zu 4) Stielzellen sind häufig an allen Epidermen und fehlen nur an der Unterseite der Blattspreite. Anzahl, Form und Größe der Spaltöffnungen an den Blättern sind nicht charakteristisch. Die der Blattspreite sind 25 bis 45 μm groß und finden sich hauptsächlich an der Blattunterseite. An den Mittelrippen und Blattstielen liegen sie parallel zur Längsachse des Blattes und sind an den Mittelrippen seltener als an den Stielen.

Inhaltsstoffe. 8 bis 9% Gerbstoff. Spuren von Symphytocynoglossin, Consolidin und Consolicin. Allantoin in allen Organen (während der Blütezeit in den Blättern 1,30%). Ferner Schleim, Amine und äth. Öl. In den Blättern bis zu 4% Kieselsäure. FELL und PECK [Planta med. (Stuttg.) *16*, 412 (1968)] fanden ein Alkaloid, Glucose und Fructose, Aminosäuren und Cholin. MANKO et al. (l.c.) fanden Lasiocarpin. Nach WAGNER [Dtsch. Apoth. Ztg. *104*, 742 (1964)] eine Octadecatetraensäure in den Samen.

Wirkung. Gesamtextrakte der Pflanze bewirken bei Frosch, Maus und Ratte zuerst Steigerung der Reflexerregbarkeit, dann Abnahme der Erregbarkeit und des Muskeltonus, Benommenheit bis Narkose; am isolierten Froschherzen Verbesserung und Regularisierung der Tätigkeit, am isolierten Froschgefäßpräparat Dilatation, durch höhere Konstriktion; am isolierten Darm (Ratte) und Uterus (Kaninchen) Tonussteigerung.

Anwendung. Volksheilmittel bei Lungenkrankheiten. In der Homöopathie äußerlich bei Verstauchungen mit Entzündungen. Vom Vieh wird die Pflanze gemieden.

Symphytum ad usum externum HAB 34.

Frische, blühende Pflanze.

Arzneiform. Essenz: 1 Gew.-T. der zerkleinerten Masse wird mit je der zweifachen Gewichtsmenge ihres Saftgehalts 90%igen und 60%igen Weingeistes durchgearbeitet und weiter nach § 3 verarbeitet.

Der Arzneigehalt der Essenz ist nicht wie bei den Essenzen nach § 3 = 1/3, sondern nur 1/5. Die Essenz wird äußerlich angewandt und nicht potenziert.

Mel Consolidae. Schwarzwurzelhonig.

Volkstümliches Hustenmittel. Man stellt es am besten durch Mischen eines Schwarzwurzelfluidextraktes (mit 40%igem A. bereitet) mit gereinigtem Honig 1:5 her. Um den Geschmack zu verbessern, kann man der Mischung auch noch 10% Elaeosacchar. Foeniculi zusetzen. — Ein gangbares Handverkaufspräparat erhält man ferner nach folgender Vorschrift: 15 T. Rad. Consolidae und 5 T. Rad. Althaeae werden 12 Std. mit 20 T. A. (90%) und 250 T. W. mazeriert. In der Kolatur werden gelöst 200 T. Zucker, 100 T. gereinigter Honig, 20 T. Kastanienblätterextrakt und 20 T. Glycerin.

Kyttachol (-Tropfen, -Dragees), Kytta-Werk Sauter KG. 7297 Alpirsbach (Schwarzwald) 100 ml Tropfen enthalten: Extr. Rad. et Fol. Symphyti recentis 70 g, -Cardui mariae 1 g, -Lavandulae 1 g, -Menthae pip. 2 g, -Calami 1,5 g, -Taraxaci 5 g, -Millefolii 0,5 g. Ein Dragee enthält: Radix Symphyti 170 mg, Extr. Cardui mariae 5 mg, -Lavandulae 10 mg, -Menthae pip. 10 mg, -Calami 8 mg, -Taraxaci 13 mg, -Millefolii 2 mg.

Kyttagast. Eine Tablette enthält: Extr. Rad. et Fol. Symphyti recentis 66 mg, Radix Symphyti 31 mg, Aluminium hydroxyd. 400 mg; Extr. Absinthii 3 mg, -Angelicae 3 mg, -Taraxaci 4 mg; Rhiz. Rhei 52 mg, Aloe 10 mg.

Kytta-Dentost. 100 ml enthalten: Extr. Rad. et Fol. Symphyti recentis 60 g, Macer. Symphyti 19 g, Extr. Salviae fluid. 10 g, Macer. Tormentillae 10 g, Ol. Menthae pip. 0,046 g, Ol. Anisi 0,004 g, Azulen 0,001 g.

Kytta-Fluid. 100 ml enthalten: Extr. Rad. Symphyti recentis 76 g, Macer. Arnicae 0,5 g, Methyl. salicyl. 2 g, Ol. Eucalypti 0,5 g, Ol. Pini silv. 1,7 g, Ol. Rosmarini 0,4 g, Ol. Therebinth. 3,6 g.

Kytta-Fluidbalsam. 100 g enthalten: Extr. Rad. Symphyti recentis 65 g, Macer. Arnicae 0,5 g, Methyl. nicotin. 1,2 g, Histamin. dihydrochlor. 0,01 g, Extr. Capsici 0,5 g, Methyl. salicyl. 8 g, Ol. Eucalypti 1 g, Ol. Terebinth. 7 g.

Kytta-Plasma. In 1000 g sind Radix Symphyti recentis 460 g, Ol. Lavandulae 0,5 g, Ol. Pini sibiricum 1 g enthalten.

Kytta-Salbe. 100 g enthalten: Extr. Rad. et Fol. Symphyti recentis 28 g, Ol. Hyperici 5,5 g, Ol. Calendulae 0,5 g, Ol. Lavandulae 0,3 g, Ol. Pini sibiricum 0,4 g.

Kytta-Symphytum-Extrakt enthält Extr. Rad. et Fol. Symphyti recentis.

Kytta-Nagelkur (Nagelsalbe, Nageltabletten). In 100 g Nagelsalbe bzw. 100 Tabletten: Mucilago Symphyti 28 g, Acid. benzoic. 0,3 g, Acid. bor. 0,3 g, Acid. salicyl. 0,3 g, Acid. undecylen. 2 g, Stib. sulf. nigr. D 2 1,3 g, Vitamin A 5000 I.E., Vitamin D$_3$ 2500 I.E.

In 100 g Nageltabletten: Frischpflanzenauszug aus Symphytum off. 50 ml, Alumina D 6 0,5 g, Calc. fluorat. D 6 0,5 g, Sabadilla D 4 0,5 g, Silicea D 6 0,5 g, Thuja D 4 0,5 g, Calc. phosphor. 28 g.

Wallwurz-Fluid (Kloster-Laboratorium Henninger u. Co. Alpirsbach-Schwarzwald). Ein Symphytumvollauszug und äth. Öle.

Symphytum tuberosum L. Knollige Wallwurz.

Heimisch in Südeuropa, von den Balkanländern bis Spanien. In England wohl nur eingebürgert. In feuchten Wiesen, Gebüschen und Wäldern.

Staude mit kurzem, knollig angeschwollenem Wurzelstock. Sprosse locker mit kurzen, abstehenden Borstenhaaren besetzt. Stengel aufrecht, 20 bis 30 cm hoch, schwach kantig, ungeflügelt, im Gegensatz zu dem von S. officinale mit meist nur 5 bis 7 normalen und einigen hochblattartig verkleinerten Laubblättern. Grundblätter meist bald vertrocknend. Stengelblätter mit 1 bis 7 cm langem, scharf abgesetztem, nicht oder nur sehr kurz herablaufendem Stiel und eiförmig-elliptischer, an beiden Enden kurz zugespitzter, 5 bis 12 cm langer und 2 bis 5 cm breiter, dünner, netznerviger, beiderseits locker behaarter, etwas glänzender Spreite. Blüten an 3 bis 8 mm langen Stielen nickend, in meist 2, sechs- bis zehnblütigen, am Grund beblätterten Doppelwickeln. Kelch etwa zu $^4/_5$ in lineal-lanzettliche, flaumig-borstig behaarte Zipfel gespalten. Krone 1,5 bis 2 cm lang, meist blaßgelb, außen flaumig, mit weiter, vorn glockiger Röhre, mit eingeschlossenen, am Rand papillösen Schlundschuppen, die Antheren mehrmals länger als die Filamente. Griffel oft die Krone überragend. Nüßchen 3 bis 4 mm lang, netzig-runzelig und feinwarzig, dunkelbraun.

Inhaltsstoffe. Stärke und Fructane in den unterirdischen Organen. Allantoin in allen Organen. Nach FELL und PECK (l. c.) in den Blättern Zucker, Aminosäuren, ein Alkaloid und Cholin.

Anwendung. Ähnlich Symphytum officinale.

Symphytum orientale L.
Heimisch in der Türkei.

Inhaltsstoffe. Allantoin, Symphytin, Echimidin, Anadolin, n-Octacosan, β-Sitosterin U LUBELEN et al.: Phytochemistry *10*, 441 (1971); Tetrahedron L. *1970*, S. 2583].

Wirkung. Antitumor-Aktivität gegen Zellkultur 9 KB.

Symplocarpus

Symplocarpus foetidus (L.) NUTT. [S. foetidus (L.) SALISB., Dracontium foetidum L.,
Pothos foetidus MUCK., außerdem nach HPUS 64 Arum americanum, Ictodes foetidus]. Araceae — Calloideae — Symplocarpeae. Stinkendes Drachenkraut. Kugelkolben. Fachkolben. Stinkkohl. Bear's foot. Bear's leaf. Collard. Cow collard. Foetid hellebore. Irish cabbage. Itch weed. Meadow cabbage. Poke. Polecat collard. Polecat weed. Skoka. Skunk cabbage. Skunk weed. Stinking pothos. Swamp cabbage. Racine de pothos fétide.

In Ostasien und im östl. Nordamerika auf feuchten Wiesen heimisch.

Der Wurzelstock ist sehr dick, dunkelbraun, innen weißlich, knollig, fleischig, mit zahlreichen krausfaserigen, fleischigen, langen Wurzeln besetzt. An der Spitze des Wurzelstocks eine vor den Blättern erscheinende, kurzgestielte Blütenscheide mit kurz gestieltem, eirundem Blütenkolben. Blütenscheide eiförmig, am Grund eingerollt, vorn zugespitzt, Grundfarbe dunkel-purpurrot mit vielen grünlichen und gelblichen Flecken und Streifen. Kolben überall mit Blüten bedeckt, die wie in kleinen Fächern in den Kolben eingebettet sitzen. Nach dem Verblühen verwelkt die Scheide; auf dem Kolben entwickeln sich kleine, zwiebelähnliche Früchte, mit je 1 Samen. Nach dem Verblühen erscheinen Laubblätter in großem Büschel an der Spitze des Wurzelstocks. Blätter 30 bis 60 cm lang, kurzgestielt, mit scheidiger Stielbasis, im Umriß herz-eiförmig, zugespitzt, glänzend seegrün, kahl, mit vielen starken Rippen durchzogen. Alle Teile der Pflanze entwickeln beim Zerquetschen einen zwiebel- oder knoblauchartigen Geruch.

Inhaltsstoffe. Nach älteren Angaben Stärke, Gummi, Zucker, fettes Öl, äth. Öl, Farbstoff, Eisen. Im Blatt 5-Hydroxytryptamin. Blattextrakte hämolysieren schwach. In der Wurzel reichlich Calciumoxalatkristalle. Nach USD 50 besitzen alle Teile der Pflanze ein sehr leicht flüchtiges Prinzip, das für den stinkenden Geruch und den scharfen Geschmack verantwortlich ist und schnell beim Erhitzen verschwindet.

Anwendung. Das Kraut, Herba Dracontii foetidi, als Spasmolyticum, gegen Krebs und Schlangenbisse. Knolle und Samen früher als Antispasmodicum und Narcoticum, bei Keuchhusten, Asthma, Katarrh, Hydrops und Rheuma. Überdosierung des Wurzelstocks (Radix Dracontii foetid.) soll Übelkeit und Erbrechen hervorrufen. Ferner die frische Pflanze und die Wurzel in der Homöopathie.

Dracontium foetidum HAB 34.
Frische, bei Beginn der Blüte gesammelte Pflanze.

Arzneiform. Essenz nach § 3.

Arzneigehalt. 1/3.

Pothos foetidus HPUS 64. Skunk cabbage.
Die frische Wurzel.

Arzneiform: a) Urtinktur: Arzneigehalt 1/10. Pothos foetida, feuchte Masse mit 100 g Trockensubstanz und 500 ml W. = 600 g, A. USP (94,9 Vol.-%) 537 ml zur Bereitung von 1 000 ml der Tinktur. b) Dilutionen: D 2 (2×) enthält 1 T. Tinktur, 4 T. dest. W. und 5 T. A.; D 3 (3×) und höher mit A. HPUS (88 Vol.-%). c) Medikationen: D 3 (3×) und höher.

Symplocos

Symplocos racemosa Roxb. Rechenblume. Lodh. Symplocaceae.
Heimisch in Nordindien.

Kleiner, immergrüner Baum. Stämme bis zu 6 m hoch und 15 cm breit. Rinde dunkelgrau und rauh. Die abgeschnittenen Rindenstücke sind 7,5 bis 13 mm dick, blaßgelb, kurzfaserig, mit feinen, blaßorangebraunen Tüpfeln. Blätter eiförmig-lanzettlich mit stumpfer, leicht zugespitzter oder scharfer Blattspitze, 9 bis 18 cm lang und 3,2 bis 5 cm breit. Blattrand gezähnt, leicht gekerbt oder selten ganzrandig. Blattgrund keilförmig spitz. Die Blätter sind lederartig, auf der Oberseite glatt, dunkelgrün schimmernd. Die Blattunterseite ist in der Jugend flaumig behaart, später glatt oder mit vereinzelten abspreizenden Haaren, v. a. auf der Mittelrippe. 5 bis 9 Paar Seitennerven, die beim frischen Blatt undeutlich, beim getrockneten Blatt jedoch deutlich sichtbar sind. Der Blattstiel ist 7,5 bis 18 mm lang. Blüten in einfachen achselständigen, flaumig behaarten 1,3 bis 9 cm langen Trauben, Einzelblüten weiß oder blaßgelb mit glattem Kelch, Durchmesser 1 bis 1,3 cm. Blütenstiele 1,3 bis 5 mm lang. Hochblätter eiförmig, rauhbehaart. Steinfrüchte 1 bis 1,3 cm lang, glatt, schwarzpurpurn gefärbt, länglich mit einem krönchenförmigen, nicht abfallenden Kelch.

Cortex Symplocos. Loturinde.
Symplocos cortex Ind. P. C. 53.
Frische, lufttrocknete Rinde.

Rindenstücke meist gebogen bis gerillt, 1 bis 9,75 cm lang, 0,18 bis 3,1 cm breit und 0,14 bis 1,3 cm dick. Äußere Oberfläche glatt und graugrün, wenn der Kork intakt ist. Innere Fläche blaßgelb, wirkt jedoch rötlichbraun, rauh gefurcht oder längswellig. Bruch in der Kork- und Rindenzone kurz und körnelig, im Phloem leicht faserig. Rinde rötlichbraun gefärbt. Geruch schwach aromatisch, beim Aufbewahren in geschlossenem Behälter stärker wahrnehmbar. Geschmack süßlich, aromatisch und scharf.

Mikroskopisches Bild. Der Kork besteht aus zahlreichen Lagen rechtwinkeliger, in radialen Reihen aneinander gereihter Zellen mit verholzten und korkhaltigen Wänden. Die äußeren Rindenzellen enthalten weiße, unregelmäßig eckige, wachsähnliche Einschlüsse, die man als Alaune bezeichnet. Die innere Rinde besteht aus polygonalen getüpfelten Zellen. In allen Rindenzonen findet man Steinzellen. Im Phloem verlaufen verschieden dicke Markstrahlen. Die breiteren teilen sich zur Rinde zu und lassen keilförmige Phloemstreifen zwischen sich. Bastfasern sind selten. Sie kommen entweder vereinzelt oder in Gruppen mit Steinzellen vor. Charakteristisch sind die Siebröhren, weil die Siebplatten ein deutlich treppenförmiges Netzwerk bilden. Das Parenchym im Phloem besteht aus rechtwinkeligen länglichen Zellen, welche breiter sind als die Siebröhren. Die Parenchymzellen in der Nähe der Fasern enthalten zahlreiche prismaförmige Kristalle in Längsreihen und bilden um die Fasern Kristallscheiden. In der Rinde und im Phloem ist Stärke vorhanden, in der Nähe von Steinzellen und Fasern kommt Calciumoxalat vor.

Inhaltsstoffe. Ca. 0,32% Gesamtalkaloide, bestehend aus 0,24% Harman (Loturin), 0,06% Loturidin, 0,02% Colloturin. Außerdem viel roter Farbstoff.

Prüfung. Identität. In verdünnter Säurelösung zeigen die Alkaloide eine intensive blauviolette Fluoreszenz, Ind. P. C. 53.
Reinheit. Fremde organ. Substanz max. 2%, Ind. P. 53.

Anwendung. Als Chininersatz. Bei Menorrhagien und ähnlichen Frauenkrankheiten.
Die Rinde ist kühlend, verdauungsfördernd, adstringierend und wirksam bei Augenkrankheiten und bei Paradentose. Sie soll Gelbsucht heilen und wird bei Blutkrankheiten, Dysenterie, Entzündungen, Eiterungen und Geschwüren der Vagina sowie bei Abort und Frühgeburt verwendet.

Dosierung. 0,6 bis 1,2 g, Ind. P. 53.

Symplocos spicata Roxb.

In Südindien, dem indomalaiischen Gebiet, Südchina, Japan, auf Formosa und Ceylon heimisch. Dort als „Lodha", „Lodhra" und „Lodh" usw. bekannt.

Inhaltsstoffe. In der Rinde roter Farbstoff. In der Asche viel Aluminium als Al_2O_3 vorliegend. Nach Hörhammer und Rao [Arch. Pharm. (Weinheim) 287/54, 76 (1954)] Saponine, hydrolisierbar zu 2 Sapogeninen, Substanz A, $C_{25}H_{40}O_5$, Fp. 248 bis 250°, Substanz B, $C_{24}H_{40}O_2$, Fp. 220 bis 222°.

Anwendung. Die Rinde volksmedizinisch wie die von S. racemosa.

Symplocos odoratissima Chois. (Dicalyx odoratissima Bl.). Seriwan.
Auf Java heimisch.

Folia Symploci.
Folia Symploci. Ned. 5.

Die Blätter sind kurz gestielt, mehr oder weniger steif, länglich bis etwas umgekehrt-eiförmig, am Ende spitz bis zugespitzt, am Grund mehr abgerundet, der Rand unregelmäßig gezackt. Der äußerste Teil des Blattes ist etwas nach unten umgebogen. Die Oberfläche ist glatt, auf der Unterseite sind bei fünfzigfacher Vergrößerung zahlreiche runde, weiße Warzen sichtbar. Geruch und Geschmack schwach.

Inhaltsstoffe. Methylsalicylat, Gerbstoff.

Anwendung. Früher wie die Rinde von S. racemosa.

Symplocos tinctoria (L. f.) L'H'erit. Färbersüßblatt. Sweet-leaf.

Anwendung. Die süßen Blätter im südöstl. Nordamerika zum Gelbfärben. Die Wurzel als Digestivum.

Bemerkung. Symplocos itatiaiae und andere brasilianische Arten dienen zur Teebereitung.

Synaptase

Synaptase.
S. Emulsin, IV, 779.

Synephrinum

Synephrinum tartaricum
S. II, 587 u. Oxyphenylmethylaminoaethanolum tartaricum.

Synoestrolum

Synoestrolum
S. II, 171 u. Hexoestrolum.

Synstigminum

Synstigminum bromatum
S. II, 342 u. Neostigminum bromatum.

Synstigminum methylsulfuricum
S. II, 344 u. Neostigminum methylsulfuricum.

Synthomycinum

Synthomycinum
S. I, 1042 u. Chloramphenicol.

Syringa

Syringa vulgaris L. Oleaceae — Oleoideae — Oleeae. Gewöhnlicher Flieder. Spanischer (türkischer) Flieder. Flötenrohr. Spanischer Holunder. Lilac. Syringe. Gelsumin.

Heimisch in Südostungarn (Banat, Südwest-Siebenbürgen), Herzegowina, Rumänien, Serbien, Bulgarien, Mazedonien, sowie nach C. K. SCHNEIDER auf kleinasischem Boden in Bithynien. Seit dem frühen Mittelalter in Europa in Kultur und gegenwärtig weit verbreitet (noch in Norwegen in 68°30′ nördl. Breite gezogen) und teilweise eingebürgert an Hecken, in Weinbergen, an Abhängen und an Felsen.

20 cm bis 10 m hoher Strauch oder kleiner Baum mit kräftiger, weitstreichender Bewurzelung und graubrauner, rauhrissiger, abblätternder Borkenrinde. Junge Zweige rundlich, glatt, grau oder olivgrün berindet, anfangs drüsig kurzhaarig. Knospen eiförmig, von wechselnder Größe; Schuppen rundlich, etwas gekielt, olivgrün, am Rand braun gesäumt; Lentizellen vielfach kaum sichtbar; zweijährige Zweige grau. Laubblätter 2 bis 3 cm lang gestielt, meist deutlich länger als breit, am Grund dreieckig-eiförmig, herzförmig, abgerundet oder kurz verschmälert, gegen die Spitze ziemlich lang vorgezogen, oberseits lebhaft grün, unterseits etwas matter, kahl, dicklich. Blüten in reichblütigen, endständigen Rispen. Kelch 2 mm lang, unregelmäßig- und kurz vierzähnig. Krone etwa 1 bis 1,5 cm lang, mit enger, zylindrischer Röhre und 4 bis 5 mm langen, eiförmigen, vorn abgerundeten Zipfeln, von blau- und rotviolett über rosenrot und himmelblau bis weiß, häufig in Kultur gefüllt. Staubblätter 2, nicht aus der Kronröhre herausragend, im oberen Teil der Kronröhre entspringend. Griffel kurz, in der Kronröhre eingeschlossen; Narbe zweilappig. Kapsel zweifächerig, länglich-eiförmig, vorn zugespitzt, 1 bis 1,5 cm lang, zusammengedrückt, kahl, braunglänzend, holzig. Samen länglich, 8 bis 10 mm lang, hellbraun, ringsum geflügelt.

Inhaltsstoffe. In Rinde, Blatt und grünen Früchten Syringin (Syringosid, Ligustrin) $C_{17}H_{24}O_9$, Fp. 191°, und Syringopicrin, nach ASAKA et al. [Tetrahedron (Lond.) *26*, 2365 (1970)] ein Tridoidglucosid; in Blüten äth. Öl mit Farnesol. In Blättern Sedoheptulose, Ursolsäure in den Samen Alkaloide (?), fettes Öl, Eiweiß.

Syringenin

Aus Blüten wurden von BIRKOFER et al. [Z. Naturforsch. *23b*, 1051 (1968)] 6 Kaffeoylglykoside und 4-Hydroxy-β-phenyl-äthyl-β-D-glucopyranosid isoliert. Als Alkoholkomponente tritt stets ein 3,4-Dihydroxy-β-phenyläthyl-glucosid auf. Acteosid: (3,4-Dihydroxy-β-phenyläthyl)-O-α-L-rhamnopyranosyl-(1 → 3)-α-D-(4-O-kaffeoyl)-glucopyranosid; Neoacteosid: (3,4-Dihydroxy-β-phenyläthyl)-O-α-L-rhamnopyranosyl-(1 → 3)-O-β-D-glucopyranosyl-(1 → 6)-α-D-(2-O-kaffeoyl)-glucopyranosid.

Das mit PAe. aus den Blüten gewonnene Fliederöl besteht aus 27% Kohlenwasserstoffen (mit überwiegend ungeradzahligen), Estern, primären und sek. Alkoholen; freie Säuren, Carbonylverbindungen und Phenolen. WAKAYAMA et al. [Bull. Chem. Soc. Japan *43*, 3319 (1970); Chem. Abstr. *76*, 37341 (1972)] fanden 4 stereoisomere Terpenalkohole, die Blütengeruch aufweisen. Bestandteile des Duftes sind ferner Hexanol, Hexenol, Veratrol, Methyleugenol, Elemicin u. a. JANISTYN [Parfum-Kosmet. *52*, 339 (1971)] fand ferner β-Phenyläthanol, Linalool, Anisaldehyd und Indol.

Fliederalkohol a und b sind Diastereomere des Propanols:

Wirkung. Blätterextrakte wirken nach BALINET et al. [Act. Physiol. Acad. Sci. Hung. *28*, 399 (1965); Planta med. *19*, 215 (1970)] antipyretisch, analgetisch und antiphlogistisch.

Anwendung. Frucht und Rinde früher als Tonicum, Adstringens und Fiebermittel; die frischen Blätter gegen Malaria. Die frischen Blüten in der Homöopathie sowie zur Gewinnung des äth. Öles.

Syringa vulgaris HAB 34.

Frische Blüten.

Arzneiform. Essenz nach § 3.

Arzneigehalt. 1/3.

Syrosingopinum

Syrosingopinum.

Siehe S. 48.

Syzygium

Syzygium aromaticum (L.) Morr. et L. M. Perry [Caryophyllus aromaticus L., Eugenia caryophyllata Thunb., Eugenia aromatica (L.) Baill. non Berg., Jambosa caryophyllus (Spreng.) Niedenzu, Myrtus caryophyllus Spreng.]. Myrtaceae — Myrtoideae — Plinieae. Gewürznelkenbaum.

Heimisch auf den Molukken und den südlichen Philippinen, kultiviert in fast allen Tropenländern, in Asien bes. auf Amboina und Penang (hellbraune Nelken), in Ostafrika, auf Sansibar, Pemba, Réunion, Mauritius, Bourbon, Madagaskar (dunkelbraune Nelken). Kongo, Sansibar, Pemba und Madagaskar sind die Hauptproduktionsgebiete. Ferner Antillen, Ceylon und tropisches Südamerika.

Ein bis 12 m hoher, immergrüner Baum mit dichter Krone. Stamm aus hartem Holz mit glatter grauer Rinde. Blüten rosa, 6 mm breit, mit 2 schuppenförmigen Vorblättern, in endständigen, fast regelmäßig dreiteiligen Schirmrispen (Abb. 34). Achsenbecher röhrenförmig, 10 bis 14 mm lang, rot. Kelchblätter 4, dreieckig, dick. Kronblätter 4, rundlich weiß, Staubblätter zahlreich. Blätter gegenständig, gestielt, 10 cm lang, 5 cm breit, an beiden Enden zugespitzt, ganzrandig, mit parallelen Nerven, aromatisch.

Caryophylli. Caryophylli aromatici. Clavi aromatici. Flores (Flos) Caryophylli. Gewürznelken. Nägelein. Kreidenelken. Cloves. Clou de girofle. Girofle. Cravinho. Clavo de especia. Garofani. Chiodi di Garofano. Kryddernellik. Cravo da India.

Flores Caryophylli DAB 6. Flos Caryophylli ÖAB 9, Helv. VI, Norv. V, Svec. 25, Fenn. 37, Dan. IX, Ross. 34, Pol. III, CsL 2. Caryophylli Flos Belg. IV, Jug. II, Hung. VI, Jap. 62.

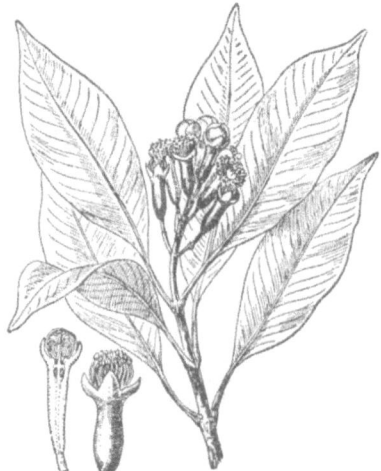

Abb. 34. Syzygium aromaticum. Blühender Sproß, offene Blüte und Knospenlängsschnitt (nach Karsten).

Caryophyllum BP 53, Ind. P. C. 53, Ned. 6. Caryophyllus Hisp. VIII, USP XI. Clove
BPC 68, Ind. P. 66. Giroflier CF 73. Garofano Chiodi Ital. VII. Carvo da India Brasil. 2. Die
Droge ist ferner in Egypt. P. 53 aufgenommen.

Die Droge stellt die durch Trocknen an der Sonne gleichmäßig braun gewordenen Blütenknospen dar. Sie besteht aus dem fast vierkantigen, dicht feinrunzeligen, 10 bis 15 mm langen,
bis 4 mm dicken, zweifächerigen (Fächer kurz, im oberen Teil mit zahlreichen Samenknospen,
von denen sich nur eine entwickelt), unterständigen Fruchtknoten, der oben 4 bleibende,
abstehende, dreieckige, steife Kelchblätter und 4 fast kreisrunde, dachziegelig sich deckende,
zu einer kugeligen Kappe sich zusammenschließende Kronblätter trägt. Man kann die letzteren
mitsamt den zahlreichen, gegen den Griffel gekrümmten Staubblättern abheben, worauf der
einfache Griffel sichtbar wird. Vielfach sind die Blütenblätter mit den Staubblättern abgefallen. Geruch angenehm würzig, Geschmack scharf würzig, beide nach Eugenol.

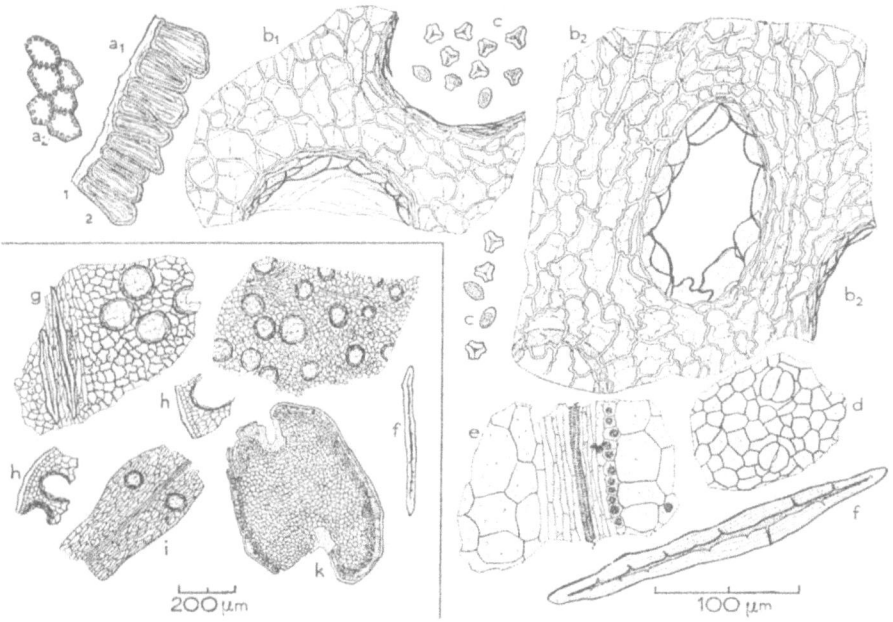

Abb. 35. Pulver von Flores Caryophylli. a_1 Antherenwandstück, *1* Epidermis, *2* Faserzellen
(Seitenansicht). a_2 Faserzellen (Aufsicht). b_1 Parenchymfetzen mit den Resten zweier Exkretbehälter. b_2 Exkretbehälter in der Mitte eines Parenchymstückes mit den Resten der sezer-
nierenden Zellen ausgekleidet, am Rande weitere Exkretbehälter. *c* Pollenkörner. *d* Epidermisfetzen mit Spaltöffnungen. *e* Calciumoxalatdrusenreihe neben Leitbündel. *f* Sklerenchymfaser
Übersicht: *g* Gewebestücke mit zahlreichen Exkretbehältern, Drusen, Gefäßresten, linkes
Stück mit zwei Sklerenchymfasern. *h* Querschnittbruchstücke, außen die dicke Kutikula,
darunter Epidermis und Parenchym mit Exkretbehältern. *i* Griffelstück. *k* Anthere (angerissen)
mit zahlreichen Pollen im Innern. (WEBER-STAHL)

Mikroskopisches Bild. Querschnitt. Innerhalb der kleinzelligen, dickwandigen, mit starker
Kutikula bedeckten Epidermis des Fruchtknotens dünnwandiges, nach innen zu stärker verdicktes Parenchym mit 2 bis 3 Reihen großer, schizogener, mit äth. Öl gefüllter, rundlicher
Sekretbehälter. Darauf kollenchymatisch verdicktes Parenchym mit einem Kranz von 45 µm
dicken Bastfasern. Von den die Gefäßbündel begrenzenden Zellen sind viele zu Kristallkammerfasern mit Calciumoxalatdrusen umgebildet. Das daran nach innen sich anschließende
Gewebe ist schwammig, auf dem Längsschnitt etwas schlauchförmig; es wird nach innen durch
einen Gefäßbündelring abgeschlossen, der ein kleines zentrales Mark mit Oxalatdrusen umschließt. Die Kelchzipfel zeigen ähnlichen Bau, in diesem wie in den Filamenten und im
Konnektiv Sekretbehälter. Die Droge ist frei von Stärke.

Pulver (Abb. 35). Gewebefetzen mit der kleinzelligen, welligen Epidermis; die Kutikula
sehr stark verdickt; Parenchymgewebestücke mit teils kollenchymatischen, teils dünnwandigen

Zellen, vereinzelte Zellen mit Oxalatdrusen; Gewebefragmente mit großen, schizogenen, rundlichen Sekretbehältern, letztere je nach der Feinheit des Pulvers erhalten oder in Bruchstücken; Schwammparenchymgewebe. Stücke zarter Gefäßbündel; stark verdickte glatte Sklerenchymfasern; Kristallkammerfasern, in jeder Zelle mehrere Oxalatdrusen; Markgewebefetzen mit Oxalatdrusen. Reichlich kleine, glatte, gerundet dreieckige Pollenkörner, oft noch zu vielen zusammenhängend. Keine Stärke; keine oder doch nur sehr wenige Steinzellen. Mit Eisenchlorid werden alle Elemente schwarzblau (Eugenol), mit Kalilauge kristallisiert leicht Eugenol-Kalium aus.

Mitvermahlene Nelkenstiele (von denen je nach den Bestimmungen bis 5% zulässig sind) sind durch Steinzellen, Bastfasern in größerer Menge, Netz- und Treppengefäße und Einzelkristalle neben den Kristalldrusen erkenntlich, Mutternelken besitzen Stärke und knorrige Steinzellen.

Handelsware. Die feinste Sorte ist die von Amboina und den Uliasserinseln; die braunschwarzen Sansibarnelken, von denen die benachbarte Insel Pemba $^3/_4$ der Ernte liefert, bilden die Hauptmenge des Welthandels. Man unterscheidet: 1. Ostindische Molukken-, Amboina- und englische Kompagnie-Nelken. 2. Afrikanische oder Sansibar-Nelken, von etwas dunklerer Farbe und hellem Köpfchen, den ostindischen fast gleichwertig, im Handel in doppelten, nicht zusammengeflochtenen, sondern übereinandergeschlagenen, mehrfach zusammengeschnürten Bastmatten, „Gonjes", von etwa 75 kg. 3. Amerikanische oder Antillen-Nelken, fast nur im französischen Handel, die schlechteste Sorte, von geringerem Ölgehalt.

Verfälschungen. Bereits ausgezogene Nelken. Vollwertige Ware sinkt in Wasser unter oder schwimmt senkrecht, entölte Nelken oder minderwertige Nelken schwimmen in destilliertem Wasser zu 15 bis 20% waagerecht oder schief. Entölte Nelken sind feucht, eingeschrumpft, dunkler an Farbe, sie lassen auf Druck mit dem Fingernagel kein Öl austreten. Mit fettem Öl behandelte Nelken geben auf Papier einen bleibenden Fleck. Verfälschungen des Pulvers kommen oft vor, sie bestehen aus beigemengten Nelkenstielen (s. o.), Piment, Kakaoschalen, Mehl, Bohnenmehl, Eichelkaffee, Brotkrumen, mineralischen Stoffen. Die in der Literatur angegebene Verfälschung mit Mutternelken ist wegen des höheren Preises derselben sehr unwahrscheinlich. Bei nicht gut ausgelesener Ware können Mutternelken mit vermahlen werden, da der Baum zu gleicher Zeit Blütenknospen und Früchte trägt.

Inhaltsstoffe. 16 bis 21% äth. Öl mit 85 bis 92% Eugenol (Oleum Caryophylli s. VII B, 20), 10 bis 12% Gerbstoff (Gallusgerbsäure), etwa 3% Caryophyllin, Sitosterin, Maslinsäure, Oleanolsäure (2%), Crataegolsäure (0,006%). Stigmasterol- und Campesterolglucoside [BRIESKORN et al.: Phytochemistry *14*, 2308 (1975)], Eugenitin, Eugenin, Isoeugenitol, Isoeugenitin, Harz, Schleim, bis 10% Fett, Wachs und 6 bis 10% grobe Fasern. Nach HOTON-DORGE [Chem. Abstr. *72*, 51 793 (1970)] Rhamnetin und Kämpferol.

Prüfung. Identität: Schwimmprobe (s. u. Verfälschungen). Nach ÖAB 9 muß beim Einkerben der Gewürznelken mit dem Fingernagel an der Druckstelle äth. Öl austreten. — Dan. IX: Nachweis von Eugenol im Mikrosublimat der Droge. Mit einem Tr. einer mit NaBr gesättigten Mischung von 1 ml 2 n NaOH und 1 ml W., bilden sich farblose Nadeln. Analog Hung. VI. — Nach FISCHER [Praktikum der Pharmakognosie, Springer: Wien 1952] erhält man bei der Mikrosublimation bei 240 bis 260° Nadeln von Caryophyllin (s. auch Dan. IX, Hung. VI). Zur Identifizierung wird die Lsg. des Caryophyllins in Ae. 1 Tr. 3%iger KOH zugesetzt. An der Berührungszone bilden sich feinste Nadeln von Caryophyllinkalium. — Ned. 6: Bei der Sublimation bilden sich Tröpfchen, die mit Phosphormolybdänschwefelsäure blau gefärbt werden.

Reinheit. Mindestgehalt an äth. Öl: Im Pulver: 14% BP 53, Ind. P. 66; 12,5% (v/g) Helv. VI; 12% BPC 68; 8% Brasil 2; in der Ganzdroge: 18% (g/g) (in Ae. lösliche, bei 110° flüchtige Substanzen) Dan. IX; 16% DAB 6, ÖAB 9, Ital. VII, Hung. VI, Jug. II, Brasil. 2, Jap. 62; 14% (v/g) Helv. VI; 15% BP 53, BPC 68, Ind. P. 66, Ind. P. C. 53, CF 73, Pol. III, CsL 2. — Äther. Extrakt mind. 15% USP XI, 10% Belg. IV. — Max. Aschegehalt 6% ÖAB 9, Jug. II, Hung. VI; 7% BPC 68, BP 53, Ital. VII, Pol. III, Ross. 34, Jap. 62; Ind. P. C. 53, Ind. P. 66; 8% DAB 6, Ned. 6, Dan. IX, CsL 2, Brasil. 2, Norv. V, Fenn. 37, Belg. IV. — Sulfatasche max. 8% Helv. VI, CF 73. — Säurelösliche Asche max. 0,75%, USP XI, Ind. P. 66, Jap. 62; 1% BP 53, BPC 68, Ned. 6, Dan. IX, Ital. VII, Hung. VI, Ind. P. C. 53, Brasil. 2 (Plv.), CsL 2. — Feuchtigkeit max. 10% Hung. VI, Pol. III; 12% CF 73. — Fremde organische Substanz max. 1% BP 53, BPC 68, Ind. P. 66, Ind. P. C. 53, USP XI, Jap. 62, Brasil. 2, CsL 2. — Fremde Bestandteile: Nelkenstiele max. 1% Ital. VII, 3% ÖAB 9; 5% BP 53, BPC 68, Ind. P. 66, Ind. P. C. 53, Jap. 62. — Andere Pflanzenteile max. 2% Hung. VI; 3% CF 73 (Blütenblatt-Stiele oder Früchte). Rohfaser max. 10% USP XI. — Nelkenfrüchte oder Getreide: Nach DAB 6 dürfen unter dem Mikroskop typische Steinzellen, Netz- oder Treppengefäße und Einzelkristalle (Nelkenstiele) nur ganz vereinzelt, knorrige, vorwiegend stab- oder faserförmige Steinzellen (Mutternelken) sowie Stärkekörner aller Art nicht vorhanden sein.

Ähnlich Helv. VI, Ned. 6, Dan. IX, Ind. P. C. 53. — Extrahierte Nelken kann man außer durch die Schwimmprobe beim Verstäuben von Nelkenpulver auf Eisenchloridlsg. erkennen; die reine Ware färbt sich tiefblau, die extrahierte nicht.

Aufbewahrung: Vor Licht geschützt, in gut schließenden Behältern, kühl und trocken. Das Pulver in gut verschlossenen Gefäßen, die einen Verlust an äth. Öl verhindern, und kühl. Nach Dan. IX nicht in Metallbehältern.

Wirkung: Nelken stimulieren durch den Gehalt an Eugenol die Schleimhautbildung bei Magengeschwüren und setzen die Acidität und peptische Aktivität des Magensaftes herab [ZAIDI et al.: Indian J. med. Res. *46*, 732 (1958)]. Nelkenöl zeigt 25%ige Hemmung von Staphylococcus aureus und Klebsellia pneumoniae [GRULL: J. Amer. pharm. Ass. *48*, 272 (1959)].

Anwendung: Als Tonicum, Aromaticum und durch den Gehalt an Eugenol als Antisepticum und Desinfiziens, meist in Form galenischer Präparate. Gewürz. In der Parfümerie und Likörindustrie. Zur Gewinnung des äth. Öles.

Dosierung: 120 bis 300 mg tgl.
Aqua Caryophylli conc. Ind. P. C. 53

Oleum Caryophylli	20 ml
Spiritus 90%	600 ml
Aqua dest.	1000 ml
Dos. 0,3 bis 1 ml	

Aqua Caryophylli dest. Ind. P. C. 53

Flores Caryophylli	25 g
Aqua	2000 ml

1000 ml werden destilliert und nach dem Erkalten abfiltriert. Dos. 15 bis 30 ml.

Anthophylli. Fructus Caryophylli. Königsnelken. Antofles. Die Frucht von Syzygium aromaticum.

Eine einsamige, etwa 2,5 cm lange, bis 1 cm dicke, eirunde, länglich ovale oder etwas stumpfkantige Beere (der bauchig verdickte Fruchtknoten) mit derber Fruchtwand, vom Kelch gekrönt. Der eiweißlose, nahezu zylindrische Samenkern besteht aus den zwei dicken, hartfleischigen, braunen Kotyledonen, von denen der größere um den kleinen herumgebogen ist, und der Radicula, die zwischen ihm eingeschlossen ist. Die etwa 0,5 mm dicke Fruchtwand entspricht im Bau dem Fruchtknoten der Gewürznelke, unterschiedlich ist für die Mutternelke nur das Auftreten sehr verschieden gestalteter, bis 0,8 mm langer, bis 40 µm dicker, meist stark verdickter Steinzellen und die meist bis 0,40 µm großen, einfachen Stärkekörner.

Inhaltsstoffe. Wie bei den Nelken; der Gehalt an äth. Öl ist aber geringer.

Anwendung. Als Gewürz und als Volksheilmittel.
Festucae (Stipides) Caryophyllorum. Nelkenstiele. Nelkenholz.
Die Fruchtstiele und jungen Zweige von Syzygium aromaticum. Über die anatomischen Merkmale gegenüber den Nelken siehe unter Caryophylli.
Die Nelkenstiele sind als Droge nicht im Handel; sie dienen zur Gewinnung des Eugenols aus dem äth. Öl. Ferner werden verwendet das äth. Öl der Blätter und der Wurzeln. Blüten und Rinde in der chinesischen Heilkunde.

Syzygium cumini (L.) SKEELS [Myrtus cumini L., Eugenia jambolana LAM., S. jambolanum (LAM) DC.]. Jambolanapflaume. Jambol. Java plum. Indian Allspice. Jambolanier.

Heimisch im ostindisch-malaiischen Gebiet bis China und Neu-Südwales; dort, auf Mauritius und den Antillen kultiviert.

Großer, immergrüner Baum. Rinde glatt, grau mit breiten, dunklen Flecken. Borke weiß, rissig. Blätter gegenständig, ledrig, eiförmig-lanzettlich oder länglich mit breiter oder langer Spitze, glänzend, 7,5 bis 15 cm lang. Blattstiel 10 bis 25 cm. Blüten in zusammengesetzten dreiteiligen Rispen, sitzend, weißlich gefärbt, duftend. Kelchröhre 3 bis 6 mm lang, gedreht, Blütenblätter haubenförmig. Zahlreiche Staubgefäße, die ebensolang sind wie die Kelchröhre. Steinfrucht saftig, zuerst rosa, im reifen Zustand schwarz gefärbt, 1,2 bis 3,7 cm lang, eiförmig, kugelig oder länglich, einfächerig, einsamig, eßbar.

Cortex Syzygii jambolani. Syzygiumrinde. Jambulrinde. Ecorce de jambolanier.
Cortex Syzygium jambolani Erg.B. 6, Ned. 5.
Die getrocknete Rinde.

Leichte, fast schwammige, flache oder rinnenförmige, etwa bis 5 cm breite und bis 1,5 cm dicke, außen mit weißem oder hellgrauem Kork oder Borke bedeckte Stücke, auf der Innenseite schön rotbraun und grobstreifig. Der Bruch ist im äußeren dunkelgefärbten Teil eben, im inneren, hellergefärbten faserig. Geschmack schwach adstringierend, scharf-süß.

Mikroskopisches Bild. Die Korkschicht aus abwechselnden Lagen dünnwandiger hoher und flacher Zellen. Die primäre Rinde ist durch Borkenbildung vielfach abgetrennt. Im Parenchym der sekundären Rinde sind zahlreiche Zellen zu sehr großen (nicht selten bis 0,8 mm), verschieden gestalteten und verschieden stark verdickten, reichporösen Steinzellen umgewandelt. In den inneren Teilen der Rindenstrahlen, seltener in den äußeren Lagen, wechseln schmale Schichten Parenchym mit kleinen tangential gereihten Gruppen stark verdickter Sklerenchymfasern ab, radial durchschnitten durch ein- bis dreireihige, hier und da verbreiterte Markstrahlen, bisweilen auch tangential unterbrochen durch Gruppen obiger Steinzellen. Das Parenchym ist dünnwandig und sehr oft zu Kristallkammerfasern mit Kalkoxalatdrusen, weniger Einzelkristallen umgebildet. Stärke vorhanden. Die rotbraune Pulverdroge ist gekennzeichnet durch einzelne oder in Gruppen liegende, bis 800 µm große, verschiedengestaltete und verschieden stark verdickte, glashelle, fein geschichtete, mit verzweigten Tüpfeln versehene Steinzellen, durch Bündel stark verdickter, bis 1 mm langer, lang zugespitzter, meist krummer Bastfasern und deren Bruchstücke und durch Korkfetzen. An weiteren Gewebefragmenten finden sich dünnwandige, stärkehaltige Parenchymfetzen, Kristallreihen mit Drusen, seltener Einzelkristalle von Kalziumoxalat und ein- bis dreireihige, mitunter verbreiterte Markstrahlen, die bisweilen tangential durch Gruppen von Steinzellen unterbrochen sind.

Inhaltsstoffe. Gallo- und Ellagtannine; Betulasäure, Friedelin, Epifriedelanol, β-Sitosterin, Eugenin $C_{58}H_{106}O_2$, Fp. 169 bis 172° [SENGUPTA et al.: Chem. Abstr. *63*, 7053 (1965)].

Prüfung. Max. Aschegehalt 2%.

Anwendung. Als Adstringens. Gegen Ruhr, Bronchitis, Asthma, Gallenleiden, bei Geschwüren. In der Homöopathie. Technisches Gerbmaterial und als Färbemittel.

Syzygium Jambolanum e cortice HAB 34. Getrocknete Rinde.

Arzneiform. Tinktur nach § 4 mit 60% Weingeist.

Arzneigehalt. 1/10.
Spez. Gew. 0,902 bis 0,909. Trockenrückstand 1,96 bis 3,42%.

Semen (Fructus) Syzygii jambolanae. Jambulsamen. Syzygiumsamen. Jambol seeds. Semence de jambolanier. Sementes de Jambul. Semillas de jambul.

Semen Syzygii Ned. 5.

Die Samen sind oval, an beiden Seiten gerundet oder an einem Ende etwas gespitzt, hornartig, braun oder schwärzlich, außen zart netzrunzelig, in der Mitte schwach eingeschnürt. Der Kern zerfällt leicht in seine zwei großen, halbkugelig bis glasglockenförmigen Kotyledonen, die mit ihrer flachen Seite nur lose aneinanderhaften. Zwischen den Kotyledonen eingeschlossen das Würzelchen. Kein Endosperm.
Meist trifft man im Handel nur die getrockneten, auseinandergefallenen Kotyledonen an.

Mikroskopisches Bild. Querschnitt durch die Kotyledonen. Außen eine Lage kleiner, etwas radialgestreckter, nach außen zu etwas stärker verdickter Zellen. Das übrige Gewebe aus gerundet-polyedrischen, ziemlich dickwandigen Zellen mit Gerbstoff und Stärke. Die Stärkekörner einfach, eirund, birnenförmig, gerundet-dreiseitig, bis 36 µm lang mit Kern oder exzentrischer Kernhöhe. In den peripheren Lagen des Kotyledonargewebes meist gleich unter der Oberhaut Sekrethöhlen von etwa 70 bis 120 µm Durchmesser mit farblosem, glänzendem Inhalt. Mit Natronlauge wird das Gewebe blau.

Inhaltsstoffe. Gallo- und Ellagtannine; Gallussäure, Ellagsäure, Corilagin, 3,6-Hexahydroxydiphenoylglucose, Galloylglucose, Quercetin; 0,37% äth. Öl, fettes Öl, β-Sitosterin, Harz, Stärke, Zucker. Ein Glykosid Jambolin, das antidiabetisch wirken soll. Nach älteren Angaben Jambosin (Alkaloid), Spuren eines Phytosterins und Antimellin, ein Glykosid.

Prüfung. Die Samenlappen dürfen nicht steinhart eingetrocknet und nicht von Insekten angegriffen sein. Beim Gebrauch ist die Samenschale zu entfernen. Nicht länger als 1 Jahr aufzubewahren.

Wirkung. SIGOGNEAU-JAGODZINSKI et al. [C. R. Acad. Sci. Paris, Ser. D. *264*, 1119 und 1223 (1967)] isolierten ein aktives Prinzip, das bei oraler Gabe von 50 oder 100 mg/kg/Tag an Ratten, die nach Fütterung von 200 mg Alloxan zunächst eine vorübergehende Erhöhung des

Blutzuckerspiegels zeigten, diesen nach 7 Tagen um 40% auf den normalen Stand senkte; Gaben von 500 mg/kg beeinflußten den Blutzuckerspiegel nicht.

Anwendung. Als Adstringens und bei Zuckerkrankheit. In der Homöopathie.

Dosierung. 0,3 g mehrmals tägl.

Jambolan Ind. P. C. 53.
Frische und getrocknete Rinde und Samen.

Anwendung. Die Rinde als Dekokt oder Gurgelwasser bei Bronchitis, Halsweh, Asthma, Dysenterie. Der frische Saft der Rinde bei Diarrhö. Die Samen bei Diabetes.

Dosierung. 0,6 bis 2 g.

Syzygium jambolanum HPUS 64. Jambol seeds.

Arzneiform. Triturationen: D 1 (1 ×) und höher.

Fructus Syzygii.

Die Frucht ist eine einfächerige, einsamige, purpurfarbene Beere, von der Form und Größe einer Olive; sie trägt auf dem Gipfel noch Reste der vertrockneten Blüte. Das Perikarp ist dunkelbraun, netzrunzelig, fleischig, 1 bis 2 mm dick, seine innere Schicht hart, mit der Samenschale verwachsen. Geruch pfefferartig. Geschmack zusammenziehend, säuerlich-scharf.

Anwendung. Als Tonicum gegen Leberschäden, als Zahnstärkungsmittel, gegen Ringelwurm. Der Weinessig der Frucht als Carminativum. In der Homöopathie. Eingepökelt als Nahrungsmittel.

Bemerkung. In großen Mengen verzehrt, können sie Fieber hervorrufen.

Syzygium jambolanum HAB 34.

Reife, getrocknete Früchte.

Arzneiform. Tinktur nach § 4 mit 50%igem Weingeist.

Arzneigehalt. 1/10.
Spez. Gewicht 0,900 bis 0,909; Trockenrückstand 1,25 bis 2,53%.
Die Vorschläge für das Neue Deutsche HAB, Heft 9, 534 beschreiben die Prüfung und Chromatographie der Tinktur. Dichte 0,895 bis 0,903. Trockenrückstand 1 bis 1,8%, pH etwa 4 bis 5.

Folia Syzygii.

Inhaltsstoffe. Im frischen Blatt nach RAMAIAH, RAO, NIGAM et al. [Chem. Abstr. *71*, 128 580 (1969), *72*, 24 494 (1970)] 0,18% äth. Öl mit 26% α-Pinen, 23% Limonen, Cadinen, Perillaaldehyd.

Anwendung. Die Säfte der frischen Blätter gegen erkranktes Zahnfleisch; die Blätter als Breiumschlag gegen Skorpionstiche.

Antimellin nannte R. BÖRSCH in Berlin ein von ihm aus den Früchten von Syzygium jambolanum nach D.R.P. Nr. 119864 isoliertes Glykosid (?), das bei der Behandlung des Diabetes Anwendung finden soll. — Unter dem gleichen Namen Antimellin brachte BÖRSCH aber auch als Spezifikum gegen Diabetes eine Mischung in den Handel, die folgende Bestandteile enthalten sollte: Acid. salicyl. 3,0, Natr. chlorat. 25,0, Extract. Calami 8,0, Cort. Frangul. 8,0, Fruct. Anis. stell. 8,0, Rad. Gentian. 8,0, Fol. Betulae 50,0, Fol. Lauri 10,0, Flor. Rosmarini 10,0, Fruct. Junip. 10,0, Antimellin e fruct. Syzygii jambol. 50,0, Mucilag. Lini depurat. ad 1 000,0.

Diamin, Mittel gegen Zuckerkrankheit von Otto REICHEL in Berlin, bestand aus grob zerkleinertem Samen von Syzygium jambolanum.

Djoeat BAUER, ein Mittel gegen Diabetes, sollte u. a. Diuretin enthalten (AUFRECHT). Der Fabrikant gab folgende Bestandteile an:

Djoeat-Jambulfrucht, Djoeat-Jombulrinde, Maticoextrakt, Leinsamen, Lorbeerblätter, Rosmarinblüten, Kalmusextrakt, Enzianextrakt. Sternanis, Kochsalz und Salicylsäure.

Dr. S. MEYERS Kurmittel gegen Zuckerkrankheit, sog. verbessertes Glykosolvol, bestand aus einem Pulver und einem flüssigen Extrakt. Die Fabrikanten geben folgendes Herstellungsverfahren an: Sie bringen von paramilchsaurem und theobrominsaurem Trypsin, ebenso wie von gärungsmilchsaurem und benzoesaurem Calcium je 3 T. mit je 4 T. trockenem pulverförmigem Myrtillus, Syzygium jambolanum und Erikaextrakt, 3 T. Königs-Chinarindenpulver, 2 T. Pankreasextraktpulver, 1 T. Salicylsäure und 70 T. gemahlenen und gepulverten

Früchten von Syzygium jambolanum zusammen. Hieraus entstand Dr. S. MEYERS Kurmittelpulver. 100 T. des Extraktes enthielten je 4 T. der trocken hergestellten und wieder aufgelösten Extrakte von Myrtillus, Syzygium jambolanum, Erika und Uva ursi, fernerhin je 3 T. paramilchsaures und theobrominsaures Trypsin, ebensoviel gärungsmilchsaures wie benzoesaures Calcium, 3 T. Königs-Chinarindenfluidextrakt, 2 T. Cascara sagrada-Fluidextrakt, 1 T. Salicylsäure und 70 T. Extr. Syzygii jambolani fluidum. Aromatisiert wurden Pulver und Extrakt mit einer Mischung aus Essigäther, Pfefferminzöl, Anis- und Citronenöl und blausäurefreiem Bittermandelöl. PAVYKOL, gegen Diabetes angepriesen, enthielt die Extrakte von Syzygium jambolanum, Radix Lappae und Herb. Rhododendri ferruginei neben Acid. lactic., Tinctura Jodi, Salol und Extract. Opii.

Saltarin, Extractum Jambolani comp. Dr. SCHÜTZ, gegen Diabetes empfohlen, enthielt die Extrakte von Syzygium jambolanum Fruct. Phaseoli, Folia Myrtilli neben verschiedenen Salzen und Eisen in organischer Bindung.

Bemerkung. Ferner werden angewandt: Das gegen Termitenfraß widerstandsfähige Holz zu Bauten, die Wurzelrinde zum Gerben.

Syzygium jambos (L.) ALST. [Eugenia jambos L., Jambosa vulgaris Dc., J. jambos (L.) MILLESP., nach HPUS 64 auch Eugenia vulgaris, Myrtus jambos]. Rosenapfel. Jambos. Aprikosen Jambuse. Malabar plum tree. Narrowleaved Eugenia. Rose apple. Pumarosas.

Heimisch im trop. Asien, in den Tropen kultiviert.

Ein immergrüner, mittelhoher, stark verzweigter, breitkroniger Baum. Frucht fast kugelig, von Eierpflaumengröße, blaßgelb-rosenrot, von dem grünen Kelch gekrönt. Eßbar. Die Samen, je 1 bis 3, braun; Samenlappen meist 2 bis 3, doch auch bis 6, groß, glänzend-grün punktiert, unregelmäßig an Größe und Form.

Inhaltsstoffe. In den Samen 3%, in der Rinde über 12% Gerbstoff, im Saft der Frucht 3 bis 4% Glucose, freie Aminosäuren (Alanin, Glutamin, Threonin, Tyrosin, Asparaginsäure und Cystein). Nach BERGER in Blättern, Rinde und Wurzelrinde ein Alkaloid.

Anwendung. Die Frucht als Obst, in der Homöopathie.

Eugenia Jambosa HAB 34.

Frische Samen.

Arzneiform. Essenz nach § 3.

Arzneigehalt. 1/3.

Eugenia Jambos HPUS 64. Rose Apple.

Die frischen Samen.

Arzneiform: a) Urtinktur: Arzneigehalt 1/10. Eugenia, feuchte Masse mit 100 g Trockensubstanz und 233 ml W. = 333 g, A. USP (94,9 Vol.-%) 797 ml zur Bereitung von 1000 ml der Tinktur. b) Dilutionen: D 2 (2×) enthält 1 T. Tinktur, 2 T. dest. W., 7 T. A.; D 3 (3×) und höher mit A. HPUS (88 Vol.-%). c) Medikationen: D 3 (3×) und höher.

Syzygium cordatum HOECHST.

Heimisch in Süd- und Ostafrika.

Inhaltsstoffe: Im Holz Flavondiolkondensate; im Holz und der Rinde Friedelin, epi-Friedelin, β-Sitosterin, Arjunolsäure, Gallussäure, Ellagsäure, ein Gallus-Ellagsäure-Komplex, Glucose. In der Rinde und im Blatt Leukodelphinidin und Leukocyanidin [CANDY et al.: Phytochem. 7, 889 (1968)]. In der Blüte und Frucht Cyanidinrhamnoglucosid; in der Blüte Kämpferol, Myricetin (auch in der Rinde), Isoquercetin.

Anwendung. Die Frucht als Obst. Ein Infus der Blätter bei Magenbeschwerden und Diarrhö. Es wirkt außerdem purgativ. Bei Tuberkulose und als Emeticum. Die gepulverte Rinde als Fischgift. Das Holz zum Bauen.

Syzygium gerradi HOECHST.

Heimisch in Süd- und Ostafrika.

Inhaltsstoff. In der Rinde 16%, in den Zweigen 5,4% Gerbstoff.

Anwendung. Bei Tuberkulose. Die Frucht ist eßbar.

Syzygium guineense Dc.

Heimisch in Afrika.

Anwendung. Die Frucht als Antidiarrhoicum, zum Würzen von Branntwein.

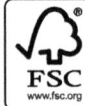